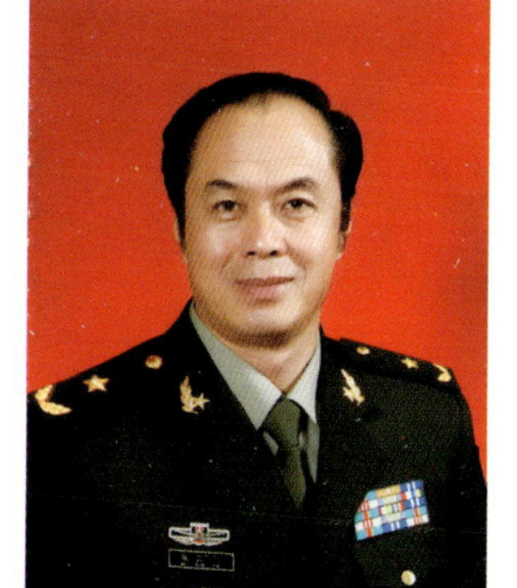

作者简介

主编魏万林历任解放军第二九二医院心内科主任、医务处主任、主任医师；北京军区总医院医务部副主任兼分院院长、主任医师；北京军区总医院副院长、教授；北京军区京西医院院长；北京军区总医院心血管病研究所教授、主任医师、专业技术3级、技术少将军衔；天津医科大学及安徽医科大学博士生导师，解放军第二、第三军医大学硕士生导师；1995年享受国务院政府特殊津贴，2011年获全国公共卫生与预防医学发展贡献奖，个人荣获二等功1次、三等功7次，获军队优秀专业人才岗位津贴2次及优秀科技标兵3次。

兼任中华预防医学会常务理事，创建中华预防医学会循证预防医学专业委员会并兼任主任委员，创办《中国循证心血管医学杂志》兼任主编，此刊被中国科技论文统计源核心期刊收录，其影响因子为0.86；兼任全军心血管专业委员会顾问、北京军区心血管内科专业委员会主任委员、北京军区保健委员会委员。

先后获得军地科技和医疗成果奖16项，其中全军二等奖3项，卫生部一等奖1项，2011年“大动脉僵硬度无创评估及其应用研究”获中华预防医学科技三等奖；2012年“动脉硬化危险分层及干预效果无创评估的应用研究”获全军医疗成果二等奖；获得国家和军队重点及面上课题8项；获得国家发明专利1项，实用新型专利7项。发表学术论文130余篇（其中SCI 3篇），主编和参编专著13部。

动脉硬化性疾病现代诊疗学

魏万林　张　灵　陈韵岱　主编

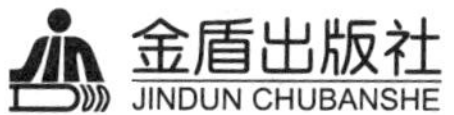

内 容 提 要

本书从动脉系统的解剖、生理及血流动力学三方面介绍了动脉系统的医学基础知识，从动脉硬化的病因、病理、症状、检查、诊断、常用治疗及预防保健等方面，详细介绍了冠状动脉、脑动脉、颈动脉、肾动脉、主动脉、四肢动脉、肠系膜动脉等各类动脉粥样硬化疾病的成因、诊断、鉴别诊断及防治。论述了高血压、糖尿病、自身免疫性疾病等病症与动脉硬化的关系，并对心理治疗、中医治疗、脑心同治等方面作了简单介绍。本书汇集了作者的临床经验及国内外医学界最新的研究成果，内容丰富，专业性强，科学实用，适合医疗研究人员、临床医务人员及广大动脉硬化性疾病患者阅读参考。

图书在版编目(CIP)数据

动脉硬化性疾病现代诊疗学/魏万林，张灵，陈韵岱主编.—北京 ：金盾出版社，2015.5
ISBN 978-7-5186-9546-6

Ⅰ.①动… Ⅱ.①魏…②张…③陈… Ⅲ.①动脉硬化—诊疗 Ⅳ.①R543.5

中国版本图书馆 CIP 数据核字(2014)第 157863 号

金盾出版社出版、总发行
北京太平路 5 号(地铁万寿路站往南)
邮政编码:100036 电话:68214039 83219215
传真:68276683 网址:www.jdcbs.cn
中画美凯印刷有限公司印刷、装订
各地新华书店经销

开本:787×1092 1/16 印张:52 字数:1200 千字
2015 年 5 月第 1 版第 1 次印刷
印数:1～20 000 册 定价:150.00 元

编写人员

总顾问	陈灏珠	霍　勇	马长生	吕树铮	赵步长	闫希军
	王　文	王冬梅	王振福	吴永健	张金荣	丁成赟
	高全胜					
主　编	魏万林	张　灵	陈韵岱			
副主编	刘梅颜	孟庆义	吴广礼	李俊峡	田福利	赵秀欣
	张　薇	田国祥				

编写人员（以姓氏汉语拼音为序）

白云飞　毕　齐　陈伟伟　陈韵岱　丁　超　段丽娟　邓　卿
冯　玲　郭　洁　韩运峰　李俊峡　李淑荣　李育红　孟庆义
刘梅颜　刘明波　柳　勇　马丽媛　梅　静　孟庆义　彭育红
齐书英　任延平　汝磊生　孙家安　田福利　田国祥　王　文
王晓兵　王冬梅　王增武　卫亚丽　魏万林　吴　昊　吴变稳
吴广礼　吴燕璟　晏　楠　杨　丽　杨　莉　杨　茜　于富军
张　灵　张　莉　张　薇　赵步长　赵晓玲　赵秀欣　赵玉英

序

动脉硬化是常见的累及动脉血管的疾病，种类较多，其中以动脉粥样硬化最为多见而重要，其他尚有小动脉硬化、动脉中层钙化（或称 Mönckeberg 动脉硬化）等。

各种动脉硬化的共同特点是患病的动脉血管管壁增厚变硬，失去弹性和管腔缩小，但它们又有各自的特点：①动脉粥样硬化的特点是病变从动脉内膜开始，先后有脂质和复合糖类积聚、出血和血栓形成、纤维组织增生和钙质沉着，并有动脉中层的逐渐退行性变和钙化，由于在动脉内膜积聚的脂质外观呈黄色粥样，因而称为动脉粥样硬化。②小动脉硬化的特点是主要累及高血压患者和糖尿病患者的小动脉，前者发生增生性小动脉硬化，常为动脉管壁层状向心性增厚而使管腔狭窄，有时伴有纤维素样沉积物和血管壁坏死；后者的小动脉壁常出现玻璃样变性、增厚和管腔狭窄，引起弥漫性的特别是肾脏的缺血。③ Mönckeberg 动脉硬化则好发于老年的中型动脉，常累及四肢动脉，尤其是下肢，其管壁中层变性和有钙质沉积，多不引起明显症状而常为 X 线检查所发现。

动脉粥样硬化之所以重要，首先是由于它随着人类社会的发展而越来越多见。20 世纪 60 年代开始，随着流行病学的转变，它逐渐成为发达国家的流行病，进入 21 世纪它又逐渐成为发展中国家的流行病，为防治它而耗费的医疗资源，成为各国的沉重经济负担；其次是除肺动脉甚少累及外，它可累及全身各处的动脉血管，尤其是供血给心脏和脑这两个重要生命器官的动脉——冠状动脉和脑动脉，导致冠状动脉粥样硬化性心脏病（冠心病）和缺血性脑卒中。《中国心血管病报告 2012》指出，我国现有心肌梗死（冠心病中的一种严重类型）患者 250 万，脑卒中（也包括由高血压所引起的出血性脑卒中）患者至少 700 万，严重地危害人民健康；再次是动脉粥样硬化称得上是一种古老的疾病，因为在古埃及的木乃伊中曾发现有患动脉粥样硬化的痕迹，而我国在长沙马王堆出土的汉墓墓主侯爵夫人的尸检结果证明，她患有冠状动脉粥样硬化。由病理学家提出的“动脉粥样硬化”这个病名也已有 100 年的历史，经过百年的研究，明确了它是多病因的疾病，其可能的致病因素称为“危险因素”。被文献提到的危险因素已有 300 种之多，其病理变化虽然清楚，但其发病机制仍然有多种学说各自从不同的角度进行阐述，最近的学说认为它是动脉内膜受到损伤后，得出炎症——纤维增生性反应的结果。由于本病的病因并不单纯，患者众多，其发病机制各家的看法仍未完全一致，因而导致对其实施预防和治疗的目标针对性不够明确，也就影响到对它防治的效果。

鉴于此，中国人民解放军北京军区总医院魏万林教授组织 50 多位专家共同编写了《动脉硬化性疾病现代诊疗学》一书。书中分总论和各论两部分，共 25 章。总论主要阐述动脉硬化的基础医学研究情况，特别是对其病因、发病机制、病理解剖、病理生理等最新国内外研究进展作了详细的介绍，一些目前尚有争议的内容和还不完全成熟的学说，也兼收并蓄，达到博采众长的目的。各论中详细阐述了动脉硬化的临床医学研究情况，着重介绍供血给各器官的动脉患动脉粥样硬化后的临床表现以及诊断、治疗和预防措施，包括累及重要生命器官——心脏和脑的冠状动脉粥样硬化和脑动脉粥样硬化这两种最为重要的动脉粥样硬化疾病，也包括比较重要的一些如主动脉粥样硬化、颈动脉粥样硬化、肾动脉粥样硬化、肠系膜动脉粥样硬化、四肢动脉粥样硬化等疾病的内容。同时，还专题阐述动脉粥样硬化和其他一些疾病与临床情况的关系，以及中医关于动脉粥样硬化的看法、诊断和治疗措施等。其内容丰富新颖，基础和临床相结合，可供临床医师诊治本疾病时参考，将有助于提高其诊断和防治本病的水平。本书出版之际，受魏万林院长之托，特为作序，向临床医师推荐。

中国工程院院士
复旦大学附属中山医院内科教授
上海市心血管病研究所名誉所长
陈灏珠

前　言

动脉硬化的特征是动脉的慢性退化及动脉壁的逐渐变化。由于结缔组织的增长，细胞内外胆固醇、脂肪酸、碳酸钙的沉积，胶原蛋白和蛋白聚糖的聚集使动脉壁变硬、变厚，动脉变细，整个动脉失去弹性。动脉硬化是随着人的年龄增长而出现的血管疾病，其规律通常是男性较女性多，在青少年时期发生，至中老年时期加重和发病。因此在过去很长时间里，动脉硬化始终是医学和生物化学研究的重点，其原因是它的普遍性。许多人患动脉硬化，但是这个状态可以数年、数十年在人体内存在，却不显示出任何病态，然后它会突然以局部缺血、心绞痛、心肌梗死、中风或心力衰竭等致命疾病形式暴发。随着社会经济发展和人们生活方式的改变，动脉粥样硬化及由其引发的心脑血管意外已经成为人类健康的一大杀手。在发达国家，该病的发病率和病死率均占各项疾病之首，在包括我国在内的发展中国家，该病的患病率和发病率呈上升趋势，尤其是近年来该病在我国逐渐增多，已成为老年人死亡的主要原因之一。因此，本书研究和探索动脉硬化的诊断和治疗，对心血管疾病的临床诊治具有广泛的实用意义。

在临床上，动脉硬化症可分为细小动脉硬化、动脉中层硬化和动脉粥样硬化等多种类型，其中动脉粥样硬化是动脉硬化症中常见的类型，是由于脂肪、血栓、结缔组织和碳酸钙在血管（主要是动脉，但也包括静脉）沉积所造成的一种对人体有害的状态，是心肌梗死和脑梗死的主要病因。但动脉粥样硬化的发病原因还不完全明确，可能为多病因疾病，其危险因素包括：血脂异常、高血压、吸烟、糖尿病和高胰岛素血症、年龄因素、性别因素、遗传因素等。对其发病机制，有多种学说从不同角度来阐述，包括“脂质浸润学说”、“血栓形成学说”、“平滑肌细胞克隆学说”等，近年来还提出“内皮损伤反应学说”，认为本病各种主要危险因素最终都损伤动脉内膜，而粥样硬化病变的形成是动脉对内膜损伤所引起的炎症——纤维增生性反应的结果。Ross R 也于 1999 年在他的损伤反应学说的基础上明确提出动脉粥样硬化是一种炎症性疾病，指出动脉粥样硬化是具有慢性炎症反应特征的病理过程，其发展始终伴随炎症反应。因此，深入了解动脉硬化的发生机制，对其预防和治疗均有重要指导意义。本书虽然着重于动脉硬化的临床诊治，但对动脉硬化的发病机制及其研究进展也做了较详尽的介绍。

病理学一直是临床与基础医学之间的桥梁，在医学领域有着重要位置，动脉硬化的发现和认识也是随着病理学的发展而不断深入的。早在 1804 年，维也纳医院 Rokitansky 就完成了 30 000 余例的尸体解剖，达到了历史上病理学发展的高峰；1821 年，德国 Virchow 辅以显微镜观察，在此之后即形成了形态病理学，即病理解剖学和病理组织学；直到 1904 年，德国莱比锡病理学家 Marchand 才首次提出动脉粥样硬化一词。动脉粥样硬化的病理变化主要累及体循环系统的大型肌弹力型动脉（如主动脉）和中型肌弹力型动脉（以冠状动脉和脑动脉罹患最多，肢体各动脉、肾动脉和肠系膜动脉次之，下肢多于上肢），而肺循环动脉极少受累。动脉粥样硬化时，动脉内膜相继出现脂质点和条纹、粥样和纤维粥样斑块、复合病变三大类变化。近年来，随着时代的发展，新的仪器不断出现，如电子显微镜、图像分析仪、激光隧道扫描显微镜、激光共聚焦扫描显微镜等，新的学科和新技术也相继而生，如病理生理学、生物化学、免疫组织化学、分子生物学等，这都为病理学的发展和多学科的联合研究，开辟了广阔的前景。因此，本书引用了大量的病理学研究成果，试图合理诠释动脉硬化的临床诊治。

传统中医学中也有“心”和“脉”的概念，但不能简单地等同于现代医学的心脏和血管，“心”和“脉”不仅是解剖上的实质器官，更主要是包含生理、病理学的概念。传统中医学中没有心血管病的概念，对应现代医学所说的心血管病的临床表现，如心力衰竭与“水肿”，冠心病与“胸痹”，肺心病与“喘证”，心脏神经症与“惊悸”，高血压病、低血压病与“眩晕”有密切的联系。由于西医的动脉硬化需要传统的中医学加以阐述，因此本书也对动脉硬化的中医诊断与治疗进行了概要介绍。

此外，本书力图介绍国内外动脉硬化的最新进展，为此编者收集了一些近期较有价值的文献，以著作形式编著成书，力求反映心血管疾病的诊治前沿。“他山之石，可以攻玉”，本书尚能有助于提高心血管疾病的临床诊治水平，将是对编著者的莫大慰藉。虽然书中有些观点还存在争议，有些学说还不成熟，然鉴于博采众长之本意，故在此亦予以介绍，供读者参考。由于编著时间比较仓促，疏漏错误之处在所难免，恳望批评指正。

“道成于学而藏于书，学进于振而废于穷”，本书在编著过程中，亦参考了国内外许多学者的资料著作和论文等，由于篇幅有限，仅列出参考文献，敬请有关作者见谅。在此，谨向被引用资料的所有专家学者致以诚挚的感谢。本书在出版过程中，受到了诸多学者的教诲并得到了同志们的帮助。值此付梓之际，谨致谢忱。

解放军总医院急诊科教授、博导　孟庆义

2014 年 12 月

目　录

总　论

各　论

总　论

第一章　动脉硬化性疾病概述

动脉硬化是随着年龄增长而出现的血管疾病，也是临床上最常见的一类疾病，其特点是在青少年时期发生，至中老年时期加重，发病患者中男性较女性多。目前，随着生活方式及人类寿命的延长，该病在我国呈逐渐增多的趋势，已成为人类死亡的主要病因之一。

动脉硬化包括动脉粥样硬化、小动脉硬化、动脉中层硬化三类。各种动脉硬化的共同特点是动脉管壁增厚变硬、失去弹性和管腔缩小。

动脉粥样硬化（atherosclerosis）是动脉硬化性血管疾病中最常见、最重要的一种。目前，动脉粥样硬化性疾病持续增加，是影响人类健康的重要疾病之一。

动脉粥样硬化是由于血管内皮功能障碍和炎症反应相互作用引起的一个动态的、进展的病理过程。因此，也可以被看作是损伤（促炎、免疫损伤、氧化等）和修复保护（抗炎、免疫调节、抗氧化）之间的平衡失调。所以，甚至有学者建议将“动脉粥样硬化”改为“动脉粥样硬化炎”。

各种原因导致的内皮细胞损伤，使血管内皮的屏障功能遭受破坏，血液中的单核巨噬细胞、脂质、淋巴细胞及中性多形核白细胞等入侵到内皮下组织，发展成为粥样斑块，引起血管重构，在血液的剪切应力等作用下，进一步导致斑块破裂、出血，继发血栓形成等。其特点是受累动脉的病变从内膜开始，先后有多种病变合并存在，包括局部有脂质和复合糖类积聚、纤维组织增生和钙质沉着形成斑块，并有动脉中层的逐渐退变，继发性病变尚有斑块内出血、斑块破裂及局部血栓形成。现代细胞和分子生物学技术显示动脉粥样硬化病变具有巨噬细胞游移、平滑肌细胞增生、大量胶原纤维、弹力纤维和蛋白多糖等结缔组织基质形成，以及细胞内、外脂质积聚的特点。由于在动脉内膜积聚的脂质外观呈黄色粥样，因此被称为动脉粥样硬化。

小动脉硬化（atheriosclerosis）是小型动脉弥漫性增生性病变，主要发生在高血压患者。动脉中层硬化多累及中型动脉，常见于四肢动脉，尤其是下肢动脉，在管壁中层有广泛钙沉积。一般情况下不产生临床症状，除非合并粥样硬化。

因动脉粥样硬化在临床上常见且意义重大，故虽其仅为动脉硬化中的一种，但一般情况下，把动脉粥样硬化称为“动脉硬化”。

一、病因及危险因素

动脉硬化的病因还不清楚，目前对冠状动脉粥样硬化所进行的研究表明，本病是多因素的疾病，即多种因素作用于不同环节所致的疾病。这些因素称为危险因素，主要包括以下几方面：

（一）年　龄

动脉粥样硬化是一种自然的老化表现，多见于40岁以上的中、老年人，但近年来有年轻化的趋势，其病变的范围和程度随着年龄而增加。如脂质条纹在10岁以下很少见，至10～20岁时明显，20岁以后几乎都能见到。纤维斑块最早出现在10～20岁，30～40岁时明显增加，40岁以上可以全部出现病变。因此有人提出动脉粥样硬化过程可能开始于儿童，至成年时才有临床表现，且随年龄增长而进展。所以，动脉粥样硬化是一种与年龄相关的多因素的疾病。

（二）性　别

流行病学提示，冠心病的患病率男性高于女性，一般认为40岁以下，男性比女性发病率高，妇女停经后，发病率开始上升，70～80岁的男女几乎无差别。引起此现象的原因可能为雌激素水平的变化。雌激素可以增高高密度脂蛋白的含量，加速乳糜微粒及低密度脂蛋白的清除，抑制了动脉粥样硬化的形成过程。而女性在停经后，由于雌激素分泌减少，这种保护作用明显减弱，因此女性停经后其冠心病发病率迅速上升。

（三）高血压

研究显示，高血压合并冠心病者较血压正常而患冠心病者高3～4倍。我国冠心病患者70%以上合并高血压。血压增高与冠心病的易患性有密切的量效关系，无论中年或老年人的轻中度或重度高血压都以相应的程度增加冠心病的发病机会。冠心病的死亡率也与收缩压、舒张压呈正相关，即血压越高，则冠心病死亡率也越高。其原因为长期的高血压对管壁的剪切应力加大，使血管内膜发生机械性损伤，胆固醇等容易渗透到血管壁。另外，高血压患者的血管长期处于痉挛状态，使管壁营养不良，也易于引起胆固醇等脂质沉积，从而加速动脉粥样硬化的进程。

（四）高脂蛋白血症

动脉粥样硬化的发展常与高脂蛋白血症的严重程度相关。正常情况下，部分脂质可透过动脉内膜渗入动脉管壁，再由动脉外膜的淋巴管排出，不会沉积在动脉管壁内。但血脂增高时，较多的脂质进入动脉壁，超过动脉对它们的清除能力，则脂质在动脉壁积聚。但脂质渗入血管壁的数量可能受血液动力学、炎症及代谢因素所致血管内膜渗透性改变的影响。流行病学研究显示，高血清胆固醇（TC）水平、高低密度脂蛋白胆固醇（LDL）水平、高脂蛋白（a）[LP（a）] 和低高密度脂蛋白胆固醇（HDL）水平，以及相应的载脂蛋白B升高、载脂蛋白A降低等是冠心病发病的重要预测因子。

（五）糖尿病和糖耐量异常

统计显示，约半数糖尿病患者并发冠心病，而冠心病患者中，40%有糖耐量异常的变化。糖尿病患者易患冠心病的主要原因是脂代谢紊乱。糖尿病患者胰岛素分泌不足，葡萄糖利用障碍，随之分解脂肪供能，使大量甘油三酯胆固醇及游离脂肪酸等进入血液，同时脂肪合成能力减弱，低密度脂蛋白水平升高，从而促进动脉粥样硬化的发生。同时，糖尿病患者的内分泌功能和血小板功能紊乱，血小板易于聚集，也促进了动脉粥样硬化的发展。

（六）肥　胖

流行病学显示，肥胖者比正常人冠心病发病率增加90%。肥胖对动脉粥样硬化的影响，不只是肥胖单一因素，常与其他易患因素如高血脂、高血压、胰岛素抵抗等相关。同时冠心病的发生与肥胖类型也有一定的关系。

（七）吸　烟

吸烟是冠心病的主要危险因素，无论在人群之间或个体之间，吸烟与冠心病密切相关，并且呈量效关系。吸烟者戒烟后发病危险性减少。吸烟促发动脉粥样硬化已成定论，卷烟的烟雾中含有 3 000 多种有害物质，其中危害最大有尼古丁、一氧化碳、煤焦油、氢氰酸等，这些因素导致动脉内膜损伤，为脂质的沉积奠定了基础。

（八）性　格

A 型性格易患冠心病。A 型性格争强好胜、易激动、心理紧张。长期的精神紧张使体内儿茶酚胺类生物活性物质增加，其可使血管收缩、血小板凝聚性增强、血压增高而促发动脉粥样硬化。

（九）饮　食

高脂蛋白血症是动脉粥样硬化的易患因素，而高脂蛋白血症与饮食有密切关系。进食富含动物脂肪及胆固醇的食物可增高血脂而致动脉硬化，而动脉硬化病变一旦形成后，单纯膳食控制可使病情稳定缓解，但并不能治愈。同时，进食碳水化合物（糖类）过多，也可使血脂增高而促进冠心病的发生。

（十）缺少运动

运动可以增加高密度脂蛋白、降低低密度脂蛋白，同时可促进胆固醇排出，避免胆固醇沉积在血管壁内。此外，运动可以促进血液循环、降低血压、减轻体重等。因此，缺乏运动的人很容易患动脉粥状硬化。

（十一）遗　传

冠心病不是遗传性疾病，但其发病与遗传因素有关，或者说其发病与家族因素有关。家族中有年龄＜50 岁的本病患者，其子女患本病的机会可 5 倍于无这种情况的家族。因此，冠心病患者的后代中，冠心病发病率比无冠心病患者的后代高。临床也经常可以看到，有些年轻的患者无明显的危险因素但冠状动脉病变却非常严重，此类患者多可以追问到家族因素。

（十二）胰岛素抵抗

胰岛素抵抗是指机体对一定数量胰岛素的生物学效应低于正常水平的一种现象。其与动脉粥样硬化有可能是在多基因遗传基础上，在各种环境因素的共同作用下逐渐形成的。胰岛素抵抗可引起脂质代谢紊乱，尤其是小而密的颗粒 LDL–C 增多、TG 上升和 HDL–C 下降，同时胰岛素、血脂共同引起纤溶酶激活物抑制物 1（PAI–1）表达上升，血液呈高凝状态；胰岛素抵抗还促进细胞因子、生长因子和黏附因子显著增加，血管内皮细胞 NO 生成减少，血管舒张功能减弱，内皮细胞功能失调，促进动脉粥样硬化的发生及发展。

（十三）血中同型半胱氨酸

大量实验室及临床证据支持高同型半胱氨酸血症是冠状动脉粥样硬化的一个独立危险因素。并且血浆同型半胱氨酸升高水平与冠状动脉阻塞支数呈线性相关，也与冠状动脉硬化程度呈正相关。但其具体的致病机制仍未完全阐明，有待进一步深入研究和探讨。

（十四）基质金属蛋白酶

基质金属蛋白酶（MMP）是一类依赖于锌、钙离子的内肽酶，其在生理条件下几乎能降解所有的细胞外基质（ECM）成分。TIMP 是 MMP 的天然抑制物，目前在人体内已发现 4 种。TIMP 不仅与 MMP 结合，也能与 MMP 的酶原结合形成复合物以调节 MMP 的激活过程。在病理情况下，MMP 可以削弱血管内皮细胞屏障功能，促进中层血管平滑肌细胞迁移和增殖，加重血管的结构改变，进一步促进循环炎性细胞浸润、斑块纤维帽的破坏而致斑块破裂，从而促进动脉粥样硬化疾病的发生、发展，增加了斑块的不稳定性，促使心血管事件的发生。

（十五）内脏脂肪素

脂肪组织不仅是储存能量的器官，还是一个内分泌器官，通过其所分泌的一系列脂肪细胞因子，如脂联素、瘦素、抵抗素和肿瘤坏死因子等，与代谢综合征及心血管疾病建立了密切的联系。内脏脂肪素（visfatin）是一种由脂肪组织分泌的蛋白质细胞因子，还可来源于中性粒细胞、巨噬细胞等免疫细胞，研究表明其可能作为一种炎症介质在动脉粥样硬化形成机制中起重要作用。

（十六）纤维蛋白（原）、纤维蛋白（原）降解产物

纤维蛋白原具有众多与血细胞、炎症细胞、内皮细胞及其他蛋白质结合而发生相互作用的位点，纤维蛋白原及其降解产物通过介导炎症反应、参与血栓形成以及引起血管内皮损伤和血液流变学改变，从而在动脉粥样硬化的发生和发展中起重要作用。目前认为，这是动脉粥样硬化的独立危险因素。

近年提出，肥胖与血脂异常、高血压、糖尿病和糖耐量异常同时存在时称为“代谢综合征”，其单独存在都是动脉硬化的危险因素，而它们同时存在时，则相互协同，其致病性将呈几何级数增加。

二、发病机制

动脉粥样硬化的形成是一个复杂的过程。已知动脉粥样硬化的危险因素有年龄、吸烟、饮酒、高血压、高血糖、高血脂等。近年来研究发现，代谢综合征、高半胱氨酸血症、胰岛素抵抗等是动脉粥样硬化发生、发展的重要危险因素。与动脉粥样硬化发病机制相关的学说主要有内皮损伤反应学说、脂质浸润学说、炎症学说、氧化应激反应学说、感染学说、遗传环境因素相互作用学说等。其中内皮损伤反应学说、炎症、氧化应激被认为是动脉粥样硬化的核心发病机制。目前，针对动脉粥样硬化的发病机制的研究还包括基因学、人体内某些微生物感染（病原体相关性分子机制）等。

（一）血管内皮功能障碍的作用

血管内皮细胞损伤是引起动脉粥样硬化的始动环节，损伤包括形态学上的变化，也包括功能及代谢改变。引起血管内皮损伤的因素有很多，如机械性（如血液动力学作用）、化学性（如高胆固醇血症、氧化型 LDL、吸烟、高半胱氨酸血症、毒素）、免疫性、病毒感染等。同时，在动脉粥样硬化的各个阶段也均伴有血管内皮功能障碍，且许多冠状动脉事件的发生与冠状动脉血管内皮功能障碍密切相关。血管内皮功能障碍可致血管收缩异常，张力增加，血小板黏附、聚集、血栓形成及动脉中膜血管平滑肌细胞（VSMC）增殖，同

时内皮损伤也易于脂质沉淀，因此血管内皮功能障碍对冠状动脉疾病的发生、发展具有始动和促进作用。血浆中的脂质主要通过内皮细胞直接吞饮、透过内皮细胞间隙、经由内皮细胞的 LDL 受体、通过受损后通透性增加的内皮细胞等途径侵入动脉壁。另外，近年研究表明，血管内皮细胞是人体最大的且功能异常活跃的内分泌、旁分泌及自分泌代谢器官，可以产生和分泌几十种生物活性物质，如血管紧张素Ⅱ（AngⅡ）、血栓素（TXA_2）、内皮素（ET）等，不但可导致高血压，亦参与动脉粥样硬化和血栓形成机制，并可促进动脉粥样硬化斑块破裂。

（二）炎症学说在动脉硬化中的作用

最早对动脉粥样硬化的研究主要集中于血脂变化。随着研究的不断深入，发现动脉粥样硬化斑块中不仅含有脂质，还有大量的炎性细胞。吸烟、高血压、脂质紊乱、高胰岛素血症、高血糖、高尿酸等有害刺激因素可引起白细胞和内皮细胞持续性释放可溶性黏附分子，以及各种细胞因子，促使单核细胞黏附于血管内皮细胞并转变为巨噬细胞，吞噬组织内富含胆固醇的脂蛋白形成泡沫细胞，从而启动了脂纹的形成。

进一步研究发现，斑块内炎症还是导致斑块破裂的重要因素，急性冠状动脉综合征发病时最常见的斑块破裂位于“肩部”，也正是活化的炎性细胞集聚之处。斑块内除存在巨噬细胞外，还存在少量 T 淋巴细胞，T 细胞和巨噬细胞之间的相互作用，对于巨噬细胞的活化和增殖起了很重要的作用。活化的巨噬细胞通过分泌蛋白水解酶，如纤溶酶原激活、基质金属蛋白酶等降解基质，使纤维帽变得“脆弱”，而且炎症打破了纤维帽内损伤和修复的平衡，最终导致斑块不稳定，促进斑块的破裂和冠状动脉事件的发生。因此，各种炎性细胞及其产物参与了动脉粥样硬化的始动和进展过程。

（三）氧化应激反应学说在动脉硬化中的作用

氧化应激反应被认为是动脉粥样硬化的重要发病机制。氧化应激和抗氧化防御失衡导致机体活性氧簇紊乱、产生过多，从而导致机体病理损伤。活性氧簇是血管壁细胞有氧呼吸时由不同的酶催化而产生，正常情况下具有双重功效。在生理浓度下，可以作为信号分子维持内环境稳定、调节细胞生长。当浓度较高时，可以导致细胞损伤和死亡。动脉粥样硬化时活性氧簇含量增多导致内皮细胞损伤，其后诱导黏附分子和趋化因子的表达，单核细胞和淋巴细胞被激活、聚集，进一步迁移到内皮下，单核细胞转化为巨噬细胞，产生更多的活性氧簇，介导 LDL 氧化修饰而形成氧化低密度脂蛋白（Ox-LDL）。Ox-LDL 本身的细胞毒作用可促进巨噬细胞形成泡沫细胞，刺激内皮细胞表达释放多种炎性因子和黏附分子，诱导内皮细胞和平滑肌细胞增生、迁移，从而与动脉硬化的发生及发展相关。

（四）感染在动脉硬化中的作用

1988 年，Saiku 等报道了肺炎衣原体的血清学证据与冠心病、急性心肌梗死相关。随后巨细胞病毒、单纯疱疹病毒、幽门螺杆菌与冠心病的关系也相继报道。其中，与动脉硬化关系最密切的可能是肺炎衣原体。肺炎衣原体抗原，如脂多糖、热休克蛋白 60 及富含半胱氨酸的外膜蛋白（MOMP）等诱导机体产生抗体，并对动脉壁靶细胞进行免疫攻击；同时肺炎衣原体、巨细胞病毒等诱导产生的 TNF-α、IL-1、IL-2 和 IL-6 等细胞因子具有多种作用，包括刺激成纤维细胞和平滑肌细胞增殖，诱导中性粒细胞产生自由基，从而产生氧化低密度脂蛋白，导致内皮细胞损伤、泡沫细胞形成、血管平滑肌细胞增殖、迁延及基质胶原成分改变。

在整个人群中，肺炎衣原体感染是极其普遍的，感染后动脉粥样硬化的发生在一定程度上取决于个体遗传易感性，亦与病原学因素、宿主特异性与非特异性细胞及体液免疫活性等相关。

（五）血小板在动脉硬化中的作用

血压增高与血管局部狭窄产生湍流和剪切应力变化，可导致动脉内膜损伤，如内皮细胞间的连续性中断、内皮细胞回缩，从而导致内膜下的组织暴露，进而激活血小板黏附、聚集，形成附壁血栓。其后，血小板可释出许多细胞因子，如血栓烷 A2 能对抗血管壁合成的前列环素所具有的使血小板解聚和血管扩张的作用，促进血小板进一步聚集和血管收缩；血小板源生长因子可刺激平滑肌细胞增生并向内膜游移等而促进粥样硬化病变的发生及发展。

三、病理及病理生理

动脉粥样硬化的病理变化，主要累及体循环系统的大型肌弹力型动脉（如主动脉）和中型肌弹力型动脉（以冠状动脉和脑动脉罹患最多，肢体各动脉、肾动脉和肠系膜动脉次之。下肢多于上肢），而肺循环动脉极少受累。病变多为数个组织器官的动脉同时受累。动脉的病理变化主要包括脂质点和条纹、粥样和纤维粥样斑块、复合病变 3 类变化。美国心脏病学学会根据其病变发展过程将其细分为 6 型。

Ⅰ型　脂质点。动脉内膜出现小黄点，为小范围的巨噬细胞含脂滴形成泡沫细胞积聚。

Ⅱ型　脂质条纹。动脉内膜见黄色条纹，为巨噬细胞成层并含脂滴，同时内膜有平滑肌细胞，平滑肌细胞也含有脂滴，并且有 T 淋巴细胞浸润。

Ⅲ型　斑块前期。细胞外出现较多脂滴。在内膜和中膜平滑肌层之间形成脂核。但尚未形成脂质池。

Ⅳ型　粥样斑块。脂质积聚多，形成脂质池，内膜结构破坏，动脉壁变形。

Ⅴ型　纤维粥样斑块。为动脉粥样硬化最具特征性的病变。呈白色斑块突入动脉腔内引起管腔狭窄。斑块表面内膜被破坏而由增生的纤维膜（纤维帽）覆盖于脂质池之上。病变可向中膜扩展，破坏管壁，同时可有纤维结缔组织增生、变性坏死等继发病变。

Ⅵ型　复合病变。为严重病变，由纤维斑块发生出血、坏死、溃疡、钙化和附壁血栓所形成。粥样斑块可因内膜表面破溃而形成所谓粥样溃疡。破溃后粥样物质进入血流可成为栓子。

从临床的角度看，动脉粥样硬化的斑块基本上可分为两类：一类是稳定型，即纤维帽较厚而脂质池较小的斑块；另一类是不稳定型（又称为易损型）斑块，指有破裂倾向、易于发生血栓形成和快速进展的危险斑块。其主要特征有：较薄的纤维帽（$<65\mu m$）、大量巨噬细胞浸润、较大的脂质核心、平滑肌细胞聚集和血管正性重构。导致动脉粥样硬化斑块不稳定的因素包括血流动力学变化、应激、炎症反应等。其中炎症反应在动脉粥样硬化斑块不稳定和斑块破裂中起着重要作用。动脉粥样硬化斑块不稳定反映其纤维帽的机械强度和损伤强度失去平衡。斑块破裂释放组织因子和血小板活化因子，使血小板迅速黏附聚集形成白色血栓。血栓形成使血管急性闭塞而导致严重的持续的心肌缺血。同时斑块破裂导致大量的炎症因子释放，可以上调促凝物质的表达，并能促进纤溶酶原激活剂抑制物 -1（PAI-1）的合成，从而加重血栓形成，并演变为红色血栓。

从动脉粥样硬化的慢性经过来看，受累动脉弹性减弱、脆性增加，其管腔逐渐变窄甚至完全闭塞，也可扩张而形成动脉瘤。视受累的动脉和侧支循环建立情况的不同，可引起整个循环系统或个别器官的功能紊乱。如主动脉因粥样硬化而致管壁弹性降低，使收缩压升高而舒张压降低，脉压增大，加重心脏的负担。内脏或四肢动脉管腔狭窄或闭塞，在侧支循环代偿不全的情况下，使器官和组织的血液供应发生障碍，产生缺血、坏死或纤维化。

四、分期和分类

动脉硬化发展过程一般分为 4 期，但临床上各期并非严格按序出现，而常常是各期交替或同时出现。

（一）无症状期或称亚临床期

其过程长短不一，包括从较早的病理变化开始，直到动脉粥样硬化已经形成，但尚无器官或组织受累的临床表现。

（二）缺 血 期

由于动脉硬化致血管狭窄而产生相应器官缺血的症状。

（三）坏 死 期

由于动脉硬化进展或血管内急性血栓形成，使管腔完全闭塞而产生器官组织坏死的表现。

（四）纤维化期

长期缺血导致器官组织纤维化、萎缩而引起症状。

按照受累动脉部位的不同，本病分为主动脉及其主要分支、冠状动脉、颈动脉、脑动脉、肾动脉、肠系膜动脉和四肢动脉粥样硬化等类别。

五、临床表现

本病的发展常呈进行性，其表现主要取决于血管病变程度及受累器官的缺血程度，对于早期的动脉硬化病患者，几乎都没有任何临床症状，处于隐匿状态下潜伏发展。动脉粥样硬化斑块逐渐进展或斑块发生破裂、出血，继发血栓形成，造成管腔狭窄或完全闭塞，使该动脉所供应的组织发生缺血。闭塞的部位高，累及的范围亦较广，症状严重。同时，如闭塞发生的速度较快，机体侧支循环不能及时代偿，则缺血症状较重。反之，在动脉的远端缓慢地发生局限性的闭塞，丰富的侧支循环可以充分代偿，组织不至于产生明显的缺血，临床症状轻微或不产生。

（一）一般表现

对于中期的动脉硬化病患者，大多数患者或多或少有心悸、心慌、胸痛、胸闷、头痛、头晕、四肢凉麻、四肢酸懒、跛行、视力降低、记忆力下降、失眠、多梦等临床症状，不同的患者临床症状差异很大。

（二）主动脉粥样硬化表现

大多数无特异性症状。主动脉广泛粥样硬化病变，可出现主动脉弹性降低的相关表现：如收缩期血压升高、舒张压降低、脉压增大等，桡动脉触诊可类似促脉等。X 线检查可见主动脉结向左上方凸出，有时可见片状或弧状钙质沉着阴影。

主动脉粥样硬化最主要的后果是形成主动脉瘤，发生于肾动脉开口以下的腹主动脉处最为常见。其次，在主动脉弓和降主动脉、腹主动脉瘤多在体检时查到腹部有搏动性肿块而发现，腹壁上相应部位可听到杂音，股动脉搏动可减弱。胸主动脉瘤可引起胸痛、气急、吞咽困难、咯血、声带因喉返神经受压而麻痹引起声音嘶哑、气管移位或阻塞、上腔静脉或肺动脉受压等表现。X 线检查可见主动脉的相应部位增大；主动脉造影可显示梭形或囊样的动脉瘤。二维超声、X 线或磁共振显像可显示瘤样主动脉扩张。主动脉瘤一旦破裂，可迅速致命。在动脉粥样硬化的基础上也可发生动脉夹层分离。

（三）冠状动脉粥样硬化表现

临床上非常多见，可表现为稳定型或不稳定型心绞痛、心律失常、心力衰竭、心肌梗死或猝死等。

（四）颅脑动脉粥样硬化表现

颅脑动脉粥样硬化最常见的是侵犯颈内动脉、基底动脉等，颈内动脉入脑处为主发区，病变多集中于血管分叉处。脑动脉硬化的早期表现：神经衰弱（常有头晕，头昏，头痛，耳鸣，嗜睡，记忆力减退，易疲劳），情感异常（情绪易激动，缺乏自制力，随着病情的加重，会逐渐变得表情淡漠，对周围事物缺乏兴趣），判断能力低下（表现为不能持续地集中注意力，想象力降低，处理问题要靠别人协助）。中后期时可出现血管性痴呆。粥样斑块造成血管狭窄、局部血栓形成或斑块破裂脱落造成脑栓塞等引起脑缺血（包括暂时性缺血性发作）、脑萎缩，或脑血管破裂出血。

（五）肾动脉粥样硬化表现

长期肾脏缺血致肾萎缩可引起夜尿多、顽固性高血压，严重者可患肾功能不全。对于一些突发高血压或顽固性高血压者，应考虑本病的可能。

（六）肠系膜动脉粥样硬化表现

可引起消化不良、便秘和腹痛等症状。急性血栓形成时，有剧烈腹痛、腹胀和发热。严重者发生肠壁坏死，可引起便血、麻痹性肠梗阻和休克等症状。

（七）四肢动脉粥样硬化表现

以下肢动脉较多见。由于血供障碍而引起下肢发凉、麻木和典型的间歇性跛行，即行走时发生腓肠肌麻木、疼痛以致痉挛，休息后消失，再走时又出现；严重者可持续性疼痛，下肢动脉尤其是足背动脉搏动减弱或消失。随着病情的进展，患肢缺血加重，在安静状态下，足趾、足部或小腿也会出现持续性的静息痛，在夜间更为剧烈，患者常抱足而坐，彻夜不眠。患肢足部或小腿肤色苍白、温度降低、感觉减退、皮肤变薄、肌肉萎缩、趾甲增厚变形、骨质疏松等。如动脉管腔完全闭塞时可产生坏疽。尤其是合并糖尿病的患者更易产生，而且易演变成湿性坏疽和继发感染，可同时发生全身中毒症状。

六、化验检查

（一）实验室检查

1. **血脂检查** 胆固醇或低密度脂蛋白胆固醇增高或高密度脂蛋白下降，载脂蛋白 A 或载脂蛋白 B 改变，以及 Ox-LDL 等常提示有动脉硬化性病变的可能，但血脂正常也不能排除其存在。

2. **血糖、尿糖、血常规和红细胞压积测定** 主要了解患者有无糖尿病等。

3. **炎性指标** 主要包括白介素类、肿瘤坏死因子 -α、细胞黏附分子、C- 反应蛋白、基质金属蛋白酶、血清铁蛋白等，代表了炎症、氧化应激的发生，反应了动脉粥样硬化斑块的稳定性。

（二）心电图检查

主要了解患者有无冠状动脉粥样硬化性心脏病，必要时可做心电图运动试验。

（三）光电血流仪检查

可了解患肢末梢皮肤的供血状况，有利于作出诊断。

（四）下肢节段性测压

通过下肢节段性测压及踝 / 肱指数测定，可了解下肢缺血的部位和程度。目前，此项检查已成为对下肢动脉闭塞患者的常规检查之一。

（五）磁共振成像（MRI）

可以显示血管腔的狭窄程度、动脉粥样硬化斑块的大小和部位，提供斑块的成分、纤维帽厚度和血管壁特征等易损指标。

（六）动脉造影

对了解动脉阻塞部位、范围、程度及侧支血管情况有非常重要的价值，是诊断动脉硬化的金标准。

（七）血管内超声（IVUS）

可以评估斑块大小、形状、程度，并对斑块进行组织学分类。对斑块的稳定性判定有较大的价值。

（八）光学相干层析成像（OCT）

可较为敏感的显示斑块的组织学结构。

七、诊断和鉴别诊断

本病早期诊断较难，当发展到一定程度，出现器官明显病变产生明显症状时，诊断并不困难。如年长患者通过 X 线、超声及动脉造影发现血管钙化、狭窄或扩张性病变，应考虑本病的可能。

冠状动脉粥样硬化引起的心绞痛和心肌梗死，需与冠状动脉炎等其他冠状动脉病变相鉴别；缺血性心肌病应与原发性扩张型心肌病相鉴别；脑动脉粥样硬化所引起的脑血管意外，需与脑血管畸形等其他原因引起的脑血管意外相鉴别；主动脉粥样硬化引起的主动脉变化和主动脉瘤，应与梅毒性主动脉炎和主动脉瘤，以及纵隔肿瘤相鉴别；肾动脉粥样硬化狭窄所引起的高血压，需与其他原因的高血压相鉴别；四肢动脉粥样硬化所产生的症状应与血栓闭塞性脉管炎、多发性大动脉炎、结节性动脉周围炎等其他病因的动脉病变相鉴别。

八、预 后

本病预后随病变部位、程度、斑块的稳定性、血管狭窄发展速度、侧支循环情况、受累器官损伤情况和有无并发症等因素的不同而异。病变涉及心、脑、肾等重要脏器动脉者预后不良。

九、防 治

动脉粥样硬化是一种弥漫性病变，往往涉及心、脑、肾等重要器官的动脉，因此预防就显得格外重要。现已有不少资料证明，实验动物的动脉粥样硬化病变，在用药物治疗和停止致动脉粥样硬化饲养一段时间后，病变甚至可完全消退。在人体经血管造影或腔内超声检查证实，控制和治疗各危险因素、应用他汀类药物一段时间后，可以延缓和阻止病变进展，甚至可使之逆转消退。

（一）一般防治措施

1. **合理的膳食能量** 控制膳食总热量，限制酒和蔗糖及含糖食物的过多摄入。避免经常食用过多的动物性脂肪和含胆固醇较高的食物，如肥肉、肝、脑、肾等动物内脏，猪油、蛋黄、蟹黄、鱼子、奶油及其制品等。以食用低胆固醇、低动物性脂肪食物，如鱼、禽肉、各种瘦肉、蛋白、豆制品等为宜。提倡饮食清淡，多食富含维生素 C（如新鲜蔬菜、瓜果）和植物蛋白（如豆类及其制品）的食物。尽量以花生油、豆油、菜籽油等植物油为食用油。冠心病患者严禁暴饮暴食，以免诱发心绞痛或心肌梗死。并发高血压或心力衰竭者，应同时限制食盐。

2. **适当的体力活动** 参加一定的体力活动，对预防肥胖、锻炼循环系统的功能和调整血脂代谢有一定的价值。体力活动量应根据原来身体情况、体力活动习惯和心脏功能状态而定，以不过多增加心脏负担和不引起不适感觉为原则。体育活动要循序渐进，不宜勉强做剧烈活动，对老年人提倡散步、保健体操、打太极拳等。每日半小时，每周 5 次左右即可。

3. **合理的工作生活** 生活要有规律，保持乐观、愉快的情绪，避免过度劳累和情绪激动，注意劳逸结合，保证充分睡眠。提倡不吸烟，尽量不饮酒，或白酒每日少于 50ml，红酒每日少于 100ml，啤酒每日少于 500ml。

4. **积极控制危险因素** 包括高血压、糖尿病、高脂血症、肥胖症等。

（二）药物治疗

1. **调整血脂药物** 血脂异常的患者，经上述饮食调节和注意进行体力活动 3 个月后，未达到目标水平者，应选用以降低 TC 和 LDL-C 为主的他汀类调脂药，其他如贝特类、烟酸类、胆酸隔置剂、不饱和脂肪酸等也有一定的价值。对于高危患者如冠心病或冠心病等危症或 10 年危险性 10% ～ 15% 者，LDL–C 应控制在 2.59mmol/L（100mg/dl）以内；对于极高危患者如 ACS 或缺血性心血管病合并糖尿病者，LDL–C 应控制在 2.07mmol/L（80mg/dl）。

2. **抗血小板药物** 抗血小板黏附和聚集的药物，可防止血栓形成，有助于防止血管阻塞性病变病情发展，用于预防冠状动脉和脑动脉血栓性病变。最常用的为阿司匹林，其他尚有氯吡格雷、阿昔单抗等药物。

3. **溶栓和抗凝药物** 对动脉内形成急性血栓者，可用溶解血栓制剂，继而用抗凝药物。

4. **血管扩张药物** 应用血管舒张药物后可解除血管痉挛和促进侧支循环，从而改善患肢血液供应。常用药物有地巴唑、硝苯地平、妥拉苏林、烟酸等。冠心病心绞痛时应用血管扩张药及 β 受体阻滞剂等。

5. **降血压治疗** 控制血压可降低动脉硬化的程度及延缓动脉硬化的进展。

6. **中草药制剂** 中草药制剂如丹参、红花等有活血化瘀、降低血液黏稠度、抗血小板聚集、改善微循环、促进侧支循环等作用，对本病有一定疗效。

7. **抗炎与抗氧化治疗** 药物干预、治疗炎症、氧化应激是动脉粥样硬化治疗的新进展。越来越多的证据显示，他汀类药物可以有效预防动脉粥样硬化的进展，使心脑血管事件发生率降低。他汀类药物是甲基戊二酰辅酶 A（HMG–COA）还原酶抑制药，通过抑制甲基戊二酰辅酶 A 还原酶，他汀类药物可以降低总胆固醇、LDL–C、升高 HDL–C，同时其还可激活一氧化氮合酶，增加一氧化氮在内皮的水平，预防由 Ox–LDL 引起的一氧化氮水平下降。此外，他汀类药物还能调节免疫、减少炎性因子的释放、减少巨噬细胞分泌基质金属蛋白酶、减少 Ox–LDL。他汀类药物通过上述抗炎、抗氧化、调节免疫等机制，可以稳定斑块、延缓动脉粥样硬化进展、调节血管内皮细胞的功能等。REVERSAL 随机对照研究中，给予患者强化降脂治疗 18 个月，结果显示，强化降脂可以阻止和逆转动脉粥样硬化的进展，同时可以显著降低脂蛋白和 C– 反应蛋白的含量。抗氧化药包括天然抗氧化药及合成的抗氧化药物。天然抗氧化药为维生素 C、维生素 E 等。其中维生素 E 通过减少 C–反应蛋白等炎性反应物的含量而具有抗炎、抗氧化作用。人工合成抗氧化药普罗布考是目前使用较广、抗氧化性强的药物。普罗布考与 LDL–C 的结合能力强，可以抑制 LDL–C，减少 Ox–LDL 的形成，从而发挥不可逆的强大的抗氧化作用。目前，一种新型抗动脉粥样硬化药物 AGI–1067，是普罗布考的单丁二酸酯，具有抗氧化作用和降低 LDL–C 水平双重作用，但目前仍处于临床试验期。抗血小板聚集药物能抑制血小板在血管内膜破损处聚集，有一定抗炎作用，与上述药物合用可预防血栓形成和动脉粥样硬化斑块进展。目前，以普罗布考、抗血小板制剂及他汀类药物的三联治疗方案，正在展开基础和临床研究。其他一些研究显示，血管紧张素转换酶抑制剂和血管紧张素Ⅱ受体阻滞药能够改善动脉粥样硬化，稳定斑块，减少卒中的发生。目前，开展了许多针对动脉粥样硬化发病机制采取靶点治疗的研究，如过氧化物酶体增殖物激活受体、抗 LDL 抗体、KLF4 等，已成为临床研究的主题，将为动脉粥样硬化的治疗提供新的靶点方向。

8. **其他治疗** 基质金属蛋白酶（MMP）是与动脉硬化疾病发生、发展过程关系密切的一类蛋白水解酶，针对 MMP 以改变动脉硬化不良病理进程的治疗策略正在进行当中。叶酸、维生素 B_6 和维生素 B_{12} 能有效降低高同型半胱氨酸的血浓度，对动脉硬化的防治可能有一定的价值。

（三）介入和外科手术治疗

对于狭窄或闭塞的血管，特别是冠状动脉、肾动脉、四肢动脉、颈内动脉，可以施行再通或重建或旁路移植等手术，以恢复动脉供血。用带球囊的导管进行经皮腔内血管成形术，将突入动脉管腔的粥样物质压向动脉壁而使血管畅通；在此基础上发展了经皮腔内血管旋切术、旋磨术、激光成形术等多种介入治疗方法，将粥样物质切下、磨碎、气化吸出而使血管再通。目前，应用最多的还是经皮腔内血管成形术和支架（包括药物洗脱支架）植入术。

（李俊侠 梅 静 李 洁）

参考文献

[1] 陆再英，钟南山．内科学．北京：人民卫生出版社，2008，第七版，267-273．

[2] Nissen SE, Tuzcu EM, Schoenhagen P, et al. Effects of intensive compared with mode rate lipid–lowering therapy on progression of coronary atherosclerosis: a randomized controlled trial. JAMA, 2004, 291(9): 1071-1080.

[3] Sawayama Y, Shimizu C, Maeda N, et al. Effects of probucol and Pravastatin on common carotid atherosclerosis in patients with a symptomatic hyper cholesterolemia. Fukuoka Atherosclerosis Trail(FAST). J Am Coll Cardiol, 2002, 39(4): 610-616.

[4] Serebruany VL, Malinin A, Eisert C, et al. AGI 1067, a novel vascular protectant, anti-inflammatory drug and mild antiplatelet agent for treatment of atherosclerosis. Expert Rev Cardiovasc Ther, 2007, 5(4): 635-641.

[5] Landmesser U, Spiekermann S, Preuss C, et al. Angiotensin II induces endothelial xanthine oxidase activation: role for endothelial dysfunction in patients with coronary disease. Arterioscler Thromb Vasc Biol, 2007, 27(4): 943-948.

[6] Devereux RB, Dahlof B. Potential mechanisms of stroke benefit favoring losartan in the losartan intervention for endpoint reduction in hypertension(LIFE)study[J]. Curr Med Res Opin, 2007, 23(2): 443-457.

第二章　动脉系统的解剖及生理

一、动脉系统的解剖与分布

循环系统（circulatory system）是封闭的管道系统，它包括心血管系统和淋巴管系统两部分。心血管系统是一个完整的循环管道，它以心脏为中心通过血管与全身各器官、组织相连，由心脏、动脉、毛细血管和静脉组成，血液在其中循环流动；淋巴系统由淋巴管道、淋巴器官和淋巴组织组成，为静脉系统的辅助部分。

循环系统的主要功能是：①把机体从外界摄取的氧气和营养物质送到全身各部器官和组织，供给组织进行新陈代谢之用；同时把全身各部组织的代谢产物，如二氧化碳、尿素等分别运送到肺、肾和皮肤等器官排出体外，从而维持人体的新陈代谢和内环境的稳定。②将运输内分泌激素和生物活性物质到相应的器官，以调制各器官的活动。③有调节体液、酸碱平衡的作用。④淋巴系统是组织液回收的第二条渠道，淋巴系统内的淋巴结等淋巴器官和组织，除有产生淋巴细胞和抗体外，还参与机体的免疫功能，构成重要的免疫防御体系。

血液循环可分为体循环和肺循环两部分：①体循环（大循环）。富含氧和营养物质的血液从左心室→主动脉→各级分支→全身毛细血管（物质交换地）→各级静脉属支→上、下腔静脉→右心房。②肺循环（小循环）。含二氧化碳和代谢废物的血液从右心房→右心室→肺动脉→各级肺动脉分支→肺泡的毛细血管（气体交换）→各级肺静脉属支→肺静脉→左心房→左心室。

体循环的动脉是从心脏运送血液到全身各部的血管，主要的分布特点：①头颈、四肢和躯干一般都有动脉主干分布，左、右基本对称。②躯干的动脉有壁支和脏支之分，壁支一般有明显的节段性。③动脉多居身体的屈侧、深部或安全隐蔽处，常与静脉、神经等伴行，外包结缔组织形成血管神经束。④动脉往往以最短的距离到达所营养的器官。⑤动脉的粗细、支数多少、分布形式与器官的形态、大小和功能密切相关。

（一）主动脉

主动脉（aorta）是体循环的动脉主干，由左心室发出，向右上方斜行至第 2 胸肋关节后方，再弯向左后，至第 4 胸椎体下缘处转折向下，沿脊柱左前方下行，穿膈的主动脉裂孔入腹腔，至第 4 腰椎下缘处分为左、右髂总动脉。以胸骨角至第 4 胸椎体下缘平面为界，将主动脉分为升主动脉（ascending aorta）、主动脉弓（aortic arch）和降主动脉（descending aorta）。

1. **升主动脉**　自左心室起始后，在肺动脉干与上腔静脉之间行向右前上方，至右侧第 2 胸肋关节后方移行为主动脉弓。升主动脉根部发出左、右冠状动脉。

2. **主动脉弓**　主动脉弓是升主动脉的延续，呈弓形弯向左后方，至第 4 胸椎体下缘移行为降主动脉。主动脉弓壁内有压力感受器，具有调节血压的作用。主动脉弓下方近动脉韧带处有 2 ～ 3 个粟粒状小体，称主动脉小球（aortic glomera），是化学感受器，参与调节呼吸。主动脉弓的凸侧向上发出 3 个分支，自右向左依次是头臂干、左颈总动脉和左锁骨下动脉。头臂干向右上方行至右胸锁关节后方分为右颈总动脉和右锁骨下动脉。左、右颈总动脉是头颈部的动脉主干，左、右锁骨下动脉则主要是上肢的动脉主干。

3. **降主动脉**　降主动脉又以主动脉裂孔为界分为胸主动脉（thoracic aorta）和腹主动脉（abdominal aorta），胸主动脉是胸部的动脉主干，腹主动脉是腹部的动脉主干。降主动脉在第 4 腰椎体下缘水平由此分出左、右髂总动脉（common iliac artery），后者在骶髂关节前方分为髂内动脉（inter iliaca artery）和髂外动脉（exter iliaca artery）。髂内动脉是盆部的动脉主干，髂外动脉则主要是下肢的动脉主干。

（二）头颈部动脉

颈总动脉（common carotid artery）是头颈部的动脉主干。右侧起自头臂干，左侧起自主动脉弓。两侧均在胸锁关节的后方沿气管、喉和食管的外侧上行，至甲状软骨上缘水平分为颈内动脉和颈外动脉。在颈总动脉分叉处有颈动脉窦和颈动脉小球。

颈动脉窦（carotid sinus）是颈总动脉末端和颈内动脉起始部的膨大部分，壁内有压力感受器。当血压升高时，可反射性地引起心跳减慢、血管扩张，血压下降。

颈动脉小球（carotid glomus）是位于颈内、外动脉分叉处后方的扁椭圆形小体，属化学感受器。能感受血液中氧和二氧化碳浓度的变化。当二氧化碳浓度升高时，可反射性地促使呼吸加快，以排除过多的二氧化碳。

颈总动脉的主要分支有：

1. **颈内动脉**（internal carotid artery）　由颈总动脉发出后，垂直上升到颅底，经颈动脉管入颅腔，分支分布于脑和视器。

2. **颈外动脉**（external carotid artery）　上行穿腮腺实质达下颌角高度，分为上颌动脉和颞浅动脉 2 个终支。其主要分支有：

（1）甲状腺上动脉：起自颈外动脉的起始处，行向前下方，分布于甲状腺上部和喉。

（2）舌动脉：在甲状腺上动脉的稍上方，平舌骨大角处发自颈外动脉，分布于舌、舌下腺和腭扁桃体。

（3）面动脉：在舌动脉稍上方发出，经下颌下腺深面，在咬肌前缘绕过下颌骨下缘至面部，经口角和鼻翼的外侧上行至眼内眦，改称为内眦动脉。面动脉沿途分布于面部软组织、下颌下腺和腭扁桃体等处。在下颌骨下缘和咬肌前缘交界处，可摸到面动脉的搏动。面部出血时，可在该处压迫止血。

（4）颞浅动脉：经外耳门前方上行，越过颧弓根上行至颅顶，分布于腮腺和颞、顶、额部软组织。在外耳门前方、颧弓根部可摸到颞浅动脉的搏动，当头前外侧部出血时，可在该处压迫止血。

（5）上颌动脉：起始后经下颌支的深面进入颞下窝，分支分布于外耳道、中耳、牙及牙龈、咀嚼肌、颊、腭、鼻腔和硬脑膜等处。其中分布于硬脑膜的分支，称脑膜中动脉，穿棘孔入颅腔，紧贴翼点内面走行。当翼点骨折时，易损伤该血管，引起硬膜外血肿。

（三）锁骨下动脉及上肢动脉

1. **锁骨下动脉**（subclavian artery）　右侧起自头臂干，左侧起自主动脉弓，两侧均向外呈弓形经胸膜顶前方，出胸廓上口至颈根部，穿斜角肌间隙，至第 1 肋外缘延续为腋动脉。当上肢出血时，可在锁骨中点上方将锁骨下动脉压向第1肋进行止血。锁骨下动脉的主要分支有：

（1）椎动脉：由锁骨下动脉上壁发出，向上依次穿第6～1颈椎横突孔，经枕骨大孔入颅腔，分布于脑和脊髓。

（2）胸廓内动脉：起于锁骨下动脉下壁，向下经第1～7肋软骨后面，约距胸骨外侧缘1.5cm垂直下降，穿膈后进入腹直肌鞘，移行为腹壁上动脉。沿途分布于胸前壁、乳房、心包和腹直肌等处。

（3）甲状颈干：为一短干，起自锁骨下动脉，分为数支至颈部和肩部。其主要分支为甲状腺下动脉，分布于甲状腺下部和喉等处。分布于甲状腺的动脉有甲状腺上动脉和甲状腺下动脉，它们分别来自颈外动脉和锁骨下动脉的甲状颈干。有少数人还有发自头臂干或主动脉弓的甲状腺最下动脉分布于甲状腺，其在气管前方上行到甲状腺峡。气管切开时要注意此动脉的出现，以免损伤。

2. **腋动脉**（axillary artery） 是上肢的动脉主干，行于腋窝深部，出腋窝移行为肱动脉。其主要分支有：胸肩峰动脉、胸外侧动脉、肩胛下动脉和旋肱后动脉等，主要分布于肩部、胸前外侧壁和乳房等处。

3. **肱动脉**（brachial artery） 为腋动脉的直接延续，沿肱二头肌内侧缘下行至肘窝分为桡动脉和尺动脉。在肘窝内上方，可触到肱动脉的搏动，是测量血压时听诊的部位。当前臂和手部大出血时，可在臂中部将肱动脉压向肱骨进行止血。肱动脉的主要分支是肱深动脉，与桡神经伴行，分支分布于肱三头肌和肱骨。

4. **桡动脉**（radial artery） 由肱动脉分出后，在前臂肌前群的桡侧下行，经腕部到达手掌。桡动脉下端在桡骨茎突的前内侧浅表位置，可触到其搏动，是诊脉的常用部位。桡动脉的主要分支有拇主要动脉和掌浅支动脉。桡动脉沿途分支分布于前臂桡侧肌和手，并参与肘、腕关节网的组成。

5. **尺动脉**（ulnar artery） 由肱动脉分出后，在前臂肌前群的尺侧下行，经腕部到达手掌。尺动脉的主要分支有骨间总动脉和掌深支。尺动脉沿途分支分布于前臂肌、前臂骨，并参与肘、腕关节网的组成。

6. **掌浅弓和掌深弓**

（1）掌浅弓：由尺动脉末端和桡动脉的掌浅支吻合而成，位于掌腱膜和指屈肌腱之间。其最凸处相当于自然握拳时中指所指的位置，在处理手外伤时，应注意保护。掌浅弓发出小指尺掌侧动脉和3条指掌侧总动脉，其分支沿手指掌面的两侧行向指尖，分布于手掌和第2～5指相对缘，手指出血时可在手指两侧压迫止血。

（2）掌深弓：由桡动脉末端和尺动脉的掌深支吻合而成，位于指屈肌腱的深面。由掌深弓发出3条掌心动脉，分别与相应的指掌侧总动脉吻合。

（四）胸部动脉

胸主动脉（thoracic aorta）是胸部的动脉主干，发出壁支和脏支。

1. **壁支** 胸主动脉发出的壁支主要为第3～Ⅱ对肋间后动脉和肋下动脉。第1、2肋间后动脉来自锁骨下动脉。肋间后动脉走行在肋间隙内，主干沿肋骨下缘的肋沟内前行，在肋角处，肋间后动脉发出分支沿下位肋上缘前行；肋下动脉走在第12肋的下缘。肋间后动脉和肋下动脉分支分布于脊髓、背部、胸壁和腹壁的上部等处。临床上，根据肋间血管的走行，在胸壁侧部作胸膜穿刺时，经2个肋间进针，而在胸壁后部穿刺时，则应在肋骨上缘进针，以免损伤肋间血管。

2. 脏支　脏支细小，主要有支气管支、食管支和心包支，分布于气管、支气管、食管和心包。

（五）腹部动脉

腹主动脉是腹部的动脉主干，沿脊柱的左前方下行，其右侧有下腔静脉伴行，前方有肝左叶、胰、十二指肠水平部和小肠系膜根越过。腹主动脉的分支亦有脏支和壁支之分。壁支有 4 对腰动脉和 1 对膈下动脉，腰动脉自腹主动脉后壁发出，节段性分布于脊髓、腹后壁和腹前外侧壁。膈下动脉由腹主动脉上端发出，分布于膈的下面，并发出肾上腺上动脉到肾上腺。脏支分成对脏支和不成对脏支两种。成对脏支有肾上腺中动脉、肾动脉和睾丸动脉（女性为卵巢动脉），不成对脏支有腹腔干、肠系膜上动脉和肠系膜下动脉。

1. 腹腔干（celiac trunk）　为一粗短动脉干，在主动脉裂孔稍下方由腹主动脉前壁发出，立即分为胃左动脉、脾动脉和肝总动脉。它们的分支分布于肝、胆囊、胰、脾、胃、十二指肠和食管腹段。

（1）胃左动脉（left gastric artery）：行向左上方至胃的贲门部，在小网膜两层之间沿胃小弯向右行，与胃右动脉吻合。分布于食管腹段及胃小弯附近的胃壁。

（2）脾动脉（splenic artery）：沿胰上缘左行达脾门，分数支入脾。沿途发出胰支，分布于胰体和胰尾；发出胃短动脉，分布于胃底；发出胃网膜左动脉，沿胃大弯自左向右行，与胃网膜右动脉吻合，分布于胃大弯附近的胃壁和大网膜。

（3）肝总动脉（common hepatic artery）：向右前行，至十二指肠上部上缘分为肝固有动脉和胃十二指肠动脉。①肝固有动脉（proper hepatic artery），在肝十二指肠韧带内上行达肝门，分为左、右支进入肝。右支在入肝前发出胆囊动脉（cystic artery），分布于胆囊。肝固有动脉起始处还发出胃右动脉，沿胃小弯向左与胃左动脉吻合，分布于胃小弯附近的胃壁。②胃十二指肠动脉，在幽门后下缘分为胃网膜右动脉和胰十二指肠上动脉。胃网膜右动脉沿胃大弯左行，与胃网膜左动脉吻合，分布于胃大弯附近的胃壁和大网膜。胰十二指肠上动脉，分布于胰头和十二指肠。

2. 肠系膜上动脉（superior mesenteric artery）　在腹腔干的稍下方（相当于第 1 腰椎水平）由腹主动脉前壁发出，在胰头后方下行，向前越过十二指肠水平部入肠系膜根，呈弓状向右髂窝下行。发出分支分布于小肠以及结肠左曲以前的大肠。其主要分支有：

（1）空肠动脉和回肠动脉：有 12 ～ 16 支，走行在肠系膜内，分布于空肠和回肠。空、回肠动脉在肠系膜内分支彼此吻合成血管弓，最多可达 3 ～ 5 级。

（2）回结肠动脉：走向回盲部，分布于回肠末端、盲肠和升结肠，回结肠动脉发出阑尾动脉，分布于阑尾。

（3）右结肠动脉：在回结肠动脉的上方发出，分布于升结肠，并与中结肠动脉和回结肠动脉的分支吻合。

（4）中结肠动脉：发出后入横结肠系膜，分布于横结肠。

3. 肠系膜下动脉（inferior mesenteric artery）　平第 3 腰椎高度发自腹主动脉前壁，在腹后壁腹膜后面行向左下方，分支分布于降结肠、乙状结肠和直肠上部。主要分支有：

（1）左结肠动脉：分布于降结肠，并与中结肠动脉和乙状结肠动脉吻合。

（2）乙状结肠动脉：进入乙状结肠系膜内，分布于乙状结肠。

（3）直肠上动脉：是肠系膜下动脉的直接延续，分布于直肠上部，并与乙状结肠动脉和直肠下动脉吻合。

4. **肾上腺中动脉** 在平对第1腰椎处起自腹主动脉侧壁，横行向外，分布于肾上腺中部。

5. **肾动脉**（renal artery） 在平对第1、第2腰椎体之间起自腹主动脉侧壁，横行向外经肾门入肾。

6. **睾丸动脉** 细长，在肾动脉稍下方由腹主动脉前壁发出，沿腰大肌前面斜向外下，经腹股沟管入阴囊，分布于睾丸。女性为卵巢动脉，分布于卵巢和输卵管。

（六）髂总动脉及盆部动脉

髂总动脉（common iliac artery）在第4腰椎体下缘水平由腹主动脉分出，沿腰大肌内侧向外下方走行，至骶髂关节前方分为髂内动脉和髂外动脉。髂内动脉（internal iliac artery）为一短干，沿盆腔侧壁下行，发出壁支和脏支，分布于盆壁和盆腔脏器。

1. **壁　支**

（1）闭孔动脉：沿骨盆侧壁行向前下，穿闭孔出盆腔至大腿内侧，分布于大腿内侧肌群及髋关节。

（2）臀上动脉和臀下动脉：分别经梨状肌上、下缘穿出至臀部，分支营养臀肌和髋关节。

2. **脏　支**

（1）膀胱下动脉：沿盆腔侧壁下行，分布于膀胱底、精囊腺和前列腺。女性分布于膀胱和阴道。

（2）直肠下动脉：分布于直肠下部，并与直肠上动脉和肛动脉（来自阴部内动脉）吻合。

（3）子宫动脉：行走于子宫阔韧带内，在子宫颈外侧2cm处越过输尿管的前方，沿子宫颈上行，分布于阴道、子宫、输卵管和卵巢等处。在子宫切除术结扎子宫动脉时，应尽量靠近子宫，以免损伤输尿管。

（4）阴部内动脉：自梨状肌下缘出盆腔，再经坐骨小孔至坐骨肛门窝，发出肛动脉、会阴动脉、阴茎（阴蒂）动脉等分支，分布于肛门、会阴部和外生殖器。

（七）髂外动脉及下肢动脉

1. **髂外动脉**（external iliac artery） 沿腰大肌内侧缘下行，经腹股沟韧带中点深面至股前部，移行为股动脉。其主要分支为腹壁下动脉，经腹股沟管深环内侧上行入腹直肌鞘，分布于腹直肌，并与腹壁上动脉吻合。

2. **股动脉**（femoral artery） 为髂外动脉的延续，在股三角内下行，穿过收肌管至腘窝，移行为腘动脉。在腹股沟韧带中点下方可触及股动脉的搏动，当下肢出血时，可在此处向后压向耻骨止血。股动脉的主要分支是股深动脉。其在腹股沟韧带下方2～5cm处由股动脉发出，向后内下行，沿途发出旋股内侧动脉、旋股外侧动脉和3～4支穿动脉，分布于大腿肌和髋关节。

3. **腘动脉**（popliteal artery） 行于腘窝深部，至腘窝下缘处分为胫前动脉和胫后动脉。腘动脉的分支分布于膝关节和邻近诸肌。

4. **胫后动脉**（posterior tibial artery） 自腘动脉发出后，沿小腿后面浅、深肌之间下行，经内踝后方至足底分为足底内侧动脉和足底外侧动脉。胫后动脉分支营养小腿后群肌和外侧群肌，足底内、外侧动脉分布于足底和足趾。

5. **胫前动脉**（anterior tibial artery） 自腘动脉发出后，向前穿小腿骨间膜至小腿前面，在小腿前群肌之间下行至踝关节前方移行为足背动脉。胫前动脉分支布于小腿前群肌。

6. **足背动脉** 位置表浅，在踝关节前方，内、外踝连线中点可触及其搏动。足背动脉分支分布于足背和足趾。足背部出血时可在该处向深部压迫足背动脉进行止血。

二、动脉壁的结构和组织学特点

动脉是运送血液离开心的血管，从心室发出后，反复分支，越分越细，最后移行于毛细血管。动脉管壁较厚，能承受较大的压力。大动脉管壁弹性纤维较多，有较大的弹性，心室射血时管壁扩张，心室舒张时管壁回缩，促使血液继续向前流动。中、小动脉，特别是小动脉管壁的平滑肌较发达，可在神经体液调节下收缩或舒张，以改变管腔和大小，影响局部血流阻力。

（一）动脉壁的结构特点

1. **动脉壁的组成**　动脉壁包括 3 层，内膜、中膜和外膜。

（1）内膜：距离血管腔最近的一层，因此也是与血液关系最亲密的一层。内膜由内皮、内皮下层、内弹性膜组成。内皮下层位于内皮之外，为较薄的疏松结缔组织，内含少量平滑肌纤维。内弹性膜由弹性蛋白构成，弹性膜上有许多小孔，被称为内、外膜弹力层的弹力蛋白，分别为内膜和中膜的分界。

（2）中膜：较厚，主要由 10 ～ 40 层平滑肌组成，故称肌性动脉；在平滑肌之间有少量弹性纤维和胶原纤维。平滑肌纤维的舒缩可控制管径的大小，调节器官的血流量。在收缩期高压时平滑肌纤维被拉伸，而后在舒张期回弹，这种重复活动驱使血液在整个心动周期持续向前流动。此外，平滑肌纤维具有产生结缔组织和基质的功能。

（3）外膜：厚度与中膜相近，由疏松结缔组织组成。在外膜与中膜交界处有外弹性膜相隔，外膜中有小血管（滋养血管）、淋巴管及神经分布。

2. **小动脉和微动脉的结构特点**　管径在 0.3 ～ 1mm 之间，为小动脉。管壁结构与中动脉相似，但各层均变薄，内弹性膜明显，中膜含数层平滑肌，外弹性膜不明显，平滑肌舒缩可使管径变小，增加血流阻力，因此小动脉也称外周阻力血管。管径在 0.3mm 以下者为微动脉，管壁由内皮和 1 ～ 2 层平滑肌构成，外膜较薄。

3. **大动脉的结构特点**　大动脉又称弹性动脉，包括主动脉、肺动脉、无名动脉、颈总动脉、锁骨下动脉和髂总动脉等。大动脉与中动脉是渐变的，其间没有明显界限。内膜比中动脉内膜厚，内弹性膜与中膜的弹性膜相连续。中膜最厚，主要由 40 ～ 70 层有孔的弹性膜构成，故又称弹性动脉。在弹性膜之间还有平滑肌及少量胶原纤维和弹性纤维。外膜较薄，由结缔组织构成，其中有营养血管、淋巴管、神经等。外弹性膜与中弹性膜相连，故分界不清。

（二）动脉壁的组织学特点

1. **血管内皮细胞**　动脉血管内皮细胞多为长椭圆多角形，呈镶嵌排列，细胞长轴与血流方向平行，胞核圆形，表面有小孔和小窗。在内皮表面有 50 ～ 1000A 呈绒毛状的多糖，这些多糖与细胞的通透性有关。细胞浆中有肌球蛋白和肌动蛋白能够收缩，细胞间有紧密连接和裂隙连接两种连接形式。内皮基质与基底膜相连，前者厚 600 ～ 700A，含有糖蛋白、胶原、弹性蛋白，它可作为基底膜的一个滤过膜。

血管内皮细胞功能：①是防止血液成分向血管壁渗透的第一道防线，防止大分子物质通过血管壁；②可分泌多种物质如细胞因子、PGI_2、组胺和心钠素等；③有多种受体存在，如脂蛋白受体、激素受体、药物受体等；④内皮细胞内含有肌动蛋白和肌球蛋白可伸张和收缩，调节内皮细胞小孔的大小，影响其细胞通透性。

2. **平滑肌细胞** 平滑肌细胞为不规则多凸起，呈长梭形，长约6μm，宽约2μm。细胞核为圆形或椭圆形，多位于细胞中央。

血管壁的平滑肌细胞既有收缩性，又具有合成能力：①可分泌多种细胞因子PGI_2、PGE，还分泌细胞趋化因子使平滑肌细胞和吞噬细胞增殖；②平滑肌细胞表面有脂蛋白受体，如LDL–R结合LDL并吞入细胞内参与血液脂蛋白代谢；③平滑肌细胞表面有多种细胞因子受体和生长因子受体；④可合成分泌血管壁结缔组织间质成分。

3. **单核—吞噬细胞** 血管壁内吞噬细胞来源于血液单核细胞。细胞为不规则圆形，大小15～30nm，表面有伪足样凸起，细胞核位于中央，呈圆形或椭圆形，胞浆溶酶体发达。单核—吞噬细胞功能：①吞噬细胞能分泌IL_1并存在有IL_1受体，IL_1使吞噬细胞活化增强吞噬能力；②吞噬细胞能分泌促进纤维母细胞、平滑肌细胞及内皮细胞生长因子；③细胞表面有β–VLDL受体、LDL受体、化学修饰脂蛋白受体等调节细胞内脂质代谢。

4. **蛋白多糖** 蛋白多糖是由核心蛋白以共价键连接多个氨基葡萄糖构成，不同排列顺序及长度的氨基多糖链对蛋白多糖的生物学功能有重要作用。组成蛋白多糖的多糖阴离子分别由两种氨基己糖（氨基葡萄糖、氨基半乳糖）之一和乙醛糖通过不同糖苷键连接而成。

生物学功能：①蛋白多糖与胶原呈网架结构排列，使血管富有弹性；②调节血管壁中水的含量，由于蛋白多糖具有弹性螺旋结构及凝胶样特性，尤其是透明质酸本身分子量大，与水的结合能力强，在AS中蛋白多糖增多，结合水也增多，呈胶冻样；③具有抗凝血酶的作用，蛋白多糖可加速抗凝血酶与凝血酶结合，防止凝血和血栓形成；④对抗平滑肌细胞增生，HS较CS、DS、HA明显，当动脉受损时，血小板释放出EGF因子或由内皮细胞单核细胞释放的PDGF的作用，强于蛋白多糖而使平滑肌细胞增生。

5. **胶原** 胶原是由数目不等的微纤维组成，每个微纤维含有数根原胶原分子，原胶原是由3条右手旋转α–肽链，通过共价键交联。α–肽链含有大量重复的（Gly–X–Y）n结构，X、Y代表氨基酸，并含有较多的赖氨酸和羟赖氨酸，其含量可达20%～25%。

胶原的功能：①胶原与蛋白多聚糖共同组成网架结构，支撑血管壁细胞和保持血管弹性；②影响血管壁细胞的形态和集聚方式；③黏附细胞的功能，内皮细胞、平滑肌细胞都黏附到胶原上才能使纤维粘连蛋白增殖，并参与细胞与胶原间的连结。

6. **弹性蛋白** 弹性蛋白为黄色胶样物质，电镜下为弯曲状单条纤维，外形不规则，直径1～10μm，长短不一，具有弹性。氨基酸组成与胶原相似，含有1/3的甘氨酸，非极性氨基酸达到90%以上，脯氨酸可达到1/9，但羟脯氨酸极少。弹性蛋白极易交联，其蛋白中赖氨酸在赖氨酰氧化酶作用下转变成携带活泼的ε–醛基，可与未醛化的赖氨酸发生羟醛缩合反应。

弹性蛋白的功能：①与胶原一起组成网架样结构，具有弹性，维持血管的韧性；②可网格血浆成分参与AS形成。

7. **粘连蛋白** 血管中粘连蛋白主要为基膜粘连蛋白（laminin，LN），基膜粘连蛋白呈“＋”字形结构，有1条长臂和3条短臂，臂的末端为球形区域。

LN经蛋白酶水解，可被分解成7个片段，片段1可抵御胃蛋白酶的降解，LN中多数半胱氨酸和二硫键都集聚于此，抗原决定簇也在此，片段3对蛋白酶敏感，呈α–螺旋结构，其他片段呈β–螺旋结构和周期性重复结构。

三、动脉血管活动的调节

人体在不同的生理状况下，各器官组织的代谢水平不同，对血流量的需要也不同。机体的神经和体液机制可对心脏和各部分血管的活动进行调节，从而适应各器官组织在不同情况下对血流量的需要，协调地进行各器官之间的血流分配。

（一）神经调节

心肌和血管平滑肌接受自主神经支配。机体对心血管活动的神经调节是通过各种心血管反射实现的。

1. **动脉血管的神经支配**　血管的神经支配除真毛细血管外，血管壁都有平滑肌分布。不同血管平滑肌的生理特性有所不同，有些血管平滑肌有自发的肌源性活动，而另一些血管平滑肌很少有肌源性活动。但绝大多数血管平滑肌都受局部组织代谢产物影响。支配血管平滑肌的神经纤维可分为缩血管神经纤维和舒血管神经纤维两大类，两者又统称为血管运动神经纤维。

（1）缩血管神经纤维：缩血管神经纤维都是交感神经纤维，故一般称为交感缩血管纤维，其节前神经元位于脊髓胸、腰段的中间外侧柱内，末梢释放的递质为乙酰胆碱。节后神经元位于椎旁和椎前神经节内，末梢释放的递质为去甲肾上腺素。血管平滑肌细胞有α和β两类肾上腺素能受体。去甲肾上腺素与α肾上腺素能受体结合，可导致血管平滑肌收缩；与β肾上腺素能受体结合，则导致血管平滑肌舒张。去甲肾上腺素与α肾上腺素能受体结合的能力较与β受体结合的能力强，故交感缩血管纤维兴奋时引起缩血管效应。

体内几乎所有的血管都受交感缩血管纤维支配，但不同部位的血管中交感缩血管纤维分布的密度不同。皮肤血管中交感缩血管纤维分布最密，骨骼肌和内脏的血管次之，冠状血管和脑血管中分布较少。在同一器官中，动脉中交感缩血管纤维的密度高于静脉，微动脉中密度最高，但毛细血管前括约肌中神经纤维分布很少。

人体内多数血管只接受交感缩血管纤维的单一神经支配。在安静状态下，交感缩血管纤维持续发放1～3次/秒的低频冲动，称为交感缩血管紧张，这种紧张性活动使血管平滑肌保持一定程度的收缩状态。当交感缩血管紧张增强时，血管平滑肌进一步收缩；交感缩血管紧张减弱时，血管平滑肌收缩程度减低，血管舒张。在不同的生理状况下，交感缩血管纤维的放电频率在每秒低于1次至每秒8～10次的范围内变动。这一变动范围足以使血管口径在很大范围内发生变化，从而调节不同器官的血流阻力和血流量。当支配某一器官血管床的交感缩血管纤维兴奋时，可引起该器官血管床的血流阻力增高，血流量减少；同时该器官毛细血管前阻力和毛细血管后阻力的比值增大，使毛细血管血压降低，组织液的生成减少而有利于重吸收；此外，该器官血管床的容量血管收缩，器官内的血容量减少。

近年来，用免疫细胞化学等方法证明，交感缩血管纤维中有神经肽Y与去甲肾上腺素共存，神经兴奋时两者可共同释放。神经肽Y具有极强烈的缩血管效应。

（2）舒血管神经纤维：体内有一部分血管除接受缩血管神经纤维支配外，还接受舒血管神经纤维支配。舒血管神经纤维主要有以下几种：①交感舒血管神经纤维。有些动物如狗和猫，支配骨骼肌微动脉的交感神经中除有缩血管纤维外，还有舒血管纤维。交感舒血管纤维末梢释放的递质为乙酰胆碱，阿托品可阻断其效应。交感舒血管纤维在平时没有紧张性活动，只有在动物处于情绪激动状态和发生防御反应时才发放冲动，使骨骼肌血管舒张，血流量增多。在人体内可能也有交感舒血管纤维存在。②副交感舒血管神经纤维。少数器官如脑膜、唾液腺、胃肠外分泌腺和外生殖器等，其血管平滑肌除接受交感缩血管纤维支配外，还接受副交感舒血管纤维支配。例如，面神经中有支配软脑膜血管的副交感纤维，迷走神经中有支配肝血管的副交感纤维，盆神经中有支配盆腔器官和外生殖器血管的副交感纤维等。副交感舒血管纤维末梢释放的递质为乙酰胆碱，后者与血管平滑肌的 M 型胆碱能受体结合，引起血管舒张。副交感舒血管纤维的活动只对器官组织局部血流起调节作用，对循环系统总的外周阻力的影响很小。③脊髓背根舒血管纤维。皮肤伤害性感觉传入纤维在外周末梢可发生分支。当皮肤受到伤害性刺激时，感觉冲动一方面沿传入纤维向中枢传导，另一方面可在末梢分叉处沿其他分支到达受刺激部位邻近的微动脉，使微动脉舒张，局部皮肤出现红晕。这种仅通过轴突外周部位完成的反应，称为轴突反射。这种神经纤维也称背根舒血管纤维，其释放的递质还不很清楚，有人认为是 P 物质，也有人认为可能是组胺或 ATP。近年来，用免疫细胞化学方法证明，脊神经节感觉神经元中有降钙素基因相关肽与 P 物质共存；另外，在许多血管周围常可看到有降钙素基因相关肽神经纤维分布。降钙素基因相关肽有强烈的舒血管效应，故有人认为这种多肽可能是引起轴突反射舒血管效应的递质。④血管活性肠肽神经元。有些自主神经元内有血管活性肠肽和乙酰胆碱共存，例如，支配汗腺的交感神经元和支配颌下腺的副交感神经元等。这些神经元兴奋时，其末梢一方面释放乙酰胆碱，引起腺细胞分泌；另一方面释放血管活性肠肽，引起舒血管效应，使局部组织血流增加。

2. **心血管中枢**　神经系统对心血管活动的调节是通过各种神经反射来实现的。在生理学中将与控制心血管活动有关的神经元集中的部位称为心血管中枢。控制心血管活动的神经元并不是只集中在中枢神经系统的 1 个部位，而是分布在中枢神经系统从脊髓到大脑皮质的各个水平上，它们各具不同的功能，又互相密切联系，使整个心血管系统的活动协调一致，并与整个机体的活动相适应。

（1）延髓心血管中枢：一般认为，最基本的心血管中枢位于延髓。这一概念最早是在 19 世纪 70 年代提出的。它基于以下的动物实验结果：在延髓上缘横断脑干后，动物的血压并无明显的变化，刺激坐骨神经引起的升血压反射也仍存在；但如果将横断水平逐步移向脑干尾端，则动脉血压就逐渐降低，刺激坐骨神经引起的升血压反射效应也逐渐减弱。当横断水平下移至延髓闩部时，血压降低至大约 5.3kPa（40mmHg）。这些结果说明，心血管正常的紧张性活动不是起源于脊髓，而是起源于延髓，因为只要保留延髓及其以下中枢部分的完整，就可以维持心血管正常的紧张性活动，并完成一定的心血管反射活动。

延髓心血管中枢的神经元是指位于延髓内的心迷走神经元和控制心交感神经和交感缩血管神经活动的神经元。这些神经元在平时都有紧张性活动，分别称为心迷走紧张、心交感紧张和交感缩血管紧张。在机体处于安静状态时，这些延髓神经元的紧张性活动表现为心迷走神经纤维和交感神经纤维持续的低频放电活动。

一般认为，延髓心血管中枢至少可包括以下 4 个部位的神经元：①缩血管区。引起交感缩血管神经正常的紧张性活动的延髓心血管神经元的细胞体位于延髓头端的腹外侧部，称为 C1 区。这些神经元内含有肾上腺素，它们的轴突下行到脊髓的中间外侧柱。心交感紧张也起源于此区神经元。②舒血管区。位于延髓尾端腹外侧部 A1 区（即在 C1 区的尾端）的去甲肾上腺素神经元，在兴奋时可抑制 C1 区神经元的活动，导致交感缩血管紧张降低，血管舒张。③传入神经接替站。延髓孤束核的神经元接受由颈动脉窦、主动脉弓和心脏感受器经舌咽神经和迷走神经传入的信息，然后发出纤维至延髓和中枢神经系统其他部位的神经元，继而影响心血管活动。④心抑制区。心迷走神经元的细胞体位于延髓的迷走神经背核和疑核。

（2）延髓以上的心血管中枢：在延髓以上的脑干部分，以及大脑和小脑中，也都存在与心血管活动有关的神经元。它们在心血管活动调节中所起的作用较延髓心血管中枢更加高级，特别是表现为对心血管活动和机体其他功能之间复杂的整合。例如，下丘脑是一个非常重要地整合部位，在体温调节、摄食、水平衡及发怒、恐惧等情绪反应的整合中都起着重要的作用。这些反应包含相应的心血管活动的变化。在动物实验中可以看到，电刺激下丘脑的一些区域，可以引起躯体肌肉以及心血管、呼吸和其他内脏活动的复杂变化。这些变化往往是通过精细整合的，在生理功能上往往是相互协调的。例如，电刺激下丘脑的“防御反应区”，可立即引起动物的警觉状态，骨骼肌紧张加强，表现出准备防御的姿势等行为反应。同时出现一系列心血管活动的改变，主要是心率加快，心搏量加强，心输出量增加，皮肤和内脏血管收缩，骨骼肌血管舒张，血压稍有升高。这些心血管反应显然是与当时机体所处的状态相协调的，主要是使骨骼肌有充足的血液供应，以适应防御、搏斗或逃跑等行为的需要。

大脑的一些部位，特别是边缘系统的结构，如颞极、额叶的眶面、扣带回的前部、杏仁、膈、海马等，能影响下丘脑和脑干其他部位的心血管神经元的活动，并和机体各种行为的改变相协调。大脑新皮质的运动区兴奋时，除引起相应的骨骼肌收缩外，还能引起该骨骼肌的血管舒张。刺激小脑的一些部位也可引起心血管活动的反应。例如，刺激小脑顶核可引起血压升高，心率加快。顶核的这种效应可能与姿势和体位改变时伴随的心血管活动变化有关。

3. **心血管反射**　当机体处于不同的生理状态如变换姿势、运动、睡眠时，或当机体内、外环境发生变化时，可引起各种心血管反射，使心输出量和各器官的血管收缩状况发生相应的改变，动脉血压也可发生变动。心血管反射一般都能很快完成，其生理意义在于使循环功能能适应于当时机体所处的状态或环境的变化。

（1）颈动脉窦和主动脉弓压力感觉反射：当动脉血压升高时，可引起压力感受性反射，其反射效应是使心率减慢，外周血管阻力降低，血压回降。因此，这一反射曾被称为降压反射。①动脉压力感觉器。压力感受性反射的感受装置是位于颈动脉窦和主动脉弓血管外膜下的感觉神经末梢，称为动脉压力感觉器。动脉压力感觉器并不是直接感觉血压的变化，而是感觉血管壁的机械牵张程度。当动脉血压升高时，动脉管壁被牵张的程度就升高，压力感觉器发放的神经冲动也就增多。在一定范围内，压力感觉器的传入冲动频率与动脉管壁扩张程度成正比。②传入神经和中枢联系。颈动脉窦压力感受器的传入神经纤维组成颈动脉窦神经。窦神经加入舌咽神经，进入延髓，和孤束核的神经元发生突触联系。主动脉弓压力感受器的传入神经纤维行走于迷走神经干内，然后进入延髓，到达孤束核。压力感受器的传入神经冲动到达孤束核后，可通过延髓内的神经通路使延髓端腹外侧部 C1 区的血管运动神经元抑制，从而使交感神经紧张性活动减弱；孤束核神经元还与延髓内其他神经核团，以及脑干其他部位如脑桥、下丘脑等的一些神经核团发生联系，其效应也是使交感神经紧张性活动减弱。另外，压力感受器的传入冲动到达孤束核后还与迷走神经背核和疑核发生联系，使迷走神经的活动加强。③反射效应。动脉血压升高时，压力感受器传入冲动增多，通过中枢机制，使心迷走神经紧张加强，心交感神经紧张和交感缩血管紧张减弱，其效应为心率减慢，心输出量减少，外周血管阻力降低，故动脉血压下降。反之，当动脉血压降低时，压力感受器传入冲动减少，使迷走神经紧张减弱，交感神经紧张加强，于是心率加快，心输出量增加，外周血管阻力增高，血压回升。④压力感受性反射的生理意义。压力感受性反射在心输出量、外周血管阻力、血量等发生突然变化的情况下，对动脉血压进行快速调节的过程中起重要的作用。使动脉血压不致发生过分的波动，因此在生理学中将动脉压力感受器的传入神经称为缓冲神经。

（2）心肺感受器引起的心血管反射：在心房、心室和肺循环大血管壁存在许多感受器，总称为心肺感受器，其传入神经纤维行走于迷走神经干内。引起心肺感受器兴奋的适宜刺激有两大类。一类是血管壁的机械牵张。当心房、心室或肺循环大血管中压力升高或血容量增多而使心脏或血管壁受到牵张时，这些机械或压力感受器就发生兴奋。和颈动脉窦、主动脉弓压力感受器相比较，心肺感受器位于循环系统压力较低的部分，故常称之为低压力感受器，而动脉压力感受器则称为高压力感受器。在生理情况下，心房壁的牵张主要是由血容量增多而引起的，因此心房壁的牵张感受器也称为容量感受器。另一类心肺感受器的适宜刺激是一些化学物质，如前列腺素、缓激肽等。有些药物如藜芦碱等也能刺激心肺感受器。

大多数心肺感受器受刺激时引起的反射效应是交感神经紧张降低，心迷走神经紧张加强，导致心率减慢，心输出量减少，外周血管阻力降低，故血压下降。在多种动物实验中，心肺感受器兴奋时肾交感神经活动的抑制特别明显，使肾血流量增加，肾排水和排钠量增多。这表明心肺感受器引起的反射在血量及体液的量和成分的调节中有重要的生理意义。心肺感受器引起的反射传出途径除神经外还有体液的成分。心肺感受器的传入冲动可抑制血管升压素的释放。血管升压素的减少导致肾排水增多。

（3）颈动脉体和主动脉体化学感受性反射：在颈总动脉分叉处和主动脉弓区域，存在一些特殊的感受装置，当血液的某些化学成分发生变化时，如缺氧、CO_2分压过高、H^+浓度过高等，可以刺激这些感受装置。因此，这些感受装置被称为颈动脉体和主动脉体化学感受器。这些化学感受器受到刺激后，其感觉信号分别由颈动脉窦神经和迷走神经传入至延髓孤束核，然后使延髓内呼吸神经元和心血管活动神经元的活动发生改变。

化学感受性反射的效应主要是呼吸加深加快。在动物实验中人为地维持呼吸频率和深度不变，则化学感受器传入冲动对心血管活动的直接效应是心率减慢，心输出量减少，冠状动脉舒张，骨骼肌和内脏血管收缩。由于外周血管阻力增大的作用超过心输出量减少的作用，故血压升高。在动物保持自然呼吸的情况下，化学感受器受刺激时引起呼吸加深加快，心输出量增加，外周血管阻力增大，血压升高。

化学感受性反射在平时对心血管活动并不起明显的调节作用。只有在低氧、窒息、失血、动脉血压过低和酸中毒情况下才发生作用。

（4）躯体感受器引起的心血管反射：刺激躯体传入神经时可以引起各种心血管反射。反射的效应取决于感受器的性质、刺激的强度和频率等因素。用低至中等强度的低频电脉冲刺激骨骼肌传入神经，常可引起降血压效应；而用高强度高频率电刺激皮肤传入神经，则常引起升血压效应。在平时，肌肉活动、皮肤冷热刺激及各种伤害性刺激都能引起心血管反射活动。中医针刺治疗某些心血管疾病的生理基础，就在于激活肌肉或皮肤的一些感受器传入活动，通过中枢神经系统内复杂的机制，使异常的心血管活动得到调整。

（5）其他内脏感受器引起的心血管反射：扩张肺、胃、肠、膀胱等空腔器官，挤压睾丸等，常可引起心率减慢和外周血管舒张等效应。这些内脏感受器的传入神经纤维行走于迷走神经或交感神经内。

（6）脑缺血反应：当脑血流量减少时，心血管中枢的神经元可对脑缺血发生反应，引起交感缩血管紧张显著加强，外周血管高度收缩，动脉血压升高，称为脑缺血反应。

4. 心血管反射的中枢整合形式　在过去较长的时期中，生理学的一个概念是认为整个交感神经系统或者一起兴奋，或者一起抑制。但后来认识到，不同部分的交感神经、副交感神经的活动都是有分化的。具体地说，对于某种特定的刺激，不同部分的交感神经的反应方式和程度是不同的，即表现为一定整合形式的反应，使各器官之间的血流分配能适应机体当时功能活动的需要。例如，当动物的安全受到威胁而处于警觉、戒备状态时，可出现一系列复杂的行为和心血管反应，称为防御反应。猫的防御反应表现为瞳孔扩大、竖毛、耳郭平展、弓背、伸爪、呼吸加深、低吼，最后发展为搏斗或逃跑；伴随防御反应的心血管整合形式，最具特征性的是骨骼肌血管舒张，同时心率加快，心输出量增加，内脏和皮肤血管收缩，血压轻度升高。人在情绪激动时也可发生这一整套心血管反应整合形式。肌肉运动时心血管活动的整合形式与防御反应相似，但血管舒张仅发生在运动的肌肉，不运动的肌肉血管发生收缩。睡眠时心脏和血管的活动恰好与防御反应时相反，即心率减慢，心输出量稍减少，内脏血管舒张，骨骼肌血管收缩，血压稍降低。

（二）体液调节

心血管活动的体液调节是指血液和组织液中一些化学物质对心肌和血管平滑肌的活动发生影响，从而起到调节作用。这些体液因素中，有些是通过血液携带的，可广泛作用于心血管系统；有些则在组织中形成，主要作用于局部的血管，对局部组织的血流起调节作用。

1. 肾素－血管紧张素系统　肾素是由肾近球细胞合成和分泌的一种酸性蛋白酶，经肾静脉进入血循环。血浆中的肾素底物，即血管紧张素原，在肾素的作用下水解，产生1个十肽，为血管紧张素Ⅰ。在血浆和组织中，特别是在肺循环血管内皮表面，存在有血管紧张素转换酶，在后者的作用下，血管紧张素Ⅰ水解，产生1个八肽，为血管紧张素Ⅱ。血管紧张素Ⅱ在血浆和组织中的血管紧张素酶A的作用下，再失去1个氨基酸，成为七肽血管紧张素Ⅲ。血管紧张素Ⅱ和血管紧张素Ⅲ作用于血管平滑肌和肾上腺皮质等细胞的血管紧张素受体，引起相应的生理效应。当各种原因引起肾血流灌注减少时，肾素分泌就会增多。血浆中 Na^+ 浓度降低时，肾素分泌也增加。

对体内多数组织、细胞来说，血管紧张素Ⅰ不具有活性。血管紧张素中最重要的是血管紧张素Ⅱ。血管紧张素Ⅱ可直接使全身微动脉收缩，血压升高；也可使静脉收缩，回心血量增多。血管紧张素Ⅱ可作用于交感缩血管纤维末梢上的接头前血管紧张素受体，起接头前调制的作用，使交感神经末梢释放递质增多。血管紧张素Ⅱ还可作用于中枢神经系统内一些神经元的血管紧张素受体，使交感缩血管紧张加强。因此，血管紧张素Ⅱ可以通过中枢和外周机制，使外周血管阻力增大，血压升高。此外，血管紧张素Ⅱ可强烈刺激肾上腺皮质球状带细胞合成和释放醛固酮，后者可促进肾小管对 Na^+ 的重吸收，并使细胞外液量增加。血管紧张素Ⅱ还可引起或增强口渴感，并导致饮水行为。血管紧张素Ⅲ的缩血管效应仅为血管紧张素Ⅱ的10%～20%，但刺激肾上腺皮质合成和释放醛固酮的作用较强。

在某些病理情况如失血时，肾素－血管紧张素系统的活动加强，并对循环功能的调节起重要作用。

2. 肾上腺素和去甲肾上腺素　肾上腺素和去甲肾上腺素在化学结构上都属于儿茶酚胺。循环血液中的肾上腺素和去甲肾上腺素主要来自肾上腺髓质的分泌。肾上腺素能神经末梢释放的递质去甲肾上腺素也有一小部分进入血液循环。肾上腺髓质释放的儿茶酚胺中，肾上腺素约占 80%，去甲肾上腺素约占 20%。

血液中的肾上腺素和去甲肾上腺素对心脏和血管的作用有许多共同点，但并不完全相同，因为两者对不同的肾上腺素能受体的结合能力不同。肾上腺素可与 α 和 β 两类肾上腺素能受体结合。在心脏，肾上腺素与 β 肾上腺素能受体结合，产生正性变和变力作用，使心输出量增加。在血管，肾上腺素的作用取决于血管平滑肌上 α 和 β 肾上腺素能受体分布的情况。在皮肤、肾、胃肠、血管平滑肌上，α 肾上腺素能受体在数量上占优势，肾上腺素的作用是使这些器官的血管收缩；在骨骼肌和肝的血管，β 肾上腺素能受体占优势，小剂量的肾上腺素常以兴奋 β 肾上腺素能受体的效应为主，引起血管舒张，大剂量时也兴奋 α 肾上腺素能受体，引起血管收缩。去甲肾上腺素主要与 α 肾上腺素能受体结合，也可与心肌的 β_1 肾上腺素能受体结合，但和血管平滑肌的 β_2 肾上腺素能受体结合的能力较弱。静脉注射去甲肾上腺素，可使全身血管广泛收缩，动脉血压升高；血压升高又使压力感受性反射活动加强，压力感受性反射对心脏的效应超过去甲肾上腺素对心脏的直接效应，故心率减慢。

3. **血管升压素**　血管升压素是在下丘脑视上核和室旁核一部分神经元内合成的。这些神经元的轴突行走在下丘脑垂体束中并进入垂体后叶，其末梢释放的血管升压素作为垂体后叶激素进入血循环。血管升压素的合成和释放过程也称为神经分泌。

血管升压素在肾集合管可促进水的重吸收，故又称为抗利尿激素。血管升压素作用于血管平滑肌的相应受体，引起血管平滑肌收缩，是已知的最强的缩血管物质之一。在正常情况下，血浆中血管升压素浓度升高时首先出现抗利尿效应；只有当其血浆浓度明显高于正常时，才引起血压升高。这是因为，血管升压素能提高压力感受性反射的敏感性，故能缓冲升血压效应。血管升压素对体内细胞外液量的调节起重要作用。在禁水、失水、失血等情况下，血管升压素释放增加，不但对保留体内液体量，而且对维持动脉血压，都起着重要的作用。

4. **血管内皮生成的血管活性物质**　多年来，一直以为血管内皮只是衬在心脏和血管腔面的一层单层细胞组织；在毛细血管处，通过内皮进行血管内外的物质交换。近年已证实，内皮细胞可以生成并释放若干种血管活性物质，引起血管平滑肌的舒张或收缩。

（1）血管内皮生成的舒血管物质：血管内皮生成和释放的舒血管物质有多种。内皮细胞内的前列环素合成酶可以合成前列环素（也称前列腺素 I_2，即 PGI_2）。血管内的搏动性血流对内皮产生的切应力可使内皮释放 PGI_2，后者使血管舒张。

现在认为，内皮生成的另一类舒血管物质更重要，即内皮舒张因子（endothelium-derived relaxing factor，EDRF）。EDRF 的化学结构尚未完全弄清，但多数人认为可能是一氧化氮（NO），其前体是 L- 精氨酸。EDRF 可使血管平滑肌内的鸟苷酸环化酶激活，cGMP 浓度升高，游离 Ca^{2+} 浓度降低，故血管舒张。血流对血管内皮产生的切应力可引起 EDRF 的释放。低氧也可使内皮释放 EDRF。此外，内皮细胞表面存在着一些受体，如 P 物质受体、5- 羟色胺受体、ATP 受体、M 型胆碱能受体等，这些受体被相应的物质激活后，可释放 EDRF。有些缩血管物质，如去甲肾上腺素、血管升压素、血管紧张素Ⅱ等，也可使内皮释放 EDRF，后者可减弱缩血管物质对血管平滑肌的直接收缩效应。在离体实验中可看到，将乙酰胆碱作用于内皮完整的血管，引起血管舒张，而将血管内皮去除后，乙酰胆碱则使血管收缩。

（2）血管内皮生成的缩血管物质：血管内皮细胞也可产生多种缩血管物质，称为血管内皮收缩因子（endothelum-derived vasoconstrictor factor，EDCF）。近年来研究较深入的是内皮素。内皮素（endothelin）是内皮细胞合成和释放的由 21 个氨基酸构成的多肽，是已知的最强烈的缩血管物质之一。给动物注射内皮素可引起持续时间较长的升血压效应。但在升血压之前常先出现一个短暂的降血压过程。有人解释，内皮素也可引起 EDRF 的释放，故有一短暂的降血压反应。在生理情况下，血管内血流对内皮产生的切应力可使内皮细胞合成和释放内皮素。

5. **激肽释放酶 - 激肽系统** 激肽释放酶是体内的一类蛋白酶，可使某些蛋白质底物激肽原分解为激肽。激肽具有舒血管活性，可参与对血压和局部组织血流的调节。

激肽释放酶可分为两大类，一类存在于血浆，称为血浆激肽释放酶；另一类存在于肾、唾液腺、胰腺等器官组织内，称为腺体激肽释放酶或组织激肽释放酶。激肽原是存在于血浆中的一些蛋白质，分为高分子量激肽原和低分子量激肽原。在血浆中，血浆激肽释放酶作用于高分子量激肽原，使之水解，产生 1 种九肽，即缓激肽。在肾、唾液腺、胰腺、汗腺及胃肠黏膜等组织中，腺体激肽释放酶作用于血浆中的低分子量激肽原，产生 1 种十肽，为赖氨酰缓激肽，也称胰激肽或血管舒张素。后者在氨基肽酶的作用下失去赖氨酸，成为缓激肽。缓激肽在激肽酶的作用下水解失活。

激肽可使血管平滑肌舒张和毛细血管通透性增高；但对其他的平滑肌则引起收缩。在人体和动物实验中证实，缓激肽和血管舒张素是已知的最强烈的舒张血管物质。在一些腺体器官中生成的激肽，可以使器官局部的血管舒张，血流量增加。

循环血液中的缓激肽和血管舒张素等激肽也参与对动脉血压的调节，使血管舒张，血压降低。

6. **心钠素** 心钠素（cardionatrin）是由心房肌细胞合成和释放的一类多肽。在人的循环血液中，最主要的是一种由 28 个氨基酸构成的多肽。心钠素可使血管舒张，外周阻力降低；也可使每搏输出量减少，心率减慢，故心输出量减少。心钠素作用于肾的受体，还可以使肾排水和排钠增多，故心钠素也称为心房利尿钠肽（atrial natriuretic peptide）。此外，心钠素还能抑制肾的近球细胞释放肾素，抑制肾上腺球状带细胞释放醛固酮；在脑内，心钠素可以抑制血管升压素的释放。这些作用都可导致体内细胞外液量减少。

当心房壁受到牵拉时，可引起心钠素的释放。在生理情况下，当血容量增多、取头低足高的体位、身体浸入水中（头露出水面）时，血浆心钠素浓度升高，并引起利尿和尿钠排出增多等效应。因此，心钠素是体内调节水盐平衡的一种重要的体液因素。心钠素和另外一些体液因素在血压和水盐平衡的调节中还起相互制约的作用。内皮素和血管升压素也都能刺激心房肌细胞释放心钠素。

7. **前列腺素** 前列腺素是一族二十碳不饱和脂肪酸，分子中有个环戊烷，其前体是花生四烯酸或其他二十碳不饱和脂肪酸。全身各部的组织细胞几乎都含有生成前列腺素的前体及酶，因此都能产生前列腺素。前列腺素按其分子结构的差别，可分为多种类型。各种前列腺素对血管平滑肌的作用是不同的。例如，前列腺素 E_2 具有强烈的舒血管作用，前列腺素 $F_{2\alpha}$ 则使静脉收缩。前列环素（即前列腺素 I_2）是在血管组织中合成的一种前列腺素，有强烈的舒血管作用。

交感缩血管纤维末梢释放递质的过程受前列腺素控制。去甲肾上腺素和血管紧张素Ⅱ等缩血管物质作用于血管平滑肌相应的受体，引起血管平滑肌收缩，同时也使血管平滑肌

生成前列腺素 E_2 和前列环素。前列腺素 E_2 和前列环素可使血管平滑肌对去甲肾上腺素和血管紧张素Ⅱ的敏感性降低。另一方面，血管平滑肌生成的前列腺素又可通过神经－平滑肌接头间隙作用于交感神经纤维末梢接头前的前列腺素受体，使交感纤维末梢释放递质减少。可见，前列腺素在交感神经－血管平滑肌接头处起着一种局部负反馈调节作用。

8. **阿片肽** 体内的阿片肽有多种。垂体释放的β－内啡肽和促肾上腺皮质激素来自同一个前体。在应激等情况下，β－内啡肽和促肾上腺皮质激素一起被释放入血液。β－内啡肽可使血压降低。β－内啡肽的降血压作用可能主要是中枢性的。血浆中的β－内啡肽可进入脑内并作用于某些与心血管活动有关的神经核团，使交感神经活动抑制，心迷走神经活动加强。内毒素、失血等强烈刺激可引起β－内啡肽释放，并可能成为引起循环休克的原因之一。针刺穴位也可引起脑内阿片肽的释放。这可能是针刺使高血压患者血压下降的机制之一。

除中枢作用外，阿片肽也可作用于外周的阿片受体。血管壁的阿片受体在阿片肽作用下，可导致血管平滑肌舒张。另外，交感缩血管纤维末梢也存在接头前阿片受体，这些受体被阿片肽激活时，可使交感纤维释放递质减少。

9. **组胺** 组胺是由组氨酸在脱羧酶的作用下产生的。许多组织，特别是皮肤、肺和肠黏膜的肥大细胞中含有大量的组胺。当组织受到损伤或发生炎症和过敏反应时，都可释放组胺。组胺有强烈的舒血管作用，并能使毛细血管和微静脉的管壁通透性增加，血浆漏入组织，导致局部组织水肿。

（三）局部血流调节

体内各器官的血流量一般取决于器官组织的代谢活动，代谢活动愈强，耗氧愈多，血流量也就愈多。器官血流量主要通过对灌注该器官的阻力血管口径的调节而得到控制。除了前述的神经调节和体液调节机制外，还有局部组织内的调节机制。在不同器官的血管，神经、体液和局部机制三者所起作用的相互关系是不同的。在多数情况下，几种机制起协同作用，但在有些情况下也可起相互对抗的作用。另外，不同器官的血流量变化范围也有较大的差别，功能活动变化较大的器官，如骨骼肌、胃肠、肝、皮肤等，血流量的变化范围较大；脑、肾等器官的血流量则比较稳定，在一定的血压变化范围内，器官血流量可保持稳定。

实验证明，如果将调节血管活动的外部神经、体液因素都去除，则在一定的血压变动范围内，器官、组织的血流量仍能通过局部的机制得到适当的调节。这种调节机制存在于器官组织或血管本身，故也称为自身调节。心脏的泵血功能也有自身的调节机制，已在本章第一节中叙述。关于器官组织血流量的局部调节机制，一般认为主要有以下两类：

1. **代谢性自身调节机制** 组织细胞代谢需要氧，并产生各种代谢产物。局部组织中的氧和代谢产物对该组织局部的血流量起代谢性自身调节作用。当组织代谢活动增强时，局部组织中氧分压降低，代谢产物积聚增加。组织中氧分压降低以及多种代谢产物，如 CO_2、H^+ 离子、腺苷、ATP、K^+ 离子等，都能使局部的微动脉和毛细血管前括约肌舒张。因此，当组织的代谢活动加强（如肌肉运动）时，局部的血流量增多，能向组织提供更多的氧，并带走代谢产物。这种代谢性局部舒张血管效应有时相当明显，如果同时发生交感缩血管神经活动加强，该局部组织的血管仍舒张。

2. **肌源性自身调节机制** 许多血管平滑肌本身经常保持一定的紧张性收缩，称为肌源性活动。血管平滑肌还有一个特性，即当被牵张时其肌源性活动加强。因此，当供应某一器官血管的灌注压突然升高时，由于血管跨壁压增大，血管平滑肌受到牵张刺激，于是肌源性活动增强。这种现象在毛细血管前阻力血管段特别明显。其结果是器官的血流阻力增大，器官的血流量不致因灌注压升高而增多，即器官血流量能因此保持相对稳定。当器官血管的灌注压突然降低时，则发生相反的变化，即阻力血管舒张，血流量仍保持相对稳定。这种肌源性的自身调节现象，在肾血管表现特别明显，在脑、心、肝、肠系膜和骨骼肌的血管也能看到，但皮肤血管一般没有这种表现。在实验中用罂粟碱、水合氯醛或氰化钠等药物抑制平滑肌的活动后，肌源性自身调节现象也随之消失。

（四）动脉血压的长期调节

动脉血压的神经调节主要是在短时间内血压发生变化的情况下起调节作用的。而当血压在较长时间内（数小时，数天，数月或更长）发生变化时，神经反射的效应常不足以将血压调节到正常水平。在动脉血压的长期调节中起重要作用的是肾，具体地说，肾通过对体内细胞外液量的调节而对动脉血压起调节作用，有人将这种机制称为肾－体液控制系统。此系统的活动过程如下：当体内细胞外液量增多时，血量增多，血量和循环系统容量之间的相对关系发生改变，使动脉血压升高；当动脉血压升高时，能直接导致肾排水和排钠增加，将过多的体液排出体外，从而使血压恢复到正常水平。体内细胞外液量减少时，发生相反的过程，即肾排水和排钠减少，使体液量和动脉血压恢复。

肾－体液控制系统调节血压的效能取决于一定的血压变化能引起不同程度的肾排水排钠变化。实验证明，血压只要发生很小的变化，就可导致肾排尿量的明显变化。血压从正常水平（13.3kPa/100mmHg）升高 1.3kPa（10mmHg），肾排尿量可增加数倍，从而使细胞外液量减少，动脉血压下降。反之，动脉血压降低时，肾排尿明显减少，使细胞外液量增多，血压回升。

肾－体液控制系统的活动也可受体内若干因素的影响，其中较重要的是血管升压素和肾素－血管紧张素－醛固酮系统。前已述，血管升压素在调节体内细胞外液量中起重要作用。血管升压素使肾集合管增加对水的重吸收，导致细胞外液量增加。当血量增加时，血管升压素减少，使肾排水增加。血管紧张素Ⅱ除引起血管收缩，血压升高外，还能促使肾上腺皮质分泌醛固酮。醛固酮能使肾小管对 Na^+ 的重吸收增加，并分泌 K^+ 和 H^+，在重吸收 Na^+ 时也吸收水，故细胞外液量和体内的 Na^+ 量增加，血压升高。

总之，血压的调节是复杂的过程，有许多机制参与。每一种机制都在一个方面发挥调节作用，但不能完成全部的、复杂的调节。神经调节一般是快速、短期调节，主要是通过阻力血管口径对心脏活动的调节来实现的；而长期调节则主要是通过肾对细胞外液量的调节实现的。

（丁　超　李育红　于　敏）

参考文献

[1]　徐丰彦，张镜如．人体生理学．北京：人民卫生出版社，1989．

[2]　何瑞荣．心血管生理学．北京：人民卫生出版社，1987．

[3]　骆鸿，何瑞荣．延髓腹外侧部对心血管活动的调节．生理科学进展，1987，18：224-229．

[4]　姚泰．中枢神经系统对血压的调节．生理科学进展，1989，20：276-283．

[5]　韩济生．神经科学纲要．北京：北京医科大学，中国协和医科大学联合出版社，1983．

[6] Little RC. Physiology of the Heart and Circulation 3rd, Year Book Medical Publishers, Chicago: 1985.

[7] Fozzard HA, et al. The Heart and Cardiovascular Systen-Scientific Foundations. Raven Press, New York: 1986.

[8] Noble D. The surprising heart: a review of recent progress in cardiac electrophysiology. J Physiol, 1984, 353: 1-50.

[9] Reuter H. Ion channels in cardiac cell menbrane. Ann Rev Physiol, 1984, 46: 473-484.

[10] Irisawa H, Noma A. Pacemaker currents in mammalian nodal cells. J Mol cell Cardiol, 1984, 16: 777-781.

[11] Winegrad S. Regulation of cardiac contractle proteins. Circ Res, 1984, 55: 565-574.

[12] Siegl PKS. Overview of cardiac inotropic mechanisms. J Cardiovasc Pharmacol, 1986, 8(suppl 9): S1-S10.

[13] Carafoli E. Intracellular calcium homeostasis. Ann Rev Biochem 1987, 56: 395-433.

[14] Brown JH. Phosphoinositide-generated second messengers in cardiac signal transduction.Trends in Cardiovascular Medicine, 1922, 2: 199-213.

[15] Ballermann VJ, Zeidel ML, Gunning ME, et al. Vasoactive piptides and the kidney.in Kidney 4th ed, Brenner BM, Rector Jr FC ed, Chapter 14, Wb Saunders Co, Philadelphia, 1991.

[16] Cowley AW Jr. Long-term control of arterial blood pressure. Physiol Rev 1992, 72: 231-300.

[17] Guyton AC. Textbook of Medical Physiology 8th ed. Philadelphia: Wb Saunders Co, 1991.

[18] Johnson LR. Essential Medical Physiology. New York: Raven Press, 1992.

[19] 姚泰，吴博威．生理学．北京：人民卫生出版社，2003．

第三章 动脉系统的血流动力学

临床及人体尸检研究表明，动脉粥样硬化好发区多位于动脉血管的分叉处、弯曲处、血管狭窄处这样一些血管几何形状发生急剧变化的部位。在这些部位，血流受到极大干扰而产生流动分离及涡涟区，学术界称此现象为动脉粥样硬化局部性。这说明除了高胆固醇血症、吸烟、糖尿病等生物化学性促动脉粥样硬化的危险因子之外，局部的血液动力学特性等物理因素在动脉粥样硬化的形成过程中也发挥了重要作用。本章主要阐述动脉系统的血流动力学，包括血流动力学的影响因素、血压的产生及调节，以及血流动力学监测指标的临床意义。

一、血流动力学及其影响因素

血流动力学（hemodynamics）是指血液在心血管系统中流动的力学，主要研究血流量、血流阻力、血压及它们之间的相互关系。血液是一种流体，因此，血流动力学基本原理与一般流体力学的原理相同。但由于血管系统是比较复杂的弹性管道系统，血液是含有血细胞和胶体物质等多种成分的液体而不是理想液体，因此血流动力学既具有一般流体力学的共性，又有其自身的特点。

（一）血流量和血流速度

血流量（blood flow）指在单位时间内流经血管某一截面的血量，也称为容积速度，通常表示为 ml/min 或 L/min。血流速度（blood velocity）指血液中一个质点在管内移动的线速度。当血液在血管内流动时，血流速度与血流量成正比，而与血管的横截面积成反比。

1. **泊肃叶定律** 泊肃叶研究了液体在管道系统中流动的规律。通过泊肃叶定律（Poiseuille′s law）可以计算出流量。该定律表示为：$Q=\pi\times r^4\times\Delta p/(8\eta L)$。其中，Q 是液体流量，ΔP 是管道两端的压力差，r 为管道半径，L 是管道长度，η 是液体的黏滞度。由该式可知，单位时间内的血流量与血管两端的压力差以及血管半径的 4 次方成正比，而与血管的长度成反比。在其他因素相同的情况下，如果甲血管的半径是乙血管的 2 倍，那么，前者的血流量是后者的 16 倍。所以血管直径是决定血流量多少的重要因素。

2. **层流和湍流** 血液在血管内的流动方式分为层流（laminar flow）和湍流（turbulence）。层流是一种规则运动，层流的液体每个质点的流动方向一致，与管道长轴平行，但各质点的流速不同，在管道轴心处流速最快，越近管壁的轴层流速越慢，各轴层速度矢量为一抛物线图。泊肃叶定律适用于层流状态。人体的血液循环在正常情况下属于层流形式。然而，当血流速度加速到一定程度之后，层流情况即被破坏，此时血液中各个质点的流动方向不再一致，出现漩涡，称为湍流。在湍流的情况下，泊肃叶定律不再适用。湍流的形成条件以雷诺数（Reynolds 数，简写为 Re）来判断。这一参数定义为：$Re=\rho vL/\mu$。其中，Re 数没有单位，V 为血液的平均流速（单位为 cm/s），L 代表管腔直径（单位为 cm），ρ 为血液密度（单位为 g/cm^3），μ 代表血液黏滞度（单位为泊）。通常当 Re 数超过 2 000 时，就可发生湍流。由上式可知，在血流速度快、血管口径大、血液黏滞度低的情况下，容易发生湍流。正常情况下，心室内存在着湍流，一般认为这有利于血液的充分混合。病理情况下，如房室瓣狭窄、主动脉瓣狭窄及动脉导管未闭等，均可因湍流形成而产生杂音。

（二）血流阻力

血流阻力（blood resistance）指血液在血管内流动时所遇到的阻力。其产生的原因是由于血液流动时发生摩擦，摩擦消耗的能量一般表现为热能，这部分热能不能再转换成血液的势能或动能。因此，血液流动时的能量逐渐消耗，促使血液流动的压力逐渐降低。湍流时，血液在血管中的流动方向不一致，阻力更大，故消耗的能量更多。血流阻力一般不能直接测量，而是要通过测量血流量和血管中两端压力差计算得出。三者关系可用下式表示：$Q=(P_1-P_2)/R$。式中 Q 代表血流量，P_1-P_2 代表血管两端压力差，R 代表血流阻力。该式表明，血流阻力与血管两端的压力差成正比，与血流量成反比。结合泊肃叶定律，可得到计算血流阻力的公式：$R=8\eta L/\pi r4$，式中 R 代表血流阻力，η 代表血流黏滞度，L 为血管长度，r 为血管半径。由该式可知血流阻力与血管的黏滞度以及血管长度成正比，与血管半径的 4 次方成反比。当血管长度相同时，血液黏滞度越大，血管直径越小，血流的阻力也就越大。在同一血管床内，L 与 η 在一段时间内变化不大，影响血流阻力的最主要因素为血管半径。因此，体内各段血管中以微动脉处的阻力最大。机体对血流量的分配调节就是通过控制各器官阻力血管的口径进行的。

（三）血液黏滞度

血液黏滞度（blood viscosity）的变化也可以影响血流阻力。在其他因素恒定情况下，血液黏滞度越高，血管阻力越大。正常血液的黏滞度为水的 4 ～ 5 倍。影响血液黏滞度的主要因素有：

1. **血细胞比容** 血液中血细胞占全血容积的百分比称为血细胞比容（hematocrit），是决定血液黏滞度最重要的因素。男性血细胞比容平均值为 42%，女性约为 38%。血细胞比容越大，血液黏滞度就越高。

2. **血流的切率** 血流的切率（shear rate）是指在层流的情况下，相邻两层血液流速的差和液层厚度的比值。匀质液体的黏滞度不随切率的变化而改变，称为牛顿液。相反，全血为非匀质液体，其黏滞度则随切率的减小而增大，称为非牛顿液。切率较高时，层流现象更为明显，即红细胞集中在中轴，其长轴与血管纵轴平行，红细胞移动时发生的旋转及红细胞相互间的撞击都很少，故血液黏滞度较低。相反当切率较低时，红细胞发生聚集，血液黏滞度增高。

3. **血管口径** 大的血管口径不影响血液黏滞度，但当血液在直径小于 0.2 ～ 0.3mm 的微动脉内流动时，只要切率足够高，则血液黏滞度随着血管口径的变小而降低。其原因尚不清楚，但对机体有明显的益处。否则，血液在小血管中流动时阻力将大为增高。

4. **温度** 血液黏滞度随温度的降低而升高。人体的体表温度比深部温度低，故血液流经体表部分时黏滞度会升高。如果将手指浸在冰水中，局部血液的黏滞度可增加 2 倍。

（四）血流剪切力（shearstress）

血管内皮是循环血液与血管壁之间的重要屏障，除了调节血管内外物质交换以外，它还有许多重要的功能，包括：合成和释放血管活性物质；摄取、转化或灭活血液循环中或者血管局部的生物活性分子；调节血管平滑肌的功能和舒张收缩活动等。内皮细胞的功能和活动不仅受生长因子、激素等生化物质的调控，还受到血流机械作用力的影响。这些作用力包括：血流对内皮细胞表面沿切线的剪切力（shear stress）、血液对血管壁静压力（pressure）和血流对血管的牵张力（strain），这些作用力在调节内皮细胞的功能和状态中有重要影响。血液是一种黏性液体，血液顺着流动的方向作用于管腔侧壁单位面积上的力量就称为血流剪切力（τ），如果血液在管腔中以层流（laminar flow）方式流动，血流剪切力与血液黏滞度（μ）和血流量（Q）成正比，与血管半径（r）的三次方成反比，即 $\tau=4\mu Q/\pi r^3$（单位使用 CGS 制或国际标准制）。这说明在血管半径不变的情况下，血流量增加能引起剪切力的增加，当血流量明显增加时，血管半径稍有变化则仍能维持稳定的剪切力，体内大动脉中的血流剪切力在 5 ～ 20dynes/cm，平均为 12dynes/cm。体内血流方式复杂多变，有层流、湍流（disturbed flow）和振流（oscillatory flow）等。

血流剪切力是调节动脉内皮结构和功能的重要因素，血流变化等机械信号通过血管内皮上的感受器分子转化为生化信号，并激活特定的信号通路调节细胞的结构和功能。不同的血流形式对内皮细胞的影响是不同的，比如，稳定的层流能抑制细胞的增殖和凋亡，减少炎症因子的产生和白细胞黏附，使细胞处于稳态。同时，减少内皮细胞脂质的摄取和合成，这些作用既有利于阻止单核细胞进入内皮下，也有利于减少脂质在内皮下的聚集，因此具有抗动脉粥样硬化的作用；相反，湍流能促进细胞增殖或凋亡，增加炎症反应和内皮对脂质的摄取及合成，这使单核细胞和脂质在内皮下聚集增多，增加斑块和血栓形成的可能性，具有致动脉粥样硬化的作用。因此，血流动力学因素与动脉粥样硬化的发生发展有密切关系。研究血流变化与动脉粥样硬化形成之间的关系及作用机制，对于进一步揭示动脉粥样硬化的本质，探索预防和治疗动脉粥样硬化的新方法有重要意义。比如，目前已经有研究试图通过改变血流剪切力来促进血管再生；另外，利用剪切力敏感性启动子进行血管的基因治疗来促进或抑制新血管生成的研究也在进行之中；在人造血管的设计和构建中已经开始考虑到血流动力学的作用，运用血流作用力对人造血管进行预处理的研究也正在开展。

二、血流动力学和血压

（一）动脉的组织学分类及生理功能

动脉（artery）可分为大动脉、中动脉、小动脉和微动脉。大动脉指的是主动脉及靠近心脏的大动脉分支、肺动脉主干及其发出的最大分支。这些血管的管壁坚厚，富含弹性纤维，有明显的可扩张性和弹性。左心室收缩射血时，主动脉压升高，一方面推动动脉内的血液向前流动，另一方面使主动脉扩张、容积增大，暂时贮存了一部分血液。因此，左心室射出的血液在射血期内只有一部分进入外周，另一部分则被贮存在大动脉内。在心室舒张期，主动脉瓣关闭，已被扩张的大动脉管壁弹性回缩，推动射血期多容纳的部分血液继续流向外周。大动脉的这种功能称为弹性贮器作用，可使心室的间断射血成为血液在血管中的连续流动。因此，大动脉又被称为弹性贮器血管（windkessel vessel）。中动脉主要指从弹性贮器血管到分支为小动脉前的动脉管道，其功能是将血液输送至各器官组织，故又称为分配血管（distribution vessel）。小动脉和微动脉的管径较细，对血流的阻力较大，因此，也称为毛细血管前阻力血管（precapillary resistance vessel），其管壁含有丰富的血管平滑肌，后者在平时保持一定的紧张性收缩，形成血管的外周阻力，对于维持一定的动脉血压起着重要的作用。血液在血管中流动时受到的外周阻力大部分发生在微动脉，微动脉的收缩与舒张活动可明显改变所灌流的器官、组织的血流量。

（二）动脉血压及其影响因素

血压是指血管内的血液对于单位面积血管壁的侧压力，也即压强。按照国际标准计量单位规定，压强的单位为帕（Pa）或千帕（kPa），但习惯上用毫米汞柱表示（mmHg），1mmHg=0.1333kPa。

1. 动脉血压的形成 动脉血压（arterial blood pressure）是血液在动脉内流动时对单位面积动脉管壁的侧压力。动脉血压一般指主动脉压力。由于大动脉中血压落差小，所以通常将上臂测得的肱动脉血压代表动脉血压。血压的形成有以下 4 个主要因素。

（1）心血管系统有血液充盈：这是形成动脉血压的前提条件。血液在循环系统中充盈的程度可用循环系统平均充盈压（mean circulatory filling pressure）来表示。在动物实验中，用电刺激造成心室颤动使心脏暂时停止射血，血流也就暂停。此时在循环系统中各部位所测得的压力都是相同的，这一压力数值即循环系统平均充盈压。用巴比妥麻醉犬的循环系统平均充盈压约为 7mmHg，人的循环系统平均充盈压估计接近这一数值。循环系统平均充盈压的数值高低取决于血量和循环系统之间的相对关系。若血量增多或循环系统容积变小，则循环系统平均充盈压就增高；相反，若血量减少或循环系统容积增大，则循环系统平均充盈压就降低。

（2）心脏射血：这是形成动脉血压的必要条件。心室收缩时所释放的能量分为两部分，一部分推动血液流动，是血液的动能；另一部分形成对血管壁的侧压力即压强，使血管壁扩张，是血液的势能，即压强能。在心脏舒张期，大动脉发生弹性回缩，将一部分势能转化成推动血液流动的动能，使血液继续向前流动。由于心脏射血是间断的，因此在心动周期中动脉血压的变化也是周期性的。另外，动脉血压是逐渐降低的，因为血液从大动脉流向心房的过程中不断消耗能量。机体安静时，体循环中毛细血管前阻力血管部分血压降落的幅度最大。

（3）外周阻力：小动脉和微动脉对血流有着较大的阻力，这使得心室每次搏动输出的血液中，只有大约 1/3 的血液在心室收缩期流到外周，其余的血液暂时贮存在主动脉和大动脉中，因而使得动脉血压升高。如果没有外周阻力，那么在心室收缩期射入大动脉的血液将会迅速全部地流到外周，因此不能使动脉血压维持在正常水平。

（4）主动脉和大动脉的弹性贮器作用：当心室收缩射血时，主动脉和大动脉被动扩张，会贮存一部分血液，使得收缩压不至于过高。当心室舒张时，主动脉和大动脉发生弹性回缩，使血液继续向前流动，并使舒张压维持在一定水平。

2. 动脉血压的测量方法 测量动脉血压的方法有直接法和间接法。生理学实验中测量动物血压的经典方法，是将导管的一端插入动脉、静脉或心腔，另一端连接到一装有水银的 U 形管，从 U 形管两边水银面高度的差读出测定部位的血压值。目前，已出现各种类型的压力换能器，可将压强能的变化转变为电能的变化，并能精确测算出心动周期中每一瞬间的血压数值。在某些情况下，也可将导管插入血管直接测量血压。而在临床上常采用听诊法间接测量肱动脉的收缩压和舒张压。其方法为通过扪诊定位肱动脉，将血压袖带缠绕上臂，袖带下缘应在肘弯横纹上方 2 ～ 3cm 处。听诊器膜型体件置于肘窝部、肱二头肌腱内侧的肱动脉搏动处。然后，向袖带的气囊充气加压，压力经软组织作用于肱动脉，当所加压力高于收缩压时，该处的肱动脉血流被完全阻断，肱动脉搏动消失，此时在听诊器上听不到任何声音。继续充气使汞柱升高 20 ～ 30mmHg（2.6 ～ 4.0kPa），随后以恒定速度缓慢放气，使袖带压力逐渐降低，当袖带压力低于收缩压的一瞬间，动脉压突破袖带压，血流突入被压迫阻塞的血管段，形成涡流撞击血管壁，此时听到的第一次声响时的汞柱数值即为收缩压。当袖带压力降到等于或稍低于舒张压时，血流完全恢复畅通，听诊音消失。声音消失时的汞柱数值为舒张压。用听诊法测量动脉收缩压和舒张压并不十分准确，但是它与直接测量血压法所得结果相差不到 10%。

3. 动脉血压的正常值及高血压 收缩压：指心室收缩时，主动脉压力急剧升高，在收缩期的中期达到最高值时的血压。舒张压：指心室舒张时，主动脉压力下降，在舒张末期动脉血压达到最低值时的血压。收缩压和舒张压的差值称为脉搏压，简称为脉压（pulse pressure）。平均动脉压（mcan arterial pressure）指一个心动周期中每一瞬间动脉血压的平均值。由于心动周期中舒张期较长，所以平均动脉压偏近舒张压，大约等于舒张压加 1/3 脉压。

人体正常血压值＜120/80mmHg，≥140/90mmHg 为高血压，其患病率与年龄成正比。在儿童高血压的定义中，新生儿血压＜90/60mmHg，婴幼儿血压＜100/60mmHg，学龄前儿童血压＜110/70mmHg，学龄儿童血压＜110/80mmHg 的标准中也提示高血压的标准随年龄增高而增高。此外，正常人血压呈明显的昼夜波动，表现为夜间血压最低，清晨起床活动后血压迅速升高，在上午 6 ～ 10 时及下午 4 ～ 8 时各有一个高峰，继之缓慢下降高血压（hypertension）是以体循环动脉压增高为主要表现的临床综合征，可分为原发性高血压和继发性高血压。原发性高血压又称高血压病。除了可引起高血压本身有关的症状外，长期高血压还可成为多种心血管疾病的重要危险因素。

高血压的诊断标准不是一成不变的，而是随着最新流行病学的调查结果和循证医学的证据在不断修订。1979 年世界卫生组织（WHO）制定的高血压诊断标准为：收缩压≥160mmHg（21.3kPa）或舒张压≥95mmHg（12.6kPa）。1999 年 WHO 和世界高血压联盟（ISH）重新修订的高血压诊断标准为：收缩压≥140mmHg（18.7kPa）和（或）舒张压≥90mmHg（12.0kPa）。我国高血压诊断标准自 1959 年确定至今，已 4 次修订了高血压定义。最近的《中国高血压防治指南》为 2010 年修订版，其中对血压水平的定义和分类见表 3-1。

表 3-1 《中国高血压防治指南》(2010 年修订版）血压水平的定义和分类

类　别	收缩压（mmHg）	舒张压（mmHg）
正常血压	＜120	＜80
正常高值	120 ～ 139	80 ～ 89
高血压	≥140	≥90
1 级高血压（轻度）	140 ～ 159	90 ～ 99
2 级高血压（中度）	160 ～ 179	100 ～ 109
3 级高血压（重度）	≥180	≥110
单纯收缩期高血压	≥140	＜90

若患者的收缩压和舒张压分属不同的级别时，则以较高的分级为准。单纯收缩期高血压也可以按照收缩压水平分为1、2、3级。

血压持久升高可引起心、脑、肾、血管等器官的继发性病变。当血压增高时，外周血管阻力升高，心室压力负荷（后负荷）加重。长期高血压会导致心肌肥厚，最终可发展为心力衰竭；长期高血压也会导致动脉硬化，脑动脉硬化时易引发脑血管意外，如脑血栓、脑出血等。

4. 影响动脉血压的因素 凡是参与形成动脉血压的因素，都可以影响动脉血压。只要其中一个因素发生了变化，其他因素也可能随之发生变化。因此，某种情况下动脉血压的变化，往往是各种因素相互作用的综合结果。在研究各种因素时，常假定其他条件不变而单独讨论某一因素变化时对动脉血压可能产生的影响。

（1）心脏每搏输出量：当心脏每搏输出量增加时，在收缩期射入主动脉的血液增多，动脉管壁的侧压力也就增大，故收缩压明显升高。由于动脉血压升高，血流速度随之加快，大动脉内增多的血量仍可在心脏舒张期流至外周，在舒张期末存留在大动脉内的血液增加相对不多，因而舒张压增加的程度也较小，脉压增大，平均动脉压也升高。另一方面当每搏输出量减少时，收缩压降低明显，脉压减小。所以在一般情况下，收缩压的高低主要反映每搏输出量的多少。

（2）心率：心率直接影响心动周期，其变化可影响收缩期和舒张期的时程。心率加快时，心脏舒张期明显缩短，在心脏舒张期内流到外周的血液减少，故在心脏舒张期末存留在主动脉内的血量增多，致使舒张压升高。而动脉血压升高可使血流速度加快，因此在心脏收缩期内有较多的血液流到外周，收缩压升高的程度较小，脉压减小。反之，当心率减慢时，舒张压下降的幅度较大而收缩压下降的幅度较小，因而脉压增大。

（3）外周阻力：外周阻力增大时，心脏舒张期血液外流的速度减慢，因而舒张压升高。心脏收缩期，动脉血压升高使得血流速度加快，因而收缩压升高不如舒张压升高明显，脉压相应减小。当外周阻力减小时，舒张压和收缩压都减小，但是舒张压降低得更为明显，脉压加大。可见，一般情况下，舒张压的高低主要反映外周阻力的大小。

（4）主动脉和大动脉的弹性贮器功能：如前所述，由于主动脉和大动脉的弹性贮器功能，使得动脉血压的波动幅度明显小于心室内压力的波动幅度。老年人由于动脉管壁硬化，管壁的胶原纤维增多而弹性纤维减少，导致血管顺应性降低，大动脉的弹性贮器作用减弱，对血压的缓冲作用也就减弱，因而收缩压增高而舒张压降低，脉压明显加大。

（5）循环血量与血管系统容量的比例：正常情况下，循环血量与血管系统容积是相适应的，产生一定的循环系统平均充盈压，血管系统的充盈程度变化不大。失血后，循环血量减少，此时如果血管系统容量变化不大，那么体循环平均充盈压会降低，使动脉血压降低。其他情况下，如果循环血量不变而血管系统容积增大，也会导致动脉血压下降。

5. 动脉血压的长期调节 在动脉血压的长期调节中，肾脏起重要作用。有人称为肾–体液控制系统。在体内细胞外液量增多时，血量增多，血量和循环系统容量之间相对关系发生改变，使动脉血压升高；当动脉血压升高时，能直接导致肾排水和排 Na^+ 增加，将过多的体液排出体外，从而使血压恢复正常水平。在体内细胞外液量减少时，发生相反的变化。肾–体液控制系统又受血管升压素和肾素–血管紧张素–醛固酮系统的调节。前者通过肾集合管增加对水的重吸收，导致细胞外液量增加。血量增加时，血管升压素释放减少，使肾排水量增加。后者通过醛固酮使肾小管对 Na^+ 的重吸收增加，并分泌 K^+ 和 H^+ 使细胞外液量和体内 Na^+ 量增加，血压升高。因而，对血压长期调节主要是通过肾对细胞外液量的调节来实现。

三、血流动力学和动脉脉搏

每个心动周期中，动脉内压力发生周期性的波动，引起动脉血管发生搏动，称为动脉脉搏（arterial pulse）。用手指可以触到身体浅表部位的脉搏。

（一）动脉脉搏的波形

1. **动脉脉搏的形成和传播**　脉搏的形成有赖于两个基本条件：①心脏的舒缩；②动脉管壁的扩张性和弹性。因心脏有缩有舒，动脉内压才有升有降；又因动脉管壁具有丰富的弹性纤维，动脉内压的升降，才能以脉搏波的形式从主动脉开始，沿着管壁而迅速传播到各分支动脉，直到微动脉末梢。脉搏波的传播速度与血流速度是两种性质完全不同的生理现象，当心室收缩射血到主动脉时，长长的血柱以每秒 0.2 ～ 0.5m 的速度沿着动脉系统各分支流动，流动速度以主动脉最快，到微动脉毛细血管网流速最慢，可以减速到停滞状态，而脉搏波的传播速度则因各段动脉的管壁弹性不同而异。主动脉管壁的弹性纤维最丰富，因而，其扩张性和弹性最大，脉搏波的传播速度最慢，一般为 3 ～ 5m/s。中等大的动脉如桡动脉和股动脉，其管壁的弹性纤维较少，扩张性和弹性较小，脉搏波传播速度较快，为 7 ～ 10m/s。小动脉弹性更小，传播速度显著加快，为 15 ～ 35m/s。动脉硬化时，脉搏波的传播就更快。

2. **脉搏波的波形及其意义**　人体的脉搏波可用特制的脉搏描记器记录下来（图 3–1）。从图 3–1 可见每个脉搏波描记曲线都由升支 A 和降支 K 构成。升支反映心室快速射血内动脉的被动扩张，降支反映射血后期动脉的回缩。随后心室舒张，心室内压低于主动脉血压，于是动脉血倒流，导致主动脉瓣关闭，在曲线上形成降支切迹 N，也叫降中峡或重波谷；由于主动脉瓣的关闭遂使倒流的血液继续向前流去，并在切迹之后又出现上升的小波，称降中波或重脉波。降支的形状与外周阻力的大小有关，如阻力大则降支坡度较缓，其切迹的位置较高；反之，切迹的位置较低。

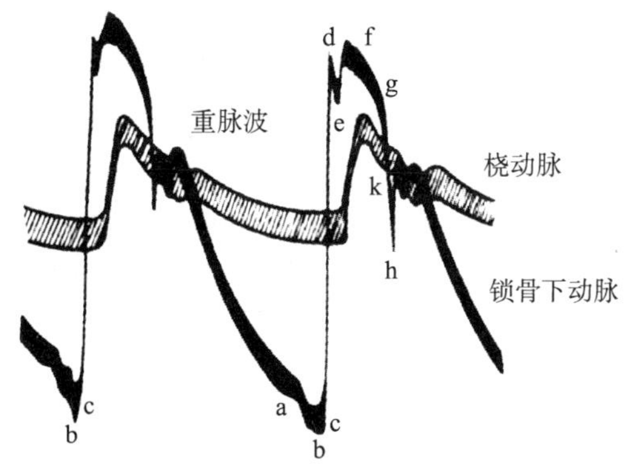

图 3-1　锁骨下动脉和桡动脉脉搏图

注：锁骨下脉搏图的 a、b 代表收缩期波；b、c 小波由半月瓣开放前心室压上升造成；c、d 为心室射入主动脉之始；d、e 代表血柱振动波。g 处血压突降由心室舒张的开始，继而造成负波或切迹 h；k 是半月瓣关闭时的振动形成第二心音

脉搏波的形状，因循环系统的情况改变而不同。如主动脉瓣是否健全，心搏节律是否正常，动脉管的弹性如何等，都可根据脉搏波形的变化进行诊断（图 3–2）。

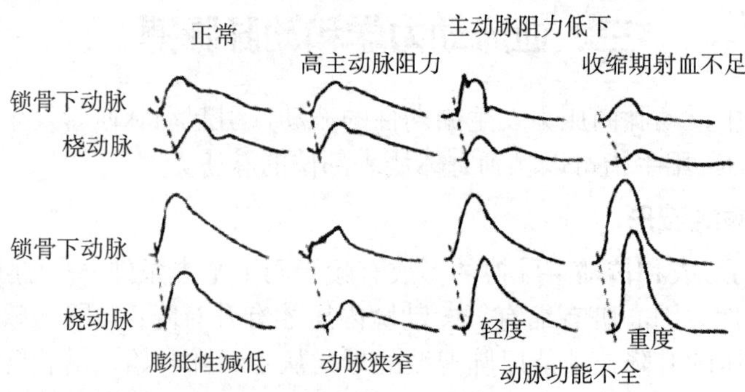

图 3-2　不同情况下锁骨下动脉和桡动脉的波形和振幅

3．**动脉脉搏波向外周动脉的传播速度**　动脉脉搏沿着动脉管壁传向末梢血管。其传播速度远比血流速度要快。动脉管壁的顺应性越大，脉搏传播速度就越慢。大动脉脉搏波的传播速度为 7 ～ 10m/s，小动脉为 15 ～ 35m/s。由于小动脉和微动脉的血流阻力最大，所以微动脉之后脉搏搏动大大减弱，到毛细血管段，脉搏基本消失。老年人因动脉硬化，顺应性降低，其脉搏传播速度可增高到 10m/s。

（二）踝肱指数

目前踝肱指数（ankle-brachial blood pressure index，ABI）检测已经成为无创检测外周动脉疾病最常用的方法。该指标的检测十分方便，且费用低廉，适用于人群的大规模筛查。目前，以 ABI＜0.9 作为下肢动脉粥样硬化致管腔阻塞的指标，因此，ABI 异常降低是严重下肢动脉粥样硬化阻塞性疾病的标志。

踝肱指数为一侧肢体的最高踝部压力与最高的肱动脉压之比。患者仰卧，用 12cm×40cm 袖带分别置于双侧踝部及上臂，用多普勒听诊器协助测取足背或胫前动脉、胫后动脉以及肱动脉收缩压，两者之比即为踝肱指数。正常时 ABI≥0.97。0.97 ～ 0.9 为临界值，临床上可无或仅有轻微缺血症状。踝肱指数＜0.9 可出现明显的间歇性跛行、静息痛，甚或坏疽。踝肱指数可提示患肢动脉病变的严重程度，一般低于 0.6 即可有静息痛。一般情况下，踝肱指数能大致反映下肢动脉的狭窄程度，但在糖尿病、严重下肢动脉粥样硬化患者的动脉壁广泛钙化，当袖带内压力超过动脉压时动脉仍不能关闭，所以测得的压力明显升高，踝肱指数也会相应升高或正常，即造成假象。某些患者同时合并下肢动脉病变，肱动脉压可能降低，也导致踝肱指数升高或正常。

四、血流动力学及血管运动的神经体液调节

（一）血管的神经支配

血管平滑肌的舒缩活动称为血管运动。支配血管平滑肌的神经纤维称为血管运动神经纤维，有缩血管神经纤维（vasoconstrictor fiber）和舒血管神经纤维（vasodilator fiber）两大类。

1．**缩血管神经纤维**　缩血管神经纤维都是交感神经纤维，人体的许多血管仅接受交感缩血管纤维的单一神经支配。在安静状态下，交感缩血管纤维持续地发放低频率为 1 ～ 3 次 / 秒的低频冲动，称为交感缩血管纤维紧张性（sympathetic vasoconstrictor tone）。

这种紧张性活动使血管平滑肌维持一定程度的收缩。当交感缩血管纤维的紧张性加强时，血管平滑肌可进一步收缩；当交感缩血管纤维的紧张性减弱时，血管平滑肌的收缩程度减低，血管即舒张。

交感缩血管神经的节前神经元位于脊髓胸1至腰3节段灰质的中间外侧柱中，其节前神经纤维末梢释放的递质是乙酰胆碱，它与节后神经元膜上的胆碱能N型受体结合后，引起节后神经元兴奋。支配躯干和四肢小血管的交感节后神经元来自椎旁神经节，支配内脏血管的交感节后纤维来自椎前神经节。交感缩血管神经的节后纤维末梢释放的递质是去甲肾上腺素。血管平滑肌的肾上腺素能受体有两类，即α受体和β受体。去甲肾上腺素与α受体结合，可引起血管平滑肌收缩；而与β受体结合，使血管舒张。去甲肾上腺素和α受体结合的能力较强，和β受体结合能力较弱，故交感缩血管纤维兴奋时，所释放的递质主要和α受体结合，产生缩血管效应。

交感缩血管纤维对各段血管的支配是有差别的。皮肤血管最密，骨骼肌和内脏血管次之，脑血管最少。在同一器官血管中，大动脉及静脉分布较少，微动脉分布最密，但在毛细血管前括约肌分布极少，在静脉分布也较少。当支配某一器官的交感缩血管纤维兴奋时，可引起三方面的效应：①该器官的血流阻力增大，血流量减少；②毛细血管前阻力和毛细血管后阻力的比值增大，毛细血管平均压降低，有利于组织液进入血液；③容量血管收缩，静脉回流量增加。交感缩血管神经末梢的肾上腺素能α受体阻滞药是酚妥拉明。而肾上腺素能β受体阻滞剂是普萘洛尔。用免疫细胞化学等方法证明，交感缩血管纤维中有神经肽Y与去甲肾上腺素共存，神经兴奋时，两者可共同释放。神经肽Y具有极强烈的缩血管效应。

2. **舒血管神经纤维**　体内有一部分血管除接受交感缩血管纤维支配外，还接受舒血管纤维的支配。舒血管纤维主要有以下两种。

（1）交感舒血管纤维：猫和犬的骨骼肌血管除有交感缩血管神经支配外，还有交感舒血管神经支配。交感舒血管神经纤维释放的递质是乙酰胆碱，它能与血管平滑肌细胞上的胆碱能M受体结合，引起血管舒张，所以，也称交感胆碱能舒血管神经。此系统平时无紧张性活动，只有在动物处于情绪激动、恐慌和准备做强烈肌肉活动时才发挥作用，使骨骼肌血管舒张，血流量增多。在人体内可能也有交感舒血管纤维存在。

（2）副交感舒血管纤维：面神经中含有支配脑膜的副交感纤维。迷走神经中含有支配肝血管的副交感纤维，盆神经中含有支配外生殖器血管的副交感纤维。这些纤维末梢释放的递质是乙酰胆碱，它能与血管平滑肌上胆碱能M受体相结合，引起血管舒张，故称为副交感胆碱能舒血管神经。这类神经的分布只限于少数器官，因此只能有调节局部血流的作用，而对整个血液循环的外周阻力影响很小。阿托品是胆碱能M受体的阻断药，它能阻断交感舒血管纤维与副交感舒血管纤维对血管的舒张作用。

（3）脊髓背根舒血管纤维：皮肤的伤害性感觉信号由一些无髓纤维传入脊髓。这些神经纤维在外周末梢处可有分支。当某处皮肤受到伤害性刺激时，感觉冲动一方面沿着传入纤维向中枢传导；另一方面可在末梢分叉处沿其他分支到达受刺激部位邻近的微动脉，使微动脉舒张，局部皮肤出现红晕。这种仅通过轴突外周部位完成的反应，称为轴突反射（axon reflex），实际上它并不符合反射必须有神经中枢参与这一定义的要求。背根舒血管纤维末梢释放的递质还不清楚，可能是组胺、ATP、P物质或降钙素基因相关肽。

（4）血管活性肠肽神经元：有些自主神经元除一般的神经递质外，还共存有一些肽类物质，例如支配汗腺的交感神经元和支配颌下腺的副交感神经元都同时含有乙酰胆碱和血管活性肠肽。当刺激这些神经时，其末梢一方面释放乙酰胆碱引起腺体细胞分泌；另一方面释放血管活性肠肽，引起舒血管效应，使局部组织的血流增加，对于汗腺分泌来说，在功能上起协同作用。

（二）心血管中枢

在生理学中将与控制心血管活动有关的神经元集中的部位称为心血管中枢（cardiovascular center）。控制心血管活动的神经元并不是只集中在中枢神经系统的一个部位，而是分布在中枢神经系统从脊髓到大脑皮质的各个水平上，它们各具有不同的功能，又互相密切联系，使整个心血管系统的活动协调一致，并与整个的机体活动相适应。

1. **延髓心血管中枢** 一般认为延髓是心血管活动的基本调节中枢。目前，所知的延髓心血管中枢至少可包括以下4个部位的神经元。

（1）延髓头端腹外侧区（rVLM）：位于斜方体下缘与舌下神经根最上支之间后面核内侧与下橄榄体的外侧，在锥体外侧，即所谓“甘氨酸敏感区”。在形态上它包括延髓头端腹外侧核及延髓头端腹侧浅表部位的外侧巨细胞旁外侧核（PGL），是心交感神经元和缩血管神经元存在的部位，延髓头端腹外侧区接受来自延髓尾端腹外侧部神经元轴突的投射，并发出它们的轴突下行到脊髓的中间外侧柱交感节前神经元。这些轴突末梢释放兴奋性氨基酸（EAA）兴奋交感节前神经元。刺激延髓头端腹外侧区神经元引起血压明显升高，心率加快；破坏该部位可导致血压下降至40mmHg水平，相当于延髓与脊髓之间横断的脊髓动物的血压水平。说明它是维持心血管中枢紧张性活动的关键部位，维持心交感紧张和交感缩血管紧张性活动，有人称此区为缩血管区。下丘脑、中脑防御反应区引起升压等心血管反应，经此接替换元下传。

（2）延髓尾端腹外侧区（cVLM）：位于舌下神经根下方，一般认为在疑核和外侧网状核之间延髓网状结构中。刺激延髓尾端腹外侧区可导致交感缩血管中枢紧张性降低，引起血管舒张，有人又称此区为舒血管区。延髓尾端腹外侧区神经元接受来自孤束核神经元轴突的直接投射。孤束核的轴突末梢释放兴奋性递质氨基酸（EAA），使延髓尾端腹外侧区神经元兴奋，并发出它们的轴突直接投射到延髓头端腹外侧区，这些轴突末梢释放抑制性递质γ-氨基丁酸（GABA），抑制延髓头端腹外侧部神经元的紧张性活动，导致心交感和交感缩血管紧张降低，心率减慢，血管舒张。

（3）心迷走中枢：心迷走中枢又称心抑制区，其神经元位于延髓的迷走神经背核和疑核。它们接受来自孤束核神经元轴突的直接投射。这些轴突末梢释放兴奋性氨基酸（EAA）使心迷走中枢兴奋，增加心迷走紧张，使心跳减慢。心迷走中枢的神经元平时也有紧张性活动，控制心迷走紧张性活动。

（4）传入神经接替核：延髓孤束核（NTS）是心血管内感受器传入中枢转换站，位于延髓背侧闩两旁。它接受颈动脉窦、主动脉弓和心脏感受器经舌咽神经和迷走神经传入的信息，发出纤维至延髓尾端腹外侧部、心抑制中枢和中枢神经系统其他部位的神经元，继而影响心血管活动。

综上所述，延髓心血管中枢之间的联系现在了解较多。一般认为，来自心血管感受器的信息，通过相关的传入神经首先终止在延髓的孤束核，由此发出纤维（末梢释放兴奋性氨基酸，EAA）一方面到达延髓的心迷走中枢，通过心迷走神经调节心脏的活动；另一方面发出纤维（末梢释放兴奋性氨基酸，EAA）支配延髓尾端腹外侧区神经元，由此区神经元发出轴突（末梢释放抑制性递质γ-氨基丁酸，GABA）投射到延髓头端腹外侧区神经元，再由这些神经元的轴突（末梢释放兴奋性氨基酸，EAA）直接投射到脊髓中间外侧柱的交感节前神经元，影响心交感紧张和交感缩血管紧张，从而调节心血管活动。此外，孤束核神经元还发出轴突到达延髓以上的心血管中枢，调节心血管活动。

2. **延髓以上的心血管中枢**　在延髓以上的脑干部分以及下丘脑、大脑和小脑中都存在与心血管活动有关的神经元，它们在调节心血管活动中具有更为复杂的整合作用。如下丘脑是对各种内脏功能进行整合的较高级部位，在体温调节、摄食、水平衡、睡眠与觉醒、性行为以及发怒、恐惧等情绪反应中都起着重要作用，而在这些反应中都包含有相应的心血管活动的改变。例如，电刺激下丘脑的“防御反应区”使动物产生一系列防御反应，引起警觉，骨骼肌紧张加强，准备进攻的姿势等行为变化；同时也出现一系列心血管活动的改变，主要是心率加快、心搏加强、皮肤和内脏血管收缩，而骨骼肌血管舒张、血压稍有升高等。这些心血管活动改变是与当时机体所处的状态相协调的，使骨骼肌有充足的血液供应，以适应于防御、攻击、搏斗、逃跑等行为的需要。大脑边缘系统也参与心血管活动的调节。大脑皮质的运动区兴奋时，除引起骨骼肌收缩外，还能引起骨骼肌的血管舒张。刺激小脑的一些部位也可引起心血管反应。例如，刺激顶核可引起血压升高、心率加快。这可能与姿势和体位改变时发生的心血管活动变化有关。

（三）心血管反射

当机体处于不同的生理状态如姿势变换、运动、睡眠时，或当机体内、外环境发生变化时，可引起各种心血管反射，使心输出量和各器官的血流量发生相应的改变，动脉血压也可发生变动。心血管反射的生理意义在于维持机体内环境稳态，以及使循环功能适应于当时机体所处的状态或环境的变化。

1. **颈动脉窦和主动脉弓压力感受性反射**　当动脉血压升高时，可引起动脉压力感受性反射，其反射效应是使心率减慢，外周阻力降低，血压回降，这一反射称为降压反射。

（1）动脉压力感受器：动脉压力感受性反射的感受装置是位于颈动脉窦和主动脉弓血管壁外膜下的感觉神经末梢，称为动脉压力感受器（arterial baroreceptor）。实际上压力感受器的适宜刺激并不是动脉血压本身，而是血液对动脉管壁的机械牵张，因此，也是机械感受器或血管壁的牵张感受器。动脉压力感受器的主要特征是：①在一定血压范围内（60 ～ 180mmHg）压力感受器的传入冲动频率与动脉管壁的扩张程度成正比。②在同一水平的血压时，搏动性压力变化引起传入冲动的数目比非搏动性压力变化更多。

（2）传入神经和中枢联系：当动脉血压突然升高时，颈动脉窦和主动脉弓受到牵张而兴奋，分别经窦神经和主动脉神经将兴奋传入至延髓背侧两旁的孤束核，由此发出纤维（末梢释放兴奋性氨基酸 EAA），一方面到达延髓的心迷走中枢，兴奋心迷走神经节前神经元，通过心迷走神经，使心率减慢；另一方面发出纤维支配延髓尾端腹外侧区神经元，其末梢释放兴奋性氨基酸（EAA），使该区的神经元兴奋。兴奋的延髓尾端腹外侧区神经元轴突末梢释放抑制性递质 γ- 氨基丁酸（GABA）抑制延髓头端腹外侧区神经元的紧张性，从而使脊髓中间外侧柱的交感节前神经元的紧张性下降，使心交感紧张性和交感缩血管紧张性下降，心率减慢，搏出量减少，外周血管总阻力下降，血压回降。当血压下降时，发生相反的改变。

（3）反射效应：动脉血压升高时，压力感受器传入冲动增多，经上述传入冲动与中枢联系，使心迷走紧张性加强，心交感紧张性和交感缩血管紧张性减弱，分别通过心迷走神经传出冲动增加和心交感神经和交感缩血管神经传出冲动减少，结果心脏活动受抑制，心输出量减少，血管扩张，外周阻力降低，回心血量减少，最后导致血压回降，接近原先正常水平。反之，动脉血压降低时，压力感受器传入冲动减少，使迷走紧张性减弱，交感紧张性加强，于是心率加快，心输出量增加，外周阻力增高，血压回升。当窦内压在正常平均动脉压水平为 100mmHg 发生变动时，压力感受性反射最为敏感，纠正偏离正常水平血压的能力最强，动脉血压偏离正常水平愈远，压力感受性反射纠正异常血压的能力愈低。

（4）压力感受性反射的生理意义：压力感受性反射是一种负反馈调节，其生理意义在于保持动脉血压的相对恒定。该反射在心排出量、外周阻力、血量等发生突然变化的情况下，对动脉血压进行快速调节的过程中起着重要的作用，使动脉血压不至于发生过分的波动，因此在生理学中将动脉压力感受器的传入神经称为缓冲神经。

2. 颈动脉体和主动脉体化学感受性反射 当血液的某些化学成分发生改变时，如缺氧、CO_2 分压过高、H^+ 浓度过高等可刺激颈动脉体和主动脉体的化学感受器，引起呼吸和心血管活动的反射性变化。颈动脉体位于颈总动脉分叉处，传入纤维行走于窦神经中。主动脉体分布于主动脉和肺动脉之间的组织中，传入纤维行走于迷走神经内。在上述化学感受器受到刺激后，其感觉信号分别由窦神经和迷走神经传入纤维传至延髓孤束核，然后影响延髓内呼吸神经元和心血管神经元的活动。化学感受性反射的效应主要是呼吸加深、加快。在动物实验中，人为地维持呼吸频率和深度不变，则化学感受器传入冲动对心血管活动的直接效应是心率减慢，心输出量减少，冠状动脉舒张，骨骼肌和内脏血管收缩。由于外周血管阻力增大的作用超过心输出量减少的作用，故血压升高。在动物保持自然呼吸的情况下，化学感受器刺激时引起呼吸加深加快，可间接地引起心率加快，心输出量增加，外周阻力增大，血压升高。

化学感受性升压反射的生理意义是在低氧、窒息或脑部循环不足时，通过化学感受性反射，增加外周阻力，使心输出量重新分配，以保证心、脑的血液供应。因此，一般认为这些反射是一种移缓济急的应急反应。但最近一些资料表明，不能摒除化学感受性传入冲动在维持交感缩血管中枢紧张性的作用。这一反射可能在防止睡眠时血压下降及脑缺血中有重要意义。

3. 心肺感受器引起的心血管反射 在心房、心室和肺循环的大血管壁存在许多感受器，总称为心肺感受器（cardiopulmonary receptor），传入神经纤维在迷走神经干中，引起心肺感受器兴奋的适宜刺激有两大类。一类是血管壁的机械牵张。当心房、心室或肺循环大血管中压力升高或血容量增多而使心脏或血管壁受牵张，引起心肺感受器兴奋。此类感受器因位于循环系统压力较低部分，故又称为低压力感受器，而动脉压力感受器则称为高压力感受器。由于平时心房壁牵张主要由血容量增多引起，故又称容量感受器（volumn receptor）。另一类是一些化学物质，如前列腺素，缓激肽等。有些药物如藜芦碱等也能刺激心肺感受器，引起心率加快。

大多数心肺感受器的传入冲动所引起的心血管效应是使交感神经紧张性降低，迷走神经紧张性加强。此外，心肺感受器兴奋时还能抑制肾素和抗利尿激素的释放。这两种体液因素又能影响心血管活动。

4. 其他心血管反射 其他心血管反射的种类很多，现概要介绍下面几种。

（1）躯体传入冲动引起的心血管反射：用低频低强度电刺激肌肉神经，使Ⅱ、Ⅲ类纤维兴奋时，其传入冲动可抑制交感缩血管中枢活动，产生降压效应；高频高强度刺激兴奋Ⅳ类纤维时，则产生升压效应。

（2）其他内脏感受器引起的心血管反射：扩张肺、胃、肠、膀胱等空腔器官，挤压睾丸，常可引起心率减慢和外周血管舒张。

（3）脑缺血反应：当脑的血流量减少时，心血管中枢的神经元可对脑缺血发生直接的反应，引起交感缩血管紧张性显著加强，外周血管高度收缩，动脉血压升高。这种反应称为脑缺血反应（brain ischemic response）。引起这种反应的机制可能是脑血流减少时，脑内 CO_2 及其代谢产物积聚，直接刺激脑干的心血管神经元所致。通过脑缺血反应提高动脉血压，从而改善脑的血供。

（四）体液调节

体液调节 (humoralregulation）是指血液和组织液中所含的某些化学物质对心血管活动的调节作用。有些体液因素是由内分泌腺分泌的激素，通过血液运到全身，广泛作用于心血管系统；有些体液因素是在组织中形成的，主要作用于局部的血管平滑肌，对局部的血流量起调节作用。

1. 肾素－血管紧张素系统 当肾血流量不足或血 Na^+ 降低时，可刺激肾小球细胞合成和分泌一种酸性蛋白酶，称为肾素（renin）。肾素进入血液，将血浆中血管紧张素原（angiotensinogen），水解为一种十肽的血管紧张素Ⅰ（angiotensin Ⅰ）。血管紧张素Ⅰ在经过肺循环时，在肺血管内皮表面存在的血管紧张素转换酶作用下，血管紧张素Ⅰ水解，脱去 2 个氨基酸，产生一种八肽的血管紧张素Ⅱ（angiotensin Ⅱ）。血管紧张素Ⅱ在血浆和组织中的血管紧张素酶 A 的作用下，再失去一个氨基酸，成为七肽的血管紧张素Ⅲ。血管紧张素Ⅱ和血管紧张素Ⅲ，可作用于血管平滑肌和肾上腺皮质球状带细胞的血管紧张素受体，发挥其生理作用。血管紧张素Ⅱ是一种活性很高的升血压物质，它能使阻力血管和容量血管收缩，使血压升高。血管紧张素Ⅱ的生理作用：①直接使全身微动脉收缩，血压升高；使静脉收缩，增加回心血量。②促进交感神经末梢释放去甲肾上腺素。③作用于脑内的一些室周器，如后缘区、穹隆下器等部位一些神经元的血管紧张素受体，使交感缩血管紧张加强。④使肾上腺皮质球状带释放醛固酮，从而促进肾小管对 Na^+ 的重吸收，起保 Na^+ 保水作用，使细胞外液量增加。血管紧张素Ⅱ还可引起或增强渴觉，并导致饮水行为。由于肾素、血管紧张素和醛固酮之间存在着密切的关系，因此，提出了肾素－血管紧张素－醛固酮系统（renin–angiotensin–aldosterone system，RAAS）这样一个概念。有人认为这一系统对于动脉血压的长期调节具有重要意义。血管紧张素Ⅲ的缩血管作用只有血管紧张素Ⅱ的 1/5 左右，但刺激肾上腺皮质合成和释放醛固酮的作用则比血管紧张素Ⅱ更强。另外，血管紧张素还刺激血管升压素释放。目前，临床上常用血管紧张素转换酶抑制剂或血管紧张素Ⅱ受体阻断药治疗高血压。

2. 肾上腺素和去甲肾上腺素 肾上腺素（adrenaline，Adr）和去甲肾上腺素（noradrenaline，NA）在化学结构上都属于儿茶酚胺类，循环血液中肾上腺素和去甲肾上腺素主要来自肾上腺髓质的分泌。肾上腺髓质释放的儿茶酚胺中，肾上腺素约占 80%，去甲肾上腺素约占 20%。去甲肾上腺素主要由交感神经节后纤维末梢释放，但也有一小部分进入血液循环。其中，大部分在局部发挥作用，并被酶分解而失活或被神经末梢重摄取。

肾上腺素和去甲肾上腺素对心血管作用既有共性，又有特殊性。心肌细胞膜上的受体为 β_1 受体，它可使心肌细胞兴奋活动加强；血管平滑肌细胞膜上的受体有 α 和 β_2 受体两种。α 受体可使血管收缩，β_2 受体则使血管舒张。因为肾上腺素既能激活 α 受体，又能激活 β（β_1 和 β_2）受体，故可使心率加快，心肌收缩力加强，心输出量增加；但对外周血管平滑肌作用，则取决于该器官的血管平滑肌中哪一种受体占优势。皮肤、肾脏、肠、胃等内脏血管，

α 受体数量占优势，肾上腺素可使这些血管收缩；而骨骼肌、肝脏和冠状血管，β 肾上腺素能受体占优势，小剂量肾上腺素常以兴奋 β 受体的效应为主，引起血管舒张，大剂量时，也兴奋 α 受体，引起血管收缩。因此，肾上腺素对血管的调节作用是全身器官的血流分配发生变化，特别是肌肉组织血流量大为增加。临床上常用其制剂作为强心药。去甲肾上腺素主要与 α 肾上腺素能受体结合，也可与心肌的 $β_1$ 肾上腺素能受体结合，但和血管平滑肌的 $β_2$ 肾上腺素能受体结合能力较弱。静脉注射去甲肾上腺素，可使全身血管广泛收缩，动脉血压升高；血压升高又通过压力感受性反射使心率减慢，掩盖了心肌 $β_1$ 受体激活引起的效应。临床上常用其制剂作为升压药。

3. **血管升压素**　血管升压素（vasopressin）又称抗利尿激素（antidiuretic hormone，ADH），视上核和室旁核内大细胞神经元合成的血管升压素经轴突运到垂体后叶，作为循环激素，使肾脏集合管上皮对水通透性增加，促进水的重吸收，调节细胞外液量，从而参与血压的调节过程。血管升压素具有 V_1 和 V_2 两种类型受体。V_1 受体主要分布在血管平滑肌上，V_2 受体主要分布在肾小管上。血管升压素能引起全身绝大多数血管收缩（如骨骼肌血管、肝脏血管、冠状血管、皮肤及肾脏血管）是已知的最强缩血管物质之一。但它也能使脑、肺血管舒张，使心率减慢，心输出量减小。血管升压素有增强压力感受性反射的敏感性，能缓冲血压升高效应，其主要机制可能发生在中枢神经系统。近年来研究表明，血管升压素在生理浓度范围内，通过压力感受性反射对维持正常血压稳态和血管紧张性具有重要作用。在禁水、失血、失水等情况下，血管升压素释放增加，不仅对保留体内液体容量，而且对维持动脉血压也都有重要作用。

4. **血管内皮生成的血管活性物质**　多年来一直以为血管内皮只是衬在心脏和血管腔面的一层细胞屏障，近十多年来已证实，内皮细胞是生物活性物质释放的重要部位，其中许多活性物质可调控血管平滑肌的舒张或收缩。

（1）血管内皮生成的舒血管物质：血管内皮生成和释放的舒血管物质有多种。内皮细胞内的前列环素合成酶可以合成前列环素（也称前列腺素 I_2，即 PGI_2），可使血管舒张。血管内的搏动性血流对内皮产生的切应力可使内皮释放 PGI_2。另一类重要的舒血管物质即内皮舒张因子（endothelium-derived relaxing factor，EDRF）。现已证实 EDRF 就是一氧化氮（nitric oxide，NO）。内皮细胞有一氧化氮合酶（NOS）。在 NOS 作用下，L- 精氨酸生成 NO 和瓜氨酸。NO 很不稳定，10 秒左右就转变为亚硝酸盐和硝酸盐。生成的 NO 扩散至血管平滑肌细胞内，引起血管舒张。在正常情况下，内皮细胞连续释放 NO，保持血管处于一定的舒张状态；NO 可能在局部血流量的调节中起重要作用。近年来实验表明，NO 通过降低交感缩血管中枢紧张性降低血压，参与对动脉血压的调节。

（2）血管内皮生成的缩血管物质：血管内皮细胞也可产生多种缩血管物质，称为内皮缩血管因子（endothelium-derived vasoconstrictor factor，EDCF）。近年来研究得较深入的是内皮素。内皮素是已知最强烈的缩血管物质之一。在生理情况下，血管内血流对内皮产生的切应力可使内皮细胞合成和释放内皮素。内皮素可能在动脉硬化、心力衰竭等疾病的发生中起作用。内皮素生成与释放受促进与抑制等因素调节：促进因素有血管内皮受到切应力增加、凝血酶、血小板产生的转化生长因子 b（transforming growth factor-b，TGF-b）、血管紧张素 Ⅱ、儿茶酚胺、胰岛素、低氧、高密度脂蛋白等。抑制因素有 NO、心房钠尿肽、前列腺素 E_2 和前列腺环素等。

5. **阿片肽**　体内有 β- 内啡肽、脑啡肽、强啡肽三类内阿片肽系统；同时证实脑内存在有 m、d、k、a 和 e 5 种亚型阿片受体。内阿片肽作用极为广泛，对神经、精神、循环、呼吸、消化等各系统功能均有调节作用。β- 内啡肽（β-endorphin）或脑啡肽脑室注射可致短暂血压升高和心率加快，继而出现持久血压下降和心率减慢。内阿片肽在正常情况下，对血压无明显调节作用，但在应激状态下可致内阿片肽大量释放，导致血压进一步下降。β- 内啡肽降低血压作用，可能主要是中枢作用，使交感神经活动抑制，迷走神经活动加强。阿片肽可直接舒张血管平滑肌。

6. **激肽**　激肽（kinin）是一类具有舒张血管作用的多肽类物质，最常见的有缓激肽（bradykinin）和血管舒张素（kallidin）。在血浆和某些腺体（汗腺、唾液腺和胰腺等）细胞中含有无活性的激肽释放酶（kallikrein），随腺体分泌将其释放到腺体周围的组织液中并在那里被激活，立即将淋巴液和血液中的激肽原（a_2 球蛋白）水解产生 1 个十肽，即为血管舒张素。血管舒张素在氨基肽酶作用下脱去 1 个氨基酸则变为缓激肽。血管舒张素和缓激肽有强烈的舒张血管作用，并能增加毛细血管壁的通透性，参与对血压和局部组织血流的调节。当它们使腺体附近局部的血管舒张时，能增加腺体分泌时的血流量，为腺体细胞的分泌活动提供充足的代谢原料。

7. **组胺**　组胺（histamine）是由组氨酸在脱酸酶的作用下产生。皮肤、肺和肠黏膜等的肥大细胞中含有大量的组胺。当组织受到损伤或炎症和过敏反应时，都可释放组胺。组胺有强烈的舒血管作用，并使毛细血管和微静脉管壁的通透性增加，血浆漏入组织，导致局部组织水肿。

8. **前列腺素**　前列腺素（prostaglandin，PG）是一组脂肪酸类物质，几乎存在于全身各种组织中。在某些情况下它可被释放入局部组织中，对局部血流进行调节。它对心血管系统的主要作用有：①调制其他激素的作用及神经递质的释放。当去甲肾上腺素和血管紧张素Ⅱ等缩血管物质作用于血管平滑肌相应的受体时，可引起血管平滑肌收缩，同时血管平滑肌生成前列腺素，使血管平滑肌对去甲肾上腺素和血管紧张素Ⅱ的敏感性降低而舒张。前列腺素又可作用于神经、平滑肌接头的交感神经末梢的前列腺素受体，抑制交感神经末梢释放递质，起局部负反馈调节作用。②调节血压和局部组织的血流量。前列腺素在体内与激肽共同作用，对抗血管紧张素Ⅱ和儿茶酚胺的升压作用，可能对维持动脉血压起稳定作用。前列腺素按分子结构差异，可有多种类型，且不同类型前列腺素对血管平滑肌作用不同。如前列腺素 E_2（PGE_2）有强烈舒血管作用，前列腺素 F_{2a}（PGF_{2a}）使静脉收缩，前列环素（即 PGI_2）是在血管组织中合成的一种前列腺素，有强烈的舒血管作用。

9. **心房钠尿肽**　心房钠尿肽（atrial natriuretic peptide）是由心房肌细胞合成和释放的一种多肽。具有强烈的利尿和利尿钠作用，并能使血管平滑肌舒张，血压降低；还能使肾素、血管紧张素Ⅱ和醛固酮的分泌减少，血管升压素的合成和释放受抑制。在血容量和血压升高时，使心房肌释放心钠素，产生利尿和利尿钠效应，与血管升压素共同调节体内水盐平衡。

（五）局部血流调节

心脏和血管在没有神经和体液因素调节时，各器官组织的血流量仍能通过局部血管的舒缩活动得到适当的调节。这种调节机制存在于器官组织或血管本身，故也称为自身调节（autoregulation）。

1. **肌原学说**　这一学说认为，血管平滑肌本身能经常保持一定的紧张性收缩，称为肌原性活动（myogenic activity）。当器官血管的灌注压突然升高时，供应该器官血管的跨壁压增高，血管平滑肌受到牵张刺激，其肌原性活动进一步加强。此现象在毛细血管前阻力血管特别明显。结果是使该器官的血流阻力增大，器官血流量就不致因灌注压升高而增多，从而能保持相对的稳定。当器官的灌注压突然降低时，则发生相反的变化。在用罂粟碱、水合氯醛或氰化钠等药物抑制平滑肌的活动后，自身调节的现象也就消失。

2. 局部代谢产物学说 这一学说认为，器官血流量的自身调节主要是由局部组织中代谢产物的浓度决定的。组织局部代谢产物积聚过多时，引起血管舒张。当器官灌流压突然升高时，器官的血流量暂时增加，此时由于舒血管的代谢产物被过多地清除，导致血管收缩，血流阻力增加，最后使血流量降回到原先水平。

五、冠状动脉循环

（一）冠状动脉循环的解剖特点

（1）左、右冠状动脉主干行走于心脏表面，其分支常以垂直于心脏表面的方向穿入心肌，并在心内膜下层分支成网，这种分支方式使冠状动脉血管容易在心肌收缩时受压迫。

（2）心肌的毛细血管网分布极为丰富，毛细血管数与心肌纤维数的比例为 1 : 1。在心肌横断截面上，每平方毫米面积内有 2 500 ～ 3 000 根毛细血管。因此，心肌与冠状动脉血液间物质交换迅速。

（3）冠状动脉之间的侧支吻合较细小，血流量很少，因此当冠状动脉突然阻塞时，不易很快建立侧支循环，常可导致心肌梗死。但如果冠状动脉阻塞是缓慢形成的，侧支可逐渐扩张建立新的侧支循环，起代偿作用。

（二）冠状动脉循环的生理特点

（1）途径短，血流快：冠状动脉循环的血液从主动脉根部，经全部冠状血管流回右心房，只需几秒钟就可完成。

（2）血压较高：冠状动脉直接开口于主动脉根部，且血流途径短，并直接流入较小血管中，血压仍能维持在较高的水平。

（3）血流量大：在安静状态下，人冠状动脉血流量为每百克心肌每分钟 60 ～ 80ml。中等体重的人，总的冠状动脉血流量为 225ml/min，占心输出量的 4% ～ 5%，而心脏的重量只占体重的 0.5%。体力劳动时冠状动脉血流量可达静息时的 4 倍。心肌耗氧量大，需要大量血液供应，心肌主要通过有氧氧化而获得大量能量，以适应心脏长期持续活动。

（4）平静时动 – 静脉血含氧量差很大：心肌富含肌红蛋白，摄氧能力很强。动脉血流经心脏后，其中 65% ～ 70% 的氧被心肌摄取，从而满足心肌的耗氧量增加。心肌靠提高从单位血液中摄取氧的潜力较小，只能靠冠状动脉血管的扩张增加血流量来满足心肌对氧的需求。

（5）血流量随心动周期波动：冠状动脉血流量取决于主动脉压和中心静脉压之间压力差，以及冠状动脉血管的口径和舒缩状态。由于冠状动脉血管的大部分分支深埋于心肌内，心肌的节律性收缩将压迫血管，影响冠状动脉血流。当左心室等容收缩期开始，主动脉压低而心室壁张力升高，左冠状动脉受压而致血流量突然减少，甚至发生逆流。在左心室射血期，主动脉压升高，左冠状动脉受压程度相对减少，冠状动脉血压也随着升高，冠状动脉血流量增加，进入减慢射血期，主动脉压下降，冠状动脉血流量再次下降。在等容舒张期开始时，心肌对冠状动脉的挤压作用减弱或消失，冠状动脉血流阻力减小，而主动脉舒张压仍处于较高状态，冠状动脉血流量突然增加，到舒张的早期冠状动脉血流量最多，然后又逐渐减少。一般说来，左心室在收缩期血流量只有舒张期的 20% ～ 30%。当心肌收缩加强时，心缩期血流量所占的比例更小。由此可见，动脉舒张压的高低和心舒期的长短是影响冠状动脉血流量的重要因素，体循环外周阻力增大时，动脉舒张压升高，冠状动脉血流量增多。心率加快时，由于心动周期缩短主要是心舒期缩短，故冠状动脉血流量也减少。右心室肌肉比较薄弱，收缩时对血流的影响不如左心室明显，在安静情况下，右心室收缩期的血流量和舒张期的血流量相差不多或多于后者。

（三）冠状动脉血流量的调节

对冠状动脉血流量进行调节的各种因素中，最重要的是心肌本身的代谢水平。交感和副交感神经也支配冠状动脉血管平滑肌，但它们的调节作用是次要的。

1. **心肌代谢水平对冠状动脉血流量的调节**　心肌收缩的能量来源几乎唯一地依靠有氧代谢。实验证明，冠状动脉血流量和心肌代谢水平成正比，当心肌耗氧量增加或心肌组织中的氧分压降低时，都可引起冠状动脉舒张，增加血流量。心肌组织中氧分压降低使冠状动脉血管舒张是由于某些代谢产物引起的，在各种代谢产物中，腺苷起主要作用。当心肌代谢增强而使局部组织中氧分压降低时，心肌细胞中 ATP 分解为 ADP 和 AMP。存在于冠状动脉血管周围间质细胞中 5'– 核苷酸酶，可使 ATP 分解产生核苷，核苷对小动脉有强烈地舒张作用。心肌的其他代谢产物如 H^+、CO_2、乳酸、缓激肽、前列腺素 E 等也有舒张冠状动脉的作用。

2. **神经调节**　冠状动脉受迷走神经和交感神经的支配。刺激交感神经，可使冠状动脉先收缩后舒张。初期出现的冠状动脉收缩乃由于交感神经可激活冠状动脉平滑肌的 α 肾上腺素能受体，使血管收缩；而后期出现冠状动脉舒张，则因交感神经兴奋，激活心肌的 β 肾上腺素能受体，使心率加快、心肌收缩加强、耗氧量增加、代谢加速、代谢产物增多所造成的继发反应。如给予 β 肾上腺素能受体阻滞药后，刺激交感神经只表现为 α 肾上腺素能受体兴奋，产生冠状动脉收缩反应。平时收缩血管作用往往被强大的继发性舒血管作用所掩盖，因此交感神经兴奋常引起冠状动脉舒张。迷走神经对冠状动脉的直接作用是使冠状动脉舒张，但在完整机体内刺激迷走神经，对冠状动脉流量影响较小，这可能是由于迷走神经对冠状动脉的直接舒血管作用被心脏活动减弱，心肌代谢降低所引起的继发性缩血管作用所掩盖。

3. **激素的调节**　肾上腺素和去甲肾上腺素可通过增强心肌代谢活动和耗氧量使冠状动脉血流量增加；也可直接作用于冠状动脉血管的 α 或 β 肾上腺素能受体，引起冠状动脉血管收缩或舒张。甲状腺素增多时，心肌代谢增强，耗氧量增加，冠状动脉舒张，冠状动脉血流量增加。大剂量血管升压素和血管紧张素 Ⅱ 能使冠状动脉收缩，冠状动脉血流量减少。

六、血流动力学参数的测量

血流动力学监测（hemodynamic monitoring）是指依据物理学的定律，结合生理和病理生理学概念，对循环系统中血液运动的规律性进行定量的、动态的、连续的测量和分析，并将这些数据反馈用于对病情发展的了解和对临床治疗的指导。

（一）适 应 证

用于心肌梗死、心力衰竭、急性肺水肿、急性肺动脉栓塞、各种原因导致的休克、心跳呼吸骤停、严重多发伤、多器官功能衰竭、重大手术围手术期等危重病症需严密监测循环系统功能变化者，以便指导心血管活性药物的应用。

（二）用品及方法

漂浮导管法目前临床常用的有两种。

（1）普通型导管：以冷盐水为指示剂，通过导管近端孔注入右心室，与血流混匀升温后流入肺动脉，经导管顶端热敏电阻感知温差变化，经计算机计算出心排血量，此法需人工间断测得。

（2）改进型 Swan–Ganz 导管：在导管右心室近端有一热释放器，通过发射能量脉冲使局部血流升温，与周围血混匀降温并流入肺动脉，经顶端热敏电阻感知而计算出心排血量，从而可连续测得心排血量，减少了操作误差、细菌感染、循环负荷改变等并发症。

（三）无创血流动力学监测

临床常用的有经食管超声心动图法和体表置电极心电阻抗血流图方法，具有损伤性小、操作简便等优点，绝对值误差较大，作为动态监测有意义。

（四）主要监测指标

1. **上肢动脉血压**　正常值：收缩压 12.0 ～ 18.7kPa（90 ～ 140mmHg），舒张压 8.0 ～ 12.0kPa（60 ～ 90mmHg）。心排量、全身血管阻力、大动脉壁弹性、循环容量及血液黏度等均可影响动脉血压。其关系可用以下公式表示：平均动脉压 = 心输出量 × 全身血管阻力 + 右房压。

2. **心率**　正常值：60 ～ 100 次 / 分钟。反映心泵对代谢改变、应激反应、容量改变、心功能改变的代偿能力。心率适当加快有助于心输出量的增加，＜50 次 / 分钟或＞160 次 / 分钟，心输出量会明显下降。

3. **中心静脉压（CVP）**　正常值：0.49 ～ 1.18kPa（5 ～ 12 cm H_2O）。体循环血容量改变、右心室射血功能异常或静脉回流障碍均可使 CVP 发生变化，胸腔、腹腔内压变化亦可影响 CVP 测定结果。

4. **右心房压（RAP）**　正常值：0 ～ 1.07kPa（0 ～ 8mmHg）。反映循环容量负荷或右心室前负荷变化，比 CVP 更为准确。心包积液及右心衰竭时可造成相对性右心室前负荷增加，右心室流入道狭窄（如三尖瓣狭窄）时右心房压不能完全代表右心室前负荷。

5. **右心室压（RVP）**　正常值：收缩压 2.00 ～ 3.33kPa（15 ～ 25mmHg），舒张压 0 ～ 1.07kPa（0 ～ 8mmHg）。收缩压一般反映肺血管阻力及右心室后负荷、右室心肌收缩状态，舒张压意义同 RAP。

6. **肺动脉压（PAP）**　正常值：收缩压 2.00 ～ 3.33kPa（15 ～ 25mmHg），舒张压 1.07 ～ 1.87kPa（8 ～ 14mmHg），平均压 1.33 ～ 2.67kPa（10 ～ 20mmHg）。反映右心室后负荷及肺血管阻力的大小，肺动脉平均压超过 3.33kPa 时称肺动脉高压症；在肺实质及肺血管无病变情况下，它在一定程度上反映左心室前负荷。

7. **肺毛细血管嵌顿压（PCWP）**　正常值：0.80 ～ 1.60kPa（6 ～ 12mmHg）。反映肺静脉压状况，一般情况下肺循环毛细血管床阻力较低，故 PCWP 能较准确地反映左心室舒张末期压力（LVEDP），从而反映了左心室前负荷大小。要注意在下列情况下 PCWP 可能高于 LVEDP：①二尖瓣狭窄或左心房黏液瘤梗阻左心室流入道；②肺静脉阻塞；③肺泡内压增高（如持续正压通气）。在左心室壁病变僵硬时，PCWP 可能低于 LVEDP。

8. **心排血量和心脏指数**（CO/CI） CO是指左或右心室每分钟射入主动脉或肺动脉的血容量。测定心排血量对于心功能的判断，计算血流动力学其他参数，如心脏指数、外周血管总阻力等，指导临床治疗都具有十分重要的意义。应用Swan–Ganz漂浮导管，以温度稀释法测定CO在临床应用广泛。在正常情况下，左、右心室的输出量基本相等，但在分流量增加时可产生较大误差。测定CO对于判断心功能、诊断心力衰竭和低心排血量综合征都具有重要意义。根据CO和心脏前负荷绘制心功能曲线图，可用于指导临床输液及药物治疗。但是，CO在不同个体之间的差异较大，尤其与体表面积相关密切。因此，以CO除以体表面积得出的心脏指数（CI），成为比较不同个体心脏排血功能的可靠参数。正常成人的CO为5～6L/min，CI的正常值为2.5～4.0L/min•m^2，＜2.2L/min•m^2反映组织氧合受到威胁，如果心率能代偿性增快，尽管SV/SI低，CI也可能是正常的。

9. **每搏量/每搏指数**（SV/SI） 主要反映心脏的泵功能，即心脏排血的能力。因此它们是关键的血流动力学变量。在低血容量和心脏衰竭时，SV/SI是首先改变的变量之一，对于临床诊断具有重要意义。每搏量的下降可以通过心率增加来代偿，以维持CO的正常。因此，CO不是心脏射血功能的可靠反映。正常成人的SV为60～90ml/beat，SI为每平方米24～45ml/beat。每平方米SI＜24ml/beat提示心脏射血功能减弱，原因包括前负荷低、心肌收缩力降低（如左心衰）、外周阻力增加等。SV/SI降低的可能原因有：血容量不足如出血，心室收缩力受损如心肌缺血、梗死，体循环阻力增加，心脏瓣膜功能障碍如二尖瓣反流。SV/SI升高一般都与外周血管阻力降低有关。

10. **肺血管阻力**（PVR） 为了维持肺组织的血液灌注，必须维持PVR在一较低的水平。正常值为：150～250dyn•sec/cm^5，＜150dyn•sec/cm^5提示肺血管阻力低，如败血症；＞250dyn•sec/cm^5提示肺血管阻力高，如肺高压，原发性、继发性疾病（慢性肺部疾病、肺水肿、左心衰竭、ARDS）。

11. **体循环阻力**（SVR） 为了维持全身组织器官的血液灌注，必须维持一定的组织灌注压，血管内容量、心肌收缩力和外周血管阻力是决定灌注压的主要因素。SVR的正常值为900～1500 dyn•sec/cm^5，＜900dyn•sec/cm^5提示全身血管阻力低，可能使血压降低，如药物影响、败血症等；＞1500dyn•sec/cm^5提示全身血管阻力高，可能会影响组织器官的血液灌流量，如高血压、低CI时代偿性增高等。

12. **左心室做功指数**（LVSWI） 正常值：40～60gm–m/m^2/beat，反映左心室肌收缩能力。如果LVSWI低于正常，说明左心室收缩无力，高于正常则反映左心室收缩力加强，但此时心肌耗氧量亦增加。表示为：LVSWI=0.0136×SI×（MAP–PCWP）。

13. **右心室做功指数**（RVSWI） 正常值：5～10gm–m/m^2/beat，反映右心室肌收缩能力。表示为：RVSWI=0.0136×SI×（MPAP–CVP）。

（五）临床应用

1. **了解心血管系统状况** 根据血流动力学指标，大体可了解循环灌注状况、心脏泵血功能、循环容量或心脏前负荷、循环阻力或心脏后负荷等。

2. **帮助临床鉴别诊断** 心源性与非心源性肺水肿的鉴别，在排除影响PCWP因素后，可用PCWP指标来鉴别，PCWP＞2.4kPa（18mmHg）时心源性可能性大，＞3.3kPa（25mmHg）时则心源性水肿可以肯定，＜1.9kPa（14mmHg）则基本排除心源性肺水肿。急性肺栓塞临床表现类似心源性休克，血流动力学均可表现为PAP、PVR升高，MAP、CI降低，但前者PCWP偏低，后者PCWP偏高。急性心脏梗死与缩窄性心包炎时均可出现SV、CI、

MAP 下降，RAP 与 PCWP 升高值相近，但后者 RAP 监测波形呈“平方根号”样特征性改变。血流动力学监测对区别不同类型休克亦有鉴别意义。心源性休克常出现 CI 下降、心脏前负荷增加；低血容量休克表现为心脏前负荷下降、CI 降低、SVRI 增加；过敏性休克时全身血管扩张而阻力降低、心脏前负荷下降、CI 减少；感染性休克按血流动力学可分为高心排低阻力型和低心排高阻力型休克。

3. **指导临床治疗** 危重患者血流动力学监测的目的是确定输液量、血管活性药物应用的种类和剂量，以及利尿药的应用，以便维持有效的血液灌注，保证充足的氧供，同时又不过多增加心脏负担和心肌氧耗量。因此应根据监测指标综合分析，及时解决主要矛盾。

（1）一般型：CI＞2.5L/min•m^2，PCWP＜2.0kPa，无须特殊处理，当 HR＞100 次 / 分钟，动脉收缩压＞18.6kPa（140mmHg），可考虑应用镇静药或小剂量 β 阻滞药。

（2）肺瘀血型：CI＞2.5L/min•m^2，PCWP＞2.0kPa（15mmHg），治疗目标为降低 PCWP，可应用利尿药、静脉扩张药。

（3）低血容量型：CI＜2.5L/min•m^2，PCWP＜2.0kPa（15mmHg），治疗目标为适当静脉输液，增加心脏前负荷，提高心排血量。

（4）左心功能不全型：CI＜2.5L/min•m^2，PCWP＞2.0kPa（15mmHg），治疗目标为提高 CI、降低 PCWP，使用血管扩张药、利尿药，必要时加用正性肌力药物。

（5）心源性休克型：CI＜1.8L/min•m^2，PCWP＞4.0kPa（30mmHg），治疗目标为提高 CI、降低 PCWP，以正性肌力药及血管扩张药为主，同时可采用主动脉内气囊反搏治疗。

（6）右心室梗死型：CI＜2.5L/min•m^2，CVP 或 RAP 升高，PCWP 降低。

（赵玉英　郭　洁　郭晓萍）

参考文献

[1] 唐植辉，汪南平，钱煦．血流剪切力在动脉粥样硬化形成中的作用．生理科学进展．2007，38(1)：37-41．

[2] 姚泰．生理学 (七年制)．北京：人民卫生出版社，2001．

[3] 陈灏珠．心脏病学 (第七版)．北京：人民卫生出版社，2007．

[4] 张钧华．临床血流动力学．北京：北京大学医学出版社，1999．

[5] 贾新未，魏盟，陆志刚．主动脉脉搏波传导速度升高与冠心病发病的相关性．临床心血管病杂志．2007，23(12)：192-193．

[6] 张红梅，陈璐璐，刘佩文，等．踝肱指数在 2 型糖尿病外周动脉疾病中的应用．中国动脉硬化杂志．2007，15(11)：847-850．

第四章　动脉硬化的发病机制

一、正常动脉的结构

要了解动脉粥样硬化的发病机制，首先要了解正常动脉及其细胞的结构和生理功能。

（一）内　膜

正常动脉有发育良好的3层结构，最内层即内膜层，人类和多数的非人类种系，在出生的时候内膜层非薄。虽然经常描述为紧贴基底膜的是内皮单细胞层，但实际上成年人的动脉内膜非常复杂，细胞来源广泛。动脉内膜的内皮细胞构成是与血液直接接触的关键界面，动脉内皮细胞拥有众多对维持血管稳态至关重要的高度调节机制，而在动脉发生疾病时这些机制往往变得紊乱。

比如，长时间接触，只有内皮细胞构成的表面能够使血液不凝固，保持液态，这是由于内皮细胞表面的硫酸肝素糖蛋白分子表达的结果。这些分子是抗凝血酶Ⅲ的协同因子，使后者产生结构改变，与凝血酶结合并使之失活。内皮细胞表面还含有血栓调节素，与凝血酶分子结合，通过激活蛋白S和C发挥抗凝血酶作用。血栓刚开始形成时，正常的内皮细胞表面有强大的纤溶机制。这时，内皮细胞可以产生组织型和尿激酶型的纤溶酶原激活因子，这些酶催化纤溶酶原活化形成纤溶酶，后者是一种纤维蛋白溶解酶。

内皮单细胞层下面是基底膜，含有非纤维性胶原，例如Ⅳ型胶原、层连蛋白、纤联蛋白和其他的细胞外基质分子。随着年龄增大，人类的动脉内膜结构逐渐复杂，包含动脉平滑肌细胞和纤维型间质胶原（Ⅰ型和Ⅲ型）。平滑肌细胞产生动脉内膜的细胞外基质成分。多数成年人的动脉都是这种结构复杂的内膜，病理学上称为弥漫性内膜增厚。在血管分叉的某些区域，即使没有粥样硬化，内膜增厚也比其他部位更明显。比如，冠状动脉的左前降支，内膜的平滑肌细胞垫就比其他动脉发达得多。弥漫性的内膜增厚并不和脂质的积聚同步进展，在某些个体也不一定伴有脂质瘤形成。内弹力板紧贴内膜层，将内膜层和下面的中膜层隔开。

（二）中　膜

中膜层位于内膜层和内弹力板下。弹性动脉，如主动脉，中膜有非常发达的成同心圆形排列的平滑肌细胞层，间以弹力纤维丰富的细胞外基质。动脉壁的这种结构是为了适应其储存左心室收缩时动能的作用，无疑也有助于保证动脉干的整体性。较小一些的肌性动脉中膜层的结构相对薄弱。小动脉的平滑肌细胞埋藏在周围基质中，相互连接，而很少呈层状排列。正常动脉的平滑肌细胞很少增殖。一般情况下，细胞的分化和死亡的速度都非常低。正常的动脉，细胞外基质也保持着一种稳态，既不积聚也不减少，基质的合成和溶解的速度保持平衡。外弹力板包裹中膜，将其与外膜隔开。

（三）外　膜

外膜很少引起关注，但近年来越来越多的研究发现，它在维持动脉稳态及动脉病理学上的作用不容忽视。外膜与内膜很不一样，其胶原纤维排列疏松。滋养血管和神经末梢位于动脉壁的最外层。外膜的细胞比动脉其他层稀疏。此层中主要是成纤维细胞和肥大细胞。

二、动脉粥样硬化形成

（一）细胞外脂质积聚

人类动脉粥样硬化形成的首发步骤很多还不清楚，但是，总结一些取自年轻人组织的研究结果，以及关于动脉粥样硬化发生的动物实验结果，可以为我们认识动脉粥样硬化形成提供一些线索。食用高胆固醇和饱和脂肪酸饮食后，小的脂蛋白颗粒在内膜积聚，这些脂蛋白颗粒修饰动脉内膜的蛋白多糖，易于形成聚合物。利用标记的脂蛋白颗粒进行仔细的动力学研究，发现脂蛋白颗粒在兔的早期斑块形成部位停留时间延长。脂蛋白与内膜的蛋白多糖结合并滞留，导致其在内膜的停留时间延长。与蛋白多糖结合的脂蛋白颗粒更容易被氧化和其他的化学修饰，很多研究学者认为这是动脉粥样硬化发病的重要环节。其他的研究发现在病变部位，内皮单细胞层对低密度脂蛋白的渗透性增加。参与动脉粥样硬化形成初期氧化应激的酶有内皮细胞表达的 NADH/NADPH 氧化酶、浸润的白细胞表达的氧化酶，以及髓过氧化物酶。

（二）白细胞聚集

动脉粥样硬化的另一个特征，即白细胞黏附聚集，也发生在病变形成早期。正常动脉的内皮细胞不与白细胞黏附。即使炎症组织中，白细胞聚集和转运多数发生在毛细血管后静脉，而不是动脉。但是，开始高胆固醇饮食后不久，白细胞黏附在内膜表面，并穿过内皮细胞间连接进入内膜，在那里吞噬脂质形成泡沫细胞。除了单个核细胞，T 淋巴细胞也在人类或动物的早期 AS 病变处积聚。内皮细胞表面表达的黏附分子参与这两种细胞向内膜的黏附过程。主要有两大类黏附分子：免疫球蛋白超家族。如血管细胞黏附分子（VCAM–1）和细胞间黏附分子 –1（ICAM–1）。VCAM–1 在动脉粥样硬化形成早期非常重要，因为它的配体整合素 VLA–4 在新鲜动脉粥样硬化病变处聚集的白细胞、单个核细胞和 T 细胞上表达。而且，兔和小鼠的实验都发现在很早期动脉粥样硬化的内皮细胞上就有 VCAM–1 表达。ICAM–1 持续低水平广泛表达在循环系统很多部位的内皮细胞上，而且与多种白细胞发生作用。

另一大类重要的黏附分子是选择素。原型选择素，E– 选择素（E 是内皮的简写，说明其特异性表达在内皮上）可能与早期动脉粥样硬化关系不大。E– 选择素更易于吸引多形核细胞，而这类细胞在早期动脉粥样硬化病变处很少出现（但在急性炎症和宿主对抗细菌病原体反应的时候是主要作用细胞），而且，这类黏附分子在粥样斑块表面的内皮细胞表达水平并不高。该家族成员还包括 P– 选择素（P 是血小板的简写，这类黏附分子主要来源于血小板），可能对白细胞聚集起更大作用，因为在人类的粥样斑块表面有这类黏附分子的表达，促进白细胞在内皮表面的滚动。免疫球蛋白超家族成员促进白细胞的紧密黏附并在局部停留。利用改变小鼠基因进行研究，已经证实 VCAM–1 和 P– 选择素（包括内皮和血小板来源的 P– 选择素）在实验性动脉硬化中的作用。

白细胞一旦黏附到内膜后需要接受一个信号以穿过内皮进入动脉壁。目前认为，白细胞定向迁移需要一些蛋白质分子的参与，比如化学诱导细胞因子或趋化因子。两组趋化因子对单个核细胞在早期粥样斑块的黏附有作用，一个是单核细胞趋化因子（MCP-1），由内膜在氧化型脂蛋白和其他因素刺激下产生；另一个重要的结合在细胞表面的趋化因子fractalkine，也参与了动脉粥样硬化的形成。另一大类化学诱导细胞因子也能够增强淋巴细胞在斑块的积聚。粥样斑块表达淋巴细胞选择性的趋化因子（IP-10，IYAC 和 MIG）、粥样斑块处的 γ- 干扰素，诱导这些 T 细胞趋化因子基因编码。

（三）细胞内脂质积聚：泡沫细胞形成

当单核细胞进入组织后便具有宿主组织的特征，在大部分炎症部位，巨噬细胞像清道夫一样，经吞噬和细胞内水解而清除外来物质，并且是继中性粒细胞的第二道对抗微生物的防线。作为清除细胞，巨噬细胞经清除受体祛除如 Ox-LDL 的损伤物质，并通过脂质氧合酶（如 15- 脂质氧合酶）氧化 LDL。Ox-LDL 则为同一巨噬细胞所吸取。

目前认为，不仅平滑肌细胞在动脉粥样硬化病变部位复制增生，巨噬细胞也可复制。在病变范围内的细胞积聚，巨噬细胞的复制较平滑肌细胞具有至少同样大的来源。因而，与这些细胞的转换复制和程序性细胞死亡（凋亡）有关的因素，对于决定是否巨噬细胞在病变中的积聚均很重要。

巨噬细胞能分泌大量重要的生物活性物质，包括趋化剂如白三烯和白细胞介素 1，还有氧化代谢产物如超氧化阴离子，这些物质对其他细胞具有毒性。最近发现，巨噬细胞能分泌和合成至少 6 种不同的生长因子，包括：①血小板源生长因子（PDGF），是一种作用于间质细胞如平滑肌细胞和纤维母细胞的生长因子；②白细胞介素 1，是一种细胞激活因子，能诱导纤维母细胞的 PDGF 基因表达；③纤维母细胞生长因子（FGF），是内皮细胞的促细胞分裂因子，而且也是潜在重要的血管生长因子；④表皮生长因子（EGF）和类表皮生长因子分子（如转换生长因子Ⅸ，TGF）这两种生长因子与同一受体结合能刺激上皮细胞生长；⑤转化生长因子（TGFβ），与前面所述的一些生长因子协同参与不同组织中的许多细胞增生，但在许多情况下抑制细胞生长；⑥ M-CSF，单核巨噬细胞的生长因子。

由于巨噬细胞的清除作用和具有形成和分泌生长因子的能力，在与慢性炎症反应有关的促进结缔组织增生方面，或许是关键的细胞。如同平滑肌细胞一样，在动脉粥样硬化的病变中，巨噬细胞是泡沫细胞的主要来源。它们以小滴的形式积聚大量脂质，其中含有大量胆固醇脂质。新鲜的粥样斑块进展到这一步时，病变主要的成分就是富含脂质的巨噬细胞。脂性条纹是复杂脂样斑块的前期损害，但并不是复杂病变的特征，如纤维化，血栓形成和钙化。很多方面证据发现，这种脂质条纹是可逆的，至少部分可逆。

（四）T 淋巴细胞

在过去的 10 年中，汇集基础和临床研究证据证实了炎症在 AS 中举足轻重的作用。早期聚集在动脉壁内的巨噬细胞并不单纯是储存多余脂质的作用。在比较成熟的 AS 病变处，这些细胞也产生很多前炎症介质，包括蛋白质如细胞因子及趋化因子，和不同类的花生酸及脂类，如血小板活化因子。这些吞噬细胞也能在 AS 斑块中产生大量氧族。一系列的炎症介质能促进斑块的炎症反应，促进病变进展。

在人类和非人类的灵长类动脉粥样硬化的各个时期，均可观察到 T 淋巴细胞包括 $CD8^+$ 和 $CD4^+$，淋巴细胞参与动脉粥样硬化病变。这一点表明，病变的发展，至少部分是免疫或可能是自身免疫反应的结果。家兔实验性自身免疫反应可诱发动脉粥样硬化病变的迅速增生。在人类，从排异的移植心脏中发现，冠状动脉有广泛的阻塞性动脉粥样硬化病变特征。但与一般动脉粥样硬化的情形相反，大部分为离心性病变，而排异心脏的病变为向心性。在动脉粥样硬化中起作用的抗原性质尚不清楚。但病变中有明显的T淋巴细胞和激活巨噬细胞间的相互作用，提示了抗原的存在以及激活巨噬细胞和T细胞间的细胞激活因子和生长因子的释放在该过程中可能是很重要的。

Libby和Hansson发现，Ox-LDL可作为刺激巨噬细胞–T细胞相互作用的主要抗原之一。根据其组织相容抗原HLA–DR表达显示，许多T细胞和病变被激活。然而，并不发生淋巴细胞的克隆扩展。若证明Ox-LDL为引起T细胞激活的主要抗原，那么在动脉粥样硬化形成过程中可提供新的治疗和免疫反应的方法。

（五）平滑肌细胞迁移和增殖

平滑肌细胞描述为“多功能的中层间质细胞”。目前广泛认为，平滑肌在内膜的积聚是动脉粥样硬化进展的必要条件。

1971年有研究认为，可能在培养液内维持和繁殖单纯的平滑肌细胞群体，并证明这些细胞类同成纤维母细胞，是人体的主要结缔组织形成细胞之一，能合成和分泌数种形式的胶原、弹性纤维蛋白和几种不同类型的蛋白糖原。在完全成形的成人动脉中，平滑肌细胞的主要作用为维持血管壁的张力，这是因为平滑肌特有的保持缓慢收缩能力的作用。平滑肌细胞对各种血管活性物质均有反应，如肾上腺素和血管紧张素，可引起血管的收缩，而前列环素和一氧化氮能引起血管的舒张。平滑肌细胞如同成纤维母细胞，包含对许多配体有高度亲和力的特殊受体，这些配体包括LDL（这是主要携带胆固醇的血浆脂蛋白，参加胆固醇代谢的调节），胰岛素（涉及糖代谢），以及生长刺激因子（如PDGF和生长抑制因子如转移生长因子，协助调节细胞繁殖）。与成年鼠平滑肌细胞相反，新生鼠的动脉平滑肌细胞显示具有合成和分泌PDGF的能力。这些发现提示，平滑肌对生长和发育以及可能对动脉粥样硬化形成均有一定作用。

在培养液中平滑肌细胞有两种不同的表型。第一种为收缩表型，一般认为与细胞收缩有关，这些细胞的细胞浆内有广泛的肌动蛋白和肌球蛋白细丝组成的肌纤维丝。这些收缩细丝相互结合并经致密体联结于细胞的质膜下层。这些细胞对诸如PDGF等促细胞分裂剂无反应。当平滑肌细胞受到适当刺激，会丧失收缩表型而变得肌细丝含量减少和含有发育良好的粗内质网及高尔基复合体，这些细胞为合成性表型。合成性表型的平滑肌细胞参与形成多种分泌蛋白，包括结缔组织基质大分子。

富含收缩单位的平滑肌细胞对血管收缩因子如内皮素（ET）、儿茶酚胺或血管紧张素Ⅱ（AⅡ）产生反应。血管扩张因子诸如前列腺素E、前列环素（PGI_2）、神经多肽，白细胞介素或一氧化氮也可对平滑肌细胞产生明显的作用。当细胞富含粗内质网和高尔基体（合成状态），可表达一些生长调节分子和细胞质分裂的基因。若平滑肌细胞受损到一定程度，就可释放诸如FGF的生长因子。在这一过程中，可刺激相邻平滑肌细胞或内皮。平滑肌细胞的主要作用为参与动脉粥样病变发展过程中修复和纤维增生过程。

现已证实，平滑肌细胞的表型分化对促细胞分裂剂如PDGF的反应能力和动脉粥样病变的增生过程十分重要。收缩表型的平滑肌细胞对促细胞分裂剂可无反应，而合成性表型则有反应。在多数情况下，动脉粥样硬化形成过程中，平滑肌细胞须从中层迁移至内膜才能有促有丝分裂的反应。总之，控制平滑肌细胞的表型状态对于了解和防止动脉粥样硬化是相当重要的。

在胚胎发育过程中，平滑肌细胞来自局部脏器的实质，相反，内皮细胞来自进入脏器的胚胎性血管床。因而不同动脉的平滑肌细胞对于拮抗药可产生不同的反应。这就部分解释了局部刺激对不同的动脉血管床伴有的动脉粥样硬化可产生不同的反应。

在动脉粥样硬化病变中的平滑肌细胞的一个特征为脂质堆积和由此造成的空泡细胞或泡沫细胞。斑块内膜的平滑肌细胞也能分化增殖，人类动脉粥样硬化斑块内平滑肌细胞的增殖速度估计大约为 1%，即使是这么慢的速度，长年累月，也会使平滑肌细胞在斑块进展中明显积聚。

尽管在成熟的人动脉粥样硬化病变中，内膜的平滑肌细胞复制很少，但在粥样斑块进展过程中，平滑肌细胞会有暴发性复制。如斑块破裂合并血栓形成，使得平滑肌细胞暴露在一些促丝裂原下。这样，平滑肌细胞就会暴发性复制并发生迁移。

（六）细胞外基质

进展期粥样斑块的主要成分是细胞外基质而不是细胞，主要为大分子包括间隙内胶原和蛋白多糖。弹性纤维也能积聚在粥样斑块中。与正常动脉的发育和维护过程一样，血管平滑肌细胞在病理情况下也能产生这些基质分子。

细胞外基质的分泌是一种平衡，生物合成的细胞外基质分子由分解酶不断分解以达到稳态。细胞外基质大分子的溶解无疑在平滑肌细胞穿过弹性纤维丰富的内弹力层从中膜向内膜的迁移中发挥重要作用。在受损的动脉中，这种蛋白酶抑制药的过表达能够延迟平滑肌细胞在内膜的积聚。

细胞外基质的溶解也参与了斑块生长时的动脉重构。在粥样斑块形成早期，斑块主要是外向型生长，突向管腔外，很少造成管腔狭窄，内膜的外向型生长造成整个动脉的管腔扩大。这种所谓的“正性重构”有细胞外基质分子的周转以适应动脉的环形生长。

（七）斑块内血管新生

进展期斑块不仅是平滑肌细胞的增殖和迁移，在斑块的微循环发育形成过程中，也存在内皮的移动和复制，主要表现为形成新生血管丛。这些微血管形成可能是对斑块内过度表达的血管新生肽刺激的反应。这些斑块内的新生血管可能在功能上有重要作用。比如，斑块内大量的微血管为白细胞转运提供一个相对更大的表面区域，斑块内微血管形成克服了内膜增生所需的氧和营养物质供应的问题。斑块的新生血管脆性很大，微血管爆裂后，原位的出血和血栓在血管破裂的临界区，为平滑肌细胞增殖和基质的积聚提供了一个局部环境。

（八）病变形成的部位倾向性

解释动脉粥样硬化易于累及某些部位的机制是一个挑战。全身各处的血管内皮遭受着血液中危险因子（如脂蛋白）同样的影响，如吸烟只是引起某些局限性的病变而不是全身病变，形态学、脂质沉积、黏附分子表达，都呈局限分布，这些都很难解释。有人提出多中心起源假说，认为粥样硬化起源于血管壁上的良性平滑肌瘤。一些分子标记物如葡萄糖 -6- 磷酸脱氢同工酶的单型性支持动脉粥样硬化的单克隆假说。但斑块易发的部位多在血管分叉或分支的近段，说明病变形成早期有血流动力学的因素。分支较少的动脉如内乳动脉和桡动脉几乎不会发生动脉粥样硬化。

可以从两个方面去理解局部的血流紊乱如何导致特定部位易于形成病变。局部血流紊乱能够产生一些变化，是动脉粥样硬化的早期阶段，而不易形成病变处的血流多数是层流，可能具有抗动脉粥样硬化形成的稳态机制（动脉粥样硬化保护功能）。正常血流作用在内皮细胞是层状切应力，而在易于动脉粥样硬化部位，紊乱血流作用在内皮细胞的切应力减小。体外实验发现，层流的切应力能够增强一些抗动脉粥样硬化基因的表达，如超氧化物歧化酶、NO 等。超氧化物歧化酶能够分解反应性和损伤性超氧化物离子，而减轻氧化应激内皮 NO 合酶产生内皮源性血管舒张因子 NO。而且，NO 能够舒张血管，促内皮细胞炎症激活，如表达黏附分子 VCAM-1。NO 还可以在基因水平干扰转录调节因子 NF-κB 而发挥抗炎作用。NF-κB 系统能够调节系统性炎症和动脉粥样硬化形成过程中很多基因表达。机械刺激下血管细胞功能分子调节的研究，将有助于明确循环中某些易损部位斑块形成的机制。

（九）总　结

动脉粥样硬化领域的知识迅速和不断发展。运用细胞和分子生物学技术，以及在临床上采用新的非侵入性方法检查患者，拓宽了对细胞在动脉粥样硬化形成中所起作用的了解。细胞和分子生物学增加了对有关动脉粥样硬化中主要细胞作用的了解，如脂质积聚、内皮细胞、炎症反应、单核细胞 / 巨噬细胞、T 淋巴细胞、平滑肌细胞、细胞外基质及斑块内血管新生等，并已开始了解与动脉粥样硬化发生率上升有关的危险因子与上述论及的主要细胞的相互作用。

或许最关键的问题是需要了解患者对这些危险因子的个体基因易感性的基础，以及导致增加细胞间相互作用的环境因素。一旦不同载脂蛋白的基因位点被识别，以及观察到在有心脏病发作和（或）脑卒中高度危险的患者动脉粥样硬化形成中，这些或其他一些重要因子改变的基因位点，则有可能采用新的技术来探索这一问题。

（汝磊生　杨　莉　苑　慧）

参考文献

[1] 陈灏珠．心脏病学 (第七版)．北京：人民卫生出版社，2007．

[2] 陈灏珠．心脏病学 (第五版)．北京：人民卫生出版社，2005．

[3] 陆再英，钟南山．内科学 (7 版)．北京：人民卫生出版社，2008，263-272．

[4] 姚泰，吴博威．生理学．北京：人民卫生出版社，2003．

[5] 杜志民，罗初凡，胡承恒，等．稳定型与不稳定型心绞痛患者电子束 CT 冠状动脉钙化检测的比较．中山医科大学学报．2001，22(2)：136-140．

[6] 张均华．血管内皮功能障碍与冠状动脉疾病．中华老年心脑血管病杂志．2002，345-347．

第五章　动脉硬化病理、病理生理学

动脉粥样硬化是人类动脉一种常见的疾病，由于累及心、脑血管等重要部位，可导致严重后果。近几年来，在我国该病的发生亦有增高的趋势，尤其在老年人中动脉粥样硬化的防治已成为值得重视的问题。为了防治动脉粥样硬化，降低其发病率和死亡率，必须明确动脉粥样硬化的病因和发病机制。一个多世纪以来，不少学者对动脉粥样硬化的病因和发病机制进行研究，取得了较大进展，但至今仍有一些问题有待深入研究予以解决。

尸检资料表明，冠状动脉粥样硬化最常发生于冠状动脉的左前降支，尤以起始段的上1/3处为甚，其次为右冠状动脉，再次为左旋支及左冠状动脉主干。总的来说，冠状动脉粥样硬化病变是多发的，各分支都有病变。一般以大的分支为重，小分支较轻或无病变。冠状动脉粥样硬化斑块的范围大小及病变的严重程度也各不相同。一般在血管分叉处内膜较重，呈“人”字形。此外，在血管转弯处，受血流冲击的一侧病变较重。在冠状动脉的横切面上，其靠心肌一侧的病变较心外膜一侧为重。病变多呈向心性，病程久的也有呈同心性的。

动脉粥样硬化是西方人死亡的主要病因，为进行性疾病，其病程一般在儿童时就开始，至成年的中后期才表现出临床症状。20年前，因在动脉粥样硬化病变过程中有脂质和坏死组织沉积而视作退行性病变。目前，认为其发病过程为多因素参与，若按其引起的临床结果而言，在受累的动脉内膜有平滑肌细胞的广泛堆积。

动脉粥样硬化进行性病变有3种基本的生物学过程：①内膜平滑肌细胞的堆积且伴有各种巨噬细胞和T淋巴细胞的聚集。②大量结缔组织基质的平滑肌细胞形成增生，结缔组织基质包括胶原、弹力纤维、黏多糖。③脂质的堆积，在细胞及周围结缔组织有胆固醇酯和游离胆固醇的堆积。

尽管“粥样硬化”的术语来自希腊语“粥样”（麦片粥或粥）和“硬化”（坚硬），但应注意到在病变中，每一形成过程中组织数量的多变性是十分重要的。总之，许多粥样硬化病变呈致密状和纤维化。其他则为大量脂质和坏死碎屑，而大多数表现为这些特征改变的组合。这些病变的脂质和结缔组织的分布决定其是否稳定或有破裂、栓塞形成及临床症状的危险性。

一、正常动脉

正常动脉由内膜、中层和外膜组成。内膜内面（管腔）覆以内皮，其外由内弹力层包裹；中层为内弹力层和发育良好的肌肉和弹性动脉，以外弹力层为界；而外膜由外弹力层，亦即血管外部为界。

（一）内　膜

出生时，内膜由相对薄的结缔组织构成，其中偶含有孤立的平滑肌细胞。出生时大多数结缔组织由基膜组成。随着年龄的增长，结缔组织大量增生，主要是基膜增厚、胶原纤维和新的弹性纤维形成，内膜平滑肌细胞数呈向心性增加。

内膜是动脉粥样硬化病变形成的所在地。不同个体的动脉粥样硬化病变有两种形成方式。在引起临床症状者，一般为内膜不对称增厚病变，并持续侵占管腔，使血流减少。内膜增厚的第二种形式是内膜增厚，但伴有动脉扩张，所以管腔的实际直径变化很小。这样，虽然形成动脉粥样硬化的病变，但一般为对称或向心性，几乎很少引起临床症状。

（二）中　层

中层为动脉的肌层，以内、外弹力层为界。弹力层由有孔的胶原纤维薄片组成，有不少孔道大得足以使细胞和物质均能双向流通。肌层动脉的中层由相互连接的平滑肌细胞螺旋层组成，每个细胞绕以不连续的基膜，并散置着胶原纤丝和蛋白糖原，弹性动脉含有大量平滑肌细胞层，而在小的肌层动脉或小动脉中每一层相当于单一的中层。每一层的内层和外层都覆盖着弹力层。弹性动脉中层的单位数目与动物的大小，以及其他因素如动脉的解剖位置之间的关系有很高的预测价值。29 层单位提示为最厚的动脉壁，具有将氧化代谢产物从主动脉腔内输送至最外层的能力，若超过 29 层单位时，必须从外层衍化成血管滋养管，才能为余下的外层膜提供养料。

（三）外　膜

外膜由较厚的致密结构组成，有大量胶原纤丝束、弹性纤维和许多成纤维细胞及某些平滑肌细胞，它是高密度的血管性组织，但也有许多神经纤维。如上所述，外膜为大的弹力动脉中层的最外面的部分，通过血管滋养管及淋巴管提供足够的养料和神经分布。Wolinsky 和 Glagov 观察到，人类的腹主动脉外层缺少血管滋养管，并指出这也许是腹主动脉特别易于受到动脉粥样硬化侵犯的原因之一。Barger 等也观察到，在冠状动脉内膜纤维斑块对面的外膜上见有微血管增多。

应用尸体电影摄像和冠状动脉内注入硅聚合物发现，不仅有外膜血管的增多，在斑块内池有微血管增生，这对出血和血栓形成起重要作用，也可使斑块变得不稳定。

二、内皮细胞的功能及作用

内皮细胞可能是人体最大、最广泛的组织细胞，因为内皮细胞沿着整个血管网排列。内皮细胞在动脉系统内形成连续不断的光滑表面，也是血液的成分和动脉壁的主要屏障。血管内皮细胞的转换相对较低，但 Schwarts 和 Benditt 观察到主动脉内皮细胞高转换的“热点”，即使成年也有。这并不表现在特定的解剖位置上。

内皮细胞在培养液中具有原凝固作用，在内皮细胞受到各种凝血因素刺激时可表现出来，但并不在正常动脉显示。

虽然内皮细胞在不同部位动脉体系表面的光学和电子扫描显微镜检，以及光学和透射电子显微镜的横切面上显示相同的形态学变化，但不同解剖部位的贴壁内皮细胞功能是有差异的。例如，毛细血管的内皮细胞在表面有生长调节肽受体、血小板衍生生长因子（PDGF）受体，这些受体在小动脉内皮细胞上不能见到。其他的不同差异不仅在毛细血管和小动脉，也在动脉体系不同部位的内皮细胞见到。根据这些差异，人们可以预料，动脉体系不同部位的内皮细胞对于各种损伤因子引起不同的反应。正常内皮细胞通过紧密联结和间隙联结相互黏附着。通过细胞吞噬过程，有时称作细胞转运，将物质作双向运转。在毛细管内皮还观察到经内皮通道。但在动脉组织中对大分子转运的作用尚不清楚。已提出在内皮细胞之间的联结可视作增加内皮转运的可能部位，特别在内皮细胞出现损伤时。

内皮细胞位于特殊形式胶原（IV 型胶原）和特殊形式的糖蛋白分子混杂的基底膜上。修饰脂蛋白的这种特殊功能在动脉粥样硬化形成中起着重要的作用。当 LDL 和内皮细胞受体结合、内生化和经内皮转运时，由于低氧化过程得以修饰 LDL，这些修饰的 LDL 可与特殊类型的受体结合，命名为清除受体。在巨噬细胞表面被吞噬，即形成泡沫细胞。这一活动可能对于动脉粥样硬化的形成十分重要。

正常情况下，内皮提供一个非血栓形成的表面，能产生前列腺素的衍生物，特别是前列环素（PGI_2），后者是一种强有力的扩血管物质，因为在内皮表层有硫酸肝素涂膜，故又是有效的血小板聚集的抑制药。内皮细胞又可产生迄今为止最强的扩血管物质，内皮衍生舒张因子（EDRF），亦即为一氧化氮的巯醇化形式。内皮形成的 EDRF 在动脉止血过程中对保持动脉收缩和扩张的平衡起着关键性作用。内皮细胞能分泌一些有效溶解纤维蛋白凝块的物质，如纤维蛋白溶酶原，以及原凝血物质如“van willebrand 因子”。内皮细胞还能分泌一些血管活性物质，如内皮素、血管紧张素转换酶、血小板衍生的生长因子等，均在血管收缩中起重要作用。

内皮的一个很重要的特征是内皮细胞生长在单细胞层内。这种生长形式状似紧贴着的人体体表细胞，包括上皮表面，其特点是内皮细胞不能在损伤部位相互缓慢移动生长，以利于去内皮化表面的修复。换言之，只有在损伤边缘的细胞能参与再生反应。因而，如一特定部位在一个长时期内反复损伤和再生的内皮细胞丧失再生能力，虽然其远端细胞具有复制能力，但因不能到达此位置而不能参与此过程。

动脉内皮细胞能合成和分泌几种促细胞分裂剂，其中有一种为 PDGF。PDGF 是间质衍生形成的结缔组织细胞如成纤维细胞和平滑肌细胞的生长因子，但不作用于动脉内皮细胞。当内皮“恰当”激活而能生成这些生长因子时，这些生长因子对动脉粥样硬化的形成十分重要。

因此，内皮形成一紧贴在整个动脉系统的单层，具有代谢活性，产生血管活性物质，构成无栓塞形成表面和产生原凝血物质。还可作为控制分子进入动脉的渗透性屏障。能氧化 LDL（Ox-LDL），形成一氧化氮，主要保持血管的扩张。所有这些活动，阐明了内皮层的动力学特性，以及在维持动脉内环境平衡中这些细胞层的潜在重要性。若内皮形成 Ox-LDL，则可伤及内皮本身及动脉壁下层细胞。Ox-LDL 对于引发黏附分子的增加和单核细胞、T 淋巴细胞从管腔进入动脉壁起十分重要的启动作用。Ox-LDL 至少可诱导内皮表面形成两种黏附分子，血管细胞黏附分子 -1（VCAM–1）和细胞内黏附分子 –1（ICAM–1）。这两种分子通过受体 – 配体型与白细胞表面的相应分子的相互作用，可促进单核细胞和 T 细胞与内皮的黏附增加。这些分子的作用在下文讨论。

三、巨噬细胞、平滑肌细胞及血小板对动脉粥样硬化的作用

如前所述，正常时内皮细胞与动脉壁之间存在屏障，其有非血栓形成特性，可代谢各种血管活性物质，如前列环素（PGI_2）和一氧化氮（NO）。还能合成生长因子和形成结缔

组织基质。内皮细胞也可和血小板、单核细胞、淋巴细胞及平滑肌细胞相互作用。血小板、巨噬细胞和平滑肌细胞的主要产物对内皮细胞有重要的影响。由巨噬细胞产生的内皮促细胞分裂剂包括：血管内皮生长因子（VEGF），成纤维细胞生长因子（FGF），转化生长因子 α（TGFα），转化生长因子 p（TGFp），以及白介素 1（IL–1）和肿瘤坏死因子 α（TNF–α）。这些能抑制内皮增生和通过内皮诱导其他生长调节分子的继发性基因表达。TGFp 还是结缔组织基质合成的强有力的诱导剂。

（一）巨噬细胞或平滑肌细胞

产生的氧化 LDL 可明显损伤相邻内皮和平滑肌细胞。血小板为血管活性物质凝血因子和促细胞分裂剂的宿主。血浆内的血栓素和 Xa 因子也可刺激内皮处于凝血前态。内皮细胞也会合成一些生长调节分子，可诱导相邻细胞的增生和结缔组织的形成。本章节讨论这些细胞的相互作用，是由于氧化 LDL 可能是动脉粥样硬化形成的主要原因。值得重视的是当 LDL 在转运至动脉壁时，内皮细胞是 LDL 氧化的第一个潜在部位。

（二）平 滑 肌

动脉内膜的细胞增生形成中度和进行性的动脉粥样硬化病变，而平滑肌细胞最初由中层衍生而来。Wissler 的早期著作中，将平滑肌细胞描述为“多功能的中层间质细胞”。目前已广泛认为，平滑肌在内膜的积聚是动脉粥样硬化进展的必要条件。

25 年前，平滑肌细胞的唯一功能被归结为收缩功能，1971 年认为可能在培养液内维持和繁殖单纯的平滑肌细胞群体，并证明此细胞类同成纤维母细胞，是人体的主要结缔组织形成细胞之一，能合成和分泌数种形式的胶原、弹性纤维蛋白和几种不同类型的蛋白糖原。在完全成形的成人动脉中，平滑肌细胞的主要作用为维持血管壁的张力，这是因为平滑肌特有的保持缓慢收缩能力的作用。平滑肌细胞对各种血管活性物质均有反应，如肾上腺素和血管紧张素可引起血管的收缩，而前列环素和一氧化氮能引起血管的舒张。平滑肌细胞如同成纤维母细胞，包含对许多配体有高度亲和力的特殊受体，这些配体包括 LDL（这是主要携带胆固醇的血浆脂蛋白，参加胆固醇代谢的调节），胰岛素（涉及糖代谢），以及生长刺激因子和生长抑制因子如转移生长因子，协助调节细胞繁殖。与成年鼠平滑肌细胞相反，新生鼠的动脉平滑肌细胞显示具有合成和分泌 PDGF 的能力。这些发现提示，平滑肌对生长、发育及可能对动脉粥样硬化形成，均有一定作用。

在培养液中，平滑肌细胞有两种不同的表型。第一种为收缩表型，一般认为与细胞收缩有关，这些细胞的细胞浆内有广泛的肌动蛋白和肌球蛋白细丝组成的肌纤维丝。这些收缩细丝相互结合并经致密体联结于细胞的质膜下层。这些细胞对诸如 PDGF 等促细胞分裂剂无反应。当平滑肌细胞受到适当刺激，会丧失收缩表型而变得肌细丝含量减少和含有发育良好的粗内质网及高尔基复合体。这些细胞为合成性表型。合成性表型的平滑肌细胞参与形成多种分泌蛋白，包括结缔组织基质大分子。

富含收缩单位的平滑肌细胞对血管收缩因子如内皮素（ET）、儿茶酚胺或血管紧张素Ⅱ（AngⅡ）产生反应。血管扩张因子诸如前列腺素 E、前列环素（PGI_2）、神经多肽，白细胞介素或一氧化氮，可对平滑肌细胞产生明显的作用。当细胞富含粗内质网和高尔基复合体（合成状态），可表达一些生长调节分子和细胞质分裂的基因。若平滑肌细胞受损到一定程度，就可释放诸如 FGF 的生长因子。在这一过程中，可刺激相邻平滑肌细胞或内皮。平滑肌细胞的主要作用为参与动脉粥样病变发展过程中修复和纤维增生过程。

现已证实，平滑肌细胞的表型分化对促细胞分裂剂如 PDGF 的反应能力和动脉粥样病变的增生过程十分重要。收缩表型的平滑肌细胞对促细胞分裂剂可无反应，而合成性表型则有反应。在多数情况下，动脉粥样硬化形成过程中，平滑肌细胞须从中层迁移至内膜才能有促有丝分裂的反应。总之，控制平滑肌细胞的表型状态，对于了解和防止动脉粥样硬化是相当重要的。

在胚胎发育过程中，平滑肌细胞来自局部脏器的实质。相反，内皮细胞来自进入脏器的胚胎性血管床。因而不同动脉的平滑肌细胞，对于拮抗药可产生不同的反应。这就部分解释了局部刺激对不同的动脉血管床伴有的动脉粥样硬化可产生不同的反应。

在动脉粥样硬化病变中平滑肌细胞的一个特征为，脂质堆积和由此造成的空泡细胞或泡沫细胞。斑块内膜的平滑肌细胞也能分化增殖，人类动脉粥样硬化斑块内平滑肌细胞的增殖速度估计大约为 1%，即使是这么慢的速度，长年累月，也会使平滑肌细胞在斑块进展中明显积聚。

虽然平滑肌细胞最初仅认为是促细胞分裂剂的信号接受体，但目前已被证实，不但能对如 PDGF 的促细胞分裂剂产生反应，而且能合成和分泌诸如 PDGF 的物质及其他生长调节分子，能刺激本身和其毗邻的细胞。因此，平滑肌细胞能对自身形成的自分泌形式的分子产生反应。众所周知，明显的内膜平滑肌增生病变可因经动脉放入动脉内栓子切除的气囊导管诱发。由气囊产生的压力足以剥离管壁的内皮，扩张动脉和损伤动脉壁的许多平滑肌细胞。暴露的内皮下结缔组织吸引血小板黏附和脱颗粒，许多受损的内皮下平滑肌细胞改变后，由中层迁移至内膜，在内膜增生和形成肌肉内膜增生性纤维病变。对有病变的平滑肌细胞与无损伤的对侧动脉中的平滑肌细胞培养相比较，增生病变的细胞可分泌一种 PDGF 形式并经自分泌刺激而促使病变进一步扩展。同样，从动脉粥样硬化病变中所取得的平滑肌细胞在培养液中生长时，也会在培养液中分泌 PDGF。有资料表明，从人类浅表股动脉阻塞性纤维斑块取得的平滑肌细胞，在培养中的分裂能力是有限的，当将其放在培养液中，这些细胞对促细胞分裂剂的反应很差，作用类似业已经历多次细胞倍增的衰老细胞。虽然这些细胞在培养液中能分泌促细胞分裂剂，但仍需进一步确定是否有分泌促细胞分裂剂的能力和在活体中的反应。

据非人类灵长类动物研究资料表明，用不同生长调节多肽的 cDNA 探针对动脉粥样硬化进行性病变进行 Northern 印迹法染色，发现 PDGF-β 链和 PDGF 两个受体的 RNA 信使增多。但最近研究表明，这些病变中的 PDGF-β 链主要来自巨噬细胞。平滑肌细胞是生长调节多肽的主要接受体。总之，平滑肌细胞在动脉粥样硬化病变中通过细胞相互作用的调节，仍须进一步探索。

（三）巨噬细胞

所有组织中均有巨噬细胞，不论是固定的巨噬细胞还是炎症反应时进入组织的细胞，均来自循环单核细胞生存期中的某一时间。当单核细胞进入组织后，便具有宿主组织的特征。在大部分炎症部位，巨噬细胞像清道夫一样，经吞噬和细胞内水解而清除外来物质，并且是继中性粒细胞的第二道对抗微生物的防线。作为清除细胞，巨噬细胞经清除受体祛除如 OxLDL 的损伤物质，并通过脂质氧合酶（如 15- 脂质氧合酶）氧化 LDL，OxLDL 则为同一巨噬细胞所吸取。

OxLDL 在动脉粥样硬化形成的重要性，是在高胆固醇家兔抗氧化药物潘特生的研究中首先发现的。目前，认为不仅平滑肌细胞在动脉粥样硬化病变部位复制增生，巨噬细胞也可复制。在病变范围内的细胞积聚，巨噬细胞的复制较平滑肌细胞具有至少同样大的来源。因而，与这些细胞的转换复制和程序性细胞死亡（凋亡）有关的因素，对于决定是否巨噬细胞在病变中的积聚均很重要。

巨噬细胞能分泌大量重要的生物活性物质，包括趋化剂如白三烯和白细胞介素 - Ⅰ，还有氧化代谢产物如超氧化阴离子，这些物质对其他细胞具有毒性。最近发现巨噬细胞能分泌和合成至少 6 种不同的生长因子，包括：① PDGF，是一种作用于间质细胞如平滑肌细胞和纤维母细胞的生长因子；②白细胞介素 - Ⅰ，是一种细胞激活因子，能诱导纤维母细胞的 PDGF 基因表达；③纤维母细胞生长因子（FGF），是内皮细胞的促细胞分裂因子，而且也是潜在重要的血管生长因子；④表皮生长因子（EGF）和类表皮生长因子（如转换生长因子Ⅸ，TGF），这两种生长因子与同一受体结合能刺激上皮细胞生长；⑤ TGFβ，与前面所述的一些生长因子协同参与不同组织中的许多细胞增生，而在许多情况下抑制细胞生长；⑥ M–CSF，单核巨噬细胞的生长因子。

由于巨噬细胞的清除作用和具有形成和分泌生长因子的能力，在与慢性炎症反应有关的促进结缔组织增生方面，或许是关键的细胞，如同平滑肌细胞一样，在动脉粥样硬化的病变中，巨噬细胞是泡沫细胞的主要来源。它们以小滴的形式积聚大量脂质，其中含有大量胆固醇脂质。

（四）血小板

虽然血小板不参与许多病变的形成，但在某些动脉粥样硬化病变的发生中，与血小板明显有关。血小板因参与动脉粥样硬化主要后果之一的血栓形成，故也是相当重要的。一般是附壁或阻塞性血栓或二者共同引起梗死。

四、动脉粥样硬化的基本病变

（一）脂点脂纹期

脂点脂纹是早期的粥样硬化病变。一般来说，冠状动脉比主动脉出现的时间要晚许多年。肉眼观为黄色圆形斑点或长形条纹，略高于内膜表面。镜下主要成分是泡沫细胞。免疫组化染色及电镜检查证明，这些细胞主要是来自血中的单核细胞（巨噬细胞），部分是动脉壁的平滑肌细胞吞噬脂质而形成。此外，脂点脂纹中也可见到少量 T 淋巴细胞。

（二）纤维斑块期

当脂纹中脂质含量过多或其他因素使泡沫细胞崩解时，可引起纤维组织大量增生，常在病变表面形成一帽状结构，进而发生玻璃样变。此时病变由黄色变为珠白色。镜下见斑块中有层状排列的纤维结缔组织，其中夹杂有平行排列的平滑肌细胞，亦可见一些吞噬脂质的细胞和小的坏死灶。但是主要成分是纤维组织和平滑肌细胞。病程较久者纤维组织常发生玻璃样变性，病变的质地较硬。

（三）粥样斑块期

病变进一步发展，斑块的中央基底部常因营养不良发生变性坏死而崩解。崩解物与脂质混合成粥糜样物质，形成所谓粥样瘤（atheroma）。镜下，粥样斑块表面可见厚薄不一的纤维帽，其中心部有多量脂质成分，位于细胞内或细胞外，并见无定型坏死物和析出的胆固醇结晶。病变的质地变软。

（四）复合病变期（继发改变）

粥样斑块属不稳定斑块，其表面上的纤维帽常发生破溃，形成粥样溃疡；溃疡基础上可继发血栓形成；陈旧的粥样灶常因钙盐沉积而发生钙化；斑块内的小血管常因坏死组织的腐蚀而发生斑块内出血；斑块的坏死物流出后，管壁在血压影响下可以向外膨出形成小动脉瘤。但冠状动脉粥样硬化性小动脉瘤比脑动脉瘤要少见得多，可能与冠状动脉管壁较厚、平滑肌细胞较多有关。

冠状动脉粥样硬化病变的分级主要依其造成的狭窄程度而定。一般主动脉是按病变累及内膜面积的百分比而定，此时，只重视病变的范围，而不考虑其性质。由于冠状动脉口径较小，常引起管腔的阻塞，用狭窄程度进行分级更有临床意义。造成狭窄的主要病变不是脂纹，常常是纤维斑块、粥样斑块、斑块内出血，以及斑块继发的血栓形成。

（齐书英　段丽娟　赵春生）

参考文献

[1] 李玉林，唐建武．病理学（第 6 版），北京：人民卫生出版社，1998.

[2] Cohen S. Cytokine: more than a new world, a new concept proposed by Stanley Cohen thirty years ago. Cytokine, 2004, 28(6): 242-247.

[3] Ohta H, Wada H, Niwa T, et al. Disruption of tumor necrosis factor alpha gene diminishes the development of atherosclerosis in ApoE deficient mice. Atherosclerosis, 2005, 180(1): 11-17.

[4] Potteaux S, Esposito B, van Oostrom O, et al. Leukocyte derived interleukin 10 is required for protection against atherosclerosis in low-density lipoprotein receptor knockout mice[J]. Arterioscler Thromb Vasc Biol, 2004, 24(8): 1 474-478.

[5] Hajra L, Evans AI, Chen M, et al. The NF-κB signal transduction pathway in aortic endothelial cells is primed for activation in regions predisposed to atherosclerosis lesion formation. Proc Natl Acad Sci USA, 2000, 97(16): 9 052-057.

[6] Kanters E, Gjbels MJ, vander MI, et al. Hematopoietic NF-κB deficiency results in small atherosclerosis lesions with an inflammatory phenotype. Blood, 2004, 103(3): 934-940.

[7] Libb P. Inflammation in atherosclerosis[J]. Nature, 2002, 420(6917): 868-874.

[8] Tedgui A, Malat Z. Cytokiness in atherosclerosis: pathogenic and regulatory pathways. Physical Rev, 2006, 86(2): 515-581.

第六章　动脉硬化主要症状及体征

一、主动脉粥样硬化

大多数患者无特异性症状。主动脉广泛硬化病变，可出现主动脉弹性降低的相关表现，如收缩压升高、脉压增宽、桡动脉触诊可类似促脉等。X线检查可见主动脉结向左上方突出，有时可见片状或弧状钙质沉着阴影。

主动脉粥样硬化最主要的后果是形成主动脉瘤，以发生在肾动脉开口以下的腹主动脉处为多见，其次在主动脉弓和降主动脉。腹主动脉瘤多在体检时查见腹部有搏动性肿块而被发现，腹壁上相应部位可听到杂音，股动脉搏动可减弱。胸主动脉瘤可引起胸痛、气急、吞咽困难、咯血、声带因喉返神经受压而麻痹，可引起声音嘶哑、气管移位或阻塞、上腔静脉或肺动脉受压等表现。X线检查可见主动脉的相应部位增大；主动脉造影可显示梭形或囊样的动脉瘤。二维超声、X线或磁共振显像可显示瘤样主动脉扩张。主动脉瘤一旦破裂，可迅速致命。在动脉粥样硬化的基础上也可发生动脉夹层分离，是心血管疾病的灾难性危重急症。

二、主动脉夹层

主动脉夹层是心血管疾病的灾难性危重急症，如不及时诊治，48小时内死亡率可高达50%。本病系主动脉内的血流经内膜撕裂口流入囊样变性的中层，形成夹层血肿，随血流压力的驱动逐渐在主动脉中层内扩展，是主动脉中层的解离过程。临床特点为急性起病，突发剧烈疼痛、休克和血肿压迫相应的主动脉分支血管时出现的脏器缺血症状。

（一）临床分型

最常用的分型或分类系统为De Bakey分型，根据夹层的起源及受累的部位分为3型。

I型：夹层起源于升主动脉，扩展超过主动脉弓到降主动脉，甚至腹主动脉，此型最多见。

Ⅱ型：夹层起源并局限于升主动脉。

Ⅲ型：病变起源于降主动脉左锁骨下动脉开口远端，并向远端扩展，可直至腹主动脉。

（二）临床表现

根据起病后存活时间的不同，本病可分为急性期，指发病至2周以内；病程在2周以上则为慢性期。

1. **疼痛**　疼痛为本病突出而有特征的症状，约95%的患者有突发、急起、剧烈而持续且不能耐受的疼痛，不像心肌梗死的疼痛是逐渐加重且不如其剧烈。疼痛部位有时可提示撕裂口的部位：如仅胸前区疼痛，90% 以上在升主动脉；痛在颈、喉、颌或颜面也强烈提示升主动脉夹层；若为肩胛间最痛，则 90% 以上在降主动脉；背、腹或下肢痛也强烈提示降主动脉夹层。极少数患者仅诉胸痛，可能是升主动脉夹层的外破口破入心包腔而致心脏压塞的胸痛，有时易忽略主动脉夹层的诊断。

2. 休克、虚脱与血压变化 约半数或1/3患者发病后有面色苍白、大汗、皮肤湿冷、气促、脉速或消失等表现，而血压下降常与上述症状表现不平衡。某些患者可因剧痛甚至血压升高。严重的休克仅见于动脉夹层破入胸膜腔大量内出血时。低血压多数是心脏压塞或急性重度主动脉瓣关闭不全所致。两侧肢体血压及脉搏明显不对称，常高度提示本病。

3. 其他系统损害 由于夹层血肿的扩展可压迫邻近组织或波及主动脉大分支，从而出现不同的症状与体征，致使临床表现错综复杂，应引起高度重视。

（1）心血管系统：最常见的是以下 3 方面。①主动脉瓣关闭不全和心力衰竭。由于升主动脉夹层使瓣环扩大，主动脉瓣移位而出现急性主动脉瓣关闭不全；心前区可闻典型叹气样舒张期杂音，且可发生充血性心衰，在心衰严重或心动过速时杂音可不清楚。②心肌梗死。当少数近端夹层的内膜破裂下垂物遮盖冠状动脉窦口可致心肌梗死，多数影响右冠窦，因此多见下壁心肌梗死。该情况下严禁溶栓和抗凝治疗，否则会引发大出血，死亡率可高达 71%，应充分提高警惕。③心脏压塞。出现急性心包积液。

（2）其他：包括神经、呼吸、消化及泌尿系统均可受累。夹层压迫脑、脊髓的动脉可引起神经系统症状，如昏迷、瘫痪等，多数为近端夹层影响无名或左颈总动脉的血供。当然，远端夹层也可因累及脊髓动脉而致肢体运动功能受损。夹层压迫喉返神经可引起声音嘶哑；夹层破入胸、腹腔可致胸腹腔积血；破入气管、支气管或食管可致肠坏死急腹症；夹层扩展到肾动脉可引起急性腰痛、血尿、急性肾衰竭或肾性高血压；夹层扩展到髂动脉可导致股动脉灌注减少而出现下肢缺血，以致坏死。

三、冠状动脉粥样硬化

冠状动脉粥样硬化可致冠状动脉管腔狭窄，导致心肌供血不足，而发生心绞痛或心肌梗死。

（一）稳定型心绞痛

心绞痛发作以发作性的胸痛为主要临床表现：

1. 部位 主要在胸骨体中段或上段之后，可波及心前区，有手掌大小范围，甚至横贯前胸，界限不很清楚。常放射至左肩、左臂内侧达无名指和小指，或颈、咽或下颌部。

2. 性质 胸痛常为压迫、发闷或紧缩性，也可有烧灼感，但不像针刺或刀扎样锐性痛，偶伴有濒死的恐惧感觉。有些患者仅觉胸闷不适，不认为有胸痛。发作时，患者往往被迫停止正在进行的活动，直至症状缓解。

3. 诱因 发作常由体力劳动或情绪激动（如愤怒、焦急、过度兴奋等）所诱发，饱食、寒冷、吸烟、心动过速、休克等亦可诱发。疼痛多发生于劳力或激动的当时，而不是在一天劳累之后。典型的心绞痛常在相似的条件下重复发生，但有时同样的劳力只在早晨而不在下午引起心绞痛，提示与晨间交感神经兴奋性增高等昼夜节律变化有关。

4. 持续时间 疼痛出现后常逐渐加重，然后在 3 ～ 5 分钟内消失，可数天或数周发作 1 次，亦可 1 日内多次发作。

5. **缓解方式** 一般在停止原来诱发症状的活动后即可缓解，舌下含用硝酸甘油可在几分钟内症状缓解。

（二）不稳定型心绞痛

胸痛的部位、性质与稳定型心绞痛相似。其特点：①原为稳定型心绞痛，在1个月内疼痛发作的频率增加、程度加重、时限延长、诱发因素变化，硝酸类药物缓解作用减弱。②1个月之内新发生的心绞痛，并由较轻的负荷所诱发。③休息状态下发作心绞痛或轻微活动后即可诱发，发作时表现有ST段抬高的变异型心绞痛也属此列。

（三）心肌梗死

心肌梗死的临床表现与梗死的大小、部位、侧支循环情况密切相关。

1. **先兆** 50%～81.2%的患者在发病前数日有乏力，胸部不适，活动时心悸、气急、烦躁、心绞痛等前驱症状，其中以新发生的心绞痛（初发型心绞痛）或原有心绞痛加重（恶化型心绞痛）为最突出。心绞痛发作较以前频繁、程度较剧烈、持续较久、硝酸甘油疗效差、诱发因素不明显。同时心电图提示ST段一时性明显抬高（变异型心绞痛）或压低，T波倒置或增高（假性正常化）即前述不稳定型心绞痛情况，如及时住院处理，可使部分患者避免发生心肌梗死。

2. **症状** ①疼痛。这是最先出现的症状，多发生于清晨，疼痛部位和性质与心绞痛相同，但诱因多不明显，且常发生于安静时，程度较重，持续时间较长，可达数小时或更长，休息和含用硝酸甘油片多不能缓解。患者常烦躁不安、出汗、恐惧、胸闷或濒死感；少数患者无疼痛，一开始即表现为休克或急性心力衰竭；部分患者位于上腹部，被误认为胃穿孔、急性胰腺炎等急腹症；部分患者疼痛放射至下颌、颈部、背部上方，被认为是骨关节痛。②全身症状。有发热、心动过速、白细胞增高和红细胞沉降率增快等，由坏死物质被吸收所引起，一般在疼痛发生后24～48小时出现，程度与梗死范围呈正相关。体温一般在38℃左右，甚少达到39℃，持续约1周。③胃肠道症状。疼痛剧烈时常伴有剧烈的恶心、呕吐和上腹胀痛，与迷走神经受坏死心肌刺激和心排血量降低组织灌注不足等有关。肠胀气亦不少见，重症者可发生呃逆。④心律失常。见于75%～95%的患者，多发生在起病1～2天，以24小时内最多见，可伴乏力、头晕、晕厥等症状。各种心律失常以室性心律失常最多，尤其是室性期前收缩。如室性期前收缩频发，成对出现或呈短阵室性心动过速，多源性或落在前一心搏的易损期时（R-on-T），常为心室颤动的征兆。室颤是AMI早期，特别是入院前主要的死因。房室传导阻滞和束支阻滞也较多见，室上性心律失常则较少，多发生在心力衰竭患者。前壁MI如发生房室传导阻滞表明梗死范围广泛，情况严重。⑤低血压和休克。疼痛期中血压下降最常见，未必是休克。如疼痛缓解而收缩压仍低于80mmHg，有烦躁不安、面色苍白、皮肤湿冷、脉细而快、大汗淋漓、尿量减少（＜20ml/h）、神志迟钝、甚至晕厥者，则为休克表现。休克多在起病后数小时至数日内发生，见于约20%的患者，主要是心源性，为心肌广泛（40%以上）坏死，心排血量急剧下降所致。神经反射引起的周围血管扩张属次要，有些患者尚有血容量不足的因素参与。⑥心力衰竭。主要是急性左心衰竭，可在起病的最初几天内发生，或在疼痛、休克好转阶段出现，为梗死后心脏舒缩力不协调所致，发生率为32%～48%。出现呼吸困难、咳嗽、发绀、烦躁等症状，严重者可发生肺水肿，随后可有颈静脉怒张、肝大、水肿等右心衰竭的表现。右心室MI患者可一开始即有右心衰竭的表现，伴血压下降。

3. **体征** ①心脏体征。心脏浊音界可正常也可轻度至中度增大；心率多增快，少数也可减慢；心尖区第一心音减弱；可出现第四心音（心房性）奔马律，少数有第三心音（心室性奔马律），10%～20%的患者在起病第2～3天出现心包摩擦音，为反应纤维性心包炎所致；心尖区可出现粗糙的收缩期杂音或伴收缩中晚期喀喇音，为二尖瓣乳头肌功能失调或断裂所致；可有各种心律失常。②血压。除极早期血压可增高外，几乎所有患者都有血压降低。起病前有高血压患者，血压可降至正常，且可能不再恢复到起病前水平。③其他。可有与心律失常、休克或心力衰竭相关的体征。

（四）无症状性心肌缺血

无症状性心肌缺血是指患者无心绞痛或心肌缺血相关的主观症状，但客观检查有心肌缺血表现的冠心病，亦称隐匿型冠心病。患者有冠状动脉粥样硬化，但病变较轻或有较好的侧支循环，或患者痛阈较高因而无疼痛症状。其心肌缺血的心电图表现可见于静息时、增加心脏负荷时或仅在24小时的动态观察中间断出现（无痛性心肌缺血）。它可以引起心肌代谢改变、心电活动异常和心肌收缩与舒张功能障碍。因无症状性心肌缺血不易被患者感知，但心肌缺血发展到一定程度可导致心肌梗死或心源性猝死，严重威胁患者的健康及生命。所以必须引起临床医生的重视。

1. **临床表现**　患者多为中年以上，无心肌缺血的症状，在体检时发现心电图（静息、动态或负荷试验）有ST段压低、T波倒置等，或放射性核素心肌显像（静息或负荷试验）提示心肌缺血表现。此类患者与其他类型的冠心病患者不同，虽无临床症状，但已有心肌缺血的客观表现，即心电图或放射性核素心肌显影检查显示心脏已受到冠状动脉供血不足的影响，可以认为是早期的冠心病（但不一定是早期的冠状动脉粥样硬化），它可能突然转为心绞痛或急性心肌梗死；亦可逐渐演变成缺血性心肌病，发生心力衰竭或心律失常。

2. **临床分型**

Ⅰ型较少见，是指患者无心绞痛发作病史，但仍可能以无症状性心肌梗死或猝死发病，中年男性中Ⅰ型的发病率为2.5%～10%。

Ⅱ型较多见，是指已患心肌梗死的患者发生的无症状性心肌缺血。

Ⅲ型亦较多见，是指在有心绞痛发作的患者中发生的无症状性心肌缺血。心绞痛患者中50%～80%存在无症状性心肌缺血，且发作次数为有症状性心绞痛的2～3倍。

无症状性心肌缺血的发生有明显的生理节律性，多发生于上午6～12时，占每日发作次数的50%，可能与此时的儿茶酚胺分泌较多、冠状动脉张力较高、血小板积聚能力较强及纤维溶解系统活性较低有关。

（五）缺血性心肌病

缺血性心肌病型冠心病的病理基础是心肌纤维化（或称硬化）。为心肌的血供长期不足，心肌组织发生营养障碍和萎缩，或大面积心肌梗死后，纤维组织增生所致。其临床特点是心脏逐渐扩大，发生心律失常和心力衰竭。因此，与扩张型心肌病相似，故被称为缺血性心肌病。

1. **心脏增大**　患者有心绞痛或心肌梗死病史，心脏逐渐增大，以左心室扩大为主，后期则两侧心脏均扩大，部分患者可无明显的心绞痛或心肌梗死病史。

2. **心力衰竭**　心力衰竭多逐渐发生，大多先呈左心衰竭，随之右心衰竭，同时出现相应的症状。

3. **心律失常**　可出现各种心律失常，这些心律失常一旦出现将持续存在，其中以期前收缩（房性或室性）、心房颤动、病态窦房结综合征、房室传导阻滞和右束支传导阻滞为多见，阵发性心动过速亦时有发现，有些患者在心脏还未明显增大之前已发生心律失常。

四、闭塞性周围动脉粥样硬化

周围动脉病(PAD)的主要病因是动脉粥样硬化,可导致下肢或上肢动脉狭窄甚至闭塞,是全身动脉粥样硬化的一部分。本病主要表现为肢体缺血症状与体征,多数在60岁后发病,男性明显多于女性。

外周血管病早期的肢体疼痛，导致活动减少，卧床时间延长，严重影响了老年人的生活质量。间歇性跛行是其特征性的临床表现，表现为运动时痉挛性肌肉疼痛，休息后迅速缓解，随着病情的发展，患者会出现夜间痛、溃疡长期不愈合和皮肤颜色改变，但约90%的外周血管病患者是没有症状的。

下肢受累远多于上肢，病变累及主－髋动脉者占30%，股－腘动脉者占80%～90%，而胫—腓动脉受累者占40%～50%。

1. **症状** 主要和典型的症状是间歇性跛行和静息痛,肢体运动后引起局部疼痛、紧束、麻木或无力，停止运动后即缓解为其特点。疼痛部位常与病变血管相关，臀部、髋部及大腿部疼痛导致的间歇性跛行常提示主动脉和髂动脉部分阻塞。临床最多见的小腿疼痛性间歇跛行常为股、腘动脉狭窄。踝、趾间歇性跛行则多为胫－腓动脉病变。病变进一步加重以致血管闭塞时，可出现静息痛。

2. **体征** 各不相同,包括脉搏减弱或消失,皮肤颜色异常,毛发生长不良和皮肤发凉。最典型体征为足背动脉搏动减弱或消失，出现股动脉杂音，皮肤颜色异常和皮肤发凉。但缺乏上述体征并不能排除外周血管病的可能。

五、颈动脉粥样硬化

颈动脉粥样硬化致动脉闭塞临床表现多种多样，可继发大面积脑梗死，引起严重的脑缺血发作，也可通过侧支循环代偿而不产生任何症状。文献报道，其中有症状者占73%，无症状者占27%。有症状者中短暂性脑缺血发作（TIA）占31%，多为大脑半球TIA，小部分表现为椎基底动脉TIA；脑卒中占58%，大约90%的脑卒中发生在颈内动脉闭塞的同侧，11%表现为非特异性症状，如头晕和晕厥等。其他少见的临床表现尚有发作性肢体抖动，动眼、外展和滑车神经麻痹，缺血性视神经疾病，颅内出血和颈髓梗死等。患者是否出现神经症状与颈内动脉闭塞的部位、对侧颈内动脉是否狭窄和严重程度，以及其他危险因素有关，但女性较男性更容易发展为脑卒中。双侧颈内动脉闭塞比较罕见。

（齐书英　段丽娟　王　蓓）

参考文献

[1] 陈灏珠译．心脏病学(第5版)．北京：人民卫生出版社，1999．

[2] 方全主译．心脏病学．专科培训班课程．

[3] 王士雯，钱方毅．老年病学(第2版)．北京：人民卫生出版社，2002．

[4] Xia SS. Organ transplantation. Chin Med J, 1996, 109: 29-31.

[5] Liu XCH. Heart transplantation. Chin Med J, 1996, 109: 31-33.

[6] Watschinger B, Sageh MH. Endothelin in organ tansplantation. Am J Kid Dis, 1996, 27: 151-161.

[7] 陆再英，钟南山．内科学(第7版)．北京：人民卫生出版社．

第七章　动脉硬化相关实验室检查

动脉粥样硬化目前尚缺乏敏感而又特异的早期实验室诊断方法。评价动脉粥样硬化程度与预后的常用实验室检查方法主要有血脂检查、血管内皮功能检查、血小板数量与功能检查、凝血功能检查及血液流变学检查等。

一、常规实验室检查

（一）血常规

动脉粥样硬化患者在血常规检查时，一般应注意血小板计数，如血小板计数增高，血液黏滞度增高，易于血栓形成；在对缺血的治疗过程中，可能使用抗血小板聚集或降低血小板计数的药物，需注意监测血小板数量的变化。

（二）尿常规

尿常规检查可了解有无糖尿病及肾脏情况。动脉粥样硬化时也可能伴有肾动脉粥样硬化性变化，而影响肾功能，因此需注意尿常规的变化，监测肾功能。特别要注意急性肢体缺血的患者，如为动脉栓塞所致，有时可发生肌红蛋白尿，常提示深部肌肉组织坏死，此时应重视肾脏功能和尿常规的变化，尽早发现可能出现的肾功能衰竭。

（三）便常规

在动脉硬化性疾病治疗过程中，可能常需应用抗凝及纤溶药物，此时需要常规检查粪便隐血，但有抗凝或溶栓治疗的禁忌证要除外，或在用药过程中可能并发的消化道出血。

（四）生化常规检查

生化检查肝、肾功能，电解质等，对判断患者的全身状况以及选择治疗方案十分重要，应作为常规检查之一，并注意以下几个方面。

1. **血糖**　糖尿病是动脉粥样硬化的重要危险因素，部分动脉粥样硬化症患者同时并发糖尿病。血糖作为常规检查有助于了解有无糖尿病，以及对患有糖尿病者测定血糖水平以决定治疗方案。

2. **血尿酸**　有研究认为，血尿酸增高是动脉粥样硬化的危险因素之一。血尿酸检查如发现尿酸水平明显增高，应予以降尿酸药物治疗。另外，痛风性关节炎也可见于老年人，如肢体疼痛。血尿酸检查并仔细观察肢体关节部位皮肤色泽和温度的变化，将有利于肢体动脉硬化症的鉴别诊断。

3. **肌酸激酶**　在动脉栓塞时如发生肌肉坏死，血肌酸激酶水平会升高，可用于判断病情的严重程度。但在动脉栓塞早期，即使有血肌酸激酶水平升高，积极的取栓治疗仍有治愈的可能，应综合考虑选择治疗方案。

二、血浆脂蛋白及其检测

血脂异常是动脉粥样硬化的一个主要危险因子。尽管临床上多采用高脂血症这一名词，而实质上，异常脂蛋白血症能更为准确地描述动脉硬化相关的脂质与脂蛋白转运途径的异常。血浆脂蛋白均属多聚分散体，在血浆中以假性微胶颗粒的形式存在。血浆脂蛋白这类水溶性多聚高分子复合物由甘油三酯（TG）、磷脂（PL）、游离胆固醇（FC）和胆固醇酯（CE）等脂类分子和载脂蛋白分子所组成。血浆脂蛋白分子是血浆脂类的运输并参加代谢的基本形式，载脂蛋白将疏水的胆固醇酯和甘油三酯包裹于球形脂蛋白颗粒的核心，脂蛋白的大小与密度因血浆液体环境、脂质和载脂蛋白含量不同而不同。应用密度梯度超速离心技术可将血浆脂蛋白分离为乳糜微粒（CM）、极低密度脂蛋白（VLDL）、低密度脂蛋白（LDL）、高密度脂蛋白（HDL）及脂蛋白（a）。血浆脂蛋白的代谢受其所含的载脂蛋白的调控，载脂蛋白主要有Apo AⅠ、Apo AⅡ、Apo B、Apo CⅠ、Apo CⅡ、Apo CⅢ等。其作用是：参与组织或细胞间脂类的运转和重分配，以及维持脂蛋白颗粒的结构；能与细胞膜上特异的受体结合，影响脂类的摄取。

正常动脉内膜对大分子物质起屏障作用，阻止大分子物质进入内膜。动脉发生粥样硬化之前，常见有内皮细胞损伤或剥脱，内膜通透性增加。高血脂、高血压、吸烟等均为诱发动脉内膜产生微小损伤的因素。在这种情况下，循环血液中的脂蛋白，尤其是LDL向内皮下入侵，并且不能在动脉壁代谢而最后沉积下来。在浸润动脉壁的脂蛋白中，HDL可清除动脉壁的胆固醇，将其转运至肝脏代谢。LDL与HDL之间的平衡决定动脉壁中胆固醇的摄取、代谢和清除。随着LDL在动脉壁沉积，周围出现单核细胞，中膜平滑肌细胞增多并向内膜下迁移，同时有蛋白聚糖增多，由单核细胞和平滑肌细胞衍生而来的巨噬细胞在内皮下吞噬脂质形成泡沫细胞。随着脂质入侵增多，在内皮下由脂点、脂纹等发展为粥样斑块，并且粥样斑块病变可进一步加重。由此可见，动脉粥样硬化的形成，不仅有脂质浸润的参与，而且还与动脉壁内脂质代谢紊乱有关。

（一）血清总胆固醇（TC）测定

血清胆固醇的测定方法分为化学法和酶法两大类，其中酶法快速准确，标本用量少，便于自动生化分析仪批量测定，是目前主要采用的测定方法。酶法的测定原理是胆固醇酯酶水解胆固醇酯之后，以胆固醇氧化酶氧化胆固醇，产生H_2O_2，然后以反应测定，从而计算其含量。

参考值：3.10～5.70mmol/L（120～220mg/dl）

临床意义：血清胆固醇浓度增高见于动脉粥样硬化、肾病综合征、胆总管阻塞、黏液性水肿和糖尿病。其他如肥大性骨关节炎、老年性白内障和牛皮癣等，血清胆固醇也有增高。在恶性贫血、溶血性贫血及甲状腺功能亢进时，血清胆固醇降低，其他如感染和营养不良等情况下，胆固醇总量常见降低。

（二）血清（浆）甘油三酯（TG）测定

血清甘油三酯的测定目前多以化学法和酶法定量测定。化学法测定甘油三酯是抑制蛋白变性，水解成甘油，并以甘油为计算单位。酶法是以特异性甘油激酶水解甘油三酯，生成磷酸甘油。后者经磷酸甘油氧化酶催化后，测定其甘油含量，方法特异、准确而快速，临床应用广泛。

参考值：0.56～1.70mmol/L（50～150mg/dl）

临床意义：血清甘油三酯（TG）也有随年龄而上升的趋势，体重超过标准者往往偏高。糖尿病、肾病综合征、糖原沉积病和妊娠后期也可能出现 TG 增高。先天性脂蛋白脂酶缺陷、脂肪肝，以及其他肝病 TG 也增高；降低见于甲状腺功能亢进、肾上腺皮质功能降低和肝功能严重低下等。

（三）高密度脂蛋白胆固醇（HDL-C）测定

血浆中脂蛋白有多种，测定其各自的含量对于了解机体正常及疾病过程中脂质代谢状况有重要的临床意义。HDL-C 是一组不均一的脂蛋白颗粒，其胆固醇含量占血浆总胆固醇量的 25% ～ 35%。由于血浆中所有脂蛋白均含有胆固醇，因此只有先分离出 HDL 才能对其进行定量。分离 HDL 的方法中，沉淀法是目前临床使用最多的方法，操作简便快速。沉淀法原理是利用多聚阴离子和二价阳离子共同作用于脂蛋白，并选择性地使含 apoB 的 VLDL 和 LDL 脂蛋白沉淀，再测定含 HDL 的上清液胆固醇，即高密度脂蛋白胆固醇（HDL-C）。定量 HDL 全量是很困难的，因为它是蛋白质和脂类的混合物，故以测定 HDL 中所含胆固醇含量作为 HDL 定量依据。

参考值：男性 0.78 ～ 1.53mmol/L（30 ～ 59mg/dl）；女性 0.36 ～ 2.00mmol/L（33 ～ 77mg/dl）

临床意义：HDL 被认为是一种抗动脉粥样硬化的脂蛋白，是冠心病的保护因子。HDL-C 含量与动脉管腔狭窄程度呈显著的负相关，在估计心血管的危险因子中的临床意义比胆固醇和甘油三酯高，HDL-C 下降也多见于脑血管病、糖尿病、肝炎、肝硬化等患者。

（四）血清低密度脂蛋白胆固醇（LDL-C）测定

LDL 是一组不均一的脂蛋白颗粒，其胆固醇含量占总胆固醇的 45% ～ 50%。测定血浆中 LDL，首先同样要分离 LDL，其分离方法有超速离心法、聚阴离子沉淀法、色谱法、电泳法及计算法等。以聚阴离子沉淀法简便易于操作，结果准确可靠。用聚乙烯硫酸（PVS）选择性沉淀血清中 LDL，测出上清液中的胆固醇代表 HDL 与 VLDL-C 之和，所以 TC 减去上清液胆固醇即得 LDL-C 的值。

参考值：2.7 ～ 3.1mmol/L（105 ～ 120mg/dl）

临床意义：LDL-C 增高是动脉粥样硬化发生发展的主要脂类危险因素。过去只测 TC 水平估计 LDL-C 水平，但 TC 水平也受 HDL-C 水平影响，故最好采用 LDL-C 水平代替 TC 作为动脉粥样硬化性疾病的危险因素指标。

（五）血清载脂蛋白 A1(ApoA1）测定

血浆中蛋白质种类繁多，要对各种单一蛋白进行快速而又特异的定量，目前公认的方法是免疫测定法，即利用其特异的抗体，采用测定抗原抗体复合物的方式定量。血浆（清）中载脂蛋白是以脂蛋白形式存在的少量蛋白，在解联剂作用下，使载脂蛋白从脂蛋白中分离出来，再利用相应的载脂蛋白抗体进行测定。载脂蛋白的免疫测定方法很多，目前采用的方法各有其特点，所需条件也有差异。免疫比浊法（immunoturbidimetry assay，ITA）简便快速，在自动分析仪进行操作并能批量检测，是目前临床使用最多的方法学。免疫比浊法有两种：一是测定光散射的，又名免疫散射比浊法（INA），需用特殊的激光浊度仪；另一种是利用光度计测定通过浑浊溶液后的透光强度，称为透射免疫比浊法（ITA），其灵敏度低于 INA。比浊法可以终点法和速率法测定，速率法是根据散射光强度与时间的关系，以微机处理计算出抗原抗体复合物形成的最大反应速度，后者与溶液中抗原量成正比，常可在 1 分钟内完成测定过程，可自动扣除空白；终点法比速率法稳定，一般多用终点法。

参考值：1.20 ～ 1.60g/L

临床意义：HDL 组成中蛋白质占 50%，蛋白质中 ApoA1 占 65% ～ 70%，而其他脂蛋白中 ApoA1 极少，所以血清 ApoA1 可以代表 HDL 水平，与 HDL-C 呈明显正相关。冠心病、脑血管病患者 ApoA1 也明显低下，家族性混合型高脂血症患者 ApoA1 与 HDL 都会轻度下降，冠心病危险性高。

（六）血清载脂蛋白 B(ApoB）测定

原理与试剂与 ApoA1 测定相同，只是以兔或羊抗人 ApoB 抗血清代替抗人抗 ApoA1 血清。

参考值：1.20 ～ 1.60g/L

临床意义：通常情况下，每一个 LDL、IDL、VLDL 与 LP（a）颗粒中均含有一分子 ApoB100，因 LDL 颗粒居多，大约有 90% 的 ApoB100 分布在 LDL 中，故血清 ApoB100 主要代表 LDL 的水平，它与 LDL-C 呈显著正相关。ApoB 是各项血脂指标中较好的动脉粥样硬化标志物。在冠心病高 ApoB 血症的药物干预实验中，表明降低 ApoB 可以减少冠心病发病及促进粥样斑块的消退。

（七）脂蛋白 A[Lp(a）] 测定

Lp（a）是含有 ApoB100 和 Apo（a）的一类脂蛋白。以 ApoB100 和 Apo（a）复合体形式存在，其中 Apo（a）是一类独特的载脂蛋白。Apo（a）的分子结构与纤溶酶原十分相似，但不具有纤溶活性。Apo（a）可结合到纤维蛋白和纤溶酶原受体，并且 LP（a）携带的胆固醇结合到血管损伤部位，促进动脉粥样硬化斑块的形成，阻碍血管内血凝块的溶解，有利于血栓形成。

参考值：男性 0.14 ～ 0.17g/L；女性 0.15 ～ 0.17g/L

临床意义：Lp（a）作为动脉粥样硬化的一个独立危险因素已受到重视，Lp（a）水平升高，动脉粥样硬化的危险性增高，目前尚未发现调脂药物可降低血浆 Lp（a）水平。

三、血管内皮细胞功能检查

正常的血管内皮细胞具有以下功能：①屏障作用。血管内皮衬于血管内壁起屏障作用，将血管内外分开，为血流提供光滑的表面，以维持血液的正常流动状态；内皮细胞起初仅仅被视为血液与间质组织间的一层半透性的屏障，能促进水及小分子的交换。而新近一系列关于内皮功能的研究证实内皮具有诸多重要的生理功能。②自分泌和旁分泌功能。内皮细胞能通过膜受体途径感知血流动力学变化和血液传导的信号，并在接受物理和化学刺激后合成和分泌多种血管活性物质，如 NO、内皮衍生性超极化因子、血管紧张素、内皮素、血栓调节因子、前列腺素、生长因子、白介素、纤溶酶原抑制物、黏附分子等。这些介质在局部作用于血管发挥其各自的生物学效应。③调节血管张力。在物理因素、药物、心理因素等诸多刺激下，内皮通过膜上的受体及复杂的细胞内途径合成释放一系列舒张或收缩血管的物质，调节其下平滑肌的紧张度。④调控凝血机制。内皮细胞具有抗血栓形成的作用。其分泌的前列环素是高效的血小板抑制药，一些血小板激活物（如 ATP、ADP 等）同时亦刺激内皮细胞释放前列环素，从而抑制血小板栓子的形成。因此，通过血小板与内皮细胞间的相互作用可调节血小板功能、血凝的连锁反应及局部血管的紧张度。

虽然内皮细胞产生的Ⅴ因子和Ⅷ因子有促凝作用，但内皮细胞上同时有凝血酶调控因子（thrombomodulin）表面受体，因此在有凝血酶时可激活蛋白，使Ⅴ因子和Ⅷ因子失活而起抗凝作用。另外，内皮细胞如受凝血酶、血管加压素、去甲肾上腺素或血管内血流淤滞等刺激时，还可能分泌组织型纤溶酶原激活物（t-PA），具有明显的纤溶作用，提示内皮细胞对失控的凝血反应具有安全的拮抗作用。除了上述基本的生理功能外，内皮细胞还具有抑制白细胞的黏附、抑制炎症反应、调控血小板、控制血管生长等多种功能。某些特异器官的内皮细胞具有相应特异的作用：在肺部参与肺气体交换，在心脏控制心肌功能，在肝脾控制巨噬细胞的功能等。

内皮细胞损伤是引起动脉粥样硬化病变的基础。内皮细胞在高脂血症、吸烟、毒素、炎性因子等刺激下可发生损伤。受损的内皮细胞对血小板有很强的黏附作用，并能刺激血小板产生血栓素 A_2 和 ADP，后两者又能使更多的血小板黏附和聚集。内皮细胞损伤处产生组织因子，由此启动外源性凝血过程，最后通过凝血酶的作用形成纤维蛋白和稳定的血栓。此外，内皮细胞损伤还可引发一系列促进动脉粥样硬化的变化。在内皮剥脱的动物模型中，内皮剥脱处的内膜下层可见平滑肌细胞增生，如血栓形成，平滑肌细胞从血栓基底部长入，血栓的其余部分则逐渐转变为纤维肌性组织，最后形成类似于人类动脉粥样硬化中的纤维斑块。在内皮剥脱伴有高脂血症时，病变中的脂质成分增加，形成粥样硬化斑块。内皮剥脱的动物模型所形成的动脉粥样硬化病变过程，为我们提供了内皮损伤与斑块形成密切相关的典型例子。

（一）NO 的测定

NO 是内皮功能中最重要的一种介质，它是在 NO 合酶（NOS）的作用下，由 L- 精氨酸转化而来。NO 受增加的血流量、缓激肽、乙酰胆碱、溶血素及一系列循环因子的作用而释放。NO 通过激活 c 鸟苷酸环化酶而升高细胞内 cGMP 水平，使平滑肌细胞内钙减少，导致平滑肌松弛。前列环素在氧化酶的作用下由花生四烯酸转化而来。它通过刺激腺苷酸环化酶升高 cAMP 水平而发挥作用。内皮素是内皮源性收缩因子，具有强大的缩血管作用，在缺氧、肾上腺素等多种刺激下释放。正常的血管张力正是由上述若干介质相互制约，保持一种动态的平衡来维持。

目前，通常认定内皮功能失调是指内皮衍生的 NO 生成、释放减少和（或）活性降低，故可以通过检验 NO 的量来对内皮功能进行评估。现今实验室检测 NO 的方法很多，各有其优缺点及适用范围，以下简介目前较常用的方法。

1. **重氮化反应法**　又称亚硝酸盐、硝酸盐法或 Griess 法。生物系统中 NO 释放后很快（其半衰期仅 3.5 秒）转变为亚硝酸盐（NO_2^-）和硝酸盐（NO_3^-），后两者为其稳定的终末代谢产物，因而利用测定 NO_2^-/NO_3^- 的含量可间接的反映 NO 的生成量。NO_2^- 可与 Griess 试剂发生重氮反应，产物浓度通过比色法测定。测定 NO_3^- 时先以金属镉、硝酸根还原酶或其他还原剂将其还原为 NO_2^- 后再与 Griess 试剂反应。该法可用于测定血液、组织、细胞培养液、羊水、尿液等的 NO_2^- 含量，为迄今应用最广泛的 NO 测定方法。Griess 法测定 NO_2^- 的灵敏度为 10^{-8}mmol/L，线性范围为 10^{-8} ～ 10^{-5}mmol/L。该测定法操作简单，对设备要求不高，快速、稳定，但灵敏度不高，且易受饮食中的硝酸盐或含硝基类化合物等外源性含硝基类物质的影响，故仅能在有限程度上反映 NO 的含量，仍需要不断完善该方法。亦有人报道以高效液相色谱技术（HPLC），可同时测定 NO_2^-/NO_3^- 的含量，其有较好的发展前景。

2. cGMP 测定法 NO 能激活细胞内的可溶性鸟苷酸环化酶，从而使 cGMP 产生增多；由于 cGMP 充当了 NO 的第二信使，故可通过测定 MP 浓度来反映 NO 的生成量。cGMP 可通过放射免疫法测定。此法在 NO 研究的初期曾广泛被采用，其检测较方便，灵敏度很高，但仅能用于测定细胞中 cGMP 的含量，且因受其他因素如心钠素、缓激肽、前列环素、CO 等的影响较大，故特异性不高，近年来应用较少。

3. 电极法 游离 NO 在工作电极（以铂为基础制成对 NO 特异的电极，并可安装成微型电化学传感器）表面被氧化，产生可记录的电流（NO-e-NO+），该电流的大小与 NO 含量呈正比，本法灵敏度可达 10-20 ～ 10^{-9}mmol/L，且微传感器直径较小，可插入活组织细胞及血流中，动态观察 NO 的释放，特异性好，操作简单，可用于单个活细胞、血管、组织灌流液的 NO 测定。但所需材料昂贵，选择性电极困难，对记录系统要求高，且氧气等气体可干扰电信号等，故其应用受到一定限制。

4. 电子自旋共振法（ESR 法） NO 等自由基分子中具有不成对电子，虽然其左向和右向的自转数相等，但在磁场中该电子的自转方向发生偏转，从而产生温差。吸收微波后可消除上述温差，因而可凭微波的共振吸收波谱来分析 NO 的含量，但因 NO 半衰期极短，故需应用适当的捕捉剂如亚硝基类化合物、血红蛋白等与之结合后才能用本法分析。此法灵敏度约为 10^{-5}mmol/L，线性范围为 10^{-6} ～ 10^{-5}mmol/L，故灵敏度较低，线性范围窄，特异性较差。另外，设备比较昂贵，应用受限。

5. 化学发光法 有学者利用以下两个系统来测定 NO 的含量：①臭氧系统。NO 可与 O_3 发生反应，同时释放出光子；以敏感的光电倍增管检测光子的发射强度，即可得出样品中的 NO 的含量。② luminal–H_2O_2 系统。NO 可与超氧阴离子自由基（O_2^-）或 H_2O_2 反应生成过氧亚硝基（ONOO），后者可氧化鲁米诺产生化学发光，注意测定时必须用惰性气体将液体中的 NO 排出。此法灵敏度为 10^{-5} ～ 10^{-9}mmol/L，且特异性好，曾被认为是 NO 测定的金标准，但其特异性和灵敏度容易受实验器材、外源性亚硝酸盐、氨、硫等气体的影响，故仍需进一步地完善。

6. 一氧化氮合酶（NOS）活性测定法 在还原型尼克酰胺腺嘌呤二核苷酸磷酸（NADPH）存在的条件下，NOS 可催化 L– 精氨酸和氧气生成胍氨酸和 NO。应用液体闪烁计数仪测定放射性核素标记（H3、C14 或 P32）的精氨酸生成放射性核素标记的胍氨酸的量，即可间接反映 NOS 活性。本法应用较广，测定极限为每克组织 0.05nmol/min。目前 NOS 活性的测定方法较多（如还有 NOS 活性的 $NADP^+$ 微量检测法等），但以本法的 NOS 放射强度测定方法最为常用。当然影响因素亦较多，如底物 L– 精氨酸浓度、钙离子浓度、孵育温度和时间等，应使反应条件、分离过程标准化以求精确测定。

近年来，NO 的实验室测定技术发展较快，除上述方法外，又发展了免疫组织化学法、亚硝基硫酸荧光分光光度法原位 NO 检测、单细胞 NO 快速荧光法检测技术等，但每种方法都有其优缺点，尚无一种非常完善、易于普及的标准测定法，因此仍是一个亟待解决的课题。

（二）血管性假血友病因子抗原（VWF：Ag）测定

纯化的兔抗人 VWF：Ag 抗体包被聚苯乙烯反应板，加入稀释的待测血浆，样本中的 VWF：Ag 结合于固相的抗体上，然后加入酶标记兔抗人 VWF：Ag 抗体，与其定量相结合，从标准曲线中即可计算出 VWF：Ag 的含量。

参考值：0.46 ～ 0.58U/ml。

临床意义：VWF：Ag 浓度减低是 VWD 的重要指标，VWF：Ag 浓度增高见于周围血管病变、心肌梗死、心绞痛、脑血管病变、肾小球疾病、尿毒症、肺部疾病、肝脏疾病、妊娠高血压综合征、大手术后、剧烈运动后等。

（三）6- 酮 - 前列腺 Fix 测定（6- 酮 -PGFix）

一般采用 6- 酮 -PGFix 牛血清白蛋白连接物（6- 酮 -PGFix-BSA）为抗原包被于固相载体，与游离抗原（标准品或待测样品）竞争性地与一定量的抗体结合，洗涤后加过量酶标第二抗体，再加底物显色，根据 A 值即可从标准曲线上推算出待测样品的 6- 酮 -PGFix 含量。

参考值：7.2 ～ 17.9pg/ml

临床意义：6- 酮 -PGFix 减少见于周围血管血栓形成及血栓性血小板减少性紫癜、糖尿病、动脉粥样硬化、急性心肌梗死、心绞痛、脑血管病变及肿瘤转移等。

（四）内皮素 -1(endothelium，ET-1）

血管内皮细胞可合成和分泌 ET-1，其具有强烈的血管收缩作用。检测血浆 ET-1 水平可用放射免疫分析法（RIA）和酶联免疫分析法（ELISA）。正常参考值因方法不同而各异，Rubangi 报道为 1.2 ～ 2.2pg/ml，老年人 ET-1 水平常高于青少年，可能是老年人易于患血栓性疾病的原因之一。在心绞痛、心肌梗死、冠状动脉手术、重型高血压、高血脂和缺血性脑中风患者，血浆 ET-1 水平升高至正常人的 3 ～ 5 倍。血浆 ET-1 水平升高是内皮细胞损伤的标志物之一。

（五）血栓调节蛋白（thrombomodulin，TM）

TM 存在于血管内皮细胞表面，与凝血酶形成复合物，特异性地将蛋白 C 转变为活化蛋白 C，增强纤溶活性。采用 RIA 测定血浆 TM 抗原（TM：A5），采用发色底物法测定 TM 活性（TM：A），正常参考值分别为 60 ～ 292ng/ml 和 13% ～ 100%。血浆 TM 水平与内皮细胞损伤和血栓形成有关。在 TM 缺乏症患者，其血栓形成发生率增高。多种累及血管内皮损伤的疾病 TM 水平增高，如糖尿病、系统性红斑狼疮等，提示 TM 可能是内皮细胞损伤特异而敏感的指标。

四、血小板数量和功能的检测

正常状态下的血小板呈两面微凸的圆盘状，直径 2 ～ 3μm，平均体积 8μm^3，血小板无细胞核，表面结构主要由细胞外衣与细胞膜组成。外衣主要是各种糖蛋白（Glycoprotein，GP），如 GPⅠa、GPⅠb、GPⅡa、GPⅡb、GPⅢa、GPⅣ、GPⅤ及 GPⅨ，以及这些糖蛋白的糖链部分组成。血小板内膜内含有颗粒，颗粒代表了膜类脂质双分子层中的蛋白质，其中包括了多种酶及各种受体，如血栓烷受体、胶原受体、凝血酶受体、肾上腺素受体等。血小板在电子显微镜下可见血小板有多种细胞器，其中最重要的是各种颗粒成分，如 α 颗粒、致密颗粒与溶酶体，颗粒体中的内容物对血小板功能起重要作用。

血小板的主要生理功能是参与血栓形成，并且在动脉粥样硬化、癌肿转移和炎症反应等过程中起重要作用。血小板的初期止血功能是在内皮受损后，血小板在数秒内就开始黏附于破损血管壁，约 10 分钟时局部沉积的血小板达到最大值，形成白色血栓，即为血小板的黏附反应。血小板黏附于血管破损处或受活化剂作用，在钙离子的参与下，活化血小板膜的 GPⅡb/Ⅲa 暴露出纤维蛋白原受体，一个纤维蛋白原分子可以同时和至少两个

GPⅡb/Ⅲa 结合，因此血小板能通过各自表面纤维蛋白原结合而聚集成团，此即是血小板的聚集反应。血小板的释放反应是血小板在活化过程中将其颗粒内容物释放到细胞外，称为释放反应。释放物如 ADP、ATP、5-HT、血小板第Ⅳ因子（PF4）、β 血小板球蛋白（β-TG）等。血小板的二期止血功能主要是血小板表面吸附有血浆纤维蛋白原、凝血酶原、因子Ⅷ、因子Ⅸ和因子Ⅹ等。血小板膜表面磷脂有促凝活性，血小板可通过其表面负电荷，使因子Ⅻ容易被激肽释放酶水解活化，这称为接触产物生成活性，以及胶原诱导的凝血活性。

（一）血小板数量测定

将血液用适当的稀释液作一定量稀释后，混匀注入计数池内计数，再算出每升血液中血小板数。

参考值：100 ～ 300×10^9/L

临床意义：血小板减少见于血小板生成障碍，如再生障碍性贫血、急性白血病、急性放射病等；血小板破坏增多，如原发性血小板减少性紫癜、脾功能亢进；血小板消耗过多，如家族性血小板减少（如巨大血小板综合征）等。血小板增多见于骨髓增生综合征，如慢性粒细胞性白血病、真性红细胞增多症等；急性反应如急性感染、急性失血、急性溶血等；其他如脾切除术后等。

（二）平均血小板体积测定

全血经适当稀释后，使混悬于导电稀释液的血小板通过微孔，除了根据血小板通过微孔时产生的脉冲计算出血液中血小板数量外，还可根据脉冲高低绘出体积分布图，同时计算出平均血小板体积（MPV）。

参考值：0.86 ～ 8.83（Fl）

临床意义：MPV 增大见于原发性血小板减少性紫癜、骨髓增生异常综合征、急性白血病缓解期、妊娠晚期、血栓病等。MPV 减少见于急性白血病化疗期、再生障碍性贫血及脾功能亢进等。

（三）血小板黏附试验（玻珠柱法）

血液通过玻珠柱后，由于血小板黏着在玻珠和塑料管上，以及形成的血小板聚集体被滞留在玻珠柱内，因此过柱后血液中血小板数降低，此为血小板黏附及聚集所致，故又称为滞留试验。

参考值：8.6% ～ 62.5%

临床意义：血小板黏附率增高见于血栓性疾病，如心肌梗死、心绞痛、脑血管疾病、糖尿病、深静脉血栓形成、肾小球肾炎、妊娠高血压综合征。血小板黏附率降低见于血管性假血友病（VWD）、血小板无力症、骨髓增生异常综合征、肾硬化、尿毒症及服用血小板抑制药物等。

（四）血小板聚集试验（PAgT 比浊法）

在特定的连续搅拌条件下，富含血小板血浆（PRP）中加入诱导剂时，由于血小板发生聚集，悬液的浊度就会发生相应地改变，光电池将浊度的变化转换为电讯号的变化，在记录仪上予以记录，根据描记曲线即可计算出血小板聚集的程度和速度。

参考值：浓度 6×10^{-6}mmol/L 的 ADP 时，MAR 为 13.5% ～ 35.2%，坡度为 22.2°～ 63.9°，浓度 4.5×10^{-5}mmol/L 的肾上腺素可引起双相聚集曲线，此时第一相 MAR 为 4.8% ～ 20.3%，坡度为 32.9°～ 61.9°。

临床意义：血小板聚集率减低见于血小板无力症、巨大血小板综合征、贮藏池病及低（无）纤维蛋白血症、尿毒症、肝硬化、Wilson 病及服用血小板抑制药物（如阿司匹林、双嘧达莫等）。血小板聚集率增高见于血栓性疾病，如急性心肌梗死、心绞痛、糖尿病伴血管病变、脑血管病变、抗原抗体复合物反应、人工瓣膜等。

（五）血小板释放试验

血浆 β- 血小板球蛋白（β-TG）和血小板第 4 因子（RF4）测定（ELISA 法）。

用抗 β-TG 或抗 RF4 抗体包被于酶标板上，样品中的 β-TG 或 RF4 结合上去，再加酶标抗体，加底物显色。显色的深浅与标本中 β-TG 或 RF4 含量成正比。

参考值：血浆 β-TG 为 9.8 ～ 16.4ng/ml，RF4 为 2.3 ～ 3.2ng/ml。

临床意义：β-TG 和 RF4 增高表示血小板被激活及血浆其释放反应亢进，见于血栓前状态和血栓栓塞性疾病。例如，急性心肌梗死、脑血管病变、尿毒症、妊娠高血压综合征、肾病综合征、糖尿病伴血管病变、弥散性血管内凝血、静脉血栓形成。因此，β-TG 测定对缺血性心脑病变的预报，对鉴别糖尿病有无血管病变，观察尿毒症的预后等都有重要价值。

五、血凝抗凝及纤溶系统实验室检查

在动脉粥样硬化发展过程中通常有血栓形成，影响血栓形成的因素也影响动脉粥样硬化病变的发展。有研究报道，纤维蛋白原及其降解产物还具有广泛的生物学效应，包括损伤血管内皮细胞，刺激平滑肌细胞增生和吸引平滑肌细胞迁移，影响血管张力和通透性，结合脂蛋白，修饰凝血过程，对白细胞和巨噬细胞的化学趋向性。纤维蛋白原作为动脉粥样硬化的独立危险因素，除可增加血液黏滞度，促使血栓形成外，上述作用均可影响动脉粥样硬化的发展过程。凝血酶作为重要的凝血因子，其水平升高提示血液凝固性增强，并且在动脉粥样硬化部位凝血酶水平也是增高的。凝血酶不但有促凝血作用，而且对血管内皮细胞功能有直接的损伤作用。凝血酶可活化血小板，诱导血小板聚集和纤维蛋白聚合，并由纤维蛋白原上裂解出纤维蛋白肽 A、B，参与动脉粥样硬化的形成过程。所以，在局部促凝因素的作用下，凝血酶的生成不但使局部血栓形成，而且参与动脉粥样硬化的发生发展。

血液凝固简称凝血，是血液由液体状态转为凝胶状态的过程，它是哺乳动物止血功能的重要组成部分。凝血系统包括凝血和抗凝两个方面，两者间的动态平衡是正常机体维持体内血液流动状态和防止血液丢失的关键。凝血是系列凝血因子参与的复杂生理过程。已知的凝血因子有 13 个，包括由国际凝血因子命名委员会于 20 世纪 60 年代初，根据发现的先后顺序分别以罗马数字命名的凝血因子 11 个（凝血因子Ⅰ～Ⅷ，其中凝血因子Ⅳ是钙离子、凝血因子Ⅵ已知是血清中活化的凝血因子Ⅴ，不再视为一独立的凝血因子，这些凝血因子的活化形式是以在它们名称的右下位置缀以英文字母 a 表示，如因子Ⅻa，XIa 等），以及激肽生成系统中的前激肽释放酶和高分子量激肽原、凝血因子均为蛋白质，而且多数是蛋白酶（原），而除因子Ⅲ即组织因子外，其他因子均存在于新鲜血浆中，且多数是在肝脏中合成。而其中因子Ⅱ、Ⅻ、Ⅸ、Ⅹ的生成需要维生素 K 参与。目前，凝血因子的氨基酸组成及在凝血中的作用等主要特征基本上已经阐明。

凝血过程一般被分为内源性凝血途径和外源性凝血途径（其中包括凝血的共同途径）。

两条凝血途径的主要区别在于启动方式及参加的凝血因子不同，结果形成两条不同的因子Ⅹ激活通路。内源性凝血途径是指参加的凝血因子全部来自血液（内源性），这一凝血途径通常是因血液与带负电荷的异物表面（如玻璃、白陶土、硫酸脂、胶原等）接触而启动（接触激活）。临床上常以凝血时间（CT）或活化部分凝血活酶时间（APTT）测定来反映体内内源性凝血途径的状况。外源性凝血途径是指参加的凝血因子并非全部存在于血液中，所需凝血因子还有来自血液以外的（外源性），即组织因子（凝血因子Ⅲ）。这一凝血途径是因组织因子暴露于血液而启动，因此又称为凝血的组织因子途径。临床上常以凝血酶原时间（PT）测定来反映体内外源性凝血途径的状况。在内源性凝血途径和外源性途径中，因子Ⅹ分别被因子Ⅸa、因子Ⅷa复合物和因子Ⅶa、组织因子复合物激活为因子Ⅹa，而因子Ⅹa生成以后的凝血过程是两条凝血途径所共同拥有的通路，因此称为凝血的共同途径。

抗凝功能可分细胞和抗凝因子两部分。首先，正常血管的内皮细胞即具有抗血栓功能；其次，网状内皮细胞系统可以清除进入血循环的促凝物质。在抗凝功能中，发挥更重要作用的是血液中的抗凝因子，主要有3个体系：抗凝血酶Ⅲ、蛋白C系统和组织因子途径抑制物。抗凝血酶Ⅲ（ATⅢ）是血浆生理性抑制物中最重要的抗凝物质，对凝血酶的抑制80%要靠它来实现。体内另一抗凝系统是蛋白C系统，蛋白C受凝血酶激活成为活化蛋白C（APC），APC通过灭活凝血因子Ⅴ和Ⅷ而发挥抗凝功效。此外，它还可阻止因子Ⅹa与血小板的结合并能促进纤溶酶原激活。蛋白C系统的另一成员是蛋白S，人们发现缺乏PS血浆中，APC抗凝活性大大降低，因此认为PS是APC的辅因子。

纤维蛋白溶解系统，简称纤溶系统，其主要作用是将沉积在血管内外所产生的纤维蛋白溶解。纤溶系统的最基本核心成分是纤维蛋白溶解酶原（纤溶酶原），它在内外活化剂的作用下，激活为纤溶酶。除此之外，纤溶系统还包括一些活化剂的拮抗物质以及灭活纤溶酶的成分，对纤溶系统的激活起调节作用，如组织型溶酶原活化剂（t-PA），可活化纤溶酶原，尿激酶型纤溶酶原活化剂（u-PA），抑制纤溶活化剂，纤溶酶原活化剂抑制物，抑制纤溶活化剂等。

（一）凝血因子检查

1. 血浆凝血酶原时间（PT）测定　在待检血浆中加入过量的组织凝血活酶浸出液和Ca^{2+}，使凝血酶原转变为凝血酶，后者使纤维蛋白原转变为纤维蛋白。它不仅反映凝血酶原水平，也反映因子Ⅴ、Ⅶ、Ⅹ和纤维蛋白原在血浆中的水平，是外源性凝血系统的筛选试验。

参考值：凝血酶原时间比值为0.82～1.15

临床意义：PT延长或PT比值增加见于先天性因子Ⅱ、Ⅴ、Ⅶ、Ⅹ缺乏症和低（无）纤维蛋白原血症；获得性原因见于DIC、原发性纤溶症、维生素缺乏症，血循环中有抗凝物质，如口服抗凝药、肝素和存在FDP。PT缩短或比值降低见于先天性因子Ⅴ增多症、口服避孕药和血栓性疾病。

2. 活化部分凝血活酶时间（APTT）测定　在37℃条件下以白陶土激活因子Ⅻ和Ⅺ，以脑磷脂（部分凝血活酶）代替血小板提供凝血的催化表面，在Ca^{2+}参与下，观察贫乏血小板血浆凝固所需时间，是内源性凝血系统转敏感和常用的筛选试验。

参考值：男性31.5～43.5秒，女性32～43秒，超出正常值10秒以上才有病理意义。

临床意义：APTT时间延长见于因子Ⅷ、Ⅸ、Ⅺ和Ⅻ血浆水平减低，如血友病A、血友病B和第Ⅺ因子缺乏症，以及血管性血友病（VWD）。严重的凝血酶原（因子Ⅱ）、因子Ⅴ、因子Ⅹ和纤维蛋白缺乏症，如肝脏疾病、阻塞性黄疸、口服抗凝剂、应用肝素等。纤维蛋白溶解活性亢进，如DIC，原发性纤溶症及存在大量纤维蛋白降解产物（FDP），血循环中有抗凝物质，如抗因子Ⅷ促凝活性（Ⅷ：C）的抗体等。缩短见于高凝状态，DIC的高凝血期，促凝物质进入血流，因子Ⅷ、Ⅴ活性增高等，如血栓栓塞性疾病，如心肌梗死、不稳定性心绞痛、脑血管病变、肺梗死、静脉血栓形成等。抽血不顺利时血液中混有大量组织液，亦会使凝血时间缩短。

3. **凝血酶时间(TT)测定**　在凝血酶作用下，待检血浆中纤维蛋白原转变为纤维蛋白，当待检血浆中抗凝物质增多时，凝血酶时间延长。

参考值：超过正常对照3秒以上者为异常。

临床意义：凝血酶时间延长见于肝素增多或类肝素抗凝物质存在，纤维蛋白原降解产物增多及DIC、低（无）纤维蛋白原血症等，凝血酶时间缩短常见于血样本有微小凝块或钙离子存在时。

4. **纤维蛋白原定量（凝血法）**　受检血浆以缓冲液稀释成不同浓度，再加凝血酶，使形成纤维蛋白凝块，根据血浆稀释度与凝块形成情况，可估计纤维蛋白原含量。

参考范围：2～4g/L

临床意义：血浆纤维蛋白原增多见于高凝状态，如糖尿病伴血管病变、急性心肌梗死、脑血管病变、深静脉血栓形成、动脉粥样硬化、高脂血症等，亦见于急性传染病、肾小球疾病活动期。纤维蛋白原减少，见于消耗性DIC低凝血期及纤溶期、原发性纤维蛋白溶解症、肝硬化等。

（二）抗凝蛋白测定

1. **抗凝血酶Ⅲ抗原测定（ATⅢ：Ag，免疫火箭电泳法）**　待检血浆中的ATⅢ抗原在含有抗ATⅢ抗体的琼脂糖凝胶中电泳时，与相应抗体形成特异的火箭样免疫沉淀峰，该沉淀峰的高度与待检血浆中ATⅢ抗原含量成正比。

参考值：30.2～290mg/L

临床意义：ATⅢ减低见于先天性ATⅢ缺陷、获得性ATⅢ缺陷、肝脏疾病、DIC、外科手术后、血栓前期和血栓性疾病；ATⅢ增高见于血友病、口服抗凝药、应用黄体酮等。

2. **蛋白C抗原测定（PC：Ag，免疫火箭电泳法）**　待检血浆中的PC抗原在含有抗人PC抗体的琼脂糖凝胶中电泳，PC抗原与相应抗体形成特异的火箭样免疫沉淀峰，该峰的高度与待检血浆中PC抗原浓度成正比。

参考值：20.1%～102.5%

临床意义：减少见于先天性PC缺陷、获得性PC、肝功能不全、手术后及口服双香豆素抗凝药等。

（三）纤溶系统的检查

1. **纤溶酶原活性测定（PLG：A，发色底物法）**　纤溶酶原在链激酶的作用下转变为纤溶酶，发色底物在纤溶酶水解下释出对硝基苯胺（PNA），PNA显色的深浅直接随纤溶酶水平变化而变化，而纤溶酶多少又与纤溶酶原的量相关。

参考值：9.0%～94.5%

临床意义：纤溶酶原活性增强表示纤溶酶活性降低，见于血栓前状态和血栓性疾病。纤溶酶原活性减弱表示纤溶活性增强，见于原发性和继发性纤溶症，或先天性纤溶酶缺乏症。

2. **组织纤溶酶原激活物测定（t-PA：A，发色底物法）** 在 t-PA 和加速剂作用下，纤溶酶原转变为纤溶酶，后者使发色底物 S-2390 释放出发色基因 PNA，PNA 显色的深浅与纤溶酶和 t-PA 呈正比。

参考值：0.71 ～ 1.9u/ml

临床意义：t-PA：A 增高表明纤溶活性亢进，见于原发性或继发性纤溶症（如 DIC），t-PA：A 减低表明纤溶活性减弱，见于高凝状态和血栓性疾病。

3. **纤溶酶原激活抑制物活性测定（PAI：A，发色底物法）** 加入定量的纤溶酶原激活物（PA）与待检血浆中 PAI 作用，形成失去活性的复合物，剩余的 PA 中加入定量纤溶酶原，使其转变成纤溶酶。后者水解发色底物释放出 PNA，PNA 显色的深浅可计算出标本中纤溶酶含量，而待检样品中纤溶酶量与 PAI：A 呈负相关，间接可测定 PAI：A 水平。

参考值：2.6 ～ 6.4u/ml

临床意义：PAI：A 含量增高见于血栓前状态和血栓性疾病。PAI：A 含量减低见于原发性和继发性纤溶症。

4. **D- 二聚体测定（ELISA 法）** D- 二聚体单克隆抗体包被于固相载体，加入待检血浆后，样本中的 D- 二聚体与单抗形成牢固的复合物，加酶标记的抗体，再加入酶底物显色，即可用比色法测得待检血浆中 D- 二聚体的含量。

参考值：＜500μg/L

临床意义：高凝状态、血栓性疾病和 DIC 时，血浆 D- 二聚体明显升高，是诊断 DIC 的重要依据，D- 二聚体在继发性纤溶症时升高，而在原发性纤溶症时正常，这是鉴别两者的重要依据。

六、临床血液流变学及相关检查

研究血液及其组成成分的流动与变形规律的学科称为血液流变学，它是生物流变学的一个分支。根据目前血液流变学的研究情况，可分为临床研究和基础研究两大部分。临床部分，主要是研究各种疾病血液流变特性的变化规律，探讨在疾病的发生、发展、诊断、治疗、预后估计中血液流变指标的意义，从血液流变的角度研究疾病的发病机制、治疗措施及监测病程的发展，评价药物疗效等。基础部分，主要研究血液及血管的分子结构、胶体结构、组成成分的流动与变形规律，以及血液、血管的结构方程等。

（一）黏　度

黏性是流体的固有属性之一，无论是静止，还是运动流体都具有黏性。流体在剪切力的作用下，将产生连续不断的变形以抵抗外力，这就是流体黏性的表现。血浆黏度主要受血浆大分子量蛋白质的影响，全血黏度则受血细胞及血浆蛋白的影响。

1. **血红细胞** 全血黏度随血细胞比容增高而增加，二者呈对数上升。在比积相同时，表观黏度随切变率增高而降低，而球形的、口状的或镰状的红细胞较正常红细胞的表观黏度高。红细胞增大时黏度也增高。红细胞变形性取决于膜成分，细胞内黏度和细胞外形，是影响高切变率时全血黏度的主要因素，红细胞变形性越差，其刚性愈强，血液黏度也越高；而红细胞聚集是影响低切变率时全血黏度的主要因素，血浆大分子、切变率和细胞表面的静电排斥作用是影响红细胞聚集的主要因素。

2. **白细胞和血小板** 在白细胞和血小板增多时可影响黏度。白细胞和血小板硬度大于红细胞，在白血病患者中，由于存在不同程度贫血而抵消了白细胞增多所带来的黏度增加的影响，而这两种细胞的聚集，也有助于黏度增高。

3. 血浆大分子蛋白　血浆黏度主要取决于血浆中蛋白质浓度、分子量大小及分子形态。链状结构的蛋白质分子对血浆黏度的影响大于球形分子，链越长，分子量越大，血浆黏度也越高。纤维蛋白原的分子大而且浓度高，对血浆黏度影响最大，球蛋白次之，而白蛋白最小。在冠心病、缺血性脑梗死中，纤维蛋白原含量增高，明显影响血浆黏度的增加。血浆蛋白质对全血黏度也会起作用。

红细胞变形性，是指红细胞在流动过程中的变形能力，红细胞在流场中极易变形，随着血液的流动被拉伸成椭圆形，长轴随流动方向取向，变形的大小和取向的一致性随切变率的增加而增加。在微循环观察中，常可看到红细胞流过狭窄通道时的流变行为。影响红细胞变形能力的主要原因有：红细胞膜的结构，膜的组成成分，膜的流动性，红细胞内黏度等。研究表明，红细胞的变形行为主要是红细胞膜的“坦克履带式运动”；并通过这种运动将流场中的剪切运动传到红细胞内部，从而使细胞更易随外部流场的流动而变形。用一根细的直管，里面充满水后加一些油滴，当水流动时可以很容易地观察到油滴以类似红细胞膜“坦克履带式运动”的方式在运动。对不同硬度的红细胞流动的研究表明，随着红细胞硬度的增加，对流场的干扰也增加，血流动的阻力也随之增加。

血浆和全血黏度增高与血栓形成有着密切的关系，血浆和全血黏度增高的原因很多，如球蛋白和纤维蛋白含量增高，纤维蛋白原分子中不对称状，对黏度增高影响最大，也是红细胞聚集中的桥梁分子。红细胞数量增高，红细胞外形、膜结构及变形性改变，高脂血症，可使全血黏度升高。血液黏度增高，血液流量减少，不利灌注，造成组织缺血，有利于静脉血栓形成。血流动力的改变在动脉粥样硬化血管闭塞形成中起重要作用，在体内，血管狭窄、弯曲、分叉或动脉粥样硬化斑块处，常是血栓形成的好发部位，这与该部位形成特殊流场有关。血流通过狭窄部位时，产生高切变应力，流经狭窄部位后，管腔急骤扩大，切变应力急骤下降，导致了狭窄后方出现涡流。在涡流中血细胞有较长的停滞时间，较高的碰撞频率、较高的浓度，而且处于较低切变应力。因此，在狭窄部位经受较高切变应力作用的血小板易发生聚集，并在狭窄后方黏附于管壁处。在静脉瓣膜处，可形成次级涡流。由于该区内的液体以较缓慢的速度再循环，故而，在次级涡流中的切变率更低而导致红细胞聚集。有人认为该处是静脉血栓的始发处。可见血液黏度和血流动力学的改变对动脉粥样硬化发生、发展起着十分重要的作用。

（二）血流变的检查

1. 全血黏度检测　回转式黏度计的测量原理是将血液置于一个已知切变率的切变场中，测量一定剪切率下所产生的切变应力大小，然后按公式计算血液的表观黏度。目前常见的回转式黏度计有以下两种，一是回筒式黏度计，二是锥板式黏度计。临床意义：血浆蛋白异常所致血液黏度增高，如巨球蛋白血症、多发性骨髓瘤、某些胶原性疾病等，由于血浆中异常蛋白含量升高而致全血黏度上升。HCT 增高所致血液黏度增高，如真性红细胞增多症、肺心病、白血病、烧伤、严重脱水等情况下的血液浓缩。红细胞结构异常所致血液黏度增高，如镰状细胞贫血、遗传性球形红细胞增多症、遗传性椭圆形红细胞增多症、异常血红蛋白血症等。多个因素改变引起的全血黏度增高见于 HCT 增高，ADP 释放增加及血小板抑制物 PGI_2 清除加快等而导致血液黏度增高，见于缺血性心脏病、脑血栓、脑梗死、高血压、外周动脉疾病、糖尿病和恶性肿瘤等。

2. 全血还原黏度检测 系指全血黏度与血细胞比容之比，其含义是当血细胞比容为1时的全血黏度值，这样使血液黏度都校正到相同的血细胞比容的基础上，以利于比较。临床意义同全血黏度检测。

3. 全血比黏度 系指全血黏度与标准参照液黏度的比值，常以水作参照，血液比黏度等于全血黏度与水的黏度之比值。临床意义同全血黏度检测。

4. 血浆和血清黏度检测 血浆和血清同属于牛顿型流体，符合牛顿黏性定律，血浆和血清的黏度取决于其各种蛋白成分，如白蛋白、球蛋白、纤维蛋白（原）及脂蛋白等。临床意义：所有引起血浆（清）蛋白质异常增高的疾病均可导致血浆（清）黏度升高，如巨球蛋白血症、多发性骨髓瘤、纤维蛋白（原）增多症、某些胶原性疾病；此外，冠心病、急性缺血性脑卒中、血栓闭塞性脉管炎、慢性肺气肿、肝脏疾病、糖尿病及精神分裂症等也可见血浆（清）黏度升高。

5. 红细胞聚集性检测

（1）黏度测量法：血液在静置或缓慢流动时，红细胞处于聚集状态，这种低切变率下的红细胞聚集使血液黏度升高，其升高程度与红细胞聚集性呈正相关。临床意义：任何引起红细胞表面电荷改变的因素如抗凝剂的选择、渗透压、pH值、切变率均可引起红细胞聚集性的非病理性改变。血栓形成性疾病时，该值明显升高。此外，高血压、冠心病、脑卒中、肺心病、糖尿病及恶性肿瘤、周围血管病、烧伤及休克也可使血液黏度明显升高。

（2）红细胞沉降率（ESR）检测：当红细胞发生聚集时，随着红细胞聚集体的形成及其比重的增加，红细胞沉降速度明显加快。在血液流变学中，ESR可作为红细胞聚集和分散的客观指标。生理性增高见于妇女经期、小儿及60岁以上的老人。病理性增高见于结核活动期、风湿病、严重贫血、白血病、恶性肿瘤、甲状腺功能亢进症、肾病、感染、亚急性细菌性心内膜炎、急性心肌梗死、系统性红斑狼疮、组织损伤及坏死等。心肌梗死时常于发病后3～4天增快，并持续1～3周；心绞痛时血沉正常，故可借ESR加以鉴别。由于良性肿瘤血沉多正常，故常用血沉作为恶性肿瘤的普查筛选指标，尤其是非体表肿瘤。

（3）血沉方程K值计算：EST除反映血液的成分改变外，又在很大程度上依赖于HCT，后者成为影响血沉的主要因素，高比容标本可引起ESR减慢，反之则加快。因此，通过血沉方程K值的换算可较客观地反映红细胞的聚集性。血沉方程K值排除了血细胞比容对红细胞沉降率的影响，无论ESR是否增快，K值增高便反映红细胞的聚集性增加，K值正常而血沉增高，必然是由于红细胞比容降低而引起的ESR加快；ESR升高伴K值增大，可肯定是ESR加快；沉降率正常而K值增大，则可肯定ESR加快。

6. 红细胞变形性（RCD）检测 血液或红细胞悬液的黏度随切率的升高而降低，这种变化与红细胞在剪切场中后取向与变形有关，细胞变形能力愈好，则表现黏度的降低愈明显。因此，在高切变率下测定血液或红细胞悬液的黏度，可以对红细胞的变形性作出判断。临床意义：正常红细胞能通过比其直径小得多的微血管，说明红细胞本身具有变形能力，此种变形能力使细胞在血液中可沿流动方向变形或定向，从而使其体积缩小，血液黏度下降。如果红细胞变形能力降低或丧失，在高切变速度范围内增加了红细胞之间的摩擦力，而直接影响血液的流动性。高血压、冠心病、脑卒中、高血脂、糖尿病、肺心病、肝脏疾病、周围血管病、某些血液病及急性心肌梗死、休克、灼烧等疾病，均可见红细胞变形能力异常。

（孙家安　李树荣　杨　茜）

参考文献

[1] Anderson KM, Wilson PW, Odell PM, et al. An updated coronary risk profile: a statement for health professionals. Circulation, 1991, 83: 356-362.

[2] Blake GJ, Ridker PM. Inflammatory bio-markers and cardiovascular risk prediction. J Intern Med, 2002, 252: 283-294.

[3] Boltax AJ and Fischel EE. Serologic tests for inflammation: serum complement, C-reactive protein and erythrocyte sedimentation rate in myocardial infarction. Am J Med. 1956, 20: 418-427.

[4] Bonithon-Kopp C, Scarabin PY, Taquet A, et al. Risk factors for early carotid atherosclerosis in middle-aged French women. Arterioscler Thromb, 1991, 11: 966-972.

[5] Bots ML, Hoes AW, Koudstaal PJ, et al. Common carotid intima-media thickness and risk of stroke and myocardial infarction: the Rotterdam Study. Circulation, 1997, 96: 1432-1437.

[6] Cook NR, Buring JE, Ridker PM. The effect of C-reactive protein in cardiovascular risk prediction models for women. Ann Intern Med, 2006, 145: 21-29.

[7] Cushman M, Arnold AM, Psaty BM, et al. C-reactive protein and the 10-year incidence of coronary heart disease in older men and women: the cardiovascular health study. Circulation, 2005, 112: 25-31.

[8] Danesh J, Wheeler JG, Hirschfield GM, et al. C-reactive protein and other circulating markers of inflammation in the prediction of coronary heart disease. N Engl J Med, 2004, 350: 1387-1397.

[9] Hansson GK. Inflammation, atherosclerosis and coronary artery disease. N Engl J Med, 2005, 352: 1685-1695.

[10] Nissen SE, Tsunoda T, Tuzcu EM, et al. Effect of recombinant ApoA-I on coronary atherosclerosis in patients with acute coronary syndromes: a randomized controlled trial. J Am Med Assoc, 2003, 290: 2292-2300.

[11] Nissen SE, Tuzcu EM, Brewer HB, et al. Effect of ACAT inhibition on the progression of coronary atherosclerosis. N Engl J Med, 2006, 354: 1253-1263.

[12] Pearson TA, Mensah GA, Alexander RW, et al. Markers of inflammation and cardiovascular disease: application to clinical and public health practice: a statement for healthcare professionals from the Centers for Disease Control and Prevention and the American Heart Association. Circulation, 2003, 107: 499-511.

[13] Ridker PM, Rifai N, Rose L, et al. Comparison of C-reactive protein and low-density lipoprotein cholesterol levels in the prediction of first cardiovascular events. N Engl J Med, 2002, 347: 1557-1565.

[14] Tardif JC, Gregoire J, L'Allier PL, et al. Effects of the acyl coenzyme A: cholesterol acyltransferase inhibitor avasimibe on human atherosclerotic lesions. Circulation, 2004, 110: 3372-3377.

[15] 马依彤. 心脏标志物临床应用进展. 北京：人民卫生出版社，2009.

[16] 李小鹰，范利. 老年周围动脉硬化闭塞性疾病. 山东科学技术出版社，2003.

[17] 崔公让. 动脉硬化闭塞症. 北京：人民军医出版社，2000.

第八章　动脉硬化常用检查方法

一、冠状动脉造影

目前，冠状动脉造影被认为是诊断冠状动脉粥样硬化的金标准。它是根据对比剂充盈缺损影像来判断，反映血管腔被对比剂填充后的投影轮廓，能提供血管壁病变的信息和程度，不能提供粥样斑块形态和性质的详细情况，粥样斑块和病变血管仅仅显示为充盈缺损，所以冠状动脉造影不能精确检测出易损斑块。

急性冠状动脉综合征多发生在易损斑块的突然破裂之后。在这之前，多缺乏明确的管腔狭窄征象，因为在冠状动脉粥样硬化斑块所形成的动脉管壁“塑形”的情况下，管腔内径变化可以不明显。在这方面，常规的血管造影术具有一定的局限性，不能很好地观察冠状动脉粥样硬化斑块本身的情况，存在低估冠状动脉斑块潜在危险的问题。因此，不适合早期疾病的检查和斑块结构的分析。

二、冠状动脉血管内超声

冠状动脉血管内超声是近年来临床诊断血管病变的新手段之一，目前被认为是诊断冠状动脉粥样硬化的金标准。

（一）技术原理和现状

目前，使用的血管内超声系统主要是相阵控技术和机械扫描技术。相阵控系统通过同步产生一束 360 度的超声束而生成图像，主要问题是位于转换器周围的伪像，操作过程中需要将整个导管而不仅仅是转换器在血管内推送或回撤以获得图像，相对于机械扫描导管，具有更小的外径，操作略显简单，目前的相阵控最多可达 646 个电子元件。机械扫描是将装载有单晶体的转换器设计在外鞘内，利用一个灵活的传动轴带动转换器发生机械旋转，获得图像，操作时需要用盐水冲洗以保证转换器与外鞘间没有空气，转速可达每分钟 1 800 转，获取的图像较相阵控技术清晰度高。两种类型转换器均需要一个单轨设计的支撑导管，IVUS 在每个图像切面上有 3 个空间方向的分辨率，通常轴向分辨率为 80 ～ 120μm，侧向分辨率为 200 ～ 250μm，环形切面上的分辨率主要决定于图像伪像如非均一方面旋转（UNRD），并且目前还不能量化。因为超声波的散射作用，近场的分辨率最为理想，远场的分辨率尤其是环形分辨率明显降低。从临床角度看，这将造成远场结构显示不清晰，边界模糊，以至于不能明确定义。例如，在动脉瘤的研究中，远场分辨率的降低可能给明确区分真假腔带来困难。目前，机械扫描 IVUS 导管的外鞘直径为 2.6 ～ 3.5F（0.87 ～ 1.17mm），电子相阵控导管直径为 2.9mm，要求 6F 的指引导管。

（二）血管内超声在冠状动脉粥样硬化诊断和介入治疗中的应用价值

1. **评估病变程度**　尽管冠状动脉造影（CAG）用于诊断冠状动脉粥样硬化已经有40多年的历史，但是很多研究结果对其精确性和可重复性提出质疑。正确评价病变的严重性除了测量病变范围内的直径以外，还要结合正常血管段的参数，尸检结果表明，动脉粥样硬化通常较为弥散，CAG很难判断真正“正常”的血管，也是造成其准确性下降的因素。另外，对于外向型或者阳性重构的血管，CAG不足之处暴露的尤为明显，此时可能漏诊或者低估病变程度。动脉粥样硬化是一种血管壁的疾病，IVUS成像的许多内在特点是其在评估冠状动脉粥样硬化方面具有较CAG更多的优势。超声的定向断层成像功能使其能完整的显示整个血管壁的环形切面，而不仅仅像CAG那样只显示两个界面。CAG下血管狭窄病变的大小要求校正到和照相放大倍数相同，而IVUS则通过电子性刻度用直接面积法进行测量。因此，IVUS能正确评估CAG显示较为困难的病变如弥散性病变，开口病变或者分叉病变及临界病变等。

可疑冠心病患者的CAG检查有10%～15%表现正常，通过IVUS检查，有将近一半的CAG正常患者可以检测到粥样斑块的存在。如果同时测定内皮依赖性血管舒张，真正正常的血管不到40%，Mintz等对884例冠状动脉的IVUS检查发现，造影“正常的”参考血管段斑块符合率为（51±13）%。一项对接受心脏移植的262例患者进行的IVUS研究显示，有近50%的患者存在至少一处内膜厚度＞0.5mm的病变，而这些供体心脏的冠状动脉术前造影被认为是正常的。对于直径小于2.75mm的小血管来说，CAG测定是参考血管直径小于IVUS结果，二者之差与斑块负荷有关，差值最大的血管段是前降支近端、中段，锐缘支和对角支。Mintz认为，由于受到指引导管的插入或者血管重叠、成角等因素的影响，CAG通常较难精确估计冠状动脉开口处狭窄，分叉病变尤其是左主干分叉病变以及前降支开口处病变的狭窄程度，肥胖、肺气肿和胸廓畸形也是影响CAG准确性的可能因素，当存在严重偏心病变时，寻找能理想的暴露最小直径的造影投射角度非常困难。反之亦然，恰好投射到最大直径的角度也不很难找到，血管重构尤其是阳性重构是造成CAG可能高估血管狭窄程度的原因之一，此时由于斑块向外生长，血管腔的减小并不明显，造成IVUS测量的管腔直径和面积较CAG大，CAG参考血管段的截面积狭窄高于IVUS结果。与CAG相比，IVUS能准确检测左主干病变。IVUS下左主干介入治疗前的病变程度是预测其远期预后的独立因素。

2. **评价病变性质**　与CAG不同的是，IVUS的穿透性特征不仅仅可以显示血管腔，也可以显示粥样斑块和血管壁，准确提供斑块的形态学特征包括斑块的空间位置，斑块性质及血管重构等。粥样硬化性病变是一种非均质斑块，在虚拟组织学（VH）技术产生以前，IVUS能根据超声密度，以及是否有声影的存在等将斑块分为各种不同亚型，但是对于怎样界定这些亚型的名称还有不同的说法。目前已经被使用的名称包括钙化、强回声、纤维钙化、纤维性、硬斑块、软斑块、无回声、脂质性及纤维脂质性等。由于粥样斑块的进展也是非均质的，因此很多斑块是混合性的，包含着不止一种斑块类型。从治疗策略的角度讲，钙化、纤维钙化、强回声斑块与软斑块、无回声斑块或者纤维脂质斑块不同。目前，有关IVUS灰界图像的类型，大多文献资料中将斑块分为4种类型，即软斑块、纤维斑块、钙化斑块及混合斑块。VH技术产生以后，根据其显示的4种不同颜色的组织，将粥样斑块分为钙化、坏死、纤维及纤维脂质性4种类型。已经有研究证明了IVUS的斑块组成与斑块的组织学成分具有良好的相关性，除了反映组织学成分以外，IVUS的定量研究斑块特征还与其免疫组化特征有关。正确判断斑块性质具有重要的临床意义。IVUS 在判断钙化斑块方面具有明显优势，IVUS 测量的钙化程度比 CAG 目测的钙化程度通常要严重，动脉瘤是 CAG 不能正确反映的另外一个病理改变。Maehara 等发现，CAG 诊断的 77 处动脉瘤中，只有 27% 是真性动脉瘤，4% 为假性动脉瘤，12% 为复杂斑块或者未愈合的夹层。53% 是邻近狭窄病变的正常血管段。

3. **局限性** IVUS 成像中的伪像是至今仍无法得到解决的重要问题。这将极大的影响其图像质量及数据测量，如由压电换能器中的声学振荡引起的“ring-down”伪像，可能使近场图像变得模糊，从而使超声导管的大小较实际大小增大。超声导管与血管长轴不垂直会导致图像的几何形状失真。还有一种重要的伪像，即不均一旋转失真（non-uniform rotation distortion），是由于机械导管的传动轴不均匀拖延造成的，这些也将导致图像失真。超声导管的大小也限制了其在严重狭窄病变中的使用。相控阵探头具有较机械探头更小的外直径，但是，其分辨率明显低于机械探头，影响成像质量。VH 技术的产生尽管很大程度上弥补了 IVUS 在判断斑块组织学成分方面的不足，但是其在血栓判断方面的局限性仍然没有得到满意解决。目前的 IVUS 导管分辨率上无法识别真正意义上的薄的纤维帽（65 ～ 100μm），破裂斑块的漂浮片可能属于 IVUS 的分辨率之外，或者过于近场而不能被显示。

三、冠状动脉血管镜

这一技术可观察到冠状动脉内富含脂质的黄色斑块，斑块糜烂和溃疡，内膜撕裂，白色的血小板血栓和红色的纤维蛋白血栓，是目前观察血栓的最为准确的手段。随着纤维帽的变薄，富含脂质斑块逐渐变为发亮的黄色，这一现象对于斑块破裂倾向的检测具有很高的敏感性。已有的试验结果显示，该方法对于预测斑块破裂具有临床价值。Ueda 等利用三激原比色法，提高了冠状动脉血管镜检测血小板聚集和血栓的准确性，以及检查的可重复性。

四、磁 共 振

MR 检查不仅可以显示血管狭窄程度，斑块大小和溃疡，还能提供斑块成分、纤维帽厚度和血管壁特征等易损性指标，已成为目前临床识别易损斑块的最具有前景的辅助检查手段。研究表明，采用抑制血流信号的“黑血技术”和使血流成高信号的“亮血技术”，与其他 MR 系列结合可提高血液和斑块的对比度，显示斑块纤维帽和斑块内出血，其区分脂质核心坏死和斑块内出血的敏感度和特异度均在 90% 以上。最近有学者用多序列 MR 对颈动脉斑块成分进行定量分析，显示了与病理组织学结果的高度一致性。

五、多层螺旋 CT

多层螺旋 CT 具有较高的空间分辨率，对斑块的检出和斑块性质的判定与组织学检查和血管内超声均有很好的相关性。Kopp 等首先利用 MDCT 冠状动脉成像与 IVUS 做对照，敏感度较高。Leber 等用 16 层螺旋 CT 测定的斑块 CT 值，与血管内超声检测的斑块回声强弱有明显的相关性，能较可靠的分辨非钙化斑块中的脂质和纤维成分，有助于识别潜在的不稳定斑块。Leber 等用 64 层螺旋 CT 评价冠状动脉粥样斑块与血管内超声对照，显示斑块的准确性为 84%，对斑块面积的测量结果与血管内超声的测量结果有很好的相关性。MDCT 冠状动脉成像主要通过斑块密度的测量来判断斑块内具体成分。Schroeder 等采用尸体心脏成分标本研究，并与组织病理学检查相对照，根据 CT 值将斑块分为 3 类：软斑块（主要成分为脂质）≤60CTHU；中间斑块（纤维斑块）61 ～ 119HU；钙化斑块（钙化成分为主）≥120HU。因此，多层螺旋 CT 可以根据 CT 值不同对冠状动脉斑块的性质做出大概的判断。最新一代 64 排 MDCT，可探测范围较前一代产品有了明显的扩大；其时间分辨率（100ms）及空间分辨率（0.5mm），也有了很大的提高。心脏扫描的时间由 16 排 MDCT 的 20 秒左右缩短到＜10 秒，检查多需对比剂注射量也明显的减少；在扫描过程利用回顾性心电门控技术中在不同的心动时相期调整管电流的强弱，使患者检查所受的处理的放射线剂量减少，由于采用更先进的扫描和图像处理技术，图像治疗明显改善，在克服伪影、详细分析病变构成、搭桥术后改变和效果评估，以及显示更为细小的血管方面均有了长足的进步。64 层螺旋 CT 可显示冠状动脉主干及其主要分支近端的粥样硬化斑块，可以从多个方向观察斑块的形态、密度及相应部位的管腔，从而对斑块的性质及相应部位的管腔狭窄程度进行判断，并且根据斑块的 CT 值大致判断斑块类型，能可靠地鉴别富含脂质的斑块与富含纤维的斑块，对斑块稳定性的评价具有一定的帮助。

六、光学相干断层扫描

光学相干断层扫描（OCT）的原理和 IVUS 相类似，是通过测量散射的红外线而非声源强度的一种高分辨率的血管内影像技术。其在早期识别不稳定斑块方面有着独特的优势：①它的分辨率比任何目前可应用的影像技术都高，带导管系统的分辨率在 10 ～ 20μm，几乎比 IVUS 提高 10 倍，带有更精细系统的分辨率可达到 4μm。②由于 OCT 是用光源，它可以和任何一种光谱技术相结合，其高分辨率能弥补 IVUS 或其他影像学技术不能识别极薄的纤维帽的缺陷。Yabushita 等对来自尸体解剖 357 份粥样硬化动脉片段进行了 OCT 成像，他们发现，纤维板块显像的特征是均一的强信号区，纤维钙化斑块的特征是轮廓明显，边界清晰的低信号区，富脂质斑块的特征是边界模糊的低信号区。近年来的临床研究表明，IVUS 现实的斑块特性，OCT 均能准确分辨清楚，与 IVUS 比较，OCT 能显示斑块的内膜层、内弹力膜、外弹力膜，准确测量薄的纤维帽厚度，显示斑块肩部的微细结构，从而识别易破裂斑块。从目前的研究结果来看，OCT 是一种很有前途的评价不稳定斑块的影像学技术。

七、颈动脉脉搏波传播速度

糖尿病是全身系统性疾病，其主要危害是血管病变所引起的并发症。目前对糖尿病大血管病变的研究很多。早些时候人们往往更注重研究血管的一些形态学指标，如颈动脉斑块、内中膜厚度（IMT）等，但在临床实际工作中发现，单纯从颈动脉结构变化来评价动脉硬化有局限性。近年来，对血管功能方面的研究逐渐受到人们的重视。有研究表明，颈动脉斑块、MT 和动脉弹性均是心脑血管疾病的重要标志及独立危险因子。动脉弹性主要反映动脉舒张功能，它取决于动脉管径大小和管壁厚度或顺应性。糖尿病的病理过程主要是糖代谢紊乱、脂质代谢障碍等，这些代谢紊乱会产生巨噬细胞和血小板聚集，平滑肌细胞增殖，载脂泡沫细胞沉积，从而导致动脉粥样硬化，动脉顺应性下降，糖尿病患者的血管顺应性下降可作为出现临床并发症的前血管异常的一个早期指标。对糖尿病患者的血管弹性功能进行测定可以早期发现血管的异常变化，为早期干预、治疗糖尿病大血管并发症提供可靠依据。

动脉弹性一般不容易直接测得，目前评价方法有脉搏波传播速度（PWV）、反射波增强指数、大动脉弹性指数与小动脉弹性指数等间接指标，而 PWV 是经典的检测动脉弹性的指标，是对心脑血管疾病发生及死亡的独立危险因素的预测方法。传统 PWV 测量采用脉搏波测量仪，常用的测量指标有颈股动脉 PWV、颈桡动脉 PWV、颈足动脉 PWV、颈足背动脉等，其原理是测量两目标动脉脉搏波时间差（Δt）再测量两动脉间的距离（S），根据公式 S/Δt 算出 PWV。该方法简单、快捷，但也有许多不足：首先，不能获得脉搏波所经过动脉真正的管道长度，只是粗略估计体表的距离；其次，测量区域内管腔弯曲变形计用肱动脉压代替主动脉内压均影响 PWV 值。

八、下肢动脉硬化闭塞症无创性检查方法研究进展

（一）踝肱指数

踝肱指数是临床最常用，最简单的一种检查方法。患者仰卧位，以多普勒超声探头测定双侧肱动脉收缩压，如两侧压差＞10mmHg，则取两者中的高值，取胫后动脉及足背动脉收缩压的高值作为踝动脉收缩压，踝动脉收缩压与肱动脉收缩压之比值即为踝肱指数。静息踝肱指数适用于年龄＜49 岁的伴动脉粥样硬化危险因素的糖尿病患者，年龄 50 ～ 69 岁有吸烟和糖尿病病史的患者，年龄＞70 岁的老年人，下肢脉搏异常的人群和已知有冠状动脉、颈动脉、肾动脉粥样硬化的人群。其诊断敏感性、特异性和准确性与血管造影术相当。MeDermotte 等研究发现，以踝肱指数≤0.9 为标准，管腔狭窄程度＞50%，其敏感性为 95%，特异性为 99%，对于初诊患者无论病情轻重都要测量双侧踝肱指数，已确立下肢动脉硬化闭塞症诊断及基础参照值。踝肱指数也可用于疾病随访和预测预后，静息踝肱指数＜0.50，5 年生存率在 63%；踝肱指数在 0.5 ～ 0.69，5 年间累计生存率为 71%；如果踝肱指数在 0.79 ～ 0.89，5 年生存率为 91%。如果踝肱指数＞0.50，在随访的 6.5 年内不会发生严重的下肢缺血；踝肱指数＜0.4，则患者很有可能会出现下肢静息痛，缺血性溃疡性坏疽。多项研究显示，踝肱指数是心脑血管疾病患病率和病死率的独立危险因素的指标，踝肱指数降低则心脑血管事件发生率增高。

踝肱指数不足之处在于静息踝肱指数不能预测运动状态下的血供情况，因而，不能区分正常肢体与没有症状的患病肢体，糖尿病患者或老年患者由于中小动脉壁钙化，踝肱指数可成假性正常。股动脉严重狭窄或完全闭塞的患者如果能够有足够的侧支循环，精细踝肱指数也可呈假性正常。因此，对于有明显临床症状的患者，即使踝肱指数正常也不应该排除下肢动脉硬化闭塞症。

（二）连续多普勒超声

连续多普勒血管超声检查，通过描记肢体不同部位血流速度的波形及动脉收缩压，可明确肢体缺血的程度，并可以大致判断动脉阻塞的部位，以弥补静息踝肱指数和阶段性压

力测量的不足，用于确定下肢动脉硬化闭塞症的病变部位和严重程度，随访疾病进展情况及对血管重建术的疗效进行量化。常用的指标为峰—峰搏动指数，如果相邻部位搏动指数降低，则说明两部位之间存在狭窄，且搏动指数的降低幅度与狭窄的严重程度成比例，如低阻抗多普勒波形或者股总动脉搏动指数＜4.0 说明闭塞部位很可能在髂总或髂外动脉，高阻抗波形或者波动指数＞4.0，说明闭塞的部位主要位于股浅动脉近端，并常与股深动脉病变相邻。

多普勒超声的不足之处在于，一些只有股浅动脉闭塞病变的而没有主—髂动脉病变的患者，表现为低阻抗波形及股总动脉搏动指数降低，因此，多普勒超声对主—髂动脉病变诊断特异性降低。一些中度狭窄部位的下游，血流速度搏动波形在短距离内（血管直径的 3 ～ 5 倍）可以变为正常，这种狭窄远端的“搏动正常化”也是多普勒超声诊断的一个不足之处。

（三）CT 血管造影术

CT 血管造影术用于确定下肢动脉硬化闭塞症的狭窄部位和严重程度。研究表明，单探头 CT 对闭塞性病变诊断的敏感性和特异性较高，分别为 94% 和 100%，而对狭窄病变的准确性较低；而多探头 CT 对狭窄病变的诊断敏感性为 97% ～ 100%，其特异性为 100%。CT 的血管成像（CTA）可使闭塞部位远端血管显影，且影像可以自由旋转，有助于特殊病变的诊断，能够鉴别由动脉瘤、腘动脉挤压综合征及动脉外膜囊性病变导致的狭窄或闭塞病变。与血管造影比较，CTA 的分辨率较低，成像不均一，容易漏诊。与磁共振血管造影术（MRA）比较，CTA 的操作时间短，分辨率高，金属夹、支架和人造装置不会产生明显的伪影，安装起搏器和除颤器的患者也可以行 CTA 检查。因此，对有 MRA 禁忌的患者，CTA 可替代 MRA。其不足之处在于存在电离辐射和造影剂导致的肾损伤。

（四）磁共振血管造影术（MRA）

MRA 是近年发展起来的外周血管疾病诊断方法，其对于确定下肢动脉狭窄的部位和严重程度很有帮助。研究发现，以术中血管造影为参照，MRA 对未闭血管段的准确性与导管血管造影相似，敏感性和特异性分别为 81% 和 85%，识别正常血管节段（如适合进行旁路手术）血管造影的敏感性略低于 MRA（77%vs82%）。但其特异性更好（92%vs84%），荟萃分析表明，对于血管直径狭窄＞50%，MRA 的敏感性和特异性为 90% ～ 100%。最近的研究认为 MRA 的准确性为 91% ～ 97%，比增强 MRA 准确性更高。一项关于比较增强 MRA 和彩色双功超声的荟萃分析发现，对于管腔直径的节段性狭窄＞50%，MRA 优于彩色双功超声，两者的敏感性分别为 98% 和 88%，特异性分别为 96% 和 95%。

磁共振对选择适合做介入治疗的病例很有帮助，有研究证实，基于 MRA 和导管血管造影术制定的手术计划中，两者符合率至少为 90%，一些中心在血管重建术前已经不再做诊断性血管造影术。

MRA 可以用来选择适合做外科旁路移植术的病例，也可以用来选择外科吻合部位。研究表明，确定流出道血管，MRA 由于导管血管造影术，Dorweiler 等发现，24 例有严重下肢缺血的糖尿病患者中，38% 的足部血管病变由 MRA 发现，而导管血管造影术却不能发现，这些血管经外科手术治疗后血管开放情况良好。但是对于远端血管病变，MRA 是否用于导管血管造影检查目前还存在争议。

MRA 可用于介入手术和外科血管重建术疗效的评估。研究显示，MRA 探查人工合成或自体移植血管的狭窄，其敏感性和特异性分别为 90% 和 100%，如果术后立即对成型血管进行评价，MRA 与导管血管造影术的符合率为 80% ～ 95%。但是，目前还没有研究证实术后 MRA 检测有助于改善患者的预后。MRA 的不足之处在于，由于湍流的影响，MRA 倾向于过高估计血管狭窄的程度，受侧支血管反向血流的影响，MRA 会过高估计血管闭塞的程度。此外，金属夹可产生与血管闭塞相似伪影，增强 MRA 偶尔可引起高肌酐患者的肾毒性损伤。

九、多导脑电图

临床脑电图检查常规使用单极导联法，用以探测电极下面 3 ～ 4cm 范围内的电位变化绝对值之和及其准确波形。此法便于观察生理波形的节律性和对称性，容易发现来源于较深处的局限性异常波和慢波，对于判断阵发波的始发位置颇有裨益。脑波的形成受到细胞代谢的影响，86 例脑动脉硬化性痴呆患者有 25.4% 显示正常，74.6% 显示异常，其中包括基本节律异常和背景活动异常。这种异常与广泛性脑部小动脉硬化有关，还包括局部改变和阵发性改变，这将与动脉管腔的狭窄、阻塞或栓塞有关，局限性改变多见于颞叶，阵发性改变多见于额叶。因此，通过脑电图波形的改变，可为临床观察脑血管硬化性痴呆患者的病情程度及治疗效果提供可靠的依据。

十、肢导阻抗生物反馈仪

肢导阻抗血流图是对肢体某一节段施加微弱电流，测定心脏搏动过程中由于血流变化引起的该部位电阻抗变化。肢体阻抗血流图的波形取决于心脏搏动状况和肢体小血管紧张程度及弹性状态，从肢体阻抗血流图中可以计算出反映心血管系统功能状态的多种血流动力学参数。其中，变动阻抗峰峰值 ΔZpp 和心动周期 T，分别是反映外周血管紧张程度和心脏活动状况的重要指标。

十一、单点脉搏波传导速度

单点脉搏波传导速度（PWVβ）是 2002 年提出并实现的，其测定的是被测量处单点的动脉弹性而非传统 PWV 所测的两个测量点之间的动脉段弹性。有学者对 145 例患者进行 PWVβ 检测后发现，其与传统 PWV 有良好的相关性，PWVβ 随年龄增大而提高，用血管回声跟踪技术检测的 PWVβ 比较敏感。

十二、放射性核素显像评价动脉血栓和动脉粥样硬化斑块

利用放射性核素进行动脉血栓和 AS 的显像具有无创、重复性好等优点，有重要的临床应用价值。

（一）放射性核素标记低密度脂蛋白 LDL 及其抗体

LDL 在粥样硬化斑块中的沉积是 AS 形成的重要环节，利用放射性核素（125I 或 99Tem）标记的 LDL 和氧化型 LDL 可以用于斑块显像研究，但由于 LDL 受体在体内分布

广泛，显像剂在斑块中摄取率低等因素造成显像效果不理想，有研究尝试利用 LDL 抗体来对不稳定斑块进行显像。初步研究显示，斑块对 LDL 抗体的摄取与 AS 病变程度密切相关，可能有助于早期发现富含脂质的病变、筛查和对高危人群进行连续随访观察。

（二）放射性核素标记的免疫球蛋白

动脉壁的脂纹或斑块富含大量的巨噬细胞来源的泡沫细胞，这些细胞表面能表达特异性的 Fc 受体，后者能与 IgG 的 Fc 亚单位受体结合，利用放射性核素 111In 标记 IgG 的研究显示，该方法不能检测出动脉的早期病变。而且，由于 IgG 是大分子物质，血液清除非常缓慢，靶 / 非靶比值低，并且其与病变部位的结合可能是非特异性的，因此核素标记 IgG 并不适宜 AS。但是该方法在针对 AS 斑块成分中各种细胞核抗原的单克隆抗体在检测中显示出一定的应用前景。

（三）放射性核素标记的多肽

多肽是小分子物质（通常只有 10 ～ 20 个氨基酸序列）。渗透能力强，血液清除快，靶 / 非靶比值高，注射后数分钟即可成像，表现出良好的 AS 斑块显像应用前景。

（四）18F–FDG

近年来研究证实：利用 18F–FDG 可对 AS 斑块进行显像，人颈动脉的 AS 斑块摄取 18F–FDG 的程度在有症状的患者中要明显高于无症状患者，斑块内 18F–FDG 的摄取量与巨噬细胞和血管平滑肌细胞有良好的相关性。此外，利用 18F–FDG PET 显像也能对斑块进行定量分析。

（五）放射性核素标记的二磷酸腺苷 ADP 类似物

ADP 竞争性类似物 AP4A（二磷酸腺苷 –4 磷酸）能与 AS 斑块中的 P2 嘌呤受体特异性结合，斑块中大量存在的巨噬细胞、单核细胞、平滑肌细胞表面都有 P2 嘌呤受体。因此，利用核素标记 AP4A 等 ADP 类似物有望用于 AS 斑块显像。

（于富军　卫亚丽　任向群）

参考文献

[1] 段会仙，曹晶茗．易损斑块的影像学诊断进展．医学综述，2009，1(15)：290-292.

[2] freya W, Hodgson M, Muller C, et al. Ultrasound guided strategy for provisional stenting with focal balloon combination cath results from the randomized strategy for intercoronery ultrasound guided PTCA and stenting(SIPS)Trial. Circulation, 2000, 102(20): 2497-2502.

[3] Maintz D. Plaqueand differentiation benhanced inversion linical research. Copyright oxford univ, 2006. 27(14): 1732-1736.

[4] Paul S. Steven Understanding coronery artery disease, tomography imaging with intravascular ultrasound. Heart, 2002, 88(1): 91-96.

[5] 李俊峡，鹰津良树，宫本忠司，等．急性冠状动脉综合征与稳定型心绞痛患者冠状动脉病变的血管内超声比较研究．中华超声影像学杂志，2004，13(4)：256-258.

[6] 陈纪言，于丹青，周颖玲，等．冠状动脉不稳定心绞痛斑块的血管内超声影像分析．中华超声影像学杂志，2003，12(12)：713-715.

[7] De Korte CL, Sierevogel MJ, Mastik F, et al. Identification of ather osclerotic plaque compinents with inreavascular ultrasound elastography in vivo: a Yucatan pig study. Circulation, 2002, 105(9): 1627-1630.

[8] Schaar JA, Dekorte CL. Mastik F et al. Characterizing, vuluerable plaque features with I ntravascular elastography. Circulation, 2003, 108(2): 2636-2641.

[9] Nissan SE, York P. Intravascular ultrasound: Nobel pathophys iotogical insight and current clinical application. Circulation, 2001, 103(21): 604-616.

[10] Nair A, Kuban BD, Tuzcu EM, et al. Coronary plaque classification with intravascular ultrasound radiofrequency data analysis. Circulation, 2002, 106(12): 2200-2206.

[11] Nasu K, TSuchikane E, Katoh O, et al. Accuracy of in vivo coronary plaque morphology assessment: a validation study of in vivo virtal histology compared with in vitro histopathilogy. J Am Cell Cardiol, 2006, 47(8): 2405-2412.

[12] Rodriguez-Granllio GA, Garcia HM, Mefedden EP, et al. In vivo intravascular ultrasound-derived thin cap fibroatherom detection using ultrasound radiofuency data analysis. J Am Coll Cardiol, 2005, 46(14): 2038-2042.

[13] Naghavi N, Madjid M, Gul K, et al. Thermography basket catheter in vivo measurement of the temperature of atheroselerotic plaque for detection of vulnerable plaque. Catheter Cardiovase Interv, 2003, 59(20): 52-59.

[14] Naghavi M, Libby P, Falk E, et al. From vulnerable plaque to vulnerable patient a call for new detection and risk assessment strategies Part II. Circulation, 2003, 108(11): 1772-1778.

[15] Ueda Y, Ohtani T, Shimizu M, et al. Assessment of plaque vulnerability by angioscopic classification of plaque color. Am Heart J, 2004, 148(2): 333-335.

[16] Honda M, Kitagawa N, Tsutsum K, et al. High resolution imagine tie resonance imagine for detection of carotid plaque. Am Heart J, 2006, 58(5): 338-346.

[17] Yuan C, Zhang SX, Polossar NL et al. Identification of fibrous cap rupture with magnetic resonance imaging is highly associated with recent transient ischemic attack or stroke. Circulation, 2002, 105(8): 181-185.

[18] Charke SE, Beleteky V, Hammond RR, et al. Validation of automatically classified magnetic resonance imagine for carotid plaque compositional analysis. Stroke, 2006, 37(20): 93-97.

[19] Hoffman JMA, Branderhorst WJ, Ten Eikeider HMM, et al. Quantification of the atheroselerotic plaque components using in vivo MRI and supervised classitifiers. Magn Reson Medi, 2006, 55(10): 790-799.

[20] 雷静，高培毅．高位颈动脉粥样硬化斑块的磁共振成像研究．中国卒中杂志，2006，47(12)：488-493．

[21] Kopp AF, Schroeder S, Baumbach A, et al. Accuracy of multidetector spiration of coronary lesion morphology and composition by multislice CT fist result in comparison with intracoronary atherosclerotic plaques a comparative study with intracoronary ultrasound. Am Coll Cardiol, 2004, 43(7): 1241-1247.

[22] Leber AW, Knez A, Ziegler F, et al. Quantification of obstructive and nonobstructive coronary lesions by 64 slice computed tomography: a comparative study with quantitative coronary angiography and intravascular ultrasound.Am Coll Cardiol, 2005, 16(1): 147-154.

[23] Schroeder S, Kuettner A, Letritz M, et al. Reliability of differenting human coronary plaque morgraphy using contrist enhanced multislice spiral computed tomography: a comparison with histology. J Comput Assist Tomography, 2004, 28(4): 449-454.

[24] Gareia M, Mario J Casound studies and progress of compter American coronary angiography task force on depth coronary artel sensus documents. Circulation, 2001, 17(2): 147-150.

[25] 王涛，王锡明．64 层螺旋 CT 在评价冠状动脉支架中的价值．中华医学影像技术，2006，22(10)：1489-1491．

[26] Yabushita H, Bouma BE, Houser SL, et al. Characterization of human atherosecle-rosis by optional

coherence tomography.Circulation, 2002, 106(3): 1640-1645.

[27] Jang IK, Teamey GJ, MaeNeill B, et al. In vivo characterization of coronary atherosclerotic plaque by use of optional coherence tomography. Circulation, 2005, 111(12): 1551-1555.

[28] 孙立鹏，杨光．应用颈动脉脉搏波传播速度对糖尿病患者颈动脉弹性功能的研究．中国临床医学影像杂志，2008，19(3)：156-157.

[29] 董建军，李小鹰．下肢动脉硬化闭塞症无创性检查方法研究进展．中国老年心脑血管病杂志，2007，9(9)：638-640.

[30] 焦欣，王照辉，臧敏．多导脑电图对脑动脉硬化性痴呆的临床观察．临床辅助检查，2006，8(3)：98.

[31] 巩望松，张辉．肢导阻抗生物反馈仪的研制．中国医疗器械杂志，1996，20(2)：75.

[32] 李丽，高志凌．血管内超声－诊断和指导冠状动脉粥样硬化及其介入治疗的“金标准”．心血管病学进展，2009，30(1)：139-141.

[33] Akimitsu H, Takashi T, Nike K, et al. Online noninvasive one point of pulse wave velocity. Heart Vessel, 2002, 17: 61-68.

[34] Nike K, Sugawara M, Chang D, et al. A new noninvasive measurement system for wave intensity and reproducibility. Heart Vessel, 2002, 17: 12-21.

[35] 罗燕，林玲，彭玉兰，等．血管回声跟踪技术对颈动脉单点脉搏波传导速度的检测及意义．中国超声医学杂志，2007，23：206-208.

[36] 程旭，李殿富，黄钢．放射性核素显像评价动脉血栓和动脉粥样硬化斑块．中国临床医学影像杂志，2008，19(11)：804-806.

第九章　动脉硬化常用治疗方法

动脉粥样硬化是心脑血管事件发生的共同基础，是造成心脑血管疾病和死亡的重要因素，动脉粥样硬化不稳定性斑块的破损是缺血性卒中和心肌梗死的主要发病机制。研究动脉粥样硬化的发病机制及斑块的稳定性，采用有效治疗手段，真正达到有效预防和治疗动脉粥样硬化有着重要的意义，也是目前研究的热点。

一、一般治疗

众所周知，与动脉粥样硬化相关的危险因素多达几百种，其中吸烟、高血压、糖尿病、肥胖、高胆固醇血症及相关脂蛋白等传统危险因素，在临床及基础研究中较多地被重视。血管内皮细胞功能紊乱和炎症在动脉粥样硬化及其相关疾病的进展中起重要作用，这已被国内外许多前瞻性的大规模流行病学研究所证实。

（一）戒　烟

1. **吸烟与动脉粥样硬化的关系**　烟草危害是当今世界严重的公共卫生问题，全球每年大约有 500 万人死于烟草相关疾病。吸烟导致多种心血管疾病，包括猝死、心肌梗死、冠心病、脑血管疾病、主动脉瘤、外周血管疾病。APCSC 研究结果表明，我国男性 27% 的缺血性心脏病、9% 的出血性脑卒中和 24% 的缺血性脑卒中归因于吸烟。动脉内皮功能受损是动脉粥样硬化的始动机制和病理基础。而吸烟是公认的引起动脉内皮功能损害的重要因素，影响动脉粥样硬化的形成过程。长期吸烟，烟雾使血管长期处于收缩状态，导致血管硬化，血管壁弹性减弱，血管内膜破损，动脉内膜、中膜粗糙不平，不均匀增厚损伤，内膜下脂质沉积，最终形成斑块，致血管腔进一步变窄。吸烟促进血栓形成，由于戒烟后心血管事件发生率很快下降，所以推测这可能是吸烟引起不良事件的主要原因。另外，吸烟还可导致血管内皮功能紊乱、炎症反应加强、氧化应激增强、心肌能量代谢障碍等。目前，认为燃烧的烟草产生的气体和焦油微粒毒素，由主动吸烟者和被动吸烟者吸入，均可对心血管系统造成严重后果，能独立增加冠状动脉粥样硬化风险。烟草中含有大量尼古丁及一氧化碳等有毒物质，尼古丁可导致血管内皮细胞骨架的改变，并使内皮细胞的迁移延迟造成血管内皮重塑不完整，引起血管内皮受损，内皮受损后合成释放一氧化氮减少，同时增加环氧化酶依赖性和非依赖性花生四烯酸的产生，损害内皮依赖性血管舒张功能；同时，尼古丁可促进血浆 LDL-C 胆固醇和甘油三酯的增高及 HDL-C 胆固醇水平降低，加速氧化型低密度脂蛋白的形成，促进巨噬细胞和血小板聚集，平滑肌细胞增生，载脂泡沫细胞沉积；尼古丁可刺激交感神经，导致血管收缩，而引起缺血。吸烟的促血栓作用被反复证明是由于血小板功能、抗血栓 / 促血栓因子及纤溶因子的改变引起的，并且与基质金属蛋白酶的活性有关。吸烟使巨噬细胞、肥大细胞和T淋巴细胞通过炎性转录因子激活增加基质金属蛋白酶表达，基质金属蛋白酶可以通过基质降解及血管源肽的增生，刺激新生血管使粥样斑块破裂。吸烟可致脑血管内皮细胞基质金属蛋白酶9（MMP-9）表达增加，且随着吸烟量和吸烟时间的增加表达增多，戒烟后表达下降。从吸烟者分离出来的血小板表现出对刺激反应的增加和自发聚集作用，表现出高聚集性。吸烟能够减弱血小板性衍生的NO的作用及减弱血小板对外源性NO的敏感性，从而导致血小板的活性和黏附性增加。吸烟可增加含有丰富的脂质、薄纤维帽的动脉粥样硬化斑块的破裂并进而形成急性血栓的风险。吸烟者常有较高的纤维蛋白原水平，并且这一较高水平与吸烟的程度有关。

研究表明，主动脉粥样斑块大小与吸烟量有非常明显的量效关系，吸烟者冠状动脉的斑块比不吸烟者的冠状动脉斑块大1倍。相隔2年重复冠状动脉造影检查的结果发现，55%的吸烟者有新的病变出现，而不吸烟者只有24%的人出现新病变。颈动脉作为反映全身动脉粥样硬化的“窗口”，吸烟年限越长，吸烟量越多，颈动脉内中膜增厚，粥样硬化斑块形成和引起颈动脉管腔狭窄的发生率亦越高。吸烟与其他心血管病危险因素的共同作用，使心血管病的危险性升高更多。单独吸烟与不吸烟比较，心血管危险性增加1.6倍。研究表明：吸烟是独立于年龄、高血脂、高血压、糖尿病等心脑血管高危因素之外的重要危险因素，男性吸烟者冠心病猝死的相对危险性较不吸烟者高10倍，女性高4.5倍。而且吸烟的量与患心血管疾病的危险性具有非常明显的量效关系。吸烟人群发生心绞痛及冠心病死亡的相对风险显著高于非吸烟人群，且此风险随每日吸烟量的增加而增加，吸烟使非致死性心肌梗死的危险增加3倍。对整个人群来说，吸烟使冠心病的发病率增加1.5倍。对于人群在心血管方面的危害超过了吸烟导致的肺癌。人群越年轻，吸烟的相对危害越大。吸烟造成心血管疾病发病年轻化，吸烟的患者首次发作心肌梗死的时间比不吸烟者平均早10年。而脑卒中的各个亚型都与吸烟相关，其中蛛网膜下隙出血和出血性脑卒中与吸烟的相关性最强。荟萃分析表明，吸烟使脑卒中的相对危险性增加50%，其中缺血性脑卒中的相对危险性增加90%，蛛网膜下隙出血的危险性增加190%。而最近完成的一线队列研究表明，吸烟使缺血性脑卒中的危险性增加58%，蛛网膜下隙出血的危险性增加91%，心肌梗死的危险性增加1倍。此外，70%的动脉粥样硬化性闭塞和几乎所有的血栓闭塞性脉管炎都是由吸烟造成的。随着吸烟数量的增加，外周血管病发生的风险逐渐增加，吸烟者比不吸烟者外周血管病的风险高10～16倍。吸烟是主动脉瘤和主动脉扩张发生的独立危险因素，吸烟者死于主动脉瘤的风险显著增加，并与每天吸烟量呈明显正相关。除了主动吸烟外，被动吸烟者冠心病和脑卒中的危险性也显著增高。受二手烟污染重的人患冠心病的危险性和轻度吸烟者相似。

2. 戒烟可明显减少动脉粥样硬化相关疾病的风险 我国是世界上烟草消耗量最大的国家，戒烟无疑是消除危险因素的重要措施。现已公认，戒烟可减少发生冠心病事件风险。冠心病患者戒烟可减少36%的归因死亡；即使是最近戒烟的心脏病患者，心血管事件的发生率也显著降低，且其效果优于降血压和降胆固醇。停止吸烟，CHD危险程度迅速下降，戒烟1年，危险性可降低50%，甚至与不吸烟者相似，10年可以完全消失。吸烟与血清HDL-C水平呈负相关，但停止吸烟1年后血清HDL-C可增至不吸烟水平。戒烟可使脑卒中发生的风险显著降低，戒烟5年后脑卒中的危险降到与不吸烟者相同。早期的研究显示，股动脉旁路移植术后的患者，戒烟者桥血管的通畅率为80%～90%，而继续吸烟者血管的闭塞率增加2～3倍。2年后截肢的危险性增加4倍。因此，戒烟是对预防和治疗心脑及外周血管疾病的重要措施，其作用优于其他任何单项措施，而且随戒烟时间的延长而日趋增大，并且也是最经济的干预方式。因此，心血管病医生应该提高对戒烟的认识并将戒烟纳入到日常工作中。

（二）减　重

1．**肥胖与动脉粥样硬化的关系**　肥胖容易造成胰岛素抵抗及糖尿病，还可引发血脂异常。来自内脏脂肪的大量自由脂肪酸能刺激肝细胞合成富含甘油三酯（TG）的 VLDL，VLDL 可促进与高密度脂蛋白（HDL）的交换而降低 HDL。脂肪组织还可生成 TNF-α、IL-6 等细胞因子，从而启动触发一系列炎症反应过程，导致动脉粥样硬化。基线体重指数每增加 3，4 年内发生高血压的危险性女性增加 57%，男性增加 50%。1947 年，法国医生 Jeanvague 最早提出“雄性肥胖”（腹部肥胖或“苹果形”肥胖）相比“雌性肥胖”（下半身肥胖或“梨形”肥胖）与心血管和代谢性风险的关联更大，中心性肥胖患者动脉粥样硬化斑块的阳性率显著高于正常组及单纯肥胖组。

2．**减重措施**　建议体重指数（kg/m^2）应控制在 24 以下。减重对健康的利益是巨大的，如在人群中体重下降 5 ～ 10kg，收缩压可下降 5 ～ 20mmHg。高血压患者体重减少 10%，则可使胰岛素抵抗、糖尿病、高脂血症和左心室肥厚改善。减重关键是“吃饭适量，合理膳食”。一方面是减少总热量的摄入，强调减少脂肪并限制过多碳水化合物的摄入。减重的速度可因人而异，但首次减重最好达到减重 5kg 以增强减重信心，减肥可提高整体健康水平。另一方面合理膳食，避免高脂肪、高胆固醇食物，如肥肉、动物内脏，避免过多摄入糖、饮料和点心，避免快餐食物如薯条、炸鸡，多吃蔬菜、水果和粗粮。减少膳食脂肪，补充适量优质蛋白质。有的流行病学资料显示，如果将膳食脂肪控制在总热量 25% 以下，P/S 比值维持在 1，连续 40 天可使男性收缩压和舒张压下降 12%，女性下降 5%。有研究表明，每周吃鱼 4 次以上与吃鱼最少的相比，冠心病发病率减少 28%。建议改善动物性食物结构，减少含脂肪高的猪肉，增加含蛋白质较高而脂肪较少的禽类及鱼类。蛋白质占总热量 15% 左右，动物蛋白占总蛋白质 20%。蛋白质质量依次为：奶、蛋；鱼、虾；鸡、鸭；猪、牛、羊肉；植物蛋白，其中豆类最好。

（三）运　动

1987 年，美国疾病控制中心把缺乏运动归为主要的心血管危险因素。有研究证实，持久而中等的体力活动可以减少冠心病的危险。体力活动和预防冠心病之间关联的机制可能在于其可以控制体重、增加葡萄糖耐量和胰岛素敏感性，降低血压，调节血脂，改善冠状动脉血流量。通过改变不良的生活方式和干预多重危险因素，提倡有氧运动，大力推行冠心病高危个体的一级预防，显著降低心血管事件的发生率，是预防动脉粥样硬化的最有效途径。常用的有氧运动包括步行、慢跑、游泳、骑车、登山、太极拳、健美操等。每个参加运动的人特别是中老年人在运动前最好了解一下自己的身体状况，以决定自己的运动种类、强度、频度和持续运动时间。运动强度必须因人而异，按科学锻炼的要求，常用运动强度指标是用运动时最大心率达到 180（或 170）减去年龄，如 50 岁的人运动心率为 120 ～ 130 次 / 分钟，如果要求精确则采用最大心率的 60% ～ 85% 作为运动适宜心率，并需在医师指导下进行。运动频度一般要求每周 3 ～ 5 次，每次持续 20 ～ 60 分钟即可，可根据运动者身体状况和所选择的运动种类及气候条件等而定。中老年人在心功能良好的基础上，养成良好的生活习惯，具体应包括有氧、伸展及增强肌力练习 3 类，项目可选择步行、慢跑、门球、气功、做操、打太极拳、扭秧歌、登楼梯等。每天至少 30 分钟的中等强度体力活动，每周不低于 150 分钟。如有条件，每周至少 2 次肌力训练，主要锻炼腹部、躯干、臀部及肩部肌肉。忌长时间静坐少动，如看电视、上网等。

（四）控制血压

我国人群流行病学研究表明，从血压 110/75mmHg 起，人群心血管病发生的危险性呈连续正相关。长期高血压及伴随的危险因素可促进动脉粥样硬化的形成与发展，该病变主要累及体循环系统的大型肌弹力型动脉（如主动脉）和中型肌弹力型动脉（以冠状动脉和脑动脉罹患最多）。

1. 高血压与动脉粥样硬化的机制　高血压激活血管紧张素Ⅱ（AngⅡ），越来越多的证据提示高血压与炎症和 AS 关联。体内增高的 AngⅡ能增加血管内皮细胞或内膜的通透性，有助于脂质的沉积和有害物质的侵入。AngⅡ通过激活核转录因子 NF-κB，促进内皮细胞、平滑肌细胞表达 MCP-1、血管细胞黏附分子 -1（VCAM-1）、细胞间黏附分子（ICAM）等因子，从而趋化单核 / 巨噬细胞的黏附、迁移和聚集，加重炎症反应，促使早期 AS 形成。基础研究显示，高血压是动脉粥样硬化重要的危险因素之一，高血压可增加单核细胞及淋巴细胞黏附到内皮并移行入内膜，增加巨噬细胞在内皮的积聚，刺激生长因子和细胞因子表达，增加中膜胶原合成，减少动脉壁弹性，刺激血管平滑肌细胞增生、肥大及结缔组织增加，血管壁增厚，尤其是中层增厚，且随着病程进展更加明显。

2. 控制血压对动脉粥样硬化的影响　对比几项不同降压治疗对颈动脉内中膜厚度（IMT）长期影响的随机试验一致认为，钙拮抗剂对动脉壁和动脉粥样硬化具有有益作用。ELSA 研究比较两种抗高血压药物，钙离子拮抗剂拉西地平和β受体阻滞剂阿替洛尔对高血压患者动脉粥样硬化进展的疗效差异。随访平均 3.75 年，发现：颈总动脉远端 4 个血管壁的平均内膜、中膜厚度和双颈动脉分叉处进展分别为：-0.0227mm 和 -0.0281mm（$P<0.0001$），提示：钙拮抗剂减少 IMT，延缓了颈动脉内膜厚度的进展，在延缓颈动脉粥样硬化方面，钙拮抗剂优于β受体阻滞剂。此外，国内一些研究发现，在预防卒中方面，ARB 优于β受体阻滞剂，钙拮抗剂优于利尿药。

（五）控制血糖

1. 血糖促进动脉粥样硬化的机制

（1）血管 IMT 明显增加：其与胰岛素抵抗及其继发的高胰岛素血症有密切的关系。胰岛素抵抗与动脉僵硬度升高的可能机制包括：高胰岛素血症可通过降低 Na^+-K^+-ATP 酶活性，增加肾小管对 Na^+ 的重吸收，以及增加细胞内钙离子累积等，激活交感神经系统的效应，可导致动脉平滑肌紧张度增加和血压的升高，并且可促进血管平滑肌细胞增殖和胶原的合成。动物实验研究发现，大鼠的动脉壁被球囊损伤后，高胰岛素血症状态下可导致新生内膜的增生，但在链脲霉素诱导的非高胰岛素血症状态下的高血糖状态则无上述表现。而高血糖状态则可导致动脉壁蛋白质发生不可逆的糖基化作用，从而促进动脉粥样硬化的发生。

（2）高胰岛素状态下，脂蛋白脂酶对胰岛素刺激的反应减弱，导致 LDL-C 增多而 HDL-C 的产生减少。高胰岛素血症也可通过增加肝极低密度脂蛋白（VLDL）的合成使血浆甘油三酯水平升高，尚可促进胆固醇转运至平滑肌细胞，减少内皮下泡沫细胞中胆固醇的移除，并刺激动脉平滑肌细胞增生，血管壁胶原合成增加及各种细胞生长因子合成，降低纤维蛋白溶解系统活性，从而促进动脉粥样硬化的发生。胰岛素抵抗状态下，糖尿病高血糖状态下，高血糖导致糖基化终产物（AGEs）产生，通过与血管内皮细胞上 AGE 受体相结合，增加炎症因子及炎性介质表达，增强内皮细胞的炎症信号通路，促进细胞的氧化应激。此外，由胰岛素介导的内皮源性 NO 释放引起的血管扩张效应减弱，导致血管壁损伤增加和血管壁僵硬度增高。

2. **降糖的药物治疗** 口服药物包括：促胰岛素分泌药；磺酰脲类药物；非磺酰脲类药物如格列奈类；双胍类药物；α - 糖苷酶抑制药；胰岛素增敏药（噻唑烷二酮类药物）和胰岛素治疗。其中二甲双胍具有对血管的保护作用，抗动脉粥样硬化作用，纤溶活性增强，对血小板凝集药的敏感性降低，增加动脉血流量，减轻动物实验性心肌梗死，可能有轻微降血压作用，减轻胰岛素抵抗对心血管不良影响。

二、药物治疗

（一）抗栓治疗

斑块破裂基础上的血栓形成是导致冠心病急性事件发生的重要环节。血栓一旦形成，可以使受累血管狭窄甚至闭塞，也可以脱落栓塞到其他部位的血管，造成器官、组织缺血、功能障碍，严重者甚至导致死亡。

血栓是由纤维蛋白和血细胞组成的，可发生于循环系统的各个部位，包括静脉、动脉、心腔和微循环。血小板活化与凝血系统激活在血栓形成过程中均具有重要作用，两者在体内紧密联系，凝血系统激活后产生的凝血酶，是一个强有力的血小板活化因子，血小板活化后又将促进凝血过程。

凝血系统的激活贯穿于冠心病急性事件的整个过程之中，抗凝治疗在血栓栓塞性疾病的预防和防治中发挥着重要作用。肝素是目前最常用的抗凝药物，在体内及体外均有强大的抗凝效应，它通过抑制凝血酶的生成和灭活已生成的凝血酶而发挥抗凝作用。

因此，抗栓治疗应针对凝血系统和血小板两个环节，分别称为抗凝治疗和抗血小板治疗。

1. **抗凝治疗** 目前，临床上最常使用的抗凝药物包括普通肝素、低分子肝素（达肝素、依诺肝素）等，这些药物的临床价值已得到许多大型临床试验的证实而广泛应用于临床实践。

自从 1918 年 Fowell 从犬肝中提取出一种具有抗凝血活性的物质，并命名为肝素以来，这一族酸性黏多糖作为抗凝血制剂，在医疗防治方面有了广泛的应用。近年来，不少学者对肝素做了多方面的研究工作，特别是现代技术的应用，使人们对肝素的结构特性、生物功效，以及临床应用等方面的认识，提高到一个新的水平。Rosenberg 等人阐明了肝素 / 抗凝血酶（AT）的相互作用机制：肝素与 AT−Ⅲ结合，催化灭活含丝氨酸基团凝血因子Ⅱa、Ⅸa、Ⅹa、Ⅺa 和Ⅻa。只有 1/3 肝素分子产生（只有含特殊戊糖结构的肝素才能与 AT−Ⅲ结合），促进内皮细胞释放 TFPI，灭活组织因子 +VⅡa 复合物，肝素辅助因子Ⅱ结合，直接催化灭活Ⅱa 因子，此效应需要高浓度的肝素。

（1）普通肝素

1）药理学：肝素是一种从动物中得到的硫酸化多糖，存在于哺乳动物肥大细胞分泌的颗粒中，是临床上应用最广泛的抗凝药物之一。肝素能够与抗凝血酶（AT）结合，催化灭活凝血因子Ⅱa，Xa，IXa，XIa 和Ⅻa，这是肝素抗凝作用的主要机制。

肝素的分子结构差异较大，分子量从 3 000（Da）到 30 000Da 不等，平均分子量 15 000Da（大约 45 个单糖结构）。肝素需通过包含在戊糖序列中独特的葡糖氨基结合 AT，因此只有那些含有特殊戊糖结构的肝素分子才能与AT结合。进入体内肝素的分子仅有1/3左右包含特殊的戊糖结构（称高亲和力肝素），余2/3在治疗浓度下抗凝作用微弱。

肝素激活肝素辅因子Ⅱ而直接灭活凝血因子Ⅱa，这是肝素抗凝的第二个机制。该作用是电荷依赖性的，不依赖戊糖结构，需要较高的肝素浓度。肝素辅因子Ⅱ介导的Ⅱa因子的灭活也是分子量依赖性的，需要至少24个糖单位（分子量7 200Da以上）。在严重AT缺乏时，肝素的这种机制可起作用。

肝素还能促进与内皮结合的组织因子途经抑制物（TFPI）的释放，TFPI与因子Ⅹa结合并灭活Ⅹa，形成TFPI/因子Ⅹa复合物，该复合物内的TFPI随后可灭活与组织因子结合的因子Ⅶa。肝素通过该途径可抑制内皮损伤和粥样斑块破裂所导致的血栓形成，这可能是肝素类药物预防血栓形成的重要途径之一，因此越来越受到人们的重视。

肝素清除是肝素与内皮细胞受体以及巨噬细胞相结合，从而被解聚，大多通过肾脏来完成。静脉推注25IU/kg，肝素的半衰期为30分钟，静脉推注100IU/kg，半衰期为60分钟，静脉推注400IU/kg，半衰期为150分钟。

aPTT（活化部分凝血活酶时间）值为对照值的1.5～2.5倍时，再发血栓栓塞的风险降低。因此，aPTT值的治疗范围为对照值的1.5～2.5倍被临床广泛接受。

2）普通肝素的应用：2002年，ACC/AHA有关UA/NSTEMI指南中仍把普通肝素置于重要位置。ST段抬高心肌梗死接受溶栓治疗的患者，应常规给予治疗量普通肝素至少48小时；对非ST段抬高心肌梗死与不稳定型心绞痛（NSTEMI/UA）患者，在阿司匹林基础上使用治疗量普通肝素能进一步减少心肌梗死或死亡的危险。一项入选了6个试验的荟萃分析显示，普通肝素与安慰剂相比可使死亡和心肌梗死的风险下降33%。

经皮腔内冠状动脉成形术时，可并发早期血栓事件，标准处理方法是采用肝素治疗。可根据患者体重给药，首次75～100U/kg静注，调整普通肝素用量以使ACT值达到250～300秒，ACT保持在300～350秒，如果给予负荷量普通肝素后ACT值未达标，可再给予2 000～5 000U肝素。目前，建议与GPⅡb/Ⅲa受体拮抗剂合用时，可将首次普通肝素用量减至50～70U/kg，ACT保持在200～300秒即可，当ACT降至150～180秒时可去除动脉鞘管，这些措施能减少大出血危险性而不影响普通肝素疗效。

3）肝素的局限性：主要表现为肝素诱导的血小板减少症（HIT/HITS）。

机制：是由于肝素与血小板4因子（PF4）结合形成了与HIT抗体结合的抗原，导致自身免疫反应，多在应用肝素5～10天后发生，发生率3%～5%，具有14个糖单位以上的肝素片断具有引起HIT的潜在可能。已有研究表明，静脉应用普通肝素可以在体内激活血小板，使血小板聚集、破坏，这也是肝素引起血栓形成和血小板减少，继发出血的主要原因。此种情况更多见于大分子肝素，其作用不依赖于抗凝血酶Ⅲ。肝素主要通过下列方式引起血小板激活：①直接与血小板膜结合，激惹血小板凝集物质，增强血小板的聚集作用。②通过Fc受体介导，肝素抗体与肝素免疫复合物结合，肝素/PF4/IgG免疫复合物与血小板上的Fc受体相互作用，可导致体内大量血小板活化和聚集，激活血小板，临床上表现为血小板数量逐渐降低。普通肝素进入人体后与体内少量血小板因子4（PF4）形成H-PF4复合物，该物质具有免疫原性，可以与特异性的IgG或IgM抗体（抗H-PF4抗体）结合形成能与血小板Fc受体结合的复合物，使血小板激活。近年来研究发现，无论H-PF4复合物的形成是否引起血小板减少症的发生，都与激活血小板进而导致血栓形成事件密切相关。

HIT/HITS 临床表现：肝素诱导的血小板减少症（HIT）仅次于出血，是肝素类药物最常见的不良反应之一。美国每年有 1 200 万人因肢体或肺部血栓、心脏病或血管成型术而接受肝素治疗，36 万人发生 HIT，12 万人出现血栓并发症（静脉、动脉），3.6 万人死亡。HIT 的临床表现包括：原因不明的血小板数量下降超过 50%，或者肝素注射部位出现皮肤损伤，并伴有 HIT 抗体形成，部分患者出现静脉或动脉血栓栓塞症状。血小板数量下降几乎总是出现在肝素使用后 5 ～ 15 天，但 3 个月内曾使用过肝素的患者可能会出现的更早。

HIT 处理措施：对所有怀疑或确诊 HIT 患者都应立即停用肝素，代之以直接凝血酶抑制药，如水蛭素 / 阿加曲班。HIT 患者由于血小板大量聚集而消耗，血小板数量明显减低，但不宜补充血小板，否则会增加血栓形成。由于血小板的激活和聚集在 HIT 综合征形成过程中有着关键的作用，因此，可应用阿司匹林、氯吡格雷和糖蛋白（GP）Ⅱb/Ⅲa 受体拮抗剂等药物强化抑制血小板聚集，减低血栓形成倾向。

此外，肝素还可引起骨质减少症，主要是由于肝素抑制成骨细胞，激活破骨细胞导致骨密度降低。

（2）低分子量肝素：低分子肝素是由普通肝素经化学或酶解聚的方法得到的相对分子质量低的肝素片段。分子量范围一般为 3 000 ～ 8 000Da。低分子肝素有抗凝血、抗血栓、调血脂、抗肿瘤等作用，与普通肝素相比具有皮下注射吸收好，半衰期长，生物利用率高，与血浆、血小板亲和力小，出血副作用少等优点。与普通肝素一样，应用低分子肝素亦可以在体内激活血小板。低分子肝素可以采用静脉注射或者皮下注射的不同途径给药，已有相关实验验证，不同途径使用低分子肝素均可以引起血小板活性增强。低分子肝素也可以与抗 H–PF4 抗体发生交叉反应，激活血小板，但随着分子量的减少，与 PF4 结合的能力也将随之下降。以血小板聚集诱导剂进行的实验表明，低分子肝素引起血小板聚集作用和增强诱导剂的作用低于普通肝素，即对血小板的激活作用低于普通肝素。

1）药理学：由于不同的低分子量肝素是通过不同的方法制备的，其药物动力学特性和抗凝谱有某种程度的差别，在临床上不能相互代替，不同的低分子量肝素应该看作是不同的药物。低分子量肝素平均分子量为 4 500 ～ 5 000Da，分布范围在 1 000 ～ 10 000Da。

低分子量肝素具有良好的量效反应关系，与其同血浆蛋白结合力下降有关。同普通肝素相比，低分子量肝素与巨噬细胞和内皮细胞结合较少，被细胞灭活少，因而血浆半衰期较长。低分子量肝素与血小板 4 因子结合力下降，因而 HIT 发生率较普通肝素明显减低。低分子量肝素与骨细胞结合力较低，因而使得破骨细胞不易被激活，骨质丢失较少，骨质疏松症的发生率较普通肝素降低。低分子量肝素主要通过肾脏途径清除，肾功能衰竭的患者低分子量肝素生物半寿期延长，长时间应用会产生蓄积而增加出血的风险。如果患者内生肌酐清除率小于 60ml/min，建议将低分子量肝素的使用剂量减至推荐剂量的 75%，并严密观察临床有无出血倾向。低分子量肝素没有方便的床旁监测手段，一旦过量鱼精蛋白只能部分中和低分子量肝素的抗凝活性，这是低分子量肝素的不足之处。

同普通肝素一样，低分子量肝素通过增强 AT 的活性来发挥抗凝效应，它与 AT 的相互作用也是由独特的戊糖序列介导的。低分子量肝素、AT 和Ⅱa 之间形成三联复合物后才能灭活Ⅱa，而形成该三联复合物低分子量肝素的长度至少需要 18 个糖单位，分子量要大于 5 400Da。而灭活 Xa 因子，肝素分子只需和 AT 结合不需要同时和 Xa 因子结合，不需要形成肝素、AT 和 Xa 因子三联复合物，对肝素分子量大小没有要求，因此所有肝素分子只要含有特殊的戊糖结构就可灭活 Xa 因子。普通肝素分子量范围 3 000 ～ 30 000Da，绝大部分在 5 400Da 以上，既可以灭活 Xa 因子又可以灭活Ⅱa 因子，抑制 Xa 因子和Ⅱa 因子的比值约 1∶1。而低分子量肝素分子量范围 1 000 ～ 10 000Da，平均分子量 4 500Da 左右，大部分在 5 400Da 以下，因此灭活Ⅱa 因子的能力明显降低，抑制 Xa 因子和Ⅱa 因子的比值为 2 ～ 4∶1。

2）低分子量肝素的应用：大型临床试验 FRISC（Fragmin during Instability in Coronary Artery Disease）研究显示，达肝素与阿司匹林联用较单用阿司匹林能显著降低非 ST 段抬高 ACS 患者的心血管事件发生率。该试验奠定了低分子肝素在非 ST 段抬高 ACS 患者抗凝治疗中的地位，进一步确立了低分子肝素在非 ST 段抬高 ACS 患者急性期（发病 6 ～ 8 天内）抗凝治疗中的地位。研究显示，达肝素组的死亡率和再梗死率（1.8%vs4.8%，危险度 0.37∶95%CI0.20 ～ 0.68），以及需要静脉注射肝素的比率（3.8%vs7.7%，0.49∶0.32 ～ 0.75），再血管化比率（0.4%vs1.2%，0.33∶0.10 ～ 1.10）均显著降低。组间的复合终点事件（死亡、心肌梗死、再血管化、静脉注射肝素）发生率有显著差异，达肝素组较低（5.4%vs10.3%，0.52∶0.37 ～ 0.75）。第 40 天，组间的死亡和再梗死发生率与复合终点事件发生率仍有差异，该现象仅限于不吸烟者（占总人数的 80%）。生存分析显示，当药物剂量降低时会出现疾病发作和再梗死，在吸烟人群中尤为明显。治疗结束后 4 ～ 5 个月，各组间死亡、再梗死或再血管化率均无显著性差异。

国内孙瑜等人实验结果显示，LMWH 能够明显地抑制 AS 早期事件的发生单核细胞黏附内皮细胞的发生。推断 LMWH 能够在 AS 发生的早期就抑制病灶形成的作用，加之与普通肝素相比其具有更小的不良反应，因此，不但能够应用于血栓栓塞性疾病，同样在 AS 及 PTCA 术后再狭窄的早期预防及治疗方面有着广泛的应用前景。

对所有急性 MI 患者都要考虑用 LMWH 进行血栓预防。接受溶栓治疗的患者可以考虑给治疗量 UFH 至少 48 小时，而近期的研究表明溶栓治疗时联合应用 LMWH 也是合理的选择。在患者不能完全活动之前，所有患者都要考虑用预防量 LMWH 或 UFH 来预防深静脉血栓（VTE）。

非 ST 段抬高心肌梗死与不稳定型心绞痛患者，在阿司匹林基础上使用治疗量 UFH 能进一步减少 MI 或死亡的危险。LMWH 和 UFH 在降低死亡率和心绞痛复发率，以及出血发生率方面相似。但是，在 MI 发生率、需要做血管成形术的患者数和血小板减少症发生率方面，LMWH 优于 UFH。LMWH 临床使用较方便，常规情况下不需要进行抗凝活性检测，在包括急性冠状动脉综合征等诸多领域已逐渐取代 UFH。

3）低分子肝素与普通肝素的疗效差异：与普通肝素相比低分子肝素有着相似或稍优的疗效。但要注意的是，与普通肝素相比低分子肝素有着相似或稍差的安全性，尤其在中、重度肾功能不全及 75 岁以上的老年患者中，出血的风险明显增加。SYNERGY（Enoxaparin vs unfractionated heparin in high-risk patients with NSTE-ACS managed with an intended early invasive strategy）试验探讨了在当今治疗现状下依诺肝素与普通肝素的疗效差异，共入选了 10 027 例高危非 ST 段抬高 ACS 患者，依诺肝素与普通肝素相比，30 天的死亡和心肌梗死发生率没有显著差异，依诺肝素组出血发生率更高，具有显著差异。而 GUSTOⅡ研究显示（The Global Use of Strategies to Open Occluded Coronary Artery），严重出血两组差异不显著。

2. 抗血小板治疗　血小板在动脉粥样硬化严重并发症产生的作用已有充分认识，主要表现为血栓形成，重者导致血管闭塞。经研究证明，血小板在释放出许多凝血因子的同时，还释放出一些生长因子，在动脉粥样硬化的形成中发生作用。在某些损伤因素的作用下，由于动脉系统某部位的胶原暴露，引起血小板的黏附与聚集，并释放出血栓素、纤维蛋白、二磷酸腺苷等物质，进一步促进血小板的聚集和血栓形成。一些由血小板携带的血管活性物质，刺激性及增殖性的作用释放出来，引起血管收缩和增殖性反应。这种反应对损伤而言是一种早期的代偿反应，但在动脉粥样硬化和形成中，特别是损伤因素的持续刺激是一个很重要的原因。人们发现，在缺少血小板的血清培养基中不能增殖的纤维母细胞和平滑肌细胞，如加入全血、血清或由凝血酶诱发血小板释放反应的液体后，则细胞增殖明显，故将此因子称为 PDGF。

目前的抗血小板药物从不同的环节干扰了血小板的活化或聚集，从而显著减少了临床血栓事件的发生。主要应用于临床的抗血小板药物为阿司匹林、噻吩吡啶类药物和血小板膜蛋白Ⅱb/Ⅲa 受体拮抗剂。

（1）阿司匹林：阿司匹林作为一种抗血小板药物已经被充分评估，抗栓试验协作组对超过 100 个随机临床试验所做的荟萃分析显示，阿司匹林可以使血管性死亡减少 15%、非致命性血管事件减少 30%。阿司匹林的抗栓作用从表面健康的低危患者到患有急性心肌梗死或急性缺血性中风的高危患者，阿司匹林已经在所有表现为动脉粥样硬化的人群中试验过，服用的时间从短至几周，长至十几年。虽然这些试验中显示阿司匹林预防致命性和或非致命性血管事件有效，但风险和效益比在不同的临床背景下尚有一些不同。阿司匹林主要用于预防和治疗动脉粥样硬化血栓事件，动脉粥样硬化血栓风险越高的患者，服用阿司匹林的获益就越大。随着血栓事件风险的降低，服用阿司匹林的净获益逐渐降低。但血栓事件风险低至何种水平，长期服用阿司匹林不再受益却是没有完全解决的问题。2006 年《美国心脏病协会 / 美国卒中协会卒中一级预防指南》推荐，具有心脑血管事件的中、高度风险患者（10 年心血管事件风险≥6% ～ 10%），推荐长期使用阿司匹林 75 ～ 160mg/d，预防发生心脑血管事件。临床判断患者 10 年心血管事件风险≥6% ～ 10% 的简易方法为：男性，40 岁以上伴 2 项危险因素，50 岁以上伴 1 项危险因素；女性，50 岁以上伴 2 项危险因素，60 岁以上伴 1 项危险因素。

1）阿司匹林的作用机制：细胞中的花生四烯酸以磷脂的形式存在于细胞膜中。多种刺激因素可激活磷脂酶 A，使花生四烯酸从膜磷脂中释放出来。游离的花生四烯酸在环氧合酶（COX）的作用下转变成前列腺素 G_2（PGG_2）和前列腺素 H_2（PGH_2）。在体内有两种同工酶：COX-1 与 COX-2，两者都作用于花生四烯酸产生相同的代谢产物 PGG_2 和 PGH_2。COX-1 是结构酶，正常生理情况下即存在，主要介导生理性前列腺素类物质形成。COX-2 是诱导酶，在炎性细胞因子的刺激下大量生成，主要存在于炎症部位，促使炎性前列腺素类物质的合成，可引起炎症反应、发热和疼痛。血小板内有血栓素 A_2（TXA_2）合成酶，可将 COX 的代谢产物 PGH_2 转变为 TXA_2，有强烈的促血小板聚集作用。血管内皮细胞含有前列环素（PGI_2）合成酶，能将 COX 的代谢产物 PGH_2 转变为 PGI_2，它是至今发现的活性最强的内源性血小板抑制药，能抑制 ADP、胶原等诱导血小板聚集和释放。血小板产生的 TXA_2 与内皮细胞产生的 PGI_2 之间的动态平衡是机体调控血栓形成的重要机制。

阿司匹林可使 COX 丝氨酸位点乙酰化，从而阻断催化位点与底物的结合，导致 COX 永久失活，血小板生成 TXA_2 受到抑制。血小板没有细胞核不能重新合成酶，血小板的 COX 一旦失活就不能重新生成。因此阿司匹林对血小板的抑制是永久性的，直到血小板重新生成。血小板的寿命为 7 ～ 10 天，每天约有 10% 的血小板重新生成，每日 1 次的阿司匹林足以维持对血小板 TXA_2 生成的抑制。内皮细胞是有核细胞，失去活性的可在数小时内重新合成。总体来说，阿司匹林可充分抑制血小板具有促栓活性的 TXA_2 合成，而对内皮细胞具有抗栓活性的 PGI_2 影响不大。因此，小剂量的阿司匹林发挥的是抗栓作用。

2）阿司匹林的药物代谢动力学：非肠溶阿司匹林在胃和小肠上段快速吸收，吸收后 30 ～ 40 分钟达血浆峰浓度，1 小时后对血小板功能有明显的抑制作用。相反，肠溶阿司匹林在给药 3 ～ 4 小时后血浆浓度达峰。如果是肠溶片剂，又需快速起作用时药片须嚼服。阿司匹林的血浆半衰期是 15 ～ 20 分钟。虽然阿司匹林从循环中快速清除，但对血小板的抑制作用可持续血小板的整个生命周期。

3）阿司匹林最佳剂量：适当的阿司匹林治疗剂量一直是人们争论的问题。极小剂量的阿司匹林 20 ～ 40mg/d，就能抑制 78% 以上 TXA_2 的生成。许多临床试验对不同的阿司匹林剂量，从 30mg/d 到 300mg/d 进行了比较，除一个试验证明 300mg/d 大剂量的治疗效果优于 75mg/d 外，其他试验均未能证明血栓发生率在不同剂量之间差异有统计学意义。其中有 7 项研究直接对比了大剂量（500 ～ 1 500mg）与小剂量（50 ～ 325mg）阿司匹林的效应，结果发现血管性死亡、心肌梗死和卒中联合终点比值在大剂量组为 14.1%，小剂量组为 14.5%，两者之间差异无统计学意义，剂量＜325mg/d 的不良反应较少，尤其是胃肠道出血少。5 个小剂量阿司匹林随机试验表明，75 ～ 160mg/d 的效果类似于 160 ～ 325mg/d 的效果。总之，阿司匹林作用机制的生化研究结果及评价阿司匹林抗栓作用的临床研究均发现，阿司匹林缺乏明显的剂 - 效关系，而不良反应的发生与剂量增加有关，这些均支持选择较低剂量的阿司匹林（75 ～ 325mg/d）。因为在该剂量组已达到对血小板 COX 的最大抑制，再增加剂量和增加服药次数对血小板以外有核细胞 COX 抑制增强，表现为抗炎作用增强，但不良反应也增加，而抗栓作用没有明显增加。急性冠状动脉综合征患者首次可嚼服 160 ～ 325mg 阿司匹林，长期维持剂量为 75 ～ 100mg/d。

4）阿司匹林抵抗：阿司匹林抵抗这个词汇被用来描述许多不同的现象，包括阿司匹林不能保护个体免受血栓并发症；不能导致出血时间延长；不能减少 TXA_2 产生；在体外血小板功能检测中不能达到预期的作用。从治疗学的角度来看，确定阿司匹林抵抗是否能被增加剂量所克服是非常重要的。但遗憾的是，没有多少直接针对此问题的研究数据。事实上，有些患者虽然长期服用阿司匹林，但反复发作血管事件应称为治疗失败而不是阿司匹林抵抗。治疗失败是所有药物治疗中常见的现象（如降血脂药物或抗高血压药物）。动脉血栓的形成有多重影响因素，并且血小板血栓并非引起所有血管事件的全部原因，因而，一种单一的预防措施仅能够预防所有血管事件的一部分（常为 1/4 或 1/3）。

阿司匹林抵抗的机制及相关临床问题，像以血小板聚集率的检测来定义阿司匹林抵抗一样，目前都尚未确定。没有一种检测血小板功能的方法可以作为全面反映阿司匹林在个体中抗血小板效果的指标。虽然越来越多的研究显示，对阿司匹林反应性差的患者血栓事件增加。但仅仅依靠单次的血小板聚集率的测定就判断是否为阿司匹林抵抗并改变抗栓策略，不仅缺乏循征医学证据，也带有一定风险。关于阿司匹林抵抗的定义、机制及临床处理对策，均需要更进一步的研究。

5）阿司匹林的不良反应：出血并发症，胃肠道刺激症状，腹泻及皮疹等。阿司匹林引起的出血主要表现为胃肠道出血，与安慰剂相比其发生率绝对值每年增加 0.12%（每 900 人服用 1 年阿司匹林增加 1 例消化道出血）。对服用阿司匹林时出现胃肠道出血的患者，出血控制后抗血小板治疗可用氯吡格雷替代阿司匹林，因为氯吡格雷胃黏膜损伤不良反应较少。但近期的两个小规模研究结果有可能改变临床实践，对既往服用阿司匹林时出现胃肠道出血的患者，与换用氯吡格雷相比，阿司匹林加用奥美拉唑可非常显著减少胃肠道再出血的风险。阿司匹林导致的颅内出血发生率增加的绝对值更低，仅为0.03%/年，因此，迄今为止单一的临床试验均未能证实小剂量阿司匹林可导致颅内出血增加，如2万人参加的HOT研究，以及对4万人观察10年的女性健康研究，均未发现小剂量阿司匹林可以导致颅内出血增加，只有更大规模的荟萃分析才可以证实其中细微的差别。

阿司匹林的抗栓作用在较宽的剂量范围内（30～1 300mg/d）没有剂－效关系，这与阿司匹林在低剂量时血小板COX抑制已经饱和相符合。相反阿司匹林的消化道出血不良反应显示存在剂－效关系，这与上消化道黏膜为有核细胞、其COX活性抑制存在剂量依赖和给药间期依赖相符合。减少阿司匹林剂量不能消除风险，但可以减少风险，75mg与150mg相比，胃肠道出血可减少30%，与300mg比可减少40%。对于既往有胃肠道出血病史或需要服用较大药量阿司匹林的患者，加用胃黏膜保护药、H2受体拮抗剂或质子泵抑制药，有助于减少胃肠道出血并发症。

（2）噻吩吡啶类药物

1）氯吡格雷：氯吡格雷是噻吩并吡啶药物，是新一代的抗血小板药物，与噻氯吡啶相比，结构上仅在侧链上多了一个羧甲基，而其抗栓作用更强。

氯吡格雷通过可选择性地、不可逆地抑制二磷酸腺苷（ADP）与其血小板受体结合，使与之耦联的糖蛋白GPⅡb/Ⅲa受体的纤维蛋白原结合点不能暴露，使纤维蛋白原无法与糖蛋白GPⅡb/Ⅲa受体结合，并通过阻断由释放的ADP引起的血小板活化的扩增，从而不可逆地抑制血小板相互聚集；同时还具有防止血管内膜增厚，增强链激酶和纤溶酶原激活物的溶栓作用。氯吡格雷在体外无活性，需口服后经肝细胞色素P450-1A酶系转化产生具有活性的代谢物，它的生物药效率不受食物和抗酸剂的影响，而且与目前常用的心血管药物没有明显相互作用，氯吡格雷的活性呈剂量依赖性。在单次口服给药后2小时即可观察到药效，其血小板抑制作用在连续给药4～7天后达稳态，达到最大40%～60%的ADP诱导的聚集抑制作用，服药2周停药后抗聚集作用还可持续5天。在给予氯吡格雷300mg负荷剂量时，其抗血栓形成作用在90分钟即显现，在3小时内即可发挥其最大抑制效应。

近年多项研究表明，氯吡格雷可有效预防动脉粥样硬化血栓事件的发生。CAPRIE研究（Clopidogrel versus Aspirin in Patients at Risk of Ischaemic）采用随机、双盲、前瞻性、多中心研究，入选19 185名患者（9 599人服用氯吡格雷，9 586人服用阿司匹林），随访1～3年，平均1.91年。结果提示与阿司匹林治疗组相比，氯吡格雷能更有效预防动脉粥样硬化血栓形成事件（MI、缺血性卒中或血管性死亡）的发生（相对风险降低8.7，p=0.043）；与阿司匹林相比，氯吡格雷可使综合终点事件，如缺血性脑卒中、心肌梗死、血管性死亡或因缺血或出血造成的住院，发生的绝对危险下降3.8%；两组间由于不良反应而永久停用药物治疗的发生率相近（氯吡格雷组11.94%vs阿司匹林组11.92%）；氯吡格雷的耐受性高、安全性好，胃肠道反应较阿司匹林组明显减少，也不增加出血事件的发生。COMMIT/CCS-2研究（Clopidogrel and Metoprolol Infarction Trial Second Chinese Cardiac Study）采用随机、双盲、设安慰剂对照、2×2析因设计的多中心、大规模临床试验探讨在常规溶栓和阿司匹林的基础上，早期使用静脉和口服β受体阻滞剂美托洛尔和（或）加用氯吡格雷联合抗血小板治疗，能否进一步降低急性心梗住院期间总病死率和其他主要的心血管事件发生率。共入选 45 852 例受试者被随机指定服用氯吡格雷 75mg 或安慰剂，以及美托洛尔（15mgIV 负荷剂量，其后每日口服 200mg）或安慰剂；另外患者还使用阿司匹林每日 162mg 治疗；在出院或第 28 天分析结果显示，氯吡格雷联合含阿司匹林的标准治疗，可以降低急性心肌梗死患者的死亡率 7%；氯吡格雷降低心肌梗死复发、脑卒中或死亡的总相对危险性达 9%（9.2vs10.1P=0.002）。氯吡格雷对动脉粥样硬化血栓形成性疾病患者有早期和长期保护作用。氯吡格雷与心源性休克、心力衰竭、假定心脏破裂、室颤、其他心脏停搏、肺栓塞或大出血不相关；它的作用与患者年龄、使用纤维蛋白溶解治疗或美托洛尔不相关。MATCH 研究（Management of Atherothrombosis with Clopidogrel in High-Risk Patients With Recent Transient Ischemic Attack or Ischemic Stroke）入选在近期有 TIA 或缺血性中风的缺血事件患者和缺血高危的患者，评价长期使用氯吡格雷 + 阿司匹林是否优于单用氯吡格雷，同时评价在脑血管疾病的患者中长期使用氯吡格雷加阿司匹林的安全性。为大型、随机、双盲、对照研究，共 7 601 例患者。研究结果显示，联合用药组累计事件的相对危险下降 6.4%，但未达显著性差异。无论是致死性出血（胃肠道和颅内致死性出血）或是单纯性胃肠道出血的发生率，阿司匹林 + 氯吡格雷组都比单用氯吡格雷组高。

目前常用的药物剂量：首次 300mg 或 600mg 负荷量，每日 75mg 的维持量具有显著的效果。

2）新型抗血小板药物——普拉格雷（Prasugrel）和替格雷洛（Ticagrelor）：对氯吡格雷抵抗问题的日益重视，使我们将注意力转移到新型抗血小板药物的研发中。普拉格雷（Prasugrel）和替格雷洛（Ticagrelor）是近年来新研制出的 ADP P2Y12 受体拮抗剂，研究数据显示，二者的抗血小板作用均强于氯吡格雷。目前，这两种新型抗血小板药物正在进行大规模、前瞻、随机临床试验的研究。

TRITON-TIMI 38 比较了普拉格雷和氯吡格雷在 ACS 患者 PCI 治疗中的疗效和安全性。研究入选 13 608 例拟行 PCI 术的中危至高危 ACS 患者，受试者服用普拉格雷（60mg 负荷剂量，10mg 维持剂量）或氯吡格雷（300mg 负荷剂量，75mg 维持剂量），随访 6 ～ 15 个月。结果显示，普拉格雷组患者的缺血事件发生率显著低于氯吡格雷组，包括支架内血栓，但是普拉格雷组患者的出血风险要高于氯吡格雷组。

TRITON-TIMI38 研究同时针对接受 PCI 治疗的 ACS 患者应用普拉格雷或者氯吡格雷治疗的医药花费进行了比较。结果表明两组之间住院费用基本持平（氯吡格雷组 \$19 752，普拉格雷组 \$19 740），再次住院费用氯吡格雷组稍高（\$4982：\$4465）。与氯吡格雷相比，普拉格雷组每 0.102 年的预期寿命收益要节约 \$221。分析结果表明，就效价比而言，无论是亚急性期还是长期的治疗，普拉格雷都优于氯吡格雷。

最新公布的 3 期临床试验—PLATO 研究，进一步比较了替格雷洛与氯吡格雷在 ACS 中的疗效和安全性。研究共入选了 43 个国家的 18 624 例 STEACS 和 NSTEACS 患者。所有患者被随机分为两种长期抗血小板治疗方案：替格雷洛（90mg，2 次 / 日）或氯吡格雷（75mg/d）随访 6 ～ 12 个月。结果显示替格雷洛与氯吡格雷相比，一年的初级终点事件（心血管死亡、MI 和卒中）发生率降低 16%，全因死亡率降低 19%，同时替格雷洛组肯定的支架内血栓发生率较氯吡格雷组低，且大出血的发生率没有显著增加。研究还发现，替格雷洛降低心血管事件发生的益处在早期就可以显现，并且随着时间延长而递增。

替格雷洛是第一个在所有 ACS 患者中都能降低心血管死亡的抗血小板药物。重要的是在ACS患者中，替格雷洛与氯吡格雷相比不仅显著减少心血管死亡，而且不增加大出血的发生率。这一点说明替格雷洛在ACS的治疗中要比普拉格雷更有优势。从以上研究中不难看出，新型抗血小板药物——替格雷洛和普拉格雷不仅疗效肯定，且效价比也优于氯吡格雷，因此，它们为今后抗血小板药物提供了更好的选择。

3）血小板膜蛋白Ⅱb/Ⅲa受体拮抗剂：在血栓形成过程中，血小板的聚集是重要的条件和始动因素。血小板首先在血管壁损伤部位黏附、激活，然后通过纤维蛋白原与血小板GPⅡb/Ⅲa受体结合，使相邻的血小板连在一起，这是血小板聚集的共同最后通路。血小板GPⅡb/Ⅲa受体拮抗剂通过阻断纤维蛋白原与GPⅡb/Ⅲa受体结合，抑制血小板的聚集，被认为是目前最强的抗血小板聚集的药物。目前的GPⅡb/Ⅲa受体拮抗剂依据化学结构的不同可分为3类：①单克隆抗体；②肽类抑制药；③非肽类抑制药。大量临床研究已经证明，GPⅡb/Ⅲa受体拮抗剂可以明显降低ACS患者的死亡率和心血管不良事件发生率。在PCI患者中，早期应用（急诊室、监护室或入院前）GPⅡb/Ⅲa受体拮抗剂（替罗非班）效果优于晚期应用（导管室）。ACC2008年公布的ON-TIME-2研究进一步证实，对于急性心肌梗死的患者，除了阿司匹林和600mg的氯吡格雷，在救护车上就给予GPⅡb/Ⅲa受体拮抗剂，对于患者的30天无事件生存率有明显帮助。ESC2008年公布的3T/2R研究也发现，阿司匹林或氯吡格雷抵抗患者在常规应用阿司匹林和氯吡格雷基础上，加用替罗非班高剂量弹丸注射，可以降低经皮冠状动脉成形术后围手术期心肌梗死的发生率。

然而，对于未接受PCI的STEMI患者，是否需要应用GPⅡb/Ⅲa受体拮抗剂，目前也有相关的研究发现，全剂量溶栓剂与GPⅡb/Ⅲa受体拮抗剂合用再灌注率提高，但出血风险明显增加；SPEED和GUSTO-IVPilot试验显示，阿昔单抗与半量t-PA合用，显著提高梗死相关血管开通率，但出血风险仍高于溶栓组。对于GPⅡb/Ⅲa受体拮抗剂的临床研究仍在不断进行当中。

3. **调脂治疗** 动脉粥样硬化发病理论涉及血栓形成学说（vonRokitansky，1844）、脂质浸润学说（von Virchow，1856）和损伤炎症反应学说（Russell Ross，1973）。其中炎症、氧化应激被认为是动脉粥样硬化发生和发展的核心机制，参与动脉粥样硬化血栓事件全部过程，80%以上心血管猝死患者归因于动脉粥样硬化脆性斑块破裂。积极干预动脉粥样硬化症，可以显著减少相关心血管事件的发生率与病死率。触发动脉粥样硬化（AS）炎症反应的危险因子有修饰的低密度脂蛋白（LDL）。修饰的LDL是内皮细胞和平滑肌细胞损伤的主要原因，其自身能趋化单细胞，上调内皮细胞产生巨噬细胞集落刺激因子（M-CSF）和趋化因子（MCP-1），刺激新的单核细胞进入病损部位及单核细胞源的巨噬细胞复制。巨噬细胞摄取修饰的LDL，最终导致泡沫细胞形成。这一由巨噬细胞介导的炎症反应可启动一系列细胞内症反应，诱导肿瘤坏死因子（TNF-α）、白细胞介素21、M-CSF等黏附分子、趋化因子、促炎因子和其他炎性介质的表达，加强LDL与内皮细胞及平滑肌细胞的结合，扩大炎症反应。

（1）血脂成分与其临床意义：总胆固醇（TC）：血浆中各脂蛋白所含胆固醇之总和。甘油三酯（TG）：血浆中各脂蛋白所含TG的总和。低密度脂蛋白胆固醇（LDL-C）：血浆中高密度脂蛋白所含胆固醇量，具有致AS作用。高密度脂蛋白胆固醇（HDL-C）：血浆中低密度脂蛋白所含胆固醇量，具有抗AS作用。

（2）血脂异常诊断标准：①高胆固醇血症≥6.24mmol/L；②低高密度脂蛋白胆固醇<1.04mmol/L；③高低密度脂蛋白胆固醇≥3.38mol/L；④高甘油三酯≥1.70mmol/L。上述任一项及一项以上异常定义为血脂异常。

（3）他汀类药物抗动脉粥样硬化作用机制及临床应用：20 世纪末，美国心脏病学杂志主编 Roberts 教授对他汀类药物评价："他汀是一类神奇的药物，其对动脉粥样硬化的疗效如同青霉素治疗感染性疾病，对冠心病患者要充分应用这类药物。"他汀类药物在心脑血管疾病一级和二级预防、调控血脂的作用较为优越。越来越多的证据显示他汀类药物可以有效预防 AS 的进展，使得心脑血管事件发生率降低。

他汀类药物具有强有力的抗炎功效，能够抑制许多炎症因子的表达和降低许多血清炎症标志物，对炎症反应过程各阶段有抑制作用，如降低 C 反应蛋白（CRP）浓度、抑制白细胞、内皮细胞黏附和影响许多炎症因子产生等。

CRP 为急性期炎症的标志物，是最敏感的炎症指标之一（90% 健康人群 CRP＜3mg/L，99%＜10mg/L；由细菌感染或创伤引起急性炎症时 CRP＞10mg/L）。心血管疾病状态下 CRP 呈低浓度升高（10mg/L 以下），只能用超敏 CRP（简称 hsCRP）来检测。对无症状的个体，基础 CRP 值可预示将来 6～10 年或更长时间发生心脑血管意外的危险程度。目前，血清 CRP 水平被认为与动脉粥样硬化、冠状动脉疾病的发生、发展和预后有着密切关系。美国空军 / 得克萨斯州冠状动脉粥样硬化预防研究（AFCAPS/TexCAPS）的亚组分析显示，洛伐他汀有效地降低了 LDL-C 水平高于 3.9mmol/L（1.5g/L）的患者心血管终点事件。尽管众多研究结果都显示他汀类药物具有良好的抗炎作用，然而绝大多数的结果都来源于细胞培养、动物实验和临床试验的事后分析。同时也应注意到，致动脉粥样硬化的脂蛋白特别是 LDL 有着十分强的促炎作用，他汀类药物有可能通过大幅度降低 LDL-C 的水平而产生继发性的抗炎功效。尽管许多研究显示 LDL-C 的变化与 CRP 水平的变化无相关性，但并不能完全排除 CRP 水平降低是由于 LDL 的变化所致。由于 CRP 浓度在 10mg/L 以下时有相当大的生物学变异，因此，很难在统计学上发现它与 LDL-C 变化的相关性。此外，高密度脂蛋白（HDL）可以对抗 LDL 的许多促炎作用，而他汀类药物能提高 HDL-C 的水平。已有研究报道，他汀类药物几乎对所有与慢性炎症反应相关的因子都产生影响。氟伐他汀可呈剂量依赖性地明显抑制其基质金属蛋白酶 MMP-9 的活性，但是这种作用可被加入的甲羟戊酸所逆转。因此认为他汀类药物并未直接阻断巨噬细胞蛋白酶的分泌，而是通过抑制甲羟戊酸的合成介导的。他汀类药物抑制其他白细胞迁移的化学因子如化学趋化蛋白 -1（MCP-1），也是通过类似途径实现的。西立伐他汀能抑制 THP-1 细胞 CD40 表达，以及 MMP 的表达和分泌。在一个开放、前瞻性的研究中，对 11 例颈动脉狭窄＞70% 的无症状患者，口服普伐他汀（40mg/d）持续 3 个月，然后进行颈动脉内膜切除术，对其动脉粥样硬化斑块分析。对照组包括 13 例有同样程度狭窄的患者进行常规的颈动脉内膜切除术，但不予他汀类药物治疗。结果显示，普伐他汀减少了颈动脉斑块的脂质成分，减少了氧化性 LDL，也减少了炎症细胞的数量（如巨噬细胞和 T 细胞）和基质金属蛋白酶 -2（MMP-2）的表达，并减少了细胞死亡。该研究在人体内直接证实了他汀类药物具有抗炎功效。

SPARCL 研究结果显示，阿托伐他汀强化降脂治疗可以显著降低（16%）近期有脑卒中病史再发脑卒中的相对危险。

ASTEROID 的试验，通过口服大剂量他汀类药物治疗，随访 1 年，结果显示，血管内超声检测管腔面积及斑块面积均得到缩小，LDL-C 水平降得越低，斑块缩小得越明显。

REVERSAL 随机对照研究中，分别给予两组患者强化降脂治疗 18 个月，结果显示，强化降脂可以阻止和逆转 AS 的进展，同时可以显著降低脂蛋白和 C 反应蛋白的含量。

他汀类药物是辅酶 A 还原酶抑制药，通过抑制甲基戊二酰辅酶 A 还原酶而降低总胆固醇、LDL-C，升高HDL-C，激活一氧化氮合酶，增加一氧化氮在内皮的水平，预防由Ox-LDL引起的一氧化氮水平下降。他汀类药物还能调节免疫，减少炎性因子的释放，减少巨噬细胞分泌基质金属蛋白酶，减少Ox-LDL。他汀类药物通过上述抗氧化、抗炎、调节免疫等机制，可以稳定斑块、延缓AS、调节血管内皮细胞的功能。

他汀类药物是目前积累循证依据最丰富的降脂药物，业已成为冠心病降脂治疗的首选用药。临床上对于冠心病患者，坚持他汀类药物治疗，应用充分剂量，强调达标和坚持。“路漫漫其修远兮，吾将上下而求索”。冠心病患者10年随访研究（冠状动脉造影）证明：LDL-C下降，冠状动脉“粥斑”病变进展延缓、冠状动脉造影显示已有病变消退，临床事件发生率下降约50%。荟萃分析，LDL-C下降百分数最大、下降后数值最低者，冠状动脉病变进展最少。阻止冠状动脉粥斑进展，LDL-C需下降44%。他汀类药物与冠状动脉粥样硬化进展QCA研究提示，LDL-C降低30%～40%可以延缓进展，但未阻断或逆转进展。

无论国内还是国外，他汀类药物治疗的现状不容乐观，尤其国内更为明显。该使用他汀类药物而未用的患者比例很大，坚持治疗的患者又太少，使用他汀类药物很不及时。高剂量他汀类药物治疗对冠状动脉粥样硬化消退的疗效（ASTEROID试验）：应用极高强度的他汀类药物治疗（瑞舒伐他汀40mg/d）降低LDL-C水平达到平均60.8mg/dl，HDL-C增加14.7%，导致所有3个预设以IVUS测定的斑块负荷显示的动脉粥样硬化消退，强化降脂使LDL-C水平低于目前指南规定的目标，同时伴随HDL-C显著增加，可以使动脉粥样硬化斑块消退。ALERT研究及延长治疗显示，只有更大幅度降低LDL-C，更长时间治疗，才能显著获益，足剂量才能显著降低事件发生（图9-1）。据CPACS研究，出院后只有30%患者坚持服用他汀类药物。

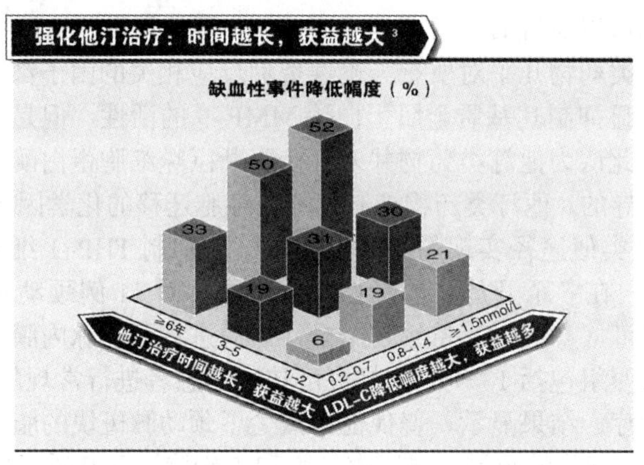

图9-1　强化他汀类药物治疗时间越长受益越大

（摘自Law MR. BMJ，2003，326:1423）

1）辛伐他汀：①高胆固醇血症。一般始服剂量为每日10mg，晚间顿服。对于胆固醇水平轻至中度升高的患者，始服剂量为每日5mg。若需调整剂量则应间隔4周以上，最大剂量为每日40mg，晚间顿服。当低密度脂蛋白胆固醇水平降至75mg/dl（1.94mmol/L）或总胆固醇水平降至140mg/dl（3.6mmol/L）以下时，应减低辛伐他汀的服用剂量。②纯合子家族性高胆固醇血症。根据对照临床研究结果，对纯合子家族性高胆固醇血症患者，建议辛伐他汀 40mg/d 晚间顿服，或 80mg/d 分早晨 20mg、午间 20mg 和晚间 40mg 三次服用。辛伐他汀应与其他降脂疗法联合应用（如低密度脂蛋白提取法），当无法使用这些方法时，也可单独应用辛伐他汀。③冠心病。冠心病患者可以每日晚上服用 20mg 作为起始剂量，如需要剂量调整，可参考以上说明（高胆固醇血症用法与用量）。④协同治疗。辛伐他汀单独应用或与胆酸螯合剂协同应用时均有效。对于已同时服用免疫抑制药类药物的患者，辛伐他汀的推荐剂量为每日 10mg。⑤肾功能不全。由于辛伐他汀由肾脏排泄不明显，故中度肾功能不全患者不必调整剂量；对于严重肾功能不全的患者（肌酐清除率小于 30ml/min），如使用剂量超过每日 10mg 时应慎重考虑，并小心使用。

2）阿托伐他汀：推荐的起始剂量为 10mg，每日 1 次。剂量范围是每日 10 ～ 80mg。可在一天中的任何时间单剂量口服，进食或非进食时均可。

3）普伐他汀：成人开始剂量为 10 ～ 20mg，每日 1 次，临睡前服用，每日最高剂量为 40mg。

4）瑞舒伐他汀钙片：常用起始剂量为 5mg，每日 1 次。起始剂量的选择应综合考虑患者个体水平、预防的心血管危险性，以及发生不良反应的潜在危险性。对于那些需要更强效地降低低密度脂蛋白胆固醇（LDL-C）的患者，可以考虑 10mg，每日 1 次作为起始剂量，该剂量能控制大多数患者的血脂水平。如有必要，可在治疗 4 周后调整剂量至高一级的剂量水平。本品每日最大剂量为 20mg。

（4）联合用药：用现有的单一药物，即使是最大剂量强效他汀类药物，也不能完全满足“指南”对达标的要求，尤其是高危和极高危的患者和那些 LDL-C 基础水平较高的患者。用单一药物也难以解决混合性血脂异常。

为了提高调脂疗效，同时降低不良反应的发生率，不同类型的调制药物联合应用，可能是目前提高调脂疗效的一个较好的选择。近年来，他汀类药物与依折麦布（ezetimibe）的联合应用较为人们所关注，依折麦布能有效地抑制空肠刷状缘对胆固醇的吸收，他汀类药物能在肝脏阻止胆固醇的合成，他汀类药物和依折麦布合用还能避免单用他汀类药物时引起的反馈性胃肠道胆固醇吸收增加，从而使降脂效果明显加强。他汀剂量增加 1 倍，LDL-C 水平降低仅 6%，而 10mg/d 依折麦布与 10mg/d 阿托伐他汀或辛伐他汀连用，其降低 LDL-C 水平的作用相当于 80mg/d 阿托伐他汀或辛伐他汀，使将 LDL-C 水平的达标率由单用他汀类药物的 19% 提高到 72%。相当于他汀类药物剂量经 3 次加倍递增后的效果。

遗憾的是，2008 年 ACC 会上发布的 ENHANCE 研究的结果并不令人满意。ENHANCE 研究旨在解释依折麦布与他汀类药物联用在延缓和逆转颈动脉粥样硬化进展方面的效果。研究者将 720 例高胆固醇血症患者随机分为联合用药组（依折麦布 10mg/d 与辛伐他汀 80mg/d 联用）（n=357）与辛伐他汀 80mg/d 组（n=363），治疗 2 年后结果显示，联合用药组 LDL-C 水平平均降幅比单独用药组多 17%，两组间有显著性差别（p＜0.01）。但两组间的主要终点——颈动脉内膜中层厚度的平均变化无显著性差异，心血管事件及治疗相关的不良反应也相近。两组对比未见联合用药更有效。

（5）升高 HDL 药物：HDL 被认为是人体内具有抗动脉粥样硬化的脂蛋白，不仅参与胆固醇的逆转运过程，还可能具有抗炎、抗氧化和保护内皮功能。流行病学调查显示，HDL-C 水平低者，冠心病发病率高，血清 HDL-C 水平每增加 0.4mmol/L（15mg/dl），则冠心病危险降低 2% ～ 3%。若 HDL-C＞1.55mmol/L（60mg/dl）则被认为是避免罹患冠心病的保护因素。与之相比，HDL-C＜1.04mmol/L（40mg/dl）时，缺血性心血管病危险增加50%。同时发现胆固醇酯转运蛋白（CETP）有缺陷者，HDL-C水平较高，冠心病发病率降低。近年来对升高HDL-C水平的新药研究较为引人注目。Torcetrapid是CETP抑制药的代表性药物，其升高HDL-C水平和降低LDL-C水平的作用较阿托伐他汀分别强50%～60%和15%～20%。但是在临床应用中，能否抑制动脉粥样硬化的发生和发展，目前已进行的ILLUMINATE研究、RADIANCEI研究、ILLUMINATE研究等3个大型临床研究的结果是否定的。ILLUMINATE研究，15 000多例冠心病高危患者被随机分入单用阿托伐他汀组和阿托伐他汀加Torcetrapid组对比，中期结果表明联合用药组死亡病例明显增多，于2007年提前终止。RADIANCEI研究850例家族性杂合子高胆固醇血症患者和758例混合性高脂血症患者，随机分入单用阿托伐他汀组和阿托伐他汀加Torcetrapid组，用超分辨率超声检测颈动脉内膜中层厚度的改变，经过4个月的治疗，未见Torcetrapid有延缓动脉粥样硬化进展的疗效，甚至有加重病变的进展。ILLUMINATE研究是将1 188例冠状动脉狭窄为20%～50%的患者，随机分入单用阿托伐他汀组和阿托伐他汀加Torcetrapid组，通过IVUS测冠状动脉斑块体积变化。经过24个月治疗后，联合用药组HDL-C水平升高61%，LDL-C水平降低20%，但是冠状动脉斑块体积无显著性差异，而且联合用药组死亡率明显增高，且心肌梗死、心绞痛、血管重建术及心力衰竭发病危险均高于单药组。但是，上述结果至今尚不能认为是这类研究的最后结论，对研究设计和研究对象等多方面，人们存在许多不一致的看法，仍需等待进一步的研究结果。

三、介入及外科治疗

（一）冠状动脉介入及外科治疗

冠状动脉粥样硬化性心脏病可采用药物、介入和外科手术治疗。其中，介入治疗以其疗效显著、创伤小、患者痛苦少，总体疗效与冠状动脉旁路移植术（coronary artery bypass grafting，CABG）相同，且明显优于单纯药物治疗，而日益受到临床医生和患者的青睐，已成为冠心病治疗中不可或缺的一种重要手段。

自1958年美国学者STONES首创第1例冠状动脉造影，到1977年介入治疗先驱德国学者GRUENTZIG完成第1例经皮腔内冠状动脉成形术（percutaneous transluminal coronary angioplasty，PTCA）以来，冠心病介入治疗的新器械、新技术、新策略不断推陈出新，临床介入经验不断积累，介入技术日臻完善，大大地促进了冠心病病因、病理生理及相关基础和临床研究，丰富了缺血性心血管疾病的研究内涵，促进了冠心病与外周血管病介入治疗学科的创立和发展。当前，心血管内科介入治疗的患者接受经皮冠状动脉介入（percutaneous coronarintervention，PCI），已远超CABG治疗，因此了解PCI的治疗现状及进展具有重要意义。

1．冠状动脉造影术 可以评价冠状动脉血管的走行、数量和畸形；可以评价冠状动脉病变的有无、严重程度和病变范围；可以评价冠状动脉功能性的改变，包括冠状动脉的痉挛和侧支循环的有和无；同时可以兼顾左心功能评价。在此基础上可以根据冠状动脉病变程度和范围进行介入治疗；评价冠状动脉搭桥术和介入治疗后的效果；并可以进行长期随访和预后评价。

2．经皮冠状动脉球囊扩张术 通过穿刺股动脉或桡动脉将扩张球囊送至冠状动脉狭窄部位，在加压下进行数秒至数分钟的扩张，消除冠状动脉狭窄。由于PTCA自身存在如对钙化、成角、弥漫病变扩张不充分，血管弹性回缩，扩张处撕裂、夹层和急性闭塞等缺陷，令单纯 PTCA 术后再狭窄的发生率仍高达 30% ～ 35%。

3. **支架置入术**　冠状动脉内支架指的是附着在球囊表面的多孔不锈钢或钴铬合金结构，通过输送系统运送至病变处扩张及释放。支架置入术后的再狭窄发生率比 PTCA 明显降低（为 13% ～ 18%），但支架内急性、亚急性和迟发血栓问题备受关注。抗血小板药物糖蛋白Ⅱb/Ⅲa 受体拮抗剂和低分子量肝素的规范应用，使血栓栓塞的发生率明显下降至小于 1%；而药物缓释支架（雷帕霉素、紫杉醇等）的出现使支架置入术后的再狭窄发生率降低到 10% 以内。

4. **切割球囊技术**　切割球囊技术 1991 年由美国 Barath 研制，通过在普通球囊表面纵轴上等角度地镶嵌 3 ～ 4 枚、高度为 0.2 ～ 0.3mm 的刀片，当球囊扩张时，附着的刀片切开病变部位的内、中膜，继之球囊膨胀挤压，使支架内增生的内膜组织被推出支架的框架结构之外。此术对血管壁的损伤小，血管壁炎症反应轻，可使术后再狭窄的发生率降低至 15%。

5. **冠状动脉内旋切术、旋磨术**　冠状动脉内旋切术是经管腔切割粥样硬化斑块，吸出碎屑，主要治疗弥漫退行性变的大隐静脉桥和含有血栓的冠状病变。ROTABLATOR 采用快速旋转磨头，将动脉管腔内的粥样硬化斑块研碎，使管壁“光滑”。适用于高度钙化的、无弹性的、不易扩张的偏心性和弥漫性病变。但由于术后旋磨下来的斑块碎屑易在冠状动脉远端造成栓塞，其远期疗效有待于随访研究。

6. **冠状动脉内血栓抽吸术和远端保护装置**　冠状动脉内血栓抽吸术和远端保护装置，是近年来主要针对 ACS 冠状动脉内含有大量血栓或静脉桥血管退变发展起来的新方法。血栓抽吸术是在 PTCA 的基础上，利用负压抽吸原理把血栓抽吸到血管外；远端保护装置是在靶血管远端放置球囊或伞状物，防止介入操作过程中小的血栓或斑块脱落至血管远端导致栓塞。

7. **冠状动脉旁路移植术**　冠心病的直接再血管化手术，称为冠状动脉旁路移植术。是利用动脉或静脉移植物直接将主动脉与冠状动脉阻塞区的远端接通，使心肌得到足够的血液供应。它是在 20 世纪 60 年代初冠状动脉造影术能精确地确定阻塞部位和程度后才开始实施和迅速推广的，现在已成为冠心病外科治疗的几乎是唯一的手术方法。

（二）周围血管的介入治疗

周围动脉病阻塞性疾病的主要原因是动脉粥样硬化，内膜的动脉粥样硬化斑块增大压迫血管壁的中层，使之变薄、扩张，加上某些部位受到血流的冲击，更容易形成动脉瘤。而阻塞性周围血管病主要引起供血器官缺血或坏死，其介入治疗一般也是应用造影、球囊扩张及支架植入术，其应用的支架主要为管状支架、自膨式支架及覆盖支架。

四、基因及其他生物治疗

急性冠状动脉综合征是因脆弱的粥样硬化斑块的裂开、腐蚀或破裂而造成的。易损斑块的特征包括：体积较小、含脂质多、含巨噬等炎性细胞多，大的脂肪池、平滑肌细胞和胶原含量减少，以及薄的纤维覆盖帽。取得斑块稳定的潜在治疗策略即针对这些特征。在基因转移领域内新近的研究进展提示，从遗传上修饰参与斑块破裂及血栓形成的细胞，因而可以防止冠状动脉综合征。近年来，分子生物学的飞速发展对各个学科产生了重要影响，血管疾病基因治疗的研究受到人们重视，在人类进入后基因组时代的今天，从基因水平探索这些疾病的有效治疗方法成为研究的热点，并获得较快发展。

（一）基质金属蛋白酶抑制药

基质金属蛋白酶抑制药等基因疗法在生理情况下，基质金属蛋白酶 MMPs 的表达非常低。在动脉粥样硬化条件下，其表达的上调会导致动脉粥样硬化、狭窄，并有助于发生急性血管意外的倾向。因此，国外 Jguirim–Souissi I 一些研究人员推测，基质金属蛋白酶的活动抑制药，可减轻动脉粥样硬化斑块的数量和防止其破坏增加稳定性，因此可以在动脉粥样硬化中起治疗作用。基质金属蛋白酶抑制药等基因疗法在斑块的稳定方面均已显示有希望。然而，基质金属蛋白酶抑制药是否能更好地起到治疗动脉粥样硬化的作用，临床结果仍有待进一步证实。

（二）生长激素释放肽

最近 Pang J 等研究表明，生长激素释放肽（hexarelin）是胃部合成和天然分泌的生长激素受体（GHSR）分别配体，由于生长素已报告能抑制炎症反应，Hexarelin 抑制动脉粥样硬化斑块和内膜的形成，部分扭转血清 HDL–C/LDL–C 比例，增加血清 NO 水平和主动脉瓣的 eNOS mRNA，推测出释放肽是能减轻动脉粥样硬化（AS）进程，反映出 hexarelin 肽可能在动脉粥样硬化的临床治疗潜力。

（三）Naringin

Lee EJ 等研究发现，Naringin 通过抑制 PI3K/AKT/mTOR/ p70S6K 途径，并随后抑制核因子 NF–κB 和激活蛋白 AP–1 转录因子诱导的肿瘤坏死因子 TNF–α 途径抑制血管平滑肌细胞浸润和转移。这些新发现对动脉粥样硬化的疾病预防提供了理论依据。

（四）LDL–R 基因

近年来，对 LDL–R 基因的研究愈来愈多，取得了比较满意的结果。给动物转移极低密度脂蛋白受体（VLDL–R），其表达 LDL–R 基因时间明显延长，降 LDL 效应显著。ApoE 也被发现能够降低血浆胆固醇，肌内注射携带人 ApoE–2 基因的质粒，能明显减少小鼠主动脉的粥样斑块。

（五）抗血栓形成和促进纤溶基因

在动脉粥样硬化斑块的局部，由于内皮细胞的损伤，很容易形成血小板聚集，发生血栓。血栓形成常常是血管急性堵塞的主要原因。因此，在病变局部表达抗血栓和促纤溶的基因是很有必要的。抗血栓形成的基因主要为前列环素合成酶（前列环素有很强的抗血小板聚集作用），凝血酶调节蛋白（thrombomodulin）。水蛭素 hirudin 是一种很强的凝血酶抑制物，水蛭素重组蛋白和局部表达的基因都通过动物实验表明有明确的抗凝血 / 血栓形成作用。研究较多的促进纤溶基因有组织纤溶酶原激活物（TPA）和尿激酶。这些基因产物对纤维蛋白有高亲和性，作用于血栓形成过程中在局部沉积的纤维蛋白，促进其水解。

（六）促丝裂因子

大量研究表明，血管平滑肌细胞（vascular smooth muscle cell，VSMC）激活、增殖和迁移是动脉粥样硬化发生发展的重要因素，也是血管重建术后再狭窄的主要原因。直接机械损伤或由邻近血小板、巨噬细胞或内皮细胞分泌的促丝裂因子，如血小板源性生长因子、表皮生长因子、成纤维细胞生长因子和胰岛素样生长因子 –1、血管内皮生长因子（VEGF）

和成纤维细胞生长因子（FGF），均可激活细胞内信号传导通路而启动细胞周期。

总之，有治疗价值的新方法还处于试验阶段，目前需要大规模对照的临床试验，以寻求安全有效的基因治疗手段。评价治疗有效性的客观终点需要标准化并且严格执行，包括评价短期和长期可能发生的并发症。冠心病基因转导的未来方向将是利用非免疫原性、组织特异的转载体，在生物调控过程中表达治疗性的基因。通过新的转导方式和定位技术提高基因传递的特异性和准确性，使其局限在所要求的区域。基因治疗将和介入治疗、外科血管重建、干细胞移植等治疗手段结合，使其在冠心病的治疗中发挥重要作用。尤其对于复杂冠状动脉病变，可能更需要通过多种治疗手段联合运用，才会最大程度挽救心肌细胞，最终达到挽救生命、提高生活质量的目的。

（张　莉　吴变稳　丁　军）

参考文献

[1] 杨晓光，翟凤．2002 年中国居民营养与健康状况调查总体情况报告．第九次全国营养学术会议专题报告．北京：2004．

[2] Woodward M, Lam TH, Barzi F, et al. Smoking, quitting, and the risk of cardiovascular disease among women and men in the Asia-Pacific region. Int J Epidemiol, 2005, 34: 1036-1045.

[3] 胡大一，马长生．心脏病学实践．北京：人民卫生出版社，2008，29-30．

[4] 毛焕元，曹林生．心脏病学 (第二版)．北京：人民卫生出版社，1999，1022-1023．

[5] Jguirim-Souissi I, Jelassi A, Najah M, et al. Metalloproteinases: therapeutic target in atherosclerosis, Tunis Med. 2008, 86(5): 490-496.

[6] Lee EJ, Kim DI, Kim WJ, et al. Naringin inhibits matrix metalloproteinase-9 expression and AKT phosphorylation in tumor necrosis factor-alpha-induced vascular smooth muscle cells. Mol Nutr Food Res, 2009, 53(12): 1582-1591.

[7] Wu Y, Teng BB, Brandt ML, et al. Normal pefinatal rise in serum cholesterol is inhibited by hepatic delivery of adenoviral vector expressing apolipoprotein B mRNA editing enzyme(Apo-becl)in rabbits. J Surg Res, 1999; 85(1): 148-157.

[8] Athanasopoulos T. Owen JS, Hassall D, et al. Intramuscular injection of a plasmid vector expressing human apolipoprotein E lim its progression of xanthoma and aoric atheroma in apoE-deficient mice. Hum Mol Genet, 2000, 9(17): 2545-2551.

[9] Yla-Herttuala S, MartinJF. Cardiovascular gene therapy.Lancet, 2000, 355(9199): 213-222.

[10] 左耀明，刘智．肝素的理化特性与药理作用．生化药物杂志，1990，(3)：47-50．

[11] 徐映红．肝素在心血管疾病中的应用进展．辽宁药物与临床，2002，(1)：42-44．

[12] 李剑，沈悌．肝素相关性血小板减少症．药物不良反应杂志，2004，1(1)：23-25．

[13] Stribling WK, Slaughter TF, Houle TT, et al. Beyond the platelet count: heparin antibodies as independent risk predictors[J]. Am Heart J, 2007, 153(6): 900-906.

[14] 赵丹，王晓红．低分子肝素的药理与临床应用．中国药师，2007，4：378-379．

[15] Low-molecular-weight heparin during instability in coronary artery disease, Fragmin during Instability in Coronary Artery Disease(FRISC)study group. Lancet, 1996, 347(9001): 561-568.

[16] 孙瑜，邓漪平，刘青，等．低分子肝素对单核细胞黏附内皮细胞的影响．广州医学院学报，2001，29(1)：1-4．

[17] Ferguson JJ, Califf RM, Antman EM, et al. Enoxaparin vs unfractionated heparin in high-risk patients with

non-ST-segment elevation acute coronary syndromes managed with an intended early invasive strategy: primary results of the SYNERGY randomized trial. JAMA, 2004, 292(1): 45-54.

[18] Randomized trial of intravenous heparin versus recombinant hirudin for acute coronary syndromes. The Global Use of Strategies to Open Occluded Coronary Arteries(GUSTO)IIa Investigators. Circulation, 1994, 90(4): 1631-1637.

[19] A comparison of recombinant hirudin with heparin for the treatment of acute coronary syndromes. The Global Use of Strategies to Open Occluded Coronary Arteries(GUSTO)IIb investigators. N Engl J Med, 1996, 335(11): 775-782.

[20] Jarvis B. and K. Simpson Clopidogrel: a review of its use in the prevention of atherothrombosis. Drugs 2000. 60(2): 347-77.

[21] A randomised blinded trial of clopidogrel versus aspirin in patients at risk of ischaemic events(CAPRIE). CAPRIE Steering Committee. Lancet 1996, 348(9038): 1329-39.

[22] Sabatine M. S. Something old something new: beta blockers and clopidogrel in acute myocardial infarction. Lancet, 2005, 366(9497): 1587-9.

[23] 王彬尧，葛恒．冠状动脉介入治疗及循证医学评价．新医学，2006，(37)6：410-412.

[24] 周忠江，张远慧．冠状动脉粥样硬化性心脏病的介入治疗进展．新医学，2007，(38)：823-825.

[25] 付金国，王梦洪，郭治彬，等．经导管冠状动脉支架植入术治疗冠心病的疗效分析与随访．江西医学院学报，2006，461：50-53.

[26] Chen D, Riesbeck K, Kemball-Cook G, et al. Inhibition of tissue factor dependent and independent coagulation by cell surface expression of novel anticoagulant fusion proteins. Transplantation, 1999, 67(3): 467-474.

[27] Gaffney MM, Hynes SO, Barry F, et al. Cardiovascular gene therapy: current status and therapeutic potential. Br J Pharmacol, 2007, 152(2): 175-188.

第十章　动脉硬化的预防和保健

动脉粥样硬化性疾病是心脑血管疾病致残致死的主要原因，包括：冠心病、脑卒中、腹主动脉瘤和外周动脉疾病等。动脉粥样硬化常常累及同一患者的数个血管领域，如颈动脉存在动脉粥样硬化斑块的人往往可能并存冠心病或脑卒中，2020 年全球预计有 2 400 万人死于动脉粥样硬化引起的心脑血管疾病，其中 930 万死亡年龄在 30 ～ 69 岁。动脉粥样硬化如此司空见惯，以致我们常常以为已经很了解它，但实际上对于有些血管生物学问题的认识我们才刚刚起步。比如，为什么有些血管的某些特定部位更容易受累及，为什么动脉粥样硬化在不同的发展阶段表现或急骤或迟缓。进入 21 世纪以来，科学家们对动脉粥样硬化的认识有了飞速发展，但当我们发现面临的问题比以往任何年代都更严峻时，当临床科室的执业医师们日夜奔忙于抢救如此众多的心肌梗死、脑卒中、缺血性肾病和间歇性跛行患者时，当身边越来越多的同事躺在我们自己的 CCU 病房里时，我们发现预防动脉粥样硬化的发生比以往任何时候都显得更为重要。过去认为，动脉粥样硬化的潜伏期很长，我们曾惊讶于发达国家的很多年轻人在二三十岁的时候就已经出现动脉粥样硬化，但现在 30 岁的急性心肌梗死患者在病房中并不稀罕，父子同病，一家两代数人置入支架，给家庭带来巨大的经济压力。在过去的 20 年里，35 ～ 45 岁人群的死亡增加显著，心血管疾病的发病提前了 10 ～ 20 年，我们正在丧失生产力最旺盛的人群。形势如此紧迫，以至于我们的预防工作进一步提前到从青少年开始。一系列儿童和青年动脉粥样硬化早期干预研究和动物研究证实，在症状出现前的早期病理阶段有效控制致病因素，将延缓或阻止无症状动脉粥样硬化发展成临床疾病。

动脉粥样硬化是全球性疾病，但同时也是一种可防可控的疾病，已有很多证据证实预防动脉粥样硬化，效果肯定，花费 / 效益比低。欧美发达国家心血管疾病的流行趋势，充分证明了心血管疾病的治疗中加强心血管危险因素控制的重要性。2006 年 ACC/ASA 联合发布了《脑卒中一级预防指南》，2006 年 WHO 公布的《心血管疾病预防指南》和 2007 年欧洲心脏病学会更新的《心血管疾病预防指南》，都强调了心血管病的一级预防。但目前，它仍是包括中国在内的发展中国家面临的重要挑战，我们应尽快采取有效措施，及早进入心血管疾病死亡率下降的拐点。动脉粥样硬化是一种全身性疾病，正如一个国家要全面协调可持续发展，控制动脉粥样硬化同样要从各个层次全面地促进个人、组织和政府一起布控防线，采取有效措施，以最大限度降低动脉粥样硬化引起的危害。政府应有介入，多学科医护人员应共同参与，主动推进防治工作；社区建立健康档案，及时随访，及时发现危险因素；媒体要多做宣传，动员公众积极学习预防知识，培养良好生活习惯，改善生活方式。我国政府已经重视并提出健康中国 2020 年战略规划奋斗目标，以推动我国心血管疾病防治工作的进一步开展，提高医生对心血管疾病一级预防的重视。我国专家也于 2009 年结合我国国情制订出《动脉粥样硬化性疾病一级预防中国专家共识》，以指导我国公众合理规范应用一级预防治疗措施。

2004 年，全球 52 个国家参与的 Interheart 研究结果公布，再次以足够大数量的样本表明，目前，已知的 9 种传统心血管危险因素：高胆固醇、吸烟、糖尿病、高血压、腹型肥胖、缺乏运动、饮食缺少蔬菜水果、精神紧张、大量饮酒等。预测男性未来 90% 的心肌梗死发病的危险性，女性为 95%。40 岁以上或有 2 个以上危险因素的个体，应该至少每 5 年进行一次危险因素评估。危险评估推荐使用 Framingham 危险评估模型，所有 40 岁以上个体应该了解其发生心血管疾病的绝对风险。对绝对风险低的个体推荐使用“know your risk”危险评估量表，了解其心血管疾病的相对危险程度。

不健康生活方式包括，膳食不平衡（饮食缺少蔬菜水果、肉类和油脂量过高、食盐摄入过多、大量饮酒），缺乏运动和吸烟。这些不健康生活方式不仅是超重及肥胖、高血压、糖尿病、高胆固醇血症等慢性病的重要危险因素，还可以直接导致血管内皮功能损伤、炎症和氧化应激加强、促进血栓形成等。研究显示，70% 的总心血管事件、80% 的冠心病事件、90% 的新发糖尿病与不健康生活方式直接相关。改善不健康的生活方式仍为减少动脉粥样硬化疾病发病率的基石。

一、控制传统的危险因素

（一）戒　烟

1. 流行病学调查　2009 年 2 月卫生部公布第四次国家卫生服务调查，调查主要结果显示城乡居民吸烟率呈缓慢下降趋势，15 岁及以上人口男性吸烟率为 48.0%，女性吸烟率为 2.6%。由此推算，我国现时吸烟人口有 2.7 亿。而在 2006 年，中国约有 3.5 亿吸烟者，中国男性吸烟率为 66%，女性吸烟率为 3.08%。虽然吸烟率有所下降，但吸烟者的吸烟量增加明显，每天吸烟 20 支及以上的烟民比例由 2003 年 51% 增至 2008 年的 62%。分别于 1994 年、1996 年和 2002 年进行的 3 次全国吸烟流行病学调查显示，中国青少年的吸烟率呈上升趋势，据《2008 年中国控制吸烟报告》显示，我国现有 13 ～ 18 岁青少年 1.3 亿，据保守估计，青少年现在吸烟者约 1 500 万，尝试吸烟者约 4 000 万，被动吸烟的主要受害者是妇女和儿童，尽管她们自己并不吸烟，但经常在家庭、公共场所遭受他人吸烟的危害。而被动吸烟会导致气道的反应性增加，引起肺动脉功能障碍。

2. 吸烟危害人体健康　香烟在燃烧时会产生多种有害物质，诸如尼古丁（烟碱）、烟焦油、一氧化碳、醛类和胺类等，是导致人类慢性支气管炎、肺气肿、高血压、冠心病、糖尿病、多种癌症、男性不育症、胎儿畸形等多系统多种疾病的危险因素之一。在所有与吸烟有关的疾病中，最主要的是肺癌和心血管疾病。在大多数工业化国家，吸烟都是心脑血管疾病首要的可预防因素。烟草燃烧后，其烟雾中有 400 多种化学物质，引起心血管病的物质主要是尼古丁和一氧化碳，这些有害物质可经过呼吸道进入人体血流。研究显示，尼古丁影响心脏激活交感神经系统，使肾上腺素和去甲肾上腺素的分泌增加，提高心率，可导致致命性心律失常；它还有加压作用，交感神经系统传出伴随每一次吸烟而增加，导致动脉硬化的加重。最近的报道显示，尼古丁明显影响巨噬细胞中一些涉及胆固醇代谢及炎症反应的基因表达，同时降低 AopA- Ⅰ介导的胆固醇外流。在长期吸烟者中，尼古丁会造成急性内皮损伤，而且烟草中的其他成分可能会促进此不良反应。近年研究表明，尼古丁作用于动脉内膜使之发生脂肪性病变，破坏动脉内壁，促进血小板聚集，单核细胞黏附，增加低密度脂蛋白胆固醇的氧化，减少内皮细胞分泌的NO，影响内皮依赖性冠状动脉舒张，减少动脉内皮血流。内皮破坏是动脉硬化的一个早期标志，随后动脉内斑块形成会导致心脏病发作和卒中。而且，吸烟会导致炎症标志物水平的增加，如高敏CRP，可溶性细胞间黏附分子-1、纤维蛋白原和同型半胱氨酸。吸烟还可导致胰岛素抵抗，腹型肥胖，并促进肾脏病进展。这些发现均提示尼古丁不但会成瘾，而且会直接增加动脉粥样硬化的风险。研究还提示，作为戒烟者替代治疗制剂的含有尼古丁的鼻腔喷雾剂也会增加心脏病的风险。而一氧化碳进入血流，因其与血红蛋白的结合力比氧大250倍，使碳氧血红蛋白增加，血红蛋白运输氧的能力减低，进而引起组织器官缺氧。吸入一氧化碳可使血管通透性增加，血管壁上脂质沉着增多，故一氧化碳亦是引起动脉粥样硬化的重要因素。

戒烟2周后，血小板聚集就得以改善；戒烟4周后，高密度脂蛋白明显升高。他汀类药物治疗、β受体阻滞剂、血管紧张素转换酶受体抑制药（ACEI）和阿司匹林分别能使冠心病患者死亡风险降低29%、23%、23%及15%，而戒烟则可以降低36%，且戒烟的费用远远低于降压和调脂治疗的相关费用。戒烟2年内，心肌梗死或脑卒中的风险可降低50%；戒烟5年，脑卒中的危险恢复到同正常不吸烟水平，口腔癌、食管癌、膀胱癌的风险减半；10年后患肺癌的风险减半，患脑血管突发事件的风险与未吸烟者持平。此外，戒烟还可以降低脑卒中、肿瘤等疾病的发生率和死亡率，改善患者的生活质量，减轻由于吸烟相关疾病带来的沉重经济负担。

3. 如何戒烟　许多人不能戒烟，不是因为他们的意志不够坚强，更多的人难以耐受的是尼古丁戒断症状，包括：咳嗽、疲倦、注意力难以集中、头痛、饥饿、食欲增加、便秘、排气、胃痛、不安或抑郁、烦躁、渴望香烟和失眠。尼古丁戒断症状会在停用后几小时内出现或大幅减少烟草使用后出现，一般在2～3天内症状会增加，1～3周内逐渐减少，食欲的变化和精神集中的问题可以持续更长时间。戒烟过程的实施比较复杂，需要社会学、行为医学、心理医学、生物医学的共同参与。临床医师应重视烟草具有成瘾性，为提高吸烟戒断率，可依靠戒烟药的帮助；也可以通过非药物治疗手段如心理、行为的干预、针灸治疗等提供帮助。有效的戒烟，需要高质量的循证医学证据支持下的多种方法联合应用，同时需要社会各部门共同的努力。

2008年，美国公共卫生署在2000年指南基础上颁布有关烟草使用和烟草依赖治疗的新版临床实践指南，指南提出的总体目标为，鼓励临床医生向美国4 500万吸烟者推荐并提供有关戒除烟草依赖的有效干预措施（包括咨询和药物治疗）。将烟草依赖治疗纳入大众和个人的健康计划，而且卫生保健系统、保险公司等应积极配合临床医生实施戒烟相关服务。该指南提出戒烟的5“A”框架如下：①询问（ask）每个患者关于烟草使用的情况，记录在患者的病例中。把烟草使用与患者目前的健康/疾病，社会和经济负担，戒烟的主动性，烟草使用对孩子和家庭其他成员的影响，评价戒烟意愿，询问每个吸烟者，是否愿意在今后30天内尝试戒烟等情况相结合。②建议（advise）每个吸烟者戒烟，用明确、坚定和个性化的语言，督促每个吸烟者戒烟，与吸烟者详细明确临床状况或其来门诊的缘由相联系，提出强烈且积极的忠告。突出戒烟的好处，如身体感觉更好，改善食欲，节省开支，自我感觉更好，减少家人的健康风险、障碍。而不是突出继续吸烟的坏处。③评估（assess）每个吸烟者进行戒烟尝试的意愿。吸烟者已经准备好在近期内确定“戒烟日”了吗？如果不是，探究并帮助克服其采取行动的障碍。如果是的话，基于吸烟者的戒烟经历帮助其制订戒烟计划，估计其可能遇到的困难，以及吸烟者对治疗方法的选择。如果复吸，可回顾以往尝试戒烟的情况，找出导致复吸的问题、以前的成功应对技术，反复讲，每次看病都重复干预。④帮助（assist）每个吸烟者进行戒烟尝试，提供药物治疗和咨询：一是可以通过面谈或电话的方式提供戒烟咨询。二是药物治疗（尼古丁替代疗法，安非他酮缓释剂，伐尼克兰）可以增加戒烟成功的几率。伐尼克兰是一种 $\alpha4\beta_2$ 尼古丁受体的部分激动药，是新的戒烟制剂，与安慰剂相比，能使戒烟成功的机会增加 2 倍。⑤安排（arrange）随访，由医师或专业医务人员操作，可在医师的办公室、社区进行，或登录相关网站完成。保证每次都对每个患者询问烟草使用的情况，并记录在案，吸烟状况：生命体征、血压、脉搏、体重、体温、呼吸频率。

目前的具体戒烟方法有以下几种。

（1）尼古丁替代疗法（NRT）：如应用咀嚼胶，贴片，舌下含片，糖锭，吸入剂或鼻喷剂等方法，与安慰剂相比能使戒烟成功的机会增加 1 倍。烟草中的尼古丁是导致成瘾的重要化学物质。尼古丁替代治疗的目的，是替代烟草中的部分尼古丁成分，减少因戒烟导致的戒断症状。NRT 的有效性显示：不依赖于提供给吸烟者的附加支持强度。提供更强的附加支持强度，似乎能促进戒断，但不是 NRT 成功的必要条件。

目前，正在研发的新型尼古丁相关产品有尼古丁受体拮抗剂尼古丁疫苗。尼古丁选择性受体拮抗剂（$\alpha4\beta_2$）对尼古丁受体高度亲和，间接起到抗尼古丁产生的依赖作用，同时阻断尼古丁相关作用。伐尼克兰即为此类药物之一，导致人们吸烟除尼古丁中毒等生理因素外，还有多方面的社会原因，要防止人们吸烟仅靠这种疫苗是不够的，还必须与其他方法结合使用才能有效。

抗抑郁药中安非他酮及去甲替林有助于戒烟，能使戒烟成功的机会增加 1 倍，特别对戒烟过程中合并抑郁症患者，如与 NRT 联合使用，效果更明显。可乐定可能对促进戒烟有效，但其主要的不良反应限制可乐定在戒烟中的使用。

没有明确的证据表明针刺疗法、指压疗法、激光治疗及电刺激术能有效地减轻戒断症状。厌恶疗法是把吸烟产生的愉快刺激与某种不快刺激相连接，目的是消除对吸烟的需求。催眠疗法是一种有助于戒烟的方法，它可以潜在地削弱吸烟的冲动和增强戒烟的欲望。催眠疗法与无干预或其他干预比较无更好的结果，通过无对照研究宣称的催眠疗法对戒烟有效的结论并未得到随机对照试验的证实。

（2）心理行为干预：许多国家有限制向未成年人出售烟草的法律，但青少年仍能轻易得到烟草制品，对向年轻人出售烟草的有效控制，需要加强和得到社会的支持，必须要有更强的地区、国家或国际性的策略。由于疾病的原因，临床医生会建议患者戒烟，这种建议虽然简单，但起着很强的干预作用，有助于戒烟，高强度的劝阻意义更大。吸烟有一个广泛的社会背景，应当采用合作、广泛、多种途径试图影响吸烟行为，接受媒体、学校、家庭干预似乎较单纯媒体干预效果显著。群体治疗可为个人提供学习戒烟行为技能，并为个人提供相互的行为支持，行为咨询有助于吸烟者戒烟。积极的电话咨询也是有效的。配偶的参与有助于维持长期戒断。工作场所的干预通过对一大群人的戒烟鼓励，达到潜在的戒烟目的。

证实有效的戒烟方法有：尼古丁替代疗法、1 个月以上的住院干预、个体电话咨询、对青少年戒烟的多种方法联合使用。而醋酸银、催眠及针刺疗法、社区干预和单纯防止向未成年人出售烟草等，对戒烟无效。另外，医护人员的劝导、社会药房提供的咨询、传媒干预、行为治疗、厌恶疗法、锻炼疗法、可乐定和美加明等也可能有效，但需要进一步研究证实。

（二）合理膳食

1. **预防心血管疾病的饮食和营养** 几十年来，世界范围内大量流行病学资料证明：饮食在降低各种慢性疾病，包括动脉粥样硬化中起着重要作用，与代谢相关的不健康饮食和饮食方式包括饮食缺少蔬菜水果、肉类和油脂量过高、食盐摄入过多、大量饮酒等，合理的膳食具有良好的调脂、降压作用。

2. **预防动脉粥样硬化最主要的饮食治疗原则** 预防动脉粥样硬化最主要的饮食原则是限制脂肪摄入量。据大规模的人群调查表明：不合理的膳食调配及继发性载脂蛋白异常是引起动脉粥样硬化病变的重要因素。减少脂肪的摄入量，特别是饱和脂肪酸、反式脂肪酸、胆固醇可以降低动脉粥样硬化的发生率。猪油、奶油或其他动物油主要含饱和脂肪，而饱和脂肪可以促进食物中胆固醇的吸收，并使形成的脂蛋白易于附着在血管壁上，有的还能引起低密度脂蛋白胆固醇在血液中堆积，从而促进动脉粥样硬化形成。植物油含有丰富的亚油酸和脂溶性维生素等，亚油酸能降低血中胆固醇含量，有一定的预防动脉粥样硬化的作用，但它对甘油三酯的影响很小；而鱼类脂肪中的亚麻酸则对降低血胆固醇和甘油三酯的效果比亚油酸高出 2 ～ 5 倍。特别是富含 ω-3 脂肪酸的鱼种包括：鲑鱼、鲱鱼、沙丁鱼、金枪鱼等海鱼，ω-3 脂肪酸有助于降低血小板凝聚和血液凝固的作用，降低甘油三酯，减轻血管炎症，有预防血栓形成的作用，从而降低动脉粥样硬化及冠心病的发病率和死亡率。一项研究表明，每周吃富含 ω-3 脂肪酸的鱼 1 ～ 2 次，可降低心血管疾病死亡率 36%，在高危人群中总死亡率下降 17%。成年人即使血脂无异常，也应避免经常食用过多的动物性脂肪和含胆固醇较高的食物，如：肥肉、肝脏、脑、肾、肺等动物内脏，鱿鱼、墨鱼、鳗鱼、骨髓、猪油、蛋黄、蟹黄、鱼子、奶油及其制品，椰子油、可可油等。如血总胆固醇、甘油三酯等增高，应食用低胆固醇、低动物性脂肪食物。

影响血胆固醇含量的还有其他因素：①膳食纤维包括谷物类、豆类、水果类纤维、蔬菜纤维、生物合成或转化类纤维，它们能够吸附肠腔内胆汁酸，减少重吸收量，阻断胆汁酸肠肝循环，使得更多的胆固醇转化成胆汁酸盐排出体外，减少胆固醇重吸收，增加血浆胆固醇的清除，引起血胆固醇下降。复合膳食纤维更能充分发挥可溶性与不可溶性膳食纤维的特长，在降血脂、预防动脉粥样硬化方面比单一种类的膳食纤维更有效。谷物中除含有人体必需的碳水化合物（糖类），还富含维生素、植物雌激素、酚类、矿物质等营养素，增加全谷物摄入，特别是燕麦，能明显降低血液中胆固醇含量，从而降低脑卒中及心肌梗死的发病率；②酸奶或牛奶可降低血清中胆固醇的浓度，牛奶中还含有大量的钙质，也能减少胆固醇的吸收；③食物中胆固醇含量高能使血胆固醇升高，但其作用并不太大。因为胆固醇吸收不一定多，而且从食物中来的胆固醇能抑制体内胆固醇合成；④摄入过多的蔗糖会使血中甘油三酯和胆固醇增加，这种作用远比葡萄糖或淀粉大；⑤补充维生素。蔬菜、水果中富含的维生素 C 和 E 为抗氧化物质，可使胆固醇不易黏附在动脉壁上；叶酸可减少体内与心血管疾病有关的同型半胱氨酸水平。在胆固醇转化为胆汁酸时有维生素 C 参加，维生素 C 有降低血胆固醇的效应。维生素 E 存在于花生、葵花子、麦芽和植物油中；叶酸存在于各种绿叶蔬菜如菠菜、青菜、花椰菜、莴苣中，动物性食品如肝、肾、乳制品等也含有丰富的叶酸；⑥食物中不饱和脂肪酸多时，大便中排出的胆盐和胆固醇也多，故可多吃一些含不饱和脂肪酸较多的鱼肉类、植物油、豆制品等；⑦过多的能量会在体内转化为脂肪储存，所以也要控制总热量，能量的摄入应与体力活动相适应，以维持正常体重为度，正常体重的简单计算方法为：身高（cm）－105= 体重（kg）；或体重指数 BMI= 体重（kg）/ 身高（m）

2，正常体重者应小于或等于24。超过正常体重者，应减少每日进食的总热量，特别是高脂肪食物及高碳水化合物的摄入，宜低脂、低胆固醇饮食，限制酒、蔗糖及含糖食物的摄入。我国2009年《动脉粥样硬化一级预防中国专家共识》建议，每天应摄入蔬菜300～500g，水果200～400g，谷类250～400g，胆固醇少于300mg/d，食用油少于25～30g，每日饮水量1 200ml。

以下是一些低胆固醇/低脂肪的饮食：鱼、肉、海产类，包括各类瘦肉（牛、猪、羊、鸡、鸭、鹅），鱼及贝壳类海产如带子、蚬、虾、龙虾、蟹、鲍鱼等。以上食物应以每天250～300g（5～6两）为适合。蛋类，各类蛋黄每星期不宜超过2只；干豆，如蚕豆、眉豆、红豆、绿豆；硬壳果，如莲子、栗子；豆制品，如豆腐、豆干、素鸡、腐竹、腐皮、淡豆浆、豆腐花；奶类，宜选用脱脂奶或脱脂奶粉，低脂芝士、原味/果味低脂肪乳酪，低脂酸乳酪；谷物类，如白米饭、米粉、燕麦粉、通粉等，咸面包及少油饼干如苏打饼、茶饼、薏米饼等。宜多选择高纤维淀粉质食品如全麦面包、全麦饼干、糙米、麦皮。蔬果类包括各种新鲜的瓜、菜及水果。白薯、芋头及番薯等根茎类食物。油类：含不饱和脂肪的植物油和芥菜花子油、花生油、粟米油、纯正菜油、黄豆油、香油。饮品：如清茶、净咖啡、矿泉水、苏打水、代糖汽水。去油清汤（把煮好的汤先放到冰箱里冰冻一段时间，冷却下来的油脂就会在汤的表面结成一层薄薄的"油膜"，再用汤匙轻轻一挑就能把"油膜"去掉）等。

3. **盐的摄入** 高盐饮食也是引起高血压病的饮食因素之一。代谢研究表明，健康成人每天钠的需要量仅为200mg（相当于0.5g食盐），而一般西方人日常摄入量为生理需要量的5～20倍（相当于2.5～10g食盐），中国人食盐的摄入量颇高，为15g左右。因此，从早期预防心、脑血管疾病的角度出发，应从儿童乃至婴儿开始，养成少盐、清淡的饮食习惯。中等度限制钠盐的摄入对防治高血压具有积极意义，但过于严格限钠有可能通过激活交感神经和肾素－血管紧张素系统，对血脂和胰岛素敏感性产生不良影响，从而增加心血管疾病的危险。美国高血压教育项目协调委员会推荐的钠摄入量为：≤50岁的成人每天摄入钠65mmol（约合氯化钠3.8g/d），51～70岁的成人每天摄入钠55mmol（约合氯化钠3.2g/d），≥71岁的成人每天摄入钠50mmol（约合氯化钠2.9g/d）。我国目前的专家共识是，每天食盐控制在6g以内。天然食物低钠高钾，而大多数加工食物已经加了钠而移除了钾，达到中等度限钠最简单的方法是用天然食物取代加工食物，避免使用快餐食品。中国高血压指南建议：高血压和心脑血管疾病患者每天食盐摄入量应控制在4～6g，而盐敏感性高血压这一特殊类型的患者食盐摄入量更低些为好，可以采取分步逐渐减量的方法来达到一个低水平的食盐摄入量。

4. **钾、钙、镁及微量元素** 钾、钙、镁等矿物质的摄入不足或钾/钠比值偏低也是高血压的重要易患因素。增加钾的摄入可以促进钠的排泄，阻止盐介导的血压升高，提高饮食钾/钠比例是限盐之外另一重要血压调控措施，更有助于防治高血压的发生发展。建议成人每天至少摄入钾120mmol（约合钾4.7g/d）。增加矿物质的摄入，最现实的方法是通过日常生活中多食用含天然钾丰富的水果、蔬菜、坚果和其他食物来增加钾的摄入量。新鲜蔬菜中绿叶菜如菠菜、苋菜、雪里蕻、油菜等含钾较多；豆类含钾也丰富。此外，紫菜、海带，以及木耳、蘑菇等菌类也是钾的重要来源。含铬、镁、碘、锌的食物，如红糖、粗米、黄豆、萝卜、茄子、扁豆、大白菜、花生、核桃、海带、海味等。除非确有必要额外补充，不提倡通过增补剂来增加这些矿物质及微量元素。

5. **酒精消耗与心血管疾病** 虽然少量低浓度酒能提高血液中高密度胆固醇含量，红葡萄酒有抗氧化的作用，但长期饮用会引起其他问题，因此，不宜提倡。限制饮酒，每日啤酒 355ml，红酒 100ml，白酒 50ml。目前，并不推荐将少量饮酒作为预防心血管病的方法。

6. 特定食物成分在动脉粥样硬化中的作用

（1）大蒜和洋葱：可以提高纤维蛋白溶解活性，纤维蛋白溶解活性降低，发生动脉粥样硬化和心脏病的可能性就大。大蒜及其有效成分含挥发性激素，可消除积存在血管中的脂肪，具有明显的降脂作用，对高脂血症有预防作用，而且洋葱和大蒜可以防止脂蛋白 a 下降。脂蛋白 a 是一种运载胆固醇的蛋白质，它把动脉内壁的胆固醇带走，送到肝脏里加工处理。由于加热可以破坏大蒜的有效成分，生大蒜预防心脏病的作用比吃同等的熟大蒜明显。但也有研究认为，大蒜似乎并未起到如此作用。

（2）茄子：含有较多的维生素 P，能增加毛细血管的弹性，对防治高血压、动脉硬化及脑出血有一定的作用。

（3）木耳：能降低血液中的胆固醇，可减肥和抗癌。

（4）燕麦：具有降低血液中胆固醇和甘油三酯的作用，常食可防动脉粥样硬化。

（5）红薯：可供给人体大量的胶原和黏多糖类物质，可保持动脉血管的弹性。

（6）山楂：具有加强和调节心肌，增大心脏收缩幅度及冠状动脉血流量的作用，还能降低血清中的胆固醇。

（7）茶叶：有提神、强心、利尿、消腻和降脂之功效。

（8）蜜橘：多吃可以提高肝脏的解毒能力，加速胆固醇的转化，降低血清胆固醇和血脂的含量。

7. 中医对饮食有独到的经验

（1）“食补”：对有畏寒怕冷、气短乏力等症状的属于气虚阳虚的心脑血管病患者，可选择一些有甘温补益之功效的羊肉、鸡肉、兔肉、桂圆，以及大豆制品；而有性情急躁、手足心热、食少、便干、水肿等症状的属于阴虚内热的心脑血管病患者，可适当选择一些有补虚、除热、和脏腑之功效的鸭肉、鹅肉，以及百合、山药、糯米及绿豆制品。桂圆含人体所必需的蛋白质和葡萄糖，易于人体吸收利用。糯米可健脾养胃，从而达到补气养血的目的。生姜含有一种含油树脂，具有明显的降血脂和降胆固醇的作用。生姜还富含姜辣素，对心脏和血管有一定刺激作用，可使血管扩张，从而使络脉通畅。

（2）“药补”：有益气、温补、活血之功效的中药，如人参、黄芪、丹参、当归等，对体虚、食欲不振、精神疲乏等体征的心脑血管患者来说较为适宜。有明显气血不足的心血管病患者，冬季可进补阿胶；有怕冷、腰酸等阳虚证候的，可配入黑芝麻、核桃仁；平时脾胃虚弱者，可加入陈皮、山药煎液（陈皮 10g、山药 15g 煎），以防伤胃。以上诸品，或可炖鸡、炖鸭，或可熬汤。但也有一些老年人，内有蕴热，表现为心烦急躁、舌红、舌苔黄腻，则不适合药补。

（三）运动、减轻体重和肥胖

参加规律的体育运动，对预防肥胖，锻炼循环系统的功能和调整血脂代谢均有裨益，可防止动脉粥样硬化，有益于延长寿命，降低心血管疾病发病和死亡的危险性。体育锻炼的保护作用主要通过降低血压、控制血糖和体重及改善心血管功能实现。其生理学机制包括减少血浆纤维蛋白原和血小板活性，增加血浆组织纤维蛋白溶解酶原激活剂活性和 HDL 浓度。运动能通过多种途径影响心血管和全身的健康，规律的运动可以降低静息和运动时的心率及血压，降低在亚极量水平体力活动时的心肌氧需求，扩大血浆容量，增加心肌收缩及外周静脉张力，增加一氧化氮合酶的基因表达，提高副交感神经张力，并可能增加冠状动脉血流，冠状动脉侧支循环和毛细血管密度。运动可显著改善体重指数及体内脂肪的百分比，增加行为学的干预和加大热量消耗，能够显著减轻体重；还可以提高胰岛素的敏感性，增加细胞非胰岛素介导的葡萄糖摄取；增加葡萄糖的氧化；可通过对脂肪分解酶的影响，增加脂肪酸的氧化，降低 VLDL，升高 HDL，减少动脉粥样硬化的发生。在超重的个体，即使轻度的体重下降（相当于初始体重 5% ～ 10%）也可引起血压、血脂和葡萄糖耐量和（或）胰岛素抵抗的显著改善。而且，运动还可以降低吸烟的可能性，减轻精神压力，防止抑郁，短期内抑制食欲。运动还能改善机体的组成和脂肪的分布，这些都与心脑血管疾病的死亡率相关。除此之外，运动还可以增加肌力、耐力、柔软度及维持关节的活动度，改善感觉整合及肌肉协调，增进平衡反应和减少跌倒的几率，延缓骨质疏松，减少骨折的发生。

有效的运动与多个变量相关，它们包括运动的类型、强度、频率、持续时间和总能量消耗。运动的类型有大肌肉群收缩引起等张运动，可显著增加心输出量和耗氧量，增加容量负荷；小肌肉群持续收缩引起等长运动，可引起体循环血管阻力增加和血压的升高，增加压力负荷；还有阻力运动，如重物抬举导致肌肉收缩和运动，根据其运动强度能同时产生等长运动和等张运动，许多运动是 3 种运动方式的组合。

运动应当个体化、科学化、定量化。要注意适量运动，循序渐进，灵活多样，加强医务监督，并注意运动中的安全性。同时必须指出禁止参加的运动项目、锻炼时的自我监督指标及出现异常情况时停止运动的准则等。

1. **运动前评估** 通过系统的体格检查，了解锻炼者的一般身体发育、伤病的情况和健康状况，以确定是否是健身运动的适应者，有无禁忌证。

2. **体能测试检测和评定锻炼者对运动负荷的承受能力** 以心肺功能为主，进行安静和运动状态下的生理功能检测，主要有心率、血压、肺活量等指标。进行力量、耐力、速度和灵敏度的身体素质检测，从中判定锻炼者的运动能力和生理功能状况。若条件允许，应利用功率自行车或活动平板做心电图检查，或二阶梯运动试验。

3. **运动强度** 运动强度是制定和执行运动处方的关键，它对运动效果和安全有直接的影响。为了获得最佳锻炼效果，运动强度应能使摄氧量达到一定水平，并能得到不断增强。一般说来，正常的青少年和体质好的人可进行大强度和中、小强度相结合的锻炼，中老年、体弱者及心脏功能较差者可进行小强度锻炼。反映运动强度的生理指标有运动时的心率、运动时吸氧量占最大吸氧量的百分数及运动当量等。测量运动强度的简单办法是测量运动后 10 秒脉搏 ×6，就是 1 分钟的运动强度。①适宜运动强度范围，可用靶心率来控制：以本人最高心率的 70% ～ 85% 的强度作为标准。靶心率 =（220 − 年龄）×（70% ～ 85%）。②最适宜运动心率，计算公式：最大心率 =220 − 年龄；心率储备 = 最大心率 − 安静心率；最适宜运动心率 = 心率储备 ×75%+ 安静心率。过于激烈的运动会引起心脏性猝死。

4. **运动方式** 根据运动目的，选择最合适的运动项目，关系到锻炼的有效性和持久性。要考虑运动条件，如场地器材、余暇时间、气候等；还要结合体育兴趣爱好等。根据运动时能量代谢的方式，运动可分成有氧运动与无氧运动，一般健身或改善心血管的代谢功能，预防冠心病、肥胖等，可选耐力性有氧训练项目，如步行、慢跑、骑自行车、游泳、爬山及原地跑、跳绳、上下楼梯等；为改善心情、消除身体疲劳，或防治高血压和神经衰弱，可选择运动量较小的放松性练习，如放松操、散步、太极拳、气功、保健按摩等。此外，传统的太极拳和瑜伽等不仅强身健体，还有“调心”和“调息”的作用，从而对神经和内分泌进行调节，达到降压、调脂及降糖的效果。在音乐伴奏中进行群体性活动，如跳交际舞、韵律操、保健操等，不仅健身，而且是净化心灵、怡情养性、陶冶情操、消除不良心境的过程。有研究表明，坚持从事轻快体育运动锻炼的人比不参加运动或偶尔运动且运动剧烈的人患脑心血管病、糖尿病、癌症、早老性痴呆的发病率减少 35%，其寿命将明显地延长 4 ～ 6 年。

5. **频度及持续时间**　每周运动的次数主要考虑疲劳的消除，运动效果的积累与持续的时间。运动时间：指一次锻炼的持续时间。它与运动强度紧密相关，强度大，时间应稍短，强度小，时间应稍长。有氧锻炼一般在 30 分钟左右就可以达到较好的效果。运动频度指每周的锻炼次数。研究表明，1 周运动 1 次，肌肉酸痛和疲劳每次发生，运动后 1 ～ 3 天身体不适，效果不蓄积；1 周运动 2 次，酸痛和疲劳减轻，效果有轻微蓄积，不明显；1 周运动 3 次，无酸痛和疲劳，效果蓄积明显；1 周运动 4 ～ 5 次，效果更加明显。可见，1 周运动 3 次以上，效果才明显。我国动脉粥样硬化防治专家共识，建议每周至少 5 天、每天 30 分钟的中等强度有氧运动，或每周 3 天、每天 20 分钟高强度的有氧运动，避免连续 2 天不运动。推荐每天快步走＞6 000 步，速度是每分钟 100 步。但要注意循序渐进。如无禁忌证，鼓励糖尿病患者进行 1 周 3 次包括所有的主要肌群的阻力运动训练，每次做 3 组重复 8 ～ 10 次的运动。每周 4 小时中等强度或高强度有氧运动较小量运动更能降低心血管病危险，每周 7 小时中等以上有氧运动有助于长期维持体重的有效控制。

6. **效果检查**　由于个人情况千差万别，在实行运动处方的过程中，可能会有不合适的地方，应在实践中及时检查和修正，以保证锻炼的效果。根据各项检查结果，按照不同的性别、年龄及锻炼经历等制定出运动处方。经过一个阶段的锻炼后，机体会出现适应性改变，锻炼者必须重复接受前述项目的复查，并将结果作为评定锻炼效果的依据，再据此重新调整运动处方。

7. **讲究个体化**　肥胖少年儿童一般采取中等强度运动为宜，使少年儿童的心率维持在 140 ～ 160 次 / 分钟。体育锻炼的原则是循序渐进、逐步加量，目的是减轻体重，促进体脂消耗，改善心肺功能。①进行耐力性运动，如缓跑、中速跑、快速步行、爬坡、骑自行车和游泳。②进行力量性运动，如仰卧位的腹肌锻炼，双直腿上抬运动，直腿上下打水运动，髋、膝关节屈曲向前位的腰背肌和臀肌运动，双直腿后上抬运动，头、肩、腿同时后抬的船形运动，这些运动可以减少胸部及肩部的脂肪。③进行球类运动耐力和力量的综合锻炼，运动量比较大，如乒乓球、排球、足球、篮球等，也是孩子们所喜爱的。青年适合进行力量性运动，女性长期参加有氧体育锻炼可使形体更加优美协调。更年期女性运动时，应该选择一些适合自己、力所能及的锻炼项目，增加机体的柔韧性及灵活性，如散步、打太极拳、体操、跳舞、瑜伽等。中年人生理功能由旺盛期开始步入衰老期，机体各组织器官的功能逐渐衰退。从 30 岁开始，各项生理功能以每年 0.7% ～ 1% 的速度下降。心血管系统泵血能力每年下降 0.7%，肌肉组织细胞每年减少 3% ～ 4%。由于缺乏运动，代谢功能降低而引起身体发胖的中年人，其患糖尿病的机会比正常人大 7 倍，患高血压、高血脂的机会比正常人高 8 倍，患心脏病的机会比正常人高 50%。中年人可以通过适度运动延缓和推迟人体各组织器官功能的衰变或丧失，做一些如健美操、跳舞、太极拳、大秧歌等群体运动。老年人如合并高血压、心脏病、糖尿病、关节置换、腰肩颈酸痛等健康问题者，应请专业医师诊查，并由物理治疗师指导合适的运动方法、运动强度及注意事项。不宜做引体向上、俯卧撑、举杠铃等有憋气动作的运动，倒立运动也要尽可能避免。在盛夏气温很高，空气流通差的情况下或大雾大风情况下，或冬季地面有积雪结冰的条件下，都不宜在户外锻炼，可适当增加室内活动。对老年人提倡散步（每日 1 小时，分次进行），做保健体操，打太极拳等活动方式。

8．运动中需要注意的几个问题

（1）不宜清晨空腹锻炼：清晨血液黏稠度高，血流速度缓慢，容易引起血栓的形成。上午 6 ～ 9 时，由于人的交感神经活性较高，心肌细胞活动不稳定，容易出现心律失常。而且清晨空气污染严重，也不利于肺部功能，饥饿时，也容易出现心慌、头晕、头痛、出汗、视物模糊、眼前发黑、精神抑郁或异常兴奋等低血糖反应，这些也会提高冠心病突发的机会。最好将锻炼安排在下午或晚上，做些简单的活动，如慢走、慢跑、打太极拳等。

（2）不宜饭后立即进行剧烈活动：胃肠道的血管极其丰富，进食后，因消化与吸收的需要，心脏必须输出大量血液供给胃肠。饭后进行剧烈运动，血液就会流向运动器官，以保证肌肉工作的需要，造成消化系统血液供应不足，胃肠蠕动减慢，影响消化和吸收的正常进行，严重的会导致胃痛、消化不良、溃疡等疾病，还可引起胃－冠状反射，使冠状动脉收缩，血供减少，心肌进一步缺血，提高冠心病突发的可能。一般在饭后 0.5 ～ 1 小时再进行活动比较合理。

（3）糖尿病患者不要在胰岛素或口服降糖药作用最强的时候运动：否则有可能导致低血糖。一天中最佳运动时间应在饭后 1 ～ 1.5 小时。运动期间，胰岛素注射部位尽量不选大腿肌肉等运动时剧烈活动的部位。如血糖 6.0mmol/L 左右，应先进食 10 ～ 15g 碳水化合物，再运动；如低于 6.0mmol/L 则要进食 30g 碳水化合物后方可运动。长时间大运动量运动后的降糖作用持久，如爬山，郊游等，应及时增加进食量。1 型糖尿病和运动前血糖已明显增高的患者，不适当的运动可导致糖尿病急性并发症的发生。

（4）剧烈运动后不宜马上洗澡：必须等人体各系统功能恢复正常后（大约半小时），才宜去洗澡。

（5）剧烈运动后切忌暴饮：运动后，可饮适量的淡盐水，以补充因汗水带走的盐分。但不宜大量饮水，以免稀释血液，使血量增加，加重心肾负担，同时稀释胃液，导致消化功能和食欲减退。运动中间不宜大量饮水，特别是清凉饮料，避免胃肠骤然受到冷凉刺激引起痉挛。

（6）做家务不能替代运动：家务劳动因达不到靶心率，耗氧量不足，不能替代运动。

（7）在锻炼中要进行自我医疗保健：遇有不良反应如头晕、胸痛、心悸、脸色苍白、盗汗等，要逐渐减少运动，甚至停止运动。疾病未愈或体温升高时不可进行锻炼，防止发生意外。

（8）老年人避免单独运动：老年人运动要有人陪同，或有熟悉其健康情况的运动伙伴。随身带有健康记录卡和急救保健盒，以备紧急情况时迅速了解病情，并能及时用药。运动前要有 5 ～ 10 分钟的暖身运动，运动后也要有数分钟的缓和运动。吃饭前后 1 小时内不宜运动。

（四）减轻精神压力，保持平衡心理

长期精神压力和心情抑郁是引起高血压和其他一些慢性病的重要原因之一，工作紧张、长期郁闷等均与血浆中肾上腺素浓度升高和慢性交感神经兴奋有关。而交感神经兴奋和血浆中儿茶酚胺水平的升高可使血小板活化、巨噬细胞活化、上调炎症分子如白细胞介素 6

的表达，导致血管内皮功能异常、高血压的发生等。有精神压力和心理不平衡的人，应减轻精神压力和改变心态，要正确对待自己、他人和社会，积极参加社会和集体活动。紧张和焦虑可通过下丘脑和它联系的垂体而影响免疫功能，从而降低机体对病毒、病菌、过敏因子、致癌因子的抵抗力而导致疾病。《素问·上古天真论》记载："恬淡虚无，真气存之，精神内守，病安从来。"指出平和愉悦的心态可使气机调畅，气血调和，身体健康。目前，社会竞争激烈，使人们精神处于高度紧张状态，面对多变的环境，调畅情志，规律生活，劳逸有度，调理自身的心态，是防治代谢综合征的重要环节。

（五）积极防治高脂血症

干预动脉粥样硬化是预防心脑血管疾病的核心，胆固醇管理是未来动脉粥样硬化防治的重点。我国流行病学研究资料表明，血脂异常是我国冠心病发病的重要危险因素，人群归因危险度为 11.4%。血清总胆固醇水平增高不仅增加冠心病发病危险，也增加缺血性脑卒中发病危险。亚太地区队列研究发现胆固醇与缺血性脑卒中的关系，胆固醇每增加 1mmol/L，缺血性脑卒中风险增加 25%。胆固醇治疗研究（CTT）显示，LDL-C 水平每降低 1mmol/L，冠心病死亡率、全因心血管死亡率和全因死亡率分别显著下降 19%、17% 和 12%。

1．**指南与建议**　《2007 中国成人血脂异常防治指南》强调心血管危险评估的重要性，不同的危险分层，降脂治疗的措施和血脂目标值不同。用于血脂异常危险评估的心血管危险因素包括：①高血压；②吸烟；③低 HDL-C 血症；④肥胖（BMI≥28kg/m^2）；⑤早发缺血性心血管病家族史（一级男性亲属发病＜55 岁，一级女性亲属发病＜65 岁）；⑥年龄（男性≥45 岁，女性≥55 岁）。危险分层定义为：低危（无高血压且其他危险因素＜3 个）、中危（高血压或其他危险因素≥3）、高危（冠心病或等危症）和极高危（冠心病合并糖尿病或急性冠状动脉综合征）。血脂异常危险分层方案见表 10-1。

表 10-1　血脂异常危险分层方案

危险因素	危险分层	
	TC 5.18 ～ 6.19 mmol/L（200 ～ 239 mg/dl）或 LDL-C3.37 ～ 4.12 mmol/L（130 ～ 159 mg/dl）	TC≥6.22 mmol/L（240 mg/dl）或 LDL-C≥4.14mmol/L（160 mg/dl）
无高血压且其他危险因素数＜3	低危	低危
高血压或其他危险因素数≥3	低危	中危
高血压且其他危险因素数≥1	中危	高危
冠心病及其等危症	高危	高危

注：其他危险因素包括年龄（男≥45 岁，女≥55 岁）、吸烟、低 HDL-C、肥胖 (BMI≥28 kg/m^2）和早发缺血性心血管病家族史

共识建议：①血脂测定正常人群，每 2 ～ 5 年检测一次血脂；40 岁以上人群至少每年进行一次血脂检测。②根据危险分层决定治疗方案和血脂目标值。③所有血脂异常患者首先进行治疗性生活方式改变（见前 4 节）。④ LDL 是降脂治疗的首要目标，首选他汀类药物。在

LDL 达标时，非 HDL 成为降脂治疗的次级目标 [LDL-C 的目标值 +0.78mmol/L（30mg/dl）]，当 TG≥5.65mmol/L（500mg/dl）时，首要目标是降低 TG。⑤血脂异常患者 TC 和 LDL-C 目标值，参照《2007 中国成人血脂异常防治指南》。血脂异常患者开始调脂治疗的 TC 和 LDL-C 值及其目标值见表 10-2。

表 10-2　血脂异常患者开始调脂治疗的 TC 和 LDL-C 值及其目标值 mmol/L(mg/dl)

危险等级	TLC 开始	药物治疗开始	治疗目标值
低危：10 年危险＜5%	TC≥6.22（240） LDL-C≥4.14（160）	TC≥6.99（270） LDL-C≥4.92（190）	TC＜6.22（240） LDL-C＜4.14（160）
中危：10 年危险 5% ～ 10%	TC≥5.18（200） LDL-C≥3.37（130）	TC≥6.22（240） LDL-C≥4.14（160）	TC＜5.18（200） LDL-C＜3.37（130）
高危：CHD 或 CHD 等危症，或 10 年危险 10% ～ 15%	TC≥4.14（160） LDL-C≥2.59（100）	TC≥4.14（160） LDL-C≥2.59（100）	TC＜4.14（160） LDL-C＜2.59（100）
极高危：急性冠状动脉综合征或缺血性心血管病合并糖尿病	TC≥3.11（120） LDL-C≥2.07（80）	TC≥4.14（160） LDL-C≥2.07（80）	TC＜3.11（120） LDL-C＜2.07（80）

对于高血压病患者，《高血压患者胆固醇管理临床指导建议》指出，应根据高血压患者是否已有冠心病或冠心病等危症以及有无心血管危险因素，对胆固醇水平进行全面评估，以决定 LDL-C 目标水平。对于高血压合并＜3 个危险因素者，LDL-C 目标值为＜130mg/dl 或在原基础上降低 20% ～ 30%；对于高血压合并≥3 个危险因素者，LDL-C 目标值为＜100mg/dl；对于高血压合并冠心病或其等危症者，LDL-C 目标值为＜80mg/dl。对高血压患者进行胆固醇管理，推荐选择具有明确抗动脉粥样硬化证据，且循证证据充分的他汀类药物治疗。高血压患者应长期坚持应用他汀类药物治疗，使 LDL-C 水平长期达标。

他汀类药物有足够多的证据可显著降低动脉粥样硬化带来的损害，并且强化他汀类药物治疗不会增加脑出血的风险，不会增加癌症发生风险和横纹肌溶解风险。他汀类药物治疗荟萃分析结果显示，LDL-C 水平降低 10%，颈动脉内膜中层厚度可减少 0.73%/ 年，脑卒中危险性降低约 16%。对冠心病及急性冠状动脉综合征患者的临床试验进行的荟萃分析表明，与常规治疗相比，强化他汀类药物治疗可进一步降低脑卒中危险 18%。

ENHANCE 研究发现，与单用辛伐他汀 80mg/d 比较，依折麦布（胆固醇吸收抑制药）与辛伐他汀联用可以明显降低 LDL-C 和 hs-CRP，但总体及亚组分析显示联合用药均未能延缓颈动脉 IMT 的增长速度。提示他汀类药降脂之外的抗 AS 效益。JUPITER 研究，以及 2009 年 2 月公布的脑卒中亚组分析报告显示，即使 LDL-C 水平不高，但对于 CRP 水平增高的患者，他汀类药物能明显降低脑卒中发生的风险 48%，且不增加出血性脑卒中的风险，而且对于所有亚组有效。这一研究结果为血脂不高、但 CRP 增高的危险人群应用他汀类药物预防脑卒中提供了新的更为充实的证据。

高脂血症的治疗有治疗性生活方式改变、药物及手术。

治疗性生活方式包括：减少饱和脂肪酸和胆固醇的摄入。选择能够降低 LDL-C 的食物（如植物固醇、可溶性纤维）；减轻体重；增加有规律的体力活动；采取针对其他心血管病危险因素的措施，如戒烟、限盐以降低血压等。

2. **调脂药物**　调脂药物共分 5 类：①他汀类（HMG–CoA 还原酶抑制药）。HMG–CoA 还原酶是机体组织合成胆固醇的限速酶。HMG–CoA 还原酶抑制药具有与 HMG–CoA 还原酶类似的结构，可强有力地竞争性抑制此酶的活性，有效地降低内源性胆固醇的合成；并代偿性促进肝脏等细胞 LDL 受体的合成，增加对血浆 LDL 的摄取，从而降低血浆胆固醇水平。主要降低血 TC（22% ～ 42%）和 LDL–C（23% ～ 55%）水平，对降低 TG 和升高 HDL–C（4% ～ 25%）的作用略差。使用他汀类药物应使 LDL–C 至少降低 30% ～ 40%，要达到这种降低幅度所需他汀类药物剂量见表 10–3。②树脂类。主要是阻断胆汁酸的肝肠循环，促进胆固醇向胆汁酸的转化，增加机体对胆固醇的排泄，使血浆胆固醇水平降低。此类药物主要有消胆铵（Cholestyramine）、降胆宁（Colestipol）等。消胆铵主要用于高胆固醇血症，它还可以增加肝细胞表面 LDL 受体的合成，促进肝细胞对 LDL 的摄取，其结果是血浆 LDL–C 下降。长期服用可降低 CHD 的发病率和死亡率。每日 16 ～ 36g 分服，3 次 / 日，进餐时服，服药期间及时补充脂溶性维生素。能降低 LDL–C 和 TC，轻度升高 TG 和 HDL–C，大剂量时降低血清 LDL–C15% ～ 30%，但不易耐受。故可以较小剂量用于 TC 或 LDL–C 轻度增高者。③贝特类（苯氧乙酸类）。其主要降低血中 TG（20% ～ 60%）水平，并能提升 HDL–C 的含量，对轻、中度升高的 LDL–C 也有降低作用。临床上可供选择的贝特类药物有：非诺贝特（片剂 0.1g，3 次 / 日；微粒化胶囊 0.2g，1次 / 日）；苯扎贝特 0.2g，3 次 / 日；吉非贝齐 0.6g，2 次 / 日。适应证为高甘油三酯血症或以 TG 升高为主的混合型高脂血症和低高密度脂蛋白血症。④烟酸类。可使血中 TG 水平降低 28% ～ 40%，TC 降低 10% ～ 25%，HDL–C 升高 20% 左右。烟酸缓释片常用量为 1 ～ 2g，1 次 / 日。一般临床上建议，开始用量为 0.375 ～ 0.5g，睡前服用；4 周后增量至 lg/d，逐渐增至最大剂量 2g/d。适用于高甘油三酯血症，低高密度脂蛋白血症或以 TG 升高为主的混合型高脂血症。⑤胆固醇吸收抑制药。依折麦布（ezetimibe）口服后被迅速吸收，且广泛的结合成依折麦布 – 葡萄糖苷酸，作用于小肠细胞的刷状缘，有效地抑制胆固醇和植物固醇的吸收。由于减少胆固醇向肝脏的释放，因而促进肝脏 LDL 受体的合成，又加速 LDL 的代谢。常用剂量为 l0mg/d，使 LDL–C 约降低 18%，与他汀类药物合用对 LDL–C、HDL–C 和 TG 的作用可进一步增强，未见有临床意义的药物间药代动力学的相互作用。⑥其他。主要是一些鱼油制剂，可以起到降低甘油三酯，升高高密度脂蛋白的作用。可以与贝特类合用治疗严重高甘油三酯血症，也可与他汀类药物合用治疗混合型高脂血症。普罗布考主要适用于高胆固醇血症尤其是纯合子型家族性高胆固醇血症。该药虽使 HDL–C 降低，但可使黄色瘤减轻或消退，动脉粥样硬化病变减轻，常用剂量为 0.5g，2 次 / 日。另外，国产中药血脂康胶囊含有多种天然他汀类药物成分，其中主要是洛伐他汀，常用剂量为 0.6g。

表 10-3　现有他汀类药物降低 LDT-C 水平 30% ～ 40% 所需剂量（标准剂量）*

药　物	剂　量（mg/d）	LDL–C 降低 %
阿托伐他汀	10	39
洛伐他汀	40	31
普伐他汀	40	34
辛伐他汀	20 ～ 40	35 ～ 41
氟伐他汀	40 ～ 80	25 ～ 35
瑞舒伐他汀	5 ～ 10	39 ～ 45

注：* 估计 LDL-C 降低数据来自各药说明书；# 从标准剂量起剂量，每增加 1 倍，LDL-C 水平约降低 6%

在药物治疗中应遵守的原则是，以胆固醇升高为主者应首选他汀类药物；以TG升高为主者则首选贝特类药物治疗。在治疗过程中最好单一用药，尽量避免多种联合，以防风险及不良反应加重。对需长期用药的患者，特别要注意有无肌痛及肌无力等现象，并定期监测血脂及肝、肾功能，发现异常情况及时采取措施，减量或停药。高脂血症的防治应以非药物治疗为主，但在非药物治疗疗效不明显或由不明原因引起的高脂血症时采取药物治疗，强调非药物治疗要始终贯穿在整个治疗过程中，坚持以非药物治疗为主，在必要的时候配以药物治疗，这是防病治病既经济又实效的方法。

饮食与非调脂药物治疗3～6个月后，应复查血脂水平，如能达到要求即继续治疗，但仍须每6个月至1年复查1次，如持续达到要求，每年复查1次。用药开始后4～8周复查转氨酶（AST、ALT）和CK，稳定后每6～12个月复查一次；如开始治疗3～6个月复查血脂仍未达到目标值，则调整药物种类、剂量或联合用药，经4～8周后再复查。降脂药物必须长期坚持，才能达到临床效益。如肝酶（AST/ALT）超过3× 正常值上限（ULN），应暂停给药。停药后仍需每周复查肝功能，直至恢复正常。在用药过程中，应询问患者有无肌痛、肌压痛、肌无力、乏力及发热等症状，血CK升高超过5×ULN应停药。用药期间如伴有可能引起肌溶解的其他情况，如败血症、创伤、大手术、低血压及抽搐等，应暂停给药。对老年患者应将安全放首位。

（六）控制高血压

大量的流行病学资料和临床研究证实，高血压病是脑卒中、冠心病、心力衰竭、慢性肾脏病及死亡的最重要危险因素。目前，我国高血压患者有1.6亿，2002年的城乡居民营养调查资料显示，无论北方或南方，无论城市或农村，血压控制率均低于10%。而控制高血压，特别是降压达到靶目标值，可大幅减少或防止并发症和死亡风险，大力提高降压达标率至关重要，各国都在采取有效措施积极防控。与高血压有关的危险因素从广义上来说，应包括年龄、遗传背景及环境因素等，年龄与基因因素不可改变，干预患者检查出来的所有可逆性因素，强调改善患者的生活方式对高血压的防治非常关键，可在一定程度上降低人群的血压水平，减少和预防高血压病的发生。只要把收缩压下降10～12mmHg或舒张压下降5～6mmHg，就可使脑卒中减少40%，心肌梗死减少16%，心力衰竭减少50%，难治性高血压减少94%，而且不增加癌症和其他非心血管疾病死亡原因。

Framingham研究首次发现，高血压、血脂异常和吸烟3种危险因素中，有两个因素并存者的心血管病发病危险为只有1个因素者的4倍以上，有3个因素并存者的发病危险为1个因素者的8倍以上。2007ESC/ESH欧洲高血压治疗指南全面评价近年来的高血压研究循证证据，强调高血压治疗中总体心血管风险评估的重要性，建议根据血压水平、危险因素数目、靶器官损害，以及并存的临床疾病，评估未来10年发生心脑血管事件危险的程度，将高血压分层为低危、中危、高危和极高危，根据危险分层决定降压治疗的策略。

我国动脉粥样硬化一级预防共识建议，健康成人每2年监测血压1次，40岁以上成人至少1年监测血压1次。所有高血压患者血压降至140/90mmHg以下，如能耐受，还应降至更低，糖尿病、脑中风、心肌梗死以及肾功能不全和蛋白尿患者至少应降至130/80mmHg以下。

2005年，我国高血压指南提出降压的原则为：采取较小的有效药量以获得可能有的疗效而使不良反应最小，如效果不满意可逐渐加量，最好使用1天1次而维持24小时作用的长效药物，其标志是谷峰比值≥50%，联合降压。降压药物的选择受许多因素影响，如是否存在其他心血管病危险因素，如年龄（男＞55 岁，女＞65 岁）、吸烟、血脂异常、糖耐量异常、腹型肥胖、早发心血管病家族史（男＜55 岁，女＜65 岁），是否有靶器官损害、心血管疾病、肾病、糖尿病，过去用药经验及意愿，药物价格，对其他疾病的影响及药物相互作用等。欧洲及我国高血压指南认为，利尿药（包括氯噻酮和引哒帕胺），β- 受体阻滞药（β-B）、钙拮抗剂（CCB）、血管紧张素转换酶抑制剂（ACEI）和血管紧张素Ⅱ受体拮抗剂（ARB）为主要抗高血压病药，均可单用或相互联用，适合于起始和维持治疗。

在我国，老年人高血压和收缩期高血压导致的脑卒中患病率高，在选择治疗药物时，应充分考虑到这一点。钙拮抗剂降血压作用强，是降低心血管疾病的根本，有证据显示，与其他种类的降压药物相比，钙拮抗剂可以更有效地控制血压，预防脑卒中，应该提倡老年人使用。利尿降压药治疗顽固性高血压和心衰患者等有不可或缺的作用。但噻嗪类利尿药易导致低钾，因此应注意选择对血钾影响较小的药物或制剂。缓释吲达帕胺在降压作用相似的情况下，可大幅度减少低钾血症的发生率。ACEI 与 ARB 阻滞了肾素 - 血管紧张素系统，从而具有保护靶器官的作用。2007 欧洲高血压指南突出强调了 ARB 类药物的作用，扩大了 ARB 的治疗适应证：可适用于高血压合并心力衰竭、心肌梗死后、糖尿病性肾病、蛋白尿 / 微量蛋白尿、左心室肥厚、心房颤动、代谢综合征等多种心血管疾病，以及服用 ACEI 引起咳嗽的患者。糖尿病患者应用 ARB 类药物具有更好的肾脏保护作用，故可优先选用。

我国及欧洲高血压、指南建议各类药物的主要适应证，包括：①噻嗪类利尿药：老年单纯收缩期高血压（ISH），心衰（HF），黑种人高血压病；② ACEI：HF，左心室功能紊乱，心肌梗死史，糖尿病及非糖尿病肾病，左心室肥厚（LVH），颈动脉粥样硬化，蛋白尿 / 微量蛋白尿，房颤，代谢综合征；③ β- 受体阻滞药：心绞痛，心肌梗死史，心衰，心动过速，青光眼，妊娠；④ ARB：心衰，心肌梗死史，糖尿病肾病，蛋白尿 / 微量蛋白尿，LVH，房颤，代谢综合征，ACEI 致咳嗽；⑤ CCB（二氢吡啶类）：ISH，心绞痛，LVH，颈 / 冠状动脉粥样硬化，妊娠，黑种人高血压病；⑥利尿药（醛固酮拮抗药）：心衰，心肌梗死史；⑦ CCB（维拉帕米 / 地尔硫卓）：心绞痛，颈动脉粥样硬化；⑧袢利尿药：ESRD，心衰。

绝对禁忌证包括：①噻嗪类利尿药：痛风；② β-B：哮喘，Ⅱ～Ⅲ度房室传导阻滞（AVB）；③ CCB（维拉帕类 / 地尔硫卓）：Ⅱ～Ⅲ度 AVB，心衰；④ ACEI：妊娠，血管神经性水肿，高血钾，双侧肾动脉狭窄；⑤ ARB：妊娠，高血钾，双侧肾动脉狭窄；⑥利尿药（醛固酮拮抗药）：高血钾。

可能禁忌证包括：①利尿药：代谢综合征，糖耐量下降，妊娠；② β-B：周围动脉疾病，代谢综合征，运动员或体力活动患者，慢性阻塞性肺疾病；③ CCB（二氢吡啶类）：心动过速和心衰。

联合用药是提高患者血压达标率的重要手段。固定剂量复方制剂可简化治疗方案，有助于提高患者治疗依从性，故应优先选用。大多数高血压病患者都应在几周内逐渐将血压降到目标水平，为达此目标，如具备以下条件即可联合应用：①各药具有不同和互补的作用机制；②有联合用药降压效果＞各单药的证据；③联合用药可提高耐受性等。临床研究表明利尿药与 ACEI、ARB 或 CCB 联合应用更有助于改善患者预后，而新近大型研究显示 ACEI 与 CCB 组合具有更佳疗效。同时，ARB 与 CCB 的联合应用也被认为是合理的，因此上述组合均可作为联合治疗的首选方案。β 受体阻滞剂与利尿药联合应用可能对糖代谢产生不利影响，应尽量避免。ACEI 与 ARB 联合应用可显著增加严重不良反应发生率，不推荐常规应用。根据目前用药证据推荐以下联合方案：噻嗪类利尿药 +ACEI；噻嗪类利尿药 +ARB；CCB+ACEI；CCB+ARB；CCB+ 噻嗪类利尿药；β−B+CCB（二氢吡啶类）。我国高血压指南推荐 CCB+ACEI/ARB；CCB+ 利尿药；α− 受体阻滞药 +β−B，必需时也可用其他组合，包括：中枢作用药如 a_2 受体阻滞药，咪哒唑啉受体调节药，以及 ACEI/ARB。A+C，A+B 较少出现水肿，较少出现糖耐量减低。

一旦开始抗高血压药物治疗，多数患者应每月随诊，调整用药直到血压达标，2 级高血压或复杂合并症者应增加随访次数。每年至少监测 1 ～ 2 次血钾和肌酐，如血压已达标并保持稳定，可每隔 3 ～ 6 个月随访 1 次。高血压病应进行终身治疗，停药常致复发。长期控制后的低危患者可慎重撤出过度治疗，尤其是非药物治疗能成功控制血压者。在临床实践中应采取个体化的治疗策略，根据患者具体情况决定是否进行降压药物治疗，且治疗期间应严密监测患者病情。

（七）控制糖尿病

糖尿病是动脉粥样硬化性疾病重要危险因素。高血糖对于心血管系统的损害是一个非常缓慢并进行性加重的过程，糖耐量减低时期损害就已启动，随着糖尿病的形成，损害逐渐加重至不可逆。所以，关键在于早期发现，早期干预，才能有效阻断动脉粥样硬化性大血管病变的进展。

糖尿病使发生心血管疾病的危险性增加 2 ～ 4 倍，缺血性脑卒中风险增加 1.8 ～ 6 倍，有症状的外周动脉疾病风险增加 4 倍，未来 10 年发生心肌梗死的危险性高达 20%。使大血管病变更严重、更广泛、预后更差、发病年龄更早。中华医学会糖尿病学分会慢性并发症调查组报告 2 型糖尿病并发症患病率分别为：高血压 34.2%，脑血管病 12.6%，心血管病 17.1%，下肢血管病 5.2%。“中国心脏调查”研究发现，糖尿病是冠心病的重要伴发疾病：①中国冠心病患者的糖代谢异常患病率（包括糖尿病前期和糖尿病）约为 80%，较西方人高；②中国冠心患者群负荷后高血糖的比例更高；③冠心病患者单纯检测空腹血糖会漏诊 75% 的糖尿病前期和糖尿病患者。空腹血糖和餐后 2 小时血糖升高，即使未达到糖尿病诊断标准，发生心血管疾病的危险性也明显增加。

大多数 2 型糖尿病患者合并“代谢综合征”的其他表现，如高血压、血脂异常、肥胖症等。伴随着血糖、血压、血脂等水平增高及体重的增加，2 型糖尿病发生并发症的风险以及其危害性亦显著增加。因而，在重视血糖控制的同时亦应重视对血脂异常、高血压，以及肥胖或超重、不良生活习惯等的调控，这将有利于减低微血管及心血管并发症发生的风险。

2007 年，中国 2 型糖尿病防治指南建议，糖尿病确诊后至少每年评估心血管病变的危险性，评估的内容包括：当前或以前心血管病病史，年龄，腹型肥胖，常规的心血管危险因素（吸烟、血脂异常和家族史），血脂谱和肾脏损害（低 HDL 胆固醇、高甘油三酯和尿白蛋白排泄率增高等），房颤（可导致脑卒中）。静息时的心电图对 2 型糖尿病患者的筛查价值有限，对有罹患大血管疾病可能性的患者（如有明显家族史、吸烟、高血压和血脂异常），应做运动试验来评估心脏情况。健康人 45 岁开始或超重者定期检测血糖，正常时 3 年检查 1 次。有高血压或冠心病患者常规进行糖耐量试验（OGTT）检测，正常时每 3 年检测 1 次。

降糖治疗包括采用饮食控制、合理运动、血糖监测、糖尿病自我管理教育和降糖药物等综合性治疗措施。未能达标不应视为治疗失败，控制指标的任何改善对患者都将有益，将会降低相关危险因素引发的并发症风险。生活方式干预旨在改善血糖、血压、血脂水平，控制体重，应视为治疗2型糖尿病的基础；糖耐量异常（IGT）患者通过生活方式干预和药物治疗可以预防糖尿病的发生。2008年美国糖尿病协会（ADA）和欧洲糖尿病研究协会（EASD），更新并颁布了2型糖尿病患者高血糖的管理共识。建议对于大多数2型糖尿病患者，其一线治疗方案包括生活方式干预与应用二甲双胍（在1～2个月内逐渐加至最大有效剂量）；如一线治疗方案不能使HbA1c达标、有二甲双胍禁忌证或不能耐受者，则应启动二线治疗药物，即加用胰岛素或磺脲类药物治疗。若患者HbA1c＞8.5%或有高血糖症状者，可选用基础胰岛素（中、长效胰岛素）治疗；若血糖仍未能达标者，应强化（增加注射次数）胰岛素治疗，可有选择地在餐前应用短效或速效胰岛素以控制餐后高血糖。一旦开始胰岛素治疗，应立即或逐渐停用胰岛素促泌药（磺脲类或格列萘类），可根据患者具体情况选择应用α-葡萄糖苷酶抑制药、胰岛素受体激动药、格列萘类药物及DPP-4抑制药。联合应用口服降糖药物时应考虑到药物间的协同作用和相互影响，不同作用机制的降糖药之间协同作用最大，应结合2型糖尿病患者的实际情况与降糖药物的疗效和作用特征，制定个体化的治疗方案。

糖化血红蛋白（HbA1c）是血糖控制的主要指标，在不发生低血糖的情况下，应使HbA1c水平尽可能接近正常水平（反映正常空腹及餐后血糖浓度），血糖控制应根据自我血糖监测（SMBG）的结果，以及HbA1c水平综合判断。HbA1c水平不但可评估2～3个月内患者的血糖控制水平，而且还可用于判断血糖检测或患者自我报告血糖检测结果的准确性及SMBG监测次数安排是否合理。血糖控制目标必须个体化，儿童、孕妇、老年人及有严重合并症患者的血糖控制目标不宜太严格，有严重或频发低血糖史及生存期在5年以内的患者，亦不宜制定严格的控制目标。美国糖尿病协会（ADA）和欧洲糖尿病研究协会（EASD）颁布2型糖尿病患者高血糖的管理共识建议，2型糖尿病患者的治疗目标是将糖化血红蛋白A1c（HbA1c）控制并维持在7%以下。2008年ACCORD研究显示，强化降糖组（HbA1c＜6%）与标准治疗组（HbA1c＜7.5%）比较，强化降糖不但没有降低血糖反而增加心血管事件发生的风险。因此，目前认为降糖治疗有个底线，即不低于6%，低于这一底线将会弊大于利。我国动脉粥样硬化性疾病一级预防专家共识建议，降糖目标为糖尿病患者空腹血糖＜6mmol/L（108mg/dl），糖化血红蛋白≤6.5%，在没有低血糖发生的情况下，HbA1c的目标要尽可能地接近6%。

ACEI、ARB在改善糖尿病患者心血管疾病预后方面有独特作用。HOPE研究糖尿病亚组应用ACEI，进一步降低了心血管高危的糖尿病患者心血管死亡率、脑卒中和心肌梗死25%，脑卒中降低33%。LIFE研究糖尿病亚组应用ARB，与β受体阻滞剂比较，使主要血管事件和脑卒中进一步降低21%。糖尿病患者血压控制到130/80mmHg以下，首选ACEI或ARB。糖尿病患者应用他汀类药物强化降脂治疗，使TC＜4mmol/L，LDL＜2.6mmol/L。

（八）阿司匹林的应用

心血管事件的发生是由于在动脉粥样硬化的基础上血栓形成，阻塞动脉，造成身体的重要部位，如心脏和脑的缺血、缺氧、坏死，血小板活化是血栓形成发病机制的关键环节。因此，不但在斑块破裂血栓形成阶段，而且在动脉粥样硬化血栓形成的长期预防过程中均需要抑制血小板的活化。阿司匹林通过不可逆抑制前列腺素合成酶，阻断环氧化酶（COX）代谢为血栓素（TXA_2），从而抑制血栓形成。阿司匹林在人体血循环中的半衰期短（15～20分钟），但是却能在较短的半衰期内将血小板中的COX-1永久性灭活，由于血小板没有细胞核，酶不能再生，因此，每天1次小剂量的阿司匹林（75～300mg）足以维持对血小板TXA_2产物的完全抑制。血循环中的血小板每日更新10%，每天1次服药只需抑制此前生成的有功能的血小板，就能维持90%以上血小板不发挥作用。抑制COX-2途径的病理过程（痛觉过敏和炎症）需要较大剂量和较短的给药间隔，因为COX-2对阿司匹林的敏感性较低且有核细胞可迅速重新合成该酶，因而阿司匹林用来抗炎的剂量可达抗血小板时所用剂量的100倍。

美国国家预防工作委员会（NCPP）2006年对美国常用的15项主要疾病预防措施进行了评价和排序，结果显示，应用阿司匹林预防心血管疾病，以及儿童疫苗接种及吸烟筛查和戒烟是综合疗效和效价比最高的疾病预防措施，具有多项动脉粥样硬化高危因素的人应当服用阿司匹林进行一级预防。目前的理论基础是基于6项国际多中心大规模阿司匹林一级预防的随机对照研究结论，这6项研究分别是：英国医师研究（BDT）、美国医师研究（PHS）、血栓形成预防试验（TPT）、高血压最佳治疗研究（HOT）、一级预防研究（PPP）和妇女健康研究（WHS）。结果均显示阿司匹林可有效降低首次心梗和心血管事件发生的危险性。2006年对上述6项研究的全部资料进行汇总分析，包括51 342名女性和44 114名男性，结果显示，阿司匹林治疗使女性主要心血管病事件（脑卒中、心肌梗死或心血管病死亡）发生率减少12%（P=0.03），脑卒中减少17%（P=0.02），缺血性脑卒中减少24%（P=0.008）；男性主要心血管病事件发生率减少14%（P=0.01），脑卒中增加13%（P=0.14），出血性脑卒中增加69%（P=0.03），心肌梗死减少32%（P=0.001）。阿司匹林对心血管死亡和总死亡率没有影响。提示阿司匹林用于心血管一级预防能显著减少人群的主要心血管病事件的发生，其中男性主要获益是降低心肌梗死的危险性，女性主要获益是降低缺血性脑卒中的危险性。根据上述研究结论，美国预防工作组在2009年更新了对阿司匹林的推荐，强调阿司匹林的出血风险及风险评估，强调阿司匹林应用的性别和年龄差异，将阿司匹林在一级预防中的推荐内容更新如下。男性在如下3个年龄段：45～59岁、60～69岁和70～79岁，当未来10年冠心病风险分别在≥4%、≥9%和≥12%时，建议服用阿司匹林预防心肌梗死；女性在如下3个年龄段：55～59岁、60～69岁和70～79岁，当未来10年冠心病风险分别在≥3%、≥8%和≥11%时，建议服用阿司匹林预防脑卒中。不推荐55岁以下妇女常规用阿司匹林预防脑卒中或45岁以下男性常规用阿司匹林预防心肌梗死。80岁以上老年人群应用阿司匹林要非常慎重。

2009年，国际抗栓临床试验（ATT）协作组对上述6项研究重新进行汇总分析，使人们对阿司匹林的一级预防效果产生了质疑，使用相同的数据，此次采用的统计方法是个体加全汇总分析的方法，结果显示，对于未来10年发生严重心血管事件风险＜6%的个体，阿司匹林一级预防减少发生严重心血管事件12%（HR0.88，95%CI，0.82～0.94），其中非致命性心肌梗死减少1/5，出血事件增加（HR1.54，95%CI，1.30～1.82）。阿司匹林使每年发生心血管事件绝对风险降低0.06%，相对风险降低12%，非致死性心肌梗死风险降低23%，脑出血发生率从0.03%升至0.04%，胃肠道和颅外出血发生率从0.07%增加到0.1%。其净获益仅有0.02%/年，如果考虑到他汀类药物及其他措施在一级预防中的作用，以及持续存在的出血风险，推测阿司匹林用于心血管一级预防没有益处。该研究同时否定了阿司匹林对男性和女性的心血管预防作用存在差异性这一观点，并发现老年、男性、糖尿病、高血压患者既为血栓高危人群，同时也是出血高危人群。2009年，在ESC上发表的下肢动脉硬化患者阿司匹林一级预防研究（AAA）结果，与ATT荟萃分析合计后的结果变化不大，主要终点事件发生率减少 11%（HR0.89，95%CI，0.83 ～ 0.95），而出血事件增加基本没有变化（HR1.51，95%CI，1.29 ～ 1.78），没有影响到阿司匹林对心血管一级预防的结论。

根据上述临床研究和荟萃分析提示，阿司匹林用于心血管一级预防的潜在获益高度依赖于个体未来发生心血管事件的绝对风险。例如，当 10 年冠状动脉事件发生风险≥10%，阿司匹林可降低未来 10 年冠状动脉事件发生风险 3%，增加出血性脑卒中风险 0.2% 及主要胃肠道出血风险 0.6%，则净获益 10 年为 2.2%，服用阿司匹林可使心血管获益。相比较而言，当 10 年冠状动脉事件发生风险只有 2%，阿司匹林治疗 10 年临床净获益只有 0.6%，服用阿司匹林对心血管一级预防无益处。目前，许多国家的心血管病防治指南中均建议，在 10 年冠心病风险≥6% ～ 10% 的人群应用阿司匹林进行一级预防。

美国糖尿病学会发表报告指出，糖尿病患者如果能早期进行抗血小板的治疗，就能在很大程度上降低发生心脑血管意外事件的危险性。若能在疾病初期每日服用一定剂量的阿司匹林，可以防止失明，并使部分患者避免下肢截肢，阿司匹林还可抑制胃窦部的前列腺素分泌，对部分糖尿病患者胃肠功能的失调有治疗作用。

我国动脉粥样硬化性疾病一级预防专家共识指出，阿司匹林 75 ～ 100mg/d 可作为以下人群的一级预防措施：① 45 岁以上健康男性和 55 岁以上健康女性，没有胃肠道出血的高危因素。② 10 年心脑血管事件发生风险 6% ～ 10% 的中危患者，未服用 NSAIDs 药物。③ 10 年心血管病危险＞10% 或合并下述 3 项及以上危险因素，包括血脂异常、吸烟、肥胖、年龄＞50 岁、早发心血管疾病家族史（男＜55 岁，女＜65 岁）。④高血压患者 50 岁以上或高血压并发靶器官损害（包括血肌酐中度增高）、糖尿病或 10 年心脑血管事件发生风险＞10%，且血压控制满意（150/90mmHg）。⑤患者 40 岁以上，或 30 岁以上有 1 项心血管危险因素，包括冠心病家族史、吸烟、高血压、超重或肥胖、白蛋白尿、血脂异常，总胆固醇＞5.2mmol/L，低密度脂蛋白胆固醇＞2.6mmol/L，高密度脂蛋白胆固醇小于 1.1mmol/L，甘油三酯＞2.0mmol/L。阿司匹林剂量 75 ～ 325mg。⑥ 30 岁以下人群应用阿司匹林进行心血管疾病一级预防证据不足。⑦ 80 岁以上的老年人应用阿司匹林进行一级预防要慎重。

系列研究显示，阿司匹林导致胃肠道出血的高危因素包括：高龄（＞60 岁），消化道溃疡或出血史、正在使用 NSAID 类药物、使用糖皮质激素、双重抗血小板治疗、长期抗凝和口服华法林。美国心脏学会（ACC）、美国心脏病协会（AHA）联合美国胃肠学会（ACG）共同发布《减少抗血小板药物和非甾体类抗炎药物（NSAID）导致胃肠道并发症的专家共识》，建议谨慎权衡抗血小板治疗的获益和出血风险，胃肠道出血高危患者如需服用阿司匹林，建议联合应用质子泵抑制药或 H_2 受体拮抗剂。根除幽门螺旋杆菌，选用精确肠溶制剂。注意避免同服药物间的相互作用。阿司匹林与其他水杨酸类药物、双香豆素类抗凝血药、磺脲类降糖药、巴比妥类、苯妥英钠、甲氨蝶呤等合用时，可增强它们的作用。糖皮质激素有刺激胃酸分泌、降低胃及十二指肠黏膜对胃酸的抵抗力，若与阿司匹林合用可能使胃肠出血加剧。阿司匹林与碱性药（如碳酸氢钠）合用可促进排泄而降低疗效，与传统的 NSAIDs，如布洛芬合用可使其血浓度明显降低。另外，对阿司匹林过敏，有出血倾向，近期有胃肠道出血，活动性肝病的患者不宜用阿司匹林。

综合上述分析，对于未来 10 年心血管事件发生风险＞10% 的患者服用阿司匹林获益大于风险，目前关注的焦点是如何筛查出心血管高危患者给予适当的治疗，同时在服用阿司匹林前要对每一位患者进行胃肠道出血风险评估。对有服用阿司匹林适应证，但同时为胃肠道出血高危患者，应积极给予胃肠道出血预防性治疗，保证阿司匹林用于心血管一级预防的获益大于风险。更多的阿司匹林一级预防研究正在进行中，包括ASCEND研究、ACCEPT-D研究、ARRIVE研究、ASPREE研究，将为心血管一级预防提高更多的证据。

二、防控新的动脉粥样硬化危险因素

（一）蛋白尿

《2007ADA糖尿病治疗指南》和《2007ESC/ESH高血压治疗指南》相关建议如下：1型DM伴不同程度蛋白尿者，不论有无高血压，首选ACEI治疗延缓肾病进展；2型DM伴高血压患者伴微量白蛋白尿（MAU），ACEI/ARB均可延缓进展至大量蛋白尿；2型DM伴高血压、大量蛋白尿、肾功能不全者，应用ARB可延缓肾病的进展；如果一类药物不能耐受，可选择另一类替代。共识建议：①2型糖尿病、高血压患者一经确诊，应检测微量白蛋白尿，每年复查1次。②有微量白蛋白尿患者，首先进行治疗性生活方式改变，严格控制血糖、血脂、血压。HbA1c＜7%，血压＜130/80mmHg，血胆固醇＜4mmol/L。③除禁忌证外，有微量白蛋白尿或轻中度慢性肾功能不全患者，应首选ACEI或ARB治疗。

（二）高尿酸血症（HUA）

血尿酸水平是急性心肌梗死、脑卒中和所有心血管事件的独立危险因素，血尿酸水平升高与体内核酸代谢异常和肾脏排泄减少相关。正常情况下血液中尿酸盐饱和度为6.7mg/dl，国际上将高尿酸血症的诊断标准定义为血尿酸水平男＞420μmol/L（7mg/dl），女＞357μmol/L（6mg/dl）。没有发作痛风的高尿酸血症为无症状高尿酸血症。高尿酸血症常与传统的代谢性心血管危险因素高血压、高脂血症、2型糖尿病、肥胖、胰岛素抵抗等并发，降尿酸治疗有望成为一种心血管疾病防治的新途径。《心血管疾病合并高尿酸血症诊治建议中国专家共识》对无症状HUA患者提出治疗建议如下：①高尿酸血症治疗目标值：血尿酸＜357μmol/L（6mg/dl）。②体检时常规进行血尿酸检测，尽早发现无症状高尿酸血症。③所有无症状HUA患者均需进行治疗性生活方式改变；尽可能避免应用使血尿酸升高的药物。④无症状高尿酸血症并发心血管危险因素或心血管疾病（包括高血压，糖耐量异常或糖尿病，高脂血症，冠心病，脑卒中，心力衰竭或肾功能异常）时，血尿酸值＞8mg/dl给予药物治疗；无心血管危险因素或心血管疾病的高尿酸血症，血尿酸值＞9mg/dl给予药物治疗。⑤积极控制无症状高尿酸血症患者并存的心血管危险因素。

（三）高半胱氨酸血症

对伴有或不伴有低血浆B族维生素的患者，可用B族维生素合用或不合用叶酸来纠正，然而，这种治疗是否有益尚不明了。

（四）肺炎衣原体感染

对感染及炎症在动脉粥样硬化及其并发症中的作用的了解正在增加，目前正在进行试验以评价抗生素治疗能否影响感染的临床表现。

内皮功能，氧化应激，炎症（如C反应蛋白水平），血栓形成与抗栓，社会心理压力，睡眠持续时间等，都是正在研究中的新型动脉粥样硬化危险因素或中间环节。科学家们试图通过生活方式改变、药物、器械、基因、分子生物学等多种途径来消除这些潜在的新的危险因素，以降低它们对人类的损害。

在症状出现前的早期病理阶段有效控制致病因素，将延缓或阻止无症状动脉粥样硬化发展成临床疾病。发达国家如美国、英国，通过把改善医疗保障措施、积极控制危险因素纳入国家卫生工作重点，使心血管疾病死亡率明显下降，在所减少的死亡人数中，大约2/3可归因于整个人群吸烟、胆固醇和血压的下降。相信经过广大医务工作者的努力，将心血管疾病的治疗战线前移，加强动脉粥样硬化疾病的一级预防，对防治代谢综合征，减少心脑血管的发病具有重要意义。

（彭育红　杨　丽　张铁军）

参考文献

[1] Rothwell PM, Villagra R, Gibson R, et al. Evidence of a chronic systemic cause of instability of atherosclerotic plaques. Lancet. 2000, 355: 19-24.

[2] Fasseas P, Brilakis ES, Leybishkis B, et al. Association of carotid artery intima-media thickness with complex aortic atherosclerosis in patients with recent stroke. Angiology. 2002, 53: 185-189.

[3] Cotter G, Cannon CP, McCabe CH, et al. Prior peripheral arterial disease and cerebrovascular disease are independent predictors of adverse outcome in patients with acute coronary syndromes: are we doing enough? Results from the Orbofiban in Patients with Unstable Coronary Syndromes-Thrombolysis In Myocardial Infarction(OPUS-TIMI)16 study. Am Heart J. 2003, 145: 622-627.

[4] Froehlich JB, Mukherjee D, Avezum A, et al. Association of peripheral artery disease with treatment and outcomes in acute coronary syndromes: the Global Registry of Acute Coronary Events(GRACE). Am Heart J. 2006, 151: 1123-1128.

[5] Mukherjee D, Eagle KA, Kline-Rogers E, et al. Impact of prior peripheral arterial disease and stroke on outcomes of acute coronary syndromes and effect of evidence-based therapies(from the Global Registry of Acute Coronary Events). Am J Cardiol. 2007, 100: 16.

[6] Hayman LL, Meininger JC, Daniels SR, et al. Primary prevention of cardiovascular disease in nursing practice: focus on children and youth: a scientific statement from the American Heart Association Committee on Atherosclerosis, Hypertension, and Obesity in Youth of the Council on Cardiovascular Disease in the Young, Council on Cardiovascular Nursing, Council on Epidemiology and Prevention, and Council on Nutrition, Physical Activity, and Metabolism. Circulation. 2007, 116(3): 344-57.

[7] Newman WP III, Freedman DS, Voors AW, et al. Relation of serum lipoprotein levels and systolic blood pressure to early atherosclerosis: the Bogalusa Heart Study. N Engl J Med. 1986, 314: 138-144.

[8] Berenson GS, Srinivasan SR, Bao W, et al.Association between multiple cardiovascular risk factors and atherosclerosis in children and young adults: the Bogalusa Heart Study. N Engl J Med. 1998, 338: 1650-1656.

[9] McGill HC Jr, McMahan CA, et al. Effects of nonlipid risk factors on atherosclerosis in youth with a favorable lipoprotein profile. Circulation. 2001, 103: 1546-1550.

[10] McGill HC Jr, McMahan CA, Malcolm GT, et al. the PDAY Research Group: Pathobiological Determinants of Atherosclerosis in Youth. Effects of serum lipoproteins and smoking on atherosclerosis in young men and women. Arterioscler Thromb Vasc Biol. 1997, 17: 95-106.

[11] Yusuf S, Hawken S, Ounpuu S, et al. INTERHEART Study Investigators. Effect of potentially modifiable risk factors associated with myocardial infarction in 52 countries(the INTERHEART study): case-control study. Lancet 2004, 364: 937-52.

[12] Rosengren A, Hawken S, Ounpuu S, et al. INTERHEART investigators. Association of psychosocial risk factors with risk of acute myocardial infarction in 11119 cases and 13648 controls from 52 countries(the INTERHEART study): case-control study. Lancet 2004, 364: 953-62.

[13] Wilson PW, D'Agostino RB, Levy D, et al. Prediction of coronary heart disease using risk factor categories. Circulation. 1998, 97: 1837-1847.

[14] Ambrose JA, Barua RS. The pathophysiology of cigarette smoking and cardiovascular disease: an update. J Am Coll Cardiol. 2004, 43: 1731-1737.

[15] Thompson PD, Buchner D, Pina IL, et al. Exercise and physical activity in the prevention and treatment of atherosclerotic cardiovascular disease: a statement from the Council on Clinical Cardiology(Subcommittee on Exercise, Rehabilitation, and Prevention)and the Council on Nutrition, Physical Activity, and Metabolism(Subcommittee on Physical Activity). Circulation. 2003, 107: 3109-3116.

[16] Netz Y, Wu MJ, Becker BJ, et al. Physical activity and psychological well-being in advanced age: a meta-analysis of intervention studies. Psychol Aging. 2005, 20: 272-284.

[17] Bassuk SS, Manson JE. Epidemiological evidence for the role of physical activity in reducing risk of type 2 diabetes and cardiovascular disease. J Appl Physiol. 2005, 99: 1193-1204.

[18] Sacks FM, Svetkey LP, Vollmer WM, et al. DASH-Sodium Collaborative Research Group. Effects on blood pressure of reduced dietary sodium and the Dietary Approaches to Stop Hypertension(DASH)diet. N Engl J Med. 2001, 344: 3-10.

[19] Appel LJ, Sacks FM, Carey VJ, et al. Obarzanek E, Swain JF, Miller ER III, Conlin PR, Erlinger TP, Rosner BA, Laranjo NM, Charleston J, McCarron P, Bishop LM. Effects of protein, monounsaturated fat, and carbohydrate intake on blood pressure and serum lipids: results of the OmniHeart randomized trial. JAMA. 2005, 294: 2455-2464.

[20] Estruch R, Martinez-Gonzalez MA, Corella D, et al. Effects of a Mediterranean-style diet on cardiovascular risk factors: a randomized trial. Ann Intern Med. 2006, 145: 1-11.

[21] Jacobs DR Jr, Gallaher DD. Whole grain intake and cardiovascular disease: a review. Curr Atheroscler Rep. 2004, 6: 415-423.

[22] Mozaffarian D, Katan MB, Ascherio A, et al. Trans fatty acids and cardiovascular disease. N Engl J Med. 2006, 354: 1601-1613.

[23] Mozaffarian D, Rimm EB. Fish intake, contaminants, and human health: evaluating the risks and the benefits. JAMA. 2006, 296: 1885-1899.

[24] Coates AM, Howe PR. Edible nuts and metabolic health. Curr Opin Lipidol. 2007, 18: 25-30.

[25] Hu FB, Manson JE, Stampfer MJ, et al. Diet, lifestyle, and the risk of type 2 diabetes mellitus in women. N Engl J Med. 2001, 345: 790-797.

[26] Peto R. Smoking and death: the past 40 years and the next 40. BMJ. 1994, 309: 937-939.

[27] Barth J, Critchley J, Bengel J. Efficacy of psychosocial interventions for smoking cessation in patients with coronary heart disease: a systematic review and meta-analysis. Ann Behav Med. 2006, 32: 10-20.

[28] Critchley JA, Capewell S. Mortality risk reduction associated with smoking cessation in patients with coronary heart disease: a systematic review. JAMA. 2003, 290: 86-97.

[29] Ambrose JA, Barua RS. The pathophysiology of cigarette smoking and cardiovascular disease: an update. J Am Coll Cardiol. 2004, 43: 1731-1737.

[30] 钱宗杰，曾秋棠，邱龄．尼古丁对巨噬细胞肝 X 受体 α 表达及胆固醇外流的影响．中国药理学通报，2009，25(6)：813-816.

[31] Capri Gabrielle Foy, Ronny A. Bell, Deborah F Farmer, et al. METABOLIC SYNDROME/INSULIN

RESISTANCE SYNDROME/PRE-DIABETES: Smoking and Incidence of Diabetes Among U. S. Adults: Findings from the Insulin Resistance Atherosclerosis Study Wagenknecht. Diabetes Care, 2005, 28: 2501-2507.

[32] KS Woo, Thomas WC Yip, SK Kwong, et al. SPECIAL THEME: RESPIRATORY DISEASES AND SMOKING: Commentary: Smoking and atherosclerotic diseases in Asia—the implication in global atherosclerosis prevention, Int. J. Epidemiol. Oct 2005, 34: 1045-1046.

[33] Critchley JA, Capewell S. Mortality risk reduction associated with smoking cessation in patients with coronary heart disease: a systematic review. JAMA. 2003, 290(1): 86-97.

[34] Barth J, Critchley J, Bengel J. Efficacy of psychosocial interventions for smoking cessation in patients with coronary heart disease: a systematic review and meta-analysis. Ann Behav Med. 2006, 32(1): 10-20.

[35] Taylor AH, Ussher MH, Faulkner G. The acute effects of exercise on cigarette cravings, withdrawal symptoms, affect and smoking behaviour: a systematic review. Addiction. 2007, 102: 534-543.

[36] Fiore MC, Bailey W, Cohen SJ, et al. A clinical practice guideline for treating tobacco use and dependence: a US Public Health Service Report. JAMA. 2000, 283(24): 3244-3254.

[37] Jack E. Henningfield, Reginald V. Fant, August R. Buchhalter, et al. Pharmacotherapy for Nicotine Dependence1.CA Cancer J Clin 2005, 55: 281-299.

[38] L. Carrozzi, F. Pistelli, and G. Viegi. et al. Review: Pharmacotherapy for smoking cessation. Therapeutic Advances in Respiratory Disease, 2008, 2(5): 301-317.

[39] Snyder FR, Henningfield JE. Effects of nicotine administration following 12h of tobacco deprivation: assessment on computerized performance tasks. Psychopharmacology 1989, 97: 17-22.

[40] Pickworth WB, Fant RV, Butschky MF, Hen- ningfield JE. Effects of transdermal nicotine delivery on measures of acute nicotine withdrawal. J Pharmacol Exp Ther 1996, 279: 450-456.

[41] J. Schmelzle, W. W. Rosser, R. Birtwhistle. Update on pharmacologic and nonpharmacologic therapies for smoking cessation.Can Fam Physician, 2008, 54(7): 994-999.

[42] Tuncok Y, Hieda Y, Keyler D E. Inhibition of nicotine-induced seizures in rats by combining vaccination against nicotine with chronic nicotine infusion. Exp-Clin-Psychopharmacol. 2001, 9(2): 228-34.

[43] Lancaster T, Stead L F. Self-help interventions for smoking cessation. SO: Cochrane-Database-Syst-Rev. 2002,(3): CD001118(42)

[44] Dariush Mozaffarian, Peter W. F. Wilson, William B. Kannel. Beyond Established and Novel Risk Factors: Lifestyle Risk Factors for Cardiovascular Disease. Circulation. 2008, 117: 3031-3038

[45] Mozaffarian D, Katan MB, Ascherio A, et al. Trans fatty acids and cardiovascular disease. N Engl J Med. 2006, 354: 1601-1613.

[46] Hu FB, Willett WC. Optimal diets for prevention of coronary heart disease. JAMA. 2002, 288: 2569-2578.

[47] Mozaffarian D. Does alpha-linolenic acid intake reduce the risk of coronary heart disease? A review of the evidence. Altern Ther Health Med. 2005, 11: 24-30; quiz 31, 79.

[48] Statin alternatives or just placebo: an objective review of omega-3, red yeast rice and garlic in cardiovascular therapeutics.Ong HT, Cheah JS.Chin Med J(Engl). 2008 Aug 20, 121(16): 1588-94.

[49] Mozaffarian D, Rimm EB. Fish intake, contaminants, and human health: evaluating the risks and the benefits. JAMA. 2006, 296: 1885-1899.

[50] Roy S, Freake HC, Fernandez ML. Gender and hormonal status affect the regulation of hepatic cholesterol 7alpha-hydroxylase activity and mRNA abundance by dietary soluble fiber in the guinea pig. Atherosclerosis. 2002, 163(1): 29-37.

[51] Jacobs DR Jr, Gallaher DD. Whole grain intake and cardiovascular disease: a review. Curr Atheroscler Rep. 2004, 6: 415-423.

[52] Elwood PC, Pickering JE, Hughes J, et al. Milk drinking, ischaemic heart disease and ischaemic stroke, II: evidence from cohort studies. Eur J Clin Nutr. 2004, 58: 718-724.

[53] Dauchet L, Amouyel P, Hercberg S, et al. Fruit and vegetable consumption and risk of coronary heart disease: a meta-analysis of cohort studies. J Nutr. 2006, 136: 2588-2593.

[54] Coates AM, Howe PR. Edible nuts and metabolic health. Curr Opin Lipidol. 2007, 18: 25-30.

[55] Midgley JP, Matthew AG, Greenwood CMT, et al. Effect of reduced dietary sodium on blood pressure: a meta-analysis of randomized controlled trials. JAMA. 1996, 275: 1590-1597.

[56] He FJ, MacGregor GA. Effect of modest salt reduction on blood pressure: a meta-analysis of randomized trials. Implications for public health. J Hum Hypertens. 2002, 16: 761-770.

[57] Cutler JA, Follmann D, Allender PS. Randomized trials of sodium reduction: an overview. Am J Clin Nutr. 1997, 65: 643S-651S.

[58] Law MR, Frost CD, Wald NJ. Analysis of data from trials of salt reduction. BMJ. 1991, 302: 819-824.

[59] Sacks FM, Svetkey LP, Vollmer WM, et al. DASH-Sodium Collaborative Research Group. Effects on blood pressure of reduced dietary sodium and the Dietary Approaches to Stop Hypertension(DASH)diet. N Engl J Med. 2001, 344: 3-10.

[60] The Trials of Hypertension Prevention Collaborative Research Group. Effects of weight loss and sodium reduction intervention on blood pressure and hypertension incidence in overweight people with high-normal blood pressure: the Trials of Hypertension Prevention, phase II. Arch Intern Med. 1997, 157: 657-667.

[61] Corrao G, Bagnardi V, Zambon A, La Vecchia C. A meta-analysis of alcohol consumption and the risk of 15 diseases. Prev Med. 2004, 38: 613-619.

[62] Amati F, Dubé JJ, Coen PM, et al. Physical inactivity and obesity underlie the insulin resistance of aging. Diabetes Care. 2009, Aug, 32(8): 1547-9.

[63] Dubé JJ, Amati F, Stefanovic-Racic M, et al. Exercise-induced alterations in intramyocellular lipids and insulin resistance: the athlete's paradox revisited. Am J Physiol Endocrinol Metab. 2008 May, 294(5): E882-8.

[64] Hayman LL, Meininger JC, Daniels SR, et al. Primary prevention of cardiovascular disease in nursing practice: focus on children and youth: a scientific statement from the American Heart Association Committee on Atherosclerosis, Hypertension, and Obesity in Youth of the Council on Cardiovascular Disease in the Young, Council on Cardiovascular Nursing, Council on Epidemiology and Prevention, and Council on Nutrition, Physical Activity, and Metabolism. Circulation. 2007 Jul 17, 116(3): 344-57.

[65] Corrado D, Migliore F, Basso C, et al. Thiene G. Exercise and the risk of sudden cardiac death. Herz. 2006 Sep, 31(6): 553-8.

[66] Murphy MH, Nevill AM, Murtagh EM, et al. The effect of walking on fitness, fatness and resting blood pressure: a meta-analysis of randomised, controlled trials. Prev Med. 2006, 44: 377-385.

[67] Maron BJ, Chaitman BR, Ackerman MJ, et al. Recommendations for physical activity and recreational sports participation for young patients with genetic cardiovascular diseases. Circulation. 2004 Jun 8, 109(22): 2807-16.

[68] Haskell WL, Lee IM, Pate RR, et al. Physical activity and public health: updated recommendation for adults from the American College of Sports Medicine and the American Heart Association.American College of Sports Medicine; American Heart Association. Circulation. 2007, 116(9): 1081-93.

[69] Albright A, Franz M, Hornsby G. American College of Sports Medicine Position Stand: exercise and type 2 diabetes. Med Sci Sports Exerc 2000, 32: 1345-1360.

[70] Williams J E, Nieto FJ, Sanford CP, et al. Effects of an angry temperament on coronary heart disease risk:

the Atherosclerosis Risk in Communities Study. Am J Epidemicol, 2001, 154(3): 230-235.

[71] 中国成人血脂异常防治指南制订联合委员会. 2007 中国成人血脂异常防治指南. 中华心血管病杂志，2007，35(5)：390-419.

[72] Chapman RH, Benner JS, Petrilla AA, et al. Predictors of adherence with antihypertensive and lipid-lowering therapy. Arch Intern Med. 2005, 165: 1147-1152.

[73] Kastelein JJ, Akdim F, Stroes ES, et al. ENHANCE Investigators. Simvastatin with or without ezetimibe in familial hypercholesterolemia. N Engl J Med 2008, 358: 1431-43.

[74] Ridker PM, Danielson E, Fonseca FA, et al. Reduction in C-reactive protein and LDL cholesterol and cardiovascular event rates after initiation of rosuvastatin: a prospective study of the JUPITER trial. Lancet. 2009, Apr 4, 373(9670): 1175-82.

[75] 孔灵芝，方圻，王文等. 2005 年中国高血压防治指南. 北京：人民卫生出版社，2005，1-9.

[76] Guidelines Committee, 2003 European Society of Hypertension European Society of Cardiology guidelines for the management of arterial hypertension. J Hypertens, 2003, 21: 1011-1053.

[77] Mancia G, deBacker G, Cifkova R, et al. 2007 Guidelines for the Management of Arterial Hypertension.The Task Force for the Management of Arterial Hypertension of the European Society of Hypertension(ESH) and of the European Society of Cardiology(ESC), J of Hypertension, 2007, 25: 1105-1187.

[78] Erdine S, Ari O, ESH-ESC Guidelines for the Management of Hypertension, Herz, 2006, 31: 331-338.

[79] Kanaya AM, Grady D, Barrett-Connor E. Explaining the sex difference in coronary heart disease mortality among patients with type 2 diabetes mellitus: a meta-analysis. Arch Intern Med, 2002, 162: 1737-45.

[80] 中华医学会糖尿病学分会慢性并发症调查组. 1991 ～ 2000 年全国住院糖尿病患者慢性并发症及相关大血管病变回顾性分析. 中国医学科学院学报，2002，24：447-51.

[81] Hu DY, Pan CY, YuJM, China Heart Survey Group. The relationship between coronary artery disease and abnormal glucose regulation in China: the China Heart Survey. Eur Heart J, 2006, 27: 2573-39.

[82] Nakagami T; DECODA Study Group Hyperglycaemia and mortality from all causes and from cardiovascular disease in five populations of Asian origin. Diabetologia, 2004, 47: 385-94.

[83] Lawes CM, Parag V, Bennett DA, et al. Asia Pacific Cohort Studies Collaboration. Blood glucose and risk of cardiovascular disease in the Asia Pacific region. Diabetes care, 2004, 27: 2836-42.

[84] Kearney PM, Blackwell L, Collins R, et al. Efficacy of cholesterol-lowering therapy in 18, 686 people with diabetes in 14 randomised trials of statins: a meta-analysis.Lancet 2008, 371: 117-125.

[85] Consensus Committee. Consensus Statement on the Worldwide Standardization of the Hemoglobin A1C Measurement: American Diabetes Association, European Association for the Study of Diabetes, International Federation of Clinical Chemistry and Laboratory Medicine, and International Diabetes Federation. Diabetes Care 2007, 30: 2399-2400.

[86] Peto R, Gray R, Collins R, et al. Randomised trial of prophylactic daily aspirin in British male doctors. Br Med J(Clin Res Ed). 1988, 296: 313-6.

[87] Final report on the aspirin component of the ongoing Physicians'Health Study. Steering Committee of the Physicians'Health Study Research Group. N Engl J Med. 1989, 321: 129-35.

[88] Thrombosis prevention trial: randomised trial of low-intensity oral anticoagulation with warfarin and low-dose aspirin in the primary prevention of ischaemic heart disease in men at increased risk. The Medical Research Council's General Practice Research Framework. Lancet. 1998, 351: 233-41.

[89] Hansson L, Zanchetti A, Carruthers SG, et al. Effects of intensive blood-pressure lowering and low-dose aspirin in patients with hypertension: principal results of the Hypertension Optimal Treatment(HOT) randomised trial. HOT Study Group. Lancet. 1998, 351: 1755-62.

[90] de Gaetano G; Collaborative Group of the Primary Prevention Project. Low-dose aspirin and vitamin E in people at cardiovascular risk: a randomised trial in general practice. Collaborative Group of the Primary Prevention Project. Lancet. 2001, 357: 89-95.

[91] RidkerPM, CookNR, LeeIM, et al. A randomized trial of low-dose aspirin in the primary prevention of cardiovascular disease in women. N Engl J Med. 2005, 352: 1293-304.

[92] Tracy Wolff, Therese Miller, Stephen Ko, et al. Aspirin for the Primary Prevention of Cardiovascular Events: An Update of the Evidence for the U. S. Preventive Services Task Force.

[93] Bhatt DL, Scheiman J, Abraham NS, et al. ACCF/ACG/AHA 2008 expert consensus document on reducing the gastrointestinal risks of antiplatelet therapy and NSAID use: a report of the American College of Cardiology Foundation Task Force on Clinical Expert Consensus Documents. J Am Coll Cardiol 2008, 52: 1502-1517.

[94] Spiegel K, Tasali E, Penev P, et al. Sleep curtailment in healthy young men is associated with decreased leptin levels, elevated ghrelin levels, and increased hunger and appetite. Ann Intern Med. 2004, 141: 846-850.

[95] Reilly JJ, Armstrong J, Dorosty AR, et al. Early life risk factors for obesity in childhood: cohort study. BMJ. 2005, 330: 1357.

[96] Chaput JP, Despres JP, Bouchard C, et al. Short sleep duration is associated with reduced leptin levels and increased adiposity: results from the Quebec family study. Obesity(Silver Spring). 2007, 15: 253-261.

[97] Wood D. Lifestyle and risk factor management and use of drug therapies in coronary patients from 15 countries; principal results from EUROASPIRE II Euro Heart Survey Programme. Eur Heart J. 2001, 22: 554-572.

各　论

第十一章　冠状动脉粥样硬化性心脏病

一、概　述

冠状动脉粥样硬化性心脏病（coronary atherosclerotic heart disease）简称冠心病（coronary heart disease，CHD），有时又称冠状动脉病（coronary artery disease，CAD）或缺血性心脏病（ischemic heart disease）。是指由于冠状动脉粥样硬化使管腔狭窄或阻塞导致心肌缺血、缺氧而引起的心脏病，为动脉粥样硬化导致器官病变最常见的类型。由于冠状动脉的完全阻塞常为血栓形成所致，近年又被称为冠状动脉粥样硬化血栓性心脏病（coronary atherothrombotic heart disease）。

（一）流行病学

冠状动脉粥样硬化性心脏病是动脉粥样硬化导致器官病变的最常见类型，也是世界范围内发病率和致死率居首位的复杂性疾病，每年造成数百万人死亡。

本病最早发现于20世纪初叶，在北美、欧洲和澳大利亚开始发病。许多工业发达国家，于60年代和70年代初开始，冠心病死亡率急剧上升，在美国、加拿大、北欧各国、澳大利亚、苏联等国，冠心病已经成为死因排位之首。

人群分布：CHD发病率和死亡率随年龄的增长而上升，一般认为男性年龄超过40岁，冠心病的发病率随年龄的增长而升高，大约每增长10岁发病率上升1倍。女性的发病起始年龄比男性平均晚10年，女性发生心肌梗死及猝死大约比男性晚20年。大约在50岁，绝经期后发病率也随年龄上升。一般人群中，冠心病的患病率和死亡率男性高于女性，其差别随着年龄的增长而逐渐减小，达到85岁及以上时，两性死亡率的差别没有了。女性发病多为心绞痛，而心肌梗死和猝死以男性多见。各个年龄段死亡危险男性均比女性高。种族和地理环境的差异亦决定了冠心病发病率和死亡率的不同。流行病学研究结果表明，种族遗传因素等在冠心病中的作用尚需进一步研究。就世界范围而言，不同人群间冠心病死亡率相差10倍以上，说明环境因素最为主要。WHO公布的1984年MONICA人群监测结果，芬兰35～64岁男性冠心病标化死亡率在400/10万以上，而日本则在30/10万以下。移居夏威夷和美国加利福尼亚的日本人，其冠心病发病率是本土日本人的2倍，仅为美国人发病率的一半，这亦证明环境变化的影响。

作为发展中国家，我国目前冠心病发病率和死亡率仍处于较低发国家的行列，但近30年来增加的趋势比较明显。1976年我国12个城市的统计，本病的死亡率为29.6/10万。据我国卫生部全国年报统计资料显示，从1984年到1988年我国城市冠心病死亡率升高了13.5%，为41.88/10万；农村升高了22.8%，为19.17/10万。1996年城市冠心病死亡率为64.25/10万，在8年内升高53.4%；农村为26.92/10万，升高40.4%。2000年城市冠心病死亡率为 71.3/10 万，农村为 31.6/10 万，在继续升高。另据统计数据证实，2000 年中国内地有 51.5 万人死于该病，2004 年全国因冠心病住院为 186 万人次。据卫生部心血管部防治办公室统计资料显示：1998 年至 2008 年间，中国男性发病率较以往同期增加 26.1%，女性增加 19.0%，中国每年死于各种 CAD 的人数超过 100 万。冠心病已经成为威胁我国人民健康的主要疾病。

（二）病因和发病机制

本病是冠状动脉粥样硬化所致，其病因和发病机制目前尚未完全阐明。冠心病是一种复杂疾病，它的发生是遗传因素和环境因素共同作用的结果。诸如年龄、性别、家族史、高血压、吸烟、总胆固醇水平升高、糖尿病、甘油三酯水平升高、慢性炎症等都是引起冠心病的危险环境因素。除此之外，遗传因素在冠心病的发病过程中也起着非常重要的作用。近年来，还发现血小板功能和本病发病密切相关。本病患者血小板功能多数亢进，对各种致病因素敏感，生存时间缩短，循环血液中血小板聚集率增加，发生释放反应，释出 β 血小板球蛋白、血小板因子Ⅳ、血小板源生长因子、二磷酸腺苷、5- 羟色胺、儿茶酚胺、凝血激酶、组胺、血栓烷 A2 等。这些物质使更多血小板聚集，形成血栓；增加冠状动脉的通透性；使冠状血管痉挛，损伤血管壁；促使血管壁平滑肌细胞增生，从而导致冠状动脉粥样硬化。

冠状动脉之所以易于发生粥样硬化，可能是：①该动脉内膜和部分中膜的供血由管腔直接供给，血中的氧和营养物质直接透入内膜和中膜，因而脂质亦易于透入。②该动脉与主动脉的交角几乎呈直角，其近端及主要分支的近端受到的血流冲击力大，因而易受损伤。针对动脉粥样硬化的发病机制形成了多种学说，目前被学者广泛接受的两种学说是脂肪浸润学说和炎症学说。

1. **脂质浸润学说**　动脉粥样硬化的脂质浸润学说由 Virchow 于 1863 年提出，认为动脉粥样硬化病变是血浆中含量高的脂质沉积在动脉内膜并刺激结缔组织增生的结果。由于血浆脂质水平升高促使大量脂质尤其是胆固醇进入动脉壁，并在局部沉积聚集，引起局部巨噬细胞的清除反应和中膜平滑肌细胞的增生，这些细胞吞噬脂质后形成泡沫细胞，同时细胞合成间质增多，血管内膜增厚，导致粥样斑块的形成。

2. **炎症学说**　该学说由 Ross 于 1976 年提出，此学说主张，血管内皮细胞一旦受到损伤，血小板就会发生黏附和凝集，并释放血小板源性生长因子（Platelet derived growth factor，PDGF）促进平滑肌细胞增殖，若血管壁损伤慢性化，会引发平滑肌细胞继续增殖，血管内膜增厚，形成动脉硬化病灶。粥样硬化的形成是动脉对内皮损伤做出的炎症反应——纤维增生性反应的结果。而后，Ross 等又对“炎症学说”进行了修改和补充。目前认为，与动脉硬化发生和发展相关的生物活性因子不仅仅是 PDGF，还存在着许多细胞因子和其他细胞增殖因子，即动脉粥样硬化的发生是血管壁细胞与血液细胞在多种炎症性细胞因子和增殖因子作用下，发生相互作用所产生的一种动脉壁对血管损伤的炎症反应过程。

（三）病理解剖和病理生理

1. **冠状动脉解剖学**　冠状动脉是供应心肌血、氧的血管，它的解剖形态颇多变异。在正常情况下冠状动脉有左、右两支，分别开口于升主动脉的左、右冠状动脉窦，有时从主动脉发出另一支较小的副冠状动脉。

左冠状动脉主干径为 4 ～ 5mm，长度为 0.5 ～ 2cm，从升主动脉发出后，在肺动脉总干后方向左下方行走，在肺动脉总干和左心耳之间沿左侧房室沟向前向下分为前降支和回旋支。

前降支为左冠状动脉主干的延续，沿前室间沟下行，再绕过心尖切迹到达心脏后壁，在后室间沟下 1/3 处与右冠状动脉的后降支相吻合。前降支发出左圆锥支、斜角支、左室前支、右室前支和室间隔前支等分支。供血区域有主动脉和肺动脉总干根部，部分左心房壁，左心室前壁，部分右心室前壁，大部分心室间隔（上部和前部），心尖区和前乳头肌等。

回旋支从左冠状动脉主干发出后，沿左房室沟前方紧贴左心耳底部，向左向后行走，再经心脏左缘下行到达膈面。回旋支发出的分支颇多变异，主要分支有数支左缘支，左室后侧支和沿左房室沟的房室支。房室支有时（约占 10%）较长，并从其末端发出后降支和房室结动脉。30% 的人体回旋支上发出窦房结动脉。回旋支的供血区域有左心室侧壁和后壁，左心房，有时还供血到心室膈面、前乳头肌、后乳头肌，部分心室间隔，房室结、房室束和窦房结。

右冠状动脉自右冠状动脉瓣窦发出后贴近右心耳底部，沿右房室沟向外向下行。到达房室沟的心室、心房及心房间隔与心室间隔后方交接处，分成两支，右后降支在后心室间沟走向心尖区，另一支较小的房室结动脉转向上方。右冠状动脉的主要分支有右圆锥支、右房支、窦房结支、右室前支、右室后侧支、后心室间隔支、后降支和房室结动脉等。右冠状动脉供血区域包括右心房、窦房结、右心室流出道、肺动脉圆锥、右心室前壁、右心室后壁、心室间隔下 1/3 和房室结。右冠状动脉占优势的患者尚供血到部分左心室和心尖部。左右冠状动脉在心肌膈面分布区域颇多变异，供血范围较大的冠状动脉分支发生狭窄病变时，心肌缺血损伤的区域就较广，病情更为严重。

根据心脏十字区亦即心脏后壁两侧心室、心房及房室间隔交接处的供血来源，左、右冠状动脉分布情况可分为 3 种主要类型：①右冠状动脉优势型。此型最多见，约占 80%。右冠状动脉粗而长，供应血液到右心室后壁并越过心脏十字区由后降支供血到部分左心室后壁和心室间隔后部。②左冠状动脉优势型。右冠状动脉较小，左冠状动脉回旋支发出后降支供血到左、右心室后壁及心室间隔。③左、右冠状动脉均势型。左、右冠状动脉各自发出一支后降支供血到左、右心室后壁。

粥样硬化可累及 4 支中的 1、2 或 3 支，亦可 4 支冠状动脉同时受累。其中以左前降支受累最为多见，病变也最重，然后依次为右冠状动脉，左回旋支和左冠状动脉主干。病变在血管近端较远端重，主支病变较边缘分支重。粥样斑块多分布在血管分支的开口处，且常偏于血管的一侧，呈新月形。

2. 病理生理 心脏的活动是一种需能的过程，即需要消耗大量的氧。单位时间内心肌消耗的氧气量称为心肌耗氧量。心肌的耗氧量很大（成年人的心脏重量为 250 ～ 300g，但其耗氧量却占全身耗氧的 1/10），其原因一方面是由于心脏工作量大；另一方面是由于心肌能量来源主要依赖于氧化分解脂肪，而脂肪的氧化分解所需要的氧比分解糖所使用氧的需求要更多。

人体的心脏需要大量的氧，其进行氧的消耗也很多，但是人体的心肌对氧的储存的总量却非常少。所以，心脏是处于耗氧量大、耗能大而储备量少的条件下进行活动的。人体的心脏要进行正常的功能活动，就要求有充足的氧含量的血液来完成。人体的冠状动脉就是启动这种作用的，其可对心脏提供动脉血液，在正常生理情况下，供给量是完全可以满足心脏活动的，再加上心肌本身有很好的摄氧作用，故可保障心肌不处于一种缺氧的状态下。但冠状动脉粥样硬化发展到一定程度，将影响心肌的供血。心肌的需血和冠状动脉的供血是矛盾对立统一的两个方面。在正常情况下，通过神经和体液的调节，两者保持着动态的平衡。当血管腔狭窄＜50% 时，心肌的血供未受影响，患者无症状，各种心脏负荷试验也未显示出心肌缺血的表现，故虽有冠状动脉粥样硬化，还不能认为已有冠心病。当血管腔狭窄＞50% ～ 75% 时，其对心肌血供的能力大减，心肌发生缺血，视为冠心病。冠状动脉供血不足范围的大小，取决于病变动脉支的大小和多少，其程度取决于管腔狭窄程度及病变发展速度。发展缓慢者，细小动脉吻合支由于代偿性的血流量增大而逐渐增粗，增进了侧支循环，改善心肌血供，此时即使动脉病变较严重，心肌损伤也不重；发展较快者，管腔迅速堵塞，心肌出现损伤、坏死；心肌长期血供不足，引起心肌萎缩、变性、纤维组织增生，心脏扩大。

安静时尚能代偿，而运动、心动过速、情绪激动等造成心肌需氧量增加时，可导致短暂的心肌供氧和需氧间的不平衡，称为“需氧增加性心肌缺血”，这是引起大多数慢性稳定型心绞痛发作的机制。另一些情况下，由于动脉粥样硬化斑块的破裂或出血、血小板聚集或血栓形成、粥样硬化的冠状动脉发生痉挛致冠状动脉内动脉张力增加，均可使心肌氧供应减少，清除代谢产物也发生障碍，称之为“供氧减少性心肌缺血”，这是引起大多数心肌梗死和不稳定型心绞痛的原因。但在多数情况下，心肌缺血是需氧量增加和供氧量减少两者共同作用的结果。

（四）临床类型

由于冠状动脉病变的部位、范围和程度不同，本病有不同的临床特点，按照 1979 年世界卫生组织（WHO）发表的“缺血性心脏病”的命名和诊断标准，可将本病分为：①隐匿性或无症状性冠心病；②心绞痛；③心肌梗死；④缺血性心肌病；⑤猝死。

1980 年第一届全国内科学术会议建议采用世界卫生组织的命名和诊断标准，以利于国际交流。该标准此后未再修订。

心绞痛又可分为若干类型。目前多采用 WHO 心绞痛分型和 Braunwald 心绞痛分型。

1. WHO 心绞痛分型

（1）劳力性心绞痛（angina pectoris of effort）：是由运动或其他心肌需氧量增加等情况所诱发的心绞痛。包括：①稳定型劳力性心绞痛；②初发型劳力性心绞痛；③恶化型劳力性心绞痛。

（2）自发性心绞痛（angina pectoris of rest）：与劳力性心绞痛相比，疼痛持续时间一般较长，程度较重，且不易为硝酸甘油所缓解。包括：①卧位型心绞痛（angina decubitus）；②变异型心绞痛（Prinzmetal′s variant angina pectoris）；③中间综合征（intermediate syndrome）；④梗死后心绞痛（postinfarction angina）。

（3）混合性心绞痛（mixed type angina pectoris）：劳力性和自发性心绞痛同时存在。

2. Braunwald 心绞痛分型　①稳定型心绞痛（stable angina pectoris）；②不稳定型心绞痛（unstable angina pectoris）；③变异型心绞痛。

近年来，从提高诊治效果和降低死亡率出发，临床上又将冠状动脉粥样硬化性心脏病分类为两种综合征：①慢性心肌缺血综合征（chronic ischemic syndrom）包括隐匿型冠心病、稳定型心绞痛和缺血性心肌病等。②急性冠状动脉综合征（acute coronary syndrome，ACS）包括非 ST 段抬高型 ACS 和 ST 段抬高型 ACS 两大类。前者包括不稳定型心绞痛、非 ST 段抬高型心肌梗死，后者主要是 ST 段抬高型心肌梗死。

本文将根据国内外最新指南，重点讨论稳定型心绞痛、非 ST 段抬高型 ACS 和 ST 段抬高型 ACS。

为便于读者了解某一诊疗措施的价值或意义，本文对适应证的建议，以国际通用的方式表达如下：

Ⅰ类：已证实和（或）一致公认某诊疗措施有益、有用和有效。

Ⅱ类：某诊疗措施的有用性和有效性的证据尚有矛盾或存在不同观点。

Ⅱa类：有关证据和（或）观点倾向于有用和有效。

Ⅱb类：有关证据和（或）观点尚不能充分说明有用和有效。

Ⅲ类：已证实和（或）一致公认某诊疗措施无用和无效并在有些病例可能有害，不推荐应用。

对证据来源的水平表达如下：

证据水平A：资料来源于多项随机临床试验或汇总分析。

证据水平B：资料来源于单项随机临床试验或多项非随机试验。

证据水平C：专家共识和（或）小型试验。

二、稳定型心绞痛

稳定型心绞痛（stable angina pectoris）亦称稳定劳力性心绞痛，是在冠状动脉固定狭窄的基础上，由于心脏负荷的增加引起心肌急剧的、暂时的缺血与缺氧的临床综合征，特点是心绞痛发作的程度、频度、性质及诱发因素在数周内无显著变化的患者。本文主要根据《中国经皮冠状动脉介入治疗指南2012》和2007年《慢性稳定性心绞痛诊断与治疗指南》编写。

（一）发病机制

当冠状动脉的供血量与心肌的需血量之间发生矛盾，冠状动脉血流量不能满足心肌代谢的需要，引起心肌急剧的、暂时的缺血与缺氧时，即可发生心绞痛。

心肌耗氧的多少主要由心肌张力、心肌收缩强度和心率所决定，故常用“收缩压×心率”作为评估心肌耗氧的指标。心肌能量的产生需要大量的氧供，心肌细胞摄取血液氧含量的65%～75%，而身体其他组织则仅摄取10%～25%。因此，平时心肌对血液中氧的摄取已达最大量，氧供需再增加时已难从血液中更多地摄取氧，只能靠增加冠状动脉的血流量来提供。正常情况下，冠状动脉有很大的储备力量，其血流量可随身体的生理情况而有显著的变化，在剧烈活动时，冠状动脉适当的扩张，血流量可增加到休息时的6～7倍。缺氧时，冠状动脉也扩张，能使血流量增加4～5倍。动脉粥样硬化致冠状动脉狭窄时，其扩张性减弱，血流量减少，且对心肌的供血量相对地固定，心肌的供血量减少到尚能应付心脏平时的需要，则休息时可无症状。一旦心脏负荷突然增加，如劳力、激动、左心衰竭等，使心肌张力增加（心腔容积增加、心室舒张末期压力增高），心肌收缩力增加（收缩压增高、心室压力曲线最大压力随时间变化率增加）和心率增快等致心肌耗氧量增加时，心肌对血液的需求增加，而冠状动脉的供血量不能相应地增加，即可引起心绞痛。这种由心肌需氧量的增加最终超过固定狭窄的冠状动脉最大代偿供血能力所引起的心肌缺血是稳定型心绞痛的最常见机制。而冠状动脉发生痉挛（吸烟过度或神经体液调节障碍如肾上腺素能神经兴奋、血栓素或内皮素增多）或暂时性血小板聚集、一过性血栓形成，以及狭窄局部血液动力学异常所致的血流淤滞等冠状动脉血流的动力性阻塞因素，可致心肌供血量的突然减少，这是产生心绞痛的又一重要因素。此外，在突然发生循环血流量减少的情况下（如休克、极度心动过速等），冠状动脉血流灌注量突降，心肌血液供求之间矛盾加深，心肌血液供给不足，也可引起心绞痛。严重贫血的患者，在心肌供血量虽未减少的情况下，可因血液携氧量不足而引起心绞痛。

在多数情况下，劳力诱发的心绞痛在同一“收缩压 × 心率”水平上发生。产生疼痛感觉的直接因素，可能是在心肌缺血缺氧的情况下，心肌内积聚过多的代谢产物，如乳酸、丙酮酸、磷酸等酸性物质，或类似激肽的多肽性物质，刺激心脏内自主神经的传入纤维末梢，经 1 ～ 5 胸交感神经节和相应的脊髓段传到大脑，产生疼痛感觉。这些痛觉反映在与自主神经进入水平相同脊髓段的脊神经所分布的区域，即胸骨后及两臂的前内侧和小指，尤其在左侧，而多不在心脏部位。有人认为，在缺血区内富有神经供应的冠状血管的异常牵拉和收缩，可以直接产生疼痛。

（二）病理解剖和病理生理

冠状动脉造影显示稳定型心绞痛的患者，有 1、2 或 3 支动脉直径减少＞70% 的病变分别为 25% 左右，5% ～ 10% 有左主干狭窄，其余约 15% 患者无明显狭窄。后者提示心肌的血供和氧供不足，可能是冠状动脉痉挛、小动脉病变、血红蛋白和氧的解离异常、交感神经过度活动、儿茶酚胺分泌过多或心肌代谢异常等所致。存在心肌桥时冠状动脉在收缩期管腔明显受压而狭窄也可导致心绞痛发生。

患者在心绞痛发作前，常有血压增高、心率增快、肺动脉压和肺毛细血管压增高的变化，反映肺和心脏的顺应性减低。发作时可有左心室收缩力和收缩速度降低、射血速度减慢、左心室收缩压下降、心搏量和心排血量降低、左室舒张末期压和血容量增加等左心室收缩和舒张功能障碍的病理生理变化。左心室壁可呈收缩不协调或部分心室壁有收缩减弱的现象。

（三）临床表现

1. **症状**　心绞痛以发作性胸痛为主要临床表现，疼痛和特点为：

（1）部位：典型的心绞痛部位是在胸骨后或左前胸，范围常不局限，可以放射到颈部、咽部、头部、上腹部、肩背部、左臂及左手指内侧，也可以放射至其他部位，心绞痛还可以发生在胸部以外，如上腹部、咽部、颈部等。每次心绞痛发作部位往往是相似的。

（2）性质：常呈紧缩感、绞榨感、压迫感、烧灼感、憋闷感或有窒息感、沉重感，有的患者只述为胸部不适，主观感觉个体差异较大，但一般不会是针刺样疼痛，有的表现为乏力、气短。

（3）持续时间：呈阵发性发作，持续数分钟，一般不会超过 10 分钟，也不会转瞬即逝或持续数小时。

（4）诱发因素及缓解方式：慢性稳定型心绞痛的发作与劳力或情绪激动有关，如走快路、爬坡时诱发，停下休息即可缓解，多发生在劳力当时而不是之后。

心绞痛严重度的分级参照加拿大心血管学会心绞痛严重度分级（表 11–1）。

2. **体征**　稳定型心绞痛体检常无明显异常，心绞痛发作时可有心率增快、血压升高、焦虑、出汗，有时可闻及第四心音、第三心音或奔马律，或出现心尖部收缩期杂音，第二心音逆分裂，偶可闻及双肺底啰音。体检尚能发现其他相关情况，如心脏瓣膜病、心肌病等非冠状动脉粥样硬化性疾病，也可发现高血压、脂质代谢障碍所致的黄色瘤等危险因素，颈动脉杂音或周围血管病变有助于动脉粥样硬化的诊断。体检尚需注意肥胖体重指数及腰围，以便了解有无代谢综合征。

表 11-1 加拿大心血管学会心绞痛严重度分级

分级	表现
Ⅰ级	一般体力活动不引起心绞痛，如行走和上楼，但紧张、加速或持续用力可引起心绞痛的发作
Ⅱ级	日常体力活动稍受限制，快步行走或上楼、登高、饭后行走或上楼、寒冷或风中行走、情绪激动可发作心绞痛或仅在睡醒后数小时内发作。在正常情况下以一般速度平地步行 200m 以上或登一层以上的楼梯受限
Ⅲ级	日常体力活动明显受限，在正常情况下以一般速度平地步行 100 ～ 200 米或登一层楼梯时可发作心绞痛
Ⅳ级	轻微活动或休息时即可以出现心绞痛症状

注：此表引自 ACC/AHA/ ACP-ASIM 慢性稳定型心绞痛处理指南

（四）实验室和其他检查

1. 基本实验室检查

（1）了解冠心病危险因素，如空腹血糖、血脂检查，包括 TC、LDL-C、HDL-C 及 TG。必要时查糖耐量试验。

（2）了解有无贫血，查血红蛋白。

（3）必要时检查甲状腺功能。

（4）检查尿常规、肝肾功能、电解质、肝炎相关抗原、人类免疫缺陷（HIV）病毒及梅毒血清试验，需在冠状动脉造影前进行。

（5）胸痛较明显患者，需查血心肌肌钙蛋白（cTnT 或 cTnI）、肌酸激酶（CK）及同工酶（CK–MB），以与急性冠状动脉综合征相鉴别。

2. 心电图检查

①所有胸痛患者均应行静息心电图检查。②在胸痛发作时争取心电图检查，缓解后立即复查。心电图是诊断心肌缺血的最常用的无创检查。典型的心电图表现是心绞痛发作时可见以 R 波为主的导联中，ST 段压低，T 波平坦或倒置（图 11-1），发作过后数分钟内逐渐恢复正常。静息心电图正常不能除外冠心病心绞痛，但如果有改变符合心肌缺血时，特别是在疼痛发作时检出，则支持心绞痛的诊断。心电图显示陈旧性心肌梗死时，则心绞痛可能性增加。静息心电图有 ST 段压低或 T 波倒置但胸痛发作时呈“假性正常化”，也有利于冠心病心绞痛的诊断。24 小时动态心电图表现如有与症状相一致 ST–T 变化，则对诊断有参考价值。

静息心电图 ST–T 改变要注意相关鉴别诊断。静息心电图无明显异常者需进行心电图负荷试验。

3. 胸部 X 线检查 胸部 X 线检查对稳定型心绞痛并无诊断性意义，一般情况都是正常的，但有助于了解心肺疾病的情况，如有无充血性心力衰竭、心脏瓣膜病、心包疾病等。

4. 超声心动图、核素心室造影 对疑有慢性稳定型心绞痛患者行超声心动图或核素心室造影。

Ⅰ类：①有收缩期杂音，提示主动脉瓣狭窄、二尖瓣反流或肥厚型心肌病的患者。②评价有陈旧性心肌梗死、病理性 Q 波，症状或体征提示有心力衰竭或复杂心律失常患者的左室功能。可根据左室功能进行危险分层。③对有心肌梗死病史或心电图异常 Q 波者评价左心室节段性室壁运动异常，无心肌梗死病史者非缺血时常无异常，但缺血发作

30 分钟内可观察到局部收缩性室壁运动异常，并可评估心肌缺血范围。

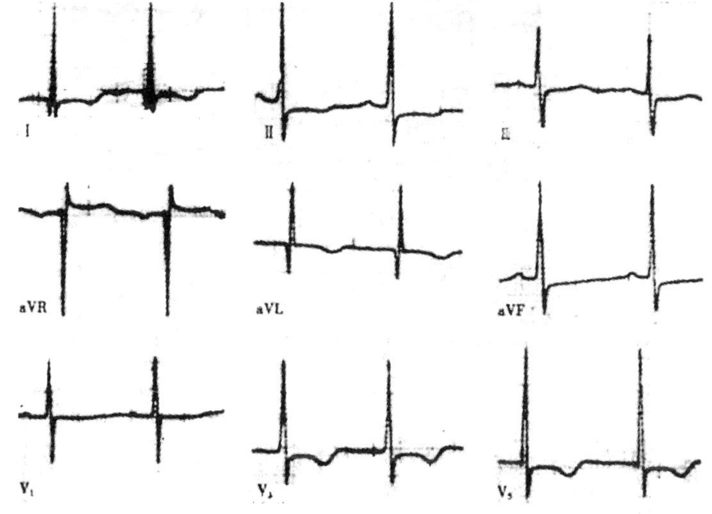

图 11-1　心绞痛发作时心电图

Ⅰ、Ⅱ导联 ST 段压低 T 波倒置，Ⅲ导联 ST 段压低，aVF 导联 ST 段压低 T 波平坦 aVR 导联 ST 段抬高，aVL 导联 T 波倒置，V3、V5 导联 ST 段压低 T 波倒置

Ⅱb 类：超声心动图可用于有喀喇音或杂音诊断为二尖瓣脱垂的患者。

Ⅲ类：心电图正常、无心肌梗死病史，无症状或体征提示有心力衰竭，若只为心绞痛诊断则无必要常规行超声心动图或核素心室造影检查。

5. **负荷试验**　对有症状的患者，各种负荷试验有助于慢性稳定型心绞痛的诊断及危险分层，但必须配备严密的监测及抢救设备。

（1）心电图运动试验

1）适应证

Ⅰ类：①有心绞痛症状怀疑冠心病，可进行运动的，静息心电图无明显异常的患者；②确定稳定型冠心病的患者心绞痛症状明显改变者；③确诊的稳定型冠心病患者用于危险分层。

Ⅱa 类：血管重建治疗后症状明显复发者。

2）禁忌证：急性心肌梗死早期、未经治疗稳定的急性冠状动脉综合征、未控制的严重心律失常或高度房室传导阻滞、未控制的心力衰竭、急性肺动脉栓塞或肺梗死、主动脉夹层、已知左冠状动脉主干狭窄、重度主动脉瓣狭窄、肥厚型梗阻性心肌病、严重高血压、活动性心肌炎、心包炎、电解质异常等。

3）方案：采用 Bruce 方案，运动试验的阳性标准为运动中出现典型心绞痛，运动中或运动后出现段水平或下斜型下降≥1mm，（J 点后 60 ～ 80ms），或运动中出现血压下降者（图 11–2）。

静息时心电图Ⅲ导联 ST 段略压低 T 波双向，aVF 和 V_6 导联 ST 段略压低，运动时 CC5 导联 2 分钟开时压低，12 分 38 秒时达到 2.5mm，运动后Ⅰ、Ⅱ、aVF、V_4 ～ V_6 导联均出现 ST 段压低 T 波双向或倒置，10 分钟后仍未恢复，运动试验阳性。

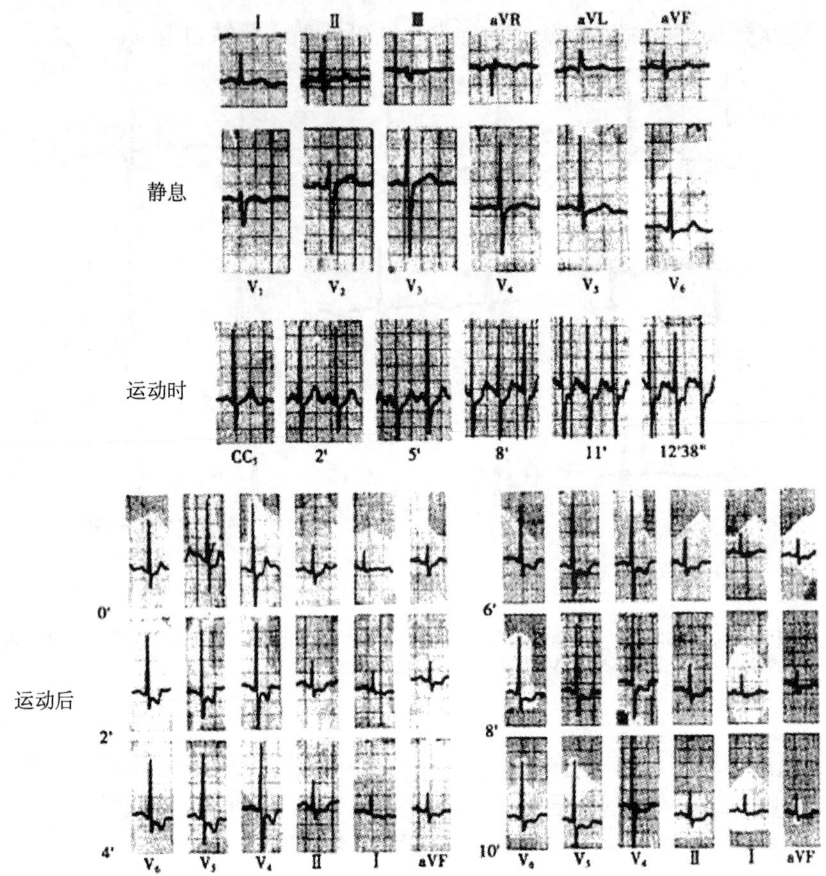

图 11-2　心电图平板运动试验

4）需终止运动试验的情况：有下列情况一项者需终止运动试验：①出现明显症状（如胸痛、乏力、气短、跛行），症状伴有意义的 ST 段变化。② ST 段明显压低（压低＞2mm 为终止运动相对指征；≥4mm 为终止运动绝对指征）。③ ST 段抬高≥1mm。④出现有意义的心律失常；收缩压持续降低≥10mmHg 或血压明显升高（收缩压＞250mmHg 或舒张压＞115mmHg）。⑤已达目标心率者。

5）危险分层：Duke 活动平板评分是一经过验证的根据运动时间、ST 段压低和运动中心绞痛程度来进行危险分层的指标。

Duke 评分 = 运动时间（min）–5×ST 段下降（mm）–4× 心绞痛指数

心绞痛指数：0：运动中无心绞痛；1：运动中有心绞痛；2：因心绞痛需终止运动试验。

Duke 评分：≥5 分低危，1 年病死率 0.25%；–10 至 +4 分中危，1 年病死率 1.25%；≤–11 分高危，1 年病死率 5.25%。75 岁以上老年人，Duke 计分可能会受影响。

6）下列情况不宜行心电图运动试验或运动试验难以评定：静息心电图段下降＞1mm、完全性左束支传导阻滞、预激综合征、室性起搏心律及正在服用地高辛的患者。

（2）负荷超声心动图、核素负荷试验（心肌负荷显像）

1）负荷超声心动图、核素负荷试验的建议

Ⅰ类：①静息心电图异常、完全性左束支传导阻滞、ST 段下降＞1mm、起搏心律、预激综合征等心电图运动试验难以精确评估者。②心电图运动试验不能下结论，而冠状动脉疾病可能性较大者。

Ⅱa 类：①既往血管重建（PCI 或 CABG）患者，症状复发，需了解缺血部位者。②在有条件的情况下可替代心电图运动试验。③非典型胸痛，而冠心病可能性较低者，如女性，可替代心电图运动试验。④评价冠状动脉造影临界病变的功能严重程度。⑤已行冠状动脉造影、计划行血管重建治疗，需了解心肌缺血部位者。

2）药物负荷试验：包括双嘧达莫、腺苷或多巴酚丁胺药物负荷试验，用于不能运动的患者。

适应证同运动负荷超声心动图或核素负荷试验。如负荷试验阴性者，冠心病可能性较低；已知有冠心病者负荷试验正常则是低危患者，随后的心血管事件发生率也较低。

6. 多层CT或电子束CT　电子束CT最早应用于冠状动脉成像，但它已被多层（16～256）CT 取代。目前，尽管其辐射剂量高于 X 线冠状动脉造影，但多层 CT 能提供相当逼真的冠状动脉树图形。多层 CT 或电子束 CT 平扫可检出冠状动脉钙化并进行积分。人群研究显示，钙化与冠状动脉病变的高危人群相联系，但钙化程度与冠状动脉狭窄程度却并不相关，因此，不推荐将钙化积分常规用于心绞痛患者的诊断评价。

CT 造影为显示冠状动脉病变及形态的无创检查方法。有较高阴性预测价值，若冠状动脉造影未见狭窄病变，一般可不进行有创检查。但 CT 冠状动脉造影对狭窄病变及程度的判断仍有一定限度，特别当钙化存在时会显著影响狭窄程度的判断，而钙化在冠心病患者中相当普遍，因此，仅能作为参考。

7. 有创性检查

（1）冠状动脉造影术：对心绞痛或可疑心绞痛患者，冠状动脉造影可以明确诊断及血管病变情况并决定治疗策略及预后。这项检查至今仍是临床上评价冠状动脉粥样硬化和相对较为少见的非冠状动脉粥样硬化性疾病所引起的心绞痛最精确的检查方法。

Ⅰ类：①严重稳定型心绞痛（CCS 分级 3 级或以上者），特别是药物治疗不能很好缓解症状者（证据水平 B）；②无创方法评价为高危的患者，无论心绞痛严重程度如何（证据水平 B）；③心脏停搏存活者（证据水平 B）；④患者有严重的室性心律失常（证据水平 C）；⑤血管重建（PCI 或 CABG）的患者有早期中等或严重的心绞痛复发（证据水平 C）；⑥伴有慢性心力衰竭或左室射血分数明显减低的心绞痛患者（证据水平 C）；⑦无创评价属中一高危的心绞痛患者需考虑大的非心脏手术时，尤其是血管手术时（如主动脉瘤修复，颈动脉内膜剥脱术，股动脉搭桥等）。

Ⅱa 类：①无创检查不能下结论或冠心病中一高危者，但不同的无创检查结论不一致（证据水平 C）；②对预后有重要意义的部位 PCI 后有再狭窄高危的患者（证据水平 C）；③特殊职业人群必须确诊者，如飞行员、运动员等（证据水平 C）；④怀疑冠状动脉痉挛需行激发试验者（证据水平 C）。

Ⅱb 类：轻、中度心绞痛（CCS1 ～ 2 级）患者，心功能好、无创检查非高危患者（证据水平 C）。

Ⅲ类：严重肾功能不全、造影剂过敏、精神异常不能合作者或合并其他严重疾病，血管造影的得益低于风险者。

有创的血管造影至今仍是临床上评价冠状动脉粥样硬化和相对较为少见的非冠状动脉粥样硬化性疾病所引起的心绞痛最精确检查方法。经血管造影评价冠状动脉和左室功能也是目前评价患者的长期预后最重要预测因素。目前常用的对血管病变评估的方法是将冠状动脉病变分为 1、2、3 支病变或左主干病变。对糖尿病、＞65 岁老年患者、＞55 岁女性的胸痛患者冠状动脉造影更有价值。

（2）血管内超声检查：能提供管腔、管壁横截面图像，分辨出斑块的大小、组成及分布情况，在冠心病的诊断上具有冠状动脉造影无法比拟的优势，被认为是诊断冠心病新的金标准。尽管血管内超声能观察血管内膜及斑块性质，但它的分辨率在 100 ～ 200μm 之间，因此不能精确地观察到血管内膜和斑块的表面情况。

（3）光学相干断层成像：是一种新的高分辨率断面成像模式，它将新发展的光学技术与超灵敏探测合为一体，加上现代计算机图像处理，发展成为一门新兴的断层成像诊断技术。它在识别动脉粥样斑块成分、鉴别易损斑块和指导介入治疗过程等方面的作用备受关注并得到广泛的研究。光学相干断层的分辨率达 10 ～ 20μm，是 IVUS 的 10 倍，可以观察到血管内超声检测不到的增厚的内膜、弹力板和脂质斑块等。

（五）诊断和鉴别诊断

1. **诊断**　胸痛患者应根据年龄、性别、心血管危险因素、疼痛的特点来估计冠心病的可能性，并依据病史、体格检查、相关的无创检查及有创检查结果作出诊断。并根据典型的发作特点和体征（如含服硝酸甘油后缓解），结合年龄、存在的冠心病危险因素，以及除外其他原因所致的心绞痛，一般既可确立诊断。

2. **鉴别诊断**　许多疾病可以出现胸痛，必须与冠心病心绞痛相区别。

（1）非心脏性疾病

1）消化系统疾病：①食管疾病。反流性食管炎，常呈烧心感，与体位改变和进食有关，饱餐后、平卧位易发生，可进行相关检查，如食管 pH 值测定等。食管裂孔病症状类似反流性食管炎。②食管动力性疾病包括食管痉挛、食管下段括约肌压力增加或其他动力性疾病，可伴吞咽障碍，常发生在进餐时或进餐后。③胆道疾病包括胆石症、胆囊炎、胆管炎引起的疼痛常在右上腹部，但也可在上腹部、胸部，可伴消化道症状，腹部 B 超等检查有助于诊断。④溃疡病、胰腺病有相应消化系统症状。

2）胸壁疾病：肋骨炎、肋软骨炎、纤维组织炎、肋骨骨折、胸锁骨关节炎等，局部常有肿胀和压痛。带状疱疹，颈胸肌神经根病变，如颈、胸椎病等，与颈、脊椎动作有关。

3）肺部疾病：肺栓塞、肺动脉高压，伴气短、头晕、右心负荷增加，可做相应检查。肺部其他疾病，如肺炎、气胸、胸膜炎、睡眠呼吸暂停综合征等。

4）精神性疾病：换气、焦虑症、抑郁症等。

5）其他：心肌需氧量增加，如高温，甲状腺功能亢进，拟交感毒性药物可卡因的应用，高血压，重度贫血（Hb 常＜70g/L），低氧血症等。

（2）非冠心病心脏性疾病：可能诱发胸痛的有心包炎、严重未控制的高血压、主动脉瓣狭窄、肥厚型心肌病、扩张型心肌病、快速性室性或室上性心律失常、主动脉夹层等，均有相应的临床表现及体征。

3. **冠状动脉造影无明显病变的胸痛**　需考虑冠状动脉痉挛、心脏 X 综合征或非心源性胸痛。

（六）稳定型心绞痛的危险分层

危险分层可根据临床评估、对负荷试验的反应、左心室功能及冠状动脉造影显示的病变情况综合判断。

1. **临床评估**　根据病史、症状、体格检查、心电图及实验室检查可为预后提供重要信息，典型的心绞痛是主要的预后因子，与冠状动脉病变的程度相关。有外周血管疾病、心力衰竭者预后不良，易增加心血管事件发生的危险性。心电图有陈旧性心肌梗死、完全性 LBBB、左室肥厚、Ⅱ～Ⅲ度房室传导阻滞、心房颤动、分支阻滞者，发生心血管事件的危险性也增高。

2. **负荷试验**　运动心电图可以以活动平板评分来评估其危险性。运动早期出现阳性（ST 段压低＞1mm）预示高危患者；而运动试验能坚持进行是低危患者。超声负荷试验有很好的阴性预测价值，死亡或心肌梗死发生率＜0.5%/ 年。而静息时室壁运动异常、运动引发更严重的异常是高危患者。

核素检查也是主要的无创危险分层手段。运动时心肌灌注正常则预后良好，心脏性猝死、心肌梗死的发生率＜1%/ 年，与正常人群相似；相反，运动灌注异常常有严重的冠心病，预示高危患者，每年死亡率＞3%，应该做冠状动脉造影及血管重建治疗。

3. **左室功能进行危险分层**　左室功能是长期生存率的预测因子，LVEF＜35% 的患者死亡率＞3%/ 年。男性稳定型心绞痛及有 3 支血管病变，心功能正常者年存活率 93%；心功能减退者则是 58%。因此，心功能可以作为稳定型心绞痛患者危险分层的评估指标。

冠状动脉造影：冠状动脉造影是重要预后的预测指标，最简单、最广泛应用的分类方法为单支、双支、3 支病变或左主干病变。注册登记资料显示，正常冠状动脉 12 年的存活率 91%，单支病变 74%，双支病变 59%，3 支病变 50%，左主干病变预后不良。左前降支近端病变也能降低存活率，但血管重建可以降低死亡率。

（七）防　治

治疗稳定型心绞痛的目的是改善预后、预防心肌梗死和死亡，减轻或消除症状和缺血发作，改善生活质量。前者通过药物和非药物治疗以抑制炎症反应，保护内皮功能，达到减少斑块进展、稳定斑块和预防血栓形成的目的；后者通过改善生活方式、药物治疗与血运重建来达到目的。

1. **一般防治**　发作时立即停止活动，一般患者在休息后症状即可消除。平时应尽量避免各种诱发的因素，如过度的体力活动、情绪激动、饱餐等，冬天注意保暖。调节饮食，进食不宜过饱，避免油腻食物，戒烟限酒。调整日常生活与工作量；减轻精神负担；保持适当的体力活动，以不致发生胸痛症状为度；治疗高血压、糖尿病、高血脂、贫血、甲状腺功能亢进等相关疾病。

2. **药物治疗**　在选择治疗药物时，应首先考虑预防心肌梗死和死亡。此外，应积极处理危险因素。

（1）改善预后的药物

1）阿司匹林：通过抑制环氧化酶和血栓烷的合成达到抗血小板聚集的作用，所有患者只要没有用药禁忌证都应该服用。随机对照研究证实，稳定型心绞痛患者服用阿司匹林可降低心肌梗死、脑卒中或心血管性死亡的风险。阿司匹林的最佳剂量范围为 75 ～ 150mg/d。其主要不良反应为胃肠道出血或对阿司匹林过敏。不能耐受阿司匹林的患者，可改用氯吡格雷作为替代治疗。

2）氯吡格雷：通过选择性的不可逆的抑制血小板 ADP 受体，而阻断 ADP 依赖激活的 GPⅡb/Ⅲa 复合物，有效地减少 ADP 介导的血小板激活和聚集。主要用于支架植入以后及阿司匹林有禁忌证的患者。该药起效快，顿服 300mg 后 2 小时即能达到有效血药浓度。常用维持剂量 75mg/d，1 次口服。

3）β 受体阻滞剂：最近公布的多种 β 受体阻滞剂对死亡率影响的荟萃分析显示，心肌梗死后患者长期接受 β 受体阻滞剂二级预防治疗，可降低相对死亡率 24%。具有内在拟交感活性的β受体阻滞剂心脏保护作用较差。要指出的是，目前被广泛使用的β受体阻滞剂阿替洛尔，尚无明确证据表明能影响患者的死亡率。

禁忌证：严重心动过缓和高度房室传导阻滞、窦房结功能紊乱、有明显的支气管痉挛或支气管哮喘的患者，禁用β受体阻滞剂。外周血管疾病及严重抑郁是应用β受体阻滞剂的相对禁忌证。慢性肺心病的患者可小心使用高度选择性β受体阻滞剂。

推荐使用无内在拟交感活性的β受体阻滞剂。β受体阻滞剂的使用剂量应个体化，从较小剂量开始，逐级增加剂量，以能缓解症状，心率不低于50次/分钟为宜。常用β受体阻滞剂剂量见表11-2。

表11-2 常用β受体阻滞剂

药品名称	常用剂量	服药方法	选择性
普奈洛尔	10～20mg	每日2-3次口服	非选择性
美托洛尔	25～100mg	每日2次口服	$β_1$选择性
美托洛尔缓释片	50～200mg	每日1次口服	$β_1$选择性
阿替洛尔	25～50mg	每日2次口服	$β_1$选择性
比索洛尔	5～10mg	每日1次口服	$β_1$选择性
阿罗洛尔	5～10mg	每日2次口服	α、β选择性

4）调脂治疗：从TC＜4.68mg/L（180mg/dl）开始，TC水平与发生冠心病事件呈连续的分级关系，最重要的危险因素是LDL–C。多个随机双盲的一级或二级预防临床试验表明，他汀类药物能有效降低TC和LDL–C，并因此降低心血管事件的发生。他汀类药物治疗还有延缓斑块进展，使斑块稳定和抗炎等有益作用。冠心病患者LDL–C的目标值应＜2.60mg/L（100mg/dl），对于极高危患者（确诊冠心病合并糖尿病或急性冠状动脉综合征），治疗目标为LDL–C＜2.07mg/L（80mg/dl）也是合理的。选择这一治疗目标还可扩展到一线LDL–C＜2.60mg/L（100mg/dl）的极高危患者。为达到更好的降脂效果，在他汀类药物治疗基础上，可加用胆固醇吸收抑制药依折麦布（ezetimibe）10mg/d。高甘油三酯血症或低高密度脂蛋白血症的高危患者可考虑联合服用降低LDL–C药物和一种贝特类药物（非诺贝特）或烟酸。高危或中度高危者接受降LDL–C药物治疗时，治疗的强度应足以使LDL–C水平至少降低30%～40%。

在应用他汀类药物时，应严密监测转氨酶及肌酸激酶等生化指标，及时发现药物可能引起的肝脏损害和肌病。采用强化降脂治疗时，更应注意监测药物的安全性。

临床常用的他汀类药物剂量参见表11–3。

表11-3 临床常用他汀类药物

药品名称	常用剂量	服药方法
洛伐他汀	25～40mg	晚上1次口服
辛伐他汀	20～40mg	晚上1次口服
阿托伐他汀	10～20mg	每日1次口服
普伐他汀	25～40mg	晚上1次口服
氟伐他汀	40～80mg	晚上1次口服
瑞舒伐他汀	5～10mg	晚上1次口服
血脂康	600mg	每日2次口服

5）血管紧张素转换酶抑制剂（ACEI）：HOPE 研究结果显示，雷米普利能使无心力衰竭的高危血管疾病患者的主要终点事件（心血管死亡、心肌梗死和脑卒中）相对危险性降低 22%。EUROPE 研究结果显示，培哚普利能使无心力衰竭的稳定型心绞痛患者的主要终点事件（心血管死亡、非致死性心肌梗死及成功复苏的心跳骤停的联合发生率）的相对危险性降低 20%。PEACE 研究结果则显示，群多普利组患者主要终点事件（心脏死亡、非致死性心肌梗死和冠状动脉血运重建）的相对危险性比安慰剂组仅降低 4%，差异无统计学意义。PEACE 试验中，安慰剂组的年事件发生率低于 HOPE 和 EUROPA，接受的基础治疗也更为充分。

在稳定型心绞痛患者中，合并糖尿病、心力衰竭或左心室收缩功能不全的高危患者应使用 ACEI。所有冠心病患者均能从治疗中获益，但低危患者获益可能较小。临床常用的剂量见表 11-4。

表 11-4　血管紧张素转换酶抑制剂常用剂量

药品名称	常用剂量	服药方法	分　类
卡托普利	12.5 ～ 50mg	每日 3 次口服	巯　基
伊那普利	5 ～ 10mg	每日 2 次口服	羧　基
培哚普利	4 ～ 8mg	每日 1 次口服	羧　基
雷米普利	5 ～ 10mg	每日 1 次口服	羧　基
贝那普利	10 ～ 20mg	每日 1 次口服	羧　基
西那普利	2.5 ～ 5mg	每日 1 次口服	羧　基
赖诺普利	10 ～ 20mg	每日 1 次口服	羧　基
福辛普利	10 ～ 20mg	每日 1 次口服	磷酸基

改善预后的药物治疗建议：

Ⅰ类：①无用药禁忌（如胃肠道活动性出血、阿司匹林过敏或有不耐受阿司匹林的病史）者口服阿司匹林（证据水平 A）。②所有冠心病稳定型心绞痛患者接受他汀类药物治疗，LDL–C 的目标值 LDL–C＜2.60mg/L（100mg/dl，证据水平 A）。③所有合并糖尿病、心力衰竭、左心室收缩功能不全、高血压、心肌梗死后左室功能不全的患者，使用 ACEI（证据水平 A）。④心肌梗死后稳定型心绞痛或心力衰竭患者使用 β 受体阻滞剂（证据水平 A）。

Ⅱa 类：①有明确冠状动脉疾病的所有患者使用 ACEI（证据水平 B）。②对于不能使用阿司匹林的患者，如阿司匹林过敏者，使用氯吡格雷作为替代治疗（证据水平 B）。③有明确冠状动脉疾病的极高危患者（年心血管死亡率＞2%）接受强化他汀类药物治疗，LDL–C 的目标值＜2.07mg/L（80mg/dl，证据水平 A）。

Ⅱb 类：糖尿病或代谢综合征合并低 HDL–C 和高甘油三酯血症的患者，接受贝特类或烟酸类药物治疗（证据水平 B）。

（2）减轻症状、改善缺血的药物

1）β 受体阻滞剂：β 受体阻滞剂能抑制心脏 β 肾腺素能受体，从而减慢心率、减弱心肌收缩力、降低血压，以减少心肌耗氧量，可以减少心绞痛发作和增加运动耐量。用药后要求静息心率降至 55 ～ 60 次 / 分钟，严重心绞痛患者如无心动过缓症状，可降至 50 次 / 分钟。只要无禁忌证，β 受体阻滞剂应作为稳定型心绞痛的初始治疗药物。

2）硝酸酯类：硝酸酯类药为内皮依赖性血管扩张药，能减少心肌需氧和改善心肌灌注，从而改善心绞痛症状。硝酸酯类药会反射性增加交感神经张力使心率加快。因此，常联合负性心率药物如β受体阻滞剂或非二氢吡啶类钙拮抗剂治疗慢性稳定型心绞痛。联合用药的抗心绞痛作用优于单独用药。

舌下含服或喷雾用硝酸甘油仅作为心绞痛发作时缓解症状用药，也可在运动前数分钟使用，以减少或避免心绞痛发作。长效硝酸酯制剂用于减低心绞痛发作的频率和程度，并可能增加运动耐量。长效硝酸酯类不适宜用于心绞痛急性发作的治疗，而适宜用于慢性长期治疗。每日用药时应注意给予足够的无药间期，以减少耐药性的发生。如劳力型心绞痛患者日间服药，夜间停药，皮肤敷贴片白天敷贴，晚上除去。

硝酸酯类药物的不良反应包括头痛、面色潮红、心率反射性加快和低血压。以上不良反应以给予短效硝酸甘油更明显。第一次含用硝酸甘油时，应注意可能发生直立性低血压。使用治疗勃起功能障碍药物西地那非者，24 小时内不能应用硝酸甘油等硝酸酯制剂，以避免引起低血压，甚至危及生命。对由严重主动脉瓣狭窄或肥厚型梗阻性心肌病引起的心绞痛，不宜用硝酸酯制剂，因为硝酸酯制剂降低心脏前负荷和减少左室容量能进一步增加左室流出道梗阻程度，而严重主动脉瓣狭窄患者应用硝酸酯制剂也因前负荷的降低进一步减少心搏出量，有造成晕厥的危险。

临床常用硝酸酯类药物剂量见表 11–5。

表 11-5　常用硝酸酯类药物剂量

药品名称	剂　型	常用剂量	用　法
硝酸甘油	片　剂	0.5 ～ 0.6mg	舌下含服，一般连用不超3次，每次相隔 5min
	喷雾剂	0.4mg	5min 内不超过 1.2mg
	皮肤贴片	5mg	每日 1 次，注意要定时揭去
二硝酸异山梨酯	普通片	10 ～ 30mg	每日 3 ～ 4 次口服
	缓释片或胶囊	20 ～ 40mg	每日 1 ～ 2 次口服
单硝酸异山梨酯	普通片	20mg	每日 2 次口服
	缓释片或胶囊	40 ～ 60mg	每日 1 次口服

3）钙拮抗剂：早期小规模临床研究，如 IMAGE、APSIS、TIBBS 和 TIBET 等比较了β受体阻滞剂与钙拮抗剂在缓解心绞痛或增加运动耐量方面的疗效，但结果缺乏一致性。比较两者疗效的荟萃分析显示，在缓解心绞痛症状方面β受体阻滞剂比钙拮抗剂更有效；而在改善运动耐量和改善心肌缺血方面β受体阻滞剂和钙拮抗剂相当。二氢吡啶类和非二氢吡啶类钙拮抗剂同样有效，非二氢吡啶类钙拮抗剂的负性肌力效应较强。

钙拮抗剂通过改善冠状动脉血流和减少心肌耗氧起缓解心绞痛作用，对变异性心绞痛或以冠状动脉痉挛为主的心绞痛，钙拮抗剂是一线药物。地尔硫䓬和维拉帕米能减慢房室传导，常用于伴有心房颤动或心房扑动的心绞痛患者，这两种药不应用于已有严重心动过缓、高度房室传导阻滞和病态窦房结综合征的患者。

长效钙拮抗剂能减少心绞痛的发作。ACTION 试验结果显示，硝苯地平控释片没有显著降低一级疗效终点（全因死亡、急性心肌梗死、顽固性心绞痛、新发心力衰竭、致残性脑卒中及外周血管成形术的联合终点）的相对危险，但就一级疗效终点中的多个单项终点而言，硝苯地平控释片组降低达到统计学差异或有降低趋势。值得注意的是，亚组分析显示，占 52% 的合并高血压的冠心病患者中，一级终点相对危险下降 13%。CAMELOT 试验结果显示，氨氯地平组主要终点事件（心血管性死亡、非致死性心肌梗死、冠状血管重建、由于心绞痛而入院治疗、慢性心力衰竭入院、致死或非致死性脑卒中及新诊断的周围血管疾病）与安慰剂组比较相对危险降低达 31%，差异有统计学意义。长期应用长效钙拮抗剂的安全性在 ACTION，以及大规模降压试验 ALLHAT 及 ASCOT 中都得到了证实。

外周水肿、便秘、心悸、面部潮红是所有钙拮抗剂常见的不良反应，低血压也时有发生，其他不良反应还包括头痛、头晕、虚弱无力等。

当稳定型心绞痛并发心力衰竭必须应用长效钙拮抗剂时，可选择氨氯地平或非洛地平。

β 受体阻滞剂和长效钙拮抗剂联合用药比单用一种药物更有效。此外，两药联用时，β 受体阻滞剂还可减轻二氢吡啶类钙拮抗剂引起的反射性心动过速不良反应。非二氢吡啶类钙拮抗剂地尔硫草或维拉帕米可作为对 β 受体阻滞剂有禁忌患者的替代治疗。但非二氢吡啶类钙拮抗剂和 β 受体阻滞剂的联合用药能使传导阻滞和心肌收缩力的减弱更明显，要特别警惕。老年人、已有心动过缓或左室功能不良的患者应避免合用。临床常用钙拮抗剂剂量见表 11–6。

表 11-6　临床常用钙拮抗剂剂量

药品名称	常用剂量	服药方法
硝苯地平控释片	30 ～ 60mg	每日 1 次口服
氨氯地平	5 ～ 10mg	每日 1 次口服
非洛地平	5 ～ 10mg	每日 1 次口服
尼卡地平	40mg	每日 2 次口服
贝尼地平	2 ～ 8mg	每日 1 次口服
地尔硫草普通片	30 ～ 90mg	每日 3 次口服
地尔硫草缓释片或胶囊	90 ～ 180mg	每日 1 次口服
维拉帕米普通片	40 ～ 80mg	每日 3 次口服
维拉帕米缓释片	120 ～ 240mg	每日 1 次口服

4）其他治疗药物：①代谢性药物。曲美他嗪（trimetazidine）通过调节心肌能源底物，抑制脂肪酸氧化，优化心肌能量代谢，能改善心肌缺血及左心功能，缓解心绞痛。可与 β 受体阻滞剂等抗心肌缺血药物联用。常用剂量为 60mg/d，分 3 次口服。②尼可地尔。尼可地尔（nicorandile）是一种钾通道开放药，与硝酸酯类制剂具有相似药理特性，对稳定型心绞痛治疗可能有效。常用剂量为 6mg/d，分 3 次口服。

减轻症状、改善缺血的药物治疗建议：

Ⅰ类：①使用短效硝酸甘油缓解和预防心绞痛急性发作（证据水平 B）。②使用 β 受体阻滞剂并逐步增加至最大耐受剂量，选择的剂型及给药次数应能 24 小时抗心肌缺血。③当不能耐受 β 受体阻滞剂或 β 受体阻滞剂作为初始治疗药物效果不满意时，可使用钙拮抗剂（证据水平 A）、长效硝酸酯类（证据水平 C）或尼可地尔（证据水平 C）作为减轻症状的治疗药物。④当 β 受体阻滞剂作为初始治疗药物效果不满意时，联合使用长效二氢吡啶类钙拮抗剂或长效硝酸酯（证据水平 B）。⑤合并高血压的冠心病患者可应用长效钙拮抗剂作为初始治疗药物（证据水平 B）。

Ⅱa 类：当使用长效钙拮抗剂单一治疗或联合 β 受体阻滞剂治疗效果不理想时，将长效钙拮抗剂换用或加用长效硝酸酯类或尼可地尔，使用硝酸酯类，应注意避免耐药性产生（证据水平 C）。

Ⅱb 类：可以使用代谢类药物曲美他嗪作为辅助治疗或作为传统治疗药物不能耐受时的替代治疗（证据水平 B）。

3. 非药物治疗

（1）血管重建治疗：稳定型心绞痛的血管重建治疗，主要包括经皮冠状动脉介入（PCI）治疗和冠状动脉旁路移植术（CABG）等。对于慢性稳定型心绞痛的患者，PCI 和 CABG 是常用的治疗方法。

迄今，PCI 和 CABG 对治疗稳定型心绞痛的疗效临床研究较多，但这些治疗方法的内容均随着时间的变化而变化。在 PCI 方面，新的介入技术出现，尤其是药物洗脱支架（drug-eluting stent，DES）的出现，远期疗效明显提高；在 CABG 方面，动脉化旁路手术的开展，极大地提高了移植血管桥的远期开通率。微创冠状动脉手术及非体外循环的 CABG，均在一定程度上减少了创伤及围手术期并发症的发生。

对于慢性稳定型心绞痛患者，治疗的两个主要目的是改善预后和缓解症状。对于血管重建的方法选择要从这两个方面进行全面的评价。

在我国，血管重建治疗方法及技术发展起步较晚，发展不平衡，尤其是手术尚不普及，这也是我们选择治疗方法中应当考虑的因素之一。

1）冠状动脉旁路移植术（CABG）：近 40 年来，CABG 逐渐成了治疗冠心病的最普通的手术，CABG 对冠心病治疗的价值已进行了较深入的研究。对于低危患者（年死亡率＜1%），并不比药物治疗给患者更多的预后获益。在比较 CABG 和药物治疗的临床试验的荟萃分析中，CABG 可改善中危至高危患者的预后。对观察性研究及随机对照试验数据的分析表明，某些特定的冠状动脉病变解剖类型手术预后优于药物治疗，这些情况包括：左主干的明显狭窄，3 支主要冠状动脉近段的明显狭窄，2 支主要冠状动脉的明显狭窄，其中包括左前降支近段的高度狭窄。

根据研究人群不同，CABG 总的手术死亡率在 1% ～ 4% 之间，目前已建立了很好的评估患者个体风险的危险分层工具。尽管左胸廓内动脉的远期通畅率很高，大隐静脉桥发生阻塞的几率仍较高。血栓阻塞可在术后早期发生，大约 10% 在术后 1 年发生，5 年以后静脉桥自身会发生粥样硬化改变。静脉桥 10 年通畅率为 50% ～ 60%。

CABG 的标准操作是应用左胸廓内动脉作为 LAD 桥，而大隐静脉作为其他部位的旁路桥。因为至少 70% 的患者在术后可存活 10 年，所以静脉桥病变导致的症状复发仍是一个临床问题。大规模观察性研究显示，应用左胸廓内动脉桥改善了预后，应用双侧胸廓内动脉获得了更好的远期生存率。而且应用双侧胸廓内动脉的优越性随着随访时间的延长而更为显著。

借助体外循环（心肺旁路）的冠状动脉手术仍是最常用的术式，但其有风险，包括全身炎症反应和微栓子形成，特别是在老年、严重动脉粥样硬化的患者。所谓的“非体外循环”手术可能减少围手术期并发症的发生率和死亡率。稳定装置的使用可帮助术者在不停止心脏跳动的情况下分离控制心外膜动脉，并使缝合旁路桥更为轻松，这使术者可以不使用心肺旁路而完成手术。目前，已有比较非体外循环手术和标准手术的临床试验。尽管非体外循环手术减少了血液制品的应用，以及 CK-MB 同工酶的释放，但围手术期并发症的发生率两者并无差异。在非体外循环手术组与标准手术组之间，术后 1 ～ 3 年的临床结果也无差异。但非体外循环桥血管的通畅率可能较低，应谨慎地应用于有较好的靶血管并且手术并发症风险高的患者。

2）经皮冠状动脉介入治疗（PCI）：近年来，PCI 日益普遍应用于临床，由于创伤小、恢复快、危险性相对较低，易于被医生和患者所接受。PCI 的方法包括单纯球囊扩张、冠状动脉支架术、冠状动脉旋磨术、冠状动脉定向旋切术等。随着经验的积累、器械的进步、特别是支架极为普遍的应用和辅助用药的发展，这一治疗技术的应用范围得到了极大的拓展。近年来，冠心病的药物治疗也获较大发展，对于稳定型心绞痛并且冠状动脉解剖适合行 PCI 患者的成功率提高，手术相关的死亡风险为 0.3% ～ 1%。对于低危的稳定型心绞痛患者，包括强化降脂治疗在内的药物治疗在减少缺血事件发生方面与 PCI 同样有效。对于相对高危患者及多支血管病变的稳定型心绞痛患者，PCI 缓解症状更为显著，生存率获益尚不明确。

应用药物洗脱支架显示了持续的优于金属裸支架的治疗效果，减少了再狭窄风险，以及包括靶血管重建在内的主要负性心脏事件发生的风险。

3）特殊患者的考虑

①严重左室功能减退和（或）手术风险高的患者。CABG 对严重左室功能减退的患者预后改善通常优于 PCI，但外科手术风险过高而成为禁忌的患者可从 PCI 血管重建中获益，特别是提示靶血管灌注功能异常的心肌中有残余存活心肌时。

②无保护的左主干病变。如远端冠状动脉未从旁路接受血流，左主干被认为是无保护的。CABG 对无保护左主干病变是肯定的治疗手段。近年来几项观察性研究显示，PCI 可用于有选择的左主干病变的治疗。观察性注册研究显示，药物洗脱支架较金属裸支架有更好的结果，PCI 治疗左主干病变的价值尚有待进一步研究。

③多支血管病变合并糖尿病患者。目前尚无 PCI 与 CABG 在合并糖尿病患者中临床试验的疗效比较，但是随机临床试验的亚组分析结果显示，CABG 较 PCI 死亡率更低。如同对非糖尿病患者一样，药物洗脱支架可减少糖尿病患者的再狭窄率，但是能否降低糖尿病患者的死亡率，尚待更多研究证实。

④既往接受过 CABG 的患者。如患者有症状且解剖适合可行再次 CABG。然而再次 CABG 相关的风险是初次手术的 3 倍，对于通畅的胸廓内动脉桥，手术还有可能导致损坏这支桥血管的额外风险。PCI 可以作为再次手术缓解症状的有效替代方法。在扩张陈旧的大隐静脉桥时应用滤过保护装置，可减少碎片导致下游栓塞引起的围手术期心肌损伤。

⑤不完全血管重建。CABG 常能获得完全血管重建，PCI 在有些情况下（如慢性完全闭塞病变等）会有不完全血管重建，不宜普遍提倡。对于供应小范围心肌的血管、梗死无存活心肌的血管不能再通时，仅干预主要 / 罪犯血管的 PCI 不失为可行的措施，但目前尚缺乏充分的临床研究证据，应谨慎应用。

4）血管重建指征及禁忌证

①在药物治疗基础上进行血管重建应考虑以下情况：

药物治疗不能成功控制症状使患者满意；无创检查提示较大面积心肌存在风险；手术成功率高，而相关的并发症和死亡率在可接受范围内；与药物治疗相比患者倾向于选择血管重建，并且已向患者充分告知治疗可能出现的相关风险。

②在选择不同的血管重建方法时应考虑以下情况：围手术期并发症和死亡风险；手术成功的概率，包括 PCI 或 CABG 哪种技术更适合这类病变；再狭窄或桥血管阻塞的风险；

完全血管重建，如选择对多支血管病变行PCI，要考虑PCI达到完全血管重建的可能性是否很高或者至少可达到与CABG等同的灌注范围；糖尿病情况；当地医院心脏外科和PCI的经验；患者的选择倾向。

③心肌血管重建的禁忌证包括以下情况：1支或2支血管病变不包括LAD近段狭窄的患者，仅有轻微症状或无症状，未接受充分的药物治疗或者无创检查未显示缺血或仅有小范围的缺血/存活心肌；非左主干冠状动脉边缘狭窄（50%～70%），无创检查未显示缺血；不严重的冠状动脉狭窄；操作相关的并发症或死亡率风险高（死亡率＞10%～15%），除非操作的风险可被预期生存率的显著获益所平衡或者如不进行操作患者的生活质量极差。

对于病变既适于PCI又适于CABG，而预期外科手术死亡率低的患者，可以采用SYNTAX积分帮助制定治疗决策，详见表11-7。

表11-7 对稳定性冠心病PCI与CABG适应证的推荐

病变类型	CABG有利	PCI有利
单支或双支合并非前降支近端病变	Ⅱ bC	Ⅰ C
单支或双支合并前降支近端病变	Ⅰ A	Ⅱ aB
3支简单病变且PCI可实现功能性完全血运重建，SYNTAX积分≤22分	Ⅰ A	Ⅱ aB
3支复杂病变且PCI不能实现完全血运重建，SYNTAX积分＞22分	Ⅰ A	Ⅲ A
左主干病变（孤立或单支，口部或体部）	Ⅰ A	Ⅱ aB
左主干病变（孤立或单支，远端分叉）	Ⅰ A	Ⅱ bB
左主干+2支或3支病变，SYNTAX积分≤32分	Ⅰ A	Ⅱ bB
左主干+2支或3支病变，SYNTAX积分≥33分	Ⅰ A	Ⅲ B

与稳定型心绞痛药物治疗和二级预防的明显进步一样，CABG和PCI的持续快速发展，促进了在特定患者中进行不同治疗策略比较的大规模随机试验的需要。稳定型心绞痛治疗中的许多问题还未完全阐明，由于新的治疗模式的发展，需要不断修订和更新指南，在此期间一线临床医生应及时掌握最新循证医学证据。

（2）顽固性心绞痛的非药物治疗：对于药物治疗难以奏效又不适宜血管重建术的难治性慢性稳定型心绞痛者，可试用以下治疗方法。

1）外科激光血运重建术：目前已有6个关于外科激光血运重建术的研究，多数研究均显示该方法能改善患者的症状，但机制尚有争议。

2）增强型体外反搏：冠心病慢性稳定型心绞痛患者可接受增强型体外反搏治疗，一般每天1小时，12小时为1个疗程。多中心随机对照的一研究显示，通过35小时的增强型体外反搏治疗，能降低患者心绞痛发作频率，改善运动负荷试验中的心肌缺血情况，患者对增强型体外反搏耐受良好。另两项增强型体外反搏的注册研究也显示，增强型体外反搏治疗后70%～80%患者的症状获得改善。

3）脊髓电刺激：自1987年以来，脊髓电刺激是用作对慢性稳定型心绞痛对药物、介入及外科治疗无效的一种止痛方法。一些小样本的临床研究显示，脊髓电刺激能改善患者的症状且无明显不良反应。

4. 危险因素的处理

（1）患者的教育：当前，医务人员倾向于将重点放在诊断及治疗方面，而忽视了对患者的教育。有效的教育可以使患者全身心参与治疗和预防，并减轻对病情的担心与焦虑，教育能协调患者理解其治疗方案，更好地依从治疗方案和控制危险因素，从而改善和提高患者的生活质量，降低死亡率。

（2）戒烟：临床研究显示，吸烟能增加心血管疾病死亡率 50%，心血管死亡的风险与吸烟量直接相关。吸烟还与血栓形成、斑块不稳定及心律失常相关。资料显示，戒烟能降低发生心血管事件的风险。医务工作者应向患者讲明吸烟的危害，动员并协助患者完全戒烟并且避免被动吸烟。目前，已有一些行为及药物治疗措施，如尼古丁替代治疗等，可以协助患者戒烟。

（3）运动：运动应尽可能与多种危险因素的干预结合起来，成为冠心病患者综合治疗的一部分。目前有资料显示，运动锻炼能减轻患者症状、改善运动耐量，减轻同位素显像的缺血程度及动态心电图上 ST 段压低。建议冠心病稳定型心绞痛患者每日运动 30 分钟，每周运动不少于 5 天。

（4）控制血压：通过生活方式改变及使用降压药物，将血压控制于 140/90mmHg 以下，对于糖尿病及慢性肾病患者，应控制在 130/80mmHg 以下。选择降压药物时，应优先考虑 β 受体阻滞剂和（或）ACEI。

（5）调脂治疗：脂代谢紊乱是冠心病的重要危险因素。冠心病患者应积极纠正脂代谢紊乱。流行病学资料提示，LDL-C 每增加 1%，冠状动脉事件发生的危险性增加 2% ～ 3%。观察性研究和临床试验已证明，HDL-C 与冠心病危险性之间存在着明确的负相关关系，但目前很难证实升高 HDL-C 能降低冠心病的发病率。美国国家胆固醇教育计划 ATPⅢ将低 HDL-C 定义为 HDL-C＜1.04mmol/L（40mg/dl）。冠心病患者合并低 HDL-C，复发冠状动脉事件的危险度较高，应当积极进行非药物治疗。但 HDL-C 的升高并没有明确的靶目标值。TG 水平在临界范围 [1.7 ～ 2.3mmol/L（150 ～ 200mg/dl）] 或升高 [＞2.3mmol/L（200mg/dl）]，是冠心病的一个独立的预测因素。TG 与冠心病危险的相关性多与其他因素（包括糖尿病、肥胖、高血压、高低密度脂蛋白血症和低高密度脂蛋白血症）有关。目前尚不清楚针对高 TG 的治疗是否能够降低初发或复发冠心病事件的风险，对高 TG 血症的治疗应强调治疗性生活方式的改变。

（6）糖尿病：糖尿病并发冠心病慢性稳定型心绞痛患者应立即开始纠正生活习惯及使用降糖药物治疗，使糖化血红蛋白（GHbA1c）在正常范围（＜6.5%），同时应对合并存在的其他危险因素进行积极干预。

（7）代谢综合征：越来越多的证据表明除降低 LDL-C 以外，把纠正代谢综合征作为一个特定的二级治疗目标，可以减少未来发生冠心病事件的危险。诊断为代谢综合征的患者，治疗的目标是减少基础诱因（如肥胖、缺乏锻炼）和治疗相关的脂类和非脂类（如高血压、高血糖）危险因素。

（8）肥胖：按照中国肥胖防治指南定义，肥胖指体重指数（BMI）≥$28kg/m^2$；腹形肥胖指男性腰围≥90cm，女性≥80cm。肥胖多伴随其他促发冠心病的危险因素，包括高血压、胰岛素抵抗、HDL-C 降低和 TG 升高等。与肥胖相关的冠心病危险的增加多由上述危险因素导致。减轻体重（控制饮食、活动和锻炼、减少饮酒量）有利于控制其他多种危险因素，是冠心病二级预防的一个重要部分。

（9）雌激素替代治疗：曾被提倡用于绝经期后妇女，但随机研究并未能显示冠心病妇女用药后年随访的心血管事件的减少。女性健康启动计划显示，雌激素替代治疗对整个健康的危害超过其受益。

（10）抗氧化维生素治疗（维生素 C、维生素 E 等）：从理论上讲，抗氧化治疗对冠心病、动脉粥样硬化有益。但 HATS 及新近公布的 HOPE、HPS 等试验未能显示目前所用剂量的抗氧化维生素能改善终点指标。

（11）高同型半胱氨酸血症：高同型半胱氨酸血症与冠心病、外周血管病、颈动脉疾病的风险相关，通常是因为缺乏维生素 B_6、维生素 B_{12} 和叶酸所致。补充这些维生素可以降低已升高的同型半胱氨酸水平，但其治疗价值并未在临床研究中得到证实。

（八）预　防

对冠心病稳定型心绞痛除用药物防止心绞痛再次发作外，应从阻止或逆转粥样硬化病情进展，预防心肌梗死等方面综合考虑以改善预后，具体内容请参考心肌梗死的预防措施。

三、不稳定型心绞痛和非 ST 段抬高型心肌梗死

急性冠状动脉综合征（ACS）是一大类包含不同临床特征、临床危险性及预后的临床症候群，它们有共同的病理机制，即冠状动脉硬化斑块破裂、血栓形成，并导致病变血管不同程度的阻塞。根据心电图有无 ST 段持续性抬高，可将 ACS 区分为 ST 段抬高和非 ST 段抬高两大类，前者主要为 ST 段抬高心肌梗死（大多数为 Q 波心肌梗死，少数为非 Q 波心肌梗死），后者包括不稳定型心绞痛（unstableangina，UA）和非 ST 段抬高型心肌梗死（non ST–elevation myocardial infarction，NSTEMI）。NSTEMI 大多数为非 Q 波心肌梗死，少数为 Q 波心肌梗死（图 11-3）。本文主要参考近年来有关临床试验的研究结果，参考《中国经皮冠状动脉介入治疗指南 2012》、美国心脏病学会（ACC）/ 美国心脏协会（AHA）、欧洲心脏病学会（ESC）及我国 UA 和 NSTEMI 的有关诊断和治疗指南。

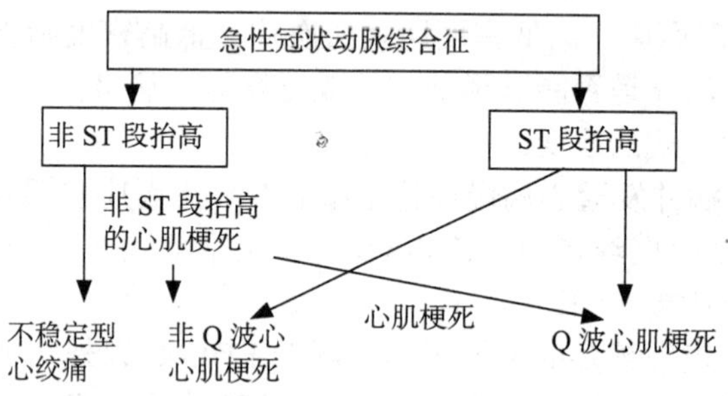

图 11-3　急性冠状动脉综合征的分类和命名

不稳定型心绞痛（UA）指介于稳定型心绞痛和急性心肌梗死之间的临床状态，包括除稳定型劳力性心绞痛以外的初发型、恶化劳力型心绞痛和各型自发型心绞痛。它是 ACS 中的常见类型。若 UA 伴有血清心肌坏死标志物明显升高，此时可确立非 ST 段抬高型心肌梗死（NSTEMI）的诊断。

（一）病因及发病机制

目前认为，ACS 最主要的原因是易损斑块，它是指那些不稳定型和有血栓形成倾向的

斑块。ACS 是由于斑块破裂和糜烂并发血栓形成、血管痉挛及微血管栓塞等多因素作用下所导致的急性或亚急性心肌供氧减少。不稳定斑块的结构特点是有一个大的脂质核心，占斑块体积的 40% 以上，多为偏心性；纤维帽较薄，厚度小于 65μm，主要由 I 型胶原纤维组成，纤维帽内有大量的炎细胞浸润，平滑肌细胞成分较少；形成薄弱的肩部（shoulderregion）；斑块的肩部及基底部有较多新生的微血管（neomicrovessels）。不稳定斑块的最大危害是易在其肩部发生糜烂、破溃甚至破裂，此时，其脂质核心裸露，暴露出斑块内部的高凝性物质，从而迅速导致血栓形成，并在此基础上发生 ACS。

ACS 的发病机制十分复杂，其病理生理学机制尚未完全清楚。冠心病的病理基础是冠状动脉粥样硬化，以及因此引起的心肌缺血、坏死的病理改变。美国心脏病学会根据动脉粥样硬化病变的发展过程，将其分为 6 型，即 Ⅰ 型，脂质点；Ⅱ 型，脂质条纹；Ⅲ 型，斑块前期；Ⅳ 型，粥样斑块；Ⅴ 型，纤维粥样斑块；Ⅵ 型，复合病变。近年来临床研究表明，冠心病患者的病程进展并不像前述病理分型那样，从 Ⅰ 型病变逐渐演变至 Ⅵ 型病变；而是在粥样硬化病变的任一阶段都可能并发斑块破裂、出血和（或）血栓形成，这正是急性冠状动脉综合征的病理生理机制。

1. **炎症反应**　脂质沉积学说、炎症反应学说和血小板聚集学说作为动脉粥样硬化发生、发展的主要机制，已为人们所熟知。以往，对上述各种机制在动脉粥样硬化发生、发展的各个环节中的作用不甚清楚，然而，目前对炎症反应的作用已日趋明了。正如 Russell Ross 所说，动脉粥样硬化是一种炎症性疾病，而不是简单的脂质沉积，炎症反应无论是在动脉粥样硬化的进展中，还是在 ACS 的发生中均起着重要作用。炎症反应可以导致内皮功能障碍、粥样硬化斑块的进展和破裂及血栓形成；反之，内皮功能障碍、粥样硬化斑块的进展和破裂及血栓形成，又导致进一步的炎症反应和炎性介质的释放，从而使患者进入 ACS 的恶性循环过程。这些炎性介质，包括来自肝脏的 CRP、纤维蛋白原和血清淀粉样 A 物质，来自脂肪细胞的 CRP、IL-6、Leptin、抵抗素和 Adiponectin，来自内皮的 CRP、VCAM-1、ICAM-1、选择素和内皮素，来自白细胞的 Lp PLA2、干扰素 γ、肿瘤坏死因子 α、IL-1、IL-6、IL-8、IL-12、IL-18、基质金属蛋白酶、MIC-1、IL-10 和髓过氧物酶，来自血小板的 CD40、肿瘤生长因子 β、PDGF 和 thrombospondin 等。研究表明，上述多种炎性介质在 ACS 时增高，并可以用作 ACS 的诊断、危险分层及评价预后。

2. **斑块破裂**　在动脉粥样硬化病变的进展过程中，一方面，斑块可以使血管发生内向性重构，而导致管腔狭窄；另一方面，斑块也可以使血管发生外向性重构，而不导致管腔狭窄甚至管腔扩张。粥样斑块逐渐演变的过程在临床上往往表现为“稳定”的过程，冠心病患者由“稳定”到“不稳定”的过程，往往是由于斑块破裂及血栓形成所致。斑块破裂及血栓形成使原本“稳定”的冠心病患者发展为不稳定型心绞痛、非 ST 段抬高性心肌梗死或 ST 段抬高性心肌梗死，这取决于冠状动脉血流减少的程度及持续时间。有大约 10% 的斑块破裂未继发明显的血栓形成，而对冠状动脉血流影响不大，患者临床上无明显表现。斑块破裂与否更多取决于斑块的类型，而不是斑块的大小，影响斑块稳定的因素包括斑块局部的因素和全身因素。局部因素包括脂质池的大小和致密性、纤维帽的厚度、纤维帽的炎性浸润及修复情况、斑块的形态、斑块受剪切力情况等；全身因素包括体力的负荷和强大的心理负荷，这些因素可以增加交感神经张力、斑块剪切力及炎症反应。

3. **血栓形成**　临床上出现 ACS 多是由于冠状动脉管腔在短时间内急剧减小，从而出现急剧心肌氧供或氧需失匹配所致。造成管腔在短时间内急剧减小的原因，主要是血栓形成，也可能同时伴有血管痉挛和收缩，而炎症反应和斑块破裂是血栓形成的主要因素。血栓形成也可以发生在没有明显斑块的基础上，内皮功能障碍或内皮损伤也可以启动上述血栓形成过程。血栓形成后，临床上是发生 UAP、NSTEMI，还是 STEMI，主要取决于原来管腔狭窄的程度、此次管腔闭塞的程度和急剧程度及持续时间。如果此次管腔闭塞的程度、急剧程度及持续时间所引起的心肌氧供或氧需失匹配，达到了使心肌细胞缺血坏死的程度，则发生急性心肌梗死；否则，临床上表现为 UAP。若原本管腔狭窄相对较轻，此次血栓因素较重，临床上常表现为 STEMI；若原本管腔狭窄较重，此次血栓因素较轻，或未导致管腔完全闭塞，或存在侧支循环，临床上常表现为 NSTEMI。

总之，炎症反应和斑块破裂互为因果，启动了 ACS 病理生理机制的一个恶性循环过程，在此基础上继发血栓形成，导致了临床上的 ACS。

（二）临床表现

胸痛或胸部不适的性质与典型的稳定型心绞痛相似，但疼痛更为剧烈，持续时间往往达 30 分钟，偶尔在睡眠中发作。卧床休息和含服硝酸酯类药物仅出现短暂或不完全性胸痛缓解。

1. **不稳定型心绞痛**（UA） 有以下临床表现。

（1）静息型心绞痛：心绞痛发作在休息时，并且持续时间通常在 20 分钟以上。

（2）初发型心绞痛：1 个月内新发心绞痛，可表现为自发性发作与劳力性发作并存，疼痛分级在Ⅲ级以上。

（3）恶化劳力型心绞痛：既往有心绞痛病史，近 1 个月内心绞痛恶化加重，发作次数频繁、时间延长或痛阈降低（心绞痛分级至少增加 1 级，或至少达到Ⅲ级）。

（4）变异型心绞痛：也是 UA 的一种，通常是自发性的。其特点是一过性 ST 段抬高，多数自行缓解，不演变为心肌梗死，但少数可演变成心肌梗死。动脉硬化斑块导致局部内皮功能紊乱和冠状动脉痉挛是其发病原因，硝酸甘油和钙离子拮抗剂可以使其缓解。

（5）NSTEMI：其临床表现与 UA 相似，但是比 UA 更严重，持续时间更长。UA 可发展为 NSTEMI 或 ST 段抬高的心肌梗死。

2. **体征** 大部分 UA/NSTEMI 可无明显体征。高危患者心肌缺血引起的心功能不全可有新出现的肺部啰音或原有啰音增加，出现第三心音（S3）、心动过缓或心动过速，以及新出现二尖瓣关闭不全等体征。

（三）实验室检查和辅助检查

1. **常规心电图** 静息心电图是诊断 UA/NSTEMI 的最重要的方法，并且可提供预后方面的信息。ST-T 动态变化是 UA/NSTEMI 最可靠的心电图表现，UA 时静息心电图可出现 2 个或更多的相邻导联 ST 段下移≥0.lmV。静息状态下，症状发作时记录到一过性 ST 段改变，症状缓解后 ST 段缺血改变改善，或者发作时倒置 T 波呈伪性改善（假性正常化），发作后恢复原倒置状态更具有诊断价值，提示急性心肌缺血，并高度提示可能是严重冠状动脉疾病。发作时心电图显示胸前导联对称的 T 波深倒置并呈动态改变，多提示左前降支严重狭窄。心肌缺血发作时偶有一过性束支阻滞。持续性 ST 段抬高是心肌梗死心电图特征性改变。变异性心绞痛 ST 段常呈一过性抬高（图 11-4）。心电图正常并不能排除 ACS 的可能性。胸痛明显发作时心电图完全正常，应该考虑到非心源性胸痛。NSTEMI 的心电图 ST 段压低和 T 波倒置比 UA 更明显和持久，并有系列演变过程，如 T 波倒置逐渐加深，再逐渐变浅，部分还会出现异常 Q 波。两者鉴别除了心电图外，还要根据胸痛症状以及是否检测到血中心肌损伤标记物。高达 25% 的 NSTEMI 可演变为 Q 波心肌梗死，其余 75% 则为非 Q 波心肌梗死。

ST–T 异常还可以由其他原因引起。ST 段持久抬高的患者，应当考虑到左室室壁瘤、心包炎、肥厚型心肌病、早期复极和预激综合征、中枢神经系统事件等。三环类抗抑郁药和酚噻嗪类药物也可以引起 T 波明显倒置。

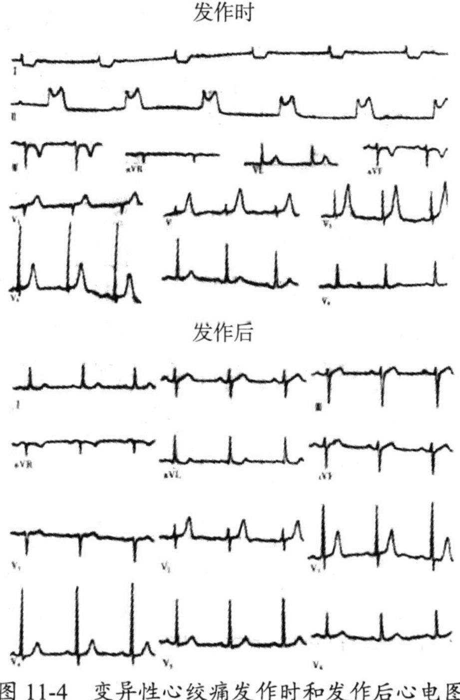

图 11-4　变异性心绞痛发作时和发作后心电图

上图发作时Ⅱ导联 ST 段明显抬高，Ⅰ、Ⅲ、avF 导联 ST 段压低，T 波倒置，V_2-V_4 导联 T 波高耸。下图为发作后各导联 ST 段改变恢复，高耸的 T 波亦恢复

2. **动态心电图**　连续 24 小时以上的心电图监测，多数患者均有无症状性心肌缺血的心电图改变，有 85% ～ 95% 的动态心电图改变不伴有心绞痛等症状。对不稳定型心绞痛预后的判断，动态心电图较常规心电图更为敏感。动态心电图不仅有助于检出心肌缺血的动态变化，还可用于不稳定型心绞痛患者常规抗心绞痛药物治疗的评估和决定是否需要进行冠状动脉造影和血管重建术的参考指标。

3. **运动心电图**　适用于症状已稳定或消失的患者，常用于判断不隐定型心绞痛的预后。静息心电图正常，运动试验亦阴性者，5 年存活率大于 95%；静息心电图正常，运动试验亦阴性但伴有胸痛者，其致命性心肌缺血事件发生率相对亦低；运动试验出现缺血型 ST–T 改变，心率 – 血压乘积降低并伴有胸痛症状者，则致命性心肌缺血发作和死亡的发生率高。

4. **心肌损伤标记物**　心肌损伤标记物可以帮助诊断 NSTEMI，并且提供有价值的预后信息。心肌损伤标记物水平与预后密切相关。ACS 时常规采用的心肌损伤标记物及其检测时间见表 11–8。

表 11-8 心肌损伤标记物及其检测时间

检测时间	肌红蛋白	肌钙蛋白		CK-MB
		cTnT	cTnI	
开始升高时间（h）	1～2	2～4	2～4	6
峰值时间（h）	4～8	10～24	10～24	18～24
持续时间（d）	0.5～1.0	5～10	5～14	3～4

注：cTnT，心脏肌钙蛋白 T；cTnI，心脏肌钙蛋白 I；CK-MB，肌酸激酶同 I 酶

肌酸激酶同工酶（CK–MB）迄今一直是评估 ACS 的主要血清心肌损伤标记物。

心脏肌钙蛋白（troponin）复合物包括 3 个亚单位肌钙蛋白 T（cTnT）、肌钙蛋白 I（cTnI）、肌钙蛋白 C（cTnC）。目前，已开发出单克隆抗体免疫测定方法检测心脏特异的 cTnT 和 cTnI。由于心肌和平滑肌都有 cTnC 亚型，所以目前尚无用于临床的 cTnC。尽管 cTnT 和 cTnI 诊断心肌损伤有很高的特异性，但是在作出 NSTEMI 诊断时，还是应当结合临床症状、体征及心电图变化一并考虑。如果症状发作后 6 小时内肌钙蛋白测定结果为阴性，应当在症状发作后 8～12 小时再测定肌钙蛋白。

cTnT 和 cTnI 升高评估预后的价值优于患者的临床特征、入院心电图表现，以及出院前运动试验。而在非 ST 段抬高和 CK–MB 正常的患者中，cTnT 和 cTnI 增高可以发现那些死亡危险增高的患者。而且 cTnT 和 cTnI 与 ACS 患者死亡的危险性呈现定量相关关系。但是，不能将肌钙蛋白作为评估危险性的唯一指标，因为肌钙蛋白没有增高的患者仍然可能有不良事件的危险。从这一点来说，没有一种心肌损伤标记物是完全敏感和特异的。采用现有的方法测定 cTnT 和 cTnI 对于发现心肌损伤的敏感性和特异性相等。

肌红蛋白既存在于心肌中，也存在于骨骼肌中。由于它的分子量较小，因而它从损伤心肌中释放的速度快于 CK–MB 或肌钙蛋白，在心肌坏死后 2 小时即可从血液中检出。但是肌红蛋白诊断心肌梗死的价值受到其增高持续时间短（$<$ 24 小时）和缺乏心脏特异性的限制。因此胸痛发作 4～8 小时内只有肌红蛋白增高而心电图不具有诊断性时，不能诊断为急性心肌梗死（AMI），需要有心脏特异的标记物，如 CK–MB、cTnT 或 cTnI 的支持。但是由于其敏感性高，所以症状发作后 4～8 小时测定肌红蛋白阴性结果有助于排除心肌梗死。

几种心肌损伤标记物的比较：肌钙蛋白能发现少量心肌坏死的患者，诊断敏感性高，对于预后的评估比其他方法价值大。CK–MB 特异性和敏感性不如肌钙蛋白，但仍是发现较大范围心肌坏死的一种非常有用的标记物。然而，CK–MB 正常不能除外微灶心肌损害，也不能除外心脏特异肌钙蛋白检测到的心肌梗死不良后果的危险性。肌红蛋白缺乏心脏特异性，因此不能作为单独使用的心肌损伤标记物，但有助于心肌梗死的早期诊断。

5. **超声心动图检查** 显示短暂性室壁运动异常。室壁运动异常呈持久性者，提示预后不良。

6. **放射性核素心肌显像检查** 可确定心肌缺血的部位。^{201}TI 心肌显像示静息时心肌缺血区放射性稀疏或缺失，表示心肌处于血流低灌注状态。

7. **其他** 需行各种介入性治疗时，可先行选择性冠状动脉造影，必要时行血管内超声或光学相干断层成像检查，明确诊断。

（四）危险分层

根据病史、疼痛特点、临床表现、心电图及心肌标记物测定结果，可以对 UA/NSTEMI

进行危险性分层（表 11-9）。

关于 UA/NSTEMI 诊断和危险分层的建议：

I 类：①静息性胸痛时间大于 20 分钟，血液动力学不稳定或近期有晕厥或先兆晕厥而拟诊 ACS 的患者，应立即送往急诊科（证据水平 C）。②胸痛患者应做早期危险分层，重点在心绞痛症状、体检发现、心电图所见和心肌损伤标记物（证据水平 B）。③进行性胸痛患者应即刻（10 分钟内）做 12 导联心电图，并观察心电图动态变化（证据水平 C）。④所有 ACS 患者，均应测定心肌损伤标记物。肌钙蛋白是心脏特异的优选标记物，所有患者均应测定，cK–MB 试剂条测定也可以接受。胸痛发作 6 小时内心肌损伤标记物阴性，应当在 8 ～ 12 小时内重复测定（证据水平 C）。

Ⅱa 类：症状发作 6 小时内的患者，除了心脏肌钙蛋白外，还应考虑测定心脏损伤的早期标记物肌红蛋白（证据水平 C）。

Ⅱb 类：测定 C 反应蛋白（CRP）和其他炎性标记物（证据水平 B）。

表 11-9　不稳定型心绞痛患者死亡或非致死性心肌梗死的短期危险

项　目	高度危险性（至少具备下列一条）	中度危险性（无高度危险特征但具备下列任何一条）	低度危险性（无高度、中度危险特征但具备下列任何一条）
病　史	缺血性症状在 48h 内恶化	既往心肌梗死，或脑血管疾病，或冠状动脉旁路移植术，或使用阿司匹林	
疼痛特点	长时间（＞20min）静息性胸痛	长时间（＞20min）静息胸痛目前缓解，并有高度或中度冠心病可能。静息胸痛（＜20min）或因休息或舌下含服硝酸甘油缓解	过去两周内新发 CCS 分级Ⅲ级或Ⅳ级心绞痛，但无长时间（＞20min）静息性胸痛，有中度或高度冠心病可能
临床表现	缺血引起的肺水肿，新出现二尖瓣关闭不全杂音或原杂音加重，S3 或新出现啰音或原啰音加重，低血压、心动过缓、心动过速，年龄＞75 岁	年龄＞70 岁	
心电图	静息性心绞痛伴一过性 ST 段改变（＞0.05mV），新出现束支传导阻滞或新出现的持续性心动过速	T 波倒置＞0.2mV，病理性 Q 波	胸痛期间心电图正常或无变化
心脏标记物	明显增高（即 cTnT ＞ 0.1 ug/L）	轻度增高（即 cTnT＞0.01，但＜0.1ug/L）	正常

注：评估 UA 短期死亡和非致死性心脏缺血事件发生的危险是一个复杂的多变量问题，在此表中不能完全阐明。因此，该表只是提供了一个总的原则和解释，并不是僵硬的教条，标准不一致时以最高为准

（五）诊 断

根据病史典型的心绞痛症状、典型的缺血性心电图改变（新发或一过性 ST 段压低≥0.lmV，或 T 波倒置≥0.2mV）以及心肌损伤标记物（cTnT、cTnI 或 CK–MB）测定，可以作出 UA/NSTEMI 诊断。诊断未明确的不典型的患者而病情稳定者，可以在出院前做负荷心电图，或做负荷超声心动图、核素心肌灌注显像、冠状动脉造影等检查。冠状动脉造影仍是诊断冠心病的金指标，可以直接显示冠状动脉狭窄程度，对决定治疗策略有重要意义。

（六）治 疗

1. **一般治疗** UA 急性期卧床休息 1 ～ 3 天，吸氧、持续心电图监护。对于低危患者留院观察期间未再发生心绞痛、心电图也无缺血改变、无左心衰竭的临床证据，留院观察 12 ～ 24 小时，期间未发现 CK–MB 升高，肌钙蛋白正常，可留院观察 24 ～ 48 小时后出院。对于中危或高危患者，特别是 cTnT 或 cTnI 升高者，住院时间可相对延长，内科治疗也应强化。

UA/NSTEMI 标准的强化治疗包括：抗缺血治疗、抗血小板和抗凝治疗。有些患者经过强化的内科治疗，病情即趋于稳定。另一些患者经保守治疗无效，可能需要早期介入治疗。关于在 UA/NSTEMI 时使用他汀类药物的疗效，目前已有循证医学证据，如 PROVEIT、A to Z 和 MIRACL 等试验，证明其对 ACS 患者有益，因此建议在 ACS 时尽早使用。

2. **抗缺血治疗** UA/NSTEMI 抗缺血治疗建议如下。

I 类：①静息性胸痛正在发作的患者，床旁连续心电图监测，以发现缺血和心律失常（证据水平 C）。②舌下含服或口喷硝酸甘油后静脉滴注，以迅速缓解缺血及相关症状（证据水平 C）。③有发绀或呼吸困难的患者吸氧，手指脉搏血氧仪或动脉血气测定动脉血氧饱和度（SaO_2）应＞90%，缺氧时需要持续吸氧（证据水平 C）。④硝酸甘油不能即刻缓解症状或出现急性肺充血时，静脉注射硫酸吗啡（证据水平 C）。⑤如果有进行性胸痛，并且没有禁忌证，口服 β 受体阻滞剂，必要时静脉注射（证据水平 B）。⑥频发性心肌缺血并且 β 受体阻滞剂为禁忌时，在没有严重左心室功能受损或其他禁忌时，可以开始非二氢吡啶类钙拮抗剂（如维拉帕米或地尔硫䓬）治疗（证据水平 B）。⑦血管紧张素转换酶抑制剂（ACEI）用于左心室收缩功能障碍或心力衰竭、高血压患者，以及合并糖尿病的 ACS 患者（证据水平 B）。

Ⅱa 类：①没有禁忌证，并且 β 受体阻滞剂和硝酸甘油已使用全量的复发性缺血患者，口服长效钙拮抗剂（证据水平 C）。②所有 ACS 患者使用 ACEI（证据水平 B）。③药物加强治疗后仍频发或持续缺血者，或冠状动脉造影之前或之后血液动力学不稳定者，使用主动脉内球囊反搏（IABP）治疗严重缺血（证据水平 C）。

Ⅱb 类：①非二氢吡啶类钙拮抗剂缓释制剂替代 β 受体阻滞剂（证据水平 B）。②二氢吡啶类钙拮抗剂短效制剂与 β 受体阻滞剂合用（证据水平 B）。

Ⅲ类（不推荐应用）：①使用西地那非 24 小时内使用硝酸甘油或其他硝酸酯类药物（证据水平 C）。②没有 β 受体阻滞剂时使用短效二氢吡啶类钙拮抗剂，变异性心绞痛除外（证据水平 A）。

UA/NSTEMI 时抗缺血治疗的常用药物及使用方法见表 11–10。

UA/NSTEMI 治疗主要有两个目的：即刻缓解缺血和预防严重不良反应后果（即死亡或心肌梗死或再梗死）。其治疗包括抗缺血治疗、抗血小板治疗与抗血栓治疗和根据危险度分层进行有创治疗。

3. **中高危患者的抗缺血治疗** 进行性缺血且对初始药物治疗反应差的患者，以及血液动力学不稳定的患者，均应进行 =CCU 强监测和治疗。血氧饱和度（SaO_2）<90%，或有发绀、呼吸困难或其他高危表现患者，给予吸氧。连续监测心电图，以及时发现致死性心律失常和缺血，并予以处理。

（1）硝酸酯类：硝酸酯能降低心肌需氧，同时增加心肌供氧，对缓解心肌缺血有帮助。心绞痛发作时，可舌下含服硝酸甘油，每次 0.5mg，必要时每间隔 5 分钟可以连用 3 次，或使用硝酸甘油喷雾剂。使用硝酸甘油后症状无缓解且无低血压的患者，可从静脉滴注硝酸甘油中获益。硝酸酯类用法具体见表 11-10。

表 11-10 UA/NSTENMI 时抗缺血治疗常用药物及使用方法

药 物	给药途径	剂 量	注意事项
硝酸酯类			
硝酸甘油	舌下含服	0.5mg,5 ～ 10min 后可重复	作用持续 1 ～ 7min
	喷雾剂	0.5 ～ 1.0mg	作用持续 1 ～ 7min
	皮肤贴片	2.5 ～ 10 mg，每 24 小时 1 次	持续贴用易致耐药性
	静脉制剂	5 ～ 200ug/min，根据情况递增	持续静脉滴注易致耐药性
二硝基异山梨醇	口服片	10 ～ 30mg，3 ～ 4 次 / 日	持续静脉滴注易致耐药性
	口服缓释片	40mg，1 ～ 2 次 / 日	
	静脉制剂	1 ～ 2mg/h 开始，根据个体需要调整剂量，最大剂量不超过 8 ～ 10mg/h	
单硝基异山梨酯	口服片	20mg，2 次 / 日	
	口服控释 / 缓释片 / 胶囊	40 ～ 60mg，1 次 / 日	
β 受体阻滞剂			
普萘洛尔	口服片	10 ～ 80mg，2 次 / 日	非选择性 β 受体阻滞
美托洛尔	口服片	25 ～ 100mg，2 次 / 日	$β_1$ 选择性
阿替洛尔	口服片	25 ～ 50mg，2 次 / 日	$β_1$ 选择性
比索洛尔	口服片	5 ～ 10mg，1 次 / 日	$β_1$ 选择性
钙离子拮抗剂			
硝苯地平缓释 / 控释片	口服片	30 ～ 60mg，1 次 / 日	长效
氨氯地平	口服片	5 ～ 10mg，1 次 / 日	长效
非洛地平（缓释）	口服片	5 ～ 10mg，1 次 / 日	长效
尼卡地平（缓释）	口服片	40mg，2 次 / 日	中效
地尔硫草（缓释）	口服片	90 ～ 180mg，1 次 / 日	长效
地尔硫草(普通片)	口服片	30 ～ 60mg，3 次 / 日	短效
维拉帕米（缓释）	口服片	120 ～ 240mg，1 次 / 日	长效
维拉帕米(普通片)	口服片	40 ～ 80mg，3 次 / 日	短效
硫酸吗啡	静脉注射	1 ～ 5mg，静脉注射（必要时）5 ～ 30min 重复 1 次	引起呼吸和（或）循环障碍时，可以静脉注射纳洛酮 0.4 ～ 2.0 mg 纠正

UA/NSTEMI 患者使用硝酸酯类是基于病理生理学和广泛、非对照的临床观察结果，没有随机、安慰剂对照的试验来证实其有减轻症状或减少心脏事件的作用。尽管如此，硝酸酯类仍是控制 UA/NSTEMI 心肌缺血的重要药物。

（2）吗啡：应用硝酸酯类药物后症状不缓解或是充分抗缺血治疗后症状复发，且无低血压及其他不能耐受的情况时，一般可静脉注射硫酸吗啡 3mg，必要时 5 ～ 15 分钟重复使用 1 次，以减轻症状，保证患者舒适。

（3）β 受体阻滞剂：UA/NSTEMI 患者使用 β 受体阻滞剂受益的证据是基于有限的随机试验资料，病理生理学机制和来自其他临床情况（稳定型心绞痛、AMI 或心力衰竭）患者的经验。一项 Meta 分析发现，应用 β 受体阻滞剂可使 AMI 的发生率降低 13%。

β 受体阻滞剂通过负性肌力和负性频率作用，降低心肌需氧量和增加冠状动脉灌注时间，因而有抗缺血作用。在没有禁忌证时应当早期开始使用 β 受体阻滞剂，高危及进行性静息性疼痛的患者，先静脉使用，然后改为口服。中低危患者可以口服 β 受体阻滞剂。应当优先选用无内源性拟交感活性的 β 受体阻滞剂。

使用 β 受体阻滞剂的禁忌证为：一度房室传导阻滞（AVB）（P–R 间期＞0.24 秒）、任何形式的二度或三度 AVB 而无起搏器保护、严重的心动过缓（＜50 次 / 分钟）、低血压 [收缩压（SBP）＜90mmHg（lmmHg=0.133kPa）]、有哮喘病史或严重慢性心力衰竭。慢性阻塞性肺病（COPD）患者应当非常小心地使用 β_1 受体阻滞药。β 受体阻滞剂使用剂量及方法具体见表 11-10。

以下给药方案可供选择：缓慢静脉推注 5mg 美托洛尔（1 ～ 2 分钟内），每 5 分钟给药 1 次，共 3 次。最后一次静脉注射后开始口服治疗，美托洛尔 25 ～ 50mg，每 6 ～ 8 小时 1 次，共 48 小时，之后维持量用 25 ～ 100mg，每日 2 次，有条件的应使用缓释片。使用 β 受体阻滞剂治疗期间，应经常监测心律、心率、血压及心电图，并且听诊肺部有无啰音和支气管痉挛。使用 β 受体阻滞剂的目标心率为 50 ～ 60 次 / 分钟。

（4）钙离子拮抗剂：目前在 UA/NSTEMI 患者中使用钙离子拮抗剂随机试验资料很少，在缓解临床症状上与 β 受体阻滞剂相似。但在一项大规模的随机临床实验中，单独应用硝苯地平虽无统计学意义但有增加心肌梗死和心绞痛的倾向（与安慰剂相比），而应用美托洛尔或美托洛尔合用硝苯地平的患者可降低上述事件的发生。一项 Meta 分析发现，在 UA 患者中钙离子拮抗剂不能防止 AMI 的发生和降低死亡率。同时，一些临床观察发现，短效硝苯地平对冠心病患者死亡率产生不利影响，而在一项试验中发现地尔硫䓬对 NSTEMI 有保护作用。

因此，已经使用足量硝酸酯和 β 受体阻滞剂的患者，或不能耐受硝酸酯和 β 受体阻滞剂的患者或变异性心绞痛的患者，可以使用钙离子拮抗剂控制进行性缺血或复发性缺血。ACS 在没有联合使用 β 受体阻滞剂时，应避免使用快速释放的短效二氢吡啶类，因其可增加不良事件的发生。肺水肿或严重左心室功能不全者，应避免使用维拉帕米和地尔硫䓬。慢性左心功能不全患者可以耐受氨氯地平和非洛地平。所有钙离子拮抗剂在 UA/NSTEMI 的获益主要限于控制缺血症状，因此建议，将二氢吡啶类钙拮抗剂作为硝酸酯和 β 受体阻滞剂后的第二或第三选择。不能使用 β 受体阻滞剂的患者，可选择减慢心率的钙离子拮抗剂维拉帕米和地尔硫䓬。

（5）其他：ACEI 可以降低 AMI、糖尿病伴左室功能不全及高危冠心病患者的死亡率，因此在这类患者及虽然使用了 β 受体阻滞剂和硝酸酯仍不能控制缺血症状的高血压患者，应当使用 ACEI，如果不能耐受 ACEI 者可选用血管紧张素Ⅱ受体阻滞药。对于不伴上述情况的低危患者，可以不必使用ACEI。

IABP可以降低左心室的后负荷和增加左心室心肌舒张期灌注，因而可能对顽固性严重缺血有效。

4. 抗血小板治疗　UA/NSTEMI抗血小板治疗的建议如下。

Ⅰ类：①应当迅速开始抗血小板治疗。首选阿司匹林，一旦出现胸痛的症状，立即给药并持续用药（证据水平A）。②阿司匹林过敏或胃肠道疾病不能耐受阿司匹林的患者，应当给予负荷量后每天应用维持剂量的氯吡格雷（证据水平B）、普拉格雷（准备PCI治疗的患者，证据水平C）或替卡格雷（证据水平C）。③中等、高风险和准备行早期PCI的患者，应给予双重抗血小板治疗（证据水平A），除了使用阿司匹林外（证据水平A），应联合使用氯吡格雷（证据水平B）、替卡格雷（证据水平B），或静脉注射血小板膜糖蛋白（GP）Ⅱb/Ⅲa受体拮抗剂依替巴肽或替罗非班（证据水平B）。④在不准备行早期PCI的患者，除使用阿司匹林和抗凝治疗外，应联合使用氯吡格雷、替卡格雷12个月（证据水平B）。⑤选择保守治疗的患者，如出现症状、缺血复发、心衰或严重心律失常，应做诊断性冠状动脉造影（证据水平A）。在造影前应加用GPⅡb/Ⅲa受体拮抗剂依替巴肽或替罗非班（证据水平B）、氯吡格雷（证据水平B）、替卡格雷（证据水平B）。⑥计划行PCI的患者，应给予以下负荷剂量的血小板P2Y12受体拮抗剂：在PCI前应尽早给予氯吡格雷600mg（证据水平B）；至少PCI前1小时给予普拉格雷60mg（证据水平B）；在PCI前应尽早给予替卡格雷180mg（证据水平B）。⑦血小板P2Y12受体拮抗剂的维持剂量及时间如下：行PCI的患者，应给予氯吡格雷75mg/d、普拉格雷10mg/d或替卡格雷90mg2次/天至少12个月（证据水平B）；如果出血的风险超过预期效益时，可考虑早期停用（证据水平C）。

Ⅱa类：①选择保守治疗的患者在应用阿司匹林、血小板P2Y12受体拮抗剂和抗凝治疗后仍出现缺血复发，加用GPⅡb/Ⅲa受体拮抗剂是可行的（证据水平C）。②选择PCI的患者，如在PCI前6小时至少应用氯吡格雷300mg和使用比伐卢定作为抗凝剂，不再静脉应用GPⅡb/Ⅲa受体拮抗剂是可行的（证据水平B）。

Ⅱb类：①选择保守治疗的患者在给予抗血小板和抗凝治疗后加用GPⅡb/Ⅲa受体拮抗剂可能是可行的（证据水平B）。②出血风险低及不可能行CABG的患者，在冠状动脉造影及计划行PCI前，可考虑给予普拉格雷60mg（证据水平C）。③选择介入治疗的高风险患者，如肌钙蛋白升高、糖尿病或ST段压低明显，没有高出血风险者，在使用阿司匹林和血小板P2Y12受体拮抗剂时，加用GPⅡb/Ⅲa受体拮抗剂（证据水平B）。④选择PCI且无高出血风险的患者，应用氯吡格雷负荷量600mg后，再给予6天150mg/d，然后再应用150mg/d维持治疗（证据水平B）。

Ⅲ类（无益处）：①不准备行PCI的患者使用阿昔单抗（证据水平A）。②发生缺血性事件风险低、出血风险高、已应用阿司匹林和血小板P2Y12受体拮抗剂的患者，不推荐使用GPⅡb/Ⅲa受体拮抗剂（证据水平B）。

Ⅲ类（有害）：既往有中风和（或）TIA的患者计划行PCI，应用普拉格雷是有害的（证据水平B）。

在抗血小板治疗中，阿司匹林通过不可逆地抑制血小板内环氧化酶-1防止血栓烷A2形成，因而阻断血小板聚集。在诊断UA/NSTEMI时，如果既往没有用过阿司匹林，可以首剂嚼服阿司匹林0.3g，或口服水溶性制剂，以后75～150mg/d。每位UA/NSTEMT患者均应使用阿司匹林，除非有禁忌证。

氯吡格雷是二磷酸腺苷（ADP）受体拮抗剂，它们选择性不可逆地与血小板膜表面二磷酸腺苷（adenosine diphosphate，ADP）受体 P2Y12 结合，发挥阻断 ADP 与血小板受体结合，以及继发 ADP 介导的糖蛋白 GPⅡbPⅢa 复合物活化的作用，从而抑制血小板聚集，噻氯匹定作用不如阿司匹林快，需要数天才能达到最大作用。CAPRIE 研究共入选 19 185 例患者，随机口服阿司匹林 325mg/d 或氯吡格雷 75mg/d，缺血性卒中、心肌梗死或血管性死亡的相对危险度降低，与阿司匹林组相比，氯吡格雷组降低 8.7%（P=0.043），提示氯吡格雷的疗效≥阿司匹林，因而对不能耐受阿司匹林者，氯吡格雷可作为替代治疗。此外，CURE 试验证明，阿司匹林联合使用氯吡格雷，心血管死亡、心肌梗死或脑卒中的发生率明显低于单用阿司匹林 [9.3%：11.5%，相对危险度（RR）=0.80，P＜0.01]。PCI-CURE 试验证明，PCI 患者中阿司匹林联合使用氯吡格雷与单用阿司匹林比较，PCI 后 30 天的心血管死亡、心肌梗死或急诊靶血管重建治疗发生率明显降低（4.5%：6.4%，RR=0.70，P=0.03），1 年的上述终点事件发生率也明显降低，因此在 PCI 患者中应常规使用氯吡格雷。阿司匹林＋氯吡格雷可以增加择期 CABG 患者术中、术后大出血危险，因而准备行 CABG 者，应停用氯吡格雷 5 ～ 7 天。

血小板 GPⅡb/Ⅲa 受体拮抗剂有阿昔单抗（鼠科动物单克隆抗体的 Fab 片断）、依替巴肽（eptfibatide，环状七肽）和替罗非班（tirofiban，非肽类）。阿司匹林、氯吡格雷和 GPⅡb/Ⅲa 受体拮抗剂联合应用是目前最强的抗血小板措施。GUOSTO-IV-ACS，PRISM，PRISM-PLUS，PURSUIT，CAPTURE 等试验研究了各种 GPⅡb/Ⅲa 受体拮抗剂对 ACS 的疗效，结果 GPⅡb/Ⅲa 受体拮抗剂在行 PCI 的 UA/NSTEMI 患者中可能明显受益。而对不准备行 PCI 的低危患者，获益不明显。因此 GPⅡb/Ⅲa 受体拮抗剂只建议用于准备行 PCI 的 ACS 患者，或不准备行 PCI，但有高危特征的 ACS 患者。而对不准备行 PCI 的低危患者不建议使用 GPⅡb/Ⅲa 受体拮抗剂。

5. 特殊情况下的抗血小板及抗凝治疗

I 类

（1）选择保守治疗并且不需要行诊断性冠状动脉造影的患者，应进行运动试验（证据水平 B）：①运动试验后，发现不是低危患者，应进行诊断性冠状动脉造影（证据水平 A）。②运动试验后，发现是低危患者，在准备出院时给予以下治疗：继续服用阿司匹林（证据水平 A）；继续服用氯吡格雷或替卡格雷 12 个月（证据水平 B）；不需继续静脉应用 GPⅡb/Ⅲa 受体拮抗剂（证据水平 A）；继续应用肝素 48 小时（证据水平 A）或住院期间应用依诺肝素（证据水平 A）或磺达肝素（证据水平 B）至少 8 天，然后停止抗凝治疗。

（2）诊断性造影后需要行 CABG 的患者，应给予以下处理：①继续服用阿司匹林（证据水平 B）。② CABG 前 4 小时停用静脉 GPⅡb/Ⅲa 受体拮抗剂依替巴肽或替罗非班（证据水平 B）。③应进行以下抗凝治疗：继续给予肝素（证据水平 B）；CABG 前 12 ～ 24 小时停用依诺肝素，换用肝素（证据水平 B）；CABG 前 24 小时停用磺达肝素，换用肝素（证据水平 B）；CABG 前 3 小时停用比伐卢定，换用肝素（证据水平 B）。

（3）诊断性造影后需要行 PCI 的患者，应给予以下处理：①继续服用阿司匹林（证据水平 A）。②如在诊断性造影前未给予负荷量的血小板 P2Y12 受体拮抗剂，PCI 前应服用（证据水平 A）。③ PCI 后无并发症的患者停止抗凝治疗（证据水平 B）。

（4）冠状动脉造影无明显狭窄并选择药物治疗的患者，应给予抗血小板和抗凝治疗（证据水平 C）。即使没有明显狭窄，但存在冠状动脉粥样硬化的患者，应给予抗血小板和其他二级预防治疗（证据水平 C）。

（5）冠状动脉造影诊断冠心病患者选择药物治疗，应进行以下处理：①继续服用阿司匹林（证据水平 A）。②在诊断性造影前未给予血小板 P2Y12 受体拮抗剂的患者，应给予负荷量的氯吡格雷或替卡格雷（证据水平 B）。③停用静脉 GPⅡb/Ⅲa 受体拮抗剂（证据水平 B）。④应进行以下抗凝处理：在诊断性造影前给予肝素的患者，继续应用 48 小时或直至出院（证据水平 A）；在诊断性造影前给予依诺肝素的患者，住院期间继续应用 8 天（证据水平 A）；在诊断性造影前给予磺达肝素的患者，住院期间继续应用 8 天（证据水平 B）；在诊断性造影前给予比伐卢定的患者，0.25mg/Kg.h 继续应用 72 小时（证据水平 B）。

（6）未进行诊断性造影和运动试验并选择保守治疗的患者，应进行以下处理：①继续服用阿司匹林（证据水平 A）；②继续服用氯吡格雷或替卡格雷 12 个月（证据水平 B）；③不需继续静脉应用 GPⅡb/Ⅲa 受体拮抗剂（证据水平 A）；④继续应用肝素 48 小时（证据水平 A），或住院期间应用依诺肝素（证据水平 A），或磺达肝素（证据水平 B）至少 8 天，然后停止抗凝治疗。

（7）选择保守治疗并且不需要诊断性造影的患者应测量 LVEF（证据水平 A）。

Ⅱa 类

（1）诊断性造影后选择行 PCI 的患者，造影前未应用者使用 GPⅡb/Ⅲa 受体拮抗剂是合理的，特别是那些肌钙蛋白阳性和（或）高危患者（证据水平 A）。

（2）选择行 PCI 的患者已应用比伐卢定或 6 小时前使用氯吡格雷 300mg，不再应用 GPⅡb/Ⅲa 受体拮抗剂是合理的（证据水平 B）。

（3）如 LVEF≤0.40，进行诊断性冠状动脉造影是合理的（证据水平 B）。

（4）如 LVEF＞0.40，进行运动试验是合理的（证据水平 B）。

Ⅱb 类

（1）给予血小板 P2Y12 受体拮抗剂的患者，血小板功能试验结果可能会改变治疗措施（证据水平 B）。

（2）CYP2C19 基因功能缺失性变异患者，可能会改变血小板 P2Y12 受体拮抗剂的治疗方案（证据水平 C）。

Ⅲ类（无益处）：没有急性 ST 段抬高、正后壁心肌梗死或新发左束支传导阻滞的患者，不能进行静脉溶栓治疗（证据水平 A）。

在 UA/NSTEMI 中早期使用肝素，可以降低患者 AMI 和心肌缺血的发生率，联合使用阿司匹林获益更大。LMWH 与普通肝素疗效相似，依诺肝素疗效还优于普通肝素（ESSENCE，TIMI-llB）。LMWH 可以皮下注射，无须监测 APTT，较少发生肝素诱导的血小板减少，因此在某些情况下可以替代普通肝素。普通肝素和 LMWH 在 UA/NSTEMI 治疗中都是作为 I 类建议被推荐的。其他直接抗凝血酶药只是用于肝素诱导的血小板减少患者的抗凝治疗。CARS 等试验显示，华法林低强度或中等强度抗凝不能使 UA/NSTEMI 患者受益，因而不宜使用。但是如果有明确指征，如合并心房颤动和人工机械瓣，则应当使用华法林。

TIMI-ⅢB，ISIS-2，GISSI-1 等试验均证明，UA/NSTEMI 时使用溶栓疗法不能明显获益，相反会增加心肌梗死的危险。因此不主张在 UA/NSTEMI 时使用溶栓疗法。

6. 他汀类药物在 ACS 中的应用　目前已有较多的证据（PROVE IT、A to Z、MIRACL 等）显示，在 ACS 早期给予他汀类药物，可以改善预后，降低终点事件发生率，这可能和他汀类药物抗炎症及稳定斑块作用有关。因此 ACS 患者应在 24 小时内检查血脂，在出院前尽早给予较大剂量他汀类药物。

7. UA/NASTEMI 的冠状动脉血管重建治疗 自 20 世纪 80 年代以来，对于非 ST 段抬高 ACS 患者选择早期侵入还是保守治疗策略一直存在较大争议，随着 FRISC-Ⅱ、TACTICS-TIMI18 和 RITA-3 等三项试验结果的相继公布，确立了早期侵入的临床得益，其中高危患者的获益更大。因此，ACC/AHA、ESC 及我国相关诊断和治疗指南均建议，非 ST 段抬高 ACS 患者应采取早期侵入治疗，尤其是高危患者。

对于非 ST 段抬高的 ACS 患者进行血管重建的目的，是治疗反复发作的心肌缺血以防进展为心肌梗死或猝死。在非 ST 段抬高的 ACS 发病早期，由于病变和临床情况不稳定，侵入治疗的风险也较高，有必要对风险与获益进行评估。早期侵入策略有许多潜在优势：首先，早期冠状动脉造影能迅速明确冠状动脉解剖，从而根据病变程度和特征决定有无血管重建的指征和血管重建的首选方式；其次，快速血运重建大大减少了抗血栓药用量，降低出血风险；再次，对于拟行 PCI 的患者，延迟介入可能导致冠状动脉内血栓机化，增高远端微血栓的发生率和围手术期心肌梗死的风险；此外，早期侵入还可以明显减少住院时间，降低住院费用。

（1）冠状动脉造影术：能否实施 PCI 的前提是冠状动脉造影，对血液动力学极不稳定的患者（肺水肿、低血压、致命性恶性心律失常）推荐在 IABP 支持下进行冠状动脉造影，并限制冠状动脉内多次注入造影剂，也不进行左室造影，以免血液动力学状态恶化，其左室功能可由超声心动图评价。除对造影剂有过敏的患者外，其他患者一般无须特殊预防措施。就冠状动脉造影而言，一般无绝对禁忌证。

通常 UA/NSTEMI 患者有下列情况时应尽早行冠状动脉造影检查：UA/NSTEMI 患者伴明显血液动力学不稳定；尽管采用充分的药物治疗，心肌缺血症状反复出现；临床表现高危，例如：与缺血有关的充血性心力衰竭或恶性室性心律失常；心肌梗死或心肌缺血面积较大，无创性检查显示左心功能障碍，左室射血分数（LVEF）<35%；做过 PCI 或 CABG 又再发心肌缺血者。

（2）PCI 及早期 PCI 和保守治疗的比较：支架置入有助于在病变处通过机械力量稳定已破裂的斑块，这种益处对于高危病变尤其明显。BENESTENT Ⅱ试验对 UA 患者，特别是亚组分析表明，支架置入术安全可行且 6 个月再狭窄率低于球囊成形术，携带有不同药物的支架益处更为突出。根据 SIRIUS 和 TAXUS 试验，对于单支原发病变，药物洗脱支架的再狭窄率低于 10%。

早期 PCI 与保守治疗的比较：对于 UA/NSTEMI 患者是否常规行早期 PCI 一直没有定论。FRISC Ⅱ随机对照研究入选了 2 457 例高危的不稳定型心绞痛患者，分为早期介入治疗组（平均 4 天内行 PCI，8 天内行 CABG）和保守治疗组（只对严重心绞痛患者行 PCI）。12 个月内早期治疗组 78% 而保守治疗组 43% 进行了血管重建，随访 1 年后发现，早期介入治疗组总死亡率显著降低 [2.2%：3.9%，RR=0.57，95% 可信区间（CI）：0.36 ～ 0.90]，心肌梗死发生率亦明显减少（8.6%：11.6%，RR=0.74，95%CI：0.59 ～ 0.94）。同样，死亡和心肌梗死的复合事件发生率显著减少（10.4% 比 14.1%，RR=0.74，95%CI：0.60 ～ 0.92）。TACTIC 随机对照研究入选 2 220 例 UA/NSTEMI 患者，随机分为早期介入治疗组（2 ～ 48 小时内）和保守治疗组。前者包括常规的冠状动脉造影及随后的合理性血管重建术，后者是只有当患者存在严重缺血，药物控制不满意时才实施早期 PCI，介入治疗组的患者 60% 进行了 PCI，保守治疗组有 36% 进行了 PCI，随访 6 个月，主要终点事件发生率（死亡、非致命心肌梗死和因 ACS 再次入院率）明显减少（19.4%：15.4%，P=0.025），但亚组分析显示高危 ACS 患者，如肌钙蛋白明显升高的患者受益最大。而低危 ACS 患者两组比较在心脏事件发生率方面差异无明显统计学意义。

最近 ISAR-COOL 试验对比研究了 410 例非 ST 段抬高 ACS 患者的早期 PCI（6 小时）和近期 PCI（3 ～ 5 日后）的临床疗效，结果显示，早期 PCI 明显降低 ACS 患者的死亡率和心肌梗死发生率（5.9%：11.6%，P=0.04）。从 FRISC Ⅱ 以及 TACTICS 和 ISAR-COOL 试验可以看出，对于非 ST 段抬高 ACS 特别是高危 ACS 患者，选择早期 PCI 辅以充分的抗缺血及抗血小板药物和强化降脂治疗，较之选择保守治疗有更良好的临床疗效。

（3）CABG：20 世纪 70 年代开始采用随机对照研究的方法，比较内科和外科手术治疗 UA 的临床疗效，此阶段先后有 8 个临床随机对照试验结果均显示，CABG 能够改善症状和心脏功能，特别是对于左主干和多支冠状动脉病变，以及冠心病合并左心功能不全的患者，均能明显延长生存时间。而单支或双支血管病变具有正常左心功能的患者，存活时间方面的差异无统计学意义。但是这些试验只是反映了较早年代外科治疗和内科治疗的结果，没有反映出麻醉学和外科技术方面的进步，包括乳内动脉至前降支血管和全动脉化旁路移植术，以及使用含钾心脏停跳液的术中心脏保护技术。20 世纪 90 年代，研究重点转移到比较 CABG 与 PTCA 的临床疗效方面，经 BARI 和 CABRI 等临床试验显示，与 PTCA 治疗比较，CABG 治疗多支血管病变合并糖尿病患者能明显延长存活时间。

1996 年，Jones 等报道了一项大规模的注册研究，比较了 CABG、PTCA 和药物治疗的各自疗效，总共注册登记了 9 263 例冠心病患者，比较 5 年存活率发现，与药物治疗及 PTCA 相比，CABG 治疗 3 支血管病变或双支伴前降支近端高度狭窄病变的 5 年存活率明显提高。对于双支血管病变（不伴前降支近端高度狭窄病变）和单支血管病变患者，PTCA 和 CABG 的 5 年存活率明显优于药物治疗，PTCA 治疗单支血管病变（不包括前降支近端高度狭窄的患者）的 5 年存活率优于 CABG。

比较不同血管重建治疗策略的一项重要目标，就是要将最先进外科技术与最现代化 PCI 技术进行比较，但遗憾的是目前尚无此方面的大规模的随机对照试验。与 PTCA 相比，冠状动脉支架术可以提高手术操作的安全性和降低再狭窄，特别是近年来药物洗脱支架的广泛应用，进一步降低了支架的再狭窄发生率，使得 PCT 的适应证明显拓宽。外科治疗技术方面的进展，包括左乳内动脉移植至前降支，全动脉化旁路移植术与大隐静脉桥相比，可明显提高移植血管的寿命，改善患者的长期预后。再灌注与微创手术方法的进步可以使 CABG 并发症发生率降低，因此在治疗 UA/NSTEMI 方面确定最佳的血管重建治疗方式，仍有待进一步地研究证实。

（4）有关早期保守治疗与早期有创治疗的建议

I 类：UA/NSTEMI 患者和具有下列高危因素之一者，行早期有创治疗（证据水平 A）：①尽管已采取强化抗缺血治疗，但是仍有静息或低活动量的复发性心绞痛 / 心肌缺血；② cTnT 或 cTnI 明显升高；③新出现的 ST 段下移；④复发性心绞痛 / 心肌缺血伴有与缺血有关的心力衰竭症状、S3 奔马律、肺水肿、肺部啰音增多或恶化的二尖瓣关闭不全；⑤血液动力学不稳定。

Ⅱa 类：治疗后仍有复发性 ACS 表现，但是没有进行性缺血或高危特征的患者，进行早期有创治疗（证据水平 C）。

Ⅲ类（不推荐应用）：①多脏器病变（即肝功能不全、呼吸功能不全、肝癌、肺癌等）的患者，血管重建术危险性可能大于益处的患者进行冠状动脉造影（证据水平 C）。②无论表现如何，不愿行血管重建治疗的患者也可进行冠状动脉造影（证据水平 C）。

（5）UA/NSTEMI 患者行 PCI 和 CABG 的适应证和治疗选择

Ⅰ类：①严重左主干病变，特别是左主干分叉病变，首选 CABG（证据水平 A）。②三支血管病变合并左心功能不全或合并糖尿病患者应首选 CABG（证据水平 A）。③单支或双支冠状动脉病变（不包括前降支近端病变）可首选 PCI（证据水平 A）。

Ⅱa 类：①左前降支近端严重狭窄的单支病变者，可行 PCI 或 CABG（证据水平 B）。②对外科手术高危的顽固心肌缺血患者（包括 LVEF＜35%，年龄＞80 岁），其 PCI 策略是主要解决缺血相关病变。

Ⅲ类（不推荐应用）：①临床无心肌缺血症状的单支或双支病变，不伴有前降支近端严重狭窄，负荷试验未显示心肌缺血者行 PCI 或 CABG（证据水平 C）。②非严重冠状动脉狭窄（狭窄直径＜50%）者，行 PCI 或 CABG（证据水平 C）。

8. 出院后的治疗 UA/NSTEMI 的急性期通常 2 个月。在此期间演变为心肌梗死或再次发生心肌梗死或死亡的危险性最高。急性期后 1 ～ 3 个月，多数患者的临床过程与慢性稳定型心绞痛者相同，可按慢性稳定型心绞痛指南进行危险分层和治疗。UA/NSTEMI 的平均住院时间应视病情而定。一般低危患者可住院观察治疗 3 ～ 5 天，高危患者可能需要延长住院时间。早期 PCI 可能缩短高危患者的住院时间。

出院后患者应坚持住院期间的治疗方案，但是必须适合门诊治疗的特点，同时消除和控制存在的冠心病危险因素。所谓的 ABCDE 方案 [A，阿司匹林，ACEI，血管紧张素Ⅱ受体拮抗剂（ARB）和抗心绞痛；B，β 受体阻滞剂和控制血压；C，降低胆固醇和戒烟；D，合理膳食和控制糖尿病；E，给予患者健康教育和指导适当的运动] 对于治疗有帮助。

出院后药物治疗的目的：①改善预后。如阿司匹林、β 受体阻滞剂、调脂药物（特别是他汀类药物）、ACEI（特别对 LVEF＜0.40 的患者）、糖尿病等；②控制缺血症状。如硝酸酯类、β 受体阻滞剂和钙拮抗剂；③控制主要危险因素。如吸烟、高脂血症、高血压和糖尿病等。

关于出院后治疗的建议：

Ⅰ类：①无禁忌时，阿司匹林 75 ～ 150mg（证据水平 A）。②由于过敏或胃肠道严重不适而不能耐受阿司匹林，而且无禁忌证时，使用氯吡格雷 75mg/d（证据水平 A）。③ UA/NSTEMT 后，联合应用阿司匹林和氯吡格雷 12 个月（证据水平 B）。④无禁忌证时使用 β 受体阻滞剂抗缺血（证据水平 A）。⑤ β 受体阻滞剂治疗缺血无效时（证据水平 B）或 β 受体阻滞剂有禁忌或发生严重不良反应时（证据水平 C）使用钙拮抗剂，避免使用短效的二氢吡啶类钙拮抗剂，变异型心绞痛除外。⑥ ACS 患者包括血管重建治疗的患者，出院后应坚持口服他汀类降脂药物和控制饮食，低密度脂蛋白胆固醇（LDL-C）目标值＜2.59mmol/L（100mg/dl），高危患者可将 LDL-C 降至 1.81mmol/L（70mg/dl）以下（证据水平 A）。⑦ LDL-C 达标后，单独出现高密度脂蛋白胆固醇（HDL-C）＜1.04mmol/L（40mg/dl）或同时存在其他血脂指标异常，可联合使用贝特类或烟酸类药物（证据水平 B）。⑧慢性心力衰竭、左心功能不全（LVEF＜0.40）、高血压或糖尿病的患者口服 ACEI（证据水平 A）。⑨控制高血压 140/90mmHg（证据水平 B）。⑩糖尿病患者严格控制血糖水平［糖化血红蛋白（HbAlC）＜6.5%，（证据水平 B）］。⑪ 用硝酸酯类控制心绞痛（证据水平 C）。⑫ 鼓励患者戒烟，同时还应当鼓励与患者一同生活的家庭成员戒烟，以强化戒烟效果和降低被动吸烟的危险（证据水平 B）。⑬ 肥胖的患者应当减重，重点是强调控制饮食和适当运动（证据水平 B）。⑭ 给予患者运动指导（证据水平 C）。

Ⅱa 类：① HDL-C＜1.04mmol/L（40mg/dl）和甘油三酯（TG）＞5.2mmol/L（200mg/dl））的患者，使用贝特类或烟酸类药物（证据水平 B）。②绝经后妇女 ACS 发病前已开始雌激素替代治疗（HRT）者，继续该治疗（证据水平 C）。③所有 ACS 患者使用 ACEI（证据水平 B）。

Ⅱb 类：①合用或不合用阿司匹林的低强度华法林抗凝（证据水平 B）。②用抗抑郁药治疗抑郁症（证据水平 C）。

Ⅲ类（不推荐应用）：绝经后妇女在 ACS 后开始雌激素替代治疗（证据水平 B）。

急性期未行 PCI 或 CABG 的 ACS 患者，出院后经药物治疗，UA 仍反复发作，或药物治疗后仍有严重慢性稳定型心绞痛，并适合做血管重建的患者，应行冠状动脉造影检查。一般主要在下列情况时做冠状动脉造影：①心绞痛症状明显加重，包括 UA 复发。②高危表现，即 ST 段下移≥2mm，负荷试验时收缩压下降≥10mmHg。③出现与缺血有关的充血性心力衰竭。④轻微劳力即诱发心绞痛（因心绞痛不能完成 Bruce 方案 2 级）。⑤心脏性猝死复苏存活者。

四、急性 ST 段抬高型心肌梗死

急性心肌梗死（acute myocardial infarction，AMI）是在冠状动脉病变的基础上，引起了冠状动脉血供急剧减少或中断，使相应的心肌严重而持久地急性缺血所致的部分发生急性坏死，出现以剧烈胸痛、急性循环功能障碍、心电图和心肌酶学的动态变化为临床特征的一种急性缺血性心脏病。其基础病变大多数为冠状动脉粥样硬化，少数为其他病变如急性冠状动脉栓塞等。本文主要参考近年来有关临床试验的研究结果，ACC/AHA、ESC 及我国有关诊断和治疗指南。

（一）临床分类

1 型：与缺血相关的自发性心肌梗死，由 1 次原发性冠状动脉事件（如斑块侵蚀及破裂、裂隙或夹层）引起。

2 型：继发于缺血的心肌梗死，由于心肌需氧增加或供氧减少引起，如冠状动脉痉挛或栓塞、贫血、心律失常、高血压、低血压。

3 型：突发、未预料的心脏性死亡，包括心脏停跳，常有提示心肌缺血的症状，伴有推测为新的 ST 段抬高，新出现的左束支传导阻滞，或冠状动脉造影和（或）病理上冠状动脉有新鲜血栓的证据，但死亡发生于可取得血样本之前或血中生物标志物出现之前。

4a 型：伴发于 PCI 的心肌梗死。

4b 型：伴发于支架血栓形成的心肌梗死。

5 型：伴发于 CABG 的心肌梗死。

本节主要阐述“全球统一定义”1 型，即自发性急性 STEMI 的诊断和治疗，这些患者大多数出现典型的心肌坏死的生物标志物升高，并进展为 Q 波心肌梗死。

（二）发病情况

本病在欧美常见，20 世纪 50 年代美国本病死亡率＞300/10 万人，70 年代以后降到＜200/10 万人。美国 35 ～ 84 岁人群中年发病率男性为 7.1%，女性为 2.2%；每年约有 80 万人发生心肌梗死，45 万人再梗死。在我国本病远不如欧美多见，70 和 80 年代北京、河北、哈尔滨、黑龙江、上海、广州等省市，年发病率仅 0.02% ～ 0.06%，其中以华北地区最高。近年来国内发病率有增高趋势，现患心肌梗死约 200 万人，每年新发 50 万人，其中城市多于农村。北京地区 16 所大中型医院每年收住院的急性心肌梗死病例，1991 年

（1492 例）病例数为 1972 年（604 例）的 2.47 倍，上海 10 所大医院 1989 年（300 例）病例数为 1970 年（78 例）的 3.84 倍。

本病男性多于女性，国内资料显示比例在 1.9 ～ 5：1 之间。患病年龄在 40 岁以上者占 87% ～ 96.5%。女性发病较男性晚 10 年，男性患病的高峰年龄为 51 ～ 60 岁，女性则为 61 ～ 70 岁，随年龄增长男女比例的差别逐渐缩小。60% ～ 89% 的患者伴有或在发病前有高血压，近半数的患者既往有冠心病。吸烟、肥胖、糖尿病和缺少体力活动者，较易患病。

（三）病理解剖

若冠状动脉管腔急性完全闭塞，供血完全停止，导致所供区域心室壁心肌透壁性坏死，临床上表现为典型的 STEMI，即传统的 Q 波型 MI。在冠状动脉闭塞后 20 ～ 30 分钟，受其供血的心肌即有少数坏死，开始了 AMI 的病理过程。1 ～ 2 小时之内绝大部分心肌呈凝固性坏死，心肌间质充血、水肿，伴多量炎症细胞浸润，以后坏死的心肌纤维逐渐溶解，形成肌溶灶，随后渐有肉芽组织形成。坏死组织 1 ～ 2 周开始吸收，并逐渐纤维化，在 6 ～ 8 周后进入慢性期形成瘢痕而愈合，称为陈旧性或愈合性 MI。瘢痕大者可逐渐向外膨出而形成室壁瘤。梗死附近心肌的供血随侧支循环的建立而逐渐恢复。病变可波及心包而出现反应性心包炎，波及心内膜引起附壁血栓形成。在心腔内压力的作用下，坏死的心壁可破裂，破裂可发生在心室游离壁、乳头肌或心室间壁处。

1. **心肌梗死的类型** Q 波性心肌梗死（透壁性心肌梗死），常发生于单支冠状动脉狭窄的供血区域内，绝大部分合并有急性冠状动脉血栓形成，心肌坏死累及到心室壁的全层。

非 Q 波性心肌梗死（非透壁性心肌梗死），常发生于多支冠状动脉严重狭窄患者，当有促发因素时，尤其当心肌氧供需不均衡时，由于心肌存在普遍的低血流灌注而导致非透壁性心肌梗死。与 Q 波心肌梗死相比，冠状动脉完全性血栓性闭塞的发生率较少；由于该类患者易建立一定数量的侧支循环和存在早期自发性溶栓倾向，可阻止透壁性梗死的进一步发展。

2. **冠状动脉病变与心肌梗死的关系** 冠心病患者是否引起透壁性、非透壁性心肌梗死，或不发生心肌梗死与血栓闭塞部位、形成的速度和侧支循环建立的程度等密切相关。

冠状动脉闭塞最常累及左冠状动脉前降支，如血栓闭塞发生于对角支开口之下的部位，可引起左心室前壁，心尖部、前间隔和前外乳头肌梗死；如前降支发育过长，绕过心尖供应左室下壁的 1/3 以上时，则上述部位前降支闭塞，可引起左室下壁局限性心肌梗死；部分前降支向 1/3 以上右心室前壁供血，故前壁梗死也可并发右心室梗死；如血栓闭塞发生于对角支开口之上、邻近左主干的前降支近端处，可引起左室前壁、前侧壁广泛梗死，常并发泵功能衰竭。

左回旋支闭塞可引起左心室侧壁、左心房梗死；若冠状动脉解剖为左冠状动脉优势型，则左回旋支闭塞可引起左室下壁、正后壁及室间隔后 1/3 梗死。

左冠状动脉主干闭塞则引起左心室广泛梗死。

我国患者绝大多数为右冠状动脉优势型，右冠状动脉闭塞可引起左室下壁、正后壁及室间隔后 1/3 梗死；如闭塞发生于第一右室分支前的右冠状动脉近端，则引起右心室梗死及后内乳头肌梗死。

窦房结动脉约 55% 由右冠状动脉、45% 由左回旋支的起始部发出的双重供血；房室结动脉供血房室结与房室束，其血液供应取决于哪个冠状动脉占优势，由于 80% ～ 90% 人群为右冠状动脉占优势，故约 90% 起源于右冠状动脉，10% 起源于左回旋支动脉。窦房结动脉供血受阻可引起窦性心动过缓，窦房阻滞或窦性停搏。房室结动脉供血受阻可引起房室传导阻滞、右束支传导阻滞等临床表现。

MI 时冠状动脉内血栓既有白血栓（富含血小板），又有红血栓（富含纤维蛋白和红细胞）。STEMI 的闭塞性血栓是白、红血栓的混合物，从堵塞处向近端延伸部分为红血栓。

（四）病理生理

ACS 具有共同的病理生理基础（详见前文“不稳定性心绞痛和非 ST 段抬高型心肌梗死”段）。

STEMI 的病理生理特征是由于心肌丧失收缩功能所产生的左心室收缩功能降低、血液动力学异常和左心室重构等所致。

1. 收缩功能损害　急性心肌梗死因心肌严重缺血坏死，常导致左心室功能不全，心肌功能下降与左心室肌损伤程度直接相关。局部心肌血液灌注受阻，可出现 4 种异常形式的心肌收缩运动。

（1）非同步收缩运动：即缺血或坏死心肌与其附近的正常心肌收缩的时间不一致。

（2）运动功能减退：即心肌纤维缩短程度降低。

（3）不能运动：即心肌纤维缩短停滞。

（4）反常运动：即坏死心肌完全丧失收缩功能，于心肌收缩相呈收缩期外突状态，故又称矛盾性膨胀运动。

非梗死区心肌运动则通过 Frank ～ Starling 机制和血循环中儿茶酚胺类物质的增加而代偿性增强，即呈高动力性收缩状态。

2. 舒张功能损害　急性心肌梗死不仅使左心室收缩功能下降，同样亦造成左心室舒张功能下降。最初可出现左心室舒张期顺应性增加，而后因左心室舒张末期压力的过度升高而下降。急性心肌梗死的恢复期，由于左心室纤维性瘢痕的存在，左心室顺应性仍表现为低下。

3. 血流动力学的改变　冠状动脉器质性或功能性梗阻，导致区域性心肌缺血，缺血持久存在，则可造成心肌梗死。梗死面积达一定程度，则左心室功能抑制，每搏量降低，充盈压升高。若同时有房室传导阻滞、二尖瓣关闭不全或室间隔破裂，血液动力学更趋恶化。左心室每搏量明显下降，使主动脉压降低致冠状动脉血液灌注减少，加重心肌缺血，从而引起恶性循环。左室排空障碍亦导致前负荷增加，左心室容积和压力增加，心室壁张力增大，心室后负荷也增加。心室后负荷增加，不仅阻碍左心室射血排空，亦可使心肌耗氧量增加，更加重心肌缺血。如果心肌缺血或坏死不严重，正常心肌可以代偿以维持左心室功能。一旦左心室肌大面积坏死，则出现泵衰竭。

4. 心室重构　MI 发生后，左室腔大小、形态和厚度发生变化，总称为心室重构（ventricular Remodeling）。重构反过来影响左室功能和患者的预后。重构是左室扩张和非梗死心肌肥厚等因素的综合结果，使心室变形。除了梗死范围外，另两个影响左室扩张的重要因素是左室负荷状态和梗死相关动脉的通畅程度。左室压力升高有导致室壁张力增加和梗死扩张的危险，而通畅的梗死区相关动脉可加快瘢痕形成，增加梗死区组织的修复，减少梗死的扩展和心室扩张的危险。

（1）梗死扩展（Infarct expansion）：AMI 后梗死心肌节段发生面积扩大，而没有梗死心肌数量的增加称之为梗死扩展，是由于梗死区心肌细胞拉长、错位或（和）重新排列，使心肌梗死区变薄、心室扩张，然后形成牢固的纤维化瘢痕，此时并无新的心肌坏死发生，因此整个心肌梗死范围的大小并未增加。初步愈合的心肌组织被新近发生的心肌坏死灶所包绕，在同一血管支配区内，梗死心肌呈现不同的组织学年龄。梗死扩展的总发生率约35%，占全部致死性心肌梗死的70%，多发生在急性心肌梗死后数小时至数天之内，可引起局部心室呈球样扩张和室壁瘤，并诱发心力衰竭，使病死率升高。还容易引起附壁血栓和心脏破裂。患者一般无疼痛，但在梗死扩展导致心脏破裂时，破裂前后坏死的心肌由心内膜向外膜穿透的过程中，可能是由于局部渗出和心肌撕裂的影响，有些患者可以有心前区疼痛。

（2）心室扩大：心室心肌存活部分的扩大与重构有重要关系。心室重构在梗死发生后立即开始，并持续数月至数年。在大面积心肌梗死的情况下，为维持心搏量，有功能的心肌增加了额外负荷，可能会发生代偿性肥厚，这种适应性肥厚虽能代偿梗死所致的心功能障碍，但存活的心肌最终也受损，导致心室进一步扩张，心脏整体功能障碍，最后发生心力衰竭。心室的扩张程度与梗死范围、梗死相关动脉的开放迟早和心室非梗死区局部肾素–血管紧张素系统的激活程度有关。心室扩大以及不同部位的心肌电生理特性的不一致，使患者有患致命性心律失常的危险。

5. 其他组织器官的功能变化

（1）肺功能改变：急性心肌梗死可引起肺通气、换气功能障碍和气体交换异常。此外，低氧血症亦可造成一氧化碳的弥散能力下降。某些心肌梗死患者尤其是剧烈胸痛伴有烦躁不安、焦虑者，可出现过度通气，引起低碳酸血症和呼吸性碱中毒。

（2）内分泌功能改变

1）胰腺：急性心肌梗死时，可出现内脏血管收缩，胰腺血流量减少，胰岛素分泌功能障碍而产生高糖血症和葡萄糖耐量降低。此外，交感神经系统活性增加，儿茶酚胺类物质分泌增加，抑制胰岛素的分泌和促进糖原降解，亦使血糖增高。

2）肾上腺髓质：分泌儿茶酚胺过多导致许多急性心肌梗死的特征性症状和体征。在胸痛发作初24小时，血浆和尿的儿茶酚胺水平最高。血浆儿茶酚胺分泌在梗死后1小时上升最快。在急性心肌梗死患者中，高儿茶酚胺血症可引起严重的心律失常，增加心肌耗氧量和血液中游离脂肪酸浓度，导致心肌广泛性损害、心源性休克，引起早期和晚期死亡率增高。

3）肾上腺皮质：急性心肌梗死时，血浆与尿液中17-羟类固醇、17-酮类固醇和醛固酮亦明显增加，其浓度与血浆谷草转氨酶和血清肌酸激酶的峰值水平直接相关，说明心肌梗死可促进肾上腺糖皮质激素的分泌。

4）甲状腺：急性心肌梗死时，血清T3，可呈明显的短暂性降低，并伴有反T3水平的升高，T4和TSH水平无变化。

（3）血液系统功能改变

1）血小板：急性心肌梗死患者，血小板均有高度凝集现象，且大约1/3的患者其血小板存活时间缩短。此外，血小板的功能亦发生异常，其血栓素 A_2 的含量明显增加。

2）凝血功能：血小板被激活后，血栓的终末产物如纤维蛋白原降解产物增加，血小板因子IV和β凝血酶球蛋白释放，凝血功能增强。

3）白细胞：急性心肌梗死常伴有白细胞增加，增加程度与心肌坏死的程度有关。目前认为白细胞参与了血栓形成过程。嗜中性白细胞可产生白三烯B4和氧自由基等中介物，对微循环功能产生重要影响。

4）血黏度：急性心肌梗死患者的血黏度均有不同程度的增加，可能与血清 α 球蛋白和纤维蛋白原浓度的增高致红细胞聚集有关。

（4）肾功能损害：急性心肌梗死并发心源性休克，心输量降低，均可导致氮质血症和肾功能不全。

（五）临床表现

按临床过程和心电图表现，本病可分为急性期、演变期和慢性期 3 期，但临床症状主要出现在急性期，部分患者还有一些先兆表现。

1. **诱发因素**　急性心肌梗死的常见诱发因素有下列几类。

（1）心肌需氧量骤增：在体力活动及精神紧张、情绪激动时最为多见，例如，有的患者是在过度劳累或屏气搬拎重物或过度兴奋、激动、持续紧张之后发病。其他的促发因素还有饱餐，尤其是进食高脂饮食、饮酒，大便用力、重体力负荷、情绪激动或血压剧升等，均可促发粥样斑块破裂出血和血栓形成。

（2）心排血量骤减：如严重心律失常、各种感染、腹泻、手术时或大出血致低血压休克等。

（3）冠状动脉痉挛：此外，寒冷等气候变化也是急性心肌梗死发病的一个促发因素。在持续低温寒流及大风等情况下，急性心肌梗死病例有增多趋势。其他如呼吸道感染、各种原因的缺氧、低糖血症、创伤等，均可成为该病的促发因素。

约近一半的急性心肌梗死患者发病无明显的促发因素。其中休息时发病者占 51%，睡眠时发病者占 8%。

2. **先兆 / 前驱症状**　约 1/3 患者突然发病无先兆症状。2/3 患者发病前数日至数周可有乏力、胸部不适、活动时气急、烦躁、心绞痛等前驱症状，其中以初发型心绞痛或原有心绞痛恶化最为突出。心绞痛发作较以往频繁、性质较剧、持续较久、硝酸甘油疗效差、诱发因素不明显；疼痛时伴有恶心、呕吐、大汗、心动过速和明显心动过缓，或伴有心功能不全、严重心律失常、血压大幅波动等；同时心电图示 ST 段一过性抬高或压低，T 波倒置或增高（假性正常化），应警惕近期发生 MI 的可能。发现征兆，及时积极治疗，有可能使部分患者避免发生 MI。

3. **症状**　随梗死的大小、部位、发展速度和原来心功能情况等而轻重不同。

（1）疼痛：最常见，也是最先出现的症状，性质可与过去曾发作的心绞痛相似，但程度较前严重，难以忍受，大汗，有濒死感；疼痛持续时间长，一般＞30 分钟；休息或口含硝酸甘油不能缓解。少数不典型者可表现为上腹痛，易误认为急腹症；部分患者疼痛可放射至下颌、咽部、牙龈、颈部，常被误诊为相应的其他疾病。

（2）全身症状：可有发热，T38° C 左右，持续约 1 周，白细胞增高、血沉增快，一般在发病 24 ～ 48 小时出现，为坏死物质吸收所致。

（3）胃肠道症状：上腹痛可以是首发症状和主要症状，也可以是放射痛的表现；伴有恶心、呕吐等；多见于下壁心肌梗死，一般认为是坏死心肌对迷走神经的刺激。

（4）心律失常：可以有多种类型的心律失常频繁发作，以室性心律失常最常见，室性期前收缩最普遍，室扑 / 室颤最致命。心肌梗死后在 24 小时内发生心律失常最多见和最为严重，是早期死亡的主要原因。一般前壁心肌梗死常出现室性心律失常，下壁心肌梗死常出现窦性心动过缓、房室传导阻滞，而前壁心肌梗死出现传导阻滞，是梗死范围广泛的表现。

（5）心力衰竭：可以是急性心肌梗死患者首发或唯一的表现，主要是急性左心衰竭，严重者出现急性肺水肿甚至心源性休克；下壁心肌梗死时，若合并右室梗死，可出现急性右心衰竭。

急性心肌梗死引起的心力衰竭称为“泵衰竭”，根据临床上有无心力衰竭及其程度，常按 Killip 分级法分级：

Ⅰ级：无心力衰竭征象，肺部无啰音，但肺毛细血管楔嵌压（PCWP）可升高，病死率 0% ～ 5%。

Ⅱ级：轻至中度心力衰竭，肺啰音出现范围小于两肺野的 50%，可出现第三心音奔马律、持续性窦性心动过速或其他心律失常，静脉压升高，有肺瘀血的 X 线表现，病死率 10% ～ 20%。

Ⅲ级：重度心力衰竭，出现急性肺水肿，肺啰音出现范围大于两肺野的 50%，病死率 35% ～ 40%。

Ⅳ级：出现心源性休克，收缩压小于 90mmHg，尿少于每小时 20ml，皮肤湿冷，发绀，呼吸加速，脉率大于 100 次 / 分钟，病死率 85% ～ 95%。

（6）低血压、休克：低血压比较常见，当心肌损伤范围广泛，可发生心源性休克；右室心肌梗死时可出现右心衰竭及严重的休克。

（7）少数患者以心律失常或心力衰竭为首发症状，可称为“无痛性心肌梗死”：多见于老年、有脑血管病变或糖尿病患者。

（8）血流动力学分型：AMI 时心脏的泵血功能并不能通过一般的心电图、胸片等检查完全反映出来，及时进行血液动力学监测，能为早期诊断和及时治疗提供很重要的依据。Forrester 等根据血流动力学指标肺楔压（PCWP）和心脏指数（CI）评估有无肺瘀血和周围灌注不足表现，从而将 AMI 分为 4 个血流动力学亚型。

Ⅰ型：既无肺瘀血又无周围组织灌注不足，心功能处于代偿状态。PCWP≤2.4kPa（18mmHg）；CI 每平方米＞2.2L/min，病死率约为 3%。

Ⅱ型：有肺瘀血，无周围组织灌注不足，为临床常见类型。PCWP＞2.4kPa（18mmHg）；CI 每平方米＞2.2L/min，病死率约为 9%。

Ⅲ型：有周围组织灌注不足，无肺瘀血，多见于右心室梗死或血容量不足者。PCWP≤2.4kPa（18mmHg），CI 每平方米≤2.2L/min，病死率约为 23%。

Ⅳ型：兼有周围组织灌注不足与肺瘀血，为最严重类型。PCWP＞2.4kPa（18mmHg），CI 每平方米≤2.2L/min，病死率约为 51%。

由于 AMI 时影响心脏泵功能的因素较多，因此 Forrester 分型基本反映了血流动力学变化的状况，但不能包括所有泵功能改变的特点。

AMI 血流动力学紊乱的临床表现评分包括低血压状态、肺瘀血、急性左心衰竭、心源性休克等状况。

4. 体征 通常没有特异性体征，可完全正常；也可以出现心率增快或减慢；心脏轻度或中度增大；心尖部第一心音减弱，可出现第三或第四心音奔马律。前壁心肌梗死早期，可能在心尖部和胸骨左缘扪及迟缓的收缩期膨出，是由心室壁反常运动所致，常在几天至几周内消失。有 10% ～ 20% 的患者在发病后 2 ～ 3 天出现心包摩擦音，多在 1 ～ 2 天内消失，少数持续 1 周以上。发生二尖瓣乳头肌功能失调者，心尖区可出现粗糙的收缩期杂音，发生心室间隔穿孔者，胸骨左下缘出现响亮的收缩期杂音，常伴震颤。右室梗死较重者可出现颈静脉怒张，深吸气时更为明显。除发病极早期出现一过性高血压外，几乎所有患者在病程中都会有血压降低。起病前有高血压者，血压可降至正常；起病前无高血压者，血压可降至正常以下，且可能不再恢复到起病前水平。

（六）实验室和辅助检查

1. **心电图检查**　心电图常有进行性的改变。对心肌梗死的诊断、定位、定范围、估计病情演变和预后都有帮助。

（1）特征性改变：① ST 段抬高呈弓背向上型，在面向坏死区周围心肌损伤区的导联上出现。②宽而深的 Q 波（病理性 Q 波），在面向透壁心肌坏死区的导联上出现。③ T 波倒置，在面向损伤区周围心肌缺血区的导联上出现。在背向心肌梗死区的导联则出现相反的改变，即 R 波增高、ST 段压低和 T 波直立并增高。

（2）动态性改变：①起病数小时内，可尚无异常或出现异常高大两肢不对称的 T 波。②数小时后，ST 段明显抬高，弓背向上，与直立的 T 波连接，形成单相曲线。数小时至 2 日内出现病理性 Q 波，同时 R 波减低，为急性期改变。Q 波在 3 ～ 4 天内稳定不变，以后 70% ～ 80% 永久存在。③在早期如不进行治疗干预，ST 段抬高持续数日至两周左右，逐渐回到基线水平，T 波则变为平坦或倒置，为亚急性期改变。④数周至数月后，T 波呈 V 形倒置，两肢对称，波谷尖锐，为慢性期改变。T 波倒置可永久存在，也可在数月至数年内逐渐恢复。

（3）定位和定范围：ST 抬高性心肌梗死的定位和范围可根据出现特征性改变的导联数来判断（表 11–11，图 11–5，图 11–6）。

表 11-11　ST 段抬高型心肌梗死的心电图定位诊断

导联	前间隔	局限前壁	前侧壁	广泛前壁	下壁[1]	下间壁	下侧壁	高侧壁[2]	正后壁[3]
V_1	+			+		+			
V_2	+			+		+			
V_3	+	+		+		+			
V_4		+		+					
V_5		+	+	+			+		
V_6			+				+		
V_7			+				+		+
V_8									+
aVR									
aVL		±	+	±	−	−	−	+	
aVF		…	…	…	+	+	+	−	
Ⅰ		±	+	±	−	−	−	+	
Ⅱ		…	…	…	+	+	+	−	
Ⅲ		…	…	…	+	+	+	−	

注：+：正面改变，表示典型 Q 波、ST 段抬高及 T 波倒置等变化；−：反面改变，表示与 + 相反的改变；±：可能有正面改变；…：可能有反面改变

[1] 即膈面，右心室 MI 不易从心电图得到诊断，但此时 V4R 导联的 ST 段抬高，可作为下壁 MI 扩展到右心室的参考指标

[2] 在 V_5、V_6、V_7 导联高 1 ～ 2 肋处有正面改变

[3] V_1、V_2、V_3 导联 R 波增高

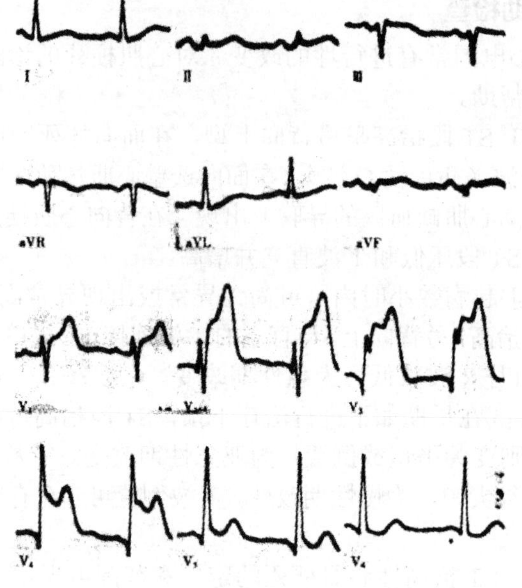

图 11-5　急性前壁心肌梗死的心电图

图示 V_3、V_4 导联 QRS 波呈 qR 型，ST 段明显抬高，V_2 导联 QRS 波呈 qRs 型，ST 段明显抬高，V_5 导联 QRS 波呈 qR 型，ST 段抬高，V_1 导联 ST 段亦抬高

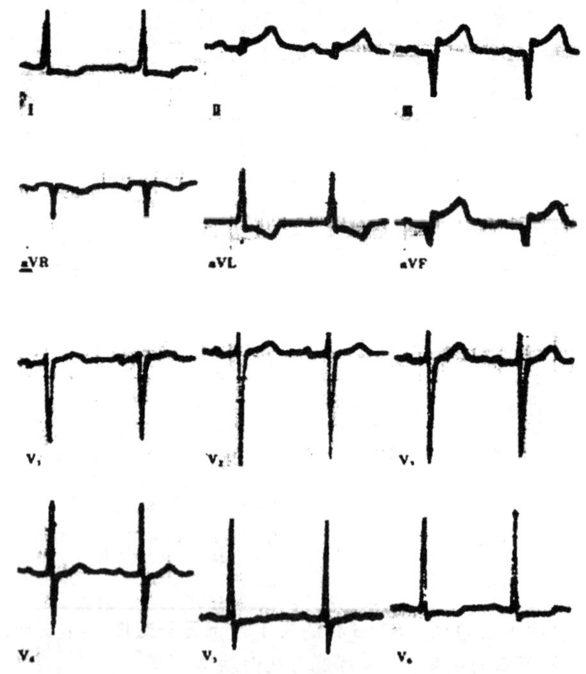

图 11-6　急性下壁心肌梗死的心电图

图示Ⅲ、avF 导联 QRS 波呈 Qr 型，Q 波深、宽，ST 段抬高，Ⅱ导联 QRS 波呈 qRsr 型，ST 段抬高，Ⅰ、avL 导联 ST 段压低，T 波倒置

2. **放射性核素检查**　利用坏死心肌细胞中的钙离子能结合放射性锝焦磷酸盐，或坏死心肌细胞的肌凝蛋白可与其特异抗体结合的特点，静脉注射 ^{99m}Tc（锝）– 焦磷酸盐或 ^{111}In– 抗肌凝蛋白单克隆抗体，进行“热点”扫描或照相；利用坏死心肌血供断绝和瘢痕组织中无血管以致 ^{201}T1 或 ^{99m}Tc–MIBI 不能进入细胞的特点，静脉注射这种放射性核素进行“冷点”扫描或照相；均可显示心肌梗死的部位和范围。前者主要用于急性期，后者用于慢性期。用门电路 γ 闪烁照相法进行放射性核素心腔造影（常用 ^{99m}Tc– 标记的红细胞或白蛋白），可观察心室壁的运动和左心室的射血分数，有助于判断心室功能、诊断梗死后造成的室壁运动失调和心室壁瘤。目前多用单光子发射计算机化体层显像（SPECT）来检查，新的方法正电子发射体层显像（PET），可观察心肌的代谢变化，判断心肌的死活可能效果更好。

3. **超声心动图**　切面和 M 型超声心动图也有助于了解心室壁的运动和左心室功能，诊断室壁瘤和乳头肌功能失调等。

4. **实验室检查**

（1）起病 24 ～ 48 小时后白细胞可增至（10 ～ 20）×10^9/L，中性粒细胞增多，嗜酸性粒细胞减少或消失；红细胞沉降率增快；C 反应蛋白（CRP）增高均可持续 1 ～ 3 周。起病数小时至 2 日内血中游离脂肪酸增高。

（2）血清心肌标记物的测定：AMI 诊断时常规采用的血清心肌标记物及其检测时间见表 11–12。

表 11-12　AMI 的血清心肌标记物及其检测时间

项　目	肌红蛋白	心脏肌钙蛋白		CK	CK-MB	AST*
		cTnI	cTnT			
出现时间（h）	1 ～ 2	2 ～ 4	2 ～ 4	6	3 ～ 4	6 ～ 12
100% 敏感时间（h）	4 ～ 8	8 ～ 12	8 ～ 12		8 ～ 12	
峰值时间（h）	4 ～ 8	10 ～ 24	10 ～ 24	24	10 ～ 24	24 ～ 48
持续时间（d）	0.5 ～ 1	5 ～ 10	5 ～ 14	3 ～ 4	2 ～ 4	3 ～ 5

注：* 应同时测定丙氨酸氨基转氨酶（ALT），AST＞ALT 方有意义；CK：肌酸激酶；CK-MB：肌酸激酶同工酶；AST：天冬氨酸转氨酶

AST、CK、CK–MB 为传统的诊断 AMI 的血清标志物，但应注意到一些疾病可能导致假阳性，如肝脏疾病（通常 ALT＞AST）/ 心肌疾病、心肌炎、骨骼肌创伤、肺动脉栓塞、休克及糖尿病等疾病均可影响其特异性。肌红蛋白可迅速从梗死心肌释放而作为早期心肌标志物，但骨骼肌损伤可能影响其特异性，故早期检出肌红蛋白后，应再测定 CK–MB、肌钙蛋白 I（cTnI）或肌钙蛋白 T（cTnT）等更具心脏特异性的标志物予以证实。肌钙蛋白的特异性及敏感性均高于其他酶学指标，其参考值的范围必须由每一个实验室通过特异的定量研究和质量控制来确定。快速床旁试剂条可用来半定量估计 cTnI 或 cTnT 的浓度，用作快速诊断的参考，但阳性结果应当用传统的定量测定方法予以确认。CK–MB 和总 CK 作为诊断依据时，其诊断标准值至少应是正常上限值的 2 倍。

（七）诊断和鉴别诊断

1. **诊断**　根据典型的临床表现，特征性的心电图改变及实验室检查，诊断并不困难。

对老年患者，突然发生严重心律失常、休克、心力衰竭而原因未明，或突然发生较严重而持久的胸闷或胸痛者，都应考虑本病的可能。

AMI 的诊断标准：①缺血性胸痛的临床病史。②心电图的动态演变。③心肌坏死的血清心肌标志物浓度的动态改变。必须至少具备上列 3 条标准中的 2 条特别是后 2 条即可确诊。

部分心肌梗死患者心电图不表现 ST 段抬高，而表现为其他非诊断性心电图改变，常见于老年人及有心肌梗死病史的患者，因此血清心肌标志物浓度的测定对诊断心肌梗死有重要价值。在应用心电图诊断 AMI 时应注意到超急性期 T 波改变、后壁心肌梗死、右室梗死及非典型心肌梗死的心电图表现，伴有左束支传导阻滞时，心电图诊断心肌梗死困难，需进一步检查确立诊断。

2. 鉴别诊断

（1）心绞痛：鉴别要点见表 11–13。

表 11-13　心绞痛与心肌梗死鉴别诊断要点

鉴别诊断项目	心绞痛	急性心肌梗死
疼痛		
部位	胸骨上、中段之后	相同，但可在较低位置或上腹部
性质	压榨性或窒息性	相似，但程度更剧烈
诱因	劳力、情绪激动、受寒、饱食等	不常有
时限	短，1 ～ 5 分钟或 15 分钟以内	长，数小时或 1 ～ 2 天
频率	频繁发作	不频繁
硝酸甘油疗效	显著缓解	作用较差或无效
气喘或肺水肿	极少	可有
血压	升高或无显著改变	可降低，甚至发生休克
心包摩擦音	无	可有
坏死物质吸收的表现		
发热	无	常有
血白细胞增加（嗜酸性粒细胞减少）	无	常有
血红细胞沉降率增快	无	常有
血清心肌坏死标志物	无	有
心电图变化	无变化或暂时性 ST-T 改变	有特征性和动态改变

（2）主动脉夹层：胸痛一开始即达到高峰，常有高血压，两侧上肢的血压和脉搏常不对称，此为重要特征，少数可出现主动脉瓣关闭不全的听诊特点。没有 AMI 心电图的特征性改变及血清酶学的变化。X 线、超声心动图、CT 和磁共振有助于诊断。

（3）肺动脉栓塞：胸痛、咯血、呼吸困难、休克等表现。有引起肺动脉栓塞的诱因。常有急性肺源性心脏病改变，与 AMI 心电图改变明显不同。

（4）急腹症：急性胆囊炎、胆石症、急性坏死性胰腺炎、溃疡病合并穿孔常有急性上腹痛及休克的表现，但常有典型急腹症的体征。心电图及心肌坏死标志物与心肌酶不增高。

（5）急性心包炎：胸痛与发热同时出现，有心包摩擦音或心包积液的体征。心电图改变常为普遍导联 ST 段弓背向下型抬高，T 波倒置，无异常 Q 波出现。彩超可诊断。

（八）并发症及处理

并发症可出现乳头肌功能失调或断裂、心脏破裂、血栓形成与栓塞、心室室壁瘤、心肌梗死后综合征、梗死延展等并发症。下面分别进行介绍。

1. **乳头肌功能失调或断裂** 乳头肌功能失调或断裂总发生率可高达 50%，二尖瓣乳头肌缺血、坏死等使收缩功能发生障碍，造成不同程度的二尖瓣脱垂或关闭不全，心尖区出现收缩中晚期喀喇音和吹风样收缩期杂音，第一心音可不减弱，可引起心力衰竭。轻症者可恢复，其杂音可消失。乳头肌断裂极少见，多发生在二尖瓣后内乳头肌，故在下壁 MI 中较为常见。后内乳头肌大多是部分断裂，可导致严重二尖瓣反流伴有明显心力衰竭，少数完全断裂者则发生急性二尖瓣大量反流，造成严重的急性肺水肿，约 1/3 患者迅速死亡。

2. **心脏破裂** 心脏破裂最常发生于心室游离壁，其次是室间隔穿孔。心脏破裂是 AMI 早期死亡的主要原因之一。约 3% 的 MI 患者可发生心室游离壁破裂，是心脏破裂中最常见的一种，约占心脏破裂的 90%，可造成心包积血引起急性心脏压塞而猝死。心室游离壁破裂常在发病 1 周内出现，早高峰在 MI 后 24 小时内，晚高峰在 MI 后 3 ～ 5 天。有 0.5% ～ 2% 的 MI 患者会发生室间隔穿孔，常发生于 AMI 后 3 ～ 7 天。AMI 后，胸骨左缘突然出现粗糙的全收缩期杂音或可触及收缩期震颤，可伴有心源性休克和心力衰竭，应高度怀疑室间隔穿孔。心脏破裂多发生于初次急性透壁心肌梗死、前壁心肌梗死、老年和女性患者中，其他危险因素包括 MI 急性期高血压、既往无心绞痛和心肌梗死、缺乏侧支循环、心电图上有 Q 波、应用糖皮质激素或非甾体类抗炎药、MI 症状出现后 14 小时以后的溶栓治疗。

3. **血栓形成与栓塞** 血栓形成是急性心肌梗死并发症之一，主要指左心室附壁血栓。血栓在 Q 波性心肌梗死中，尤其是前壁心肌梗死伴室壁瘤的患者中常常发生。未用抗凝疗法的 AMI 患者中约 20% 有附壁血栓。前壁心肌梗死的血栓发生率高至 40%，累及左心室心尖部的大面积心肌梗死患者血栓发生率高达 60%。MI 并发血栓栓塞主要是指心室附壁血栓可引起下肢静脉血栓破碎脱落所致的体循环栓塞或肺动脉栓塞。据多个研究资料显示，有心室附壁血栓形成的患者，其体循环栓塞的几率为 4% ～ 6%，国外一般发生率在 10% 左右，我国一般在 2% 以下。附壁血栓的形成和血栓栓塞多发生在梗死 1 周内。最常见的体循环栓塞为脑卒中，也可产生肾、脾和四肢等动脉栓塞。如栓子来自下肢深静脉，则可产生肺动脉栓塞。

4. **心室室壁瘤** 心室室壁瘤是 ST 段抬高性 AMI 中较常见的并发症之一，多累及左心室心尖部，为在心室内压力影响下，梗死部位的心室壁向外膨出而形成。发生率为 5% ～ 20%，见于 MI 范围较大的患者，常于起病数周后才被发现。发生较小室壁瘤的患者可无症状与体征，但发生较大室壁瘤的患者，可出现顽固性心力衰竭及复发性、难治的致命性心律失常。体检可发现心浊音界扩大，心脏搏动范围较广泛或心尖抬举样搏动，可有收缩期杂音。心电图上除了有 MI 的异常 Q 波外，约 2/3 患者同时伴有持续性 ST 段弓背向上抬高。随着对心血管检查技术的飞速发展，如无创二维超声心动图、放射性核素心室造影、磁共振成像术及有创性左心室造影技术的应用，提高了对心肌梗死并发室壁瘤的临床检出率。心室室壁瘤就是梗死区坏死的心室壁呈瘤样的向外膨出，在心脏收缩期更为明显。

5. **心肌梗死后综合征** 心肌梗死后综合征是急性心肌梗死的一种少见的并发症，发生率为 3% ～ 4%。早在 1956 年就由 Dressier 所描述。梗死后综合征可能是机体对坏死心肌组织的一种自身免疫反应。其多发生在 AMI 后 2 ～ 3 周或几个月内，并可反复发作，偶见于心肌梗死后 1 年以后的患者。典型的临床症状为突然起病，发热，体温一般在

38℃～39℃，偶有低热或高热达40℃者，发热持续1～2周，同时伴有胸骨后疼痛或心前区疼痛，疼痛可放射至双侧颈部、下颚、肩臂及后背或上腹部，疼痛轻重程度不等，重者为压榨样、刀割样剧痛，易误认为梗死延展或再梗死；轻者为钝痛或胸部不适感。胸痛可因深呼吸、咳嗽、吞咽等动作而加重，或坐位前倾而减轻。胸痛一般持续数天，短者数小时，长者可达数周，常伴有出汗。查体可闻及心包摩擦音，有时还同时闻及胸膜摩擦音，摩擦音可持续2周以上。心包积液多时，叩诊心界向双侧扩大，同时伴有奇脉。

（九）防　治

治疗原则是保护和维持心脏功能，挽救濒死心肌，防止梗死面积扩大，缩小心肌缺血范围，及时处理各种并发症，防止猝死，使患者不但能度过急性期，且康复后还能保持尽可能多的有功能的心肌。

1. **院前急救**　流行病学调查发现，AMI死亡的患者中约50%在发病后1小时内于院外猝死，死因主要是可救治的致命性心律失常。显然，AMI患者从发病至治疗存在时间延误。其原因有：①患者就诊延迟。②院前转运、入院后诊断和治疗准备所需的时间过长，其中以患者就诊延迟所耽误时间最长。因此，AMI院前急救的基本任务是帮助AMI患者安全、迅速地转运到医院，以便尽早开始再灌注治疗；重点是缩短患者就诊延误的时间和院前检查、处理、转运所需的时间。

应帮助已患有心脏病或有AMI高危因素的患者提高识别AMI的能力，以便自己一旦发病立即采取以下急救措施：①停止任何主动活动和运动。②立即舌下含服硝酸甘油片（0.5mg），每5分钟可重复使用。③若含服硝酸甘油3片仍无效则应拨打急救电话，由急救中心派出配备有专业医护人员、急救药品和除颤器等设备的救护车，将其运送到附近能提供24小时心脏急救的医院。④随同救护的医护人员必须掌握除颤和心肺复苏技术，应根据患者的病史、查体和心电图结果做出初步诊断和急救处理。包括持续心电图和血压监测、舌下含服硝酸甘油、吸氧、建立静脉通道和使用急救药物，必要时给予除颤治疗和心肺复苏。尽量识别AMI的高危患者，如有低血压（＜100mmHg）、心动过速（＞100次/分钟）或有休克、肺水肿体征等，直接送至有条件进行冠状动脉血运重建术的医院。

AMI患者被送达医院急诊室后，医师应迅速做出诊断并尽早给予再灌注治疗。力争在10～20分钟内完成病史采集、临床检查和记录1份18导联心电图以明确诊断。对ST段抬高的AMI患者，应在30分钟内收住冠心病监护病房（CCU）开始溶栓，或在90分钟内开始行急诊PTCA治疗。在典型临床表现和心电图ST段抬高已能确诊为AMI时，绝不能因等待血清心肌标志物检查结果而延误再灌注治疗的时间。

【ACC/AHA院前治疗的指南建议】

（1）STEMI前的治疗

1）识别有STEMI危险的患者

Ⅰ类：①初级保健人员必须定期（3～5年）评估所有患者是否存在冠心病（CHD）的主要危险因素，以及这些危险因素的控制情况（证据级别C）。②对所有存在≥2种主要危险因素的患者，都要计算发生症状性CHD的10年发病危险（国家胆固醇教育计划综合危险因素评估），以评估是否需要一级预防治疗（证据级别B）。③必须检出已有CHD的患者，以进行二级预防。具有相当于一种CHD危险因素的患者（如糖尿病、慢性肾脏疾病或根据弗雷明汉公式计算，其10年危险大于20%的患者），必须接受与临床症状明显

CHD 患者一样强有力的危险因素干预治疗（证据级别 A）。

2）教育患者如何早期识别和应对 STEMI：①患者有 STEMI 症状如胸部不适，放射或不放射至上臂、后背、颈部、下颌或上腹，气短，无力，大汗，恶心，头晕，必须用救护车而不是由亲戚朋友运送到医院（证据级别 B）。②医务人员必须与患者及其家属积极讨论 STEMI 的下列问题：患者发生心肌梗死的危险（证据级别 C）；如何识别 STEMI 的症状（证据级别 C）；告诉患者，无论是否感到症状不确定和担心可能引起尴尬局面，只要症状持续 5 分钟不改善或加重，就要立即拨打急救电话（证据级别 C）；制定一份有关如何正确识别和应对可能发生的急性心脏事件的计划，包括急救中心（EMS）的电话号码（证据级别 C）。③医务人员应该告诉患者，如果备有硝酸甘油，则在胸部不适或疼痛时，要舌下含服 1 片硝酸甘油。含服 5 分钟后，胸部不适或疼痛的症状不改善甚至加重，则建议患者或患者的家属（朋友）立即拨打急救电话要求急救（证据级别 C）。

如果患者和旁人能早期识别症状、及时得到急救服务并因此在较短时间内获得明确治疗，则由 STEMI 所致的并发症和死亡都可显著减少。对于出现可能为 STEMI 症状的患者，建议由救护车送到医院，原因是救护车转运患者可以使患者及早得到再灌注治疗。一旦症状提示 STEMI，要尽早与急救中心联系。

（2）发生 STEMI 时

1）院前胸痛评估和治疗

Ⅰ类：院前急救人员必须给怀疑患 STEMI 的胸痛患者使用 162 ～ 325mg 阿司匹林（咀嚼），除非患者有禁忌证或已经服过阿司匹林。虽然一些临床试验使用肠衣阿司匹林作为最初治疗用药，但非肠衣剂型可以发生更为快速的口腔吸收（证据级别 C）。

Ⅱa 类：①所有急救中心的话务员都要告诉有 STEMI 症状但无阿司匹林过敏史的患者，在等待院前急救人员到达时，咀嚼服用 162 ～ 325mg 阿司匹林（证据级别 C）。②所有高级心脏生命支持（ACLS）人员都要对怀疑 STEMI 的胸痛患者常规进行 12 导 ECG 检查和评估（证据级别 B）。③如果 ECG 显示 STEMI 的证据，则 ACLS 人员都要进行再灌注“检查目录”评价，并将 ECG 和“检查目录”的结果传送到医疗机构和（或）接收医院（证据级别 C）。

2）院前纤溶治疗

Ⅱa 类：①在急救车配备医师的情况下，以及急救系统组织严密并配有 24 小时急救人员的情况下，可建立一套院前纤溶治疗方案（证据级别 B）。②纤溶治疗的随机对照临床试验证实，在发生缺血性胸部不适后，越早开始纤溶治疗益处越大。如果在院前评估时就开始纤溶治疗，则可以使更多患者生存。

3）. 院前目的地计划

Ⅰ类：①有心源性休克并且年龄低于 75 岁的 STEMI 患者，必须立即转运到能进行心脏介入和迅速血运重建如经皮冠状动脉介入（PCI）或冠状动脉搭桥术（CABG）的医院（如果能在休克发生后 18 小时内进行该手术的话）（证据级别 A）。②有纤溶治疗禁忌证的 STEMI 患者，必须立即或迅速（即在首诊医院，从接诊到转出的时间少于 30 分钟）转运到能进行心脏介入和迅速血运重建（PCI 或 CABG）的医院（证据级别 B）。

Ⅱa 类：①有心源性休克并且年龄≥75 岁的 STEMI 患者，可以考虑立即或迅速转运到能进行心脏介入和迅速血运重建（PCI 或 CABG）的医院（如果能在休克发生后 18 小时内进行该手术）（证据级别 B）。②死亡危险特别高的 STEMI 患者（包括有严重充血性心力衰竭的患者），可以考虑立即或迅速（即在首诊医院，从接诊到转出的时间少于30分钟）转运到能进行心脏介入和迅速血运重建（PCI或CABG）的医院（证据级别B）。

2. 急诊室的最初诊断和治疗

（1）急诊室的最佳分拣方法

Ⅰ类：医院必须成立由多学科人员组成的治疗小组（包括初级保健医师、急诊科医师、心内科医师、护士和实验室技术人员），根据指南的要求和医院本身的特点，建立一套如何分拣和治疗那些症状提示为STEMI患者的书面方案（证据级别B）。

（2）对患者的最初评估

Ⅰ类：①从医疗体系接触患者（通常为到达急诊室或急救人员开始接诊患者）到开始纤溶治疗的迟延时间必须少于30分钟。另外，如果选择PCI，则从医疗体系接触患者（通常为到达急诊室或急救人员开始接诊患者）到开始气囊扩张治疗的迟延时间必须少于90分钟（证据级别B）。②由值班急诊科医师根据事先确定的适合医院特点的书面方案来选择最初的STEMI治疗，由心脏科医师（既有冠心病病房治疗医师又有介入治疗医师）、急诊科医师、初级保健医师、护士和其他相应工作人员进行协作救治。对于急诊科医师不清楚最初诊断和治疗计划的病例或事先制定的治疗方案没有直接包括的病例，建议立即请心脏科医师会诊（证据级别C）。

无论采用什么方法治疗，所有以胸部不适或其他提示STEMI或不稳定型心绞痛而就诊的患者都要被列为优先分拣就诊的病例，并要根据事先制定的符合医院特点的胸痛处置方案进行评估和治疗。对于STEMI患者，从患者就诊到动脉穿刺给药时间必须在30分钟内，从患者就诊到气囊扩张治疗时间必须在90分钟内。

1）病史：在急诊室采集的STEMI患者病史是确定患者是否有心肌缺血的发作史如稳定型或不稳定型心绞痛、心肌梗死、CABG或PCI。有关患者主诉的评估应着重于胸部不适、相关症状、与性别和年龄相关的病情差异、高血压、糖尿病、主动脉夹层破裂可能性、出血危险和临床脑血管病（一过性黑蒙、面部或四肢无力或笨拙、面部四肢麻木或感觉消失、共济失调或眩晕）（证据级别C）。

2）体　检

Ⅰ类：①应该进行体检，以帮助诊断和评估是否存在STEMI并发症及其范围和部位。（证据级别C）。②在进行纤溶治疗之前应对STEMI患者进行简单和有重点的部分神经系统检查，查找既往卒中或认知功能缺陷的证据（证据级别C）。

3）心 电 图

Ⅰ类：①对于所有出现胸部不适（或相当于心绞痛）或提示STEMI的其他症状的患者，必须在到达急诊室后10分钟内行12导ECG检查，并给有经验的急诊科医师判读（证据级别C）。②如果最初ECG不诊断STEMI，但患者仍然有症状，并且临床高度怀疑STEMI，则要每隔5～10分钟连续进行ECG检查或连续12导ST段监测，以检出可能发生的ST段抬高（证据级别C）。③在下壁STEMI的患者中，应该采用右侧ECG导联来筛查提示右室心肌梗死的ST段抬高（证据级别B）。

4）实验室检查

Ⅰ类：实验室检查应该作为STEMI患者处理的一部分而进行，但不能延误再灌注治疗的实施（证据级别C）。

5）心肌损伤的生物学标志物

Ⅰ类：①心肌特异性肌钙蛋白应该被用作评估并存骨骼肌损伤的STEMI患者的最佳

生物学标志物（证据级别 C）。②对于 12 导 ECG 有 ST 段抬高并且有 STEMI 症状的患者，应该尽快开始再灌注治疗，而不要等待生物学标志物的检测结果（证据级别 C）。

Ⅱa 类：在纤溶治疗后最初 24 小时内未进行血管造影检查的患者中，生物学标志物连续测定，有助于提供纤溶治疗后梗死动脉再通的无创性支持证据（证据级别 B）。

Ⅲ类：不能根据连续生物学标志物测定来诊断 STEMI 后最初 18 小时内的再梗死（证据级别 C）。对于 ST 段抬高的患者，STEMI 的诊断已经很肯定，不能因等待心肌生物学标志物检测的结果而延误再灌注治疗的开始。

6）成像检查

Ⅰ类：①应该对 STEMI 患者进行便携式胸部 X 线检查，但该检查不能延误再灌注治疗的实施（除非怀疑可能有禁忌证，如主动脉夹层破裂）（证据级别 C）。②在最初不能明确排除主动脉夹层破裂的患者中，应该采用成像检查如高质量便携式胸部 X 线检查、经胸和（或）经食管超声心动图检查和造影剂增强胸部计算机化体层摄影检查，或磁共振检查来鉴别 STEMI 与主动脉夹层破裂（证据级别 B）。

Ⅱa 类：在胸痛患者到达急诊室时，可以采用便携式超声心动图检查来证明 STEMI 诊断，并进行危险分层，尤其是在左束支传导阻滞或起搏心率或疑及后壁 STEMI 伴胸前导联 ST 段压低而影响 STEMI 诊断时（证据级别 B）。

3. **一般治疗** AMI 患者来院后应立即开始一般治疗，并与其诊断同时进行，重点是监测和防治发生 AMI 的不良事件或并发症。

（1）监测：持续心电、血压和血氧饱和度监测，及时发现和处理心律失常、血流动力学异常和低氧血症。

（2）卧床休息：可降低心肌耗氧量，减少心肌损害。对血流动力学稳定且无并发症的 AMI 患者一般卧床休息 1 ～ 3 天，对病情不稳定及高危患者卧床时间应适当延长。

（3）建立静脉通道：保持给药途径畅通。

（4）镇痛：AMI 时，剧烈胸痛使患者交感神经过度兴奋，产生心动过速、血压升高和心肌收缩功能增强，从而增加心肌耗氧量，并易诱发快速性室性心律失常，应迅速给予有效镇痛药，可给吗啡 3mg 静脉注射，必要时每 5 分钟重复 1 次，总量不宜超过 15mg。不良反应有恶心、呕吐、低血压和呼吸抑制。一旦出现呼吸抑制，可每隔 3 分钟静脉注射纳洛酮 0.4mg（最多 3 次）以拮抗之。

（5）吸氧：AMI 患者初起即使无并发症，也应给予鼻导管吸氧，以纠正因肺瘀血和肺通气 / 血流比例失调所致的中度缺氧。在严重左心衰竭、肺水肿合并有机械并发症的患者，多伴有严重低氧血症，需面罩加压给氧或气管插管并机械通气。

（6）硝酸甘油：AMI 患者只要无禁忌证通常使用硝酸甘油静脉滴注 24 ～ 48 小时，然后改用口服硝酸酯制剂（具体用法和剂量参见药物治疗部分）。硝酸甘油的不良反应有头痛和反射性心动过速，严重时可产生低血压和心动过缓，加重心肌缺血，此时应立即停止给药、抬高下肢、快速输液和给予阿托品，严重低血压时可给多巴胺。硝酸甘油的禁忌证有低血压（收缩压低于 90mmHg）、严重心动过缓（少于 50 次 / 分钟）或心动过速（多于 100 次 / 分钟）。下壁伴右心室梗死时，因更易出现低血压，也应慎用硝酸甘油。

（7）阿司匹林：所有 AMI 患者只要无禁忌证，均应立即口服水溶性阿司匹林或嚼服肠溶阿司匹林 300mg。

（8）纠正水、电解质及酸碱平衡失调。

（9）阿托品：主要用于 AMI 特别是下壁 AMI 伴有窦性心动过缓 / 心室停搏和房、室传导阻滞患者，可给阿托品 0.5 ～ 1.0mg 静脉注射，必要时每 3 ～ 5 分钟可重复使用，总量应＜2.5mg。阿托品非静脉注射和用量太小（＜0.5mg）可产生矛盾性心动过缓。

（10）饮食和通便：AMI 患者需禁食至胸痛消失，然后给予流质、半流质饮食，逐步过渡到普通饮食。所有 AMI 患者均应使用缓泻药，以防止便秘时排便用力导致心脏破裂或引起心律失常、心力衰竭。

【ACC/AHA 的指南建议】

a. 氧　疗

Ⅰ类：对于动脉血氧饱和度低下（SAO2＜90%）的患者，必须给予吸氧治疗（证据级别 B）。

Ⅱa 类：对于所有无并发症的 STEMI 患者，在最初 6 小时内都可以给予吸氧治疗（证据级别 C）。

b. 硝酸甘油

Ⅰ类：当前有缺血性不适症状的患者应每 5 分钟 1 次舌下含服硝酸甘油（0.4mg）治疗，总量可达 3 次，此后应评估患者是否需要静脉滴注硝酸甘油治疗（证据级别 C）。可采用静脉滴注硝酸甘油来缓解当前的缺血性不适症状、控制高血压或治疗肺充血（证据级别 C）。Ⅲ类：收缩压低于 90mmHg 或较基线下降≥30mmHg、严重心动过缓（＜50 次 / 分钟）、心动过速（＞100 次 / 分钟）或疑及右心室梗死的患者，不能使用硝酸酯（证据级别 C）。在过去 24 小时内因治疗勃起功能障碍而使用过磷酸二酯酶抑制剂（48 小时内曾用过他达拉非）的患者不能使用硝酸酯（证据级别 B）。

c. 镇 痛 药

Ⅰ类：硫酸吗啡（静脉注射 2 ～ 4mg，每 5 ～ 15 分钟递增 2 ～ 8mg）是治疗 STEMI 相关疼痛的首选药物（证据级别 C）。

d. 阿司匹林

Ⅰ类：在出现 STEMI 之前没有服用过阿司匹林的患者必须咀嚼服用阿司匹林。首次剂量应为 162mg（证据级别 A）至 325mg（证据级别 C）。虽然一些临床试验在最初给药时使用的是肠衣阿司匹林，但非肠衣阿司匹林剂型可以在口腔中更快吸收。

e. β 受体阻滞剂

Ⅰ类：对于没有禁忌证的患者，无论是否同时行纤溶治疗或直接 PCI，都要立即给予口服 β 受体阻滞剂治疗（证据级别 A）。

Ⅱa 类：对于没有禁忌证的 STEMI 患者，尤其是有心动过速或高血压的患者，可以迅速给予静脉注射 β 受体阻滞剂治疗（证据级别 B）。

立即给予 β 受体阻滞剂治疗，在没有同时接受纤溶治疗的患者中似乎可以缩小梗死范围和相关并发症的发生率；在接受纤溶治疗的患者中可以降低再次梗死率，还可以降低危及生命的室性快速型心律失常的发生率。

4. 住院治疗

（1）住院地点

Ⅰ类：① STEMI 患者必须住在安静和舒适的病房里，该病房必须能行 ECG 和动脉血氧仪的连续监测，并且很方便行血流动力学监测和除颤（证据级别 C）。②评价患者的药物治疗方案，确保使用了足够剂量的阿司匹林和 β 受体阻滞剂来控制心率，并评估患者是否需要静脉滴注硝酸甘油来控制心绞痛、高血压或心力衰竭（证据级别 A）。③通过监测动脉氧饱和度（SaO_2）来评估患者是否需要持续吸氧。在病情稳定 6 小时后，再次评估患者是否需要吸氧即 SaO_2＜90%，否则，可考虑停止吸氧（证据级别 C）。④由有重症监护资格的人员负责护理，根据患者的特殊需要和工作人员的能力，以及人员安排的统筹考虑来安排工作人员（证据级别 C）。⑤按照根据实践指南制定的方案组织实施对住在加强监护病房的 STEMI 患者的医疗活动（证据级别 C）。⑥在能最佳检测 ST 段抬高、电轴移位、传导障碍和节律失常的部位安放心电图监测导联（证据级别 B）。

（2）早期一般措施

1）活动强度

Ⅲ类：无复发缺血性不适、心力衰竭症状或严重心律失常的 STEMI 患者，不应卧床休息超过 12 ～ 24 小时（证据级别 C）。

2）饮　食

Ⅰ类：① STEMI 患者要减少脂肪和胆固醇的摄入量，饱和脂肪酸占总热量＜7%，胆固醇摄入量＜200mg/d，而增加 ω–3 脂肪酸的摄入量，热量摄入要与能量需要平衡（证据级别 C）。②患糖尿病的 STEMI 患者必须平衡各组食物，热量摄入合适（证据级别 B）。③有高血压或心力衰竭的 STEMI 患者必须限制摄入钠（证据级别 B）。

3）医院中的患者教育

Ⅰ类：住院早期就要给患者提供咨询，让患者最大程度依从 STEMI 后，循证治疗措施（即依从药物治疗、运动处方和戒烟，证据级别 C）。

4）镇痛药 / 抗焦虑药

Ⅱa 类：① STEMI 患者可采用抗焦虑药来缓解短期焦虑或与 STEMI 所致住院相关的行为改变（证据级别 C）。②可以常规评估患者的焦虑水平，并给予行为干预和转诊咨询（证据级别 C）。③住院早期的危险分层：危险分层是一个连续过程，需要采用住院期间获得的数据不断更新最初的评估。再灌注失败的指征（如胸痛复发，持续存在表明梗死的 ECG 表现）可确定哪些患者必须行血管造影检查。同样，符合机械性并发症的表现（如突发心力衰竭或出现新杂音）预示患者危险性增加，提示需要迅速介入治疗。对于没有行直接再灌注治疗的患者，临床状态的改变（如发生休克）可能预示临床状态恶化，并表明患者需要行冠状动脉造影检查。并发症危险低的患者可以早期出院。

5. 再灌注治疗

（1）溶栓治疗：虽然近年来 STEMI 急性期行直接 PCI 已成为首选方法，但由于能开展直接 PCI 的医院不多，当前尚难以普遍应用。溶栓治疗具有快速、简便、经济、易操作的特点，特别当因各种原因使就诊至血管开通时间延长致获益降低时，静脉溶栓仍然是较好的选择。新型溶栓药物的研发提高了血管开通率和安全性。应积极推进规范的溶栓治疗，以提高再灌注治疗成功率。

在目前国内经济和医疗资源分布不均衡的条件下，溶栓治疗具有重要地位，尤其是经济不发达地区。临床实践中，各种原因导致的时间延迟，大大降低了直接 PCI 的优势。近期在北京的调查显示，STEMI 患者球囊扩张时间达到指南要求的比例仅有 19%。对于不能通过直接 PCI 达到理想再灌注治疗（有经验的团队以及球囊扩张时间＜90 分钟）的患者，溶栓治疗仍然是较好的选择。国内 STEMI 救治的现状是，再灌注治疗比例仍然有很大的改善空间，大医院 PCI 治疗比例可达到半数，基层医院更多进行溶栓治疗，但以非纤维蛋白特异性溶栓药物为主，很大比例的患者没有在有效的时间窗内得到有效再灌注治疗。应该积极推进规范的溶栓治疗，以提高我国急性 STEMI 再灌注治疗的比例和成功率。

1）溶栓药物及分类：血栓的主要成分之一是纤维蛋白原，溶栓药物能够直接或间接激活纤维蛋白溶解酶原变成纤维蛋白溶解酶（纤溶酶）。纤溶酶能够降解不同类型的纤维蛋白（原），包括纤维蛋白原、单链纤维蛋白，但对交链纤维蛋白多聚体作用弱。同时，纤溶酶原激活剂抑制物也参与调节该过程，活化的纤溶酶受 α– 抗纤溶酶的抑制以防止纤溶过度激活。溶栓药物多为纤溶酶原激活物或类似物，其发展经历从非特异性纤溶酶原激活剂到特异性纤溶酶原激活剂，从静脉持续滴注药物到静脉注射药物。

①非特异性纤溶酶原激活剂。常用的有链激酶和尿激酶。链激酶进入机体后与纤溶酶原按 1∶1 的比率结合成链激酶 - 纤溶酶原复合物而发挥纤溶活性，链激酶 - 纤溶酶原复合物对纤维蛋白的降解无选择性，常导致全身性纤溶活性增高。链激酶为异种蛋白，可引起过敏反应和毒性反应，避免再次应用链激酶。尿激酶是从人尿或肾细胞组织培养液中提取的一种双链丝氨酸蛋白酶，可以直接将循环血液中的纤溶酶原转变为活性的纤溶酶，非纤维蛋白特异性。无抗原性和过敏反应，与链激酶一样对纤维蛋白无选择性，价格便宜。

②特异性纤溶酶原激活剂。临床最常用的为人重组 t–PA（rt–PA，阿替普酶），系通过基因工程技术制备，具有快速、简便、易操作、安全性高、无抗原性的特点（半衰期 4 ～ 5 分钟）。可选择性激活血栓中与纤维蛋白结合的纤溶酶原，对全身性纤溶活性影响较小，因此出血风险降低。目前，其他特异性纤溶酶原激活剂还包括基因工程改良天然溶栓药物及 t–PA 的衍生物，主要特点是纤维蛋白的选择性更强，血浆半衰期延长，适合弹丸式静脉推注，药物剂量和不良反应均减少，使用方便。已用于临床的 t–PA 的突变体有瑞替普酶（r–PA），兰替普酶（n–PA）和替奈普酶（TNK–tPA）等。GUSTO 研究显示，rt–PA 加速给药组开通冠状动脉优于链激酶，每治疗 1 000 例患者减少 10 例死亡。临床研究提示，r–PA 和 TNK–tPA 与 t–PA 加速给药疗效相似，但是给药方便，更适合院前溶栓。不同溶栓药物的比较见表 11-14。

表 11-14　不同溶栓药物主要特点的比较

溶栓药物	常规剂量	纤维蛋白特异性	抗原性及过敏反应	纤维蛋白原消耗	90min 再通率（%）b	TIMIⅢ 级血流（%）
尿激酶	150 万 U，60min	否	无	明显	未知	未知
链激酶	150 万 U，30 ～ 60min	否	有	明显	50	32
阿替普酶	100mg，90min	是	无	轻度	＞80	54
瑞替普酶	10MU×2，每次＞2min	是	无	中度	＞80	60
替奈普酶	30 ～ 50mg 根据体重 a	是	无	极小	75	63

注：①体重＜60kg，剂量为 30mg；每增加 10kg，剂量增加 5mg；直至体重＞90kg，最大剂量为 50mg。②不同临床试验中不同剂量方案的冠状动脉开通率略有不同

2）溶栓获益：溶栓治疗是通过溶解动脉中的新鲜血栓使血管再通，从而部分或完全

恢复组织和器官的血流灌注。STEMI 时，不论选用何种溶栓药，也不论性别、糖尿病、血压、心率或既往心肌梗死病史，获益大小主要取决于治疗时间和达到的 TIMI 血流。若能迅速完全恢复梗死相关动脉血流和梗死区心肌灌注，则溶栓治疗获益最大。在发病 3 小时内行溶栓治疗，梗死相关血管的开通率增高，病死率明显降低，其临床疗效与直接 PCI 相当。发病 3 ～ 12 小时内行溶栓治疗，其疗效不如直接 PCI，但仍能获益。发病 12 ～ 24 小时内，如果仍有持续或间断的缺血症状和持续 ST 段抬高，溶栓治疗仍然有效（Ⅱa，B）。溶栓的生存获益可维持长达 5 年。左束支传导阻滞、大面积梗死（前壁心肌梗死、下壁心肌梗死合并右心室梗死）患者，溶栓获益最大。

3）溶栓治疗的适应证

①发病 12 小时以内到不具备急诊 PCI 治疗条件的医院就诊、不能迅速转运、无溶栓禁忌证的 STEMI 患者均应进行溶栓治疗（I，A）。

②患者就诊早（发病时间≤3 小时）而不能及时进行介入治疗者（I，A），或虽具备急诊 PCI 治疗条件，但就诊至球囊扩张时间与就诊至溶栓开始时间相差＞60 分钟。且就诊至球囊扩张时间＞90 分钟者应优先考虑溶栓治疗（I，B）。

③对再梗死患者，如果不能立即（症状发作后 60 分钟内）进行冠状动脉造影和 PCI，可给予溶栓治疗（Ⅱb，C）。

④对发病 12 ～ 24 小时仍有进行性缺血性疼痛和至少 2 个胸导联或肢体导联 ST 段抬高＞0.1MV 的患者，若无急诊 PCI 条件，在经过选择的患者也可溶栓治疗（Ⅱa，B）。

⑤ STEMI 患者症状发生 24 小时，症状已缓解，不应采取溶栓治疗（Ⅲ，C）

4）溶栓治疗的禁忌证

①溶栓治疗的绝对禁忌证：出血性卒中或原因不明的卒中；6 个月内的缺血性卒中；中枢神经系统创伤或肿瘤；近期（3 周内）的严重创伤、手术、头部损伤；近期（1 个月）胃肠道出血；主动脉夹层；出血性疾病；难以压迫的穿刺（内脏活检、腔室穿刺）。

②溶栓治疗的相对禁忌证：6 个月内的短暂性脑缺血发作（TIA）；口服抗凝药物；血压控制不良 [收缩压≥180mmHg（1mmHg=0.133kPa）或者舒张压≥110mmHg]；感染性心内膜炎；活动性肝肾疾病；心肺复苏无效。

5）常用溶栓药物的剂量和用法：溶栓治疗的获益取决于开始溶栓的时间。心肌梗死发生后，血管开通时间越早，能挽救的心肌就越多。溶栓治疗越早越好，院内溶栓治疗应该在患者到达医院的 30 分钟内进行。如有条件可进行院前溶栓，但院前溶栓需要具备以下条件：①急救车上有内科医生；②良好的医疗急救系统，配备有传送心电图的设备，能够解读心电图的全天候一线医务人员；③有能负责远程的医疗指挥负责医生。目前，国内均为医院内溶栓治疗，临床常用的为尿激酶和阿替普酶，瑞替普酶占一少部分。

①尿激酶。150 万 U（2.2 万 U/kg）溶于 100ml 注射用水，30 ～ 60 分钟内静脉滴入。国内进行的最大规模的尿激酶注册研究显示：90 分钟冠状动脉造影证实血管开通率为 72.6%。目前建议剂量为 150 万 U 左右，于 30 分钟内静脉滴注，配合肝素皮下注射 7 500 ～ 10 000U，每 12 小时 1 次，或低分子量肝素皮下注射，每日 2 次。

②链激酶或重组链激酶。根据国际上进行的几组大规模临床试验及国内的研究，建议 150 万 U 于 1 小时内静脉滴注，配合肝素皮下注射 7 500 ～ 10 000U，每 12 小时 1 次，或低分子量肝素皮下注射，每日 2 次。

③阿替普酶。有 2 种给药方案：全量 90 分钟加速给药法。首先静脉推注 15mg，随后

0.75mg/kg 在 30 分钟内持续静脉滴注（最大剂量不超过 50mg），继之 0.5mg/kg 于 60 分钟持续静脉滴注（最大剂量不超过 35mg）。半量给药法。50mg 溶于 50ml 专用溶剂，首先静脉推注 8mg，之后 42mg 于 90 分钟内滴完。近来研究表明，半量给药法血管开通率偏低，因此，建议使用按体重计算的加速给药法（特别注意肝素的使用不要过量，见抗凝药部分）。

④瑞替普酶。10U 瑞替普酶溶于 5 ～ 10ml 注射用水，静脉推注时间大于 2 分钟，30 分钟后重复上述剂量。

⑤替奈普酶。一般为 30 ～ 50mg 溶于 10ml 生理盐水，静脉推注。根据体重调整剂量：如体重＜60kg，剂量为 30mg；体重每增加 10kg，剂量增加 5mg，最大剂量为 50mg（尚缺乏国人的研究资料）。

6）出血并发症及其处理：溶栓治疗的主要风险是出血，尤其是颅内出血（0.9% ～ 1%）。65% ～ 77% 颅内出血发生在溶栓治疗 24 小时内。表现为意识状态突然改变、单或多部位神经系统定位体征、昏迷、头痛、恶心、呕吐和抽搐发作，高血压急症，部分病例可迅速死亡。高龄、低体重、女性、既往脑血管疾病史、入院时收缩压和舒张压升高是颅内出血的明显预测因子。一旦发生，应当采取积极措施：①立即停止溶栓、抗血小板和抗凝治疗。②影像学检查（急诊 T 或磁共振）排除颅内出血。③测定红细胞比容、血红蛋白、凝血酶原、活化部分凝血活酶时间、血小板计数和纤维蛋白原、D- 二聚体，并化验血型及交叉配血。④降低颅内压，包括适当控制血压、抬高床头 30 度、静脉滴注甘露醇，气管插管和辅助通气，必要时外科脑室造口术、颅骨切除术以及抽吸血肿等。⑤必要时使用逆转溶栓、抗血小板和抗凝的药物。24 小时内每 6 小时给予新鲜冰冻血浆 2U，4 小时内使用过普通肝素的患者，推荐用鱼精蛋白中和（1mg 鱼精蛋白中和 100U 普通肝素）；如果出血时间异常，可输入 6 ～ 8U 血小板。⑥适当控制血压。

7）溶栓与 PCI 的选择：STEMI 患者再灌注治疗策略的选择是一个复杂的临床问题。原则上，无论采取何种再灌注策略，关键是尽量缩短心肌缺血时间，即从症状发作到开始再灌注治疗的时间。与溶栓比较，直接 PCI 能更有效开通梗死相关血管，严重出血并发症减少，应鼓励有条件、有经验并且能进行 24 小时 PCI 的医院积极开展直接 PCI。但是直接 PCI 的疗效受时间延迟影响，如果 PCI 相关延误超过 60 ～ 110 分钟（与患者年龄、梗死部位及症状发作的时间有关），PCI 的优势消失。国际指南建议 STEMI 患者应该在首次医疗接触 90 分钟内进行球囊扩张。总之，应该根据患者症状发作的时间、心肌梗死的危险性、出血并发症的危险和转运至导管室所需时间，综合考虑选择恰当的血管开通策略。

8）疗效评估：溶栓开始后 60 ～ 180 分钟内应监测临床症状、心电图 ST 段抬高和心律变化。血管再通的间接判定指标包括：① 60 ～ 90 分钟内抬高的 ST 段至少回落 50%。② TnT（I）峰值提前至发病 12 小时内，CKMB 酶峰提前到 14 小时内。③ 2 小时内胸痛症状明显缓解。④治疗后的 2 ～ 3 小时内出现再灌注心律失常，如加速性室性自主心律、房室传导阻滞（AVB）或束支传导阻滞突然改善或消失，或者下壁心肌梗死患者出现一过性窦性心动过缓、窦房传导阻滞伴或不伴低血压。上述 4 项中，心电图变化和心肌损伤标志物峰值前移最重要。

冠状动脉造影判断标准：TIMI2 或 3 级血流表示再通，TIMI3 级为完全性再通，溶栓失败则梗死相关血管持续闭塞（TIMI0–1 级）。

（2）PCI 治疗

1）直接 PCI

Ⅰ类：①如果即刻可行，且能及时进行（就诊－球囊扩张时间<90 分钟），对症状发病 12 小时内的 STEMI（包括正后壁心肌梗死）或伴有新出现或可能新出现左束支传导阻滞的患者应行直接 PCI。急诊 PCI 应当由有经验的医生（每年至少独立完成 50 例 PCI），并在具备条件的导管室（每年至少完成 100 例 PCI）进行（证据水平 A）。②年龄<75 岁，在发病 36 小时内出现休克，病变适合血管重建，并能在休克发生 18 小时内完成者，应行直接 PCI，除非因为患者拒绝、有禁忌证和（或）不适合行有创治疗（证据水平 A）。③症状发作<12 小时。伴有严重心功能不全和（或）肺水肿（killipⅢ级）的患者应行直接 PCI（证据水平 B）。④常规支架置入（证据水平 A）。

Ⅱ类：①有选择的年龄≥75 岁、在发病 36 小时内发生心源性休克、适于血管重建并可在休克发生 18 小时内进行者，如果患者既往心功能状态较好、适宜血管重建并同意介入治疗，可考虑行直接 PCI（证据水平 B）。②如果患者在发病 12 ～ 24 小时内具备以下 1 个或多个条件时可行直接 PCI 治疗：严重心力衰竭；血液动力学或心电不稳定；持续缺血的证据（证据水平 C）。

Ⅲ类：无血液动力学障碍患者，在直接 PCI 时不应该对非梗死相关血管进行 PCI 治疗（证据水平 C）。发病>12 小时、无症状、血液动力学和心电稳定的患者不宜行直接 PCI 治疗（证据水平 C）。

2）转运 PCI：①高危 STEMI 患者就诊于无直接 PCI 条件的医院，尤其是有溶栓禁忌证或虽无溶栓禁忌证但已发病>3 小时的患者，可在抗栓（抗血小板或抗凝）治疗同时，尽快转运患者至可行 PCI 的医院（Ⅱa，B）。②根据我国国情，也可尽快请有资质的医生到有 PCI 硬件条件的医院行直接 PCI（Ⅱb，C）。③溶栓后紧急 PCI。

Ⅰ类：接受溶栓治疗的患者具备以下任何一项，推荐其接受冠状动脉造影及 PCI 治疗：年龄<75 岁、发病 36 小时内的心源性休克、适合接受再血管化治疗（证据水平 B）；发病 12 小时内严重心力衰竭和（或）肺水肿（killipⅢ级，证据水平 B）；有血液动力学障碍的严重心律失常（证据水平 C）。

Ⅱa 类：年龄≥75 岁、发病 36 小时内已接受溶栓治疗的心源性休克、适合进行血运重建的患者，进行冠状动脉造影及 PCI（证据水平 B）；溶栓治疗后血液动力学或心电不稳定和（或）有持续缺血表现者（证据水平 C）；溶栓 45 ～ 60 分钟后仍有持续心肌缺血表现的高危患者，包括有中等或大面积心肌处于危险状态（前壁心肌梗死，累及右心室的下壁心肌梗死或胸前导联 ST 段下移的患者急诊 PCI 是合理的（证据水平 B）。

Ⅱb 类：对于不具备上述Ⅰ类和Ⅱa 类适应证的中、高危患者，溶栓后进行冠状动脉造影和 PCI 治疗的策略也许是合理的，但其益处和风险尚待进一步确定（证据水平 C）。

Ⅲ类：对于已经接受溶栓治疗的患者，如果不适宜 PCI 或不同意接受进一步有创治疗，不推荐进行冠状动脉造影和 PCI 治疗（证据水平 C）。

3）早期溶栓成功或未溶栓患者（>24 小时）PCI：在对此类患者详细临床评估后，择期 PCI 的推荐指征为：①病变适宜 PCI 且有再发心肌梗死表现（I，C）；②病变适宜 PCI 且有自发或诱发心肌缺血表现（I，B）；③病变适宜 PCI 且有心源性休克或血液动力学不稳定（I，B）；④左心室射血分数<0.4、心力衰竭、严重室性心律失常，常规行 PCI（Ⅱa，C）；⑤急性发作时有临床心力衰竭的证据，尽管发作后左心室功能尚可（LVEF>0.4），也应考虑行 PCI 治疗（Ⅱa，C）；⑥对无自发或诱发心肌缺血的梗死相关动脉的严重狭窄于发病 24 小时后行 PCI（Ⅱb，C）；⑦对梗死相关动脉完全闭塞、无症状的 1 ～ 2 支血管病变，无心肌缺血表现，血液动力学和心电稳定患者，不推荐发病 24 小时后常规行 PCI（Ⅲ，B）。

4）与 STEMI 患者 PCI 相关的问题

①药物洗脱支架（DES）在直接 PCI 中的应用。虽然在大多数情况下，单纯球囊扩张可以使梗死相关动脉恢复 TIMI3 级血流，但冠状动脉夹层和残余狭窄常导致血管再闭塞，术后再狭窄也较高，而冠状动脉内支架置入可明显降低血管急性闭塞和靶血管重建率。因此，常规支架置入已列为 I 类适应证。随机对照研究和荟萃分析显示，DES 可较裸金属支架（BMS）进一步降低靶血管再次血运重建率，但死亡、再梗死和支架内血栓的发生与 BMS 无显著差别。急性 STEMI 直接 PCI 时，DES 作为 BMS 的替代治疗是合理的（Ⅱa，B）；但必须评价患者是否能耐受长时间双重抗血小板治疗以及近期非心血管手术的可能性。在疗效 / 安全比合理的临床和解剖情况下考虑 DES。其长期疗效和安全性还需要更多的临床试验来证实。推荐 DES 有选择地在再狭窄危险性高、血栓负荷低的患者中应用。

②无复流防治。无复流是指急诊 PCI 术后机械性阻塞已经消除，冠状动脉造影显示血管腔达到再通，无显著残余狭窄或夹层，仍然存在前向血流障碍（TIMI 血流小于等于 2 级）。有 10% ～ 30% 的 STEMI 患者在急诊 PCI 术中发生慢复流或无复流现象。其机制可能与血栓或斑块碎片造成的微循环栓塞、微血管痉挛、再灌注损伤、微血管破损、内皮功能障碍、炎症及心肌水肿等有关。无复流可延长缺血时间，导致严重心律失常和严重血液动力学障碍，从而明显增加临床并发症。对于急诊 PCI 中无复流现象，预防比治疗更为重要：一是血小板糖蛋白Ⅱb/Ⅲa 受体拮抗剂。可通过抑制血小板聚集，预防血栓形成，从而改善血流（Ⅱa，B）。二是血栓抽吸装置在血栓负荷重的病变可减少无复流发生（Ⅱa，B）。

对慢复流或无复流现象的治疗主要有：一是血管扩张药，如钙拮抗剂、硝酸酯类、尼可地尔、硝普钠冠状动脉内注射，可部分逆转无复流。钙拮抗剂常用维拉帕米。0.5 ～ 1.0mg 冠状动脉内注射（Ⅱb，C）。硝酸酯类作为一氧化氮的供体，主要扩张内径大于 300μm 的微血管，在无复流时冠状动脉内注入硝酸酯类药物对微血管作用很小，但可预防、治疗无复流伴随的冠状动脉痉挛。二是腺苷：是一种嘌呤核酸，具有广泛心血管效应。通过导管内弹丸注射腺苷（30 ～ 60ug）可使部分患者血流恢复至 TIMI3 级（Ⅱb，C）。三是主动脉内球囊反搏：在严重无复流患者可稳定血液动力学。

③远端保护及血栓抽吸装置。血栓可栓塞远端血管或直接导致慢复流或无复流现象。可将远端保护装置应用于静脉桥血管病变急诊 PCI（I，B），但在 STEMI 患者随机对照研究中未能证明其可改善预后。

TAPAS 试验和 EXPIRA 研究及荟萃分析表明，STEMI 患者 PCI 中应用血栓抽吸装置可有效减少死亡和再梗死风险，且这种获益可持续至少达 1 年。因此，急诊 PCI 时，实施血栓抽吸术是合理的（Ⅱa，B）。

④静脉桥血管闭塞的治疗。静脉桥血管闭塞的 STEMI 患者比自身血管闭塞者死亡危险性更高，而静脉桥血管 PCI 术后即刻和长期疗效均较自身血管差。急性闭塞的桥血管往往伴有大量血栓，从而使 PCI 术的难度加大，远端栓塞和无复流发生率高，需应用远端保护装置。此外，有研究发现，大隐静脉桥血管病变 PCI 时，支架的过度扩张增加住院期非 Q 波心肌梗死与 1 年全部心肌梗死，而且不降低 1 年靶血管再次血运重建率。

6. 抗栓和抗心肌缺血治疗

（1）抗栓治疗

1）抗血小板治疗：冠状动脉内斑块破裂诱发局部血栓形成，是导致 STEMI 的主要原因。在急性血栓形成中血小板活化起着十分重要的作用，抗血小板治疗已成为急性STEMI常规治疗，溶栓前即应使用（I，A）。

①阿司匹林。通过抑制血小板环氧化酶使血栓素 A_2 合成减少，达到抑制血小板聚集的作用。心肌梗死急性期，所有患者只要无禁忌证，均应立即口服水溶性阿司匹林或嚼服肠溶阿司匹林300mg（I，B）。继以100mg/d长期维持（I，A）。

②噻吩并吡啶类。氯吡格雷主要抑制ADP诱导的血小板聚集，口服后起效快。在首次或再次PCI之前或当时，应尽快服用氯吡格雷初始负荷量300mg（拟直接PCI者最好600mg）（I，C）；不论患者是否溶栓治疗，若未服用过噻吩并吡啶类药物，应给予氯吡格雷负荷量300mg（I，B）；住院期间，所有患者继续服用氯吡格雷75mg/d（I，A）。

新型抗血小板药如普拉格雷和替格瑞洛等也有应用前景。

应用噻吩并吡啶类药还应注意以下事项：出院后，未置入支架患者，应使用氯吡格雷75mg/d至少28天，条件允许者也可用至1年（Ⅱa，C）；因急性冠状动脉综合征接受支架置入（BMS或DES）的患者，术后使用氯吡格雷75mg/d（I，B）至少12个月；置入DES患者可考虑氯吡格雷75mg/d（I，B）15个月以上（Ⅱb，C）；若服用噻吩并吡啶类药物治疗时，出血风险大于预期疗效导致病死率增高时，则应提前停药（I，C）；对阿司匹林禁忌者，可长期服用氯吡格雷（I，B）；正在服用氯吡格雷而准备择期行CABG的患者，应至少在术前5～7天停药（I，B）。

③ GPⅡb/Ⅲa受体拮抗剂。静脉溶栓联合GPⅡb/Ⅲa受体拮抗剂可提高疗效，但出血并发症增加。在前壁心肌梗死、年龄<75岁而无出血危险因亲的患者，阿昔单抗和半量瑞替普酶或替萘普酶联合使用，可预防再梗死以及STEMI的其他并发症。

对>75岁的患者，因为颅内出血风险明显增加，不建议使用。在经选择的STEMI患者于直接PCI时（行或不行支架术），静脉应用阿昔单抗（Ⅱa，A）、依替非巴肽（Ⅱa，B）和替罗非班（Ⅱa，B）是合理的。阿昔单抗用法：静脉推注0.25mg/kg，再以每分钟0.125ug/kg（最大10ug/min）维持静脉滴注12小时。依替非巴肽用法：先静脉推注180ug，10分钟后再推注180ug，再以每分钟2.0ug/kg静脉滴注12～24小时。替罗非班用法：静脉推注负荷量25ug/kg，再以每分钟0.15ug/kg维持静脉滴注24小时。在当前双重抗血小板治疗及有效抗凝治疗的情况下，GPⅡb/Ⅲa受体拮抗剂不推荐常规应用，可选择性用于血栓负荷重的患者和噻吩并吡啶类药物未给予适当负荷量的患者，可能获益更多。

2）抗凝治疗：凝血酶是使纤维蛋白原转变为纤维蛋白最终形成血栓的关键环节，因此抑制凝血酶至关重要。主张所有STEMI患者急性期均进行抗凝治疗（I，A）。

①普通肝素。已成为STEMI溶栓治疗的最常用的辅助用药，随溶栓制剂不同，肝素用法亦不同。rt-PA为选择性溶栓剂，故必须与充分抗凝治疗相结合。溶栓前先静脉注射肝素60U/kg（最大量4 000U），继以每小时12U/kg（最大1 000U/h），使aPTT值维持在对照值1.5～2倍（50～70秒），至少应用48小时。尿激酶和链激酶均为非选择性溶栓剂，对全身凝血系统影响很大，因此溶栓期间不需要充分抗凝治疗，溶栓后6小时开始测定aPTT，或活化凝血时间（ACT），待其恢复到对照时间2倍以内时开始给予皮下肝素治疗。对于因就诊晚、已失去溶栓治疗机会、临床未显示有自发再通情况，或虽经溶栓治疗但临床判断梗死相关血管未能再通的患者，静脉滴注肝素治疗是否有利并无充分证据。使用肝素期间应监测血小板计数，及时发现肝素诱导的血小板减少症。对静脉滴注肝素过程中行PCI的患者，需给以一定附加剂量，以使aPTT值达到要求，注意：若需用GPⅡb/Ⅲa受体拮抗剂，肝素剂量需酌情减量（I，C）。

②低分子量肝素。由于其应用方便、不需监测凝血时间、肝素诱导的血小板减少症发生率低等优点，建议可用低分子量肝素代替普通肝素。低分子量肝素由于制作工艺不同，其抗凝疗效亦有差异，因此应强调按各自说明书使用，并避免交叉应用。EXTRACT–TIMI25为依诺肝素与多种溶栓药物（链激酶、阿替普酶、瑞替普酶、替萘普酶）的联合应用提供了证据。依诺肝素用法：年龄＜75岁，血肌酐小于等于221μmol/L（2.5mg/dl）（男）或小于等于177μmol/L（2.0mg/dl）（女）者，先静脉推注30mg，15分钟后开始1mg/kg皮下注射，1次/12小时，直至出院，最长使用8天，≥75岁者，不用静脉负荷量，直接0.75mg/kg皮下注射，1次/12小时，最长使用8天。肌酐清除率＜30ml/min者，给予1mg/kg皮下注射，1次/24小时。

对已用适当剂量依诺肝素治疗而需PCI的患者，若最后一次皮下注射在8小时之内，PCI前可不追加剂量，若最后一次注射在8～12小时之间，应静脉注射依诺肝素0.5mg/kg（I，B）。

③磺达肝癸钠。是间接Xa因子抑制药。接受溶栓或不行再灌注治疗的患者，磺达肝癸钠有利于降低死亡率和再梗死率，而不增加出血并发症（I，B）。无严重肾功能不全的患者[血肌醉＜265μmol/L（3mg/dl]，初始静脉注射2.5mg，随后每天皮下注射1次（2.5mg），最长8天。不主张磺达肝癸钠单独用于STEMI直接PCI时（Ⅲ，C），需联合普通肝素治疗，以减少导管内血栓形成发生。

④比伐卢定。直接PCI时可考虑用比伐卢定，不论之前是否用肝素治疗（I，B）。用法：先静脉推注0.75mg/kg，再每小时静脉滴注1.75mg/kg，不需监测ACT，操作结束时停止使用。若STEMI患者PCI术中出血风险高，推荐应用比伐卢定（Ⅱa，B）。

⑤口服抗凝药治疗。STMI急性期后，以下情况需口服抗凝剂治疗：超声心动图提示心腔内有活动性血栓，口服华法林3～6个月；合并心房颤动者；不能耐受阿司匹林和氯吡格雷者，可长期服用华法林，维持INR2～3（Ⅱa，B）。若需在阿司匹林和氯吡格雷的基础上加用华法林时，需注意出血的风险，严密监测INR，缩短监测间隔。

（2）抗心肌缺血和其他治疗

1）硝酸酯类：①STEMI最初24～48小时静脉滴注硝酸酯类药物用于缓解持续缺血性胸痛、控制高血压或减轻肺水肿（I，B）。②发病48小时后，为控制心绞痛复发或心功能不全，如不妨碍β受体阻滞剂和血管紧张素转换酶抑制剂的使用，仍可静脉或口服应用（I，B）。③如不存在复发性心绞痛或心功能不全，继续使用硝酸酯类药物可能对患者有帮助，但其价值尚需研究确定（Ⅱb，B）。④如患者收缩压低于90mmHg或较基础血压降低＞30%、严重心动过缓（心率＜50次/分钟）或心动过速（心率＞100次/分钟）、拟诊右心室梗死，则不应使用硝酸酯类药物（Ⅲ，C）。

虽然硝酸酯类药物改善STEMI患者病死率的作用有限，但是其通过扩张周围血管降低心脏前、后负荷，扩张冠状动脉改善血流，增加侧支血管开放，提高心内膜下与心外膜的血流比率，从而实现控制血压、减轻肺水肿和缓解缺血性胸痛的作用。

常用硝酸酯类药物包括硝酸甘油、硝酸异山梨酯和5–单硝山梨醇酯。静脉滴注硝酸甘油应从低剂量（5～10ug/min分钟）开始，酌情逐渐增加剂量（每5～10分钟增加5～10ug），直至症状控制，收缩压降低10mmHg（血压正常者）或30mmHg（高血压患者）的有效治疗剂量。在静脉滴注硝酸甘油过程中应密切监测血压（尤其大剂量应用时），如果出现明显心率加快或收缩压≤90mmHg，应减慢滴速或暂停使用。静脉滴注硝酸甘油的最高剂量以不超过100ug/min为宜，过高剂量可增加低血压的危险。最初24小时静脉滴注硝酸甘油一般不会产生耐药性，若 24 小时后疗效减弱或消失，可酌情增加滴注剂量。静脉滴注二硝基异山梨酯的剂量范围为 2 ～ 7mg/h，开始剂量 30ug/min，观察 30 分钟以上，如无不良反应，可逐渐加量。静脉用药后可使用口服制剂（如硝酸异山梨酯或 5- 单硝山梨醇酯等）维持治疗。硝酸异山梨酯常用剂量为 10 ～ 20mg，3 ～ 4 次 / 日；5- 单硝山梨醇酯为 20 ～ 50mg，1 ～ 2 次 / 日。

硝酸酯类药物的不良反应有头痛、反射性心动过速和低血压等。该药的禁忌证为急性心肌梗死合并低血压（收缩压≤90mmHg）或心动过速（心率＞100 次 / 分钟）；下壁伴右心室梗死时，即使无低血压也应禁用。应用磷酸二酯酶抑制剂（治疗勃起功能障碍）24 小时以内，不能应用硝酸酯类制剂，以免产生低血压。当该类药物造成血压下降而限制 β 受体阻滞剂的应用时，则不应使用硝酸酯类药物。此外，硝酸酯类药物会引起青光眼患者眼压升高。

2）β 受体阻滞剂：通过降低交感神经张力、减慢心率，降低体循环血压和减弱心肌收缩力，以减少心肌耗氧量和改善缺血区的氧供需失衡，缩小心肌梗死面积，减少复发性心肌缺血、再梗死、室颤及其他恶性心律失常，对降低急性期病死率有肯定的疗效。

①无该药禁忌证时，应于发病后 24 小时内常规口服应用（I，B）。建议口服美托洛尔每次 25 ～ 50mg、6 ～ 8 小时，若患者耐受良好，可转换为相应剂量的长效控释制剂。

②以下情况需暂缓使用 β 受体阻滞剂：心力衰竭体征；低心排血量的依据；心源性休克高危因素（年龄＞70 岁、收缩压＜120mmHg、心率＜60 次 / 分钟或窦性心率＞110 次 / 分钟及 STEMI 发作较久者）；β 受体阻滞剂相对禁忌证（PR 间期＞0.24 秒、二或三度 AvB、活动性哮喘或反应性气道疾病）。

③对于最初 24 小时内有 β 受体阻滞剂使用禁忌证的 STEMI 患者，应在重新评价后尽量使用（I，C）。

④伴有中、重度左心衰竭的患者应该使用 β 受体阻滞剂进行二级预防治疗，应该从小剂量开始并谨慎地进行剂量调整（I，B）。

⑤ STEMI 合并持续性房颤、心房扑动并出现心绞痛，但血液动力学稳定时，可使用 β 受体阻滞剂（1，C）。

⑥ STEMI 合并顽固性多形性室性心动过速（室速），同时伴交感兴奋电风暴表现，可选择静脉使用 β 受体阻滞剂治疗（I，B）。

⑦在较紧急的情况下，如前壁心肌梗死伴剧烈胸痛和（或）高血压者，若无心力衰竭体征、无低心排血量的依据、无心源性休克高危因素（如前述），亦无其他 β 受体阻滞剂相对禁忌证（如前述），可静脉注射 β 受体阻滞剂（Ⅱa，B），美托洛尔静脉注射剂量为每次 5mg，必要时可再给予 1 ～ 2 次，继以口服维持。

由于 β 受体阻滞剂能给心肌梗死患者带来生存率改善的益处，因此，应在出院前再次进行二级预防的评估。STEMI 时，β 受体阻滞剂使用应在上述推荐建议的原则指导下，结合患者的临床情况采取个体化方案。

3）血管紧张素转换酶抑制剂（ACEI）和血管紧张素受体阻滞药（ARB）：ACEI 主要通过影响心肌重构、减轻心室过度扩张而减少充盈性心力衰竭的发生，降低病死率。

①对于合并 LVEF≤0.4 或肺瘀血，以及高血压、糖尿病和慢性肾病的 STEMI 患者，只要无使用此药禁忌证，应该尽早应用（1，A）。

②发病 24 小时后，如无禁忌证，所有 STEMI 患者均应给予 ACEI 长期治疗（1，A）。

③如果患者不能耐受 ACEI，但存在心力衰竭表现，或者 LVEF≤0.40，可考虑给予

ARB（I，A）。

④如果患者不能耐受 ACEI，但存在高血压可考虑给予 ARB（I，B）。

⑤在 STEMI 最初 24 小时内，对前壁心肌梗死，如无低血压（收缩压＜100mmHg）或明确使用此类药物的禁忌证，应尽早口服 ACEI。对非前壁心肌梗死、低危患者（LVEF 正常，心血管危险因素控制良好，已经接受血运重建治疗）、无低血压（收缩压＜100mmHg）和使用此药禁忌证者，应用 ACEI 也可能获益（Ⅱa，B）。

几项大规模临床随机试验已明确，STEMI 早期使用 ACEI 能降低病死率（尤其是前 6 周的病死率降低最显著），高危患者应用 ACEI 临床获益明显，前壁心肌梗死伴有左心室功能不全的患者获益最大。在无禁忌证的情况下，溶栓治疗后血压稳定即可开始使用 ACEI，但剂量和时限应视病情而定。一般来说，心肌梗死早期 ACEI 应从低剂量开始，逐渐加量。若心肌梗死（特别是前壁心肌梗死）合并左心功能不全时，则 ACEI 治疗期应延长。临床试验证据表明，ACEI 应是 STEMI 患者抑制肾素 – 血管紧张素 – 醛固酮系统活性的首选用药。对不能耐受 ACEI、同时存在心功能不全患者，用 ARB 替代。STEMI 患者不推荐常规联合应用 ACEI 和 ARB；对能耐受 ACEI 的患者，不推荐常规用 ARB 替代 ACEI。

ACEI 的禁忌证：STEMI 急性期动脉收缩压＜90mmHg、临床表现严重肾功能衰竭（血肌酐＞265μmol/L）、双侧肾动脉狭窄、移植肾或孤立肾伴肾功能不全、对 ACEI 制剂过敏或导致严重咳嗽者及妊娠、哺乳妇女等。

4）醛固酮受体拮抗剂：通常在 ACEI 治疗的基础上使用。对 STEMI 后 LVEF≤0.4、有心功能不全或糖尿病，无明显肾功能不全 [血肌酐男性≤221μmol/L（2.5mg/dl），女性≤177μmol/L（2.0mg/dl）、血钾≤5mmol/L] 的患者，应给予醛固酮受体拮抗剂（I，A）。ACEI 和螺内酯联合应用较 ACEI 和 ARB 联合应用有更好的价效比，一般不建议三者联合应用。

5）钙拮抗剂

① STEMI 患者不推荐使用短效二氢吡啶类钙拮抗剂；对无左心室收缩功能不全或 AVB 的 STEMI 患者，为了缓解心肌缺血、控制房颤或心房扑动的快速心室率，如果 β 受体阻滞剂无效或禁忌使用（如支气管哮喘），则可应用非二氢吡啶类钙拮抗剂（Ⅱa，C）；

② STEMI 后合并难以控制的心绞痛时，在使用 β 受体阻滞剂的基础上可应用地尔硫䓬（Ⅱa，C），STEMI 合并难以控制的高血压时，在使用 ACEI 和 β 受体阻滞剂的基础上，应用长效二氢吡啶类钙拮抗剂（Ⅱb，C）。

6）他汀类药物：除调脂作用外，他汀类药物还具有抗炎、改善内皮功能、抑制血小板聚集的多效性。因此，所有无禁忌证的 STEMI 患者入院后应尽早开始他汀类药物治疗，且无须考虑胆固醇水平（I，A）。他汀类药物治疗的益处不仅见于胆固醇升高患者，也见于胆固醇正常的冠心病患者。所有心肌梗死后患者都应该使用他汀类药物，将低密度脂蛋白胆固醇水平控制在 2.6mmol/L（100mg/dl）以下。现有的资料证实，心肌梗死后及早开始强化他汀类药物治疗可以改善临床预后。

7. CABG　对少数 STEMI 合并心源性休克不适宜 PCI 者，急诊 CABG 可降低病死率。机械性并发症（如心室游离壁破裂、乳头肌断裂、室间隔穿孔）引起心源性休克时，在急性期需行 CABG 和相应心脏手术治疗。

8. **干细胞治疗**　目前干细胞移植治疗 STEMI 尚处于临床试验阶段，大多采用骨髓细胞或骨骼肌成肌细胞。荟萃分析表明，可轻度提高 LVEF。但由于样本量较小，不同临床试验结果存在较大差异，大部分临床终点（如死亡、靶血管血运重建、因心力衰竭再次住院等）均无显著改善。因此，安全性和有效性尚需多中心、大样本随机双盲对照研究证实，目前不宜作为常规治疗选择。

9. 特殊类型 STEMI

（1）右心室梗死：右心室梗死可导致低血压、休克，其处理原则不同于严重左心室功能障碍引起的心源性休克，因此对其及时识别颇为重要。下壁 STEMI 患者出现低血压、肺野清晰、颈静脉压升高临床三联征时，应怀疑右心室梗死。此三联症特异性高，但敏感性低。临床上，通常因血容量减低，而缺乏颈静脉充盈体征，主要表现为低血压。右胸前导联（尤为 V_4R）ST 段抬高≥0.1mV，高度提示右心室梗死，因此，所有下壁 STFMI 和休克患者均应记录右胸前导联。超声心动图检查可能有助于其诊断。

一旦右心室梗死合并低血压或休克，主要处理原则是维持右心室前负荷。应避免使用利尿药和血管扩张药（如阿片类、硝酸酯类和 ACIE/ARB），积极经静脉扩容治疗对多数患者有效，此时，最好进行血液动力学监测。若补液 1 000 ～ 2 000ml 血压仍不回升，应静脉滴注正性肌力药（如多巴胺）。合并房颤时，应迅速复律，以保证心房收缩，加强右心室的充盈。合并高度 AVB 时，应予以起搏。尽早施行直接 PCI，迅速改善血液动力学状态。如无条件行 PCI，可行溶栓治疗。

（2）合并糖尿病或肾功能不全：20% 以上 STEMI 患者合并糖尿病。这些患者症状可不典型，常合并心力衰竭，病死率是非糖尿病患者的 2 倍。溶栓（即使有视网膜病变）、他汀类、β 受体阻滞剂和 ACEI 等药物治疗至少与非糖尿病患者一样安全有效。

STEMI 急性期血糖常应激性增高。无论有无并发症，均建议应用胰岛素为基础的治疗方案，使血糖达到并维持在 10mmol/L（180mg/dl）以下，同时避免低血糖（Ⅱa，B）。低血糖可诱发心肌缺血，影响急性冠状动脉综合征患者的预后，因此血糖不应低于 4.4 ～ 5.0mmol/L（80 ～ 90mg/dl）。

STEMI 合并肾功能不全时由于顾忌出血风险和对比剂加重肾衰竭，再灌注治疗率较低，加上此类患者常合并更多的心血管危险因素，因此总体预后较差。合并终末期肾病（肌酐清除率＜30ml/min 的 STEMI 患者，2 年病死率显著高于普通人群。合并肾功能不全的 STEMI 的治疗原则和肾功能正常者相同，但必须考虑到对比剂、ACEI、ARB 和利尿药等进一步恶化肾功能的风险。建议对未接受透析治疗的慢性肾病患者，在血管造影时推荐等渗对比剂（I，A），或低渗对比剂碘普罗胺（I，B）。

10. 并发症及处理

（1）心力衰竭和心源性休克

1）临床估价：STEMI 急性期心力衰竭通常由心肌损害、心律失常或机械性并发症引起，并使这些患者的近期和远期预后不佳。由于 STEMI 的病理生理改变程度不同，临床表现差异较大。可表现为轻度肺瘀血，左心衰竭或肺水肿（每搏心输血量和心排血量下降、左心室充盈压升高），心源性休克（血压下降、严重组织灌注不足）。合并左心衰竭时，患者临床上出现程度不等的呼吸困难（严重时可端坐呼吸，咯粉红色泡沫痰）、窦性心动过速、第三心音、肺底部或全肺野湿啰音及末梢灌注不良表现。

对 STEMI 合并心力衰竭和心源性休克患者必要时需行血液动力学监测，以评价左心功能的变化、指导治疗及监测疗效。血液动力学监测指标包括：肺毛细血管楔压（PCWP）、心排血量和动脉血压（常用无创性血压测定，危重患者监测动脉内血压）。漂浮导管血液动力学监测适应证：严重或进行性心力衰竭或肺水肿、心源性休克或进行性低血压，可疑的机械并发症（例如室间隔穿孔、乳头肌断裂或心包填塞），以及低血压而无肺淤血、扩容治疗无效的患者。当PCWP＞18mmHg、心脏指数（CI）＜2.5时表现为左心功能不全。PCWP＞18～20mmHg、CI＜1.8、收缩压＜90mmHg时，为心源性休克。

2）心力衰竭的处理：一般处理措施包括：吸氧、连续监测氧饱和度及定时血气测定、心电图监护。X线胸片可估价肺瘀血情况。超声心动图除有助于诊断外，还可了解心肌损害的范围和可能存在的并发症（如二尖瓣反流或室间隔穿孔）。

轻度心力衰竭（killipⅡ级）时：①利尿药治疗（如缓慢静脉注射呋塞米20～40mg，必要时1～4小时重复1次）有迅速反应（I，C）。②合并肾衰竭或长期应用利尿药者，可能需较大的剂量。如无低血压，可静脉应用硝酸酯（I，C）。需避免低血压产生。③如无低血压、低血容量或明显的肾功能衰竭，则应在24小时内开始应用ACEI（I，A）。④如不能耐受ACEI则改为ARB（I，B）。

严重心力衰竭（killipⅢ级）或急性肺水肿患者：①尽早使用机械辅助通气治疗（I，C）。②除非合并低血压，均应给予静脉滴注硝酸酯类，例如硝酸甘油初始剂量为每分钟0.25ug/kg，每5分钟增加1次剂量，并根据收缩压调整剂量（I，C）。③肺水肿合并高血压是静脉滴注硝普钠的最佳适应证，常从小剂量（10ug/min）开始，并根据血压逐渐增加至合适剂量。利尿药需适量（I，C）。④当血压明显降低时，可静脉滴注多巴胺（每分钟5～15ug/kg）（Ⅱb，C）和（或）多巴酚丁胺（Ⅱa，B）。⑤如存在肾灌注不良时，可使用小剂量多巴胺（每分钟＜3ug/kg）。考虑早期血运重建治疗（I，C）。

在STEMI发病的24小时内使用洋地黄制剂有增加室性心律失常的危险，不主张使用。在合并快速房颤时，可选用胺碘酮治疗（参见心律失常并发症及处理）。

3）心源性休克的诊断和治疗

①诊断。心源性休克的临床表现为四肢湿冷、尿量减少和〔或〕精神状态改变。其血液动力学特征为持续严重低血压（收缩压＜90mmHg或平均动脉压较基础值下降≥30mmHg），伴心室充盈压增高（PCWP＞18～20mmHg，右心室舒张末期压＞10mmHg），CI明显降低（无循环支持时＜1.8，辅助循环支持时＜2.0～2.2）。血液动力学异常可在临床上表现为轻度低灌注状态至严重休克，其严重程度与短期预后有直接的关系。

STEMI合并心源性休克通常由于大面积心肌坏死（占左心室心肌≥35%～40%）、合并右心室梗死或严重机械性并发症（如室间隔穿孔、游离壁破裂、乳头肌断裂致严重急性二尖瓣关闭不全等）所致。应在排除其他原因引起低血压（如低血容量、血管迷走反应、电解质紊乱、药物不良反应、心脏压塞、心律失常等）和升主动脉夹层伴主动脉瓣关闭不全后，方可诊断为心源性休克。心源性休克可突然发生，作为STEMI发病时的主要表现，但也可在入院后逐渐发生。迟发性心源性休克时，血压下降前可有心排血量降低和外周阻力增高的临床证据，例如，窦性心动过速、尿量减少和一过性血压升高、脉压减小等。临床上当肺淤血和低血压同时存在时，可诊断心源性休克。

虽然肺动脉插管有助于诊断，但用多普勒超声心动图也能测定左心室充盈压增高。近期预后与血液动力学异常的程度直接相关。

②治疗。下壁心肌梗死合并右心室梗死时常出现低血压，扩容治疗是关键。若补液1 000～2 000ml后心排血量仍不增加，应静脉滴注正性肌力药（如多巴酚丁胺每分钟

3 ～ 5ug/kg)。并进行血液动力学监测，指导治疗。对大面积心肌梗死或高龄患者应避免过度扩容诱发左心衰竭。静脉滴注正性肌力药物可稳定患者的血液动力学。多巴胺每分钟＜3ug/kg 可增加肾血流量。严重低血压时，应静脉滴注多巴胺每分钟 5 ～ 15ug/kg，必要时可同时静脉滴注多巴酚丁胺每分钟 3 ～ 10ug/kg。大剂量多巴胺无效时，也可静脉滴注去甲肾上腺素 2 ～ 8ug/min。

STEMI 合并心源性休克时，IABP 能有效逆转组织低灌注，但需联合冠状动脉血运重建治疗，迅速开通梗死相关动脉，恢复心肌再灌注，以降低病死率。STEMI 合并心源性休克时，溶栓治疗的血管开通率明显降低，住院期病死率增高，因此提倡行机械性再灌注治疗。非随机和回顾性研究表明，PCI 或 CABG 再灌注治疗可提高 STEMI 合并心源性休克的生存率。若 PCI 失败或不适用者（如多支病变或左主干病变），应急诊 CABG。无条件行血管重建术的医院应在积极升压后，迅速将患者转运至有条件的医院做进一步治疗。在升压药和 IABP 治疗的基础上，谨慎、少量应用血管扩张剂（如硝普钠）对减轻心脏前后负荷可能有益。

③辅助循环装置。包括 IABP 和左心室辅助装置。IABP 是目前 STEMI 并发心源性休克治疗时最常用的辅助循环装置。IABP 使左心室收缩期后负荷降低，减少心肌需氧量；同时，心脏舒张压增高，增加冠状动脉血流灌注和微循环功能，减轻心肌缺血。IABP 阻断和延缓血液动力学进一步恶化，为 STEMI 合并心源性休克患者接受冠状动脉造影和机械性再灌注治疗（PCI 或 CABG)，提供重要的时间过渡和机会。IABP 是 STEMI 合并低血压、低心排血量及对药物治疗无效的心源性休克患者的 I 类推荐指征。对大面积 STEMI 或高危患者应考虑预防性应用 IABP。年龄＞75 岁、以往有心力衰竭史、左主干或 3 支血管病变、持续低血压、killipⅢ～ IV 级、收缩压＜120mmHg 且持续性心动过速等 STEMI 患者，应用 IABP 对改善预后有重要的临床意义。对入院时已处于心源性休克状态的 STEMI 患者，应用 IABP 越早越好，联合快速血运重建治疗有望改善其预后。STEMI 并发机械性并发症（例如乳头肌断裂或室间隔穿孔）时，IABP 已成为冠状动脉造影和修补手术及血管重建术前的一项稳定性治疗手段。IABP 也是顽固性室速伴血液动力学不稳定、梗死后难治性心绞痛患者冠状动脉血运重建前的一种治疗措施。但是，IABP 对血压及冠状动脉血流的影响依赖于左心室功能状态，对完全血液动力学“崩溃”的患者，仅能提供很小的循环支持。

经皮左心室辅助装置通过辅助泵将左心房或左心室的氧合血液引流至泵内，然后再注入主动脉系统，部分或完全替代心脏的泵血功能，从而减轻左心室负担，保证全身组织、器官的血液供应。可用于 IABP 无效的严重患者。

（2）机械性并发症

1）左心室游离壁破裂：表现循环“崩溃”伴电机械分离（即持续电活动但无心排血量和脉搏)，患者对常规心肺复苏无反应，且常在数分钟内死亡。外科手术治疗的机会极少。约 25% 患者表现为亚急性左心室游离壁破裂（即血栓后粘连封闭破裂口）。临床表现为心绞痛复发、ST 段再次抬高（与再梗死相似)，但常常发生突然血液动力学恶化伴一过性或持续性低血压，同时存在典型的心脏压塞体征，超声心动图检查发现心包积液和心包腔血栓性超声致密阴影（心包出血）。亚急性左心室游离壁破裂宜立即手术治疗。

2）室间隔穿孔：表现为临床情况突然恶化，并出现胸前区粗糙的收缩期杂音。多普勒超声心动图检查可定位室间隔缺损和估价左向右分流严重性。右心导管血气测定发现右心室血氧饱和度增高。如无心源性休克，血管扩张药（如静脉滴注硝酸甘油）可产生一定的改善作用，但 IABP 辅助循环最有效。紧急外科手术对 STEMI 合并室间隔穿孔伴心源性休克患者提供生存的机会。由于缺损口可能进一步增大，因此即使血液动力学稳定，也有早期手术的指征。但因坏死组织脆软，使早期手术难度增大，因此最佳手术时机尚未达成共识。最近报道，用经皮导管技术成功封堵室间隔缺损，其疗效尚需更多的研究证实。

3）急性二尖瓣反流：通常发生于急性 STEMI 后 2 ～ 7 日，主要原因是心肌梗死或缺血所致的乳头肌功能不全或断裂。大多数情况下，急性二尖瓣反流继发于乳头肌功能异常而非断裂。乳头肌断裂典型表现为血液动力学突然恶化，二尖瓣区新出现收缩期杂音或原有杂音加重，但左心房压急剧增高可使杂音较轻，X 线胸片示肺瘀血或肺水肿。彩色多普勒超声心动图能诊断和定量二尖瓣反流。肺动脉导管表现 PCWP 压力曲线巨大 V 波。

乳头肌断裂致急性二尖瓣反流，需尽早手术治疗；合并心源性休克和肺水肿时，应急诊手术。冠状动脉造影和 CABG 前，需插置 IABP。乳头肌断裂需行瓣膜置换术，仅少数选择性患者可做修补手术治疗。

（3）心律失常：STEMI 急性期，危及生命的室速和室颤发生率高达 20%。室速、室颤和完全性 AVB 可能为急性 STEMI 的首发表现，猝死率较高，需要迅速处理。STEMI 急性期心律失常通常为基础病变严重的表现，如持续心肌缺血、泵衰竭或电解质紊乱（如血钾水平异常）、自主神经功能紊乱、低氧血症或酸碱平衡失调。对于这类心律失常处理的紧急程度，取决于血液动力学状况。虽然预防性使用利多卡因可减少室颤发生，但也可能引起心动过缓和心脏停搏而使病死率增加。因此，使用再灌注治疗时，应避免预防性使用利多卡因。

1）室性心律失常：①室性早搏。对无症状室性早搏，无须抗心律失常药物治疗。②室性逸搏心律。在急性 STEMI 早期常见。除非心率过于缓慢，否则一般不需要特殊处理。③室速和室颤。非持续性室速（持续时间＜30 秒）和加速性室性自主心律，通常不需要预防性使用抗心律失常药物。持续性和（或）血液动力学不稳定的室速（发生率＜3%）需要抗心律失常药物处理，必要时予以电除颤治疗。STEMI 急性期发生室颤与院内病死率增加相关，但与远期病死率无关。再灌注治疗和 β 受体阻滞剂的使用，使发病 48 小时内室颤发生率降低。电解质紊乱可触发室颤，因此，纠正低血钾和低血镁很重要。STEMI 早期出现与 QT 间隔期延长有关的尖端扭转性室速时，应静脉推注 1 ～ 2g 的镁剂（持续＞5 分钟），尤其是发病前使用利尿药、低镁、低钾的患者（Ⅱa，C）。但镁剂治疗并不能降低病死率，因此不支持在 STEMI 患者中常规补充镁剂。对于无心搏出量的室速和室颤需要依据心肺复苏指南进行处理。成功复苏后，需要静脉胺碘酮联合 β 受体阻滞剂治疗。

2）室上性心律失常：急性 STEMI 时，房颤发生率为 10% ～ 20%，老年人、严重左心室功能损害和心力衰竭时更常见。与无房颤者相比，房颤患者脑卒中和住院期病死率明显增加，STEMI 时房颤的处理包括控制心室率和转复窦性心律。多数患者对房颤耐受较好，无需特殊处理。部分患者房颤心室率快会加重心力衰竭，需要即刻处理。IC 类抗心律失常药物应禁止使用。对于没有抗凝治疗患者，应考虑开始抗凝治疗。

其他类型室上性心动过速少见，且通常自行终止。如无禁忌证，则可使用 β 受体阻滞剂。血液动力学稳定者可试用腺苷，但使用期间应进行心电检测。

3）窦性心动过缓和 AVB

①窦性心动过缓。急性 STEMI（特别是下壁心肌梗死）发病 1 小时内常见窦性心动过缓（9% ～ 25%），部分患者使用阿托品有效。

② AVB。急性 STEMI 时，AVB 发生率约 7%，持续束支传导阻滞发生率高达 5.3%。AVB 患者院内和晚期病死率高于房室传导功能正常患者。病死率增加与广泛心肌损害有关，而非 AVB 本身。临时起搏术并不改善远期存活率，但对于症状性心动过缓的急性 STEMI 患者仍建议临时起搏治疗。一度 AVB 无须处理。下壁心肌梗死引起 AVB 通常为一过性，窄 QRS 波逸搏心律（>40 次 / 分钟），病死率较低。前壁心肌梗死引起 AVB 时，通常由广泛心肌坏死所致，表现不稳定、宽 QRS 波逸搏心律。

新出现的左束支传导阻滞，通常表明广泛的前壁心肌梗死，发展至完全性 AVB 可能性较大，需要预防性临时起搏术。溶栓后或抗栓治疗时，应避免经锁骨下途径临时起搏术。

STEMI 急性期后，永久性起搏器置入指征：发生希氏 – 肯野纤维系统交替束支传导阻滞的持续二度 AVB，或希氏 – 浦肯野纤维系统内或之下发生的三度 AVB（l，B）；一过性房室结下二度或三度 AVB 患者，合并相关的束支传导阻滞，如果阻滞部位不明确，应行电生理检查（I，B）；持续性、症状性二度或三度 AVB 患者（I，C）；没有症状的房室结水平的持续二度或三度 AVB 患者（Ⅱb，B）。

无室内传导异常的一过性 AVB，仅左前分支阻滞的一过性 AVB，无 AVB 的新发束支传导阻滞或分支传导阻滞，合并束支传导阻滞或分支传导阻滞的无症状持续一度 AVB，不推荐起搏器治疗（Ⅲ，B）。

11. **出院前危险性评估**　STEMI 患者出院前，应用无创或有创性检查技术评价左心室功能、心肌缺血、心肌存活性和心律失常，对于预测出院后发生再梗死、心力衰竭或死亡的危险性，从而采取积极的预防和干预措施具有重要的意义。

（1）左心室功能的评价：临床症状（呼吸困难）和体征（肺部啰音、奔马律、颈静脉怒张、心脏扩大）仍是床旁判断心功能和预后的重要依据。对所有 STEMI 患者，除非急诊 PCI 时已行左心室造影，入院 24 ～ 48 小时内尽可能行超声心动图检查，以检测梗死范围、附壁血栓、左心室功能和机械并发症。舒张期二尖瓣血流频谱呈限制性充盈（E 波显著高于 A 波）者提示左室舒张末期压升高，多项研究证实，其预后价值高于 LVEF，鉴于再灌注治疗后的室壁运动受到心肌顿抑的影响，在 STEMI 发生 2 ～ 4 周内应重复超声心动图检查。胸部声窗条件较差的患者如病情许可，可行经食管超声心动图检查，或磁共振显像左心室造影检查。

（2）心肌缺血的评价：在未行或已行再灌注治疗但仍有心肌缺血征象的患者，STEMI 发生 4 ～ 6 周内，可根据其病情和医疗机构条件，做运动心电图（踏车或平板运动试验）、动态心电图、运动或药物负荷放射性核素心肌灌注显像、运动或药物负荷超声心动图等检查。这些检查技术对评价 STEMI 后心肌缺血的相对价值尚不明确。在束支传导阻滞、ST–T 波异常、预激综合征或接受洋地黄治疗的患者，应选择运动或药物负荷放射性核素心肌灌注显像或超声心动图检查。在接受 β 受体阻滞剂治疗或不能运动的患者，可选择药物负荷放射性核素心肌灌注显像或超声心动图检查。如以上检查发现明显心肌缺血的证据，则应行冠状动脉造影检查，确定是否进行冠状动脉血运重建治疗。

（3）心肌存活性的评价：STEMI 后的左心室功能异常可由于心肌坏死、心肌顿抑、心肌冬眠或二者的结合所引起。心肌顿抑通常在成功再灌注治疗后 2 周内恢复，但反复的心肌顿抑可导致心肌冬眠，需要再血管化治疗以恢复左心室功能。因此，在 STEMI 后左心室功能持续异常的患者，心肌存活性的评价至关重要。放射性核素心肌灌注显像或小剂量多巴酚丁胺负荷超声心动图，是目前检测心肌存活性最常用的技术。正电子发射断层显像

（PET）技术，对于检测心肌存活具有很高的敏感性和特异性，延迟增强磁共振显像技术，对于检测心肌纤维化具有很高的准确性，但这些技术价钱昂贵和费时，使其临床应用受到限制。

（4）心律失常风险评价：STEMI 后心律失常的评价，对于预防心脏性猝死具有重要的意义。动态心电图监测和心脏电生理检查是评价心律失常较为可靠的方法。无症状性心律失常和 LVEF≥0.4 的患者属低危患者，无须进一步检查和预防性治疗。LVEF＜0.40、非持续性室速、有症状的心力衰竭、电生理检查诱发的持续性单形性室速，是 STEMI 患者发生心脏性猝死的危险因素。其他技术和指标（如 T 波交替、心率变异性、QT 离散度、压力反射敏感性、信号叠加心电图等），可用于评价 STEMI 后的心律失常，但对于预测心脏性猝死危险的价值不明，需要大样本的临床研究加以证实。

12. **二级预防与康复治疗**　STEMI 患者出院后，应继续进行科学合理的二级预防，以降低心肌梗死复发、心力衰竭，以及心脏性死亡等主要不良心血管事件的危险性，并改善患者生活质量。STEMI 患者的二级预防措施包括，非药物干预（即治疗性生活方式改善）与药物治疗，以及心血管危险因素的综合防控，这些措施相结合有助于最大程度改善患者预后。此外，病情稳定的 STEMI 患者接受康复治疗，可改善生活质量与心血管系统储备功能，并可能对其预后产生有益影响。

（1）非药物干预

1）戒烟：在 STEMI 患者住院期间，烟草依赖者常常能主动或被动的暂时停止吸烟，而出院前后则成为能否永久戒烟的关键时期。医务人员应在 STEMI 患者出院前对吸烟者进行有效宣传教育，指导并督促其戒烟。患者出院后每次随诊时，应将督导戒烟作为重要内容之一。对于难以戒断烟瘾者，可予以药物治疗（如尼古丁替代疗法或尼古丁受体部分激动药治疗等），以提高戒烟成功率。

2）运动：STEMI 患者出院前应做运动耐量评估，并制定个体化体力运动方案。对于所有病情稳定的患者，建议每日进行 30 ～ 60 分钟中等强度的有氧运动（如快步行走等），每周至少坚持 5 天。此外，还可建议每周进行 1 ～ 2 次阻力训练。体力运动应循序渐进，并避免诱发心绞痛等不适症状。

3）控制体重：出院前以及出院后随诊，应监测体重，并建议其通过控制饮食与增加运动将体质指数控制于 $24kg/m^2$ 以下。

（2）药物治疗

1）抗血小板治疗：若无禁忌证，所有 STEMI 患者出院后均应长期服用阿司匹林（75 ～ 150mg/d）治疗。因存在禁忌证而不能应用阿司匹林者，可用氯吡格雷（75mg/d）替代。接受 PCI 的患者，术后抗血小板治疗参见“抗栓和抗心肌缺血治疗”。

2）ACEI 和 ARB 类药物：若无禁忌证，所有伴有心力衰竭（LVEF＜0.45）、高血压、糖尿病或慢性肾脏疾病的 STEMI 患者，均应长期服用 ACEI。低危 STEMI 患者（即 LVEF 正常、已成功实施血运重建且各种心血管危险因素已得到满意控制者）亦可考虑 ACEI 治疗。具有适应证但不能耐受 ACEI 治疗者，可应用 ARB 类药物。对于伴有左心室收缩功能不全的 STEMI 患者，也可考虑联合应用 ACEI 与 ARB 类药物治疗。

3）β 受体阻滞剂：若无禁忌证，所有 STEMI 患者均应长期服用 β 受体阻滞剂治疗，并根据患者耐受情况确定个体化的治疗剂量。

4）醛固酮拮抗药：无明显肾功能损害和高血钾的心肌梗死后患者，经过有效剂量的

ACEI 与 β 受体阻滞剂治疗后，其 LVEF＜0.4 者，可考虑应用醛固酮拮抗药治疗，但须密切观察相关不良反应（特别是高钾血症）的发生。

（3）控制心血管危险因素

1）控制血压：STEMI 患者出院后应继续进行有效的血压管理。对于一般患者，应将其血压控制于＜140/90mmHg，合并慢性肾病者应将血压控制于＜130/80mmHg。治疗性生活方式改善应被视为降压治疗的基石。经过有效改善生活方式后若血压仍未能达到目标值以下，则应及时启动降压药物治疗。此类患者宜首选 β 受体阻滞剂和（或）ACEI 治疗，必要时可考虑应用小剂量噻嗪类利尿药等药物。近年来有证据显示，冠心病患者血压水平与不良事件发生率之间可能存在 J 形曲线关系，即血压水平过高或过低均可对其预后产生不利影响，因此在保证血压（特别是收缩压）达标的前提下，需避免患者舒张压水平＜60 ～ 70mmHg。

2）调脂治疗：STEMI 患者出院后应坚持使用他汀类药物，将低密度脂蛋白胆固醇控制在＜2.60mmol/L（100mg/dl），并可考虑达到更低的目标值，即 LDL–C＜2.08mmol/L（80mg/dl）；对于合并糖尿病者，应将 LDL–C 控制在＜2.08mmol/L（80mg/dl）以下。达标后不可停药，也不宜盲目减小剂量。出院时应为患者提供合理化饮食建议，如控制总热量摄入，减少饱和脂肪酸（不超过饮食总热量的 7%）、反式脂肪酸以及胆固醇摄入（＜200mg/d）。增加 ω–3 脂肪酸摄入有助于降低 LDL–C 与甘油三酯水平。他汀类药物是降胆固醇治疗的首选药物。若应用较大剂量他汀类药物治疗后 LDL–C 仍不能达标，可考虑联合应用其他种类调脂药物（胆固醇吸收抑制、烟酸或贝特类药物）。

若患者胆固醇水平已达标但甘油三酯增高 [≥1.70mmol/L（150mg/dl）] 或高密度脂蛋白胆固醇降低 [＜1.04mmol/L（40mg/dl）] 亦应予以干预，控制饮食、增加运动、减轻体重应作为其首选措施，不能达标时需予以药物治疗。对于甘油三酯轻中度增高者，他汀类药仍应作为首选药物。单独应用他汀类药治疗效果不佳时，可考虑联合应用贝特类药物或烟酸类药物治疗。当甘油三酯水平≥5.65mmol/L（500mg/dl）时，应立即应用贝特类或烟酸类药物治疗，尽快降低甘油三酯水平以预防急性胰腺炎。

3）血糖管理：对所有 STEMI 患者均应询问其有无糖尿病史，并常规检测空腹血糖。对于无糖尿病史但空腹血糖异常者（≥5.6mmol/L），应进行口服葡萄糖耐量试验。对于确诊糖尿病的患者，在积极控制饮食并改善生活方式的同时，可考虑应用降糖药物治疗。若患者一般健康状况较好、糖尿病病史较短、年龄较轻，可将其糖化血红蛋白控制在 7% 以下；反之，若患者一般健康状况较差、糖尿病病史较长、年龄较大时，过于严格的血糖控制可能增加严重低血糖事件发生率，并对其预后产生不良影响，此时宜将糖化血红蛋白控制于 7% ～ 8%。同时，对合并糖尿病的 STEMI 患者，更应强化他汀类药物降胆固醇治疗，并严格控制血压和强调患者戒烟。

4）置入式心脏除颤器（ICD）的应用：近年来，随着 ICD 临床应用的日益广泛以及相关研究证据的不断积累，其临床地位已得到充分肯定。对于心脏性猝死复苏成功者，置入 ICD 可以显著降低其心脏性死亡发生率及总病死率。因此，对于此类患者应建议其接受 ICD 治疗。在心脏性猝死的一级预防中，ICD 同样具有重要地位。研究显示，以下两类患者置入 ICD 可以显著获益：① LVEF≤0.4，且伴有自发非持续性室速，和（或）电程序刺激诱发出单形持续性室速者；②心肌梗死至少 40 天后患者仍存在心力衰竭症状（NYHA 心功能Ⅱ～Ⅳ级），且 LVEF≤0.30 者。STEMI 后虽经最佳药物治疗仍存在轻度心力衰竭症状（NYHA 心功能 I 级）且 LVEF≤0.35 者也可考虑置入 ICD。为保证患者心功能有充分的时间恢复，应在 STEMI 患者接受血运重建至少 3 个月后评估其是否需要置入 ICD。

5）康复治疗：如前所述，STEMI 患者出院后坚持规律适度的体力锻炼有助于控制肥胖、高血压、血脂异常及高血糖等心血管危险因素，并增加心血管储备功能，从而对其预后产生有益影响。与一般体力运动相比，以体力活动为基础的程序化康复治疗可能具有更佳效果。荟萃分析显示，冠心病患者接受康复治疗可使总病死率降低 20% ～ 30%，使心脏性病死率降低约 30%。但迄今为止，专门针对 STEMI 患者出院后康复治疗的大型临床试验尚少，因此若条件允许，对于此类患者可咨询康复治疗学专家，并在其指导下进行康复训练。

五、隐匿型冠状动脉粥样硬化性心脏病

隐匿型冠心病（latent coronary heart disease）又称无症状性冠心病，是指确有心肌缺血的客观证据（心电活动、左室功能、心肌血液灌注及心肌代谢等异常），但缺乏胸痛或与心肌缺血相关的主观症状。患者心肌缺血心电图表现可见于休息时，或在增加心脏负荷后才出现，常为动态心电图记录所发现。这些患者经冠状动脉造影或死亡后尸检，几乎均证实冠状动脉主要分支有明显狭窄病变。此类患者可能突然转为心绞痛或心肌梗死，个别患者也可能出现猝死，应早期诊断，早期治疗。

（一）病　因

和其他类型的冠心病一样，隐匿性冠心病的病因也不十分清楚，但存在诱发冠心病的各种危险因素时，其发病的可能性将增加。可能有以下致病因素：

1. **年龄**　40 岁以上的中老年人多见，49 岁以后进展较快，但青壮年亦可患病。

2. **性别**　男性多见，男女比例约为 2∶1，女性则常见于绝经期之后。

3. **职业**　从事体力活动少、脑力活动紧张、经常有紧迫感的工作较易患本病。

4. **饮食**　常进食较高的热量，较多的动物性脂肪、胆固醇，糖和盐者易患本病，西方的饮食方式是致病的重要因素。

5. **血脂质**　脂肪和糖类摄食过多或代谢失常而致血胆固醇、甘油三酯、低密度脂蛋白增高易得病。

6. **血压**　高血压患者的冠状动脉粥样硬化患病率较血压正常者高 4 倍，而且收缩压和舒张压的增高都重要。

7. **其他**　有吸烟史或肥胖、遗传、糖尿病等疾病的患者及微量元素缺乏者易致本病。

（二）辅助检查

1. **心电图**　心电图是隐匿型冠心病诊断中最早、最常用和最基本的诊断方法，心电图使用方便，易于普及，当患者病情变化时便可及时捕捉其变化情况，并能连续动态观察和进行各种负荷试验，以提高其诊断敏感性。无论是心绞痛或心肌梗死，都有其典型的心电图变化。

2. **核素心肌显像**　根据病史，心电图检查不能排除心绞痛时可做此项检查。核素心肌显像可以显示缺血区、明确缺血的部位和范围大小。结合运动试验再显像，则可提高检出率。

3. **冠状动脉造影**　冠状动脉造影是目前冠心病诊断的金标准。可以明确冠状动脉有

无狭窄、狭窄的部位、程度、范围等，并可据此指导进一步治疗所应采取的措施。同时，进行左心室造影，可以对心功能进行评价。

4. **超声和血管内超声**　心脏超声可以对心脏形态、室壁运动以及左心室功能进行检查，是目前最常用的检查手段之一。血管内超声可以明确冠状动脉内的管壁形态及狭窄程度，是一项很有前景的新技术。

5. **心肌酶学检查**　是急性心肌梗死的诊断和鉴别诊断的重要手段之一。临床上根据血清酶浓度的序列变化和特异性同工酶的升高等肯定性酶学改变可明确诊断为急性心肌梗死。

6. **心血池显像**　可用于观察心室壁收缩和舒张的动态影像，对于确定室壁运动及心功能有重要参考价值。

（三）临床表现

顾名思义，隐匿型冠心病患者，一般没有什么明显不适感觉。

本病有 3 种临床类型：①患者有由冠状动脉狭窄引起心肌缺血的客观证据，但从无心肌缺血的症状；②患者曾患心肌梗死，现有心肌缺血但无心绞痛症状；③患者有心肌缺血发作，但有些有症状，有些则无症状，此类患者临床最多见。

心肌缺血而无症状的发生机制尚不清楚，这可能与下列因素有关：①机体存在保护性“疼痛报警系统”，在心肌缺血发作时，由于产生疼痛提醒患者停止促发缺血的活动，从而避免进一步加重心肌缺血损伤和减少潜在致命危险。冠心病合并完全无症状的心肌缺血，说明该患者的报警系统功能完全缺陷，而若合并有部分症状者，则属于不完全缺陷；②心肌疼痛阈值或心脏性的疼痛阈值均较有症状者为高，也就是说，隐匿性冠心病患者对疼痛不够敏感；③心肌缺血较轻或有较好的侧支循环；④糖尿病性神经病变、心脏去神经、冠状动脉旁路手术后、心肌梗死等感觉传入神经中断所引起的该系统损伤，以及患者的精神状态和其他因素，均可能导致患者对疼痛不敏感。

（四）诊断和鉴别诊断

1. **诊断**　主要根据静息、动态或负荷试验的心电图检查，放射性核素心肌显影和（或）超声心动图发现患者有心肌缺血的改变，而无其他原因解释，又伴有动脉粥样硬化的易患因素。进行选择性冠状动脉造影检查可确立诊断。

我国学者最后修订的心电图负荷试验心肌缺血的诊断标准是：

（1）心电图活动平板或踏车分级运动试验（次极量）判定心肌缺血的标准符合下列情况之一者为阳性：①运动中出现典型心绞痛。②运动中及运动后呈水平型或下垂型（即缺血型）ST 段压低≥0.1mV。如原 ST 段压低者，运动后应在原基础上再压低 0.1mV。③运动中血压下降。

（2）心电图二级梯双倍运动试验判定心肌缺血的标准：心电图二级梯运动试验，目前已被可定量的活动平板或踏车运动试验所取代。但后两者设备费钱，前者简便，在基层医疗单位亦可应用。

1）运动中出现典型心绞痛，或运动后心电图改变符合下列条件之一者为阳性：①在 R 波占优势的导联上，运动后出现水平型或下垂型 ST 段压低（ST 段与 R 波顶点垂线的交角≥90°），超过 0.05mV，持续 2 分钟者。如原有 ST 段压低者，运动后在原有基础上再压低超过 0.05mV，持续 2 分钟。②在 R 波占优势的导联上，运动后出现 ST 段抬高（弓背向上型）超过 0.2mV 者。

2）运动后心电图改变符合下列条件之一者为可疑阳性：①在R波占优势的导联上，运动后出现水平型或下垂型ST段压低0.05mV，或接近0.05mV及QX/QT比例≥50%，持续2分钟者。②在R波占优势的导联上，运动后出现T波由直立变为倒置，持续2分钟者。③U波倒置者。④运动后出现下列任何一种心律失常者：多源性室性早搏、阵发性室性心动过速、心房颤动或扑动、窦房传导阻滞、房室传导阻滞（Ⅰ、Ⅱ、Ⅲ度）、左束支传导阻滞或左束支分支阻滞、完全性右束支传导阻滞或室内传导阻滞。

此外，近年有人提出运动后R波振幅增高（特别是在ST段压低的导联）也是心肌缺血的指标。

2. 鉴别诊断

（1）自主神经功能失调：本病有肾上腺素能β受体兴奋性增高的类型中，患者心肌耗氧量增加，心电图可出现ST段压低和T波倒置等改变，患者多表现为精神紧张和心率增快。服普萘洛尔10～20mg后2小时，心率减慢后再作心电图检查，可见ST段和T波恢复正常，有助于鉴别。

（2）心肌炎、心肌病、心包病、其他心脏病、电解质失调、内分泌病和药物作用等情况都可引起ST段和T波改变，诊断时要注意排除，但根据其各自的临床表现不难作出鉴别。

（五）治　疗

防治的目的是减轻或缓解症状，恢复心脏功能，延长患者生命，提高患者生存质量，预防心肌梗死或猝死的发生等。治疗方法包括药物治疗、介入治疗及外科手术治疗。经药物治疗仍持续有心肌缺血发作者，应行冠状动脉造影以明确病变的严重程度，并考虑是否进行血管再通手术治疗。

1. 药物治疗　是指用硝酸酯类药、β受体阻滞剂、钙离子拮抗剂、血管紧张素转换酶抑制剂、调节血脂药、抗凝药物和中药等药物的治疗。药物治疗均可减少或消除无症状性心肌缺血的发作，联合用药效果更好。

2. 介入性治疗　包括经皮冠状动脉腔内成形术（PTCA）、冠状动脉斑块旋切术、冠状动脉斑块旋磨术、冠状动脉斑块切吸术、经皮冠状动脉激光成形术、冠状动脉内支架和溶栓疗法等。目前应用最广泛的介入治疗术是溶栓治疗、经皮冠状动脉腔内成形术及冠状动脉支架术。

3. 外科手术治疗　是指冠状动脉旁路移植术，即冠状动脉搭桥术。

（六）预　防

采用防治动脉粥样硬化的各种措施，以防止粥样斑块加重，争取粥样斑块消退和促进冠状动脉侧支循环的建立。近年来有人认为，即使血总胆固醇和低密度脂蛋白胆固醇含量不高，使用降胆固醇的措施也有利于粥样斑块的消退。对于静息时心电图、放射性核素心肌显像或超声心动图已有明显心肌缺血改变者，应建议患者宜适当减轻工作，或选用硝酸酯、β受体阻滞剂、钙通道阻滞药治疗。定期体检。避免冠心病急性发作的各种诱因，如受寒、过劳、情绪过激、暴饮暴食等。积极治疗高血压、高血脂及糖尿病，坚持适当的运动，选择低胆固醇饮食，避免吸烟及喝浓茶。

（七）预　后

由于本病是冠心病的早期，或患者已建立了较好的侧支循环的阶段，故预后一般较好。治疗得当可防止发展为严重的类型，特别是猝死。

六、缺血性心肌病

缺血性心肌病（ischeimc cardiomyopathy）是指由于冠状动脉粥样硬化病变使心肌的血供长期不足，心肌组织发生营养障碍和萎缩，或反复发生局部的坏死和愈合，以致纤维组织增生所致。亦称为心肌硬化（myocardial sclerosis）或心肌纤维化（myocardial fibrosis）。其临床特点是心脏变得僵硬，逐渐扩大，发生心律失常和心力衰竭。因此，也被称为心律失常型和心力衰竭型冠心病。

（一）病　因

基本病因是冠心病，常有多次和（或）广泛多部位心梗病史。冠心病的病因尚未完全明了。可能与下列易患因素和危险因素有关：高热量、高脂肪、高糖饮食，吸烟，高血脂，高血压，糖尿病，肥胖，体力活动过少，紧张脑力劳动，情绪易激动，精神紧张，中老年以上男性，高密度脂蛋白过低，凝血功能异常等。少数病例可能有家族性遗传因素。

（二）病理解剖和病理生理

1. **病理解剖** 冠状动脉粥样硬化病变大多数发生在冠状动脉主要分支的近段，距主动脉开口约 5cm 的范围内，常位于房室沟内，四周包绕以脂肪组织的冠状动脉主支，病变部位为手术治疗提供有利条件。伴有高血压或糖尿病者，则病变范围广，可累及冠状动脉小分支。粥样硬化病变主要累及冠状动脉内膜，在病变早期内膜和中层细胞内出现脂质和含脂质的巨吞噬细胞浸润，内膜增厚呈现黄色斑点。随着多种原因引起的内膜细胞损伤和内膜渗透性增高，脂质浸润增多，斑点也逐渐增多扩大，形成斑块或条纹。内膜也出现局灶性致密的层状胶原，病变累及内膜全周即引致血管腔狭窄或梗阻。病变的冠状动脉血流量减少，运动时甚或静息时局部心肌供血供氧量不足，严重者可产生心肌梗死。冠状动脉粥样硬化病灶可并发出血、血栓形成和动脉瘤。粥样硬化病灶破裂出血时脂质进入血管腔，易引起远侧血管栓塞和诱发血栓形成，血管壁血肿又可逐渐形成肉芽组织和纤维化。内膜出血急性期可能促使冠状动脉和侧支循环分支痉挛，加重心肌缺血的程度。血栓形成常与出血合并存在，亦可引致远侧血管栓塞和血管壁纤维化。冠状动脉内膜粥样硬化斑块下血管壁中层坏死并发动脉瘤者非常罕见，大多数病例仅一处血管发生动脉瘤，直径可达 2.5cm，腔内可含有血块，但血管腔仍保持通畅。粥样硬化病变引致的冠状动脉狭窄，如仅局限于冠状动脉一个分支，且发展过程缓慢，则病变血管与邻近冠状动脉之间的交通支显著扩张，可建立有效的侧支循环，受累区域的心肌仍能得到足够的血液供应。病变累及多根血管，或狭窄病变进展过程较快，侧支循环未及充分建立或并发出血、血肿、血栓形成、血管壁痉挛等情况，则可引致严重心肌缺血，甚或心肌梗死。病变区域心肌组织萎缩，甚或坏死以致破裂或日后形成纤维瘢痕，心肌收缩功能受到严重损害，则可发生心律失常或心脏泵血功能衰竭。心肌缺血的范围越大，造成的危害愈严重。左冠状动脉供应的循环血流量最多，因此，左冠状动脉及其分支梗阻造成的心脏病变较右冠状动脉更为严重。

心脏增大，有心力衰竭者尤为明显。心肌弥漫性纤维化伴有肥大、萎缩的心肌细胞，病变主要累及左心室肌和乳头肌，也累及起搏和传导系统。患者的冠状动脉多呈广泛而严重的粥样硬化，管腔明显狭窄但可无闭塞。纤维组织在心肌也可呈病灶性、散在性或不规则分布，此种情况常由于大片心肌梗死或多次小灶性心肌梗死后的瘢痕形成，心肌细胞减少而纤维结缔组织增多所造成，此时冠状动脉则有闭塞性病变。

2. **病理生理** 每 100g 心肌每分钟血流量 60 ～ 80ml，较之全身组织每 100g 每分钟血流量 7ml 约多 10 倍。冠状动脉循环的另一特点是舒张期动脉血流量最多，而在心脏收缩期由于心肌血管受挤压，冠状动脉循环血流量反而减少，而身体其他器官则在收缩期，动脉灌注压最高时血流量最多。心肌摄氧能力强，能从毛细血管中摄取 65% ～ 75% 的氧。在正常情况下，每 100g 心肌每分钟摄氧 8 ～ 10ml，而全身器官组织仅能从血液中摄取 25% 的氧，每分钟每 100g 组织仅摄氧约 0.3ml。运动时，心排血量显著增多，心脏工作量加大，心肌需氧量增加，由于进一步从血液中提高摄氧量的余地不多，必须通过扩大冠状动脉管腔，增加冠状动脉循环血流量以适应需氧量增加的要求。冠状动脉循环具有灵敏的调节能力，调节冠状动脉循环血流量的因素有：动脉灌注压，冠状血管阻力，心率，心脏舒缩时限，血液 CO_2 张力，O_2 张力，酸碱度，以及神经体液因素等。

心肌代谢能量的基础物质有葡萄糖、脂肪酸、乳酸等。在冠状动脉循环血供不足，心肌处于缺氧代谢的情况下，脂肪酸氧化作用降低，碳水化合物的氧化作用居主要地位，但在缺氧状况下，葡萄糖和糖原分解后所能供应的能量仅为有氧代谢下的一小部分。心肌持续缺血缺氧超过 20 分钟即可造成线粒体不可逆复的变质，心肌细胞坏死，心肌酶的活性丧失，临床上呈现心绞痛、心律失常和心力衰竭等症状。

短暂而严重的心肌缺血，引起“心肌顿抑”（myocardial stunning）。此时左心室舒张期容量和压力增高，收缩功能减弱，心排血量下降，如在 20 分钟以内心肌恢复灌注，心功能可恢复正常。慢性持续性心肌缺血，引起“心肌冬眠”（myocardial hibernation）。左心室功能同样受损，如血供最终恢复，心功能也可逐渐恢复。但长期心肌缺血导致心肌坏死和纤维化之后，左心室功能的损害成为不可逆，从代偿转为失代偿，出现心力衰竭的病理生理变化。开始时以舒张功能不全为主，以后收缩和舒张功能都不全。

缺血性心肌病多发于 40 ～ 80 岁，平均 62 岁左右，以老年人多见，尤其是有糖尿病患者更易发生，比无糖尿病患者多 2 倍以上。临床上将此病分为 5 型：①冠状动脉病变引起的心肌病综合征；②左室室壁膨胀瘤；③室间隔破裂；④孤立性二尖瓣反流；⑤可逆性缺血引起的发作性心力衰竭。

（三）临床表现

根据患者的不同表现，可以将缺血性心肌病划分为两大类，即充血型缺血性心肌病和限制型缺血性心肌病。它们的临床表现分别非常类似于原发性心肌病中的扩张型和限制型心肌病。但是，在本质上缺血性心肌病和原发性心肌病又有不同。缺血性心肌病多有冠心病易患因素存在，发病年龄多在 40 岁以上。其发病基础主要是由于冠状动脉粥样硬化性狭窄、闭塞、痉挛，甚至心肌内毛细血管网的病变，引起心肌供氧和需氧之间不平衡而导致心肌细胞减少、坏死、心肌纤维化、心肌瘢痕形成，出现心力衰竭、心律失常和心腔的扩大，表现为充血型心肌病样的临床综合征；另外，有少部分缺血性心肌病患者主要表现为心室肌舒张功能受限制，心室壁僵硬度异常。

（四）辅助检查

1. **X 线检查** 胸部 X 线检查一般无异常发现。伴有高血压病例可显示左心室增大，主动脉增宽、扩大、迂曲延长。并发心力衰竭者则心脏明显增大，肺部瘀血。

2. **心电图检查** 心电图检查是反映心肌缺血的重要方法之一。心绞痛发作时，常显示 ST 段降低，T 波低平或倒置。发作后数分钟内逐渐恢复，有时可伴有心律失常。平时心电图无明显异常改变的患者可做负荷试验，增加心脏负荷，增大心肌耗氧量，暂时诱发心肌缺氧的电生理改变。心电图负荷试验可采用双倍二级梯运动试验、活动平板运动试验、蹬车运动试验和葡萄糖负荷试验等，亦可用 Holter 心电监测仪作动态心电图持续记录。急性心肌梗死病例的心电图特征为深的 Q 波或 QS 波，ST 段明显抬高，弓背向上和 T 波倒置。根据呈现上述特征性改变的导联，可作出心肌梗死的定位诊断。

3. **血清酶学检查**　急性心肌梗死的早期，血清天冬氨酸氨基转移酶、肌酸磷酸激酶、乳酸脱氢酶均升高，其动态变化有助于判断病情演变情况。

4. **其他**　诊断方法有切面超声心动图检查、放射性核素心脏显影等，对诊断冠心病及心肌梗死，了解左心室运动功能均很有价值。

5. **选择性冠状动脉造影和左心室造影检查**　选择性冠状动脉造影可清楚地显现左、右冠状动脉及其分支，不仅可以为确诊粥样硬化病变引起的冠状动脉狭窄提供证据，而且可以观察到病变的确切部位、范围、病变血管的狭窄程度和侧支循环的情况。病变的冠状动脉分支内径减小约 1/3，血管腔面积减少约 50%；内径减小约 1/2，管腔面积减少约 75%；内径减小约 2/3，管腔面积减少约 90%。左心室造影检查可观察左心室各个部位心室壁的收缩功能是否正常、减退或消失，以及测定左心室喷血分数。左心室造影尚可用以诊断心肌梗死引起的室壁瘤、心室间隔缺损和二尖瓣关闭不全。对于考虑施行外科治疗的冠心病例术前必须进行选择性冠状动脉造影和左心室造影，以明确手术适应证和制订手术方案。

（五）诊断和鉴别诊断

1. **诊断**　本病必须具备三个肯定条件和两个否定条件。

（1）三个肯定条件：①有明确冠心病史，至少有 1 次或以上心肌梗死（有 Q 波或无 Q 波心肌梗死）；②心脏明显扩大；③心功能不全征象和（或）实验室依据。

（2）两个否定条件：①排除冠心病的某些并发症如室间隔穿孔、心室壁瘤和乳头肌功能不全所致二尖瓣关闭不全等。因为这些并发症虽也可产生心脏扩大和心功能不全，但其主要原因为上述机械性并发症导致心脏血流动力学紊乱的结果，其射血分数虽有下降，但较少＜0.35，并非是心脏长期缺氧、缺血和心肌纤维化的结果，故不能称为缺血性心肌病。上述是心肌梗死和冠心病的并发症，其治疗主要措施为手术矫治，而缺血性心肌病主要是内科治疗，两者有较大区别。②除外其他心脏病或其他原因引起的心脏扩大和心衰。

2. **鉴别诊断**　临床上需与缺血性心肌病（ICM）进行鉴别的心肌病变主要有扩张型心肌病、酒精性心肌病及克山病。

（1）扩张型心肌病：扩张型心肌病是一种原因不明的心肌病，主要特征是单侧或双侧心腔扩大，心肌收缩功能减退，临床表现为反复发生的充血性心力衰竭与心律失常等。其临床特征与 ICM 非常相似，鉴别诊断也相当困难，特别是 50 岁以上的患者，若伴有心绞痛则极易误诊为 ICM。由于扩张型心肌病与 ICM 的治疗原则迥然不同，故对二者进行正确的鉴别具有重要的临床意义。而掌握以下要点，则有助于二者的鉴别。

1）年龄及病史：扩张型心肌病发病年龄较轻，常有心肌炎病史；而 ICM 发病年龄较大，多数有心绞痛或心肌梗死病史，常伴有高血压、高血脂及糖尿病等。

2）心电图检查：扩张型心肌病与 ICM 患者的心电图都可表现为左室肥厚伴劳损、异常 Q 波及心律失常等，不易鉴别。但扩张型心肌病常伴有完全性左束支传导阻滞，心电图 ST–T 改变也多为非特异性，无定位诊断价值。

3）胸部 X 线检查：扩张型心肌病患者心影呈普大型，心胸比多在 0.6 以上，透视下见心脏搏动明显减弱，晚期常有胸腔积液、心包积液或肺栓塞征象。ICM 患者虽有心影明显增大，但多数呈主动脉型心脏，并伴有升主动脉增宽及主动脉结钙化等。

4）心脏超声检查：扩张型心肌病与 ICM 的鉴别要点如下。

①心脏形态学对比。扩张型心肌病因心肌广泛受累，常表现为 4 个心腔呈普遍性显著扩大；而 ICM 常以左心房及左心室扩大为主，并常伴有主动脉瓣及瓣环增厚、钙化。

②室壁厚度及运动状态比较。扩张型心肌病患者室壁厚度弥漫性变薄，室壁运动弥漫性减弱；而 ICM 患者心肌缺血部位与病变冠状动脉分布走行密切相关，缺血严重部位则出现室壁变薄及运动减弱，故常见室壁厚度局限性变薄、室壁运动呈节段性减弱或消失。

③血流动力学变化。扩张型心肌病患者因心脏呈普遍性显著扩大，常继发各瓣膜及瓣膜支架结构改变而引起多个瓣口明显反流；而 ICM 患者因以左心房及左心室扩大为主，常伴二尖瓣口反流。

④扩张型心肌病患者因心肌病变弥漫广泛，左心室扩大明显及心肌收缩无力，故心脏收缩功能明显降低；而 ICM 患者虽左心室射血分数及短轴缩短率均有降低，但其程度则较扩张型心肌病相对较轻。

⑤周围动脉超声探查。目前认为，用周围动脉超声探查颈动脉、股动脉，可以作为揭示冠状动脉病变的窗口，并可为扩张型心肌病与 ICM 的鉴别诊断提供帮助。已有研究显示，扩张型心肌病仅少数患者的颈动脉与股动脉斑块呈阳性；而 ICM 患者颈动脉与股动脉斑块则全部阳性。虽然扩张型心肌病患者颈动脉与股动脉斑块并非绝对阴性，但颈动脉与股动脉斑块阴性则可作为排除 ICM 诊断的重要条件。

⑥放射性核素检查。核素在心肌的分布不仅与血流有关，还与心肌细胞的功能和纤维化程度密切相关。一般认为，ICM 比扩张型心肌病患者的心肌损伤更重，纤维化程度更高。因此，行 ^{99}mTc- 甲氧基异丁基异腈（MIBI）心肌灌注显像检查，扩张型心肌病多显示为不呈节段性分布的、散在的稀疏区，范围小、程度轻，表现为较多小片样缺损或花斑样改变；而 ICM 患者多呈冠状动脉分布的节段性灌注异常，心肌血流灌注受损程度重、范围大；当灌注缺损范围大于左心室壁的 40% 时，则对 ICM 的诊断有较高价值。

⑦心导管检查和心血管造影。扩张型心肌病患者心导管检查可见左心室舒张末压、左心房压及肺毛细血管楔压升高，心排出量和搏出量减少，射血分数降低；左心室造影可见左心室腔扩大，左心室室壁运动减弱；但冠状动脉造影正常。

（2）酒精性心肌病：酒精性心肌病是指由于长期大量饮酒所致的心肌病变，主要表现为心脏扩大、心力衰竭及心律失常等，在临床上与扩张型 ICM 有许多相似之处，鉴别较为困难。与 ICM 比较，酒精性心肌病所具有的以下特点有助于二者的鉴别。

1）有长期、大量饮酒史。

2）多为 30 ～ 50 岁男性，且多伴有酒精性肝硬化等。

3）停止饮酒 3 ～ 6 个月后，病情可逐渐逆转或停止恶化，增大的心脏可见缩小。

4）心电图检查：可见非特异性 ST–T 改变（无定位诊断价值）；病程早期停止饮酒者，数个月后 ST–T 改变可恢复正常；若至病程晚期，即使停止饮酒，其 ST–T 改变也难以恢复正常。

5）胸部 X 线检查：心影呈普大型，心胸比多在 0.6 以上，透视下可见心脏搏动减弱，无升主动脉增宽及主动脉结钙化征象。

6）心脏超声检查：心脏各房室腔均有扩大，但以左心房及左心室腔扩大为主；室壁运动弥漫性减弱，左室射血分数明显降低；常合并二尖瓣、三尖瓣关闭不全。但无室壁节段性运动异常及主动脉瓣增厚、钙化征象。此外，停止饮酒后对患者进行动态观察，可见其左心房及左心室内径明显缩小。

（3）克山病：克山病是一种原因不明的地方性心肌病，临床上根据其起病急缓及心功能状态不同而分为急型、亚急型、慢型及潜在型 4 型。慢型克山病患者主要表现为心脏增大及充血性心力衰竭，其心电图、心脏超声及胸部 X 线检查所见，均与扩张型 ICM 有许多相似之处，但克山病的下列临床特点则有助于二者的鉴别诊断。

1）有明显的地区性：病区分布在包括黑、吉、辽、内蒙古、晋、冀、鲁、豫、陕、甘、川、滇、藏、黔、鄂 15 个省及自治区的低硒地带上。

2）具有人群多发的特点：绝大多数患者为农业人口中的生育期妇女及断奶后的学龄前儿童。而 ICM 则以老年人多见。

3）心电图检查：绝大多数克山病患者有心电图改变，其中以室性早搏最常见，其次是 ST–T 改变及房室传导阻滞等。但 ST–T 改变为非特异性，无定位诊断价值。

4）胸部 X 线检查：多数患者心影呈普大型，少数为二尖瓣型或主动脉型；透视下可见心脏搏动明显减弱；无升主动脉增宽及主动脉结钙化征象。

5）心脏超声检查：克山病患者心脏多呈普遍性显著扩大，室壁弥漫性运动减弱，心肌收缩无力，心脏收缩功能明显降低，同时伴多个瓣膜口明显反流；ICM 患者室壁则呈节段性运动障碍，并常合并主动脉瓣增厚及钙化等。

（六）治　疗

由于本病的最主要发病原因是冠心病，临床表现同原发性扩张性心肌病。故其治疗主要以早期诊断、早期治疗心肌缺血为主，控制冠心病，防治冠心病危险因素，积极治疗各种形式的心肌缺血，推迟或减缓充血型心力衰竭的发生和发展，控制心功能的进一步恶化。

1. 减轻或消除冠心病危险因素　冠心病危险因素包括吸烟、血压升高、糖尿病、高胆固醇血症、超重、有患冠心病的家族史及男性，其中除家族史和性别外，其他危险因素都可以治疗或预防。

2. 改善心肌缺血　对于有心绞痛发作或心电图有缺血改变而血压无明显降低者，可考虑应用血管扩张药改善心肌缺血。

3. 治疗充血性心力衰竭　缺血性心肌病一旦发生心力衰竭，应重点纠正呼吸困难、外周水肿和防治原发病，防止心功能的进一步恶化，改善活动耐受性，提高生活质量和存活率。

（1）一般治疗：应给予易消化的清淡食物，以流质或半流质为宜，少食多餐，以减轻心脏的负担，有利于心力衰竭的恢复。有明显劳力性呼吸困难的患者应卧床休息，间断吸氧，并给予镇静药物。

（2）治疗水、电解质紊乱：充血性心力衰竭患者常有水钠潴留、血容量增加，导致肺瘀血、肺水肿，腹腔积液以及周围水肿，引起充血型缺血性心肌病患者的水、电解质紊乱。对此，首先应限盐，除非有严重的水肿，可不必严格限水。利尿药可去除体内过多的水分，减少血容量和心脏前负荷，也能因降低血压而减轻心脏后负荷，增加心排血量而改善心功能。为防止出现并加重电解质紊乱，应避免长期单独应用一种利尿药，要交替或联合应用潴钾和排钾利尿药。主张在使用噻嗪类或髓袢利尿药时联合应用 ACEI 类药物。后者可减轻前、后负荷，改善心功能，并且可以通过对抗醛固酮作用而间接利尿，还可减轻利尿药引起的低血钾。依据病情可选用氢氧噻嗪 25mg，每日 1 ～ 3 次；依那普利 10mg，每日 2 次。掌握好适应证，避免滥用利尿药，尤其是快速强效利尿药，以免发生严重的电解质紊乱、低血容量或休克等严重后果。在应用利尿药过程中，要严密观察临床症状、血压、液体出入量、电解质及酸碱平衡以及肾功能等变化。

（3）血管紧张素转换酶抑制剂（ACEI）：能阻断肾素－血管紧张素－醛固酮系统（RAAS），使血管紧张素Ⅱ与醛固酮生成减少，可使周围动脉扩张，对静脉亦有扩张作用，使外周阻力降低，钠水潴留减少，从而降低心脏前后负荷，心排血量增加。常用制剂有卡托普利，起始剂量 6.25 ～ 12.5mg，每日 3 次；常用量为 25mg，每日 3 次。依那普利为长效口服制剂，用量为 10mg，每日 2 次。主要不良反应有血尿素氮升高、高血钾、皮疹、低血压等，有相当一部分服用 ACEI 类药物的患者出现咳嗽，停药后可消失。

（4）洋地黄及其他正性肌力药物：洋地黄类制剂能直接增强心肌收缩力，提高心排血量；可直接或间接刺激迷走神经，降低窦房结自律性，使窦性心率减慢，同时使房室交界区的有效不应期延长，传导减慢，故可减慢房扑、房颤时的心室率；可直接作用于肾小管，产生利尿作用；可使衰竭、已扩大的心脏体积缩小及改善收缩效率，使心肌耗氧量降低，这种效应远远超过了因心肌收缩力加强所致的心肌耗氧量增加，其净效应是使衰竭的心肌总耗氧量降低；还可使周围血管总的外周阻力降低。因此洋地黄制剂可用于以收缩功能不全为主，伴心脏明显扩大、奔马律、有窦性心动过速或室上性快速型心律失常的各种心力衰竭。对于近 2 周内未用过洋地黄的伴有快速性室上性心动过速的急性心力衰竭和重度心力衰竭，可采用负荷量增加维持量给药法：如地高辛，先给予负荷量 0.75 ～ 1mg，继之以每日维持量 0.125 ～ 0.5mg。对病情较轻的心力衰竭患者可采用维持量疗法：每日口服地高辛 0.25 ～ 0.5mg，经过 5 个半衰期后（6 ～ 8 日）即可达到稳定血药浓度。也可应用快速静脉强心苷制剂，毛花苷丙（西地兰）0.2 ～ 0.4mg，缓慢静脉注射。由于洋地黄的治疗剂量约为中毒量的 60%，而缺血、扩大的心脏对洋地黄中毒的敏感性增强，故缺血性心肌病患者易引起中毒，应采用小剂量给药方法，密切观察，避免导致中毒。除洋地黄外，具有正性肌力作用的药物还有 β– 肾上腺素能受体兴奋药。这类药物可兴奋 β_1– 受体，使心率加快，心肌收缩力增强，冠状动脉扩张，传导速度加快；β_2– 受体兴奋时，扩张外周动脉。常用的药物有多巴胺、多巴酚丁胺以及沙丁胺醇等。

4. 限制型缺血性心肌病的处理 限制型缺血性心肌病的主要病理改变是心肌缺血引起的纤维化和灶性瘢痕，表现为心室舒张功能不全性心力衰竭。故要着重和改善舒张功能的药物，以硝酸酯类、β– 受体阻滞药、钙通道拮抗药为主进行治疗。该类型患者不宜使用洋地黄和拟交感类正性肌力药物。

5. 其 他

（1）有相应指征的患者，可行 PCI 或 CABG。

（2）心律失常中的病态窦房结综合征和房室传导阻滞而有阿－斯综合征发作者，宜及早安装永久性人工心脏起搏器。

（3）晚期患者常是心脏移置术的主要对象。此外，心室减容术、房室瓣成形或置换术、聚酯网心室包绕术和动力性心肌成形术对缺血心肌病患者的效果如何尚待评价。

（4）近年来，新的治疗技术如自体骨髓细胞移植、血管内皮细胞生长因子基因治疗已试用于临床，为缺血性心肌病的治疗带来了新的希望。

（七）预 防

由于引起缺血性心肌病的主要原因是冠状动脉粥样硬化性心脏病，故在本病的预防上要重点预防冠心病。其措施主要有以下几点。

1. **对人群进行健康教育**　提高公民的自我保健意识，避免或改变不良的生活习惯，戒烟、注意合理饮食、适当运动、保持心理平衡等，减少冠心病的发生。中年以上，以清淡饮食为宜，少进动物脂肪，不可大量饮酒或暴饮，适当体育锻炼。已患心痛者应当长期接受治疗，心痛发作时，应予及时处理。心肌梗死患者，绝对卧床休息 2 周，以后逐渐恢复活动，先床上坐起，逐渐延长坐位时间，一周后可下地床边活动，待体力恢复，可室外活动。对心肌梗死患者，前 2 周给些流食，或半流食为宜，还要注意大便通畅，解便时不可用力。对心肌梗死患者，要密切观察病情，病情有改变时应予及时处理。

2. **定期进行常规体检**　早期发现冠心病的高发人群，如有高血压、高血脂、糖尿病、肥胖、吸烟，以及有冠心病的家族史等情况，给予积极控制和处理。

（八）预　后

缺血性心肌病预后不良，5 年病死率为 50% ～ 84%。预后不良的预测因素包括有显著的心脏扩大、射血分数减低、心房纤颤和室性心动过速等心律失常。如果有显著的心脏扩大，尤其是有进行性心脏增大者，2 年内可能有 50% 的病死率。如果有射血分数严重减低，不管病变血管的数目多少，预后均不佳。相反，如果射血分数正常，不管病变血管数目多少，预后则较好。在射血分数中等下降的患者中，3 支血管病变较单支或双支血管病变患者的预后相对要差。引起死亡的主要原因是进展性充血性心力衰竭、心肌梗死和继发于严重的心律失常或左心功能失常的猝死。由于几乎所有缺血性心肌病患者都有室性期前收缩，因此有人认为，虽然室性期前收缩的出现可能会导致病死率的增加，但对预后的影响其实并不重要。由血栓脱落导致栓塞引起死亡的病例较为少见。充血型缺血性心肌病 5 年病死率可高达 50% 以上。对于限制型缺血性心肌病的自然病程和预后目前尚不清楚。

七、冠状动脉粥样硬化性心脏病的二级预防

冠心病的病理基础是冠状动脉硬化，是属于发病率高的进展性慢性疾病，所以冠心病具有复发率高的特点。冠心病预防包括一级预防（对未发生冠心病的危险人群而言）和二级预防（对冠心病患者而言），预防措施无论对冠心病患者或冠心病高发危险人群都十分必要。冠心病二级预防是指对已经发生了冠心病的患者采取防治措施，目的是改善症状、防止病情加重、提高生活质量，尤其要防止再次心肌梗死、心脏扩大及心功能不全和心源性猝死。冠心病的二级预防，可减少动脉粥样硬化的危险因素，延缓和逆转冠状动脉病变的进展，防止斑块不稳定等所致的急性冠状动脉事件，从而大大降低心血管疾病的致残率、死亡率。

二级预防提倡“双有效”，即有效药物、有效剂量。吃吃停停、停停吃吃是冠心病二级预防的禁忌，不但效果不好，而且更危险。冠心病二级预防方案即“ABCDE”方案如下：

A：血管紧张素转换酶抑制剂（ACEI）、阿司匹林（Aspirin）和血管紧张素受体拮抗剂（ARB）。

B：β 受体阻滞剂（β-blocker）、控制血压（Blood pressure control）和体重指数控制（BMI control）。

C：降胆固醇（Cholesterol-lowering）、戒烟（Cigarette quitting）和中医药（Chinese medicine）。

D：控制糖尿病（Diabete scontrol）、控制饮食（Diet）和复合维生素（Decavitamin）。

E：运动（Exercise）、教育（Education）和情绪（Emotion）。

1. A方案

（1）抗凝抗血小板类药物：临床主要药物有：阿司匹林肠溶片（Aspirin-Ect）又名拜阿司匹林、氯吡格雷（Clopidegrel）、血小板ADP受体拮抗剂波立维（Plavix）。血小板膜糖蛋白Ⅱb/Ⅲa受体拮抗剂（阿昔单抗Re.opro）是现今理论上最强的抗血小板聚集药物，且价格昂贵，故暂限用于急性冠状动脉综合征介入治疗的患者。阿司匹林二级预防剂量明确为每日75～150mg，平均100mg。

（2）ACEI类药物：含普利类药物，即血管紧张素转换酶抑制剂。临床主要药物有：第一代药物属于短效药，代表药卡托普利（Captopril），又名开博通（Capoten），目前主要用于高血压急症时的含服。第二代药物属于中效药，代表药物为依那普利（Enalapril），又名悦宁定（Renitec），每天需要药量1～2次。第三代药物较多，大多每日1次，代表药物有西拉普利（Cilazapril），又名一平苏（Inhibace）；贝那普利（Benazapril），又名洛丁新（Lotensin）；福辛普利（Fosinopril），又名蒙诺（Monopril）；赖诺普利（Lisinopril），又名捷赐瑞（Zestril）；培哚普利（Perindopril），又名雅施达（Acetril）。此类药物除降血压之外，还有明确的保护肾脏、保护心脏的作用。此外，目前已确认ACEI是治疗慢性心力衰竭的基石。

（3）ARB：含沙坦（-sartan）类药物，即血管紧张素Ⅱ受体拮抗剂。临床主要药物有：氯沙坦（Losartan），又名科素亚（Cozaar）；缬沙坦（Valsartan），又名代文（Diovan）；伊贝沙坦（Irbesartan），又名安博维（Aprovel）；替米沙坦（Telmisartan），又名美卡素（Micardis）。对终末期肾病有保护作用。

此类药物无咳嗽不良反应，用于对ACEI治疗有禁忌或不能耐受者。单独使用并不优于ACEI，ARB也可联合ACEI使用。ARB作为慢性心力衰竭的基础治疗是ACEI的替代品。

2. B方案

（1）Beta-Blocker（β受体阻滞剂）：临床主要药物有：美托洛尔（Metoprlol），又名倍他乐克（Betaloc），为脂溶性β受体阻滞剂；比索洛尔（Bisoprolol），又名康可（Concor），为高度选择性阻滞β_1受体阻滞药；卡维地洛（Carvedilol），又名达利全（Dilatrend），兼有α、β受体阻滞作用。

β受体阻滞剂除了众所周知的降血压、治疗劳力型心绞痛作用外，还是治疗慢性心力衰竭的基础药物之一。另一个突出作用是防猝死。目前被证实的防心律失常猝死，只有β受体阻滞剂及胺碘酮两类，而β受体阻滞剂是唯一能改善预后的药物。

（2）Blood Pressure control（控制血压）：控制血压是冠心病二级预防中最重要的措施。根据WHO-HIS（1999）、USA-JNC Ⅶ（2003）、CHINA——高血压防治指南（2005）、ESH——欧洲高血压指南（2007），血压应控制到正常水平，最好达理想水平。成人理想血压：120/80mmHg，80岁以上另当别论。

脑梗死时血压不能降得过低，SBP高于180mmHg给予静脉降压，150～180mmHg采取口服降压，在150mmHg以下不降压。紧急降压应采用静脉给予硝普钠、乌拉地尔，或含服开搏通。含服硝苯地平（心痛定）普通片是错误的方法。

（3）BMI control（体重指数控制）：体重指数控制即减肥或减重，使BMI保持在18.5～24.9kg/m^2。

另外，肥胖还是各种代谢性疾病（胰岛素抵抗）的核心症状。腰围也是评价肥胖或超重的简行指标。简易评价方法：男性腰围≥90cm、女性≥80cm；如男性腰围≥102cm、女性≥88cm患冠心病的危险极大。腰围超标预警代谢综合征，腰围超标的“苹果形肥胖”比臀围大的“梨形肥胖”更危险，“梨形肥胖”是臀部皮下脂肪堆积，而“苹果形肥胖”是脂肪堆积在内脏。

3. C方案

（1）Cholesterol（调脂治疗，以降低密度胆固醇为主）：现已查明冠心病的元凶是以低密度脂蛋白胆固醇为核心的脂质斑块在冠状动脉壁的内膜沉积。因此，冠心病调脂治疗中最重要的措施是降低低密度脂蛋白胆固醇。但调脂治疗不仅仅是降低胆固醇的问题，它应该在各种类型冠心病的预防和治疗中占有突出地位。他汀类药物对稳定动脉粥样硬化斑块，预防PCI支架及冠状动脉搭桥术后再狭窄都具有积极而重要意义。

他汀类药物，即含有他汀（-statin）类的调脂药。它有显著降低总胆固醇、低密度脂蛋白胆固醇和轻度降低甘油三酯及升高高密度脂蛋白胆固醇的作用。他汀类药物治疗是冠心病的核心治疗，不仅可以降胆固醇，更可喜的是可稳定冠状动脉粥样硬化斑块，缩小斑块，甚至消除斑块。这样就从根本上中止甚至逆转冠心病病理进展。

拜斯亭Lipobay（西立伐他汀Cerivastatin）事件后，人们对他汀类药物的应用更加广泛而慎重。目前以瑞舒伐他汀效果最强。临床主要药物有：辛伐他汀（Sinvastatin），又名舒降之（Zocor）；洛伐他汀（Lowastatin），又名血脂康（Xuzhikang）；普伐他汀（Pravastatin），又名普拉固（Pravachol）；氟伐他汀（Fluvastatin），又名来适可（Lescol）；阿托伐他汀（Atorvastatin），又名立普妥（Lipitor）；瑞舒伐他汀（Rosuvastatin），又名可定（Crestor）。

（2）Cigarette quitting（戒烟）：吸烟已明确是冠心病主要危险之一，尤其促进中青年男性急性心肌梗死的发生。研究证明：戒烟1年能使冠心病风险降低50%，戒烟15年能使心血管疾病风险降至常人水平。

（3）Chinese medincine（中医中药）：传统医学中活血化瘀类药物具有降血脂、降血黏度、改善微循环、抗氧化、抗细胞凋亡、改善内皮功能等作用。但这些尚缺乏循证医学基础的大型临床观察和试验。

值得欣慰的是，我国循征医学的破冰之旅——中药他汀血脂康研究获得成功。国家“九五”重点攻关课题“血脂康调整血脂对冠心病二级预防的研究（CCSPS）”是由北京阜外心血管病医院牵头，1994年组织全国19省市66家大中型医院参加的大型科研项目，入选心肌梗死后患者4 870例，采取随机、双盲、安慰剂对照的方法，研究由我国独立自主研发的中药血脂康对冠心病二级预防的作用。该项目1996年5月正式启动，2003年12月结束随访，2004年6月通过国家验收。根据本组课题研究对外公布的最终统计结果，长期服用血脂康可使冠心病发作危险率下降45%，总死亡危险率下降33%，死于冠心病危险率下降31%，急性心肌梗死发作危险率下降56%。血脂康的研发可以说是我国中医药学的突破。其原料很简单，就是普通的红曲，但是其制作工艺很复杂、很特殊，至今仍为国家专利保护。现已确定血脂康中的有效成分主要是他汀类，还含有其他对心血管有益的成分有待于更深入的研究。尤其可喜的是其不良反应极其轻微，适合长期应用。这是我国第一个经循征医学大规模临床实验证实的有效的调脂药，因此，被称之为中国循征医学的破冰之旅。

4. D方案

（1）Diabetes control（预防和控制糖尿病）：重视糖尿病前期糖调节异常（IGR），包括空腹血糖异常（IFG），5.6～6.9mmol/L和糖耐量减低（IGT），OGTT2小时血糖

7.8 ～ 11mmol/L。

糖尿病防治的六大措施并重：糖尿病教育、病情检测、饮食治疗、运动治疗、口服降糖药物和胰岛素的应用。

（2）Diet（控制饮食）：控制饮食是控制体重的重要内容之一。合理膳食建议：早晨吃好，中午吃饱，晚上吃少；粗细粮搭配，肉蛋奶适量，蔬菜餐餐有；每顿八分饱，下顿不饥饿。

（3）Decavitamin（复合维生素）：主要包括 B 类维生素，如维生素 B_1、维生素 B_2、维生素 B_6、维生素 B_{12} 和叶酸等。研究已证实，高半胱氨酸血症易造成动脉粥样硬化，在高血压、冠心病的发病中起重要作用。而补充维生素 B_6、维生素 B_{12}、叶酸等维生素，可通过不同途径调节半胱氨酸血症的代谢，从而有效预防冠心病。

为什么不少血脂正常人也会发生动脉粥样硬化和冠心病，甚至出现心肌梗死呢？很可能是由于同型半胱氨酸（HCY）作祟。同型半胱氨酸（HCY）参与动脉硬化发病，高同型半胱氨酸（HCY）血症作为冠心病独立危险因子，可以导致动脉粥样硬化的发生。高同型半胱氨酸（HCY）血症会直接损害动脉血管壁内的内皮细胞，使血液中的胆固醇和甘油三酯等脂质沉积形成动脉粥样斑块，而国人的饮食结构及烹饪手段常导致 B 族维生素摄入不足，易导致高同型半胱氨酸（HCY）血症的发生。

5. E 方案

（1）Education（健康教育）：世界卫生组织指出，许多人不是死于疾病，而是死于无知。1992 年在著名的维多利亚宣言中首次提出健康四大基石的概念。研究表明：科学的生活方式可以使高血压的发病率减少 55%，脑卒中减少 75%，糖尿病减少 50%，肿瘤减少 33%，所花费用仅为医疗费用的 10%，且生活质量大大提高。健康四大基石为合理膳食、适量运动、戒烟限酒、心理平衡。

（2）Exercise（运动）：代谢综合征的核心是胰岛素抵抗，通过运动可改善胰岛素抵抗状态。大多数早期和轻度的高血压、高血脂、糖耐量减低、肥胖等，均可从运动中受益，有些人甚至可以避免或减少服药。需要注意的是，运动时最高心率每分钟不应超过 130 次（高龄逐减），每次运动时间 20 ～ 30 分钟，规律运动每周不少于 3 次。运动最佳时段为：下午 4 ～ 6 时，上午 10 ～ 11 时（晨起不适宜）。推荐运动项目有：步行、慢跑、体操、太极拳、太极剑、乒乓球、门球、游泳、简易器械等中低强度非对抗性运动项目。

（3）Emotion（调节情绪）：抑郁、易怒、紧张等不良情绪是冠心病发作的重要因素。祖国医学中早有七情六欲失衡致病的论述。现代医学研究发现，情绪变化在高血压、冠心病发病中具有非常重要的作用。乐观、稳定的情绪与心态不仅是预防冠心病的重要因素，也是长寿的关键和秘诀。

（韩运峰　魏万林）

参考文献

[1] 韩雅玲．中国经皮冠状动脉介入治疗指南 2012(简本)．中华危重症医学杂志，2012，59(3)：169-180．

[2] 中华医学会心血管分会，中华心血管病杂志编辑委员会．慢性稳定性心绞痛诊断与治疗指南．中华心血管病杂志，2007，35(3)：195-206．

[3] Campeau L. Letter: Grading of angina pectoris. Circulation. 1976, 54(3): 522-523.

[4] Malik S, Wong ND, Franklin SS, et al. Impact of the metabolic syndrome on mortality from coronary heart disease, cardiovascular disease, and all causes in United States adults. Circulation. 2004, 110(10): 1245-1250.

[5] Kjekshus JK, Maroko PR, Sobel BE. Distribution of myocardial injury and its relation to epicardial ST-segment changes after coronary artery occlusion in the dog. Cardiovasc Res. 1972, 6(5): 490-499.

[6] Gibbons RJ, Balady GJ, Bricker JT, et al. ACC/AHA 2002 guideline update for exercise testing: summary article. A report of the American College of Cardiology/American Heart Association Task Force on Practice Guidelines(Committee to Update the 1997 Exercise Testing Guidelines). J Am Coll Cardiol. 2002, 40(8): 1531-1540.

[7] Guidelines for cardiac exercise testing. ESC Working Group on Exercise Physiology, Physiopathology and Electrocardiography. Eur Heart J. 1993, 14(7): 969-988.

[8] Dash H, Lipton MJ, Chatterjee K, Parmley WW. Estimation of pulmonary artery wedge pressure from chest radiograph in patients with chronic congestive cardiomyopathy and ischaemic cardiomyopathy. Br Heart J. 1980, 44(3): 322-329.

[9] Fox K, Garcia MA, Ardissino D, et al. Guidelines on the management of stable angina pectoris: executive summary: The Task Force on the Management of Stable Angina Pectoris of the European Society of Cardiology. Eur Heart J. 2006; 27(11): 1341-1381.

[10] Cheitlin MD, Alpert JS, Armstrong WF, et al. ACC/AHA Guidelines for the Clinical Application of Echocardiography. A report of the American College of Cardiology/American Heart Association Task Force on Practice Guidelines(Committee on Clinical Application of Echocardiography). Developed in collaboration with the American Society of Echocardiography. Circulation. 1997, 95(6): 1686-17.

[11] Mark DB, Shaw L, Harrell FE Jr, et al. Prognostic value of a treadmill exercise score in outpatients with suspected coronary artery disease. N Engl J Med. 1991, 325(12): 849-853.

[12] Mark DB, Hlatky MA, Harrell FE Jr, et al. Exercise treadmill score for predicting prognosis in coronary artery disease. Ann Intern Med. 1987, 106(6): 793-800.

[13] Spaulding CM, Joly LM, Rosenberg A, et al. Immediate coronary angiography in survivors of out-of-hospital cardiac arrest. N Engl J Med. 1997, 336(23): 1629-1633.

[14] Johnson LW, Lozner EC, Johnson S, et al. Coronary arteriography 1984-1987: a report of the Registry of the Society for Cardiac Angiography and Interventions. I. Results and complications. Cathet Cardiovasc Diagn. 1989, 17(1): 5-10.

[15] Kim C, Kwok YS, Saha S, Redberg RF. Diagnosis of suspected coronary artery disease in women: a cost-effectiveness analysis. Am Heart J. 1999, 137(6): 1019-1027.

[16] Gibbons RJ, Abrams J, Chatterjee K, et al. ACC/AHA 2002 guideline update for the management of patients with chronic stable angina--summary article: a report of the American College of Cardiology/American Heart Association Task Force on practice guidelines(Committee on the Management of Patients With Chronic Stable Angina). J Am Coll Cardiol. 2003, 41(1): 159-168.

[17] Califf RM, Armstrong PW, Carver JR, et al. 27th Bethesda Conference: matching the intensity of risk factor management with the hazard for coronary disease events. Task Force 5. Stratification of patients into high, medium and low risk subgroups for purposes of risk factor management. J Am Coll Cardiol. 1996, 27(5): 1007-1019.

[18] Hammermeister KE, DeRouen TA, Dodge HT. Variables predictive of survival in patients with coronary disease. Selection by univariate and multivariate analyses from the clinical, electrocardiographic, exercise, arteriographic, and quantitative angiographic evaluations. Circulation. 1979, 59(3): 421-430.

[19] Califf RM, Mark DB, Harrell FE Jr, et al. Importance of clinical measures of ischemia in the prognosis of patients with documented coronary artery disease. J Am Coll Cardiol. 1988, 11(1): 20-26.

[20] Freemantle N, Urdahl H, Eastaugh J, Hobbs FD. What is the place of beta-blockade in patients who have experienced a myocardial infarction with preserved left ventricular function? Evidence and(mis) interpretation. Prog Cardiovasc Dis. 2002, 44(4): 243-250.

[21] Yusuf S, Sleight P, Pogue J, et al. Effects of an angiotensin-converting-enzyme inhibitor, ramipril, on cardiovascular events in high-risk patients. The Heart Outcomes Prevention Evaluation Study Investigators. N Engl J Med. 2000, 342(3): 145-153.

[22] Fox KM. Efficacy of perindopril in reduction of cardiovascular events among patients with stable coronary artery disease: randomised, double-blind, placebo-controlled, multicentre trial(the EUROPA study). Lancet. 2003, 362(9386): 782-788.

[23] Braunwald E, Domanski MJ, Fowler SE, et al. Angiotensin-converting-enzyme inhibition in stable coronary artery disease. N Engl J Med. 2004, 351(20): 2058-2068.

[24] Ardissino D, Savonitto S, Egstrup K, et al. Selection of medical treatment in stable angina pectoris: results of the International Multicenter Angina Exercise(IMAGE)Study. J Am Coll Cardiol. 1995, 25(7): 1516-1521.

[25] Rehnqvist N, Hjemdahl P, Billing E, et al. Effects of metoprolol vs verapamil in patients with stable angina pectoris. The Angina Prognosis Study in Stockholm(APSIS). Eur Heart J. 1996, 17(1): 76-81.

[26] von Arnim T. Medical treatment to reduce total ischemic burden: total ischemic burden bisoprolol study(TIBBS), a multicenter trial comparing bisoprolol and nifedipine. The TIBBS Investigators. J Am Coll Cardiol. 1995, 25(1): 231-238.

[27] Dargie HJ, Ford I, Fox KM. Total Ischaemic Burden European Trial(TIBET). Effects of ischaemia and treatment with atenolol, nifedipine SR and their combination on outcome in patients with chronic stable angina. The TIBET Study Group. Eur Heart J. 1996, 17(1): 104-112.

[28] Poole-Wilson PA, Lubsen J, Kirwan BA, et al. Effect of long-acting nifedipine on mortality and cardiovascular morbidity in patients with stable angina requiring treatment(ACTION trial): randomised controlled trial. Lancet. 2004, 364(9437): 849-857.

[29] Nissen SE, Tuzcu EM, Libby P, et al. Effect of antihypertensive agents on cardiovascular events in patients with coronary disease and normal blood pressure: the CAMELOT study: a randomized controlled trial. JAMA. 2004, 292(18): 2217-2225.

[30] Yusuf S, Zucker D, Peduzzi P, et al. Effect of coronary artery bypass graft surgery on survival: overview of 10-year results from randomised trials by the Coronary Artery Bypass Graft Surgery Trialists Collaboration. Lancet. 1994, 344(8922): 563-570.

[31] Jones RH, Kesler K, Phillips HR 3rd, et al. Long-term survival benefits of coronary artery bypass grafting and percutaneous transluminal angioplasty in patients with coronary artery disease. J Thorac Cardiovasc Surg. 1996, 111(5): 1013-1025.

[32] Mark DB, Nelson CL, Califf RM, et al. Continuing evolution of therapy for coronary artery disease. Initial results from the era of coronary angioplasty. Circulation. 1994, 89(5): 2015-2025.

[33] Nashef SA, Roques F, Michel P, et al. European system for cardiac operative risk evaluation(EuroSCORE). Eur J Cardiothorac Surg. 1999, 16(1): 9-13.

[34] Goldman S, Zadina K, Moritz T, et al. Long-term patency of saphenous vein and left internal mammary artery grafts after coronary artery bypass surgery: results from a Department of Veterans Affairs Cooperative Study. J Am Coll Cardiol. 2004, 44(11): 2149-2156.

[35] Silvestri M, Barragan P, Sainsous J, et al. Unprotected left main coronary artery stenting: immediate and medium-term outcomes of 140 elective procedures. J Am Coll Cardiol. 2000, 35(6): 1543-1550.

[36] Park SJ, Kim YH, Lee BK, et al.Sirolimus-eluting stent implantation for unprotected left main coronary artery stenosis: comparison with bare metal stent implantation. J Am Coll Cardiol. 2005, 45(3): 351-356.
[37] Flaherty JD, Davidson CJ.Diabetes and coronary revascularization. JAMA. 2005, 293(12): 1501-1508.
[38] Eagle KA, Guyton RA, Davidoff R, et al. ACC/AHA 2004 guideline update for coronary artery bypass graft surgery: summary article. A report of the American College of Cardiology/American Heart Association Task Force on Practice Guidelines(Committee to Update the 1999 Guidelines for Coronary Artery Bypass Graft Surgery). J Am Coll Cardiol. 2004, 44(5): e213-310.
[39] Arora RR, Chou TM, Jain D, et al. The multicenter study of enhanced external counterpulsation(MUST-EECP): effect of EECP on exercise-induced myocardial ischemia and anginal episodes. J Am Coll Cardiol. 1999, 33(7): 1833-1840.
[40] Barsness G, Feldman AM, Holmes DR Jr, et al. The International EECP Patient Registry(IEPR): design, methods, baseline characteristics, and acute results. Clin Cardiol. 2001, 24(6): 435-442.
[41] Lawson WE, Hui JC, Lang G. Treatment benefit in the enhanced external counterpulsation consortium. Cardiology. 2000, 94(1): 31-35.
[42] Rydén L, Standl E, Bartnik M, et al. Guidelines on diabetes, pre-diabetes, and cardiovascular diseases: executive summary. The Task Force on Diabetes and Cardiovascular Diseases of the European Society of Cardiology(ESC)and of the European Association for the Study of Diabetes(EASD). Eur Heart J. 2007, 28(1): 88-136.
[43] Jneid H, Anderson JL, Wright RS, et al. 2012 ACCF/AHA focused update of the guideline for the management of patients with unstable angina/Non-ST-elevation myocardial infarction(updating the 2007 guideline and replacing the 2011 focused update): a report of the American College of Cardiology Foundation/American Heart Association Task Force on practice guidelines. Circulation. 2012, 126(7): 875-910.
[44] Müller C.New ESC guidelines for the management of acute coronary syndromes in patients presenting without persistent ST-segment elevation. Swiss Med Wkly. 2012 Mar 22, 142: w13514.
[45] 中华医学会心血管分会，中华心血管病杂志编辑委员会．不稳定性心绞痛和非 ST 段抬高心肌梗死诊断与治疗指南．中华心血管病杂志，2007，35(4)：295-304.
[46] 韦立新．不稳定斑块破裂的形态学及发生机制的病理学研究进展．国外医学．生理、病理科学与临床分册，2003，5：441-444.
[47] Roubin GS, Harris PJ, Eckhardt I, et al. Intravenous nitroglycerine in refractory unstable angina pectoris. Aust N Z J Med. 1982, 12: 598-602.
[48] Curfman GD, Heinsimer JA, Lozner EC, Fung HL. Intravenous nitroglycerin in the treatment of spontaneous angina pectoris: a prospective, randomized trial. Circulation. 1983, 67: 276-282.
[49] Dellborg M, Gustafsson G, Swedberg K. Buccal versus intravenous nitroglycerin in unstable angina pectoris. Eur J Clin Pharmacol. 1991, 41: 5-9.
[50] Telford AM, Wilson C. Trial of heparin versus atenolol in prevention of myocardial infarction in intermediate coronary syndrome. Lancet. 1981, 1: 1225-1228.
[51] Lubsen J, Tijssen JG. Efficacy of nifedipine and metoprolol in the early treatment of unstable angina in the coronary care unit: findings from the Holland Interuniversity Nifedipine/metoprolol Trial(HINT). Am J Cardiol. 1987, 60: 18A-25A.
[52] Yusuf S, Wittes J, Friedman L. Overview of results of randomized clinical trials in heart disease. II. Unstable angina, heart failure, primary prevention with aspirin, and risk factor modification. JAMA. 1988, 260: 2259-2263.
[53] Theroux P, Taeymans Y, Morissette D, et al. A randomized study comparing propranolol and diltiazem in

the treatment of unstable angina. J Am Coll Cardiol. 1985, 5: 717-722.

[54] Parodi O, Simonetti I, Michelassi C, et al. Comparison of verapamil and propranolol therapy for angina pectoris at rest: a randomized, multiple-crossover, controlled trial in the coronary care unit. Am J Cardiol. 1986, 57: 899-906.

[55] Held PH, Yusuf S, Furberg CD. Calcium channel blockers in acute myocardial infarction and unstable angina: an overview. BMJ. 1989, 299: 1187-1192.

[56] Psaty BM, Heckbert SR, Koepsell TD, et al. The risk of myocardial infarction associated with antihypertensive drug therapies. JAMA. 1995, 274: 620-625.

[57] Yusuf S, Held P, Furberg C. Update of effects of calcium antagonists in myocardial infarction or angina in light of the second Danish Verapamil Infarction Trial(DAVIT-II)and other recent studies. Am J Cardiol. 1991, 67: 1295-1297.

[58] Boden WE, van Gilst WH, Scheldewaert RG, et al. Diltiazem in acute myocardial infarction treated with thrombolytic agents: a randomised placebo-controlled trial. Incomplete Infarction Trial of European Research Collaborators Evaluating Prognosis post-Thrombolysis(INTERCEPT). Lancet. 2000, 355: 1751-1756.

[59] Verheugt FW. Beware of novel antiplatelet therapy in acute coronary syndrome patients with previous stroke. Circulation. 2012 Jun 12, 125(23): 2821-2823.

[60] Levine GN, Bates ER, Blankenship JC, et al. 2011 ACCF/AHA/SCAI guideline for percutaneous coronary intervention: a report of the American College of Cardiology Foundation/American Heart Association Task Force on Practice Guidelines and the Society for Cardiovascular Angiography and Interventions. J Am Coll Cardiol. 2011, 58: e44-e122.

[61] 中华医学会心血管分会，中华心血管病杂志编辑委员会．阿司匹林在动脉硬化性心血管疾病中的临床应用：中国专家共识 (2005)．中华心血管病杂志，2006，34(3)：281-284.

[62] CAPRIE Steering Committee. A randomised, blinded, trial of clopidogrel versus aspirin in patients at risk of ischaemic events(CAPRIE). CAPRIE Steering Committee. Lancet. 1996, 348: 1329-1339.

[63] Yusuf S, Zhao F, Mehta SR, et al. Effects of clopidogrel in addition to aspirin in patients with acute coronary syndromes without ST-segment elevation. N Engl J Med. 2001, 345(7): 494-502.

[64] Mehta SR, Yusuf S, Peters RJ, et al. Effects of pretreatment with clopidogrel and aspirin followed by long-term therapy in patients undergoing percutaneous coronary intervention: the PCI-CURE study. Lancet. 2001, 358(9281): 527-533.

[65] Simoons ML; GUSTO IV-ACS Investigators. Effect of glycoprotein IIb/IIIa receptor blocker abciximab on outcome in patients with acute coronary syndromes without early coronary revascularisation: the GUSTO IV-ACS randomised trial. Lancet. 2001, 357(9272): 1915-1924.

[66] Platelet Receptor Inhibition in Ischemic Syndrome Management(PRISM)Study Investigators. A comparison of aspirin plus tirofiban with aspirin plus heparin for unstable angina. Platelet Receptor Inhibition in Ischemic Syndrome Management(PRISM)Study Investigators. N Engl J Med. 1998, 338(21): 1498-1505.

[67] Platelet Receptor Inhibition in Ischemic Syndrome Management(PRISM)Study Investigators. Inhibition of the platelet glycoprotein IIb/IIIa receptor with tirofiban in unstable angina and non-Q-wave myocardial infarction. Platelet Receptor Inhibition in Ischemic Syndrome Management in Patients Limited by Unstable Signs and Symptoms(PRISM-PLUS) Study Investigators. N Engl J Med. 1998, 338(21): 1488-1497.

[68] The PURSUIT Trial Investigators. Inhibition of platelet glycoprotein IIb/IIIa with eptifibatide in patients with acute coronary syndromes. The PURSUIT Trial Investigators. Platelet Glycoprotein IIb/IIIa in Unstable Angina: Receptor Suppression Using Integrilin Therapy. N Engl J Med. 1998, 339(7): 436-443.

[69] The CAPTURE Study. Randomised placebo-controlled trial of abciximab before and during coronary

intervention in refractory unstable angina: the CAPTURE Study. Lancet. 1997, 349(9063): 1429-1435.

[70] James SK, Roe MT, Cannon CP, et al. Ticagrelor versus clopidogrel in patients with acute coronary syndromes intended for non-invasive management: substudy from prospective randomised PLATelet inhibition and patient Outcomes(PLATO)trial. BMJ. 2011, 342: d3527.

[71] Breet NJ, van Werkum JW, Bouman HJ, et al. Comparison of platelet function tests in predicting clinical outcome in patients undergoing coronary stent implantation. JAMA. 2010, 303: 754-762.

[72] The RISC Group. Risk of myocardial infarction and death during treatment with low dose aspirin and intravenous heparin in men with unstable coronary artery disease. The RISC Group. Lancet. 1990, 336(8719): 827-830.

[73] Cohen M, Demers C, Gurfinkel EP, et al. A comparison of low-molecular-weight heparin with unfractionated heparin for unstable coronary artery disease. Efficacy and Safety of Subcutaneous Enoxaparin in Non-Q-Wave Coronary Events Study Group. N Engl J Med. 1997, 337(7): 447-452.

[74] Antman EM, McCabe CH, Gurfinkel EP, et al. Enoxaparin prevents death and cardiac ischemic events in unstable angina/non-Q-wave myocardial infarction. Results of the thrombolysis in myocardial infarction(TIMI) 11B trial. Circulation. 1999, 100(15): 1593-1601.

[75] Coumadin Aspirin Reinfarction Study(CARS)Investigators. Randomised double-blind trial of fixed low-dose warfarin with aspirin after myocardial infarction. Coumadin Aspirin Reinfarction Study(CARS) Investigators. Lancet. 1997, 350(9075): 389-96.

[76] TIMI IIIB Investigators. Effects of tissue plasminogen activator and a comparison of early invasive and conservative strategies in unstable angina and non-Q-wave myocardial infarction. Results of the TIMI IIIB Trial. Thrombolysis in Myocardial Ischemia. Circulation. 1994, 89(4): 1545-1556.

[77] Baigent C, Collins R, Appleby P, et al. ISIS-2: 10 year survival among patients with suspected acute myocardial infarction in randomised comparison of intravenous streptokinase, oral aspirin, both, or neither. The ISIS-2(Second International Study of Infarct Survival)Collaborative Group. BMJ. 1998, 316(7141): 1337-1343.

[78] Franzosi MG, Santoro E, De Vita C, et al. Ten-year follow-up of the first megatrial testing thrombolytic therapy in patients with acute myocardial infarction: results of the Gruppo Italiano per lo Studio della Sopravvivenza nell'Infarto-l study. The GISSI Investigators. Circulation. 1998, 98(24): 2659-2665.

[79] nservative simvastatin strategy in patients with acute coronary syndromes: phase Z of the A to Z trial. JAMA. 2004, 292(11): 1307-1316.

[80] Cannon CP, Braunwald E, McCabe CH, et al. Intensive versus moderate lipid lowering with statins after acute coronary syndromes. N Engl J Med. 2004, 350(15): 1495-1504.

[81] Schwartz GG, Olsson AG, Ezekowitz MD, et al. Effects of atorvastatin on early recurrent ischemic events in acute coronary syndromes: the MIRACL study: a randomized controlled trial. JAMA. 2001, 285(13): 1711-1718.

[82] Lagerqvist B, Husted S, Kontny F, et al. 5-year outcomes in the FRISC-II randomised trial of an invasive versus a non-invasive strategy in non-ST-elevation acute coronary syndrome: a follow-up study. Lancet. 2006, 368(9540): 998-1004.

[83] McCullough PA, Gibson CM, Dibattiste PM, et al. Timing of angiography and revascularization in acute coronary syndromes: an analysis of the TACTICS-TIMI-18 trial. J Interv Cardiol. 2004, 17(2): 81-86.

[84] Pocock SJ, Henderson RA, Seed P, et al. Quality of life, employment status, and anginal symptoms after coronary angioplasty or bypass surgery. 3-year follow-up in the Randomized Intervention Treatment of Angina(RITA) Trial. Circulation. 1996, 94(2): 135-142.

[85] Fox K, Garcia MA, Ardissino D, et al. Guidelines on the management of stable angina pectoris: executive summary: The Task Force on the Management of Stable Angina Pectoris of the European Society of Cardiology. Eur Heart J. 2006, 27(11): 1341-1381.

[86] Kushner FG, Hand M, Smith SC Jr, et al. 2009 Focused Updates: ACC/AHA Guidelines for the Management of Patients With ST-Elevation Myocardial Infarction(updating the 2004 Guideline and 2007 Focused Update)and ACC/AHA/SCAI Guidelines on Percutaneous Coronary Intervention(updating the 2005 Guideline and 2007 Focused Update): a report of the American College of Cardiology Foundation/ American Heart Association Task Force on Practice Guidelines. Circulation. 2009; 120(22): 2271-2306.

[87] Task Force on the management of ST-segment elevation acute myocardial infarction of the European Society of Cardiology(ESC), Steg PG, James SK, Atar D, et al. ESC Guidelines for the management of acute myocardial infarction in patients presenting with ST-segment elevation. Eur Heart J. 2012, 33(20): 2569-2619.

[88] 中华医学会心血管分会，中华心血管病杂志编辑委员会．急性 ST 段抬高型心肌梗死诊断与治疗指南．中华心血管病杂志，2010，38(8)：675-687．

[89] Eagle KA, Nallamothu BK, Mehta RH, et al. Trends in acute reperfusion therapy for ST-segment elevation myocardial infarction from 1999 to 2006: we are getting better but we have got a long way to go. Eur Heart J. 2008, 29: 609-617.

[90] Fassa AA, Urban P, Radovanovic D, et al. AMIS Plus Investigators. Trends in reperfusion therapy of ST segment elevation myocardial infarction in Switzerland: six year results from a nationwide registry. Heart. 2005, 91: 882-888.

[91] Fox KA, Goodman SG, Anderson FA Jr, et al. From guidelines to clinical practice: the impact of hospital and geographical characteristics on temporal trends in the management of acute coronary syndromes. The Global Registry of Acute Coronary Events(GRACE). Eur Heart J. 2003, 24: 1414-1424.

[92] Chen ZM, Jiang LX, Chen YP, et al. Addition of clopidogrel to aspirin in 45, 852 patients with acute myocardial infarction: randomised placebo-controlled trial. Lancet. 2005, 366: 1607-1621.

[93] 杨艳敏，朱俊，谭慧琼，等．中国 ST 段抬高的急性心肌梗死临床特征及治疗现状．中华医学杂志，2005，85：2176-2182．

[94] 刘书山，胡大一，杨进刚，等．节假日对 ST 段抬高心肌梗死院内再灌注延迟的影响．中国介入心脏病学杂志，2008，16：91-94．

[95] 95. Kleiman NS, White HD, Ohman EM, et al. Mortality within 24 hours of thrombolysis for myocardial infarction. The importance of early reperfusion. The GUSTO Investigators, Global Utilization of Streptokinase and Tissue Plasminogen Activator for Occluded Coronary Arteries. Circulation. 1994, 90: 2658-2665.

第十二章　脑动脉粥样硬化性疾病

一、脑动脉粥样硬化性头痛

脑动脉硬化症是由于脑动脉粥样硬化、小动脉硬化、细动脉透明变性等脑动脉壁变性所引起的脑部供血障碍和脑细胞弥漫性改变，从而产生脑功能减退、精神障碍和神经局部损害症状。脑动脉硬化是中、老年人的常见病。在本病发展过程中头痛作为主要症状，其发生率为 60% ～ 90%。

（一）脑动脉粥样硬化性头痛的解剖生理基础

1. 对疼痛刺激敏感的颅内结构

（1）颅底动脉：包括脑底动脉环以及和此环相连的动脉近端部分，硬脑膜中动脉对疼痛最敏感。

（2）硬脑膜：颅底部的硬脑膜较敏感，颅前窝底硬脑膜最敏感，向眼眶周围投射，颅中窝底硬脑膜对疼痛较迟钝，其疼痛向眶后和颞部放射，颅后窝在横窦和乙状窦两侧的硬脑膜对疼痛较敏感，并向耳后和枕部放射。

（3）其他：一些脑神经如三叉、舌咽及迷走神经，以及颈 1 ～ 3 脊神经的分支较为敏感，而颅骨、大部分软脑膜、脑实质、脑室、室管膜，以及脉络丛则不会产生疼痛感觉。

2. 对疼痛刺激敏感的颅外结构　头皮、皮下组织、帽状腱膜、骨膜、肌肉、血管和末梢神经，其中以颅外动脉、肌肉和末梢神经对疼痛最敏感。在颅外血管中，来自颈外动脉的颞浅动脉、耳后动脉和枕动脉对疼痛最敏感。任何原因使这些血管扩张、牵拉、扭曲或振动幅度增大，均可导致所在部位的疼痛。可以经常致头痛的颅外肌肉包括：颞肌、头夹肌、颈夹肌、斜方肌、肩胛肌及菱形肌等，这些肌肉持续性收缩，使血流受阻，代谢产物堆积，并释放致痛物质引起头痛。对疼痛敏感的末梢神经主要有三叉神经和脊神经颈丛。

（二）疼痛的传导

颅内、外各部位的疼痛刺激，由末梢感受器发出冲动，经过痛觉传导通路传向中枢神经，最终向大脑皮质传导。颅内的颈内动脉、大脑前动脉、大脑中动脉及大脑后动脉等大血管起始部的痛觉，由三叉神经和动脉壁上的交感神经丛传导。这些部位的疼痛向眼眶周围、前额、颞部放射。

（三）脑动脉硬化症引起头痛的机制

1. 血管扩张性头痛　大部分脑动脉硬化患者伴有高血压，血压的突然上升、下降可引起血管被动性弥漫性扩张，产生头痛。

2. 血管舒缩功能障碍　脑动脉硬化可引起脑组织弥漫性缺氧，致高级神经活动障碍，反射性产生血管舒缩功能障碍引起头痛。

3. **脑膜及神经根** 脑膜及神经根受刺激，硬化的血管可压迫或刺激脑膜及感觉神经根，严重的动脉硬化引起脑萎缩也可牵拉脑膜产生头痛。

（四）脑动脉粥样硬化病理

脑动脉粥样硬化的好发部位主要在大动脉分叉与转折处，颈动脉和无名动脉起始处，颈内动脉起始部和虹吸部，大脑中动脉主干分叉部，基底动脉起始部，椎动脉在锁骨下动脉起始部及入颅处等。约 2/3 的西方人动脉粥样硬化斑块位于颈内动脉颅外段，其中 57% 在颈动脉分叉处，30% 在椎动脉起点，13% 位于其他大动脉；颈内动脉分叉处、颈动脉的近端及椎动脉近端 2 ～ 3mm 范围内病变最明显。肉眼可见的粥样硬化病变在 30 岁前很少见，30 岁后迅速增加，50 岁左右时在颈动脉及脑底主要动脉通常都有发生，50 岁后出现向较小血管扩展的趋势。脑动脉粥样硬化主要侵犯管径 500μm 以上的脑部大、中动脉，东方人 Willis 环周围主要脑动脉病变严重，并与高血压密切相关。以往认为，小动脉主要承担和调节血管阻力，高血压主要引起小动脉硬化。近年来发现，正常时脑主要动脉占整个脑血管阻力的 20% ～ 30%，慢性高血压时可达 50%，长期高血压必然导致脑部主要动脉壁粥样硬化损害。

在长期高血压作用下，肌性动脉中膜平滑肌经历小动脉平滑肌由功能代偿至结构代偿的过程，管壁硬化、增厚和管腔变窄，为维持原血流量，流速加快可导致血管内皮细胞损伤。内皮细胞是血流动力学效应的关键性媒介体，内皮受损使血管舒缩功能破坏，启动止血凝血过程，血脂蛋白渗入，内膜增厚，粥样硬化斑块形成，血管腔进一步变窄。在血流动力作用下，粥样硬化斑块发生破裂、溃疡和出血，诱发血栓形成，引起动脉闭塞和脑梗死。可见，长期高血压是脑动脉粥样硬化最重要的病因。高脂血症与脑动脉粥样硬化关系密切，已证明血清胆固醇（TC）＞3.9mmol/L（150mg/dl）可发生动脉粥样硬化，高脂血症是脑动脉粥样硬化的重要促进因素。颈动脉粥样硬化斑块发生变性、溃疡、断裂和出血常可诱发血栓形成，使已狭窄的动脉腔血流量显著减少，可突然闭塞，导致血栓性脑梗死，脱落的小栓子堵塞于远端小动脉，可引起突发的和不可预测的短暂性脑缺血发作和血栓栓塞性脑卒中。

动脉粥样硬化的病理改变包括：①脂纹为早期病变，多发生在血流分叉处对面，对机械力局部适应性内膜增厚，含大量的来自巨噬细胞或平滑肌细胞富含脂质的泡沫细胞。②纤维斑块由含脂质的平滑肌细胞和富含胶原纤维的结缔组织构成，覆盖内膜层并突向血管腔，动脉可能扩张适应斑块的增大。③复合病变是粥样硬化斑块发生出血、坏死、溃疡、钙化和附壁血栓形成，随着斑块增大，中间缺血而部分变软，在血流作用下斑块表面断裂，伴斑块内出血或血栓形成。④溃疡是斑块上浅凹陷或穿透斑块，内含出血、脂质及钙化的深溃疡。⑤斑块出血可因斑块折断或内膜断裂，血液进入软化的斑块中央，或进入斑块的滋养小血管破裂（与高血压有关），斑块出血周围常有急性和新鲜炎症反应，可见多形核白细胞和巨噬细胞浸润，斑块出血对引发脑卒中起重要作用。⑥复杂斑块含大量脂质，其含量增加与动脉狭窄程度及脑缺血症状有密切关系，作为平滑肌纤维斑块主要成分的胶原含量越高，发生缺血的危险性越低。

（五）诊 断

1. **脑动脉硬化头痛的临床表现及特点** 脑动脉硬化症常在 50 岁以后缓慢起病，病程较长。男性较女性为多。常有高血压及周围动脉、冠状动脉、肾动脉的粥样硬化相伴存。

经常饮酒、糖尿病等可促使发病年龄提前。精神紧张，过度疲劳，女性患者的绝经均可促进本病的发展。脑动脉硬化症的主要临床表现为：脑动脉硬化性神经衰弱综合征；脑动脉硬化性痴呆；假性延髓麻痹。

（1）神经衰弱综合征：这是早期脑动脉硬化症的表现，常以头痛作为主要症状，多呈轻至中度的全头钝痛、胀痛和箍紧感。也可有枕部、额或双颞部疼痛。用脑、屏气、用力、转动头部及改变体位时头痛加重。常伴头昏、耳鸣、眼花、失眠或嗜睡，注意力不集中，记忆力减退，以近事遗忘为主，情绪不稳，高涨或低落，兴奋或抑郁。理解力、判断分析能力下降，四肢发麻等。少数患者伴多汗、心悸等自主神经症状。

（2）脑动脉硬化性痴呆：系病情较严重产生的症状，表现为脑器质性精神症状，可有性格改变，孤僻、懒散、多疑、执拗、缺乏自制力或情感淡漠，对外界环境漠不关心，反应迟钝或有强哭强笑，沉默寡言或自言自语，记忆和计算能力极差，少数患者出现错觉、幻觉或猜疑妄想、被迫害妄想等。

（3）假性延髓麻痹：如脑动脉硬化所致缺血累及两侧皮质延髓束时，可产生上运动神经元性延髓麻痹，称之为假性延髓麻痹，患者表现构音障碍、吞咽困难和面部表情呆板，有的并发双侧肢体瘫痪（双侧皮质脊髓束损害），但不一定两侧同时发生。尚可有小便失禁，癫痫样发作，累及豆状核还可产生震颤麻痹综合征，表现四肢震颤、肌张力增高，步态慌张笨拙，下颌反射、掌颌反射亢进，双侧霍夫曼征、巴宾斯基征阳性等。

2. **体征**　因眼底动脉来自颈内动脉，视网膜动脉的硬化改变在一定程度上可以反映颅内脑动脉的硬化程度。眼底检查常可见动脉变细，反光增强，重者可成银丝状。有时可见淡黄色的胆固醇斑点，静动脉比例增大，动静脉可有明显的交叉压迫现象。

3. **辅助检查**

（1）血脂检查：总胆固醇、β 脂蛋白和甘油三酯均增高。

（2）脑脊液检查：多数正常，少数患者有轻度蛋白升高。

（3）眼底检查：视网膜动脉管径变细和不均匀，光反射增强，动静脉交叉处有压迹。

（4）脑电图检查：早期多属正常，晚期有弥漫性改变，α 节律变慢，θ 波、δ 波增多，波幅变低。

（5）脑血流图：脑血流量减少，脑血流图可以反映脑血管的紧张度、弹性和充盈度。

（6）经颅彩色多普勒超声（TCD）：可直接了解颅底 Willis 环上各血管的血流速度及频谱形态，并通过其变化来判断脑动脉硬化的血管变化程度。

（7）CT 或 MRI：发现脑沟、脑裂增宽，脑室扩大的脑萎缩征象。

（六）诊断与鉴别诊断

1. **诊断**　以头痛为主诉，缓慢起病。多呈轻至中度的全头钝痛或胀痛，多以枕部、额部、双颞部疼痛或一侧头痛为主，体位改变或用脑力、活动时头痛加重。常伴随头晕、耳鸣、眼花、肢体麻木、震颤、失眠、记忆力下降，情绪抑郁或兴奋，易激动也易疲劳等类似神经衰弱等表现。

2. **与脑血管性疾病的头痛鉴别诊断**

（1）蛛网膜下腔出血：急性发作的头痛首先应考虑蛛网膜下腔出血。典型临床征象为急性发作剧烈头痛，主诉为“刀劈样”“爆炸样”头痛，70% 的头痛无定侧，可以为双额、顶、枕部或满头痛，30% 头痛偏向一侧，通常偏向动脉瘤所在侧。疼痛可放射至一侧或双侧眼部或颈部。可沿颈项向下放射，出现颈项强直，可持续数周或数月。其次有意识丧失，意识障碍不论时间多短，均应考虑蛛网膜下腔出血。也有一部分患者首发症状为精神错乱、惊厥发作、眩晕或脑神经（常见为动眼神经瘫痪）障碍。患者如以往经常有阵发性头痛，此次头痛发作比较急性，性质不同以往，也要考虑蛛网膜下腔出血。

（2）脑出血：头痛常为首发症状，但往往迅速出现意识障碍与肢体偏瘫。结合血压突然升高的背景，诊断不难。

（3）缺血性脑卒中：少数脑栓塞病例中有头痛症状，而在脑血栓形成中则头痛不常见。脑血供不足可以引起头痛，伴感觉与运动障碍。头痛往往是搏动性的，可能是继发于颅外动脉的扩张。在椎－基底动脉或颈内动脉狭窄或闭塞的病例中，有 1/3 ～ 1/2 的患者有头痛，大部分局限于枕部与颈部，或两额部，颈内动脉血供不足的头痛可以是同侧的或对侧的。当脑卒中已完全形成或脑血液循环经外科手术恢复以后，头痛消失。

（七）治 疗

1．**危险因素调控** 脑动脉粥样硬化的危险因素分为，可干预的危险因素和不可干预的危险因素两类。不可干预的危险因素包括年龄、性别和种族。在所有已知的危险因素中，年龄与所有动脉粥样硬化病变有明显相关性，包括脑动脉粥样硬化。男性患脑动脉粥样硬化的几率大于女性，同时男性患脑动脉粥样硬化的时间更早。不同种族脑动脉粥样硬化的频率和分布不同：高加索人颅外脑动脉粥样硬化的发生率较高，而亚洲人和黑种人颅内动脉粥样硬化的发生率更高。动脉粥样硬化分布的种族差异的原因至今不明，推测一方面可能存在不同易感基因，另一方面可能为身材不同导致的血管剪切力差异。可以干预的危险因素包括：高血压、糖尿病、血脂异常、吸烟、大量饮酒和体力活动过少。各种危险因素有相应的指南。

（1）高血压：对于伴有高血压的脑动脉粥样硬化应合理调控血压。对于大多数患者来讲，要把收缩压降至 140mmHg 以下，舒张压降至 90mmHg 以下。对糖尿病患者则应把收缩压控制在 130mmHg 以下，舒张压控制在 85mmHg 以下。但是对于有中重度狭窄的脑动脉粥样硬化患者，在没有解除狭窄之前，不能积极降低血压。相反，在出现因狭窄导致的症状时，要升高血压，以保证狭窄远端的充分灌流。ECST、NASCET 和 UK–TIA 研究的荟萃分析显示，如果所有颈动脉狭窄在 70% 以下时，收缩压无论高低，一年内脑卒中的危险性不变。如果一侧颈动脉狭窄超过 70%，那么收缩压低于 130mmHg 时，一年脑卒中危险性增加 1.9 倍。如果双侧颈动脉狭窄超过 70%，收缩压在 130mmHg 以下时，一年脑卒中的风险增高 5.9 倍；如果收缩压在 150mmHg 以下，脑卒中的风险增加 2.54 倍。因此，在脑血管严重狭窄时，血压要保持相对高的水平，直至介入或其他手段解除血管狭窄。但是，对于具体患者来讲，血压调控具体数值难以确定。现实的做法是，当出现与脑血管狭窄相关的血流动力学症状时，停掉所有的降压药物甚至影响血压的血管扩张药（如尼莫地平等），采用增加血容量的治疗方式，直至血管狭窄解除。

（2）糖尿病：糖尿病是血管狭窄的重要危险因素，也是多发狭窄的危险因素。同时，糖尿病患者支架术后出现再狭窄的几率也高。因此，要严格控制血糖，按照相关糖尿病指南，将空腹血糖控制在 126mg/dl（7mmol/L）。控制血糖的方法，可根据实际需要使用饮食治疗、口服降糖药物和胰岛素。

（3）血脂异常：血脂异常尤其是低密度脂蛋白（LDL）升高，是脑动脉粥样硬化的重要危险因素。按照 ATPⅢ把症状性颈动脉病变列为冠心病的等危征，也就是说，在症状性颈动脉病变时，要按照冠心病患者的要求调整血脂。此时 LDL 的理想值是 100mg/dl，

LDL＞130mg/dl要开始使用他汀类药物，在100～129mg/dl之间者，根据实际情况可考虑用药。同时采用AHA饮食方案（总脂肪低于30%，饱和脂肪酸低于7%，每天胆固醇低于200mg）。

（4）吸烟：吸烟是年轻人最重要的脑血管狭窄的危险因素，尤其是颅内血管狭窄，因此脑血管狭窄患者必须戒烟。对患者进行有关戒烟的健康教育，必要时使用尼古丁替代治疗。

（5）大量饮酒：大量饮酒是脑血管狭窄独立的危险因素，因此必须限制过量饮酒。但是轻至中度饮酒（1～2杯/天）可以降低脑卒中的发病率。需要指出的是，并不推荐小量饮酒来预防脑动脉粥样硬化。

（6）体力活动过少：体力活动过少也是脑动脉粥样硬化的危险因素。对脑动脉粥样硬化的患者，应该进行健康教育，要求其每周至少3～4次、每次30～60分钟的活动。

2. 针对脑血管粥样硬化的治疗　主要是使用PAS三联的鸡尾酒疗法，包括丙丁酚（Probuco1）、抗血小板药物（Anti-platelete）和他汀类药物（Statins）；PAS鸡尾酒疗法是症状性脑动脉粥样硬化的必须治疗，同时也是非症状性脑动脉粥样硬化的参考治疗。在介入治疗后，PAS鸡尾酒治疗也是预防发生再狭窄及其相应缺血事件的有效方法。

（1）丙丁酚：众所周知，LDL与动脉粥样硬化（Arteriosclerosis，AS）的发生和发展有着密切的关系。近些年来，围绕着这一问题国内外学者进行了大量研究工作，已有学者发现将巨噬细胞与天然的LDL一起孵育，甚至与高浓度的天然LDL一起孵育，并不能使其转化为泡沫细胞。这在很大程度上是因为胆固醇的堆积降低了LDL受体的活性，阻止了巨噬细胞过多地摄取胆固醇。然而在体外巨噬细胞对乙酰化的LDL（Ac-LDL）吞噬和降解速度明显快于天然LDL，这是由于巨噬细胞上能够识别Ac-LDL的受体，对Ac-LDL具有高亲和力，但对天然LDL并非如此。Ac-LDL的吞噬和降解，加速了胆固醇酯化并增加了巨噬细胞内胆固醇的含量。由于巨噬细胞对脂类的过度摄取，最终形成泡沫细胞。在后来的研究中，人们陆续发现，某些经过化学修饰的LDL可导致泡沫细胞的形成。目前已经发现的LDL化学修饰形式主要包括：氧化修饰LDL（Ox-LDL）、糖化修饰LDL（Gly-LDL）、糖氧化修饰LDL（Gly-Ox-LDL）和免疫修饰LDL（LDL-IC）。它们在泡沫细胞的形成乃至动脉粥样硬化的形成及发展过程中起着重要作用，它们的作用途径不同，但并非完全独立地发挥作用，在致AS过程中它们相互促进，作用的方式和最终结果也有许多重叠之处。其中，氧化修饰的作用最大。Ox-LDL存在多种修饰形式，丙二醛（MDA）修饰的LDL是LDL氧化修饰形式中比较重要的一种。MDA是主要的脂质过氧化物之一，它是在LDL磷脂中的多不饱和脂肪酸被过氧化过程中产生的。MDA可与载脂蛋白B100（Apo B-100）和赖氨酸残基上的带正电荷的ε-氨基反应，形成MDA修饰的LDL（MDA-LDL）。Ox-LDL具有化学趋化作用，并可诱导单核细胞化学趋化蛋白-1的表达，可吸引单核细胞进入内皮下，它还能够抑制巨噬细胞的能动性，使其陷在内皮下。Ox-LDL通过清道夫受体被巨噬细胞过度吞噬，最终产生泡沫细胞。Ox-LDL还具有细胞毒性，可导致内皮细胞、平滑肌细胞和巨噬细胞的减少和程序死亡。

丙丁酚具有抑制AS损伤并促使皮肤及跟腱黄瘤消退的作用，其最初是作为一种降脂药物应用于临床。但人们研究发现，丙丁酚作为降脂药其降胆固醇的作用，远不及其他药物，而其抗AS作用是源于其抗氧化性能，由于它具有两个酚环结构，具有断链抗氧化剂的活性，因而具有抑制体外Cu^{2+}及细胞诱导的LDL氧化，抑制过氧化脂质形成的作用。并且有研究表明，丙丁酚可逆转颈动脉粥样硬化。

尽管丙丁酚在控制动脉粥样硬化进展和消退斑块中具有独特的作用，但是丙丁酚也有其致命的缺点：一是在抗动脉粥样硬化的同时使得高密度脂蛋白（HDL）降低，这使本来 HDL 低的患者使用受限；其二，部分患者可因丙丁酚导致 Q–T 间期延长，这使患有 Q–T 间期延长的患者心脏骤停的机会增加。为了克服这些缺点，新一代丙丁酚已经开发成功，这就是 AGI–1067。加拿大抗氧化再狭窄研究（Canadian Antioxidant Restenoms Trial，CART–1），对 AGI–1067 进行了双盲、双模拟、多中心研究，共包括了 305 例患者，结果发现，在进行冠状动脉介入手术区域的最小管腔面积和非介入区域管径面积两项指标均显示，AGI–1067 有明显的效果。每天 280mgAGI–1067，相当于每日 2 次 500mg 的丙丁酚，且 AGI–1067 呈现明显的剂量效应曲线。随后的 CART–2 也在进行中，目的是评价服用 AGI–1067 后，12 个月介入治疗区动脉粥样硬化进展和介入后再狭窄。

（2）抗血小板药物：脑动脉粥样硬化的患者使用抗血小板药物，一方面可以辅助治疗动脉粥样硬化，更为重要的是对抗粥样硬化基础上发生的缺血事件。阿司匹林 75 ～ 325mg/d、氯吡格雷 75mg/d、抵克利得 250mg/d、Aggrenox 1 片，2 次 / 日。在介入治疗期间，可以联合使用氯吡格雷和阿司匹林。介入治疗后，应长期使用氯吡格雷。需要注意的是，由于氯吡格雷起效慢，因此在需要紧急抗血小板时，要首先使用 4 倍量的氯吡格雷（300mg）。

（3）他汀类药物：他汀类药物除降低 LDL 之外，无数试验已经证实他汀类药物的抗动脉粥样硬化作用。降胆固醇血管生理疗效评估（ARBITER）中，一组使用普伐他汀 40mg/d，另一组使用强力降脂的阿托伐他汀 80mg/d，在 12 个月观察中发现，阿托伐他汀组颈动脉 IMT 明显减小，提示大剂量他汀类药物抗动脉粥样硬化的作用。阿托伐他汀与辛伐他汀对动脉粥样硬化进程影响的研究（ASAP 研究），目的是评价阿托伐他汀 80mg/d 与辛伐他汀 40mg/d 相比，是否能进一步延缓家族性高胆固醇血症杂合子患者动脉粥样硬化的疾病进程；结果 2 年后，阿托伐他汀组颈动脉 IMT 发生逆转，同时发现阿托伐他汀比辛伐他汀对 CRP 的降低幅度更大。使用 IVUS 完成的 REVERSAL 研究再次显示，使用大剂量他汀类药物可以延缓动脉粥样硬化进展，与普伐他汀 40mg/d 相比，每日 80mg 阿托伐他汀可以降低斑块总体积（n）的百分比指标。

同样，他汀类药物可以稳定斑块，这对于由易损斑块引起的症状有极好的控制作用。推荐他汀类药物起始剂量为：氟伐他汀 20mg，普伐他汀 20mg，洛伐他汀 20mg，辛伐他汀 20mg，阿托伐他汀 10mg。

3．针对脑动脉硬化引起的临床症状

（1）严重精神障碍者：低分子右旋糖酐注射液 500m1，静脉滴注。丹参注射液 8 ～ 12g，静脉滴注，每日 1 次。有时可加氢化麦角碱（喜得镇）0.3 ～ 0.9mg，精神模糊、躁动不安的患者可口服奋乃静 2 ～ 4mg，甲硫哒嗪 50 ～ 100mg，舒必剌 0.1 ～ 0.2mg，每日 3 次，忌用巴比妥类药物或麻醉药，以免抑制呼吸。

（2）头痛明显者：可口服颅通定 30mg，泰必利 0.1mg，肠溶阿司匹林 50mg，每日 2 ～ 3 次。

4．针对脑血管狭窄出现并发症的治疗　关于栓塞和手术血流动力学事件的治疗，急性缺血事件的处理同一般缺血性脑卒中，需要注意的是与脑血管狭窄相关的缺血事件，应该判定是血流动力学性还是微栓塞性。如果缺血事件为血流动力学性，应该给予充分的扩容治疗，如每日 6% ～ 10% 羟乙基淀粉 500ml 静脉滴注，在此基础上使用溶栓或抗栓药物。而微栓塞事件需要足够的抗凝治疗，同时使用抗血小板药物。

二、后循环缺血性眩晕

后循环又称椎 - 基底动脉系统，由椎动脉、基底动脉和大脑后动脉（posterior cerebral artery，PCA）组成，主要向脑干、小脑、丘脑、枕叶、部分颞叶等结构供血。后循环缺血（posterior circulation ischemia，PCI）是常见的缺血性脑血管病。与前循环缺血一样，PCI 也可按缺血程度和持续时间的不同分为短暂性脑缺血发作（transient ischemic attack，TIA）和脑梗死。国际上已用 PCI 概念取代了椎基底动脉供血不足（vertebro–basilar artery insufficiency，VBI）概念。国际疾病分类中也已不再使用 VBI。PCI 的主要病因是动脉粥样硬化，主要机制是栓塞，眩晕是 PCI 的最常见症状之一。眩晕是机体空间定向和平衡功能失调所产生的自我感觉，是一种运动性错觉。产生眩晕的主要结构和功能基础是各种病因引起的周围前庭系统或中枢前庭系统障碍。

构成周围前庭系统的前庭迷路（内耳）和前庭神经病变引起的眩晕，称为前庭周围性眩晕（真性眩晕），主要表现为明显的自身或他物旋转感或倾倒感，呈阵发性，伴有眼球震颤、平衡失调（指物偏斜、站立不稳或倾倒）和自主神经系统症状（面色苍白、恶心、出汗、血压和脉搏改变等）。真性眩晕是空间关系的感觉障碍，有自身或周围物体运动感。大多病例是耳神经疾病所致。

构成中枢前庭系统的前庭神经核和与之相连的脑干网状结构及其传导系统受累引起的眩晕称为前庭中枢性眩晕（假性眩晕）。患者常主诉为头昏头晕，主要表现为自身或他物的晃动不稳感，常持续时间较长，但也可为阵发性，伴发症状较轻或不明显，以脑干、小脑症状为主。假性眩晕没有运动感，头昏和头晕两者基本通用，头昏有时还含有倾倒和精神差的意思。在脑干，延髓前庭神经核和脑桥背外侧部病变易出现眩晕。在小脑，与小脑半球、蚓部病变相比，前庭小脑通路联络绒球小结叶的病变易引起眩晕。这部分眩晕与后循环缺血（PCI）关系密切。

依据严重程度眩晕分 3 级，一级：眩晕尚能活动及生活自理；二级：闭目静卧，头活动则引起自身及环境的运动感；三级：闭目静卧，头不活动亦有剧烈的运动感，伴恶心、呕吐等。发生眩晕的频度、强度、持续时间以及伴随症状，因不同疾病、在不同患者有较大差别，眩晕的表述与患者年龄、文化程度、地域习俗等有关。

（一）后循环缺血性眩晕解剖生理

人体的空间平衡和定向功能由视觉、本体感受器和前庭感受器的相互配合维持，只有前庭系统的病变才能引起眩晕。可从神经解剖、神经生理和心理生理 3 方面来讨论机体平衡的维持。平衡的神经调节有赖于平衡的三联和皮质 - 皮质下的整合作用。

1. **平衡三联**（equilibrium triad）　由静 - 动系统、视觉和本体觉组成

（1）静 - 动系统（stato–kinetic system）：又称迷路 - 前庭系统（labyrinthine–vestibular system），是机体维持平衡和感知机体与其外界环境间相互关系的主要结构。大脑皮质的前庭代表区为颞上回的后上半部，颞 - 顶交界处，岛叶的上部。自内耳迷路，经前庭神经、前庭神经核、脑干内有关纤维，交叉到对侧丘脑的腹后外侧核，直到大脑皮质前庭代表区的整个神经通路，称为“静 - 动系统”。它把头的直线和角运动力，转换成反射地控制体位和运动的神经冲动。

迷路由 5 个感觉器官组成：两个球状囊和椭圆囊斑感受头部的直线运动。三个半规管感受头部的角加速运动。耳石是埋于胶质中的钙质，由“斑”支持，于静止和直线运动时，

耳石由于重力作用而改变其位置。附于半规管壁的“嵴”为半规管的感觉受体，管内液体的流动使这些受体活化。变温试验（caloric test）中，鼓膜的加温和冷却，也可致半规管内的液体流动，而活化这些受体。耳石和嵴通过感觉膜的毛细胞变形而致神经冲动。此种神经冲动经位于内听道的前庭神经节细胞和前庭神经，到达脑干的前庭神经核。前庭神经核又通过前庭－脊髓束、网状－脊髓束和内侧纵束，依次与脊髓运动神经细胞、小脑和动眼神经核相连。这些运动神经元与反射性体位运动等有关；因它们对眼肌活动有强直性影响，故当发病时可表现为眼球震颤。

（2）视觉：来自视网膜与协调的眼球活动有关的冲动，为机体提供其躯体的位置、运动及其与周围环境间关系的信息，利于维持平衡。

（3）本体觉：由体位、反射和随意运动引起，来自关节和肌肉的本体觉冲动，对维持平衡也很重要。由颈部来的冲动，对维持头和身体其他部位相对位置的平衡，尤其重要。

正常情况下，人们在不知不觉中下意识、反射地进行听觉等空间定向。但当正常刺激作用于功能不良或过强刺激作用于功能正常的平衡三联，引起过强的异常冲动进入意识水平而产生眩晕感。

小脑受损是否致眩晕，取决于其受损的具体部位。若小脑半球和（或）蚓部病变不影响到前庭小脑联络纤维，一般并不致眩晕。但 Duncan 等报道两例确诊的后下小脑动脉小分支闭塞，致一侧绒球小结叶病变者，有严重的眩晕。因为小脑蚓部的绒球和小结叶，在发生上是前庭系统的一部分。

2. 皮质－皮质下的整合作用 小脑、脑干中某些神经细胞核团，尤其是前庭神经核、动眼神经核、红核和基底节，对各种与空间关系感觉有关的信息起重要的整合作用，并调节体位（直立和运动）。当异常兴奋的空间关系感觉冲动传入脑干时，能活化其邻近的神经结构。当影响到迷走神经的背运动核和孤束核时，可致恶心、呕吐、流涎、出汗、面色苍白、心动过缓、血压下降等。

神经系统中，静－动系统极易受累。因前庭神经核是脑干中最大的核块，故在所有神经核中，它最易受损。负责该区供血的基底动脉分出的深穿支较小，内听动脉的迷路支和小脑前下、后下动脉均为终动脉；所以，只要血管腔突然地、哪怕是微小的改变，或因系统血压下降，均可影响静－动系统功能。其他与平衡有关的神经结构，因分布较广，也较易受损。这就可以解释，为什么在发热和贫血等系统性疾病和其他神经系统疾病时，常会出现眩晕。

从神经解剖角度看，与平衡有关的传入系统（平衡三联等）、传出系统（锥体系和锥体外系），以及控制此两系统的脑干网状结构和小脑中有关结构等部位，有异常的刺激性病变均可引起眩晕。

从神经生理角度看，副交感神经系统的张力增高，若远远超过交感神经系统的张力增高时，就会引起眩晕发作。

心理生理机制，在维持平衡和躯体与外界固有的空间关系中起重要作用。出生后不久，人们就逐渐开始把身体各部分间的关系相互协调起来，并能觉察到被我们躯体所占有的那部分空间。BrainR 把此种整合感觉信息的结构，定名为“躯体图（body schema）”，把人们躯体周围的空间结构，名之为“环境图（environmental schema）”。此两图动态地相互依存；在每一活动中，两者都同时改变。我们自已的运动和空间物体的运动总是相对的。

（二）危险因素

本病的发生，主要是后循环动脉粥样硬化引起血管腔狭窄和颈椎病血管受压迫和刺激引起。凡与以上两者相关的因素都可以成为本病危险因素，如高血压、高血脂、糖尿病、吸烟、酗酒、长期伏案工作等。另一方面，本病所致眩晕、视觉障碍、猝倒发作、协调不能、肢体无力等可能成为老年患者骨折的危险因素，处理不当，还可能会导致椎基底动脉缺血进一步加重，有引发脑干卒中的危险。因此，认识后循环缺血的危险因素，并对其进行干预，对于后循环缺血性眩晕的防治有一定的临床意义。

（三）后循环缺血性眩晕主要病因及发病机制

1. 大动脉粥样硬化

（1）导致缺血的主要方式

1）严重的管腔侵害：当管腔有严重狭窄（管径狭窄大于 70%）或梗阻时，可导致病变远端的血流量下降；当同时出现脑血流低灌注时，则易导致脑缺血，且主要发生在大脑的分水岭区。

2）穿支动脉堵塞：硬化斑块或血栓机械性地堵塞主要动脉的小分支（一般为终末支），从而引起相应区域低灌注。脑桥的穿通支及丘脑膝状体动脉易受到这种损害。

3）栓塞：动脉粥样硬化处，坏死斑块脱落，随血流流向远端的血管，导致远端血管小的分支梗阻。栓子包括红色血栓、白色的血小板纤维蛋白聚集物、斑块本身的成分（如胆固醇结晶）等。

（2）易发部位：颅外主动脉弓、锁骨下动脉起始的第 1 ～ 2cm、椎动脉起始处、偶然发生于无名动脉的起始段、椎动脉穿过硬脑膜及与基底动脉邻近处、基底动脉起始段或其远端发出大脑后动脉之前、大脑后动脉近端、基底动脉中段，PICA、AICA 及 SCA 的起始段。

2. 小穿通动脉的疾病

（1）脂质玻璃样变：显示穿通动脉局灶扩张及小的出血性渗出。血管壁内纤维素样物质及内膜下泡沫样细胞，最常见于高血压病。

（2）微动脉粥样化形成：如果微动脉影响到了分支的开口及起点，各分支开口处的梗阻往往来自相邻的母体动脉的动脉粥样硬化斑块。脂肪玻璃样变易影响到更小的穿通动脉。而因动脉粥样硬化导致的血管梗阻常见于脑桥旁正中支、延髓外侧支、丘脑穿通动脉及丘脑膝状体动脉。动脉血管造影可能不能显示小血管的梗阻，但可发现大动脉中不规则的斑块影。

（3）栓塞：国外文献报道，1/5 的后循环血管梗死为心源性栓塞，1/5 是由来自近端大动脉粥样硬化病变处的斑块脱落，从而导致远端颅内颈动脉栓塞。心源性栓子与前循环栓塞时相似。但因冠状动脉造影及心导管手术产生的栓子以及心脏的反常栓子，更容易导致后循环血管的栓塞。用经颅多普勒超声，可以监测到基底动脉中的栓子信号。易产生栓子的血管在主动脉、椎动脉起始处及颅内椎动脉。颅内后循环血管的栓子可来源于颅外椎动脉及颅内椎动脉夹层动脉瘤。后循环血管最常见的栓塞部位在颅内椎动脉、基底动脉末端、大脑后动脉。最常受影响的脑组织区在 PICA 及 SCA 或它们的分支区域，以及单侧或双侧颞枕叶。基底动脉下段及中段发生栓塞的机会较少。

其次，是由人体椎 – 基底动脉行经周围特殊组织结构所决定的，双侧椎动脉入颅前于 1 ～ 6 颈椎横突孔穿行，于枕骨大孔入颅后于桥脑下缘合成基底动脉，其行进中容易受到颈部骨性解剖结构及肌紧张性影响，如颈椎骨质增生、钙化、骨赘形成及椎体错位等均可导致颈椎横突孔变窄影响血流；骨质增生等刺激椎动脉外壁的交感神经丛，或刺激交感神经节，释放去甲肾上腺素、多巴胺等血管活性物质，使椎基底动脉痉挛而致供血不足。

此外，长期紧张劳累、缺乏睡眠等因素引起神经调节的血管舒缩功能障碍而引发血流状态改变，亦可导致本病的发生。

（四）后循环缺血性眩晕的分类及临床表现

1. **后循环短暂性脑缺血发作（transient ischemic attack，TIA）所致眩晕** 后循环 TIA 所致眩晕持续时间大多为 2 ～ 15 分钟，24 小时内完全恢复。后循环 TIA 的原因虽多为动脉粥样硬化斑块的血小板血栓导致的微小栓塞，但也可能由血流动力学异常所致，如在椎基底动脉粥样硬化病变基础上，伴随着血压的下降而引起脑干、小脑和大脑后动脉（posterior cerebral artery，PCA）供血区发生一过性缺血。椎 – 基底动脉 TIA 常反复发作，每次发作历时短暂，常伴有其他症状。由于其临床症状历时短暂，因此诊断相对比较困难。

后循环 TIA 时，出现眩晕的比例相当高，约为 2/3。后循环 TIA 时的眩晕，呈现为反复性、发作性（突发性）的特点，与脑干、小脑梗死时的眩晕有所不同。必须在存在眩晕的基础上，同时伴有其他脑干、小脑症状时才可考虑后循环 TIA。单独出现的旋转性眩晕、复视、吞咽困难和构音障碍均不能诊断为后循环 TIA。如眩晕出现后数天未出现其他脑干症状，通常可否定与椎基底动脉系统有关。

2. **后循环梗死所致眩晕**

（1）脑干梗死：基底动脉闭塞时可出现脑干、小脑和大脑半球（PCA 供血区）梗死，因此可出现意识障碍和各种各样的神经系统症状，如四肢瘫痪、复视、斜视、瞳孔异常、视力和视野障碍、小脑性共济失调及假性球麻痹等。根据这些严重的神经系统症状和影像学所见，比较容易作出诊断。绝大多数基底动脉闭塞患者伴有眩晕。与后循环 TIA 不同，眩晕只是脑梗死的一个症状，在诊断方面的意义不大。基底动脉尖综合征（top of the basilar syndrome）于 1980 年由 Caplan 首先报道。主要是由于基底动脉远端闭塞导致小脑上部、中脑、丘脑，以及后循环动脉供血区梗死引起，临床上可出现不同的眼征（动眼神经麻痹、视觉障碍、瞳孔缩小和垂直凝视麻痹等）、意识障碍、记忆障碍、小脑性共济失调等。PCA 闭塞的突出症状是视觉障碍，可伴有眩晕和偏盲。

脑干梗死的眩晕症状往往起病急骤，同时常伴有其他神经系统症状。Wallenberg 综合征，是脑干梗死的常见特殊类型之一，其原因是小脑后下动脉（posterior inferior cerebellar artery，PICA）供血区脑干和小脑梗死。其中，前庭神经核复合体受损可出现眩晕、平衡功能障碍。前庭神经核复合体作为重要的中枢前庭结构，其受损后，理论上患者的预后可能很差，但在临床实践中，可见患者经康复治疗后眩晕、平衡失调等症状往往可明显好转，推测可能与 Wallenberg 综合征时仅有一侧前庭神经核复合体受损，康复治疗使健侧前庭神经核复合体发挥代偿功能有关。

（2）小脑梗死：小脑动脉闭塞引起的眩晕，大多为脑干和小脑血流障碍引起的前庭中枢性眩晕。脑干、小脑接受椎 – 基底动脉系统各动脉的供血，主要包括椎动脉、基底动脉、PICA、小脑前下动脉（anterior inferior cerebellar artery，AICA）和小脑上动脉（superior cerebellar artery，SCA）等。因此，这些动脉闭塞均可引起眩晕。

PICA 为椎动脉的终末分支，向小脑半球、蚓部的下半部和延髓的背外侧部供血，闭塞时可出现的病灶有，侧面部温痛觉障碍、小脑性共济失调、Horner 综合征、吞咽困难、构音障碍、对侧躯干和上、下肢温痛觉障碍等。PICA 供血区梗死的发生率较高，在脑血管病引起的眩晕中较为重要。眩晕的发生与 PICA 供血前庭神经核的下半部和有分支供应的小脑半球有关。眩晕有时可能是 PICA 闭塞的唯一症状。与 AICA 闭塞不同，PICA 闭塞很少出现听觉障碍。

AICA 由基底动脉下 1/3 处分出，向小脑前内侧部和脑桥下部外侧供血。AICA 通常比较细小，供血区域也较小，常可见发育不良，是引起小脑梗死的原因之一。AICA 闭塞可出现病灶侧面神经麻痹、小脑性共济失调、Horner 综合征、面部感觉障碍及对侧躯干和上、下肢温痛觉障碍。AICA 闭塞常有病灶侧耳鸣、听觉减退伴眩晕，这是因为其供血区包括耳蜗神经核和前庭神经核上部以及小脑绒球的缘故。患者常可出现反复发作性眩晕，反复发作性眩晕有时也可是 AICA 闭塞的唯一症状。

SCA 是由基底动脉在发出 PCA 之前发出的分支，主要向小脑半球、蚓部上半部以及齿状核、脑桥上部的背外侧供血。SCA 闭塞可引起病灶侧小脑性共济失调、Horner 综合征、对侧面部、躯干和上、下肢温痛觉障碍。SCA 闭塞的眩晕发生率为 30% ～ 40%，明显低于 PICA 和 AICA 闭塞，这是由于其供血区不包括与前庭神经核和小脑绒球小结叶等与眩晕密切相关的部位。在小脑梗死诊断中，虽然 SCA 闭塞者较少出现眩晕，但须与眩晕发生率较高的 PICA 闭塞相鉴别。

（3）迷路卒中：迷路卒中是由于基底动脉发出的内听动脉痉挛或闭塞所致，产生急骤的严重的眩晕，伴恶心、呕吐、虚脱，若耳蜗分支同时受损，则伴有耳聋及耳鸣。患者一般年龄较大，起病甚快，有身体其他部位动脉硬化的征象，既往无类似的眩晕发作史等特点，均有助于与其他急性眩晕症相鉴别。内耳血供主要来自基底动脉下部或 AICA 发出的内听动脉。83% 的内听动脉发自 AICA，17% 直接发自基底动脉。内听动脉在内耳道内分为耳蜗总动脉和前庭前动脉。耳蜗总动脉进一步分为耳蜗动脉主干和前庭耳蜗动脉，后者分为前庭后动脉和耳蜗支。前庭前动脉和前庭后动脉向前庭迷路供血，耳蜗总动脉和耳蜗支向耳蜗管供血。因此，内听动脉闭塞导致前庭迷路和耳蜗管损害，可同时出现前庭周围性眩晕和听觉减退，其分支闭塞也可单独出现前庭周围性眩晕或听觉减退。病理学证实，AICA 和内听动脉有时可同时闭塞。内听动脉闭塞可引起内耳功能障碍，进而导致前庭周围性眩晕，这不同于其他脑血管损害引起的眩晕。

迷路卒中的眩晕属于耳源性前庭周围性眩晕，但病因归类也可属于脑血管性眩晕。病情恢复和反复发作与否，取决于病变的性质，如系缺血所致，症状和体征较易恢复；如系梗死所致则恢复缓慢，治疗效果较差。

3. 颅外椎动脉缺血所致眩晕　椎动脉颅外段病变主要为动脉粥样硬化，而椎动脉狭窄引起的后循环血流动力学性脑梗死并不多见，栓塞才是主要原因。颈椎病引起后循环缺血性眩晕的机制，目前主要有“机械压迫学说”和“颈交感神经刺激学说”，其主要发病机制包括：①椎动脉周围骨质增生性改变，特别是椎动脉前方的钩椎关节。②椎动脉颅外段动脉粥样硬化或发育异常导致管腔狭窄、管壁弹性下降。③椎动脉周围软组织病变致瘢痕粘连，压迫并刺激颈交感神经。许多临床医师认为，颈椎病是 PCI 的主要病因，而将许多有头昏、眩晕症状的患者诊断为颈椎病，但事实上这种情况十分罕见。

其他少见原因包括：①自发性或创伤性椎动脉夹层分离，后者可导致假性动脉瘤形成或椎动脉闭塞。②过度肥大的前斜角肌韧带，可在第 6 颈椎水平压迫椎动脉引起 PCI，患者在转动颈部时症状可更加明显。但是，这种情况在临床上极少见，即使进行动态血管造影也很少能发现病理学依据。

4. **锁骨下动脉盗血综合征** 锁骨下动脉盗血综合征（subclaoian steal syndrome）于1961年由Fisher首先报告，是指在锁骨下动脉或头臂干上，椎动脉起始处的近心段有部分的或完全的闭塞性损害，由于虹吸作用（盗血）引起患侧椎动脉中的血流逆行，进入患侧锁骨下动脉的远心段，导致椎－基底动脉缺血性发作和患侧上肢缺血性的症候。

（1）诊断要点：①一般男性较女性多见，年龄多在50岁以上，以左侧损害者多见。②最常见的症状依次为眩晕、肢体轻瘫、感觉异常、双侧视力障碍、共济失调、复视、晕厥，少见的尚有间歇性跛行、发音困难、吞咽困难、耳鸣、抽搐、头痛及精神障碍。少数可出现“倾倒症”（drop attack），表现为没有先兆，突然下肢肌力丧失而跌倒的发作，可没有意识障碍，并能迅速恢复，可能是由于延髓椎体交叉区域缺血所致。③上肢缺血性症状常见者依次为间歇性运动不灵、上肢乏力、疼痛和感觉异常，极少数引起手指发绀或坏死。

（2）一般体征：①血压。患侧上肢血压皆降低，两上肢收缩压相差可在20～150mmHg，多数相差在20～70mmHg。从血管造影，症状程度和发作频度来看，血压差和受损血管狭窄的程度无关。②脉搏。患侧桡动脉大多减弱或消失，有的肱动脉或锁骨下动脉搏动也减弱或消失。此外患侧脉搏迟至，这是由于脉搏波要由对侧椎动脉至患侧椎动脉，再至腕部，其距离较远的缘故。③锁骨上区域血管杂音。多数可闻及收缩期杂音，运动患肢可能使杂音加重。

（3）辅助检查：①经颅多普勒超声（TCD）检测颈部血管及血流，疑诊者应行患侧束臂试验，可测出椎动脉反向血流等改变。②数字减影血管造影（DSA）重点观察主动脉弓，两侧锁骨下动脉及颈总动脉等血管。若发现锁骨下或头臂干上，椎动脉起始部的近心段有严重狭窄（多为管腔的85%）或几乎闭塞，甚至同时可见造影剂经对侧椎动脉上行至基底动脉，又下行（逆流）至患侧锁骨下动脉的远心段更可确诊。

（五）诊断与鉴别诊断

1. **诊断** 后循环缺血性眩晕是影响中老年人健康的常见病和多发病，发病突然，迅速出现局灶性神经功能缺损，并可反复发作。神经系统检查通常能识别确切的病因，或者至少能鉴别是前庭周围性还是前庭中枢性眩晕。对于一侧孤立性眩晕发作的患者，很难做出椎基底动脉TIA的诊断，而且这一诊断不太可能正确。如果眩晕发作还伴有脑干功能障碍的其他症状（如复视），则应考虑椎基底动脉TIA。如不伴有任何脑干症状，病程较短（数天而不是数月），每天眩晕发作数次，每次持续数分钟而不是数小时，则应怀疑后循环TIA。如眩晕发作时伴有单侧听觉症状，如耳鸣、耳聋，则提示这种眩晕发作为耳源性，而不是脑干病变所致。相反，突发性短暂性双侧听力丧失则提示脑干缺血。此时，前庭功能测试通常正常，仅有阴性价值，如存在确定的单侧前庭功能异常，则提示听力丧失为耳源性而非中枢性。

神经放射影像学检查只能作为可选择的诊断手段加以考虑，包括CT，MIR，磁共振血管造影（magnetic resonance angiography，MRA），数字减影血管造影（digital subtraction angiography，DSA）。引起前庭中枢性眩晕的原因很多，其中脑缺血和多系统萎缩最为常见。在这些情况下，必需进行影像学检查。CT能诊断大多数小脑出血、小脑和脑干急性缺血，增强MRI对后颅凹病变最敏感。弥散加权MRI能较常规MR更早显示急性缺血性改变。MRA能提供类似血管造影一样的颅内血管图像，因此有时可避免行有创性DSA。选择性后循环DSA通常对治疗决策有提示作用。对有脑血管病高危因素的眩晕患者，虽然临床症状相似，但影像学表现、致病因素和发病机制却千差万别。对这类患者进行

DSA 检查，有助于对椎基底动脉系统缺血病因的认识和理解，为诊断和针对性治疗提供主要的依据。经颅多普勒超声检查也有助于 PCI 的诊断和评价，与 DSA 相比，其特异性为 80% ～ 97%，敏感性为 80%。

2．鉴别诊断

（1）头昏、头晕及眩晕的鉴别：见表 12-1。

表 12-1 头昏、头晕及眩晕的鉴别

症　状	概念性描述	临床意义
头　昏	头昏沉和不清醒感	多由全身性疾病或神经症等所引起，临床很常见，但非神经科关注重点
头　晕	头重脚轻和摇晃不稳感，也是一种轻微的运动幻觉	多由前庭系统、视觉或深感觉病变障碍所引起
眩　晕	自身或（和）外物按一定方向旋转、翻滚、移动或浮沉，为运动幻觉，伴恶心、呕吐、倾倒等	多由前庭系统病变，且以前庭系统末梢病变（内耳迷路的半规管和囊斑）所致

（2）周围性与中枢性眩晕的鉴别：见表 12-2。

表 12-2 周围性与中枢性眩晕的鉴别

临床特点	周围性眩晕	中枢性眩晕
眩晕性质	突发旋转性，或上下、左右摇晃感	旋转性或固定物体向一侧运动的感觉
眩晕程度	重	不定，一般较轻
持续时间	持续时间短，数小时至数天	持续时间长，数天、数周或数月
倾　倒	常偏向眼震慢相侧，可与头位有一定关系	不定，与头位无关
听力障碍	常有	不明显
迷走神经兴奋	明显	不明显
神经系统体征	多无	常有
眼震特点	旋转或旋转水平性，振幅细小，方向固定	垂直或斜行性，振幅粗大，方向多变
眼震程度	与眩晕一致	与眩晕不一致
前庭功能试验	无反应或反应低下	不一定，可无、正常或异常
变温试验	前庭重振现象（一侧前庭功能减弱，稍加刺激则反应正常），少有优势偏向	冷热反应分离，有向患侧的优势偏向
视动性眼震	正常	异常

（3）后循环缺血单发性眩晕（PCIV）与偏头痛性眩晕（MV）鉴别

患者的一般情况：MV 平均年龄小于 PCIV 患者。MV 患者女性发病多于男性（2.75 : 1.00），相比之下，PCIV 女性与男性比例差异减小（1.46 : 1.00）。临床表现：MV

主要的临床特点偏头痛并非必备的条件，而运动病（家族史）、运动敏感、发作时畏光或（和）畏声是其有别于PCIV的重要鉴别点；PCIV的主要临床特点包括血压异常、血脂或（和）血糖异常、血管超声有动脉粥样硬化，以及突然起身眼前发黑或头晕等。实验室检查：如前庭功能检查、高刺激率ABR不能作为鉴别的依据。头颅MRI对于鉴别诊断有一定的帮助，PCIV患者可以出现腔隙性梗死，以及血脂或（和）血糖异常和血管超声有动脉粥样硬化。高刺激率ABR尽管不能作为PCIV与MV的鉴别点，但对于MV和PCIV与其他类型眩晕的鉴别有一定的意义。前庭功能检查：冷热试验及眼动功能检查对鉴别PCIV和MV没有帮助。

（六）治　疗

1. **药物治疗**　应根据后循环TIA或梗死的病因进行治疗。我国PCI专家共识指出：PCI急性期处置与前循环缺血性卒中基本相同，应积极开展卒中单元的组织化治疗模式。对起病3小时内的合适患者，可以开展重组组织型纤溶酶原激活剂（recombinant tissue plasminogen activator，rt-PA）静脉溶栓治疗。有条件者可行动脉溶栓治疗，治疗时间窗可适当放宽。如为微小栓塞所致，应使用阿司匹林或氯吡格雷等抗血小板药预防血小板血栓形成。阿司匹林100～300mg/d治疗，如效果不理想或是高危患者可加用氯吡格雷或双嘧达莫。应控制高血压、糖尿病、高脂血症、吸烟等危险因素。如存在椎－基底动脉血流动力学异常，应维持或提升血压，避免不必要的降压。如存在心内血栓，可使用华法林。其他治疗措施可参考国内外相关的治疗指南。

眩晕和呕吐的对症治疗：伴意识障碍的PCI患者，不将眩晕作为治疗对象。轻至中度眩晕者可用倍他司汀、异丙肾上腺素和7%重碳酸钠等脑血管扩张性抗眩晕药。倍他司汀等药物对椎－基底动脉有强烈的扩张作用，可通过改善脑干前庭神经核周边的循环发挥抗眩晕作用。如这些药物无效，可使用苯海拉明/二羟丙茶碱合剂、茶苯海明、美克洛嗪、奋乃静及氯丙嗪等抗眩晕药，伴恶心和呕吐者使用胃复安。

2. **外科手术治疗**　由经验丰富的外科医生对重度椎动脉颅外段狭窄实施内膜切除术，其手术并发症和病死率均较低，但椎动脉手术的适应证尚未明确。在颅内血管成形术尚未开展以前，后循环的颅内与颅外血管之间的旁路移植术取得了一定的成功，但还没有临床试验证明其疗效。

3. **血管内介入治疗**　血管成形和支架置入术可能成为椎－基底动脉疾病的重要治疗措施。对颈部椎动脉闭塞性病变实施血管成形和支架置入术的初步研究表明，其再狭窄发生率高于颈动脉支架置入术。椎动脉管径较小，而且其起源处角度较小，血管内治疗更加复杂，难度更大。针对椎动脉颅内段和基底动脉血管成形和支架置入术的研究，得出了不一致的结果，并发症发生率也相对较高。初步研究表明，不能用溶栓药治疗的患者可采用机械性栓子摘除术，后者也可作为溶栓治疗的辅助方法。我们期待着对血管内血运重建与各种药物治疗进行比较的大型对照试验的结果。

三、短暂性脑缺血发作

自19世纪开始，对短暂性（每次数分钟或数小时左右）脑卒中样发作即有所认识，当时的文献报道主要涉及一些病例的临床及病理学方面的记录。在1856年，William Savory描述了一位感染性动脉疾病的妇女，“在5年内反复发作左侧肢体无力”。对这种发作，过去有多种名称，如“脑间歇性跛行”、“小卒中”、“短暂性脑功能不全”等。20世纪50～60年代，有学者提出，以时间为依据定义“短暂性脑缺血发作（transient ischemic attack，TIA）”。1951年，美国神经病学家Fisher首先将“暂时出现的短暂的神经定位体征”命名为TIA。1965年，美国普林斯顿会议上讨论了TIA持续时间短于24小时的诊断标准。当时的TIA定义为：由于大脑局灶性或区域性缺血产生的神经功能缺损症状，并在24小时内完全消失。该概念直到1975年美国国立卫生研究院（NIH）的疾病分类，才正式将上述定义作为TIA的标准定义。后来，Warlow及Morris对TIA的定义做了进一步的完善，其定义为：“脑或视觉功能的急性丧失，症状持续小于24小时，经各项检查后，推测神经功能丧失，是由于栓塞或血栓形成的血管性病变引起。”国内比较完善的TIA概念是1996年第三届全国脑血管病会议制定的，其定义为：“短暂性的、可逆的、局部的脑血液循环障碍，可反复发作，少者1～2次，多者数十次。多与动脉粥样硬化有关，也可以是脑梗死的前驱症状。可表现为颈内动脉系统和（或）椎－基底动脉系统的症状或体征，症状和体征应在24小时内完全消失。”

传统概念的TIA的主要特征包括：仅有临床症状，一般不涉及影像学的检查，临床症状在24小时之内消失。但随着临床病例的积累及头部CT与MRI在临床的广泛应用，发现用时间来区分TIA或缺血性脑卒中（ischemic stroke，IS）是不可靠的。Julien1984年发现，在TIA中，24%在5分钟内，39%在15分钟内，50%在30分钟内，60%在1小时内终止发作，若一次发作持续1～2小时及以上，则可能留下神经功能缺损的体征及CT显示脑梗死的现象。Waxman和Tools首先提出，“有短暂体征的脑梗死（cerebral infarction with transient sign，CITS）”，用以描述症状迅速消失的新鲜梗死。另有文献报道，对TIA患者进行弥散加权成像扫描（diffusion-weighted imaging，DWI）检查，近一半TIA患者的DWI有异常（49%），且与症状持续的时间成正比。

1995年，美国国立神经疾病与脑卒中研究所（NINDS）进行的组织纤溶酶原激活剂（tPA）治疗急性脑梗死试验显示，不管是在安慰剂组还是在治疗组中，那些有明显局灶性神经功能缺损表现，且持续时间超过1小时，并能在24小时内完全缓解的患者只占2%。由于急性脑梗死溶栓治疗有严格的时间限制，若根据传统的TIA定义，临床医生难以在两者之间作出明确界定和治疗选择。为了适应临床需要，美国斯坦福大学医学院的Albers等建议用以下新定义：TIA是短暂发作的神经功能障碍，由局灶性或视网膜缺血所致，临床症状持续时间一般不超过1小时，且没有急性缺血性脑卒中的明确证据。若临床症状持续存在，并有与急性缺血性脑卒中相符的特征性影像学表现，则应诊断为缺血性脑卒中。这一定义对诊断设备的要求较高（要求行MRI检查），基层医院及乡村地区难以做到。为此，Ballotta等建议，在日常的临床工作中，将TIA改为“短暂性卒中（transient stroke）”，该定义强调：急性脑缺血症候群的出现是医学急症，应迅速采取措施，找出病因，及时治疗。新定义以是否存在组织学改变为依据。

2003年，Kidwell等又提出“急性缺血性脑血管综合征（acute ischemic cerebrovascular syndrome，AICS）”的概念，强调其共同的病理生理学特征为脑缺血，分为确诊（definite）、疑似（probable）、可疑（possible）和排除（not）级，这一分级以先进的影像学和实验室检查为基础，同时综合了临床表现和脑缺血机制，有助于急性缺血性脑卒中的急性期治疗和二级预防。由于AICS涵盖了TIA，因此废弃TIA的概念也许是可行的。但是，由于TIA的确有其自身的临床特征，而且能为临床医生赢得预防重症缺血性脑卒中的时间，目前倾向于保留 TIA 的诊断，并多以 Albers 等建议的 TIA 定义为诊断标准。

（一）流行病学分布特点

流行病学是指对人群中“疾病的分布频度及其决定因素的研究”。其研究包括两个方面，即疾病的分布（病死率、发病率、患病率和长期趋势）和决定因素（易患条件和危险因素）。TIA 流行病学研究比较困难，主要涉及诊断的困难，患者认识不够及伴有意识障碍、痴呆、言语困难的患者描述不准确等原因。

美国 Rochester，Minnesota 于 1955—1970 年流行病学调查发病率和患病率表明，TIA 的发病率，男性为 35.8/10 万人口，女性为 27.1/10 万人口，平均为 30.7/10 万人口；患病率男性为 130/10 万人口，女性为 167/10 万人口，平均为 150/10 万人口。最近的文献报道，美国每年有 20 万～ 50 万人发生 TIA。国内局部资料统计，TIA 的发病率，男性为 54.2/10 万人口，女性为 16.8/10 万人口，平均为 34.8/10 万人口；患病率男性为 284.4/10 万人口，女性为 158.8/10 万人口，平均为 219.4/10 万人口。

不同病因的 TIA 患者预后不同。表现为大脑半球症状的 TIA 和伴有颈动脉狭窄的患者有 70% 的人预后不佳，在 2 年内发生脑卒中的几率是 40%。椎 - 基底动脉系统发生脑梗死的比例较少。相比较而言，孤立的单眼视觉症状的患者预后较好；年轻的 TIA 患者发生脑卒中的危险较低。在评价 TIA 患者时，应尽快确定病因以判定预后和决定治疗方案。

一项为期 5 年的随访研究显示，TIA 后 1 个月的病死率是无 TIA 者的 10 倍；TIA 后第一年的病死率是无 TIA 者的 2.6 倍，首次完全脑性卒中的发生率为 24.5%，5 年内病死率为 33%。国内王新德对首次 TIA 后的 72 例患者进行了最长达 35 年的追踪随访，其随访结果如下：TIA 的复发率为 27.9%；完全性脑卒中的发生率为 65.7%，其中脑梗死占 66.0%，脑出血占 34.0%。满 1 年、5 年、10 年、20 年和 22 年的完全性脑卒中的发生率分别为 12.6%、23.8%、30.7%、61.5% 和 65.7%；心肌梗死的发生率为 8.4%；TIA 后满 1 年、5 年、10 年、15 年和 25 年的生存率分别为 95.8%、84.7%、72.2%、54.4%、37.5% 和 25.8%；病死率为 72.7%，其中死于完全性脑卒中者占死亡患者数的 59.6%，其他死亡原因依次为支气管肺炎、胃肠道出血、肿瘤、心肌梗死、糖尿病高渗性昏迷伴多器官衰竭、败血症、病窦综合征、自杀及外伤。

提示高度危险的预后因素包括颈动脉重度狭窄（70% ～ 99%）、同侧斑块溃疡、高度怀疑心脏栓子来源、半球性 TIA、年龄＞65 岁、男性、2 次 TIA 间隔＜24 小时以及合并其他危险因素。如果存在 CT 异常表现，短期内发生脑卒中的风险更大。

（二）危险因素

由于 TIA 与缺血性脑卒中（IS）有相同的病理生理过程，因此，TIA 的危险因素与 IS 的相似。而 IS 危险因素分为不可干预、肯定可干预及潜在可干预 3 种。年龄、性别、种族和家族遗传性是不可干预的危险因素。可干预改变的一些主要危险因素包括：高血压、心脏病、糖尿病、吸烟、酗酒、血脂异常、镰状细胞贫血、颈动脉狭窄等。现分述如下。

1. 肯定可干预的危险因素

（1）高血压：高血压（＞140/90mmHg）是 TIA 和脑卒中最重要的可治疗危险因素。对有糖尿病和慢性肾病患者，治疗的目标是将血压保持在 130/80mmHg 以下。

（2）心脏病：各种类型的心脏病都与脑卒中密切相关。心房颤动是一种常见的心律失常，它是导致脑卒中的一个非常重要的危险因素。循证医学研究资料已经确定，对其进行有效的治疗可以预防脑卒中的发生。

其他类型心脏病包括扩张型心肌病，瓣膜性心脏病（如二尖瓣脱垂、心内膜炎和人工瓣膜），先天性心脏病（如卵圆孔未闭、房间隔缺损、房间隔动脉瘤）等也对血栓栓塞性脑卒中增加了一定的危险。据统计，缺血性脑卒中约有 20% 是心源性栓塞。有些研究认为，高达 40% 的心源性脑卒中与潜在的心脏栓子来源有关。急性心肌梗死发生后在近期内仅有 0.8% 的病人发生脑卒中，其中大约 10% 的心肌梗死患者在 6 年内将会发生脑卒中。

（3）吸烟：经常吸烟是一个公认的缺血性脑血管病的独立危险因素，其对机体病理生理作用是多方面的。主要影响全身血管系统和血液流变学，如使血管硬化，弹性减低，升高纤维蛋白原的水平，促使血小板聚集，降低高密度脂蛋白水平等。

长期被动吸烟也可增加脑血管病的发病危险。曾经有证据显示，约 90% 的不吸烟者可检测到血清可铁宁（N- 甲 -2-5- 吡咯烷酮），考虑是由于暴露于吸烟环境所致。有些报道显示，暴露于吸烟环境者其冠状动脉事件发生的危险由 20% 升高到 70%。动脉硬化既可以导致脑卒中，也可致冠心病，因此有理由相信被动吸烟也是造成部分脑卒中的原因之一。在去除年龄、性别、高血压史、心脏病和糖尿病的影响后，Bonita 和其同事发现，长期被动吸烟者其脑卒中发病危险比不暴露者相对危险增加 1.82 倍，且在男性和女性中都有显著意义。

（4）血脂异常：大量研究已经证实血清总胆固醇（TC）、低密度脂蛋白（LDL）升高，高密度脂蛋白（HDL）降低与心脑血管病有密切关系。近期国内外有不少研究表明，应用降脂药物（主要是他汀类药）可降低脑卒中的发病率和死亡率。有 3 项关于他汀类药物的大规模二级预防研究显示，他汀类药物预防治疗，可使缺血性脑卒中减少 19% ～ 31%。国际上公认的异常血脂治疗标准强调：①应根据患者有无心脑血管疾病危险因素而制定相应分级诊断及治疗标准；②糖尿病患者无论是否有冠心病均应被列入积极治疗的对象；③降低 LDL-C 为治疗的首要目标，LDL-C＜100mg/dl 为二级预防治疗的目标值；④“代谢综合征”为血脂异常治疗的二级目标。

（5）糖尿病：糖尿病是脑血管病重要的危险因素。流行病学研究表明，在糖尿病高发的欧美国家，糖尿病是缺血性脑卒中独立的危险因素，2 型糖尿病患者发生脑卒中的危险性增加 2 倍。美国 TIA 防治指南建议：空腹血糖应小于 7mmol/L（126mg/dl），必要时通过控制饮食、口服降糖药或使用胰岛素来控制高血糖。

（6）饮酒：人群研究证据已经显示，酒精摄入量对于出血性脑卒中有直接的剂量相关性。但对于缺血性脑卒中的相关性目前仍然有争议。长期大量饮酒和急性酒精中毒被认为是青年人脑梗死的危险因素。酒精可能通过多种机制导致脑卒中增加，包括升高血压、高凝状态、心律失常、降低脑血流量等。然而，也有一些证据表明适量饮酒能降低冠状动脉发病事件、升高高密度脂蛋白、增加内源性纤溶蛋白溶解酶原活化因子。

（7）无症状性颈动脉狭窄：国外研究发现，65 岁以上人群中有 7% ～ 10% 的男性和 5% ～ 7% 的女性颈动脉狭窄大于 50%。多伦多无症状性颈部杂音研究追踪了 500 例患者，平均随访 23 个月，发现在颈动脉狭窄大于 75%、进展性颈动脉狭窄、心脏病、男性等情况下缺血性脑血管病（包括 TIA 和脑梗死）的发生频率明显增加。北美症状性颈动脉狭窄内膜切除试验的医生，回顾分析了他们的研究数据，在狭窄程度为 60% ～ 99% 的人群中脑卒中年发病率为 3.2%（经 5 年以上观察）。同侧脑卒中年发病危险在狭窄 60% ～ 74% 的患者中为 3.0%，狭窄程度在 75% ～ 94% 的患者中上升为 3.7%，而狭窄 95% ～ 99% 的患者中则下降为 2.9%，颈动脉完全闭塞的患者中仅为 1.9%。总的来说，相对于有症状的颈动脉狭窄，

45% 的无症状性狭窄发生同侧脑卒中的原因，可归于腔隙性梗死或心源性栓塞，因此强调，必须全面评价有其他可治性原因的脑卒中患者。

（8）肥胖：肥胖人群易患心脑血管疾病已有不少研究证据。这与肥胖导致高血压、高血脂、高血糖是分不开的。人群的前瞻性研究表明，肥胖者缺血性脑卒中发病的相对危险度为 2.2。近年有几项大型研究显示，腹部肥胖比体重指数或均匀性肥胖与脑卒中的关系更为密切，相对于体重指数而言，腰 / 臀围比进行比较时，其相对危险度为 2.33（1.25 ～ 4.37）。中国人的研究数据表明，BMI≥28 为肥胖。

2. 潜在可干预的危险因素

（1）高同型半胱氨酸血症：根据美国第三次全国营养调查和 Framingham 病例 – 对照研究的数据分析结果，高同型半胱氨酸血症与脑卒中发病有关。高半胱氨酸血症的血浆浓度随年龄增长而升高，男性高于女性。一般认为（国外标准）空腹血浆半胱氨酸水平在 5 ～ 15μmol/L 之间属于正常范围，≥16μmol/L 可定为高半胱氨酸血症。国内有关同型半胱氨酸与脑卒中关系的前瞻性研究或病例对照研究，目前可查资料不多，尚需进一步研究确定证据。

（2）代谢综合征（metabolic syndrome）：1988 年，由 Reaven 首次提出“代谢综合征”的概念，1999 年被 WHO 完善。其特征性因素包括腹型肥胖、血脂异常、血压升高、胰岛素抵抗（伴或不伴糖耐量异常），以及栓塞和炎性反应状态。胰岛素抵抗是其主要的病理基础，故又被称为胰岛素抵抗综合征。由于该综合征聚集了多种心脑血管病的危险因素，并与新近发现的一些危险因素相互关联，因此，对其诊断、评估及适当的干预有重要的临床价值。美国国家胆固醇教育计划专家组第 3 次报告实施纲要（成人治疗组报告Ⅲ，ATPⅢ），将代谢综合征作为降低风险治疗的次要目标，并提出了诊断标准。对代谢综合征的治疗目标在于：①控制其病因（如肥胖、体力活动过少）；②治疗与之同时存在的非脂质和脂质危险因素。具有表中所列出的 3 个危险因素者，即可作出代谢综合征的诊断。

（3）促凝危险因素：目前认为，与脑血管疾病密切相关的主要促凝危险因素包括血小板聚集率、纤维蛋白原、凝血因子Ⅶ等。调控促凝危险因素，对心脑血管疾病的预防具有不可忽视的作用。然而，促凝危险因素与脑卒中之间的关系，以及高凝状态人群是否应作为一级预防的对象，仍需进一步研究证实。

（4）缺乏体育活动：规律的体育锻炼，对减少心脑血管病大有益处。研究证明，适当的体育活动可以改善心脏功能，增加脑血流量，改善微循环。也可通过降低升高的血压、控制血糖水平和降低体重等控制脑卒中主要危险因素的作用，来起到保护性效应。规律的体育活动还可提高血浆 t–PA 的活性和 HDL–C 的水平，并可使血浆纤维蛋白原和血小板活动度降低。

（5）饮食营养素摄入不合理：我国居民的饮食习惯与西方人差异较大。有研究提示，每天吃较多水果和蔬菜的人，脑卒中相对危险度约为 0.69。每天增加 1 份（或 1 盘）水果和蔬菜，可以使脑卒中的危险性降低 6%。中国人的食谱中脂肪的摄入量增长较快，脂肪和胆固醇的过多摄入，可加速动脉硬化的形成，继而影响心脑血管的正常功能，更易导致脑卒中或冠心病。其次，我国居民特别是北方人食盐的摄入量远高于西方人。食盐量过多可使血压升高并促进动脉硬化形成。此外，食物的种类单调也是造成营养素摄入不合理的主要原因。

（6）口服避孕药：关于口服避孕药是否增加脑卒中的发生率，目前并无定论。多数已知的脑卒中与口服避孕药有关的报道，是源于早期高剂量的药物制剂研究为基础的，对雌激素含量较低的第二代和第三代口服避孕药，多数研究并未发现脑卒中危险性增加。但对于吸烟的（>35岁）女性同时伴有高血压、糖尿病、偏头痛，或以前有血栓病事件者，如果应用口服避孕药可能会增加脑卒中的危险性。故建议在伴有上述脑血管病危险因素的女性中，应尽量避免长期应用口服避孕药。

（三）病因和发病机制

关于短暂脑缺血发作病因和发病机制，目前认识上还存在分歧和争论。多数认为：①虽然短暂脑缺血发作是一种多病因的综合征，但绝大多数患者的病因与主动脉、颅脑动脉的粥样硬化有关；②这种反复发作主要是供应脑部的小动脉中发生微栓塞（microembolism）所致；③此外，这种发作也有可能是由于血流动力学的、血液成分的异常等触发因素所引起。也有极少数患者是因微、小量脑出血所致。

在动脉粥样硬化的病因基础上，由于下列一种或几种触发因素的作用，使某些脑小动脉闭塞而引起小动脉－毛细血管床中的局限性缺氧、缺血发作症状。如微栓子很快崩解或移向远端，或小动脉痉挛解除和（或）因侧支循环的及时建立而纠正了这种局限性脑缺氧，症状可在24小时以内消失，即称为短暂性脑缺血发作。虽然这种发作的时间限度是人为规定的，但如症状持续更长的时间，往往脑部已发生或轻或重的梗死性病灶，故不应再称为短暂脑缺血发作。

1. **微栓塞**　主动脉－颅脑动脉粥样硬化斑块的内容物及其发生溃疡时的附壁血栓凝块的碎屑，可散落在血流中成为微栓子。这种由纤维素、血小板、白细胞、胆固醇结晶所组成的微栓子，经血流进入视网膜或脑小动脉，可造成微栓塞，引起局部缺血症状。微栓子经酶的作用而分解，或因栓塞远端血管缺血扩张，使栓子移向末梢而不足为害，则血供恢复，症状消失。动物实验证明，由于血管内血流呈分层流动，故可将同一来源的微栓子一次又一次地送入同一脑小动脉。这也可能是有些患者的症状在反复发作中刻板式地出现的原因。

2. **小动脉痉挛**　脑小动脉的痉挛与高血压视网膜小动脉的痉挛相似。这种小动脉痉挛如果程度严重而持续较久，则可引起神经组织的局限性缺氧。常由于严重的高血压病和微栓子对附近小动脉床的刺激所致。

3. **心功能障碍**　引起短暂性神经功能缺失的心脏病有：①心脏瓣膜病。②心律失常。③心肌梗死。④心肌炎或感染性心内膜炎。⑤心血管手术操作所致的空气、脂肪、去沫剂等栓子。⑦心脏内肿瘤如黏液瘤发生的瘤栓。⑧心力衰竭导致肺静脉瘀血、血栓形成、栓子等。

心功能障碍或其他原因所致的急性血压过低的患者有脑动脉粥样硬化时，也可能触发短暂性脑缺血发作。

4. **头部血流的改变和逆流**　急剧的头部转动和颈部伸屈，可能改变脑血流量而发生头昏和不平衡感，甚至触发短暂脑缺血发作。特别是有动脉粥样硬化、颈部动脉扭曲、颈椎病（增生性骨刺压迫椎动脉）、枕大孔区畸形、颈动脉窦过敏等情况时更易发生。主动脉弓、锁骨下动脉的病变，有时可影响供应脑部血流的正常压力梯度和流向，使部分血液背离头向流动，而逆流进入上肢，影响脑部血供。

5. **血液成分的改变**　各种影响血氧、血糖、血脂、血蛋白质的含量，以及血液黏度和凝固性的血液成分改变和血液病理状态，如严重贫血、红细胞增多症、白血病、血小板增多症、异常蛋白质血症（dysproteinemia）、高脂血症（hyperlipoproteinemia）等，均可能成为短暂性脑缺血发作的触发因素。

近年来，不少研究提示，炎症参与了脑缺血的病理生理学的过程，继发炎症促进了脑缺血的进一步发展。

（四）诊　断

1. **症状诊断**

（1）年龄、性别：TIA 好发于老年人，男性多于女性。

（2）TIA 的临床特征：①起病突然；②脑或视网膜局灶性缺血症状；③持续时间短暂，颈内动脉系统 TIA 平均发作 14 分钟，椎 – 基底动脉系统 TIA 平均发作 8 分钟，多在 1 小时内缓解，最长不超过 24 小时；④恢复完全；⑤常反复发作。

（3）TIA 的症状：是多种多样的，取决于受累血管的分布。

颈内动脉系统的 TIA：多表现为单眼（同侧）或大脑半球症状。视觉症状表现为一过性黑蒙、雾视、视野中有黑点，或有时眼前有阴影摇晃、光线减少。大脑半球症状多为一侧面部或肢体的无力或麻木，可出现言语困难（失语）和认知及行为功能的改变。

椎 – 基底动脉系统的 TIA：通常表现为眩晕、头晕、构音障碍、跌倒发作、共济失调、异常的眼球运动、复视、交叉性运动或感觉障碍、偏盲或双侧视力丧失。注意临床孤立的眩晕、头晕或恶心，很少是由 TIA 引起。椎 – 基底动脉缺血的患者可能有短暂的眩晕发作，但需同时伴有其他神经系统症状或体征，较少出现晕厥、头痛、尿便失禁、嗜睡、记忆缺失或癫痫等症状。

但一些特殊病例会以精神症状等为首发症状或其他疾病以 TIA 为主要表现，有以 TIA 为主要表现的伴有皮质下梗死和白质脑病的脑常染色体显性遗传性动脉病（CADASIL）的家族报道，应引起注意。

2. **病因诊断**　有很多学者强调，TIA 是一种综合征，不是一种独立疾病。TIA 并不是最终诊断，在临床处理时应先诊断病因而不是直接治疗。根据发病机制，现在一般将 TIA 分为血流动力学型、微栓塞型和梗死型 3 个类型，其中微栓塞型根据栓子来源，又可分为心源性栓塞型和动脉 – 动脉栓塞型。

为判断 TIA 病因、分型及鉴别诊断，应选择一些必要的实验室及影像学检查手段。实验室检查应进行包括血小板计数在内的全血细胞计数，在进行抗血小板或抗凝治疗前，应进行凝血功能的检查。其他需要进行的实验室检查包括，血糖、血脂、肾功能的测定等，必须进行心电图检查。CT 或 MRI 检查大多正常，但可对多发性硬化、脑肿瘤、脑脓肿、脑内寄生虫的鉴别起决定作用，并可通过弥散加权成像（DWI）检查确定有无梗死型 TIA。彩色经颅多普勒超声可显示血管狭窄、动脉粥样硬化斑块，发作频繁的 TIA 患者可进行微栓子检测。数字减影血管造影，可见颈内动脉粥样硬化斑块、狭窄等。

3. **辅助检查**　辅助诊断检查目的在于，确定或排除可能需要特殊治疗的 TIA 的病因，并寻找可改善的危险因素及判断预后。延误 TIA 诊断，将会增加脑卒中的风险，例如，TIA 频繁发作和心室附壁血栓患者，则早期发生脑卒中的风险较高。有研究指出，发病一周内就医的 TIA 患者，应在一周或更短的时间内完成诊断评估，必要时需入院做诊断评估。同时，入院能给高危的患者以密切的观察和必要干预。

（1）头颅 CT 和 MRI：头颅 CT 有助于排除与 TIA 类似表现的颅内病变。目前，临床上对类似 TIA 发作，而无客观神经系统检查体征的脑梗死诊断，仍有争议，但是头颅 CT 所发现的病变数量、部位和血管分布，有助于分析 TIA 表现的来源。头颅 MRI 的阳性率更高，但是临床并不主张常规应用 MRI 筛查检查。

（2）头部 SPECT 及 PET 检查：SPECT 是用影像重建的基本原理，利用放射性示踪剂的生物过程，放射性示踪剂注入血液循环后，按脑血流和脑代谢情况进行分布，并以 CT

技术进行断层显影和重建，而达到了解脑血流和脑代谢之目的。SPECT 在 TIA 中发现脑血流量减低区的时相上，较头部 CT 及 MRI 发现得早。PET 是利用 CT 技术和弥散性放射性核素，测定局部脑血流量和局部脑代谢率的方法。PET 是当前研究脑功能、缺血性脑血管病的病理生理，及治疗中脑血流和脑代谢监视的最有效的工具。它能为脑卒中的治疗提供以下参数：①脑缺血后脑细胞的生理性改变，而不是结构性改变；②能提示脑梗死后局部脑血流量（CBF），包括半暗区、异常灌流、缺血区中心、周围和旁区的氧代谢；③测定氧代谢率、糖利用率与 CBF 的相对值增高或降低，对缺血性脑卒中的预后提供预计；④能清楚地反映脑梗死后的血流变化全过程，即发生在脑梗死后的急性期，以及 10 ～ 20 天时血流变化，能提供过度灌注的最好特征。

（3）超声检查：颈动脉超声检查，能对颈动脉和椎 - 基底动脉的颅外段进行检查，应作为 TIA 患者的一个基本检查手段。注意颈动脉超声检查对轻中度动脉狭窄的临床价值较低，此外也无法辨别严重的狭窄和完全颈动脉阻塞。

经颅彩色多普勒超声是发现颅内大血管狭窄的有力手段。临床上，其能发现严重的颅内血管狭窄，评估椎 - 基底动脉的情况，判断已知动脉狭窄或阻塞患者的侧支循环情况，进行栓子监测，在血管造影前评估脑血液循环的状况。

经食道超声心动图（TEE）与传统的经胸骨心脏超声相比，TEE 的敏感性高，提高了心房、心房壁、房间隔和升主动脉的可视性，可以发现房间隔的异常（房间隔的动脉瘤、未闭的卵圆孔、房间隔缺损）、心房附壁血栓、二尖瓣赘生物，以及主动脉弓动脉粥样硬化等多种栓子来源。

（4）脑血管造影：动脉血管造影为脑血管造影技术中的金标准。目前常用的技术为经股动脉穿刺血管造影。TIA 患者的脑血管造影，主要表现为较大的动脉血管壁（颈内动脉及颅内大动脉）及管腔内有动脉粥样硬化性损害，如溃疡性斑块、管腔狭窄、完全性闭塞。动脉造影的阳性率为 40% ～ 87%，以颈动脉颅外段及椎动脉为主，见图 12-1。

选择性动脉导管脑血管造影：是评估颅内外动脉血管病变最准确的诊断手段。严重动脉粥样硬化的 TIA 患者、临床怀疑血管炎、动脉夹层和栓塞时需行脑血管造影，尤其是椎 - 基底动脉系统的血管狭窄或阻塞。但是，脑血管造影价格昂贵且有一定的风险，其严重并发症的发生率为 0.5% ～ 1.0%。

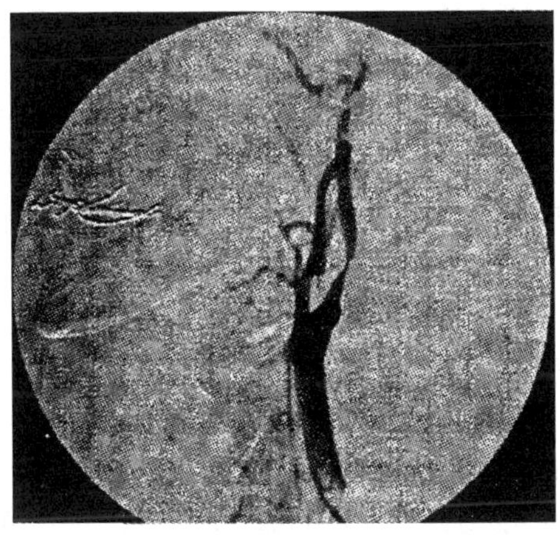

图 12-1　*左颈总动脉血管造影示左颈内起始处严重狭窄*

CTA（计算机成像血管造影）和 MRA（磁共振显像血管造影）：是一种无创性血管成像新技术，但是不如选择性导管动脉造影能提供详尽的血管情况，且常导致对动脉狭窄程度的判断过度（图 12-2、图 12-3）。

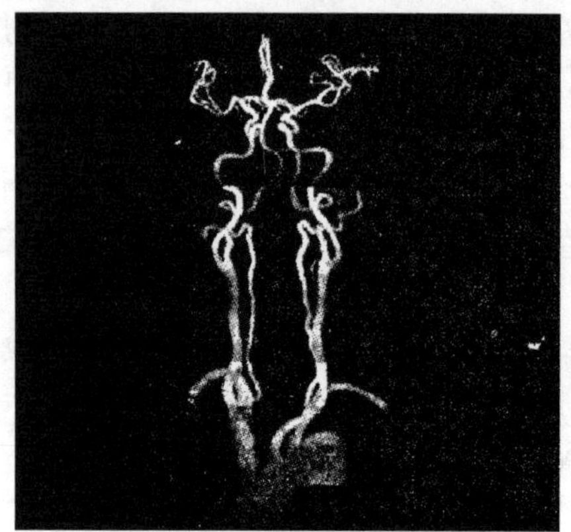

图 12-2 MRA 示颈内、颅内血管正常

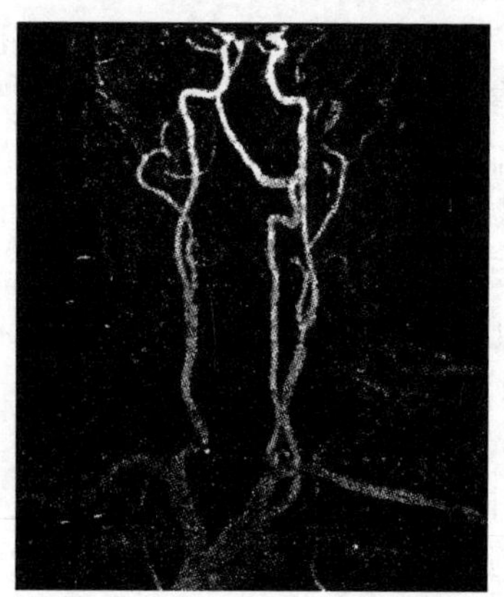

图 12-3 MRA 示多处血管狭窄

（5）其他检查：对小于 50 岁的人群或未发现明确原因的 TIA 患者，或少见部位出现静脉血栓，有家族性血栓史的 TIA 患者应做血栓前状态的特殊检查。如发现血红蛋白、血细胞比容积、血小板计数、凝血酶原时间或部分凝血酶原时间等常规检查异常，须进一步检查其他的血凝指标。

腰椎穿刺脑脊液不是筛选 TIA 的常规检查，但怀疑中枢神经系统感染时可考虑。

临床上没有 TIA 的常规、标准化评估顺序和辅助诊断的检查范畴，如有高血压的老年男性患者，有多次的单侧黑蒙发作，应尽快检查颈动脉；而若年轻女性患者，有自发性流产史、静脉血栓史，多灶性的 TIA，就应检查抗磷脂抗体等因素。

（五）鉴别诊断

1. 局灶性癫痫 癫痫发作常为刺激性症状，如抽搐、发麻，症状常按皮质的功能区扩展。局限性癫痫大多为症状性，并可能查到脑部器质性病灶。如过去有全身性癫痫发作史或有舌咬伤、尿失禁、意识障碍等症状，或脑电图有明显异常，可助鉴别。

2. 心脏病 脑动脉硬化患者常同时有冠状动脉硬化性心脏病。心律失常、心肌梗死伴血压过低、心力衰竭等既可诱发短暂脑缺血发作，同时也需要明确诊断和适当处理。

3. 晕厥发作 晕厥发作多见于年轻女性，指突然发生的短暂性意识丧失状态，是因暂时性的广泛性脑供血不足而引起的短暂性意识丧失，常由躯体因素引起，如低血糖、碱中毒，以及脑组织本身损伤所致，也可继发于脑的血液循环障碍。其临床特点是急性起病、短暂性意识丧失。患者常在晕厥发作前约 1 分钟出现前驱症状，表现为全身不适感，视力模糊，耳鸣、恶心、面色苍白、出冷汗、四肢无力，随之很快发生晕厥。晕厥发作时，随意运动和感觉丧失，有时呼吸暂停、心律减慢，甚至心脏停搏，此时难以触及桡动脉、颈动脉的搏动。临床表现以面色苍白、意识丧失和突发性瘫倒为典型表现，多伴有头晕、眼花、恶心、软弱、出冷汗等先兆症状。一般持续 2 ～ 3 分钟，继之全部功能逐渐恢复。患者苏醒后可有短时间的意识混浊、腹部不适、恶心、呕吐、有便意，甚至大小便失禁，伴有极度疲劳嗜睡，持续时间几分钟至半小时。发作后检查可无阳性体征。而 TIA 发作以老年人多见，发作持续时间小于 24 小时，发作诱因多在体位改变、活动过度、颈部突然转动或屈伸等情况下发病，发病无先兆，一般无意识障碍。

4. **内耳眩晕症** 常有眩晕、耳鸣、呕吐，除眼球震颤、共济失调外，少有其他神经功能缺失体征和症状。发作时间可能较长而超过24小时，反复发作后常有持久的听力减退。一般起病年龄较轻。

5. **偏头痛** 其先兆期易与短暂性脑缺血发作混淆。但多起病于青春期，常有家族史。发作以偏侧头痛和厌食、呕吐等自主神经症状为主。较少表现局限性神经功能缺失。发作持续时间可能较长。

6. **眼科病** 视神经炎、青光眼、视网膜血管病变等，有时因突然出现视力障碍而与颈内动脉眼支缺血症状相似，但多无其他局灶性神经功能缺失。

7. **颅内占位病** 偶有颅内肿瘤、脑脓肿、慢性硬膜下血肿等颅内占位病，在早期或因病变累及血管时引起短暂性神经功能缺失。但详细检查常可发现体征，严密随访可见症状逐渐加重，或出现颅内压增高。脑CT成像和血管造影都有助于鉴别。

8. **精神因素** 癔病性发作、严重的焦虑症、过度换气综合征等神经功能性紊乱，有时类似短暂性脑缺血发作，应注意鉴别。更要避免将脑缺血发作误诊为神经官能症。猝倒症（cataplexy）常在狂喜、受惊等精神刺激时发病，可伴有发作性睡病，罕有局灶性神经功能缺失。

9. **短暂性全脑遗忘症**（transient global amnesia，TGA） 常发生于中老年人，发作时出现顺行性遗忘，通常伴有逆行性遗忘，逆行性遗忘的时间可上溯达数周、数月、甚至更长。每次发作可持续数小时，之后患者恢复记忆并能回忆起过去的事情，但会永远忘掉发作期的记忆。除了有些头痛、恶心、迷惑外，患者意识清楚，无其他神经系统症状。患者可以进行日常生活甚至开车，但可能会重复问同样的问题，这是由于有顺行性遗忘的缘故。通常上述现象需要与癔症、酒精中毒性遗忘或部分复杂性癫痫相鉴别。该病的预后很好，虽可以复发，但不会有引起较严重的脑血管病变的危险。这一点与其他的脑缺血不同。

（六）短暂性脑缺血发作的评估

1. **TIA症状持续时间是最具有预后判断价值的一项指标** 一般认为TIA持续时间越长，发生组织坏死的可能性越大，短期内发生脑卒中的几率越大。Johnston等发现，以下5个独立因素与3个月内再发脑卒中的高度危险密切有关：年龄＞60岁、症状持续＞10分钟、有无力、语言障碍和糖尿病病史。

2. **TIA短期内发作的频度也具有预后判断价值** 单一发作者预后要好于连续多次发作者，如患者首次就诊后24小时之内又发作2次或以上，或就诊前72小时之内发作3次或以上，即所谓的渐强型或频发型TIA，很容易演变成脑梗死。

3. **TIA后发生脑卒中危险还与血管分布区有关** 表现为一过性单眼黑蒙（TMB）的TIA，其早期和长期的脑卒中危险，比表现为半球症状的TIA要低，对于仅有TMB而无半球症状的患者，TMB的发作次数和持续时间对同侧脑卒中的发生均无影响。以往认为，后循环系统TIA预后较好，然而有证据显示，前、后循环系统TIA的长期预后没有差别，而且后循环系统TIA早期脑卒中危险还要高于前循环系统。

4. **TIA的影像学及脑血管超声亦具有判断预后的价值** Sherman等则提出，根据TIA的临床特征、影像学检查和危险因素，将TIA分为高危TIA和低危TIA。高危TIA通常有典型的局灶性症状，每次持续时间超过2分钟，上次发作或首次发作距离现在时间不超过24小时，影像学上有同侧动脉狭窄表现。

5. **临床最常用的 ABCD2 评分** ABCD2 评分法根据年龄、短暂性脑缺血发作后首次血压、临床症状、症状持续时间及有无糖尿病评分。总分为 7 分，根据分值将短暂性脑缺血患者划分为低危（0 ～ 3 分），中危（4 ～ 5 分），高危（6 ～ 7 分）3 组。ABCD2 评分预测卒中风险能力可部分归因于它提高了急诊短暂性脑缺血诊断准确性，与癫痫发作、偏头痛或其他非血管疾病等被误诊为短暂性脑缺血的疾病比较，短暂性脑缺血患者 ABCD2 评分较高，也同时意味着 ABCD2 评分越高的患者短暂性脑缺血诊断准确度越高。见表 12-3。

表 12-3 ABCD2 评分

组 成	界 值	评分（共 7 分）
年龄（A）	≥60 岁	1
血压（B）	收缩压＞140 mm Hg 和（或）舒张压≥90 mm Hg	1
临床特征（C）	单侧无力	2
	言语障碍不伴无力	1
	其他	0
症状持续时间（D）	≥60 min	2
	10 ～ 59 min	1
	＜10 min	0
糖尿病（D）	有	1
	无	0

（七）治 疗

1. **药物治疗** TIA 发作期的药物治疗应在制定 TIA 的治疗计划之前，最重要的环节包括 3 个方面。①考虑溶栓治疗，如果症状和体征持续时间有超过 1 小时的趋势，在严格掌握溶栓治疗的禁忌证和适应证之后，做好溶栓治疗的准备。②仔细分析 TIA 的可能病因。③患者全身状况的评价。TIA 的主要治疗措施，最主要是针对微栓子及血流动力学病因实施的。现将 TIA 的治疗措施详述如下。

（1）抗血小板药物：美国 AHA 指南中根据药物治疗方案，将 TIA 分为 3 种情况。第一种情况是动脉源性 TIA，即血流动力学型 TIA 和动脉 – 动脉栓塞，首选阿司匹林，50 ～ 325mg/d；替代治疗方法包括：①阿司匹林（25mg）+ 缓释双嘧达莫（200mg）复方制剂（aggrenox）1 片，2 次 / 日；②氯吡格雷 75mg/d；③噻氯匹定 250mg，2 次 / 日；④阿司匹林的剂量可增至 1300mg。第二种情况是动脉源性 TIA 但不能耐受阿司匹林治疗（胃肠道并发症或过敏），或服用阿司匹林时仍有 TIA 发作，首选 aggrenox1 片，2 次 / 日或氯吡格雷 75mg/d，替代疗法包括：①噻氯匹定 250mg，2 次 / 日；②华法林（INR2.0 ～ 3.0）；③在普通剂量无效时，可将阿司匹林的剂量增至 1 300mg。第三种情况是心源性 TIA，即有明确心房颤动的 TIA 患者，推荐华法林（INR2.0 ～ 3.0），如果有华法林治疗的禁忌证或患者不能耐受，可改用阿司匹林治疗。国内抗血小板药物使用原则为：阿司匹林是抗血小板药物预防脑卒中的标准治疗，推荐阿司匹林 50 ～ 150mg/d 治疗 TIA；对于阿司匹林不能耐受或应用“阿司匹林无效”的患者，建议应用复合制剂 ASA25mg 和 DPA 缓释剂 200mg，2 次 / 日或氯吡格雷 75mg/d；目前，临床试验的证据不建议选择噻氯匹定治疗。如使用噻氯匹定应注意治疗前 3 个月内，须每 2 周检测全血细胞计数 1 次。下面介绍具体的抗血小板药物。

1）阿司匹林（ASA）：通过抑制环氧化酶而抑制血小板功能，是抗血小板药物预防中风的标准治疗。尽管在 ASA 剂量方面仍存争议，但由于低剂量可使不良反应下降，目前国际多推荐 325mg/d 作为基础治疗量；国内 CAST 试验曾提出 150mg/d 的治疗剂量能有效减少脑卒中再发。

2）双嘧达莫（DAP）：是环核苷酸磷酸二酯酶抑制剂，联合应用环氧化酶抑制药 ASA 在理论上可加强其药理作用。目前的研究显示，只有阿司匹林（25mg）+ 缓释双嘧达莫（200mg）复方制剂（aggrenox），对 TIA 的治疗才有效。

3）噻氯匹定（ticlid，抵克力得）：抗血小板作用与阿司匹林或双嘧达莫不同，不影响环氧化酶，而抑制 ADP 诱导的血小板聚集。噻氯匹定能降低严重血管事件，包括非致死性卒中的复发、非致死性心肌梗死和血管源性死亡。但是不良反应较多（腹泻 12.5%、一过性中性粒细胞减少症 2.4%），尤其约 8.0% 的患者可发生严重的中性粒细胞减少症，目前国际上已基本不使用该药。

4）氯吡格雷：氯吡格雷系噻吩并吡啶衍生物，结构上与噻氯匹定相似，同属 ADP 诱导血小板聚集的抑制药。氯吡格雷 75mg/d 优于 ASA325mg/d，且上消化道出血显著减少。目前，欧洲急性脑卒中治疗指南已推荐作为噻氯匹定的替代品。

5）其他抗血小板聚集药：奥扎格雷、阿昔单抗等，尚在研究阶段。

（2）抗凝治疗：口服抗凝药治疗 TIA 已经有几十年的历史，临床试验尚无证据支持对 TIA 患者予以常规的抗凝治疗。对于房颤和冠心病患者应使用抗凝治疗。没有脑卒中或 TIA 史的非瓣膜性房颤患者，口服抗凝药治疗可明显降低缺血性脑卒中、总的脑卒中事件、总的致残或致死性脑卒中事件、多发性梗死和血管源性死亡的发生率，而颅内外出血的发生率无明显增高。对非心源性栓塞导致的缺血性脑卒中或 TIA 患者，抗凝治疗未降低死亡或依赖的比例、非致死性脑卒中、心肌梗死、血管源性死亡发生和复发；相反增加了致死性颅内出血的比例和严重颅外出血的比例。建议：抗凝治疗不应作为常规治疗，不论是急性期还是长期治疗；对于伴发房颤和冠心病的 TIA 患者，强烈推荐使用抗凝治疗（感染性心内膜炎除外）；TIA 患者经抗血小板治疗，症状仍频繁发作，建议考虑抗凝治疗。常用的抗凝药物为华法林（INR2.0 ～ 3.0）。

（3）降纤药物：TIA 患者有时存在血液成分的改变，如纤维蛋白原含量明显增高，有临床研究提出应用降纤酶治疗 TIA，但是尚缺乏随机试验的证据。

2. 手术治疗

（1）颈动脉内膜切除术：颈动脉内膜切除术是治疗颅外颈动脉疾病的主要手段之一。反复发作性（在 4 个月以内）的大脑半球或视网膜短暂性缺血发作（TIA），或轻度无残疾的完全性脑卒中，同侧颈动脉狭窄程度≥70% 者可考虑手术治疗，具体适应证如下：①身体状况较好，无症状性的颈动脉狭窄≥70% 者。②一侧颈动脉狭窄者有症状的一侧先手术；症状严重的一侧伴有明显血流动力学改变先手术。③一侧颈动脉闭塞，另一侧出现狭窄者应慎重选择手术治疗。④紧急颈动脉内膜切除术适用于已证实的颈动脉闭塞急性发作，伴有以往明显的颈动脉杂音消失或颈动脉近端严重狭窄（＞90%）或完全闭塞者；但此种手术风险较大，疗效尚未确定，目前不宜常规应用。

（2）经皮腔内血管成形术（PTA）的手术适应证：①有症状的老年（≥75 岁）患者，伴有其他外科手术的高度风险。②复发的颈动脉狭窄或因放射引起的狭窄。③进行性脑卒中伴有严重的系统性疾病，配合溶栓治疗。目前此种手术很少单独施行。

（3）颅外 / 颅内旁路手术治疗：颅外 / 颅内旁路手术治疗血流动力学性 TIA 患者可能有益，但仍需更多的随机临床试验加以研究证实。目前不推荐采用颅外 / 颅内旁路手术治疗 TIA，尤其前循环的 TIA 患者。

（4）椎 – 基底动脉系统疾病的外科治疗：目前尚无随机的临床试验证据。对于药物治疗已达最大限度仍无反应的后循环病变的 TIA 患者，手术或血管内介入治疗可能是合适的。

（5）血管内支架置入术：从目前的资料看，颈动脉支架放置术同颈动脉内膜切除术相比有以下几个方面的优势：①支架放置术无颅神经损伤的危险，而颈动脉内膜切除术所造成的颅神经损伤为 2% ～ 12.5%；②可治疗手术难以到达的病变部位，如颅内段动脉狭窄；③不需要全麻，操作过程中可随时观察患者的神经功能状况，一旦出现意外情况可随时终止治疗；④术后恢复快。但支架治疗动脉狭窄是最新问世的技术，目前尚缺乏大宗病例的长期随访结果，故应慎重选择。颈动脉狭窄小于 70%，但有与之相关的临床症状者，有的也可施行手术；直径小于 3mm 的动脉，支架放置术再狭窄率较高，建议采用特殊支架（如涂层支架）以减少再狭窄的发生率。

1）颈动脉狭窄适应证：颈动脉狭窄大于 70%；患者有与狭窄有关的神经系统症状；有与狭窄有关的脑实质缺血影像学表现。

2）椎动脉颅外段血管成形术适应证：①椎 – 基底动脉系统缺血症状或反复发作的后循环脑卒中，内科抗凝或抗血小板治疗无效。②侧 – 椎动脉开口狭窄程度超过 70%，另外一侧发育不良或完全闭塞。③双侧椎动脉开口狭窄超过 50%。

3）禁忌证：①狭窄部位伴有软血栓。②合并 Ehlers–Danlos 综合征（一种罕见的遗传性结缔组织病，特征为血管脆弱伴出血倾向）。③严重血管迂曲。④凝血障碍或造影剂过敏。⑤合并严重的全身器质性疾病如心、肝、肾功能障。⑥双侧颈动脉闭塞或双侧椎动脉闭塞。⑦CT 或 MRI 显示严重的梗死灶。⑧3 周之内有严重的脑卒中发作。⑨严重的神经功能障碍。

4）治疗方法：颈动脉狭窄可局麻下施术，而椎动脉狭窄一般在全麻下施术；选择适当的指引导管放置在颈总动脉或椎动脉，将相应的指引导丝通过狭窄部位，沿指引导丝将适当选择的支架放置在狭窄部位；位置满意后，释放支架，造影评价治疗效果；支架放置术的具体操作规程尚未统一，一般主张术前应给予至少 3 天的抗血小板治疗，如口服阿司匹林 325mg/d，氯吡格雷 75mg/d。有人建议支架放置术后应继续全身肝素化治疗 2 ～ 3 天。

5）术后处理：①术后最好能在重症监护室观察 12 ～ 24 小时；②口服氯吡格雷 4 ～ 6 周，75mg/d；③终身服用阿司匹林，325mg/d。

6）并发症及处理：①脑梗死。多由于动脉粥样硬化斑块脱落所致，支架放置前先放置保护伞可减少其发生率，可进行溶栓治疗。②脑出血。多由于正常灌注压突破所致。狭窄严重并伴有高血压者，支架放置后应给予适当降压治疗。③急性血管闭塞。必要时，进行球囊扩张。心动过缓，血压下降，给予阿托品，必要时给予升压药。

（八）预　防

1. 一级预防　由于 TIA 与 IS 有相同的病理生理过程，因此两者的致病机制及可能的危险因素相似，两者的一级预防也是相似的。TIA 的一级预防包括如下两个方面。

（1）保持健康的生活方式：①生活规律。规律的生活对情绪的稳定很重要。如睡眠障碍，可以使血压难以控制，高龄老人甚至会诱发心力衰竭。②清淡饮食。提倡每日的饮食种类多样化，使能量的摄入和需要达到平衡，各种营养素摄入趋于合理。总脂肪摄入量应小于每日能量的 30%；同时减少饱和脂肪的摄入（＜日摄入能量的 10%）和胆固醇摄入量（＜300mg/d），限制钠盐摄入（＜8g/d）。③保持活动。成人每周至少进行 3 ～ 4 次适度的体育锻炼活动，每次活动的时间不少于 30 分钟，主要进行有氧运动。需要强调的是，增加规律、适度的体育运动是健康生活方式的一个重要组成部分，其防病作用非常明显。④戒烟限酒。劝吸烟者戒烟，立法禁止在公共场所吸烟以减少被动吸烟的危害。饮酒适度，白酒＜30g 酒精量，啤酒＜750ml，葡萄酒＜200ml。不要酗酒。⑤心境平和。不良情绪可以增加缺血性脑卒中的发生率。患脑卒中后，60% 左右的患者会出现抑郁症，严重影响患者的康复。另外，不良情绪会使血压波动，心脏功能受影响等。因此，注意调整和稳定情绪对预防 TIA 或脑卒中很重要。

（2）危险因素的控制

1）高血压：积极治疗高血压，一般将血压控制在 140/90mmHg 以下，糖尿病或肾病患者应控制在 130/80mmHg 以下。当伴有单侧颈动脉狭窄≥70% 时，收缩压应维持在 130mmHg 以上，而当伴有双侧颈动脉狭窄≥70% 时，收缩压应至少维持在 150mmHg 以上。对大多数 TIA 患者急性期，除非收缩压＞220mmHg，或舒张压＞120mmHg，以及出现急性心肌梗死、肾功能衰竭、主动脉夹层分离或视网膜出血等特殊情况，否则不应在脑卒中或 TIA 后立即积极治疗高血压（主要指最初 24 小时）。同样，在 TIA 后最初 2 周内也不主张积极治疗高血压，2 周后再继续或开始抗高血压治疗是合理的。降压药的选择参考高血压防治指南，原则是首先保证将血压降至目标水平，其次注意保护靶器官。针对后者，血管紧张素转化酶（ACE）抑制药是理想的选择。

2）心脏病：心脏病（即风湿性心脏病、二尖瓣狭窄、有或无瓣膜病变的心房颤动）是 TIA 和脑卒中的一种易感因素。长期高血压导致的左心室肥大可使脑卒中的危险性增加 4 倍。非瓣膜病性房颤是导致脑卒中的一个非常重要的危险因素，其每年发生脑卒中的危险性为 3% ～ 5%。据美国 Framingham 研究，非瓣膜病性房颤患者发生脑卒中的危险与年龄增高呈平行关系。年龄 50 ～ 59 岁患者脑卒中的发病率为 15%，年龄 80 ～ 89 岁的患者脑卒中发病率为 23.5%。有文献报道，针对心房颤动所致的 TIA 或轻微脑卒中患者，抗凝治疗在预防复发性脑卒中方面比阿司匹林更为有效。其他类型心脏病包括，扩张型心肌病、瓣膜性心脏病（如二尖瓣脱垂、心内膜炎和人工瓣膜）、先天性心脏病（如卵圆孔未闭、房间隔缺损、房间隔动脉瘤）等也对血栓栓塞性脑卒中增加了一定的危险。据总体估计，缺血性脑卒中约有 20% 是心源性栓塞。有些研究认为，高达 40% 的隐源性脑卒中与潜在的心脏栓子来源有关。急性心肌梗死发生后在近期内仅有 0.8% 的人发生脑卒中，其中大约 10% 的心梗患者在 6 年内将会发生脑卒中。

3）吸烟：劝吸烟者戒烟，立法禁止在公共场所吸烟以减少被动吸烟的危害。

4）血脂异常：大量研究已经证实血清总胆固醇（TC）、低密度脂蛋白（LDL）升高，高密度脂蛋白（HDL）降低与心脑血管病有密切关系。他汀类药物预防治疗可使缺血性脑卒中减少 19% ～ 31%。国际上公认的异常血脂治疗标准强调：①应根据患者有无心脑血管病危险因素而制定相应分级诊断及治疗标准；②糖尿病患者无论是否有冠心病，均应被列入积极治疗的对象；③降低 LDL-C 为治疗的首要目标，LDL-C＜100mg/dl 为二级预防治疗的目标值；④“代谢综合征”为血脂异常治疗的二级目标。

5）糖尿病：流行病学研究表明在糖尿病是缺血性脑卒中独立的危险因素，Ⅱ型糖尿病患者发生脑卒中的危险性增加2倍。美国TIA防治指南建议：空腹血糖应＜7mmol/L（126mg/dl），必要时通过控制饮食、口服降糖药或使用胰岛素来控制高血糖。

6）饮酒：饮酒适度，不要酗酒。

7）无症状性颈动脉狭窄：颈动脉狭窄大于70%；患者有与狭窄有关的神经系统症状。有与狭窄有关的脑实质缺血影像学表现。如果符合适应证，可以在有条件的医院施行颈动脉内膜剥除术或血管内支架置入术。

8）其他：①肥胖。②高同型半胱氨酸血症。当血清同型半胱氨酸≥16μmol/L时，可定为高半胱氨酸血症。此时可服用维生素B_1、维生素B_6和叶酸。③代谢综合征。④促凝危险因素。促凝危险因素与脑卒中之间的关系以及高凝状态人群是否应作为一级预防的对象仍需进一步研究证实。⑤缺乏体育活动。⑥饮食营养素摄入不合理。⑦口服避孕药。

2. **二级预防** TIA发生后的二级预防在“保持健康的生活习惯”及控制危险因素方面与一级预防相同，在此不再赘述。TIA后二级预防的目的是为了防止TIA复发或防止发生缺血性脑卒中。与一级预防的主要区别为：①一级预防中，抗血小板聚集药物不作为常规使用药物，除非患者明确诊断为冠心病或糖尿病；②如果能肯定TIA是由颈动脉狭窄引起（有症状的颈动脉狭窄），则50%～69%的颈动脉狭窄也可以考虑行外科手术或血管内支架置入术。

四、脑血栓形成

脑血栓形成即动脉血栓性脑梗死，是脑梗死（cerebral infarction，CI）又称缺血性脑卒中（cerebral ischemic stroke，CIS）中最常见的类型。是在脑动脉粥样硬化等原因引起的血管壁病变的基础上，血管闭塞或有血栓形成，造成局部脑组织因血液供应中断而发生的缺血、缺氧性坏死，并引起相应神经系统症状和体征的急性脑血管病。

我国患脑卒中患者为245.58/10万，每年新发患者＞150万。1999年，全球疾病死亡1 700万人中脑卒中占31%，CI约占脑卒中的75%，病死率为10～15%，致残率高达75%，重度残疾者约占40%以上，且极易复发，复发性脑梗死的死亡率大幅度增加。动脉粥样硬化性血栓性脑梗死占脑梗死的40%～60%，是人类健康和生命的极大威胁，给患者带来极大痛苦，给家庭及社会带来沉重负担。

（一）病　因

脑血栓形成最常见的病因是动脉粥样硬化（atherosclerosis，AS），其次是高血压、糖尿病和血脂异常。较少见的病因有脑动脉炎，如巨细胞动脉炎、系统性红斑狼疮、多结节性动脉炎、梅毒性动脉炎和获得性免疫缺陷综合征等引起的感染性血管炎，以及高半胱氨酸血症、颈动脉或椎动脉壁剥离、滥用可卡因及海洛因等药物、烟雾样血管病及偏头痛等。血液学异常，如血液高黏度和血液高凝状态等，也可以是少见的原因。

（二）发病机制

脑动脉粥样硬化性闭塞或有血栓形成，是造成脑血栓形成的核心因素。

1. **脑动脉粥样硬化性闭塞** 脑动脉粥样硬化性闭塞，是在脑动脉粥样硬化血管狭窄的基础上，由于动脉壁粥样斑块内新生的毛细血管破裂出血，或因斑块纤维帽破裂，血液流入斑块内，形成斑块内血肿，使斑块突然增大，导致狭窄的动脉完全闭塞。

2. **脑动脉血栓形成**　脑动脉血栓形成是动脉粥样硬化性血栓性脑梗死最常见的发病机制。脑动脉血栓形成常见于：颈内动脉系统的“颈内动脉、大脑中动脉和大脑前动脉”及椎基底动脉系统的“大脑后动脉、椎动脉和基底动脉”。在活体的心血管内，血液在流动状态时发生凝固或血液中某些有形成分凝集成固体质块的过程，称为血栓形成。动脉血栓形成通常发生在血管内皮损伤（如动脉粥样斑块），或血流产生漩涡（如血管分支处）的部位；血管内皮损伤和血液“湍流”，是动脉血栓形成的主要原因；血小板激活并在损伤的动脉壁上黏附和聚集，是动脉血栓形成的基础。魏尔啸提出的“血管内皮细胞（vascular endothelial cell，VEC）损伤、血流状态改变和血液凝固性增加”，是目前公认的血栓形成的 3 个条件和机制。

（1）VEC 损伤：VEC 损伤是血栓形成最重要和最常见的原因。正常的血管内皮表面光滑，作为屏障可防止凝血因子和血小板与内皮下的成分发生接触，从而避免凝血系统和血小板的激活。由于 VEC 损伤，内皮下的成分暴露，可激活血小板和启动凝血系统，使血液凝固与抗凝平衡失调，以及血管舒缩活性异常，导致受损部位血管内血栓形成。

1）造成 VEC 损伤的因素：引起 VEC 损伤的因素很多，主要有病原微生物感染，抗原 – 抗体复合物，血管内压和血流切变应力增高引起的机械性损伤，以及一氧化碳（CO）、尼古丁、乙醇等化学物质和高血糖、高血脂、氧自由基、脂质过氧化物等代谢产物。动脉粥样硬化性血栓性脑梗死 VEC 损伤的首要因素是脑动脉粥样硬化。AS 引起的血管狭窄导致血流切变应力增高，当血流切变应力大于 40Pa 时，可影响 VEC 功能或引起内皮脱落；AS 粥样斑块破裂及粥瘤性溃疡，直接造成 VEC 损伤。高血压机械性压力和冲击作用也是 VEC 损伤的重要因素。糖尿病除外可促进 AS 进程，其高糖化血红蛋白与氧的亲和力特强，可影响血红蛋白的运氧能力，易于引起 VEC 缺氧坏死性损伤。

2）VEC 损伤时血栓形成的机制：① VEC 损伤局部血管收缩和痉挛，血管壁促凝作用增强，抗凝和纤溶活性降低。②形成血小板血栓。VEC 损伤后，暴露出内皮下的胶原纤维，在 1 ～ 2 秒内即有少量的血小板黏附在胶原上，发生黏性变态的黏附反应，这是形成血栓的第一步。黏附的血小板被激活，出现释放反应；释放纤维蛋白原等活性物质介导血小板发生聚集反应，形成血小板“第一聚集相”血小板聚集堆，此时血小板聚集可被血流冲散消失；释放的 5- 羟色胺（5-hydroxytryp tamine，5-HT）和血栓素 A_2（thromboxane A_2，TXA_2）等活性物质，可引起局部血管收缩、血流缓慢；释放的二磷酸腺苷（adenosne diphosphate，ADP）和 TXA_2 等活性物质，可加速血小板聚集反应，促使血小板“第二聚集相”形成不可逆的、牢固黏附于损伤部位的血小板血栓。③血液凝固。VEC 损伤后暴露出内皮下的胶原纤维，在激活血小板的同时，也激活凝血因子Ⅻ，启动了内源性凝血途径（intrinsic coagulation pathway，ICP）；损伤的 VEC 释放的组织因子（tissue factor，TF），激活凝血因子Ⅶ，启动了外源性凝血途径（extrinsic coagulation pathway，ECP）；ICP 和 ECP 形成凝血酶原酶复合物，激活凝血酶原转变为凝血酶，使血浆中可溶性的纤维蛋白原转变为不溶性的纤维蛋白，并交织成网形成血凝块。VEC 损伤后血小板活化聚集，是血栓形成的始动或触发步骤；血小板血栓是血栓形成的起始点。

（2）血流状态改变时血栓形成的机制：血流状态改变主要是指血流缓慢和产生漩涡（湍流）等改变。血流状态的异常改变，可使红细胞聚集性增高、血小板易于活化；可增加血细胞与血管内膜接触的速度和频率；可使血液处于高凝状态；可导致 VEC 损伤而触发 ICP 和 ECP。在 VEC 损伤时，血流缓慢和湍流，可使血小板易于黏附和聚集，而不易被血流冲散，加剧了血小板血栓的逐渐增大和形成；在血液高凝状态时，血流缓慢和湍流，加剧了血凝团块的形成。

1）血流速度：血流缓慢是导致VEC损伤的重要因素。血流缓慢易导致缺氧，使VEC胞质出现空泡，最后坏死脱落。血液黏度增高是血流缓慢的重要因素。红细胞比容（hemaocrit，Hct）和血浆黏度增高，是血液黏度增高的主要原因。Hct是决定血液黏度最重要的因素，各种原因所致的血液浓缩，如严重呕吐、腹泻、大量出汗等均可使Hct增高。糖尿病、肥胖、高脂血症、高血压和吸烟等，引起血浆中脂类与脂蛋白和一些不对称的大分子蛋白质增多，可使血浆黏度增高。病理状态下的白细胞数明显增高，可引起血流减慢或暂停。

2）血流产生漩涡"湍流"是动脉血栓形成的主要原因：正常的血液"层流"中，流速较慢的血浆沿血管壁"边流"，将血液"轴流"中流速较快的血细胞等有形成分与血管壁隔开，阻止了血小板与血管内膜接触和激活。"湍流"是机体血液流动的特殊流场，迎流侧血管壁处血流切应力最大，其对侧血管壁处血流切应力最小，使血液呈不规则的正向、横向和逆向流动，导致湍流处血流速度减慢，但沿血管壁的流速反而加快。在湍流中当迎流侧血流切变应力大于40Pa时，极易造成VEC损伤；湍流中血小板和血细胞间的碰撞机会增多，血小板易于被激活聚集；湍流中血小板易于进入边流，与血管内膜接触和黏附的机会大大增加；同时，被激活的凝血因子和凝血酶在湍流中易达到凝血所需的浓度。因此，发生湍流的血管处易并发血栓形成。动脉血管分支的解剖结构是导致血液湍流的生理因素；AS造成的血管狭窄和粥样斑块溃疡灶，以及高血压或AS造成的动脉瘤，是导致血液湍流的病理机制。

3）血液凝固性增加是血栓形成的机制：血液凝固性增加是指血液中血小板和凝血因子增多，或纤溶系统的活性降低，呈现为高凝血因子、低抗凝活性的血液高凝状态（hypercoagulable state，HCS）。血小板增多时易于活化，凝血因子增多或纤维蛋白溶解系统的活性降低时易于形成血栓。HCS包括遗传性和获得性：①遗传性HCS最常见为凝血因子Ⅴ和凝血酶原基因突变，致使凝血因子Ⅴ和凝血酶原水平增高；还与抗凝血酶Ⅲ、蛋白C或蛋白S的先天性缺乏有关。②引起获得性HCS的疾病有广泛转移的恶性肿瘤、严重创伤、大面积烧伤、大手术或产后大失血等；妊娠或妊娠高血压、高脂血症、冠状动脉粥样硬化、吸烟和肥胖亦可导致血液高凝状态；口服避孕药也是引起HCS的因素。

4）血栓形成3个条件之间的关系：血栓形成的3个条件中，VEC损伤具有最重要的意义。但血栓形成时3个条件多同时存在，相互作用。VEC损伤激活血小板，同时启动ICP和ECP，是触发血液凝固形成血栓的"启动条件"；血流状态异常使血小板易于活化，血细胞易于黏附、聚集和凝固，是形成血栓的"环境条件"；血液凝固性增高是血液中凝血因子增多、抗凝或纤溶活性减低，血液易于凝固形成血栓的"物质条件"。VEC损伤不但启动ICP和ECP、激活血小板，还可使损伤局部的血液凝固性升高和血液流速减慢。血液流速减慢或湍流不仅为血液凝固、血栓形成营造了"良好"的环境，还可导致VCE局部损伤而启动ICP和ECP或引起HCS；血液凝固性升高不但为血液凝固、血栓形成提供了充足的凝血物质，还可使血液流速减慢，致使VEC局部缺氧性损伤而启动ICP和ECP。

在脑血栓形成过程中，脑梗死是否发生及范围的大小，与侧支循环的建立早晚及是否完全有密切的关系：①动脉完全阻塞而侧支循环未建立。由于该动脉完全阻塞无侧支循环，该动脉相应的供血区发生广泛的梗死，临床上发病快，症状重，预后差。②动脉完全阻塞而侧支循环不足。由于该动脉完全阻塞而其他动脉有部分侧支供血，虽然不能完全避免梗死，但可使梗死面积大大缩小，阻塞的动脉与梗死面积不符，临床上发病缓慢、症状较轻、预后良好，梗死的形状是楔形，尖端向外。③两支相互切合的动脉都有狭窄。当两个相邻的动脉远端都有狭窄时，远端的血流量减少，仅能满足营养供血区的近端，即核心部，而远离两者中心的边缘带，因两支动脉都无法供血，而发生缺血性梗死，即出现所谓分水岭性脑梗死。最常见的部位是大脑中动脉与大脑前动脉之间的供血区。④阻塞的部位、快慢与脑梗死发生的关系。病理学家发现，颅内、外动脉粥样硬化发生脑梗死的机会不同。Cohen 在尸解中发现，颅内动脉有中、重度粥样硬化者，85% 可在其供血区内找到脑损害的存在，原因是颅内动脉是远端动脉，特别是深部穿动脉的有效侧支循环较少，一旦阻塞，容易发生梗死。而颅外动脉虽有严重狭窄或阻塞，比颅内动脉发生脑梗死少，为 25% ～ 35%。其发生的机制为颈部大动脉粥样硬化发生阻塞时，平时有侧支循环供血而代替，当血压下降时，脑部可因侧支循环的减少而使阻塞动脉营养区供血不足，长时间则可发生梗死。如原发性昼夜血压变化及直立性低血压，均可引起全身血压下降而诱发脑梗死。其次，高血压患者，由于脑小动脉广泛硬化，侧支循环的潜力大为减少，也易发生梗死。当血栓发生快时，脑梗死亦发生得快，面积与阻塞血管相关，侧支循环来不及代偿。而慢性血栓形成者，侧支循环逐步建立，梗死面积相对较小，少数可以完全代偿。

（三）病理分期

闭塞血管内可见动脉粥样硬化或血管炎改变、血栓形成或栓子。脑缺血一般形成白色梗死，梗死区脑组织软化、坏死，伴脑水肿和毛细血管周围点状出血，大面积脑梗死可发生出血性梗死。缺血、缺氧性损害可出现神经细胞坏死和凋亡两种方式。脑缺血性病变的病理分期：

1. **超早期（1 ～ 6 小时）** 病变区脑组织常无明显改变，可见部分血管内皮细胞、神经细胞和星形胶质细胞肿胀，线粒体肿胀空化。

2. **急性期（6 ～ 24 小时）** 缺血区脑组织苍白，轻度肿胀，神经细胞、星形胶质细胞和血管内皮细胞呈明显缺血性改变。

3. **坏死期（24 ～ 48 小时）** 可见大量神经细胞消失，胶质细胞坏变，中性粒细胞、单个核细胞、巨噬细胞浸润，脑组织明显水肿、变软，皮质和灰质分界不清。

4. **软化期（3 天至 3 周）** 病变区液化变软，有时在病灶边缘有小血管高度充血及点状出血，这在灰质较多见。

5. **恢复期（3 ～ 4 周后）** 液化坏死的脑组织被吞噬、清除，胶质细胞增生，毛细血管增多，小病灶形成胶质瘢痕，大病灶形成中风囊，此期可持续数月至 2 年。如梗死区继发出血称为出血性梗死，风湿性心脏病伴发的脑梗死、接近皮质的脑梗死容易继发出血。

（四）病理生理

脑组织对缺血、缺氧损害非常敏感，脑动脉闭塞导致缺血超过 5 分钟可发生脑梗死。缺血后神经元损伤具有选择性，轻度缺血时仅有某些神经元丧失，完全持久缺血时缺血区各种神经元、胶质细胞及内皮细胞均坏死。

1. **中心坏死区及周围的缺血半暗带（ischemicpenumbra）组成** 坏死区由于完全性缺血导致脑细胞死亡，但缺血半暗带仍存在侧支循环，可获得部分血液供应，尚有大量可存活的神经元，如果血流迅速恢复使脑代谢改善，损伤仍然可逆，神经细胞仍可存活并恢复功能。因此，保护这些可逆性损伤神经元是急性脑梗死治疗的关键。

2. **再灌注损伤**（reperfusiondamage） 研究证实，脑缺血超早期治疗时间窗为 6 小时之内，如果脑血流再通超过此时间窗时限，脑损伤可继续加剧，产生再灌注损伤。

目前认为，再灌注损伤机制主要包括：自由基（free radical）过度形成和自由基“瀑布式”连锁反应、神经细胞内钙超载、兴奋性氨基酸细胞毒性作用和酸中毒等一系列变化，导致神经细胞损伤。缺血半暗带和再灌注损伤概念的提出，更新了急性脑梗死的临床治疗观念，抢救缺血半暗带的关键是超早期溶栓治疗，减轻再灌注损伤，核心是积极采取脑保护措施。

（五）临床表现

脑血栓形成常见于 50 岁以上和具有动脉粥样硬化的中老年人，多在睡眠中或休息时或血压偏低时发病，病情进展较缓慢，常有头昏、眩晕、一侧肢体麻木、力弱等前驱症状。神志大多清楚，局灶症状较全脑症状明显。

1. **临床类型**

（1）依据症状体征演进过程分为以下几种：

1）完全性脑卒中（complete stroke）：发生缺血性脑卒中后，神经功能缺失症状、体征较严重、较完全、进展较迅速，常于数小时内（<6 小时）达到高峰。

2）进展性脑卒中（progressive stroke）：缺血性脑卒中发病后，神经功能缺失症状较轻微，但呈渐进性加重并在 48 小时内仍不断进展，直至出现较严重的神经功能缺损。

3）可逆性缺血性神经功能缺失（reversible ischemic neurological defect，RIND）：缺血性脑卒中发病后，神经功能缺失症状较轻但持续存在可在 3 周内恢复。

（2）依据临床表现特别是神经影像学检查证据划分

1）大面积脑梗死：通常是颈内动脉主干、大脑中动脉主干或皮质支完全性脑卒中，表现病灶对侧完全性偏瘫，偏身感觉障碍及向病灶对侧凝视麻痹。椎 - 基底动脉主干梗死可见意识障碍、四肢瘫痪和多数脑神经麻痹等呈进行性加重，出现明显的脑水肿和颅内压增高征象，甚至发生脑疝。

2）分水岭脑梗死（cerebral watershed infarction，CWSI）：是相邻血管供血区分界处或分水岭区局部缺血，也称边缘带（border zone）脑梗死。多因血流动力学障碍所致，典型发生于颈内动脉严重狭窄或闭塞，伴全身血压降低时，亦可源于心源性或动脉源性栓塞，常呈脑卒中样发病，症状较轻恢复较快。

3）出血性脑梗死（hemorrhagic infarct）：是脑梗死灶的动脉坏死使血液漏出或继发出血，常见于大面积脑梗死后。

4）多发性脑梗死（multiple infarct）：是两个或两个以上不同脑血管供血系统闭塞引起的梗死，是反复发生脑梗死所致。

2. **症状和体征** 主要临床表现为动脉粥样硬化性脑梗死，多见于中老年动脉炎所致者，以中青年多见。常在安静或睡眠中发病，部分病例有 TIA 前驱症状如肢体麻木无力等局灶性体征，多在发病后 10 余小时或 1 ～ 2 天达到高峰，患者意识清楚或有轻度意识障碍。以下为常见的脑梗死临床综合征。

（1）颈内动脉闭塞综合征：严重程度差异颇大，取决于侧支循环状况，颈内动脉脑卒中可无症状。症状性闭塞出现单眼一过性黑蒙，偶见永久性失明（视网膜动脉缺血）或 Horner 征（颈上交感神经节节后纤维受损），伴对侧偏瘫、偏身感觉障碍或同向性偏盲等（大脑中动脉缺血）。优势半球受累伴失语症，非优势半球可有体象障碍。颈动脉搏动减弱或血管杂音，亦可出现晕厥发作或痴呆。

（2）大脑中动脉闭塞综合征：主干闭塞导致病灶对侧中枢性面舌瘫与偏瘫（基本均等性）、偏身感觉障碍及偏盲（三偏）；优势半球受累出现完全性失语症，非优势半球出现体象障碍。皮质支闭塞：①上部分支脑卒中：包括眶额、额部中央前回及顶前部分支导致病灶对侧面部、手及上肢轻偏瘫和感觉缺失，下肢不受累伴 Broca 失语（优势半球）和体象障碍（非优势半球），无同向性偏盲；②下部分支脑卒中：包括颞极、颞枕部和颞叶前中后部分支，较少单独出现。导致对侧同向性偏盲下部视野受损较重；对侧皮质感觉如图形觉和实体辨别觉明显受损，感觉缺失、穿衣失用和结构性失用等，无偏瘫；优势半球受累出现 Wernicke 失语，非优势半球出现急性意识模糊状态。深穿支闭塞导致对侧中枢性均等性偏瘫，可伴面舌瘫，对侧偏身感觉障碍可伴对侧同向性偏盲；优势半球病变出现皮质下失语。

（3）大脑前动脉闭塞综合征：交通动脉前主干闭塞，可因对侧代偿不出现症状；交通动脉后闭塞，导致对侧中枢性面舌瘫与下肢瘫；尿潴留或尿急（旁中央小叶受损），淡漠、反应迟钝、欣快和缄默等（额极与胼胝体受损），强握及吸吮反射（额叶受损）；优势半球病变可出现 Broca 失语和上肢失用。

皮质支闭塞导致对侧中枢性下肢瘫，可伴感觉障碍（胼周和胼缘动脉闭塞）；对侧肢体短暂性共济失调、强握反射及精神症状（眶动脉及额极动脉闭塞）。深穿支闭塞则引起对侧中枢性面舌瘫上肢近端轻瘫（累及内囊膝部及部分前肢）。

（4）大脑后动脉闭塞综合征：主干闭塞引起对侧同向性偏盲，上部视野损伤较重，黄斑视力可不受累（黄斑视觉皮质代表区为大脑中、后动脉双重血液供应）。中脑水平大脑后动脉起始处闭塞，可见垂直性凝视麻痹动眼神经瘫、核间性眼肌麻痹眼球垂直性歪扭斜视（vertical skew deviation）。优势半球枕叶受累可出现命名性失语、失读不伴失写。双侧大脑后动脉闭塞，导致皮质盲记忆受损（累及颞叶），不能识别熟悉面孔（面容失认症）幻视和行为综合征。深穿支闭塞，丘脑穿通动脉产生红核丘脑综合征，病侧小脑性共济失调、意向性震颤、舞蹈样不自主运动、对侧感觉障碍；丘脑膝状体动脉出现丘脑综合征，对侧深感觉障碍自发性疼痛、感觉过度、轻偏瘫、共济失调和舞蹈 - 手足徐动症等。

（5）椎 - 基底动脉闭塞综合征：基底动脉或双侧椎动脉闭塞是危及生命的严重脑血管事件，引起脑干梗死出现眩晕、呕吐四肢瘫、共济失调昏迷和高热等。

中脑受累出现中等大固定瞳孔，脑桥病变出现针尖样瞳孔。常见眼球垂直性歪扭斜视，娃娃头，或冰水试验眼球水平运动缺如，或不对称眼球向偏瘫侧同向偏视，垂直性眼球运动可受损。中脑支闭塞出现 Weber 综合征（动眼神经交叉瘫）、Benedit 综合征（同侧动眼神经瘫，对侧不自主运动）。

脑桥支闭塞出现 Millard-Gubler 综合征（展及面神经交叉瘫）、Foville 综合征（同侧凝视麻痹和周围性面瘫，对侧偏瘫）。小脑上、小脑后下或小脑前下动脉闭塞可导致小脑梗死，常见眩晕呕吐、眼球震颤、共济失调、站立不稳和肌张力降低等，可出现脑干受压和颅内压增高症状。基底动脉尖综合征属重症疾病，基底动脉尖分出两对动脉小脑上动脉和大脑后动脉分支，供应中脑丘脑小脑上部、颞叶内侧及枕叶，血栓性闭塞多发生于基底动脉中部，栓塞通常在基底动脉尖。导致眼球运动及瞳孔异常，如单或双侧动眼神经部分或完全麻痹、一个半综合征、眼球上视不能（上丘受累）、光反应迟钝而调节反应存在（类似 Argyll-Robertson 瞳孔，顶盖前区病损）；一过性或持续数天的意识障碍反复发作（中脑或丘脑网状激活系统受累）；对侧偏盲或皮质盲（枕叶受累）；严重记忆障碍（颞叶内侧受累）。中老年脑卒中突发意识障碍又较快恢复，出现瞳孔改变、动眼神经麻痹、垂直注视障碍，无明显运动、感觉障碍，应想到该综合征的可能。如有皮质盲或偏盲、严重记忆障碍更支持。CT 及 MRI 见双侧丘脑枕叶、颞叶和中脑病灶可确诊。

小脑后下动脉或椎动脉闭塞综合征：也称延髓背外侧（Wallenberg）综合征，是脑干梗死最常见的类型。导致眩晕呕吐眼球震颤（前庭神经核）；交叉性感觉障碍（三叉神经脊束核及对侧交叉的脊髓丘脑束受损）；同侧 Horner 征（下行交感神经纤维受损）；饮水呛咳、吞咽困难和声音嘶哑（疑核受损）；同侧小脑性共济失调（绳状体或小脑受损）。小脑后下动脉解剖变异较多，常见不典型临床表现，供应脑干的血管来源及其主要出血区，见表 12-4。

表 12-4 供应脑干的血管来源及其主要供血区

	旁正中动脉		短旋动脉		长旋动脉	
	来　源	供血区	来　源	供血区	来　源	供血区
延　髓	脊髓前动脉、椎动脉或基底动脉起始段	前部及中间部	小脑下后动脉、外侧裂动脉	延髓前外侧部	小脑下后动脉	延髓后外侧部
脑　桥	基底动脉	脑桥内侧部	基底动脉侧面	脑桥腹侧部的外 3/5，包括桥臂	小脑下前动脉、小脑上动脉	脑桥被盖上部、结合臂
中　脑	基底动脉、大脑后动脉、后交通动脉、脉络膜前动脉	中脑内侧部、黑质、红核、动眼神经核、大脑脚内侧	大脑后动脉、基底动脉、小脑上动脉	大脑外侧部、黑质、红核	大脑后动脉、小脑上动脉	四叠体、中脑顶盖部

（六）辅助检查

1. 脑脊液 如梗死面积小，位置深，未波及脑（室）膜时，脑脊液大多正常；如梗死面积大，脑水肿明显者，压力可增高。少数出血性梗死可出现血性脑脊液或黄变症，白细胞和蛋白可轻度增高。脑脊液细胞学检查可见红细胞和红细胞吞噬细胞，早期可见以嗜中性粒细胞为主的细胞计数增高，1 周后，代之以单核样吞噬细胞反应，2 ～ 3 周，恢复正常。

2. 颅脑 CT

（1）脑组织内的低密度区：脑梗死起病 24 小时内，CT 检查可无阳性发现。24 小时后 CT 可显示低密度区，其特点是低密度区的范围与闭塞血管供血区相一致，同时累及灰质和白质，其大小和形态与闭塞的血管有关。脑梗死 2 ～ 3 周 CT 扫描可出现模糊效应，即平扫病灶为等密度，分辨不出来。这是因为脑水肿消失而吞噬细胞浸润，使组织密度增大。脑梗死后期，坏死组织清除，形成囊腔，CT 显示密度更低。

（2）占位效应：脑梗死后 2 ～ 15 天为脑水肿高峰期，此时可有占位效应，一般见于梗死范围大的患者，偶尔可见脑痛征象，如占位效应超过 1 个月，应注意有无肿瘤的可能。

（3）一般在脑梗死 1 个月以后出现脑萎缩脑梗死相邻部位的脑室、脑池或脑沟扩大，患侧半球变小，中线结构移向患侧。小梗死灶上述变化不明显。

（4）增强扫描脑梗死后 3 ～ 4 天即可出现强化，第 2 ～ 4 周强化出现率最高，多呈不均匀、脑回状、条状强化，与皮质分布一致。梗死区强化是由于血脑屏障破坏、新生毛细血管和血液灌注过度所致。

3. **头部** MRI　提示梗死的早期征象有病变血管内无流空信号，皮髓质界面消失，脑沟变浅消失。部分梗死在 6 小时之内即可检出，此时由于细胞毒性水肿，梗死区含水量增加，T1 与 T2 弛豫时间延长。此后发生血管源性水肿、细胞死亡、髓鞘脱失、血脑屏障破坏，梗死区 T1WI 更低信号，T2WI 及 FLARE 序列信号更高，Gd–DIPA 增强扫描可见梗死区脑回状强化。梗死 1 天后 FLARE 序列为高信号。脑梗死后期，小的病灶可以不显示，主要表现为局灶脑萎缩大的病灶形成软化灶，T1 与 T2 显著延长，类似脑脊液。其余征象同 CT。MR 灌注（PWI）和弥散（DWI）成像技术可检出早期梗死灶，区分新旧梗死灶、低血流灌注区和功能区的界限，能帮助早期诊断和估计病变的程度，便于治疗。超急性期（＜6h）梗死常规 MRI 阴性时，DWI 为高信号，PWI 为低灌注状态；急性期（6 ～ 72 小时）梗死区 DWI 呈高信号，PWI 呈低灌注；3 天后梗死区 DWI 呈低信号，PWI 呈低灌注。

4. **经颅多普勒（TCD）**　可直观准确反映颅内动脉供血情况，判断脑血管痉挛、狭窄的部位及程度，对脑动脉粥样硬化及程度的判定和探测颅内压增高，有临床应用价值，同时有助于了解某些疾病对脑血管的损害及程度，如高血压病、糖尿病等。经颅多普勒超声技术，对脑血管疾病的诊断和治疗效果评价，具有重要的实用价值，为临床诊断提供依据。

5. **脑血管造影**　将显影剂（有机碘）注入脑动脉，经 X 线照像，早期显示脑动脉，延迟 3 ～ 4 秒后，显示静脉窦和脑静脉，可观察脑动脉和静脉走行、充盈有无狭窄或某一血管缺如，以判定血栓部位、狭窄程度，并了解侧支循环情况。这是进一步确诊和手术搭桥再通的依据性手段；同时借助脑血管造影，发现血栓部位，立即注射溶栓药物。因此，也是一种治疗措施。穿刺部位可以在颈总动脉、经股动脉或肱动脉插入导管，把造影剂注入动脉内。由于这是一种有创伤性检查，所以有出现意外或并发症的可能性，如药物过敏、穿刺部位血肿、偏瘫加重，甚至昏迷。但发生率很低，为 3‰～ 7‰。因而，此项检查要由专科医师严格掌握。

6. **同位素脑扫描**　主要适合检查大脑半球的脑梗死。可根据同位素在脑组织内的浓度来判断脑梗死的部位、范围。发病第二周后，病变部位可出现放射性同位素浓集区，一般在 6 ～ 8 周后该现象逐渐消失。因此，难以作早期诊断。近几年采用氙吸入法，测定大脑局部每 100g 脑组织每分钟的血流量，并可以彩色分布图来显示。国内已有应用。

7. **脑血流图检查**　在多年的临床资料中，经常可见到与临床不相符合的结果，故对诊断脑血管病价值不大。利用同位素静脉注射或吸入的方法检查脑血流，具有实用价值。

8. **脑电图检查**　通常可见到局灶性慢波（θ 波或 δ 波），尤其大脑皮质部分的梗死显著。大脑半球深部或脑干下段和小脑梗死，脑电图可无明显异常。脑血栓恢复期，局灶性慢波逐渐减少。有时神经系统症状仍明显，而脑电图已正常；相反，临床无症状而脑电图仍异常。

（七）诊　断

（1）发病年龄多较高。

（2）多有动脉硬化及高血压等中风危险因素。

（3）发病前可有 TIA。

（4）安静休息时发病较多，常在睡醒后出现症状。

（5）症状多在几小时或更长时间内逐渐加重。

（6）多数患者意识清楚，偏瘫、失语等神经系统局灶体征明显。

（7）脑脊液多正常。CT 检查早期多正常，24 ～ 48 小时后出现低密度灶。

（八）鉴别诊断

（1）其他脑血管病　中老年高血压病患者，突然神志不清，肢体瘫痪或有呕吐，应考虑高血压性脑病，须与脑栓塞、蛛网膜下腔出血等区分。

（2）颅内占位病变　某些硬膜下血肿、颅内肿瘤、脑脓肿等也可呈脑卒中样发病，出现偏瘫等局限性神经功能缺失症状，有时颅内高压征象，特别是视乳头水肿并不明显，可与脑梗死混淆，CT/MRI 检查不难鉴别。

（九）治　疗

脑血栓形成的治疗原则是，尽量解除血栓及增加侧支循环，改善缺血梗死区的血液循环；积极消除脑水肿，减轻脑组织损伤，尽早进行神经功能锻炼，促进康复，防止复发。

脑血栓形成的恢复程度取决于梗死的部位及大小、侧支循环代偿能力和神经功能障碍的康复效果。一般来讲，在进行性脑卒中即脑血栓形成在不断地加重时，应尽早进行抗凝治疗。在脑血栓形成的早期，有条件时，应尽早进行溶栓治疗；如果丧失上述机会或病情不允许，则进行一般性治疗。在药物治疗中，如果病情已经稳定，应尽早进行早期康复治疗。不论是完全恢复正常或留有后遗症者，应长期进行综合性预防，以防止脑血栓的复发。

1．抗凝治疗　高凝状态是缺血性脑血管病发生和发展的重要环节，主要与凝血因子，尤其是第Ⅷ因子和纤维蛋白原增多及其活性增高有关。所以，抗凝治疗主要通过抗凝血的方式阻止血栓发展和预防血栓形成，达到治疗或预防脑血栓形成的目的。该类药物作用较强，过量可引起大出血而致死，因此，必须严格掌握适应证和在使用时严密观察病情变化，并做好对抗出血不良反应的准备。一般来讲，进展性脑血栓形成，尤其是椎－基动脉系统血栓形成者，在脑 CT 扫描还未发现低密度的梗死灶之前，应积极使用抗凝治疗。

（1）常用抗凝药物

1）肝素：有妨碍凝血活酶的形成，增强抗凝血酶，中和活性凝血因子及纤溶酶，消除血小板的凝集作用。通过抑制透明质酸酶的活性而发挥抗凝作用，其作用快，维持时间短，适用于急性缺血性脑卒中。

肝素钠 12 500 ～ 25 000U 加入 5% 葡萄糖注射液或 10% 葡萄糖解液 1 000ml 缓慢静脉滴注，以每分钟 10 ～ 20 滴的速度维持 48 小时，也可用微量泵泵入，同时第一天开始口服抗凝药物。

若病情紧急可用肝素钠 2 500U 静脉直接推入，并用肝素钠 10 000μ 加入上述溶液 1 000ml 静脉滴注或微量泵泵入。滴注速度每分钟 7 ～ 10 滴为宜。同时口服抗凝剂。应检测部分凝血活酶时间（APTT），维持在 1.5 倍之内，同时检测凝血酶原时间及活动度，停用肝素钠时就可停测部分凝血酶时间。但是，肝素的治疗作用目前受到质疑，确切的疗效还有待进一步评估。

低分子肝素是由普通肝素衍生而来的，分子量在 4 000 ～ 5 000D 之间的化合物，低分子肝素生物利用度好。低分子肝素与内皮细胞和血浆蛋白的亲和力低，其经肾排泄时更多的是不饱和机制起作用，所以低分子肝素的清除与剂量无关，而其半衰期比普通肝素长 2 ～ 4 倍，用药时不必行实验室监测。低分子肝素对患者的血小板减少和肝素诱导的抗血小板抗体发生率下降。硫酸鱼精蛋白可 100% 中和低分子肝素的抗Ⅱa 凝血因子活性，可以中和 60% ～ 70% 的抗Ⅹa 凝血因子活性。急性缺血性脑卒中的治疗，可用低分子肝素钙 4 100IU（WHO 单位）皮下注射，1 日 2 次，共 10 天。

2）口服抗凝药物

①双香豆素及其衍生物。能阻碍血液中凝血酶原的形成，使其含量降低，其抗凝作用显效较慢（用药后 24 ～ 48 小时，甚至 72 小时），持续时间长，单独应用仅适用发展较缓慢的患者或用于心房颤动患者脑卒中的预防。口服抗凝剂中，华法林和新凝抗片的开始剂量分别为 4 ～ 6mg 和 1 ～ 2mg，开始治疗的 10 天内，测定凝血酶原时间和活动度应每日 1 次，以后每周 3 次，待凝血酶原活动度稳定于治疗所需的指标时，则 7 ～ 10 天测 1 次，同时应测查国际规格化比值（INF）。

②藻酸双酯钠，又称多糖疏散酯（poIysacchanc sulphate，PPS）。系从海洋生长的褐藻中提取的一种类肝素药物。但作用强度是肝素的 1/3，而抗凝时间与肝素相同。主要作用是抗凝血、降低血液黏稠度、降低血脂及改善脑微循环。用法：按 2 ～ 4mg/kg 加入 5% 葡萄糖注射液 500ml，静脉滴注，30 滴 / 分钟，每日 1 次，10 天为 1 个疗程。或日服每次 0.1g，每日 3 次，可长期使用。个别患者可能出现皮疹、头痛、恶心、皮下出血点。

（2）抗凝治疗的适应证：①短暂性脑缺血发作。②进行性缺血性脑卒中。③椎 - 基底动脉系统血栓形成。④反复发作的脑栓塞。⑤应用于心房颤动患者的脑卒中预防。

（3）抗凝治疗的禁忌证：①有消化道溃疡病史者。②出血倾向、血液病患者。③高血压（血压 180/100mmHg 以上）。④有严重肝、肾疾患者。⑤临床不能除外颅内出血者。

（4）抗凝治疗的注意事项：①抗凝治疗前应进行脑部 CT 检查，以除外脑出血病变，高龄、较重脑动脉硬化和高血压患者采用抗凝治疗应慎重。②抗凝治疗对凝血酶原活动度应维持在 15% ～ 25% 之间，部分凝血活酶时间应维持在 1.5 倍之内。③肝素抗凝治疗维持在 7 ～ 10 天，口服抗凝剂维持 2 ～ 6 个月，也可维持在一年以上。④日服抗凝剂的用量较国外文献所报道的剂量为小，其 1/3 ～ 1/2 的剂量就可以达到有效的凝血酶原活动度的指标。⑤抗凝治疗过程中应经常注意皮肤、黏膜是否有出血点，尿检查是否有红细胞，粪便隐血试验是否阳性，若发现异常应及时停用抗凝药物。抗凝治疗过程中应避免针灸、外科小手术等，以免引起出血。

2. 溶栓治疗

（1）急性脑梗死溶栓治疗的目的：在缺血脑组织出现坏死之前，溶解血栓、再通闭塞的脑血管，及时恢复供血，从而挽救缺血脑组织，避免缺血脑组织发生坏死。在缺血脑组织出现坏死之前进行溶栓治疗，这是溶栓治疗的前提，只有在缺血脑组织出现坏死之前进行溶栓治疗，溶栓治疗才有意义。

（2）溶栓治疗时间窗：脑组织对缺血耐受性特别差，脑供血一旦发生障碍，很快就会出现神经功能异常；缺血达一定程度后，脑细胞就不可避免地发生缺血性坏死。局部脑缺血中心缺血区很快发生坏死，只是缺血周边半暗带区对缺血的耐受时间较长。溶栓治疗的主要目的就是挽救那些尚没有坏死的缺血周边半暗带脑组织。

脑梗死闭塞后的血管发生自然再开通十分常见，但发病数小时内血管自然再开通却很少见。据估计，脑梗死闭塞后的血管发生血管自然再开通的案例中，约 1/5 在 24 小时以内，约 1/3 在发病 2 天以内，约 4/5 在发病 1 周以内。一般脑栓塞发病 3 天以内，就已经出现栓子的移动、自溶和血管开通，而脑血栓形成患者血管的再通则较迟，往往是部分性的。

因此，再通闭塞的脑血管是溶栓治疗的基础。没有满意的血管再通率，溶栓治疗是不可能获得良好治疗效果的。但血管再通并不等于就恢复了供血，因为还可能存在血管再通后的无血流灌注现象。恢复血供也不一定就对患者都有好处，因为可能继发脑出血，产生再灌注损伤，加重脑水肿造成脑损害。由于不进行溶栓治疗，急性脑梗死患者既可能自发地出现血流再灌注和临床神经功能改善，也可能自发地出现颅内出血和临床神经功能恶化。因而，选择溶栓的时机非常重要。

缺血性脑卒中可进行有效治疗的时间称为治疗时间窗。不同个体的溶栓治疗时间窗存在较大的个体差异。根据现有的研究资料，总的来看，急性脑梗死发病 3 小时内绝大多数患者采用溶栓治疗是有效的；发病 3 ～ 6 小时大部分溶栓治疗可能有效；发病 6 ～ 12 小时小部分溶栓治疗可能有效，但急性脑梗死溶栓治疗时间窗的最后确定，有待于目前正在进行的大规模、多中心、随机、双盲、安慰剂对照临床试验结果。

（3）影响溶栓治疗时间窗的因素

1）临床病情：当脑梗死患者出现昏睡、昏迷等严重意识障碍，眼球凝视麻痹，肢体近端和远端均完全瘫痪，以及脑 CT 已显示低密度改变时，均表明有较短的治疗时间窗，临床上几乎无机会可溶栓。而肢体瘫痪等临床病情较轻时，一般溶栓治疗的治疗时间窗较长。

2）脑梗死类型：房颤所致的心源性脑栓塞患者，栓子常较大，多堵塞颈内动脉和大脑中动脉主干，迅速造成严重的脑缺血，若此时患者上下肢体瘫痪均较完全，治疗时间窗通常 3 ～ 4 小时之内。而对于血管闭塞不全的脑血栓形成患者，由于局部脑缺血相对较轻，溶栓治疗时间窗常较长。

3）侧支循环状态：如大脑中动脉深穿支堵塞，因为是终末动脉，故发生缺血时侧支循环很差，其供血区脑组织的治疗时间窗常在 3 小时之内；而大脑中动脉 M2 或 M3 段堵塞时，由于大脑皮层有较好的侧支循环，因而不少患者的治疗时间窗可以超过 6 小时。

4）体温和脑组织的代谢率：低温和降低脑组织的代谢，可提高脑组织对缺血的耐受性，可延长治疗时间窗，而高温可增加脑组织的代谢，治疗时间窗缩短。

5）神经保护药应用：许多神经保护药可以明显地延长实验动物缺血治疗的时间窗，并可减少短暂性局部缺血造成的脑梗死体积。因而，溶栓治疗联合神经保护药治疗，有广阔的应用前景，但目前缺少有效的神经保护药。

6）脑细胞内外环境：脑细胞内外环境状态与脑组织对缺血的耐受性密切相关，当患者有水电解质及酸碱代谢紊乱等表现时，治疗时间窗明显缩短。

（4）常用的溶栓药物：溶栓药均为纤溶酶原激活剂，通过裂解纤溶酶原精氨酸 560–缬氨酸 561 敏感键，生成纤溶酶（PL），PL 水解血栓中纤维蛋白为纤维蛋白降解产物。链激酶（streytokinase，SK）、尿激酶（urokinase，UK），使全身纤溶亢进，出血并发症多。组织型纤溶酶原激活剂（tissue type plasminogen activator，L–PA）及单链尿激酶型纤溶酶原激活剂（scu–PA），能特异作用于血栓中纤溶酶原，与血中纤维蛋白原的亲和力低，有选择性溶栓作用，因此其溶栓作用较强，出血不良反应较小。

1）SK：是来源于 β 溶血链球菌的蛋白。SK 的激活作用是间接的，先形成纤溶酶原 –SK 复合物，再将纤溶酶原激活为纤溶酶，使血栓溶解。SK 为异种蛋白，有抗原性，95% 的正常人可检测到 SK 抗体，该抗体可抵消 SK 的作用。SK 的优点是价廉，缺点是其特异性差，易引起出血等不良反应；其次是它有抗原性，可引起过敏反应，其发生率约为 4.4%，主要表现为低热、皮疹等轻度过敏反应。半衰期为 16 ～ 18 分钟。欧洲多中心急性脑卒中试验（MAS–E）和意大利多中心急性脑卒中试验（MAST–I），均因其不良反应大而提前终止。

2）UK：是一种在尿液中发现的天然血浆纤维蛋白原激活物，可由培养的人组织细胞产生，现在也可通过重组 DNA 技术生产。UK 可直接作用于纤溶酶原，部分药物可迅速进入血栓内部，激活血栓中的纤溶酶原，起局部溶栓作用。UK 的特点为无抗原性，对新鲜血栓溶解迅速、有效。缺点是对陈旧性血栓效果差，同 SK 一样，属非特异性溶栓药物，耗竭全身纤维蛋白原，造成全身抗凝溶栓状态，易引起出血。半衰期为 14 分钟。

3）t-PA：在 1947 年由 Astrup 等首次在组织碎片中发现 t-PA。1981 年开始进行体外合成；1985 年通过 DNA 重组技术方可大量生产，并得以在临床上治疗血栓性疾病。在生理情况下，t-PA 由血管内皮细胞经单链形式合成并释放，存在于机体多种组织和体液中。t-PA 分子是由 527 个氨基酸、3 条糖链组成的分子量为 67 000D 的丝氨酸蛋白酶，是纤维蛋白溶解剂，分子结构具有多样性，经 Arginine-Sepharose 柱可将其分成两类，按其流出先后顺序为 t-PA Ⅰ 和 t-PA Ⅱ。有人比较两者的氨基酸顺序分析结果，发现 B 链相同，其区别是 A 链 Asn184 连接的糖基不一样。但它们对纤维蛋白的溶解活性无明显区别。

t-PA 特异作用于纤溶酶原，激活血块上的纤溶酶原，而对血循环中的纤溶酶原亲和力小。因纤溶酶赖氨酸结合部位已被纤维蛋白占据，血栓表面的 α2- 抗纤溶酶作用很弱，但血中的纤溶酶赖氨酸结合部位未被占据，故可被 α2- 抗纤溶酶很快灭活。因此，t-PA 优点为局部溶栓，很少产生全身抗凝、纤溶状态，而且无抗原性。缺点是价格昂贵，半衰期短（3 ～ 5 分钟），而且血循环中，纤维蛋白原激活抑制物的活性高于 t-PA，有一定的血管再闭塞，故临床溶栓必须用大剂量连续静脉滴注。

4）乙酰纤溶酶原 - 链激酶复合物（APSAC）：是纤溶酶原与链激酶复合物的活化中心乙酰化的产物，在体外无活性。乙酰化的该复合物，在血循环中与抗纤溶酶及纤溶酶原都不发生反应，与纤维蛋白结合并发生脱酰基水解反应后表现活性，可激活纤溶酶原成为纤溶酶，其半衰期长（105 ～ 120 分钟），故作用时间长，不需静脉滴注维持。缺点是有抗原性，可发生过敏反应。

5）scu-PA：为单链糖蛋白，与血栓纤维蛋白结合后，通过限制纤维蛋白溶解酶水解，在血栓局部形成双链尿激酶，故又称前尿激酶（proPK），其原纤溶酶抑制剂的抑制作用是可逆的，一旦血中存在纤维蛋白，又可恢复它对纤维蛋白酶原激活作用。scu-PA 的优点是激活纤维蛋白表面的纤溶酶原，亦无抗原性，其缺点是价格昂贵，有出血副作用。

6）改进的溶栓药：第 1 代溶栓药 SK 和 UK 都无纤维蛋白特异性，易引起全身纤溶亢进。第 2 代溶栓药 t-PA 和 scu-PA 有纤维蛋白特异性，需连续用药，易引起出血，而且价格昂贵。溶栓失败是由于溶栓药体内半衰期短以及对血栓特异性结合差。为了克服这些溶栓药的缺陷，已开始应用分子生物学研制第 3 代溶栓药。①变异体。t-PA 的丝氨酸蛋白酶活性区赖氨酸 277 缺乏正电荷的氨基酸，如被异亮氨酸取代后，可抵抗纤溶酶原抑制药的抑制作用，延长半衰期，但对底物的亲和力下降。t-PA275 位上精氨酸被谷氨酸替代后，单链 t-PA 不能再被蛋白酶降解，而且有较高的纤维蛋白亲和性。②嵌合体。曾将 t-PA 结合纤维蛋白的区域 K2 区和 scu-PA 的活性区 135 ～ 137 片段，嵌合成一个分子，但这种嵌合体的作用并不优于母体。③导向溶栓药。是将血块有特异性的单抗与 t-PA 等溶栓药连接而成。将人体活化的血小板单抗（GNP-140）的 Fab 与 UK 的 β 链共价结合后，单抗能特异性地将 UK 导向血栓，体外实验表明，其溶栓活性提高 3 ～ 5 倍。应用单抗与基因重组，如纤维蛋白单抗（59D8）和 Scu-PA-32kD，制成重组纤溶酶原激活剂 scu-PA-32kD-59D8，对纤维蛋白有高亲和力和显著的溶栓作用。

（5）溶栓适应证与禁忌证

1）适应证：①年龄为 18 ～ 80 岁。②发病后 6 小时内（缺血性脑卒中超早期）。③头颅 CT 扫描已排除颅内出血，且无大面积低密度改变（小于 20% 大脑中动脉分布区）。④有严重肢体瘫痪（肌力 0 ～Ⅲ级）；但无昏睡、昏迷等严重意识障碍。⑤若肌力为Ⅳ级或Ⅴ级减，经脑血管造影等检查证实，有相应的脑动脉严重狭窄或闭塞。⑥若为进展型，肢体瘫痪不全，且头颅 CT 无低密度表现，溶栓治疗可适当延长至发病后 12 小时。⑦排除有脑出血史或血压过高以及有明确的出血倾向体质者。

2）绝对禁忌证：①单纯感觉障碍或共济失调。②临床表现很快出现明显改善。③活动性内出血。④出血素质及出血性疾病。⑤颅内动脉瘤、动静脉畸形、颅内肿瘤及可疑蛛网膜下腔出血。⑥脑出血史。⑦近 2 个月有颅内或脊柱手术外伤史。⑧治疗前收缩压＞26.7kPa（200mmHg），或舒张压＞16.0Pa（120mmHg）。

3）相对禁忌证：①年龄＞75 岁。②近 6 个月脑梗死，胃肠或泌尿生殖系出血。③近 3 个月患急性心肌梗死，亚急性细菌性心内膜炎，急性心包炎及严重心衰。④近 6 周有外科手术、分娩、器官活检及躯体严重外伤。⑤败血症性血栓性脉管炎，糖尿病性出血性视网膜炎，以及严重肝肾功能不全。⑥孕妇。⑦应用抗凝药。⑧溶栓治疗前收缩压＞24.0Pa（180mmHg），或舒张压＞14.7kPa（110mmHg）。⑨可能干扰检查和治疗。

（6）溶栓方法

1）静脉滴注：Sussman 于 1958 年首先应用溶栓药治疗脑梗死。在 1960－1970 年期间，主要是应用第 1 代溶栓药即 UK 和 SK，通过静脉滴注治疗本病。由于当时尚未有 CT 扫描，而导致部分脑出血及已经形成的大面积脑梗死患者入选本病的治疗，因此，其脑出血的发生率很高，后来，此种治疗被视为禁忌证。自 1991 年以来，由于 CT 扫描的广泛应用，人们能很迅速和准确地排除脑出血和容易发现脑梗死灶，因而人们又重新应用静脉滴注 U 和 SK，治疗诊断非常明确的早期或超早期的缺血性脑血管病，也获得一定的疗效。

溶栓、降纤药物的选择及其使用方法：①尿激酶。尿激酶不仅能溶解血栓表面，而且可渗入栓子内部，但对陈旧机化的血栓则难起作用。尿激酶的用量至今无统一意见。尽管静脉给药有比较好的治疗效果，但复查脑血管造影，并不能证实脑梗死后血管再通或血栓完全溶解。因此，一般认为静脉法仅能溶解血流中的微栓子，疏通微循环，增加血液流动性，改善侧支循环，从而症状得以改善。主要并发症为颅内出血和其他部位出血。两组大宗病例报道溶栓治疗后并发脑出血者约有 10%。溶栓治疗必须有相应的凝血功能监测，包括出、凝血时间，凝血酶原时间，血小板计数，纤维蛋白原测定和优球蛋白溶解时间等，并严密观察有无颅内出血、消化道出血和其他部位出血的临床征象。②链激酶。链激酶能促进体内纤维蛋白溶解系统的活性，使纤溶酶原转变为有活性的纤溶酶，引起血栓内部和血栓表面溶解。首次剂量为 50 万 U 溶于 0.9% 氯化钠注射液，或 5% 葡萄糖注射液 100ml 中静脉滴注，以后每次 30 万～ 50 万 U，1 次 /6 小时，一般连用 5 日，可加用地塞米松以避免发生过敏反应。因过敏反应和出血并发症较尿激酶明显，病死率高，国内现在不再应用链激酶治疗急性缺血性脑血管病。③ rt–PA（爱立通）为重组组织型纤维纤溶酶原激活物，可选择性激活纤溶酶原，从而发挥溶栓作用。此药国外应用较多，近来国内也逐步开始应用。一般为一次给药，剂量为 50 ～ 100mg，静脉滴注。④东菱克栓酶。能分解纤维蛋白原，抑制血栓形成，能促使纤溶酶的生成，而纤溶酶是溶解血栓的重要物质。一般首剂可用

10U 溶于 0.9% 氯化钠注射液 250ml 中，缓慢静脉滴注（至少持续 2 小时以上），以后改用 5U，隔日 1 次，连用 3 次为 1 个疗程。也可 3 次均用 10U。此药不需做皮肤过敏试验，安全、有效，但对血液中纤维蛋白原和血小板计数偏低者，应慎用或不用。⑤精制蝮蛇抗栓酶。该药是 10 多年来我国最常用的降纤类药物，主要成分为类凝血酶样酶，其特点是在体外促进凝血，在体内具有降纤作用。由于其他新的降纤药物的出现，现应用较少。常用方法为 0.5 ～ 2.0 酶活力单位，加入 0.9% 氯化钠液注射，或 5% 葡萄糖注射液 250 ～ 500ml，静脉滴注，1 次 / 天，15 ～ 20 天为 1 个疗程。

2）选择性动脉注射：属血管介入性治疗，用于治疗缺血性脑血管病，具有较好的疗效。选择性动脉注射有两种途径：一是超选择性脑动脉注射法，即经股动脉或肘动脉穿刺后，先进行脑血管造影，明确血栓所在的部位，再将导管插至颈动脉或椎基底动脉的分支，直接将溶栓药注入血栓所在的动脉或直接注入血栓处，达到较准确的选择性溶栓作用。且在注入溶栓药后，还可立即再进行血管造影，了解溶栓的效果。二是颈动脉注射法，适用于治疗颈动脉系统的血栓形成。用常规注射器穿刺后，将溶栓药物注入发生血栓侧的颈动脉，达到溶栓作用。操作时，先行股动脉插管，经全脑血管造影明确闭塞动脉，换用 5F 导引导管，导入微导管，在 X 线荧光屏监视下将微导管导至闭塞部的近端，然后进行溶栓药物的注入。①重组组织型纤溶酶原激活物（rt–PA）。剂量为 20mg，溶于 0.9% 氯化钠注射液 50ml 中用输液泵缓慢输注，于 2 小时内用完。②尿激酶（UK）。剂量为 5 万～ 24 万 U，加入 0.9% 氯化钠液 250ml 或右旋糖酐 –40 中，经微导管缓慢、持续注入，约 1 小时左右注完或者间断注射，即每次用 5 万 U 加入 0.9% 氯化钠液 20ml，于 20 ～ 30 分钟内缓慢泵入，每次间隔 1 小时左右。一般 UK 总量可用至 70 万～ 80 万 U。③链激酶（SK）。一次可用 2.5 万 U 经微导管推注，最大剂量可用至 15 万 U，或者每 15 万 U 用链激酶 4 000U，经微导管推注，直到血浆纤维蛋白水平降至治疗前水平的一半然后再减量使用。④在溶栓过程中，不断经 6F 导引导管造影，以了解血栓溶解情况，溶栓后再次经 6F 导引导管造影，了解溶栓效果及血管再通情况。整个溶栓治疗结束后，拔除导引导管和导管稍，穿刺部位压迫止血 15 ～ 20 分钟，待无出血后盖无菌纱布，局部加压包扎。

3）选择性动脉内溶栓治疗后的处理要点：①严密观察病情变化，尤其注意患者的意识状态、语言功能、肢体运动、生命体征变化、穿刺部位有无出血以及足背动脉搏动情况。②在溶栓治疗的同时，应给予制酸药及胃粘膜保护药，以防治消化道出血。③溶栓治疗后应立即静脉滴注 20% 甘露醇 125 ～ 250ml、500ml 右旋糖酐 –40，以后继续应用 500ml 右旋糖酐 –40，静脉滴注，1 次 / 天，共用 10 天。④动脉内溶栓治疗 24 小时后，开始口服或鼻饲肠溶阿司匹林 200 ～ 300mg/d，共用 10 天，改为维持量 75 ～ 120mg/d。⑤静脉应用血管扩张剂，如罂粟碱、尼莫地平等。⑥常规应用抗生素以防治感染。

4）溶栓、降纤治疗的注意事项：①正确掌握溶栓药物的给药速度、给药浓度和使用剂量，注意掌握输液速度。②用链激酶时要注意过敏反应，尤其是致热反应。在应用链激酶前，宜先静脉内给予氢化可的松 200mg 或地塞米松 10mg，必要时可重复一次。③在进行动脉内或静脉内溶栓、降纤治疗前，必须进行出凝血时间、凝血因子水平、凝血酶原时间等的测定。治疗开始后 2 ～ 4 小时内重复上述检查。如治疗后凝血因子 I 水平降低一半以上、凝血酶原时间延长 1 倍以上，则说明溶栓治疗有效、若不能达到上述标准，说明药物未能发挥作用，宜更换药物。上述溶栓治疗完成后，应立即开始进行肝素治疗，连续 7 ～ 10 天后改用华法林治疗。

5）影响疗效的因素：主要是治疗时机的选择。处于可逆性缺血的脑组织，再灌注可以挽救，若已是不可逆性缺血，即脑梗死已发生，则再灌注不仅对缺血脑组织无益，反而会加重脑水肿或引起脑出血并发症。目前大多数报道，栓塞血管再通情况与临床神经功能改善相关，因此，血管再通情况是治疗结果的一个重要指标。溶栓后血管再通程度分为4级。0级：无再灌流。1级：为最小再灌流穿过栓塞处，造影剂在栓塞远端停滞，远端血管不能显影。2级：部分再灌流，造影剂通过阻断处并显示远端血管，但其清除率比正常动脉慢。3级：为完全再灌流，血流通过阻断处及其远端动脉同正常动脉一样。

另外，在一些病例中，及时使栓塞的血管再通并没有改善患者的临床情况。这也意味着大血管的再通，并不一定能改善缺血引起的神经功能障碍，可能是供应脑组织的微血管并没有再通，而这在血管造影时不一定能反映。此外，溶栓药的选择、剂量及用法，溶栓药与血块接触面积的大小及血块的组成，栓子本身的来源和性质等，对溶栓效果均有一定的影响。

（7）并 发 症

1）出血性并发症：脑出血发生率在5%～10%。危险因素①溶栓开始时间超过脑梗死发病后6小时。②溶栓治疗前血压高，一般为收缩压＞24.0～26.7kPa，或舒张压＞14.7～16.0kPa。脑CT已显示神经系统功能缺损的低密度影。另外，大剂量的溶栓药和豆纹动脉区域梗死也易发生出血。

脑出血的原因并非是凝血机制变化引起，而是血栓溶解后血管壁损害部位失去保护，或血管栓塞远端缺血坏死血管再通后，血液可以从血管栓塞部位或通过侧支循环流入梗塞区。因此，在脑组织和脑血管壁坏死之前恢复血流，是防止脑梗塞和脑出血并发症的关键。但临床上从血管闭塞到血管壁坏死和脑组织坏死的时间难以确定，必须结合临床具体情况和有关检查结果来判断。

2）非出血性并发症：当缺血脑组织重新得到灌注时，不可避免地引起再灌注损伤。血流再通早期，脑组织脂质过氧化物含量明显增高，同时由于血流再通后脑组织的氧利用率低，过剩的氧与线粒体逸出的电子相互作用形成活性氧，使生物膜的脂质过氧化物反应进一步加剧而损害脑细胞。也有人认为，灌注压的增加和缺血脑组织的再灌注，可以破坏血脑屏障引起脑水肿。溶栓后再闭塞为10%～20%，同时存在的血管狭窄是主要原因，此外，血液凝固状态改变也是再闭塞发生的重要原因。在未充分溶栓时使用机械方法去捣碎血栓，溶栓过程中的血栓脱落、碎块被再通的血流冲到远端小血管也会导致再闭塞。

3. 降纤治疗 可以降解血栓蛋白质、增加纤溶系统活性、抑制血栓形成或促进血栓溶解。此类药物亦应早期应用（发病6小时以内），特别适用于合并高纤维蛋白原血症者。可选择的药物包括，巴曲酶（Batroxobin）、降纤酶、安克洛酶（Ancrod）、蚓激酶等。巴曲酶首剂10BU，以后隔天5BU静脉注射，共3～4次，安全性较好。巴曲酶的作用机制为：①具有分解血纤维蛋白原、抑制血栓形成作用。②具有诱发TPA的释放、增强TPA的作用、促进纤维蛋白溶酶的生成、减少α2-P1和PAI、溶解血栓的作用。③具有降低血黏度、抑制红细胞凝集、沉降、增强红细胞的血管通过性及变形能力、降低血管阻力，以及改善微循环等作用。使溶栓作用快速，缺血部位功能恢复，从而达到治疗和防止复发的效果。

4. 扩容治疗 主要是通过增加血容量，降低血液黏稠度，以改善脑微循环作用。①低分子右旋糖酐。主要作用为，阻止红细胞和血小板聚集，降低血液黏稠度，以改善循环。用法：10%低分子右旋糖酐500ml，静脉滴注，每日1次，10天为1个疗程。可在间隔10～20天后，再重复使用1个疗程。有过敏体质者，应做过敏皮试阴性后方可使用。心功能不全者应使用半量，并慢滴注。有糖尿病者，应同时加用相应胰岛素。高血压患者慎用。有意识障碍，提示脑水肿明显者禁用。无论有无高血压，均需观察血压情况。② 706 代血浆（6% 羟乙基淀粉）。作用和用法与低分子右旋糖酐相同，只是不须做过敏试验。

5. 扩血管治疗　血管扩张药曾被广泛应用，但是后来认为，此法在脑梗死急性期不宜使用。原因为，缺血区的血管因缺血缺氧及组织中的乳酸聚集已造成病理性的血管扩张，此时应用血管扩张剂，则造成脑内正常血管扩张，也波及全身血管，以至于使病变区的血管局部血流下降，加重脑水肿，即所谓“盗血”现象。如有出血性梗死时可能会加重出血，因此只在病变轻、无水肿的小梗死灶，或脑梗死发病 3 周后无脑水肿者可酌情使用，且应注意有无低血压。

（1）罂粟碱（Papaverine）：具有非特异性血管平滑肌的松弛作用，直接扩张脑血管，降低脑血管阻力，增加脑局部血流量。用法：60mg 加入 5% 葡萄糖注射液 500ml 中，静脉滴注，每日 1 次，可连用 5 ～ 7 天；或每次 20 ～ 30mg，肌内注射，每日 1 次，连用 5 ～ 7 天。注意本药每日用量不应超过 300mg，不宜长期使用，以免成瘾。在用药时可能因血管明显扩张导致明显头痛。

（2）己酮可可碱（Pentoxifylline）：直接抑制血管平滑肌的磷酸二酯酶，使 cAMP 含量增多，达到扩张血管的作用；还能抑制血小板和红细胞的聚集。用法：100 ～ 400mg 加入 5% 葡萄糖注射液 500ml，静脉滴注，每日 1 次，连用 7 ～ 10 天。或口服每次 100 ～ 300mg，每日 3 次，连用 7 ～ 10 天。本药禁用于刚患心肌梗死、严重冠状动脉硬化、高血压者及孕妇。输液过快者可出现呕吐及腹泻。

（3）环扁桃酯（Cyclandelate，hecoson）：又名三甲基环已扁桃酸或抗栓丸。能持续性松弛血管平滑肌，增加脑血流量，但作用较罂粟碱弱。用法：每次 0.2 ～ 0.4g 口服，每日 3 次，连用 10 ～ 15 天。也可长期应用。

（4）氢化麦角碱：又称喜得镇或海得琴（Hydergine），系麦角碱的衍生物。其直接激活多巴胺和 5- 羟色胺受体，也阻断去甲肾上腺素对血管受体的作用，使脑血管扩张，改善脑微循环，增加脑血流量。用法：每次口服 1 ～ 2mg，每日 3 次，1 ～ 3 个月为 1 个疗程，或长期使用。本药易引起直立性低血压，低血压患者禁用。

6. 钙离子拮抗剂　其通过阻断钙离子的跨膜内流而起作用，从而缓解平滑肌的收缩、保护脑细胞、抗动脉粥样硬化、维持红细胞变形能力及抑制血小板聚集。

（1）尼莫地平（Nimodipine）：又称硝苯甲氧乙基异丙啶。为选择性地作用于脑血管平滑肌的钙离子拮抗剂，对脑以外的血管作用较小，因此，不起降血压作用。主要缓解血管痉挛，抑制肾上腺素能介导的血管收缩，增加脑组织葡萄糖利用率，重新分布缺血区血流量。用法：每次口服 20 ～ 40mg，每日 3 次，可经常使用。尼莫地平的不良反应很少，文献报道，尼莫地平不同剂量所致不同反应。

（2）尼莫通（Nimotop）：为尼莫地平的同类药物，只是水溶性较高。每次口服 30 ～ 60mg，每日 3 次，可经常使用。

（3）尼卡地平（Nicardipine）：又称硝苯苄胺啶。系作用较强的钙离子通道拮抗药。选择性作用于脑动脉、冠状动脉及外周血管，增加心脑血流量和改善循环，同时有明显的降血压作用。用法：每次口服 20 ～ 40mg，每日 3 次，可经常使用。

（4）脑益嗪：又称桂利嗪（Cinnarizine）、肉桂苯哌嗪、桂益嗪、Mitronal。为哌嗪类钙离子拮抗剂，扩张血管平滑肌，能改善心脑循环。还能防止血管脆化作用。用法：每次口服 25 ～ 50mg，每日 3 次，可经常使用。

（5）盐酸氟桂嗪（Flunarizine）：与脑益嗪为同一类药物。用法：每次口服 5 ～ 10mg，每日 1 次，连用 10 ～15 天。因本药可增加脑脊液，故颅内压增高者不用。

7. **抗血小板药** 主要通过失活脂肪酸环化酶，阻止血小板合成 TXA_2，并抑制血小板释放 ADP、5–HT、肾上腺素、组胺等活性物质，以抑制血小板聚集。达到改善微循环及抗凝作用。

（1）阿司匹林（Aspirin）：阿司匹林也称乙酰水杨酸（Acetylsalicylic Acid），有抑制环氧化酶，使血小板膜蛋白乙酰化，并能抑制血小板膜上的胶原糖基转移酶的作用。由于环氧化酶受到抑制，使血小板膜上的花生四烯酸不能被合成内过氧化物 PGG_2 和 TXA_2，因而能阻止血小板的聚集和释放反应。在体外，阿司匹林可抑制肾上腺素、胶原、抗原–抗体复合物、低浓度凝血酶所引起的血小板释放反应。具有较强而持久的抗血小板聚集作用。成人口服 0.1 ～ 0.3g 即可抑制 TXA_2 的形成，其作用可持续 7 ～ 10 天之久，这作用在阻止血栓形成，特别在防治心脑血管血栓性疾病中具有重要意义。

由于血管壁的内皮细胞存在前列环素合成酶，能促进前列环素（PGL_2）的合成，PGL_2 为一种强大的抗血小板聚集物质。实验证明，不同剂量的阿司匹林，对血小板 TXA_2 与血管壁内皮细胞 PGL_2 的形成有不同的影响。小剂量（2mg/kg）即可完全抑制人的血小板 TXA_2 的合成，但不抑制血管壁内皮细胞 PGL_2 的合成，产生较强的抗血小板聚集作用。但大剂量（100 ～ 200mg/kg）则血小板 TXA_2 和血管壁内皮细胞 PGL_2 的合成均被抑制，故抗血小板聚集作用减弱，有促进血栓形成的可能性。但大剂量长期服用阿司匹林的临床试验表明，无血栓形成的增加小剂量（3 ～ 6mg/kg）或大剂量（25 ～ 80mg/kg）都能延长出血时间，说明阿司匹林对血小板环氧化酶的作用，较对血管壁内皮细胞前列环素合成酶的作用占优势。因此，一般认为小剂量（160 ～ 325mg/d）对多数人有抗血栓作用，中剂量（500 ～ 1 500mg/d）对某些人有效，大剂量（1 500mg/d 以上）才可促进血栓形成。

（2）噻氯匹定（Ticlopidine）：噻氯匹定商品名 Ticlid，也称力抗栓，能抑制纤维蛋白原与血小板受体之间的附着，致使纤维蛋白原在血小板相互集中，不能发挥桥联作用；刺激血小板腺苷酸环化酶，使血小板内 CAMP 增高，抑制血小板聚集；减少 TXA_2 的合成；稳定血小板膜，抑制 ADP、胶原诱导的血小板聚集。因此，噻氯匹定药理作用是对血小板聚集的各个阶段都有抑制作用，即减少血小板的黏附，抑制血小板的聚集，增强血小板的解聚作用，以上特性表现为出血时间延长，对凝血试验无影响。服药后 24 ～ 48 小时才开始起抗血小板作用，3 ～ 5 日后作用达高峰，停药后其作用仍可维待 3 日。口服每次 125 ～ 250mg，每日 1 ～ 2 次，进餐时服用。可随患者具体情况而调整剂量。噻氯匹定对椎–基底动脉系统缺血性脑卒中的预防作用优于颈内动脉系统，并且效果优于阿司匹林，它同样可以预防脑卒中的复发。

噻氯匹定的不良反应有粒细胞减少，发生率约为 0.8%，常发生在服药后最初 3 周，其他尚有腹泻、皮疹（约 2%）等，停药后不良反应一般可消失。极个别患者有胆汁淤积性黄疸和（或）转氨酶升高。不宜与阿司匹林、非类固醇抗炎药和口服抗凝药合用。由于可产生粒细胞减少，服药后前 3 个月内每 2 周做白细胞数监测。由于延长出血时间，对有出血倾向的器质性病变，如活动性溃疡或急性出血性脑卒中、白细胞减少症、血小板减少症等患者禁用。

（3）氯吡格雷（Pivix）：氯吡格雷的化学结构与噻氯匹啶相近，活性高于噻氯匹啶。氯吡格雷通过选择性不可逆地和血小板 ADP 受体结合，抑制血小板聚集，防止血栓形成和减轻动脉粥样硬化。氯吡格雷 75mg/d 与噻氯匹啶 250mg Bid 抑制效率相同。其不良反应有皮疹、腹泻、消化不良、消化道出血等。

（4）潘生丁（Persantin）：又名双嘧达莫（Dipyridamole），双嘧啶胺醇。通过抑制血小板中磷酸二酯酶的活性，也有可能刺激腺苷酸环化酶，使血小板内环磷酸腺苷（cAMP）增高。从而抑制 ADP 所诱导的初发和次发血小板聚集反应。在高浓度下，可抑制血小板对胶原、肾上腺素和凝血酶的释放反应。潘生丁可能还有增强动脉壁合成前列环素、抑制血小板生成 TXA_2 的作用。口服每次 50 ～ 100mg，每日 3 次，可长期服用。合用阿司匹林更有效。不良反应有恶心、头痛、眩晕、面色潮红等。

8. **中药治疗**　有些中药主要通过活血化瘀，对治疗缺血性脑血管病有一定作用。

（1）丹参制剂：主要成分为丹参酮，具有扩张脑血管，改善微循环，促进纤维蛋白原降解，降低血液黏稠度，提高脑组织抗缺氧力。用法：丹参注射液 10 ～ 20mg 加入 5% 葡萄糖注射液 500ml 或低分子右旋糖苷 500mg，静脉滴注，每日 1 次，10 ～ 15 天为 1 个疗程。也可 2 ～ 4mg，肌内注射，每日 2 次，10 天为 1 个疗程。丹参片或复方丹参片，每次口服 3 片，每日 3 次，可长期服用。

（2）川芎嗪：主要成分为四甲基吡嗪。药理研究表明，川芎嗪能通过血脑屏障，主要分布在大脑半球、脑干等处，对血管平滑肌有解痉作用，能扩张小血管，减小脑血管阻力，增加脑血流量，改善微循环；能降低血小板表面活性及聚集性，对已形成的血小板聚集有解聚作用，能抑制 ADP 对血小板的聚集作用；对血管内皮细胞有保护作用，对缺血、缺氧引起的脑水肿有较好的防治作用；川芎嗪作为一种钙拮抗剂，可改善脑缺血后再灌注后的能量代谢、电生理及线粒体功能，有抗自由基的氧化作用，对脑缺血及再灌注后神经细胞功能有保护作用。用法：川芎嗪注射液 80 ～ 160mg，加入 5% 葡萄糖注射液 500mg，静脉滴注，每日 1 次，10 ～ 15 天为 1 个疗程。川芎嗪片口服，每日 3 次，每次 0.1 ～ 0.2g，可长期服用。

9. **防治脑水肿**　一旦发生脑血栓形成，很快出现缺血性脑水肿，其包括细胞毒性水肿和血管源性水肿。脑水肿进一步加剧神经细胞的坏死，严重大块梗死者，还可引起颅内压增高，发生脑病致死。所以，缺血性脑水肿不仅加重脑梗死的病理生理过程，影响神经功能障碍的恢复，还可导致死亡。因此，脑血栓形成后，尤其梗死面积大、病情重或进展型脑卒中、意识障碍的患者，应及时积极治疗脑水肿。防治脑水肿方法，包括使用高渗脱水药、利尿药和白蛋白，控制入水量等。

（1）高渗性脱水治疗：通过提高血浆渗透压，造成血液与脑之间的渗透压梯度加大，脑组织水分向血液移动，达到脑组织脱水作用；高渗性血液通过反射机制抑制脉络丛分泌脑脊液，使脑脊液生成减少；由于高渗性脱水最终通过增加排尿量的同时，也加速排泄梗死区代谢产物。最后减轻梗死区及半暗带水肿，挽救神经细胞，防止脑疝产生危及生命。缺血性脑水肿的发生和发展，尽管是一个严重的并发症，但也是一个自然过程。在脑血栓形成后的 10 天以内，脑水肿最重，只要此期间在药物协助下，加强脱水，经过一段时间治疗后，缺血性脑水肿会自然消退。

1）甘露醇：是一种己六醇。至今仍为最好、最强的脱水药。其主要有以下作用：快速注入静脉后，因它不易从毛细血管外渗入组织，而迅速提高血浆渗透压，使组织间液水分向血管内转移，产生脱水作用，同时增加尿量及尿 Na^+、K^+ 的排出；有清除各种自由基的作用，减轻组织的损害。静脉应用后在 10 分钟开始发生作用，2 ～ 3 小时达高峰。用法：根据脑梗死的大小和心、肾功能状态，决定用量和次数。一般认为最佳有效量是每次

0.5～1g/kg，即每次20%甘露醇125～250ml静脉快速滴注，每日2～4次，直至脑水肿减轻。但是，小灶梗死者，可每日1次；或心功能不全者，每次125ml，每日2～3次。肾功能不好者尽量减少用量，并配合其他利尿药治疗。

2）甘油：甘油为丙二醇，其分子量为92，有人认为甘油优于甘露醇，由于甘油可提供热量，仅10%～20%无变化地从尿中排出，可减少导致水电解质紊乱与反跳现象。可溶于水和酒精中，为正常人的代谢产物，大部分在肝脏内代谢，转变为葡萄糖、糖原和其他碳水化合物，小部分构成其他酯类。甘油无毒性，是目前最常用的口服脱水药。其治疗脑水肿的机制，可能是通过提高血浆渗透压，使组织水分（尤其是含水多的组织）转移到血浆内，因而引起脑组织脱水。最初曾用于静脉注射以降低颅压，现认为口服同样有效。用药后30～60分钟起作用，治疗作用时间较甘露醇稍晚，维持时间短，疗效不如前者。因此，有时插在上述脱水药2次给药之间给予，以防止“反跳现象”。口服甘油无毒，在体内能产生比等量葡萄糖稍高的热量，因此尚有补充热量的作用，且无“反跳现象”。Contoce认为，甘油比其他高渗药更为理想，其优点有：①迅速而显著地降低颅内压；②长期重复用药无反跳现象；③无毒性。甘油的不良反应轻微，可有头痛、头晕、咽部不适、口渴、恶心、呕吐、上腹部不适及血压轻度下降等。由于甘油可引起高血糖和糖尿，故糖尿病患者不宜使用。甘油过大剂量或浓度大于10%时，可产生注射部位的静脉炎，或引起溶血、血红蛋白尿，甚至急性肾功能衰竭等不良反应。

甘油自胃肠道吸收，临床上多口服，昏迷患者则用鼻饲，配制时将甘油溶于生理盐水内稀释成50%溶液，剂量每次0.5～2g，每天总量可达5g/kg以上。一般开始剂量1.5g/kg，以后每3小时0.5～0.7g/kg，一连数天。静脉注射为10%甘油溶液500ml，成人每日10%甘油500ml，共使用5～6次。

（2）利尿药：主要通过增加肾小球滤过，减少肾小管再吸收和抑制肾小管的分泌，达到增加尿量，造成机体脱水，最后使脑组织脱水。同时，还可控制钠离子进入脑组织减轻脑水肿，并控制钠离子进入脑脊液，以降低脑脊液生成率的50%左右。但是，上述作用必须以肾功能正常为前题。

1）呋塞米（furosemide）：又称速尿、利尿磺酸、呋喃苯胺酸、速尿灵、利尿灵等。是作用快、时间短和最强的利尿药，主要通过抑制髓袢升支对Cl^-的主动再吸收而起作用。注射后5分钟起效，1小时达高峰，并维持达3小时。对并发有高血压、心功能不全者更佳。如患者有肾功能障碍或用较大剂量甘露醇后效果仍不佳时，可单独或与甘露醇交替应用本药。用法：每次20～80mg，肌内注射或静脉推注，每日2～4次。口服者每次20～80mg，每日2～3次。其不良反应为电解质紊乱、过度脱水、血压下降、血小板减少、粒细胞减少、贫血、皮疹等。

2)利尿酸：又称依他尼酸(Ethacrynicacid)。作用类似于速尿。应用指征同速尿。用法：每次25～50mg加入5%葡萄糖注射液或生理盐水100ml，静脉缓慢滴注。3～5天为1疗程。所配溶液在24小时内用完。可出现血栓性静脉炎、电解质紊乱、过度脱水、神经性耳聋、高尿酸血症、高血糖、出血倾向、肝肾功能损害等不良反应。

3）白蛋白：对于严重的大面积脑梗死引起的脑水肿，加用白蛋白，有明显的脱水效果。用法：每次10～15g，静脉滴注，每日或隔日1次，连用5～7天。本药价格较贵，个别患者有过敏反应，或造成医源性肝炎。

10. 神经细胞活化药 至今有不少这类药物实验报告，有一定的营养神经细胞和促进神经细胞活化的作用，主要对于不完全受损的细胞起作用，个别报道甚至认为有极佳效果。

但是，在临床实践中，并没有明显效果，而且价格较贵。

（1）脑活素（Cerebrolysin）：主要成分为动物脑（猪脑）水解后精制的必需和非必需氨基酸、单胺类神经递质、肽类激素和酶前体。据认为，该药能通过血脑屏障，直接进入神经细胞，影响细胞呼吸链，调节细胞神经递质，激活腺苷酸环化酶，参与细胞内蛋白质合成等。用法：20 ～ 50ml 加入生理盐水 500ml，静脉滴注，每日 1 次，10 ～ 15 天为 1 个疗程。

（2）胞二磷胆碱（Cytidine diphophate choline）：在生物学上，胞二磷胆碱是合成磷脂胆碱的前体，胆碱在卵磷脂的生物合成中具有重要作用，而卵磷脂是神经细胞膜的重要组成部分。胞二磷胆碱还参与细胞核酸、蛋白质和糖的代谢，促使葡萄糖合成乙酰胆碱，防止脑水肿。用法：500 ～ 1 000mg 加入 5% 葡萄糖注射液 500ml，静脉滴注，每日 1 次，10 ～ 15 天为 1 个疗程。0.25mg，肌内注射，每日 1 次，每个疗程为 2 ～ 4 周。少数患者用药后出现兴奋性症状，诱发癫痫或精神症状。

（3）活脑灵（Fonzylane）：主要成分为 buflomedil hydrochloride，主要作用：①阻断 a- 肾上腺素能受体；②抑制血小板聚集；③提高及改善红细胞变形能力；④有较弱的非特异性钙拮抗作用。用法：200mg 加入生理盐水或 5% 葡萄糖注射液 500ml，静脉缓慢滴注，每日 1 次，10 天为 1 个疗程。也可肌内注射，每次 50ml，每日 2 次，10 天为 1 个疗程。但是，产妇和正在发生的出血性疾病者禁用。少数患者可有肠胃不适、头痛、眩晕及肢体烧灼痛感。

11. **其他内科治疗**　由于脑血栓形成的主要原因系高血压、高血脂、糖尿病、心脏病等内科疾病，或发生脑血栓形成时，大多并发许多内科疾病。但是，并发严重的内科疾病多见于脑干梗死和较大范围的大脑半球梗死。有时，患者由于严重的内科并发症如心功能衰竭、肺水肿及感染、肾功能衰竭等而致死。因此，在针对性治疗脑血栓形成外，还应治疗并发的内科疾病。

（1）调整血压：脑梗死患者一过性血压增高常见，因此降血压药慎用。国外平均血压（MBP），[（收缩压 + 舒张压）×2÷3]＞130mmHg 或收缩压（SBP）＞220mmHg，可谨慎应用降压药。一般不主张使用降压药以免减少脑血流灌注，加重脑梗死。如血压低，应查明原因是否为血容量减少，补液纠正血容量，必要时应用升压药。对分水岭梗死，则应对其病因进行治疗，如纠正低血压、治疗休克、补充血容量、对心脏病进行治疗等。

（2）控制血糖：临床和实验病理研究证实，高血糖会加重急性脑梗死及局灶性缺血再灌注损伤，故急性缺血性脑血管病在发病 24 小时内不宜输入高糖以免加重酸中毒。有高血糖要纠正，低血糖亦要注意，一旦出现要控制。

（3）心脏疾病预防：积极治疗原发的心脏疾病。但严重的脑血栓形成可合并心肌缺血或心律紊乱，严重者出现心力衰竭，除了积极治疗外，补液应限制速度和剂量，甘露醇应半量并加用利尿药。

（4）保证营养与防治水电解质及酸碱平衡：出现球麻痹或意识障碍的患者，主要靠静脉输液和胃管鼻饲或经皮胃管补充营养。应该保证每日的水电解质和能量的补给。在应用葡萄糖的问题上，尽管国内外的动物实验研究认为，高血糖和低血糖对脑梗死有加重作用，但是，也应保证每日的需要量，如有糖尿病或反应性高血压者，在应用相应剂量的胰岛素下补给葡萄糖。对于不能进食和长期大量使用脱水剂者，每天检测血生化，如有异常，及时纠正。

（5）防治感染：对于严重瘫痪、球麻痹、意识障碍者，容易并发肺部感染，可常规使用青霉素 320 万 U 加入生理盐水 100ml 静脉滴注，每日 2 次。如果效果不理想，应根据痰培养结果及时改换抗生素。对于严重的球麻痹和意识障碍者，由于自己不能咳嗽排痰，应尽早做气管切开，以利于吸痰，这是防治肺部感染的最好办法。

（6）加强护理：由于脑血栓形成患者在急性期大多数不能生活自理，定期每 2 小时翻身 1 次，加拍背部协助排痰，防止压疮和肺部感染的发生。

12. **外科治疗** 除由于脑疝为抢救生命所做减压或分流术外，目前国内外对脑血栓形成手术治疗目的均在于重新建立缺血区的血液循环。目前开展的手术有：颅内外动脉吻合术，颅内外动脉搭桥术，大网膜颅内移植术，椎动脉减压术，颈动脉内膜切除术，颅内外血管连通术，狭窄血管腔内扩张术，血管内激光治疗陈旧性血栓术等。

13. **康复治疗** 主张早期进行康复治疗，即使在急性期也应注意到瘫痪肢体的位置。病情稳定者，可以尽早开始肢体功能锻炼和语言训练。这既可明显地降低脑血栓形成患者的致残率，也可减少并发症和后遗症如肩周炎、肢体挛缩、废用性肌萎缩、痴呆等。

（十）预后与防治

总而言之，尽管有层出不穷的治疗脑血栓形成的药物和开展血管介入性溶栓治疗，但至今仍无公认有特效的方法预防脑血栓形成。脑血栓形成也有自限性自然恢复。脑血栓形成的恢复程度取决于病变的部位和大小，局部侧支开放程度，及时合理性治疗，防治并发症，早期康复治疗等。脑血栓形成患者的病死率为 20% ～ 30%，致残率为 30% ～ 50%，复发率为 40% ～ 50%。因此，对于脑血栓形成患者来讲，主要仍在于预防。尤其在发病后，容易复发，每次复发均较前一次严重。一般认为发病至第 3 次时，近 100% 遗留不同程度的后遗症。预防复发是综合性的，除了长期应用脑血管病药物外，应积极治疗导致脑血栓形成的内科疾病，生活上应低糖、低脂和低盐饮食，防止过度疲劳和情绪剧烈波动等。

五、脑出血

（一）概　述

脑实质内出血称为脑出血，起病急骤、病情凶险、死亡率非常高，是急性脑血管病中最严重的一种，为目前中老年人致死性疾病之一。中老年人是脑出血发生的主要人群，以 40 ～ 70 岁为最主要的发病年龄，脑出血的原因主要与脑血管的病变、硬化有关。血管的病变与高血脂、糖尿病、高血压、血管的老化、吸烟等密切相关。患者往往由于情绪激动、费劲用力时突然发病，表现为失语、偏瘫，重者意识不清，半数以上患者伴有头痛、呕吐。

引起脑出血的原因很多，临床常概括为损伤性和非损伤性两大类。损伤性颅内出血可发生于硬膜内、硬膜外，蛛网膜下腔和脑实质内。非损伤性脑出血又称原发性或自发性脑出血，系指颅内的血管病变、坏死、破裂而引起的出血，绝大部分是高血压病伴发的脑小动脉病变，在血压骤升时破裂所致，称为高血压性脑出血。

我国脑卒中的年发病率为 219/10 万，自发性脑出血占 30% ～ 50%。而自发性脑出血中绝大多数为高血压性脑出血。高血压性脑出血死亡率高达 40% ～ 70%。CT 问世以后，可明确诊断预后较好的小量脑出血（在 CT 问世以前常误诊为脑梗死），因此，脑出血的总死亡率明显下降为 20% ～ 56%。

脑出血的危险因素包括高龄、种族、高血压、吸烟、饮酒、血清胆固醇水平偏低。此外，抗凝治疗或降纤治疗、服用阿司匹林、拟交感神经药物的使用、所处的周围环境温度过低以及偏头痛等，可能与脑出血的发病也有关。相当多的脑出血患者患有高血压。胸部X线检查和（或）心电图检查，通常提示心脏肥大。除年龄、舒张期血压、血清胆固醇、饮酒、红细胞压积、体重指数等因素外，吸烟可使“出血性脑卒中”（脑出血和蛛网膜下腔出血）的发病率增加2.5倍。脑出血的发病与饮酒呈剂量依赖关系。过度饮酒引起凝血功能受损，并直接损害脑血管的完整性，增加脑出血的危险。与不饮酒的人群相比，在饮酒的人群中，经过年龄校正后的脑出血相对危险性为：轻度饮酒（30～400g/月）为2.1，中度饮酒（400～1 000g/月）为2.4，重度饮酒（>1 000g/月）为4.0。血清胆固醇水平偏低（<160mg/dl即<4.1mmol/L）与脑出血的发生有关，尤其是当舒张压高于90mmHg时，更易发生脑出血。

脑出血幸存者的功能恢复相对比较好，脑出血的复发率也比较低，最近有研究显示，脑出血的复发率为5.4%。脑出血幸存者的死亡率与年龄和性别均相当的总体人群死亡率相同。同样，脑出血患者与病情相当的脑梗死患者相比，发病1年后，两者死亡率相同，并且功能恢复水平相当。尽管目前很少有资料评估脑出血患者的长期预后，但还是有较多的预测因子可以推测脑出血患者急性期的预后，患者意识水平降低（格拉斯哥昏迷量表评分3～8分）、巨大血肿体积就能高度预测脑出血患者急性期的死亡率。此外，还有其他一些因素与脑出血患者预后不良有关，包括高龄、饮酒量、脑积水、入院时的血压等。但脉压、凝视麻痹、运动功能缺失、动脉氧分压（PaO2）、心电图改变、入院时血糖、脑室出血（IVH）、脑出血后神经功能恶化等指标，不是判断脑出血预后的稳定一致的预测因子。

（二）病　因

引起脑出血的病因很多，最常见的原因是高血压动脉粥样硬化，其次为先天性脑血管畸形或动脉瘤、血液病、脑外伤、抗凝或溶血栓治疗，淀粉样血管病引起的脑出血。根据病因分列如下。

1. **根据血管病理**　常见有微动脉瘤或者微血栓瘤、脑动脉畸形（AVM）、淀粉样脑血管病、囊性血管瘤、颅内静脉血栓形成、脑膜动静脉畸形、特异性动脉炎、真菌性动脉炎、烟雾病和动脉解剖变异等。

2. **根据血流动力学**　有高血压和偏头痛。血液因素有抗凝、抗血小板或溶栓治疗、嗜血杆菌感染、白血病、血栓性血小板减少症等。

3. **其他**　颅内肿瘤、酒精中毒及交感神经兴奋药物等；原因不明，如特发性脑出血。

此外，有些因素与脑血管病的发生有一定的关系，可能是导致脑血管病的诱因：①血压波动。如高血压患者近期没有服用降压药物，或生气着急等，引起血压增高，以收缩压升高尤为重要。②脾气急躁或情绪紧张。常见于生气、与人争吵后。③不良嗜好。如吸烟、酗酒、食盐过多、体重过重。④用力过度。如体力和脑力劳动过度、排便用力、运动等。

（三）发病机制

在发生机制上，实际上每一例脑出血并不是单一因素引起，而可能是多种综合因素所致。高血压形成脑出血的机制有许多说法，比较公认的是为动脉瘤学说。一般认为单纯的血压升高不足以引起脑出血，脑出血常在有并发脑血管病变的基础上发生。

1. **脑动脉瘤破裂**　因脑内小动脉壁长期受高血压引起的张力影响，使血管壁薄弱部位形成微动脉瘤，其直径一般500μm。这种微动脉瘤多见于50岁以上的患者，多分布在基底节纹状动脉、桥脑、大脑白质和小脑中，直径在10～300μm动脉上，这种动脉瘤在血管壁薄弱部位形成囊状，在血压骤升时，微动脉瘤可能破裂而引起脑出血。

2. **脑动脉粥样硬化** 多数高血压患者在动脉内膜同时存在多样病变，包括局部脂肪和复合糖类积聚，出血或血栓形成，纤维组织增长和钙沉着。脑动脉粥样硬化患者易发生脑梗死，在大块脑缺血软化区内的动脉易破裂出血，形成出血性坏死病灶。

3. **脑动脉的外膜和中层在结构上薄弱** 脑动脉的外膜和中层结构的动脉远较其他器官薄弱，这可能是脑出血比其他内脏出血多的一个原因。

4. **脂肪玻璃样变或纤维坏死** 长期高血压，对脑实质内直径100～300μm小穿通动脉管壁内膜起到损害作用，血浆内的脂质经损害的内膜进入内膜下，使管壁增厚和血浆细胞浸润，形成脂肪样变，最后导致管壁坏死，当血压和血流急剧变化时容易破裂出血。

5. **脑小动脉病变** 高血压引起脑小动脉痉挛或者其远端脑组织缺氧、坏死，发生点状出血和脑水肿，这一过程若持久而严重，坏死出血区融合扩大即成大片出血。

6. **其他** 有人认为，脑内静脉循环障碍和静脉破裂，也与脑出血的发病有关。

（四）病理生理

出血最常见的部位为壳核、尾状核、脑桥、小脑、丘脑或深部白质，绝大多数高血压性脑出血发生在基底节的壳核及内囊区，其次为脑叶、脑干及小脑齿状核区。壳核出血常侵入内囊和破入侧脑室，使血液充满脑室系统和蛛网膜下腔；丘脑出血常破入第三脑室或侧脑室，向外可损伤内续；脑桥或小脑出血则可直接破入到蛛网膜下腔或第四脑室。

高血压脑出血好发于基底节区的小穿通动脉，如豆状动脉、丘脑穿通动脉和基底旁正中动脉分支。这些动脉系直接来自较大的脑底动脉，其管径小，行径长，经常受到较大动脉血流的冲击，加之脑动脉的外膜和中膜结构薄且中层纤维少，没有外弹力纤维，同时伴有小动脉变性增厚，玻璃样变及微小动脉瘤形成等，容易破裂形成脑出血。

1. **脑出血后早期血肿扩大** 早期血肿扩大是大部分患者早期神经功能恶化的重要原因。早期血肿扩大的机制包括，原出血部位的持续出血和再出血，以及血肿周围脑组织内血管（小动脉和小静脉）的机械性（牵拉、劈裂）及体液性（凝血酶、纤溶酶、基质金属蛋白酶等）破坏而造成的继发性出血。目前，多数观点认为，早期血肿扩大是由于原发破裂血管的持续出血所致。持续出血的好发部位多位于脑室周围，如丘脑血肿扩大的发生率明显高于壳核出血和脑叶出血，且血肿容易向脑室方向扩展。脑出血后再出血，多发生在第一次出血后最初24小时内，特别是6小时内。Brott等发现，103例脑出血患者中，至少有38%的患者在出血后3小时内血肿扩大，出血后3～6小时血肿扩大者占16%。早期血肿扩大一般多发生于下列情况：①年龄较轻；②病变部位较深，如丘脑、壳核等；③血压较高（收缩压＞200mmHg），且未得到有效控制；④急骤的过度脱水治疗；⑤既往长期服用抗凝药物如阿司匹林等；⑥血肿形状不规则；⑦既往有肝脏病史、脑梗死病史、糖尿病史、长期饮酒史及凝血功能障碍（血小板减少、纤维蛋白原降低、α2抗血浆素原活性降低）等。

2. **脑内血肿对脑组织的占位损害** 脑内血肿的直接占位性损害，是由于血肿本身压迫周围脑组织所致，使血肿周围神经组织和纤维的联系中断，神经束和脑组织移位和变形。脑出血超早期（＜24小时）的占位效应主要是早期血肿扩大，且是神经症状恶化的重要原因；引起脑出血占位效应的第二个原因，是血肿周围脑组织水肿亦是导致脑出血患者残障的重要原因之一。因此，早期清除血肿，及时解除血肿对神经纤维、神经束的推移、劈裂和压迫等机械作用，可以减少神经元和神经纤维的不可逆性损害，减轻患者的神经功能障碍。

3. **血肿周围局部脑血流量（rCBF）改变** 脑出血急性期血肿周围 rCBF 下降，且 rCBF 下降的区域远大于出血区域。一般来说，血肿越大，rCBF 下降越明显。Yang 等发现，大鼠脑出血后 1 小时，同侧 rCBF 下降为正常的 50%，对侧为正常的 73%，4 小时后恢复；24 ～ 48 小时后同侧 rCBF 再次降到正常的 50%，而对侧血流无变化。脑出血患者入院时，脑 CT 显示的血肿体积小于单光子发射计算机断层显像（SPECT）显示的缺血灶体积表明，血肿周围确实存在 rCBF 下降的缺血带。虽然人和动物实验均发现血肿周围 rCBF 下降，但是否存在血肿周围“缺血半暗带”，却有不同观点。研究发现，大鼠脑出血后，血肿周围脑组织 rCBF 虽有下降，但均在缺血性损害的阈值以上，并且在短时间内恢复，不足以导致缺血性损害发生。因此，对于脑出血周边组织是否存在“缺血半暗带”，仍有待深入研究。脑出血后血肿周围脑组织血流下降的原因包括：①血肿占位效应，影响局部脑微循环。②血肿内血管活性物质（如肾上腺素）释放。③再灌注期的“无再流”现象。④颅内压持续升高。

4. **血肿周围脑组织代谢紊乱** 脑出血后，血肿周围脑组织血流下降的同时，其代谢也发生改变。主要表现在，局部糖原和葡萄糖增加，磷酸肌酸浓度升高，三磷酸腺苷（ATP）生成有减少趋势，乳酸含量明显增加。血肿周围白质和灰质的代谢存在一定差异，造成血肿周围脑组织代谢改变的原因尚不清楚。推测脑血流量下降和脑组织水肿（造成细胞外间隙增加），引起轴突和细胞与供血血管间的距离增加是两个重要原因。

5. **脑出血后血肿周围水肿** 脑出血后血肿周围水肿，是导致神经功能缺失症状进一步恶化的重要原因之一。脑出血后 1 小时、20 小时头颅 CT 扫描可见血肿周围低密度区，说明脑出血后超早期血肿周围水肿已经发生，但血肿周围水肿通常发生在脑出血后最初 24 ～ 48 小时内。脑出血后不同时期，血肿周围水肿形成的机制不尽相同。早期血肿周围水肿发生在脑出血后数小时内，主要是由于血凝块的回缩作用和血肿内血浆蛋白渗出到周围脑组织间隙所致，血肿内的血浆蛋白在血肿周围聚集，局部渗透压增高，促使血液中的水分溶入血肿周围脑组织，形成超早期脑水肿。脑出血 3 小时后，血凝块回缩使血肿腔的静水压降低，致使血液中的水分渗入到血肿周围脑组织，而进一步加重脑水肿。此外，脑出血后血肿周围脑组织缺血、缺氧，局部血脑屏障破坏、通透性增加也是造成早期脑水肿的重要原因之一。中期血肿周围水肿发生在脑出血后 24 小时内，其形成与凝血级联放大反应及凝血酶生成有关。脑出血后脑内凝血酶浓度可迅速增加，主要源于以下三方面：出血后血肿凝固过程产生大量凝血酶、外周组织及局部脑组织损伤后生成新的凝血酶原。脑内的凝血酶具有双重作用，与其浓度和作用时间有关。低浓度凝血酶对神经元和胶质细胞有保护作用，使其免受缺氧、低血糖等的损害，促进胶质细胞合成和分泌神经生长因子，调节轴突生长。高浓度凝血酶具有广泛的神经毒性作用，主要包括：①破坏神经元和胶质细胞；②破坏血脑屏障；③促使血肿周围的白质和灰质水肿的形成；④导致延迟出现的灰质水肿；⑤上调白介素受体表达，参与脑出血后炎症反应的启动；⑥促进反应性胶质细胞增生和瘢痕的形成；⑦导致脑出血后癫痫的发生，凝血酶的细胞毒性及其对血脑屏障的破坏作用是中期血肿周围水肿形成的触发机制。晚期血肿周围水肿多发生在脑出血几天以后，是血凝块降解红细胞溶解、血红蛋白的神经毒性、血液中释放的蛋白酶（丝氨酸蛋白酶类、基质金属蛋白酶类、激肽释放酶类）、脑钠肽降低及血管加压素（AVP）升高，所引起的间质性、血管源性和细胞毒性脑水肿等多种因素综合作用的结果。总之，血肿周围水肿与血肿本身及其诱发的一系列病理生理反应密切相关。故对血肿周围水肿应采取预防性综合治疗措施。临床上，应用抑肽酶、特异性凝血酶抑制药（肝素、水蛭素、阿加曲班）及白蛋白治疗已取得一定效果。应用血红素加氧酶抑制药（SnPP），铁螯合剂（去铁胺）可防治由血红蛋白及其降解产物所引起的血肿周围水肿。

6. **脑出血后炎症反应与脑损伤** 脑出血后炎症反应，在脑水肿和神经损伤过程中起重要作用，且程度甚至较非出血性损伤严重。血凝块及受损脑组织，可释放多种趋化因子激活炎性细胞，并使其向血肿及其周围脑组织转移。脑出血后早期即出现中性粒细胞浸润，48 小时可达到高峰。随后出现巨噬细胞和淋巴细胞浸润；小胶质细胞反应也与细胞凋亡存在时间上有一致性（4 小时至 4 周）。脑出血后脑内星形胶质细胞、血管内皮细胞和血肿周围多核白细胞内一氧化氮合酶（NOS）活性增加，产生大量 NO，造成神经损伤。激活的补体系统形成膜，攻击复合体（MAC），破坏神经细胞膜，致使神经元死亡并使红细胞溶解和血红蛋白释放，损害血管内皮细胞，破坏血脑屏障，造成脑水肿。

7. **脑出血后细胞凋亡** 细胞凋亡是脑出血后继发性脑损伤过程，是细胞死亡的主要形式。细胞凋亡在脑出血后 4 小时即可发生，48 ～ 72 小时达到高峰并持续 4 周以上。与同等体积的脑梗死相比，由出血引起的凋亡神经元更多。脑出血导致血肿周围及远隔区域脑组织血流量下降，一般可降至正常的 50%，严重者甚至可降到正常的 25%，但一般出血后 24 ～ 48 小时内基本恢复正常。此种缺血虽不足以直接造成脑梗死，但却可启动一系列缺血损伤机制，导致缺血性损伤，血脑屏障破坏，引起细胞毒性水肿，Na^+–K^+–ATP 酶活性下降，这些因素均可导致细胞凋亡。此外，高浓度的凝血酶，作为一种神经毒性介质也可引起神经细胞凋亡。颅内血肿在溶解吸收过程中释放的血红素和铁离子，可能是神经元凋亡的重要触发因素之一。

8. **凝血功能障碍** 凝血系统受损是脑出血的危险因素，脑出血后凝血系统的生理性激活常常与并发蛛网膜下腔出血、脑室内出血有关。若脑出血不伴有蛛网膜下腔出血及脑室内出血，则周围凝血系统被激活的可能性不大。FuyⅡ等发现，脑出血后 6 小时，血中凝血酶 - 抗凝血酶复合物、纤溶酶 - 抗纤溶的复合物、D- 二聚体水平上升，提示凝血功能激活。事实上，血肿引起的局部凝血系统的激活程度非常有限。脑出血后 12 小时前，血凝系统仍处于减退状态，24 小时后才逐渐恢复至正常范围。说明脑出血后超早期及早期患者凝血功能受损，48 小时内凝血功能＞纤溶功能，出血 5 天后才出现纤溶功能＞凝血功能，这可能有利于血肿的吸收。脑出血后凝血级联放大反应迅速激活，可以终止脑出血的继续发展，但随着血块的凝固退缩，纤维蛋白的降解将不可避免，而且会出现继发的纤维蛋白降解亢进。纤溶系统相关蛋白可以溶解细胞外基质，还可以导致层黏蛋白的损伤，加重血脑屏障的损伤，从而促进了脑水肿的发生发展，并有可能导致再次出血等并发症。脑出血后 3 天，脑白质的水肿仍然在进展并且出现脱髓鞘改变，这可能与纤溶过程相关。因此，脑出血超早期（＜3 小时）止血治疗，具有阻止血肿扩大、减少血肿扩延、减轻脑组织损伤、增进神经功能恢复的作用。

（五）临床表现

1. **一般症状**

（1）急性起病并出现局限性神经功能缺损，一般可于数小时内达到高峰。个别患者因继续出血和血肿扩大，临床症状进行性加重，持续时间 6 ～ 12 小时。

（2）除小量脑出血外，大部分患者均有不同程度的意识障碍。意识障碍的程度是判断病情轻重和预后的重要指标。高血压脑出血后意识状态分级，Ⅰ级：意识清醒或嗜睡，无肢体功能障碍或仅有轻偏瘫、失语。Ⅱ级：嗜睡或朦胧，伴不同程度偏瘫和（或）失语。Ⅲ级：浅昏迷，偏瘫、瞳孔等大。Ⅳ级：昏迷，偏瘫、瞳孔等大或不等大。Ⅴ级：深昏迷，去大脑强直或四肢软瘫，单侧或双侧瞳孔散大。

（3）头痛和呕吐是脑出血最常见的症状，它可单独或合并出现。脑叶和小脑出血头痛最重，少量出血可以无头痛。头痛和呕吐同时出现是颅内压增高的指征之一。

（4）血压增高是脑出血常见的原因与伴发症。血压增高和心跳及脉搏缓慢同时存在，往往是颅压高的重要指征。

（5）脑出血者可出现癫痫发作，癫痫发作多为局灶性和继发性全身发作。以脑叶出血和深部出血最多见。

2. 局灶症状和体征　局灶症状与血肿的部位相关，但定位诊断的准确性不如神经影像结果。

（1）基底节区出血：高血压性脑出血最常发生。在壳核和丘脑，两者被内囊后肢分开。内囊后肢内走行的是下行的运动纤维和上行的感觉纤维，包括视放射。内囊外侧（壳核）或内囊内侧（丘脑）血肿压迫到这些纤维时，就会出现对侧感觉及运动障碍，表现为对侧严重偏瘫、偏身感觉缺失、水平凝视麻痹和同向偏盲，优势半球病损常伴有失语，非优势半球病损常伴有偏侧凝视。血肿破入邻近脑室系统的早期临床表现，常与动脉瘤破裂所致的蛛网膜下隙出血的临床表现非常相似。

1）壳核出血：壳核出血最为多见，几乎占高血压脑出血的半数以上，主要由于豆纹动脉外侧组血管破裂所致。该组动脉是大脑中动脉的小分支，穿入脑内，主要供血部位是壳核，内囊后肢的背侧及腹侧部，以及部分尾状核等，它们垂直离开大脑中动脉，管壁肌层常有缺陷，故在高血压冲击下易形成微动脉瘤，因此壳核出血便成为好发部位。当外侧组动脉末梢微动脉瘤破裂出血时，血肿往往向外囊方向发展，若靠近内侧的动脉发生破裂，则血肿往往波及内囊，甚至丘脑部位。

当出血量较小而只局限在壳核时，临床症状较轻，常呈病变对侧轻偏瘫，且多能基本恢复；但大多出血较多，血肿向后上方发展而破坏内囊后肢甚至丘脑部位，严重者血肿穿破侧脑室壁而流入脑室内，临床表现则因血肿损坏的范围及程度而表现轻重不一。典型表现为病灶对侧偏瘫且下肢重上肢轻，病灶对侧偏身感觉障碍及病灶对侧同向偏盲，此称“三偏症”，但常不同时存在。此外，可出现双眼向病灶侧凝视即同向偏斜。优势半球受损可出现基底节失语；辅侧半球受损则易出现各种体象障碍，如痛觉缺失、偏瘫失语症、自体部位失认症及多肢幻觉等。体象障碍尤易见于神志尚清晰的急性期。

血肿破入脑室者常有轻重不同程度的意识障碍，可由意识蒙胧、嗜睡致不同程度的昏迷。若病灶侧瞳孔稍大及病灶同侧出现病理反射，甚至强迫头位，应考虑已发展至小脑幕切迹疝及枕骨大孔疝的可能。

2）丘脑出血：丘脑出血若出血体积较大，按血肿扩展的方向不同而出现不同的临床综合征：向外扩张侵及内囊，向内破入脑室，向下侵及下丘脑和中脑背侧，以及向上扩张侵及顶叶白质，因而出现各自相应的症状和体征。但临床常见的临床表现以多寡为序有：轻偏瘫或偏瘫、半身感觉缺失、上凝视麻痹、瞳孔异常（瞳孔缩小和对光反射消失）、失语、疾病感缺失、眼球向病灶侧凝视（与壳核出血同）、偏盲和缄默。若血肿直径小于2cm，局限于丘脑本身时，因血肿在丘脑内的定位而出现不同的临床表现：①前外侧型。轻度的前额叶症状、轻度的感觉和运动障碍。②后外侧型。严重的运动和感觉障碍，以及瞳孔缩小和上凝视麻痹等，预后较差。③正中型。急性期出现意识障碍，急性期过后伴随以前额叶征，如主动性降低和注意力及记忆力障碍。④背侧型。表现为顶枕叶征，优势半球可出现失语，非优势半球可出现图形记忆障碍。

3）尾状核出血：尾状核区出血多见于尾状核头部，极易破入脑室，所以最多见的临床表现为急性发病的头痛、呕吐、颈僵直等脑膜刺激征，并伴有一定程度的意识障碍、短暂性近记忆力障碍，临床上难与蛛网膜下腔出血鉴别。另外，还可出现短暂性对侧凝视麻痹、对侧轻偏瘫和短暂性偏身感觉缺失。偶可见同侧 Horner 综合征，这些症状于出血向下和外向扩延时多见。偶可见出血从尾状核头部扩延至丘脑前部，临床表现为突出的短暂性近记忆力障碍。

（2）脑叶出血：是指皮质下白质出血。和其他类型脑出血不同的是，除慢性高血压是其主要病因外，常见的病因还有脑淀粉样血管病和动静脉畸形等疾患。脑叶出血的临床表现常和血栓栓塞性脑梗死难以区分。脑叶出血的神经功能缺损因出血部位不同而表现各异。

1）额叶出血：额叶出血可出现前额痛，以血肿侧为重，对侧偏瘫，双眼向血肿侧凝视，二便失禁，意识障碍及癫痫。

2）顶叶出血：可造成对侧偏身感觉缺失和对侧视野忽略，也可出现对侧同向偏盲或象限盲，轻微的偏瘫和疾病感缺失。

3）颞叶出血：可造成对侧 1/4 象限的视野缺失。可出现血肿侧耳前或耳周为主的头痛，偶可出现激越性谵妄。优势半球可导致 Wernicke 失语。血肿波及左颞 – 顶区可造成传导性失语或完全性失语，非优势半球出血可有意识模糊和认知障碍。

4）枕叶出血：血肿同侧眼眶部疼痛和对侧同向偏盲，可有短暂性黑蒙和视物变形，有时有感觉缺失、书写障碍等。

（3）脑桥出血：是脑干出血最高发的部位，是基底动脉的旁正中支破裂所致。脑桥出血的临床症状和体征，因血肿的大小、定位、破入脑室与否和有无脑积水而变异很大。脑桥少量出血症状较轻，临床上较易与腔隙性梗死混淆。原发性脑桥出血可分为 3 种临床类型：

1）重症出血型（60%）：出血量大，组织结构破坏严重，症状很快达高峰。表现为深度昏迷，呼吸异常，高热，四肢瘫痪，去大脑强直，瞳孔可缩小至针尖样，但对光反射良好，可有凝视麻痹、双侧锥体束征。因出血量大常波及邻近结构，特别是中脑和脑室系统，而出现相应的症状和体征，预后不良，多死亡。

2）半侧脑桥综合征（20%）：出血累及单侧脑桥基底部和顶盖部，临床表现为轻偏瘫，无意识障碍，眼球向病灶对侧凝视，单侧角膜反射消失，构音障碍，周围面神经麻痹，对侧肢体和同侧面部感觉减退。患者可存活，神经功能缺损亦可有所恢复。

3）背外侧顶盖综合征（20%）：临床表现为凝视麻痹或同侧展神经麻痹（或二者皆有），眼球偏斜，单侧角膜反射消失，单侧面神经麻痹，对侧肢体和同侧面部感觉减退，构音障碍。也可无运动障碍，意识状态保持完整，偶有步态或肢体共济失调。多存活，神经功能缺损可获得相当程度的恢复。

4）脑桥出血也可造成急性闭锁综合征，但多累及腹侧的结构。

（4）小脑出血：发病可呈急性、亚急性或慢性，临床表现因定位、血肿大小、血肿扩延、脑干受累、出血破入第四脑室与否，以及有无脑积水等多种因素而变化很大。小脑出血最多发生在齿状核。急性小脑出血的临床表现为，突然枕或额叶头痛、头昏、眩晕、恶心、反复呕吐，不能站立和行走。患者多有躯干或肢体共济失调，同侧凝视麻痹，小瞳孔但对光反射好。水平眼球震颤、面肌无力常见。并不是所有小脑出血患者都表现有明显的症状和体征，当血肿直径小于3cm时，患者可只表现呕吐，有或无头痛，步态不稳或肢体共济失调有或不明显。大量出血时，血肿压迫第四脑室和大脑导水管造成急性梗阻性脑积水和颅内压急性升高，可导致脑疝和死亡，应紧急处理。

（5）脑室出血：分为原发性和继发性两类。原发性脑室内出血常见的病因是，脉络丛动脉瘤、动静脉畸形及脑室壁血管破裂，在室管膜下区1.5cm以内血管破裂出血，均属原发性脑室内出血。继发性脑室内出血，主要由于脑实质出血破入脑室内所致。原发性脑室内出血发病年龄较继发性者为低。一般脑室内积血量越大则病情越严重，但积血量虽大而未造成急性梗阻性脑积水者仍可存活；相反，脑室系统血量虽然不大，而血块阻塞了脑室系统，阻碍脑脊液循环，导致颅内压急剧升高，仍可导致严重后果。原发性者临床表现轻时只出现头痛、呕吐，而无局灶性体征；重者可剧烈头痛、频繁呕吐、昏迷、瞳孔缩小或大小不等、偏瘫、抽搐、双侧巴氏征阳性、脑膜刺激征及高热等症候。继发性脑室内出血表现以出血灶部位为主的临床症状与定位体征。脑室出血分类分型：Ⅰ型：大量出血，通常充满整个脑室系统或脑桥出血破入第三、第四脑室，表现为突然发病、深昏迷、脑干受损，多于24小时内死亡。Ⅱ型：脑实质大血肿破入脑室，积血范围较Ⅰ型小，呈现起病突然、意识障碍及脑局部定位体征较Ⅰ型轻。Ⅲ型：脑实质水肿、积血较局限，临床表现为急性起病，有脑局部定位体征或仅突然头痛、昏睡。

（六）并发症

1. 肺部感染 肺部感染是主要并发症之一和主要死亡原因之一，重症卧床患者常合并肺部感染。

2. 上消化道出血 是脑血管病的严重并发症之一，即应激性溃疡。脑出血合并上消化道出血以混合型和内囊内侧型出血居多，分别占49%和36%。发生机制为下视丘和脑干病变所致，现在认为与视丘下前部、后部、灰白结节及延髓内迷走神经核有关。自主神经中枢在视丘下部，但其高级中枢在额叶眶面、海马回及边缘系统，消化道出血的机制与上述部位原发或继发的病灶有关。

3. 压疮 主要是躯体长期不变动体位，而致局部皮肤及组织受到压迫时间过长而发生缺血、坏死的一系列表现。脑血管病患者，由于高龄患者较多，肢体瘫痪，长期卧床，活动不便，容易对骨隆起等部位压迫，使局部组织缺血及缺氧。

4. 脑血管病后抑郁症和焦虑反应 脑血管病后抑郁是脑血管病较为常见的情感障碍，临床应予以高度重视。脑血管病后抑郁与抑郁症相比，其抑郁情绪晨轻夜重者较多，晨重夜轻者较少，易激惹症状及焦虑、躯体化症状较重。大脑皮质受损者抑郁程度明显较皮质下受损者严重，大脑前部受损者抑郁程度明显重于后部受损者，是常见脑出血的并发症。

（1）抑郁反应的特征性症状：①心情不好心境悲观，自我感觉很坏。②睡眠障碍失眠多梦或早醒。③食欲减退，不思饮食。④兴趣和愉快感丧失，对任何事情均动力不足，缺乏活力。⑤生活不能自理，自责自罪，消极想死。⑥体重迅速下降。⑦性欲低下，甚至没有性欲。

（2）焦虑反应的特征性症状：①持续性紧张不安和忧虑的心境。②同时有心理症状，如注意力不集中记忆力下降，对声音敏感和容易激惹。③同时有躯体症状，包括交感神经兴奋症状，如血压升高、心跳加快、胸闷、呼吸加快、烦躁、坐卧不宁等和副交感神经兴奋的症状如多尿、胃肠活动增加而致腹泻。

（七）诊　断

1. **临床提示诊断**　呕吐、早期意识水平下降和血压突然升高，伴或不伴有突发性局灶性神经功能缺损常提示脑出血。

2. **脑 CT**　脑 CT 检查是诊断脑出血的首要检查和确诊手段。CT 不仅能够鉴别脑出血和脑梗死，同时能够了解脑出血的部位和出血量，以及引起脑出血的原因如脑动脉瘤、脑血管畸形、脑肿瘤等，同时也能发现脑出血后的继发性改变，如脑疝、脑室出血、脑积水等。适合临床使用的估算出血量的方法为多田氏公式：出血量（ml）= 0.5× 最大面积长轴（cm）× 面积短轴（cm）× 层面数。

3. **脑血管造影**　对于病因不明准备手术的脑出血患者，特别是临床病情相对稳定，血压正常的年轻患者，需做脑血管造影检查。脑血管造影的时机，取决于患者临床情况和神经外科医师判断手术的紧急程度。但怀疑动脉瘤患者应早期做脑血管造影检查，以免二次出血，延误治疗。老年高血压患者，出血多位于基底核、丘脑、小脑、脑干，脑 CT 未提示动脉瘤、血管畸形等结构性损伤者不需血管造影。大部分深部脑出血的老年患者病死率较高，不适宜血管造影检查。

4. **脑磁共振（MRI）和脑血管动脉磁共振（MRA）**　有助于筛选是否需做血管造影，对血压正常的脑叶出血患者，有助于寻找血管畸形。一般认为动脉血管造影是显示动脉、静脉的“金标准”。建议行 MRI、MRA 和全脑血管造影，以了解动、静脉的详细解剖情况。

（八）鉴别诊断

对于以迅速发展为偏瘫的患者，首先要考虑为脑血管疾病。以昏迷发热为主要症候者应注意和脑部炎症相鉴别；若无发热而有昏迷等神经症状，应与某些内科系统疾病相鉴别。

脑出血与其他脑血管疾病的鉴别

（1）急性硬脑膜外血肿：本病应有头部外伤史，多在伤后 24 ～ 48 小时内进行性出现偏瘫，常有典型的昏迷—清醒—再昏迷的所谓中间清醒期，仔细观察，患者在第 2 次昏迷前，往往有头痛、呕吐及烦躁不安等症状。随偏瘫之发展可有颅内压迅速升高现象，甚至出现脑疝。脑 CT 多显示周边锐利的梭形致密血肿阴影。脑血管造影在正位片上，可见颅骨内板与脑皮质间形成一无血管区，并呈月牙状，可确诊。

（2）当脑出血患者已处于昏迷状态且并发高热者，应注意与下列脑部炎症相鉴别。

1）急性病毒性脑炎：本病患者先有高热、头痛，之后陷入昏迷，常有抽搐发作。检查可见颈项强直及双侧病理征阳性。腰椎穿刺查脑脊液，多数有白细胞尤其单核白细胞升高。如患者有疱疹性皮肤损害，更应考虑本病的可能。

2）结核性脑膜炎：少数患者因结核性血管内膜炎，引起小动脉栓塞或因脑底部蛛网膜炎而导致偏瘫，临床颇似脑出血。但患者多先有发热头痛，脑脊液白细胞增多，而氯化物及糖量降低可助鉴别。

（3）当脑出血患者尤其老年人已处于昏迷状态，当应与下列疾病相鉴别。

1）糖尿病性昏迷：患者有糖尿病史，常在饮食不加控制或停止胰岛素注射时发病，临床出现酸中毒表现如恶心、呕吐、呼吸深而速，呼吸有酮体味，血糖升高大于 33.6mmol/L，尿糖及酮体呈强阳性。因无典型的偏瘫及血性脑脊液，可与脑出血鉴别。

2）低血糖性昏迷：常因应用胰岛素过量或严重饥饿引起。除昏迷外，尚有面色苍白，脉速而弱，瞳孔散大，血压下降，出汗不止及局部或全身抽搐发作，可伴有陈施氏呼吸。

血糖在 2.8 ～ 3.4mmol1/L 以下，无显著的偏瘫及血性脑脊液可以排除脑出血。

3）尿毒症患者：有肾脏病史，昏迷多呈渐进行，皮肤黏膜干燥呈慢性病容及失水状态，可有酸中毒表现。眼底动脉痉挛，可在黄斑区见有棉絮状弥散样白色渗出物。血压多升高，呼吸有尿素味，血 BUN 及 Cr 明显升高，无显著偏瘫可以鉴别。

4）肝性脑病：有严重的肝病史，或因药物中毒引起，并伴黄疸、腹水及肝肿大，可出现病理反射，但偏瘫症状不明显，可有抽搐，多为全身性。根据血黄疸指数增高，肝功异常及血氨增高，脑脊液无色透明不难鉴别。

5）一氧化碳中毒性昏迷：老年患者常出现轻偏瘫，但有明确的一氧化碳接触史，体温升高，皮肤及黏膜呈樱桃红色，检测血中碳氧血红蛋白明显升高可助鉴别。

6）急性酒精中毒：病前大量饮酒或呼吸及呕吐物中有酒味，临床表现有全身松弛，瞳孔缩小，四肢发绀，体温下降，血内乙醇含量增高可与脑出血鉴别。

7）有机磷中毒：有农药接触史，临床表现有心律缓慢，瞳孔缩小，黏膜分泌物增多等副交感神经功能亢进的症状，测定全血胆碱酯酶活性或尿中有机磷代谢产物，如三氯乙醇或硝基酚等有助鉴别。

（九）治　疗

1. 一般治疗

（1）保持呼吸道通畅：是抢救急性脑血管病的重要措施。要及时清除患者口腔和鼻腔中的黏液、呕吐物等。如有通气功能欠佳或氧分压减低，应及时插入气管套管给氧，必要时做气管切开术，使用人工呼吸器。及时应用有效的抗生素治疗或预防感染。

（2）保持心功能稳定和血压平稳：最好做心电和血压监护，以排除因心律异常而导致的血液循环障碍，也便于及时发现心律变化。血压忌波动太大，要保持稳定，一般控制在患病前水平，如果对于既往血压不详者，可考虑控制在 160/100mmHg（1mmHg=0.133kPa）左右。有效治疗器质性高血压，有利于控制持续出血，特别是：①收缩压＞200mmHg 或舒张压＞110mmHg，30 ～ 60 分钟后重复检查，如血压仍高者，应给予降压治疗。②心力衰竭、心肌缺血或动脉内膜剥脱，血压＞200/110mmHg 者，应使平均动脉压控制在 130mmHg 以下。如果收缩压低于 90mmHg，应给予升压药。

（3）降低头部温度：头颈部可用冰帽或冰袋以降低脑部温度，保护脑细胞，同时也有利于减轻脑水肿和降低颅内压。尤其体温＞38.5℃，应给予降温处理。怀疑感染导致体温升高者，可做气管分泌物、血液和尿液培养查找致病菌。因脑室引流体温升高者，可做脑脊液培养查找致病菌，给予恰当的治疗。

（4）静脉补液：患病前 3 天内，液体量出量应稍大于入量为好。之后液体入量为尿量 +500ml，对于发热患者，体温每升高 1℃，液体量应增加 300ml。注意钠、钾、钙、镁等电解质及酸碱度平衡。

（5）预防抽搐发作：特别是脑叶出血者，一般发作 1 次应进行对症治疗，发作 2 次应给予预防性抗抽搐发作药物。目前首选药物是地西泮，10 ～ 20mg，缓慢静脉注射，必要时地西泮 100mg 加入 500ml 0.9% 氯化钠注射液，或 5% 葡萄糖注射液静脉缓慢点滴。如抽搐发作频繁时，可以及时调整剂量，但地西泮总量应控制在 200mg/d 以内。也可给予苯妥英钠，每次 0.1g，每日 3 次。

（6）预防和治疗应激性溃疡：伴有呕血时，急救原则是分秒必争，防止继续出血和再出血。①患者应立即卧床休息，头低位，偏向一侧，以防血液误入气管而窒息。②密切观察患者的血压、脉搏、呼吸及尿量等。③暂停饮食，以免加重病情。④对于烦躁不安的患者，可适当给予镇静药。⑤立即给止血药。⑥给予甲氰脒胍或洛赛克等抗胃酸治疗。

（7）其他：有糖尿病患者积极控制血糖水平。早期禁用抗血小板和抗凝治疗。

2. 特殊治疗 最主要的处理措施是防止继续出血，降低颅内压。大量脑内血肿或小脑血肿常需外科治疗，如果脑脊液循环梗阻导致昏迷，应及时置入脑室引流管。

大多数脑出血患者死于颅内压增高或局部占位效应。血肿周围的脑组织受压，出现水肿，血肿较大时可引起颅内压增高，使脑组织和脑室移位、变形，重者可形成脑疝。若临床症状逐渐加重，应首先考虑脑出血扩大和血肿周围水肿所致，需要紧急用药治疗，可静脉给予甘露醇合用 / 不合用呋塞米。甘露醇 125 ～ 250ml，快速静脉输入，可迅速降低颅内压，可每隔 6 ～ 8 小时 1 次。每天的最大量通常不超过 1 000ml。对于活动性颅内出血，慎用甘露醇，可用甘油果糖注射液静脉输注。静脉内给予 40mg 呋塞米可以加强脱水效果，尤其适用于症状进行性恶化的患者，一般不能长期使用，并且应监测电解质。可间断给予血浆白蛋白，提高血浆胶体渗透压，减轻脑水肿。常用脑出血治疗建议选择如下。

（1）非手术适应证（药物治疗）：①清醒伴小血肿（直径＜3cm 或出血量＜20ml）者常无需手术就可缓解。②小量出血（＜10ml）或较小的神经缺损者。③ GCS 评分≤4 的患者，手术效果差，不能改善临床结局。但是，GCS 评分≤4 的患者小脑出血伴脑干压迫，在特定临床情况下，仍然是挽救生命的手术适应证。

（2）手术适应证：外科治疗高血压脑出血的手术适应证迄今尚无统一标准。①手术的最佳适应证是清醒，中至大血肿。②一般认为患者年龄不是特别大、重要脏器功能较好、术前血压不太高、没有禁忌证，丘脑或基底核区血肿量＞30ml；内科保守治疗不见好转，病情逐渐加重，或出现脑疝先兆；血液破入脑室并影响脑脊液循环者，应尽早行脑室穿刺引流，同时腰穿 1 次 / 日，每次放脑脊液 10 ～ 20ml，直至病情平稳，在严格无菌操作下引流管保留 1 周左右。③小脑出血血肿直径＞3cm，或小脑半球出血量在 20ml 以上，神经功能恶化、脑干压迫和梗阻性脑积水的患者，尽可能快地手术清除血肿，或脑室引流，可挽救生命，预后良好，对于昏迷患者也应如此。④脑出血系动脉瘤、动静脉畸形或海绵状血管瘤所致，如果手术能到达病变血管部位，应当手术。尤其 CT 检查高度怀疑动脉瘤者，应早期血管造影及治疗，避免二次出血，增加病死率。⑤年轻患者中、大量脑叶出血，临床情况恶化。⑥有以下情况手术效果差，深昏迷、双侧瞳孔散大在 6 小时以上，呼吸不规则，有心、肺、肾功能不全，血肿累及脑干及高龄患者。

3. 血肿开颅清除术和微创清除术

（1）骨瓣开颅术：曾经是脑出血的标准治疗方法。主要优点是能充分暴露血肿，有利于止血，解除血凝块对周围脑组织的压迫。主要弊端是手术范围广泛，可导致进一步脑损伤，特别是深部出血的患者。除此之外，手术效果还不理想，必要时可行内外减压术。

（2）神经内窥镜治疗技术：具有手术时间短、创伤小等优点，避免了开颅手术对脑组织大面积暴露、切开和牵拉等所造成的后遗症，有助于患者迅速康复。

（3）高血压脑出血微创手术治疗：小骨窗开颅是在颅骨上开一个 2.5cm×2.5cm 的小洞，并由此在出血部位置入一根软硅胶管，手术后反复注入纤溶药物将血凝块溶解，由置入的硅胶管流出。与保守治疗相比，脑内血肿时间明显缩短，有助于患者康复。此外，椎颅置管或硬通道抽吸注入尿激酶引流，方法简便，操作时间短，创伤小，尤其对于出血 3 小时后的早期治疗，有利于神经功能恢复。如果血肿增大，说明有活动性出血，应开颅清除血肿止血。

（4）CT 导向立体定向抽吸术治疗：可及时解除血肿周围局部受压，降低颅内压，减轻脑水肿，迅速改善意识，促进康复。穿刺方法是经 CT 定位，穿刺抽吸置管。将溶有尿激酶 5 万 U 的 0.9% 氯化钠注射液 2ml 注入血肿腔。夹管 2 ～ 3 小时后开放引流，可根据实际情况再抽血注入尿激酶。引流时间一般不超过 3 天。对血肿破入脑室者，可先吸除脑实质内血肿，再根据出血量行一侧或双侧脑室外引流，并可配合定期冲洗。穿刺抽吸当中如发现有再出血，应停止抽吸，注入麻黄素止血。本方法操作复杂，但准确、创伤小。

（5）脑室引流、血肿溶解术：脑室引流术主要适用于脑室内出血、丘脑或基底核区出血破入脑室者，可穿刺侧脑室置管外引流，解决脑室梗阻，用尿激酶灌注溶解血块引流，脑室内尿激酶推荐用量 1 万 U。应用脑室引流结合腰穿，能防止脑脊液循环梗阻。

（6）其他：颅内动脉瘤可以手术或栓塞治疗，动静脉畸形、海绵状血管瘤还可用放射外科治疗。

六、血管性痴呆

（一）概　述

凡与血管因素有关的痴呆，统称为血管性痴呆（vascular dementia，VaD）。血管性痴呆是由于血管疾病引起的脑梗死的结果，梗死灶通常较小但具有累积作用，起病常常在晚年。痴呆实际上是指大脑功能衰退，特别是与智能有关的功能全面衰退，而且要衰退到一定程度的综合征。通常包括记忆力、认知力、情绪与行为等一系列的症状与体征，并且持续至数月或半年以上。疾病病因主要是脑内血管病变，即颈动脉与椎基底动脉两大系统。可以是这些血管本身的病变，也可以是颅外大血管及心脏的病变，间接影响脑内血管，供血不足而致脑组织缺血缺氧性改变，最终使大脑功能全面衰退。

（二）流行病学

老年期痴呆最常见的 2 种类型是血管性痴呆和阿尔茨海默病（Alzheimer disease，AD）。流行病学研究发现，VaD 的患病率为 1% ～ 8.8%，年发病率为 1‰～ 3‰，如将合并 AD 的 VaD 病例包括在内，则达每年 14‰。亚洲的 VaD 发病率和患病率高于西方国家。综合我国 11 个城市和农村的普查，60 岁以上 VaD 的患病率为 342/10 万，城市患病率明显高于农村（分别为 478/10 万和 140/10 万），且以男性为多，而 AD 发病则以女性多见。目前认为，我国 65 岁以上人群痴呆患病率为 4.8%，与西方国家类似。

（三）痴呆的解剖学基础

学习和记忆是人类高级功能——智能的基础，学习和记忆的衰退是痴呆最主要的临床表现之一。根据现代研究，痴呆可分为皮质性痴呆和皮质下痴呆两大类，前者是大脑皮质受累或萎缩的结果，以 Alzheimer 病为代表。后者大脑皮质基本完整，病变主要累及基底节、间脑及其间的白质联系纤维，如进行性核上性麻痹、震颤麻痹性痴呆、特发性基底节钙化等。

脑血管病所致多发梗死性痴呆，既可累及大脑皮质，又可累及皮质下结构，是一种混合性痴呆。无论皮质性痴呆或皮质下痴呆，其病变主要累及边缘系统。边缘系统是调节机体生理活动的高级神经活动中枢，它通过边缘下丘脑垂体系统保持内环境稳定；通过边缘中脑交感系统协调机体与外环境的联系；更重要的功能是调节情绪、记忆等高级神经活动，是人体内外各种信息的储存和运筹中心。边缘系统由围绕丘脑的左右两个 Papez 环路与围绕中脑的一个 Livengston 环路组成

Papez 环路又称内侧边缘环路，左右各一，由海马连合互相沟通。其神经冲动由隔区传入扣带回，再至海马回，然后经海马、穹隆传入乳突体。乳突体的冲动再经乳突丘脑束传入丘脑前核，后者又经丘脑前放射传回扣带回。扣带回与新皮质各叶之间保持着广泛联系。其中海马是近事记忆信息转化和储存的主要场所，受损后会造成严重的近记忆力丧失。海马的冲动上要传入乳突体，两者受累或 Papez 环路中断会引起严重的精神和情绪障碍

Livengston 环路又称基底外侧边缘环路，包括额叶眶面、颞叶前部、岛叶、隔区、杏仁核与丘脑背内侧核，此环与记忆和情绪有关，其中杏仁核是情绪表达的主要兴奋者，颞叶内侧面受损可致顽固性健忘。在 Livengston 环路中还套着个短的防御环路，自杏仁核经终纹至丘脑下部往返联系，此防御环路与觅食求生和进攻行为有关。

（四）病　因

VaD 的危险因素，主要包括人口学特征、动脉粥样硬化、遗传、引起脑卒中的危险因素。一般认为 VaD 的危险因素与所有脑血管病的危险因素相同，包括高血压、低血压、糖尿病、心脏病、高脂血症、脑卒中等。

1. **脑动脉闭塞导致多发性梗死和脑组织容积减少**　这是引起痴呆的最常见病因，多梗死后痴呆占 VaD 40 ～ 50%。颈内动脉或大脑中动脉起始部，反复多次的发生动脉粥样硬化性狭窄及闭塞，使大脑半球出现多发性的较大的梗死病灶，或出现额叶和颞叶的分水岭梗死，使脑组织容积明显减少，当梗死病灶的体积超过 80 ～ 100ml 时，可因严重的神经元缺失和脑萎缩出现认知功能障碍的临床表现。

2. **缺氧和缺血性低灌注**　大脑皮质中参与认知功能的重要部位，以及对缺血和缺氧较敏感的脑组织，由于高血压和小动脉硬化所致的小血管病变，长期处于缺血性低灌注状态，使该部位的神经元发生迟发性坏死，逐渐出现认知功能障碍。临床常见的血管性痴呆患者，可在反复发生短暂性脑缺血发作之后，出现近记忆力减退、情绪或性格改变。国外学者通过对心血管疾病患者发生认知功能障碍所做的调查发现，有多次心力衰竭病史或心律失常病史的患者中，痴呆发生的比例明显高于同年龄组的对照者。

3. **皮质下白质病变**　白质内的小动脉壁出现玻璃样变性，管壁纤维性增生及变厚，白质发生广泛弥漫的脱髓鞘改变，使皮质和皮质下的联系受到影响，出现不同程度的认知功能障碍，最常见的类型为 Binswanger 病。其次，还可见于伴有皮质下梗死和白质脑病的常染色体显性遗传脑动脉病（CADASIL）。

4. **出血性病变**　包括脑组织外出血的硬膜下血肿和蛛网膜下腔出血，以及大脑半球内出血性血肿，对脑实质产生直接破坏和间接压迫，并阻塞了脑脊液循环通路，临床逐渐出现不同程度的痴呆表现。

5. **各种类型的炎症性脑血管病**　包括非特异性血管炎及结核、梅毒、真菌、寄生虫等疾病，均可成为脑血管性痴呆的病因。此外，血液病、一氧化碳中毒，以及中枢神经脱鞘病等，偶尔也可引发脑缺血或脑梗死，进而出现痴呆症状。Wallin 等曾提出过一种以神经递质缺损为主的非多梗死的脑血性痴呆，值得注意。

（五）病理和发病机制

从病理机制角度看，血管性痴呆可分为多发性梗死性痴呆和皮质血管性痴呆。脑动脉血管主要由交通动脉和穿透动脉两大类组成。大脑动脉表面的大交通动脉梗死，损及皮质

灰质带及其下面的白质，而穿透动脉的梗死，损及半球内的白质或中央灰质神经核。皮质交通动脉的梗死或栓塞是多发性梗死性痴呆（Multi-infarct Dementia，MID）的发病机制。MID 是否发病与脑组织梗死的体积有关，当皮质梗死的体积超过 60 ～ 80ml 时，就可能出现痴呆，梗死体积越大，痴呆越重。皮质下血管性痴呆，可因 Willis 动脉环的短穿透动脉产生的腔隙性梗死和脑干长穿透动脉的缺血性改变而影响半球白质所致。腔梗死和白质缺血，倾向于发生同一个患者身上，其发病机制类似。病理生理学方面，主要是破坏了主管行为、记忆、执行等认知功能的神经元网络，从而导致认知功能损害。病理研究提示，至少 40% 以上的 VaD 患者有胆碱能神经损伤。

（六）临床类型

脑血管性痴呆大致可分为 5 种临床类型，即多梗死性痴呆、大面积脑梗死性痴呆、皮质下动脉硬化性脑病、丘脑性痴呆，以及分水岭区梗死性痴呆。

1. **多梗死性痴呆**　多梗死性痴呆为最常见的类型。主要的临床特征有：脑血管病高危因素，如高血压、糖尿病、高血脂等；反复发作的脑梗死引起的局灶性神经系统体征；进行性痴呆，可伴随脑梗死反复发生呈阶梯样发展，临床表现包括记忆力减退，定向力障碍，综合判断能力降低及精神症状；影像学检查显示多发梗死灶。

2. **大面积脑梗死性痴呆**　常由于脑动脉的主干（如大脑中动脉、基底动脉等）闭塞，引起大面积脑梗死，严重脑水肿，甚至出现脑疝。大部分患者可能死于急性期，少数存活的患者遗留不同程度的神经精神异常，包括痴呆，丧失工作与生活能力。

3. **皮质下动脉硬化性脑病**　皮质下动脉硬化性脑病（Binswanger's 病）或称脑白质疏松，是由 1894 年 Binswanger 首先描述，由于长期高血压、动脉硬化、慢性脑缺血导致大脑半球皮层下及脑室旁白质髓鞘脱失，尤其以颞、顶、枕叶最为明显。多在 50 岁以后隐袭性起病，智力减退进行性加重，由于常伴随有腔隙性脑梗死而可以有脑卒中史。

4. **丘脑性痴呆**（Thalamic dementia）　是一种罕见的急性皮层下痴呆，双侧丘脑旁正中梗死是其发病基础。丘脑旁正中区由深穿动脉供血，前丘脑下丘脑旁正中动脉起源于大脑后动脉，偶尔双侧丘脑旁正中区由位于一侧的共同主干供血，但阻塞则引起双侧丘脑内侧梗死。尸解发现，梗死累及丘脑腹前核、背内侧核、板内核及乳突丘脑束，它们都是边缘系统的重要结构。此外，中脑间脑交界处的红核前区或内侧纵束受累，可引起垂直凝视和辐射麻痹。主要的临床表现有：脑血管病高危因素，如高血压、糖尿病、高血脂等；典型表现为突然发病，深度木僵或昏迷，持续数小时或数天，然后逐渐清醒，但表情淡漠伴嗜睡；部分患者先有短暂性复视，然后再出现意识障碍；柯萨克夫（Korsakoff）综合征是本病最常见、最显著的特征。丘脑性痴呆系指由于双侧丘脑（偶尔一侧丘脑）局灶性梗死或病变引起的痴呆，不包括多发性脑梗死中存在的丘脑病变，临床较为罕见。

5. **分水岭区梗死性痴呆**（Watershed infarct dementia）　分水岭梗死性痴呆又称边缘带梗死性痴呆（Borderzone infarct dementia），系指由于大脑前、中、后动脉分布区交界处的长期低灌流，导致严重缺血甚至梗死，致脑功能障碍。临床可出现痴呆，生前可通过影像学诊断，较少见。

（七）临床表现

主要包括：早期症状、局限性神经系统的症状及体征，以及痴呆症状。

1. **早期症状**　潜伏期较长，一般不易被早期发现而不被重视。可分为两种障碍：

（1）脑衰弱综合征：据 ICD-10 的分类，称为器质性情绪不稳定（衰弱）障碍（ICD-10，

1992）。此种精神障碍可作为最早期的症状出现，发生在脑动脉硬化的无症状期，常伴情感脆弱、焦虑不安和抑郁情绪。往往被误诊为神经衰弱。持续时间较长，甚至可长达数年之久。在TIA发作之后，症状会逐渐加重，此时期仍无明显的局灶性神经系统体征。脑衰弱综合征也可以发生在脑卒中发作的康复阶段，其症状可较长期的、时轻时重的存在于脑血管病的全病程中。主要症状如下：

1）情感障碍：为典型症状。表现为持续的情绪不稳定、情感脆弱、克制情感表达的能力明显减弱，严重时表现情感失禁，控制不住情感反应。在无明显的精神创伤或微弱的刺激之下，即表现易伤感、易激惹、易怒。患者愿意克制情感，但往往克制不住，为此感到很苦恼。

2）各种躯体不适症状：躯体症状常常作为患者诊治的主体表现，如全头痛，紧箍感，以枕部、双颞部、额部为主，转头、用力憋气时加重；头晕，多在突然左右转动头部或后仰时出现，可能为椎动脉受压，椎－基底动脉暂时性脑缺血所致；眩晕，伴耳鸣及听力减退者，可能为前庭动脉缺血引起；肢体麻木，走路向一侧倾倒感，眼花，肌肉震颤等症状也经常出现；睡眠障碍，以失眠为主，入睡难，睡眠时间减少。少数患者白天昏昏欲睡。为此焦虑不安，需服用催眠药者不少见。

3）轻度的注意力不集中、思维迟钝、工作效率下降，主动性下降，记忆力下降，特别是学习新知识困难，近事遗忘较明显。患者有自知力，有时伴焦虑症状，有求治要求。

症状轻度时，常不被重视。由于常并发有高血压病，应进行神经系统及实验室的检查，明确查到脑动脉硬化的证据，如眼底动脉硬化、头颅CT的小梗死灶等，但无阳性神经系统的症状及体征，也不能否定脑动脉硬化的诊断。

（2）轻度认知障碍：此种症状发生在脑动脉硬化症的早期阶段，认知障碍并未达到痴呆的严重程度。随着脑动脉硬化症状的好转（侧支循环的建立等原因），症状也随之明显好转。主要特征为认知功能下降。

1）记忆损害：表现在学习新知识、新事物时的困难，在给患者进行记忆测查时，可发现患者回忆词汇或物体时，记忆力下降，主要为近记忆障碍。但由于患者自知力存在，则会竭力想方设法进行补偿。生活自理能力、社交能力和理解、判断能力可长期保持良好状态。

2）注意力障碍：不能集中注意力，表现为专注于某一项工作的能力下降。

3）推理和抽象思维能力减低：表现为患者对出现的新事物、新情况的理解和反应能力降低，解决问题能力降低，主动参与社会活动的主动性下降。

4）语言运用能力下降：表现为患者在与人进行语言交流时，理解力下降，主动交谈时找不到合适的词汇表达自己的思维，因此是一种表达性语言功能障碍。有时简单的交谈看不出异样，较复杂的交流，或较长时间的交谈，会发现患者在表达及理解语言的能力方面均有轻度障碍，有时可出现选不出合适的词汇时，以许多较详细的叙述来代替专门词汇的现象。

5）视觉空间功能障碍：患者不能完全正确的感知视觉空间的关系。对此症状的确认，可以应用令患者画几何图形的方法，来检查有无空间感知功能障碍。

轻度认知障碍，可用定量化的认知评估作业量表进行评价及测查。常用的量表有神经心理学测验、简短精神状态检查等，可以用来判定异常及严重程度。

轻度认知功能障碍持续存在不得少于2周，必须排除存在有意识障碍，有的学者认为，如果轻度认知障碍持续进行性恶化，应视为痴呆的早期症状。但在确定为轻度认知障碍的当时，患者并未达到痴呆，与痴呆是有明确区别的。

2. 局限性神经系统症状及体征 此症状及体征为脑血管病继发的或后遗的脑损害神经症状及体征。由于脑血管受损的部位不同，可出现不同的神经症状及体征。一般来说，位于左大脑半球皮质的病变，可能有失语、失用、失读、失写、失算等症状；位于右大脑半球的皮质病变，可能有视空间障碍；位于皮质下神经核团及传导束的病变，可能出现相应的运动、感觉及锥体外系障碍，也可以出现强制性哭笑、假性延髓性麻痹症状，有时也伴有幻觉、自语、缄默或木僵等精神病性症状。大脑后动脉供血区发生障碍时，可产生同侧偏盲、空间失认及自知力缺乏等。

Binswanger 型脑病时，不仅常有假性延髓性麻痹、动作迟缓、共济失调、言语不清、伴抽搐及强制性哭笑等，还可有轻度锥体束征、锥体外系征或小脑症等。

大面积脑梗死性痴呆多急性发病，病情严重，即便抢救存活者，大多数后遗严重的神经症状及体征，如卧床不起、瘫痪、丧失生活自理能力，痴呆症状也较为严重。

丘脑性痴呆，由于伴发脑干病变，可出现眼球垂直注视困难及其他中脑、脑桥症状，但是运动症状多不明显。

一般来说，以上神经系统症状及体征，在脑血管疾病反复发作后（特别是多发性脑梗死性痴呆），一次比一次加重，痴呆也逐渐恶化加重，从局限性痴呆直至全面性痴呆。

3. 痴呆

（1）近记忆障碍（早期）：VaD 的早期核心症状是记忆障碍，其中以识记障碍，近记忆障碍为主；晚期出现远记忆障碍。记忆障碍的特征是：虽然出现记忆障碍，但在相当长的时期内，自知力保持良好，知道自己的记忆力下降，易忘记事情、拿东忘西，为了防止发生遗忘常准备有备忘录，有的患者并为此产生焦虑或抑郁情绪，要求治疗。VaD 痴呆早期的另一症状是说话啰嗦无主次，抓不住中心议题等现象（病理性赘述）。有的患者表现为提笔忘字，说话时忘记该选择哪个合适的词汇，而中途停顿（流利型失语）。此期患者虽然出现记忆障碍，但日常生活自理能力、理解力、判断力，以及对人接待及处理周围事情的礼仪、习惯均保持良好状态，人格保持较好，所以被称为局限性痴呆或腔隙性痴呆（lacular dementia）。血管性痴呆作为脑血管疾病的结局，其病程的进展呈现明显的波动性、阶梯样的病程。有时出现一个较长期的病情稳定阶段，如果侧支循环建立，痴呆及记忆力障碍等症状还会出现一定的好转。

（2）精神障碍：在痴呆的进展过程中，一部分患者可产生精神病性症状，如偏执症状、被害妄想、关系妄想以及疑病妄想等。在记忆障碍的基础上，还可以产生被偷窃妄想、贫穷妄想等。有的患者产生嫉妒妄想，性欲的复苏也不少见。在妄想的支配下产生相应的意志及行为障碍。在痴呆的发展过程中，情感活动也逐渐变化，从早期的情感脆弱、焦虑、抑郁等情感障碍，逐渐发展为情感冷淡、无所谓、迟钝、欣快，也可以发生情感失控、强制性哭笑等。

随着痴呆症状的日渐加重，部分患者出现幻觉、妄想，定向力、认知功能也可有明显减退，情感变得淡漠，意志明显减退，时有欣快或出现强制性哭笑。在行为及人格方面也逐渐地发生相应的改变，如变得自私、吝啬、收集废物、无目的的徘徊，生活逐渐地变得不能自理，不知随季节更换衣服，不知冷暖，不会料理家务，不认识家门而走失。并出现发生问题的行为，如失火、跑水、大小便不能自理等，以至不认识熟人，不认识亲人，甚至不认识镜中的自己……如发生脑卒中，痴呆症状可急剧加重，晚期呈严重的全面性痴呆状态。多数患者伴有局限性神经系统症状和体征，如假性延髓性麻痹、偏瘫、失语、失认、失用、癫痫发作、尿失禁、锥体束征、锥体外系和小脑损害等症状。

（3）多发性梗死性痴呆（MID）：本病是由于脑外部动脉（颈动脉或椎底动脉）硬化斑的微栓子或缺血引起大脑白质中心散发性多数小梗死灶所致，故命名为多发性梗死性痴呆。其病因是由于脑动脉硬化使脑动脉壁增厚、管腔狭窄，造成脑组织的供血不足、缺氧、出血和软化灶。来自颅外动脉栓子则成为多发性梗死灶的主要原因。动脉粥样硬化脱落的微栓子所致的微梗死，只导致短暂性缺血发作（TIA）或称小卒中，并不引致痴呆。如果栓子造成的腔隙（lacuna）病变＞0.5 ～ 1.5cm，便会发展成痴呆。病理可见局限性或弥漫性脑室扩大，脑回变窄，大脑皮质或皮质下大小不等的软化灶或出血灶。镜下可见弥漫性神经细胞变性及神经胶质细胞增生，尤以血管周围为重。此外，精神障碍的发生还与其病前人格特征、遗传素质、环境因素及机体当时的功能状态等有关。

（八）辅助检查

1. 实验室检查

（1）身体实验室检查：实验室检查指标符合同时存在的脑血管疾病或其他躯体疾病（高血脂、糖尿病等）指标。就精神障碍本身目前尚无特异性敏感的实验室检查指标。

（2）心理实验室检查：心理学检查是诊断有无痴呆及痴呆严重程度的重要方法。近年来，我国引进和修订了许多国际通用的简捷快速的筛查工具，诊断效度、敏感性和特异性均较高，简要概述如下。

1）确定“痴呆的诊断”：根据简易智能量表（Mini Mental State Examination，MMSE），或美国精神疾病诊断和统计手册第Ⅳ版（DSM-Ⅳ）标准作出痴呆诊断见表 12-5，表 12-6。

表 12-5　简易智能测表（Mini-mental state examination, MMSE）

姓　名：	编　号：	文化程度：（大学、高中、初中、小学、文盲）		
总　分：	满　分：	痴呆：无、有（轻、中、重）		
医院名：	检查者姓名：	日　期		
序　号	评价项目	正　确	错　误	得　分
*1. 现在我要问您一些问题来检查您的记忆力和计算力，多数都很简单				
（1）今年的年份？		1	0	10
（2）现在是什么季节？		1	0	10
（3）现在是几月份？		1	0	10
（4）今天是几号？		1	0	10
（5）今天是星期几？		1	0	10
（6）这是什么城市（城市名）？		1	0	10
（7）这是什么区（城区名）？		1	0	10
（8）这是什么医院（或胡同，医院名或胡同名）？		1	0	10
（9）这是几层楼？		1	0	10
（10）这是什么地方（地址、门牌号）？		1	0	10

续表 12-5

姓　名：	编　号：	文化程度：（大学、高中、初中、小学、文盲）		
总　分：	满　分：	痴呆：无、有（轻、中、重）		
医院名：	检查者姓名：	日　期		
序　号	评价项目	正　确	错　误	得　分
*2. 现在我告诉您 3 种东西的名称、我说完后请您重复一遍。请记住这 3 种东西，过一会儿我还要问您（请仔细说清楚，每样东西 1 秒钟）。这 3 种东西是："树"、"钟"、"汽车"，请您重复				
树		1	0	10
钟		1	0	10
汽车		1	0	10
*3. 现在请您算一算，从 100 中减去 7，然后从所得数算下去，请您将每减一个 7 后的答案告诉我直到我说停为止				
100 减 7 等于 93		1	0	10
93 减 7 等于 86		1	0	10
86 减 7 等于 79		1	0	10
79 减 7 等于 72		1	0	10
72 减 7 等于 65		1	0	10
4. 现在请您说出刚才我让您记住的是哪 3 种东西				
树		1	0	10
钟		1	0	10
汽车		1	0	10
5.（检查者出示自己的手表）				
请问这是什么		1	0	10
（检查者出示自己的铅笔）				
请问这是什么		1	0	10
*6. 请您跟我说"四十四只石狮子"		1	0	10
7.（检查者给受试者一张卡片，上面写着"请闭上您的眼睛"）				
请念一念这句话，并按上面的意思去做		1	0	10
8. 我给您一张纸，请您按我说的去做。现在开始用右手拿着这张纸		1	0	10
用两只手把它对折起来放在您的左腿上		1	0	10
		1	0	10
*9. 请您给我一个完整的句子		1	0	10
10.（出示方案）请您照着这个样子把它画下来		1	0	10

*1. 总分为 0 ～ 30 分，正常与不正常的界限与受教育程度有关：文盲组（未受教育组）17 分，小学组（受教育年限≤6年）20 分。中学或以上组（受教育年限>6 年）24 分。分界线以下有认识障碍，以上为正常。检查过程应尽量避免外界干扰。老人容易灰心、丧气或放弃，故应多鼓励，一次检查一般需要 5 ～ 10 分钟

*2. 只许主试者讲解一遍，不要求受试者按物品顺序回答。若第一遍有错误，则先记分，然后再告诉患者错误所在，并请他回忆，直至正确，但最多只能"学习"5 次

*3. 此项为临床上常用的"连续减 7"测验，同时检查受试者的注意力，不要重复被试的答案，不要用笔算。若一项错误，扣该项的分；若后一项正确，则得该项的分，如 100 － 7=93（正

确，得分），93 － 7=88（应为 86，错误，不得分），88 － 7=81（正确，得分）
*6. 只许说一遍，只有正确、吐字清楚才记 1 分
*9. 句子必须有主语、谓语，且有意义
*10. 只有绘出两个 5 边形的图案，交叉形成一个小四边形，才算对，记 1 分

美国精神疾病诊断和统计手册第Ⅳ版定义的痴呆是一种认知缺陷，包括记忆障碍和至少有下列多发性认知缺陷之一：失语、失用，失认或执行功能障碍，且此种缺陷要严重到足以影响其日常生活、职业活动和社交功能，或与先前功能水平相比有较明显下降。

表 12-6　美国精神疾病诊断和统计手册第Ⅳ版（DSM-Ⅳ）（1994）标准

这是美国精神疾病协会（APA）于 1994 年把 DSM-Ⅲ修订为 DSM-Ⅳ。废弃了器质性和功能性损害的概念。DSM-Ⅲ-R 认为，痴呆是一种不可逆性损害，但修订的 DSM-Ⅳ则认为，痴呆中部分可逆，而另一部分是不可逆的。

A. 认知功能障碍表现在以下两方面：

1. 记忆力障碍（包括近和远记忆力障碍）

①近记忆障碍：表现为基础记忆障碍，通过数字广度测验至少三位数字表现为辅助记忆障碍，间隔 5 分钟后不能复述三个词或三件物品名称。

②远记忆障碍：表现可以是不能回忆本人的经历或一些常识。

2. 认知功能损害至少具备下列一项

①失语：除经典的各类失语症外，还包括找词困难，表现为缺乏名词和动词的空洞语言，类比性空洞语言，类比性命名困难，表现在 1 分钟内能说出动物的名称数，痴呆患者常少于 10 个，且常有重复。

②失用：包括观念运动性失用及运动性失用。

③失认：包括视觉和触觉性失认。

④抽象思维或判断力损害：包括计划、组织、程序及思维能力损害。

B. 上述两类认知功能障碍（1 和 2）明显干扰了其职业和社交活动或与个人以往相比明显减退。

C. 不只是发生在谵妄病程之中。

D. 上述损害不能用其他的精神及情感性疾病来解释（如：抑郁症、精神分裂症等）。

2）确定痴呆程度：根据 ICD–10、临床痴呆评定量表（CDR）作出痴呆严重程度（轻、中和重）的诊断（表 12-7，表 12-8）。

表 12-7　国际疾病分类第 10 版（Class if ication of Diseases 10th revision）诊断标准

A. 痴呆的证据及严重程度

1. 学习新事物发生障碍，严重者对以往的事情回忆有障碍，损害的内容可以是词语或非词语部分不仅是根据患者的主诉，而且通过客观事物检查作出上述障碍的评价；并根据下列标准分为轻、中和重度损害

①轻度：记忆障碍涉及日常生活，但仍能独立生活，主要影响近记忆，而远记忆可以受或不受影响

②中度：较严重的记忆障碍，已影响到患者的独立生活，可伴有括约肌功能障碍

③重度：严重的记忆障碍，完全需他人照顾。有明显的括约肌功能障碍

2. 通过病史及神经心理检查证实；智能衰退，思维和判断受影响

①轻度：其智能障碍影响到患者的日常生活，但患者仍能独立生活，完成复杂任务有明显障碍

续表 12-7

②中度：智能障碍影响到患者独立生活能力，需要他人照顾，对任何事物完全缺乏兴趣
③重度：完全依赖他人照顾
B. 在出现上述功能障碍过程中，不伴意识障碍，且不发生于谵妄时
C. 可伴有情感、社会行为和主动性障碍
D. 临床诊断，出现记忆和（或）智能障碍至少持续 6 个月以上，出现下列皮层损害的体征时更支持诊断，如：失语、失认、失用，影像学出现相应的改变，包括：CT、MRI、单光子发射断层扫描和正电子发射断层扫描等

表 12-8　临床痴呆评定表（CDR）

	健康 CDR0	可疑痴呆 CDR0.5	轻度痴呆 CDR1.0	中度痴呆 CDR2.0	重度痴呆 CDR3.0
记忆力	无记忆力缺损或只有轻度不恒定的健忘	轻度、持续的健忘、对事情能部分回忆，属良性健忘	中度记忆缺损、对近事遗忘突出，有碍日常活动的记忆缺损	中度记忆缺损、能记住过去非常熟悉的事情，新发生的事情则很快忘记	严重记忆力丧失，仅存片段的记忆
定向力	能完全正确定向	能完全正确定向	时间定向有困难，对进行检查的人物和地点能定向，对所处地点可能有失定向	通常对时间不能定向，常有地点失定向	仅有人物定向
判断力+解决问题能力	能很好地解决日常问题，能对过去的行为和业绩作出良好的判断	仅在解决问题辨别事物间的相似点和差异点上有可疑的缺损	在处理复杂问题方面有中度困难；对社会和社会交往的判断力通常保存	在处理问题、辨别事物相似点和差异点上有严重损害；对社会和社会交往的判断力通常损害	不能作出判断，或不能解别问题
社会事务	在工作、购物上一般	在这些方面即使有损害也仅是可疑	不能独立进行这些活动，但在他人帮助下能完成	很明显不能独立进行室外活动	不能独立进行室外活动

注：只有当损害是有认识能力缺损引起时，才记为 0.5、1、2、3 分

2. 电生理检查　临床常用 EEG、视觉和听觉诱发电位（VEP、BAEP）、运动诱发电位（MEP）、体感诱发电位（SEP）和事件相关电位（ERP）等对血管性痴呆患者进行常规检查。

（1）正常老年人的 EEG：主要表现为 α 节律减慢，从青壮年期 α 节律 10 ～ 11Hz 减慢为老年期的 9.5Hz，同时在颞区出现 3 ～ 8Hz 的慢波，双侧额区和中央区出现弥漫性的 θ 或 δ 活动，特别是在困倦状态下更显著，提示为脑老化的表现。

（2）缺血性脑血管病患者的 EEG 和诱发电位：在大面积脑梗死的急性期，由于脑组织缺血、坏死和周围水肿，可表现为病灶区基本节律减慢，波幅减低，出现弥漫性不规则

性θ或δ波。MEP和SEP均出现潜伏期延长和波幅下降，其中大面积脑梗死的阳性率在80%～90%或以上，小灶梗死的阳性率30%～50%。枕叶梗死所致皮质盲患者的VEP检查，异常的波形和潜伏期时限延长改变占40%，临床视觉功能恢复后，VEP波形亦有明显改善。缺血性脑血管病患者的BAEP异常检出率波动在20%～70%，表现为波Ⅰ～Ⅴ的峰间潜伏期（IPL）延迟，其中脑干梗死患者出现双侧BAEP异常，波N～V的波形消失，绝对潜伏期（PL）延长。

（3）血管性痴呆患者的EEG和ERP：在多发性脑梗死病灶导致的EEG改变基础上，α节律进一步减慢至8～9Hz以下，双侧额区、颞区和中央区出现弥漫性θ波，伴有局灶的阵发性出现的高波幅δ节律。ERP检查血管性痴呆患者时，无论是应用视觉诱发试验，还是应用听觉诱发试验，P300潜伏期均比同龄对照组明显延长，其中40%患者无法诱发出明显的P300波形，提示认知功能严重损害。

3．影像学检查

（1）颅脑CT检查：对脑血管性痴呆的诊断具有极为重要的意义，脑血管性痴呆在CT上多显示为单个或多个大小不等，新旧不等的低密度病灶，新鲜病灶边缘模糊，陈旧病灶边缘整齐，多位于侧脑室旁、底节（尾状核、壳核）、丘脑等处，左侧多于右侧，或双侧分布。常伴有侧脑室或第三脑室扩大。

（2）颅脑MRI检查：与CT相同，可以显示脑内病灶，其优点是能显示CT难以分辨的微小病灶，以及位于脑干的病灶，无疑对病因的鉴别有一定的意义。

4．核医学检查

（1）SPECT检查：单光子发射计算机扫描（SPECT），可以探测局部脑血流量。Hachinski曾注意到，多发性脑梗死性痴呆的全脑平均局部脑血流量低于每100g脑组织36ml/min。徐东等通过SPECT评价多发性脑梗死痴呆组与无痴呆的多发性脑梗死组脑血流量的变化，以灌注缺血容积指数为指标，发现多发性脑梗死痴呆组的指数明显大于无痴呆的对照组，提示皮质局部脑血流有明显降低。有作者发现，多梗死痴呆所致的局部脑血流降低，至少在有关的症状与体征出现2年后才显示出来。

（2）PET检查：正电子发射断层扫描（PET），可进一步提供脑组织含氧与葡萄糖代谢的情况。在痴呆早期，脑组织在出现可见的病理改变前，可能已有某些代谢异常，特别在额叶、颞叶、megnert基底神经核、丘脑等处，氧代谢与葡萄糖代谢可能已表现低下。因此，PET不仅对痴呆的早期诊断有一定意义，对疗效的判断也比较客观。只是PET装置昂贵，一般不作为临床常规检查。

5．其他　如数字减影全脑血管造影，可清楚显示脑血管主干及主要分支的走行，是否有狭窄、闭塞，有无畸形，侧支循环的代偿情况等，无疑对脑血管病变有明确的了解。此外，某些特殊病因需要有针对性地进行血清学、免疫学、生化或组化检查。

（九）诊　断

1．诊断标准　NINDS-ARIEN（美国国立神经系统疾病与卒中研究所和瑞士神经科学研究国际协会）诊断标准自1993年发表至今，是较公认的国际标准。

NINDS-ARIEN诊断标准要求确定VaD的3个主要因素：①脑血管病；②痴呆；③痴呆的发生与脑血管病有一定关系，即痴呆发生在脑血管病后3个月以内（表12-9）。

2．早期诊断　由于VaD患者具有认知功能障碍、情感障碍、人格障碍及社会活动能力下降，给患者、家庭及社会带来巨大的精神、身体及经济负担。尽管退行性痴呆在目前尚无有效的治疗，而 VaD 却存在着预防的可能。因此，早期诊断 VaD，对 VaD 的预防和治疗至关重要。早期诊断 VaD，可尽早采取措施，阻止疾病的继续进展和恶化，故必须重视 VaD 的早期诊断。不仅要重视有明确脑卒中史的 VaD 患者，更应重视有血管因素、有痴呆症状而无明确脑卒中史的患者。一旦患者的临床表现中出现前述早期症状，即应引起重视，可同时进行相关神经心理测试及脑部影像学检查，以发现相关的脑血管病证据，便于及早发现和治疗轻度 VaD 患者。简易智能量表（MMSE）是到目前为止应用最广的筛选痴呆的最常用量表，国内研究认为，MMSE 是筛选早期痴呆的敏感方法。

表 12-9　血管性痴呆的诊断标准

（根据 NINDS-ARIEN 1993 年制定的血管性痴呆诊断标准）

A. 临床很可能（Probable）标准

1. 通过临床及神经心理学检查有充分证据证明有痴呆，同时排除了由意识障碍、谵妄、神经症、严重失语及全身性疾病或脑变性病（老年性痴呆）所引起的痴呆

2. 有脑血管病的证据

①临床证明有脑血管病所引起的局灶性体征，如：偏瘫、中枢性面瘫、病理征、偏身失认、构音障碍等

② CT 或核磁共振证实有脑血管病的表现：多发性脑梗死和腔隙性脑梗死

③重要部位单一的脑梗死

3. 上述两种损害有明显的因果关系

①在明确的卒中后 3 个月内出现痴呆

②突然出现认知功能衰退，或波动样、阶梯样进行性认识功能损害

B. 临床支持很可能血管性痴呆标准

1. 早期出现步态异常（小碎步、慌张步态、失用及共济失调步态等）

2. 不能用其他原因解释的多次摔倒病史

3. 早期出现尿急、尿频及其他泌尿系统症状，且不能用泌尿系统疾病来解释

4. 假性球麻痹

5. 人格及精神状态改变：意志缺乏、抑郁、情感改变及其他皮层下功能损害。包括：精神运动迟缓和运用障碍

C. 不支持血管性痴呆诊断标准

1. 早期发现的记忆力损害，且进行性加重，同时伴有其他认知功能障碍，且神经影像学上缺乏相应的病灶。

2. 缺乏局灶性神经系统体征

3.CT 或核磁共振上无脑血管病损害的表现

D. 临床疑诊血管性痴呆标准

1. 有痴呆表现及神经系统局灶性体征，但脑影像学上无肯定的脑血管病表现

2. 痴呆与脑卒中之间缺乏明显的相互关系

3. 隐匿性起病，认知功能损害呈平台样过程，且有相应的脑血管病证据

E. 确定血管性痴呆诊断标准

1. 符合临床很可能诊断为血管性痴呆标准

2. 脑活检或尸检的病理证实有脑血管病的病理改变

3. 无病理性神经元纤维缠结及老年斑

4. 无其他可导致痴呆病理改变的病因

F. 为研究方便，依据临床、影像学及病理学特点，血管性痴呆可分为下列几种亚型：皮层型、皮层下型、Bingswanger's 病及丘脑痴呆

（十）鉴别诊断

1. **阿尔茨海默痴呆** 阿尔茨海默病发病缓慢，为隐袭性，病程呈慢性进行性恶化。早期无自觉症状，对记忆力下降及智力缺损无认识能力，情感多表现淡漠、欣快，往往无神经系统局限性症状及体征，在疾病进展之后可出现肌萎缩、肌阵挛等，较少出现局灶症状。CT 显示对称性脑沟变宽和脑室扩大，可与之鉴别。

在早期症状鉴别较容易，而晚期时鉴别困难，特别是有少数患者为血管性痴呆与阿尔茨海默病痴呆二者混合，即混合性痴呆，鉴别诊断难以进行。

一般来说，可以从以下几个方面鉴别。

（1）发病年龄：发病年龄 VaD 比 AD 早，多在 50 ～ 60 岁发病。

（2）发病形式及经过：VaD 多数为缓慢起病，可有急性发病，特别是脑卒中发作时，症状明显加重，病程呈波动性、阶梯性恶化。AD 发病极缓慢，为潜隐性。

（3）早期症状：VaD 早期自觉症状明显，如头痛、眩晕、肢体麻木、记忆力下降、失眠等，往往伴有焦虑或抑郁心境等。AD 早期无自觉症状。

（4）精神症状：早期的痴呆症状不同，AD 记忆力下降及智力缺损，无认知能力，而 VD 有自知力，而且判断力、理解力及抽象概括能力、人格均能较长时间保持良好。AD 患者一般情感淡漠或欣快较多见，而 VaD 早期多为情感脆弱，情绪不稳或情绪低落，晚期表现出情感失控（强制性哭笑）。有的患者出现幻觉妄想状态。

（5）神经系统局限症状及体征：VaD 早期可见脑血管病的定位体征，还可伴有帕金森症状群、步行障碍、假性延髓性麻痹等，根据不同的病变部位出现不同的局灶症状。AD 早期往往无神经系统局限症状及体征，在疾病进展之后可出现肌萎缩、肌阵挛等，较少出现局灶症状。

（6）全身性疾病：VaD 多数合并高血压、糖尿病、高脂血症等。AD 则一般无特殊合并的疾患。

（7）CT 所见：MID 的 CT 可见多发性的中小型低密度区，Binswanger 型脑病的 CT 可见脑室扩大，脑室周围白质低密度区。AD 的 CT 为对称性脑沟变宽和脑室扩大，初期可无明显改变，随着病程进展而显著。

为了鉴别 VaD 与 AD，临床上目前广泛应用 Hachinski 缺血指数评分表。此表共由 13 项组成，判定方法简便，总分相加，VaD：总分在 7 分以上；AD 总分在 4 分以下（表 12-10）。

表 12-10　Hachinski 缺血指数量表

项　目	是	否
①急性起病	2 分	0
②阶梯性恶化	1 分	0
③波动性病程	2 分	0
④夜间谵妄	1 分	0
⑤人格保持良好	1 分	0
⑥抑郁	1 分	0
⑦诉说躯体症状	1 分	0
⑧情绪不稳定	1 分	0
⑨既往有高血压史	1 分	0

续表

项　目	是	否
⑩中风史	2分	0
⑪合并动脉硬化	1分	0
⑫神经系统局灶性症状	2分	0
⑬神经系统局灶性体征	2分	0

注：仅用于老年性痴呆和血管性痴呆的鉴别诊断

2. Pick 病　为老年性痴呆的少见类型，占尸解脑标本的 1% ～ 7%，一般在 65 岁以前发病，逐渐出现自制力丧失、不修边幅、情感淡漠、闲逛行为和食欲亢进的人格改变。有重复和刻板语言，以往熟练的技巧退化，但记忆力和计算力损害的程度较轻，症状出现的相对较晚。神经影像学检查，头颅 CT 或 MRI 可见特征性的额颞叶萎缩，SPECT 检查发现额颞区的脑血流量明显减少。神经病理学检查可在额颞叶皮质发现肿大淡染的细胞 –Pick 细胞，胞质内含有嗜银的包涵体 –Pick 小体，电子显微镜下观察其内是微丝和微管的聚集。

3. Parkinson 病　为 60 岁以上老年人好发的锥体外系疾病。临床表现以震颤、强直和运动减少为特征，30% 的患者在病程中可合并严重程度的痴呆，表现为波动性的认知功能障碍和发作性视幻觉，部分患者可以出现偏侧肢体运动障碍为主的症状和体征，神经影像学检查无特征性改变。但一些患者可同时合并有脑血管病。

4. Creutzfeldt–Jacob 病　为朊病毒（Prion）慢性感染所致的亚急性海绵状脑病，临床早期表现为进行性加重的痴呆和言语障碍，合并有精神、行为异常，手足徐动和肌阵挛，晚期出现吞咽困难、四肢瘫痪和意识障碍，平均病程 6 ～ 12 个月。80% 的患者在疾病晚期出现 EEG 的特征性改变，慢波背景上周期性发放的高波幅棘 – 慢综合波，间隔为 0.5 ～ 2 秒。头颅 CT 或 MRI 检查除轻度脑萎缩外，无特征性改变。生前确定诊断亦需要脑活检和神经病理检查。其脑脊液分泌或回吸收平衡障碍，以及循环通路受阻所致的一组临床症状，表现为缓慢起病，进行性加重的步态异常、尿失禁和痴呆三联症，发病前可有颅脑外伤、蛛网膜下腔出血或脑膜炎病史。腰穿检查 CSF 压力正常，常规及生化检查结果正常；头颅 CT 检查可见双侧脑室对称性扩大，第二、第四脑室及中脑导水管均明显扩张。

5. **抑郁症的假性痴呆**　老年抑郁患者常有类似痴呆的临床表现，如记忆力与智力水平下降，被称为假性痴呆。主要临床表现是抑郁症状，对任何事物均无兴趣，动作迟缓、少语、声低外，有自杀意念及行为。VaD 的早期症状也可见抑郁心境，情感脆弱及焦虑不安。应注意鉴别，防止把假性痴呆误诊为 VaD 痴呆，延误治疗时机。其主要鉴别有如下几点：

（1）发病：抑郁症发病较快，家属很快发现患者发病，可以描述出大致的发病时期。症状进展快，从发病后就有治疗的要求，从发病到诊治的时期较短。VaD 发病缓慢，有较长期的早期症状不被患者及家属重视，但在明显的合并症，如高血压或脑血管意外的情况下，也可发生症状恶化而引起重视，和抑郁症相比，从发病到诊治的间隔时间较长。

（2）情感变化：VaD 的早期症状是情绪不稳，情感脆弱为主，情绪低落往往继发于头痛、头晕、肢体麻木感及失眠等早期躯体症状之后，程度较轻，多伴发轻度焦虑，一般无自杀观念、企图及行为。抑郁症的主要临床表现是抑郁状态。但患者自觉记忆力差，变傻了、笨了，什么都不会干了等，详细询问可以查出有无用、无助及无望感，对任何事物均无兴趣，有轻生或自杀企图及行为。

（3）认知功能及智能测查：在进行上述认知功能及智能测查时发现，抑郁症患者强调其不会做、不肯认真合作进行测查，在测查的结果中出现明显的不平衡特点，即容易的问题不会做，困难的问题回答正确，同一难易程度的不同题目，忽而正确，忽而错误。VaD的患者一般进行测查比较合作、认真。测查结果与其痴呆的严重程度一致性高，同一难易程度的题目，正确或错误是比较稳定的，无不平衡的现象。

（4）神经系统局限性症状及体征：抑郁症患者如无合并其他神经系统疾病，一般无神经系统局限性症状及体征，无夜间谵妄症状，除动作迟缓、话少、声低外，无其他躯体症状。VaD往往伴有神经系统局限症状及体征，如偏瘫、假性延髓性麻痹等，夜间谵妄也不少见。

（5）辅助检查：应用各种辅助检查进行鉴别，如脑电图及脑地形图、CT及MRI的异常结果可明显提示VaD的特异性改变。脑电图的高振幅、锐波样的α波、广泛性α波、突发性慢波等；CT可见大小不等的低密度区的异常改变。而抑郁症经常应用抑郁量表及痴呆量表，记忆及智力测查工具加以鉴别，有一定的临床价值。

（6）在进行鉴别诊断时，必须考虑到：高龄老人患抑郁症时，也可能同时伴有高血压或脑动脉硬化，甚至也可能伴有轻度脑血管性痴呆，因此给鉴别诊断带来困难。在询问病史中，既往有无抑郁症或者短暂脑缺血、脑卒中发作史，以及治疗的效果快慢等，也是鉴别的诊断依据之一。

6. 痴呆与老年期生理性健忘相鉴别 痴呆，无论是血管性痴呆，还是阿尔茨海默病性痴呆，以及其他类型的痴呆，都是脑部疾病的病理性改变。老年期的健忘是年老增龄过程中发生的生理性改变，而痴呆是疾病的表现，有特定的病程经过，有较为明显的起病和病程经过。如血管性痴呆呈现为阶梯性进展的特点，起病有快有慢，而阿尔茨海默病性痴呆，为缓慢起病，进行性加重的病程。老年期健忘并非疾病，无病程经过可言。一般来说，随着增龄，遗忘表现也会加剧。

痴呆的主要症状，不仅有记忆障碍，还有逐渐加重的智力障碍，常有定向力障碍，还可伴随各种精神病性症状。如妄想及情感、意志及行为障碍，常在晚期时，有明显的人格改变及行为紊乱，生活不能自理，饮食起居常常需要有人照顾。

老年期健忘症除了记忆力下降外，并无智力障碍，更无精神病性症状及定向力障碍，如无躯体疾病，生活自理及行为常可保持正常。

仅就记忆障碍而言，痴呆的记忆障碍，常常在晚期发生完全性的记忆丧失，不记得刚刚发生的事情。健忘的老人却是记得发生了这种事，但部分内容回忆不起来，为部分性的记忆下降，常常在提醒后可以回忆起来。痴呆在发生远记忆障碍后常可出现错构或虚构，健忘的老年人无此症状。痴呆是脑部疾病的表现，进行神经系统检查及实验室检查，如头颅CT或MRI等，多数可有阳性发现，老年期健忘多数各项检查均为正常范围，可加以鉴别。

7. 其　他

（1）正常压力脑积水：缓慢期病，进行性加重的步态异常，尿失禁及痴呆三联症。发病前可有脑外伤，蛛网膜下隙出血或脑梗死病史。CT示双侧脑室对称性扩大，第三、第四脑室及中脑导水管均明显扩张，脑脊液压力及化验正常。

（2）甲状腺功能减退：这是内分泌障碍引起的痴呆，主要表现为：主动性缺乏、意志减退、嗜睡，严重时可发生昏迷。多数伴有共济失调、眼球震颤、视神经萎缩、面瘫及听力减退等神经系统症状。检查甲状腺功能，如基础代谢率、结合血清TRH、T3及T4等的结果及应用甲状腺素治疗，有显著疗效，即可以鉴别。

其他内分泌、代谢障碍所引起的痴呆状态与血管性痴呆的鉴别，在原则上与上述原则一致。总之，痴呆的发病原因通过详尽的、可靠的病史资料、各项检查结果可初步确定。目前已开展的各种检查技术，如 CT、MRI、PET 及 SPECT 等，给脑血管性痴呆的诊断及鉴别诊断提供了较为可靠的依据。

（十一）治　疗

1. 积极治疗原发病，控制危险因素

2. 胆碱酯酶抑制药（ChEI） 是治疗痴呆病中使用最多、历史最久的一类药。

（1）多奈哌齐（Donepezil，安理申）：属 6- 氢吡啶衍生物，中枢性 ChEI。对于轻、中型 AD 及 VaD 患者的认知功能、整体功能、日常生活能力有改善作用。

（2）卡巴拉丁：属丁酰胆碱酯酶和乙酰胆碱酯酶双重抑制药。

（3）他克林（Tacrine）：通过抑制乙酰胆碱脂酶而延缓乙酰胆碱的降解，提高大脑皮质中乙酸胆碱的浓度，对 AD、VaD 均有治疗作用。

（4）加兰他敏：有抑制胆碱酯酶和调解中枢尼古丁受体而增加胆碱能神经传导的双重作用。

（5）石杉碱甲：有较强的胆碱酯酶抑制作用，提高患者的记忆和认知功能。但胆碱能替代疗法只能改善已有症状，而不能使受损患者完全恢复，更不能阻止该病的形成。在现有的认识水平中，四氢氨基丫啶（他克林）不推荐治疗痴呆。

3. 脑循环改善药

（1）二氢麦角碱类：麦角碱制剂能阻断 α 受体，扩张脑血管，并能改变脑细胞代谢，可促进脑细胞对氨基酸、磷脂及葡萄糖利用，增强反应性和记忆力，并可阻止海马和皮质 NOS 阳性神经元的减少，从而改善 VaD 症状；都可喜是阿米三嗪和萝巴新的复合制剂，即阿米三嗪 30ms 和萝巴新 10mg。阿米三嗪是一种周围化学受体激动药，可提高动脉氧分压，血氧饱和度及脑组织内分压；萝巴新是一种抗 a 肾上腺素制剂，可改善神经细胞内线粒体的呼吸作用及氧的利用能力。通过这两种成分的协同作用，都可喜能够增加动脉血氧含量（PaO_2）和增加脑组织氧分压，从而满足组织对氧的需求，改善脑及神经损害造成的认知功能障碍。

（2）钙离子拮抗剂：主要为二氢吡啶类和二苯烷胺类，钙离子超载学说在 VaD 发病中已得到肯定，机制为钙离子超载造成神经细胞损伤和凋亡。应用钙离子通道阻滞药可抑制钙离子超载，扩张脑血管，增加脑血流量，预防血管痉挛。尼莫地平能透过血脑屏障，每日口服 90mg，连续 52 周，可改善脑卒中后认知功能障碍。

（3）烟酸类制剂：可增加脑血流量和改善记忆。常用有利邦芬特，利邦芬特正式商品名为烟酸占替诺，是由茶碱衍生物与烟酸复合而成，是直接作用于血管平滑肌，具有舒张血管、促进细胞代谢、改善脑功能的一种药物，能促进侧支循环建立及改善氧的供应。

（4）抗血小板药物：VaD 患者和脑卒中患者一样要常规应用抗血小板药物。其目的是抑制血小板聚集，防止血栓形成，从而治疗和预防血管性痴呆。但却一直缺乏确切的证据支持其疗效。

（5）罂粟碱样作用药物：如罂粟碱等。

4. 脑代谢复活药　可促进脑细胞对氨基酸、磷脂及葡萄糖的利用。神经生长因子（NGF），可提高海马胆碱系统的功能而改善认知功能，但不易通过血脑屏障。近年来，通过基因工程方法制造含神经生长丰富的表皮细胞，已在动物实验中获得成功，临床试验极具潜力。利培酮是苯并异噁唑的衍生物，主要用于精神分裂症。近年来的研究表明，其对VaD的行为、心理异常有益，但需要长期临床追踪。

5. **脑保护药物** 兴奋性氨基酸（EAA）受体阻断药：缺血时，EAA释放增加，作为EAA之一的谷氨酸（glutamate，Glu），是大多数兴奋性神经元的递质。细胞外Glu含量增加，可激活N-甲基-D-天门冬氨酸（N-methyl-D-asparicacidNMDA）受体，使其调控Ca^{2+}通道开放，大量Ca^{2+}内流，产生细胞内超载，致神经元细胞死亡。因此，阻断谷氨酸受体对神经元具有保护作用。盐酸美金刚（Memantine）是一种中度亲和性、非竞争性的NMDA受体拮抗剂，可阻断突触间谷氨酸盐水平升高引起的NMDA受体的病理活性。防治由此导致的神经元功能障碍，但不阻断其生理活性，因此能恢复生理水平下的谷氨酸能神经元传递。另外，它还可直接激动多巴胺受体，促进多巴胺释放。该药口服吸收良好，能通过血脑屏障，主要经肾脏清除，可以治疗中、重度痴呆及痴呆综合征，由小剂量逐渐加至治疗量（每次10mg，每日2次口服）。

6. **自由基清除药** 可减少急性脑梗死的缺血损伤、改善神经功能。目前公认的有维生素E、司来吉兰、褪黑激素（Melatonin）、维生素C及银杏叶制剂。

7. **神经保护药物** 黄嘌呤衍生物是一类神经保护性胶质细胞调节药。具有抑制神经元对腺苷的重摄取和抑制磷酸二酯酶的作用，可在多个致病环节上发挥作用，抑制胶质细胞的激活及其神经毒性，清除自由基，减少谷氨酸及一些细胞毒性物质的生成；同时舒张血管，改善微循环和脑能量代谢。目前，这类药物进入临床研究的有丙戊茶碱和登布茶碱，其对认知症状和总体功能改善有疗效。

8. **康复治疗和功能训练疗法** 由于VaD为斑状智能损害，康复治疗和功能训练常可收到较好的疗效，早期依据患者个体情况制定积极康复治疗和功能训练计划很重要，并应鼓励患者参与一定的社交活动，以提高生活质量。每天有选择性地进行运动疗法、作业疗法、语言交往、生活自理、社会适应等方面的综合康复治疗。通过对运动、感觉、语言功能的基础训练，以及对物体的辨认和分类、抽象或形象的视听记忆、拼图填图、思维理解、运算、推理等综合训练，对观察力、注意力、记忆力、思维能力及ADL能力的改善较显著。

9. **氧治疗** 高压氧治疗能提高机体血氧含量，提高血氧张力和组织氧储备量，并能使全身血管收缩，侧支循环加速、加快，缺血缺氧组织微循环功能改善。针对血管性痴呆的病理生理特点，使用高压氧治疗能够增加血氧分压；增加脑组织、脑脊液的氧分压；提高血氧弥散半径，使远离毛细血管的细胞获得足够的氧，因此有助于葡萄糖的有氧代谢和能量供应的恢复，对脑功能恢复起重要作用；促进毛细血管的新生及侧支循环的建立，改善微循环，促进可逆性缺氧细胞的功能恢复。

（十二）预　防

血管性痴呆被认为是目前唯一能够有效防治的痴呆，因此，积极控制其危险因素，预防脑血管病的发生和复发，是预防的关键。对临床上有高血压、高血脂、糖尿病、心脏病的患者应早期积极治疗，包括控制血压、治疗糖尿病、降血脂、改善血液的高凝状态。要坚持戒酒、戒烟，低盐、低脂饮食，多食用蔬菜、豆类制品及五谷杂粮等，防止过度疲劳和紧张，坚持有规律的生活，积极参加集体活动，提高文化素质等良好的生活习惯，以消除或控制VaD发生的危险因素。同时积极治疗脑血管病，改善脑功能，减少脑血管病复发次数，这对VaD的发生、发展及治疗亦是极为重要的。

（吴燕璟）

参考文献

[1] 章翔．头痛的诊断与治疗．北京：人民军医出版社，2002，138.

[2] 中国后循环缺血专家共识组．中国后循环缺血的专家共识．中华内科杂志，2006，45：786-787.

[3] 曹勇军，刘春风．后循环缺血．中华内科杂志，2006，45：773-775.

[4] Halmagyi GM．Diagnosis and management of vertigo．Clin Med, 2005, 5: 159-165.

[5] Caplan LR. Posterior Circulation Disease: Clinical Findings, Diagnosis and Management.Cambridge, Mass: Blackwell Science, 1996.

[6] Caplan L. Posterior circulation isehemia: then, now, and tomorrow. The Thomas Willis Lecture-2000. Stroke, 2000, 31: 2011-2023.

[7] Wityk RJ, Chang HM, Rosengart. A, et al. Proximal extracranial vertebral artery disease in the New England Medical Center Posterior Circultaion Registry. Arch Neurol, 1998, 55: 470-478.

[8] Savitz SI, Caplan LR.Vertebrobasilar disease. N Engl J Med, 2005, 352: 2618-2626.

[9] Caplan LR. Top of the basilar syndrome: selected clinical aspects. Neurology, 1980, 30: 72-79.

[10] Mehler MF. The rostral basilar artery syndrome: Diagnosis, etiology, prognosis. Neurology, 1989, 39: 9-16.

[11] Glass TA, Hennessey PM, Pazdera L, et al. Outcome at 30 days in the New England Medicla Center Posteiror Circulation Reigstry. Arch Neruol, 2002, 59: 369-376.

[12] Luxon LM. Evaluation and management of the dizzy patient. J Neurol Neurosrug Psychiatry, 2004, 75(Suppl 4): Ⅳ 45- Ⅳ 52.

[13] Hegarty JL, Jackler RK, Rigby PL, et al. Distal anterior inferior cerebellar artery syndrome after acoustic neuroma surgery. Otol Neurotol, 2002, 23: 560-571.

[14] Kim JS, Lopez I, DiPatre PL, et al. Internal auditory artery infarction: clinicopathologic correlation. Neurology, 1999, 52: 40-44.

[15] Cloud GC, Markus HS. Diagnosis and management of vertebral artery stenosis. QJM, 2003, 96: 27-54.

[16] Kahrstrom J, Hardebo JE, Owmna C. Neonatal chronic sympathectomy in normotensive rats affects pial arteries; enhanced stiffness and reduced capacity to dilate. Acta Physiol Scand, 1996, 157: 217-224.

[17] schievink WI. Spontaneous dissection of the carotid and vertebral arteries. N Engl J Med 2001, 344: 898-906.

[18] Misra M, Alp MS, Hier D, et al. Multidisciplinary treatment of posterior circulation ischemia. Neurol Res, 2004, 26: 67-73.

[19] Fisher CM．A new vascular syndrome: “the subclavian steal”. N Engl J Med, 1961. 265: 912-913.

[20] Gomez CR, Cruz-FIores S, Malkoff MD, et al. Isolated vertigo as a manifestation of vertebrobasilar ischemia. Neurology, 1996, 47: 94-97.

[21] Lee H, Yi HA, Baloh RW. Sudden bilateral simultaneous deafness with vertigo as a sole manifestation of vertebrobasilar insufficiency. J Neurol Neruosurg Psychiatry, 2003, 74: 539-541.

[22] Bruzzone MG, Grisoli M, De Simone T, et al. Neuroradiological features of vertigo. Neurol Sci, 2004, 25(Suppl 1): S20-S23.

[23] Berguer R, Flynn LM, Kline RA, et al. Surgical reconstruction of the extracranial vertebral artey: management and outcome. J Vasc Surg, 2000, 31: 9-18.

[24] Gupta R, Schumacher HC, Mangla S, et al. Urgent endovascular revascularization for symptomatic intracranial atherosclerotic stenosis. Neuroloyg, 2003, 61: 1729-1735.

[25] 李长安，马海．短暂性脑缺血发作的现代认识．医学综述，2007，2(13)：306-308.

[26] 胡维铭，王维治．神经内科主治医生 699 问．北京：北京医科大学，中国协和医科大学联合出版社，1998，398-405.

[27] 吴江，神经病学．北京：人民卫生出版社，2006：158-169.
[28] 陈主初．病理生理学．北京：人民卫生出版社，2005：166-176.
[29] 陈杰，李甘地．病理学．北京：人民卫生出版社，2006：68-76，190-196.
[30] 王鸿利．实验诊断学．北京：人民卫生出版社，2006：125-153.
[31] 许宏伟，杨期东．脑血管病分类亚型与血脂关系的研究．卒中与神经疾病杂志，1998，5(2)：73.
[32] 中国高血压防治指南修订委员会．中国高血压防治指南 (2005 年修订版)．高血压杂志，2005，13suppl：5-41.
[33] RashidP, Leonardi-Bee J, BathP.Blood pressure reduction and secondary prevention of stroke and other vascular events: a systematic review.Stroke, 2003, 34: 2741-2748.
[34] Diener HC, Sacco R, Yusuf S, Steering Committee and PRoFESS Study Group. Rationale, design and baseline data of a randomized, double-blind, controlledtrial comparing two antithrombotic regimens(a fixed-dose combination ofextended-release dipyridamole plus ASA with clopidogrel)and telmisartan vs.placebo in patients with strokes: the Prevention Regimen for Effectively Avoiding Second Strokes Trial(PROFESS). Cerebrovasc Dis, 2007; 23: 368-380.
[35] Wang JG, Li Y, Franklin SS, et al. Prevention of stroke and myocardial infarction by amlodipine and Angiotensin receptor blockers: a quantitative overview. Hypertension, 2007, 50: 181-188.
[36] Schrader J, Lüders S, Kulschewski A, et al. Morbidity and Mortality After Stroke, Eprosartan Compared with Nitrendipine for Secondary Prevention: principal results of a prospective randomized controlled study(MOSES). Stroke, 2005, 36(6): 1218-1226.
[37] Wang JG, Li Y, Franklin SS, et al. Prevention of stroke and myocardial infarction by amlodipine and Angiotensin receptor blockers: a quantitative overview[J]. Hypertension, 2007, 50: 181-188.
[38] Chalmers J. ADVANCE study: objectives, design and current status. Drugs, 2003, 63: 39-44.
[39] Colhoun HM, Betteridge DJ, Durrington PN. Primary prevention of cardiovascular disease with atorvastatin in type 2 diabetes in the Collaborative Atorvastatin Diabetes Study(CARDS): multicentre randomised placebo controlled trial[J]. Lancet, 2004, 364: 685-696.
[40] Heart Protection Study Collaborative Group. MRC/BHF Heart Protection Study of cholesterol-lowering with simvastatin in 5963 people with diabetes: a randomised placebo-controlled trial[J]. Lancet, 2003, 361: 2005-2016.
[41] Orvol JC, Bouzamondo A, Sirol M, et al. Differential effects of lipid-lowering therapies on stroke prevention: a meta-analysis of randomized trials. Arch Intern Med, 2003, 163: 669.
[42] Amarenco P, Benavente O. Express transient ischemic attack study: speed the process! Stroke, 2008, 39: 2400-2401.
[43] O'Regan C, Wu P, Arora P, et al. Statin therapy in stroke prevention: a meta-analysis involving 121, 000 patients. AmJMed, 2008, 121: 24-33.
[44] 中国成人血脂异常防治指南制订联合委员会．中华心血管病杂志 2007，35：390-427.
[45] Sacco RL, Adams R, Albers G. Guidelines for prevention of stroke in patients with ischemic stroke or transient ischemic attack: a statement for healthcare professionals from the American Heat Association/ American Stroke Association Council on Stroke: co-sponsored by the Council on Cardiovascular Radiology and Intervention: the American Academy of Neurology affirms the value of this guideline.Circulation, 2006, 113: 409-449.
[46] Taylor DW, Barnett HJ, Haynes RB, et al. Low-dose and high-dose acetylsalicylic acid for patients undergoing carotid endarterectomy: a randomised controlled trial. ASA and Carotid Endarterectomy(ACE) Trial Collaborators. Lancet, 1999, 353: 2179-2184.

[47] Endovascularversussurgicaltreatmentfor thrombosed hemodialysis: a prospective, randomized study(CAVATAS): a randomized trial. Lancet, 2001, 357: 1729-1737.

[48] Brahmanandam S, Ding EL, Conte MS, et al. Clinical results of carotid artery stenting compared with carotid endarterectomy. J Vasc Surg, 2008, 47: 343-349.

[49] Zaidat OO, Klucznik R, Alexander MJ, et al. The NIH registry on use of the Wingspan stent for symptomatic 70-99% intracranial arterial stenosis. Neurology, 2008, 70: 1518-1524.

[50] Saxena R, Koudstaal PJ. Anticoagulants for preventing stroke in patients with nonrheumatic atrial fibrillation and a history of stroke or transient ischemic attack. Cochrane Database Syst Rev, 2004: CD000185.

[51] Collaborative meta-analysis of randomised trials of antiplatelet therapy for prevention of death, myocardial infarction, and stroke in high risk patients. BMJ2002, 324: 71.

[52] Connolly S, Pogne J, Hart R. Clopidogrel plus aspirin versus oral anticoagalation for atrial fibrillation in the Atrial fibrillation Clopidogrel Trial with Irbesartan for prevention of Vascular Events(ACTIVE W): a randomised controlled trial. Lancet, 2006, 367: 1903-1912.

[53] Connolly SJ, Pogue J, Hart RG, et al. Effect of clopidogrel added to aspirin in patients with atrial fibrillation. N Engl J Med, 2009, 360: 2066-2078.

[54] 胡大一，张鹤萍，孙艺红，等．华法林与阿司匹林预防非瓣膜性心房颤动患者血栓栓塞的随机对照研究．中华心血管病杂志，2006，34：295-302.

[55] 孙艺红，胡大一．华法林对中国心房颤动患者抗栓的安全性和有效性研究．中华内科杂志，2004，43：258-260.

[56] Antman EM, Hand M, Armstrong PW, et al. 2007 focused update of the ACC/AHA 2004 guidelines for the management of patients with ST-elevation myocardial infarction. Circulation. 2008, 117: 296-329.

[57] Bonow RO, Carabello RA, Chatterjee K, et al. ACC/AHA 2006 guidelines for the management of patients with valvular heart disease: a report of the American College of Cardiology/American Heart Association task force on practice guidelines(writing committee to revise the 1998 guidelines for the management of patients with valvular heart disease)developed in collaboration with the Society of Cardiovascular Anesthesiologists endorsed by the Society for Cardiovascular Angiography and Interventions and the Society of Thoracic Surgeons. J Am Coll Cardiol, 2006, 48: el-e148.

[58] VahanianA, Baumgartner H, Bax J, et al. Guidelines on the management of valvular heart of the European Society of Cardiology. Eur Heart J, 2007, 28: 230-268.

[59] Schtinernann HJ, Munger H, Brower S. Methodology for guideline development for the Seventh ACCP conference on antithrombotic and thrombolytic therapy. Chest, 2004, 126: 174s-178s.

[60] Maron BJ, Towbin JA. Thiene G. Contemporary definitions and classification of the Cardiomyopathies An American Heart Association Scientific Statement from the Council on Clinical Cardiology, Heart Failure and Transplantation Committee, Quality of Care and Outcomes Research and Functional Genomics and Translational Biology Interdisciplinary Working Groups, and Council on Epidemiology and Prevention. Circulation, 2006, 113: 1807-1816.

[61] Bhatt DL, Fox KA, Hacke W, et al. for CHARISMA Investigators. Clopidogrel and aspirin versus aspirin alone for the prevention of atherothrombotic events. Nengl J Med, 2006, 354: 1706-1717.

[62] Berger JS, Roncaglioni MC, Avanzini F. Aspirin for the primary prevention of cardiovascular events in women and men: a sex-specific meta-analysis of randomized controlled trials. Journal of the American Medical Association, 2006, 295: 306-313.

[63] Diener HC, Bogousslavsky J, Brass LM. Aspirin and clopidogrel compared with clopidogrel alone after recent ischaemic stroke or transient ischaemic attack in high-risk patients(MATCH): randomised, double-

blind, placebo-controlled trial. Lancet, 2004, 364: 331-337.

[64] Cruz-Fernandez JM, Lopez-Bescos L, Garcia-Dorado D, et al. Randomized comparative trial of triflusal and aspirin following acute myocardial infarction. Eur Heart J. 2000, 21: 457-465.

[65] Ohr JP, Thompson JL, Lazar RM, et al. A comparison of warfarin and aspirin for the prevention of recurrent ischemic stroke. N Engl J Med, 2001, 345: 1444-1451.

[66] The Warfarin-Aspirin Symptomatic Intracranial Disease(WASID)Study Group.Prognosisof patients with symptomatic vertebral or basilar artery stenosis. Stroke, 1998, 29: 1389-1392.

[67] Menon R, Kerry S, Norris J W, et al. Treament of cervical artery dissection: a systematic review and meta-analysis. J Neurol Neurosurg Psychiatry, 2008, 79: 1122-1127.

[68] Braun MU, Fassbender D, Schoen SP, et al. Transcatheter closure of patent foraraen ovale in patierss with cerebral ischemia. J Am Coll Cardiol, 2002, 39: 2019-2025.

[69] Lonn E, Yusuf S, Arnold MJ, et al. Homocysteine lowering with folic acid-B vitamins in vascular disease. N Engl J Med, 2006, 354: 1567-1577.

[70] Bonaa KH, Njolstad I, Ueland PM, et al. Homocysteine lowering and cardiovascular events after acute myocardial infarction. N Engl J Med, 2006, 354: 1578-1588.

[71] Johnston SC, Gress DR, Browner W S, et al. Short-term prognosis after emergency department diagnosis of TIA. JAMA, 2000, 284(22): 2901-2906.

[72] Spengos K, Panas M, Tsivgoulis G, et al. Crescendo transient ischemic attacks due to middle cerebral artery stenosis. Cerebrovasc Dis, 2004, 17(2-3): 266-268.

[73] Benavente O, Eliasziw M, Streifler JY, et al. Prognosis after transient monocular blindness associated with carotid-artery stenosis. N Engl J Med, 2001, 345(15): 1084-1090.

[74] Flossmann E, Rothwell PM. Prognosis of vertebrobasilar transient is chaemic attack and minor stroke. Brain, 2003, 126(9): 1940-1954.

[75] 王维治．神经病学．第 5 版．北京：人民卫生出版社，2004；131-134.

[76] GobinYP, Starkman S, DuckwilerGR, et al. MERCIl: a phase 1 study of Mechanical Embolus Removal in Cerebral Ischemia. Stroke, 2004, 35: 2848-2854.

[77] Garlia JH, HoK L. Carotidath erosclerosis definiton pathogenosis and clinical significance. Neuroimag Clin North Am, 1996, 6: 801-810.

[78] Elatrozy T, Nicolaides A, Tegos T, et al. The objective characterization of ultrasonic carotidplaque features. EurJ Vasc Endovasc Surg, 1998, 16(3): 223-230.

[79] Lemfelt B, Forsberg M, Blomstrand C, et al. Cerebral atherosclerosisas predictor of stroke and mortality in represent ativeelderly population. Stroke, 2002, 33(1): 224-229.

[80] 吕鹤，张巍，袁云，等．颈内动脉粥样硬化易损斑块的炎细胞、平滑肌细胞和新生血管改变．中华神经科杂志，2006，39(9)：583-585.

[81] 高晶，郭玉璞，赵庆杰，等．颅内动脉粥样硬化的分布及炎性因素探讨．中华神经科杂志，2006，39(7)：459-462.

[82] 丁士芳，张梅，陈文强，等．炎性指标和颈动脉粥样硬化斑块稳定性与急性脑梗死的关系．中华神经科杂志，2006，39(9)：580-582.

[83] 贾伟，陈光辉．颈动脉粥样硬化易损斑块的位侧方法．国际血管病杂志，2006，14(2)：132-135.

[84] 秦玲，张淑琴，黄可欣．动脉粥样硬化与纤溶系统及血管内皮功能关系的研究．中风与神经疾病杂志，2006，23(2)：149-151.

[85] 薛慎伍，张兆岩，李玮．皮层下动脉硬化性脑病患者外周血细胞和血小板钙离子含量的变化．中国动脉硬化杂志，2004，12(6)：713-715.

[86] Randoux B, Marro B, Koskas F, et al. Carotid arterystenosis: prospective comparison of CT, three-dimensionalgadolinium-enhanced MR, and conventional convention alangiography. Radiology, 2001, 220(1): 179-185.

[87] Ovbiagele B, Saver JL. Intensive statin therapy after stroke or transient ischemic attack: a SPARCLing success. Stroke, 2007, 38: 1110-1112.

[88] Bates ER, Babb JD, Casey DE Jr, et al. ACCF/SCAI/SVMB/SIR/ASITN 2007 clinical expert consensus document on carotid stenting: a report of the American College of Cardiology Foundation Task Force on Clinical Expert Consensus Documents(ACCF/SCAI/SVMB/SIR/ASITN Clinical Expert Consensus Document Committee on Carotid Stenting). J Am Coll Cardiol, 2007, 49: 126-170.

[89] Adams HP Jr, der Zoppo G, Alberts MJ. Guidelines for the early management of adults with ischemic stroke. Stroke, 2007, 38: 1655-1711.

[90] Adams RJ, Albers G, Alberts MJ, et al. Update to the AHA/ASA recommendations for the prevention of stroke in patients with stroke and transient ischemic attack. Stroke, 2008, 39: 1647-1652.

[91] 抗血小板药物规范化应用专家共识组．缺血性卒中 / 短暂性脑缺血发作二级预防中抗血小板药物规范化应用专家共识．中华内科杂志，2009，48：256-258.

[92] Klein LW. Atherosclerosis regression, vascular remodeling, and plaque stabilization. J Am Coll Cardiol, 2007, 49: 271-273.

[93] Landmesser U, Engberding N, Bahlmann FH, et al. Statin induced improvement of endothelial progenitor cell mobilization, myocardial neurovascularization, left ventricular function, and survival after experimental myocardial infarction requires endothelial nitric oxide synthase. Circulation, 2004, 110: 1933-1939.

[94] 他汀类药物预防缺血性卒中 / 短暂性脑缺血发作专家组．他汀类药物预防缺血性卒中 / 短暂性脑缺血发作的专家建议．中华内科杂志，2007，46：81-82.

[95] Goldstein LB, Adams R, Alberts MJ, et al. Primary prevention of ischemic stroke: a guideline from the American Heart Association/American Stroke Association Stroke Council: cosponsored by the Atherosclerotic Peripheral Vascular Disease Interdisciplinary Working Group; Cardiovascular Nursing Council; Clinical Cardiology Council; Nutrition, Physical Activity, and Metabolism Council; and the Quality of Care and Outcomes Research Interdisciplinary Working Group.Circulation, 2006, 113: e873-e923.

[96] Rinqleb RA, Bousser MG, Ford G. Guidelines for management of ischemic stroke and transient ischemic attack 2008. Cerebrovasc Dis, 2008, 25: 457-507.

[97] Sacco RL, Adams R, Albers G, et al. Guidelines for prevention of stroke in patients with ischemic stroke or transient ischemic attack: a statement for healthcare professionals from the American Heart Association/American Stroke Association Council on Stroke: cosponsored by the Council on Cardiovascular Radiology and Intervention: the American Academy of Neurology affirms the value of this guideline.Stroke, 2006, 37: 577-617.

[98] Erkinjmmti T, Inzitari D, Pantoni L, et al. Research criteria for subcorileal vascular dementia in clinical trials. J Neural Transm Suppl, 2000, 59: 23-30.

[99] Megum K, Ishfi H, Yamagn chi S, et al. Prevalence of dementia and dementing diseases in Japan: the Tajiri project.Arch Neurol, 2002, 59(7): 1109-1114.

[100] Lopez OL, Kuller LH, Fitzpatrick A, et al. Evaluation of dementia in the cardiovascular health cognition study. Neuroepidemiology, 2003, 22(1): 1-12.

[101] Knopman DS, Rocca WA, Cha RH, et al. Incidence of vascular demeutia Rochester, Minn. 1985. 1989. Arch Neuml, 2002, 59(10): 1605-1610.

[102] Yoshitake T, Kiyohara Y, Kato I. Incidence and risk factors of vascular dementia and Alzheimer's disease in a defined elderly Japanese population: the Hisayama Study. Neurology, 1995, 45(6): 1161-1168.

[103] lkeda M, Hokoishi K, Maki N, et al. Increased prevalence of vascular dementia in Japan: a community-based epidemiological study. Neurology, 2001, 57(5): 839-844.

[104] Gorelick PB. Risk factors for vascular dementia and Alzheimer disease. Stroke, 2004, 35(11 suppl 1): 2620-2622.

[105] 罗华，熊先骥，张泽兰．多梗死性痴呆患者痴呆程度和CT改变的相关性研究．现代康复，2001，5(5)：32-33.

[106] Chui HC, Nielsen-Brown N. Vascular cognitive impairmen. Continuum Lifelong Learning Neurol, 2007, 13: 109-143.

[107] O'Brien JT. Vascular cognitive impairment. Am J Geriatr Psychiatry, 2006, 14(9): 724-733.

[108] 尹景，吕佩源，杨天祝，等．双氢麦角碱对血管性痴呆小鼠海马及脑皮质NOS阳性神经元的影响．中国康复医学杂志，2008，23(3)：208-210.

[109] Bhana N, Spencer CM. Risperidone: are view of itsuse in the management of the behavioural and psychological symptoms of dementia. Drugs Aging, 2000, 16(6): 451-471.

[110] 樊敬峰，宋春风，吕佩源，等．血管性痴呆小鼠海马胆碱乙酰转移酶和其mRNA变化特征及喜得镇的影响．中国老年学杂志，2005，6(25)：677-679.

[111] Konomidou C, Bosch F, Miksa M, et al. Blockade of NMDA receptors an d apoptotic neuro degeneration in the developing Brain. Science, 1999, 283(5398): 70-74.

[112] 赵琰，周文泉．仙龙胶囊对血管性痴呆患者平衡能力和脑电形图的影响．中药新药与临床药理，2001，12(1)：6-8.

[113] 刘金，杨万章．血管性痴呆的中西医治疗研究进展．中西医结合心脑血管病杂志，2005，3(4)：338-340.

[114] Tariot PN, Farlow MR, Grossberg GT, et al. Memantine Study Group. Memantine treatment in patients with moder-ate to severe Alzheimer disease already receiving donepezil: a randomized controlled trial. JAMA, 2004, 291: 317-324.

第十三章　颈动脉粥样硬化性疾病

颈动脉包括 3 条主要动脉：颈总动脉（common carotid artery）、颈外动脉（external carotid artery）、颈内动脉（internal carotid artery）。

颈动脉粥样硬化（Carotid atherosclerosis，CAS）是指双侧颈总动脉、颈总动脉分叉处及颈内动脉颅外段的管壁发生僵硬、内－中膜增厚、内膜下脂质沉积、斑块或溃疡形成，以及管腔狭窄等病理变化。动脉粥样硬化是颈动脉狭窄或闭塞的主要原因。

作为主要的脑供血动脉，颈动脉狭窄或闭塞可引起缺血性脑卒中，严重者可导致死亡。在众多缺血性脑血管病的危险因素中，颈动脉粥样硬化占有重要地位。颈动脉粥样硬化好发于颈动脉分叉处，其次是颈总动脉和颈内动脉的起始部，颈外动脉少见。因这些部位血液流动缓慢、紊乱、复杂、管径急速伸展，血液产生涡流使脂质易于沉积且会使血管壁受到损害，有利于斑块和附壁血栓形成。颈动脉狭窄依据狭窄程度分为 5 型，Ⅰ型：颈总动脉、颈内动脉或颈外动脉的内－中膜厚度（intima-medic thickness，IMT）大于或等于 1.0mm，但小于 1.2mm；Ⅱ型：管腔内有斑块形成，局部隆起增厚，向管腔内突出厚度大于 1.2mm，并未造成明显狭窄；Ⅲ型：血管内径狭窄大于 20%，小于 50%，尚无明显血液动力学改变；Ⅳ型：血管内径狭窄大于 50%，小于 90%；Ⅴ型狭窄程度达到 100%，无血流通过。根据斑块病理特征分为：扁平斑、软斑、硬斑、溃疡斑。

颈动脉综合征中，只有不足 1% 的病例是由于位于颈总动脉起始处的血管闭塞导致，如果分叉处不受影响，颈外动脉的逆行侧支循环可以保持颈内动脉血流和脑部灌注，因此很多颈总动脉闭塞的病例可以没有或很少有症状。颈总动脉闭塞引起的综合征与颈内动脉相似。

通过斑块脱落形成栓子引起的远端动脉栓塞和严重狭窄引起的远端低灌注，进而会导致缺血性损害。颈动脉狭窄到一定程度，便需要手术治疗切除硬化斑块，或行支架置入，抵抗狭窄的血管，恢复动脉血流。因此，重视颈动脉特别是颅外段颈动脉狭窄的早期诊治，对降低缺血性脑卒中的发生率至关重要。

血管内皮功能障碍是动脉粥样硬化的始动因素。血管内皮细胞损伤致使血液中一些大分子物质如低密度脂蛋白、纤维蛋白原和免疫球蛋白等沉积在血管壁的内膜下，被吞噬细胞吞噬后形成泡沫细胞，构成动脉粥样硬化的早期改变。内皮细胞损伤后分泌黏附因子和趋化因子，又造成血小板和白细胞的聚集形成硬化斑块和血栓。CAS 与血管重塑过程有关，血管重塑又可分为扩张性重塑和限制性重塑。前者通常与斑块内基质金属蛋白酶过度表达有关，血管狭窄并不严重，更多的是形成不稳定斑块，主要依靠内科治疗；后者更多的导致管腔狭窄和远端血流减少，主要依靠外科手术和血管内治疗。

一、颈动脉的血管应用解剖

（一）颈总动脉

1. **正常发育** 胚胎为 4 ～ 5mm 时颈内动脉起源于背侧主动脉和第三弓动脉，6 周时颈内动脉发育完全，胚胎发育至 12 ～ 14mm 时，颈动脉导管与第三、第四弓动脉相连，错综复杂的背侧动脉和颈外动脉近端形成颈总动脉。第三对弓动脉形成颈动脉窦和颈内动脉近端，第四对弓动脉形成主动脉弓左侧主干和右侧锁骨下动脉的一部分。也有人认为，颈外动脉和颈总动脉可能独立起源于主动脉囊。

2. **大体解剖** 颈总动脉是头颈部的主要动脉干，左右各一。右侧发自无名动脉，左侧直接发自主动脉弓。两侧颈总动脉均经过胸锁关节后方，沿气管和喉外侧上升，至平对甲状软骨上缘分为颈内动脉和颈外动脉。左侧颈总动脉包括两部分：胸段和颈段。右侧颈总动脉的起始段靠近颈部，仅包括一小部分颈段。

3. **血流动力学** 颈总动脉在甲状软骨上缘平面分为颈内、颈外动脉之前没有分支血管，其全长管径基本一致，血流属单向层流。

临床和生物工程研究都表明，颈总动脉足够直挺承担着血液的流动，通过血流测量技术，观察到颈总动脉中的不对称速度剖面。颈总动脉的血流速度剖面发现，在收缩期末出现不对称 M 型分布血流剖面，而在舒张期呈偏斜的抛物线形。通过三维成像技术发现，人左颈总动脉明显比右侧长，而且弯曲也较右侧略多，随着年龄增加，曲率增加。当血管弯曲时（曲率为 1：20）血流剖面呈不对称分布，而拉直时消失。测量的几何参数表明，轻度的颈椎曲度足够阻止血流，而与胸椎的弯曲无关。这个发现强化了一个观点，即对于颈总动脉或其他名义上又直又长的血管来讲，并不是总保持充足的血流。迂曲的颈总动脉对人体健康无明显影响，但是迂曲部管壁长期受快速血流的冲击导致其承受的压力及血流剪切力明显高于其他部位管壁。随着时间推移，该部位发生血栓和动脉粥样硬化斑块的几率会较正常管壁高，从而最终可能引起血流动力学变化，导致其供血组织的缺血改变，并且折叠段容易造成对周围组织压迫。

研究结果显示，血管内径的变化随着斑块的增加逐渐增粗，而血流量则逐渐减少，但血流量无明显统计学差异。颈内动脉血管直径和血流量变化显示，有无颈总动脉的斑块，对颈内动脉血流量的影响不大。如斑块直接出现在颈内动脉部位，对血流量的影响就相对明显，但出现在颈总动脉起始部或在分叉部位，对颈内动脉血管内径和血流量的影响较小。因颈内动脉是给颅内提供血液，所以提供的血液必须足量恒定，进入颅内各个大血管分支前，颅内 willis 环对其进行调节。在正常状态下，此环往往处于封闭状态，只有一侧血管完全阻塞后，此环才能开放，对血液重新分配和调节。随着斑块出现，造成颈总动脉血管的狭窄，机体首先动员容易扩张的颈总动脉血管的扩张，而且颈总动脉的扩张是随着斑块的出现和增多，血管内径逐渐增加。而颈内动脉的血管内径增加则不明显，这是因为颈内动脉直接供应颅内各个大血管的血液，受到骨性限制，也是造成该血管扩张不明显的一个原因。研究提示，颈内动脉所占颈总动脉血管内径的比例相对较高，在 70% 左右，但血流量在 54% 以上，通过观察颈总动脉的变化可以了解颈内动脉变化，这对预防某些疾病有较大价值。

4. **变异** 在主动脉分支类型中，最常见的正常变异是头臂动脉与左颈总动脉共干，约占 27%。7% 的左颈总动脉没有从主动脉弓发出，而是起源于近侧头臂动脉，还有 1% ～ 2%

的左颈总动脉与左锁骨下动脉共干，形成左侧头臂干。而有时右侧颈总动脉及右锁骨下动脉可自主动脉弓分别分出。

颈总动脉、颈内动脉缺如，均是很少见的先天性血管发育异常，以单侧为主，双侧少见。

有病例发现，颈总动脉、颈内动脉均缺如，颈外动脉通过椎动脉肌支吻合，可能与第三弓动脉、背侧动脉或主动脉囊发育异常有关。

（二）颈内动脉

双侧颈内动脉（ICAs）供给两侧大脑半球大部分血液。按照新的解剖知识、临床经验及血流方向对颈内动脉采用了新的数字分段，主要分为 7 个解剖段：C1 段，颈段；C2 段，岩段；C3 段，破裂孔段；C4 段，海绵窦段；C5 段，床突段；C6 段，眼段；C7 段，交通段。

1. **正常发育**　颈内动脉第 1 段是由胚胎第 3 弓动脉发育而来。颈内动脉其他段为胚胎背侧主动脉向颅侧的延伸。

2. **大体解剖**　颈内动脉起自颈总动脉后，自球部向头侧上行于颈动脉间隙内，此间隙是一棘形管状鞘。颈内动脉进入颞骨岩部的颈动脉管后，则 C1 段即终止。颈内动脉 C2 段，通过有骨膜被覆的颈动脉管而入颅，全程被颞骨包绕。颈内动脉 C3 段，起始于岩骨颈动脉管颅口终端。在此处，颈内动脉在充满软骨的破裂孔上方行走而不穿过此孔。颈内动脉 C4 段，开始于岩舌韧带上缘，穿过上壁的硬脑膜环，在前床突内侧出海绵窦。颈内动脉 C5 段，是颈内动脉各段中最短的一段，始于近侧硬膜环，止于颈内动脉进入蛛网膜下腔处的远侧硬膜环。颈内动脉 C6 段，起自远侧硬膜环，终止于后交通动脉起点近侧。颈内动脉 C7 段，在后交通动脉的起点近侧开始，终于颈内动脉分叉处，即大脑前动脉与大脑中动脉分叉处。

3. **颈内动脉的主要分支**

（1）后交通动脉（Posterior communicating artery）：在视束下面往后行，与大脑后动脉吻合，是颈内动脉系与椎－基底动脉系的吻合支。

（2）眼动脉（ophthalmic artery）：由颈内动脉出海绵窦后分出，经视神经管入眶。眼动脉是颅内颈内动脉的第 1 主支，多起源于硬膜内。

（3）脉络丛前动脉（anterior choroidal artery）：沿视束下面向后行，经大脑脚与海马回钩之间向后进入侧脑室下角，终止于脉络丛。沿途发支供应外侧膝状体、内囊后肢的后下部、大脑脚底的中 1/3 及苍白球等结构。该动脉特点细小，行程较长，易被血栓阻塞。

（4）大脑前动脉（anterior cerebral artery）：在视神经上方，向前内行，进入大脑纵裂，与对侧的同名动脉借前交通动脉（anterior communicating artery）相连，然后沿胼胝体上面向后行。大脑前动脉皮质支，分布于顶枕沟以前的半球内侧面和额叶底面的一部分以及额、顶两叶上外侧面的上部；中央支自大脑前动脉的近侧段发出，经前穿质进入脑实质，供应尾状核、豆状核前部和内囊前肢。

（5）大脑中动脉（middle cerebral artery）：是颈内动脉的直接延续，外行进入外侧沟内，分成数条皮质支，营养大脑半球上外侧面的大部分和岛叶，其中包括躯体运动、躯体感觉和语言中枢。故该动脉若发生阻塞，将产生严重的功能障碍。大脑中动脉途经前穿质时，发出一些细小的中央支，垂直向上穿入脑实质，供应尾状核、豆状核、内囊膝和后肢的前上部。其中，沿豆状核外侧上行至内囊的豆状核纹状体动脉较粗大，在动脉硬化和高血压时容易破裂，故又名出血动脉，而导致脑出血的严重功能障碍。

4. **重要结构**

（1）颈动脉窦（carotid sinus）：颈内动脉自颈总动脉或一小角度分出后，形成一明显局部扩张，位于平甲状软骨上缘处，称为颈动脉球或颈动脉窦。正常情况下，颈总动脉横径约 7.0mm，颈动脉球横径约 7.5mm，球远侧的颈内动脉横径约 4.7mm，窦壁外膜较厚，管壁的外膜下有丰富的感觉神经末梢。末梢膨大，在电镜下呈若干层的椭圆形结构，为压力感受器，与血压调节功能有关。压力感受器的适宜刺激是管壁的机械牵张。如动脉血压升高，动脉管壁被扩张至一定程度时，感觉神经末梢兴奋而发放神经冲动。在一定范围内（动脉血压 60 ～ 180mmHg），压力感受器的传入冲动频率与动脉管壁的扩张程度成正比，即动脉血压愈高，动脉管壁被扩张的程度也愈高，压力感受器的传入冲动频率也愈高，因此是血管壁的牵张感受器。压力感受器对搏动性的压力变化比非搏动性的压力变化更敏感，此特点与正常机体内动脉血压的搏动性特点是相适应的。血压增高时兴奋，反射性地引起心跳减慢，末梢血管扩张，血压下降。

（2）颈动脉小球（carotid glomus）：扁椭圆形小体，借结缔组织连于颈动脉叉的后方，为化学感受器。

5. **血流动力学** 颈总动脉分叉部既存在弧形弯曲又有分叉，颈内动脉的走向偏离了颈总动脉走行方向，其间有一定夹角，且颈内动脉起始部又呈局部膨大，复杂的结构和个体差异导致其血流模式复杂多变。在颈总动脉内血流属层流，但在分叉部血流性质发生部分改变，当血流冲击分叉部时，中心部分血流方向发生改变而在颈内动脉窦内形成反流和滞流，而且颈动脉分叉夹角越大（颈内动脉偏离颈总动脉越远），这种血流动力学改变也越明显。因此，颈动脉分叉附近和颈动脉窦本身的血液动力学是很复杂的。颈动脉窦远侧的血流开始时呈螺旋形流动，然后呈层流状，这种血流动力学改变与分叉状、血流动力学与动脉粥样硬化的发生、发展有着重要意义。

6. **变异** 颈内动脉的起源、行程均常有变异，但其管径大小的变异则少见。偶见颈内动脉和颈外动脉分别直接起源于主动脉弓而不是颈总动脉。先天的颈内动脉缺如少见，估计约 0.01%。颈内动脉缺如通常为单侧，虽然也偶有发现双侧颈内动脉不发育的病例，但极为罕见。双侧颈内动脉缺如，患者如果大脑动脉环完整，双侧脑组织通过大脑动脉环获得充足的血液供应，患者不会出现临床症状，如果大脑动脉环发生障碍可出现相应供血组织的脑发育不全、视野狭窄、低智能等临床表现。颈动脉先天性缺如的患者可出现其他血管发育变异，同时由于血流变异亦增加了颅内动脉瘤发生的几率。后交通动脉的大小变异甚大，可以缺如或非常大。如大脑后动脉水平段发育低下或缺如，后交通动脉可以供血给大脑后动脉支配的全部区域。脉络膜前动脉和脉络膜后动脉及脉络膜后内动脉之间常有自由温和，存在着血液动力平衡，因此脉络膜前动脉的大小及供血区变化很大。后交通动脉和脉络丛前动脉的正常变异常见，但真正的异常却少见。

（三）颈外动脉

1. **正常发育** 左、右第 3 弓动脉各发出一个分支，即左、右颈外动脉。

2. **大体解剖** 颈外动脉（external carotid artery）在平对甲状软骨上缘处起于颈总动脉，向上前行，起始后先在颈内动脉前内侧，后经其前方转至外侧，经二腹肌后腹和茎突舌骨肌深面上行，上行穿腮腺至下颌颈处分为颞浅动脉和上颌动脉 2 个终支。

3. **主要分支**

（1）甲状腺上动脉（superior thyroid artery）：从颈外动脉起始部或偶尔由颈总动脉发出，行于颈总动脉与喉之间，至甲状腺侧叶上端分为前后 2 支，分布于甲状腺和喉。

（2）舌动脉（lingual artery）：平舌骨大角处起自颈外动脉前壁，向前内方行，经舌骨舌肌深面至舌，分支营养舌、口底结构和腭扁桃体等。

（3）面动脉（facial artery）：在舌动脉稍上方约平下颌角高度发起，向前经下颌下腺深面，于咬肌前缘绕过下颌骨下缘至面部，然后沿口角及鼻翼外侧，迂曲上行到内眦，又名内眦动脉。面动脉分支分布于下颌下腺、面部和腭扁桃体等。面动脉在咬肌前缘绕下颌骨下缘处位置表浅，在活体可摸到动脉搏动。当面部出血时，可在该处压迫止血。

（4）颞浅动脉（superficial temporal artery）：在外耳门前方上行，越颧弓根至颞部皮下，多在眶上缘水平分为额支和顶支。颞浅动脉分支分布于腮腺和额、颞、顶部软组织，其额、顶支是临床施行带血管皮瓣移植的常用血管。在活体上，在外耳门前上方颧弓根部可摸到颞浅动脉搏动，当头前外侧部出血时，可在此处进行压迫止血。

（5）上颌动脉（maxillary artery）：经下颌颈深面入颞下窝，在翼内、外肌之间向前内走行至翼腭窝。沿途分支至外耳道、鼓室、牙及牙龈、鼻腔、腭、咀嚼肌、硬脑膜等处。其中分布于硬脑膜者称脑膜中动脉，在下颌颈深面发出，向上穿棘孔入颅腔，分前、后 2 支，紧贴颅骨内面走行，分布于颅骨和硬脑膜。前支经过颅骨翼点内面，颞部骨折时易受损伤，引起硬膜外血肿。

（6）枕动脉和耳后动脉：向后上行走，分布到枕顶部和耳后部。

（7）咽升动脉：沿咽侧壁上升至颅底，分布至咽、颅底等处。

同侧颈外动脉分支之间、同侧与对侧颈外动脉分支之间有丰富的动脉吻合；颈外动脉与颈内动脉、锁骨下动脉的许多分支之间亦有比较丰富的吻合。因此，当一侧颈外动脉或其分支被结扎后，可通过上述吻合建立比较充分的侧支循环。

4. 变异　尸体解剖曾见右侧颈总动脉高位分叉，颈外动脉分支的甲状腺上动脉、舌动脉、面动脉多处变异；甲状腺上动脉的罕见变异；双侧下颌下腺动脉的变异等。

二、颈动脉粥样硬化的危险因素

动脉硬化（arteriosclerosis，AS）是一组以动脉壁增厚、变硬和弹性减退为特征的动脉疾病，包括 3 种类型：①动脉粥样硬化（Atherosclerosis，AS），是最常见和最具有危害性的一种类型。②动脉中层钙化，较少见，好发于老年人的中等肌型动脉。③细动脉硬化，主要是细小动脉的玻璃样变，常见于高血压和糖尿病患者。

颈动脉粥样硬化（Carotid atherosclerosis，CAS），是动脉粥样硬化在颈动脉的一种分布类型，与之有着同样的病理过程和发病机制，是导致缺血性脑卒中的主要病因，在缺血性脑卒中病例中，由颈动脉粥样硬化导致的超过 50%，其临床危险性在于，导致颈动脉管腔的狭窄，斑块迅速增长，形成颈动脉主干闭塞。另外，随着粥样硬化斑块的发展，斑块形态由完整变为破损、结构由简单变为复杂、性质由稳定性变为不稳定性，最后斑块破裂产生栓子并诱发血栓形成，导致颈动脉颅内分支梗死。但是，目前关于颈动脉粥样硬化的病因不十分清楚，本节主要描述颈动脉粥样硬化的危险因素及其发病机制。

（一）年　龄

通过尸检发现，人自出生就存在动脉壁内膜的局部增厚，增厚的内膜多位于动脉分叉部，并且增厚的血管壁内存在脂质沉积。早在儿童时期，随着血脂在动脉内膜的积聚，动脉脂质条纹就已经开始形成。超过 3 岁的儿童，几乎每个人的大动脉都存在脂质条纹。

随着年龄的增长，机体血液内环境发生变化，如出现高脂血症、高血糖等情况下，动脉内膜的脂质沉积增多、脂质氧化代谢异常，血管动脉粥样硬化的检出率也越来越高。国人尸检结果显示，颈总动脉脂质条纹在学龄前或学龄期出现，青中年期面积达到最大，以后随年龄增加趋于减少。纤维斑块在青中年期、复合损伤在老年前期出现，随年龄增加缓慢增加。颈动脉粥样硬化严重程度随年龄的增加越来越严重，动脉粥样硬化指数增幅在老年前期最明显。

在青少年期，各种危险因素导致的动脉粥样硬化主要发生于大动脉，而到了青年期，动脉粥样硬化与颈动脉的关系更密切，有趣的是，最近日本的一项研究，选取了≥50 岁以上普通人群共 273 人，通过老年病房的专科护士及面部鉴别程序软件对这些人群进行年龄评估。结果显示，那些看起来比实际年龄小的人群，颈动脉内膜的厚度值也越小，表明年龄不仅可以预测血管老化的程度，也可以预测人的寿命。在年轻人中，合并危险因素少的人，颈动脉内膜厚度也较危险因素多的人低。

（二）性　别

1. 睾酮与不同性别患者动脉粥样硬化的流行病学研究　在相似的年龄段，男性更容易发生动脉粥样硬化。美国马里兰州的一项研究中，选取缺血性脑卒中或短暂性脑缺血患者 274 例，平均年龄 66.7 岁。白种人颅外颈动脉的病变在性别上未见差异（男 22%，女 21%）。颅内颈动脉病变的患者在性别间则不同（男 29%，女 14%，P=0.03）。通过对 40 例年龄 50 ～ 74 岁（64.5±6.3 岁）的男性动脉粥样硬化的患者研究，其游离睾酮水平较对照组明显降低，而总睾酮比较两组无明显差别。进一步研究游离睾酮与脂质代谢有较强的相关性，与 HDL-C 呈正相关、与 LDL-C 和 TG 呈负相关。在代谢方面，无论病例组还是对照组，在病例组中，游离睾酮还与 TC 呈负相关。雄激素在体内由胆固醇合成，睾酮是其主要成分，在血浆中约 68% 与激素结合蛋白相结合，没有活性，约 30% 与白蛋白结合，只有 1% ～ 3% 为游离睾酮。游离睾酮具有生物学活性并在体内起作用。但是，多元回归分析 60 例绝经后女性冠心病患者的性激素水平，以及性激素结合蛋白、胰岛素、心肌梗死危险因素发现，仅游离睾酮及总胆固醇与女性冠状动脉病变程度呈正相关。提示女性游离睾酮升高可能是冠心病的危险因素。对两组有生育能力的女性进行研究，12 例女性因行变性治疗长期服用高剂量雄激素，另 12 例女性为健康对照组。两组年龄、吸烟情况无差异。结果变性者血清睾酮水平明显升高，HDL-C 下降，应用血管超声检测肱动脉内径、血流介导的肱动脉舒张明显低于健康对照组，提示高剂量雄激素可损害有生育能力女性的血管反应性。

2. 雌激素与不同性别患者动脉粥样硬化的流行病学研究　通过对 250 例围绝经期妇女的颈动脉超声及血脂化验发现，颈动脉粥样硬化斑块组的血脂水平（TC、TG、LDL-C）明显高于对照组，而 HDL-C 水平两组相比无明显差异，这可能与围绝经期妇女体内尚有一定量的雌激素水平有关。对绝经期患有颈动脉粥样硬化斑块的患者，经 6 个月雌激素替代治疗后，与未治疗组相比，血清总胆固醇及甘油三酯均有明显降低，而高密度脂蛋白（high density protein，HDL）则有所提高，差异有统计学意义。而且治疗组患者的颈动脉内中膜厚度有所减小，对粥样斑块有一定消退作用，与对照组相比有显著意义（$p<0.05$）。但是，也有一些随机临床试验结果表明，单纯给予雌激素治疗并不具有血管保护作用。

在性激素水平与心肌梗死和非心肌梗死冠心病男性患者关系的研究中发现，血清 E2 在曾患心肌梗死患者中明显高于无心肌梗死的冠心病，而血清睾酮、性激素结合蛋白、总胆固醇、高密度脂蛋白胆固醇、去氢表雄酮则无明显差异。多变量回归分析结果表明，E2 是唯一与心肌梗死有关的变量（$P<0.01$），提示在男性中，高雌激素血症与心肌梗死有关。

动物实验也发现，睾酮可明显抑制雄兔近端主动脉弓内膜厚度，E2 对雌兔发挥同样血管内膜抑制作用（$P<0.05$），斑块面积均小于对照组。雌兔应用雄激素组，主动脉弓内膜增生最明显，单用雌激素的雄兔主动脉弓内膜厚度较单用雄激素的雄兔厚，而合用两性激素组，内膜病变程度介于两者之间，从而进一步证明，性激素对动脉粥样硬化影响的性别特异性，但是机制目前尚不清楚。可能与不同性激素在不同性别中抑制平滑肌细胞增殖，促进内皮细胞复制作用有关。

（三）高脂血症

1. 高脂血症致动脉粥样硬化的流行病学研究　血脂异常作为动脉粥样硬化性疾病主要诱因之一，正日益引起人们的关注。除了总胆固醇（TC）和低密度脂蛋白胆固醇（LDL-C），一些常见类型的血脂异常也引起了越来越多的关注，如以高甘油三酯（TG）和低高密度脂蛋白胆固醇（HDL-C）为主要特征的致动脉粥样硬化的脂质三联征。动脉粥样硬化性脑梗死组血脂异常者，明显多于正常对照组，且以 TG 升高居首位，同时有 2 种以上指标异常者多。动脉粥样硬化性脑梗死组的血脂水平及颈动脉斑块，与对照组比较，除 HDL-C 差异无统计学意义外，其余血脂差异均有统计学意义。但是，两组血脂水平与颈动脉内中膜厚度无明显相关关系。患有家族性高胆固醇血症的患者中，发生双侧颈总动脉弥漫性狭窄伴钙化。无症状性颈动脉粥样硬化斑块患者中 TC、LDL-C、ApoB 升高，ApoA 降低，与无斑块对照组比较，差异有显著性，但 TG 无差异。颈动脉粥样硬化与载脂蛋白 A1 的降低和载脂蛋白 B 增高有关（$P<0.05$），但未能发现颈动脉粥样硬化组与对照组在 TC、TG、LDL-C、HDL-C 方面存在差异。类似的研究发现，对 111 例颈动脉粥样硬化组与对照组比较其血脂中总胆固醇及三酰甘油水平无显著差异。不同的研究发现，与无斑块组比较，有斑块组血总胆固醇（TC）、低密度脂蛋白（LDL-C），较无斑块组显著增高，有显著差异；与稳定斑块组比较，易损斑块组血总胆固醇（TC）、低密度脂蛋白（LDL-C）明显增高，并也有显著差异。1992 年在北京大学社区，建立了年龄为 35 ～ 64 岁共 1985 人的心血管病危险因素研究队列，取得了基线调查数据；在 2002 年，对该人群再次进行了心血管病危险因素调查，并进行了颈动脉超声检查。此研究对两次调查资料完整的 1 331 人基线血脂水平，及 10 年血脂的变化，与颈动脉粥样硬化的关系进行分析。结果显示：①北京大学社区 45 ～ 74 岁研究人群中，颈动脉内中膜（IMT）的增厚率为 47.8%，颈动脉斑块的发生率为 29.9%。②在基线总胆固醇（TC）＜3.64mmol/L 时，10 年后颈动脉斑块的发生率为 19.7%，TC≥6.24mmol/L 时，颈动脉斑块的患病危险是低 TC 水平（＜3.64mmol/L）组的 3.1 倍（46.8%）。随着基线 TC 水平的增加，10 年后颈动脉斑块、颈动脉 IMT 增厚的发生率均呈上升趋势。③ 1992 年和 2002 年查体 TC 均正常者中，有颈动脉斑块者 319 人（32.0%）；1992 年和 2002 年查体 TC 均异常者中，有颈动脉斑块 29 人（50.0%）。结果提示，在调查者中，45 ～ 74 岁人群中颈动脉粥样硬化普遍存在。随着基线总胆固醇水平的上升，无论是颈动脉斑块发生率、还是 IMT 增厚率均增加。

2. 血浆脂蛋白系统

（1）血浆脂蛋白：是指血浆脂质与蛋白质结合所组成的一类大分子复合物，能溶于水，运行于血。由载脂蛋白和血脂质组成。主要功能为运输脂类，参与脂类代谢及某些疾病的过程（表 13-1）。

表 13-1　血浆脂蛋白的分类、理化性质、含量及功能

分　类	血浆脂蛋白理化性质、含量、功能			
分类特征				
密度法	CM	VLDL	LDL	HDL
电泳法	CM	前 β-Lp	β-Lp	α-Lp
直　径	80 ～ 500	25 ～ 80	20 ～ 25	6.9 ～ 9.5
组成（%）				
蛋白质	2	10	20	50
脂　类	98	90	80	50
生成部位	小肠	肝细胞，小肠	肝细胞	肝细胞，小肠
功　能	运输外源性甘油三酯	运输内源性甘油三酯	运输肝中胆固醇	运输全身组织的胆固醇到肝脏

1）血脂的组成：血脂的组成十分复杂，主要有胆固醇，甘油酯，磷脂，少量的游离脂肪酸及类固醇激素等。胆固醇主要以酯形式存在，甘油酯中主要包括甘油三酯，少量的甘油二酯，甘油一酯等。磷脂中包括卵磷脂，溶血卵磷脂，脑磷脂和神经磷脂等。其中，胆固醇、甘油三酯和磷脂是血脂中重要成分。

2）脂蛋白的组成、代谢及生理功能：用超速离心法将脂蛋白分为 4 种：高密度脂蛋白、低密度脂蛋白、极低密度脂蛋白、乳糜微粒。

①乳糜微粒（Chylomicron，CM）。是血浆脂蛋白中体积最大和密度最小的一种。在小肠上皮细胞的内质网和高尔基体上装配而成，主要成分为 90% 的甘油三酯，5% 的胆固醇和胆固醇酯。分泌后，乳糜微粒先进入淋巴系统，再通过胸导管进入血液。

新生的乳糜微粒含有脱辅基脂蛋白 ApoB-48，但进入循环系统后 CM 可以从高密度脂蛋白获得其他载脂蛋白，例如 ApoC-Ⅱ和 ApoE。ApoC-Ⅱ可以促使 CM 中的脂肪在毛细血管壁上脂蛋白脂肪酶的作用下水解，得到的产物游离脂肪酸和一酰甘油可被体细胞吸收，作为燃料使用。

随着脂肪的不断水解，CM 中胆固醇（酯）的比例不断增高，CM 的体积也不断减小，逐渐蜕变为残体。经过受体介导的内吞作用后（其中以 ApoE 作为配体），CM 的残体被肝细胞吸收，其中的胆固醇进入肝细胞。因此，乳糜微粒的作用，是将小肠吸收的脂肪运输至体细胞作为燃料，以及将食物中的胆固醇运输至肝细胞。

②极低密度脂蛋白（VLDL）。是运输内源性甘油三酯的主要形式。正常人极低密度脂蛋白大部分代谢变成低密度脂蛋白。这类脂蛋白携带胆固醇数量相对较少，颗粒相对较大，不易透过血管内膜，因此，正常的极低密度脂蛋白没有致动脉硬化作用，但极低密度脂蛋白水平明显增高时，血浆中除甘油三酯升高外，胆固醇水平也随之增高，容易导致动脉粥样硬化。

极低密度脂蛋白含有甘油三酯、胆固醇、胆固醇酯和磷脂。甘油三酯（TG）占 60%，胆固醇（TC）占 20%，载脂蛋白占 10%，其他成分占 10%。蛋白质部分为 ApoAⅠ、AⅣ、B100、C、E 等。VLDL 在肝脏合成，利用来自脂库的脂肪酸作为合成材料，其中胆固醇来自 CM 残粒及肝自身合成的部分。ApoB100 全部由肝合成，肝合成的 VLDL 分

泌后经静脉进入血液，再由 VLDL 内 ApoCⅡ激活 LPL，并水解其内的 TG。由高密度脂蛋白的卵磷脂胆固醇酰基转移酶（lecithin cholesterol acyl transferase，LCAT）作用生成的胆固醇酯，经胆固醇酯转运蛋白（cholesteryl ester transfer protein，CETP），转送给 VLDL 进行交换，而 VLDL 中余下的磷脂、ApoE、C 转移给 HDL，VLDL 转变成 VLDL 残粒，而后大部分通过 VLDL 受体摄入肝，小部分则转变成 LDL 继续进行代谢。

③低密度脂蛋白（LDL）。低密度脂蛋白是富含胆固醇的脂蛋白，是由极低密度脂蛋白（VLDL）转变而来。成熟 LDL 微粒呈球形，大致分内外两层，其核心组分是甘油三酯和胆固醇酯，表面组分是载脂蛋白、游离胆固醇和磷脂。游离胆固醇和磷脂的极性基团暴露在微粒表面，非极性碳链指向核心。载脂蛋白非极性面也指向核心，与内部脂质作用，是结合转运脂质的结构基础。LDL 的降解是经 LDL 受体途径进行代谢，细胞膜表面的被覆陷窝是 LDL 受体存在部位，即 LDL 中的 ApoB100 被受体识别，将 LDL 结合到受体上陷窝内，其后再与膜分离形成内吞泡，在内吞泡内经膜 H^+-ATPase 作用，pH 值降低变酸，LDL 与受体分离并与溶酶体融合后，再经酶水解产生胆固醇进入运输小泡体，或者又经 ACAT 作用再酯化而蓄积。血浆中 65% ～ 70% 的 LDL 是依赖 LDL 受体清除，少部分（约 1/3）被周围组织（包括血管壁）摄取异化。一旦 LDL 受体缺陷，VLDL 残粒由正常时大部分经肝 LDL 受体识别，而改为大部分转变成 LDL，使血浆中 LDL 浓度增加。主要功能是把胆固醇运输到全身各处细胞，运输到肝脏合成胆酸。每种脂蛋白都携带有一定的胆固醇，而低密度脂蛋白携带的胆固醇最多。体内 2/3 的低密度脂蛋白是通过受体介导途径吸收入肝和肝外组织，经代谢而清除的。余下的 1/3 是通过一条“清扫者”通路而被清除的，在这一非受体通路中，巨噬细胞与 LDL 结合，吸收 LDL 中的胆固醇，这样胆固醇就留在细胞内，变成“泡沫”细胞。因此，LDL 能够进入动脉壁细胞，并带入胆固醇。LDL 水平过高能致动脉粥样硬化，使个体处于易患血管病变的危险。

④高密度脂蛋白(HDL)。高密度脂蛋白为血清蛋白之一，由肝和小肠合成，富含磷脂质。其蛋白质部分，A-I 约为 75%，A-Ⅱ约为 20%。在 LCAT 作用下，游离胆固醇变成胆固醇酯，脂蛋白则变成成熟球形 HDL3，再经脂蛋白脂酶作用转变成 HDL2。HDL 可将蓄积于末梢组织的游离胆固醇与血液循环中脂蛋白或与某些大分子结合，而运送到各组织细胞，主要是肝脏。高密度脂蛋白运载周围组织中的胆固醇，再转化为胆汁酸或直接通过胆汁从肠道排出。

⑤载脂蛋白（apolipoprotein，APO）的组成。血浆脂蛋白中的蛋白质称为载脂蛋白。依据 1971 年 Alaupovic 提出的 ABC 法进行命名，主要分为 ApoA（I，Ⅱ，Ⅳ），ApoB（B100，B48），ApoC（I，Ⅱ，Ⅲ），ApoD，ApoE 等。载脂蛋白主要构成脂蛋白，使脂蛋白代谢有关的酶被激活或活性抑制，并与脂蛋白代谢有关的特异性受体结合（表 13-2）。

表 13-2 载脂蛋白的分类、分布及生理意义

载脂蛋白	所载脂蛋白	合成部位	生理功能
ApoA Ⅰ	HDL	小肠、肝	激活 LCAT
ApoA Ⅱ	HDL	小肠、肝	稳定 HDL 结构
ApoA Ⅳ	CM	小 肠	辅助激活 LPL
ApoB100	LDL,VLDL	肝 脏	被 LDL 受体识别
ApoB48	CM	小 肠	促成 CM 生成

续表 13-2

载脂蛋白	所载脂蛋白	合成部位	生理功能
ApoC Ⅰ	CM,VLDL,HDL	小　肠	激活 LCAT
ApoC Ⅱ	CM,VLDL,HDL	肝　脏	激活 LPL
ApoC Ⅲ	VLDL	肝　脏	抑制肝脏摄取 LDL
ApoD	HDL	不　详	促进胆固醇酯的转移
ApoE	VLDL, CM, HDL	肝　脏	被 CM 受体识别
ApoH	CM, VLDL, LDL	不　详	激活 LPL
ApoJ	HDL	肝　脏	溶解和转运脂质
ApoM	HDL,CM,LDL	肝　脏	促进前 β-HDL 的形成及胆固醇的逆转运有关
Apo（a）	Lp（a）	肝　脏	抑制纤维蛋白溶解酶活性

3）脂蛋白受体：脂蛋白受体位于各种细胞的膜上，脂蛋白转化分解后的残基主要通过脂蛋白受体被摄入细胞。包括 LDL 受体（ApoB、ApoE），ApoE 受体（CM），HDL 受体，β-VLDL 受体，巨噬细胞清道夫受体等。

LDL 受体为酸性蛋白质，广泛分布于肝、动脉壁平滑肌细胞、肾上腺皮质细胞、血管内皮细胞、淋巴细胞、单核细胞和巨噬细胞，各组织或细胞分布的 LDL 受体活性差别很大。LDL 或其他含 ApoB100、ApoE 的脂蛋白如 VLDL、β-VLDL 均可与 LDL 受体结合，内吞入细胞使其获得脂类，主要是胆固醇，这种代谢过程称为 LDL 受体途径（LDL receptor pathway）。该途径依赖于 LDL 受体介导的细胞膜吞饮作用完成。当血浆中 LDL 与细胞膜上有被区域的 LDL 受体结合，胞膜出现有被小窝，并从膜上分离形成有被小泡，其上的网格蛋白解聚脱落，再结合到膜上，其内的 pH 值降低，使受体与 LDL 解离，LDL 受体重新回到膜上进行下一次循环。有被小泡与溶酶体融合后，LDL 经溶酶作用，胆固醇酯水解成游离胆固醇和脂肪酸，甘油三酯水解成脂肪酸，载脂蛋白 B100 水解成氨基酸。LDL 被溶酶体水解形成的游离胆固醇再进入胞质的代谢库，供细胞膜等膜结构利用。LDL 受体途径受胞内游离胆固醇的调节，若胞内浓度升高，可能出现：①抑制 HMGCoA 还原酶，以减少自身的胆固醇合成；②抑制 LDL 受体基因的表达，减少 LDL 受体的合成，从而减少 LDL 的摄取，这种 LDL 受体减少的调节过程称为下调（downregulation）；③激活内质网脂酰基 CoA 胆固醇酰转移酶（Acyl-CoAcholesterolacyltransferase，ACAT），使游离胆固醇在胞质内酯化成胆固醇酯贮存，以供细胞的需要。上述 3 方面的变化，控制细胞内胆固醇含量处于正常动态平衡状态。因此，LDL 受体主要通过摄取胆固醇进入细胞内，用于细胞增殖，类固醇激素合成和胆汁酸盐等合成。

遗传性的 LDL 受体缺陷的杂合子不能摄取 LDL，但动脉粥样硬化斑块的巨噬细胞有从 LDL 来的胆固醇酯大量蓄积并泡沫化，其原因用 LDL 受体途径无法解释，因为从这条途径不能摄取过多的脂质。目前认为，人体内脂质过氧化反应导致的变性 LDL（ox-LDL），可被巨噬细胞无限制地摄入细胞内，这是因为变性 LDL 上带有各种分子的负电荷而与清道夫受体结合。清道夫受体的作用是识别修饰的 LDL，不受胞内胆固醇量的调节，无胆固醇调节机制，清除细胞外液中的修饰 LDL，是机体的一种防御功能。

4）脂代谢有关酶类与特殊蛋白质：包括脂蛋白脂肪酶（lipoprotein lipase，LPL）、肝脂酶（hepatic lipase，HL）、卵磷脂胆固醇酯酰转移酶（LCAT）、HMGCoA 还原酶、胆固醇酯转移酶（CETP）。

脂蛋白脂肪酶由实质细胞合成分泌，主要催化 CM 和 VLDL 核心的 TG，分解为脂肪酸和单酸甘油酯，以供组织氧化功能消耗和储存，参与 VLDL 和 HDL 之间的载脂蛋白和磷脂的转换。

肝脂酶由肝实质细胞合成，酶蛋白的糖化及低聚糖化修饰是分泌肝脂酶的必要条件。类固醇激素可调节 HL 的释放。HL 属于与血液循环中内源性 TG 代谢有关的酶之一，不需要有 ApoCⅡ作为激活剂，SDS 可抑制酶活性，主要作用于小颗粒脂蛋白，如 VLDL、HDL 等。

卵磷脂胆固醇脂酰转移酶主要在肝细胞合成，在小肠、胰、脾等也可合成。LCAT 的主要功能是将 HDL 的卵磷脂的 C2 位不饱和脂肪酸转移给游离胆固醇，生成溶血磷脂和胆固醇酯。

HMGCoA 还原酶存在于小胞体膜，催化合成甲基二羟戊酸，是合成胆固醇的限速酶。受胞内胆固醇浓度的调节。

胆固醇酯转移酶，主要促进各脂蛋白之间脂质的交换和转运，完成胆固醇从周围末梢组织细胞经 HDL 转运到肝细胞的过程。

（2）血浆脂蛋白系统与颈动脉粥样硬化

1）血脂异常与颈动脉粥样硬化：血脂异常是动脉粥样硬化性疾病主要诱因之一，这已经是个老话题了。以往人们更多关注总胆固醇（TC）和低密度脂蛋白胆固醇（LDL-C）。但是目前，一些常见类型的血脂异常也引起了越来越多的关注，如以高甘油三酯（TG）和低高密度脂蛋白胆固醇（HDL-C）为主要特征的致动脉粥样硬化脂质三联征。

①甘油三酯与动脉粥样硬化。血浆中 TG 主要存在于乳糜微粒（CM）和极低密度脂蛋白（VLDL）中。CM 和 VLDL 统称为富含 TG 脂蛋白（TRL），血浆 TG 浓度增高反映了 TRL 水平增高。既往有关高甘油三酯血症与冠状动脉粥样硬化性心脏病关系的流行病学研究中，经多因素分析，未能证实高甘油三酯是 CHD 的独立危险因素。但是，随着对甘油三酯生物学意义认识的加深，以及新的一些流行病学的研究结果，现已明确，高甘油三酯血症是 CHD 的独立危险因素。并且，高 TG 往往同时合并低 HDL-C 和高水平的小而密的低密度脂蛋白（sLDL）颗粒（致动脉粥样硬化脂质三联征）。凡引起血浆中 CM 和（或）VLDL 升高的原因，均可导致高 TG 血症。引起高 TG 的常见原因包括：基因易感性、高单一碳水化合物饮食、酗酒、肥胖、2 型糖尿病、肾病、甲状腺功能减退、自身免疫性疾病（如 SLE）、妊娠，以及药物因素（如糖皮质激素）等。

②胆固醇和动脉粥样硬化。近半个多世纪以来，通过大量的流行病学、临床病理及实验研究，胆固醇与动脉粥样硬化的相关性得到确认。如 1948 年开始的美国弗明汉心脏研究，（Framingham heart Study FHS）是对该地区 28 000 名居民中，30 ～ 60 岁的 5 209 名男女对象及其子代，调查影响 CHD 的发病因素，并于 1961 年首次提出“危险因素”的概念。历经 30 年的随访，肯定血清 TC（主要是 LDL-C）水平与冠状动脉粥样硬化的发病率呈正性曲线关系。并且动脉粥样硬化的严重程度，随血浆胆固醇水平的升高呈线性加重。血液中高浓度的胆固醇，可能通过破裂的斑块表面或通过直接的渗透进入斑块内部，增加斑块内部脂质成分的比例，致使斑块不稳定化。

2）血浆脂蛋白异常与动脉粥样硬化：现已公认，血浆脂蛋白异常，是动脉粥样硬化的重要危险因素。不仅仅在大动脉，也可以发生在颈动脉。

①乳糜微粒。前已提及，乳糜微粒进入血浆即开始被脂蛋白脂酶脂解，逐渐失去胆固醇、磷脂和载脂蛋白A、C，形成密度较大、分子较小的乳糜微粒。代谢残粒的核心富含胆固醇酯，脱离出过多的表面物质，形成圆盘状颗粒的表面代谢残粒，主要是磷脂和载脂蛋白。表面代谢残粒在正常的空腹样本中不存在，而在肝磷脂诱导的脂解活性升高和有先天性或获得性卵磷脂胆固醇酰基转移酶缺陷的患者中易出现。不同大小的乳糜微粒，均须在丢失甘油三酯、转换为代谢残粒以后才能被清除，与小颗粒比较，大颗粒的乳糜微粒被清除得快。

代谢残粒胆固醇与冠心病之间的研究比较，血脂水平正常的冠心病患者和Ⅲ型高脂血症患者，代谢残粒胆固醇水平均明显升高，高水平的代谢残粒，显著增加心血管病的发生。并且发现，代谢残粒胆固醇与代谢残粒中TG水平均显著升高。因此，在女性中代谢残粒胆固醇是一个独立的危险因素，不仅如此，在总胆固醇水平正常人群中，代谢残粒胆固醇亦是冠心病发生的独立危险因素。进一步研究发现，代谢残粒水平与As发生程度、进展密切相关，代谢残粒的致病机制目前尚未完全阐明。脂解后大于75nm的代谢残粒，不易透过血管内膜进入动脉壁，较小的代谢残粒（20～60nm）易于进入动脉壁。从高甘油三酯血症患者血浆中分离出代谢残粒，与细胞孵育，可显著提高细胞间黏附因子I、血管内皮细胞黏附因子和组织因子等致动脉血栓形成的蛋白质及其mRNA水平；而加入抗氧化剂维生素E或N-乙酰半胱氨酸联合孵育，则可抑制上述分子的表达，故认为乳糜微粒的代谢残粒，可通过氧化作用导致内皮细胞中致动脉血栓形成，并不是乳糜微粒本身。

② LDL和VLDL。LDL是由VLDL转化而来。LDL含有丰富的多不饱和脂肪酸，很容易被氧化修饰，修饰后的LDL生物活性发生了改变，呈现明显的细胞毒性、化学趋向性和免疫原性，参与AS的形成过程。在LDL被氧化的早期，抗氧化剂可以保护LDL微粒免受自由基的氧化。但如果抗氧化剂没有得到及时的补充或再生，自由基会进一步氧化多不饱和脂肪酸，使脂肪酸的双键发生断裂形成不饱和脂肪酸自由基，再氧化成脂过氧基，最后生成过氧化脂质。过氧化脂质本身作为自由基，与另外不饱和脂肪酸自由基分子链锁循环反应下去，启动过氧化的链式反应，低密度脂蛋白被氧化，多不饱和脂肪酸转变为共轭二烯、过氧化氢、烃醛复合物等使脂质不断氧化，生成大量的过氧化脂质。而这些氧化分解产物本身具有细胞毒性，并与ApoB100中的赖氨酸残基结合，形成醛化LDL。此种修饰后的Ox-LDL，完全丧失了与LDLR的结合作用，可诱导平滑肌细胞表面SR-AI的表达，导致平滑肌细胞摄取Ox-LDL，继而产生平滑肌源性泡沫细胞。转而被清道夫受体AI（scavenger receptor-AISR-AI）识别结合。此种结合速度快、数量大，不受巨噬细胞内胆固醇浓度饱和的负反馈调节。这一特征对促进AS的发生具有重要的作用。LDL的磷脂成分氧化后，被巨噬细胞表面CD36清道夫受体识别，促进泡沫细胞形成LDL，可能会诱导吞噬细胞分泌磷脂酶A2（phospholipase A2，PLA2），使天然LDL转化成能形成泡沫细胞的结构。

Ox-LDL可以通过刺激细胞间黏附分子-1（intercelluar ad-hesion molecule-1，ICAM-1）、血管细胞黏附分子-1（Vascularcell edhesion molecule-1，VCAM-1）、P-选择素、GMP140、E-选择素等的表达，使单核细胞、中性粒细胞和淋巴细胞黏附于内皮细胞。

Ox-LDL可以刺激巨噬细胞分泌产生一种特定的巨噬细胞集落刺激因子（macrophage colony stimulating factor，M-CSF）。M-CSF负责介导巨噬细胞的激活、分泌、增殖、聚集、退化，并进一步凋亡为泡沫细胞。

Ox-LDL 诱导巨噬细胞和平滑肌细胞产生血小板源生长因子（platelet derived growth factor，PDGF），促进平滑肌细胞移行，进而导致 AS 的形成。

Ox-LDL 抑制前列腺素 I_2（prostaglandins I_2，PGI_2）合成酶，使 PGI_2 合成减少；激活血小板环氧化酶，使血栓素 A_2（throm-boxane A_2，TXA_2）产生增加，破坏了 PGI_2/TXA_2 平衡，促进血小板聚集，引起血管痉挛和血栓形成。

Ox-LDL 可以刺激肿瘤坏死因子 -α（tumor necrosis factor，TNF-α）、白介素 -1（interleu-kin-1，IL-1）、白介素 -8（IL-8）等炎性因子表达，加剧 AS 的炎症反应。

研究中，利用 Ox-LDL 处理 EC 和 SMC 细胞，检测并分析细胞内 Ox-LDL，诱导 LPO 源性 DNA 加合物（εdA）和蛋白加合物的水平。Ox-LDL 刺激的 EC 和 SMC 细胞内，εdA 及 4-HNE 修饰蛋白的水平明显升高，提示 Ox-LDL 通过氧化应激，诱导脂质过氧化反应导致 εdA 水平升高，可能为其参与动脉粥样硬化发生的机制之一。

因此，LDL 对动脉粥样硬化形成的影响，主要是通过 Ox-LDL 的形成后，经过多种途径启动和促进 AS 的发生、发展。

③ HDL。许多研究表明，HDL 的水平与脑卒中和冠心病的发生均呈负相关。低水平的 HDL，已被公认为心血管疾病的独立危险因素之一。HDL 抗动脉粥样硬化的机制表现在多个方面：一是参与胆固醇逆向转运：HDL 摄取肝脏外组织游离胆固醇（包括动脉壁的单核 - 巨噬细胞、泡沫细胞等），并将其转运至肝脏，通过肝脏代谢为胆红素、胆汁酸，或进入再循环。二是提高前列环素（prostacyclin，PGI_2）的活性来改善血管内皮功能、抑制血管平滑肌细胞增生。三是增加 NO 合成。四是直接清除氧自由基而抗氧化。五是促进纤维蛋白的溶解。六是 HDL 还有对细胞凋亡的拮抗作用。在动脉粥样硬化过程当中，血管内皮细胞凋亡起着一定的作用，HDL 可干扰细胞凋亡，对抗炎症细胞的浸润。七是在动脉粥样硬化过程中，各种炎症因子使炎性细胞浸润增加。HDL 可降低内皮细胞炎症因子的表达。

近来一些研究发现，LDL-C/HDL-C 与心血管事件之间也存在密切的联系。LDL-C/HDL-C 增高和 LDL-C 水平降低，都可以阻止冠状动脉粥样硬化的进展及 CHD 患者的病情恶化。血清 LDL-C/HDL-C 比值，对 CHD 危险性的预测作用，优于单独的监测 LDL-C 水平。国外研究发现 TC/HDL-C 的增加可以增加 CHD 风险性。TG/HDL-C 可以作为 CHD 进展的指标，也与血管受损严重程度相关。因此，对血脂各项指标的监测，对动脉粥样硬化的发生发展及临床治疗，都具有重要的意义。

3）载脂蛋白与动脉粥样硬化：近年来，载脂蛋白与动脉粥样硬化关系的研究进展也非常迅速。如前节所述，载脂蛋白是脂蛋白的重要组成部分，在脂蛋白代谢中具有重要的生理作用。其生理作用表现为：构成并稳定脂蛋白的结构；修饰并影响脂蛋白代谢有关的酶活性；作为脂蛋白受体的配体，参与脂蛋白与细胞表面脂蛋白受体的结合代谢过程等。下面讲述各载脂蛋白与动脉粥样硬化形成的关系。

①载脂蛋白 AI 与动脉粥样硬化。人类 ApoA1 的基因含 3 个内含子和 4 个外显子，全长约 1863bp。研究发现，载脂蛋白 AⅠ模拟肽 L4F，对诱导分化小鼠骨髓来源 EPC 功能的影响，L4F 呈剂量依赖性明显促进内皮祖细胞增殖，提高内皮祖细胞黏附和释放 NO 的功能，能部分抑制 LPS 和 TNF-α 诱导的 EPC 的凋亡。载脂蛋白 A1 在脂蛋白代谢中具有重要的生理功能，能激活某些与血浆脂蛋白代谢有关的酶类，构成并稳定脂蛋白的结构。载脂蛋白 A1 是高密度脂蛋白（HDL）与细胞膜上的 HDL 受体结合的载体，同时具有维

持 HDL 的结构，并参与胆固醇逆转的抗动脉粥样硬化因子。

②载脂蛋白 AIV 与动脉粥样硬化。前已提及，血浆中高密度脂蛋白的含量与冠状动脉疾病的发生呈负相关，载脂蛋白 AIV 在预测动脉粥样硬化的危险性中，优于低密度脂蛋白胆固醇、总胆固醇、甘油三酯和高密度脂蛋白胆固醇等。载脂蛋白 AIV，是 HDL 的主要蛋白质成分，约占其蛋白质含量的 70%，在将胆固醇由外周组织转运到肝中代谢的胆固醇逆转运过程中发挥着关键作用。

人载脂蛋白 AIV 基因位于第 11 号染色体长臂末端区域内（11q23-11qter），由 3 个内含子和 4 个外显子组成，全长 1 863bp，可在肝和小肠中表达。成熟型载脂蛋白 AIV 最显著的特征是，结构中亲水性界面与水相发生作用时，其疏水性界面可以作为蛋白和磷脂作用的场所。

动物实验发现，转染载脂蛋白 E-/- 小鼠体内过表达的载脂蛋白 A Ⅰ，显著抑制动脉粥样硬化的进展。将致 AS 的载脂蛋白 a（apolipoprotein（a），载脂蛋白（a）基因和载脂蛋白 AIV 一起转入小鼠，只转染载脂蛋白（a）基因的小鼠易发生动脉粥样硬化，而载脂蛋白（a）和载脂蛋白 AIV 基因共转染的小鼠，可有效地防止动脉粥样硬化斑块的形成。

载脂蛋白 AIV 发挥逆转运胆固醇的机制主要包括：在包括巨噬细胞在内的外周组织中作为游离胆固醇和磷脂的受体，促进 HDL 对外周组织中胆固醇的摄取；在脂蛋白表面作为卵磷脂胆固醇酰基转移酶的辅助激活因子，参与胆固醇的酯化；在肝脏表面介导 HDL 与 B 族 I 型清道夫受体的作用，将 HDL 中胆固醇酯转移到肝脏进行代谢，从而降低胆固醇在外周组织的沉积，具有抗 AS 作用；载脂蛋白 AIV 通过其抗炎、抗血栓形成和内皮功能保护等多种作用，抑制动脉粥样硬化的发生和发展。

③载脂蛋白 AV 与动脉粥样硬化。载脂蛋白 AV（apolipoproteinAV，ApoAV）是影响血浆 TG 水平的载脂蛋白家族中的成员。其基因定位于人染色体 11q23 区域，位于载脂蛋白 A1/C3/A4 基因簇下游大约 30kb 处，包含 4 个外显子和 3 个内含子 131，全长 1889bp，其中含有一个 1107by 的开放读码框，编码 366 个氨基酸。目前，对 ApoAV 的基因多态性与冠心病关系的研究，多集中在 -1131T>C 及 c.56G 两个位点上，多个研究均提示，-1131C 和 c.56G 等位基因是冠心病的独立危险因素。但是也有研究认为，这两个多态性位点与冠心病无关。其他 SNP 与冠心病的研究显示，c.553T 等位基因携带者患冠心病风险比 G 等位基因高出 2 倍左右。但是，颈动脉内膜中层厚度与 ApoAV 基因多态性关系的研究显示，-1131T>C 多态性位点与颈动脉内膜中层厚度无相关性，并且，c.553G>T 多态性与颈动脉粥样硬化也无相关性。

ApoAV 的二级结构具有典型的脂质结合结构域。目前，对其三级结构了解不多。通过动物模型证实，ApoAV 的主要功能是降低 TG，即使血浆浓度很低，却是有力的 TG 调节子。载脂蛋白 V 调节甘油三酯的机制主要有以下几方面：抑制肝脏的 VLDL-TG 生成及分泌；刺激脂蛋白脂肪酶（lipoprotein lipase，LPL）介导的 TG 水解并提高 LPL 的血浆水平；通过提高 LPL 受体的亲和力，加速肝脏对富含 TG 脂蛋白及其残粒的摄取。

④载脂蛋白 B 与动脉粥样硬化。ApoB 是血浆脂蛋白的蛋白质组分，主要分布于 VLDL、IDL、LDL 及 CM 中。其中 LDL 是血浆中数目最多的 ApoB。动脉硬化与血中 ApoB 浓度及颗粒大小均有关系，与大颗粒脂蛋白相比，小颗粒脂蛋白更容易在动脉内壁沉积。大颗粒 LDL 分子中的胆固醇含量高于小颗粒 LDL 分子，测定血清中 LDL-C 水平并不能准确反映 LDL 颗粒的数目。由于每个脂蛋白颗粒中仅包含有 1 分子 ApoB，因此测

量血浆中 ApoB 浓度，能有效反映出致动脉硬化颗粒的总数。ApoB 异常常见于代谢综合征及 2 型糖尿病，家族性混合型高脂血症，家族性高胆固醇血症，家族性 ApoB100 缺乏症，常染色体隐性遗传的高胆固醇血症，低 α- 脂蛋白血症。

人类 ApoB 基因定位在第 2 号染色体短臂末端，ApoB 基因中的 C-2488T、G-4154A 位点分别位于 26、29 外显子，接近于与 LDLR 结合区。ApoB 基因 XbaI 位点多态性，与血清脂质水平及 ApoB 水平密切相关。在高血脂女性患者中，ApoBXbaI 基因多态性与总胆固醇（TC）和低密度脂蛋白水平增高显著相关，具有冠心病家族背景的 X+ 等位基因的个体，显著高于对照组，而且相应的 TC、LDLC 和 ApoB100 水平也明显高于对照组，认为它们是汉族人群中冠心病发病的重要遗传标记。

经典的血脂异常诊断常用 TC、TG、LDL-C 和 HDL-C 等指标，其中 LDL-C 是判断动脉粥样硬化风险的主要标志。新的分类基于 ApoB 水平，首先根据 ApoB 水平分为 ApoB 水平增高（≥1.2g/L）与 ApoB 水平正常（＜1.2g/L）两大类，与 ApoB 水平正常的患者相比，ApoB 水平增高者动脉硬化的风险显著增高。再以血浆中 TG 浓度 1.5mmol/L 为界，将两大类分别分为 2 类。对于 ApoB 水平正常（＜1.2g/L）而 TG 水平增高（≥1.5mmol/L）的脂蛋白血症，再根据 TG/ApoB、TC/ApoB 及 ApoB 血浆浓度进一步分类。TG/ApoB≥10 而 ApoB＜0.75g/L 时，提示血浆中的 CM 增多；TG/ApoB≥10、ApoB≥0.75g/L，提示 VLDL 与 CM 均增多；TG/ApoB＜10 时，再以 TC/ApoB 的值再分类，TC/ApoB＜6.2 时，VLDL 增多，反之 VLDL 及 CM 残粒增多。

⑤载脂蛋白 E 与动脉粥样硬化。载脂蛋白（apolipoproteinE，ApoE）是清除乳糜微粒和极低密度脂蛋白受体的配体。因此，缺乏 ApoE，则会导致血液循环中富含胆固醇的物质积累，更加容易引起动脉粥样硬化（atherosclerosis，AS）病灶形成。

ApoE 基因多态性，是决定血脂水平进而影响动脉粥样硬化病变发生发展的遗传因素之一。不同的 ApoE 表型对 CHD 的易感性不同，研究表明，有 ε4 等位基因 CHD 的发生频率最高，而 ε2 等位基因可能由于有两个游离的巯基，因此 ε2 者较少患 CHD、颈动脉疾病或中风，对心血管具有保护作用。但是这种基因多态性并没有性别的差异性。

动物实验研究，敲除了 ApoE 基因的小鼠，发现其正常饮食下，其血浆胆固醇水平比同期正常小鼠高 4 ～ 5 倍，喂养 5 ～ 6 周时，动脉内皮有单核细胞黏附并向内皮下移行，10 周时形成脂质条纹，15 周斑块内可见泡沫细胞和平滑肌细胞，20 周由胶原和弹性纤维包绕的平滑肌细胞组成的纤维帽，覆盖在坏死核心表面，形成成熟的斑块。随着年龄增长，可出现钙化、增生的纤维帽。有些斑块破坏中膜细胞结构，形成动脉瘤，管腔狭窄甚至闭塞。同其他动脉粥样硬化小鼠模型比较，ApoE 基因敲除小鼠，不仅能够在瓣膜基底，而且能够在所有胸腹动脉中，形成广泛的粥样硬化病变，如主动脉分支、颈动脉、肺动脉等。骨保护素（osteoprotegerin，OPG）可通过防止动脉粥样硬化损伤的大小和钙化增加，来干预 AS 斑块进程，同时 OPG 钝化，可使老年 apoE 基因敲除小鼠无名动脉的 AS 斑块更大程度地钙化。

⑥载脂蛋白 M 与动脉粥样硬化。人类 apoM 于 1999 年发现，并从乳糜微粒中分离、克隆。主要在肝脏内合成，部分在肾脏内合成。载脂蛋白 M（apolipoproteinM，apoM），是一种属于脂质运载蛋白家族的血浆蛋白质，主要存在于高密度脂蛋白中，在低密度脂蛋白、乳糜微粒中，也含有少量的 ApoM。

人 apoM 基因包含 6 个外显子，定位于 6 号染色体 p21.31 人类主要组织相容性复合物

（MHC-Ⅲ）区域，由于该区很多基因都与炎症免疫反应有关，并且 apoM 的基因定位，非常靠近肿瘤坏死因子 α 和淋巴毒素基因，提示 apoM 与炎症免疫反应，可能有关联 XuN，ZhangXY，apoM 对 Ldlr-/- 小鼠的 VLDL 和 LDL 影响是正相关的，且雌性更显著。而对野生型小鼠体内的 VLDL、LDL 水平无影响。高胆固醇喂养的 Ldlr 基因敲除小鼠，12 周时发生动脉粥样硬化，然后注射腺病毒载体装载的 apoM，使其血浆 apoM 水平升高 2 ～ 3 倍，且持续 3 周时发现，前 β-HDL 水平上升，且实验组主动脉粥样病变面积仅为对照组 28%，提示高 apoM 及前 β-HDL 水平增高，对动脉粥样硬化的形成有保护作用。

因此，apoM 是合成前 β-HDL（pre-βhigh-density lipoprotein，pre-βHDL）的必要前体物质，apoM 缺失小鼠的前 β-HDL 表达降低，导致胆固醇逆向转运（reverse cholesterol transpor，t RCT）明显减少，而高脂肪 / 高胆固醇饮食的小鼠在过表达 apoM 后，能减少动脉粥样硬化斑块的形成。apoM 转基因小鼠的 HDL，对 Cu2+ 介导的氧化作用的敏感性要明显低于野生组。而且，从 apoM 转基因小鼠血浆内分离出的 HDL，在介导泡沫细胞的胆固醇外流中的活性，明显高于对照组。

但是也有实验表明，apoM 同 VLDL 和 LDL 的表达水平有所关联，而且 apoM 的表达水平，在心血管病组和对照受试组之间并无差异，因此目前尚不能将 apoM 定义为人心血管病的危险因子。

4）脂蛋白（a）与动脉粥样硬化：脂蛋白（a）是一种特殊独立的高分子质量血浆脂蛋白，主要由载脂蛋白 A 与低密度脂蛋白成分通过二硫键共价结合形成的，1963 年由挪威遗传学家 Berg，在研究低密度脂蛋白的遗传变异时发现。

Lp（a）颗粒呈球状，直径为 23.5 ～ 26nm，由脂质和蛋白质两部分组成，其中性脂质部分具有疏水性位于核心，外周包绕由载脂蛋白 B100（ApoB100）和载脂蛋白（a）[Apo（a）] 组成的蛋白质复合物。

人类 Apo（a）基因位于染色 6q2.6-2.7 位置基因族中，主要在肝脏中合成，大部分释放入血。Lp（a）的生理功能目前还不很明确。但是研究发现，Lp（a）可与葡萄糖胺、蛋白聚糖、6- 硫酸软骨素相结合，后 3 种大分子均为血管内膜基质的主要成分。因此，Lp（a）与血管壁有亲和性，推测 Lp（a）可能与伤口愈合及组织修复有关系；Lp（a）能刺激平滑肌细胞增生，参与调节纤维蛋白溶解系统等作用。

临床研究提示，脂蛋白（α）升高是冠心病的独立危险因素。如果脂蛋白（α）≥0，3g/L 是冠状动脉粥样硬化的严重预示之一，并且血浆脂蛋白（α）水平，与粥样斑块的演变、进展速度及其预后成正相关性。

Lp（a）在人体的血浆浓度相当稳定，几乎不受年龄、性别、饮食等因素影响，其机制可能是由于 Lp（a）在血管壁的沉积，促进胆固醇在富含巨噬细胞的泡沫细胞和脂质条纹中堆积。

进平滑肌细胞在斑块局部的增殖和迁移。动物实验研究脂蛋白（α）对兔骨髓源性内皮祖细胞血管生成的影响及其机制，发现脂蛋白（α）呈剂量依赖性，对兔骨髓源性内皮祖细胞血管生成产生影响，说明脂蛋白（α）对血管生成的影响通过 Notch 信号通路实现，脂蛋白（α）通过下调 Notch 信号通路，抑制兔骨髓源性内皮祖细胞血管生成。另外，LP（α）还通过抑制内皮型一氧化氮合酶（eNOS）表达，损伤内皮祖细胞（EPC）。

（四）糖尿病

1. 糖尿病致动脉粥样硬化的流行病学研究 高血糖对血管的损害是全身性、多部位的，但造成微血管并发症的发病率高于大血管并发症。因此，目前糖尿病的诊断标准是以糖尿病微血管病变特别是以视网膜病变风险出现为依据，但是往往在明确糖尿病诊断前，已存在大血管病变

国内最近的一项 meta 分析研究，分析了糖尿病与颅内动脉粥样硬化之间的关系，显示糖尿病能增加颅内动脉粥样硬化的危险性，有糖尿病的患者发生颅内动脉粥样硬化的几率，是没有糖尿病的 1.71 倍。目前，2 型糖尿病患者的心血管病死亡危险性，比非糖尿病患者高 2 ～ 4 倍，约 80% 糖尿病患者死于大血管并发症，高血糖尤其是餐后高血糖，已被大量研究证实，与动脉粥样硬化大血管并发症的发生关系密切。而 2 型糖尿病最严重的并发症为血管病变，一旦发生发展迅速，不论大中小血管均可累及，在颈动脉主要表现为初期动脉内中膜增厚，随病程进展逐渐出现动脉硬化及粥样硬化斑块形成，不规则的软斑易被血流冲击而形成溃疡，溃疡常伴有出血，这些都是形成血栓的危险因素，也是脑梗死栓子的主要来源之一。

糖尿病性大血管发病机制，及其与 DM 代谢紊乱之间的关系未完全明了，DM 患者动脉粥样硬化的形成原因，可能与 T2DM 的发病机制有关。而 T2DM 的发病机制，主要是胰岛素抵抗（IR）和胰岛素分泌不足导致的高血糖，胰岛素抵抗和高血糖影响脂质代谢形成，并加重动脉粥样硬化。此外，炎症因子在糖尿病动脉粥样硬化发生机制中也发挥了作用，以下将分别叙述糖尿病致动脉粥样硬化的机制。

2. **胰岛素抵抗和高血糖**　胰岛素抵抗（IR）是指机体对一定量胰岛素的生物学反应附于预计正常水平的一种现象。胰岛素抵抗和胰岛素分泌缺陷，是普通 2 型糖尿病发病机制的两个要素，由于胰岛素对其靶组织的生理效应降低，胰岛素介导下骨骼肌脂肪组织对葡萄糖的摄取，利用或储存的效力减弱，同时对干葡萄糖输出的抑制作用减弱，为克服这些缺陷，胰岛 B 细胞代偿时分泌更多胰岛素（高胰岛素血症）以维持糖代谢正常。但随着病情进展，仍然不能使血糖恢复正常的基础水平，最终导致高血糖。而糖尿病患者由于胰岛素不足，脂肪合成减少，脂蛋白酯酶活性低下，血游离脂肪酸和甘油三酯（三酰甘油）浓度升高。

3. **胰岛素抵抗和脂质代谢紊乱**　胰岛素抵抗的表现形式是高胰岛素血症，高胰岛素血症通过影响机体脂代谢而引起血脂异常。高胰岛素血症时血浆脂肪酸增加，大量自由脂肪酸进入血液，过剩的葡萄糖和脂肪酸进入肝脏，使其合成极低密度脂蛋白（VLDL）。VLDL 是富含 TG 的脂蛋白，它的升高代表内源性 TG 增加，而 TG 的增加可直接影响 HDL 的代谢，这种组成的改变，导致 HDL 血循环中的清除率升高、浓度下降。在高 TG 的患者血液中，存在小而密的 LDL 更具有致动脉粥样硬化的特质。

4. **炎症因子和动脉粥样硬化**　目前研究，2 型糖尿病属慢性炎症疾病。炎症反应在糖尿病大血管动脉粥样硬化的发生、发展及其并发症中起着重要作用。

（1）C 反应蛋白和糖尿病动脉粥样硬化：CRP 是主要由肝脏产生的一种急性时相反应蛋白，血管内皮细胞也能诱导 CRP 表达合成。CRP 能直接作用于血管内皮，促进早期动脉粥样硬化。在钙离子存在下，CRP 还可以结合卵磷脂和核酸，结合后的复合体能激活补体的经典途径，导致补体终末复合体在内膜沉积，促进动脉粥样硬化的形成。

高血糖导致血管内皮细胞的损害，引起血管内皮细胞功能受损。损伤的内皮细胞可刺激平滑肌细胞分泌 IL-6 和 TNF-α，IL-6 和 TNF-α 调节肝脏 CRP 的产生。胰岛素抵抗时，高胰岛素血症可诱导产生 MCP-1，使单核 - 巨噬细胞向损伤内膜集聚，促进巨噬细胞吞噬低密度脂蛋白，加速动脉粥样硬化的形成。胰岛素抵抗时的高胰岛素血症，通过促进脂

质合成及刺激血管平滑肌内膜增生致血管病变，而胰岛素不足，则通过减低脂质清除及降低血管壁溶酶体脂肪酶的活性，来加速动脉硬化的发生；其次，DM 患者脂质代谢异常，血浆中胆固醇增加，载脂蛋白可通过与纤维蛋白结合而抑制纤溶，间接促进斑块发展；由于血浆纤维蛋白原等凝血因子增高，使血液处于高凝状态，进一步促进动脉硬化形成。

（2）肿瘤坏死因子 -α：TNF-α 除由脂肪组织分泌，亦由单核细胞和巨噬细胞产生。TNF-α 具有多种生物学活性，是免疫和炎症反应的重要调节因子，在引发细胞因子级联反应中，起着决定性的作用。TNF-α 损害内皮型一氧化氮合酶（eNOS）mRNA 的稳定性；在人的脐静脉内皮细胞中 Fas 配体促进 PKB 和 eNOS 的磷酸化，而 TNF-α 下调内皮细胞 Fas 配体的表达，抑制了 Fas 配体信号传导。结果使 eNOS 的合成及表达下降，内皮源性一氧化氮生成释放减少，生物活性降低。TNF-α 增加诱导型一氧化氮合酶（iNOS）的表达和合成，导致大量 NO 自由基产生，与过氧阴离子相互作用，产生较高浓度的强烈细胞毒作用的过氧化亚硝酸盐离子，造成血管内皮结构和功能的损伤。由此 eNOS 的表达下降和 iNOS 的表达增加，促进了动脉粥样硬化病变的发生。

研究发现，2 型糖尿病患者颈动脉内中膜增厚组较不增厚组空腹血清 TNF-α 水平显著升高，且 IMT 与 TNF-α 水平呈明显正相关，糖尿病无下肢大血管病变组和糖尿病合并下肢大血管病变组患者的血浆 TNF-α 浓度，都比正常对照组增高，即糖尿病患者不管是否合并大血管的病变，其血浆 TNF-α 浓度均明显增高。

TNF-α 能减少过氧化物酶体增殖物激活受体 γ（PPAR-γ）的表达，抑制 PPAR-γ 的活性，引起胰岛素抵抗和血管病变。TNF-α 还可通过干扰胰岛素信号的级联反应，导致胰岛素抵抗，参与动脉粥样硬化的发生、发展。

（3）细胞黏附分子：细胞黏附分子是指由细胞合成，存在于细胞膜或细胞外，可促进细胞黏附的一大类分子的总称。主要包括细胞间黏附分子 -1（ICAM-1）、血管细胞黏附分子 -1（VCAM-1）、P- 选择素和 E- 选择素等。

大样本普通人群的检查，发现 sVCAM-1 的升高，与颈动脉或股动脉存在斑块明显相关，经过统计分析排除其他影响因素后，显示 sVCAM-1 可以作为存在动脉粥样斑块的独立相关因子，是影响糖尿病患者颈动脉 IMT 增厚的独立危险因素。sICAM-1 和 sVCAM-1，参与了糖尿病血管病变发病的病理生理过程，且与血管病变的程度及范围呈正相关。

血管内皮细胞和平滑肌细胞上表达的 ICAM-1，通过与相关选择蛋白结合后，促进淋巴细胞聚集，促使单核细胞黏附及渗入血管壁，促进动脉粥样硬化的慢性炎症过程。细胞黏附分子也可以从内皮细胞表面被清除，进入血液，增加血凝，促进血栓形成，导致血管病变。

（4）基质金属蛋白酶（MMP）：MMP 是一组活性依赖性蛋白水解酶，主要的生理功能是降解细胞外基质（ECM），与金属蛋白酶组织抑制药相互作用，协调 ECM 的动态平衡，维持组织结构的完整和内环境的稳定。

应用免疫组织化学方法，检测 MMP9 在 13 例健康人动脉、17 例非糖尿病动脉粥样硬化患者及 23 例糖尿病患者动脉粥样硬化斑块内的分布和表达研究。结果表明，抗 MMP9 免疫沉积物主要集中在斑块核心周围，特别是在斑块的肩部和纤维帽，糖尿病组动脉粥样硬化斑块内 MMP9 表达，也显著高于非糖尿病组。

高糖环境下 MMP9mRNA 表达水平和酶活性均较正常糖环境增高，MMP-9mRNA 水平表达的上调，增加了 MMP-9 的合成，促进白细胞与内皮黏附，破坏内皮细胞、炎性细胞、脂质成分、细胞因子等，通过被降解的内皮进入内膜下，刺激平滑肌增生，促进 AS 的形成和斑块破裂，导致大血管病变的发生。研究表明，高糖环境下细胞外抗氧化剂，可以通过降低细胞内活性氧的含量，来减弱 MMP9 启动子的活性。

（五）高血压

1. 高血压致动脉粥样硬化的流行病学研究　高血压是最常见的心血管病，是全球范围内的重大公共卫生问题。我国 1991 年对 15 岁以上 94 万人群抽样普查，高血压标化患病率为 11.26%，与 1979 和 1980 年相比，10 年间患病率增加 25%。1991 年普查显示，我国高血压患病率已达 11.26%，10 年间增高 25%，即 20 世纪 90 年代初，我国已有高血压患者 9500 万。但是，我国 1991 年的普查显示，高血压的知晓率城市 36.3%，农村 13.7%；治疗率城市 17.4%，农村 5.4%。2002 年中国居民营养与健康状况调查结果显示，我国 18 岁以上居民高血压患病率为 18.18%，老年人中约有一半患有高血压。与 1991 年比较，患病率上升 31%，患者数增加约 7 000 多万人。

据世界卫生组织预测，至 2020 年，非传染性疾病将占我国死亡原因的 79%，其中心血管病将占首位。

我国高血压流行病学特点为：东部地区是高血压患病率较高的地区，其中京津地区历来是我国高血压高发区。南方地区高血压患病率低于北方地区，但近年发病率有明显升高，浙江省的患病率已接近京津沪等高发区。东北地区高血压发病率在历史上低于全国高发区，但近几年的流行病学资料显示，东北地区的高血压发病率增长迅速，已接近全国高发区。西北地区低于东部沿海地区，但患病率上升迅速。我国农村居民高血压患病率以往总体低于城市，但近些年来，农村高血压患病率的增长比城市更为迅速，整体患病率已接近城市水平。

Kozakova 等对欧洲 19 个地区 627 例健康受试者作颈动脉数字超声显像发现，收缩压是颈动脉粥样硬化的独立危险因素。

2. 血压的产生及其影响因素　血压是血液在血管内流动时，作用于血管壁的压力，它是推动血液在血管内流动的动力。血液在血管内流动时，无论心脏收缩或舒张，都对血管壁产生一定的压力。心室收缩，血液从心室流入动脉，此时血液对动脉的压力最高，称为收缩压（systolic blood pressure，SBP）。心室舒张，动脉血管弹性回缩，血液仍慢慢继续向前流动，但血压下降，此时的压力称为舒张压（diastolic blood pressure，DBP）。

凡能影响心输出量和血管外周阻力的因素都能影响动脉血压。心输出量多，血压升高，输出量少，血压下降。血管外周阻力的改变对收缩压和舒张压都有影响，但对舒张压的影响更为明显。外周阻力减小使舒张压降低，脉搏压加大。外周阻力加大，动脉血压流速减慢，舒张期末动脉存血加多，使舒张压升高，脉搏压减小。老年人很多血管弹性纤维和平滑肌逐渐被胶原纤维所取代，血管壁的弹性大减，缓冲血压升高的作用相应减弱，从而导致血压上升，而且动脉硬化会使外周血管阻力过高，从而导致动脉血压特别是舒张压的显著升高。

3. 我国高血压的危险因素

（1）年龄：在我国无论性别，地域，职业，高血压的发病均随着年龄增长而上升。我国 10 年心血管疾病发病倾向及诊断监测（MONICA）随访研究发现，年龄高于 50 岁人群中，10 年前血压约在 130/80mmHg，10 年后有 25% ～ 30% 的居民收缩压＞140mmHg，或者舒张压＞90mmHg。

（2）肥胖和代谢综合征：我国 14 省市调查显示，不同 BMI 分层间高血压患病率差异有统计学意义，高血压患病率随人群 BMI 增加而显著增加。反映体内脂肪总量的指标 BMI 和反映腹部脂肪含量的指标腰围，均对血压有独立的影响。

（3）吸烟和饮酒：土耳其的一项关于被动吸烟与血压和心率关系的研究表明，被动吸烟，对年轻女性的心率和血压有急性效应，可引起短暂的心率和血压升高。

患有高血压病的男性吸烟者中也发现了这一现象，且血压正常的男性吸烟者，血压升高的维持时间更长。我国一项研究采用横断面调查方法，对 4 062 名男性常住居民进行吸烟指数对高血压影响分析，定性分析未发现吸烟对高血压有影响，采用 Logistic 回归定量分析结果显示，吸烟指数≥300 支 / 年是高血压的危险因素。Cox 回归分析显示，不同吸烟指数的高血压累计患病几率不断升高，提示吸烟与高血压有关，且吸烟剂量与高血压患病几率存在剂量 – 反应关系。

2006 年，一项对我国 9 省 9 111 名成年居民的饮酒频率、饮酒类型，以及饮酒量和高血压患病的关系所进行横断面研究结果表明，男性居民饮酒者和不饮酒者，高血压患病率分别为 27.1% 和 25.0%，差异无统计学意义；女性居民饮酒者和不饮酒者高血压患病率分别为 17.7% 和 22.5%，饮酒者高血压患病率低于不饮酒者，差异有统计学意义。无论男性和女性，高饮酒频率者高血压患病要高于低饮酒频率者。随着酒精摄入量的增加，男性居民高血压患病率未出现明显的规律性变化，但饮酒各组的高血压患病率均高于不饮酒组；女性居民每日酒精摄入量低于 15g 时，高血压患病率最低，而随后出现升高的趋势。

（4）高血糖和高血脂：血压、血脂、葡萄糖和胰岛素水平，在向心性肥胖的患者中最高，即使在早期高血压阶段，已开始出现血脂异常，并通过胰岛素抵抗和高胰岛素血症相互联系。因此，高血压、糖代谢紊乱、脂代谢异常三者之间关系密切，其共同称为代谢综合征。

（5）高盐饮食：我国大部分居民有高盐饮食习惯。据 2002 年中国居民营养与健康状况调查，我国城乡居民平均每人每日盐的摄入量为 12g，其中农村 12.4g，城市 10.9g，北方地区高于南方地区。高盐饮食是高血压的重要危险因素，高盐饮食地区人群的高血压患病率往往较高。

高盐饮食可使 SD 大鼠血浆 RAAS 系统活性下降，而某些组织（肾上腺）RAAS 系统活性升高。血浆 RAAS 系统活性下降，可能是高盐饮食引起钠水潴留的负反馈调节所致。

（6）遗传因素：高血压有一定的遗传基础，具有明显的家族聚集性，与直系亲属明显相关。

4. 高血压与动脉粥样硬化

（1）脉搏波传导速度（pulse wave velocity，PWV）和踝臂指数（ankle brachial index，ABI）：高血压可引起血管壁增厚、僵硬度增加和弹性减退，从而导致动脉硬化的发生。脉搏波传导速度和踝臂指数，是评价动脉僵硬度的经典指标，主要反映动脉舒张功能的状态，它取决于动脉管腔的大小、管壁硬度或可扩张性。PWV 增加是高血压患者发生心血管事件的重要预测因素，与各种心血管事件的发生有关。

踝臂指数为踝部动脉收缩压 / 上臂动脉收缩压，单侧 ABI 的计算，为该侧踝动脉（即胫后动脉或足背动脉）收缩压与双侧肱动脉收缩压的最高值之比。正常人的血压呈明显的昼夜波动性，白昼血压高于夜间血压，呈双峰一谷的长柄勺型改变。研究提示，高血压患者血压非勺型组、反勺型组、超勺型组与勺型组比较，PWV 呈增加趋势，ABI 呈减低趋势，提示血压昼夜节律丧失，显著加重动脉硬化的程度。

（2）动态动脉硬化指数（AASI）：而动态血压监测 dSBP≥135mmHg 和（或）dDBP≥85mmHg 的患者，这些人群为隐性高血压。动态动脉硬化指数（AASI），是一种根据24小时动态血压监测数据计算出的可以反映动脉硬化程度的指数阵，但是目前认为，不能将AASI与动脉硬化指数的概念混淆，AASI可能只是动脉硬化的替代指标。不过目前国内外多数研究显示，AASI与各种血管参数密切相关，与颈－股动脉PWV具有显著相关性，AASI可以作为反映高血压患者动脉硬化的一个指标。AASI计算根据动态血压监测结果，以SBP为横坐标，DBP为纵坐标，求出回归斜率（β）。AASI=1–β。

5. 高血压致动脉粥样硬化的机制　目前机制尚不完全明确，研究表明高血压状态下，通过以下几种机制来促进动脉粥样硬化的发生、发展。

（1）高血压对血流动力学的改变：血压对血管壁的机械力，主要有两种，垂直作用于血管壁的力和剪切平行于血管壁的力。正常血压产生的机械力对血管发育、细胞表型维持以及平滑肌细胞收缩、舒张、增殖、分化等是必需的。在胚胎发育最早期，心脏搏动驱使血液向血管内流动，并将胚体内外血管连接成网，心脏血液输入、输出压力不同导致动、静脉形成。成年后，正常剪切应力刺激内皮细胞释放多种生物活性物质，如一氧化氮（NO）和内皮素等。NO可引起平滑肌细胞舒张松弛，而内皮素则使之收缩，两者相互作用能使血管张力保持在一定的范围内。NO还可抑制血小板黏附，抑制EC过度合成生长因子，防止SMC增殖。正常牵张应力除维持EC释放NO和内皮素外，还可直接激活SMC内钙通道，使SMC收缩，同时启动SMC自分泌或旁分泌系统，释放多种血管活性物质，调节血管张力。

高血压状态下，血压升高，直接造成内皮损伤；并促进中膜的平滑肌细胞的增殖和迁移；同时高的跨膜压可促进LDL–C进入内膜下。长期的高血压，动脉内径增大，流速减低，剪切应力减低使内皮细胞的分泌功能发生障碍，NO分泌减少，内皮素分泌增多。

（2）高血压使机体处于一种氧化应激状态：可加速内皮的功能障碍和LDL–C的氧化。

（3）炎症介质的参与：有研究表明，高血压时机体的炎症介质增多，如CRP、TNF–α、IL–6等含量升高，参与动脉粥样硬化的炎症反应。高血压患者冠状动脉综合征组与正常组比较，TNF–α–308G＞A及TNF–α–238G＞A的基因型及等位基因的分布差异均有统计学意义，其中携带GA+AA基因型个体患AS的风险，约是GG基因型的3.12倍、2.96倍。TNF–α–308G＞A及TNF–α–238G＞A多态性转化由G到A，则患AS的风险可能会增加。

因此，高血压导致动脉粥样硬化不是通过单一途径，是多种机制复合作用的结果。

（六）吸　烟

1. 吸烟导致动脉粥样硬化的流行病学研究　大量循证医学已证实，吸烟是冠心病和缺血性脑卒中的独立危险因素之一，吸烟可以导致颈动脉粥样硬化，是仅次于高血压的缺血性脑卒中的独立危险因素，尤其表现在缺乏其他传统危险因素的青年脑卒中患者中。在对102例健康男性，根据不同吸烟情况分组，采用高分辨率超声检测静息状态下的肱动脉横断面顺应性（CSC）、容积扩张性（VD）以及反应性充血时和舌下含服硝酸甘油后的内皮依赖性血管功能（FMD）、非内皮依赖性血管功能（NID），用于评估动脉弹性和内皮调节功能。研究发现，在尽量排除受试者年龄、肥胖、血糖、血脂、血压等因素对动脉弹性造成的影响后，结果显示，各组间CSC和VD均有明显差异，说明在机体未出现临床病变以前，吸烟已经引起CSC与VD的改变，且剂量越大，病变越严重。对吸烟的冠心病患者进行颈动脉超声检查发现，吸烟组的颈动脉内膜厚度均高于不吸烟组，正在吸烟组的颈动脉内膜厚度值又高于其他组，虽然差异无统计学意义，但是仍然值得引起注意。佐治亚大学的一项新研究表明，即使偶尔吸烟也会削弱动脉功能。接受检测的是年轻健康的偶尔吸烟的成年人（每周的吸烟量不到一包），而且在做超声波测试之前至少有2天没有吸烟。该研究利用超声波来检测动脉如何对血流变化做出反应。这项研究发现，跟不吸烟的人相比，偶尔吸烟的人对血流变化的反应减弱了36%。该发现发表在《医学与生物学超声波》杂志的前期在线版上。

被动吸烟者也会加重动脉粥样硬化的发展。WHO将被动吸烟的定义为：不吸烟者1周中有1天以上吸入吸烟者呼出的烟雾多于15分钟时，称为被动吸烟。吸烟所散发的烟雾，可分为主流烟（即吸烟者吸入口内的烟）和支流烟（即烟草点燃外冒的烟，若支流烟被人吸入即为被动吸烟）。支流烟所含的烟草燃烧成分比主流烟多，其中一氧化碳、焦油、烟碱、氨、亚硝胺分别是主流烟的5、3、3、46、50倍。据报道，在通风不畅的吸烟场所，不吸烟者1小时内被动吸入的烟量，平均相当于主动吸入1支卷烟的剂量。环境烟草烟雾(ETS)导致气相和微粒物质在空气中不平衡时，血液中血栓烷（TXA_2）水平升高，易使血小板出现凝集，因为TXA_2能使血小板聚集能力增强，从而导致血栓的形成，并可促使动脉粥样硬化的形成。

2. 吸烟导致动脉粥样硬化的可能机制

（1）吸烟与内皮细胞损伤：针对102例健康男性在不同吸烟情况的研究中，证实了吸烟对内皮造成的损伤。各组间内皮依赖性血管功能比较，有明显差异，而非内皮依赖性血管功能比较，无明显差异，说明吸烟引起肱动脉横断面顺应性（CSC）与容积扩张性（VD）的改变，有可能与吸烟引起内皮损伤有关系。动物实验证实，6～8支烟能促进内膜增厚。而且吸烟年限与血管内皮受损的严重程度密切相关。烟草中含有大量尼古丁及一氧化碳等其他有毒物质，尼古丁可导致血管内皮细胞骨架的改变，并使内皮细胞迁移延迟，造成血管内皮重塑不完整，引起血管内皮受损，内皮受损后合成释放一氧化氮减少。

（2）吸烟与脂质代谢紊乱：将新西兰雄性兔暴露于不同浓度的烟草烟雾中，观察10周，对所有实验兔的大动脉和肺动脉做切片处理，然后对动脉内膜下因脂类堆积而形成的损害面积进行观察和计算，结果显示，高浓度组脂类堆积面积，明显比对照组和低浓度组大，却发现缺少apo-E的小鼠暴露在ETS中时，如果有异常的抗体对氧化的低密度脂蛋白（ox-LDL）反应时，血管内膜厚度将增加，引起早期动脉粥样硬化。而且，尼古丁可促进血浆低密度脂蛋白-C和甘油三酯的增高及高密度脂蛋白-C水平降低、加速氧化型低密度脂蛋白的形成，促进巨噬细胞和血小板聚集，平滑肌细胞增生，载脂泡沫细胞沉积。

（3）其他：在胰岛素抵抗动脉粥样硬化的研究中发现，被动吸烟可使胰岛素的敏感性稍微减弱。对被动吸烟的健康青年人，血管内皮舒张功能和血清肿瘤坏死因子-α(TNF-α)、血浆一氧化氮（NO）和血管紧张素Ⅱ（AⅡ）水平变化以及血清总胆红素（TBiL）的浓度，进行了一系列的研究，显示被动吸烟不但使血管内皮舒张功能受损，同时血液中TNF-α、AⅡ的水平上升，而NO、TBiL下降。

三、颈动脉粥样硬化与脑卒中

颈内动脉供应大脑半球近2/3脑组织的血液，如果颈内动脉的栓子脱落，脱落的栓子几乎全部进入颅内血管。因此，颈动脉粥样硬化一直被视为研究缺血性脑卒中的重点。

在病理上，动脉粥样硬化按其发展经过分为脂质条纹期、纤维斑块期和复合病变期，复合病变包括斑块破裂、出血、坏死、溃疡、附壁血栓形成及钙化，在此基础上可引起管腔狭窄或闭塞，管壁弹性减弱，脆性增加，易于破裂，或发生扩张形成动脉瘤。

颈动脉综合征中，只有不足 1% 的病例是由于颈总动脉闭塞所致，而且，大多情况下是左侧颈总动脉在起点处被动脉粥样硬化斑块闭塞，其余大部分颈动脉综合征，是由于颈内动脉本身病变导致。由于有颈外动脉的逆行侧支循环保持颈内动脉的血流和脑部灌注，另外，颈内动脉不是终末动脉，可以通过 Willis 环的血管和眶部的血管相连，因此，没有任何一个脑区完全依赖颈内动脉供血。如果颈内动脉分叉处不受影响，有些病例几乎没有症状或有轻微症状。本节主要阐述颈动脉粥样硬化病理过程，与缺血性脑卒中之间的关系。

（一）颈动脉粥样硬化的病理过程

在 19 世纪初，认为和动脉粥样硬化有关的内膜病变有两种，即脂肪条纹（在儿童内膜中薄的脂质沉积）和纤维斑块（在成人中厚的脂质纤维病变）。然而，这两种类型的病变并没有被作为一个单一的疾病的早期和晚期的表达被普遍接受。

病理学家 Luding Aschoff 认为，脂质沉积是一种疾病早期和晚期阶段在儿童和成人阶段形态不同而已，是一个疾病的两种成分。一是脂质，在婴儿期就开始沉积于内膜，这个阶段是动脉粥样硬化。另一成分是纤维化，包括硬化，胶原蛋白的形成，在成人期阶段脂质纤维化。只有脂质纤维化阶段为动脉粥样硬化。Aschoff 将动脉粥样硬化细分到婴幼儿期、青春期和成人期。

在 20 世纪 50 年代，病理学家们为了评估病变的患病率，开展了不同类型动脉粥样硬化病变的流行病学调查。该调查使用了 Aschoff 提出的有关动脉粥样硬化病变的名称，在此基础上，将动脉粥样硬化分类进行了扩展。研究者们根据动脉粥样硬化斑块的进展，将其分为脂纹、纤维斑块和复杂斑块。复杂斑块主要是指出现溃疡、出血和血栓等并发症的纤维斑块。世界卫生组织（WHO）还提出，用粥样斑块这个名词来表示只含有脂质成分的斑块，而用纤维斑块表示含有胶原成分的斑块。

根据美国心脏学会（American Heart Association，AHA）修订的分类标准，动脉粥样硬化的病理分类为，I 型：即初始形，为泡沫细胞最初聚集。最初形成病变的部位包含了足够的导致动脉粥样硬化的脂蛋白，增加了巨噬细胞及散在的泡沫细胞的形成。随后，随着动脉内膜对局部机械力的适应性增厚，这种变化更显著。Ⅱ型：多层泡沫细胞和充满脂质的平滑肌细胞，即脂肪条纹的形成。Ⅲ型：粥瘤前病变。细胞外脂质形成；这是介于Ⅱ型和 IV 型之间的中间阶段，除了富含Ⅱ型中的载脂细胞外，病变还包含散在的细胞外脂滴和颗粒的聚集，破坏了一些内膜平滑肌细胞的连续性。这些细胞外脂质成为了以较大，融合，更具破坏性细胞外脂质为特征病变的 IV 期病理的直接前体。IV 型：为粥瘤形成。细胞外脂质密集地积聚于内膜，病变区域广泛而明确。这种细胞外脂质积聚被称为脂质核心。纤维组织的增生不是特征，并且在此期尚不存在斑块的脱落及血栓形成。IV 型病变类型被认为是，由于脂核导致的内膜组织严重紊乱发生的动脉粥样硬化的最初病变。脂质的增加主要来源于血浆。如果 IV 型病变首次发生于年轻人时，在同一部位被看作是内膜适应性凸起增厚。由此看来，动脉粥样硬化起初是一种凸起病变。V 型：纤维粥瘤型。此型病理表现为，在病变处已明显形成新的纤维结缔组织。当新的组织成为脂核病变的一部分时，此型就为纤维动脉粥样硬化或 Va 型病变。典型的 V 型病变的脂核或病变其他部位发生钙化为 Vb 型。或者典型的 V 型病变如果缺乏脂核并且脂质最小被称为 Vc 型。随着不同的病变，动脉不同程度狭窄，通常较 IV 型严重。更重要的是，基于 IV 型病变的基础，V 型病变可发生斑块裂缝，血肿和（或）血栓（VI 型病变），因此，V 型病变与临床更有关的形成干扰和扰乱了正常的细胞和细胞内基质结构。有时候新的纤维组织导致的病变增厚，远大于脂质的沉积。VI 型：为复杂斑块，可能有斑块表面的破损、出血、血栓。VⅡ型：钙化斑块。VⅢ型：大量人群的病变组织学研究提示，沉积了大量的细胞外脂质的动脉内膜病变处结缔组织无脂质的纤维斑块。

AHA 的分型，是动脉粥样硬化病理学研究发展的一个里程碑。其优点在于：为研究动脉粥样硬化的病理机制，提供了一个形态学变化的标准框架；可对动脉粥样硬化的发展阶段作出诊断，并为确定疾病某个发展阶段的发病率和患病率，提供更为具体和便于操作的方法；将病变的病理学变化与临床表现结合得更为密切；为病变形态学和影像学变化的相结合研究，奠定基础；为实施各种干预后、病变变化、进展、稳定和可逆性的恢复等研究，提供基础。

（二）颈内动脉闭塞造成缺血性脑卒中的主要机制

颈内动脉闭塞造成缺血性脑卒中的机制主要有两种。第一，颈内动脉闭塞，导致位于主要分支之间的最低灌注区远端缺血，也即分水岭梗死。血流动力学性末梢低灌流多半是一种继发性脑缺血因素，一般情况下，只有当血管狭窄到一定程度时，才可能引起血流动力学改变。通过对颈动脉粥样硬化横断面研究表明，当斑块出现在颈总动脉时，脑卒中的危险性升高，因此，颈总动脉内—中膜增厚和颈总动脉斑块是脑卒中危险性增高的标志之一。第二，来自闭塞部位近端的血栓形成的栓塞，可以导致颈内动脉任一分支血管供血区缺血性脑卒中，也即动脉－动脉栓塞。颈动脉粥样硬化斑块表面的微栓子受不稳定血流的冲击，可以被冲刷下来，形成微栓子阵雨，从而在颈动脉完全闭塞前发生脑梗死或 TIA。栓子的另一来源是颈动脉血栓的扩散，大栓子可以引起血管近端阻塞，造成广泛的皮质、皮质下梗死；较小的栓子则阻塞末梢血管，产生局灶性梗死。腔隙性脑梗死占缺血性脑卒中的 25.0%，微小动脉栓塞是腔隙性脑梗死的原因之一，引起微小动脉栓塞的微栓子 60.0% 以上来源于颈动脉粥样硬化斑块脱落。因此，颈动脉粥样硬化不同类型的病理改变，可以导致不同的脑卒中事件发生。

（三）颈动脉粥样硬化狭窄程度与缺血性脑卒中

颈动脉狭窄程度是发生缺血性脑卒中和影响预后的重要指标，且以颈内动脉为主。如前所述，严重的颈动脉狭窄，因狭窄远端的颅内小动脉血流速度减慢血供，而导致远端脑组织梗死的发生。据报道，有 20% ～ 30% 的脑卒中是由于颈动脉狭窄病变进行性发展所导致。在美国，60 岁以上的脑卒中患者，颈动脉粥样硬化的发病率为 70%，无症状的颈动脉粥样硬化所导致狭窄程度在 70% ～ 99% 之间者，3 年脑卒中发生的危险率为 5.7%。

（四）颈动脉粥样硬化与缺血性脑卒中发生部位

研究报道，台湾人中，脑皮质梗死组，颈动脉粥样硬化程度最重，严重颈动脉狭窄发生率最高，而皮质下脑梗死组，颈动脉狭窄的发生率较低；＞50.0% 的颈动脉狭窄或闭塞发生脑皮质梗死、皮质下脑梗死、椎－基底动脉供血区脑梗死和心源性脑梗死，发生率分别是 32.0%、3.0%、7.0% 和 21.0%。由此看出，颈动脉狭窄越严重，发生于皮质梗死的比率越高。另有人报道，颈动脉粥样狭窄或闭塞的患者，发生脑分水岭梗死者比例占 40%，常为单侧发病。其部位与 Willis 动脉环形态有密切关系，形态正常者脑分水岭梗死，多位于大脑前动脉与大脑中动脉供血交界处。形态异常如大脑后动脉直接始自颈内动脉者，脑分水岭梗死也可发生于大脑中动脉与大脑后动脉供血交界处。有研究表明，一侧颈内动脉闭塞的患者，如同侧后交通动脉直径≥1mm，则可保护脑灌注，避免发生脑分水岭梗死；如同侧后交通动脉直径＜1mm，则容易发生脑分水岭梗死。无症状性脑梗死常见于无症状颈动脉狭窄患者，尤其颈动脉狭窄伴 TIA 者更易患病，在无症状颈动脉狭窄患者中，68%的患者在狭窄同侧，颈动脉狭窄严重，同侧的无症状脑梗死发生率越高，无症状脑卒中绝大多数为腔隙梗死且多位于基底节区。而无症状脑梗死很容易发展成有症状性脑梗死或发生多个梗死灶而成痴呆。因此，对于无症状颈动脉狭窄及无症状脑梗死，更应该早期积极治疗。

（五）颈动脉粥样硬化的诊断

1. 超声对 CAS 检出　颈动脉狭窄的早期诊断和治疗，已成为缺血性脑血管病治疗和预防发作的重要措施。随着高分辨率多功能超声诊断的不断发展和超声检查技术的不断进步，结合 B 型与脉冲多普勒与双功能系统，可同时清晰显示颈动脉解剖结构和彩色多普勒频谱，彩色多普勒血流现象，可实时观察血流状态。这些超声技术为各种脑血管病的诊断和分期，提供了大量辅助信息。而且，超声检查具有无创性、可重复检查、可进行血流动力学评价、检查费用低廉等优点。完整的颈部动脉超声检查，应包括双侧颈总动脉（common carotid artery，CCA）、颈动脉窦部、颈内动脉（internal carotid artery，ICA）、颅外段全程、颈外动脉（external carotid artery，ECA）、椎动脉颅外段全程和锁骨下动脉。

临床常用的颈动脉狭窄分级主要有两种，一是欧洲颈动脉外科试验法（ECST）和北美症状性颈动脉内膜剥脱试验法（NASCET），两者采用相同的狭窄分度方法，分为：轻度狭窄（动脉内径缩小＜30%）；中度狭窄（狭窄程度 30% ～ 69%）；重度狭窄（狭窄程度 70% ～ 99%）；完全闭塞；闭塞前状态为狭窄程度＞90%。国内颈动脉超声检查开展较晚，到目前为止，尚无统一的颈动脉狭窄判断标准。超声检查颈动脉可以显示：①血管管径是否均匀一致，有无局部膨大、变细、狭窄、扭曲及受压。②血管壁回声强弱，管壁有无薄厚不均，并可测量管壁厚度。③血管内膜有无斑块形成，根据斑块形态、回声特性、有无声影、表面有无溃疡，分为扁平斑、软斑、硬斑、溃疡斑。④测量血管的内径、外径、截面积、斑块的大小、长度、血流速度等。

超声检查颈动脉也有其不足：①对于高度狭窄的颈动脉，超声检查常常不能区分出是慢血流还是阻塞，有可能夸大狭窄程度，有假阳性。②超声的图像与 CT 血管造影（CTA）和 MRA 比较，空间分辨率和对比分辨率仍然有限度。③常规的超声检查不能提供三维图像。④超声图像的显示和判断与操作者技巧有关。

2. 颈动脉狭窄的影像学诊断

（1）颈动脉血管磁共振：颈动脉血管核磁（MRA）的基本原理是，利用血管中流动的血液与周围组织的信号有显著对比这一现象，来显示血管和血流的形态和生理信息，作为一种无创检查，已经广泛应用于临床。对颈部血管，常用二维 TOF（time flight）法、三维 TOF 法和 MOTSA（multiple overlapping thin slab acquisition）法。MRA 对颈动脉分叉处的 CAS 性狭窄，有高度的敏感性和特异性，结合磁共振成像（MRI）检查，不仅可以显示血流、血管狭窄、测量狭窄程度，还能观察血管管壁和血管周围组织。但常规的 MRA 依赖于流动状况的差别，血液流动时，产生涡流的部位有信号丢失，可能过高估计狭窄程度，难以鉴别高度狭窄与闭塞，也常常不能显示溃疡。因此，近年来广泛采用增强三维 MRA，它不但能减少患者移动伪影，而且图像的信噪比可提高 25 倍，能完成冠状面采集，无饱和效应的影响，可显示颈动脉全程。

（2）颈动脉 CT 成像：颈动脉 CT 成像（CTA），是随螺旋 CT 的出现而发展起来的一项新技术。1998 年推出的新型多层面螺旋 CT 扫描，速度很快，一次旋转可同时采集 4 张图像。近年来，又相继出现了 16 和 64 排 CT，使 CTA 范围和图像质量均有很大改善，对于一些大血管包括颈动脉的显示，甚至可与 DSA 媲美。接受 CT 血管造影的患者不需住院，不必担心动脉导管造影所致的合并症，接受的 X 射线剂量也小于动脉导管造影。

（3）数字减影动脉造影（DSA）：DSA 迄今仍是确诊颈动脉狭窄的“金标准”。它在判断狭窄的程度和范围方面优于其他检查，但 DSA 毕竟有一定创伤，且偶可出现粥样硬化斑块和（或）血栓脱落、动脉痉挛等并发症。因此，近年来发展迅速的无创检查，越来越受到人们的青睐。目前，用于颈动脉狭窄的无创检查主要是磁共振血管造影（MRA）和 CTA。这些技术无创性，能清楚显示颈动脉的病变，有利于血管病的早期发现和准确的诊断，对筛选病例、治疗方式的选择有重要作用。

（六）治　疗

近年来，颈动脉狭窄的临床试验证据不断涌现，因此美国心脏病学基金会（ACCF）/美国心脏学会（AHA）指南编写委员会，协同全美 14 个专业学会或者协会，在心脏、血管、神经、介入、放射、护理和基础研究等多学科协作下，根据 2010 年的版本，参考了 748 篇文献，总结了最新文献资料和研究进展，于 2011 年 2 月宣布更新该指南。目标病变除颅外段颈动脉外，还纳入了椎动脉疾病的治疗，结果同步发表于 Stroke、Circulation 及 Journal of the American College of Cardiology 等杂志。以下内容为从中摘取部分。

1. 药物及非药物治疗

（1）血压每降低 10mmHg，脑卒中的风险可减少 30% ～ 45%。对于无症状颅外颈动脉或椎动脉狭窄的患者，推荐将血压控制在 140/90mmHg 以下（Class I/Level A）；除超急性期外，对于症状性颅外颈动脉或椎动脉狭窄的患者，建议控制血压在 140/90mmHg 以下（Class Ⅱa/ Level C），但对于颈动脉重度狭窄的患者，因存在脑缺血的风险，血压控制目标尚未明确。

（2）吸烟可增加脑卒中发生率达 25% ～ 50%：推荐戒烟以延缓动脉硬化进程，降低脑卒中发生率（Class I/Level A）。

（3）控制高血脂：对于所有颅外颈动脉或椎动脉狭窄的患者，推荐应用他汀类药物将低密度脂蛋白胆固醇（LDL–C）降至 100mg/dl 以下（Class I/Level B）；对于有缺血性脑卒中史的高危患者，推荐将 LDL–C 降至 70mg/dl 以下（Class Ⅱa/ Level B）；对于不能耐受他汀类药物的患者，可选用胆汁酸螯合剂或烟酸等代替（Class Ⅱa/ Level B）。

（4）控制糖尿病：糖尿病可增加 2 ～ 5 倍的脑卒中风险，对于合并糖尿病的颅外颈动脉或椎动脉狭窄患者，推荐通过饮食控制、运动、降糖药治疗控制血糖（Class Ⅱa/ Level A）；同时应用他汀类药物将 LDL–C 控制在 70mg/dl 以下（Class Ⅱa/ Level B）。

（5）抗栓是药物治疗的重点：对于颅外颈动脉或椎动脉狭窄的患者，推荐应用阿司匹林 75 ～ 325mg/d（Class I/Level A）；对于有症状患者，推荐单纯应用阿司匹林（75 ～ 325mg/d）或者氯吡格雷（75mg/d），也可联合应用阿司匹林和双密达莫（25mg 和 200mg，每日 2 次），上述治疗方案优于阿司匹林联合氯吡格雷（Class I/Level B）；与抗凝治疗相比，有症状患者（Class I/Level B）或无症状患者（Class I/Level C）均首推抗血小板治疗；对于合并房颤、机械瓣等有抗凝指征的患者，建议应用维生素 K 拮抗药（如华法林），INR 控制在 2.5 左右（Class Ⅱa/ Level C）；如患者使用阿司匹林存在禁忌，可使用氯吡格雷（75mg/d）或噻氯吡啶（250mg，每日 2 次）（Class Ⅱa/ Level C）；不推荐在急性缺血性脑卒中和 TIA 患者中应用肝素或低分子肝素抗凝治疗（Class Ⅲ/ Level B），同时在 3 个月内不推荐氯吡格雷联合阿司匹林治疗（Class Ⅲ/ Level B）。

2. **血管重建治疗** 颅外颈动脉狭窄的再通手术包括颈动脉内膜切除术（carotid endarterectomy，CEA）和颈动脉支架成形术（carotid angioplasty and stent placement，CAS），前者是治疗颈动脉狭窄的金标准和传统术式，后者因具有介入治疗的微创特点，可降低高危患者围手术期的并发症及死亡发生率。

（1）症状性颈动脉狭窄的患者：即 6 个月内有 TIA 或非致残性缺血性脑卒中的患者，如果手术并发症的风险中等或较轻，预计围手术期脑卒中或死亡率小于 6%，无创影像学检查提示狭窄程度＞70%（Class I/ Level A）或血管造影提示狭窄程度＞50% 时（Class I/ Level B），推荐行颈动脉内膜剥脱术（CEA）。而颈动脉支架成形术（CAS）也可作为 CEA 的候选措施（Class I/ Level B）。

（2）无症状颈动脉狭窄的患者：是否需进行血管再通手术，需结合患者伴发疾病、预期寿命等因素，全面衡量风险与收益，严格选择病例（Class I/Level C）。如果无症状颈动脉狭窄程度超过 70%，且围手术期脑卒中、心肌梗死和死亡率较低时，建议实施 CEA（Class Ⅱa/Level A）。

（3）老年患者：尤其是血管条件不适合介入治疗的老年患者，建议首选 CEA（Class Ⅱa/Level B）；对于颈部解剖条件不适合 CEA 手术的患者，建议首选 CAS（Class Ⅱa/Level B）。

（4）有症状患者：当有症状患者具有血管再通治疗指征，且没有相应禁忌证时，应在 TIA 或脑卒中发生的 2 周内进行手术治疗（Class Ⅱa/ Level B）。

（5）血管造影提示颈动脉狭窄程度超过 60% 的患者：此类患者或者超声提示狭窄程度超过 70% 的无症状患者，可考虑行预防性 CAS，但是目前尚未证实 CAS 与单纯药物治疗存在差异（Class Ⅱb/ Level B）。

（6）具有颈动脉再通手术高危因素的患者：目前尚未证实手术（CEA 或 CAS）与单纯药物治疗存在差异（Class Ⅱb/ Level B）。

（7）颈动脉狭窄程度低于 50% 的患者：对此类患者非特殊情况不推荐血管再通术（Class Ⅲ/ Level A）；对于慢性完全闭塞性病变，不推荐针对闭塞病变的血管再通术（Class Ⅲ/ Level C）；对于因脑卒中导致严重的脑功能障碍，有用的大脑功能未能保存的患者，不推荐血管再通术（Class Ⅲ/Level C）。

3. **颅外颈动脉狭窄手术再通的术式选择**

（1）目前尚无充分研究确认特定的手术高危因素，但是通常认为，患者具有以下危险因素时，更适合颈动脉支架术，包括：①伴发疾病。严重的心脏病变（充血性心力衰竭 NYHA Ⅲ～Ⅳ级、EF＜30%、心绞痛Ⅲ～Ⅳ级、冠状动脉左主干或多支病变、30 天内需要开胸心脏手术等）；严重的肺部疾病（COPD、FEV1＜20%）；年龄＞80 岁。②解剖因素。外科手术难以显露的病变，如 C2 以上的高位颈动脉狭窄或锁骨平面以下的低位病变；CEA 术后再狭窄；对侧喉返神经麻痹；既往有颈部淋巴结清扫等手术史；气管切开；颈部放疗史；对侧颈动脉闭塞等。

（2）颈动脉内膜切除术的要点

1）CEA 疗效的术中影响因素：麻醉方式（全麻或颈丛麻醉）、转流管的使用（常规或选择性使用）对 CEA 的围手术期疗效没有影响；手术方式（常规术式或翻转式颈动脉内膜切除）对 CEA 术后死亡率、并发症发生率和再狭窄率均无影响；多数研究结果显示，CEA 术中行补片血管成形，远期疗效较佳；女性患者的手术风险超过男性。

2）CEA 的围手术期死亡率为 0.3% ～ 1%；围手术期脑卒中发生率，无症状颈动脉狭窄患者为 1.4%（CREST），症状性颈动脉狭窄患者为 3.2% ～ 3.3%（CREST 及 ICSS）；其他术后并发症包括高灌注综合征（1%）、颅神经损伤（7%）、心肌梗死（1%）、伤口感染（≤1%）、切口血肿（≤5%）等。

3）CEA 的围手术期及术后治疗：术前推荐应用阿司匹林（81 ～ 325mg/d），且术后可能需终身服用（Class I/ LevelA）；术后 1 个月推荐应用阿司匹林（75 ～ 325mg/d）、氯吡格雷（75mg/d）或小剂量阿司匹林联合双密达莫（25mg 和 200mg，每日 2 次）作为长期预防措施（Class I/ Level B）；建议围手术期良好控制血压（Class I/ Level C）；推荐在术前和术后 24 小时内记录神经系统检查结果（Class I/ Level C）；建议实施补片血管成形缝合颈动脉切口（Class Ⅱa/ Level B）；无论血脂水平如何，都建议术后应用他汀类降脂药物预防发生脑缺血事件（Class Ⅱa/ Level B）；建议术后 1 个月、6 个月、每年进行无创影像学随访，直至患者不再需要血管干预（Class Ⅱa/ Level C）。

4）颈动脉支架成形术的要点

① CAS 的围手术期 30 天内心肌梗死、脑卒中和死亡发生率为 6.3%；高危患者术后大卒中或死亡发生率为 2.9%；CREST 研究比较了 CAS 与 CEA 对于中等风险患者的疗效，结果显示，CAS 的围手术期脑卒中发生率较高（4.1%vs2.3%），而 CEA 的围手术期心梗发生率较高（2.3%vs1.1%）。

② CAS 术后并发症：包括心血管系统并发症：压力感受器反射如心动过缓，低血压和血管迷走神经反应（5% ～ 10%）、动脉夹层或血栓形成（＜1%）、血管穿孔（＜1%）、颈外动脉狭窄或闭塞（5% ～ 10%）、脑血管痉挛（10% ～ 15%）；神经系统并发症：TIA（1% ～ 2%）、颅内出血（＜1%）、器械故障（＜1%）、入路血管损伤（5%）、腹股沟感染（＜1%）、假性动脉瘤（1% ～ 2%）、造影剂肾病（＜1%）。

③ CAS 的围手术期及术后治疗：推荐术前及术后至少 30 天内，联合应用阿司匹林（81 ～ 325mg/d）及氯吡格雷（75mg/d）双重抗血小板治疗，如果患者不能耐受氯吡格雷，可使用噻氯吡啶（250mg，每日 2 次）（ClassI/LevelC）；推荐围手术期抗高血压药物治疗（ClassI/LevelC）；推荐在术前和术后 24 小时内，记录神经系统检查结果（ClassI/LevelC）；建议术中应用脑保护装置（Class Ⅱa/LevelC）；建议术后 1 个月、6 个月、每年进行无创影像学随访（Class Ⅱa/LevelC）。

（赵秀欣　魏万林）

参考文献

[1] Padget DH. The development of the cranial arteries in the human embryo. Contrib Embryol, 1948, 32: 207-262.

[2] Given CA, Huanlt-Hellinger F, Baker MD, et al. Congenital absence of the internal carotid artery: case reports and review of the collateral circulation. Am J Neuroradiol, 2001, 22: 1953-1959.

[3] Brands PJ, Hoeks APG, Hofstra L, et al. A noninvasive method to estimate wall shear rate using ultrasound. Ultrasound Med Biol, 1995, 21(2): 171-185.

[4] Caro CG, Dumoulin CL, Graham JM, et al. Secondary flow in the human common carotid artery imaged by

MR angiography. J Biomech Eng, 1992, 114: 147-149.
[5] San-Galli F, Leman C, Kien P, et al. Cerebral arterial fenestrations associated with intracranial saccular aneurysms. Neurosurgery, 1992, 30: 279-283.
[6] Chen CJ, Chen ST, Hsich FY, et al. Hypoplasia of the internal carotid artery with intercavernous anastomosis. Internal neuroradiology, 1998, 40: 252-254.
[7] StaryHC. Changesineomponentsandstruetureofathero3ele-Rotielesionsdevelopingfromehildhoodtomiddleageineoronary arteries. Basie Res Cardiol. 1994, 59: 7-32.
[8] Holman RL, McGill HC Jr, Strong JP, et al. The natural history of atherosclerosis: the early aortic lesions seen in New Orleans in the middle of the 20th century. Am J Pathol, 1958, 34: 209-35.
[9] Jeffrey D. Dawson, SC, Milan PH, et al.Risk Factors Associated With Aortic and Carotid Intima-Media Thickness in Adolescents and Young AdultsJournal of the American College of Cardiology, 2009, 53; 2273-2279.
[10] Kido M, Kohara K, Miyawaki S, Perceived age of facial features is a significant diagnosis criterion for age-related carotid atherosclerosis in Japanese subjects: J-SHIPP study Geriatr Gerontol Int. 2012 Feb 2. doi: 10. 1111 /j. 1447-0594. 2011, 00824. x.
[11] Acevedo M, Krämer V, Tagle R, Cardiovascular risk factors among young subjects with high carotid intima media thickness. Rev Med Chil, 2011, 139(10): 1322-1329.
[12] R. J. Wityk, D. Lehman, M. Klag. Race and Sex Differences in the Distribution of Cerebral Atherosclerosis. Stroke, 1996, 27: 1974-1980.
[13] 宋美情，杨云梅，徐哲荣．老年男性动脉粥样硬化患者雄激素与血脂水平的关系．中国老年学杂志，2004，24(6)：491-492.
[14] Phillips GB, Pinkernell BH, Jing TY. Relationship between serum hormones and coronary artery disease in postmenopausal women. Arterioscler Thromb Vasc Biol, 1997, 17: 695-701.
[15] Bobyn JM, Jane AM, Fracp BS, et al. Vascular reactivity is impaired in genetic females taking high-dose androgens. J Am Coll Cardiol, 1998, 32: 1331-1335.
[16] Bruck B, Brehme U, Gugel N, et al. Gender-specific differences in the effects of testosterone and estrogen on the development of atherosclerosis in rabbits. Arterioscler Thromb Vasc Biol, 1997, 17: 2192-2199.
[17] 蔡高军，何国平，沈丹丹．家族性高胆固醇血症并发广泛动脉粥样硬化 1 例．心脏杂志，2011，23(5)：701-702.
[18] PM Consigny. Pathogenesis of atherosclerosis. Am. J. Roentgenology, 1995, 164(3): 553-558.
[19] 刘军，赵冬，王薇．北京大学社区人群基线血脂水平及 10 年血脂变化与颈动脉粥样硬化的关系．中华医学杂志，2006，86(20)：1386-1389.
[20] Jacobson TA, Miller M, Schaefer EJ. Hypertriglyceridemia and cardiovascular risk reduction[J]. Clin Ther, 2007, 29(5): 763-777.
[21] 王森，赵冬，王薇，等．中国 35 ～ 64 岁人群血清甘油三酯与心血管病发病危险的关系．中华心血管病杂志，2008，36(10)：940-943.
[22] 李吉桦，唐敏娜，刘秀珍．颈动脉粥样硬化斑块形成与高血压、高脂血症相关关系研究・中华医学实践志，2005，4(3)：224-225.
[23] Doi H, Kugiyama K, Oka H, Sugiyama S. Remnant lipoproteins induce proatherothrombo genic molecules in endothelial cells through a redox-sensitive mechanism. Circulation, 2000, 102(6): 670-676.
[24] 李素敏．弱氧化型低密度脂蛋白的致动脉粥样硬化作用．中国动脉硬化杂志，2002，10(3)：271-274.
[25] Yong IS, McEneny J. Lipoprotein oxidation and atherosclerosis.Biochem Soc Trans, 2001, 29(2): 358-362.
[26] Berliner JA, Watson AD. A role for oxidized phospholipids in Athero-sclerosis. N Engl J Med, 2005,

353(1): 9-11.

[27] Zalewski A, Macphee C. Role of lipoprotein-associated phospho-lipase A2 in atherosclerosis: biology, epidemiology, and possible therapeutic target. Arterioscler Thromb Vase Biol, 2005, 25(5): 923-931.

[28] Gordon T, Castelli WP, Hjortland MC, Kannel WB, Dawber TR. High density lipoprotein as a protective factor against coronary heart disease. The Framingham Study.Am J Med 1977, 62(5): 707-714.

[29] Amarenco P, Labreuche J, Touboul PJ. High-density lipoprotein-cholesterol and risk of stroke and carotid atherosclerosis: a systematic review. Atherosclerosis, 2008, 196: 489-496.

[30] lipoprotein cholesterol as a rish factor in coronary heart disease: a working group report and update. J Am Coll Cardiol, 2004, 43: 717-724.

[31] Ingelsson E, Schaeler EJ. Contois JH. et al. Clinical utility of different lipid measures for prediction of coronary heart disease in men and women. JAMA, 2007, 298(7): 776-785.

[32] Kastelein J, J·van der Steeg WA. Holme I, et al. TNT Study Group, IDEAL Study Group. Lipids, apolipoproteins, and their ratios in relation to cardiovascular events with statin treatment. Circulation, 2008, 117(23): 3002-3009.

[33] 杨娜娜，秦树存，焦鹏，等．载脂蛋白 AI 模拟肽对小鼠骨髓源内皮祖细胞功能促进和损伤保护作用．中国动脉硬化杂志，2011，19(3)：271．

[34] Pennacchio LA, Olivier M, Hubacek JA, et al. An apolipo-protein influencing triglycerides in humans and mice re-vealed by comparative sequencing. Science, 2001, 294(5540): 16-173.

[35] vander Vliet HN, Sammels MqLeegwater AC, et al. Apoli-poprotein A-V: a novel apolipoprotein associated with an early phase of liver regeneration. Biol Chem, 2001, 276(48): 44512-44520.

[36] 毕楠，都盛恺，李国平，等．冠心病患者载脂蛋白 AS 和载脂蛋白 C3 基因多态性的研究．中华心血管病杂志，2005，2：116-121．

[37] Hsu LA, Ko YL, Chang CJ, et al. Genetic variations of apolipoprotein AS gene is associated with the risk of coronary artery disease among Chinese in Taiwan. Atherosclerosis, 2006, 185(1): 143-149.

[38] Elosua R, Ordovas JM, Cupples LA, et al. Variants at the APOAS locus, association with carotid atherosclerosis, and modification by obesity: The Framingham Study. J Lipid Res, 2006, 47(5): 990-996.

[39] Shu X, Nelbach L, Ryan RO, et al. Apolipoprotein A-V as- sociates with intrahepatic lipid droplets and influences triglyceride accumulation. Biochim Biophys Acta, 2010, 1801(5): 605-608.

[40] 陈广琴，尹瑞兴．载脂蛋白 B 基因多态性研究进展．中华医学研究杂志，2006，6(1)：35-38．

[41] Tan YF, Yang S, Yu RB, et al. Relationship among the XhaI and EcoRI locus polymorphisms of apolipoprotein B gene, serum lipid metabolism and gallstone disease. Zhonghua Yi Xue Za Zhi, 2003, 83(10): 844-847.

[42] Guzman EC, Hirata MH, Quintao EC, et al. Association of the apolipoproteinB gene polymorphisms with cholesterol levels and response to fluvastatin in Brazilian individual with high risk for coronary heart disease. Clin Chem LabMed, 2000, 38(8): 731-736.

[43] 李莎，雷兆文，陈子立，等．冠心病家族史青少年载脂蛋白 E、B 的基因多态性．中华医学遗传学杂志，2003，20(3)：241-243．

[44] Banares VG, Peterson G, Aguilar D, et al. Association between the APOε4 allele and atherosclerosis is age dependent among Argentine. Hum Biol, 2005, 77(2): 247-256.

[45] Kolovou GD, Anagnostopoulou KK, Mikhailidis DP, et al. Apolipoprotein E genotype in matched men and women with coronary heart disease. Ann Clin Lab Sci, 2005, 35(4): 391-396.

[46] Zhang SH, Reddick RL, Piedrahita JA, et al. Spontaneous hypercholesterolemia and arterial lesions in mice lackingapolipoprotein E. Science, 1992, 258(5081): 468-471.

[47] Bennett BJ, Scatena M, Rosenfeld ME, et al. Osteoprotegerin inactivation accelerates advanced

atherosclerotic lesion progression and calcification in older apoE-/-mice. Arterioscler Thromb Vasc Biol, 2006, 26(9): 2117-2124.

[48] Xie T, Rowen L, Aguado B, et al. Analysis of the gene-dense major histocompatibility complex class III regionand its comparison tomouse[J]. Genome Res, 2003, 13(12): 2621-2636.

[49] SültmannH, SatoA, Murray BW, et al. Conservation of Mhc class Ⅲ region synteny between zebrafish and human as determined by radiation hybrid mapping. J Immunol2000, 165(12): 6984-6993.

[50] Dong X. Effects ofplatelet-activating factor, tumornecrosis factor, and interleukin-1α on the expression of apolipoproteinM in HepG2 cells. Biochem Biophys Res Commun, 2002, 292(4): 944-950.

[51] Wolfrum C, PoyMN, StoffelM. ApolipoproteinM is required for preβ-HDL formation and cholesterol efflux to HDL and protects against atherosclerosis. NatMed, 2005, 11(4): 418-422.

[52] Plomgaard P, DullaartRP, deVriesR, etal. ApolipoproteinM predicts pre-β-HDL formation: studies in type 2diabetic and nondiabetic subjects. J Intern Med, 2009, 266(3): 258-267.

[53] Christoffersen C, JauhiainenM, MoserM, et al. Effectofapolipoprotein M on high density lipoprotein metabolismand atherosclerosis in low density lipoprotein receptorknock-outmice. J BiolChem, 2008, 283(4): 1839-1847.

[54] Christoffersen C, Pedersen TX, Gordts PL, et al. Opposing effects of apolipoprotein M on catabolism of apolipoprotein B-containing lipoproteins and atherosclerosis. Circ Res, 2010, 106(10): 1624-1634.

[55] Ahnstrom J, Axler O, JauhiainenM, et al .Levels of apolipoproteinM are not associated with the risk of coronary heart disease in two independent case-control studies. J Lipid Res, 2008, 49(9): 1912-1917.

[56] Ariyo AA, Thach C, Tracy R. Lp(a) lipoprotein, vascular disease, and mortality in the elderly. N Engl J Med, 2003, 349(22): 2108-2115.

[57] Zorio E, Falco C, Arnau MA, et al.Lipoprotein(a) in young individuals as a marker of the presence of ischemic heart disease and the severity of coronary lesions. Haematologica, 2006, 91(4): 562-565.

[58] Hartmann M, von Birgelen C, Mintz GS, et al. Relation between lipoprotein(a) and fibrinogen and serial intravascular ultrasound plaque progression inleft main coronary arteries.J Am Coll Cardiol, 2006, 48(3): 446-452.

[59] Koschinsky ML, Marcovina SM.Structure function relation-ships in apolipoprotein(a): insights into lipoprotein(a)assembly and pathogenicity.Curr Opin Lipidol, 2004, 15: 167-174.

[60] 王佐，王仁．脂蛋白 (a) 通过下调 Notch 信号通路抑制兔骨髓源性内皮祖细胞血管生成．中国动脉硬化杂志，2011，19(3)：257.

[61] 中华医学会糖尿病学分会慢性并发症调查组．1991 ～ 2000 年全国住院糖尿病患者慢性并发症及相关大血管病变回顾性分析．中国医学科学院学报，2002，24(5)：447-451.

[62] 顾振华，安忠恩．老年原发性高血压患者合并血脂异常与血糖水平的关系．中国医药导报，2008，5(1)：39-40.

[63] Henriksen PA, Newby DE. Therapeutic inhibition of tumour necrosis factor alpha in patients with heart failure: cooling an inflamed heart. Heart, 2003, 89(1): 14-18.

[64] 黄雌友，姚伟峰，陈一丁，等．2 型糖尿病患者血清 sV-CAM-1 和 slCAM-1 水平变化及与血管内皮功能的关系．四川医学，2005，26(5)：487-488.

[65] Uemura S, Matsushita H, Li W, et al. Diabetes mellitus enhances vascular matrix metalloproteinase activity: role of oxidative stress. Circ Res, 2001, 88(12): 1291-1298.

[66] 中华人民共和国卫生部．中国居民营养与健康状况．中国心血管病研究杂志，2004，2(12)：919-922.

[67] 赵弋于，赵巧玲．可溶性血管细胞黏附分子 1 的相关性研究．广西医科大学学报 2011，28(1)：76-78.

[68] 种冠峰，相有章．中国高血压病流行病学及影响因素研究进展．中国公共卫生，2010，26(3)：301-302．

[69] Kozakova M, Palombo C, Paterni M, et al. Body Composition and Common Carotid Artery Remodeling in a Healthy Population. J Clin Endocrinol Metab, 2008, 93(9): 3325-3332.

[70] 孙宁玲．《中国高血压防治指南》2004 年修订版的解读．高血压杂志，2005，13(6)：378-379．

[71] 陈捷，赵秀丽，武峰，等．我国 14 省市中老年人肥胖超重流行现状及其与高血压患病率的关系．中华医学杂志，2005，85(40)：2830-2834．

[72] 赵连成，武阳丰，周北凡，等．不同体重指数和腰围人群的高血压均值及高血压患病率调查．中华流行病学杂志，2003，24(6)：471-475.

[73] Yarlioglues M, Kaya MG, Ardic I, et al. Acute effects of passive smoking on blood pressure and heart rate in healthy females. Blood Press Monit, 2010, 15(5): 251-256.

[74] 杨波，邱泉，栾玉明，等．海珠区 4062 名男性常住居民吸烟指数对高血压影响分析．现代预防医学，2010，37(8)：1553-1555．

[75] 梅仁彪，陈琳，李朝品，等．肾素 - 血管紧张素 - 醛固酮系统与矿工高血压关系初步研究．中国病理生理杂志，2001，17(12)：1175-1178．

[76] GojovaA, Brun V, Esposito B, etal. Specific abrogation of transforming growth factor beta signaling in T cells alters atherosclerotic lesion size and composition in mice. Blood, 2007, 102(12): 4052-4058.

[77] 王其新，李天东，姜少燕．血压昼夜节律与动脉硬化关系的研究．中国循证心血管医学杂志，2011，3(3)：198-200.

[78] van Oudenhove L, Vandenberghe J, Geeraerts B, et al. Relationship between anxiety and gastric sensorimotor function in functional dyspepsia. Psychosom Med, 2007, 69(5): 455-463.

[79] Talley NJ, Seon-Choung R. Functional(non-ulcer)dyspepsia and gastroparesis differentiating these conditions and practical management approaches. Rev Gastroenterol Disord, 2009, 9(2): E48-E53.

[80] 周艳艳，孙琳，廖世秀．原发性高血压患者肿瘤坏死因子 -α 基因多态性与动脉粥样硬化的相关性．中华实用诊断与治疗杂志，2011，25(4)：347-349．

[81] Balci K, Utku U, Asil T, et al. Neurologist. Ischemic stroke in young adults: risk factors, subtypes, and prognosis, 2011, Jan, 17(1): 16-20.

[82] Underner M, Peiffer G. Light and intermittent tobacco smokers. Rev Mal Respir, 2010, 27(10): 1150-1163.

[83] Jackson WF. The endothelium-derived relaxing factor. Reconstr Microsurg, 1989, 5: 263-266.

[84] Cooke JP, T sao Ps. Arginine: a new therapy for atherosclerosis? Circulation, 1997, 95: 311-312.

[85] 关晓猛，杨晓英，徐卉，等．血管壁回声跟踪技术评价吸烟者血管内皮功能．中国临床医学影像杂志，2006，17(5)：269-271．

[86] Zhu BQ, Sun YP, Siever RE, et al. Passive smoking increases experimental atherosclerosis in cholesterol-fed rabbits. J Am Coll Cardiol, 1993, 21(1): 225-232.

[87] Tani S, Dimayuga PC, Anazawa T, et al. Aberrant antibody responses to oxidized LDL and increased intimal thickening in apoE-/-mice exposed to cigarette smoke .Atherosclerosis. 2004, 175(1): 7-14.

[88] Taniwaki H, Kawagishi T, Emoto M, et al. Correlation between the inti-ma-media thicknessof the carotid artery and aortic pulse wave velocity in patients with type 2 diabetes. diabetes care, 1999, 22(11): 1851-1857.

[89] Henkin L, Zaccar D, Haffner S, et al. Cigarette smoking, environmental tobacco smoke exposure and insulin sensitivity: the Insulin Resistance Atherosclerosis Study. Ann Epidemiol, 1999, 9(5): 290-296.

[90] 刘爱玲，马红，王文丽，等．被动吸烟者血管内皮舒张功能及血浆 NO 和 AII 的水平变化．实用医药杂志，2006，23(11)：1281-1283．

第十四章 肾动脉粥样硬化性疾病

一、肾动脉粥样硬化性疾病概述

肾动脉粥样硬化性疾病亦称动脉粥样硬化性肾动脉狭窄（atherosclerotic renal artery stenosis，ARAS），是在全身动脉粥样硬化的基础上，由肾动脉粥样硬化导致的肾血管性高血压和缺血性肾病，最终引起终末期肾功能衰竭。临床主要特征是难以控制的高血压，进行性的肾功能损害和突发性的肺水肿。

肾血管性高血压（renovascular hypertension），主要指单侧或双侧肾动脉入口、主干或其主要分支狭窄，或完全闭塞造成肾脏灌注压的下降出现的继发性高血压，占高血压的0.2% ～ 10%。缺血性肾病（ischemic hyphropathy or ischemic renal disease，IRD），是指由于长期慢性肾动脉供血不足即肾动脉狭窄或阻塞（≥60%）、严重肾血流动力学改变导致的以肾小球滤过率下降（glomerular filtration rate，GFR），或肾实质损害为主要表现的一种肾脏疾病。多数情况下，这两种疾病并存，但也可各自独立存在。

研究表明，66.3% 确诊为冠心病的患者中，有 30% 合并肾血管病，冠状动脉狭窄达到或超过 50% 者 ARAS 占 15%，提示 ARAS 在临床上十分普遍。但由于其临床症状隐匿，常被漏诊或误诊。不少患者到了临床出现顽固性高血压、肾功能损害后才就诊，预后往往较差。因此，早期诊断、及时治疗，避免严重并发症的出现，就显得尤为重要。

由于目前尚缺乏简便易行且廉价的 ARAS 筛查方法，因此尚未获得 ARAS 在整个人群的流行病学资料。现有的研究均以 ARAS 的高危人群作为研究对象，如冠状动脉粥样硬化性疾病、高血压和慢性肾功能衰竭等高危人群。尸检的资料显示，ARAS 的患病率为 4% ～ 20%，年龄超过 60 岁的人则为 25% ～ 30%，大于 75 岁的人高达 40% ～ 60%。随着人口统计学技术的提高及肾动脉造影的普及，这一数字还在不断增加。其发病与性别、吸烟、糖尿病、高脂血症、外周血管弥漫性阻塞、冠状动脉阻塞、高血压相关。冠心病患者中，接受冠状动脉造影的患者合并 ARAS 的比例为 25% ～ 30%；脑梗死患者中，ARAS 的发生率为 12.1% ～ 30%；糖尿病合并 ARAS 的比例为 8.3%，其中 43% 为双侧病变，在合并高血压的糖尿病患者中，ARAS 的发生率为 10.1%。ARAS 是一种进展性疾病，是慢性肾功能不全的重要原因之一。近年来，因 ARAS 引起的终末期肾病（end stage renal disease，ESRD），在透析患者中的比例呈上升趋势。研究发现，在 50 岁以上的 ESRD 患者中，有 5% ～ 15% 由 ARAS 所致，而在 60 岁以上接受透析的患者中达到 25%。

二、发病机制及病理生理变化

（一）肾血管性高血压

当肾动脉狭窄存在时，血压升高常常是多因素参与的结果，包括肾素血管紧张素系统的激活、体液因子的变化、肾内交感神经系统的活化、一氧化氮产生减少、内皮素的释放，以及高血压对非狭窄侧肾脏微血管损伤等。依单侧还是双侧肾动脉狭窄，其发病机制有所不同。此外，部分 ARAS 患者的高血压为原发性与肾血管性相叠加，增加了发病机制的复杂性。

血管收缩和外周血管阻力增加，是肾血管性高血压产生的主要病理生理基础，血管收缩一般是小动脉的收缩，并有继发性的组织结构变化。一般来讲，存在两种不同类型的血管收缩：一种是肾脏分泌过多的肾素，导致血管紧张素Ⅱ增加，小动脉收缩，外周血管阻力升高，称为肾素型血管收缩；另一种是与血容量有关的血管收缩，这种类型的特点是肾素水平低，表明肾脏不能排泄足够的钠盐，引起水、钠潴留，而导致血容量扩张，进而引起动脉收缩、外周血管阻力增大。在这两种情况下，肾脏起着关键作用，但机制有所不同。肾血管性高血压实验动物模型就是按照这种思路设计的。例如，二肾一夹肾血管性高血压，是模拟人类单侧肾动脉狭窄的肾素依赖型高血压模型；一肾一夹肾血管性高血压，是模拟人类孤立肾伴肾动脉狭窄或双侧肾动脉狭窄的模型，其高血压是盐和容量依赖性的，阻断肾素系统对血压的影响很小，除非动物的钠盐丢失严重；二肾二夹型高血压的机制与一肾一夹模型相似。

肾动脉管腔狭窄程度在 50% 左右时，开始影响肾脏灌注压，若超过 70%，则出现显著的肾血流量降低和血压升高。一般认为，肾血流量减少导致肾缺血，是高血压产生的最重要因素。但肾缺血虽是促成肾血管性高血压的主要因素，但尚有其他发病因素的参与，特别是在高血压持续阶段。迄今为止，肾动脉狭窄发生高血压的机制尚未完全明确，目前普遍认为，与肾素－血管紧张素系统、肾脏降压系统和交感神经系统异常有关。此外，氧化应激、内皮细胞功能障碍、内皮素和一氧化氮异常等因素也参与。

1. 肾素－血管紧张素系统（RAS）的作用 动物实验显示，RAS 在肾血管性高血压的发生和发展过程中起重要作用，只是目前仍不十分清楚，人类肾血管性高血压是否与动物模型类似。肾血管性高血压患者血浆肾素活性（plasma renin activity，PRA）的变化与动物模型相似，可升高、降低或正常；缺血肾和对侧肾的肾素分泌方式与动物模型相似（即患侧肾素高分泌，对侧肾则抑制）；单侧肾动脉狭窄的患者，若去除狭窄或用血管紧张素转化酶抑制药（ACEI）治疗，可使血压恢复正常。PRA 偏低或正常，往往提示存在双侧肾动脉狭窄、水钠潴留和血容量扩张。也就是说，只要 PRA 正常或偏低，血容量一定会增加；而 PRA 增高时，血容量则不增加。并根据 PRA 水平将肾血管性高血压分为高、低和正常肾素活性 3 种类型，其对临床诊断、治疗和预后的判断有一定的参考价值，因而一直沿用至今。

（1）肾素依赖型高血压：即高肾素型高血压，可见于单侧肾动脉狭窄患者。其对应的动物模型是二肾一夹型高血压。肾动脉狭窄后，肾内血液供应减少和肾内压降低，促使肾素分泌增多，导致血管紧张素Ⅱ（AngⅡ）升高而产生高血压。对侧肾脏因自身反馈调节加强，使其肾素分泌下降和排钠增加。患侧肾脏的肾素增加值超过健侧肾脏的肾素减少量，结果 PRA 高于正常，形成高肾素型高血压。其缩血管特征有：小血管强烈收缩．外周血管阻力高，醛固酮分泌增加，血浆容量及每搏量降低，红细胞计数升高，血中尿素氮和血液黏稠度升高。这些因素，都会使进入组织的血流量减少，因此有人称其为“干性缩血管”。这种类型的高血压患者由于血容量降低，可发生缺血现象，甚至会发生体位性低血压。使用ACEI或血管紧张素Ⅱ受体拮抗剂ARB，可显著改善以上各项指标。低盐疗法（利尿药和低盐摄入）不适应于高肾素型高血压，甚至可使高肾素型高血压加重。相反，若给予适量氯化钠，可以纠正低血容量和缺血状态，因而可改善血压状况。

（2）容量依赖型高血压：即低肾素型高血压，多见于双侧肾动脉狭窄者。对应的动物模型是一侧肾脏切除对侧肾脏的一肾一夹型。由于血压升高引起的利尿反应消失，肾脏钠排泄降低，导致水钠潴留和血容量扩张，从而产生高血压。其肾素分泌并不增加，在血容量增加的条件下，血浆肾素活性甚至低于正常，形成低肾素型高血压。与高肾素型高血压比较，有以下不同点：外周血管阻力虽亦升高，但要比高肾素型低；相对较高的血容量和血液稀释；心排血量升高；红细胞计数、血浆蛋白、尿素氮及血液黏稠度较低；细胞外液量升高，微循环一般正常，无直立性低血压；组织内缺血风险较低，但容易发生肺水肿；血管重建后多尿。显然，该缩血管机制以醛固酮作用占主导地位，因此，有人称之为“湿性缩血管”。这类高血压患者对利尿药反应迅速，并有良效，应用利尿药或低盐饮食，可有效地降低患者血压。

（3）正常肾素型高血压：又称混合型高血压，是指上述两种机制混合存在，即兼有钠排泄障碍和肾素分泌增加。一方面血容量扩张，另一方面小动脉收缩增强，两者均可导致血压升高。血压升高和血容量增加又可抑制肾素分泌，最后达到一种动态平衡。在临床上这种动态平衡十分常见，从理论上来说，所有肾血管性高血压的形成，均是上述两种机制相互作用的结果，其差异只是影响程度的不同而已。

近十余年来，人们开始注意到组织RAS异常活化，在肾血管性高血压的病理机制中也起重要的作用。研究发现，AngⅡ能促进血管肥厚和重塑，并影响氧化代谢通路，导致活性氧的产生和血管内皮功能损伤，血管对缩血管物质反应性增强和血管张力升高。这种异常的血管，具有将血压信号放大的作用，使外周血管阻力进一步增加和高血压持续存在。肾组织AngⅡ可引起肾内血管壁肥厚，肾血管阻力增加，肾血管舒张能力和肾钠排泄能力降低，导致肾功能改变。另外，组织内AngⅡ异常活化，能加速系膜细胞增生、基质增多和纤维化。使用ACEI或ARB能有效地延缓上述病理过程，其效果独立于单纯的降压作用。已有多项大型临床试验证实了这一独特的作用。

实验研究发现，ACEI或ARB会使部分肾血管性高血压患者的肾功能恶化，这与AngⅡ对肾内血流动力学影响的特点有关。AngⅡ作用最重要特征是肾血流量降低，同时只有轻度的GFR下降，因此，滤过分数反而会有所增加。一般认为，这是由于肾脏的入球小动脉和出球小动脉收缩，而后者的收缩程度大于前者所致。因此，在健侧肾脏，特别是肾素水平较高时，阻断AngⅡ的作用能引起肾血流量增加，GFR也相应增高。然而，在缺血的肾脏，GFR几乎完全是依靠AngⅡ介导出球小动脉收缩来维持。一旦被阻断，GFR会急剧降低。所以在二肾二夹肾血管性高血压模型（双侧肾动脉狭窄），若动物进低盐饮食时，ACEI和肼苯达嗪均能降低血压，但只有ACEI会引起血清肌酐升高。这就是卡托普利肾图的原理。

2. 肾脏降压系统异常　肾脏的降压系统有激肽释放酶—激肽系统和前列腺素系统。激肽系由肝脏的激肽原在肾脏产生的激肽释放酶作用后转变而来。90%以上的肾脏激肽释放酶分布于肾皮质，肾髓质仅占 4.5%，肾乳头仅占 4.1%，皮质中肾小球所含激肽的活性酶只占 1.5%，而主要生成部位可能在肾小球旁器。激肽释放酶的活性越高，催化激肽原水解和生成激肽越多。另外，肾脏能分泌激肽水解酶，可以破坏所产生的激肽。目前认为，缓激肽有下列作用：①促进小动脉舒张，使外周血管阻力下降。②肾内小动脉舒张，肾血流量增加，改善肾皮质缺血。③促进钠和水的排出，水的排出量较多，故尿渗量下降。水、钠排出增加导致血浆容量减低，使血细胞比容及血浆总蛋白浓度增加。④由于外周血管阻力下降及循环血量减少，可使血压下降，故有抗高血压的作用。以上作用主要是激肽促进前列腺素的产生和释放的结果，但其中也有一部分是激肽的直接作用。

肾髓质中存在 3 种前列腺素，即 PGE_2、PGA_2、$PGI_2α$，以肾乳头部的含量最高，在肾皮质内含量很低。肾前列腺素的作用：①引起局部血管舒张和肾血流量增加。②肾脏内血流再分配，即髓质血流量减少和皮质血流量增加。③入球小动脉舒张，近曲小管周围毛细血管压力上升，引起小管水盐重吸收能力降低。④ PGE_2、PGA_2 还可抑制肾小管上皮细胞膜上的 Na^+–K^+–ATP 酶，使细胞内钠离子不易转运至肾小管上皮细胞周围液中，影响了肾小管对钠和水的重吸收，从而出现利尿作用。PGE_2 还能抑制血管加压素（也称抗利尿激素）而使尿量增加，促进钠、钾和水的排出。肾前列腺素还有拮抗儿茶酚胺的作用，但不能抑制儿茶酚胺的分泌。激肽、前列腺素系统具有对抗 RAS 的作用。PGI_2 的合成场所主要在内皮细胞，它与内皮细胞产生的内皮源性舒张因子（即一氧化氮），共同拮抗血管收缩作用。在生理状态下，血流刺激前列腺素、一氧化氮和激肽等产生增多，所以血管舒张机制占主导地位。

（二）缺血性肾病

慢性缺血性肾病（ischemic renal disease，IRD）的病理生理机制尚不完全清楚。慢性缺血导致肾组织缺氧，以及肾脏对缺氧调节性反应受损，可能与疾病发生有关。当肾血流量减少 10% 以下时，仍可以完全满足肾脏代谢需要，肾小球灌注压下降在 40% 以下，则肾脏可以进行自我调节，维持肾血流量与肾小球滤过率。然而，当肾动脉狭窄超过 70% ～ 80%，肾小球灌注压下降超过 40% 时，则肾血流量与 GFR 迅速降低，引起肾功能损伤，此时称之为“临界狭窄”。一般当肾动脉狭窄＞70% 时，肾脏的灌注压的下降超过自动调节代偿的低限（60 ～ 70mmHg），就会出现缺血性肾损伤。随着时间的推移，肾脏损伤不断进展直至肾萎缩，最终将导致肾脏结构和功能完整性的丢失。IRD 与 3 种解剖学变化相关，包括独肾的肾动脉狭窄或梗阻，双侧肾动脉狭窄或梗阻，单侧肾动脉狭窄或梗阻伴对侧肾脏无功能。当病变累及单侧肾脏时，会出现狭窄侧的萎缩，而对侧正常的肾脏就会出现功能代偿性增加，可表现为总的肾功能正常。但在通常的情况下，对侧肾脏已存在高血压肾损害，或由于长期代偿性高滤过造成的损伤。因此，当总的 GFR 降低时，常常很难确定单侧肾动脉狭窄引起的肾脏缺血，在非狭窄侧肾脏出现的肾实质疾病中所扮演的角色。

根据缺血性肾病的发生发展过程，其基本病理生理过程主要包括以下几个方面：

1. 肾脏血液灌注减少及其适应性调节 肾脏血流量与肾功能有十分密切的关系，其中肾脏髓质对缺血非常敏感。肾脏通过减少动脉直径（最高可达 75%），来维持对肾血流量的自我调节。在基础条件下，肾脏的血流量在所有器官中是最高的，这反映在它的滤过功能上，它仅需少于 10% 的输送氧就可满足它的基础代谢需要。在肾动脉狭窄、肾脏呈慢性、逐渐血液灌注减少的状况下，肾内血液重新分配，氧的输送有时依靠的是与肾脏内血流再分布有关而形成的并行血管。同时由于代谢的需求及肾小管溶质再吸收减少等原因使得氧消耗亦减少，这样保证组织（包括髓质）一定的血液灌注及氧的需要。肾髓质通过有效的自我调节，在较皮质更接近低氧症状的情况下发挥着生理功能。外髓持续的处于缺氧边缘，对可能导致小管坏死的急性肾灌注改变非常敏感。在慢性的肾血流减少时，通过减少与全肾血流量平行的肾皮质血流量，来维持肾髓质组织的适当灌注以保护肾髓质。逐渐的肾灌注压减少使肾保护机制复活，并导致与急性缺血性损伤不同的功能上和形态上的改变。当肾动脉狭窄不断进展至≥70% 时，肾脏的自动血流调节机制不足以维持肾脏的血液灌注，一定程度上导致代谢物质滤过和小管溶质重吸收减少，出现肾小管萎缩。肾小管萎缩的发生部分是由于坏死，部分是由于凋亡。肾小管萎缩是一种可逆的过程，初始肾小管上皮细胞尚有再生的能力，及时纠正缺血，肾小管结构有恢复的可能；但持续严重缺血，则出现肾小球的皱缩及相应肾小管结构的丢失、局部炎症反应。

2. 肾素－血管紧张素系统激活　当肾脏出现低灌注时，肾素血管紧张素系统激活，它不仅在肾血管性高血压的形成中起到了关键作用，而且直接或间接导致多种病理生理反应，造成肾脏的损伤。AngⅡ具有双重角色，一方面它通过收缩出球小动脉，提高灌注压，维持肾小球的滤过功能；另一方面 Ang Ⅱ水平的升高，导致了一系列的病理级联反应，造成进行性肾损害。动物实验显示，在持续灌注 AngⅡ后，可以观察到血管平滑肌细胞增殖及局灶性肾小管、间质损伤；抑制血管紧张素转化酶或阻断 AngⅡ，则可以减轻肾脏细胞的增殖及单核细胞的浸润，减少细胞外基质的合成。此外输注 AngⅡ大鼠的系膜细胞核因子 NF-κB 活性增加，单核细胞趋化蛋白水平及 mRNA 增加，提示 AngⅡ同时作为一种前炎症因子，介导肾脏损伤。另外许多研究已证明，转化生长因子 β（transferming growth factor，TGF-β）在 ATⅡ导致的促生长和促纤维化作用中，亦起着关键作用。实验研究显示，给予 TGF-β 中和抗体可以阻断 AngⅡ造成的系膜细胞肥大及细胞外基质聚集。还有研究证实，AngⅡ可以通过上调血管平滑肌 NADH/NADPH 氧化酶系统中的若干调控元件的 mRNA 表达，使 NADH/NADPH 氧化酶活性增加，催化产生大量超氧负离子。大量超氧负离子可与一氧化氮反应，生成过氧化亚硝酸盐。缺血的肾脏对外源性氧自由基的清除能力下降，大量超氧负离子和过氧化亚硝酸盐的产生，会加速系膜细胞损伤和间质的纤维化。另外，过氧化亚硝酸盐，还可催化花生四烯酸生成异构前列腺素，可使肾血管收缩，使肾血流量及肾小球滤过率下降。

3. 氧化应激反应被激活　氧化反应指的是一种反映组织氧原子产生系统和原子清除系统之间不平衡，导致被氧化的物质产生转变。这种转变包括了活性氧元素数量和毒性上的增加，它可能促进了血管活性物质包括内皮素 -1、白三烯、前列腺素 E_2 的 α 同工酶，它们都是脂肪的过氧化产物。这些介质可以通过减少肾血管收缩和改变肾小球毛细血管超滤特性，而影响肾功能和肾血流动力学。

AngⅡ可通过调节 AT1 受体来增加氧自由基的数量。事实上，AngⅡ是血管平滑肌细胞产生活性氧基团的最强效的刺激剂。AngⅡ通过增加一种或几种叶绿醇（oxidase）系统成分的 mRNA 水平，刺激了一种与膜相关的 NADPH/NADH 叶绿醇系统，该系统是过氧化物阴离子（O^{2-}）最重要的来源。过氧化物阴离子和氧化氮对血管张力的调节作用是相反的。在一定条件下，它们之间也能产生化学反应，而使它们原来各自的作用消失，但反应产物同时也导致了其他有潜在毒性的物质如过氧化氮（$ONOO^-$）的出现。这些物质氧化花生四烯酸，产生有收缩血管和抗尿钠增多作用的前列腺素 E_2 的 α 同工酶。在肾脏肾小球系膜细胞系统中，控制超氧化物产生的AngⅡ和氧化氮的相互作用，可促进细胞肥大和细胞内基质的合成如激活的丝分裂素活化蛋白激酶，同时AngⅡ还直接起着生长反应的一种细胞内信号作用；另外，活性氧原子基团可以通过引起细胞膜和细胞器膜脂质的过氧化，而加重缺血性肾损害。这一变化破坏了细胞结构的完整性，同时使细胞转运和能量生成（特别是近端肾小管）功能受损。其他的细胞因子通路，包括细胞核活化因子κB和各种生长因子，在这一反应中可能也有一定的作用。

4. 内皮源性因子参与 血管内皮是许多血管活性因子的来源，一氧化氮和内皮素（endothelin，ET），是其中最广为人知的。内皮素是一族强效和长效的血管收缩肽，由内皮细胞产生并分泌。肾循环是非常容易受内皮素的缩血管作用影响的。最近的研究表明，内皮素和血管紧张素Ⅱ在调节肾脏阻力血管方面，存在多重的相互作用，内皮素介导着血管紧张素Ⅱ对许多血管的作用。内皮素在肾素－血管紧张素系统的加压作用中，起着扩大器的作用，而血管紧张素Ⅱ导致了内皮素在细胞系统中的激活。血管紧张素Ⅱ和内皮素的信号转导通路，包括类似的与生长和分化相关的基因。

（1）内皮素1（ET–1）：内皮素是由肾上皮细胞受到一系列底物包括纤维蛋白酶和局部的细胞因子，如TGF–β、IL–1和TNF的刺激后分泌的一种因子。它是一种由21个氨基酸组成的，具有强烈缩血管作用的生物活性肽。肾血管对内皮素有较强的敏感性，肾脏内有广泛的内皮素受体分布。在缺血性肾病中，主要是ET–1发挥作用。肾缺血对肾脏上ET–1基因的表达，是一个强效的刺激，在缺血性损伤消除后的很长一段时间内，它将持续存在。内皮素持续不变的血管效应，可能促成了低灌注的产生，而低灌注本身存在的时间，可大大超过血管病变发生缺血性病变的作用时间。再灌注时，ET–1对皮质和髓质均有作用，但对髓质的作用更强而持久。肾脏能产生大量的花生四烯酸环氧化物——前列腺素。这些物质能在皮质中的动脉、微小动脉和肾小球内产生，它能作用于上述部位，维持肾小球的血流量和滤过率，特别是在血管紧张素Ⅱ升高时，在肾脏缺血时RAS激活，增高的ATⅡ，可刺激内皮细胞生成ET–1。此外，肾动脉狭窄后肾血流量减少造成的缺氧和髓质渗透压升高，也可能参与了肾脏合成ET–1增加。ET–1能够刺激系膜细胞生长，使Ⅳ型胶原、层粘连蛋白等表达增加，引起细胞外基质堆积，同时ET–1还可与其他生长因子如表皮生长因子、血小板源性生长因子协同作用，加速肾脏硬化的进程。

（2）一氧化氮（NO）：内皮细胞产生的一氧化氮是由一氧化氮合成酶家族通过L–精氨酸合成的，并通过抑制血管紧张素Ⅱ的收缩血管作用，来参与肾功能的调节。另外，它不仅在调节血流动力学方面有重要作用，还抑制血管平滑肌增殖、系膜细胞增生肥大及细胞外基质的合成。这些效果的产生，部分是由于减少了ACE和AT_1基因的表达。血管紧张素Ⅱ和一氧化氮的失衡，可引起组织内环境的紊乱，进一步加重组织的损害。肾灌注的减少导致狭窄远端部位的应激反应减轻（share stress）。这种情况减少了一氧化氮的生成，增加了肾素和血管紧张素原在狭窄肾脏中的分泌。一氧化氮的作用在进入狭窄的肾脏前就被减弱，以确保肾内血管收缩剂的优势，包括血管紧张素Ⅱ和有血管收缩作用的前列腺素，如血栓素。一氧化氮的减少减轻了它的抗血栓作用，同时能抑制损伤组织的生长应答。

（3）前列腺素（PG）和血栓素A_2（TXA_2）：在调节肾脏血流量及滤过功能等方面有重要作用，特别是肾动脉狭窄到一定程度时，通过调节环氧化酶的活性使扩血管性PG，如PGI_2、PGE_2合成增多以维持肾脏的血液供应。肾皮质和髓质集合管生成了大量的前列腺素，其中主要是PGE_2，Henle袢和近端小管生成的前列腺素相对较少，这些物质被认为是调节水和溶质转运的基本物质。由髓质内间质细胞产生的前列腺素，在调节肾内的髓质血流量方面发挥重要作用。它是由 AgⅡ的产物和多种活性的氧合产物刺激而产生的，它的产生可能改变 AgⅡ的血流动力学作用。

当肾动脉严重狭窄时，则不能维持肾脏的血流量。同时 AgⅡ和活性氧化物会刺激 TXA_2 的产生，TXA_2 是一种有收缩血管作用的前列腺素，它通过缩血管作用，减少肾血浆流量来降低肾小球滤过率，它能加重肾组织损伤。此外，TXA_2 还可介导、调节 ET-1 对血管通透性的作用，亦参与了组织损伤的发生。

当出现组织低灌注和缺血性损害时，前列腺环素 I_2（PGI_2）和前列腺素 E_2（PGE_2）的合成增加，这能保护肾脏避免受到缺氧性损伤。TXA_2 可调节内皮素的血管通透性作用，它能导致靶器官和间质的损害。TXA_2 受体的阻滞可降低实验组织损伤的严重性，包括急性缺血性损伤。

5. **细胞骨架蛋白的损伤**　虽然整个肾的氧饱和度和输氧能力保证了狭窄后肾脏的供氧，但至少局部区域还是会反复出现缺血状况。急性缺血性损伤细胞内的 ATP 浓度是快速下降的，并导致细胞内钙的增加，磷脂酶的活化和氧自由基的生成。近端小管对缺血性损害非常敏感，导致一系列急性肾衰的临床表现。在严重的和长时间的缺血性损伤部位，细胞骨架作用和相关的细胞表面膜结构将被破坏。上述这些改变是跟随着肌动蛋白相关蛋白、肌动蛋白解聚因子在顶膜上的活化和再定位而出现的。整联蛋白分子的再分布导致了近端小管细胞之间的错误粘连。这些变化从小管溶质吸收、细胞间紧密联接、基底细胞粘连破坏和整个膜蛋白功能来看，在功能上都有本质上的区别。

6. **小管间质的损伤**　组织缺血在多种小管间质损害中，是一种常见的病因，而在大多数肾脏疾病中，小管间质损害是影响预后的重要因素。这样的损害通常与肾间质炎性反应，以及成纤维母细胞和热休克蛋白的活化有关。小管上皮的损伤，改变了这些细胞的抗原表达，并启动细胞免疫系统，有时与 B 淋巴细胞、T 淋巴细胞和巨噬细胞浸润有关。长时间的小管间质损害，导致肾间质纤维化的出现，在达到一定程度之前，这些变化是可逆的，但最终还是将导致肾脏实质不可逆的损害。

三、肾脏病理改变

大量研究成果表明，ARAS 所致慢性肾缺血最特征的变化是肾萎缩、肾内血管损伤及肾硬化，最终肾脏瘢痕形成。瘢痕通常在包膜下肾皮质区最为明显，呈楔形，楔底朝向肾表面，与周围邻近组织分界明显，此为肾内血管损伤所致局部缺血的直接结果。肾脏大小和肾脏萎缩可以作为 ARAS 进展的标志。

肾组织病理表现主要为缺血性肾实质病变，包括肾小管、肾血管及肾小球等部位损伤，以肾小管损伤最显著。病变类型包括血管硬化、胆固醇结晶栓塞、肾小管萎缩、间质纤维化和炎细胞浸润等。早期小管上皮细胞剥脱、凋亡或灶性坏死；慢性期可见肾小管萎缩，上皮细胞扁平，局灶性间质炎症反应。肾小管间质的改变，是对肾组织缺血的适应性变化。后期瘢痕区域萎缩的肾小管基膜增厚、分层和严重皱缩，未受影响的肾小管则代偿性扩张。最终肾小管萎缩，肾间质炎症及纤维化，进展为不可逆性病变。

早期肾小球基底膜出现缺血性皱缩，后期肾小球出现缺血性硬化（基底膜皱缩，毛细血管腔塌陷）。如果患者长时间伴随高血压，则还能见肾小动脉硬化表现（弓状动脉及小叶间动脉肌内膜增厚及入球小动脉玻璃样变）。

在肾动脉粥样硬化狭窄所致慢性肾缺血的血管损伤中，动脉粥样硬化斑块本身可能会延入肾动脉的主要分支。肾内动脉损伤的特征为内膜弹力纤维呈向心性增生，以皮质浅层的小叶间动脉尤为多见，小动脉中层增厚及玻璃样变，弓形动脉纤维弹性组织变性，动脉栓塞（胆固醇碎片，局灶梗死）。与动脉粥样硬化有更直接关系的肾血管损伤，是胆固醇栓子的形成。

四、临床表现

（一）肾血管性高血压的临床表现

此病多发生于50岁以上个体，常伴心（如冠心病）、脑（如脑梗死）、外周血管（如颈动脉内膜超声检查发现动脉粥样硬化斑块）等其他部位动脉粥样硬化表现，当粥样硬化性肾动脉狭窄引起肾血管性高血压时，其主要临床特征如下：

高血压伴下列一种情况者：

①＞50岁的患者发生高血压，特别是无高血压家族史者。

②老年伴有其他器官或周围血管动脉粥样硬化的表现。

③2型糖尿病患者，特别是伴有高血压者。尸检证实，ARAS的发生率为50%。

④先前血压正常或血压控制良好者，出现了中、重度的高血压。

⑤以舒张压增高幅度较大为特点，肾动脉狭窄越严重，舒张压越高。

⑥大部分患者均有显著持续性高血压，收缩压＞200mmHg和（或）舒张压＞120mmHg者约占60%。

⑦高血压病程时间往往较短，但进展迅速；或有较长高血压病程，但突然恶化。

⑧一般降压药物治疗效果不佳，经3种抗高血压药物足量、正规治疗后，仍难以控制的高血压。

⑨高血压患者应用利尿药后血压反而升高。

⑩腹部血管杂音。部分患者在上腹部正中或脐部两侧各2～3cm，偶有在背部第2腰椎水平处，可听到粗糙响亮的收缩期杂音，或收缩期和舒张期均有的连续性杂音。杂音强弱与肾动脉狭窄程度无平行关系。腹部杂音并非肾动脉狭窄的特有体征，部分原发性高血压或年龄超过50岁者，亦可在上腹部听到轻度血管杂音。除腹部血管杂音外，重视股动脉杂音，因其提示有周围血管病变。股动脉有杂音者RAS的检出率为42%，RAS者出现股动脉杂音占87%。

⑪大部分患者有明显的高血压性眼视网膜病变，表现为小动脉狭窄、痉挛或硬化。病程急骤者，病变可特别显著，可有视网膜出血、渗出。

（二）缺血性肾病的临床表现

缺血性肾病的临床表现大多数是非特异性的，而且往往以某种临床综合征的形式出现。因此，当患者出现以下情况时，应注意存在缺血性肾病的可能。

1. **高血压** ①突然发生的、快速进展的高血压。②50岁以上患者，突然发生的、6个月内快速进展的高血压或恶性高血压或以前稳定的高血压突然恶化。③服用3种以上降压药物，仍难以控制的高血压。

2. **反复发作的不明原因的突发性急性肺水肿** 突发性肺水肿是指既往没有充血性心

力衰竭的情况下，在夜间突然发生肺水肿。常见于双侧 ARAS 或孤立肾伴 ARAS 者，可反复发作，血管重建后症状消失。肺水肿的发生率与高血压、肾功能衰竭的严重程度并不相关。尽管常常发生在伴有冠心病的患者，但冠状动脉正常的患者也会发生肺水肿。由于大部分此类患者血压昼夜变化的正常节律消失，因此突发性肺水肿并不常见，但具有重要意义。

3. 肾功能异常

（1）抗高血压治疗过程中出现急性肾功能衰竭，尤其用 ACEI 类降压药后血肌酐明显升高。慢性肾功能不全患者服用 ACEI 后，血肌酐升高幅度可以达基础值的 30%，超过 50% 者应疑有双侧 RAS。双侧 RAS 服用 ACEI 后，急性肾衰竭的发生率为 17% ～ 23%，孤立肾伴 RAS 者其发生率为 38%。

（2）老年人或高血压患者出现不易解释的氮质血症。

（3）全身性动脉粥样硬化患者最近发生不能解释的氮质血症。

（4）伴有单侧肾脏萎缩的氮质血症。

（5）原因不明的低钾血症。

（6）存在全身的动脉粥样硬化性血管疾病，包括冠状动脉或周围血管疾病等。

4. 蛋白尿　一般 24 小时尿蛋白 1g 左右，如果患者出现急剧进展的高血压，尿蛋白量可显著增多，有些患者甚至出现肾病综合征范围的蛋白尿。但随着血压的控制，尿蛋白量也会减少。ARAS 患者一般无明显血尿。

5. 低钾血症

6. 不能解释的双肾不对称　一侧肾脏长径＜9cm，或两肾长径相差＞1.5cm，提示一侧或双侧肾血流减少，或（和）同时合并有皮质瘢痕形成。

7. 其他表现　有肠系膜血管功能不全、急性胰腺炎、手足发绀、视网膜栓塞、嗜酸细胞增多症、血小板减少、低补体血症和坏疽或足部网状青斑。

8. 其他临床征象　①腰部和（或）腹部出现震颤。②严重的视网膜病变。③合并颈部血管、冠状动脉或周围血管病变。④原因不明的充血性心力衰竭、急性肺水肿等临床征象的患者也应实施缺血性肾病的筛选检查。

值得注意的是，ARAS 常缺乏特异的表现，特别是在疾病的早期阶段。目前诊断 ARAS 的患者中，相当一部分是在诊断其他动脉粥样硬化性疾病过程中“意外诊断”的。这部分患者肾脏表现隐匿，易漏诊，同时由于肾动脉狭窄程度相对较轻，或处于疾病的早期，也最有可能从干预、治疗中获益。

五、常规实验室检查及特殊检查

（一）常规实验室检查

1. 尿常规　常有微量或少量蛋白尿，偶尔会出现肾病综合征。若尿蛋白定量超过 0.5g/24h，往往存在单侧肾动脉的完全阻塞。外科手术和腔内血管成形术，甚至 ACEI 治疗后，蛋白尿可以完全转阴。因此，临床上新近发生或急进性高血压患者出现明显蛋白尿、低钾性碱中毒、外周血浆肾素活性增加，应该考虑到存在肾动脉狭窄的可能性。此外，菌尿的发生率亦稍有增加。

2. 血常规　偶有患者表现为红细胞增多症，系肾缺血致促红细胞生成素合成增多所引起。

3．肾功能 正常或不同程度受损（提示对侧肾已发生高血压肾损害或双侧肾血管病变）。美国多中心研究显示：粥样硬化性肾动脉狭窄患者血清肌酐升高占 15%，原发性高血压患者占 11%，而纤维肌性结构不良患者仅占 2%。

4．血清钾 血清钾浓度降低是肾血管疾病的重要指标，但并不常见。有资料显示，大约有 15% 患者的血清钾低于 3.4mmol/L。其原因是高肾素刺激血管紧张素和醛固酮产生和分泌的结果。有报道，肾血管性高血压患者的血压与血钾浓度呈负相关。

（二）特殊检查

目前诊断 ARAS 的方法主要包括非创伤性检查、创伤性检查和其他类型的检查。临床上将其分为：第一类为筛查检查，包括外周血浆肾素活性测定、卡托普利试验、彩色多普勒超声、卡托普利肾图、磁共振血管成像（DSA）和 CT 血管成像。第二类为确诊检查，包括数字减影血管造影和动脉造影。第三类检查目前已不常用，只有在某些特殊情况下才考虑。肾动脉彩色多普勒超声检查是最常用的无创性筛查手段，磁共振血管成像和 CT 血管成像是现今筛选、诊断和分级的主要方法，肾动脉造影则为诊断的金标准，并能为血运重建治疗进行评估。

1．非创伤性检查（筛选试验）

（1）外周血浆肾素活性（plasma renin activity，PRA）测定：是肾血管性高血压首选的筛选试验之一。清晨坐位抽血检测对确定异常高肾素分泌有重要意义。3/4 肾血管性高血压患者升高。外周肾素水平可代表肾静脉肾素分泌水平，PRA 明显升高者，手术效果佳。但 PRA 与血压高度之间并非简单的平行关系。而且 PRA 测定存在一定的“假阳性”和“假阴性”。因此，PRA 升高，仅提示有肾血管性高血压的可能性，应进一步做分侧肾静脉肾素活性和 ACEI 试验。

（2）卡托普利试验：此为诊断肾血管性高血压最敏感的试验，但不能区别病变是双侧还是单侧。肾血管性高血压患者给予卡托普利后，肾素反应性升高远远超过原发性高血压患者。试验阳性结果判断标准为：①刺激后，血浆肾素活性每小时＞12ng。②血浆肾素活性绝对值每小时增加 10ng/ml 或以上，③血浆肾素活性增加的百分率达 150% 或以上，若每小时血浆肾素活性的基础水平低于 3ng/ml，增加的百分率应达 400%。试验的敏感性和特异性达 95%，适用于服用 β 受体阻滞剂患者，但对氮质血症患者可靠性差。试验阴性者，手术效果不佳。

（3）肾血管彩色多普勒超声：能显示肾动脉解剖结构、肾内血流动力学和肾脏体积，相对于血管内成像技术，超声能更好地显示生理学方面及其相关信息。是 ARAS 最简便的筛选方法。该方法经济、简便、无创伤性及可重复，不需要用任何造影剂或示踪剂，检查前无须停用降压药，对单双侧病变均可良好观察，适用于人群普查和筛选，并且适合于有肾功能损害的患者，或者行介入及外科手术治疗前后的对照及追踪观察。

肾血管彩色多普勒超声，通过测量肾动脉的血流动力学指标（即阻力指数、搏动指数、两侧肾脏阻力指数或搏动指数之差、收缩期加速指数、收缩期加速时间等），在形态学及血流动力学两方面进行肾动脉狭窄的筛选和随访。舒张期流量（通常以阻力指数表示）能够反映小血管病变和肾实质纤维化。当阻力指数＞0.80 时，肾血管扩张术后肾血流量增加及肾功能改善均不明显。单侧肾动脉狭窄致肾脏体积缩小，对侧肾脏代偿性肥大。双侧肾动脉狭窄往往也是从单侧狭窄开始的。因此，无论单侧还是双侧肾血管疾病，肾脏体积常不对称。但在肾血管疾病早期，可能检不出肾脏体积异常。此外，应注意肾血管直径缩小 50% 以上时，才会出现显著的血流改变。

缺点是选用参数不同及检查者手法不同，可影响检查结果，对副肾动脉及肾动脉分支观察效果欠佳，不能明确ARAS的解剖情况及侧支循环。由于肾动脉位于腹膜后，内径较细，常常受肠腔气体和肥胖的影响，检查失败率较高，可达到15%～20%。由于国人体重指数较西方人为低，目前比较好的仪器，在实际应用中，已经克服了因为肥胖和肠腔气体带来的干扰问题。

彩色多普勒诊断肾动脉狭窄的标准：①近端标准。肾动脉收缩期峰值流速（波形中经过角度校正后记录得到的最大血流速度）≥180cm/s（正常动脉的平均流速为100cm/s）；收缩期肾动脉和主动脉内径的比值>3.5，说明ARAS超过其直径的60%。②远端标准（肾实质）。与狭窄远端峰值流速缓慢上升有关，加速时间（收缩期起始至达到峰值时间，AT）延长，同侧阻力指数较正常<0.45（表14-1）。

表14-1　肾动脉狭窄彩色多普勒超声诊断标准

肾动脉狭窄程度	动脉PSV	RAR
正　常	<180	<3．5
<60%	≥180	<3．5
≥60%	≥180	≥3．5
阻　塞	无信号	无信号

（4）放射性核素检查：分为放射性核素肾图、卡托普利动态显像、呋塞米－卡托普利动态显像、氯沙坦肾动态显像。

1）基础肾动态显像即放射性核素肾图：肾动态显像包括反映肾血流的灌注显像及反映肾功能的动态显像。以静脉“弹丸”注入能被肾小球滤过的放射性示踪剂[^{99m}Tc-DTPA（二乙三胺五乙酸）]或肾小管上皮细胞摄取、浓集和排泄的放射性显像剂[^{99m}Tc-EC（双半胱氨酸）]，用SPECT仪连续采集放射性核素，通过腹主动脉、肾的一系列影像，经过计算机系统处理，可得到血流灌注图像、功能动态图像，以及绘出双侧肾的时间－放射性曲线，从而提供有关肾血流灌注、功能和尿排泄的信息。

基础肾动态显像具有重要的临床价值，可以提供分肾的肾血流情况，可以为保护肾功能争取时间；得到的有效肾血流量（Effective renal plasma flow，ERPF），还可以补充肾动脉造影的不足，如肾动脉造影时，会由于狭窄部位远端血管中造影剂不能及时达到一定浓度或是形成侧支循环或是肾动脉痉挛，造成一侧肾动脉不显影，但分肾血浆流量测定仍显示有血供；更为重要的是，对于肾动脉造影显示单侧肾动脉闭塞患者，肾动态显像可以帮助选择治疗方案，如肾动态显像提示单侧肾未见显影，ERPF很低，则考虑无功能肾，而不予肾动脉介入治疗。

但是，基础肾动态显像存在较高的假阳性率、假阴性率及并不理想的灵敏度、特异性，近几年来，为进一步提高肾动态显像诊断肾血管性高血压的效率，许多学者进行了多种药物介入肾动态显像的研究。

2）卡托普利肾动态显像：ARAS时，由于肾缺血使RAS活性增强，AngⅡ增高，通过肾脏自身调节机制，使出球小动脉收缩，肾小球滤过压增高，代偿性维持GFR。因此，人们在肾动态显像中引入了卡托普利。口服卡托普利前，肾动态显像显示患侧肾脏功能正常或轻度异常；口服卡托普利后，肾动态显像显示患侧肾脏各项指标由正常变为异常或原有异常明显加剧，健侧肾脏却不受影响。增加了双侧肾脏功能的不对称性改变，可以比普通肾动态显像更敏感、更特异地诊断 ARAS（尤其是单侧肾动脉狭窄时）具体方法及判断：口服卡托普利 25 ～ 50mg，比较服药前后 60 分钟两次肾动态显像参数。如果：① C20 分钟清除率（CR20min）减少≥10%；②患侧 / 健侧肾放射性峰值比（TR）≤0.8；③双肾高峰摄取时间（Tmax）延长≥1 分钟；④肾脏体积缩小（肾脏长轴≤9.5cm，短轴≤6.1cm），符合其中 3 项指标则判定为肾动脉狭窄的阳性结果，否则为阴性。诊断肾动脉狭窄的敏感性可达 90%，特异性为 86%，而且有助于判断单侧或双侧肾动脉病变。但是严重肾动脉狭窄时不易监测到前后的变化（用卡托普利之前核素的吸收已经降低），敏感性降低。肾功能受损时，敏感性及特异性亦下降。如果结果阴性，提示应用 ACEI 类药物治疗肾性高血压风险较小，同时可以预测 PTRA 的疗效，若发现对 captopril 有反应，则术后疗效好，相反疗效差。

3）呋塞米（速尿）– 卡托普利肾动态显像：由于显像剂 ^{99m}Tc–EC 在肾盏和部分肾实质生理性滞留，这种滞留会影响肾脏图像的质量，特别是使肾功能曲线的 C 段下降不良。因此，在卡托普利肾动态显像中引入呋塞米可以很好地解决这个问题。使作用于排泌 ^{99m}Tc–EC 的远曲小管，增加尿量和流率，加速肾盏肾盂内放射性的排除，从而改善了图像质量，便于定量计算，提高了 captopril 肾动态显像的准确性和特异性。

具体方法：在口服卡托普利 20 分钟后口服呋塞米 20mg，嘱患者排尿后以相同方法行第二次肾动态显像，最后比较前后两次显像获得的参数。如果肾脏 CR20 分钟降低≥10%、患侧 / 健侧肾 TR≤0.8、双肾 Tmax 延迟≥1 分钟、肾脏体积缩小（双肾脏长轴相差≥1.5cm，短轴相差≥1cm，结合双肾灌注像和功能像，符合其中任何 3 项指标即判定为呋塞米 – 卡托普利肾动态显像阳性，提示患者可能有肾动脉狭窄。呋塞米 – 卡托普利肾动态显像诊断 ARAS 的敏感性为 65% ～ 94%，特异性为 62% ～ 100%。注意检查前不但应给足量的水负荷，保证血容量充足，还要了解患者病史，是否合并有应用呋塞米的禁忌证，保证呋塞米使用的安全性。

4）氯沙坦肾动态显像：卡托普利肾动态显像，诊断肾动脉主干及其主要分支管径狭窄的准确性变异较大，主要因为卡托普利是通过抑制肾素 – 血管紧张素系统而发挥作用的，这种抑制是不彻底的。它只能抑制经 ACE 的经典途径生成的 AgⅡ，而非经典途径生成的 AgⅡ约占 20%；同时，由于 ARAS 患者肾素和血管紧张素（AgⅠ）水平相当高，就算使用足量的卡托普利仍有一定量的 AgⅡ经非经典途径生成，导致卡托普利肾动态显像假阴性增高，敏感性下降。氯沙坦是 AgⅡ受体 AT1 的选择性拮抗药，可完全阻断 AgⅡ的缩血管作用，加之 AgⅡ受体 AT1 在出球小动脉的密度远大于入球小动脉，是调节肾小球灌注的关键因素，所以使出球小动脉舒张，肾小球滤过率下降，近端小管的排泄功能降低，最终减少了假阴性的可能性，提高了敏感性。

方法：临床上通常采取先让患者完成基础肾动态显像，然后行卡托普利肾动态显像，若卡托普利肾动态显像为阴性，但临床上高度怀疑 ARAS 者，让患者在完成卡托普利肾动态显像后 24 小时嚼碎服下氯沙坦 50mg，4 小时后以相同方法行第三次肾动态显像。结果判断：一侧肾脏明显缩小，提示缺血性肾萎缩，氯沙坦肾动态显像与基础肾动态显像比较，符合以下标准：① CR20min 下降 10% 以上；② TR 下降 10% 以上；③ Tmax 延长超过 2 分钟；④肾血流灌注时间延长。以上标准符合≥3 条，则认为氯沙坦肾动态显像阳性，否则为阴性。氯沙坦肾显像诊断的敏感性和特异性，显著高于卡托普利肾显像，但是口服氯沙坦后其活性代谢产物在血中达到高峰的时间为 3 ～ 4 小时，因此要选择在口服氯沙坦后 4 ～ 5 小时进行肾动态显像，这在实际临床工作中有一定困难。

（5）磁共振血管成像（MRA）：包括时间飞跃法 MRA、相位对比法 MRA 和三维钆增强 MRA（3DCE-MRA）。此项检查是非侵入性的，不需要碘造影剂，故无造影剂的肾毒性作用，能够清晰地看到完整的肾脏形态，并可观察远端肾动脉，还能够测量血流速度和 GFR。由于其无创伤、无辐射、无肾毒性，以及诊断准确率高等优点，已被广泛应用于肾动脉狭窄的筛选和分级，特别对肾移植和肾功能不全患者更为适用。

这项技术的基础是水分子中的质子磁共振原理。可以应用结合相位对照血流测定（cinephase contrastflow measurement，PC flow）方法：第一时相，血液通过狭窄部位时高速射流，产生信号的缺失（呈现黑色）；造影剂时相，使用金属钆为造影剂，造影剂质子移动的时相改变，可以用来显示肾动脉中的血流。顺磁性造影剂钆（gadolinium）的螯合物虽然自肾脏排泄，但没有肾毒性，因此可用于肾功能不全的患者。其分辨率足够观察肾实质内直径小至 1mm 的血管，诊断肾动脉病变达 91.1%，有参考价值者 6.6%，只有 2.3% 的假阴性，敏感性和特异性均＞90%。MRA 检测肾动脉近端狭窄较远端效果好，可以区分纤维肌性结构不良、动脉粥样硬化、肾萎缩、肾细小动脉或肾动脉闭塞等。近年来，随着快速成像技术的引入，其分辨率显著提高，敏感性和特异性分别达 97% 和 92%，从而降低了狭窄程度分级的误差，接近数字减影血管造影分级。在显影不够满意的患者，可因肾动脉开口处极度狭窄，也可因动脉的重叠或心排血量不足，致使显影剂密度不足而影响肾内血管小分支的浓度。由于可测肾内血液分布的数值、灌注情况以及廓清功能等，从而可准确地评估肾脏的生理功能。

1998 年，Schoenberg 等结合 3D-CE-MRA 和门控相位对比流速测量技术，把形态和功能 MRA 技术，综合起来用于肾动脉狭窄的检测和分级。该技术不但可用于形态学分级，而且还可以评估狭窄部的血流动力学特征，特别是可在肾动脉支架置入后进行测量，这就弥补了以往由于金属支架引起的伪影，而无法进行形态学分级的缺陷。相信随着该技术的普及，可以替代超声阻力指数，成为介入或外科肾动脉成形术后疗效评价的首选指标。

（6）CT 血管成像技术（CTA）：CTA 由一组通过旋转 X 线管，在患者一个呼吸周期中获得的逐层轴向血管横断面扫描图像，因此避免了呼吸引起的误差。多排螺旋 CTA 由于增加了一个快速旋转的构台，从静脉端注射造影剂后可靠的血管分支三维重建技术，使得直接显示血管分支的敏感性和特异性达到了 90% ～ 99%。可获得动脉及实体组织的多平面视角显像，能从立体揭示肾动脉壁及管腔改变，可提供主动脉和肾动脉的详细信息，对近端肾动脉粥样硬化诊断的敏感性和特异性均超过 90%。从而对肾动脉及其阻塞性病变提供形态学资料（包括狭窄部位、程度及性质），可见到副肾动脉、并检测肾图异常。因此，检出肾血管狭窄或阻塞的准确性几乎与肾动脉造影一致，诊断肾动脉狭窄的敏感性和特异性可达 95%。多排螺旋 CTA 对肾动脉钙化斑的诊断与定位超过其他检查方法，甚至超过数字减影血管造影（DSA），并可以明确肾内血流灌注和肾脏局部的功能情况，这对于治疗方法的选择有重要意义。其缺点是价格昂贵；节段性动脉狭窄和小动脉狭窄显像差；需注入更大剂量的造影剂，不适宜肾功能不全患者；对肥胖者的检测效果差、需要患者的高度合作等。可检查血管内支架扩张肾动脉的开放程度，但不能预测血管成形术的临床疗效。因此，CTA 仍不是临床肾动脉狭窄检测的首选技术。

2. 创伤性检查（血管造影）

（1）肾动脉造影：肾动脉造影一直是肾动脉狭窄诊断的“金标准”，能够准确确定肾动脉狭窄的部位和程度。肾动脉造影时使用低渗造影剂进行肾动脉造影，能更清楚地显示肾脏血管系统。当肾动脉管径狭窄>50%，狭窄处前后的平均压差≥20mmHg，收缩压差≥30mmHg，即可诊断为ARAS。但它是一种有创检查，并且有引起造影剂肾病及胆固醇栓塞的可能。故主要将其作为介入或手术治疗的必要准备。

高血压患者肾血管造影指征：①腹部有血管杂音，静脉肾盂造影、超声及放射性核素检查疑有肾血管高血压者；②近期发现严重的高血压；③脊肋或胁腹部疼痛及外伤史者；④一般情况下，年龄>55岁，舒张压≥110mmHg者。肾动脉造影有一定的风险，高血压患者肾动脉造影病死率为1/5000～1/2000。主要并发症有造影剂过敏、出血、动脉栓塞、造影剂肾病、动脉栓塞和急性肾功能衰竭等。因此，对于行肾动脉造影的患者，忌用非类固醇类消炎药，使用小剂量、低渗或等渗的非离子型造影剂，造影前后有效水化，可有效地防止造影剂肾损害。这些因素导致了在临床上不能对所有怀疑有肾动脉狭窄的患者（如高血压或冠心病患者），进行普查性肾动脉造影术。

目前，冠状动脉造影时进行肾血管造影筛选检查的意义仍存在争议。

倡导冠状动脉造影时行肾血管造影者认为：① CAD和ARVD具有共同的风险因素，冠状动脉造影和介入治疗设备可以有效地进行肾血管造影，若发现肾动脉异常可以同时有效地进行血管成形术或肾动脉入口支架术。②在冠状动脉造影患者中，RAS是死亡的独立风险因素，并且和AVRD严重度相关。③ RAS可导致或加重高血压，影响治疗，对原发性冠心病和冠心病预防产生负面影响。④ IRD影响冠状动脉搭桥和经皮球囊扩张术治疗效果。

反对冠状动脉造影时行肾血管造影者认为：①肾动脉结构异常的并不能代表此病灶引起的功能改变，肾动脉直径和GFR以及GFR下降之间无明显相关性。②大多数ARAS患者的高血压可以得到安全、有效地控制。③介入治疗保护AVRD患者肾功能的效果仍不肯定。④造影剂可以导致急性肾衰和动脉栓塞。因此，是否行肾血管造影，需衡量其带来的一定风险与益处。

所以诊断ARAS应遵循以下原则：①诊断方法依据各中心的具体情况（如设备与经验），最好的方法可能是最常用的检测手段。② GFR>50ml/min以上患者，首选功能性检查如开搏通肾图。③ GFR<50ml/min以下患者，首选解剖学检查，如MRA。④如肾脏长轴<7cm时，再灌注对改善肾功能无益，检查应慎用。

（2）数字减影血管造影（DSA）：数字减影血管造影是一种数字图像处理系统，由静脉注入76%的泛影葡胺进行造影。该技术是血管造影的一大进步，不仅能获得高分辨率的图像，而且又可减少造影剂的剂量。另外，由于导管的高精细度，也减少了与穿刺有关的并发症和胆固醇栓塞的发生。其空间分辨率可观察肾实质内直径小至0.3mm的血管，敏感性和特异性均超过95%，已用于门诊患者检查。此法与上述动脉造影一致性为80%。缺点主要是肠管活动及肥胖者影响显像；肾动脉分支的病变显示欠清晰；约有5%的假阳性及10%的假阴性，对探测纤维肌性结构不良效果很差，假阴性率高达60%。长期以来，临床上该技术为诊断肾动脉狭窄的“金标准”，但目前主要作为介入或手术治疗的必要准备。原因是：①有创伤性，需X线辐射和含碘造影剂，使用的含碘造影剂剂量仍较大，有损伤肾功能的风险。② DSA分辨率并不如动脉造影，容易疏漏近端及分支狭窄。③在评估偏心性狭窄或扭曲性血管时，需要多角度成像，对操作者的技术要求较高。④ CTA和MRA技术发展迅速，敏感性和特异性均近似DSA。

3. **其他检查**

（1）静脉肾盂造影（包括快速洗脱试验）：肾动脉狭窄时，患侧肾脏的肾小球滤过率（GFR）降低，导致肾小管重吸收增加（钠重吸收＞水），使几乎全部由肾小球滤过又未被肾小管重吸收的造影剂浓度明显增加，这些功能性变化是快速静脉肾盂造影、分侧肾功能测定时，判断有无病变的依据。在造影前开始禁水和以后利尿洗脱试验（在 8 分钟后迅速滴注等渗盐水或甘露醇或外加静注强效利尿药）可帮助诊断。前者可使造影剂更浓，而后者则增加双侧肾脏对水重吸收的差异，从而有利于显示造影剂浓度的差异。快速静脉肾盂造影与一般静脉肾盂造影在方法上的不同之处是：要求大剂量的造影剂快速静注，尽可能在 30 秒内注完；腹部输尿管部位并不加压；注射完后 1 ～ 5 分钟内每分钟摄片。此法可显示 4 项主要变化：①两肾脏大小的差异；②两侧肾盂显影时间的差异；③两侧肾盂显影剂浓度的差异；④输尿管切迹。

本病的 X 线表现包括：① 4 个主要征象。缺血肾长径缩短 1.5cm；患侧肾盏、肾盂显影延迟或显影浓度减低；患侧肾盏、肾盂不显影；肾门内侧花圈样钙化环（为肾动脉瘤）。② 4 个次要征象。病肾肾盂显影增浓或（及）洗脱试验阳性，患侧肾盂及输尿管外形均缩小；肾盂及输尿管呈波浪形压迹（输尿管上动脉形成侧支循环压迫所致）；肾节段性萎缩，相应肾盏局部变形（肾内动脉分支梗阻，须与肾结核鉴别）。

有 1 个主要征象或 2 个次要 X 线征象者，列为高度疑似患者（假阳性率 15%）；有 2 个主要征象或 1 个主要征象加 2 个次要 X 线征象者，诊断可以成立。

快速静脉肾盂造影对单侧肾动脉狭窄的诊断有益，若两侧病变程度不对称时，可有阳性改变，但肾动脉分支或节段性阻塞时则难以检出。由于放射性核素肾图假阴性、假阳性率高；腹主动脉造影技术操作复杂、仪器要求高，并有一定并发症。而快速静脉肾盂造影操作简便，且无创伤性，因此仍不失为初步筛选肾血管性高血压的重要手段。此法诊断肾血管性高血压的阳性率可达 75%，但仍有一定的假阳性率（15%）和假阴性率（17% ～ 27%），这是由于患侧肾有丰富的侧支循环，或双侧肾动脉梗阻而其缺血程度相似所致。据报道，原发性高血压中约 10% 也有异常，但绝大多数仅出现 1 项异常表现，因此，需以 2 项或 2 项以上阳性（特别包括长径不同、肾盏显影迟缓）为标准。

（2）分侧肾静脉及下腔静脉血浆肾素活性测定：测定两侧肾静脉 PRA 比值，以及外周循环 PRA；或对侧肾静脉 PRA 与外周血 PRA 的比值，是以往常用的预测手术疗效的方法。然而，由于影响因素甚多，本法的假阴性率高达 50%，目前已经很少使用。以往资料显示，患侧 / 健侧肾静脉 PRA＞2.0 者，术后 93% 患者血压恢复正常；比值 1.5 ～ 1.9 者，73% 患者术后血压恢复正常。有文献报道，健侧肾静脉 / 下腔静脉的 PRA＜1 ～ 3，或 [（健侧肾静脉 PRA－下腔静脉 PRA）/ 下腔静脉 PRA]＜0.24 者，手术效果亦佳。若同时符合上述 3 项指标，则手术有效率为 100%。若患侧肾（V–A）/A 超过 0.48 者，健侧肾（V–A）为 0（V、A 分别代表肾静脉和肾动脉 PRA），提示患侧肾脏缺血明显，故 PRA 增高，健侧肾脏的肾素分泌完全被抑制，提示手术疗效佳。与相应的钠排泄对照，外周静脉 PRA 增高，双侧肾静脉 PRA 比值＞1.0，此系单侧患肾有极丰富的侧支循环，手术疗效亦佳。若外周静脉 PRA 正常，双侧肾静脉 PRA 比值＞1.0，多数患者手术疗效不佳，但若比值＞2.0，则仍有 50% 患者术后血压恢复正常。几种常用肾动脉狭窄检查方法的比较见表 14–2。

表 14-2 几种常用肾动脉狭窄检查方法的比较

检查方法	血管显像	组织灌注	肾功能
肾血管造影	+++	++	±
卡托普利肾图	−	+++	++
彩色多普勒超声	++	++	−
磁共振血管造影	++	++	±
螺旋 CT 造影	+++	+	±

4. **检查方法的选择** 鉴于并非所有高血压患者均需进行除外肾动脉狭窄的检测，同时各种检查方法各有优缺点，因此，上述检查要有明确的适应证，并针对不同的人群、不同的情况进行恰当的选择，以既保证不漏诊、又不增加患者额外的创伤及经济负担为主要考虑原则。根据发生肾动脉狭窄的危险因素及几率，可分为高危、中危及低危人群，并有不同的选择。

（1）高危人群：①严重的高血压（舒张压＞120mmHg），且经强化治疗不奏效或伴有进行性肾功能不全，特别是在吸烟者或有闭塞性动脉疾病者。②快速进展的或恶性高血压（Ⅲ或Ⅳ级视网膜病变）。③高血压伴新近发生的不能解释的血肌酐升高或应用 ACEI 引起的可逆性血肌酐升高。④中重度的高血压伴双侧肾脏大小不一致。对于高危人群可选用无创性检查方法乃至直接行肾血管造影检查。

（2）中危人群：①严重的高血压（舒张压＞120mmHg）。②常规治疗不奏效的高血压。③小于 20 岁或大于 50 岁的患者突然出现持续中重度的高血压。④高血压伴可疑的腹部血管杂音。⑤中度的高血压（舒张压＞105mmHg）伴有闭塞性血管疾病者或不明原因的血肌酐逐渐升高或吸烟者。⑥中重度的高血压（特别是吸烟者或新近发生的高血压）用 ACEI 后血压降至正常者。对于中危人群，一般选择无创性检查方法。无肾功能损害者可行卡托普利肾图或螺旋 CT 血管造影，有明显肾脏病者可行磁共振血管造影或彩色多普勒超声检查，如提示有肾动脉狭窄则需行血管造影。

（3）低危人群：即仅有临界、轻度或中度高血压而无临床线索者，需追踪观察。

六、诊断和鉴别诊断

（一）诊　断

ARAS 目前尚缺乏统一的诊断标准，但现阶段诊断肾动脉狭窄的金标准仍然是肾动脉造影。肾功能检查包括肾小球滤过率、内生肌酐清除率、血肌酐、尿素氮、尿渗透压、尿比重、尿 β_2– 微球蛋白、α_1– 微球蛋白等并结合临床进行诊断。

ARAS 诊断线索：①顽固性高血压（resistant hypertension）；②近期突然发生的高血压；③原因不明的肾功能衰竭；④血管紧张素转化酶抑制药服用后出现肾功能衰竭；⑤动脉粥样硬化的老年患者出现进行性氮质血症；⑥急性肺水肿伴发不可控制的高血压和肾功能衰竭；如发现老年人肾功能减退超出一般老龄生理性下降速度者（正常情况下，进入老年后 GFR 平均每年下降 1%）、肾脏一侧或双侧开始萎缩、无其他肾脏病证据、无尿沉渣的变化、无明显蛋白尿，则应怀疑是否存在缺血性肾病。

ARAS 的诊断包括以下 3 个步骤：①根据临床线索筛选高危人群疑诊；②在高危人群中应用 CDU、CTA 或 MRA 筛选可疑人群拟诊；③对可疑人群应用肾动脉血管造影或 DSA 进行确诊。

（二）鉴别诊断

1. **与原发性高血压肾损害（良性小动脉肾硬化）相鉴别**　都是老年人常见病，均可引起缺血性肾病，但是原发性高血压的肾损害主要基于临床表现，当确诊高血压病 SBP＞140mmHg 和（或）DBP＞90mmHg 的患者，在疾病过程中出现持续性微量蛋白尿或轻到中度蛋白尿，或出现肾小球功能损害等临床表现，应考虑高血压肾损害。

2. **与大动脉炎相鉴别**　大动脉炎是国人肾血管性高血压最常见的病因，约占 61.9%，好发于年轻女性。单侧或双侧肢体或脑部出现缺血症状，伴有脉搏减弱或消失，肢体血压减低或测不出，颈部或上腹部可闻及血管杂音，血沉快，抗主动脉抗体阳性，具有无脉症眼底特征等。B 型超声及 MRI 对诊断有价值，必要时须行 DSA 或选择性动脉造影，进一步明确诊断。

3. **与纤维肌性结构不良相鉴别**　本病好发于年轻女性，病变大多累及肾动脉远端及其分支，约 30% 患者可呈串珠样改变，以右肾动脉受累较多见，很少累及主动脉，约 1/4 患者上腹区可闻及血管杂音。

4. **还应与其他疾病鉴别诊断**　如结节性多动脉炎、Buerger's 病、肾动脉先天性发育异常、肾动脉血栓或栓塞及肾动脉外源性压迫（如腹腔肿瘤或嗜铬细胞瘤压迫肾动脉、主动脉夹层累及肾动脉），以及肾素瘤、原发性醛固酮增多症、Liddle 综合征、嗜铬细胞瘤等相鉴别。

七、治　疗

ARAS 治疗的目的在于控制高血压和保护肾功能，有效地控制血压能减少尿蛋白的排出，减缓肾功能恶化及减少心血管事件的发生。目前主要治疗手段有保守疗法、经皮腔内血管成形术和外科手术血管成形术。虽然已有实验证实，适当的干预治疗可以预防、延缓甚至逆转肾血管性高血压和缺血性肾病的进展，但是介入治疗对高血压和肾功能有更高的治愈率或可逆性，则应根据患者是否具备介入治疗的指征以及介入治疗的风险和受益比进行选择。

（一）保守治疗

保守治疗并不是消极的观察和等待，而是一种以药物治疗为主的积极干预。它可以是一种独立的治疗，也可以作为血管成形术后的辅助治疗。合理的保守治疗不仅能有效地控制血压、预防或延缓缺血性肾病，减少心血管疾病的发生，而且能减少血管成形术后肾动脉再狭窄的发生。保守治疗主要包括：降血压、降血脂、控制血糖、抗血小板治疗，以及积极处理动脉粥样硬化的危险因素，如戒烟、控制体重等。

1. **控制血压**　肾动脉狭窄可以引起或加重高血压，同时高血压也是产生和加重动脉粥样硬化（包括肾动脉狭窄）以及加速肾功能恶化的独立危险因素。因此，积极控制高血压，对于缺血性肾病及其并发的心血管疾病的防治都至关重要。对于血压控制的目标值，K/DOQI 指南和美国第七届高血压联盟会议（JNC7）均认为，肾动脉狭窄时应控制血压为＜130/80mmHg，主张联合用药控制高血压，可使血压有所下降，但本病对一般降压药物反应不佳。

抗高血压药物的选择要结合具体病情与药物反应、联合用药来控制血压，以减少血流动力学变化对肾功能的影响，逆转并延缓肾功能不全的进展。

一侧肾动脉狭窄，降压治疗对患侧肾脏大多效果不明显，但可使对侧无血管病变的肾脏受益。因此轻度、能够控制的高血压，或者由于弥漫性动脉粥样硬化并发症存在手术高风险者，应首选药物治疗；双侧肾动脉严重狭窄或孤立肾伴严重肾动脉狭窄者，血压的降低往往导致肾功能的减退，药物治疗常常困难。首选药物有β- 受体拮抗剂，钙通道阻滞药、血管扩张剂和利尿药；明确为肾素依赖性高血压可用 ACEI 或 ARB；广泛双侧和（或）阶段性肾损害，不能手术或扩张者，可长期应用药物治疗。常用的降压药物有以下几种。

（1）利尿药：单侧肾动脉狭窄性高血压呈肾素依赖性，容量负荷不增加，甚至还丢失钠。利尿药的降压效果不佳，有时反而增高血压。因此，单侧肾动脉狭窄不能应用噻嗪类利尿药和袢利尿药。双侧肾动脉狭窄，高血压的发生有水钠潴留的因素参与，使用利尿药可降血压。但要注意禁用保钾利尿药。

（2）β 受体阻滞剂：此类降压药已明确可用于肾血管性高血压。它通过阻断肾上腺素能受体抑制肾素的释放，以降低血浆肾素活性，但作用有限，降压疗效欠佳，往往需要联合用药。临床上经常与钙通道阻滞药或利尿药配伍。

（3）钙通道阻滞药：这是治疗肾血管性高血压公认的安全有效的药物。其主要作用于入球小动脉，增加肾血流量，维持肾小球滤过压，因此，除对肾血管性高血压有明确降压作用外，对 GFR 几乎无影响。主要用于双侧肾动脉狭窄者，不会导致肾功能恶化。对单侧肾动脉狭窄性高血压，此类药物会增加健侧肾脏排钠，使容量降低，反馈刺激肾素分泌。因此，可考虑与 ACEI 和 ARB 合用。

（4）α_1 受体阻滞药：α_1 受体阻滞药能选择性地阻断血管平滑肌突触后膜 α_1 受体，在降低血压时一般不引起反射性心率加快，但会引起肾脏排钠减少，适用于单侧肾动脉狭窄性高血压。双侧肾动脉狭窄者常需与利尿药和钙通道阻滞药合用。此类药对小动脉和静脉血管均有舒张作用。服药后外周血管阻力降低，心排血量不变或略有增加；肾血流量不变或轻度增加，GFR 无显著变化；血浆肾素活性也不升高，因此可用于肾功能不全的患者。长期应用有益于脂肪代谢的改善，对糖代谢无不良影响，且可改善组织对胰岛素的敏感性，特别适用于粥样硬化性肾血管疾病，以及并发糖尿病和心血管病变高风险的患者。

（5）血管扩张药：可与 β 受体阻滞剂、利尿药合用，对肾功能无不利影响。但对肾血管性高血压患者使用应慎重。

（6）血管紧张素转换酶抑制剂和血管紧张素Ⅱ受体拮抗剂：肾血管病变患者以及并发糖尿病、心血管病变高危患者均可使用 ACEI 和 ARB，以控制血压、延缓肾功能恶化，改善预后。但在实际使用中仍有许多问题，其焦点是 ACEI 或 ARB 抑制了肾动脉狭窄后的代偿机制，导致急性肾功能衰竭。即肾动脉狭窄时，由于血流量降低，刺激了狭窄后部位的 AngⅡ释放，使出球小动脉收缩，以维持 GFR。应用 ACEI 或 ARB 后，出球小动脉扩张，肾脏灌注减少，肾小球静水压及 GFR 均下降，最终导致血清肌酐水平升高。ACEI 和 ARB 的主要特点是在不明显影响肾小球血流量的情况下，降低 GFR 水平，停药后，GFR 常迅速恢复。而其他类型降压药物在降低全身血压的同时，均或多或少地引起狭窄血管后血流动力学改变，导致肾功能改善。有文献报道，ACEI 可使动脉压降至肾血流自身调节的水平以下（70mmHg），导致肾功能的急剧损害。由此可见，ACEI 是一把双刃剑，应用时应谨慎考虑其不良反应，密切观察肾功能和血钾变化。双侧肾动脉狭窄或单侧肾（自然或肾移植）所致的容量依赖型高血压，应绝对禁忌，并且疗效也欠佳。

ACEI 和 ARB 还能改善动脉粥样硬化、延缓肾功能的恶化及减少心血管事件的发生。但在防治缺血性肾病的同时，出现高钾血症和肾小球滤过率（GFR）下降等不良反应明显多于其他慢性肾脏病。因此。在使用这类药物治疗时需要密切监测。若用药 2 个月内血清肌酐升高＞基础值的 30% 或血钾＞5.5mmol/L，应立即停药。一般情况下，只要及时停药，ACEI 或 ARB 引起的急性肾功能衰竭是可逆的。对于 SCr＞265.2μmol/L、双侧重度肾动脉狭窄或孤立肾重度肾动脉狭窄的患者，应尽量避免使用 ACEI 或 ARB 药物。

2. 降脂治疗　在 ARAS 患者中，高胆固醇血症患病率高达 62.9%。高胆固醇血症可以促进 ARAS 患者肾动脉粥样硬化斑块形成以及加速肾脏损伤，降低胆固醇可使动脉粥样硬化斑块进展减慢甚至逆转。根据美国胆固醇教育计划成人治疗组第 3 次指南（NCEP ATPⅢ），与冠状动脉粥样硬化一样，肾动脉狭窄时血脂控制的首要目标为：LDL-C＜2.60 mmol/L；次要目标为：非 HDL 胆固醇＜3.38mmol/L 及 HDL＞1.04mmol/L。降脂药物首选他汀类，建议治疗的强度应足以使 LDL-C 水平下降至少达 30% ～ 40%；若用药后仍有高 TG 或低 HDL-C，可以考虑合并使用贝特类或烟酸。

他汀类药物能通过降脂和非降脂依赖性作用如抗炎、抗氧化、免疫调节等，改善血管内皮细胞功能，舒张血管等功能，从而改善缺血性肾病的进展。此外，他汀类药物可通过减少中性粒细胞及巨噬细胞浸润，上调细胞因子白细胞介素 6 或内皮型一氧化氮酶（eNOS），增加一氧化氮水平，延缓肾小球硬化，最终改善肾功能。所以，他汀类药物在预防和延缓动脉粥样硬化、防治介入治疗后肾动脉再狭窄、保护肾功能等方面有一定的作用。

3. 抗血小板聚集　血小板的黏附与聚集，在动脉粥样硬化性疾病的起始及发展过程中起着重要作用。血小板黏附于功能失调的血管内皮细胞，可释放多种细胞因子使单核巨噬细胞及平滑肌细胞发生迁移和增生，并促进花生四烯酸的生成及 TXA_2 合成增加，进一步促进血小板的聚集，导致斑块形成并不断增大。因此抗血小板聚集治疗，可以延缓动脉粥样硬化、减少心脑血管事件的发生并减少介入治疗后的血管再狭窄，是防治动脉粥样硬化性疾病的重要措施之一。

抗血小板药物主要包括环氧化酶抑制药、腺苷二磷酸受体拮抗剂及 GPⅡb/Ⅲa 受体拮抗剂三大类。

以阿司匹林为代表的环氧化酶抑制药应用最为广泛。阿司匹林通过干扰 TXA_2 及多种前列腺素的合成发挥抗炎、抗血小板效应。在一项大型的双盲临床试验中，2 035 例冠心病患者被随机分成阿司匹林组（阿司匹林 75mg/d）和安慰剂组，经过 4 年的观察，初级终点事件（猝死或心肌梗死）发生的风险较安慰剂组降低达 34%。关于阿司匹林的最适剂量，荟萃分析表明：小剂量阿司匹林（75 ～ 150mg/d）与更高剂量组在降低发生心血管事件方面疗效相当，而出血等不良反应减少。因此，推荐动脉粥样硬化疾病患者服用阿司匹林 75 ～ 150mg/d。虽然近年来抗血小板药物有了较大发展，但阿司匹林仍是抗血小板治疗的基础用药，低剂量阿司匹林，即每日 75 ～ 150mg，足以达到满意的疗效。与双嘧达莫合用可能会增强疗效。值得注意的是，阿司匹林有潜在肾损害作用，在肾功能异常时，阿司匹林导致的出血也会增多。

二磷腺苷（Adenosine diphosphate，ADP）受体拮抗剂：通过抑制 ADP 与其受体结合影响 ADP 依赖的 GPⅡb/Ⅲa 受体的活性，从而抑制 GP Ⅱ b/Ⅲa 受体与其配体—纤维蛋白原的结合，通过作用于血小板聚集的最终通路即抑制血小板与纤维蛋白原的结合，起到抑制血栓形成的作用，理论上抗血小板作用最强。二代 ADP 受体拮抗剂氯吡格雷起效快，出血、胃肠不适等不良反应少，目前基本取代了一代 ADP 受体拮抗剂噻氯匹定（抵克力得）。

4. **治疗高同型半胱氨酸血症** 近年来，高同型半胱氨酸血症（hyperhomocysteinemia，HHcy）作为动脉粥样硬化疾病的独立危险因素，引起了越来越多的关注。HHcy 可以通过氧化应激作用，产生一系列活性氧（超氧化物阴离子、过氧化氢、羟自由基）等，进而导致脂质过氧化，可损伤血管内皮细胞，导致内皮细胞凋亡或死亡，使内皮细胞的形态和功能发生一系列变化，合成及释放内皮素、一氧化氮失衡；也可以通过炎性反应，刺激内皮细胞产生多种炎性介质、趋化因子、黏附分子、生长因子等，导致动脉粥样硬化的发生。高同型半胱氨酸血症与冠心病、脑血管病、外周动脉疾病等多种动脉粥样硬化疾病均密切相关。在 ARAS 患者中，高同型半胱氨酸血症发生率为 51.7%，显著高于正常人群（32.3%）。由此，高同型半胱氨酸血症与 ARAS 之间可能起到了相互促进的作用。有研究显示，当空腹 Hcy＞12μmol/L 时，动脉粥样硬化疾病的发生率增加近 2 倍。因此建议，在高于此值时应予以治疗，并力求将 Hcy 水平控制于＜10μmol/L。Hcy 每升高 5μmol/L 与胆固醇升高 0.5mmol/L 所增加的发生心血管事件风险相当；当 Hcy＞10μmol/L 时，Hcy 与心血管疾病的风险呈直线性的量效递增关系。因此，积极治疗高同型半胱氨酸血症具有重要意义。Hcy 的代谢与叶酸、维生素 B_6、维生素 B_{12} 密切相关，它们的缺乏常与高同型半胱氨酸血症的发生密切相关，因此，补充上述物质应作为高同型半胱氨酸血症的基本治疗。据荟萃分析显示：叶酸可有效降低 Hcy 水平，联合应用维生素 B_6 可加强其疗效。但控制高同型半胱氨酸血症是否可以延缓动脉粥样硬化疾病的进展尚缺乏前瞻性的研究。

5. **控制血糖** 与非糖尿病患者相比，糖尿病患者动脉粥样硬化发生早、进展快。高血糖能影响主动脉壁的代谢。在血糖水平增高时，葡萄糖代谢的非胰岛素途径—醛糖还原酶途径的产物山梨醇积累于动脉壁，造成渗透压效应，包括细胞内水分增多和氧化作用减弱。血糖浓度的增加也能刺激培养动脉平滑肌细胞的增生。载脂蛋白和其他动脉壁内产生糖基化终末产物的主要蛋白质糖基化作用，也可能加速糖尿病患者动脉粥样硬化的过程，这些产物在动脉壁的堆积，可以影响动脉壁细胞的功能。总之，糖尿病引起的代谢异常，导致脂质清除减少及血管壁溶酶体脂肪酶系活性降低，而加速动脉粥样硬化的发生。糖尿病与 ARAS 也有密切的关系。糖尿病患者由于血管内皮功能失调、生长因子分泌失衡、血小板聚集及血栓作用增强，会使 ARAS 患者血管重建术出血及术后再狭窄并发症的风险增加。因此，积极控制血糖是很重要的。根据 2005 年亚太地区 2 型糖尿病政策组发布的第四版“2 型糖尿病实用目标与治疗”，其控制的目标值为：HbAlC≤6.5%，空腹或餐前血糖 4.4 ～ 6.1mmol/L（80 ～ 110mg/dl），餐后 2 小时血糖 4.4 ～ 8.0mmol/L（80 ～ 145mg/dl）。

（二）介入治疗

介入治疗始于 20 世纪 80 年代，但是发展迅速，现已成为治疗肾动脉狭窄的主要方法。治疗手段主要包括经皮肾动脉成形术（percutaneous transluminal renal angioplasty，PTRA）和经皮肾动脉支架置入术（percutaneous transluminal renal angioplasty with stent，PTRAS）。PTRA 应用同轴扩血管的原理，从已置入通过肾动脉狭窄处一根带有囊袋的导管，将囊袋膨胀至适度压力（大约为 5 个大气压），从而增大管腔直径。球囊膨胀度应该超过正常血管管径的 30%，以克服动脉外膜的弹性回缩力。可经术后血管造影确认技术是否成功。患侧 / 健侧肾静脉 PRA 比值超过 2.0 的患者，术后血压下降率达 90% 以上。有效标准虽不统一，但部分患者血压下降是源于盐负荷碱少，因此两侧肾静脉 PRA 比值<2.0 时，PTRA 的有效率仍可达 50% 以上。PTRA 具有住院时间短，经济、病死率低、易于推广和适用于手术危险度高的患者等优点。PTRA 特别适用于纤维肌性结构不良、孤立肾和未钙化的短节段病损者，有效率可达 92%。

PTRAS 是肾血管疾病治疗的又一个里程碑，就单纯血管成形术而言，PTRAS 能更好地扩张血管，减轻 PTRA 引起的阻塞性内膜肿胀和血栓形成。此外，还能覆盖自发性血管瘤。它不仅扩大了介入治疗的适应证，而且极大地提高了治愈率和好转率，降低了再狭窄率。临床试用过许多类型的支架，包括自行扩张性支架、Strecker 支架、Nitinol 支架和 Palmaz 支架，其中 Palmaz 支架占大多数。该支架为不锈钢的槽形管，置入后释放扩张成带网孔的金属丝球。该球的直径应大于肾动脉内径 lmm，以保证置入成功和降低再狭窄率。对于开口处狭窄，放置肾动脉支架时，应注意向腹主动脉内腔突出 1 ～ 2mm，防止主动脉斑块的弹性回缩。PTRAS 适用于 PTRA 失败或术后再狭窄，以及伴有其他疾病而不能耐受血管扩张术的患者。术后患者肾功能可得到改善。

对双侧肾动脉病变者，应先行单侧 PTRA 或 PTRAS，确认开通良好后再行另一侧 PTRA。失败者可考虑外科血运重建术。必要时，可重复 PTRA 治疗。对于肌纤维发育不良引起的肾动脉狭窄，单纯 PTRA 就可以达到良好的治疗效果。但对于粥样硬化引起的肾动脉狭窄，因其多位于肾动脉开口处，支架置入术比 PTRA 有着更高的手术成功率和更低的术后再狭窄率。但若无再狭窄发生，两者对血压的控制和对肾功能的保护差异无显著性意义。单纯介入治疗，一般难以使粥样硬化性肾动脉狭窄患者的血压完全恢复正常，但能减少降压药物用量。而且，介入治疗有益于肾功能的维持，经行支架置入术后，1/4 ～ 1/3 肾动脉狭窄患者的肾功能得到改善，1/3 ～ 1/2 患者的肾功能稳定，另 1/4 ～ 1/3 患者肾功能恶化。介入治疗后肾功能恶化的患者，进入透析的几率和 1 年内病死率明显增高。提示，介入治疗要把握好时机，错过了时机，即使血管再通，也不能改善预后。

1. 适应证

（1）肾功能正常时：RAS 超过 80% ～ 85%，或虽然 RAS 为 50% ～ 80%，但卡托普利激发试验阳性。

（2）肾功能异常时：RAS 超过 80%，RAS 为 50% ～ 80%，且卡托普利激发试验阳性；血清肌酐水平在服用 ACEI 后升高。但前提是血清肌酐水平低于 4mg/L，或虽高于 4mg/L 但有新发肾动脉血栓可能。

（3）血压控制

1）可能治愈的肾血管性高血压：高血压发病年龄<30 岁；发病年龄>60 岁，且近期出现的高血压；肌纤维发育不良所致的肾动脉狭窄。

2）足量、联合应用包括利尿药在内的 3 类以上降压药物仍控制不满意的高血压。

3）加速性高血压（即原来控制满意的高血压近期出现突然升高）。

4）恶性高血压（即舒张压>130mmHg，且出现靶器官受损的高血压）。

5）患者对降压药物不耐受或依从性差。

（4）肾脏挽救

1）无明确其他原因导致的肾功能恶化。

2）出现肾脏萎缩，尤其在药物降压治疗情况下出现者。

3）降压药物治疗下出现的急性或慢性肾功能衰竭，尤其在使用 ACEI 时。

4）监测下出现肾动脉狭窄的进展。

（5）心脏紊乱综合征：

1）非心肌缺血所致的充血性心力衰竭或肺水肿。

2）不稳定心绞痛。

2. 禁忌证

（1）严重的腹主动脉瘤累及肾动脉。

（2）肾动脉狭窄伴腹主动脉狭窄。

（3）狭窄段长且病变广泛。

（4）肾段动脉以下分支狭窄。

（5）狭窄严重或闭塞致使导丝导管不能通过。

（6）狭窄病变处有钙化。

（7）肾功能丧失、肾萎缩、超声或 CT 检查肾脏直径小于 6cm。

（8）合并全身出血倾向和凝血障碍性疾病。

（9）其他全身性严重疾病不适合介入治疗。

3. 肾动脉狭窄介入治疗预后不良的临床指标 提示肾动脉狭窄介入治疗预后不良的临床指标包括以下几个方面，其中病理显示广泛肾小球硬化、肾动脉阻力指数＞80、24 小时尿蛋白＞1.0g 和血肌酐（Scr）＞256.2 ～ 353.6μmol/L，或每秒 Ccr＜0.67ml 是较好的预测指标。

（1）肾穿刺活检显示广泛的肾小球硬化。

（2）肾动脉阻力指数≥80。

（3）血肌酐（SCr）＞256.2 ～ 353.6μmol/L 或 CCr＜0.67ml/s。

（4）24 小时尿蛋白＞1.0g。

（5）肾脏长径＜8 ～ 9cm。

（6）存在引起肾功能异常的其他原因，如糖尿病肾病、淀粉样变性等。

（7）长期高血压。

（8）双侧肾动脉狭窄。

（9）长期的肾功能异常。

（10）已有左心室功能异常。

（11）广泛的动脉粥样硬化。

4. 介入治疗操作及技术要点

（1）术前准备：口服 ACEI 以防肾动脉扩张后血浆 AngⅡ突然减少，血压波动太大；口服硝苯地平（商品名硝苯吡啶），以防内皮细胞损伤引起血管痉挛和血栓形成；术前数天开始给小量阿司匹林（每日 100 ～ 300mg），术后续用 3 个月，以减少血栓形成后再度狭窄可能。术中应持续静脉使用肝素。部分中心在术后给予氯吡格雷 4 周，参考冠状动脉疾病支架治疗用药。但迄今为止，没有任何前瞻性研究显示，术中和术后使用不同类型的抗凝药物临床疗效有差异。

（2）操作方法：穿刺点首选股动脉，通常以 Seldinger 法穿刺。钢丝置入 7F 或 8F 动脉鞘，沿 0.035 英寸 J 头钢丝置入 RDC、RDC（I）或 RDC（S）；如果导管不能到位，可先用 6FJR3.5 或 IMA 诊断导管，自诊断导管内插入 0.018 英寸或 0.035 英寸导引钢丝，跨过扭曲后再交换指引导管；导丝通过病变后，通常选用小于参照血管的球囊。如果狭窄非常严重，可用冠状动脉介入治疗球囊扩张后，再交换导丝；沿导丝将支架送入肾动脉开口部位，固定导丝和支架，将指引导管撤出肾动脉开口，推注造影剂确定支架位置，务必确认使支架近段 1 ～ 2mm 位于主动脉内；先以正常压力释放支架，然后撤回球囊，使球囊近段 1/3 位于肾动脉开口外，再次以较高压力充盈球囊，使支架在肾动脉开口出处形成喇叭口。

（3）技术要点

1）穿刺点的选择：大多数选用经股动脉入路。当肾动脉明显向足侧走行，球囊导管可改用肱动脉入路。

2）导丝和导管的选择：球囊导管和支架输送系统能否通过狭窄或闭塞段，是技术成功的关键。肾动脉闭塞者，应先将造影导管插至其近段，然后用超滑导丝缓慢开通。对于腹主动脉明显迂曲，应采用 8F 导引导管或超长金属鞘，以利于球囊和导管的顺利通过。

3）输送球囊导管跨越狭窄的肾动脉时，导丝头端应尽可能选择长段肾动脉分支并拉直，使位于狭窄部的导丝有足够的支撑力。

4）支架释放前的定位十分重要。当支架输送至预定的位置后，应先通过位于其开口部的导引导管和长鞘进行造影观察，以确定其位置是否正确，必要时加以调整后再次造影观察。

5）肾动脉支架释放难度较大，技术要求细腻，位置精确，因此，常用较易定位的球囊扩张式，自膨式支架仅适用于迂曲严重或长段肾动脉病变。

（4）并发症及处理：介入治疗通过使肾动脉再通以达到治疗和预防缺血性肾病的目的，但同时也会带来并发症。介入治疗可能的并发症有很多，主要包括：

1）围手术期并发症：穿刺部位血肿、假性动脉瘤、肾动脉痉挛、动脉内膜撕裂，一般不需特殊处理，保守治疗即可；血管破裂、动静脉瘘需外科手术治疗；支架移位或脱落，可通过置入第二枚支架纠正治疗效果，也可取出或推移到非靶血管部位，在靶血管部位重新置入支架。

2）远期并发症

①肾脏并发症（如急性肾衰竭、造影剂肾病、肾动脉夹层、血栓栓塞、出血等）。

②系统性并发症如感染、心肌梗死、胆固醇栓塞等，发生率为 10% ～ 20%。

③造影剂肾病造影剂肾病指静脉使用造影剂 24 ～ 48 小时内出现的急性肾功能衰竭，5 ～ 7 天血肌酐达到高峰，7 ～ 10 天肾功能可逐渐恢复正常。造影剂肾病在普通人群中的发病率不足 1%，但在肾功能不全的患者中可达 5.5%。造影剂肾病的危险因素有：基础肾功能异常、糖尿病、肾毒性药物、有效血容量不足、高渗造影剂、造影剂的剂量和使用频率及高龄等，其中基础肾功能异常是独立的预测因素，当伴有糖尿病时尤其如此。

④粥样斑块栓塞即胆固醇结晶栓塞，多发生于主动脉及其分支有严重动脉粥样硬化、心血管疾病和慢性肾功能衰竭的老年患者中更易发生，且与应用介入性诊治技术密切相关。胆固醇结晶脱落可栓塞至脑、视网膜、消化道、皮肤肌肉及肾脏等多个器官的血管，引起视力下降、腹痛或消化道出血、皮肤蓝紫色瘀斑及肾功能下降等相应器官的损害，还常伴有高血压恶化。粥样斑块栓塞起病隐匿，常容易被忽略或被误认为是缺血性肾病的进展。对于存在较高胆固醇结晶栓塞危险的肾动脉介入治疗，可应用远端保护装置。

⑤肾动脉再狭窄据文献报道，PTA 的再狭窄率为 26% ～ 50%，而 PTAS 的再狭窄率约 17%。但再狭窄仍是至今尚未解决的难题。再狭窄的发生机制十分复杂，目前未完全明确。可能与血管弹性回缩、血栓形成和肌内膜增生有关。在单纯行球囊扩张治疗的患者，再狭窄的主要原因是血管的弹性回缩。在 PTRA 的患者，支架的应用使血管弹性回缩的发生率明显下降，而肌内膜增生是肾动脉再狭窄的主要原因。在介入操作中，不可避免地损伤血

管内皮，引起促血栓形成因子、血管活性因子以及促有丝分裂因子的增加，使血小板聚集、活化，进一步促进细胞因子的释放，促进血管平滑肌的生成、迁移和分化，造成管腔再狭窄。

近些年来，国内外纷纷在支架表面覆有抑制血栓形成的药膜，以防再狭窄。尤其对肾动脉开口处狭窄，推荐药物涂层支架为首选治疗方法。药物涂层支架是在支架外涂布一层含有抗炎药物的聚合物，以抑制炎症因子的活化。目前常用的有西罗莫司（sirolimus，又名雷帕霉素）及紫杉醇（paclitaxel），西罗莫司应用更为广泛。西罗莫司是一种抗真菌药物，具有抑制炎症、抗有丝分裂等作用。支架外涂一层含有低剂量西罗莫司的聚合物，其外再涂一层不含药物的聚合物以免药物扩散，药物涂层支架置于病变处后，可逐渐释放药物作用于血管局部，从而抑制血管平滑肌细胞的增生与迁移。但药物支架的费用十分昂贵，有待更大规模的临床研究结果证实，也有待于更适合肾动脉狭窄治疗的新型药物涂层支架的问世。

（5）介入治疗的评价及展望：虽然关于 RAS 介入治疗疗效的研究报道较多，但由于样本量较少，随访时间较短以及试验设计的局限性等，所得的结论不尽一致。介入治疗能否改善缺血性肾病的血压、肾功能和预后尚存争议。新近的两个荟萃分析显示，ARAS 的介入治疗有助于血压降低，但对于血清肌酐却无显著性降低。分析其原因：① ARAS 常常发生在原有高血压的基础上，部分患者存在着高血压良性小动脉肾硬化或其他原因导致的肾脏损害，因此开通血管本身并不能使血压降至正常，亦不能使肾功能恢复至正常。② ARAS 为老龄化群体，因介入治疗引发的造影剂肾病及胆固醇栓塞的发生率有增加趋势，是导致患者肾功能恶化的重要原因。因此对 ARAS 患者，应该进行介入治疗获益与风险的全面评估，选择合适的治疗方式，使患者在最大程度上获益。较为一致的研究结果是，无论从治疗效果还是术后再狭窄发生率方面，PTAS 均优于 PTA。

有研究提示，下列患者可能从介入治疗中获益：①顽固性高血压。即应用 3 种降压药物足量仍不能控制的高血压。②应用 ACEI 或 ARB 后出现的急性肾衰竭。③进展性的肾功能恶化。④反复发生的肺水肿且不能用心功能不全解释。

不能从介入治疗中获益者包括：①肾脏已明显萎缩，肾脏长径＜ 7 ～ 8cm 或彩超显示肾脏阻力指数＞0.8。②患侧肾脏 GFR ＜ 10ml/min。③明确的造影剂过敏或胆固醇栓塞病史。

总之，介入治疗以其创伤小、降压效果明显、成功率较高、不需要全麻等优势逐渐在 IRD 的治疗领域中起主导地位，当然是在药物治疗的基础之上。治疗时机的把握和术前综合评估是治疗功效的关键。在 ARAS 治疗方式的选择上还有许多悬而未决的问题，需要积累更多长期的 RCT 研究结果。应该积极、慎重地对每一个患者进行综合评价，采取个体化治疗措施。

（三）外科手术治疗

外科手术是治疗肾血管性高血压最早使用的方法，也是 20 世纪 60 年代初至 70 年代末使用的主要方法，占 87%。但自 20 世纪 80 年代以来，由于球囊扩张术和内支架术的应用，肾血管疾病外科手术逐渐减少，现仅占 37% 左右。手术治疗者远期的血流恢复良好，但初期病死率高，恢复慢。

外科手术治疗目前有两种术式——肾脏切除术和肾动脉重建术。

1．外科手术治疗肾血管性高血压的适应证

（1）肾动脉开口处狭窄。

（2）需同时修复腹主动脉和髂总动脉。

（3）对造影剂过敏。

（4）肾动脉瘤合并狭窄。

（5）肾动脉闭塞或破裂。

（6）经皮肾动脉扩张术后再狭窄或 PTRA 失败。

（7）继发于扭曲的肾动脉狭窄。

（8）无功能的萎缩肾脏（肾切除）。

（9）周围多灶性狭窄。

2. 提示血管重建术后肾功能具有一定的可逆性参数

（1）肾脏长轴＜9.0cm。

（2）RI＞0.8。

（3）血肌酐近期升高明显。

（4）应用血管紧张素转换酶抑制药，或血管紧张素受体拮抗剂后肾小球滤过率急剧下降。

（5）肾及其病理改变不存在肾小球或肾间质纤维化。

3. 肾脏切除术　适用于患侧肾脏长径＜7cm、无功能、伴有显著高血压，而健侧肾脏功能基本正常者。这种情况在临床上十分少见，肾静脉 PRA 测定可能有一定帮助。肾内动脉狭窄或节段性闭塞，可行部分肾切除。若技术上不能重建肾动脉或手术失败，也可考虑肾切除。近年来，临床推荐采用腹腔镜肾切除术，其具有创伤小、恢复迅速和病死率低等优点，对难治性高血压和患侧肾功能低下的患者，不失为良好的选择。当确定患侧肾脏的 GFR 已完全丧失，肾切除有助于控制血压。

4. 肾动脉重建术　主要为主 – 肾动脉旁路重建术（自身或人工血管）、动脉内膜切除术等。因为介入治疗的广泛开展并取得了良好效果，外科肾动脉重建术在治疗和预防缺血性肾病中的地位已大大降低。它主要用于：①介入治疗后肾动脉反复再狭窄的患者。②因有主动脉瘤等情况，需要同时进行主动脉成形术的患者。前者在实际临床中很少发生，对于后者目前也倾向于若可能先行介入治疗解决肾动脉狭窄后再进行主动脉的外科手术。

根据肾动脉病变的部位和程度，有多种类型的重建手术，包括：

（1）肾动脉内膜切除术：适用于肾动脉开口或其近端 1/3 的动脉粥样硬化斑块或内膜增生病变。

（2）主动脉 – 肾动脉旁路术：适用于肾动脉中段或远端 1/3 狭窄伴有狭窄后扩张，也适用狭窄较长、达数厘米以上者。

（3）人造血管植入术：无合适静脉或动脉用于旁路移植时，可选用人造血管。

（4）脾 – 肾动脉吻合术：适用于纤维肌性结构不良导致的左肾动脉狭窄，要求脾动脉有足够的大小，可从术前主动脉造影判断。也适用于主动脉或肾动脉手术后发生的狭窄。

（5）肾动脉狭窄段切除术：适用于肾动脉局限性纤维肌性结构不良者，狭窄的长度在 1 ～ 2cm 以内。

（6）病变切除及移植物置换术：适用于肾动脉狭窄长度超过 2cm 的病变。

（7）肾动脉再植术：适用于肾动脉开口异常或肾动脉开口水平的腹主动脉内有硬化斑块病变，切断肾动脉后将远端再植于附近正常的腹主动脉。

（8）肾脏自体移植术：在肾蒂近端切断肾动脉和肾静脉，保留较长的正常血管。将肾脏置于 4℃盐水中冷却，用 4℃肾脏灌注液注入肾动脉，直至肾脏呈均匀的灰白色、肾静脉流出液完全澄清后冷却。一般将此肾移植于同侧髂窝，也有移植于原来肾窝者。手术后早期并发症有血栓形成和狭窄，晚期并发症有肾动脉再狭窄和闭塞、动脉瘤形成，再狭窄率为 5% ～ 20%。

外科手术治疗肾血管性高血压效果难以比较，因选择外科技术和成功标准不同。一般而言，外科手术可治愈 50% 高血压，20% ～ 30% 血压易于控制，手术死亡率≤6%。早期手术者效果较佳。小儿患者的疗效较成人高，治愈率为 58% ～ 85%，改善率 7% ～ 24%，失败率≤7%。在我国，以往对单侧肾动脉狭窄引起的高血压，多行肾切除术或部分肾切除术，血管重建术中以旁路移植术为主。近期疗效虽较满意，但长期随访证实，相当部分患者出现吻合口再狭窄，其中以多发性大动脉炎和动脉粥样硬化者多见。因此，这些患者如考虑手术治疗，应首选肾脏自体移植。其优点是避免应用人工血管或自体血管，故在吻合口处不发生异物反应或萎缩。

影响肾血管性高血压外科手术疗效的因素如下：

（1）年轻者效果较佳。

（2）发病与治疗相隔时间愈短愈佳。

（3）视网膜病变轻者疗效较佳。

（4）对侧肾功能和肾脏血流量正常者预后佳。

（5）局限性病变和病变较为稳定者疗效佳。如多发性大动脉炎若在活动期内行动脉重建术，术后容易出现再狭窄，病变广泛伴有胸、腹主动脉狭窄者的效果差。

（6）纤维肌性结构不良者的疗效较动脉粥样硬化者为佳；动脉粥样硬化为局限性病变者较弥漫性病变者效果好。

（7）分肾功能测定、静脉肾盂造影、放射性核素肾图、卡托普利试验，以及放射性核素肾图等结果可作为预测疗效的参数。

（8）患侧 / 健侧肾静脉 PRA 比值超过 2.0 的患者和（或）健侧肾静脉健侧肾动脉 PRA 为 0 者，手术效果佳。

总之，肾血管性高血压的治疗应根据病因、病变部位和程度，选择相应安全有效的措施。药物治疗是其他治疗手段的基石，但存在明显的局限性，今后研究的热点，可能在他汀类药物对于肾功能改善保护作用及其机制方面。在药物治疗基础上的肾动脉介入治疗，具有成功率高、创伤小及手术安全性高等优势，已逐渐成为治疗的首选。今后肾动脉介入治疗的研究，可能会集中在新一代肾动脉远端保护装置，及药物涂层支架的研发应用上。肾动脉狭窄≥70%、双侧肾动脉狭窄或孤立肾动脉狭窄的年轻患者，首选 PTRA 及 PTRAS，不成功者可考虑重复治疗或手术治疗。肾动脉开口处狭窄，目前也倾向先行 PTRAS，而肾动脉完全闭塞及严重的主动脉病变患者，应首选手术治疗。虽然外科的肾动脉血管重建术存在不足，但对于一些特殊患者，仍是主要治疗手段。血管介入治疗包括经皮腔内肾动脉成形术及经皮腔内肾动脉成形术加肾动脉支架置入术。与外科手术相比，介入治疗不用全身麻醉，创伤小，住院时间短，可以重复实施，因此近年来得到普遍开展。

肾血管病变往往是全身血管病变的一部分。肾血管性高血压患者必需实行个体化治疗。充分认识疾病的发展过程，合理使用药物、选择适当的时机进行继续治疗，以降低血压，控制病情，改善预后。

（吴广礼　王丽晖）

参考文献

[1] 王芳，王梅，王海燕．动脉粥样硬化患者肾动脉狭窄患病率的调查．中华肾脏病杂志，2005，33：193-142．

[2] 谈红，潘其兴，梁春香，等．氯沙坦、卡托普利及联合用药对肾动脉粥样硬化的干预．中国动脉硬化杂志，2003, 11(4)：299-303．

[3] Corriere MA, Edwards MS. Revascularization for atherosclerotic renal artery stenosis: the treatment of choice?J Cardiovasc Surg(Torino), 2008, 49(5): 591-608.

[4] Chang JH, Kim BS, Oh HJ, et al. Effect of baseline glomerular filtration rate on renal function following stenting for atherosclerotic renal artery stenosis. Scand J Urol Nephrol, 2010, 44(3): 169-74.

[5] ASTRAL Investigators, Wheatley K, Ives N, et al. Revascularization versus medical therapy for renal-artery stenosis.N Engl J Med, 2009, 361(20): 1953-62.

[6] Bax L, Woittiez AJ, Kouwenberg HJ, et al.Stent placement in patients with atherosclerotic renal artery stenosis and impaired renal function: a randomized trial. Ann Intern Med, 2009, 150(12): 840-8.

第十五章　主动脉粥样硬化性疾病

动脉粥样硬化是累及全身动脉的系统性疾病。如果累及主动脉多表现为主动脉扩张性疾病，常指主动脉的真性、假性和夹层动脉瘤。发病率最高的是腹主动脉瘤，其他常见的有肾动脉瘤、髂动脉瘤、股总动脉瘤、腘动脉瘤、锁骨下动脉瘤等。如果表现为典型“主动脉性疼痛”则称为急性主动脉综合征（acute aortic syndromes ，AAS）。

一、腹主动脉瘤

近年来，随着人口的老龄化，生活水平的提高及检查手段的不断改进，医务工作者对大血管疾患的敏感程度的提高，腹主动脉瘤的诊断率和手术率有明显增加的趋势，而手术前的充分准备，手术方法不断改善，手术后妥善处理，使许多腹主动脉瘤患者获得治愈的机会，并减少了并发症的产生，延长了患者生命。

腹主动脉瘤（Abdominal aortic aueurysm，AAA）指主动脉壁局部或弥漫性的异常扩张（一般较预期正常主动脉段直径扩张超过正常血管直径的 50%），通常情况下，腹主动脉直径超过 3cm 可以诊断。其压迫周围器官而引起症状，瘤体破裂为其主要危险。流行病学调查发现：65 岁以上人群的 AAA 发病率是 9%，其中大多是直径小于 5cm 且无明显临床症状者，男女发病比例为 4 ～ 7：1。

（一）病因病理

1. 病因　腹主动脉瘤的发生和很多流行病学因素有关，如年龄，性别，种族，家族史，吸烟等，其病因主要是动脉粥样硬化，约占 95%，其他为创伤性，感染性，动脉壁中层退行性变，先天性，非感染性动脉炎及梅毒等，是多基因、多因素相互作用的结果。

2. 病理　由于动脉粥样硬化等原因使动脉壁的结构失去正常的完整性，因管腔狭窄使血管形成漩涡及血流增速，对血管壁冲击压力增大，使血管扩张，而形成动脉瘤。血管的直径增加，使得血管壁上所承受的张力明显增加，因而引起动脉壁薄弱部分越来越膨胀，最后导致动脉壁破裂。

3. 分　类

（1）按结构主动脉瘤可分为：①真性主动脉瘤。动脉瘤的囊由动脉壁的一层或多层构成。②假性动脉瘤。由于外伤、感染等，血液从动脉内溢出至动脉周围组织内，血块及其机化物、纤维组织与动脉壁一起构成动脉瘤的壁。③夹层动脉瘤。动脉内膜或中层撕裂后，血流冲击使中层逐渐形成夹层分离，在分离腔中积血，膨出，也可以与动脉腔构成双腔结构。

（2）按形态主动脉瘤可分为：①梭形动脉瘤。较常见，瘤体对称性扩张涉及整个动脉壁周界，呈梭形或纺锤状。②囊状动脉瘤。瘤体涉及动脉周界的一部分，呈囊状，可有颈，呈不对称外突，粥样硬化动脉瘤常呈梭状，外伤性动脉瘤常呈囊状。

(3)按发生部位主动脉瘤可分为：①升主动脉瘤，常累及主动脉窦。②主动脉弓动脉瘤。③降主动脉瘤或胸主动脉瘤，起点在左锁骨下动脉的远端。④腹主动脉瘤，起点多见于肾动脉水平以下髂动脉以上。

升主动脉瘤常为先天性，其次为马方综合征、梅毒等感染。升主动脉瘤主要有粥样硬化、囊性中层坏死、梅毒引起；降主动脉瘤、腹主动脉瘤以粥样硬化为主要原因。动脉瘤内可形成附壁血栓，可继发感染，瘤壁薄弱处可破裂，引起严重出血。

（二）临床表现

腹主动脉瘤多见于老年男性，年龄常在60岁以上。病因以动脉粥样硬化为主，常有肾、脑、冠状动脉粥样硬化的症状，初期引起注意的是腹部搏动性肿块，较常见的症状为腹痛，多位于脐周或中上腹部，也可涉及背部，疼痛多与动脉瘤大小及出血有关。疼痛剧烈持续并向背部、骨盆、会阴及下肢扩展，或在肿块上出现明显压痛，均为破裂征象。腹主动脉瘤常破裂入左腹膜后间隙，破入腹腔，偶可破入十二指肠或腔静脉，破裂后常发生休克。

腹主动脉瘤瘤体较大时，会压迫十二指肠引起进食困难等上消化道梗阻症状，严重时会侵破十二指肠形成十二指肠瘘，并导致消化道大出血。腹主动脉瘤还可以压迫下腔静脉或肾静脉，甚至发生腹主动脉—下腔静脉、腹主动脉—肾静脉瘘，导致急性心力衰竭而死亡。

（三）诊断和鉴别诊断

腹总动脉瘤常在腹部扪及搏动肿块后发现。但腹部扪及搏动不一定是动脉瘤，消瘦、脊柱前凸者正常腹主动脉常易被扪及。腹部听到收缩期血管杂音，也可能由于肾、脾、肠内膜等动脉的轻度狭窄，未必来自主动脉瘤，须加注意。

影像学检查，对明确诊断极为重要。

1. **腹部X线平片**　可在后前位及侧位片上发现主动脉影扩大，从阴影可以估计病变大小、位置和形态。

2. **彩色多普勒超声**　超声检查对明确诊断极为重要，部分病例可在超声常规检查中发现。其可明确病变的大小、范围、形态及腔内有无血栓。

3. **CT血管造影**　CT检查更易发现腔内血栓及管壁的钙化，并能显示动脉瘤与邻近结构如肾动脉、腹膜后腔和脊柱等的关系。

4. **磁共振血管造影**　MRI检查判断瘤体大小及其与肾动脉和髂动脉的关系上价值等同于CT及腹部超声，其主要不足是图像分析费时且费用高。

5. **腹主动脉造影**　主动脉造影对定位诊断也有帮助，但腔内血栓可能影响其病变程度的评估；对于诊断不明确、合并肾动脉病变及准备手术治疗者仍主张做主动脉造影。

（四）治　疗

1. 保守治疗

（1）严密监测：经过普查发现的腹主动脉瘤，如果瘤体直径小于4cm，建议每2～3年进行一次彩色多普勒超声检查，如果瘤体直径大于4cm而不到5cm，需要严密监测，建议每年至少一次彩色多普勒超声或CT血管造影检查。一旦发现瘤体超过5cm，或监测期间瘤体增长速度过快，需要尽早手术治疗。

（2）药物治疗：腹主动脉瘤确诊后，在观察期间，应该严格戒烟，同时注意控制血压和心率。

1）研究发现，口服β受体阻滞剂可以降低动脉硬化引起的腹主动脉瘤扩张速度，有效降低破裂率，减少围手术期不良心脏事件导致的死亡率。这是目前唯一证明有效的腹主动脉瘤保守治疗药物。其原理可能是通过减慢心率，降低主动脉内压力，从而减少血流对主动脉壁的冲击，减慢动脉瘤扩张速度。

2）羟甲基戊二酰辅酶A还原酶抑制药：羟甲基戊二酰辅酶A还原酶抑制药以辛伐他汀为代表，其本身为降血脂药，经动物实验研究发现，它对AAA患者的治疗机制为抗炎、抗蛋白水解及抗氧化作用，抑制MMP-P，保护动脉壁内的弹性蛋白及平滑肌肌细胞，可降低AAA患者的死亡率。

2. 手术治疗

（1）腹主动脉瘤开放手术：即手术切除腹主动脉瘤人工血管重建腹主动脉。手术起源于20世纪60年代，经过几十余年的发展，不断演变成熟，已经成为经典手术之一。

1）手术适应证：①腹主动脉瘤的直径≥6cm者。②动脉瘤伴有疼痛和压痛；③随访中证实动脉瘤在继续增大者；④动脉瘤有引起远端血管栓塞者；⑤动脉瘤压迫胃肠道者或其他症状；⑥动脉瘤瘤体直径虽<6cm，但局部瘤体壁菲薄，有破裂的趋向。

2）手术禁忌证：患有严重的心脑肾疾病，不能耐受手术者。

开放手术因其近期及远期效果确切，是腹主动脉瘤治疗的标准术式。研究表明，AAA开放手术的围手术期死亡率与术前患者心脏功能明显相关，如果患者术前心脏功能差，死亡率会明显增加。综合文献报道，AAA择期开放手术死亡率为2%～8%，破裂性AAA手术死亡率明显增高，为40%～70%。患者年龄与围手术期死亡率明显相关，女性患者的死亡率明显高于男性患者。AAA择期手术5年生存率为60%～75%，10年生存率为40%～50%。AAA开放手术并发症主要包括：吻合口出血、假性动脉瘤、结肠出血、移植物闭塞、移植物感染、合并十二指肠瘘等，发生率为0.5%～5%不等。

（2）腹主动脉瘤腔内修复术（EVAR）：腹主动脉瘤腔内修复术（Endovascular aortic uneurysm repair，EVAR）是替代传统开放手术治疗腹主动脉瘤的有效方法，具有创伤小，恢复快，手术和住院时间短等众多优点。但并不是所有的AAA患者都适合行EVAR术，患者动脉瘤的解剖形态是判断能否行EVAR术的主要因素，解剖形态不佳的患者如勉强行EVAR术，都伴随着很高的即时和远期并发症，手术效果差。造影剂增强CT是目前AAA患者术前解剖学形态评估最重要的影像学检查，它可以提供AAA瘤颈直径、角度、瘤体直径、长度、内脏动脉开口和导入动脉扭曲程度、直径等重要信息，从而判定患者能否适合行EVAR术、患者适合行何种支架。解剖学评估的重点主要是获得近端瘤颈、瘤腔、髂动脉的信息，其次是内脏动脉。

1）近端瘤颈：近端瘤颈指的是肾动脉下缘和瘤颈上缘之间的这一段腹主动脉，支架充分的铆钉需要一段足够长度的瘤颈，近端瘤颈的解剖学评估包括直径、长度、角度、形态，是否存在钙化和附壁血栓等方面。

①直径。瘤体的直径通过CT最小断面测量。为获得充分的铆钉，支架型移植物（stent-graft，SG）的直径一般要超过瘤颈直径10～20mm，因此瘤颈直径的限制取决于可选用SG的最大直径。目前国内可用SG的最大直径为34mm，因此瘤体的最大径不能超过30mm。同时，支架的超尺寸（oversizeing）也不能太大，过大反而会影响远期治疗效果。有文献指出支架直径超过30%可导致支架移位和瘤体的增大，这可能超尺寸过大后SG褶皱过大，与瘤颈接触面积减小有关。

②长度。瘤体的长度通过CT的最短轴位和三维重建图像测量。为保证充分的封闭瘤腔、减少支架移位和I型内漏的发生，瘤颈的长度不能短于15mm。对于解剖形态良好的瘤颈，同时使用带裸支架型SG跨肾动脉释放（肾动脉水平释放一节裸支架）或者带倒钩SG（cook Zenith）时，近端瘤颈最短可以为10mm。瘤颈长度不足10mm者不适合行EVAR术。

新近出现的开窗型（fenestrated）SG有可能解决近端瘤颈短的问题。开窗型支架预留有内脏动脉的开口，可在网近端释放支架时同时保持内脏动脉的通畅，从而拓宽了传统意义上瘤颈的概念。但是开窗型支架也存在一定的问题：首先操作复杂，内脏动脉定位较为困难，定位不准即堵塞内脏动脉开口；其次操作时间长、使用造影剂量多、X线曝光量大。在国内，目前尚无经认证的开窗型支架可用。

③角度。瘤颈的角度定义为瘤颈的第一段（最初的3cm）和肾上腹主动动脉之间的夹角，一般在CTA三维成像上测量。瘤颈严重的扭曲（角度>60°）伴随着较高的并发症发生率，特别是I型内漏。对于角度较大的AAA，即时术中释放时SG形态较好，因为支架持续收到血流的应力，随访期间仍易发生支架移位、支架断裂或者解体。瘤体角度大于60°的患者通常不适合行EVAR术。

新近研究显示，采用肾上释放时（一节裸支架位于肾动脉水平以上），中短期的随访结果发现瘤颈角度较大者（>60°）与角度较小者（<60°）无明显差异。笔者采用Cook Zenith支架（带倒钩和一节裸支架）治疗瘤颈较大者，也获得了较好的即时和中短期随访结果，目前正在进一步随访中。如对瘤颈较大者（>60°）尝试行EVAR，则必须满足瘤颈长度>15mm，同时要求第一节裸支架放置在肾动脉水平以上。瘤颈角度较大同时存在瘤颈长度不够、钙化和附壁血栓是EVAR的绝对禁忌证。

④瘤颈的形态。根据瘤颈肾动脉下缘直径（D1）和肾动脉下缘以远10mm处直径（D2）的比较，瘤颈的形态可定义为直径（D1=D2）、锥形（D1>D2）、倒锥形（D1<D2）。瘤颈膨大定义为瘤颈近端15mm内至少有超过3mm的增大。倒锥形和膨大的瘤颈伴随着较高的近端内漏发生率，是EVAR手术的禁忌证。

⑤钙化和附壁血栓。钙化和附壁血栓可影响SG铆钉和封闭瘤腔的效果。附壁血栓影响瘤颈直径的测量，附壁血栓在SG释放时可被挤压，因此测量时应以内膜到内膜的距离作为瘤颈直径。根据钙化和附壁血栓累及血管管腔的周径来定义其严重程度。近端瘤颈钙化和附壁血栓超过90°周径者常伴随较高的I型内漏和支架移位发生率。

2）瘤腔：EVAR术前应该加以评估的瘤腔解剖学信息包括瘤体的直径、瘤腔内径（血流通道的直径）、瘤腔下端的内径（如累及分支）和分支处内径等。通过CT的垂直瘤腔横截面和最小轴位加以测量。

①瘤体的最大径。测量瘤体最大径的目的是判断患者是否需要接受EVAR术。与传统手术一致，EVAR术的适应证是动脉瘤瘤体直径>5cm或者瘤体直径<5cm但出现并发症或6个月内增大超过0.5cm。瘤体较大者一般容易出现瘤颈较短、角度较大等情况，因此瘤体直径小的患者通常比瘤体直径大者更适合行EVAR术。EUROSTAR的数据显示瘤体最大径>6.5cm者易发生I型内漏。

②瘤腔的内径/远端瘤腔内径/分支处内径。瘤腔的内径/远端瘤腔内径/分支处内径应足够大以保证SG的通过和释放。最小径应超过>18mm（支架分支处的单肢的最小径为9mm），以保证对侧肢体能够植入和打开。如果瘤腔内径/远端瘤腔内径/分支处内径<18mm，可使用单肢型（Aortauniilac，AUI）支架，对侧髂动脉封堵、股股旁路加以解决。

3）髂动脉：EVAR 术的成功同时需要有合适的导入动脉和髂动脉形态。髂动脉的形态决定有无可用的远端铆钉区。SG 能否顺利输送与导入动脉的内径、扭曲程度和是否存在钙化及附壁血栓等因素相关。

通过 CTA 的横截面测量髂股动脉的内径，三维重建可以观察扭曲程度、有无附壁血栓和钙化等情况。

髂动脉的内径：SG 的远端一般铆钉在髂总动脉。为保证良好的铆钉和封闭效果，SG 铆钉处髂总动脉的内径要求比 SG 肢体远端的外径至少小 2mm。既往因为支架尺寸的限制，髂总动脉内径超过 14mm 即认为不适合行 EVAR 术。近年来随着新一代支架的研制，髂总动脉内径可以放宽至 20mm。

约 20% 的 AAA 患者同时伴有髂动脉瘤，髂总动脉可能没有合适的铆钉区，此时可以将 SG 远端铆钉在髂外动脉。但必须考虑到髂内动脉的影响：如果同侧髂内动脉已经闭塞，可以直接释放 SG 到髂外动脉；如果双侧髂内通畅，推荐对同侧髂内动脉先行栓塞术，以防止Ⅱ型内漏发生；如果对侧髂内动脉闭塞，而同侧通畅或者合并双侧髂动脉瘤需同时将 SG 释放到髂外动脉时，需先行开放手术，重建一侧髂内动脉血供，或者采用带髂内动脉分支型支架以保留一侧髂内血供。同时封闭双侧髂内易导致结肠、臀肌和盆腔缺血。

①长度。和近端瘤颈一样，髂动脉段也至少包含 10 ～ 15mm 的正常段，以保证良好的铆钉和封闭。

②髂外动脉的直径。髂外动脉必须足够大以容纳支架输送系统（18 ～ 22F），因此，髂外动脉内径不能小于 7mm。如果髂外动脉存在钙化斑块和局部狭窄影响支架通过时，支架导入前可以先对髂动脉进行球囊扩张；如狭窄不严重时，可用空输送系统先行导入尝试通过，空输送系统通过时对髂动脉同样起到扩张作用。

③扭曲。SG 输送系统尺寸较大，并且较为坚硬，一般不易通过角度过大的扭曲，特别是合并存在髂动脉管径细、钙化和狭窄。强行通过容易造成血管壁损伤，目前随着硬导丝和超硬导丝的应用，一般术中可以将髂动脉的扭曲拉直，顺利导入支架和释放。但支架释放后，有支架段髂动脉一般不再扭曲。但因为髂动脉总的长度没有缩短，剩余的髂动脉扭曲角度更大，特别是在支架末端移行处，有时较大的扭曲可以导致同侧股动脉血流完全消失。解决的办法包括开放手术，截短髂动脉行端端吻合或者髂动脉植入裸支架纠正。

④钙化和附壁血栓。钙化导致血管壁顺应性降低，SG 导入时容易造成血管壁损伤。弥散性的钙化和髂动脉扭曲并存时可导致 SG 输送系统导入十分困难。解决办法是尝试使用空输送系统，如无法通过，则采用球囊进行扩张再试行导入。

4）内脏动脉：内脏动脉的评估包括腹腔动脉、肠系膜上动脉、肠系膜下动脉、腰动脉、髂内动脉和副肾动脉等。当患者存在腹腔动脉或者肠系膜上动脉闭塞时，封闭髂内动脉或者肠系膜下动脉时容易导致肠道缺血。部分患者存在副肾动脉，当副肾动脉管腔较粗时，相应供应的肾实质也相对较多，此时如行 EVAR 术，必须考虑患者是否能耐受此血管部分肾功能的丧失。

腰动脉和肠系膜下动脉的反流是Ⅱ型内漏的主要原因。当患者有较大的上述动脉时，术中必须加以观察有无反流。如随访期间反流持续存在，可以将其栓塞以消除内漏。

EVAR 是治疗 AAA 安全有效的方法。近端瘤颈的解剖特征是影响患者是否符合 EVAR 最重要的因素之一。瘤颈处的附壁血栓和钙化也是危险因素，除此之外，瘤颈成角 $>60°$ 或严重的扭曲或是倒锥形瘤颈导致支架近端无法准确释放，因此也被认为是 EVAR

的相对禁忌证。操作者必须熟练掌握 AAA 解剖形态的评估，以做出合理的治疗计划，预测可能遇到的问题，准备相应的对策，从而降低 EVAR 早期和晚期并发症，提高 AAA 的治疗效果。

AAA EVAR 后患者的长期生存率很大程度上取决于术前的高危因素，综合文献报道，高危患者和普通患者 EVAR 后 3 年生存率差别明显，分别为 68% 和 83%。EVAR 后并发症主要有内漏、支架移植物异位、扭转、移植物闭塞、感染等。研究表明，术前 AAA 瘤体直径越大，术后内漏、支架异位及其他并发症发生率越高。

随着介入器材和技术不断改进，AAA EVAR 已经日趋成熟，但该术式目前仍然存在一些问题，有待进一步发展和完善。

二、主动脉夹层分离

主动脉夹层分离（aortic dissection）指主动脉腔内血液从主动脉内膜撕裂处进入主动脉中膜并使中膜分离，沿主动脉长轴方向扩展，形成主动脉壁的二层分离状态，又称主动脉壁间动脉瘤或主动脉夹层动脉瘤。

（一）病因病理

动脉粥样硬化是主动脉夹层常见的病因，临床与动物实验发现血压波动的幅度与主动脉夹层分离相关。正常成人的主动脉壁耐受压力超强，使壁内裂开需 500mmHg 以上的压力。因此造成夹层裂开的先决条件为动脉缺陷，尤其中层缺陷。动脉粥样硬化便有助于主动脉夹层分离发生。

夹层分离常发生于升主动脉，此处受血流冲击力最大，而主动脉弓的远端则病变少而渐轻。主动脉壁分裂为两层，其间有积血和血块，该处主动脉明显扩大呈梭形或囊状。病变可从主动脉根部向远处扩延，可达髂动脉及股动脉，亦可累及主动脉各分支，如无名动脉、颈总动脉、锁骨下动脉、肾动脉等。主动脉根部夹层内血块可压迫冠状动脉口，但冠状动脉一般不受影响。部分病例外膜破裂而引起大出血，破裂处都在升主动脉，出血容易进入心包腔内，破裂部位较低者亦可进入纵隔，胸腔或腹膜后间隙。

1．Stanford 分型　A 型：内膜撕裂可位于升主动脉、主动脉弓或近端降主动脉，扩展可累及升主动脉、弓部，也可延及降主动脉。B 型：内膜撕裂口常位于主动脉峡部，扩展仅累及降主动脉，但不累及升主动脉。

2．DeBakey 分型　Ⅰ型：内膜撕裂位于升主动脉，而扩展累及降主动脉。Ⅱ型：内膜撕裂位于升主动脉，而扩展仅限于升主动脉。Ⅲ型：内膜撕裂位于主动脉峡部，而扩展可仅胸主动脉（Ⅲa 型）或达腹主动脉（Ⅲb 型）。Stanford A 型相当于 DeBakey Ⅰ型和Ⅱ型，约占主动脉夹层分离的 65% ～ 70%，而 Stanford B 型相当于 DeBakeyⅢ型，约占 30% ～ 35%。

（二）临床表现

1．**疼痛**　夹层分离突然发生时，大多数患者突感胸痛，也被称为主动脉性疼痛（aortic pain），表现为急剧的撕裂样的胸背痛，疼痛发作后迅速达到高峰。当病变累积到升主动脉时，疼痛可放射到前胸部或颈部，累及降主动脉时，疼痛可以放射到后背部。少数起病缓慢者疼痛可不显著。

2. **高血压** 初诊时 Stanford B 型患者 70% 有高血压，患者因剧痛可有焦虑不安，大汗淋漓，面色苍白，心率加快，酷似休克外貌，但血压常不低甚至升高。如外膜破裂出血，则血压降低。不少患者原有高血压，起病后剧痛使血压更高。

3. **心血管症状** 夹层血肿累及主动脉瓣瓣环或影响瓣叶的支撑时可造成主动脉瓣关闭不全，急性主动脉瓣反流可引起心力衰竭。主动脉分支受压迫或者内膜裂片堵塞可使一侧脉搏减弱或消失。夹层破裂入心包腔、胸膜腔可引起心脏压塞及胸腔积液。

4. **神经症状** 主动脉夹层分离延伸至主动脉分支颈动脉或肋间动脉，可造成脑或脊髓缺血，引起偏瘫、昏迷、神志模糊、截瘫、肢体麻木、反射异常、视力与大小便障碍，2% ～ 7% 可有晕厥。

5. **压迫症状** 主动脉夹层分离压迫腹腔动脉、肠系膜动脉可引起恶心、呕吐、腹胀、腹泻、黑便等；压迫颈交感神经节引起 Horner 综合征；压迫喉返神经致声音嘶哑；压迫上腔静脉致上腔静脉综合征；累及肾动脉可有血尿、尿闭及肾缺血后血压增高。

（三）诊断及鉴别诊断

急起剧烈胸痛、血压高、突发主动脉瓣关闭不全、两侧脉搏不等或者触及搏动性肿块，应考虑本病。

主动脉夹层分离须与急性冠状动脉综合征、无夹层分离的主动脉瓣反流、无夹层分离的主动脉瘤、肌肉骨骼痛、心包炎、纵隔肿瘤、胸膜炎、胆囊炎、肺栓塞、脑卒中等相鉴别。

各种检查对确定此病诊断有很大帮助。

1. **心电图** 无特异性改变。病变累及冠状动脉时，可出现急性心肌缺血甚至急性心肌梗死样改变，但约 1/3 患者心电图可正常。心包积血时可出现类似急性心包炎的心电图改变。

2. **X 线** 胸片见上纵隔或主动脉弓影增大，主动脉外形不规则，有局部隆起。如见主动脉内膜钙化影，可准确测量主动脉壁的厚度。正常在 2 ～ 3mm，增到 10mm 时则提示夹层分离的可能，若超过 10mm 可肯定为本病。

3. **CT** CT 是目前最常用于诊断主动脉夹层分离的方法，其中以对比剂增强多排螺旋 CT 效果最好。可显示病变主动脉扩张；发现主动脉内膜钙化，如钙化内膜向中央移位则提示主动脉夹层，如向外围移位提示单纯性动脉瘤；还可显示由主动脉内膜撕裂所致的内膜瓣。CT 对诊断位于降主动脉夹层分离的准确性高于其他部位，但难以判断主动脉瓣关闭不全的存在。

4. **超声心动图** 经胸壁超声心动图诊断升主动脉夹层分离很有价值，且能识别心包积血、主动脉瓣关闭不全和胸腔积血等并发症。但诊断降主动脉夹层分离的敏感性较低。近年应用经食管超声心动图（TEE）结合实时彩色血流显像技术诊断升主动脉和降主动脉夹层分离，判断主动脉瓣关闭不全和心包积液都有高的特异性及敏感性，判断内膜撕裂、假腔内血栓的敏感性较高。真假腔之间压力梯度可应用连续波（CW）多普勒测定，脉冲（PW）多普勒血流分析可显示单向和双向血流，但显像升主动脉远端和主动脉弓近端不甚清楚。由于其无创性，并能在床旁 10 ～ 15 分钟内完成，可在血流动力学不稳定的患者中进行，现被推荐在外科手术前（麻醉后）做检查。但有食管静脉曲张、食管肿瘤或狭窄者中禁忌。

5. **磁共振成像（MRI）** MRI 是检测主动脉夹层分离最为清楚的显像方法，敏感性和特异性均高达 98% ～ 100%，因而被认为是诊断本病的“金标准”。常被用于血流动力学稳定的患者和慢性患者的随访。但检测耗时较长，对急诊和血流动力学不稳定患者不够安全，在装有起搏器和带有人工关节、钢针等金属物的患者中禁忌使用，临床应用受限。

6. **主动脉造影术**　选择性地造影主动脉曾被作为常规检查方法。对 Stanford B 型主动脉夹层分离的诊断较准确，但对 Stanford A 型病变诊断价值小。该技术为侵入性操作，具有一定的风险，现已少用。

7. **血管内超声（IVUS）**　IVUS 直接从主动脉腔内观察管壁的结构，能准确识别其病理变化。对动脉夹层分离诊断的敏感性和特异性接近 100%。但和主动脉造影术同属侵入性检查有一定的危险性，也不常用。

8. **血和尿检查**　可有 C 反应蛋白升高，白细胞计数轻中度增高。胆红素和 LDH 轻度升高，可出现溶血性贫血和黄疸。尿中可有红细胞，甚至肉眼血尿。平滑肌的肌球蛋白（myosin）重链浓度增加，可用来作为诊断主动脉夹层分离的生化指标。

（四）预　后

多数病例在起病后数小时至数天内死亡，在开始 24 小时内每小时病死率为 1% ～ 2%，视病变部位、范围及程度而异，越在远端，范围较小，出血量少者预后较好。急性期患者如未治疗 65% ～ 73% 将于 2 周内死亡；慢性期患者预后较好。即使如此，不论采取何种方法治疗本病，患者院外 5 年和 10 年总体生存率仍不足 80% 和 40%。威胁患者生命并导致后期死亡的主要因素来自受累主动脉及相关的心血管疾病，常见的有夹层分离的主动脉持续性扩张破裂，受累脏器血流灌注进行性减少以致其功能不全，严重主动脉瓣关闭不全导致左心衰竭等。

（五）治　疗

对任何可疑或诊为本病患者，应即住院进入监护病室（ICU）治疗。治疗分为紧急治疗与巩固治疗两个阶段。

1. **紧急治疗**

（1）缓解疼痛：疼痛严重可给予吗啡类药物止痛，并镇静、制动，密切注意神经系统、肢体脉搏、心音等变化，监测生命体征、心电图、尿量等，采用鼻导管吸氧，避免输入过多液体以免升高血压及引起肺水肿等并发症。

（2）控制血压和降低心率：联合应用 β 受体阻断药和血管扩张药，以降低血管阻力、血管壁张力和心室收缩力，减低左室 dp/dt，控制血压于 100 ～ 120mmHg（13.3 ～ 16.0kPa），心率在 60 ～ 75 次 / 分钟之间以防止病变的扩展。可静脉给予短效 β 受体阻断剂艾司洛尔，先在 2 ～ 5 分钟内给负荷剂量 0.5mg/kg，然后以每分钟 0.1 ～ 0.2mg/kg 静脉滴注，用药的最大浓度为 10mg/ml，输注最大剂量为每分钟 0.3mg/（kg·min）。美托洛尔也可静脉滴注应用，但半衰期较长。也可应用阻滞 α 和 β 受体的拉贝洛尔。对有潜在不能耐受 β 受体阻断药的情况（如支气管哮喘、心动过缓或心力衰竭），可在应用艾司洛尔时观察患者的反应情况。如不能耐受可用钙拮抗剂如维拉帕米，地尔硫草或硝苯地平等。如单独用 β 受体阻断药不能控制严重高血压，可联合应用血管扩张药。通常用硝普钠，初始剂量为 25 ～ 50μg/min，调节滴速，使收缩压降低至 100 ～ 120mmHg 或足以维持尿量 25 ～ 30ml/h 的最低血压水平。如出现少尿或神经症状，提示血压水平过低须予以调整。血压正常或偏低的患者，应排除出血进入胸腔、心包腔或者假腔中的可能。血压下降后疼痛明显减轻或消失是夹层分离停止扩展的临床指征。血压高而合并由主动脉大分支阻塞的患者，因降压能使缺血加重，不宜用降压治疗。

（3）严重血流动力学不稳定：应立刻给患者插管通气，给予补充血容量，有出血入心包、胸腔或主动脉破裂者给予输血。经右桡动脉做侵入性血压检测，如头臂干动脉受累（极少见），则改从左侧施行。监测两侧上肢血压以排除由于主动脉弓分支阻塞导致的假性低血压非常重要。在ICU或手术室内进行TEE，一旦发现心脏压塞时，不需再行进一步影像检查而行胸骨切开外科探查术。在手术前施行心包穿刺放液术可能有害，因心包内压降低后可引起再发出血。

2. 巩固治疗 病情稳定后可改用口服降压药控制血压，及时做X线、CT、TEE等检查，决定下一步诊治。

若内科治疗不能控制高血压和疼痛，出现病变扩展、破裂、脏器缺血等征象，夹层分离位于主动脉近端，夹层已破裂或濒临破裂，伴主动脉瓣关闭不全者，均应手术治疗。对缓慢发展的主动脉远端夹层分离，可继续内科治疗。保持收缩压于100～120mmHg。

手术治疗是彻底去除病灶，防止病变发展，抢救破裂、脏器缺血等并发症的有效方法，并具有一定远期疗效。选择手术时机和适应证很重要，取决于夹层分离的部位和患者的临床情况。对于升主动脉夹层分离（A型），虽经过有效抗高血压内科治疗，其发生主动脉破裂或心脏压塞等致命性并发症的危险性仍相当高（约90%）。故目前主张一经确诊，条件允许情况下应首选及时手术治疗。由于B型主动脉夹层分离发生破裂的危险性相对较低，且降主动脉手术具有很高的死亡率，在手术期间，主动脉钳夹所致的急性缺血可造成截瘫、急性肾功能衰竭等严重并发症，因此，对B型的手术指征仅限于并发主动脉破裂、远端灌注不良、经药物治疗后夹层仍扩展蔓延、无法控制的高血压及疼痛剧烈的病例。

近年来，随着微创血管外科的发展，采用介入治疗技术已应用于主动脉夹层的治疗，如应用经皮血管内支架来扩展受压的主动脉分支血管，经皮血管内膜间隔开窗术以补偿腔内灌注压，改善相应受累血管远端的血供及经皮球囊堵塞假腔入口等。

三、急性主动脉综合征

急性主动脉综合征（acute aortic syndrome，AAS）是指临床症状相似，主要表现为典型“主动脉性疼痛”，但病因、病理生理学机制不完全相同的一组主动脉疾患。主要包括主动脉夹层（aortic dissection，AD）、主动脉壁内血肿（intramural hematomas，IMH）和主动脉穿透性溃疡（penetrating atherosclerotic ulcer，PAU）。

急性主动脉综合征预后不良，在整个心血管死亡率中占有较高的比例，严重威胁人类的健康和生命，近年来影像学技术的飞速发展使我们对AAS有了更深入的认识，AAS预示着主动脉急性破裂，这一新术语突出了主动脉病变的危急性。

（一）AAS的病理

AD最主要的因素就是未经控制的中、重度高血压，它能够加速主动脉内膜的肥厚、纤维化、钙化、细胞外脂肪酸的沉积、细胞外基质的退行性病变，最终在斑块的边缘引起破裂。

壁内血肿在AAS中占10%～30%，血肿位于中层，无内膜撕裂片形成，IMH常因动脉中层滋养动脉的破裂或者AS斑块内出血造成。与AD不同，IMH常发生于近血管外膜处，因而主动脉破裂发生率高。IMH也可自行吸收。PAU是指主动脉粥样硬化斑块穿透内弹力板，破入中膜，其周围常伴有局限或广泛的壁内血肿，多见于60岁以上的老年患者，常伴有高血压及弥漫性动脉粥样硬化和广泛钙化。

（二）诊断和影像学检查

普通心电图、X线胸片检查，血清心肌酶学检查，目前在诊断AAS方面仍列为常规检查，可鉴别诊断胸痛是否由急性冠状动脉综合征（Acute coronary syndrome，ACS）所引起，偶尔两者可并存，只有首先怀疑和进一步采取影像学检查才能明确诊断。影像学方法为确诊AAS的最重要手段，主要包括TEE、主动脉CTA、MRA、DSA等。其中CTA由于敏感性和特异性高且无创而应用最为广泛。经胸超声心动图（TTE）检查可以发现主动脉远端的病变，但对A型病变其诊断价值有限，主要是用于评价A型病变的心脏病并发症，如主动脉瓣膜关闭不全、心包填塞，室壁运动异常等。主动脉造影不仅可判断包括受累分支血管在内的夹层病变范围，而且有助于主动脉瓣关闭不全等并发症的检出，并且是外科手术和血管介入手术治疗前的必要检查。目前影像学在诊断AAS方面，不但要求定性，而且要求定量，明确病变的严重程度及是否存在AAS，还要求对破裂的入口和出口定位，夹层形成的大小、范围、分型（A型病变还是B型病变），是否有进行急诊手术的指征（心包、纵隔、胸膜腔内出血）。

AD的影像学特征为主动脉呈双腔或可见内膜片。IMH影像学表现为增厚的环形或新月形的主动脉壁内高密度区域，其形态可随时间动态改变，主动脉壁增厚＞7mm，不伴内膜撕裂和假腔。因没有内膜撕裂，壁内血肿无血液流动，不直接与主动脉交通，故增厚的主动脉壁不能通过主动脉造影和增强CT见到。诊断IMH最好的方法为CT扫描，在CT扫描中显示为沿着主动脉壁的连续的新月形高密度区，通过造影剂增强扫描未见壁内血肿影增强，从而可排除其与主动脉的交通。IMH患者的TEE影像学特征是主动脉壁的局部增厚。壁内无回声区、无夹层内膜片、无与主动脉腔相通的多普勒血流信号。MRI不仅可识别壁内血肿，还可识别血肿内的病理学改变，有助于对血肿消退和进展的判断。主动脉造影为确诊PAU的“金标准”，表现为主动脉壁充满造影剂的龛影，不伴内膜片和主动脉双腔表现。增强CT、MRI可见主动脉壁上突出的局部溃疡龛影，MRI更适用于对造影剂禁忌者。与诊断ACS一样，研究开发出便利的血清学标志物用于诊断AAS是一个相当诱人的项目，目前颇具有前景的就是循环中的平滑肌肌球蛋白重链，它在主动脉内膜破裂，平滑肌受损后释放入血，导致血清浓度增高，持续约3个小时。其他的血清标志物如体现急性炎症反应的白细胞计数、C反应蛋白、纤维蛋白原、D-二聚体等与AAS的关系正在研究中。至今尚没有可供临床确诊AAS的血清标志物问世。

（三）治疗原则和方法

一旦确诊AAS，首先是减轻患者疼痛，并尽可能将收缩压控制在100～120mmHg，以避免病变进展和动脉破裂。最常使用的药物为β受体阻滞剂。如血压控制不佳，可加用血管扩张药，如硝普钠。根据病变的部位、患者是否仍然有症状（如持续性的胸背痛或有终末器官缺血的症状），以及影像学是否有病变进展的证据，再做出进一步处理。也有研究表明，血管紧张素转换酶抑制剂可以改善血管壁的重构。但药物治疗并不能阻止血液在真、假腔内的流动，药物治疗只能使部分患者度过急性期，但在其后的1～5年内易发生主动脉扩张或动脉瘤形成，甚至发生主动脉破裂。

1. A型AAS的治疗　当AD、IMH或PAU位于升主动脉时，病变容易进展。急性A型AD在症状出现后的最初24～48小时内每小时的病死率为1%～2%。病变常迅速向近端扩展导致心包填塞而致患者死亡，或向远端延伸阻塞主动脉的分支血管出现相应部位缺血。A 型 IMH、PAU 及主动脉瘤具有与 AD 相似的风险。A 型 AAS 单一的内科保守治疗效果不佳。虽然国内外均有学者尝试选择合适的急性 A 型 AD 患者采用 TEVER 治疗，但多数 AAS 患者因病变靠近窦管交界处而不适合 TEVER，因此外科开放手术目前仍是治疗 A 型 AAS 的主流方法。

2. **B 型 AAS 的治疗** B 型 AD 患者如无明显症状及终末器官缺血等表现，且影像学无病变进展证据时，内科保守治疗是可取的。最近这种治疗策略也用于处理 IMH 和 PAU。一般认为，下列因素常可预示主动脉病变进展：经积极内科治疗后患者仍存在持续疼痛；主动脉直径不断增大；PAU 病变直径超过 20mm，深度超过 10mm；IMH 膨出；胸腔积液不断增加；IMH 和 PAU 并存。由于病变的发展往往错综复杂，即使是严密监测这些反应病变进展的指标，大多数患者仍有发生主动脉破裂的可能。因而，当患者有上述表现时应及早行 TEVER。

B 型 AAS 的开放性外科手术治疗效果并不满意。许多患者主动脉破裂的风险性很高，特别是伴有复杂并发症的高龄患者，主动脉置换手术的风险很大。B 型主动脉夹层急性期行主动脉置换手术的死亡率为 10% ～ 20%，当并发有肾或肠系膜缺血时病死率会更高，肾衰竭、截瘫等严重并发症的发生率也很高。因此，虽然外科手术可用于处理不适宜内科保守治疗的患者，但是手术并不能改善患者预后，疗效也并不优于内科疗法。

B 型 AD 的 TEVER 技术于 1994 年由 Dake 等率先报道，其基本原理是通过股动脉切口将腔内移植物植入主动脉病变处，有效地覆盖主动脉病变节段。支架移植物置入后，能封堵 AD 近端内膜撕裂处入口，可以降低假腔压力，导致假腔内血液凝固或血栓形成，最终因血栓的机化吸收，假腔体积变小；又能改造破损的真腔，可降低主动脉分支的血运，从而逆转终末器官的缺血，现在 TEVER 技术也应用于 IMH 和 PAU。由于 IMH 和 PAU 常发生于降主动脉，患者年龄较大，常伴有 AS，且与 AD 相比，一个显著的特征是 IMH 和 PAU 主动脉破裂率较高。在这些病变进行 TEVER 能降低主动脉壁张力，因而可阻止病变进展形成动脉瘤或导致主动脉破裂。已有充足证据支持 B 型 AAS 应用 TEVER。一项较大研究，其中包括 120 例 B 型 AD、4 例 IMH 和 15 例 PAU，AD 组支架置入成功率为 98%，1 年内病死率为 1.7%；IMH 组和 PAU 组支架置入成功率为 100%，1 年内无一例死亡和神经系统并发症的发生。Demers 等报道 26 例高龄 B 型 PAU 患者，经 TEVER 后 1 年生存率为 85%，5 年生存率为 75%；在 Nesser 等研究中，B 型 IMH 患者均行紧急 TEVER，成功支架置入术后随访 18 个月，所有患者均无症状和内漏发生。Nienbar 等将亚急性 B 型 AD 患者分为 TEVER 组（12 例）和外科手术组（12 例），研究结果显示 TEVER 组无一例死亡和并发症发生；而外科手术组死亡率为 33%，严重并发症的发生率为 42%，2 组差异有统计学意义。Doss 等研究中 54 例患者（包括升主动脉瘤、B 型 AD、外伤性主动脉破裂）被分为 TEVER 组（26 例）和外科手术组（28 例），结果发现 TEVER 组即刻效果优于外科手术组，且 TEVER 组患者病死率较低，截瘫和肾功能衰竭发生率也较低。TEVER 是一种微创技术，可以采用局麻，还可方便检测患者末梢神经系统的功能。与外科修复术相比，TEVER 的时间更短，且患者失血较少。一项研究显示 TEVER 需约 1.6 小时，而外科修复术需约 8 小时。TEVAR 也能避免开胸、单肺通气、肝素化、主动脉阻断等，这些都是与外科手术高病死率相关的重要因素。因 TEVAR 创伤小，所以 TEVAR 后患者恢复就更快。

（四）展　望

AAS 患者病情危急，须及时诊断和治疗，对外科手术存在高风险的 B 型 AAS 患者，TEVAR 是一种有效的治疗方法。短期和中期的随访研究都显示 TEVAR 能明显降低患者病死率和并发症发生率。新型支架、理想的支架递送系统及释放装置的研制将会使 TEVAR 更安全。鉴于目前大多数研究限于病例报道和小型单中心研究，这些研究提供的仅仅是短期或中期的随访结果，因而 TEVER 治疗 AAS 的远期疗效尚有待于进一步研究。

近年来杂交技术应用广泛，主要应用于破口距主动脉主要分支较近，锚定区不够或夹层已累及分支时，通过外科技术先对分支血管进行搭桥重建，再行腔内治疗。

近来已有多个关于多层支架治疗夹层的报道。多层支架是由几层裸支架缠绕在一起的一种 3D 结构支架，最初用于周围动脉瘤的治疗，近来也应用于胸腹主动脉瘤及主动脉夹层的治疗。

（张　薇　魏万林）

参考文献

[1] Lederle FA, Wilson SE, Johnson GR, et al. Immediate repair compared with surveillance of small abdominal aortic aneurysms. N Engl J Med. 2002, 346(19): 1437.

[2] Lederle FA, Johnson GR, Wilson SE, et al. Prevalence and associations of abdominal aortic aneurysm detected through screening. Aneurysm Detection and Management(ADAM)Veterans Affairs Cooperative study Group. Ann Inten Med, 1997, 126(6): 441.

[3] Johnston KW, Rutherford RB, Tilson MD, et al. Suggested standards for reporting on arterial aneurysms. Subcommittee on Reporting standards for Artcrial Anecerysms. Ad Hoc Committee on Reporting standards, society for vascular surgery and North American? International society for cardiovascular surgery. J vasc surg, 2003,(991: 13l3): 452.

[4] Kalyanasundaram A, Elmore JR, Manazer JR, et al. Simvastatin suppresses experimental aortic aneurysm expansion. J vasc surg, 2006, 43(1): 117.

[5] Steinmetz EF, Buckley C, shames ML, et al. Treatment with simvastatin suppresses the development of experimental abdominal aortic aneurysms in normal and hypercholesterolemic mice. Ann surg, 2005, 241(1): 92.

[6] Parodi JC, Palmaz JC, Baronc HD. Transfemoral intraluminal graft implantation for abdominal aortic aneurysms. Ann Vasc Surg, 1991, 5(6): 491-499.

[7] Liao S, Miralles M, Kelley BJ, et al. Suppression of experimental abdominal aortic aneurysms in the rat by treatment with angiotensin converting enzyme inhibitors.J Vasc Surg, 2001; 33(5): 1057.

[8] Choeron S, Vaislic C, Kaili D, et al. Multilayer stents in the treatment of thoraco-abdominal residual type B dissection. Interact Cardiovasc Thorac Surg, 2011, 12(6): 1057-1059.

第十六章　四肢动脉粥样硬化性疾病

随着社会现代化和人们生活水平的提高，冠心病、高血压病、糖尿病的发生率不断攀升，与之相关的周围血管病的发生率也快速增高。闭塞性动脉硬化，是动脉粥样硬化病累及周围动脉并引起慢性闭塞的一种疾病，多见于髂总动脉、股浅动脉和胸动脉。动脉粥样硬化是可致残致死的全身性疾病，它导致的严重后果包括脑卒中、心肌梗死、心力衰竭、缺血性肾病和四肢血管闭塞，是威胁人类健康与生命的头号杀手，成为当代医学科教和社会发展的主题。下肢动脉硬化性狭窄并发下肢急性缺血的致死致残率高。因此，内科医生还需要深入学习和了解掌握周围血管疾病的现代诊断和治疗方法及进展。

一、流行病学

四肢动脉粥样硬化性疾病多见于中老年人，发病年龄多在 50 ～ 70 岁，男性多于女性，女性仅占 8% ～ 10%，患者中 20% 伴有糖尿病，糖尿病患者发生本病比无糖尿病者高 11 倍，且发病年龄更早，更易影响较小口径和较远侧部位的动脉。共存的冠心病通常达 40% 或以上，65 岁以上的男性至少 15% 有共存的颈动脉阻塞病变和腹主动脉瘤。有研究表明，四肢动脉疾病是一种高发病，美国 70 岁以上人群中发病率为 10%，下肢动脉血管疾病的发生，男性是女性的 2 倍，60 ～ 70 岁是 30 ～ 40 岁的 10 倍，其发生率与年龄和动脉粥样硬化危险因素有关。在 30 ～ 44 岁年龄段，间歇性跛行的年发生率在男性患者为 6/ 万，女性为 3/ 万，而在 65 ～ 74 岁年龄段，男性患者年发生率升高到 61/ 万，女性升高到 54/ 万人。还有资料表明，1592 名年龄在 55 ～ 74 岁的研究对象中，下肢动脉疾病的发病率为 4.5%，28.8% 的患者一旦出现症状以后一直会有疼痛，8.2% 患者予以血管重建或截肢，1.4% 的患者进展为缺血性溃疡。

下肢动脉硬化的高危人群：①年龄＜50 岁，有糖尿病的危险因素，或糖尿病史＞10 年。②年龄在 50 ～ 60 岁，有吸烟和糖尿病史。③年龄≥70 岁。④劳累相关的腿部不适，或缺血性静息痛。⑤下肢脉搏检查异常。⑥确诊有冠心病、脑血管和肾血管疾病者。预测下肢动脉疾病的独立危险因素为老龄，糖尿病，冠心病，吸烟和血脂异常。

下肢动脉疾病后果严重，包括间歇性跛行、截肢、腹主动脉瘤破裂、严重的高血压和肾功能衰竭，心肌梗死、脑卒中和心源性死亡发生率明显增加。

作为心脏科医生和一些患者，往往仅注意到心脏血管和脑血管病变及其致命性的严重后果。但动脉硬化是一种全身性疾病，同时还累及颈动脉、肾动脉和外周四肢动脉等多处血管，是急性心肌梗死，脑卒中，心力衰竭，肾衰竭，肢体坏疽的主要原因。包括下肢动脉疾病在内的周围动脉疾病为冠心病的高危症，是危害人类健康、致残致死的常见病，周围血管的动脉粥样硬化所致动脉疾病，无论急慢性均要进行快速有效的治疗。

二、病　因

由于动脉粥样斑块及其内部出血或斑块破裂，造成继发性血栓形成，而逐渐产生管腔狭窄和闭塞，导致患肢缺血等临床症状。高血压、高血脂、糖尿病、肥胖、吸烟、精神紧张等是导致动脉硬化的主要原因。

本病是全身性动脉硬化的一部分，其病因与发病机制尚未完全阐明，某些血管区域血管的应力张力和压力的变化是本病的基础，在血管分支和分叉的对角处产生的湍流和涡流的持续性压力，可导致内膜细胞损伤和增殖，故其阶段性病变常出现于颈总动脉分叉处颈内动脉和主动脉分出髂动脉的分叉处。立位时，下肢血压较高可能是下肢受累多于上肢的原因。周围血管疾病的病因和发病机制，与常见的心脏疾病近似，如社会环境变化，不良饮食习惯和生活方式，高血脂，高血压，肥胖，高同型半胱氨酸血症，高盐，高糖，缺乏运动，吸烟，酗酒，少纤维素饮食，精神紧张等为主要发病因素，也是大多数周围血管疾病的病因和发病机制。过去临床所遇到的周围血管病，多与先天性疾病和炎症有关，如肺动脉狭窄、布－加氏综合征、多发性大动脉炎等，而现在多见的是与动脉粥样硬化相关的疾病。由于动脉粥样斑块及其内部出血或破裂等，导致动脉管腔狭窄或继发性血栓形成，血管狭窄或闭塞，可发生患肢缺血，坏死等系列症状。发生于肢体的动脉硬化性疾病是全身性动脉硬化的一种表现，是一种缓慢进行的动脉闭塞性疾病，本病是多因素的疾病，有些因素尚不完全明了。总之，各种因素作用于血管使之发生动脉粥样硬化，从而发生一系列病理生理改变。可能是多因素作用于不同环节，也可能是独立的危险因素。主要的病因为：

（一）年　龄

年龄是动脉粥样硬化的危险因素，年龄 60 岁以上高发。人们往往产生一种表象认识，好像人们 40 岁以后才开始发生动脉粥样硬化，其实不然。我国科研人员通过对人体新鲜心脏标本进行病理生理学研究得出的结论，动脉粥样硬化始发自少儿期，并随着年龄的增长逐渐加重。动脉粥样硬化可以致血管狭窄，但狭窄程度无论哪个年龄组均以轻度狭窄多见，中度以上狭窄少见。男性和女性相比，女性发病率较低，女性在更年期后发病率增加。

（二）高血压

高血压是动脉粥样硬化发生的重要因素，这在临床和流行病学研究中都已经得到证实。高血压引起动脉粥样硬化的原因，首先是血压高时高压血流有很高的切应力，对血管壁的冲击和损害很大；其次是某些降压药如利尿药（氢氯噻嗪）和 β 受体阻滞剂（普萘洛尔），可对患者发生高脂血症和高血糖等有不利的影响；此外，其他并存因素（特别是高胆固醇血症）亦参与高血压对血管的损伤，对收缩压和舒张压多有影响。

（三）血脂异常

脂质代谢异常是动脉粥样硬化最重要的危险因素，与动脉粥样硬化有因果关系。总胆固醇（TC）、甘油三酯（TG）、低密度脂蛋白（LDL）或极低密度脂蛋白（VLDL）增高，相应的载脂蛋白增高，高密度脂蛋白（HDL）减低，载脂蛋白 A 降低都被认为是危险因素。其中以总胆固醇和低密度脂蛋白增高最受关注。

（四）吸　烟

吸烟是动脉粥样硬化发展的主要危险因素之一。吸烟对心血管系统的主要危害有：①刺激交感神经系统，使血管（包括冠状动脉）收缩和血压升高。②降低血浆 HDL，升高血浆 LDL。③增高血浆纤维蛋白原含量，导致凝血系统功能紊乱。患者离体实验资料表明，在中等程度冠状动脉粥样斑块阻塞情况时的血流切变率条件下，吸烟者的血栓体积比不吸烟者的血栓体积大两倍。④使血小板黏附和聚集能力增强。⑤使白细胞数增加，小血管堵塞，改变血流的特性。⑥损害内皮细胞，使血管壁通透性增加，脂质侵入动脉壁。吸烟者和不吸烟者相比，乙酰胆碱的内皮依赖性血管舒张作用减弱；吸烟损害血管紧张素 I 的内皮依赖性收缩功能及去甲肾上腺素的内皮非依赖性血管收缩功能。⑦吸烟时释放的一氧化碳易与血红蛋白结合，影响血红蛋白的运氧功能。一些流行病学调查结果显示，吸烟可使心血管事件的危险性增加 2 倍。如果吸烟合并其他主要危险因素（高脂血症和高血压），则所造成的危险性大于二者或三者之和。

（五）糖尿病

糖尿病患者患动脉粥样硬化的风险比非糖尿病患者明显增高，糖尿病可加速动脉粥样硬化的发展。患高血脂性动脉粥样硬化者如再合并糖尿病，虽不影响血浆胆固醇水平，但可导致高甘油三酯血症，并且主动脉嗜苏丹染色可提早 2 周出现并且强度提高 2 倍。高血脂合并糖尿病时，冠状动脉粥样硬化明显比单纯高血脂严重，且动脉粥样斑块胆固醇含量较单纯高血脂者高 2 倍，并且在主动脉壁大体上正常的区域，油酸的渗入量及单核细胞数量均较单纯高血脂者多。糖尿病患者的动脉粥样硬化性疾病发生率，比非糖尿病患者至少高 2 ～ 3 倍，而且发病年龄提前，病情较重。糖尿病作为动脉粥样硬化的危险因素，可能主要是通过脂蛋白代谢紊乱、血小板功能异常和动脉壁代谢障碍等因素起作用。糖尿病患者高脂蛋白血症的发生率高达 20% ～ 90%，其中以 VLDL 增加最常见。1 型糖尿病患者还常伴有 LDL 升高和 HDL 降低。糖尿病患者，因血小板中血栓素 A_2（TXA_2）合成增多，而动脉内皮细胞产生前列环素（PGI_2）受抑制，以致血小板黏附性增高，并可促使血管痉挛而引起心绞痛和心肌梗死的突然发作。另外，胰岛素还能刺激平滑肌细胞的增殖和迁移。所有这些均可促进 AS 的发生和发展。

（六）高同型半胱氨酸血症

同型半胱氨酸（Homocysteine，Hcy）是甲硫氨酸（又名蛋氨酸）（methionine）代谢过程中形成的一个巯基氨酸。人们早已注意到，同型半胱氨酸血症患者血栓发生率非常高。随后越来越多的研究资料表明，同型半胱氨酸是缺血性心脏病、脑血管病和外周血管病（包括静脉血栓形成）的一个独立的危险因子。即使血浆同型半胱氨酸水平中度升高亦可增高心血管患者的死亡率。

内皮细胞在血管张力调节，以及血凝和纤溶的正常维持方面起关键作用。内皮细胞损伤后的功能障碍是血管病理改变之前的关键事件。内皮细胞急性或慢性暴露于同型半胱氨酸会诱发内皮功能损害，继而发生血管壁结构改变。同型半胱氨酸似通过引起内皮功能障碍、增加氧化应激、促进血管平滑肌增殖等途径而促进动脉粥样硬化进展。有人用蛋氨酸负荷实验诱发高同型半胱氨酸血症，发现可使患者动脉血管内皮功能发生迅速而明显的损害。对于原因不明但处于进展期的动脉粥样硬化患者，应常规筛查禁食后和蛋氨酸负荷后的血浆同型半胱氨酸水平。B 族维生素（包括维生素 B_1、维生素 B_2、维生素 B_6、维生素 B_{12}）和叶酸是治疗高同型半胱氨酸血症的主要手段。同型半胱氨酸对血管内皮的损害少部分是可逆的，这就为食物添加维生素，降低血浆同型半胱氨酸浓度，从而保护血管提供了可能。

高同型半胱氨酸血症与糖尿病微血管病变亦有关。血浆同型半胱氨酸和 thrombomodulin（TM）水平增高是内皮细胞损伤的标志。

同型半胱氨酸可导致血管内皮细胞内质网应激（endoplasmic reticulum stress）。内质网应激指内质网糖蛋白转运紊乱、未折叠的蛋白质在内质网积聚。牛磺酸（taurine）通过现在还不明确的机制发挥抗动脉粥样硬化作用。超氧化物岐化酶（superoxide dismutase，SOD）是血管平滑肌细胞（VSMC）分泌的一种糖蛋白，具有保护血管壁免受氧化应激损害的作用。同型半胱氨酸（内质网应激刺激物）可降低血管平滑肌细胞SOD的mRNA表达、SOD蛋白合成和分泌。

亦有人认为，血浆同型半胱氨酸水平中度升高，是动脉粥样硬化患者病情进展的原因，或仅仅是血管疾病及其并发症的一个标志，对此目前仍没有明确的证据。一些动物和患者血浆同型半胱氨酸水平中度升高模型支持以下学说：同型半胱氨酸通过改变血管内皮的抗血栓和血管保护表型，而促进血管疾病的发生，而这些效应，可能通过促进超氧化物和其他活性氧的生成机制而起作用。高同型半胱氨酸血症时内皮损伤，与动脉粥样硬化的进展及其并发症（如血栓形成、血管痉挛）有关。需要进一步研究的问题有：同型半胱氨酸与其他相关因素（如叶酸缺乏）比较，在病因学上的相对重要性，同型半胱氨酸诱发的氧应激，以及饮食中添加B族维生素，是否有效降低血浆同型半胱氨酸水平等。

（七）遗传因素

遗传因素对动脉粥样硬化的发生、发展起重要作用。动脉粥样硬化的许多危险因素，如高脂血症、高血压、糖尿病、肥胖等，均在不同程度上受遗传控制。动脉粥样硬化在一些家族的遗传倾向，更说明遗传因素在这些家族的发病中起关键作用。在一些散发的动脉粥样硬化病例中，遗传因素亦起重要作用。多种基因参与了动脉粥样硬化的发病过程，但现在仅知道一小部分基因，大部分与动脉粥样硬化有关的基因还没有阐明，基因与环境的相互作用亦不甚清楚。在一些家族，单基因异常即可导致动脉粥样硬化，例如，与脂质代谢异常有关的某一基因异常，会导致家族性高胆固醇血症。在另一些家族，其动脉粥样硬化的发病与数个基因异常有关，例如，脂蛋白脂酶基因、脂蛋白A基因、血管紧张素转换酶（ACE）基因、与同型半胱氨酸代谢有关的基因等。基因突变，给动脉粥样硬化的发病造成了一种遗传背景或易感性，真正发病还必须有环境因素的参与。现在对保护性基因研究较少，一些患者虽然暴露于多种危险因子之下而未发病，是哪些基因发挥保护作用尚不得而知。一些专家建议，基因治疗要针对特定的基因，因为一个基因被激活后，可连带激活一大串基因参与粥样硬化的病理过程，同时许多基因可能被关闭。不当的基因干预，会影响药物的疗效。不同的病理时期，起作用的基因可能不同。

动脉粥样硬化的两个最主要的病理改变是，粥样硬化斑块形成和血栓形成。凝血系统、纤溶系统、血小板黏附受体等基因异常，与血栓倾向有关。

（八）饮食、营养、肥胖及体力劳动

高脂及高热量饮食，可导致高甘油三酯血症及餐后高血糖，因此高脂及高热量食物是动脉粥样硬化的一个危险因子。高脂饮食后，血浆乳糜微粒水平升高，饮食热量超过身体需要时，VLDL的合成增加。脂蛋白酶活性增高，以及由此引起的富含甘油三酯的脂蛋白水解，可能是内皮细胞附近脂肪酸浓度增高的一个重要来源，这种情况会造成内皮损伤及动脉粥样硬化。从高甘油三酯血症患者血中分离出的脂肪酸以及脂蛋白脂酶水解产物，可激活血管内皮细胞，使内皮完整性受到破坏。Omega-6脂肪酸（特别是亚油酸）可引起明显内皮细胞功能紊乱，并能促进肿瘤坏死因子（TNF）介导的内皮细胞损伤。高热量饮食特别是富含亚油酸的饮食，可引起内皮细胞氧化/抗氧化平衡，后者可导致氧化应激反应性转录因子的激活、炎性细胞因子合成增加以及黏附分子的表达增加。饮食中的抗氧化成

分及膜稳定成分，可保护内皮细胞。另外，饮食中如缺乏叶酸、维生素 B_6 和维生素 B_{12}，还会导致血中同型半胱氨酸增高，进而使心血管疾病的危险性增高。

维生素 K 及维生素 K 依赖性蛋白质，与血管的钙化有密切的关系。维生素 K 在 osteocalcin 和 matrix Gla-protein（MGP）的合成中起关键作用。MGP 是血管钙化的强抑制药。

一些肝外组织，包括动脉血管壁优先聚集和利用维生素 K_2（menaquinone）而非维生素 K_1（phylloquinone）。血管内膜和中膜的粥样硬化形成，与组织内高浓度 MGP 有关，特别是与血管组织与钙化组织界面处 MGP 升高有关。动脉粥样硬化和糖尿病患者血中 MGP 浓度升高，与上述现象一致。如果维生素 K 摄入不足或体内产生减少，导致体内维生素 K 缺乏或维生素 K 种类失平衡，继而使 MGP 羧化减低而使其功能降低，于是产生血管钙化，而粥样硬化的特征之一就是钙化。因此与 MGP 正常功能调节有关的维生素 K，是动脉粥样硬化的危险因子之一。

肥胖与 AS 有相关性。CHD 发生率随着体重指数（BMI）增加而递增，这可能与肥胖（尤其是中心性肥胖）患者常常伴有高脂血症、高血压、糖耐量降低和高胰岛素血症等致 AS 因素有关，而抗 AS 因素的血浆 HDL 胆固醇含量也往往降低。

饮食与 CHD 和心肌梗死有密切关系。长期大量的服用饱和脂肪及动物脂肪，引起高脂血症和肥胖，是 CHD 和心肌梗死的重要危险因素。

一般认为，缺少体力活动是动脉粥样硬化的危险因素之一，而适当地增加体力活动则可延迟动脉粥样硬化的发展。长期伏案静坐，加上饮食热卡过高以致肥胖，常促使粥样硬化加速发展和恶化。体力活动抗 AS 的机制，可能主要与增加胆固醇、甘油三酯的降解，以及提高血 HDL 胆固醇水平有关。

三、发病机制

动脉粥样硬化是一种广泛分布于动脉的病变，病理损害时，在动脉内膜下到肌层形成粥样斑块或纤维脂质斑块，以上统称为粥样硬化性斑块。斑块的形成最终引起动脉管腔狭窄，动脉壁硬化增厚、钙化，在此基础上斑块破裂可形成血栓。

动脉粥样硬化历史悠久，在公元前 1580 年的埃及和希腊木乃伊中就有发现。由于动脉粥样硬化损害与年龄有相关性，所以认为，动脉粥样硬化是一种老化现象。后来发现，20 岁左右的年轻人亦有动脉粥样硬化的病变，而老年人却不一定有，故基本否定了动脉粥样硬化是血管老化的观点。

动脉粥样硬化的病理过程非常复杂，是血管壁对多种始动因素的一种异常反应。有多种发病机制共同参与斑块的形成。例如，脂质代谢异常、高同型半胱氨酸血症、血管平滑肌和内皮细胞的病变、遗传因素和环境因素等。在历史的发展中，人们提出了很多的“学说”。但这些学说并不能概括动脉粥样硬化发病机制的全过程，只是强调某一因素在动脉粥样硬化发病过程中的作用，实际上，动脉粥样硬化是多种因素先后或共同作用的结果。下面介绍得到普遍认可的几种“学说”。

（一）血脂升高及脂质浸润学说

脂质浸润学说是动脉粥样硬化发病机制的传统学说，该学说认为，动脉粥样硬化的本质是血脂侵入动脉壁，血管对侵入的脂质发生一系列反应，而形成动脉粥样硬化的病变。首要条件是血浆中血脂异常（TC、TG、LDL、ApoB 的升高和 HDL 的降低），其次是各种原因引起的血管内皮细胞壁病变，脂质含量最高的LDL和VLDL经由内皮细胞直接吞噬、通过内皮细胞间隙、经由内皮细胞脂蛋白受体、通过受损后通透性增加的内皮细胞等途径进入血管内皮下组织。进入内膜的脂质发生氧化修饰，再通过复杂的信号转导途径，刺激平滑肌细胞增生，平滑肌细胞和来自血浆中的单核巨噬细胞，吞噬大量脂质成为泡沫细胞，修饰的脂质具有细胞毒作用，使泡沫细胞坏死、崩解，局部出现脂质池和分解的脂质产物。这些物质与局部的载脂蛋白等共同形成粥样物，从而出现粥样斑块并诱发局部炎症反应，压迫中膜使之萎缩和促使外膜毛细血管增生、淋巴细胞浸润及纤维化。

1. **血脂和血浆脂蛋白**　血浆中的脂质主要包括甘油三酯、磷脂、胆固醇和胆固醇酯。血浆中的脂质是以与载脂蛋白（apolipoprotin，apoprotin，apo）的结合形式存在的，称为血浆脂蛋白（serum lipoprotein）。血浆脂蛋白是一种微胶粒结构，其表层由载脂蛋白和极性脂质（非酯性胆固醇、磷脂等）组成，内核是由非极性脂质（胆固醇酯、甘油三酯）组成。血浆脂蛋白按密度分为四大类：乳糜微粒（chylomicron，CM）、极低密度脂蛋白（very low density lipoprotein，VLDL）、低密度脂蛋白（low density lipoprotein，LDL）和高密度脂蛋白（high density lipoprotein，HDL）。

不同脂蛋白间脂质主要是量的不同，较少有质的差异。而不同脂蛋白间载脂蛋白不仅有量的不同，而更有明显质的差异，如ApoB48仅存在于CM中，ApoB100则是LDL的主要蛋白成分。CM和VLDL的主要脂质是甘油三酯；在LDL中，胆固醇是含量最多的脂质；HDL中所含的脂质则是以磷脂和胆固醇为主。血浆脂蛋白的主要功能是运输合成的和吸收的胆固醇及甘油三酯，到达利用和贮存的部位。

血浆总胆固醇（total cholesterol，TC）浓度包括VLDL、LDL和HDL中所携带的胆固醇。其中LDL-胆固醇含量约占血浆TC的70%。正常人血TC水平不超过5.18mmol/L（200mg/dl）。一般认为，血TC和LDL-胆固醇与CHD发生率呈正相关，是一种致AS因素。

载脂蛋白是血浆脂蛋白中的蛋白质成分，目前已经发现十多种人血浆载脂蛋白，功能不尽相同，如CM的主要载脂蛋白是B-48和B-100，LDL的载脂蛋白仅是B-100，HDL的两种主要载脂蛋白是A-Ⅰ和A-Ⅱ等。

2. **LDL、LDL受体和AS**　载脂蛋白B-100（ApoB-100）是LDL的主要载脂蛋白，ApoB基因只要一个或几个位点有微小的变异或缺陷，就可产生异常的ApoB，因而对外周组织LDL受体结合障碍，引起高胆固醇血症以致发生AS。LDL受体的配体是ApoB和E。LDL受体可在合成、处理和运输阶段受到破坏而发生异常，亦有先天性LDL受体缺陷或缺乏，均可引起高胆固醇血症进而引起AS。LDL增高等因素可引起高脂血症患者血浆脂质过氧化物（LPO）含量升高，LPO的增高可通过下列途径促进AS的形成：①血管内皮通透性增加，LDL渗入动脉壁增多。②促使血小板和单核细胞多受损的内皮黏附及血小板聚集，并进一步损伤内皮细胞。③巨噬细胞吞噬氧化修饰的LDL的功能增强，易形成泡沫细胞。④LPO可与动脉壁中的基质成分（蛋白聚糖、弹性蛋白和胶质）牢固结合，使之在动脉壁中滞留量过多。⑤LPO可抑制动脉平滑肌细胞微粒体PGI_2合成酶活性，使PGI_2生成减少，亦利于AS的形成。

3. **VLDL和AS**　VLDL的主要脂质是甘油三酯。血管内皮细胞分泌的脂蛋白脂酶（LPL），能水解VLDL和CM中的甘油三酯，被转变为LDL。甘油三酯分解时释放出的游离脂肪酸，能增高血管内皮的通透性，促进LDL等进入动脉壁，引起AS的发生和发展，VLDL在内皮通透性增高时亦可进入动脉壁刺激平滑肌细胞增生。VLDL增多时所致的高甘油三酯血症还可以增加血液凝固性及促进血栓形成。

4. HDL的抗AS作用 血浆HDL水平与AS呈负相关，具有抗AS的作用。血浆HDL水平低下；主要是由于肝脏等器官组织合成HDL减少所致。

HDL受体可与LDL受体同时存在于多种细胞的表面。HDL受体的主要配基是ApoA-I。因HDL中含有ApoE，LDL中不含ApoA-I，故HDL可与LDL竞争性结合于LDL受体，而LDL不能与HDL竞争对HDL受体的结合。在某些病理情况下，可因HDL与其受体结合能力增强，使之降解过多而引起血浆HDL水平低下。例如：① Tangier病。这是一种少见的常染色体隐形遗传病，为先天性HDL缺乏症。其发生机制可能主要是由于ApoA-I的调控基因突变，发生结构异常的ApoA-I，后者与肝细胞膜HDL受体结合能力是正常ApoA-I的5倍，随着ApoA-I降解增多而导致血浆HDL含量显着减少。②家族型高胆固醇血症（FH）。这是一种常染色体显性遗传病。患者血浆HDL严重降低，且以纯合子患者血浆HDL降低更为严重。这类患者HDL降低的原因可能是由于LDL受体缺陷，LDL-胆固醇清除减少，导致HDL受体活性代偿性增高，以提高HDL受体介导的胆固醇清除作用，但同时HDL降解过多，HDL降低。因此FH患者HDL降低可能是一种生理保护机制。

血浆HDL水平降低时，ApoA-I也同时下降。HDL减少，使其抗AS作用能力减弱。HDL的抗AS作用可能与下述机制有关：①竞争LDL受体。含ApoE的HDL2能与LDL竞争受体，减少LDL进入细胞；HDL3（不含ApoE）虽不能与LDL受体发生竞争性结合，但能增加LDL受体活性，刺激细胞加速降解已于受体结合的LDL。②转运组织胆固醇。HDL3能促使多种肝外组织细胞释放胆固醇，并与之结合而变成颗粒较大、富含脂质的HDL2，再返回肝脏处理。③抑制LDL与糖胺聚糖（GAG）结合。这可能是因HDL能抑制动脉平滑肌细胞增生，使之分泌GAG减少，LDL与之结合也相应减少有关，从而减少HDL在动脉壁中的滞留。④刺激前列环素（PGI_2）的生物合成。HDL可启动平滑肌细胞颗粒体PGI_2合成酶，并提供花生四烯酸而使PGI_2合成增多。⑤保护血管内皮。HDL能抑制LDL收缩、分离和溶解内皮细胞的作用，从而可维护内皮的正常通透性，以免LDL从血浆过多地进入动脉壁。

（二）血小板聚集及血栓形成

血小板聚集学说和血栓形成学说有共同之处，后者是前者的一部分。血栓形成学说认为，动脉粥样硬化始于动脉内膜的血栓形成，粥样斑块是机化的血栓。各种原因引起内皮损伤，启动凝血系统，在动脉内膜形成小血栓，小血栓被内皮细胞覆盖而并入动脉壁，血栓中的血小板和白细胞崩解释放出脂质，后者和机化的血栓一起形成粥样斑块。血小板聚集学说认为，动脉粥样硬化起始于动脉内膜损伤后血小板在损伤部位黏附和聚集。接着发生纤维蛋白沉积，形成微血栓，而后的途径同血栓形成学说。两者均可解释动脉粥样硬化的部分病理过程，不能反映动脉粥样硬化病理过程的全貌。原因是有些动脉粥样硬化患者的粥样斑块中确实有血栓形成，但不是所有。血栓中并不含大量脂质，而早期粥样斑块中即有大量脂质。实验性血栓需要大量脂质，才能形成真正的粥样斑块。血小板的脂质与早期粥样斑块内的脂质成分明显不同。

（三）炎症反应

该学说认为，粥样斑块的形成是动脉对内膜损伤的反应，血管损伤是动脉粥样硬化形成的前提。血管损伤的原因包括：一是血液动力学改变造成动脉内血流的切应力增高，如高血压、动脉分支的角度和特殊走向、血管局部狭窄引起的血流增快而引起的湍流等。二是化学和生物性损伤，如 LDL、免疫因子、血管活性物质、细菌、病毒、毒素等的长期作用，均可引起内膜通透性增加、内膜损伤及内膜细胞脱落，造成脂质沉积和血小板聚集，形成粥样斑块。

近年来，越来越多的资料证明，AS 是一种炎性反应过程。此观点认为“AS 是发生在大及中等血管的一种慢性非特异性炎症”。此炎症反应起始于脂代谢紊乱、高血压、糖尿病、吸烟、肥胖等众多危险因素，首先有形或无形地损伤内皮，导致单核细胞为主的白细胞沿血管壁滚动，并逐渐减慢运动速度而黏附于血管内皮，并向血管壁内皮下间隙转移，转化为巨噬细胞，无限制地吞噬脂质，特别是氧化或变性的 LDL，发展成为泡沫细胞。部分血管平滑肌细胞增殖、迁移和吞噬脂质亦转化为泡沫细胞。随着泡沫细胞的死亡，装满脂质的细胞内容物形成了病变坏死的脂核，逐渐累积成为 AS 早期的脂质条纹。这本来是一类保护性反应措施，但由于致病危险因素的持续存在，炎性反应则持续反复长期发作和发展，最终形成粥样斑块。这种慢性炎症反应的斑块自内膜向血管腔突出，阻塞血流致使末梢靶器官供血不足。如果斑块破裂和血栓形成，则发生急性临床事件。

（四）平滑肌细胞增殖

AS 的病理变化包括动脉中层平滑肌细胞侵入动脉内膜并吞噬脂质，形成 AS 斑块特有的组分“泡沫细胞”。因此平滑肌细胞增殖，是 AS 斑块形成的一个极重要的病理变化。更有人认，为每一个 AS 病灶的泡沫细胞及平滑肌细胞，都源于单一平滑肌细胞，由这个细胞经增生、分化、吞噬等许多过程最后形成粥样斑块。该学说认为，粥样斑块主要是平滑肌细胞增生并吞噬脂质所致。但将粥样斑块内的平滑肌细胞进行培养，不会无限增殖。虽然在 AS 病变中确有平滑肌增殖现象，但将 AS 病变的形成，完全归因于平滑肌细胞增殖，似过于牵强。

AS 斑块早期的脂肪条纹以巨噬细胞为主要成分。但在纤维斑块中，平滑肌则是主要的细胞类型。除了增殖之外，平滑肌细胞能合成大量的结缔组织基质（包括胶原、弹性蛋白和蛋白聚糖），并能累积脂质而成为泡沫细胞。

多种生长因子可促使平滑肌细胞增殖并移行到内皮下。血小板源性生长因子（PDGF）、内皮细胞源性生长因子（EDGF）、上皮生长因子（EGF）、巨噬细胞生长因子（MDGF）、成纤维细胞生长因子及内皮素等，均可促进平滑肌细胞增生并向内膜下迁移。儿茶酚胺、血管紧张素等，也可促进平滑肌细胞的增生和蛋白质合成。平滑肌细胞受到损伤刺激后，可大量表达和分泌 PDGF。经由分泌或旁分泌而来的 PDGF，通过高亲和性受体途径，与平滑肌细胞结合后，除了促使其增殖外，还能增加平滑肌细胞的吞饮作用、胆固醇合成及 LDL 受体的表达，使之积累大量的脂质而成为泡沫细胞。促使平滑肌细胞增殖的机制非常复杂，有多种生长因子和信息分子参与。平滑肌细胞增殖受促进和抑制两种因素的调控。

（五）内皮细胞和单核巨噬细胞在 AS 中的作用

AS 斑块中的细胞主要有内皮细胞、平滑肌细胞、单核巨噬细胞、成纤维细胞和淋巴细胞等。其中，平滑肌细胞与单核巨噬细胞吞噬脂质微粒后，形成泡沫细胞。

1. 内皮细胞　现已认识到，内皮不仅是血管壁的第一道物理防线，同时还是一个内分泌器官，它可合成、分泌多种活性因子。例如，PDGF、内皮依赖性舒张因子（EDRF）、内皮源性生长因子（EDGF）、内皮素、白细胞介素、LPL、血小板启动因子、血管紧张素转换酶、组织纤溶酶原启动物、PGI_2、5- 羟色胺、纤维黏蛋白、硫酸乙酰肝素等。其中 PDGF 在 AS 发生、发展中起很重要的作用。

内皮细胞是体内 PDGF 的主要来源之一。PDGF 促使内皮细胞、平滑肌细胞、成纤维细胞、单核细胞的增殖和向内膜下转移，因而它在 AS 的发生、发展中起着极为重要的作用。PDGF 是 sis 基因的表达产物，在正常情况下表达很少，只有当内皮受损时，sis 基因才能大量表达，产生 PDGF。凝血酶、LDL、转化生长因子（TGF-β）、白细胞介素 -1、肿瘤坏死因子和超氧阴离子自由基（O_2^-）等，可以促进内皮细胞 sis 基因的表达。

内皮细胞产生和分泌 EDRF（NO），可抑制血小板黏附和聚集，防止血栓形成，有利于 AS 的消退。内皮细胞生成的其他保护因子有 PGI_2、组织纤溶酶原激活物、硫酸乙酰肝素、α2- 巨球蛋白等，这些因子均有抗凝作用。

内皮与脂质代谢的关系：内皮细胞受损后会发生收缩，使细胞间隙增大，内皮细胞表面微孔破坏，因而可促进血浆脂质进入血管壁。内皮细胞释放的 PDGF，可刺激平滑肌细胞的 LDL 受体活性，摄取 LDL 明显增加；内皮细胞对天然的 LDL 具有化学修饰作用，这种被修饰的 LDL，可经单核巨噬细胞膜上的清道夫受体被摄取进入细胞，成为泡沫细胞。

多种 AS 的危险因素，如高脂血症、高血压、吸烟、糖尿病、肾上腺素、血管紧张素、5- 羟色胺、抗原 - 抗体复合物、缺血、缺氧及 CO 中毒等，均能直接或间接引起内皮细胞损伤。内皮损伤依程度不同，可表现为单个或邻近内皮细胞轻微的结构改变，甚至细胞质膜破裂、灶性坏死、细胞破碎以致剥脱。内皮细胞受损后，其上述的内分泌功能、屏障作用及抗凝过程等均可出现障碍，成为 AS 发生的始动环节。因此，现在认为，AS 可能是发生在先有内皮结构或功能损伤的部位。

血管内皮损伤后，可经再生而修复。内皮再生的速度是以血管弯曲部和分支开口处最高。

2. 单核巨噬细胞 巨噬细胞是 AS 早期病变（脂质条纹）和后来纤维 - 脂肪斑块中的主要细胞类型，并且绝大多数（约 90%）是来自血循环中的单核细胞。动物实验研究观察到，在喂饲高胆固醇食物开始的 2 周内，成群的白细胞（特别是单核细胞）黏附到动脉内皮的表面，并从内皮细胞之间的连接部位穿入，移行、定居于内皮下，吞噬脂质而转变成泡沫细胞，从而形成 AS 最初阶段的损害—脂质条纹。开始尚无平滑肌增殖，以后随着单核细胞的连续黏附和内皮下移行，不断地形成更多的巨噬细胞，逐渐致使平滑肌细胞从血管中层向内膜移行和增殖，促使病损进一步发展。因此，巨噬细胞的出现，可比平滑肌细胞增殖早数周或数月。

单核细胞黏附于内皮细胞的机制可能与白细胞介素 -1、肿瘤坏死因数、白三烯 B4、PDGF 及 C5a 等因子有关，这些因子对单核细胞具有化学趋化作用，能诱导单核细胞黏附于内皮。这些物质均可由内皮细胞或（和）巨噬细胞产生。内皮细胞损伤后产生 NO 和 PGI_2 减少，也有助于这种黏附作用的发生。

巨噬细胞具有大量的化学修饰 LDL 受体和 β-VLDL 受体即清道夫受体（正常 LDL 受体的数量少）。这些受体对细胞内胆固醇含量的回馈性调节不敏感，以致血浆脂蛋白水平较高，巨噬细胞结合，摄取的胆固醇越多，结果随着胆固醇脂的大量蓄积，而形成泡沫细胞。

巨噬细胞在 AS 发生、发展中的作用，除了其自身转变成泡沫细胞外，还能产生上述化学趋化物质，吸引更多的单核细胞黏附于内皮。巨噬细胞还产生氧自由基及蛋白酶等有害物质，损害邻近的内皮细胞和平滑肌细胞，可能与斑块的中央坏死有关。巨噬细胞释放 12- 羟基二十碳四烯酸（12-HETE），诱导平滑肌细胞移行进入内膜。巨噬细胞还产生 PDGF，促使平滑肌细胞、成纤维细胞和内皮增殖。

（六）血液流变学因素

与 AS 有关的血液流变学因素主要有血液黏度、湍流、切应力及侧压力等力学作用。

1．**血液黏度**　血液黏度是血液的主要力学特性，为血液流变学研究的核心问题。一些危险因素常通过血液黏度的变化而促使 AS 发生、发展。血液黏度增加时血流减慢，血细胞和血管壁接触时间延长，接触机会增加，有利于血栓形成和脂质进入血管壁，也可引起内膜的增生，从而促进 AS 的发生、发展。影响血液黏度的因素主要有血细胞比容、血细胞变形能力和血浆黏度。

血细胞比容是影响血液黏度的最重要因素。高血压、吸烟等可使血细胞比容增高。有研究表明，高血细胞比容组（＞0.49）CHD 的发生率是低血细胞比容组（＜0.42）的 2 倍。如果血细胞比容＞0.50，则其死亡率比血细胞比容＜0.50 者高 6 倍。

高脂血症时，高浓度的胆固醇和 LPO 不但使红细胞膜的胆固醇 / 磷脂比值增大，膜流动性降低，而且可抑制红细胞膜 ATP 酶活性，使其 Ca^{2+}、Na^{+} 含量增加，从而导致胞膜僵硬、变形能力降低，后者不仅增加了血液黏度，刚性增强的红细胞在血液循环中还可直接碰撞并损伤血管内皮，尤其是对处于血流湍急的中、小动脉分叉处的内皮细胞损伤更大。

血浆黏度主要取决于血浆蛋白质，尤其是纤维蛋白质、脂蛋白和球蛋白的浓度。高脂血症、高血压和吸烟等时的血浆纤维蛋白原含量增高，以及 LDL 或（和）VLDL 水平升高，都可致使血浆黏度增高。血浆黏度增加引起全血黏度增高，产生上述有害作用。

2．**湍流**　湍流（turbulence）是流体质点不平行于管轴的流动，其内有许多涡流和漩涡，流体层与层之间互相混合。在正常人体动脉系统的许多节段（如冠状动脉、脑动脉）中，由于流速、流向的骤变或管径与流量的不协调，均可产生湍流。血管病理性狭窄（例如 AS 性狭窄、动脉痉挛）时，狭窄部位的远心端常发生湍流，使远心端更扩张，因而湍流与 AS 病变部位一致。

湍流的危害及与 AS 的关系：①血流由层流向湍流发展时，切应力变大，可引起红细胞破坏，释出 ADP 和红细胞素，促进血小板聚集和血栓形成。②湍流区产生的脉动切应力可引起不同频率的震颤，可损伤血管内皮。③湍流时血液对血管壁的撞击可引起内膜、中膜增生，管壁增厚，妨碍管壁内脂质清除；流速加快时侧压力亦降低，可使内皮剥脱，易于血小板黏附、聚集和血栓形成。④狭窄后湍流引起的动脉扩张，可形成局部血流停滞区，促使血小板和白细胞对内皮黏附，损伤血管内皮。

3．**切应力**　切应力（shear force）指血液对血管腔表面的拖力或摩擦力。切应力与血液黏度和流速成正比，而与管腔半径成反比。一般认为，切应力增大有助于 AS 的发生。切应力轻度增高时使内皮细胞增生，管壁增厚，妨碍管壁内脂质移除；切应力严重增高时，使内膜损伤甚或使内膜与中膜脱离，促进 AS 的发生。

4．**侧压力**　血压的定义即为血液对血管壁的侧压力。血压升高时血液对血管壁的侧压力增高，常见于高血压。高血压可使患者发生较早、较重的 AS，特别是对冠状动脉和脑动脉的影响更大，其原因之一可能与血液对血管壁的侧压力增高有关。侧压力增高时管壁承受的压力负荷增加，使滤过压增大和内皮受损，以致内膜通透性增加；高血压能使动脉有一定程度的扩张，以至内皮伸展，有效弥散面积增加，通透性增加；侧压力升高对管壁的直接机械刺激作用使细胞增殖，内膜增厚，动脉壁基质合成增多，有利于 AS 病变的形成和发展。

四、病理解剖和病理生理

周围血管病可分成动脉病变和静脉病变。周围动脉病病理改变大致可分成 3 类：一是阻塞性病变；二是扩张性病变；三是夹层。阻塞性病变的主要原因是动脉粥样硬化和动脉炎，我国纤维肌肉增生引起的阻塞非常少见。二十余年前，国内周围血管病主要是脉管炎和大动脉炎。但是近几年，与冠心病的发病趋势一样，动脉粥样硬化性周围血管病的发病率占所有周围血管住院患者的 70% 以上，这是周围血管病迅速增加的主要原因。

扩张性病变的病因也是粥样硬化和炎症。内膜的动脉粥样硬化斑块增大压迫血管壁的中层，使之变薄、扩张，加上某些部位特别易受到血流的冲击，将内膜和中膜分离开。

闭塞性周围血管病，主要引起供血器官缺血和坏死，颈动脉和颅内动脉的狭窄或闭塞引起缺血性脑病，如脑梗死和脑栓塞；肾动脉狭窄或闭塞引起肾缺血，导致肾性高血压，甚至肾功能不全；头臂动脉的狭窄和闭塞一般不至于引起肢体坏死，因为有丰富的侧支循环，但下肢可出现肢体间歇性跛行。动脉扩张性病变实际上就是动脉瘤，动脉瘤的主要危险是破裂，破裂的危险性随着瘤体的直径增大而增加。一般而言，大动脉瘤，如胸主动脉瘤，腹主动脉瘤和髂动脉瘤的直径超过 5mm 就要考虑修补治疗。夹层动脉瘤的后果可以分成两类，一类是夹层动脉瘤破裂，可以破到心包，也可以破到体腔内，后果往往是快速死亡。另一类是夹层的血肿产生与延展有关，血肿使周围血管狭窄或闭塞。

闭塞性动脉硬化，多见于腹主动脉下端，髂动脉和股动脉，上肢动脉较少受累，偶尔可见发生在锁骨下动脉近端和尺动脉，老年人伴糖尿病者可发生在较小动脉，如胫前和胫后动脉，病变后期动脉常扩张，变硬，呈条索状或不规则扭曲。

动脉粥样硬化可累及四肢动脉（四肢动脉为中型肌弹力型动脉），下肢多于上肢。四肢动脉正常动脉壁由内膜、中膜和外膜 3 层构成，动脉粥样硬化时由内向外相继出现脂质点和条纹、粥样和纤维粥样斑块、复合病变 3 类变化。美国心脏病学会，根据其病变发展过程将其细分为以下 6 型。

I 型：脂质点。动脉内膜出现小黄点，为小范围的巨噬细胞含脂滴形成泡沫细胞的积聚。

II 型：脂质条纹。动脉内膜见黄色条纹，为巨噬细胞成层并含脂滴，内膜有平滑肌细胞也含脂滴，有 T 淋巴细胞浸润。细胞外间隙也有少量脂滴。脂质成分主要为胆固醇酯，也有胆固醇和磷脂。其中Ⅱa 型内膜增厚，平滑肌细胞多，进展快；Ⅱb 型内膜薄，平滑肌细胞少，进展慢。

Ⅲ型：粥样斑块前期。细胞外出现较多脂滴，在内膜和中膜平滑肌层之间形成脂核，但尚未形成脂质池。

Ⅳ型：粥样斑块。脂质积聚多，形成脂质池，内膜结构破坏，动脉壁变形。

V 型：纤维粥样斑块。为动脉粥样硬化最具特征性的病变，呈白色斑块突入动脉腔内引起管腔狭窄。其中 Va 型含大量平滑肌细胞、巨噬细胞和 T 淋巴细胞，前两者细胞内含脂滴，细胞外脂质多，为胶原纤维、弹力纤维和蛋白多糖所包围，形成脂质池；病灶处内膜被破坏，纤维组织增生，形成纤维膜（纤维帽）覆盖于脂质池之上。Vb 型斑块内含脂质更多，成层分布。Vc 型则所含胶原纤维更多。斑块体积增大时向管壁中膜扩展，可破坏管壁的肌纤维和弹力纤维，而代之以结缔组织和增生的新生毛细血管。脂质沉积较多后，其中央基底部常因营养不良发生变性、坏死而崩解，这些崩解物与脂质混合形成粥样物质。

VI 型：复合病变。为严重病变。由纤维斑块发生出血、坏死、溃疡、钙化和附壁血栓所形成。粥样斑块可因内膜表面破溃而形成所谓粥样溃疡。破溃后，粥样物质进入血流成为栓子。病理生理机制是肢体血供调节功能减退，动脉粥样硬化使动脉内斑块逐渐增厚，管腔逐渐狭窄，出血或血栓形成和侧支循环建立不足，代偿性血管扩张不良。

以上因素引起肢体血供减少，由于血流供血供氧之间是一对动态的矛盾，当肢体处于休息状态时，减少的血流尚能应付低耗氧需要；当肢体运动和承受负荷时，耗氧量增加，即出现氧的供求矛盾，诱发缺血症状。从上、下肢的情况来看，下肢动脉粥样硬化的发病率远远超过上肢。病变分布的节段，从临床上已出现下肢缺血性症状的患者来看，狭窄病变位于主－髂动脉者占 30%；病变侵犯股－腘动脉者为 80% ～ 90%；更远程的胫、腓动脉受侵犯者为 40% ～ 50%。患者的缺血程度取决于动脉闭塞的部位、程度、范围、闭塞发生的速度，以及侧支循环建立的代偿程度。根据发病过程可分为 4 期：一期是无症状期，其过程长短不一，包括从较早的病理变化开始到动脉粥样硬化形成，但尚无器官和组织受累的临床表现。二期是缺血期，症状由于血管狭窄、器官缺血而产生。三期是坏死期，由于血管内血栓形成或管腔闭塞而产生器官组织坏死的症状。四期是纤维化期，长期缺血，器官组织纤维化和萎缩而引起症状。

五、临床表现

本病的症状主要是由于动脉狭窄或闭塞引起肢体局部血供不足所致。患肢的缺血程度取决于动脉闭塞的部位、程度、范围、闭塞发生的速度，以及侧支循环建立的代偿程度，从而有不同的临床表现。臂部动脉循环闭塞时，因为颈部、肩胛带和肘部的丰富侧支网可能足以防止缺血症状，故上肢发生缺血事件较少，发病主要是下肢。本病早期可表现为无症状的患肢脉搏减弱或局部杂音，仅在常规体检时被发现。最早出现的症状是患肢发凉、麻木或间歇性跛行。随着病情的发展，缺血程度的加重，出现下肢持续的静息痛和患肢皮肤、肌肉营养障碍表现：如局部皮肤无汗、趾（指）甲生长缓慢、增厚变形；皮肤干燥，呈潮红、紫红或苍白色，汗毛脱落；小腿肌肉萎缩，趾甲变厚等。后期可产生趾、足或小腿的干性坏疽和溃疡，糖尿病患者常继发感染和湿性坏疽。坏疽常从患肢的末端开始，可以局限在脚趾，也可以扩展到足部或者小腿，但很少超过膝关节。如短时间内由狭窄变为闭塞或血栓形成，则病情迅速恶化，可致残致死。下肢动脉疾病患者，发生心血管事件风险增加，下肢动脉疾病的发病率增高，症状不典型，治疗效果差。早期识别下肢动脉疾病，给予强化治疗，改善预后，减少截肢，以提高生活质量。全世界的科学家都在积极寻找早期诊断和治疗的有效方法。

根据病变程度及发病急缓，现将临床表现分述如下。

（一）无症状性

大部分下肢动脉疾病患者没有肢体缺血症状，即没有典型的间歇性跛行症状，传统意义是指：没有肢体缺血症状，没有全身动脉粥样硬化的表现。但研究表明，这些患者亦通常存在下肢功能不全或下降，并且发生心血管缺血事件的危险增加。总体上说，有症状的下肢动脉疾病占总的下肢动脉疾病患者的 1/5。表明一大部分下肢动脉疾病患者没有典型的间歇性跛行症状。另外，大多数下肢动脉疾病患者虽无典型的跛行，但无论有无症状都可能有更细微的下肢功能受损的表现，如步行速度缓慢，坐位至站立时间较缓慢。这部分患者的 ABI 是异常的。下肢动脉疾病患者都有相似的危险因素，且绝大部分下肢动脉疾病患者有全身动脉粥样硬化，无症状的下肢动脉疾病患者的预后也较差。因此，尽早筛查下肢动脉疾病，有可能识别处于心血管缺血危险的高危人群。目前的美国高血压及高血脂治疗指南，将所有的下肢动脉疾病患者归为高危组别，应当与确诊的冠状动脉疾病患者一样，需要降低危险，并达到相应的治疗目标。

（二）跛　行

跛行的定义为，劳力时由于活动诱发的缺血所致的局限于特定肢体肌群的疲乏、不适，或单纯疼痛。此症状由运动诱发，休息可缓解，表现为典型的“行走—疼痛—休息—缓解”的重复规律，传统上称之为“间歇性跛行”，现简称“跛行”。跛行患者在静息时血供充分，没有肢体缺血症状。但患者不能满足运动时局部肌群代谢需求增加，产生肢体肌群疲乏和（或）疼痛。狭窄部位通常与一定的下肢症状有关。髂动脉的闭塞性病变可致髋部、臀部、大腿部及小腿部疼痛。股动脉与腘动脉的闭塞性病变，通常导致小腿部疼痛。胫动脉的闭塞性病变可致小腿部疼痛，足部疼痛及麻木较为少见。此症状在临床工作中最常见。

（三）严重肢体缺血（CLI）

定义是发生于静息时或受累肢体血供严重受损所致的近乎肢体缺失的肢体疼痛，此症状指有客观证据的严重的肢体灌注不足引起长期的缺血性静息痛、溃疡和坏疽。CLI 患者通常表现为肢体静息痛，有或无营养性皮肤改变或组织坏死。患者不适通常在卧位时加剧，在肢体下垂时减轻。典型的 CLI 患者通常需要麻醉药止痛；疼痛常常致患者睡眠紊乱，通常不能行走，严重影响了患者的活动。严重 CLI 患者的生活质量可比末期癌症患者还差。一些同时有糖尿病和 CLI 的患者表现出严重的 CLI 与组织坏死，但由于伴有神经病变而没有疼痛表现。CLI 表示慢性病程，不同于跛行，此患者静息时血供不能满足远程组织存活的需要，预后差。由于动脉粥样硬化的进展有全身性与对称性的倾向，对侧肢体通常也有缺血症状，并可检出缺血的客观证据。

（四）急性肢体缺血

快速或突然的肢体灌注降低威胁到组织存活时，就会出现急性肢体缺血。动脉硬化斑块破裂形成栓子或原位血栓形成，均可致急性肢体缺血，急性肢体缺血的典型特征性表现是疼痛、无脉、苍白、麻木、运动障碍。即所谓的“5P”：剧烈疼痛是主要症状，部分患者仅有酸痛感，疼痛开始在栓塞处，以后渐向远方延伸。如果是栓子移动，疼痛部位可以移动，如果血栓不解除，缺血的肢体会逐渐疼痛，原因是缺氧。麻木是由于周围神经缺血引起的功能障碍，出现较早，多位于肢体远端，可呈袜套样感觉丧失区，近端亦可有感觉过敏区。苍白多出现在早期，是由于组织缺血，皮肤乳头下静脉丛血液排空所致，后期逐渐发绀。厥冷是一个典型症状，尤其是在对侧肢端温暖时，肢体近端明显，皮温可降低 3℃～4℃。运动障碍出现在晚期，即将或已经出现肌肉坏死而影响肌力。部分但并非所有感觉缺失的患者可描述有麻木或感觉异常，而已有感觉缺损的糖尿病患者，可能没有这种感觉异常。在急性肢体缺血早期，感觉受损可能较轻；轻触觉、两点间识别力、振动觉和本体感觉的丧失通常早于深痛觉与压力觉。运动能力的丧失，表明有严重威胁肢体的缺血。持续疼痛、感觉丧失和足趾肌力减弱，是识别肢体处于缺失危险的最重要的特征。肌强直、触痛和被动运动痛，是严重缺血的晚期表现，预示着组织缺失。急性肢体缺血，可以是既往无症状性动脉病变患者的首发表现，也可能是既往下肢动脉疾病和间歇性跛行患者，导致症状恶化的急性事件。病变发展到 CLI 是一个慢性过程，其中可能是发生多次急性缺血事件，从而累积表现为缺血程度逐渐加深。需要特殊提到的是股青肿症，亦是一种急性肢体缺血，比较特殊。病因是各种原因引起的急性髂股静脉血栓形成，随着血栓滋生、繁衍，累及股腘和小腿静脉，肢体出现疼痛、青紫和肿胀，同时引起强烈动脉痉挛。本病起病急，疼痛剧烈，数小时内整个肢体弥漫性肿胀而充血，发冷发绀。本病病理改变是整个肢体深浅静脉急性血栓形成，静脉回流受阻，肢体重度肿胀。高度组织肿胀可引起动脉痉挛，造成肢体急性缺血、缺氧。

六、实验室和其他检查

血管疾病的患者应用现代无创血管诊断技术（如踝臂指数、趾臂指数、节段压力测量、脉搏容积记录、双功超声成像、多普勒波形分析和运动试验）可以保证得出准确的解剖学诊断。这些检查通常能为制定治疗计划提供足够的信息。如果需要，这些生理学和解剖学数据，可以通过应用肢体的计算机断层扫描血管造影（CTA）和磁共振血管显像（MRA），以及选择性有创主动脉和下肢血管造影技术得以补充。

（一）静息踝臂指数（ABI）

ABI 即踝部动脉收缩压与上臂动脉收缩压之比。ABI 的测量方法是，患者仰卧休息 10 分钟后，采用专用的多普勒超声探头替代常规听诊器听件。患者在仰卧位静息状态下，分别测得患者两侧上臂和踝部（足背动脉或胫后动脉）的收缩压。ABI 的计算，为一侧足背动脉或胫后动脉收缩压的最高值与两上臂收缩压的最高值之比，取比值较低的一侧为患者 ABI。测量踝臂指数（ABI），可为诊断下肢动脉疾病提供客观的标准。ABI 提供的关于患者预后方面的信息，有助于预测肢体存活、伤口愈合和存活，并可用于筛查下肢动脉疾病或监测治疗措施的疗效。与下肢血管造影的比较研究，证实了 ABI 作为下肢动脉疾病诊断工具的敏感性、特异性和准确性。正常者踝部收缩压应≥臂部收缩压。ABI 的正常值为 1.0 ～ 1.3，ABI≤0.9 为异常。将 ABI 阈值定义在 0.90 时，ABI 的阳性预测率为 90%，阴性预测率为 99%，总的准确率为 98%。ABI＜0.90 以下为异常。ABI 值在 0.41 ～ 0.90 时，表明血流轻到中度减少，ABI 值≤0.40 时，血流严重减少。这种相对的分类有预测价值。例如，ABI＞0.50，表明在随后的 6.5 年随访期间，进展为严重的下肢缺血可能性较小。相反，ABI＜0.40 时，患者很可能发生缺血性静息痛。因此，ABI 值明显减低，表明患者发生静息痛、缺血性溃疡或坏疽的风险很高。但是髂股动脉严重狭窄或完全闭塞的患者，如果有足够的侧支循环，静息 ABI 值可能正常。因此，对于症状强烈提示有下肢动脉疾病的患者，正常或高的 ABI 值不能排除诊断，应该选择其他的诊断检查。

ABI 检测的适用人群主要包括：①下肢动脉疾病的高危人群，应测量静息 ABI。若 ABI 正常，应至少 5 年测量 1 次。②间歇性跛行患者应测量 ABI，若静息 ABI 正常，应测量运动后 ABI。③已诊断外周动脉疾病的患者，不管疾病严重程度如何，都应测量双侧 ABI。④已接受下肢动脉血管成形术的患者，应定期测量静息 ABI，必要时测量运动后的 ABI。⑤临床怀疑下肢动脉疾病，但因为血管僵硬而 ABI 检查不可靠的患者（通常是糖尿病史多年或高龄）进行趾臂指数（TBI）检查。⑥结合平板运动试验，在运动前后测量 ABI 值，以鉴别跛行和非动脉跛行（假性跛行）。ABI 的测量就像普通测量血压一样简便、无创，既可在诊室中采用，也适合大规模人群的筛查。目前研究表明，ABI 测量不但是筛查下肢外周动脉疾病的一种准确、有效及无创的手段，而且能发现早期无症状性动脉硬化，预测将来脑血管事件等的发生及判断，为临床干预效果提供可靠的依据。

（二）平板运动试验

方法是让患者在设定标准速度和级数的步行机上行走，直到患者出现下肢疼痛或达到限定时间。结果判断：静息 ABI 为 0.9 以上，运动后 1 分钟 ABI 下降 20%，可诊断下肢动脉粥样硬化疾病。用于静息 ABI 正常的下肢动脉疾病患者的诊断，帮助鉴别真假间歇性跛行。可客观记录跛行患者症状受限程度，亦可用以评估跛行患者运动治疗的安全性。

节段压力测定：节段压力测定指在肢体不同水平上放置袖带测量动脉压。在大多数血管实验室，血压袖带放在大腿上部、大腿下部、小腿上部和踝上方的小腿下部。和 ABI 类似，测得的下肢收缩压也可以和上臂动脉压比较。和 ABI 相比，节段压力分析，能准确判断患者动脉狭窄的位置。例如，上臂动脉压和大腿上部收缩压间存在明显压差，提示存在主－髂动脉狭窄，大腿上部和下部测得的压力存在压差，提示病变位于股浅动脉，大腿上部和小腿下部存在压差，提示股动脉远程或腘动脉狭窄，小腿上部和下部存在压差，提示腘动脉下部疾病。临近节段压差大于 20mmHg，有血液动力学意义的狭窄病变。优点是对下肢动脉疾病进行解剖定位，从而制定治疗策略，提供预测肢体存活、创伤愈合、患者生存的资料，监测治疗措施的疗效。但对于少数糖尿病和高龄患者，其足部动脉僵硬使充气膨胀的血压袖带不能阻断收缩压时，结果可能不准确。

（三）趾臂指数

许多患者血管中层钙化，使下肢动脉硬化非常僵硬，如长期糖尿病、年老、终末期肾病需要透析的患者。这会影响部分患者 ABI 或节段压力的准确性。ABI＞1.3 或测定的下肢收缩压异常增高，超过生理情况下从心脏到下肢动脉节段收缩压的增加时，应考虑存在动脉僵硬的情况。这样的患者可以通过测定趾收缩压和趾臂指数，进行下肢动脉疾病的诊断，通常＜0.7 即可诊断下肢动脉疾病。趾动脉通常不涉及近端弹性动脉的钙质沉着，因此测量趾血压是一种敏感的诊断方法。测量时要在大脚趾或第二脚趾的近端放置一个小咬合袖带，用一种体积描记测量装置，测量趾动脉的变化，作为诊断和排除下肢动脉疾病的方法，快速、有效、费用低。当有小血管动脉闭塞性疾病存在时，可以测定足趾的灌注，可用于胫后动脉或足背动脉僵硬的患者，但需要小袖带和精细的技术确保准确性。

（四）双功超声

肢体双功超声可用于判断下肢动脉疾病的解剖位置和狭窄程度。诊断狭窄的定量标准是，根据收缩期血流度峰值、狭窄处或狭窄远侧与邻近狭窄上游收缩期血流速度的峰值比、有无湍流和动脉搏动。双功超声，诊断髂动脉到腘动脉的≥50% 腔径狭窄的敏感性和特异性，大都是 90%～95%。如果在第一个狭窄的下游有多处狭窄，检测下游狭窄的敏感性较低，为 60%～65%，可能是因为血液流速慢和有侧支血管。双功超声可用于治疗前决策的制定。该检查预测一名患者的解剖是否适合进行血管成形术的准确率为 84%～94%。双功超声可以代替动脉造影用于腹股沟下旁路移植时，选择最合适胫部血管进行远程吻合。可确定下肢动脉疾病的诊断、解剖定位和病变处下肢动脉狭窄的严重程度，用于选择进行介入或手术治疗。

（五）计算机断层扫描血管成像（CTA）

肢体的 CTA 检查可用于判断下肢动脉病变的解剖学位置和严重狭窄。在对 MRA 禁忌的患者，肢体的计算机断层扫描血管造影检查，可作为 MRA 的替代检查方法。CTA 检测闭塞病变准确性很好，敏感性和特异性达到 94%～100%。检测狭窄病变的准确性略低。CTA 和经导管血管造影在 85% 的情况下结果一致，但 CTA 的观察者间差异较大。CTA 因为扫描厚度的问题，会漏掉局限狭窄。与经导管血管造影相比，CTA 在诊断方面有一定的优势。三维成像可以在空间自由旋转，有助于评价偏心狭窄。CTA 时静脉注射的造影剂能充盈所有侧支血管，使闭塞远端动脉显影，而经导管的血管造影不能观察到闭塞的动脉远端。扫描从腹主动脉至足动脉，需要造影剂 100 ～ 180ml，获取图像时间为 35 ～ 66 秒，辐射剂量是经导管血管造影剂量的 1/4。CTA 也有不足，空间清晰度比数字减影血管造影低，静脉显影会掩盖动脉充盈，两侧下肢造影不对称，会导致 CTA 漏掉一些血管的动脉相。CTA 与 MRA 相比的优点是，植入起搏器或除颤器而不能进行 MRA 检查的患者，应用 CTA 较安全。计算机断层扫描血管造影有较高的清晰度，能提供血管壁钙化的图像。计算机断层扫描血管造影的缺点是，造影剂对氮质血症患者有肾毒性，还需要 X 线辐射。CTA 可用于筛选进行介入或手术血管重建的患者，有助于揭示与下肢动脉疾病表现相关的软组织诊断性信息。

（六）磁共振血管显像（MRA）

四肢 MRA，可用于诊断外周动脉病变的解剖位置和狭窄程度。MRA 和经导管血管造影的准确性接近。MRA 检测＞50% 狭窄的敏感性和特异性都在 90% ～ 100% 的范围，使用钆增强 MRA 时准确性最高。可用于筛选需介入干预的下肢动脉疾病患者，以及选择需旁路移植手术的下肢动脉疾病患者和手术吻合的部位；也可用于下肢动脉疾病患者血管重建术后的评价和检测。MRA 有其特有的局限性，因为湍流，MRA 会高估狭窄和闭塞的程度。金属夹会引起类似血管闭塞的假象。安置起搏器、除颤器和一些脑动脉瘤夹的患者，不能安全地接受扫描。造影剂偶尔会引起肌酐水平升高，以及对患者的肾毒性反应。评定外周动脉病变的解剖学和严重狭窄，筛选进行介入或手术血管重建的患者。

（七）血管造影

到目前为止，血管造影被认为是诊断下肢动脉疾病的“金标准”。从技术角度而言，导管越接近靶病变，图像质量越好，所需造影剂的量也越少。因此，选择和超选择放置导管有利于提高图像质量，尤其是在肾功能不全或更近端注射造影剂不能显像远程闭塞动脉时。外周血管造影并不经常应用多个体位投影，很大程度上是因为一次注射造影剂能够完整地显示大部分病变区域。X 线成像设备技术上的改进，包括使用数字减影技术增强图像质量和对病变的检测，这种改进和图像分辨率不断完善，使得应用造影剂能更好地识别受累血管区，也使检查更安全。与此同时，血管造影使用导管的小型化和可选择外形的多样化，进一步增加了这种标准技术的安全性。虽然血管造影是目前的“金标准”，但双功超声、磁共振和计算机断层扫描成像技术的巨大进步，使得在某些特定情况下（如 CLI 患者的下肢血液灌注差、膝以下血管在数字减影血管造影时难以识别），这些新手段优于血管造影。此外，双功超声、MRA 和（或）CTA 的无创成像方法，使在有创操作前进行的准备更充分。这些无创成像手段提供的信息，有助于识别病患血管、准备合适的器械，以及选择最好的手术入路。血管造影，是准备进行血管重建时评价外周血管疾病的解剖学特点的明确方法。血管造影的缺点包括：存在有创检查相关的风险。例如，与血管穿刺相关的风险（如出血、感染、血管破裂），造影剂的过敏反应，造影剂导致的肾毒性与有创技术和导管操作相关的典型并发症（如粥样硬化栓塞、撕裂、无意中造成血管壁破裂或穿孔），都是血管造影的不良事件。下肢动脉血流差的患者，胫足血管成像差，有时在数字减影时难以识别，需要进行多个体位的投影，以显示偏心病变。

七、诊断和鉴别诊断

（一）诊　断

因下肢动脉疾病轻重不一，所以诊断标准不尽相同。

1. **无症状者**　①下肢动脉硬化的高危人群。② ABI≤0.9。③如果 ABI 在 0.9 ～ 1.3，运动平板实验 ABI≤0.9 亦可诊断。④如果 ABI＞1.3，查双功超声异常可诊断。⑤计算机断层扫描血管成像（CTA）、磁共振血管显像（MRA）、血管造影异常。具备①加其余 5 项中任一项可诊断。

2. **间歇性跛行者**　①典型的间歇性跛行症状。② ABI≤0.9。③如果 ABI＞0.9，查运动平板实验、阶段压力测定或双功超声异常。④计算机断层扫描血管成像（CTA）、磁共振血管显像（MRA）、血管造影异常。具备①加其余 5 项中任一项可诊断。

3. **严重肢体缺血（CLI）**　①有缺血性静息痛、坏疽、伤口不愈合等慢性症状，查体足背动脉搏动消失。② ABI 或双功超声明显异常。以上两项即可诊断，如果想明确病变程度，可行计算机断层扫描血管成像（CTA）、磁共振血管显像（MRA）、血管造影检查。

4. **急性肢体缺血**　①典型的“5P”症状，即疼痛、无脉、苍白、麻木、运动障碍。② ABI＜0.4。以上两项即可诊断，如果想明确病变程度，可行计算机断层扫描血管成像（CTA）、磁共振血管显像（MRA）、血管造影检查。

（二）鉴别诊断

主要鉴别有症状者，间歇性跛行的鉴别，如神经根压迫、椎管狭窄、关节炎、静脉性跛行、慢性筋膜炎综合征。严重肢体缺血的鉴别多发性大动脉炎，血栓栓塞性脉管炎，神经性溃疡等。急性肢体缺血的鉴别，如动脉创伤、急性筋膜炎综合征、动脉夹层、动脉压迫（如腘窝囊肿）、高凝状态等。具体如下：

1. **多发性大动脉炎**　为主动脉及其分支的慢性、进行性，且常为闭塞性的炎症，亦称缩窄性大动脉炎。因受累动脉不同而表现不同的临床症状，以头和臂动脉受累引起的上肢无脉症为最多。

（1）病因和发病机制：尚不明确，可能因素有自身免疫性疾病；遗传因素；其他如感染及内分泌失衡等因素。

（2）病理：本病有两个临床阶段——即早期的活动期和慢性血管阻塞期。早期动脉病变，由中层的淋巴细胞浸润和有巨噬细胞的外膜组成，特别是在大动脉壁中的小滋养动脉及静脉部慢性血管阻塞期，其特点是病变动脉段的纤维增生导致血管壁的阻塞；病变多成阶段性，在两段之间的动脉壁可正常。

（3）临床表现：本病的发展大多较缓慢，亦偶有自行缓解者，因受累血管的部位、程度和范围不同，症状轻重不一。主要有全身性症状和局部症状两方面：全身症状主要在活动期出现，有发热、全身不适、食欲不振、出汗、面色苍白、消瘦等。局部症状根据受累血管的不同可分为 5 型：①头臂动脉型。即上肢无脉型，表现上肢易疲劳，严重者可有疼痛、发麻或发凉感觉。体征是单侧或双侧桡、肱、腋、颈等的动脉搏动消失，而下肢动脉搏动正常。②胸腹主动脉型。即下肢无脉型，症状是下肢产生麻木、疼痛、发凉感觉，易疲劳，严重者可有间歇性跛行。体征是下肢从股动脉开始，可有一侧或两侧动脉搏动减弱或消失，血压测不出或明显降低，上肢血压增高。③肾动脉型。无论是单侧还是双侧受累，均可引起持续、严重而顽固的高血压，体征即四肢血压升高。④肺动脉型。本型可无症状，亦可有肺动脉高压或右心室劳损的表现。⑤混合型。病变同时累及上述两组或两组以上的血管，从而表现相应的症状。实验室检查：血管超声和螺旋 CT 血管造影基本可明确诊断。

2. 雷诺综合征　本病少见，女性发病率高于男性，年龄多在 20 ～ 40 岁。是血管神经功能紊乱所引起的肢端小动脉痉挛性疾病，以阵发性四肢肢端对称的间歇发白、发绀和潮红为特点，常为情绪激动和受寒冷所诱发。

（1）病因：未完全明确，可能因素有：①中枢神经系统功能失调，使交感神经功能亢进。②血循环中肾上腺素和去甲肾上腺素含量增高。③肢体小动脉对正常生理现象表现出过度反应。④可能与遗传因素有关。⑤免疫和结缔组织疾病。病理病变初期可无明显变化，后期可见动脉内膜增生、弹力膜断裂和肌层增厚使小动脉管腔狭小、血流减少。

（2）临床表现：起病缓慢，多在受寒冷后发作，发作时手指肤色变白，继而发绀，常先从指尖开始后波及整个手掌。伴局部冷、麻、针刺样疼痛，此时腕部脉搏正常。持续 3 ～ 10 分钟可缓解，局部加温、揉擦、活动上肢等可使发作停止。严重者发作呈持续状态，伴局部组织营养性变化，如皮肤萎缩或增厚，指端坏疽等。实验室检查：有激发试验，指动脉压力测定，指动脉造影和低温指动脉造影等可明确诊断。

3. 血栓闭塞性脉管炎　是周围血管的慢性闭塞性炎症疾病，伴有继发性神经改变，主要发生在四肢的中小动脉和静脉，以下肢多见。临床特点是患肢缺血、疼痛、间歇性跛行、受累动脉搏动减弱或消失，伴有游走性血栓性浅表静脉炎，严重者有肢端溃疡或坏死。

（1）病因：不十分明确。可能因素：①吸烟。②内分泌紊乱。③自体免疫学说。④遗传学说。

（2）病理：主要发生在四肢血管，肉眼可见动脉萎缩变硬，动静脉间有炎症性粘连，血管腔内有血栓阻塞，阻塞呈阶段性。镜下可见病变初期动脉从内膜到外膜都有炎症，周围有非特异性肉芽组织。晚期血栓机化，中层收缩，动脉周围广泛纤维化。动脉、静脉、神经被周围的致密结缔组织包裹，形成坚硬条索。

（3）临床表现：多在寒冷季节发病，常从下肢肢端开始，逐步向足部和小腿发展，本病发展过程可分 3 期：①局部缺血期。症状是在受寒冷后觉足部麻木、发凉疼痛，走路时小腿酸胀、易疲劳、足底有硬胀感。逐渐加重可发生间歇性跛行，甚至静息时亦可出现下肢疼痛。体征是患肢动脉搏动减弱或消失。②营养障碍期。患肢麻木、怕冷和静息时疼痛更明显，夜间痛更甚。患肢动脉搏动消失，（趾）指甲增厚变形，皮肤干燥，甚至小腿肌肉萎缩。③坏死期。患肢可因外部损伤发生溃疡和坏疽，多局限在脚趾或足部，少有向上发展。实验室检查，动脉造影可明确诊断。

4. 原发性红斑性肢痛症　是一种肢端血管发生过度扩张所引起的疾病，临床上主要表现为在温热环境中阵发性肢端发红、皮肤温度增高和烧灼样疼痛。

（1）病因和发病机制：尚不十分清楚，有人认为是血管运动中枢的某些障碍所致。

（2）病理：本病常无明显病理解剖变化，不伴有局部组织的器质性异常和营养性改变。

（3）临床表现：起病急骤，常在温热环境中肢体下垂、站立或运动时引起发作或使发作加重。发作特点是，两足对称性、阵发性剧烈疼痛、疼痛多为烧灼样。体征表现为局部皮肤潮红充血，皮温增高伴出汗，足背和胫后动脉搏动增强。

5. 手足发绀症　是一种血管痉挛状态，四肢皮肤呈持续、均匀的青紫色，伴局部皮温降低，而四肢搏动正常。

（1）病因：不明，可能与内分泌功能失调有关。

（2）病理：主要特点是在常温下持续的毛细血管前小动脉痉挛，致血流减少、皮肤青紫和皮温降低，同时静脉张力减低，产生继发扩张，毛细血管中血液潴留，真皮乳头下静脉丛中含量低的血红蛋白量增加，引起皮肤青紫。

（3）临床表现：四肢末端，特别是手和前臂有持续均匀的青紫，而足和腿受累不显著，其他部位的肤色正常。青紫在寒冷环境中和情绪波动时加重，在温热环境中和运动时减轻，但通常不完全消失。实验室检查：甲皱微循环检查，示毛细血管袢较扩张，其内血流缓慢、停滞，血色暗红。管袢周围可有渗出，造成管袢周围轮廓不清。冷刺激实验常呈阳性。

6. **网状青斑** 网状青斑（livedo reticularis）是一种少见的功能性皮肤血管痉挛病，临床特点为，肢体和（或）躯干皮肤出现持续、对称的网状或斑片状青紫。其病理尚未明确。发病情况：首次发病多在儿童或青春期，但多见于20～30岁，女性或皮肤较白的人较常见。无季节性差异。

（1）病理：有特征性的皮肤循环血流动力学异常。显著和广泛的皮肤微动脉痉挛引起皮肤缺血，而毛细血管和静脉的无张力扩张，以及局部循环的淤滞，导致皮肤青紫。由于来自皮下组织的中央微动脉，从下面穿入皮肤和中心区毛细血管的树枝状分支，比周围毛细血管的张力稍大，血流稍快，引起的青紫围绕着中间的苍白区而呈网状改变。后期，可发生皮肤微动脉内膜增生和血管周围浸润，导致血管壁增厚。有些微动脉管控可因内皮增生和血栓形成而完全阻塞，导致血管梗塞和皮肤溃疡。在皮肤微静脉中，也可能见到类似的改变。

（2）临床表现：较轻型者非常常见，但易被遗漏或当作正常皮肤的变异。本病多发于外露的肢体部位，如手、前臂、踝部和小腿，但也可累及整个下肢或臀部，少数患者也可发生于颜面及躯干。皮肤呈持续、对称的网状或斑片状青紫，网状结构的中间皮色正常。青紫在寒冷环境中加重，抬高患肢和在温热环境中则减轻，但并不完全消失。检查患肢动脉搏动良好，亦无静脉功能不全的体征。一般无其他症状，有时可伴有多汗症，患肢发凉、麻木，足和腿的感觉异常或钝痛。偶尔，腿上的皮肤可有反复的溃疡形成，但足、趾的坏疽很少见。溃疡出现之前，可先在皮肤中出现压痛的结节，或在青紫区有水疱形成，水疱破溃即留下类似缺血性损害的浅表溃疡，常伴有明显疼痛。溃疡常持续，不易治愈。有些溃疡可在冬天出现，夏天愈合。

本病可分成3种类型：①大理石样皮斑（cutis marmorata）。婴儿多见，是较轻的一种。受冷后皮肤出现紫红色网纹或斑点状阴影，纹理较细。在温热环境中皮肤表现可逐渐消失。②特发性网状青斑。此型皮肤上紫红斑纹较明显，且范围较广，在温热环境中也不完全消失。伴有较高的高血压病发生率。③继发性网状青斑。常为全身性疾病的一个体征，如类风湿关节炎、风湿热、血小板增多症或特发性血小板减少性紫癜、白血病、某些神经系统疾病（如脑血管意外、反射性交感神经萎缩）、系统性红斑狼疮、结节性多动脉炎；冷球蛋白血症或来自腹主动脉瘤的胆固醇栓塞、全身性皮肤血管炎、金刚胺或β受体阻断药治疗等，又称为"症状性网状青斑"，青斑常持久存在，有时皮纹高出皮面有轻压痛，呈条索状，在条索状皮纹中可扪及小结节。

八、治 疗

治疗措施包括药物治疗、非药物治疗、手术治疗及联合治疗。药物治疗是基础，降血压、降血脂、降血糖及降体重，药物包括降压药物、降脂药物（主要是他汀类）、降糖药物及抗血小板药物。非药物治疗包括生活方式的改变及功能锻炼等。手术治疗包括传统的外科手术、目前流行的介入治疗及杂交手术。联合治疗即手术后配合药物治疗。必要的介入治疗、外科治疗和合理的药物治疗的联合应用是未来的发展方向。

治疗肢体缺血，特别是下肢缺血，应遵循的原则是，在保全生命的前提下，尽力挽救肢体，减低截肢平面，提高生活质量。肢体缺血性疾病多是全身性疾病的局部表现。急性肢体缺血在明确诊断后立即给予治疗，主要方法是手术及溶栓。慢性缺血所致疾病的治疗应重视处理相关的高危因素，如吸烟、高血压、糖尿病、高脂血症及同型半胱氨酸等。除处理高危因素外，早期使用血小板药物亦十分重要。

（一）无症状者

主要是降低心血管危险因素，动脉粥样硬化为全身性疾病，在治疗下肢动脉疾病过程中，为减少心血管事件的发生，需要终生治疗导致全身动脉粥样硬化的危险因素，包括吸烟、糖尿病、血脂代谢异常和高血压等，另外需要增加每日运动量和低脂饮食。

1. **降脂治疗**　降脂可以降低动脉硬化患者发生心血管事件及四肢动脉缺血事件的风险。降脂治疗首选他汀类，他汀类在治疗高血脂的同时，有确切的抗动脉粥样硬化的作用，现代理论认为，他汀类是抗动脉粥样硬化的基石，应用他汀类降脂治疗，可以使冠心病患者心血管事件死亡和非致死性心肌梗死的发生率降低 24% ～ 34%。有实验表明，降脂治疗可能改善间歇性跛行的症状。

降低心血管危险因素降脂治疗的建议。

Ⅰ类：为了使 LDL-C 降低到目标值≤100mg/dl，所有外周动脉疾病患者均应口服 HMG-CoA 还原酶抑制剂（他汀类，证据级别 B）。

Ⅱa 类：①下肢动脉疾病患者中发生缺血事件的极高危组，应采用 HMG-CoA 还原酶抑制药（他汀类），控制 LDL-C 值≤70mg/dl（证据级别 B）。② LDL-C 正常，HDL-C 降低，甘油三酯升高的下肢动脉疾病患者，采用纤维酸衍生物治疗可能有效（证据级别 C）。

2. **治疗高血压药物**　降压治疗使下肢灌注压下降，从而可能使跛行或 CLI 的症状加重，然而，绝大多数患者可以耐受治疗，下肢疼痛症状并无加重。为减少心血管事件的发生，这些患者应该得到恰当的治疗。降压治疗的同时，可以减少发生心血管事件，如减少脑卒中、心力衰竭和死亡的发生率。

治疗高血压药物建议。

Ⅰ类：①为减少患者发生心肌梗死、脑卒中、脑充血性心力衰竭和心血管事件死亡的危险性，无糖尿病的下肢动脉疾病患者，血压应控制至≤140/90mmHg，合并患有糖尿病和慢性肾功能不全的患者，血压应控制至≤130/80mmHg（证据级别 A）。②下肢动脉疾病患者可应用 β 受体阻滞剂，而不是禁忌（证据级别 A 级）。

Ⅱa 类：有症状的下肢动脉疾病患者应用 ACEI，可减少发生心血管事件的风险（证据级别 B）。

Ⅱb 类：ACEI 也可以用于无症状的下肢动脉疾病患者，以减少发生心血管事件的风险（证据级别 C）。

3. **糖尿病的治疗**　目前，还不知道控制血糖至理想水平，是否能降低并发下肢动脉疾病的糖尿病患者发生心血管事件的风险。但积极胰岛素治疗控制血糖至理想水平，可减少发生下肢动脉疾病事件的风险。

糖尿病的治疗建议。

Ⅰ类：并发有糖尿病的下肢动脉疾病患者，可进行适当足部护理，包括穿舒适的鞋，应用预防足部疾病的药物，每日检查，保持皮肤清洁、干爽，可局部应用保湿霜，皮肤破损和溃疡必须立即治疗（证据级别 B）。

Ⅱa 类：并发有糖尿病的下肢动脉疾病患者应积极控制血糖，糖化血红蛋白保持在 7% 以下，可以有效降低微血管并发症并可能减少心血管事件的发生（证据级别 C）。

4. 戒烟 吸烟作为动脉粥样硬化的危险因素是可逆的，停止吸烟，危险程度迅速下降。有研究表明，停止吸烟 1 年，血清 HDL–C 可增高到不吸烟者的水平；被动吸烟者同样血清 HDL–C 会下降，TG 的水平会升高，应给予足够重视。同时，与戒烟的患者相比，继续吸烟的下肢动脉疾病患者发生死亡、心肌梗死和截肢的潜在风险更大，而戒烟者的下肢动脉疾病患者，运动时间更长。

戒烟建议。

Ⅰ类：建议下肢动脉疾病患者戒烟并可进行戒烟治疗，包括行为纠正、尼古丁替代疗法或安非它酮（bupropion，证据级别 B）。

5. 抗血小板和抗凝药物 抗血小板治疗明确降低心血管事件的发生，同时可减少下肢动脉疾病患者缺血事件的发生，减少下肢动脉疾病患者疾病进展的风险。是四肢和心脑血管疾病的一级和二级预防用药。抗血小板最基本的药物是阿司匹林，如无禁忌需终身服用。如四肢动脉疾病并发冠状动脉和脑血管疾病，氯吡格雷可作为阿司匹林的代替品。

抗血小板和抗凝药物。

Ⅰ类：①抗血小板治疗可以减少下肢动脉疾病患者发生心肌梗死、脑卒中或血管性死亡的风险（证据级别 A）。②下肢动脉疾病患者每日口服 75 ～ 325mg 阿司匹林可减少发生心肌梗死、脑卒中或血管性死亡的风险，其效果确切、安全（证据级别 A）。③为减少下肢动脉疾病患者发生心肌梗死、脑卒中或血管性死亡的风险，每日口服 75mg 氯吡格雷可以代替阿司匹林（证据级别 B）。

Ⅲ类：口服华法林抗凝治疗，不能减少下肢动脉疾病患者发生缺血性心血管事件的风险（证据级别 C）。

（二）跛行的治疗

1. 锻炼 对于所有的间歇性跛行患者，实施指导性锻炼计划，可能是缓解跛行症状的最有效治疗方法。指导性跛行锻炼计划中规律行走，可以提高患者的行走速度、行走距离和行走时间，减轻每次行走或每段行走距离的跛行症状。有研究表明，指导性锻炼计划可比药物更有效地增加最大行走能力。

跛行锻炼治疗建议。

Ⅰ类：①有计划的辅导性锻炼是治疗间歇性跛行的基础（证据级别 A）。②辅导性锻炼每次至少 30 ～ 45 分钟，每周至少 3 次，持续至少 12 周（证据级别 A）。

Ⅱb 类：非辅导性锻炼计划效果不明确（证据级别 B）。

2. 跛行的药物治疗

（1）西落他唑：此药是 3 型磷酸二酯酶抑制剂，可以增加循环中一磷酸腺苷的浓度。具有抑制血小板聚集和血管舒张功能，并可降低血浆中胆固醇浓度。

西落他唑应用推荐。

Ⅰ类：①西洛他唑（每次 200mg 口服，每日 2 次）可使无心力衰竭的间歇性跛行患者症状改善和增加行走距离（证据级别 A）。②所有无心力衰竭但活动受限的跛行患者，应采用西洛他唑治疗（证据级别 A）。

（2）己酮可可碱：此药是甲基黄嘌呤衍生物。该药是改变血液动力学的药物。有些研究表明，己酮可可碱可以降低血液和血浆的黏性，增加红白细胞的可变形能力，抑制中性粒细胞的黏附和运动，并降低血浆纤维蛋白原的浓度。

己酮可可碱应用推荐。

Ⅱb类：①己酮可可碱（每次400mg，口服，每日3次）可替代西洛他唑，延长跛行距离（证据级别A）。②己酮可可碱治疗跛行，需要进一步确证（证据级别C）。

3. 跛行的血管重建治疗　包括跛行的介入治疗和外科手术治疗。由于个体差异性很大，应综合考虑以下几个因素选择血管重建治疗：症状严重；患者自觉明显影响行走；药物治疗效果有限；无明显并发症；血管解剖适合进行重建；可接受的风险获益比。术前需要进行超声、MRA、CTA或DSA检查，以确定采用腔内或外科手术方式。

（1）跛行的介入治疗：介入干预技术包括球囊扩张、支架、斑块切除术、激光切割球囊、热能血管成形和纤维蛋白溶解/纤维蛋白切除。介入治疗需根据病变部位和类型。

跛行的介入治疗推荐。

Ⅰ类：①介入治疗的指征。限制了工作和生活，临床表现提示介入干预可能会改善症状，以及对锻炼及药物治疗反应不佳和（或）有较理想的风险-获益比（证据水平A）。②髂动脉狭窄50%～70%，在干预前应测量压力差（应用和不应用血管扩张）（证据级别C）。③髂动脉病变球囊扩张效果不满意或失败时（如压力差持续存在、残余狭窄大于50%，或发生影响血流的夹层），可实时置入支架（证据级别B）。④支架置入术是治疗髂总动脉狭窄或闭塞的首选方法（证据级别B）。⑤支架置入术是治疗髂外动脉狭窄或闭塞的首选方法（证据级别B）。

Ⅱa类：球囊扩张治疗股动脉、腘动脉和胫动脉病变效果不满意或失败时（如压力差持续存在、残余狭窄大于50%，或发生影响血流的夹层），置入支架（或斑块去除、切割球囊、热能装置和激光）是有效的措施（证据级别C）。

Ⅱb类：①支架、斑块去除、切割球囊、热能装置和激光治疗股-腘动脉病变的疗效不确定（除非球囊扩张失败后的补救治疗）（证据级别A）。②裸支架、斑块去除、切割球囊、热能装置和激光治疗腘动脉以下病变的疗效不确定（除非是球囊扩张失败后的补救治疗）（证据级别C）。

Ⅲ类：①若无明显压力差，即使应用血管扩张剂后血流增加，仍不推荐介入干预（证据级别C）。②股、腘、胫动脉不推荐首选支架治疗（证据级别C）。③对于无症状的下肢动脉疾病患者，不推荐介入干预作为预防措施（证据级别C）。

（2）跛行的外科手术治疗

适应证：跛行通常不进展为有截肢危险的严重缺血，因此不需要外科干预。在缺血症状严重时，血流动力学数据支持下肢动脉疾病及跛行诊断方考虑手术指征：①经非手术治疗无明显功能改善。②肢体动脉解剖情况良好，可以维持术后的临床效果。③外科血管重建手术的心血管危险性低。

适应证推荐。

Ⅰ类：明显残疾、影响工作和生活、对锻炼及药物治疗效果有限，外科干预可能改善症状的跛行患者有外科干预的指征（证据级别B）。

Ⅱb类：动脉粥样硬化性闭塞进展迅速，50岁之前出现间歇性跛行，治疗后的效果差的患者，外科手术的疗效不确定（证据级别B）。

Ⅲ类：预防间歇性跛行患者出现截肢危险的严重缺血，不是外科手术的指征（证据级别B）。

术前评估：下肢动脉疾病与冠心病相关，有短期和远期的冠状动脉缺血危险，因此应该进行术前心血管危险评估。

术前评估推荐。

Ⅱb 类：应对计划行外科手术的下肢动脉疾病患者进行术前心血管危险性评估（证据水平 B）。

（三）严重肢体缺血（CLI）和挽救肢体的治疗

1．CLI **药物治疗**　药物治疗可以减轻患者的疼痛，促进损伤和皮肤溃疡的恢复，减少截肢手术危险，有时可称为外科血管重建手术的替代治疗方法。治疗的目的是充分改善血液循环以满足静息时肢体代谢的需要。

CLI 药物治疗推荐。

（1）静脉应用 PGE-1 或伊洛前列腺素 7 ～ 28 天可能减轻缺血性疼痛，并有助于 CLI 患者溃疡的愈合。但仅对一小群患者有效（证据级别 A，Ⅱb 类）。

（2）口服伊洛前列腺素不能降低 CLI 患者截肢或死亡的危险（证据级别 B，Ⅲ类）。

（3）己酮可可碱可能有益于改善 CLI 患者症状，但尚缺乏证据。

（4）西洛他唑可治疗间歇跛行，其在 CLI 患者中的治疗价值不明确。

（5）血管源性生长因子治疗 CLI 的效果未被证实，需要安慰剂对照试验进行研究（证据级别 C，Ⅱb 类）。

2．CLI **的血管内治疗**　CLI 被认为是静息时动脉灌注不能满足肢体代谢需求，可危及组织存活。在过去 10 年里，介入工艺和技术取得巨大进步，随着导管、指引导丝、球囊、和支架技术的发展，人们越来越多地采用经皮技术成功治疗 CLI。CLI 治疗的最佳方案是根据患者自身的情况决定的。应当考虑的因素包括，症状出现的急缓、并发疾病，以及动脉的解剖情况。首先应区别急性肢体缺血和由于血管侧支形成所致的亚急性或慢性肢体缺血。前者需要紧急行介入或手术治疗，而后者可以进行阶段性治疗，或视情况而定是否干预。CLI 患者若并存严重心、脑血管疾病，如心肌缺血、心肌病、充血性心力衰竭、严重肺部疾病或肾功能衰竭，那么，接受手术治疗时，发生相关并发症的风险性将增高。通常，这些患者应首选腔内治疗而非外科手术。对于腔内治疗，无论是取栓还是球囊扩张及支架置入技术都相对成熟，其优点是融诊断与治疗为一体，造影明确阻塞的部位、范围和程度，随即进行手术治疗，缩短了诊治时间，对于急性下肢缺血救治有重要意义。导管内注入造影剂后可明确并间接看到血管走行路径受阻部位，相对传统手术避免了盲目性。术后造影可对治疗效果进行评估。

CLI 的血管内治疗推荐。

I 类推荐：对于同时有流入道和流出道病变的 CLI 患者，应当先强调流入道病变的治疗（证据级别 C）。同时有流入道和流出道病变的患者，如果在流入道血管重建后症状或感染仍持续存在，应进行流出道血管重建（证据级别 B）。如果不明确流入道病变是否引起血流动力学改变，应在使用血管扩张药前后，测定跨病变的压力差（证据级别 C）。

（四）急性和慢性肢体缺血的溶栓治疗

经导管的动脉溶栓，已经被成功用于治疗由急性动脉闭塞所致的肢体急性缺血。它包括，动脉内局部使用溶栓药和使用机械血栓去除装置搅碎并清除血栓。溶栓治疗的优势在于，有严重并存疾病的临床情况复杂的患者，风险小于外科手术。

急性和慢性肢体缺血的溶栓治疗推荐。

I 类：14 天之内的急性肢体缺血经导管溶栓治疗是有效、有益的（证据级别 A）。

Ⅱa 类：机械去除血栓设备可作为一种辅助手段治疗急性肢体缺血（证据级别 B）。

Ⅱb 类：14 天以上的急性肢体缺血患者，可考虑应用经导管溶栓或取栓疗法（证据级别 B）。

（五）急性肢体缺血手术治疗

手术治疗的方法很多，包括传统的外科手术和介入手术，如取栓术、血管架桥移植术、内膜切除术、支架置入术等，具体采用什么术式需依据病情而定。还有目前比较流行的杂交手术，是指外科手术和血管腔内介入手术同时进行。适合于下肢缺血严重、高龄、全身状况较差，及下肢动脉多节段复杂病变患者。优点是避免了二次手术和麻醉，亦降低手术和麻醉的打击和风险；对患者打击小，适应证宽，术式简单，治疗相对彻底，效果好，并可以重复。目前，在髂动脉全程闭塞、髂动脉狭窄、股腘动脉病变、股腘动脉合并膝下动脉病变均已应用。对人造血管再闭塞的患者亦是一种较好的治疗方法，前景乐观。但因开展时间相对较短，仍需更多的经验及随访结果来证实。

（六）中医中药治疗

目前有研究表明，中药有明确的抗动脉硬化作用，对于有症状的肢体缺血患者，可以改善微循环，改善肢体血供，进而改善症状，减轻痛苦。对于西医疗法是一种比较好的补充和辅助方法。

九、下肢动脉疾病患者的预后

下肢动脉疾病患者，由于合并有冠状动脉疾病与脑血管疾病，而使心血管缺血事件增加 4 倍。该类患者的心血管缺血事件，均较肢体缺血事件更常见，冠状动脉疾病与脑血管疾病的发生率增加 2 ～ 4 倍，心肌梗死（MI）的危险增加 20% ～ 60%，冠心病事件导致的死亡危险增加 2 ～ 6 倍，脑卒中的危险增加约 40%。下肢动脉疾病患者的年死亡率为 4% ～ 6%，且在最严重者中死亡率最高。

60% ～ 80% 的下肢动脉疾病患者，有至少一支造影证实的冠状动脉病变。下肢动脉疾病患者，存在较为严重的冠状动脉病变，是非下肢动脉疾病患者的 5 倍。有 12% ～ 25% 的下肢动脉疾病患者，经超声证实有血流动力学意义的颈动脉狭窄。另一方面，确诊有冠状动脉与脑血管疾病的患者中，约 1/3 的男性与 1/4 的女性有下肢动脉疾病。因此，治疗中，医生应当注意患者常合并存在的冠状动脉与脑血管疾病。

肢体的预后情况，取决于动脉病变的范围、肢体缺血的程度、恢复足部动脉循环的可能性与是否及时。对于有慢性动脉闭塞性疾病及症状持续进展至 CLI（如有新伤口、静息性疼痛或坏疽形成）的患者，如不行血管重建，预后将非常差。对于急性闭塞事件（如有基础病变的小动脉突发栓子栓塞）的患者，肢体的长期预后情况，与在不可逆性组织缺血或神经损伤出现前是否及时和完全的进行血管重建有关。仅有跛行表现的患者，一般症状长期保持稳定，并不恶化或迅速改善。跛行病史本身并非是预测主要截肢危险的有效指标。ABI 减低和糖尿病患者，常进展为静息缺血性疼痛和缺血性溃疡有关。其他局部病理生理因素（如炎症因子与局部斑块破裂），可能与一些跛行患者发生肢体事件的不良临床过程有关。尚需要进一步阐述。

十、预　防

我们要根据疾病发展过程的各方面做好全面防线：①防发病。即一级预防，综合控制多重危险因素，预防或减少疾病发生，多学科共管防发病。②防事件。预防和减少发生缺血事件，如急性肢体缺血、脑卒中、急性心肌梗死等。③防后果。一旦发生缺血事件尽快血管重建，挽救生命。④防复发。如已经患病必须进入二级预防，即 ABCDE（阿司匹林、β 受体阻滞药、他汀类、控制血糖、饮食、运动、教育）。具体做法如下：

（一）综合防治多种代谢性危险因素

1. **控制血压达标** 血压控制达标已经成为降压治疗策略的核心。目前，我国高血压患者有 1.6 亿，血压控制率还相当低。影响血压控制达标的因素很多，坚持长期治疗，是影响血压控制达标的一个重要因素，采用合理的治疗方案，使患者有较高的依从性，较快实现降压效果，提高控制率，减少不良反应，从而预防缺血事件发生。

2. **规范降脂治疗** 血脂异常对血管的影响非常大，尤其是血清胆固醇或低密度脂蛋白。目前，我国成人血脂异常率达 18.6%，已经成为我国居民的一个重要公共卫生问题。我国居民血脂异常的知晓率、治疗率和达标率仍很低，需提高重视及治疗程度。调节血脂的药物有很多且需长期服用，要掌握好用药剂量和不良反应，最好在医务人员指导下服用。

3. **重视血糖** 糖尿病对外周血管的影响非常大，尤其是微血管。对于既往无糖尿病的患者，需定期查空腹血糖，甚至行 OGTT 检查。如果发现葡萄糖调节受损，应早期就医早期进行干预；如果是糖尿病患者，应在医生的指导下积极控制血糖达标。

（二）改变不良的生活习惯

1. **合理的膳食** 膳食总热量勿过高，以维持正常体重为度，我国轻体力劳动者，每日所需热量男性约为 2 400 卡，女性约为 2 100 卡。40 岁以上者应预防发胖。即使血脂无异常，也应避免经常食用过多含饱和脂肪酸为主的动物性脂肪和也含饱和脂肪酸的某些植物油，如肥肉、猪油、骨髓、奶油及其制品、椰子油、可可油等；避免多食含胆固醇较高的食物，如肝、脑、肾、肺等内脏，鱿鱼、墨鱼、牡蛎、鱼子、虾子、蟹黄、蛋黄等，以防血脂增高。如已有高脂血症且血脂持续增高，应食用低胆固醇、低动物性脂肪食物，如各种瘦肉、鸡、鸭、鱼肉，蛋白、豆制品等。

提倡饮食清淡，多食富含纤维素和维生素 C（如新鲜蔬菜、水果）和植物蛋白（如豆类及其制品）的食物。在可能条件下，尽量以豆油、菜籽油、香油、玉米油、茶油、米糠油等富含不饱和脂肪酸的油类为食用油。

2. **控制体重** 正常体重的简单计算方法为：身高（cm）－110= 体重（kg）。目前，国外多采用体重指数（body mass index；BMI）为指标。其计算公式为：体重（kg）/ 身高（m）^{2}。正常 BMI 为 18 ～ 25，超过 25 为过重或肥胖。应减少每日进食的总热量，食用低脂（脂肪摄入量不超过总热量的 30%，其中动物性脂肪不超过 10%），低胆固醇（每日不超过 250 ～ 300mg）膳食，并限制蔗糖和含糖食物，包括各种含糖饮料的摄入。

（三）重视心理问题

当今社会生活节奏快，生活压力大，尤其是生活在城市的人，心理压力过大引起焦虑抑郁等相关疾病，可增加血管事件的发生率。尤其是女性，心理健康十分重要，在生活中要重视调整精神和心理状态。

（四）适当的体力劳动和体育活动

参加一定的体力劳动和体育活动，对预防肥胖、锻炼循环系统的功能和调整血脂代谢均有裨益，是预防本病的一项积极措施。体力活动应根据原来身体情况、原来体力活动习惯和心脏功能状态来规定，以不过多增加心脏负担和不引起不适感觉为原则。体育活动要循序渐进，不宜勉强做剧烈活动，每周 3 次以上，每次 30 分钟以上的体育活动，可以预防肥胖。对老年人提倡散步（每日 1 小时，分次进行，共约 1 万步），做保健体操，打太极拳等。

（五）合理安排工作和生活

生活要有规律，保持乐观、愉快的情绪，避免过度劳累和情绪激动，注意劳逸结合，保证充分睡眠。

（六）提倡不吸烟、不饮烈性酒或大量饮酒

少量饮低浓度酒则有提高血 HDL 的作用，其中红葡萄酒可能还有抗氧化作用。但长期饮酒会引起其他问题，因此不宜提倡。

（七）定期监测

对于已经发现有血管病变或有血管事件及症状者应定期监测变化。

（八）坚持服药

在强调生活方式调整的同时，药物治疗对高危人群具有重要的作用。必须重视本病的一级及二级预防用药并坚持服用。

总之，随着社会的发展和人们知识水平的不断提高，对如何预防疾病的要求亦越来越多。作为医务工作者，有义务宣传和实施预防工作，努力提高公众对于四肢动脉疾病的风险意识，树立对本病科学的防治观念。

（赵晓玲　魏万林）

参考文献

[1] 实用内科学 (第 11 版). 北京：人民卫生出版社，2002.

[2] 内科学 (第 7 版). 北京：人民卫生出版社，2008.

[3] 胡大一，马长生. 心脏病学实践. 北京：人民卫生出版社，2008.

[4] 都本洁. 实用心血管病学. 北京：科学技术出版社，2010.

[5] 沈宗林，姬尚义. 缺血性心脏病. 北京：人民卫生出版社，2008.

[6] 胡大一，杨进刚编译. 外周动脉疾病诊疗指南. 上海：同济大学出版社，2006.

[7] 郭伟. ACCP/AHA 下肢动脉疾病治疗指南精读. 北京：人民卫生出版社，2008.

第十七章 肠系膜动脉粥样硬化性疾病

动脉粥样硬化性疾病，是随着人的年龄增长而出现的血管疾病，其规律通常是在青少年时期发生，至中老年时期加重、发病，且男性较女性多见。尤其是近年来，本病在我国有逐渐增多的趋势，成为老年人主要死亡原因之一。

动脉粥样硬化的病理变化，主要累及体循环系统的大型弹力型动脉（如主动脉）和中型肌弹力型动脉（以冠状动脉和脑动脉罹患最多，肢体各动脉、肾动脉和肠系膜动脉次之，脾动脉亦可受累），而肺循环动脉极少受累。病变分布多为数个组织和器官同时受累，但有时亦可集中在某一器官的动脉，而其他动脉则正常。最早出现病变的部位多在主动脉后壁及肋间动脉开口等血管分支处，因这些部位血压较高，管壁承受血流的冲击力较大，病变也较明显。本病病理变化进展缓慢，明显的病变多见于壮年以后，但明显的症状多在老年期才出现。根据病理解剖资料，同等程度的主动脉粥样硬化病理变化，我国较欧美人平均晚发生 10 ～ 15 年，同等程度的冠状动脉粥样硬化病理变化，则晚发生 15 ～ 20 年。现已有不少资料证明，实验动物的动脉粥样硬化病变，不论在早期或晚期，在药物治疗和停止饲喂致动脉粥样硬化饲料的一段时间后，病变可以消退。

作为全身性动脉粥样硬化症的表现之一，肠系膜动脉粥样硬化症的病因和病理变化，与其他部位的动脉粥样硬化相似。由于内脏动脉管腔狭窄或闭塞，在侧支循环不能代偿的情况下，可使器官和组织的血液供应发生障碍，产生缺血、纤维化或坏死。在临床上可引起消化不良、肠道张力减低、便秘与腹痛等症状。血栓形成时，可有剧烈腹痛、腹胀与发热。肠壁坏死时可引起便血、麻痹性肠梗阻及休克等症状。

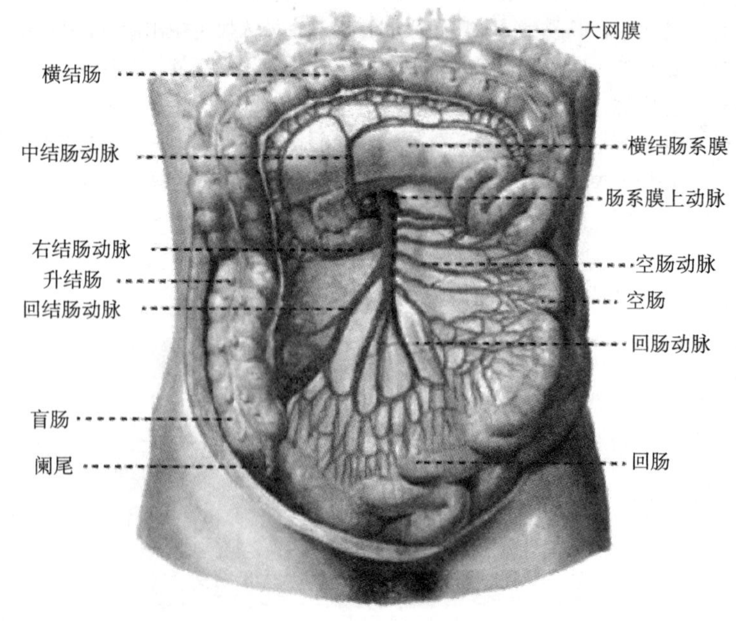

图 17-1 肠系膜上动脉及其分支

由于腹腔内脏循环存在广泛的解剖学沟通，肠系膜上血管缺血的转归，不仅与病变形式、部位、诊断和治疗有关，还与腹腔动脉、肠系膜下动脉、

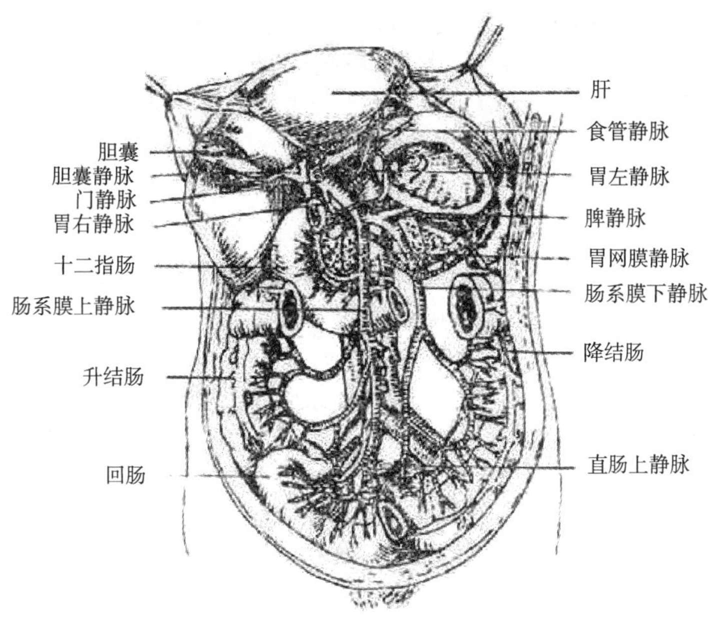

图 17-2　肠系膜血管示意图

门－体静脉之间彼此的沟通，有密切的关系（图 17-1、图 17-2）。多种因素决定肠系膜血管缺血的后果，可呈现肠道功能异常、黏膜坏死或肠梗死、坏疽。因为不同形式的肠系膜血管性疾病，在病因学、流行病学、病理生理学、诊断治疗学等多个方面存在极其复杂的共性和个性，所以本章将对肠系膜动脉粥样硬化症及其相关的一些静脉血管病变等进行综合介绍。

一、肠系膜血管性疾病

随着人口老龄化，肠系膜血管性疾病已不少见，其中发生于肠系膜动脉，特别是肠系膜上动脉者多于肠系膜静脉。因肠系膜血管急性血液循环障碍，导致肠管缺血坏死，临床上表现为血运性肠梗阻。肠系膜缺血性疾病，是这一类疾病的总称，是由各种原因引起的肠道急性或慢性血流灌注不足或回流受阻，所致的肠壁缺血坏死和肠管运动功能障碍的一种综合征。

（一）病因

肠系膜缺血性疾病可由下列原因引起。

1. **肠系膜动脉栓塞**　多见于肠系膜上动脉。栓子多来自心脏，如心肌梗死后的附壁血栓、心瓣膜病、心房纤颤、心内膜炎等，也可来自主动脉壁上粥样斑块。栓塞可发生在肠系膜上动脉出口处，更多见于远侧较窄处，常见部位在中结肠动脉出口以下。

2. **肠系膜上动脉血栓形成**　大多在动脉硬化性阻塞或狭窄的基础上发生，常涉及整个肠系膜上动脉，也有较局限者。

3. **肠系膜静脉血栓形成**　分原发性与继发性，原发性较少见。一般认为，主要与先天性的凝血障碍，如抗凝血酶Ⅲ因子、肝素辅佐因子、C 蛋白及 S 蛋白缺乏有关。也有学者认为，与继发性获得性凝血障碍有关，如门脉高压症、脾切除术后、肠系膜血管损伤、腹腔炎症、充血性心力衰竭、糖尿病、长期口服避孕药等。

4. **非阻塞性的肠系膜血管缺血** 多发生于充血性心力衰竭、心肌梗死等可导致低血流量、低灌注的疾病中。

（二）发病机制

凡全身血液循环动力异常、肠系膜血管病变，以及其他全身或局部疾病引起的肠壁缺血，均可引发本病。此病可累及全消化道，但以左半结肠较为常见，尤以结肠脾曲多见。这是由于结肠脾曲是由肠系膜上、下动脉末梢吻合部供血，对抗缺血的能力最弱，易于发生供血不足。

急性肠系膜血管缺血，是各种原因所致的肠系膜血管闭塞或血流量锐减，引起的肠壁缺血坏死和肠管运动功能障碍的一种综合征。其临床发病率虽低，但病情发展迅速，病情严重，病死率高达 20% 以上。

肠缺血可分为三期：I 期，为可逆性小肠或结肠炎，以黏膜坏死、糜烂、出血为特征，病变局限于黏膜层，可自愈；Ⅱ期，肠壁损害达到黏膜下层和肌层，可产生局部纤维性狭窄；Ⅲ期，透壁性坏死，死亡率高，常需要立即手术或介入性治疗。

（三）分类

肠系膜血管性疾病包括扩张性、狭窄性血管病及闭塞性血管病两类。前者主要指肠系膜上动脉瘤（superior mesenteric artery aneurysm，SMAA），表现为因瘤体引起的压迫或破裂，以及分支血管的栓塞，进而导致肠管病变；后者主要指肠系膜上动脉或静脉的狭窄或闭塞，表现为慢性和急性小肠的缺血性改变。

慢性肠系膜血管缺血性病变（chronic mesenteric ischemia，CMI）主要包括肠系膜上动脉狭窄或闭塞，以及慢性肠系膜上静脉血栓形成。

急性肠系膜血管缺血性病变（acute mesenteric ischemia，AMI）主要包括肠系膜上动脉栓塞（superior mesenteric artery embolus，SAME）、肠系膜上动脉血栓形成（superior mesenteric artery thrombosis，SMAT）、非闭塞性肠系膜缺血（non-occlusive mesenteric ischemia，NOMI）和肠系膜上静脉血栓形成（superior mesenteric venous thrombosis，SMVT）。

早在 1967 年，Ottinger 就将急性肠系膜血管缺血性病变分为动脉栓塞、动脉血栓形成、静脉血栓形成和非阻塞性肠系膜缺血 4 种类型，此分类沿用至今。

（四）临床表现

根据肠系膜血管阻塞的性质、部位、范围和发生的缓急，临床表现各有差别。一般阻塞发生过程越急，范围越广，表现越严重。动脉阻塞的症状又较静脉阻塞急而严重。

肠系膜上动脉栓塞和血栓形成的临床表现大致相仿。一般发病急骤，早期表现为突然发生剧烈的腹部绞痛，恶心呕吐频繁，腹泻。腹部平坦、柔软，可有轻度压痛，肠鸣音活跃或正常。其特点是，严重的症状与轻微的体征不相称，全身改变也不明显，但如血管闭塞范围广泛，也可较早出现休克。

随着肠坏死和腹膜炎的发展，腹胀渐趋明显，肠鸣音消失，出现腹部压痛、腹肌紧张等腹膜刺激征。呕出暗红色血性液体，或出现血便；腹腔穿刺抽出液也为血性。血象多表现为血液浓缩，白细胞计数在病程早期便可明显升高，常达 20×10^9/L 以上。

肠系膜上动脉血栓形成的患者，常先有慢性肠系膜上动脉缺血的征象。表现为饱餐后腹痛，以致患者不敢进食而日渐消瘦，和伴有慢性腹泻等肠道吸收不良的症状。当血栓形成突然引起急性完全性血管阻塞时，则表现与肠系膜上动脉栓塞相似。

肠系膜上静脉血栓形成的症状发展较慢，多有腹部不适、便秘或腹泻等前驱症状。数日至数周后可突然剧烈腹痛、持续性呕吐，但呕血和便血更为多见，腹胀和腹部压痛，肠鸣音减少。腹腔穿刺可抽出血性液体，常有发热和白细胞计数增高。

（五）诊断

本病的诊断主要依靠病史和临床表现，CT 血管显像和选择性肠系膜血管造影可确诊。但肠系膜静脉血栓形成的早期诊断较为困难，部分患者因肠坏死行剖腹探查时才得以确诊。该病发病较慢，当急性完全性血管阻塞时，可出现剧烈腹痛并有腹膜刺激征。非阻塞性的肠系膜血管缺血的临床表现，与急性肠系膜动脉栓塞相似，惟过程较慢。

1. **常规检查**　腹部 X 线平片显示，受累小肠、结肠轻度或中度扩张胀气，晚期由于肠腔和腹腔内大量积液，平片显示腹部普遍密度增高。但早期部分患者腹部平片或立位腹透，可为阴性，有些患者可有肠梗阻表现。

超声检查有较高诊断价值，可为临床提示诊断，但有研究报道其误诊率较高。

2. **血管造影**　选择性动脉造影对诊断有重要意义，早期可有助于鉴别血管栓塞、血栓形成或痉挛，并可同时给予血管扩张药等治疗。在临床上缺乏剖腹探查的指征时，血管造影是早期诊断可疑的肠系膜血管性疾病的最有价值的方法。但当患者出现中毒性休克等危重表现时，不宜行造影检查

3. **螺旋** CT　虽然血管造影被认为是肠缺血检查的金方法，但系创伤性检查，故很少使用。目前，肠缺血病例常首选螺旋 CT 血管显像检查，主要有两方面的原因：①有助于发现受累肠袢和肠系膜缺血病变。②有助于发现病因（动脉硬化、血栓、闭塞、肿瘤侵犯及外伤）。CT 检查技术对于发现和诊断肠缺血极为重要，有学者采取口服低密度对比剂（水 500 ～ 1000ml），发现优于高密度对比剂；低密度对比剂不干扰三维重建效果，能很好显示肠系膜血管及其分支；肠腔内低密度对比剂使肠壁强化显示更佳。其主要表现如下。

（1）肠壁增厚：正常情况下，胃壁厚度＜5.0mm，胃窦部、贲门部略厚；小肠肠壁厚度为 1 ～ 3mm；在适度伸展情况下结肠肠壁厚度为 1 ～ 3.5mm。有学者对 45 例肠缺血螺旋 CT 扫描结果进行分析，发现肠壁增厚 42 例，占 93.3%，其中小肠肠壁厚度大于 3.5cm 的 25 例，占 59.5%，胃壁大于 5.0mm、结肠肠壁厚度大于 4.0cm 的 17 例，占 40.5%，其中 8 例增厚的肠壁达 7 ～ 10mm，占 17.8%，5 例呈节段性受累，平均受累的总长度为 19cm。

（2）肠腔扩张、积液、积气：有报道在 45 例肠缺血中，发现肠腔扩张、积液、积气 28 例，占 62.2%，其中有 13 例小肠壁积气；6 例胃壁、胆囊壁和门静脉及分支内大量积气；8 例结肠扩张、积液和积气、升结肠壁内积气；1 例乙状结肠壁明显水肿，下消化道造影呈“腊肠样”僵硬。

（3）肠系膜水肿、积液、腹水：有学者对 45 例肠缺血螺旋 CT 扫描结果进行分析，发现肠系膜水肿、积液、腹水 18 例，占 40%。表现为肠系膜密度减低，腹腔内有游离液体密度，其中 3 例为稍高密度的血性液体。

（4）肠壁密度的变化：在 45 例肠缺血中，发现肠壁密度的变化 21 例，占 46.7%，肠壁密度增高的 9 例，肠壁密度减低的 12 例，肠壁出血的 3 例。增强扫描肠壁轻度强化或不强化，出现“晕征”或“靶征”的 18 例。

（5）门静脉及分支内积气：45 例肠缺血中，发现门静脉及分支内积气 6 例，占 13.3%。表现为门静脉及分支内和（或）管壁内多少不等的气体密度。

（6）肠系膜血管的改变：有研究发现，肠系膜血管的改变占 77.8%（35/45），表现为肠系膜上动脉平扫呈密度增高，增强后不强化，其他邻近动脉血管明显强化；肠系膜上静脉增粗，密度增高，增强后密度明显低于下腔静脉；在 45 例肠缺血中，有 2 例伴有脾静脉、5 例伴有门静脉强化减弱，管腔变细。

因此，随着螺旋 CT 的普及应用，尤其是多排螺旋 CT 的临床应用，对肠缺血的诊断水平不断提高有重要意义。

六、治疗

急性肠系膜血管缺血一经确诊，必须立即进行处理。腹痛 8 小时以内无腹膜刺激征者可考虑给予手术治疗，手术治疗中肠切除术最常用。肠系膜上动脉栓塞早期（12 小时以内），应积极开展取栓术，可避免肠坏死或缩小肠切除的范围。动脉血栓形成，大多数伴有动脉粥样硬化，可选择自体大静脉行旁路手术，即肠系膜上动脉－腹主动脉“搭桥”手术；当血流重建后，观察肠管的情况，如有坏死，待界线清楚后行肠切除。

肠系膜静脉血栓形成者，就诊时往往已有肠坏死，应考虑手术探查。肠系膜上静脉血栓形成需施行肠切除术时，切除范围应包括全部有静脉血栓形成的肠系膜，否则术后静脉血栓有继续发展的可能。术中发现小肠大范围坏死者，要尽量保留有活力肠管。手术后应继续抗凝治疗，防止血栓再次形成。

总之，急性肠系膜血管缺血性疾病，临床常因认识不足而误诊，一旦发生广泛的肠梗死，预后凶险，死亡率较高。

二、急性肠系膜动脉栓塞或血栓形成

急性肠系膜动脉堵塞（acute obstruction of the mesentericartery）的原因，多为心源性栓子脱落阻塞动脉，或动脉硬化继发血栓阻塞管腔，即动脉栓塞或血栓形成，两者的发生率相近，分别为 55% 与 45%。最终导致相应组织梗死，其严重程度取决于动脉基础病变、梗死的快慢、程度和侧支循环等情况。急性肠系膜上动脉堵塞多见于 60 ～ 80 岁的老年人，男多于女。引起肠系膜上动脉发生栓塞的栓子多来源于心脏。患者常有心脏病史，如心脏瓣膜病、多种原因所致的心房颤动、心肌梗死和细菌性心内膜炎等。来自心房内的血栓、附着于瓣膜上的赘生物、附壁血栓及动脉硬化后形成的斑块等如发生脱落，均可随血液循环而阻塞肠系膜上动脉。而血栓形成多见于动脉硬化造成的管腔狭窄部，此处因血流缓慢，故易导致血栓形成（图 17-3）。此外，其他因素如脾切除等手术后、长时间的脱水、休克及血液高凝状态也是引起肠系膜上动脉血栓形成的常见原因。

（一）病因

血管本身的病变和血流灌注不足，是引起大多数急性肠系膜上动脉堵塞的两个主要因素，其次是细菌感染。在原有广泛动脉硬化的基础上，亦可发生在夹层动脉瘤、系统性红斑狼疮、长期口服避孕药或血液高凝状态，造成急性肠系膜上动脉缺血、血栓形成或栓塞。

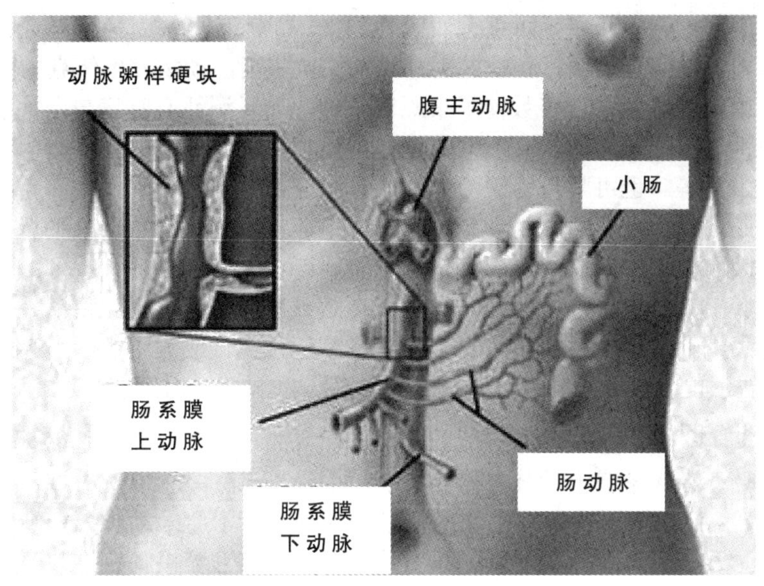

图 17-3　肠系膜血管狭窄示意图

1. **血管疾病**　主要是动脉粥样硬化、动脉栓塞或血栓形成。此外，多发性结节性动脉炎、类风湿关节炎、糖尿病等疾病也可同时并发小血管的动脉炎。病变常累及肠系膜上动脉的主干及其分支，有时发生在小动脉，在肠系膜上动脉最易发生于腹主动脉开口的 2cm 以内。肠系膜上动脉自腹主动脉斜行分出，故体循环中的栓子极易进入该动脉形成栓塞（图 17-4）。

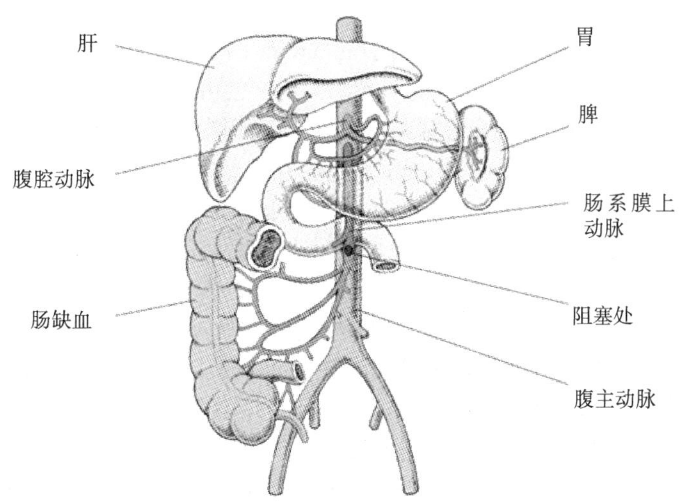

图 17-4　肠系膜上动脉栓塞示意图

2. **血流灌注不足**　动脉硬化患者血管腔狭窄时，虽然血液供应尚可维持肠管的正常活动。但储备能力已降低，任何原因的血压下降均有可能导致血供不足，发生梗死，特别是患者伴有夹层动脉瘤、系统性红斑狼疮等疾病时更易发生。

3. **细菌与细菌毒素**　正常情况下，肠道内菌群保持动态平衡，肠道缺血，肠壁防御能力减低时，细菌即侵犯肠壁，可引起假膜性肠炎、手术后肠炎、急性坏死性肠炎、急性出血性肠炎等。动物实验表明，肠缺血后，如加用抗生素，动物发生休克的比率下降。

急性肠系膜动脉堵塞中，多数栓子来源于心脏，如风湿性心脏病与慢性心房颤动的左心房，以及急性心肌梗死后的左心室，或以往心肌梗死后形成的壁栓，心内膜炎，瓣膜疾病或瓣膜置换术后等。也可是自行脱落的，或是经心血管导管手术操作引起的脱落，偶有原因不明者。肠系膜上动脉从腹主动脉呈锐角分出，本身几乎与主动脉平行，与血流的主流方向一致，因而栓子易进入形成栓塞。

急性肠系膜上动脉血栓形成，几乎都发生在其开口原有动脉硬化狭窄处，在某些诱因如充血性心力衰竭、心肌梗死、失水、心输出量突然减少，或大手术后引起血容量减少等影响下产生；偶尔也可由主动脉夹层，口服避孕药，医源性损伤而引起。

（二）病理生理

栓子通常堵塞在肠系膜上动脉自然狭窄部，如在空肠第一支的远端结肠中动脉分支处，或是更远的部分；而血栓形成都发生在肠系膜上动脉的第 1 厘米动脉粥样硬化部分。不论是栓子或血栓形成，动脉被堵塞后，远端分支即发生痉挛；受累肠管呈苍白色，处于收缩状态。肠黏膜不耐受缺血，急性肠系膜动脉闭塞 10 分钟后，肠黏膜的超微结构即有明显改变，缺血 1 小时后，组织学上的改变即很清楚，黏膜下水肿，黏膜坏死脱落。

急性缺血的初期，肠平滑肌收缩，其后因缺血而松弛，血管痉挛消失，肠壁血液淤滞，出现发绀、水肿，大量富含蛋白质的液体渗至肠腔。缺血后短时间内，虽然病理生理改变已很明显，如动脉血流恢复，小肠仍具有活力，但将有明显的再灌注损伤。缺血继续长时间后，肌肉与浆膜将坏死，并出现腹膜炎，肠管发绀或暗黑色，浆膜呈潮湿样，易破，有异味，肠腔内细菌繁殖，毒性产物被吸收，很快因中毒与大量液体丢失，而出现休克与代谢性酸中毒。

血管闭塞在肠系膜上动脉出口处，可引起 Treitz 韧带以下全部小肠，以及右半结肠的缺血坏死；较常见的部位是在结肠中动脉出口以下，也可引起 Treitz 韧带和回盲瓣之间的大部分小肠坏死；闭塞愈靠近主干远端，受累小肠范围愈小；当轻度缺血得到纠正后，肠黏膜将再生，新生的绒毛形状不正常，有萎缩，并有暂时性的吸收不良，其后逐渐恢复，部分坏死的肠组织，瘢痕愈合以后出现小肠节段性狭窄。

肠系膜上动脉以终末血管分支到肠管，主干堵塞后，其侧支不能代偿；堵塞处发生血栓，并向远端延伸。首先出现小肠缺血性痉挛，1 ～ 2 小时后缺氧的肠壁出现水肿，先出现在黏膜，继之扩展到浆膜层；随后肠管静脉发生栓塞，肠壁的毛细血管充血，甚至破裂出血，继而发生溃疡和坏死；肌层对缺氧的耐受性差，最终肠壁全层坏死。

此时肠壁有广泛溢血，肠腔内也有大量渗出，并渗透至腹腔内，导致循环血量减少；肠道内细菌繁殖，并透入腹腔，使渗液中带有臭味，严重者可出现肠坏死、肠穿孔及腹膜炎；细菌内毒素的吸收和低血容量，使患者出现休克，预后很差；未发生穿孔的较深层损伤，可并发肠壁纤维化和瘢痕形成，肠壁增厚，发生狭窄。

（三）临床表现

肠系膜上动脉栓塞或血栓形成均造成缺血，故两者的大多数临床表现相同。患者以往有冠心病史或有心房纤颤，多数有动脉硬化表现。约有 1/3 的栓塞患者曾有肢体或脑栓塞史；血栓形成的症状不似栓塞急骤，仅少数患者在发病后 24 小时内入院，而栓塞患者 90% 都在 1 天以内就医。

剧烈的腹部绞痛是最开始的症状，难以用一般药物所缓解，可以是全腹性，也可是脐旁、上腹、右下腹或耻骨上区，初期由于肠痉挛所致，其后有肠坏死，疼痛转为持续，多数患者伴有频繁呕吐，呕吐物为血水样。如同时伴有便意频繁，则是急性梗死性肠系膜缺血的典型症状，而非梗死性缺血很少有便意或急性排便。

疾病早期腹部体征与症状明显不符合，腹肌无紧张，压痛也不明显，肠鸣音可以正常或亢进，但随着缺血的加重，腹胀、肠鸣音明显减弱，出现肌紧张、压痛和反跳痛，以浆膜炎和穿孔性腹膜炎为其特征。可伴有发热，心动过速，低血压，白细胞增高和核左移；血清或腹腔液中磷酸盐升高，尿中磷酸盐排出增多。常提示有严重的肠壁损伤，晚期可有酸中毒。

肠系膜上动脉栓塞的临床表现因栓塞的部位、程度和侧支循环状况而异。Bergan 提出，急性剧烈腹痛、器质性心脏病和强烈的胃肠道排空症状（恶心、呕吐或腹泻），为急性肠系膜上动脉栓塞的三联征。腹痛是最常见的症状，常以突发脐周绞痛开始，可伴有心率增快，肠鸣音早期可亢进，随肠缺血、肠道坏死程度加重，肠鸣音减弱，腹痛加重，同时出现呕吐、腹胀、排出黏液血便、发热及腹膜炎表现，最后出现肠鸣音消失，脱水和休克，提示病变已不可逆。

急性肠系膜上动脉血栓形成，是指该动脉本身有一定病变基础，在一定诱因下形成血栓。主要的病变基础为动脉硬化，其他尚有主动脉瘤、血栓闭塞性脉管炎、结节性动脉周围炎和风湿性血管炎等。低血容量或心排血量突然降低、脱水、心律失常、血管收缩药或过量利尿药为常见的诱因。肠系膜上动脉血栓形成好发于动脉开口部，并常涉及整个肠系膜上动脉，因此病变可涉及全部小肠和右半结肠；如血栓形成较局限，则梗死范围较小；由于发病前肠系膜上动脉已有病变，因此发病后腹痛的剧烈程度，常不如肠系膜上动脉栓塞。

急性肠系膜动脉堵塞的并发症主要为：①在发病初期出现消化道出血表现，患者呕吐物常为一种不含凝血块的暗红色胃肠液和排出血水样便。②在发病 6 ～ 12 小时后，患者就可能出现麻痹性肠梗阻。③晚期出现腹膜刺激和中毒性休克。

（四）实验室检查及特殊检查

1. **血液检查**　肠系膜上动脉栓塞白细胞常超过 20×10^9/L，血清淀粉酶（CPK）升高，随病情进展而不断增高，72 小时逐渐恢复。血清乳酸脱氢酶（LDH）及其同工酶、血清无机磷都有增高。天门冬氨酸氨基转移酶（AST），LDH 和 CPK 对肠系膜上动脉血栓形成诊断有参考价值。

血液实验室检查，在早期诊断中没有帮助。在肠坏死之前，还没有诊断肠系膜上动脉栓塞的敏感而特异的指标。有报道称，肠系膜上动脉栓塞患者血浆中 D- 二聚体均升高，敏感性很高，可作为肠系膜上动脉栓塞早期诊断指标，其阴性预测值很高，即 D- 二聚体不高，除外肠系膜上动脉栓塞的把握很大。

2. **腹部 X 线检查**　腹部 X 线平片难以明确有肠缺血的现象，在早期仅显示大、小肠有中等或轻度胀气，随病情进展可见肠腔内气、液面，以及数小时后仍无变动的肠袢，出现肠梗阻影像。晚期麻痹性肠梗阻时，胀气肠管至结肠中段突然中断。

3. **彩色多普勒超声显像**　彩色多普勒超声显像能直接显示肠系膜上血管及其毗邻结构，可见与血管腔内径等大的强回声团块影堵塞血管腔，腔内未能检测出彩色血流及频谱多普勒信号。可对疑为急性肠系膜上动脉闭塞病例进行筛选；但由于受胀气肠袢的影响，确诊率不高，如能探到肠系膜上动脉内血栓图像，可为临床提供重要的诊断信息，结合临床表现提示可有手术探查指征。

多普勒超声显像已成为筛选腹腔动脉和肠系膜上动脉的重要无创手段。肠系膜上动脉收缩期峰速>275cm / 秒或无血流信号，提示存在>70% 的狭窄，其敏感性和特异性均>80%。血管超声可以评估肠系膜上动脉和门静脉血流，但其缺点是只能用于主干血管近端部分的评估，对分支血管病变易漏诊；另外超声受个体差异影响大。

4. CT 检查 非增强 CT 中，能直接显示肠壁及血管内的血块，也可发现硬化斑块、血管狭窄、侧支循环情况等，但增强 CT 更具诊断价值，增强 CT 对肠系膜血管的显影较好，有助于明确诊断；有学者建议，不明原因的腹部剧烈疼痛，只要患者情况允许，应进行增强 CT 的检查。对于肠系膜上动脉栓塞，血管近端显影而远端不显影，是栓塞的主要表现；而近端不显影，通常是肠系膜上动脉血栓形成的表现（图 17-5）。

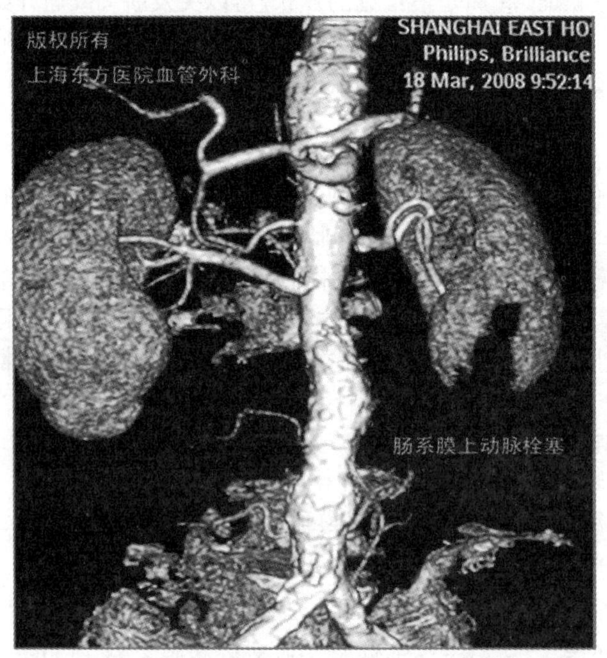

图 17-5 肠系膜上动脉栓塞 CT 血管成像

近年来，多层螺旋 CT 在临床逐渐普及，使本病的诊断有了新的方法。多层螺旋 CT 增强扫描速度较快，在较短的时间内能获得优质的图像，能不受肠管气体干扰，除可发现肠系膜上动脉主干因栓塞而充盈缺损外，尚可见肠管壁强化减弱，肠壁增厚，肠系膜水肿，腹水。并且其功能强大的 3D 软件能进行多种重建，采用最大密度投影（MIP）及容积再现（VR）等技术，可以清晰显示肠系膜血管及其主要分支，对于病变的定性、定位都有很高的诊断价值。MIP 重建，可以清楚显示腹主动脉的三级分支，在描绘腹腔干和肠系膜动脉的开口、走行及变异等方面，可以取代创伤较大的插管造影，能真实反映充盈造影剂的血管腔，有效区别血管壁钙化，分辨率相对高。另外，CT 检查是无创检查，患者易于接受，其费用也较便宜。对于临床不明原因的胸腹痛患者，要想到本病可能，尽早行螺旋 CT 检查，以早期发现病变，为治疗赢得时间。

5. MRI　MRI 在评估腹腔干、肠系膜上动脉主干上是有用的，但 MRI 不能充分显示非闭塞性的低血流状态，以及末梢血管的栓塞情况。三维 CE-MRA（Contrast-enhanced MRA），在诊断所有的腹腔动脉狭窄的病变中敏感性是 100%，特异性是 87%，是诊断硬化斑块、血管狭窄的良好方法。

6. **腹部选择性动脉造影**　对本病有较高的诊断价值，它不但能帮助诊断，还可鉴别是动脉栓塞血栓形成或血管痉挛，是诊断急性肠系膜上动脉闭塞最可靠的方法。动脉造影有助于早期诊断，也有利于治疗方法的选择，CT、MRI、腹腔镜检查对早期诊断虽有一定帮助，但都不如动脉造影直观、准确。当疑有肠系膜动脉闭塞时，在有条件的医院应行肠系膜上动脉造影。

栓子倾向于栓塞在肠系膜上动脉主干起始处的远侧或其分支内。栓塞近侧有造影剂充盈，而其远侧血管不显影。血栓形成通常在该动脉起始部 3cm 内，表现为血管突然中断，可伴有反应性血管收缩，管径普遍变小，因有侧支循环形成，故梗阻远端可有不同程度的充盈。非闭塞性肠系膜缺血肠系膜上动脉及其分支有各种不同的表现：弥漫性狭窄，肠系膜上动脉多数分支起始部局限性狭窄，肠系膜上动脉分支狭窄和扩张交替，动脉弓痉挛，壁内血管充盈不足等。小栓子则表现在肠系膜动脉的分支有闭塞现象，有时还可发现肾动脉或其他内脏动脉有阻塞。血管痉挛显示为血管影有缩窄但无中断。

血管造影明确病变的性质与部位后，动脉导管可保持在原位上给予血管扩张药，如罂粟碱、苄胺唑啉（regitine）等，以解除栓塞后引起的血管痉挛，并维持至手术后，药物结合取栓术或栓塞病变治疗后，可有利于提高缺血肠的成活率，术后还可利用这一导管再次造影以了解肠系膜血管循环的状况。

7. **放射性核素检查**　用放射性核素铟或锝标记血小板的单克隆抗体，注射人体后行 γ 照相，能显示急性肠系膜闭塞的缺血区。

（五）诊断

1. **诊断要点**　有下列几点者应考虑到本病的可能性。

（1）风湿性心脏病、心房纤颤、细菌性心内膜炎、心肌梗死及动脉粥样硬化症等。

（2）突发腹部剧烈、异常绞痛且呈持续性，并逐渐加重，而体征早期不明显者。

（3）腹痛、腹泻伴血水样便和恶心、呕吐者。

（4）近期腹部手术后有不典型腹痛、腹胀、血水样便而腹膜刺激征不明显者。

彩色多普勒超声显像检查有助于确诊，而 CT 血管显像和肠系膜血管造影或 DSA 检查能准确作出诊断，是确诊的金标准。

2. **早期诊断**　腹痛的性质、部位及病程演变的过程，与其他急腹症的发作形式有许多相同之处，因其缺乏明显临床特征，发病率仅占肠梗阻患者总数的 0.23% ～ 0.7%。因此，临床医生常对此病认识不足，误诊率高。直至晚期出现腹膜刺激和中毒性休克时，虽经积极治疗但由于内环境已严重失衡而丧失良机。早期腹部多无固定压痛、肠鸣音活跃或亢进，易误诊为其他疾病。

在发病 6 ～ 12 小时后，患者就可能出现麻痹性肠梗阻，此时有明显的腹部膨胀，压痛和腹肌紧张、肠鸣音减弱或消失等腹膜炎的表现和全身性反应。在发病初期出现消化道出血表现，患者呕吐物常为一种不含凝血块的暗红色胃肠液和排出血水样便，是由于急性肠系膜动脉堵塞使肠壁缺血、缺氧、肠黏膜坏死，血浆渗出至肠腔所致。

患者病前如有心脏及动脉栓塞病史，更应高度警惕本病的发生。因此，对有心脏及动脉硬化病史，骤发剧烈腹痛，并持续加重，一般止痛药无效，同时伴有胃肠道出血，应视为急性肠系膜上动脉闭塞的早期征兆。临床称其为急性肠系膜血管闭塞 Bergan 三联征，即剧烈而没有相应体征的上腹和脐周疼痛，器质性和并发房颤的心脏病，胃肠道排空表现等。

但要注意，一些老年患者及脑梗死患者对疾病的反应程度和表述能力减弱，应更注重查体的阳性结果和病情的变化。腹腔穿刺抽出血性腹水，应考虑肠系膜动脉堵塞的可能，但须与胰腺炎、肠绞窄等疾病鉴别。

（六）鉴别诊断

1. **消化性溃疡穿孔** 胃、十二指肠溃疡穿孔后，表现为上腹部剧痛并迅速遍及全腹，伴腹肌板样强直，全腹有压痛及反跳痛。肠浊音界缩小或消失。X 线显示膈下、腹腔内有游离气体；患者既往多有溃疡病史。

2. **急性肠梗阻** 表现为腹部膨隆，腹痛剧烈呈阵发性加剧，体检可见肠型或逆蠕动波，肠鸣音亢进呈气过水声或金属音调；麻痹性肠梗阻时，则肠鸣音减弱或消失；腹部 X 线透视或平片检查可见肠腔内有多个阶梯状液平面；少数患者既往有腹部手术史。

3. **急性胰腺炎** 由于急性胰腺炎和急性胆囊炎的疼痛部位与本病疼痛性质有相似之处，故二者的鉴别也甚为重要。一般而言，急性胰腺炎的疼痛更加剧烈，呈刀割样痛者较多见。疼痛部位除上腹部外，还可位于中腹部和左上腹，疼痛可以向腰背部放射；血、尿淀粉酶升高较急性胆囊炎更显著。B 超检查可发现胰腺呈弥漫性或局限性增大，胰腺内部回声减弱，胰管扩张等征象，但必须指出，当胆石阻塞胆总管或壶腹乳头部时，可引起急性胰腺炎，因此，急性胰腺炎与急性胆囊炎或胆管炎可同时存在。

4. **宫外孕破裂** 无溃疡病史和有停经史。腹痛部位多在下腹部。多伴有阴道出血，B 型超声波检查可明确诊断。

5. **卵巢囊肿蒂扭转** 无溃疡病史，疼痛常突然发生，呈持续剧烈性痛，疼痛部位常于下腹部，少数患者可因疼痛剧烈而发生休克，妇科检查及 B 超、CT 等检查可确立诊断。

（七）治疗

1. **一般治疗** 包括禁食、胃肠减压、静脉补液、维持水和电解质平衡；休克患者应予以及时纠正；应用广谱抗生素，有利于减少肠缺血并减轻内毒素血症；积极治疗原发病，如心律失常、充血性心力衰竭；这类急性肠系膜缺血患者主要并发于心血管疾病，而急性肠系膜上动脉堵塞又会加重心血管疾病，因而应把改善心脏功能和患者全身情况放在同等重要位置，在积极抗休克、抗感染、纠正酸中毒、维持水电解质平衡、加强营养支持等措施的同时，应考虑尽快采取手术等决定性措施，不可顾此失彼。

2. **溶栓治疗** 对高度怀疑肠系膜动脉缺血的患者，排除其他急腹症后，无论外科是否决定行剖腹探查术，均应尽早做选择性肠系膜动脉造影，一旦诊断明确，首先予肠系膜动脉复苏，积极改善肠系膜灌注不足和紧急外科手术治疗。及时应用各种血管扩张药，如罂粟碱、组胺、酚苄明、胰高糖素、多巴胺、前列腺素 E 等。其中应用最多的是罂粟碱。经导管立即开始罂粟碱灌注，以每小时 30 ～ 60mg，加入生理盐水中滴注，以扩张肠系膜血管，改善血流，可避免肠切除或减少切除范围；根据血管痉挛缓解的情况，决定罂粟碱是否停药或维持。如有血管扩张，则继续输入药物，并连续拍片，待狭窄血管恢复正常后停用。通常 1 天足矣，但也可持续 4 ～ 5 天；有肝功能不全的患者使用罂粟碱可导致低血压，因此低血压患者禁用。在肠缺血可逆期，手术摘除血栓可能治愈；而当肠坏死阶段，则需同时行栓子摘除及肠切除术。国内也有人应用动脉内注射妥拉唑啉 25mg，可使阻塞的血管或末梢血管显影；各型急性肠系膜缺血均伴血管痉挛，它可在导致缺血的因素已获得纠正后仍持续存在。链激酶、尿激酶和 TPA 等是纤溶酶原活性物质，能使血栓中的纤维蛋白分解，但全身应用有大出血的危险。因此，临床应用受到限制，局部应用利多弊少；有学者用小剂量链激酶（1 万～ 2 万 U），在发病 48 小时内经血管造影导管注入，尽量与血栓直接接触，可达到溶栓目的。但应注意，溶栓治疗不是手术治疗的替代方法，只有在患者不能耐受手术时采用。

有的报告，应用经皮血管腔内气囊成形术者，但效果都不肯定，仅有少数早期患者经治疗后可获得疗效，这些治疗方法虽有发展的前景，但当前仍是以手术治疗为主，特别是患者已出现腹膜刺激症状时则更不宜等待。

3. 手术治疗　外科手术包括血栓动脉内膜剥脱术、血管旁路术及坏死肠段切除术等。一般先手术摘除血管内栓塞物，然后再切除坏死的肠段，术后应行抗凝治疗，以防止血栓复发。对于动脉硬化血栓形成的病例，若不能实行血管内膜切除术时，可以应用血管旁路术。即进行回结肠动脉与左髂总动脉、肠系膜动脉与腹主动脉、脾动脉与肠系膜动脉吻合，来恢复肠管的血液供应。

剖腹探查发现，栓塞位于一个分支或主干的远端，肠管缺血的范围不大，并已出现坏死现象时，则可进行部分肠切除吻合术。在切除时至少应包括坏死肠袢上、下端各 15cm 的正常肠管，同时将已有栓塞的系膜一并予以切除，切除范围不足，即可致术后肠管再次坏死，发生吻合口漏。在肠坏死范围小，切除后，不致影响肠道功能的情况下，可适当放宽肠切除的范围。部分点片状肠管的坏死，可缝合坏死上、下端的正常浆肌层，将坏死部位翻入肠腔。但在肠管已发生大面积不可逆性坏死时，尽快切除坏死肠袢，减少毒素吸收，可能更为有益，范围虽大也只能将坏死肠切除，吻合剩余肠，以恢复胃肠道的通畅，切除缘必须保证血运良好，以免术后发生瘘。

术后按短肠综合征给予积极治疗。为了解血液恢复后肠袢的活力，除观察肠管颜色、蠕动及肠系膜缘动脉搏动外，还可用荧光法探测局部有无血液循环。从周围静脉内注射铊荧光素钠后，于暗室中通过紫外线光观察肠管，局部如发黄色荧光则有血循环存在，肠管有活力。应用多普勒（Doppler）超声测定肠系膜血管，也是一种常用的方法，其他有肠肌的肌电测定，99mTc 标记白蛋白检测，肠管表面氧检测，以及红外线体积描记图（photo plethysmography）等，但均需有特殊设备与时间。当不能完全肯定肠是否仍有活力，可将肠管纳入腹腔关闭，术后供氧纠正血浆容量，应用强心剂提高心排出量，从选择性肠系膜上动脉导管灌注血管活性药物，以扩张血管增加血流量，并在术后 24 ～ 36 小时再次剖腹观察肠管情况，当可确定肠管是否存活。再次剖腹应决定于第一次手术结束时，而不是在术后再作考虑，术后疼痛、压痛与肠麻痹将掩盖肠坏死的表现。因此，当再次剖腹一经决定必须按时实行，以确保及时处理已坏死的肠管，增加患者的安全性。

急性肠栓塞患者术后的监测、治疗甚为重要，尿量、中心静脉压、肺动脉楔压、动脉血气分析，水、电解质等的测定，如有异常均需及时加以纠正，预防心力衰竭的发生。手术前后需应用适合的抗生素防治感染。如原已置有动脉导管者可经导管继续给予抗凝药与血管扩张药，并在 24 小时后造影观察血管是否通畅。在未放置导管者，术后宜立即预防再发生栓子与肠系膜血管术后栓塞，也有作者不赞成用肝素以防肠管出血，而应用低分子右旋糖酐。这类患者术后宜较长时间应用华法林（warfarin），以减少再次发生栓子。

（八）预后

急性肠系膜上动脉闭塞的预后较差，既往的病死率在85%左右，栓塞患者为75%～80%，而血栓形成患者为96%～100%，近年来有所降低。积极的放射介入治疗与外科治疗可改善预后，再次剖腹观察，对减少这类患者的术后死亡率与并发症发生率有着积极意义。短肠综合征、再栓塞、肠外瘘、胃肠道出血、局限性肠纤维化狭窄等是术后可发生的并发症。营养支持对保证患者的营养补充，防止负氮平衡，增强免疫功能，减少其他并发症的发生具有重要意义，值得重视。

（九）典型病例

例1：女，45岁，主因腹胀腹痛7天入院，为脐周持续性疼痛，伴恶心、呕吐。入院查体：T36.9℃，脉搏100次/min，呼吸28次/min，BP120/80mmHg，腹部膨隆，全腹压痛，无反跳痛及肌紧张，肠鸣音微弱，无移动性浊音。血常规：WBC17.0×10^9/L，N 79%，BUN11.24mmol/L，Cr189μmol/L。腹透：大量肠管积气，未见液平。腹部B超：未见腹水，未见肠内液体反流。入院经胃肠减压，肥皂水灌肠，腹胀略缓解。结肠镜检查：乙状结肠胀气，部分扭转，蠕动差，排出部分气体。当晚出现体温升高39.6℃，脉搏120次/min，呼吸32次/min，BP150/100mmHg，腹部体征除肠鸣音消失，余体征未变。讨论后行剖腹探查，术中见小肠广泛坏死，坏死肠管对应系膜动脉血栓，行小肠广泛切除。术后第4天患者肠蠕动恢复好，但肾功能衰竭无改善，最终因肾功能衰竭死亡。术后为查找肠系膜动脉血栓原因，反复询问，患者述因月经量多，有长期服用避孕药史，无心血管病史。

例2：男，75岁。因腹部持续性绞痛2小时就诊。剧烈腹痛、呕吐，呕吐含少量血丝的胃内容物，未排便，有肛门排气。40年前行阑尾切除术，1年前行胃大部切除，术后出现胃瘘，再次手术后恢复。既往有心肌梗死病史。查体：体温35.9℃，脉搏103次/min，呼吸24次/min，血压86/68mmHg。痛苦貌，淡漠，四肢湿冷，心肺未见异常，腹稍胀，腹肌轻度紧张，全腹压痛、反跳痛均不明显，未触及肝脾及包块，移动性浊音阴性，肠鸣音减弱。腹腔穿刺抽出少许血性液，镜检红细胞（4+）/HP，白细胞（0～2）/HP。查血白细胞12.2×10^9/L，中性粒细胞0.68，尿素氮10.2mmol/L。腹部立位X线片示小肠轻度扩张，有数个短小液平面，结肠内有积气。X线胸片示主动脉硬化。心电图示交界性心动过速，陈旧性下壁心肌梗死，心肌缺血。诊断为不全性粘连性肠梗阻。予保守治疗，曾用哌替啶止痛无效，出现明显腹膜炎体征后行剖腹探查术。术中见腹腔内暗红色血性渗液约500ml，大部分小肠、升结肠及横结肠肝曲呈黑色，肠管轻度扩张、味臭，肠系膜上动脉及分支充满血栓。将坏死肠段切除，行空肠横结肠吻合。术后并发DIC、肺部感染、肾功能不全，13天后死亡。病理诊断：（小肠、结肠）肠梗死。

总之，本病病变早期往往腹痛剧烈，而体征不明显，即体征、症状不符，伴心血管或凝血机制异常，伴胃肠功能不同程度紊乱者，必须严密观察，综合分析，有必要及时行CT血管显像或肠系膜动脉造影，能大大提高本病的早期诊断率，也为溶栓或手术取栓，避免肠坏死提供机会，降低术后并发症及死亡率。

三、肠系膜动脉瘤

肠系膜动脉瘤（mesenteric aneurysm）根据发生部位可分为肠系膜上动脉主干、分支动脉及肠系膜下动脉瘤。肠系膜动脉瘤列于脾动脉瘤和肝动脉瘤之后，是第三位常发的内脏动脉瘤，约占 5.5%（肾动脉瘤未计算在内），男女发病率约相等，剖检发现率为 1/1200。肠系膜动脉破裂发生率为 13%。鉴于肠系膜动脉瘤有阻塞肠管血流和破裂的可能，手术宜及早施行。

肠系膜上动脉瘤（superior mesenteric artery aneurysms，SMAA）的发病率为 1/12 000，分为真性动脉瘤和假性动脉瘤。假性动脉瘤多继发于胰腺炎。胰腺炎时所漏出的胰腺消化酶，对动脉壁产生自我消化、重症感染、局部组织的坏死、脓肿及假性囊肿的形成等，均可诱发假性动脉瘤的形成。创伤及手术也是假性动脉瘤产生的原因。真性动脉瘤产生的其他原因包括动脉粥样硬化、发育异常、中膜坏死及动脉胶原异常（图 17-6）。

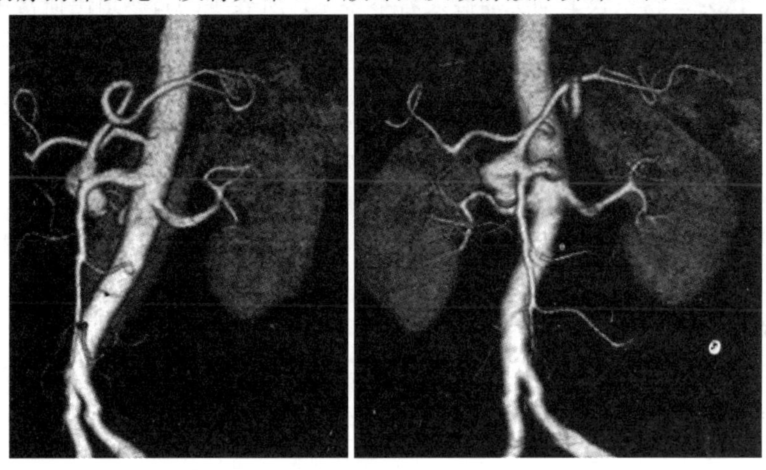

图 17-6 肠系膜上动脉瘤

（一）病因

本病的主要原因为感染（占 57%）。感染性动脉瘤累及肠系膜上动脉者较任何其他内脏动脉为多，年龄在 50 岁以下的患者，主要为真菌感染和感染性心内膜炎。发病年龄在 50 岁以上的患者，主要为动脉硬化、中膜退行性变。

此外，门静脉高压症、高血压、先天性动脉发育不良和外伤等，亦为本病发生的原因，但临床少见。

（二）发病机制

肠系膜动脉瘤的发生，主要是真菌及细菌感染的菌栓栓塞动脉滋养血管，动脉粥样硬化累及中层弹力纤维，高血压、贝赫切特综合征损伤内膜及门静脉高压，引起动脉壁肌层变薄断裂。腹部外伤，引起肠系膜动脉部分受损形成假性动脉瘤。假性动脉瘤是血管损伤的并发症，血管遭到损伤后，可导致动脉壁全层破裂出血，由于血管周围有较厚的软组织，在血管破口周围形成血肿，因动脉搏动的持续冲击力，使血管破口与血肿相通形成搏动性血肿。约在伤后 1 个月后，血肿机化形成外壁，血肿腔内面为动脉内膜细胞延伸形成内膜，称为假性动脉瘤。这种肠系膜动脉瘤发生率低，在 1% 以下，极易误诊，随着瘤体的扩张，易造成肠管缺血坏死，从而引起消化道出血或穿孔，危及患者生命。

肠系膜动脉瘤多发生在肠系膜上动脉，肠系膜下动脉瘤少见。肠系膜动脉瘤常因形成血栓等引起肠管缺血。邻近胰及十二指肠下动脉和结肠中动脉起始部的动脉瘤，因血栓阻塞或动脉夹层，易导致肠管缺血甚至坏死等。因为，此处来自腹腔干和肠系膜下动脉的侧支循环常不充分。

（三）临床表现

肠系膜上动脉瘤的首发症状多数表现为出血，包括消化道出血、腹腔或后腹膜腔出血。较大的动脉瘤多表现为腹痛，部分患者可触及腹部搏动性包块。动脉瘤进一步增大时，可表现为对周围器官的压迫，如梗阻性黄疸、胃十二指肠排空受阻。

临床表现主要由肠管缺血和动脉瘤破裂所引起。缺血因瘤体内血栓脱落使远段栓塞；有时还同时伴有肠系膜动脉的狭窄。患者有纳差、消瘦、腹泻和肠绞痛（intestinal angina）。有人认为，肠系膜上动脉瘤破裂者不多见，所表现的胃肠道出血常由于肠梗死引起。但近年来有学者认为，动脉瘤破裂的百分比很高；约半数患者可在腹部触及稍具移动性的搏动性肿块。

临床症状有 2 大类：

1. **肠管缺血症状** 腹部不适，乃至明显腹痛、腹泻、食欲缺乏、便血、体重下降等，便血常由于肠梗死引起，瘤体较大时，常可见腹部搏动性肿块，偶闻及杂音。

2. **腹腔内出血症状** 由于动脉瘤破裂、出血，可出现急腹症症状，称之为“腹腔内中风”，出血量大时可发生休克症状。

（四）诊断

术前临床诊断仍然比较困难。瘤体破裂前大多没有症状，少数可有上腹部不适。常常在腹腔内出血出现急症时，才考虑到内脏动脉瘤存在的可能，瘤体破裂时，可出现非特异性腹痛。

对于以腹痛为首发症状的较大动脉瘤，多普勒超声是诊断方法的首选，但是，超声检查不能明确显示动脉瘤与周边血管的关系，而 CT 在这方面具有明显的优势，不仅能够准确显示动脉瘤的大小、动脉瘤与周边结构的关系，以及动脉瘤内部有无血栓等；而且 CTA 更能立体显示动脉瘤与载瘤动脉间的关系，以及其周边各分支的情况，为下一步选择治疗方案提供更为全面的信息。

对于以出血为临床表现而怀疑动脉瘤的患者，则以血管造影（DSA）为检查的首选手段。DSA 避免了非血管组织的重叠，单独显示血管结构，可清晰显示一些常规造影不易发现的小病灶，更有利于介入栓塞治疗时的定位。同时，DSA 能动态显示造影剂在血管内流动的过程，对实时观察动脉瘤破裂时造影剂的外溢等异常征象特别有利。另外，多角度的 DSA 检查，能够全面了解动脉瘤与载瘤动脉的关系，清晰显示瘤蒂，以指导治疗方案的制订。

因此，CT 扫描和 MRI 检查能显示肠系膜间血肿，间接提示肠系膜上动脉的出血。螺旋 CT 扫描及后处理技术及 MRI 近年来较广泛应用，具有很高诊断价值。选择性肠系膜血管数字减影，也是确定肠系膜动脉瘤的可靠方法。除可了解其形态部位、大小范围等，还可了解动脉瘤的血供及与内脏的关系，并对已有破裂出血的患者明确其出血原因。

（五）治疗

由于肠系膜动脉瘤易并发出血，或栓塞远段动脉引起肠供血障碍，因此一旦确诊，应尽早手术。

1. **手术治疗** 肠系膜上动脉主干动脉瘤，因其解剖及生理特点，治疗颇为棘手，动脉瘤切除血管再重建，为最佳手术方式；但其难度甚高，动脉瘤内缝合修补、动脉瘤旷置远近端血管旁路术等，均有成功报道。肠管耐受缺血时间试验，可作为动脉瘤手术方式选择提供依据，应酌情进行；仅有 1/3 的肠系膜上动脉瘤病例，采用动脉瘤近远端血管结扎，而无须做肠切除；对于肠系膜上动脉分支动脉瘤，可做动脉瘤远近端动脉结扎术；或将动脉瘤及该动脉血供肠段一并切除。

肠系膜下动脉瘤可单纯切除动脉瘤，一般不影响乙状结肠血供。

2. **介入治疗**　随着介入技术的发展，介入治疗已经成为绝大多数内脏动脉瘤治疗的首选手段。肠系膜上动脉瘤的介入治疗方法，可分为动脉内隔离（isolation）和栓塞（transcatheter arterial embolization，TAE）。对于临近肠系膜动脉主干的动脉瘤，多选择覆膜支架的动脉内隔离术，此时，如果动脉瘤有输出血管，应该先行栓塞其输出血管。

对于引起大出血的内脏动脉分支上的动脉瘤，栓塞治疗是目前普遍采用的治疗手段，用于内脏动脉栓塞治疗的材料主要是微钢圈、PVA 及明胶海绵。液体栓塞剂如碘化油、NBCA 等应用于消化道出血，相对较少；微钢圈各种大小规格齐全，具有良好的可视性，已经被大部分介入放射医生所接受和应用；而 PVA 及明胶海绵颗粒可视性差，使用量及栓塞范围难以控制，存在栓塞后肠管缺血坏死的风险。

治疗过程中，如何有效地避免肠管的缺血坏死，是术者要考虑的最主要、最关键的问题。早期文献报道，在非超选择性插管的前提下使用明胶海绵栓塞，导致术后肠管缺血性梗死。随着超选择性插管技术及微钢圈的应用，栓后肠管梗死的报道大为减少。Funaki 报道使用该技术，25 例患者的止血成功率为 96%；Debarros 报道，使用超选择性插管技术及微钢圈对 16 例下消化道出血患者止血均获得成功；所以，对于单纯栓塞治疗难以达到根治目的的内脏动脉末梢动脉瘤，为了减少术后肠管缺血坏死的发生率，在栓塞治疗的过程中，需要考虑导管的位置和实施栓塞的范围；多数人认为，造成肠缺血性损伤的主要原因是栓塞部位过近，过于靠近主干大血管，造成较大血管分支的栓塞，导致较长范围的肠段缺血，使侧支循环不能有效地到达整个缺血区域。为避免栓塞治疗后的肠管缺血坏死，要求准确定位在末级弓状动脉栓塞，通过降低出血动脉的压力，减慢血流，促进局部血栓形成而止血。

有学者报道，用 CTA 和 DSA 诊断肠系膜上动脉瘤 3 例，包括肠系膜上动脉主干动脉瘤 1 例，肠系膜上动脉分支动脉瘤 2 例。其中 2 例以介入技术进行治疗。分别以明胶海绵颗粒和真丝线段栓塞。2 例经介入栓塞治疗的患者，出血均得到控制。病例 1 因动脉瘤位于肠壁，考虑明胶海绵吸收后有再次出血的可能，在栓塞治疗后 2 天，行动脉瘤所在段肠管切除术。术后病理检查明确动脉瘤的存在，并发现该段肠管壁水肿，未发现肠管坏死。患者住院 2 周后出院，随访 1 年未诉不适。病例 2 经栓塞治疗后未再次出血，随访 6 个月病情稳定。故 CTA 在诊断较大的肠系膜上动脉瘤方面，具有无创的优势，血管内介入技术是治疗肠系膜上动脉瘤的安全有效方法。

（六）典型病例

病例 1：女，19 岁。1 年前出现了不明原因的阵发性腹痛、心慌，一直忍耐，未曾到正规医院诊治，14 天前，患者出现中上腹部及左侧腹部持续性疼痛，伴阵发性加重，来院消化内科就诊。经仔细检查后发现，患者为肠系膜上动脉瘤并血栓形成，并且患者的门静脉起始部受动脉瘤压迫，脾静脉回流障碍，脾脏增大，肠系膜上动脉近端 4cm 血管内充满血栓。

在手术中发现，小肠为慢性缺血表现，肠壁菲薄，肠系膜触不到动脉搏动，完全靠侧支循环代偿。腹主动脉呈慢性炎症表现，不能行常规的动脉瘤切除手术，经过仔细解剖，将动脉瘤完整游离后，将其根部 3 重结扎，然后取自体大隐静脉重建正常的血管结构，肠系膜血运恢复。即肠系膜上动脉瘤瘤颈结扎，自体大隐静脉旁路转流术，动脉瘤旷置手术，术后患者恢复顺利。

病例 2：男，41 岁，1 年前曾从 3 米高处落下，上肢及下颌骨骨折，出现腹痛。治疗后骨折愈合，腹痛也有所缓解。不久发现腹部有 1 个能移动肿块，因当时症状不明显，未引起注意。后肿块逐渐增大，并出现腹痛、黑粪，腹泻每日 2 ～ 4 次。在当地医院治疗不见好转，随后到某省级医院就诊。医生初诊为消化道出血或腹部动脉瘤，在抗感染、保护胃黏膜和对症治疗的同时，对腹部进行了螺旋 CT 血管成像，证实为“假性肠系膜上动脉瘤”。

手术时，首先对患者进行了肠系膜上动脉造影，明确假性动脉瘤破口的大小，并将直径 10 毫米的球囊引入到肠系膜上动脉近端（近心端）并留置。当球囊控制肠系膜上动脉血流，无出血时，进行了开腹探查。开腹后发现动脉瘤大小为 10cm×8cm×8cm，位于肠系膜根部，周围与小肠和大网膜粘连明显。先取出有明显机化的组织和血凝块，然后切除了假性动脉瘤并修补动脉壁裂口。手术后经过抗炎及对症治疗，患者恢复良好，痊愈出院。

病例 3：男，45 岁，10 余年间两次因上消化道大出血分别行胃大部切除和胃全切除，两次手术切除的标本上未发现明确出血灶。第二次术后 3 天，患者再次出现上消化道大出血（呕血），血管造影于肠系膜上动脉左上腹分支的末梢部位发现小囊状动脉瘤，大小约 1cm，并可见造影剂从囊内漏出。透视下口服造影剂，发现动脉瘤所在部位紧邻食管空肠吻合口。由于动脉瘤位于动脉分支的末梢，微导管也不能到达，遂将导管送至动脉瘤的载瘤分支内，以明胶海绵颗粒栓塞该载瘤动脉。术后造影显示，该动脉末梢分支完全栓塞，动脉瘤未显影。该患者动脉瘤载瘤动脉细小，微导管难以到达，单纯栓塞治疗不能使动脉瘤闭塞，过度栓塞存在肠管缺血坏死的可能，所以选择明胶海绵颗粒进行栓塞，达到了减少局部血流量、控制出血的目的，为下一步手术治疗赢得了时间。在 2 天后的手术病理标本上显示，动脉瘤所在段肠管壁轻度水肿，可能与使用明胶海绵颗粒、栓塞范围较大有关。

病例 4：男，58 岁，因胰腺癌行胰十二指肠切除，术后 3 次腹腔内大出血（腹腔引流量超过 500ml），血管造影于肠系膜上动脉右上腹分支侧壁，发现小囊状动脉瘤，大小约 1.5cm。载瘤动脉远侧与其他分支间可见侧支血管。将 3F 微导管超选至动脉瘤近侧后，以真丝线段行动脉内栓塞治疗，栓后造影显示动脉瘤闭塞，动脉瘤远端血管由侧支血管供血。该患者的动脉瘤位于肠系膜上动脉的弓动脉上，且载瘤动脉远端与其他动脉分支间存在侧支血管，结合以往真丝线段在栓塞治疗血管畸形中的经验，采用真丝线段对载瘤动脉段进行栓塞治疗，取得了良好的效果。真丝线段虽然不具有 X 线下的可视性，其在血管内的流动性以及其 1.0cm 的长度，不会栓塞远离注射部位的末梢血管，导致肠管缺血坏死。真丝线段随手可得，成本低廉，对于 1 ～ 2 级分支的动脉瘤，在远端侧支血管存在的情况下，可以考虑使用真丝线段进行载瘤动脉的栓塞治疗。

病例 5：男，40 岁，因慢性肾衰竭行血液透析期间，出现上中腹疼痛 10 天。中腹部可触及搏动性包块。彩超提示肠系膜上动脉瘤，CTA 检查发现，动脉瘤位于肠系膜上动脉主干，为宽基底型，4cm×3cm 大小，其上下两侧均可有分支血管，瘤体上也可见引流分支血管。由于该患者肾衰竭，高血压得不到有效控制，动脉瘤附近血管间关系复杂，考虑不适合介入治疗，进行保守治疗。

总之，腹腔内脏动脉瘤是较少见疾病，而肠系膜上动脉瘤（SMAA）发病率更低，多数病例表现为消化道出血（动脉瘤破裂）、压迫邻近结构、腹痛及腹部包块等。由于动脉瘤破裂所导致的死亡率高，这类患者需要给予积极治疗。治疗肠系膜上动脉瘤的传统方法为外科手术，随着影像诊断和血管内介入技术的发展和提高，为肠系膜上动脉瘤的诊断和治疗开辟了新途径。

四、肠系膜上动脉夹层

自发性肠系膜上动脉夹层（spontaneous dissections of the superior mesenteric artery），又称为孤立性肠系膜上动脉夹层（solated superior mesenteric artery dissection），由Bauersfeld在1947年首次报告。在以后所报告的危险因素中，包括中层囊性变（cystic medial degeneration），动脉硬化症，纤维肌性发育不良（fibromuscular dysplasia），怀孕，结缔组织病（connective tissue disorders）及外伤。但几乎所有的病例很难确定夹层的真实病理原因。

（一）临床表现

肠系膜上动脉夹层是一种罕见疾病，症状与肠系膜上动脉栓塞、肠系膜上动脉血栓、肠系膜上静脉血栓相似，临床诊治较困难。后果严重，可造成大范围小肠缺血坏死，夹层破裂致游离腹腔，可导致急性失血性休克。

虽然肠系膜上动脉夹层最常表现为急性发作的弥漫性腹痛，但也有表现为持续性或发作性肠绞痛、呕吐和由于夹层导致肠缺血引起的体重下降，腹痛也可能会在时间随访中逐渐减轻或消失。

（二）诊断

随着多层CT技术的改进和不断推广，越来越多的无症状患者由于其他疾病的影像学检查被偶然发现，占大约1/3的病例。孤立性肠系膜上动脉夹层多数情况下由CT扫描所发现，但也可以由超声、MRI和血管造影诊断（图17-7）。

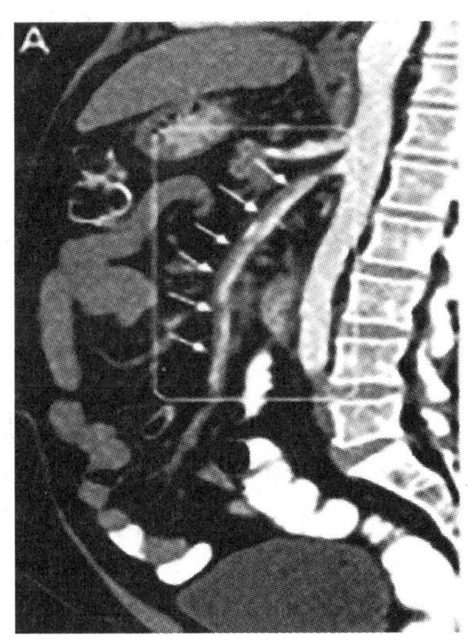

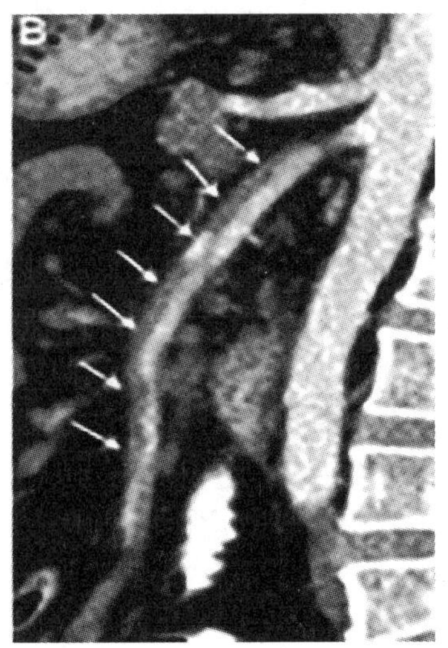

图17-7　肠系膜上动脉夹层（MRI影像 箭头所示）

影像学发现除了夹层，有时还会发现假腔动脉瘤形成，这种瘤样扩张被定义为瘤最大径≥50%肠系膜上动脉腔的直径（CT测量）。介入治疗需要测定夹层开口至肠系膜上动脉开口的距离。真假腔比例也需要测量。肠系膜上动脉夹层多起自于开口的1.5～3cm。有些人假设，由于其与胰腺的关系，肠系膜上动脉在这一点更易受到切变应力（shearing stress）的影响，类似于在减速性损伤，在动脉导管韧带处发生主动脉夹层。Gobble RM

等人报告 9 例患者，中位距离是 3cm，与这种假设相一致。

国内有学者曾探讨多层螺旋 CT 血管成像及后处理技术，在孤立性肠系膜上动脉夹层诊断中的临床应用价值。对 5 例使用 8 层螺旋 CT 所发现的孤立性肠系膜上动脉夹层，结合横断位原始图像及各后处理方法重建图像，分析其影像特征。结果表明，多层螺旋 CT 血管成像动脉期，均显示肠系膜上动脉及其分支内弧形充盈缺损影，与主动脉夹层的真假腔相类似，并可清晰显示内膜片，后处理图像亦可清楚显示。故认为，多层螺旋 CT 血管成像和后处理技术的应用，能清楚显示孤立性肠系膜上动脉夹层，对及时采取治疗具有重要意义。

（三）治疗

在 1975 年首例孤立性肠系膜上动脉夹层外科手术之前，这种疾病只能通过尸检获得诊断。从那以后，许多外科手术和血管内介入治疗技术，被应用于孤立性肠系膜上动脉夹层的治疗。目前，在治疗的选择上，主要取决于病变的解剖学适当，伴发疾病，以及有无症状。

1. **保守疗法** 单纯观察是指完全性肠休息疗法（total bowel rest therapy），并不应用抗凝治疗。文献报道发现，这种疗法的成功率仅有 55%（31/56）。Yasuhara 等人曾报告 2 例成功的保守内科治疗，而不用抗凝治疗，这些病例，提供了对孤立性肠系膜上动脉夹层的自然病史的认识。

抗凝治疗，似乎是目前保守治疗孤立性肠系膜上动脉夹层的主流，被认为可以改进患者的预后。Ambo 等人，首次成功地通过肠休息和静脉肝素治疗此类患者，以后有 22 例相似的报告，其中成功地治疗 14 例。抗凝治疗失败的患者，可以再通过外科治疗获得成功。目前的抗凝治疗经验，对于指导治疗是非常有限的，甚至何时开始抗凝也是不确定的。

2. **外科手术** 外科治疗包括血栓切除术，动脉瘤内缝合术，内膜切除术和通路成形术（intimectomy and patchplasty），肠系膜上动脉结扎术，坏死小肠切除术，静脉移植术，动脉旁路移植术。以前报告的外科适应证包括假腔动脉瘤增大，真腔血栓形成，抗凝情况下症状不改善，动脉破裂或肠梗死。其中，动脉破裂和肠梗死是急诊手术的绝对适应证。大部分外科治疗的选择，获得了较好的结果。主动脉 – 肠系膜上动脉旁路移植是最常见的术式，其次为血管腔的成形术，包括或不包括内膜切除，以及动脉瘤内缝合术，短期结果是有益的，还没有长期随访支持任何一种特殊的术式。

3. **介入治疗** 介入治疗主要是支架的植入，它可以消除假腔，使肠系膜上动脉的真腔血流通畅。比较外科手术的方法，支撑架治疗有损伤小的优点。适合支架植入的解剖适应证包括内膜片局限化或夹层比较短。一般一旦发现适合的解剖结构，应立即进行支架植入，避免日后夹层扩展，而失去支撑架植入的机会。

Leung 等人，于 2000 年首次报道了孤立性肠系膜上动脉夹层进行支架治疗。Yoon 等人，首次报道了华法林治疗后，再采用血管内方法治疗孤立性肠系膜上动脉夹层。Froment 等人，首次将血管内支架植入作为孤立性肠系膜上动脉夹层初次治疗手段，共 15 例肠系膜上动脉夹层患者全部进行了裸金属血管内支架植入术。

其中治疗入路可以经股动脉入路，也可以经桡动脉入路，支架顺利释放后抗血小板治疗 6 个月，定期门诊随访。肠系膜上动脉支架要求较小的缩短效应（minimal shortening），柔软性好和在肠系膜不断的运动下不会发生移位。

由于在对孤立性肠系膜上动脉夹层患者的随访中发现，肠系膜上动脉假腔在其自然病程中可以出现假腔血栓，假腔消失，而且大多数假腔并不进行性扩张，这给无症状或症状已缓解患者侵入性外科治疗，或血管内支架植入的适应证及时机选择带来困惑。甚至有学者建议，多数孤立性肠系膜上动脉夹层患者可以保守治疗，甚至初期有腹痛的患者，只要以后可以定期密切的随访即可。

除了保守（抗凝或抗血小板）治疗和定期的影像学随访之外，有学者建议外科治疗的指征：①梭形或囊性假腔动脉瘤体积增大。②夹层真腔的血栓形成。③抗凝治疗后症状持续存在。④阻塞的病变危及下消化道。⑤出现并发症，如假腔破裂等。

（四）典型病例

患者，男，50 岁。既往有糖尿病史 5 年。主因突发持续剧烈上腹痛 7 天来诊。述患者 1 周前无明显诱因突然出现上腹疼痛，呈持续性撕裂样痛，伴呕吐、腹泻一次。呕吐物为浅咖啡样物，急送当地医院就诊。腹部 CT 检查示“肠系膜上动脉血栓形成”，给予抗凝治疗后，腹痛稍有缓解，为进一步治疗来诊。查体：血压 140/100mmHg，脉搏 80 次 / 分钟，一般情况尚可。全腹软，轻压痛反跳痛，移动性浊音阳性，肠鸣音减弱，肝脾未触及。

入院后肠系膜上动脉造影证实，为肠系膜上动脉夹层动脉瘤伴假腔内血栓形成，真腔中度受压，诸分支显影良好，近端内膜破口位于肠系膜上动脉起始部凸侧，长约 1cm，右结肠上动脉起始部可见造影剂少量外溢，已形成假性动脉瘤。遂于肠系膜上动脉起始部植入 1 个敷膜支架封堵内膜破口，复查造影见支架定位准确，破口封堵完全。术后患者无不适排气，肠鸣音正常。

术后第二日造影示支架通畅，假性动脉瘤无明显变化，选择性右结肠上动脉造影，发现右结肠动脉于结肠中动脉间有明显侧支循环，于右结肠动脉起始部释放 3mm×3cm 微型弹簧栓子 2 根，栓塞假性动脉瘤，栓塞后显影，假性动脉瘤血流明显减少。术后患者无腹痛腹胀，肠鸣音正常。术后第一天停胃肠减压，进半流食，大便 1 次，术后 3 天出院。出院后 1 个月随访，患者无不适。

总之，肠系膜上动脉夹层是一种少见疾病，症状与肠系膜上动脉栓塞、肠系膜上静脉血栓形成等肠系膜血管缺血性疾病相同，应指导患者一旦出现腹部剧烈疼痛，不要随便服用镇痛药，而要及时就诊。

五、慢性肠系膜血管供血不足

慢性肠系膜血管供血不足（chronic mesenteric ischemia），亦称慢性肠系膜缺血、缺血性肠绞痛（ischemic intestinal colic）、腹绞痛综合征（abdominal angina syndrome），又称之为内脏绞痛、肠绞痛、间歇性缺血性蠕动障碍、腹间歇性跛行、缺血性腹综合征、慢性内脏缺血综合征、肠系膜动脉间歇性缺血、腹血管功能不全综合征。它是指反复发作的餐后剧烈阵发性上腹部绞痛或脐周围疼痛。最近研究表明，肠绞痛主要与胃血流量有关。食物进入胃后，相应所需血流增加，为满足胃血流增加的需要，而“窃取”肠道的血流量。称此现象为窃血现象（blood-stream steal phenomenon）。肠绞痛的发生与冠状动脉供血不足在活动后诱发心绞痛相类似。进餐后代谢增加，动脉供血不足，继发组织中氧含量减少，造成肠壁平滑肌痉挛而引起腹痛。

慢性肠系膜缺血常为老年人，有心脏病或周围血管病的病史。男性多于女性。腹痛或腹部不适是最常见症状。疼痛常位于上腹部或脐周，亦可呈弥漫性，可放射至后背及颈部。

典型的症状是在饱餐后 15 ～ 60 分钟，持续 2 ～ 3 小时，病初可为阵发性钝痛，随着病情的进展，症状可逐渐加重呈持续性钝痛和痉挛性绞痛，偶有剧烈性绞痛。可伴有恶心、呕吐等。

随着科学技术的发展和人们生活水平的提高，老年人群比例在增大，因而患有或潜在的血管粥样硬化性疾病的危险性增大，诊断肠系膜缺血的比例也相应增加。几乎所有病例年龄都大于 45 岁。另外，这类症候群的诊断频度提高亦因为临床医师对于内脏缺血的表现有了进一步的认识和了解。近十几年来，新的诊断技术及介入性诊疗广泛采用，大大提高了肠系膜缺血的诊断率。

（一）病因

1. **动脉性疾病** 绝大多数发生在有动脉粥样硬化的基础上，动脉的附壁血栓和粥样斑块形成，致管腔狭窄甚至使之闭塞。在血管逐渐闭塞的同时，附近血管的侧支循环也随之建立起来，如动脉瘤、动脉狭窄、大动脉炎。

2. **静脉闭塞性疾病** 静脉内血栓形成常继发于腹腔内感染、血液病、外伤、胰腺炎、腹腔内大手术、结缔组织病、长期应用肾上腺皮质激素及长期服用口服避孕药等。

3. **低灌注心力衰竭** 各种原因引起的休克及血容量不足、血压突然下降、药物或某些内分泌引起肠道小血管收缩。

4. **小血管炎性疾病** 如 Wegener 肉芽肿、系统性红斑狼疮、白塞病、皮肌炎、糖尿病、高血压、结节性多动脉炎及过敏性紫癜等，亦可累及中小动脉而致管腔狭窄、闭塞。

5. **其他** 肠腔内压增高如肿瘤性梗阻、顽固性便秘，腹部外伤和放射性病等；发病往往是多因素协同作用的结果，腹腔动脉和肠系膜上下动脉多同时受累。

（二）病理生理

肠道血供的绝大部分来自腹主动脉腹侧的 3 个主要分支，即腹腔动脉、肠系膜上动脉和肠系膜下动脉。肠系膜上动脉有 10 余条分支供应小肠，而回肠动脉、右结肠动脉、中结肠动脉分别供应同名肠管；其主支供应范围自十二指肠远端至横结肠远端。肠系膜上动脉呈扇形展开，至终末动脉前各分支间有 3 ～ 5 级动脉弓互相连通，在各弓之间还有侧支沟通。在 3 主支中，肠系膜上动脉的管腔最大。肠系膜下动脉为 3 主支中最小者，其分支供应横结肠远端、降结肠、乙状结肠和近段直肠，并有分支经 Riolan 动脉弧（由横结肠系膜形成）及边缘动脉与肠系膜上动脉连接，另有分支与髂内动脉中、下直肠动脉连接（体循环）。除上述 2 支供应肠道外，其他腹腔脏器如胃、肝、脾、胰、十二指肠等则由腹腔动脉供血，并经胰十二指肠动脉与肠系膜上动脉连通，此主支分支众多，供血丰富，各支间如网络样吻合沟通，故极少发生缺血梗死。

主动脉的内脏分流不多，大约接受心搏出量的 30%，小肠每单位组织的血流量大约是胃的 5 倍和结肠的 2 倍，一般认为，黏膜的血流量占肠道总血流量的 70%。动脉氧分压和在肠系膜的血流量、血管阻力与血管压力之间的关系，决定着对内脏器官的供应状况。肠系膜血流量，直接与肠系膜血管的压力成正比，与肠系膜血管的阻力成反比。胃和肠的氧摄取量是恒定的，尽管血流量变化的范围相当广泛以防止低氧造成的损伤，但肠道的黏膜代谢功能最为活跃，因此对低氧就最敏感，在饭后期间，小肠的血流量增加 30% ～ 130%，有利于黏膜和黏膜下层的血液重新分配。

由于腹腔动脉、肠系膜上动脉和肠系膜下动脉之间有较多的侧支连接，所以当某一主支，如肠系膜上下动脉发生慢性闭塞时，因其他主支的侧支动脉能代偿供血，因此很少出现症状。即使突然闭塞（如栓子），侧支动脉也有可能在短时期内供给相当血量，肠组织不致坏死。当闭塞解除，侧支供血也随之停止。一般肠管对缺血的耐受性较大，当肠系膜上动脉的腔径减少 80%，或供血量减少 75% 时，12 小时内肠壁可无外观改变。只有当腹主动脉 2 ～ 3 支大分支受累闭塞或严重狭窄、肠系膜动脉主干严重狭窄，伴有侧支循环代偿不足时，血流显著减少，肠壁慢性供血不全，才出现肠缺血症状（图 17-8）。肠的血供除依赖上述动脉外，还受体循环动脉压降低（休克）和小动脉阻力增加（肾上腺素、洋地黄制剂以及某些疾病如红斑狼疮等结缔组织病时并发的血管炎等）因素的影响而缺血（图 17-9）。但是也有局部的调节，这是通过由内在的和外在的机制来实现的，局部的代谢因素和肌组织都可以改变血管壁的张力，调节局部的血流量。

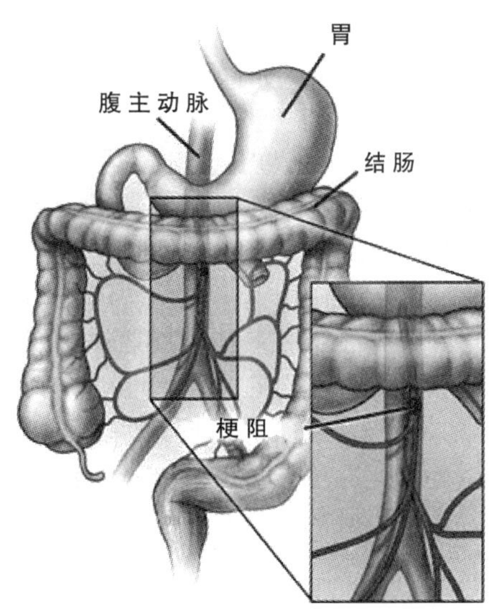

图 17-8 慢性肠系膜缺血示意图

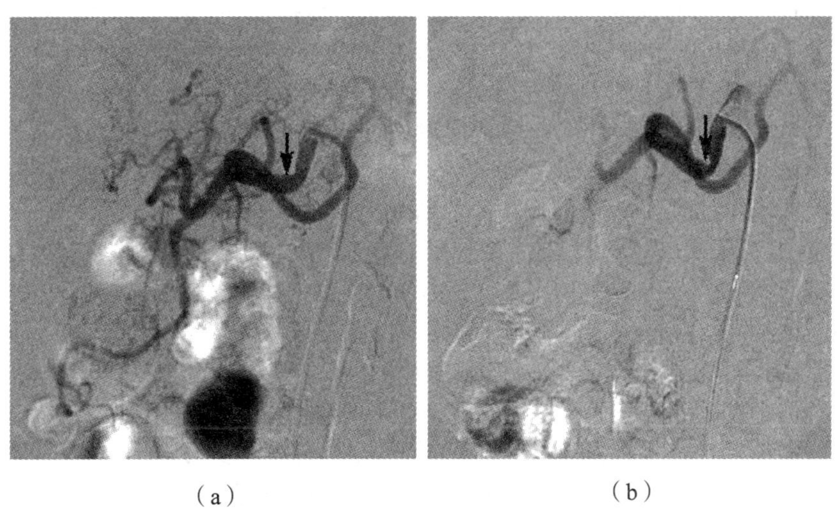

图 17-9 腹腔动脉（a）轻微狭窄，（b）深呼气后加重为中度狭窄

肠道重度缺血时的病理改变主要有：肠壁水肿、充血、黏膜内出血及不同大小的坏死、增生修复、溃疡形成、穿孔及炎症变性。

1. **水肿** 绝大多数都有轻重不一的水肿，特别是黏膜层及黏膜下层水肿明显，动脉性或小血管性疾病则水肿不明显。

2. **出血** 100% 的患者出现程度不同的出血，特别是静脉性阻塞常无明显坏死，主要为水肿和出血。出血严重者临床表现为血便，甚至发生出血性休克。

3. **坏死** 由缺血所引起严重的损害，坏死轻重不同，常为凝固性坏死或出血性坏死。可表现为孤立性、局灶性、多发性、节段性、大片状黏膜层坏死。可从黏膜层开始，向外层扩展至肌层及浆膜层，表浅大片坏死可形成假膜，严重的坏死可表现为坏疽。

4. **糜烂及溃疡** 黏膜缺血性变性坏死可引起糜烂及溃疡形成。溃疡大小深浅不一，可形成多灶状小溃疡，貌似溃疡性结肠炎。慢性严重者可形成深大溃疡。透壁性溃疡甚至可造成穿孔，慢性者常有肠粘连。

5. **修复** 上皮及间质可有程度不一的增生或再生修复性变化。在慢性期间，肉芽肿及纤维性增生，最后纤维瘢痕形成，甚至呈肿瘤样团块。肠壁因间质增生及纤维化而增厚，在修复过程中亦可见肠腔狭窄及变形。上皮及间质可形成息肉样或结节状病变。

在上述的病理基础上，及继发细菌作用下，几乎均伴有不同程度的炎症。肠内气体经破损处至肠壁浆膜下形成气囊肿，并于穿孔后形成腹腔脓肿及腹膜炎；肠壁血管炎性缺血性肠病本身就是炎症病变，是以血管为中心的非化脓性炎症，病变可累及肠壁全层，甚至肠周。肠道病变的范围可局限在一段小肠或全部肠道，这取决于血管闭塞的部位和程度、形成闭塞的快慢，以及侧支循环的建立等条件的影响；病变分布可呈孤立灶，单发性或多发性节段性分布，钡剂检查时表现小肠的单纯性狭窄；若为间断的多处纤维瘢痕，则表现为节段性狭窄，称“香肠串”征。

（三）临床表现

常为老年人，有心脏病或周围血管病的病史；男性多于女性；腹痛或腹部不适是最常见症状。疼痛常位于上腹部或脐周，亦可呈弥漫性，可放射至后背及颈部；典型症状是在饱餐后 15 ～ 60 分钟，持续 2 ～ 3 小时，病初可为阵发性钝痛，随着病情的进展，症状可逐渐加重呈持续性钝痛和痉挛性绞痛，偶有剧烈性绞痛；可伴有恶心、呕吐等，系因此时的血供不能满足小肠消化功能的需要所致，症状与摄食量平行；改变体位如蹲位或俯卧位疼痛可减轻；体力活动可促发腹部疼痛，间歇跛行等，这是因为供应下肢的血流主要来自于内脏循环，肠系膜下动脉在直肠通过其吻合支，以髂内动脉的直肠支与体循环沟通，行走及活动时代谢加快，致使内脏血流减少，随之出现腹痛。

患者进食后出现弥漫性腹部绞痛，是肠绞痛的主要症状；腹痛的严重程度和持续的时间长短与进食的量有关系；有时仅有饱胀或钝痛，有时则为剧烈绞痛伴恶心呕吐，症状呈进行性加重，发作日益频繁，患者因此而改变食物的种类，减少进食量，甚至出现恐食症而不敢进食，尚可有肠胀气，便秘或腹泻，粪便量多呈泡沫状，含有大量气与脂肪。

患者体重有明显下降，平均在 10 千克以上，常被疑有恶性肿瘤；症状持续数月或数年的患者，可能发生急性肠系膜血栓形成和肠梗死，有作者认为，1/4 的急性肠梗死发生在慢性肠动脉闭塞的基础上，但慢性肠血管闭塞的患者将有多少发生闭塞则无法统计。

除营养不良外，体检并无特殊特点，虽在 60% ～ 90% 的患者上腹部可听到收缩期杂音，但无特异性，有时在正常人也可听到。

其临床表现主要为：

1．多见于中、老年男性患者，有动脉硬化的其他表现。

2．腹部绞痛常在餐后 15 ～ 30 分钟出现，持续 1 ～ 3 小时，疼痛时间和强度与进食量有关。腹绞痛可为肠血管梗死的先兆。

3．伴有恶心呕吐、腹泻，常因畏疼痛而减少进食，造成体重减轻。

4．有时在上腹部可听到收缩期血管杂音。

5．可出现贫血、白细胞增高、粪便隐血阳性。

体检多无特殊体征，约 80% 的患者上腹部听诊可闻及收缩期杂音，但无特异性，而且也不敏感；病程长者出现慢性病容，营养不良，消瘦；腹部柔软，无压痛，即使疼痛发作时腹部仍柔软。

（四）辅助检查

1．**常规检查**　常规的血液检验可正常或有营养不良的相关记录，外周血可见白细胞计数升高；粪便检查，对疑有脂肪泻者，检测脂肪球。

2．**X 线和 MRI 检查**　腹部平片应作为常规，一般无特征。可排除胆囊结石、泌尿系统结石及肠梗阻。

（1）X 线钡剂检查：可表现小肠的单纯性狭窄。若为间断的多处纤维瘢痕，则表现为节段性狭窄，称“香肠串”征。肠系膜上动脉疾病常引起较大范围肠段病变，涉及小肠至结肠。

（2）CT 和 MRI 检查：尤其是螺旋 CT 及后处理技术的应用，在慢性肠缺血的诊断中有重要价值。可发现肠系膜动脉粥样硬化斑块引起管腔狭窄，导致血流减少。

3．**超声检查**　多普勒超声可测量血管血流速度，判断血管狭窄程度、部位，显示腹腔内主要动脉内的斑块、狭窄及闭塞的大小程度及部位。超声检查排除肝胆胰系统及泌尿系统疾患。

4．**消化内镜检查**　可除外消化性溃疡及消化道肿瘤。胃镜检查可见胃窦和十二指肠的糜烂。

5．**血管造影**　是诊断本病的最可靠方法。对疑有本病者行腹主动脉造影，并应强调照侧位像以便观察位置向前的腹腔和肠系膜上动脉的出口处，然后再分别进行腹腔动脉，肠系膜上动脉与肠系膜下动脉选择性动脉造影，以观察腹内 3 根主要动脉的硬化与侧支循环的情况，一般有两支动脉受累而侧支循环建立不多则将产生症状。但应注意的是，动脉造影有诱发急性闭塞的可能，造影前后应加以预防，纠正血浓缩，给予血管扩张药及 1 ～ 2 次常用剂量的抗凝药等。

选择腹腔动脉、肠系膜上动脉及肠系膜下动脉造影术，可确定血管狭窄闭塞的性质、部位、程度和范围，以及侧支循环的建立，显示明显的动脉粥样硬化症及一些血流动力学的改变。在主动脉根部 1 ～ 2cm 内常见动脉硬化病变，常有肠系膜 2 ～ 3 支动脉狭窄或完全闭塞，狭窄程度超过 50%，有向腹主动脉的血液反流，同时伴有粗大蜿蜒迂曲的侧支供血动脉。有时仅看到 1 ～ 2 主支狭窄，但无粗大蜿蜒迂曲的侧支血管，仍不能确定诊断。临床上血管病变与症状并非一致，75% 的人可有肠系膜动脉硬化的造影表现。值得注意的是，无症状的老年人在肠系膜血管造影时，10% ～ 20% 有明显病变。

慢性肠系膜缺血，多由肠系膜上动脉粥样硬化引起的严重狭窄、闭塞所致。18% 的 65 岁以上老年男性的肠系膜上动脉存在＞50% 的狭窄，但是绝大多数患者是没有症状的。主要是由于腹腔动脉、肠系膜上动脉和肠系膜下动脉之间有广泛的沟通，特别是当肠系膜上动脉慢性狭窄时，可以形成像 Riolan 动脉弓的侧支循环。若出现症状，多是上述 3 条血管中 2 条以上同时存在狭窄或既往有腹部手术史，破坏了系膜侧支循环的患者。

所谓 Riolan 动脉弓，是指中结肠动脉（middle colic artery）在胰头下缘起于肠系膜上动脉的凹侧，随即进入横结肠系膜，行向右前方；分为左、右 2 支。右支行向右上，至结肠右曲处与右结肠动脉的升支吻合；左支向左行，与左结肠动脉的升支吻合，称为 Riolan 动脉弓。

6. **张力测定法** 张力测定法（tonometry）是检测肠壁内 pH 值（pHi）的方法。张力计是连接在一根薄硅胶管端的半透明小囊，经鼻插入肠腔，抽吸囊内液体测定 CO_2。肠腔内的 CO_2 与肠壁内的 CO_2 是平衡的，因此囊内的 CO_2 与肠壁内的 CO_2 也是平衡的。将囊液内的 CO_2 分压与动脉血中 HCO_3^- 代入 Henderson–Hasselbalch 方程式中，可求出肠壁内 pHi 值，这是监测细胞代谢和组织缺氧情况的很有用的方法。当肠供氧降低到临界值以下，则组织 pH 值出现陡然下降。Poole 等发现肠血流减少与 pHi 呈线性关系，能敏感地反映肠血流减少情况，结果可重复。餐前和餐后张力测定法测定小肠壁内 pHi 值，为诊断肠道缺血提供了有效手段。

总之，血管造影技术被认为是肠缺血的标准检查方法，但其为创伤性检查，容易引起一系列的并发症，因此使用逐渐减少，已不作为首选检查方法。随着螺旋 CT 的普及应用，尤其是多层螺旋 CT 的临床应用，对肠缺血的诊断水平不断提高，现已广泛应用于临床。

（五）诊断与鉴别诊断

1. 诊断要点

（1）典型的临床表现：餐后发作性上腹痛，因常不敢多食而致体重下降，甚至腹胀、腹泻等。

（2）辅助检查：存在缺血的证据及选择性肠系膜动脉造影显示腹主动脉、肠系膜上动脉和肠系膜下动脉 3 支动脉，至少有 2 支出现重度狭窄和闭塞部位及迂曲粗大的侧支循环供血动脉，则可以确诊。老年人有动脉粥样硬化病史者，提示潜在的可能。

（3）早期临床表现：不典型，且实验室检查、放射学检查及超声多普勒多为正常，加之多种原因容易忽视血管造影检查，故早期或术前诊断十分困难。

（六）鉴别诊断

1. **消化性溃疡穿孔** 胃、十二指肠溃疡穿孔后，表现为上腹部剧痛并迅速遍及全腹、伴腹肌板样强直，全腹有压痛及反跳痛。肝浊音界缩小或消失。X 线显示膈下、腹腔内有游离气体。患者既往多有溃疡病史。

2. **急性胰腺炎** 常有暴饮暴食史，突发性上腹部疼痛，重者呈刀割样疼痛。伴持续性腹胀和呕吐。血、尿淀粉酶在早期增高。重症患者腹水中淀粉酶浓度明显增高。CT、B 超等影像学检查，可发现胰腺呈弥漫性或局限性肿大有利于诊断。

3. **胆绞痛** 常有胆石症或胆囊炎史，疼痛多于右上腹，常伴有畏寒、发热与黄疸。B 超、CT 检查可确立诊断。

（七）治疗

1. **内科治疗** 治疗原发病，消除病因。轻症患者首先内科保守治疗。少量多餐，以扩张血管，减低血液黏滞度及抑制血小板黏附、聚集为原则，应用硝酸异山梨酯、单硝酸异山梨酯、前列腺素 E，以及罂粟碱、己酮可可碱和肠溶阿司匹林等口服药，改善肠管血液循环，缓解临床症状。亦可以通过导管或外周静脉内滴注低分子右旋糖酐、罂粟碱等。

对于由缺血性肠病引起的肠功能紊乱的治疗，应以治疗原发疾病为主。如积极纠正休克，禁食，静脉高营养，使肠道充分休息，并给予广谱抗生素。心功能正常时，则尽可能撤去造成肠系膜血管收缩的药物，如洋地黄和血管加压素。严重的肠功能紊乱不但不利于缺血病变的恢复，而且可以加重缺血，甚至引起水电解质紊乱、蛋白缺失性结肠病、结肠穿孔等并发症，因此应予以积极对症治疗。例如，结肠胀气者，给予肠管排气减压和经鼻饲管抽气减压；恶心、呕吐者，给予止吐药物和胃肠动力药物；腹泻者，给予肠道黏膜保护药如思密达、次碳酸铋剂。解痉药如阿托品、山莨菪碱等和鸦片类制剂如苯乙哌啶、洛哌丁胺等可以减少肠蠕动，使盐和水由于增加了与肠道接触时间，而增加重吸收，从而减少大便次数和缓解腹部疼痛，但由于这些药物有诱发肠麻痹和肠穿孔的可能，故在实际工作中应慎重选择。糖皮质激素对缺血性病变恢复无帮助，且有促发肠穿孔的可能，故不提倡使用。大部分非坏疽性患者经过上述治疗在 1 周内可以得到改善，如仍继续腹泻、出血或有明显梗阻症状，一般即需外科手术。

2. 手术治疗 症状轻的患者可以试用非手术治疗。如发现腹腔动脉或肠系膜动脉出口处有明显狭窄变化，患者一般情况较好时，应积极考虑手术治疗，因为手术不但能解除肠绞痛，而且还可避免发生急性肠梗死。尤其是经内科保守治疗无效，血管造影证实腹腔动脉、肠系膜动脉主干存在严重狭窄者，改善营养不良，纠正心血管功能和低氧血症等后，均可考虑手术治疗。常采用的手术方式有动脉内膜剥脱、自体大隐静脉或人工血管旁路移植、血管再植术；采取上述何种手术方式取决于患者的一般情况、病变部位解剖关系，小动脉分支广泛硬化狭窄或广泛小血管炎者不宜手术。

虽然现在尚不了解慢性肠血管闭塞患者发生急性肠梗死的比例，但多数学者仍赞成先进行血管重建术，因急性肠梗死的治疗效果不佳。血管重建手术可分为 3 类：①血管内膜剥脱术。②将肠系膜血管狭窄段切除，然后将该动脉植入腹主动脉。③应用自体静脉或人造血管跨越狭窄行搭桥手术。三类手术中以第三类应用较多，手术操作较方便，效果亦较好。近年来，血管内支架治疗的开展，减少了外科治疗的侵入性和操作复杂性，同时缩短了患者的恢复时间，取得了很好的疗效。

3. 介入性治疗 近年来，介入性放射学的开展，促进了慢性肠系膜缺血性疾病非手术治疗的发展。气囊血管成形术是经皮股动脉穿刺后在腹腔动脉、肠系膜上动脉狭窄处进行导管气囊扩张。另外，在上述主要动脉狭窄处放置钛合金支架，可取得使血流通畅，改善缺血的同样效果，适用于体弱难以承受手术者，有时可取代旁路移植或动脉内膜剥脱术。还有人认为，50% 的慢性肠系膜动脉缺血的患者为急性肠系膜动脉缺血的前兆，应进行预防性的血管成形术，但这一措施在学术界尚有争议。

目前，尚没有慢性肠系膜缺血的标准治疗方式。当患者出现肠道缺血症状时，考虑可以进行传统手术和腔内技术治疗。手术方法主要包括肠系膜上动脉旁路术或肠系膜上动脉内膜剥脱术。此两种术式 5 年血管通畅率分别为 86.5% 和 86.1%，但是内膜剥脱术的并发症明显高于旁路术，主要为肺部并发症。近年来，腔内治疗成功的病例报道逐渐增多，包括球囊扩张和支架治疗术，特别是对于一些身体状况差的患者，有明显的优势，逐渐可作为一线的选择。

（八）预后

轻症者经内科保守治疗多可以缓解症状，重症者内科保守治疗无效，需行介入放射或手术治疗，大多可改善症状，预后较好。少数患者可进展为急性肠系膜动脉缺血及肠梗阻，危及生命。这种血管性肠梗阻造成的肠坏死比机械性更广泛、直接、快速，预后很差，常无特有的临床表现，病死率达 60% ～ 80%。伴有广泛小动脉硬化狭窄或广泛小动脉炎者预后差。

总之，慢性肠系膜缺血发病率低、诊断困难、治疗复杂、病死率高。早期诊断直接关系治疗效果。在众多的特殊诊断手段中，现代 CTA 和 MRI 技术越来越好的提高检出率，将逐步减少诊断性造影检查。在治疗手段上，血管腔内技术可能越来越多的应用在肠系膜血管疾病之中，成为该疾病治疗的另一种重要选择。

六、非闭塞性肠系膜血管缺血

非闭塞性肠系膜血管缺血（non–obliterative vascular ischemia of mesentery），是一种由肠系膜上动脉痉挛所引起的急性肠缺血，占急性肠系膜缺血的 20% ～ 30%，病死率超过 70%。高病死率与疾病本身表现不典型、诊断困难和合并其他全身严重疾病有关。最早定义非闭塞性肠系膜血管缺血是尸检中发现患者小肠坏死，而动脉或静脉未见明显闭塞性改变。肠系膜血液循环研究表明，肠系膜血管收缩、组织缺氧、缺血再灌注损伤，均可引起非闭塞性肠系膜缺血。非闭塞性肠系膜缺血性疾病症状无特异性，发生时间晚，诊断困难，心源性休克在很短的时间内即可引发非闭塞性肠系膜血管缺血。

（一）发病机制

肠系膜上动脉痉挛是非闭塞性肠系膜血管缺血的中心环节，已发现它与持续的心输出量减少和低氧状态有关，常见于脓毒症、充血性心力衰竭、心律失常、急性心肌梗死和严重的失血等，是以上疾病的一种终末期表现。

非闭塞性肠系膜血管缺血，在肠系膜血管搏动存在的情况下，持续性肠系膜血管痉挛和收缩，使微动脉不能对肠壁做适当的血流灌注，导致肠缺血、缺氧，再灌注损伤和感染等，均可导致肠梗死。低血压时可有明显的肠壁血流再分布，低血容量休克在 1 小时内，显微镜下可见肠黏膜脱落。缺血再灌注时，氧自由基产生增加，加重肠管组织的损害。小肠完全缺血达 15 分钟时，其绒毛结构即出现破坏。

（二）临床表现

与急性动脉或静脉肠系膜闭塞相似，但老年人更多见。

1. **早期表现** 肠系膜上动脉闭塞在数天内缓慢发生，期间可有乏力和腹部不适的前驱症状。

（1）腹痛：非闭塞性肠系膜缺血的腹痛，较急性肠系膜上动脉栓塞或血栓形成轻，疼痛的程度、性质和定位各不相同，20% ～ 25% 的患者无腹痛。

（2）腹胀和胃肠出血：不明显原因的腹胀和胃肠出血，可能是非闭塞性肠系膜缺血及肠坏死的早期表现。

2. **肠坏死表现** 肠梗死开始时有突发的严重腹痛和呕吐，接着有急骤血压下降和脉速；常见发热，水泻或肉眼血便，肠鸣音减弱，以后则消失；腹部有局部或广泛触痛、反跳痛和腹肌紧张，提示全层肠壁坏死，预后不良。

3. **并发症** 肠坏疽并发穿孔。

（三）诊断

有内脏循环下降的疾病，如果出现不能解释的腹部症状与体征，应高度怀疑本病的可能。

1. **病史**　有下列病史者为非闭塞性肠系膜血管缺血高危人群：①急性心肌梗死伴有休克、充血性心力衰竭、心律失常。②烧伤伴有血容量减少。③肝脓肿、胰腺炎。④失血性休克。⑤正在使用肾上腺素α受体兴奋药和洋地黄类等具有收缩内脏血管功能的药物。

2. **临床表现**　突然发作的剧烈腹部绞痛，伴水泻或血便，发热、肠鸣音减弱或消失；腹部局部或广泛性压痛、反跳痛和腹肌紧张。

3. **辅助检查**　肠系膜上动脉造影检查，发现肠系膜上动脉有多数分支的起始部狭窄、肠管形态改变呈不规则痉挛状，肠壁内血管充盈不佳等。造影是发生肠坏死前诊断非闭塞性肠系膜血管缺血的唯一方法，有4个标准：①肠系膜上动脉起始部狭窄。②肠系膜上动脉的分支血管不规则。③肠系膜痉挛。④黏膜下血管灌注减少。但造影是有创的，且有潜在的肾毒性，所以通常被应用于怀疑肠系膜缺血性疾病，而不能应用其他无创方法诊断的患者。但造影是否作为常规的诊断手段存在争议。

本病一般无特异临床表现，早期症状与体征不符，可靠的诊断和鉴别诊断措施，是选择性肠系膜上动脉造影。但常因条件、技术及病情限制很难做到，给临床诊断带来一定困难，至出现明显腹膜刺激征，进行剖腹探查时，已发生肠坏死。如能早期正确诊断而获得及时治疗，或可免除肠坏死。另外，本病须与肠系膜动脉栓塞及血栓形成相鉴别。

（四）治疗

1. **非手术治疗**　经动脉造影明确诊断后，应采取相应措施防止肠坏死发生。

（1）改善心脏功能：在确诊并采取有效治疗措施之前，需改善患者心脏功能和维持血流动力学稳定。慎用血管收缩药物和洋地黄类药物，采用血管舒张药降低心脏前、后负荷，解除血管痉挛。

（2）扩张血管：经动脉造影导管输入罂粟碱，可有效地扩张血管，改善血供。持续观察全身和局部的临床表现，必要时再次动脉造影，观察肠系膜上动脉血流情况。国内有学者探讨选择性肠系膜上动脉造影，经肠系膜上动脉持续灌注罂粟碱，在诊断和治疗急性非闭塞性肠系膜血管缺血的价值；对经选择性肠系膜上动脉造影确诊，并行介入诊疗的18例急性非闭塞性肠系膜血管缺血病例进行回顾分析，全部病例于明确诊断后，即行经导管肠系膜上动脉灌注罂粟碱治疗；结果18例急性非闭塞性肠系膜血管缺血中，有15例患者治愈；3例有效，介入治疗后腹痛减轻，但仍有局限性的腹膜刺激征。转外科行肠切除治愈；1例患者于治疗后10天，死于严重肺部感染导致的呼吸衰竭。故选择性肠系膜上动脉造影，持续经导管肠系膜上动脉灌注罂粟碱，是对急性非闭塞性肠系膜血管缺血有效的诊断和治疗方法。

（3）积极治疗原发病。

2. **手术治疗**　若病情不能缓解，患者出现白细胞增高、胃肠道出血、肠腔内积气等，则需急诊行剖腹探查手术，手术目的在于判断受累肠管活力和切除可能坏死的肠段，术中可见坏死肠管色泽灰暗、肠腔扩张、肠壁水肿、蠕动消失等；若坏死肠管界限清楚，可行一期肠切除肠吻合术，否则应将坏死肠管外置；术后予以抗生素、抗凝及支持治疗。

由于本病常发生于其他严重疾病的末期，死亡率高达80%以上。所以，对该病应强调早预防、早诊断、早治疗。休克时应积极治疗原发病，迅速恢复有效循环血量，纠正休克；抗休克时，应严格掌握缩血管药物的应用指征；休克纠正后，如出现不能用原发病解释的上述腹部症状时，应警惕急性非闭塞性肠系膜血管缺血的发生，做血管造影；如无条件，可适当放宽剖腹探查指征，以避免肠坏死的发生和减小坏死面积，降低患者死亡率。

（五）典型病例

病例 1：男，18 岁，左大腿刀刺伤 1.5 小时入院。无腹部外伤，无心脑血管病史。查体：血压测不出，脉弱，148 次 / 分钟，呼吸急促，烦躁，口唇苍白，四肢冷。腹软，无压痛。见左腹股沟下 2 横指 3cm 创口，血流如注。立即止血，抗休克，行左股动脉破裂修补术。术中及术后血压不稳，予以补液、输血，并用升压药维持血压。术后 8 小时，血压稳定于 14.7/8.0kPa。术后第 1 天出现右侧腹持续性剧痛并进行性加剧，排血便，全腹压痛，腹肌紧张，腹腔穿刺为稀薄血性液体。血压 13.3/6.7kPa。

再次剖腹探查见：腹腔内约 200ml 血性液体，自回盲部至肝曲结肠坏死，灰白色，无光泽，肠管无蠕动，充满血性液体，升结肠系膜缘动脉搏动消失，肠系膜上动脉搏动弱，坏死肠段系膜血管解剖无异常，管腔内无血栓。0.5% 普鲁卡因封闭肠系膜根部，肠系膜上动脉搏动正常，行右半结肠切除。术后痊愈出院。病理诊断：坏死性肠炎。

病例 2：男，34 岁，腹腔巨大脂肪瘤行肿瘤切除术。术中肠管及系膜无损伤，术中失血约 4200ml，血压 8.0/0kPa，因血源不足，术中输血 1000ml，术中及术后用晶体液及升压药维持血压于 10.7/6.7kPa 左右。术后第 2 天，持续腹痛，无腹胀，未排气及排大便。全腹轻压痛，腹腔引流液约 50ml/d，血性。术后第 4 天腹痛加剧，为全腹持续性剧痛，伴腹胀，未排气及排大便。全腹压痛，腹肌紧张，未闻及肠鸣音，腹腔引流液约 200ml/d，稀薄血性。血压 9.3/6.7kPa，Hb70g/L，WBC18.6×10^9/L，CO_2CP15.4mmol/L。

剖腹探查见：自屈氏韧带远侧约 30cm 至回盲部近侧约 40cm 大部分空肠坏死，紫黑色，无光泽，肠管无蠕动，无张力，系膜缘动脉无搏动，肠系膜上动脉搏动极弱，肠系膜上动脉及分支解剖无异常，管腔内无血栓。普鲁卡因封闭肠系膜根部，肠系膜上动脉根部恢复正常搏动，坏死肠段无改变，予以切除。术后因全身衰竭死亡。病理诊断：肠坏死。

急性非闭塞性肠系膜血管缺血，常继发于心排出量减少，血容量降低，低血压和应用血管加压药之后。休克时，机体释放大量儿茶酚胺、血管紧张素等，同时，抗休克时大量应用缩血管药物，使肠系膜血管持续性收缩，血流量锐减，如持续时间长，即使原发因素解除，其系膜血管仍持续收缩，肠壁组织呈持续低灌注状态，造成缺血、缺氧，引起肠坏死。

上述两例患者，既往无心脑血管病史，无腹部外伤史，长时间休克，且抗休克时大量应用缩血管药物，休克纠正后出现持续性进行性加重的腹痛，伴腹胀和腹膜刺激征，血性腹水。术中见肠管呈节段性坏死，而系膜血管解剖正常，无血栓；普鲁卡因封闭后，肠系膜上动脉恢复正常搏动，而坏死肠段无改变，系休克诱发急性非闭塞性肠系膜血管缺血致肠坏死。

本病一经诊断，应尽快经肠系膜动脉灌注扩血管药物，如无腹膜刺激征，一般不需手术；如腹膜刺激征明显，应手术切除坏死肠段。

七、肠系膜静脉血栓形成

肠系膜静脉血栓形成（mesenteric venous thrombosis，MVT）是一种发病率较低，误诊率和病死率较高的肠缺血性疾病。1876 年首先由 Fagge 报道，1935 年 Warren 和

Eberhard 总结并确立为一个临床上相对独立于肠系膜动脉栓塞的疾病。临床流行病学调查显示，MVT 在肠缺血疾病中占 5% ～ 15%。肠系膜静脉血栓，通常累及肠系膜上静脉，很少累及肠系膜下静脉。肠系膜静脉血栓形成多起病较缓，症状不典型，早期体征不明显。由于病情进展引起绞窄性肠梗阻，病情严重，病死率高，是一种早期难以诊断的危重急腹症。

（一）流行病学

肠系膜静脉血栓形成多发生于肠系膜上静脉及其分支内。肠系膜下静脉血栓形成的发生率仅为 5% ～ 6%，这是因为大肠经肾静脉、脾静脉及半奇静脉，与体循环间存在侧支循环。MVT 的发病率占肠系膜血管阻塞疾病的 10% ～ 25%，占住院患者的 0.01% ～ 0.17%。Levy 认为，实际发病率可能更高，因为不典型的 MVT 被忽视，还有一些患者直到死后亦未作出诊断。

MVT 可发生于任何年龄，文献中报道，最小为出生后 4 天，最大为 89 岁，平均 47 岁，好发年龄 30 ～ 60 岁，文献对其好发性别报道差异很大，一般认为男略多于女，为 1 ～ 1.5∶1，而北大医院病例资料统计为女多于男。

（二）病因

肠系膜静脉血栓形成与血液动力学异常，前凝血状态和血管壁损伤有关。原发或继发性肠系膜上静脉血栓，约占肠系膜静脉血栓 95%，占肠道缺血事件的 5% ～ 15%。根据其诱因的有无分为两类，即继发性 MVT 和原发性 MVT。

1. **原发性** MVT　占 20% ～ 25%，原因不十分清楚，可能与先天性凝血功能障碍有关。多有 AT-Ⅲ、蛋白 C、蛋白 S 缺乏现象，发病前可有下肢深静脉血栓形成病史。原发性 MVT 可认为是全身血栓形成的一个组成部分。因此，对不明原因的 MVT 患者，应行凝血及抗凝血因子的测定，以确定 MVT 的发生，是否系遗传性或先天性凝血系统功能障碍所致。

2. **继发性** MVT　多与其他疾病导致的血液高凝状态或凝血功能障碍有关，约 80% 可找到诱因。常见诱因如下。

（1）门静脉高压：各种原因造成的门静脉压力增高，使肠系膜静脉血流缓慢，易形成血栓。

（2）腹、盆腔感染，脓毒症：炎症造成肠系膜动静脉壁水肿，管壁变窄，动脉血流减少，静脉血流缓慢，细菌释放的凝血因子、外毒素可造成血液的高凝状态，形成 MVT。

（3）腹部手术及外伤：以脾切除术后最常见。手术及外伤可损伤肠系膜，使之发生炎症反应。脾切除术后造成血小板增多，可形成 MVT。

（4）腹部肿瘤（胰腺、结肠肿瘤）：Johnson 报告，27%MVT 患者合并恶性肿瘤，机理不清，考虑与肿瘤造成高凝状态有关。

（5）口服避孕药：雌激素可使血管内膜增生，静脉血流缓慢，血小板及纤溶系统异常，而造成高凝状态。

（6）其他少见的原因：包括充血性心力衰竭、真性红细胞增多症、心肌梗死和糖尿病等。

临床上绝大多数病例是继发性肠系膜静脉血栓形成。Rhee 等报道，42% 的肠系膜静脉血栓形成患者均存在血液的高凝状态，其中真性红细胞增多症是最常见的疾病。继发性肠系膜静脉血栓形成病例，其主要致病危险因子依次是既往腹部手术史、高凝状态、既往肠系膜静脉血栓形成、吸烟、既往深静脉血栓形成病史、酗酒、恶性肿瘤、肝硬化及口服避孕药。

（三）病理生理

MVT 大多数发生在肠系膜上静脉及其分支内，肠系膜下静脉血栓形成发生率仅为 5% ～ 6%。大肠因经肾静脉、脾静脉及半奇静脉与体循环间存在侧支循环，从而很少因 MVT 而发生肠梗死。血栓常起源于系膜的弓状静脉，沿弓向前伸展。当肠系膜的直小静脉及肠壁下血管内血栓形成时，便可发生小肠出血性梗死。

MVT 所致的小肠梗死常是节段性的，少数为全小肠受累，其病理改变为肠黏膜下充血水肿，肠黏膜面出血及局灶性坏死。小肠壁增厚，其内充满黑色血液。梗死的小肠与正常小肠间的界限为逐步过渡性。受累的肠系膜也明显增厚，厚达 3 ～ 5cm，呈橡胶样变，系膜内有瘀血斑块，切面有新旧血栓自横断的静脉内溢出。肠系膜小动脉常发生痉挛，但未闭塞。腹腔内有血性渗液。显微镜下，早期见小肠壁内明显出血灶，伴有黏膜损伤。晚期全层肠壁梗死，静脉内充满新旧血栓。液体量的丢失是 MVT 的重要生理病理变化，患者表现为血液浓缩，少数可发生酸碱平衡紊乱。

静脉血栓形成后，可向近远端继续蔓延，当受累肠曲的静脉回流完全受阻时，肠管充血水肿浆膜下先点状出血，后扩散成片，肠壁和肠系膜增厚水肿；继而，肠曲发生出血性梗死呈暗紫色，大量血性液体从肠壁和肠系膜渗出至肠腔和腹腔。静脉急性闭塞尚可反射性引起内脏动脉的痉挛和血栓形成，加速了肠坏死的过程。最后同样导致低血容量、感染中毒性休克，最终可发生多器官功能不全综合征（MODS）。

（四）临床表现

1. **症状**　MVT 缺乏特异性临床表现，主要症状如下。

（1）腹痛：多数病例先有腹部不适的前驱症状，继而发生腹痛，并逐渐加剧，多为阵发性绞痛，仅少数病例以剧烈腹痛起病。腹痛的范围因病变轻重而异，轻者表现为局限性疼痛；重者可为全腹性疼痛。多数患者在入院前已有较长时间的腹痛史，少者数天，多者数周；少数腹痛剧烈的患者，其腹部体征与腹痛程度常不相称是 MVT 的特点。

（2）恶心呕吐：约半数的患者可发生恶心与呕吐。

（3）呕血或便血：少数患者可发生腹泻或伴有稀薄血便。

（4）发热及腹膜炎：为中晚期表现，一旦出现，提示有肠坏死的可能；少数患者可单纯有发热，但一般不超过 38℃，如有高热多提示并发感染。

2. **体征**　腹部常有压痛、反跳痛，但程度均较轻且肌紧张不明显。少数患者触诊时，可触及扩张增粗的肠袢，肠鸣音早期正常，后期常减弱或消失。腹腔穿刺抽出淡红色血性液体时，对本病的诊断有一定的帮助。

3. **其他**　晚期可出现酸中毒、贫血、休克。查体可有腹胀，肌紧张，肠鸣音活跃，发生系膜或肠梗死时可伴腹水征。

4. **分期**

（1）前驱期：MVT 起病较徐缓，常有数日乃至数月的非特异性前驱症状，如腹痛、腹胀、恶心、腹泻，此期内肠系膜静脉内血栓尚未累及病变血管旁的侧支血管和肠管之直小血管，肠管活力一般尚存在，其病程因病变进展情况而异，而此时腹部体征轻微，此期患者几乎百分之百被误诊为其他病变。一般对症处理不见好转，患者有血液高凝状态或凝血功能障碍等情况时，应想到有无 MVT 之可能。

（2）进展期：由于血栓进一步发展，病程发展明显加快，患者的症状多突然加重，腹痛剧烈，呈持续性，但定位不确切，一般止痛药物无效，可伴有腹胀、恶心、呕吐。进展早期患者症状明显，但体征少，腹部有不固定的深压痛，即腹痛程度和体征不成正比，无明显腹肌紧张、压痛、反跳痛等腹膜刺激征。此期患者病情发展较快，变化也较多，若对本病认识不足，加上检查项目和水平的限制，易误诊为胰腺炎、肠梗阻等。此期肠管尚无坏死，若能及时明确诊断，给予有效治疗，如溶栓和抗凝等措施，多能避免肠管坏死及其他并发症。

（3）坏死期：若进展期未得到明确诊断和有效治疗，就会迅速进入晚期，肠管出现长度不等的坏死，可继发穿孔，引起严重的弥漫性腹膜炎，表现为剧烈全腹痛伴腹胀，呕吐咖啡色液体，血便。查体一般情况差，腹部膨隆，腹肌高度紧张，压痛、反跳痛明显，腹部拒按，腹水征阳性，肠鸣音减弱或消失。腹穿可抽出血性混浊液体，患者呈现不同程度的中毒性休克。

（五）辅助检查

1. **血液学检查**　白细胞计数明显升高，以中性粒细胞为主；碱性磷酸酶和乳酸脱氢酶增高；血小板活性增高；纤维蛋白原，Ⅷ因子水平增高；血栓标志物释放增加，如：BTG、TXB2、FPA、和 D- 二聚体，伴或不伴一些自然抑制物减少如 AT-Ⅲ、蛋白 C 和 S。就诊时血清乳酸增高，酸中毒和血淀粉酶增高是与早期死亡相关的因素。

2. **腹腔穿刺**　腹腔穿刺抽出血性混浊性液，代表已有肠绞窄和严重腹膜炎。

3. **彩色多普勒超声显像**　彩色多普勒超声检查诊断 MVT 的准确性达 50% ～ 80%，敏感性为 80%。该检查方法能直接评价肠系膜静脉和门静脉，提供半定量血流信息，可以证实血栓的存在或肠系膜静脉血流中断。因此 Rhee 等提倡，把它作为 MVT 的首选检查手段。文献报道，二维超声与彩超检查相结合，是诊断急性肠系膜血管缺血性疾病的有效手段，不仅可以显示增厚的肠壁及血管内栓塞物，还可全面观察血管腔狭窄，甚至闭塞产生的血流阻力指数增高、局部血流减少，从而判断血管是否完全阻塞。但其诊断正确率不如 CT，彩色多普勒超声可以作为该病的初级筛选检查。

超声检查可发现肠系膜上静脉扩张，管腔内血流停滞，血栓形成，肠管扩张，肠壁增厚，肠腔内液体潴留。因肠道气体影响，诊断 MVT 较为困难，但随着诊断水平的提高，已有多例成功诊断的经验。超声检查因其简单、经济、敏感，得到临床医师的青睐。

4. **腹部 X 线平片**　腹部 X 线平片由于缺乏特异性，对 MVT 的诊断帮助有限，但可除外腹部其他疾患。文献报道，有 50% ～ 70% 的 MVT 病例 X 线平片中显示异常，多为不同程度的肠梗阻表现，如可见肠道内不均匀积气、液平面。有部分病例在不全肠梗阻的同时，可见由于小肠壁和小肠系膜增厚所形成的“僵棒征”“指压征”（即“假肿瘤征”），这是本病特有的征象，对诊断有帮助。只有 5% 的病例有肠道缺血的表现，如门静脉系统出现气体。肠腔内的模糊半透明压迹、肠壁积气、腹部密度普遍增高和腹腔游离气体均为晚期肠梗死的 X 线征象。另一个相对特征性的表现为钡餐透视时，钡剂通过病变肠段明显延迟，但其下方无狭窄或梗阻，做此项检查应慎重。

5. **CT 检查**　CT 检查对肠系膜血栓形成的诊断率为 90% 以上。有文献报道，增强 CT 可显示肠系膜静脉增粗，其内有低密度的血栓影，血管壁分界清楚，边缘致密（图 17-10、图 17-11）。MVT 在增强 CT 扫描中的特异表现为，受累肠壁增厚（＞3mm）和肠壁增强明显，没有肠道积气。肠壁增厚（＞3mm）、条索状肠系膜及其形成的“假瘤征”、血栓形成等都是 MVT 的 CT 特征性表现，同组织病理学表现相一致。其他非特异性的表现有肠管扩张、肠系膜水肿、腹腔积液等。近年来，螺旋 CT（特别是多层螺旋

CT）扫描在 MVT 诊断中的作用越来越受到重视。应用螺旋 CT 对 MVT 检查时，通过三维重建可以清楚地发现肠系膜上静脉血栓的部位及范围，文献报道，CT 检查的正确率为 90% ～ 100%。所以，螺旋 CT 应该被作为肠系膜静脉血栓形成诊断的首选检查。

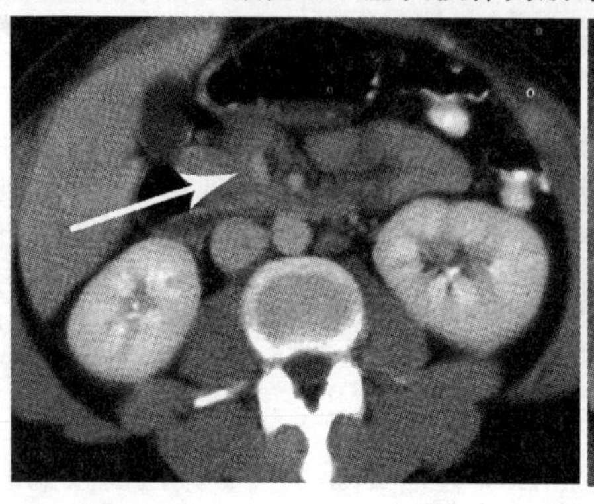

图 17-10 肠系膜静脉血栓形成（CT）

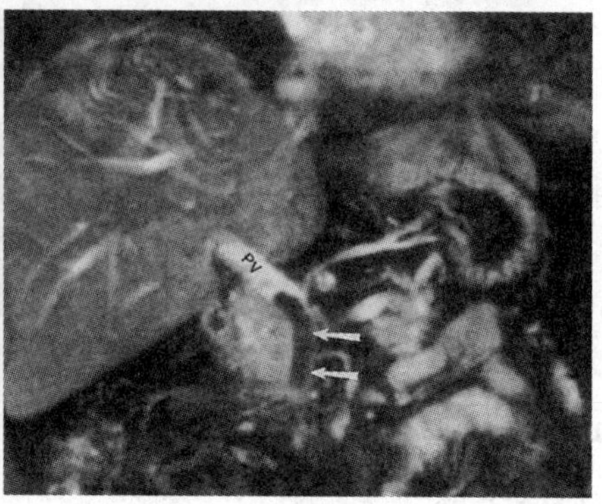

图 17-11 肠系膜静脉血栓形成（CT）

6. MRI　MRI 对 MVT 的诊断敏感性可达 100%。MRI 影像上可见到同增强 CT 一样的 MVT 影像，如肠系膜静脉增粗，其内有低密度血栓影、血管壁分界清楚、边缘致密等。其优点是不用造影剂，但费用比较昂贵。

7. **胃肠造影**　造影剂在小肠通过困难，并可见小肠扩张，有的可见肠壁水肿的征象——“指痕征”，现已少用。

8. **选择性肠系膜动脉造影检查**　选择性肠系膜动脉造影是诊断 MVT 的一种可靠的方法，诊断率达 63% ～ 91%，并可在肠梗死之前明确诊断，同时还可以经动脉注射药物，作为介入治疗的途径。在动脉内使用扩张血管药物能减轻动脉的收缩，由此还可区别动脉缺血和静脉血栓形成。但由于其为有创检查，故不作为首选。

对 MVT 做选择性肠系膜动脉造影，具有以下征象。

（1）肠系膜上动脉及其分支痉挛；直动脉变细。

（2）造影剂反流征象，造影剂淤滞于动脉弓或逆流入动脉。

（3）动脉相延长超过 40 秒。

（4）肠系膜静脉充盈缓慢，静脉显影超过 40 秒。

（5）肠系膜上静脉主干或较大分支内可见血栓存在或充盈缺损，肠系膜上静脉或门静脉不显影。

（6）网膜静脉迂曲扩张。

（7）受累肠段造影剂染色时间延长，肠管内亦可有造影剂，肠壁增厚等。选择性肠系膜动脉造影的禁忌证为严重肾疾患，尤其是多发性骨髓瘤和其他血浆蛋白异常伴肾损害者、急性全身感染的危重患者、心脏或肝脏功能严重不良者等。

9. **腹腔镜**　有学者提出，电视腹腔镜可以清楚地显示肠管的色泽、营养状况、缺血范围和血栓的分布情况，具有直观的诊断价值，对局限性 MVT 的诊断有明显的优势。腹腔镜检查还能寻找缺血原因，如肠管扭曲、受压、肠系膜和血管病变，故可用于 MVT 的早期诊断；但气腹压力可使肠系膜的动脉血流减少，有加重病情的危险；同时腹腔镜仅能观察肠的浆膜面，无法发现早期的黏膜出血、坏死，其应用价值有待于进一步研究。

10. **剖腹探查**　对于有腹膜炎和肠梗阻表现者可行剖腹探查明确诊断，MVT 术中表现：①受累的小肠及系膜为红色栓塞。②大的肠系膜动脉搏动存在，小动脉未闭塞。③病变肠系膜内有血栓存在，切开时血栓自静脉内溢出。

（六）诊　断

1. **诊断要点**　由于缺乏特异的症状和体征，MVT 早期诊断比较困难。国外报告早期诊断误诊率为 90% ～ 95%，待考虑本病时已进入坏死期或手术中探查证实。诊断通常有赖于临床医师对本病的高度怀疑和各种影像学检查。常具有以下特点：①腹痛呈亚急性，渐趋加重，伴有消化道出血征象如血便。②腹痛程度与腹部体征可以不相一致，腹痛症状重而体征较轻是该病的重要特点。③腹膜炎伴有腹腔内血性渗出液。

对具有上述临床表现，尤其是伴有肝硬化、门静脉高压、腹腔内感染等老年患者，结合上述实验室及影像学检查，应高度警惕此病。

实验室检查大多数可呈现与体征不相符的血白细胞异常升高，大多高达 20×10^9/L 以上并有血浓缩的现象。大便潜血可阳性。近期有实验表明，脂肪酸结合蛋白，D 二聚体（D-dimer＞20μg/ml）在诊断肠系膜血管病变时，敏感性可达 95% 以上。

有学者认为，在常规检查提示肠系膜上静脉血栓形成，而腹膜刺激征不重，估计肠管尚无坏死，或虽上述检查未提示存在肠系膜上静脉血栓形成，但临床高度怀疑者，可行选择性肠系膜上动脉造影。若发现肠系膜上静脉及门静脉显影延迟，不规则显影，甚至不显影，可迅速明确诊断。并立即经导管注入尿激酶 20 万～ 30 万 U 或其他溶栓药物溶栓，之后将导管留置于肠系膜上动脉内，并连续给尿激酶溶栓，用量为每日 20 万～ 40 万 U。同时经外周静脉给予抗凝、抗感染及对症治疗，并密切观察患者腹痛和体征变化。若在 6 ～ 8 小时内症状无缓解，反而加重，不能排除肠坏死时，则立刻剖腹探查。

MVT 多呈亚急性起病，又因其临床表现不典型，缺乏特异的检查方法，故大部分病例很难在术前或死前明确诊断。与栓塞静脉伴行的动脉通畅是本病的一大特点。术中如发现下列情况可诊断为 MVT：①受累的小肠及系膜为红色梗死。②大的肠系膜动脉搏动存在及小动脉未闭塞。③病变肠系膜静脉内有血栓存在，切开时有血栓自静脉内溢出。

初始的系膜血管血栓形成部位因血栓病因不同而异。肠系膜上血管血栓形成，继发于肝硬化，新生物或手术损伤，起始于梗阻部位，并向周围蔓延；继发于高凝状态的血栓，表现为在小血管开始发展至大的血管干，当周围弓形血管和直小血管受累或侧支循环不足时，才发生肠梗死。

2. **早期诊断**　因静脉血栓形成需要一个过程，所以 MVT 的患者临床症状的发展较为缓慢。起病初，觉腹部不适或腹部隐痛，缺乏特异性。下列症状可作为早期诊断的参考。

（1）无明显原因厌食、恶心。

（2）腹胀，腹部隐痛不适，并有持续性加重的趋势；有时有缓解，但缓解后疼痛加重。

（3）腹部体征与症状不符，无固定压痛点。

（4）肠鸣音可亢进，亦可减弱。

（5）白细胞和血小板计数升高。

（6）用一般解痉、镇痛药无效。

（7）脾切除术后是该病易患因素，此时应高度怀疑本病。

配合血液学检查、影像学检查可提高诊断的准确性。早期剖腹探查是诊断和早期治疗的有效措施。

MVT 的早期诊断非常困难，诊断平均延误时间 48 ～ 80 小时。与急性肠系膜动脉缺血不同，MVT 多以腹胀、腹部钝痛缓慢起病，早期往往疼痛定位模糊，无明显体征。以持续性疼痛起病者，极易被误诊为胰腺炎。部分患者因肠系膜动脉反射性痉挛，以及肠管因瘀血缺氧导致一时性蠕动增强，而出现痉挛性腹痛，易被误诊为肠梗阻。缺乏对 MVT 的警惕性，对可能存在的高凝状态认识不足，也是造成误诊的重要原因，诸如 S 蛋白缺乏、凝血因子Ⅶ异常、血小板增多症、红细胞增多症、妊娠、长期口服避孕药、脾切除术后、脱水等情况时，均可影响凝血状态；当这些患者出现症状与体征不符的急腹症时，应高度怀疑 MVT 的可能。但约有 30% 的患者为无任何病史的青年人，其诊断极为困难。血白细胞计数及肌酸激酶升高常见，但缺乏特异性。血清乳酸盐测定在急性肠系膜血管阻塞时，阳性率可达 85.1% ～ 91.4%，但往往出现在动脉性缺血及肠坏死后，对 MVT 早期诊断帮助不大。CT 和彩色多普勒可早期发现肠系膜血管内的血栓，特别是门静脉内有血栓时阳性率可达 100%，但彩色多普勒易受肠内气体的干扰，对检查者的技术及经验要求较高。

（七）鉴别诊断

1. **急性胰腺炎** 一般而言，急性胰腺炎的疼痛更加剧烈，呈刀割样痛者较多见。疼痛部位除上腹部外，还可位于中腹部和左上腹，疼痛可以向腰背部放射，血、尿淀粉酶升高显著。B 超检查可发现胰腺呈弥漫性或局限性增大，胰腺内部回声减弱，胰管扩张等征象。

2. **消化性溃疡穿孔** 消化性溃疡并发穿孔的早期常无明显发热，呕吐次数也不甚频繁。随着病情发展，上腹部疼痛逐渐剧烈，并迅速蔓延至全腹。较早出现腹部压痛、反跳痛及腹肌板样强直等腹膜刺激征。肝脏浊音界缩小或消失，腹部透视或平片可发现膈下游离气体。

3. **肝脓肿** 可出现畏寒、发热、右上腹胀痛或剧痛。鉴别主要依靠 B 超、CT 等检查，如肝内发现 1 个或多个的脓腔，而胆囊显示正常，则可确诊为肝脓肿。

4. **急性肠梗阻** 急性肠梗阻时，其疼痛部位多位于脐周，可呈阵发性加剧，肠鸣音亢进呈气过水声或金属音调，麻痹性肠梗阻时，则肠鸣音减弱或消失。X 线腹部透视或平片检查，肠腔内发现有阶梯状、宽度不等的液气平面，梗阻上方的肠管呈显著性扩张时可确定诊断。

5. **右下肺炎或胸膜炎** 少数右下肺炎或胸膜炎患者，可表现为右上腹部疼痛，甚至是较剧烈的疼痛，也可向右肩部放射。但肺炎或胸膜炎患者常在腹痛前就有畏冷、发热、咳嗽、咳痰及胸痛等症状，且疼痛常与呼吸运动有关。肺部听诊可闻及啰音、呼吸音减弱或消失。胸部 X 线透视或摄片检查，可发现肺炎或胸膜炎的特征性改变。极少数急性胆囊炎者，如炎症波及右下胸膜，则右下肋膈角处可有少许渗出液。

（八）治　疗

MVT 患者的处理应当根据症状、体征的严重程度而定。治疗原则是一经诊断急性 MVT，就应尽早地应用抗凝溶栓疗法，目的是预防肠坏死。如果发生肠坏死则切除坏死肠管。另一个重要治疗措施是，纠正水电解质失衡、防止感染及进一步血栓形成。治疗过程中严密观察病情，如有急性腹膜炎发生，则随时进行手术。在治疗过程中，应注意停用血管加压素，利尿药、洋地黄、止血类药物等可能导致本病的药物，同时主张尽早使用扩血管药物，以拮抗肠系膜血管反射性痉挛，改善受累肠管血运，常用的有罂粟碱、PGE1 等。对于 MVT 引发的急腹症，临床医师应有充分的认识，否则容易误诊，造成肠管广泛坏死，而失去最佳治疗时机。总之，对本病保持高度警惕，对可疑患者选用特异性检查手段，早期诊断，早期治疗，是提高本病治愈率的关键。

1. 外科治疗　早在 1895 年，Elliot 就报道了首例可能因肠系膜静脉血栓形成引起的肠梗死患者行肠切除后得以康复，而目前，肠切除术仍是最有效的治疗方法。MVT 的手术指征和手术时机的掌握十分困难。有学者认为，肠系膜静脉血栓治疗过程中，有下列情况的患者应考虑剖腹探查：①腹痛由阵发性变为持续性。②体温超过 38.5℃并除外其他感染存在。③ 24 小时内血便超过 400ml。④频繁呕吐、呕血。⑤彩色多普勒或 CT 显示肠系膜静脉主干或门静脉有血栓。⑥出现腹膜炎或腹水体征。

手术原则主要为切除坏死肠管，尽可能保留尚正常的肠管，以预防短肠综合征的发生。但是 MVT 造成的血管阻塞往往十分广泛，血栓分布的范围往往超过肠管坏死的范围，肠系膜上静脉主干和门静脉内经常有血栓存在，而后者是术后再发肠坏死的重要原因。因此，在肠切除后，除了将系膜残端血管内的血栓完全清除外，还需在肠系膜上静脉或门静脉做切口，将其内的血栓充分取出，MVT 的肠坏死为出血性梗死，坏死段与正常段之间有中间过渡带，而界限并不十分清楚，在过渡带中仍有动脉搏动存在。因此，术中单纯依靠肠系膜动脉搏动的有无来决定肠管的取舍并不可靠。

在受累小肠长度不足 1/2 时，可将受累小肠及其系膜全部切除，不保留生机可疑的肠管。而当小肠坏死超过 1/2 以上时，则须慎重对待，准确地判断肠管生机，尽量保留可能存活的肠管。广泛肠切除的患者预后极差，有学者报道 5 例残留小肠不足 100cm 者，术后 3 例死亡，其中 2 例为全小肠切除，1 例为全小肠及右半结肠切除。术中静脉注射氢化荧光素后，借助 Wood 灯检查来判断肠管的生机，结果并不满意。该报道肠切除后 1 周内再次手术 7 例次，6 例次有再发肠坏死，1 例次探查阴性。5 例再发肠坏死出现在术后 48 小时以内。

为了最大限度地保留有潜在生机的肠管，有计划再剖腹原则（second look），不失为有价值的方法。将生机可疑的肠管暂且保留，术后 24 ～ 72 小时内再次开腹，如果有坏死，则将坏死部分再次切除。这种方法的缺点是不能避免阴性探查。

应用电视腹腔镜技术，使这一方法变得简单方便。首次术后在腹壁保留 1 个套管作为窗口，在术后 72 小时内可随时置入腹腔镜进行观察，及时发现保留肠管坏死与否，既便于及时再切除，又可避免不必要的开腹。

还有学者处理急性 MVT 时，在手术中切除坏死肠管，通过系膜断端的静脉，插入取栓导管取出残余栓子，直到有静脉血流出，然后再注入适量的肝素盐水及尿激酶；经上述处理后，水肿的肠管有不同程度的消退，标志着静脉回流受阻已得到缓解；术后继续给予抗凝溶栓疗法，则未出现因肠坏死需要二次手术的病例；手术后继续抗凝疗法至关重要，可使血栓再发率从 26% 减少到 14%，病死率从 59% 减少到 22%，最近有报道经皮经肝穿刺局部机械及药物溶栓的效果尚可，但仅是少数病例报道。

关于二次手术探查问题，由于肠坏死和切除的范围有些患者不易判断，术后再次发生血栓肠坏死和吻合口瘘等情况发生，Levy 等提出，有下列情况时应考虑第二次手术探查：①第一次手术时受累肠段与正常肠段无明显界限。②广泛小肠缺血，无明显坏死区。③切除病变小肠，剩余小肠有可疑区。④确切的肠缺血类型不清，术后造影确定为 MVT 者。

以上情况也可在肠系膜上静脉切开取栓后，注入抗凝药物以观察肠管变化，或暂时关闭腹腔，24 ～ 48 小时进行第二次手术探查，可明显降低复发后的死亡率。

2. 非手术治疗　在确定没有腹膜炎的前提下，MVT 一经确诊，都应首先进行抗凝疗法。Boley 等提倡的疗法是，首先静脉推注肝素 5000U，然后以每小时 1000U 连续静脉滴注。

调节剂量使 APTT 维持在正常水平的 2 倍。其他措施包括禁食、胃肠减压及输液维持水电解质平衡。在非手术治疗过程中，要始终注意观察腹部体征，一旦出现腹膜炎，就应当毫不犹豫地行剖腹探查手术。

有报道经抗凝溶栓疗法治愈 17 例肠系膜静脉血栓的患者，没有因病情进一步加重需要手术治疗的病例；方案是普通肝素 5000U，每日 2 次皮下注射，同时每日给予静脉滴注尿激酶 50 万 U；抗凝疗法 7 ～ 10 日后开始口服华法林，与肝素重叠使用 2 ～ 3 日，再单独口服华法林维持 3 ～ 6 个月。国内外资料报道，MVT 的病死率在 20% ～ 50%，肠系膜静脉血栓的复发多在发病后的 30 日之内，Rhee 等观察到，在接受手术和抗凝疗法患者的复发率比单独接受抗凝疗法的患者低，约 60% 患者复发的部位是在吻合口，这可能与肠管切除不当或残余血栓继续发展有关。

尽管现代影像学技术的发展可以对 MVT 做出明确的诊断，但是还有相当一部分病例被延误诊断，主要原因，是部分医务人员没有想到此病，不注意肠系膜静脉血栓非特异的临床表现；对 MVT 的诊治关键在于早期诊断后立即应用适当的抗凝溶栓疗法，这样可取得较好的临床治疗效果。

3. 中医药治疗 肠系膜静脉血栓形成临床可分为初期、中期、后期和恢复期四期。初期，患者腹痛、腹胀、恶心、呕吐，渴不欲饮，舌质紫暗、脉弦数，为瘀血内阻证，方以血府逐瘀汤加减口服，静脉应用川芎嗪、血塞通等药物治疗；中期，患者腹痛不减，呕吐臭秽、大便闭结或热结旁流，烦渴引饮，舌红燥、苔黄黑，脉洪数，转为阳明腑实证，以大承气汤口服、胃管注入或灌肠，静脉应用清开灵、血必净等药物治疗；后期，高热烦躁，或神昏谵语、腹皮挛急、呕血便血，水谷入口即吐，舌红绛、脉濡数，为热入营血，阴阳欲脱，急给予安宫牛黄丸鼻饲，静脉应用生脉注射液，参附注射液；恢复期或术后，气阴大伤，神疲乏力、腹痛隐隐，肠蠕动久不恢复，舌光红无苔，证属阴阳俱虚，以调胃承气汤或新加黄龙汤灌肠或口服，以参芪扶正注射液、参脉注射液益气生津。

（九）预　后

MVT 肠切除后复发率为 20% ～ 30%，且 60% 复发位于吻合口处，用抗凝药可使复发率由 30% 降至 14%。有 20% ～ 60% 的患者，于肠切除术后出现慢性短肠综合征的表现。影响 MVT 患者预后的因素有 3 个：患者年龄，有无相关疾病及性质，系膜及肠梗死患者手术时间。因 MVT 难以早期诊断、早期治疗，故死亡率较高，不经外科治疗，死亡率在 90% ～ 100%，单纯肠切除组死亡率 35%，肠切除加术后抗凝治疗组死亡率 23%，原发性 MVT 的死亡率较继发性低。故加深对本病的认识，提高警惕，恰当应用无创检查手段，早期诊断，及时治疗，是降低死亡率，提高治愈率的关键。

（十）典型病例

病例 1：男，67 岁。因腹痛、腹胀、停止排便及排气 3 天入院。查体：体温 38.4℃，腹部稍膨隆，左中腹可见肠型，腹肌紧张，全腹压痛、反跳痛明显，肠鸣音减弱。腹部 X 线示左中腹多个大小不等阶梯样液平，血白细胞 13.6×10^9/L，腹腔穿刺抽出血性腹水，诊断为绞窄性肠梗阻，行急诊手术。术中见：腹腔内有血性腹水 2000ml，空肠大部、回肠、回盲部及部分升结肠坏死，小肠系膜高度水肿，未触及动脉搏动。遂行坏死肠管及系膜切除，并外置血运可疑的上段空肠肠管约 70cm。术后病理报告：肠系膜静脉血栓形成并广泛肠坏死。继续抗凝治疗无明显效果，3 天后外置肠管坏死加重，导致患者多脏器功能衰竭死亡。

病例 2：男，50 岁。因间歇性腹痛伴阵发性绞痛 1 个月，腹痛加剧 1 天，且无排便、排气入院。查体：体温 37.1℃，腹平软，全腹有压痛，但无反跳痛，肠鸣音减弱。腹部 X 线检查，仅见小肠及部分结肠胀气。腹部 B 超未见异常。血白细胞 12.2×10^9/L。因诊断不明，行对症治疗，2 天后病情加重，出现腹膜炎症状而行剖腹探查。术中见：腹腔内有血性腹水约 500ml，空回肠交界处 80cm 肠管坏死，相应肠系膜水肿，动脉搏动减弱，无肠扭转及梗阻表现，行坏死肠管切除肠吻合术，术中诊断为肠系膜静脉血栓形成。术后予抗凝治疗，痊愈出院。

总之，本病临床少见，且医师对其临床表现、病情演变过程、预后等基本知识缺乏，临床经验少，故不易确诊。本病主要临床表现为腹痛、恶心、呕吐、血容量不足、腹肌紧张及压痛，肠鸣音消失或减弱，严重者可出现血性腹水。遇有上述表现的病例，应想到本病，如进一步做 X 线腹部平片、CT 扫描、血管造影，则更有利于诊断，其最可靠的诊断方法是剖腹探查。若术中发现以下情况，如受累的小肠为暗红色、肠系膜动脉主干搏动存在而小动脉闭塞，病变肠系膜静脉内有血栓存在，切开闭塞静脉后可见血栓自静脉内溢出，应明确肠系膜静脉血栓形成诊断，并立即切除坏死肠段，及时给予有效抗凝治疗及支持治疗。

八、肠系膜血管损伤

随着动脉粥样硬化疾病治疗的进展，血管介入治疗技术已广泛应用于临床，但是随之而来的医源性肠系膜血管损伤亦有增多的趋势，应引起足够的重视。肠系膜血管包括肠系膜上动脉、静脉和肠系膜下动脉、静脉，是腹部脏器血管的主要组成部分，分别走行于小肠系膜、结肠系膜和直肠系膜中，负责十二指肠水平段至直肠上段几乎全部肠道的血液供应及血液回流。肠系膜上、下动脉是腹主动脉的两个主要分支，均起自腹主动脉前壁，由于肠系膜血管走行波及面积广，其受损机会并不比其他组织少，且常合并有消化道破损和实质脏器损伤。肠系膜血管损伤在临床工作中并不少见，在腹部穿透性创伤中，肠系膜及大网膜受损的发生率为 9.5%，腹部钝性伤中，肠系膜受累率为 2.5%，但由于诊断技术的限制，医生对肠系膜损伤的认识不足，大多数的系膜损伤都是在术中才被诊断。

（一）病　因

肠系膜血管损伤主要由 3 种原因造成。

1. **腹部穿透性损伤**　多为锐器所致，如刺伤等；也可为枪弹致伤。肠系膜血管受累的严重程度与投射物的速度有极大关系。一般而言，开放性肠系膜血管损伤的受损范围比较局限，依其受伤形式不同而分为刺入伤和贯通伤两种。

2. **腹部闭合性损伤**　随着工业和交通的发展，工矿事故和交通事故所致闭合性肠系膜血管损伤日渐增多，损伤部位多在易于游动的系膜内血管，如小肠系膜中的空 / 回肠血管、横结肠系膜中的结肠中血管及乙状结肠系膜中的乙状结肠和直肠上血管。相对而言，走行于腹膜后的结肠左、右血管因其位置固定，在闭合性损伤中很少受累。

3. **医源性损伤**　在开腹手术操作中，医源性损伤主要发生于胃切除手术时结肠中血管的损伤、胰头十二指肠切除时的肠系膜上血管损伤、腹膜后或小肠系膜根肿物切除时造成的相应系膜血管损伤、左肾切除等手术中出现肠系膜上动脉起始部损伤等。故在腹部手术操作中，外科医师应具有丰富的解剖学知识，注意腹膜后区的局部毗邻关系，注意手术操作的层次，注意术野的充分暴露，可以在一定程度上防止因手术操作失误而发生医源性肠系膜血管损伤。

选择性血管造影及介入治疗，是引起医源性肠系膜血管损伤的另一个原因。随着介入性诊治技术的发展，接受介入治疗的患者愈来愈多，操作过程中的动作粗暴、反复试插可以引起血管内皮损伤，损伤部位往往位于血管主干，造成严重后果，应予高度重视。在插管操作时务必要动作轻柔，避免反复试插而引起血管损伤。

（二）病理生理

肠系膜血管损伤可以单发，也可以多发，其病理表现主要包括系膜挫伤、系膜破裂和血管内皮损伤 3 种形式。无论是系膜挫伤造成的系膜血肿，还是系膜破裂造成的腹腔内出血，但凡损伤涉及肠系膜动脉主干或累及较大范围的肠动脉弓以远的直支血管，均影响肠壁的血液供应，甚至造成所属肠段的坏死。

介入治疗造成的肠系膜血管内皮损伤，容易造成系膜血管内血栓形成，引发肠缺血等一系列病变。血管内皮损伤在早期可无明显的病理变化，惟最终出现小肠供血不良或小肠瘀血、肠屏障功能下降，甚至肠坏死，从而造成严重的延迟性腹腔感染。

（三）临床表现

单纯的肠系膜血管损伤较为罕见，术前诊断十分困难，约半数以上患者出现进行性血压下降，而按腹腔内出血进行剖腹探查。

肠系膜血管损伤的临床表现主要取决于损伤程度、累及血管种类、受伤至就诊的时间，以及是否合并其他部位器官和组织的损伤，从而出现内出血、腹膜炎和休克征象。

合并胃肠道损伤者，则在受伤的同时或一段时间后，出现明显的腹膜炎症表现，甚至出现感染性休克和生命体征波动。

严重的肠系膜血管损伤导致的肠壁血运障碍，最终会因造成相应肠段坏死而出现延迟性腹膜炎。

极少数患者在腹部外伤后很长一段时间并无特异性症状，其后以反复性消化道出血就诊，通过血管造影发现，为肠系膜血管动脉瘤或动静脉瘘。

（四）诊　断

肠系膜血管损伤的辅助诊断方法很多，但特异性不高。

1. **腹腔穿刺及灌洗**　对腹腔内出血诊断的准确率可高达 90% 以上，特别是对于尚未造成血液动力学波动的小量缓慢出血的诊断具有重要意义。腹腔灌洗对腹腔内出血早期诊断的阳性率比腹腔穿刺高，经导管注入 0.9% 氯化钠溶液 1000ml，如出现肉眼血性液或者引流液红细胞计数超过 1×10^{10}/L，白细胞计数超过 5×10^{8}/L，即为阳性诊断。

2. **B 型超声波检查**　B 型超声波（B 超）检查对肠系膜血管损伤的诊断价值虽不像对肝脾损伤那么重要，但对是否存在腹腔积液能做出判断，可有助于对肠系膜血管损伤的推理诊断；B 超也可发现因小肠系膜受损而出现的肠管扩张、肠腔内积气积液、肠道蠕动减弱或消失等；B 超所见肠壁弹性极差，肠黏膜皱襞显示不清，往往是肠组织血运障碍的特征。

3. **X 线检查**　在肠系膜血管损伤时，腹平片的主要表现为肠淤胀、肠梗阻，如出现“新月征”和“穹隆征”说明有胃肠道气体溢出，提示胃肠道损伤或因血运障碍造成迟发性肠坏死、肠穿孔，后者亦为系膜血管损伤的晚期表现。

4. **腹部 CT 及 MRI 检查**　腹部 CT 扫描可以清楚识别肠系膜血管及小肠系膜根部情

况，如肠系膜区出现不均质影像，则对肠系膜血管损伤具有重要的定位诊断意义。但多数学者认为，在腹部闭合性损伤中，CT 是肠系膜血管损伤术前诊断的最好影像学检查方法，通过细致的断层扫描，大多数肠系膜损伤可被发现。MRI 扫描可从多个方向进行切面成像，是一种新型的无损伤性诊断技术，其对组织的分辨能力极高，可清楚地显示肠系膜血管的走行及其管壁情况。还有学者曾对 27 例肠系膜血管损伤患者，就 CT 发现和手术探查结果的相关性进行对比性研究后认为，CT 检查显示有肠系膜血肿及浸润并伴有肠壁增厚者，预示该系膜血管损伤需要手术治疗，而仅有局限性肠系膜血肿不伴对应肠壁增厚，则不具有特异性。

5. **选择性肠系膜血管数字减影**　选择性肠系膜血管造影虽是术前确诊肠系膜血管损伤的最好方法，但因其检查操作烦琐而在急症诊断中极少应用。少数从肠系膜血管造影中获益的患者，也并非为诊断肠系膜血管损伤而进行该项检查。在肠系膜血管造影中如能发现造影剂溢入腹腔或沿肠系膜蔓延，肠系膜血管破裂诊断则不容置疑。由于肠系膜血管损伤多伴发其他脏器损伤及其他大血管破裂，患者生命指征多不平稳，不宜进行复杂操作检查。因此，肠系膜血管造影不应作为常规的诊断手段。

（五）鉴别诊断

肠系膜血管损伤造成腹腔内出血，需与肝、脾等实质脏器破裂出血及腹腔非内脏血管破裂出血相鉴别，术前对腹部损伤的具体部位应有比较清楚的了解，这不但有助于选择手术切口，而且有助于手术力量的配备和特殊器械及材料的准备。但由于肠系膜血管损伤往往伴发其他脏器损伤，其鉴别诊断十分困难，大多在术前很难得到确定诊断，仔细了解受伤机制，认真阅读 CT 图片，可能对鉴别诊断有所帮助。

在腹部闭合性损伤中，对于肠系膜血管损伤造成的肠系膜血肿，应与腹壁挫伤相鉴别，如出现腹部绞痛、深压痛及肠鸣音减弱，X 线检查出现肠麻痹，以及 CT 扫描发现肠系膜质地不均、肠壁增厚者，要高度怀疑肠系膜血管损伤。

（六）治　疗

肠系膜血管损伤多因合并其他脏器损伤，出现腹腔内出血或腹膜炎而进行剖腹探查，并在术中进一步明确诊断。但对于尚无血流动力学变化的较大肠系膜血肿，进行及时的手术治疗，并掌握其手术指征十分困难。而延误手术，则有可能造成大段肠坏死，甚至危及患者生命。

怀疑肠系膜血管主干损伤时，剖腹探查手术切口，以选择上至剑突下至耻骨联合的腹正中切口为宜，这样可以充分暴露内脏血管，提供良好的手术视野。近段肠系膜上动脉的损伤，可以在腹膜后将左侧腹腔脏器推向右侧，胰腺下缘肠系膜上动脉可通过横结肠系膜下叶予以暴露。手指压迫无效的肠系膜上动脉出血，应控制近端腹主动脉，其入路既可通过小网膜腔经腹控制，也可通过第八肋间经胸控制胸主动脉下段。控制主动脉后，可以在腹膜后将脾、胰、左半结肠翻向对侧，充分暴露肠系膜上动脉起始部，以便于仔细寻找出血部位。在闭合性损伤中，肠系膜下动脉主干受损很少发生，其起始部可通过解剖肾下腹主动脉段获得。

轻度的肠系膜血管损伤无一不是在手术探查中发现的，对于肠系膜挫伤和较小的肠系膜血肿，一般不需特殊处理，细小的肠系膜血管出血在肠系膜浆膜的张力压迫下，很快可以自止。此时进行血管结扎止血不仅没有必要，还可能造成肠系膜血管的进一步损伤。由于内脏血管存在着丰富的侧支循环，小范围的肠系膜血管分支损伤不会造成肠道缺血。

对于较大的肠系膜血肿，应切开浆膜进行受损血管探查。处理肠系膜血管损伤应十分细致，既要妥善止血，又要避免缝扎尚未受累的血管，二级、三级的肠系膜血管分支均可安全结扎。

为保障肠壁的血液供应，对于肠系膜血管主干的损伤，应尽量进行修补重建。范围较小的损伤，可对损伤部位连续单纯缝合或外翻缝合修补。肠系膜上动脉贯通伤，可去除受损管壁，行断端的对端吻合；如吻合张力较大，可置入一段自体大隐静脉。范围较大的肠系膜上动脉根部损伤，可施行主动脉－肠系膜上动脉搭桥术。

肠系膜静脉侧支循环比较丰富，结扎后发生坏死机会较少，但应谨慎行事，对肠系膜静脉大血管损伤也要尽量修复、重建。静脉血管修复重建后，因其压力较低、血流缓慢，发生血栓的机会较动脉为多。静脉血管吻合术后，需做降低血液凝集性的处理，如给以低分子右旋糖酐、肝素等。

由于血管损伤而引起的失活肠组织必须予以切除，肝曲以远的结肠切除后进行一期吻合必须十分慎重，乙状结肠血管受损造成肠坏死者，可选用 Hartmann 手术，以后再行二期吻合。虽有文献报道 Doppler 血流探测技术、同位素检测、染色剂注入等技术有助于小肠活性评估，但这些方法的可靠数据多来源于非创伤性小肠缺血，失活肠段周边组织的血运情况，通常需要在术后 24 小时行二次探查做出结论。尿激酶和 1.6 二磷酸果糖等药物，可溶解血栓或改善组织的乏氧状态，这些药物的及时应用可能对恢复周边组织血供提供帮助。

总之，由于造成肠系膜血管损伤的众多相关因素，如受伤至就诊的时间、低血压的程度及时间、伴发损伤的种类、受损血管的类型等，无法对该类患者提出一个固定的抢救及手术治疗方案。为此，只有根据具体情况进行不同的个体化处理，才能收到较好的治疗效果。

九、肠系膜血管阻塞的中医治疗

肠系膜血管阻塞是指多种病因引起的肠系膜动、静脉血管的阻塞。常发生于肠系膜上动、静脉供血区域，可由下列原因引起：①肠系膜上动脉栓塞，多发生于风湿性心瓣膜病、细菌性心内膜炎伴心房纤颤时。②肠系膜上动脉血栓形成，大多在动脉粥样硬化的基础上发生。③动脉痉挛因素，多见于休克或长时间低血压及腹部手术后等。④肠系膜静脉血栓形成，多继发于腹腔感染，血液凝固性增高，肝硬化等情况。与肠系膜血管阻塞后，肠壁缺血痉挛，继之肠壁水肿、坏死、穿孔。本病发展迅速，短时间内就可以引起肠管坏死、休克。

在临床上，急性肠系膜上动脉栓塞多起病急骤，有突然发生的剧烈腹痛，腹痛持续存在，常伴呕吐，腹泻及血便、休克等。腹部平坦，柔软，可无明显阳性体征，也可有轻度压痛及肠鸣音亢进，严重的症状与轻微的体征不相称。晚期因肠坏死可出现腹膜刺激征，腹胀，发热等。肠系膜上动脉血栓形成则多见于老年人，半数患者有慢性肠系膜上动脉缺血的征象。如餐后腹痛，食欲缺乏，腹泻等。突然继发血栓形成，可表现为肠系膜上动脉栓塞类似的临床征象。肠系膜静脉血栓形成的症状较动脉者轻而慢，但当血栓位于大分支时，因受累肠管较多可表现症状重而发展快。临床表现类似肠炎，数日或数周后腹痛发作加重，频度增加，伴腹胀及呕吐，常伴有发热。

（一）中医病因

主要为寒凝、气滞、血瘀所致；其病机主要为气滞血瘀，络脉痹阻，不通则痛，可见本病多由寒凝，血瘀痹阻脉络所致。

（二）中医诊断

本病之腹痛，应辨明在气在血，属寒属热，凡痛势急迫，腹胀便秘，发热，喜冷恶热，多属热证痛；而痛势遇冷加剧，喜温熨，进热食后痛减，多属寒证痛；凡腹部胀痛，或痛处走窜不定，多为气滞性腹痛；而腹部刺痛，或痛处固定不移，多为血瘀性腹痛。

1．血瘀气滞

（1）证候：突然腹痛如针刺，痛处固定不移，经久不愈，舌质紫暗，脉细涩；如以气滞为主者，则脘腹胀闷疼痛，攻窜不定，或引及两胁及少腹，遇恼怒、忧虑易发作，苔薄，脉弦。

（2）辨析：气机郁滞不通，故脘腹胀痛；气属无形，走窜游移，故疼痛攻窜不定；如迁延不已，久痛入络，则由气及血，血属有形，瘀血停着，故其痛如针刺且固定不移；舌紫，脉涩为瘀血之象。

2．寒邪内阻

（1）证候：腹痛急暴，得温痛减，遇寒更甚，怕冷，蜷卧；口和不渴，小便清利，大便或秘结或溏薄，舌苔淡白，脉沉紧。

（2）辨证：寒为阴邪，性主收引，寒邪内侵，气机被遏，故腹痛急暴，怕冷蜷卧；得温则气机稍舒而痛减，遇寒则气凝愈显而痛甚；若寒凝气滞，腑气闭阻，则大便秘结，口和不渴，小便清利；舌苔淡白，脉沉紧，均为里寒之象。

3．湿热积滞

（1）证候：突然腹痛，持续加重，或阵发性加剧，胀满拒按，口中干苦，大便多秘，小溲黄赤，或见身热，胸脘痞闷，呕恶，嗳腐吞酸，舌苔黄腻，脉濡数。

（2）辨析：湿热积滞内结，气机壅阻不通，故腹痛拒按，胀满不适；邪气壅结，腑气不通畅，故大便秘结；宿食停滞，胃气失于和降，则兼见胸脘痞闷，恶心呕吐，嗳腐吞酸；身热，小便黄赤，舌苔黄腻，脉象濡数，均为湿热内蕴之征。

（三）中医治疗

中医治疗肠系膜血管阻塞，主要以行气活血，温经散寒为治疗方法。

1．气滞血瘀

（1）治法：行气活血，化瘀通络。

（2）方药：气滞者，方用延胡索散（《济生方》）加减。当归20g，延胡索15g，蒲黄10g，赤芍12g，肉桂6g，片子姜黄12g，乳黄10g，没药10g，木香9g，甘草3g。本方行气活血，主治腹部疼痛，或连腰胁。若腹痛不止，大便秘结者，加大黄，芒硝；少腹痛者，加荔枝核、橘核、木香、沉香、乌药、小茴香等，血瘀者，方用少腹逐瘀汤（《医林改错》）加减，小茴香12g，干姜6g，延胡索12g，没药6g，当归12g，川芎9g，官桂6g，赤芍12g，蒲黄9g，五灵脂9g；本方活血祛瘀，行气止痛，主治腹部疼痛，痛处不移；如兼寒凝腹痛拘急者，加肉桂、干姜，以温经止痛；若体质虚弱者，可用血府逐瘀汤。

2．寒邪内阻

（1）治法：温中散寒。

（2）方药：正气天香散（《证治准绳》引刘河间方）合良附丸（《良方集腋》）。乌药

12g，香附 15g，干姜 6g，紫苏 15g，陈皮 10g，高良姜 15g。若腹中冷痛，兼见便秘者，加附子、大黄后下以通腑气；若腹中痛势剧烈，手足逆冷，脉沉细者，可加入附子，肉桂辛热通阳，散寒止痛；若少腹拘急冷痛，苔白脉沉紧，为下焦寒，厥阴之气失于疏泄，宜暖肝煎，温肝散寒。

3. 温热积滞

（1）治法：清热化湿，通腑导滞。

（2）方药：大黄牡丹汤（《金匮要略》）合大承气汤（《伤寒论》）加减，大黄 15g，牡丹 15g，桃仁 12g，冬瓜子 15g，芒硝 12g，厚朴 15g，枳实 12g；如燥不重而热甚者，可去芒硝，加黄芩、金银花等；湿偏重者，选加苍术、薏苡仁、木香、砂仁；如腹痛引两胁者，加柴胡、郁金等疏肝理气。

（四）中西医结合治疗

肠系膜血管阻塞临床分肠系膜动脉梗死、肠系膜静脉血栓形成和非梗死性肠缺血。本病的治疗，溶栓、抗凝和纠正肠缺血是治疗的关键。可采用中西医结合疗法，辨证中药煎剂＋溶栓药物＋扩张血管药，同时积极纠正脱水、抗感染。如病情未见好转或继续加重者应立即手术治疗。

十、其他相关疾病

（一）缺血性结肠炎

结肠缺血是老年人最常见的肠血管疾病，结肠缺血患者临床表现轻，只有轻微的腹痛和水样血性腹泻。多数年龄在 70 岁以上，常伴有广泛的动脉粥样硬化，因此，认为是由于结肠血流减少所致。缺血性结肠炎，系供应结肠的大小动脉发生闭塞，或血液灌注不足引起的结肠缺血性损伤。常见于低血容量性休克、心力衰竭、肠系膜动脉栓塞或血栓形成，腹主动脉重建术或大动脉炎后。急性结肠缺血为一过性，属可逆性改变，严重者可发生全肠壁坏死、穿孔或持续性肠缺血。

1. 临床表现 突然发生的痉挛性左下腹痛或中腹部疼痛，可伴有恶心、呕吐或血性腹泻，一般 24 小时内排黑色或鲜红色粪便。应注意询问是否合并心血管系统疾病，年轻人应注意是否长期口服避孕药。

体检可有左下腹或全腹压痛，有时左髂窝可触及“肿块”。肛指检查指套带有血迹。严重者有腹膜炎或休克等表现。

2. 辅助检查 可有贫血和白细胞增高，便常规见红白细胞；结肠镜检查可见肠黏膜充血、水肿及褐色黏膜坏死结节；活检见不同程度的黏膜下层坏死、出血和肉芽组织，纤维化或玻璃样变等。早期钡灌肠可见结肠轻度扩张，可有典型指压征。

3. 诊断 只要严格掌握 CT 检查技术，密切结合临床症状和体征，并根据 CT 影像表现，肠缺血的诊断是能确定的。

本病需与单纯性肠痉挛、肠伤寒、Crohn 病、局限性炎症、非缺血性肠病相鉴别；随着多层螺旋 CT 和后处理技术的临床应用，对肠缺血的诊断水平会不断提高。

4. 治疗 早期及时支持治疗，包括禁食、补充血容量、调整水电解质平衡，维持心输出量。可选用抗生素预防感染；严重患者如有肠穿孔或腹膜炎体征，应及早行剖腹探查术。

（二）缺血性肝炎

缺血性肝炎系指可逆性严重低血压和低氧血症导致肝小叶中央坏死，常由充血性心力衰竭、休克、肝外伤及心脏手术后，致心源性或低血容量性休克，特别是与休克后肝脏再灌注性损伤有关。其确切发病率尚不清楚。临床表现类似急性肝炎，丙氨酸氨基转移酶（ALT）持续显著性升高，但无肝炎病毒感染及肝毒性药到病除的证据。

1. 发病机制　发病机制主要为，黄嘌呤氧化酶介导的肝内氧自由基生成、补体激活等。其病理改变主要为，肝小叶中央坏死，甚至整个肝小叶受累，并可有瘀血。

2. 临床表现

（1）基础疾病的表现：本病多见于心脏手术后，特别是同时施行多个瓣膜的人造瓣膜替换术，急性心肌梗死和重度心律失常所致左心衰竭，重度感染及脓毒症等。偶见于慢性肝病基础上发生的上消化道大出血。上述因素均可致肝脏血供明显减少，而与肝脏瘀血关系不大。

（2）急性肝炎样表现：缺血性肝炎也可有食欲减退，右上腹不适及疼痛、黄疸和肝脏肿大。但更具特点而多见者为，血清 ALT 和 AST 明显升高，可达正常的 10 倍以上，发病 1～3 日内上升，8 日内则迅速降至正常。同时可有血胆红素、碱性磷酸酶、乳酸脱氢酶（LDH）升高；由于 LDH 升高也可源于心肌梗死，因此 LDH 同工酶（LDH5）明显升高，则对缺血性肝炎更具诊断价值。

3. 诊断　本病诊断应具备以下各项指标：

（1）重度低血压后 3 日内出现 ALT、AST 的显著而持续地升高。

（2）除外近期内有急性心肌梗死。

（3）缺乏肝炎病毒感染的血清学标志物，并除外毒素和化学物所致的肝损害。

4. 鉴别诊断

（1）急性病毒性肝炎：本病可通过检测患者血清肝炎标志物，如甲型、乙型、丙型乃至于丁型等肝炎病毒的抗原或抗体，或核酸分子（PCR 法）明确之，但对带病毒患者发生缺血性肝炎则存在一定困难。缺血性肝炎患者氨基转移酶（ALT、AST）常于发病后 48 小时迅速升高，5 ～ 10 日内即复常，而病毒性肝炎则变化较慢。缺血性肝炎 LDH 明显升高，而病毒性肝炎仅轻度升高或不升高。肝穿活组织病理检查可助鉴别。

（2）急性心肌梗死：本病也可出现血清酶学变化，但其典型的心绞痛症状、心电图的动态变化不难与缺血性肝炎鉴别；必要时查肌钙蛋白、肌酸磷酸激酶同工酶（CPK-MB）和 LDH_1 有助于诊断。

5. 治疗与预后　本病治疗以维持适当的心输出量为宜。积极的强有力的利尿可使血容量进一步减少，加重肝脏缺血而可使血容量进一步降低，加重肝脏缺血而促进肝细胞坏死。多巴胺可增加肝脏血流量并具有强心作用，可供选用，其他防治休克 / 再灌注性肝损伤的药物尚处于实验阶段。

大多数患者可逆，可能与本病坏死后肝小叶网状支架完整存在，并作为肝细胞增生模板有关。本病极少出现肝功能衰竭。病死率常由原发基础疾病决定。

（三）肠系膜脂肪炎

肠系膜脂肪炎（mesenteric panniculitis）是以腹部包块及腹痛为主要表现的肠系膜疾病，临床少见。Crane（1955）首先报告于临床，Dgder（1960）对本病的临床及病理做了详细的描述。指出本病是因非特异性炎症所引起的系膜广泛增厚，继而纤维化，故又称肠系膜脂肪肥厚症、肠系膜脂性肉芽肿、原发性肠系膜脂硬化症、孤立性肠系膜脂营养不良症、退缩性肠系膜炎、Weber-Christian 病、特发性收缩性肠系膜炎等。发病年龄在 23 ～ 80 岁，平均年龄 60 岁，儿童期极少发病。男性多于女性，男性与女性之比为 2 ～ 3：1。本病大多数患者临床经过良好，有自限性趋势。

1．病因 病因不明。但从大量临床病例及动物模型资料中可以发现，本病与机体免疫功能水平低下、肠系膜脂肪组织创伤、亚急性感染、缺血、药物或过敏等不良因素有关。20% ～ 30% 的患者有腹部手术史。本病的致病性缺陷包括，脂肪组织过度生长以及随后的变性、脂肪坏死及黄色肉芽肿性炎症。在增生的肠系膜脂肪组织变性后，可能是正常的脂类物质从变性的脂肪细胞中释放出来，而促进了肉芽肿性浸润，并最终纤维化。

2．病理生理

（1）病变部位：病变主要侵袭小肠系膜，而且以肠系膜根部为多见，也可蔓延到肠壁处。结肠系膜也可受累，但病变常较局限，外观酷似结肠恶性肿瘤。病变极少侵及网膜或向腹膜后蔓延。

（2）病变特征：受累的肠系膜表面散在着大小不等的脂肪坏死灶，外观呈暗棕色或灰黄色。病灶可互相融合呈大片状，并由肠系膜根部向肠壁侧扩展。后期随着纤维组织的增生及瘢痕组织收缩，肠系膜逐渐缩短，所属之肠袢也随之迂曲、变形、狭窄，甚至肠腔完全阻塞而出现肠梗阻。肠系膜的血管也常常被包绕。纤维化病变范围大小不等，但从剖腹探查所见，大多直径在 5 ～ 10cm，肿块边界不清楚，较硬，无包膜，与周围组织器官常有广泛、复杂的粘连，不易分开。

（3）组织学特征：表现为浆细胞、多形核巨细胞、巨噬细胞浸润和脂肪坏死，炎症反应引起成纤维细胞增生，导致肠系膜瘢痕形成和收缩。大体标本可见肠系膜不同程度肿胀、增厚和纤维化。

因此，本病还有肠系膜脂营养不良、硬化性肠系膜炎之称。主要特点为：①病理结果证实肠系膜脂肪组织坏死伴有炎症浸润。②无胰腺炎、炎症性肠疾病或腹膜外脂肪坏死。③多位于肠系膜、腹膜后或网膜出现单个或多个瘤样的脂肪组织病变。

3．临床表现

（1）一般表现：患者多为体质虚弱，消瘦，慢性低热，食欲缺乏，以及体重下降等慢性消耗的状态，病程可长达数年。病变后期可发生肠梗阻。

（2）腹部表现：主要为腹部疼痛，以右下腹部较多见，左侧腹及上腹痛也可发生，但较少。腹痛程度不太剧烈，呈慢性反复发作的隐痛，一般尚可忍受。腹痛无转移，也不向他处放射。当肠腔完全闭塞出现肠梗阻时，腹痛较为剧烈，有时呈绞痛样发作。而肠系膜血管被绞窄后，可出现肠段坏死及化脓性腹膜炎，此时腹痛呈持续性并有腹膜刺激征。一般情况下，腹部压痛轻，有时触到包块。相伴随的症状有腹胀、恶心、呕吐及食欲减退。据 68 例的病例统计，腹痛发生率为 67.7%，呕吐 32.3%，便秘 8.8%，而腹部包块出现率约为 50%。

4．辅助检查

（1）实验室检查：血常规。外周血白细胞可以升高，红细胞沉降率增快。

（2）X 线检查：①钡餐造影。上消化道钡餐造影有时可见小肠移位或受压，但肠黏膜正常，钡灌肠虽可出现升结肠或降结肠钡剂通过受阻，但结肠黏膜无破坏，可除外结肠恶性肿瘤。② CT 扫描。可见低密度、非均质性块物，表现为脂肪密度区散布于水密度区或软组织密度之中。

（3）腹部 B 超：可发现右下腹有包块影，密度较大而无包膜，有时可发现少量腹腔积液。

（4）纤维结肠镜：除发现结肠有外压征象外，结肠黏膜无溃疡及占位性病变。

5. 诊断

（1）病史：据 68 例的分析，约 1/4 患者曾患有腹部外科疾病，而 22% 患者曾接受过腹部手术治疗。

（2）临床症状：有下列情况，可考虑为肠系膜脂肪炎：①病程发展缓慢，数月至数年，伴长期低热，慢性消耗体质，体重下降等。②腹痛及腹部包块相继出现，以右侧腹或右下腹为主，腹部包块质地较硬，伴压痛，活动度极差。③消化道钡透及纤维结肠镜检查，消化道黏膜无溃疡及占位性病变。

6. 鉴别诊断　肠系膜脂肪炎常被误诊为腹腔内的恶性肿瘤而手术探查。

（1）结肠恶性肿瘤：回盲部及升结肠的癌肿，虽可于右下腹发现包块并伴右下腹慢性疼痛，但结肠癌病程早期即可出现大便性质及大便习惯的改变，而且钡灌肠及纤维结肠镜检查可发现结肠内新生物。

（2）肠系膜肿瘤：较少见，多为恶性，病程进展较快。B 超引导下细针穿刺活检或经腹腔镜直接取组织活检，可以在剖腹探查前获得正确的诊断。

总之，肠系膜脂肪炎的临床表现、实验室检查、腹平片、胃肠道钡餐及肠镜检查无特异性的发现，对诊断本病帮助不大。因此，极易误诊为其他腹腔疾病。但腹部 CT 及 MRI 有助于明确诊断。其主要表现为肠系膜根部或腹膜后的软组织密度肿块被膜完整，内含有脂肪组织，有时肿块包绕肠系膜血管，但无浸润。鉴别诊断包括畸胎瘤、淋巴瘤和脂肪肉瘤，后三者在 CT 及 MRI 影像中各具有其特征性表现，不难与肠系膜脂肪炎形成的肿块相鉴别。

7. 治疗　本病有自限性，预后佳。约 3/4 的患者经数月至数年的支持治疗后，症状可逐渐缓解。故一般情况下可先行综合治疗，无明确指征切忌盲目剖腹探查。恶性淋巴瘤见于 15% 的患者，但两者的关系尚未阐明。

（1）全身支持治疗：注意休息，加强营养及体质锻炼，提高机体抵抗力。

（2）药物治疗：文献报道，用肾上腺皮质激素、抗生素及三苯氧胺综合治疗后，症状可得到控制。

（3）放射治疗：个别患者也可获得良好的效果。

（4）手术治疗：剖腹探查的目的，在于明确诊断（经术中冰冻病理切片），切除病灶、解除肿块对肠系膜血管及肠腔的压迫。手术方式可根据患者具体情况选择。

①粘连松解。主要在于解除对血管及肠管的压迫。

②病灶切除。如有可能，尽量切除有病变的肠系膜，但不应伤及周围的组织及器官。

③肠管切除。如病变侵及肠壁而发生狭窄，无法矫正者或位于回盲部的病变不能除外恶性肿瘤者，可以将肠管（小肠或结肠）连同肠系膜病灶一并切除后，重新吻合。

8. 典型病例　男，20 岁。因左腹持续剧痛伴发热一天入院。伴有恶心，无呕吐，无腹泻。查体：体温 38.6℃，左腹肌紧张、压痛、反跳痛明显。腹腔穿刺抽出淡黄色稍混浊液体，镜检：红细胞 25 ～ 30/HP，白细胞 20 ～ 25/HP。腹部 B 超示：腹腔中等量积液。初步诊断为腹膜炎，腹腔空腔脏器穿孔。术中见淡黄色腹水 1000 毫升，稍混浊，空肠系膜根部有一肿物，约 7cm×8cm，质韧，与空肠粘连，空肠系膜淋巴结肿大。解剖分离出肠系膜上动脉及静脉，行空肠系膜、肿物及部分空肠切除，空肠端吻合术。病理报告：小肠系膜脂肪炎。病变处肠系膜以淋巴细胞、浆细胞浸润为主，有脂肪坏死及泡沫细胞、多核巨细胞及广泛的纤维母细胞，胶原纤维增生。术后胃肠减压、补液、抗生素等治疗，一周后痊愈出院。

（四）肠系膜上动脉综合征

肠系膜上动脉综合征（superior mesentery artery syndrome）亦称良性十二指肠淤滞症，是肠系膜上动脉或其分支压迫十二指肠水平部或升部，引起十二指肠间歇性发作慢性肠梗阻。本病少见，任何年龄均可发病，40 岁左右的成人多见，女性多于男性。患者多为体型瘦长的中青年女性，也见于体重快速下降、长期卧床或有脊柱前突的患者。患者起病缓慢，反复发作，典型者表现为餐后上腹部胀痛或绞痛，有时疼痛可位于右上腹、脐上甚至后背部，常于进食后 2 ～ 3 小时发作，俯卧位或胸膝位可以减轻、缓解症状。严重者需手术治疗，预后良好。

1. 病因 由于先天性解剖变异和（或）后天性因素引起局部解剖的改变，使肠系膜上动脉压迫十二指肠水平部，导致十二指肠淤滞和扩张。

（1）先天解剖变异

①肠系膜上动脉和腹主动脉之间的角度过小。十二指肠水平部位于腹膜后，从右至左横跨第三腰椎和腹主动脉，其上前方有肠系膜上动脉血管神经鞘骑跨。肠系膜上动脉一般在第一腰椎水平处分出，与腹主动脉呈 50°～ 60°角。正常成人在十二指肠水平部前方有时可见肠系膜上动脉的压迹，如果肠系膜上动脉和腹主动脉之间的角度过小，或肠系膜上动脉从腹主动脉的分支部位过低，可压迫从中间通过的十二指肠引起梗阻症状。

②十二指肠位置高。由于十二指肠悬韧带过短或增厚，致使十二指肠位置较高，引起肠系膜上动脉对十二指肠压迫症状。

③脊柱前突。脊柱前突导致肠系膜上动脉和腹主动脉之间的角度过小。

（3）其他导致肠系膜上动脉压迫十二指肠的情况

①瘦长体型。瘦长体型及各种原因的消瘦，可以削弱肠系膜对十二指肠水平部的支撑作用，内脏下垂牵拉肠系膜常为本病的重要病因。

②手术后粘连。腹腔内手术后粘连牵拉肠系膜，可造成肠系膜上动脉对十二指肠水平部的明显压迫。

2. 病理生理 本病是由于十二指肠水平段或升段，在肠系膜上动脉和腹膜后固定组织（如腹主动脉和脊柱）的前后夹持下，遭压迫所致。

（1）机制：①腹主动脉与肠系膜上动脉之间成为锐角。②十二指肠与肠系膜上动脉分支的距离短缩。③内脏下垂。④胎儿期肠管分流异常等。

（2）鉴于以上解剖的关系加上以下因素：①急剧体重减轻。②身体瘦长。③慢性消耗性疾病长期卧床。④腹膜后肿瘤。⑤束腰或脊柱石膏固定术等易诱发本病发生。

3. 临床表现

（1）症状：患者起病缓慢，反复发作，典型者表现为餐后上腹部胀痛或绞痛，有时疼痛可位于右上腹、脐上甚至后背部，常于进食后 2 ～ 3 小时发作，俯卧位或胸膝位可以减轻、缓解症状。部分患者可表现与十二指肠溃疡类似的疼痛。由于十二指肠淤滞和胃潴留，患者反复出现呕吐，呕吐多发生于进餐后，伴有或不伴有腹痛，呕吐物多为混有胆汁的宿食。进食后仰卧位、站立或坐位易呕吐，体位改变，侧卧、俯卧或胸膝位可减轻症状。由于反复呕吐及食欲减退，患者可出现消瘦、贫血、营养不良、水电解质及酸碱平衡紊乱，并且多伴有情绪改变。

（2）体征：发作时上腹部可见胃型、蠕动波和振水音，并可触及扩张的十二指肠。

（3）并发症：临床可出现急性胃扩张，呕吐严重时可出现脱水，电解质紊乱，氮质血症和血细胞比容增高。慢性型常为间歇发作，无明显诱因出现食后腹部饱胀感，伴嗳气，呕吐，呕吐物量大且含有胆汁，久之出现营养不良、消瘦等，甚至出现恐食症。

4. 诊断 典型的症状加上特征性的 X 线钡餐检查比较容易确诊本病。

（1）实验室检查：一般无特异，长期不能正常进食者可有贫血、低蛋白血症等检验指标异常。

（2）X 线钡餐检查：可见十二指肠水平部受压，钡剂通过延迟，甚至呈直线状中断；近端十二指肠肠管明显扩张，在部分患者还可见到压迫近端肠管逆蠕动增强构成的钟摆运动；取俯卧位时即可见压迫解除，钡剂顺利通过，近端扩张消失。

（3）血管造影检查：肠系膜上动脉造影，可显示肠系膜上动脉与主动脉解剖角度的关系，通常肠系膜上动脉与主动脉夹角小于 25°。

5. 鉴别诊断

（1）消化性溃疡：腹部胀痛、呕吐及消化不良症状需与消化性溃疡鉴别，特别是伴有幽门梗阻时，表现为胃潴留。主要临床症状为呕吐，呕吐物常为 12 小时以上未消化的食物残渣，呈酸臭味，但不含胆汁为其特点。

（2）十二指肠外的肿瘤：胰头癌或巨大胰腺囊肿压迫可引起十二指肠淤积，腹部超声波、CT 检查、内镜检查及逆行胰胆管造影术（ERCP）或磁共振胰胆管造影术（MRCP），可予以区分。偶也可因腹主动脉瘤压迫十二指肠引起本病。

（3）其他：本病还需与十二指肠内的结石、毛粪石、蛔虫团、异物所致十二指肠梗阻相区别。

6. 治疗

（1）内科保守治疗：一般采用非手术疗法，调节饮食，增加营养和体重。平时宜进食易消化食物，避免含纤维素过多的食物，注意选择合适体位，餐后可做膝胸位半小时，加强腹肌锻炼和体位锻炼等措施可以避免症状出现，防止反复发作。急性发作期应休息、禁食、胃肠减压或洗胃、给予静脉营养支持治疗、纠正水电解质酸碱平衡紊乱。症状缓解后先进流食，少量多餐。无明显症状者可不必特殊处理。

（2）外科手术：内科治疗无效患者，采用外科手术治疗。手术可以解除压迫与梗阻，恢复肠道通畅。对症状明显、内科保守治疗无效的患者可酌情手术。手术方式包括：十二指肠空肠吻合术、十二指肠血管前移术、十二指肠环行引流术以及屈氏韧带切断松解术等。

（孟庆义）

参考文献

[1] Calvin NG, Arifi A, Wan S, et al. Infective endocarditis with abdominal pain: Just a coincidence? NZ Med J, 2005, 118(1208): 1262.

[2] Appel N, Ducan JR, Schuerer DJ. Percutaneous stent-graft treatment of superior mesenteric and internal iliac artery pseudoaneurysms. J Vasc Interv Radiol, 2003, 14(7): 917-922.

[3] Kiyomura M, Katayama T, Kusanagi Y, et, al.Ranking the contributing risk factors in venous thrombosis in terms of therapeutic potential: Virchow, s triad revisited.J Obstet Gynaecol Res, 2006, 32(2): 216-223.

[4] Terzhumanov R, Uchikova E, Paskaleva V, et al. Mesenteric venous trombosis and pregnancy--a case report and a short review of the problem.Akvsherstvo i ginekologiia, 2005, 44(3): 47-49.

[5] Espeel B, Gerard C, Mansvelt B, etal.Extensive mesenteric venous thrombosis treatment by regional thrombolysis. Ann Fr Anesth Reanim, 2005, 24(3): 274-277.

[6] Robbins MR, Comerota AJ, Pigott JP. Mesenteric venous thrombosis. Vasc Med, 2005, 10(2): 121-122.

[7] Grisham A, Lohr J, Guenther JM, et al. Deciphering mesenteric venous thrombosis: imaging and treatment. Vasc Endovascular Surg, 2005, 39(6): 473-479.

[8] Lui GA, Poniachik TJ, Quera PR, et al.Mesenteric vein thrombosis: clinical manifestations, treatment and outcome, Rev Med Chil, 2005, 133(1): 17-22.

[9] Bayraktar Y, Harmanci O. Etiology and consequences of thrombosis in abdominal vessels. World J Gastroenterol, 2006, 12(8): 1165-1174.

[10] Takayama T, Miyata T, Shirakawa M, et al. Isolated spontaneous dissection of the splanchnic arteries, J Vasc Surg, 2008, 48: 329-333.

[11] Morris JT, Guerriero J, Sage JG, et al.Three isolated superior mesenteric artery dissections: update of previous case reports, diagnostics, treatment options. J Vasc Surg, 2008, 47: 649-653.

[12] Wu B, Zhang J, Yin MD, et al. Isolated superior mesenteric artery dissection: acase for conservative treatment and endovascular repair, Chin Med J, 2009, 122: 238-240.

[13] Wu XM, Wang TD, Chen MF. Percutaneous endovascular treatment for isolated spontaneous superior mesenteric artery dissection: report of two cases and literature review. Catheter Cardiovasc Interv, 2009, 73: 145-151.

[14] Sakamoto Y, Ogawa, E, Sueyoshi K, et al. Imaging appearances and management of isolated spontaneous dissection of the superior mesenteric artery. Eur J Radiol, 2007, 64: 103-110.

[15] Casella IB, Bosch MA, Sousa JWO. Isolated spontaneous dissection of the superior mesenteric artery treated by percutaneous stent placement: acase report, J Vasc Surg, 2008, 47: 197-200.

[16] Seriki DM, Abidia A, Butterfield JS, et al. Endovascular stent graft: treatment of pseudoaneurysm of the superior mesenteric artery. Cardiovasc Intervent Radiol, 2004, 27: 271-273.

[17] Kuo WT, Lee DE, Saad WEA, et al. Superselective microcoil embolization for the treatment of lower gastrointestinal hemorrhage. J Vasc Interv Radiol, 2003, 14: 1503-1509.

[18] Horiguchi J, Naito A, Fukuda H, et al. Morphologlc and histopathologicchanges in the bowel after superselective transcatheter embolization foryfocal lower gastrointestinal hemorrhage. Acta Radiol, 2002, 44: 334-336.

[19] 徐福琴，孙云川，高印生，等．介入治疗急性肠系膜静脉血栓形成．中国医师杂志，2007，3(9): 403-435.

[20] 王茂强，王仲朴，郭伟，等．血管内介入治疗腹腔内脏动脉瘤 11 例经验．中华普通外科杂志，2005，20(11)：701-703.

[21] 李选，吴卫平．急性非闭塞性肠系膜血管缺血的诊断和介入治疗．介入放射学杂志，2006，22(4): 209-212.

[22] 陶站群．休克所致肠道非闭塞性急性缺血坏死 2 例报告．中国普外基础与临床杂志，2000，7(6): 372.

[23] 梁莆静．肠系膜静脉血栓形成 18 例临床分析．国际医药卫生导报，2005，11(6)：4445.

[24] 谭桂兴，谭涛田．急性肠系膜静脉血栓形成 12 例诊治体会．中国厂矿医学，2005，18(6)：510-511.

[25] 李振华．急性肠系膜静脉血栓形成 4 例报道．中国普外基础与临床杂志，2005，12(4)：402.

[26] 张健，段志泉，罗英伟，等．急性肠系膜上静脉血栓形成的诊治分析．中华普通外科杂志，2005，20(1)：2123.

第十八章　大动脉僵硬

一、大动脉僵硬的机制及病理生理学

大动脉僵硬性改变是衰老的重要标志，同时也是许多疾病如糖尿病、动脉粥样硬化和慢性肾病影响的结果。随着年龄增长及心血管相关危险因素影响，反映动脉僵硬度的指标变化如脉压升高和收缩期高血压的发生率显著增加。动脉僵硬度的增加也增加了心、脑血管病如心肌梗死、心力衰竭、脑卒中等疾病的发病率。

（一）大动脉僵硬的机制

大动脉僵硬是动脉血管壁结构及细胞组分在稳定和动态因素作用下的综合表现。这些血管改变不仅受血流动力学因素影响，同时还受激素、盐和血糖等外部因素的调节。在整个动脉血管树，动脉僵硬呈现节段性改变，多发生在中央动脉及传输动脉而外周动脉则较少。高血压、糖尿病等常见疾病及衰老，加速了大动脉血管僵硬的改变，虽然各自影响机制不同，但却具有协同作用。

1. **动脉壁结构及成分的改变**　动脉壁的稳定性和顺应性，取决于其结构中的两种蛋白质：胶原蛋白和弹力纤维。此两种成分在机体中保持动态稳定，即合成和降解平衡。打破上述平衡，主要是炎性反应等，可使胶原蛋白合成增加，弹性纤维减少，引起动脉僵硬度改变。血管腔内压增加或高血压，均可刺激胶原蛋白过度合成。从血管的病理标本观察，年龄从 20 ～ 90 岁人群，动脉内膜 – 中层厚度会增加 2 ～ 3 倍，平滑肌层肥大增生。僵硬血管的组织检查则发现，内皮细胞排列紊乱，胶原蛋白增生，弹力纤维断裂，平滑肌细胞、巨噬细胞和中性粒细胞浸润，基质金属蛋白酶，转移生长因子 –β（TGF–β），细胞内黏附分子及细胞因子增加。除血管壁增厚外，衰老还伴随中央动脉腔径增大。

血管壁的细胞外基质（ECM），主要由胶原蛋白、弹力纤维和糖基化蛋白等组成。前两种成分维持血管壁弹性及结构完整性，并受基质金属蛋白酶（MMPs）的调节。降解作用使胶原蛋白作用降低，弹力纤维断裂。胶原蛋白在维持血管壁张力中发挥重要作用，弹力纤维的正常排列亦与之有关。胶原蛋白交联紊乱，会使弹力纤维顺序发生异常并易使钙等物质沉积，引起动脉僵硬度的增加。不同类型的金属蛋白酶，可使弹力纤维受损及弹力纤维的合成和修复机制异常，使血管弹性进一步降低。

糖基化终末产物（AGEs）也可引起动脉僵硬，它主要由蛋白非酶促糖基化形成使胶原蛋白交联的物质。AGEs 交联的胶原蛋白僵硬度更大，并在血管壁内聚集；同时，弹力纤维通过 AGEs 交联，进一步减少了血管壁的弹性物质。AGEs 可通过抑制一氧化氮（NO）生成及增加过氧化物产生等，影响内皮功能；还可通过各种免疫球蛋白受体，激活信号传导和免疫反应，增加 p12（ras）及 NF–κB 表达，并促进氧自由基、促炎细胞因子、生长因子和血管黏附分子的形成。上述介质可通过 MMPs 增加血管僵硬度，引起内皮功能障碍，增加平滑肌张力，减低内皮源性血管舒张功能，影响血管再生，促进动脉粥样硬化斑块形成。

目前，还不太清楚脂质在血管壁沉积和动脉粥样硬化病变的发展，是否可以增加动脉僵硬度。单纯高胆固醇血症的受检者，动脉顺应性正常甚至增高。随着年龄增大，动脉顺应性和低密度脂蛋白胆固醇（LDL–C）呈负相关，同时内皮功能出现明显障碍。虽然参与动脉粥样硬化过程的炎症介质、蛋白酶、氧化介导的重构过程，导致血管重构及血管胶原和弹力纤维结构变化，但是，动脉僵硬度改变和动脉粥样硬化的因果关系仍然不清楚。

2. 动脉僵硬过程中细胞的作用 除结构改变之外，内皮细胞信号传递和血管平滑肌细胞（VSMC）的张力，对动脉僵硬度的影响也很显著。张力主要受机械刺激调控，但细胞伸展及钙信号传递改变，旁分泌介质如血管紧张素Ⅱ、内皮素、氧化物质和 NO 等也发挥作用。临床上内皮功能障碍表现为，乙酰胆碱所致的血管扩张反应受损，部分原因是 NO 和内皮源性超极化因子、收缩激素及氧化酶的平衡失调，以及 NO 产生减少、一氧化氮合酶（NOS）抑制药增多引起。应激、激素和反应性氧化物质增加，促使 NO 产生进一步减少。其他一些高反应产物，也可引起血管张力异常。

尽管许多研究证实，内皮功能障碍可促进动脉僵硬，但近来一些研究提出相反意见，即结构的僵硬影响内皮功能，从而使血管僵硬度进一步增加。离体内皮细胞培养实验显示，血管牵张刺激对内皮机械传导功能的影响远大于搏动刺激，顺应性减弱促使 NOS 活动降低，进一步加重动脉僵硬性改变。

3. 神经内分泌因子和盐对动脉僵硬度的影响 目前，已知许多激素可调控血管僵硬度。血管紧张素Ⅱ（AngⅡ）刺激胶原蛋白合成，激活动脉壁基质重构和细胞肥大，减弱 NO 依赖信号传导，增加氧化负荷，减少弹力纤维合成。另外，AngⅡ刺激基质产生细胞因子和生长因子，从而增强炎性反应。醛固酮（ALD）的合成，主要受 AngⅡ作用于其 1 型受体控制，也可以加重血管僵硬性改变，并刺激 VSMC 肥大、纤维化。ALD 的作用与内皮素 –1 密切相关，注射 ALD 后可增加内皮素 –1 形成，后者可导致血管收缩及纤维化。

随着年龄增长，饮食中的盐摄入可增加血管僵硬度，老年人低盐饮食，可改善动脉顺应性。摄入 NaCl 的反应：VSMC 张力改变，血管中层明显增厚，VSMC 肥大，胶原聚集和弹力纤维合成增加。盐的摄入与个体基因多态性，如血管紧张素受体 1、NO、ALD 合酶等共同影响血管僵硬度，盐还通过降低相关 NO 的生成而损害内皮功能，最终影响血管僵硬度。

4. 糖、胰岛素对动脉僵硬度的影响 在糖尿病和代谢综合征患者，所有年龄组均一致观察到动脉僵硬度增加。如代谢综合征的儿童，即可发现动脉僵硬度增加和内皮反应性异常。胰岛素抵抗是其共同特征，这是由于大动脉僵硬度与胰岛素抵抗密切相关。而且，代谢异常的程度，可预测动脉僵硬改变的幅度。长期高血糖和高胰岛素血症，可增加血管组织局部肾素 – 血管紧张素 – 醛固酮系统（RAAS）活性和血管紧张素 1 型受体的活性，促进血管壁肥大和纤维化的发展。高胰岛素血症本身有促增生效应。糖耐量异常也加强非酶促蛋白的糖基化，并与胶原蛋白交联产生其终末产物——AGEs，从而改变动脉壁本身的机械特性。高 LDLs、游离脂肪酸、内皮素 –1、低脂联素（adiponectin）和利钠肽，均可使内皮功能障碍，进一步增加动脉僵硬度。重要的是，代谢综合征引起的动脉僵硬度增加，并不完全由确诊糖尿病所致，而是从胰岛素抵抗引起内分泌和代谢异常时即已发生。

5. **慢性肾脏疾病对动脉僵硬度的影响** 慢性肾功能不全患者动脉僵硬度增加，主动脉脉搏波传导速度（PWV），作为动脉僵硬度改变的信号，是上述人群死亡率的强有力的独立预测指标。肾脏疾病患者发生动脉僵硬性改变的机制很多。高血压使血管壁应力增加从而使管壁内膜－中层增厚。系统和局部 RAAS 激活，促使细胞外基质胶原蛋白含量增加及 VSMC 增生。而且，由于胶原和其他 ECM 弹性的可消化性，随尿毒症患者体内一些化合物水平增加及 AGEs 的形成而降低。肾脏疾病时，动脉僵硬改变与动脉中层的弥漫钙化和炎性反应相关，其组织学改变，与动脉粥样硬化斑块的钙化截然不同。研究显示，成骨细胞样细胞分泌骨基质蛋白发挥一定作用。

6. **动脉僵硬与遗传因素** 由于许多蛋白和激素参与动脉僵硬过程，因此，基因多态性已确认与动脉僵硬度增加有关。研究显示，血管紧张素转换酶或血管紧张素Ⅱ1 型受体，内皮素 A 和 B 受体及醛固酮合酶基因多态性，参与动脉僵硬度的差异。但针对上述领域的研究仅限于特定人群，样本量很小，就整个人群而言，这些基因似乎不产生主要作用。

（二）大动脉僵硬的病理生理学

大动脉僵硬导致动脉脉压升高，对心脏和血管产生很大影响。在动脉，由于搏动切应力和压力负荷增加，使血管承受的机械刺激增加；在动脉分叉处，血流产生漩涡，对血管的振动切应力增加，加重了内皮功能障碍和血管病变；在弹性动脉，搏动性灌注使血管扩张程度增加，NO 合成增多，激活钙敏感钾通道。

对心脏而言，动脉僵硬会影响心室负担、心脏射血及心脏本身的灌注。在每搏量不变时，心脏射血进入僵硬的动脉系统必将产生较高的收缩末期压，这使得在射血量不变的情况下心脏耗能增加。在平均动脉压（MAP）不变的情况下，长期射血进入僵硬的血管，可使心肌肥大。动脉僵硬同样影响心脏自身灌注。正常冠状动脉血流主要在舒张期，因此收缩压的改变对灌注影响很小。但是，当心脏射血进入僵硬的血管时，冠状动脉的灌注主要在收缩期，并伴有收缩期灌注压的升高。这就是为什么在急性缺血状态下，冠状动脉血流对收缩压的改变更加敏感。

（三）大动脉僵硬的临床表现及意义

单纯收缩期高血压（定义为 SBP＞140mmHg 和 DBP＜90mmHg，1mmHg=0.133kPa）和脉压（PP=SBP–DBP）升高，是血管扩张性降低的两个临床表现。高血压发病率随年龄增加而升高，超过 60% 的 65 岁以上老年人患高血压病，其收缩压＞140mmHg 和（或）舒张压＞90mmHg。但是，与年轻高血压患者不同，老年患者 SBP、DBP 和 MAP 均是心血管事件的危险因素，老年人单纯收缩期高血压，PP 升高和 PWV 增大是导致脑卒中、心肌梗死、心力衰竭和总死亡率的主要危险因素。这种危险的差异意味着，青年人和老年人高血压病理生理机制不同，其治疗策略也不同。事实上，有报道表明，SBP 每增加 2mmHg，致死性脑卒中和致死性冠心病的发生危险分别增加 7% 和 5%。

平均压长期升高也可导致动脉壁增厚，主要在动脉中层。高血压介导的血管重构，主要用以代偿管壁张力。与衰老的影响不同，高血压患者与正常血压者的动脉壁改变不同，高血压相关的血管壁肥厚，在平均血压下降后，可部分获得逆转。老年人外周血管阻力升高合并动脉僵硬度增加，可导致单纯性收缩期高血压。已有证据显示，经过治疗后 PP 的改变与预后相关。在对老年收缩期高血压计划（SHEP）研究资料的后期分析中，药物治疗后使 PP 增大（＞10mmHg）可增加脑卒中的发生危险。血压的上述改变主要与动脉僵硬度的改变有关，因此，通过改善动脉僵硬度，降低血压，可以降低心血管事件的危险。

二、大动脉僵硬度的无创评估及干预策略

（一）大动脉僵硬度的无创评估方法

大动脉系统，是具有传输、分配及脉动性缓冲能力的复杂的功能完整的器官。大动脉僵硬度的增加，可导致缓冲功能减退，进而增加收缩压（SBP）和脉压（PP），降低舒张压（DBP），加速心脏和动脉壁重构。临床研究已表明，大动脉僵硬度增加，与多种心、脑血管疾病有着密切的关系，并已成为心脑血管疾病发病和死亡的根本原因之一。因此，如何快速无创地识别与评估大动脉的僵硬度，对临床上心、脑血管疾病的治疗及预后有着重要的意义。

1. **脉压和脉压指数** 在心脏收缩期，SBP在血流最快时达高峰，压力水平主要与左心室收缩功能和升主动脉扩张性有关。大动脉僵硬度越大，SBP峰值越高。在舒张期，动脉血压由于血液流向周围血管而逐渐下降。DBP最低值决定于舒张期的时程和压力下降速率。压力下降速率受血液向外周流动速率的影响，大动脉僵硬度越大，DBP下降幅度也越大，从而引起PP增大。另外，传输血管的僵硬度增大，顺应性下降，导致血管中脉搏波传导速度（pulse wave velocity，PWV）增大，这将使前向压力波，从主动脉、外周传输动脉传递到各个反射点及返回到心脏的时间缩短，提前返回的反射波到达中央主动脉的时相，是在收缩期而非舒张期，这就升高了中央动脉SBP，加宽了PP。研究表明，大动脉顺应性降低35%，可使收缩压增高25%，而舒张压降低12%，导致PP增加。

血管硬化后顺应性的降低，是PP增大的重要因素，但PP变化的其他影响因素还包括每搏量、心室射血速率、外周血管阻力、药物干预等。因此，PP受到多种易变因素的影响，呈现出变化幅度大的特点。脉压指数（PPI）被定义为PP/SBP。研究表明，PPI可以由非线性弹性腔理论推导而得，其大小能反映血管顺应性的大小，并且能同时反映血管的固有顺应性和动态顺应性，是评估血管硬化程度的良好临床指标。从理论上看，PPI与PP相比，能更直接的反映血管顺应性，更直接反映高血压患者动脉硬化的程度。孙斐予对21例高血压患者日间平均PP与夜间平均PP有差别的患者进行比较，其日、夜间平均PPI差别无统计学意义。显示同一例高血压患者，当PP在短时间（24小时内）波动变化很明显时，PPI则仍保持稳定，无明显变化。这证明，与PP相比，PPI较少受到其他因素的干扰，可直接反映血管的固有特性，是衡量血管僵硬度的一项更好临床指标。另有用反映血管硬化程度等其他临床指标，与PPI作对照研究的临床研究报道，结论是：PP、PPI水平与冠状动脉病变的严重程度密切相关。但这方面还有待于做更深入的探讨。

2. **脉搏波传导速度及心脏脚踝血管指数** 左心室收缩，血液进入升主动脉并扩张主动脉壁，产生脉搏波，并以一定速度传播至整个动脉系统。由于血液处于弹性管道系统中，所以脉搏波主要在动脉壁上传播，而不是通过不可压缩的血液来传导。PWV主要由动脉壁的僵硬程度决定且与之成反比，可以作为反映动脉弹性的指标。PWV的测定是通过测量脉搏波传导时间和两个记录部位的距离求得，计算公式为PWV（m/s）=L/t。传播时间（t）为两个波形的时间差，距离L是两个探测器间的距离。PWV常测定10个连续搏动，包括一个完整的呼吸周期。由于两个压力波形起始部时间差的手工测定较烦琐和费时，自动测PWV的装置Complior仪的问世，只需测定两记录部位的距离，输入计算机，即可连续记录波形，并自动测量PWV反映测量两点间动脉节段的弹性，C（顺应性）$=\pi R^2/\rho PWV^2$（R、ρ分别代表动脉内径和血液密度），颈动脉－股动脉PWV能良好地反映大动脉僵硬度。

PWV 是反映动脉硬化的经典指标之一，但是 PWV 的测量数值与收缩压和舒张压有较强的相关性（r=0.463，P=0.335），因此对血压有较大的依赖性，易受血压波动的影响。心脏脚踝血管指数（cardio ankle vascular index，CAVI），运用公认的僵硬系数 β，即 CAVI=β=a[（2ρ/δP）× ℓn（Ps/Pd）PWV^2]+b（式中 Ps 为收缩压，Pd 为舒张压，δP 为收缩压与舒张压之差，ρ 为血液密度，a 和 b 是常数，本公式源于 Bramwell-Hill's 公式），该公式对血压依赖有很好的校正（r=0.175，P=0.006），是更稳定的动脉硬化指标。

为了检验 CAVI 作为研究指标的可行性及精确性，国内外学者进行了许多研究。Shirai 等从一个人群试验中选取了 22 名受试者，每个受试者测量 CAVI5 次，结果表明，其变异系数为 3.8%，说明 CAVI 测量具有极好的可重复性，适用于大规模人群及试验研究。Yambe 等研究了 7 例心脏移植后患者的动脉硬化状况，比较了臂 - 踝脉搏波传导速度（brachial-ankle pulse wave velocity，baPWV）和 CAVI 对诊断动脉硬化的价值，发现 7 例患者的 baPWV 和 CAVI 都较正常人明显增高，CAVI 测量数值稳定，而 baPWV 变化较大，一些参数如血压、血容量都影响了 baPWV 的测量数值。CAVI 测定方法简单、可靠、安全、重复性好，并且可以良好地反映大动脉的硬化程度。测得 CAVI 数值越大，动脉的扩张性越差，僵硬度越高。

3. **大动脉弹性指数（C1）和小动脉弹性指数（C2）** C1 又称容量顺应性，C2 又称振荡顺应性。以动脉弹性功能测定仪记录桡动脉波型，通过分析舒张期压力波形得到 C1，C1 下降与 PP 升高关系密切，是大动脉弹性减退的晚期指标。C2 是小动脉弹性功能参数，各种心血管危险因素最先影响小动脉系统，包括微循环，它是心血管疾病的早期危险标记，在发现动脉弹性功能的早期变化方面优于其他检测方法。蔡凯愉等研究了 60 例高血压患者，同时测定 C1、C2、PWV，结果显示，C1 和 PWV 显著负相关（r=–0.398，P=0.01），C1 和 C2 显著正相关（r=0.846，P=0.01）。C1、C2 与 PWV 反映动脉弹性功能状况较为一致。

4. **超声技术** 应用多普勒超声描计系统和二维超声，根据大动脉内径在收缩期、舒张期的变化及多普勒血流速度，利用公式计算：①动脉扩张系数（distensibility coefficient，DC）DC =2（Ds–Dd）/Dd×PP×103（mmHg）（Ds、Dd、PP 分别代表动脉收缩期内径，舒张期内径和脉压）。②动脉顺应系数（compliance coefficient，CC）。CC=π×Dd×（Ds–Dd）/2PP×103（mm^2/mmHg）。③顺应性（compliance，C）。C=（Ds–Dd）/（ℓn Ps– ℓn Pd）Dd（为动脉收缩期和舒张期内径；ℓn Ps、ℓn Pd 为收缩压和舒张压值的自然对数。④搏动指数（pulse index，PI）。PI=（最大血流速度 – 最小血流速度）/ 平均血流速度。⑤阻力指数（resistant index，RI）。RI= 最大血流速度 – 最小血流速度 / 最大血流速度。这些参数均可作为反映动脉某一断面的顺应性和血流弹性阻力的指标。超声技术优势在于可同时提供动脉结构和功能信息，如动脉内膜 – 中层厚度及与管腔内径的比值、内膜 – 中层面积及与管腔面积的比值等，因此也是一种评估动脉僵硬度变化的好方法。

5. **反射波增强指数（AI）** 动脉血压从主动脉到外周动脉，在正常人呈逐渐增高的趋势，这与动脉截面积逐渐减小，动脉僵硬度增加和脉搏波反射增快有关。用压力传感器探头在体表（桡动脉）处获得连续的动脉压力波形，然后将桡动脉压力波形转换成中心压力波形。Kelly 等最早提出 AI 的计算公式为：AI=AP/ΔP（AP 是收缩早期和晚期的压力差值，ΔP 是指脉压），结果有正负值。Cameron 等应用 AI 对桡动脉进行研究后推荐，AI 计算公式为：AI=100（P2–P1）/（P1–PD）（P2、P1、PD 分别为收缩晚期血压峰值，收缩早期血压峰值，舒张压值）。AI＞100 表示收缩晚期血压峰值大于收缩早期血压峰值；AI＜100 表示收缩晚期血压峰值小于收缩早期血压峰值。AI能定量反映整个动脉系统的总体弹性，AI越大，提示压力反射波对收缩压和脉压增大的作用越强，动脉僵硬度程度越高。

在临床应用无创方法早期识别大动脉僵硬度改变，可能有助于确定并发症危险较高的个体，并为疾病治疗及预后评估提供帮助。因此，无创评估大动脉僵硬度方法有非常重要的潜在性存在公共卫生获益指数。

（二）大动脉僵硬的干预策略

许多方法均可降低动脉僵硬度。生活方式改善，如体重降低、适当运动、减少盐摄入及少量饮酒可对血管有益。其他策略主要是采用针对NO依赖通道的药物、抗氧化药、RAAS抑制药、TGF-β抑制药、HMG辅酶A抑制药、他汀类药物和AGEs交联抑制药等。

1. 生活方式改善对大动脉僵硬的干预

（1）减轻体重：在没有并发症的肥胖症人群中，体重减轻虽然可以明显地降低血压，但其颈动脉的顺应性并没有发生改变。肥胖经常与代谢综合征相伴，随着体重的减轻，后者会发生实质性的改善。但是，目前代谢综合征状态和血管僵硬度改善相关的临床证据仍然缺乏。虽然现在已经提出了很多减肥食谱，但是没有直接的证据支持这些饮食方法可以减轻动脉的僵硬度。而补充以下几种食物成分可以影响动脉的顺应性，比如，在脂质代谢障碍的患者中补充多不饱和脂肪酸（二十碳五烯酸、二十二碳六烯酸），可以增加全身动脉的顺应性，这种作用可能是通过降低甘油三酯和极低密度脂蛋白起作用的。另外，饮食中大量摄入异黄酮（一种在大豆中含量丰富的植物源性非类固醇化合物），与PWV的降低相关；给予健康志愿者红三叶草异黄酮，6周后也可以降低PWV，这种效应可能是与异黄酮能与人雌激素受体亲和性结合有关。

（2）运动锻炼：大动脉的僵硬度随年龄的增长而增加，在没有任何疾病的健康个体中也是如此。但是，目前对于那些规律耐力锻炼人群动脉硬化的情况，还没有明确的断言。对久坐的中年男性进行3个月有氧锻炼（每天步行或慢跑40分钟达到最大心率的70%～75%），其颈动脉顺应性可增加到同年龄耐力锻炼男性的水平。但是，低到中等的锻炼，是否会产生这种类似的效果还不清楚。在一个随机的交叉研究中，收缩期高血压患者中等强度的有氧锻炼，可能并不改变大动脉的顺应性；运动锻炼使血管受益与缩血管神经激素释放的减少、传出交感神经张力的降低，以及与内皮机械信号相关的血管内搏动性血流、牵拉增强及随后的NO刺激增强等因素间接相关，并且在运动锻炼后出现的这些改变表现得比较持久。阻力训练（如举重等）与有氧锻炼截然相反，它增加主动脉的僵硬度且比长期久坐的人发生左心室肥厚的概率要高得多。

（3）适度饮酒：适度饮酒与PWV的下降显著相关，且这种相关没有性别差异，在调整了平均动脉压（MAP）和其他变量之后依然如此。饮酒和PWV之间呈现的是一种J型的关系，但是在校正了高密度脂蛋白胆固醇之后有所减弱，表明酒精的保护效应中的一个重要因素，与长期乙醇暴露刺激细胞胆固醇流出及其逆行转运的增加有关。

（4）限制盐的摄入：在饮食相关的因素中，盐的摄入对增加动脉僵硬度可能是最大的影响因素。在饮食中增加盐量，会在其他灵长类动物中诱导出剂量依赖性的血压增高；反之，对高血压患者短期限盐，都可实质性降低血压。高盐的摄入加速了年龄相关的血管变化，不管是短期还是长期限盐，均可增加动脉的顺应性，而这种效应相对不依赖于MAP。除了改变平均血压，盐的暴露还可触发血管壁非压力依赖性的结构和功能的改变。盐敏感性大鼠给予高盐饮食饲养几周，在血压升高之前，即表现出血管僵硬度增加和血管壁构成改变，这种非压力依赖性的改变，是由血管内皮功能的异常、平滑肌张力的增加、内中膜的增厚、胶原、纤连蛋白、透明质酸酶的增加及胶原交联形成导致的；血管肾素 - 血管紧张素 - 醛固酮系统（RAAS）被激活，同时血管局部血管紧张素Ⅱ（AngⅡ）合成增加、NO 产生减少。另外，高盐的摄入，增加了内源性的 Na 泵配体如海蟾蜍毒素、毒毛旋花子甙类似物，从而增加血管平滑肌的张力。

2. 大动脉僵硬的药物干预　在降低大动脉的僵硬度及相关心脏效应的药物中，利尿药、硝酸盐类药物、RAAS 抑制药是最为常用的。尽管这些药物有一些作用，但是在有效治疗导致血管僵硬度增加的结构异常及其相应的信号传导途径上，还有很大的不足。在这些药物中，利尿药和钙通道拮抗药一直是治疗的一线用药，β 受体阻滞剂应用价值不大，因其降低心率，增加 PP 和中心血压，增加心脏的反应性负荷。

（1）硝酸盐类药物：硝酸盐类药物实质上并不影响近段主动脉的僵硬度，但它可通过使 DBP 或平均血压的微小改变，而比其他血管活性药更有选择性地降低 PP，这可能与其更具选择性的静脉扩张效应和使收缩期外周脉搏反射减弱有关。硝酸盐类药物耐药性的形成及其潜在机制，限制了它的长期应用效应。

（2）利钠肽：心房利钠肽（ANP）和脑钠肽（BNP），可以通过刺激受体偶联的鸟苷酸环化酶提高细胞内的环磷酸鸟苷（cGMP），给羊注射 ANP 或 BNP，可以迅速降低其髂动脉的僵硬度，相反，注射利钠肽 A 型受体的选择性拮抗药（NPR-A），可以增加血管的僵硬度，这表明动脉的基础顺应性，部分是受循环中 ANP 主动控制的。在心血管系统中 ANP 同样具有抗增殖和抗纤维化的活性，自发性高血压大鼠长期注射 ANP，可以增加其颈动脉的顺应性、降低血管壁的厚度。ANP 的生物活性，可以通过抑制中性肽链内切酶 24，11（NEP24，11）来增强，这是一种 ANP 或其他血管活性肽如缓激肽、肾上腺髓质素的一种分解代谢酶。血管紧张素转化酶（ACE）和中性肽链内切酶的联合抑制药（奥马曲拉），已经在几个临床试验中进行检测，发现奥马曲拉要比相似剂量的依那普利更易降低近段主动脉的阻抗（特性阻抗），但是该药物治疗引起的血管性水肿的发生率，限制了它的应用。

硝酸盐类和 ANP 增加血管 cGMP 的合成作用，也可由应用磷酸二酯酶抑制剂阻断 cGMP 的分解来实现。通过昔多芬抑制磷酸二酯酶，也可以减弱脉搏波的反射和降低 PP，长期应用而不引起耐受性。长期应用磷酸二酯酶抑制剂，可能具有潜在类似循环中 ANP 和 BNP 的抗增殖作用，但是这种推测尚需要进一步的研究。

（3）RAAS 抑制药：RAAS 在短期和慢性血压控制和适应性反应中，发挥了重要的作用。通过肾动脉环阻法、给予 AⅡ或醛固酮、盐敏感大鼠饲盐等，可以改变心血管组织血管外基质的构成——基质增多和纤维化增强。组织中的炎症细胞的增加和氧化还原敏感的核因子 -κB（NF-κB）途径的激活，是 RAAS 导致纤维化的初始特征。通过单克隆抗体抑制单核细胞趋化蛋白 -1（MCP-1），可以阻止主动脉缩窄大鼠心肌和血管组织中巨噬细胞的聚集、转化生长因子 -β_1（TGF-β_1）的诱导及成纤维细胞介导的纤维化。AⅡ驱使活性氧的产生，激活氧化还原敏感的 NF-κB 因子，可以引起一系列的包括生长特异性和组织特异性的损伤 - 应答程序基因的活化。AngⅡ介导的活性氧产生，同样牵涉到因 NOS 解偶联导致的 NO 合成的降低。临床支持血管紧张素Ⅱ1 型（AT_1）受体阻断药，在动脉僵硬改善中非压力依赖性获益的证据依然缺乏，这些证据可能隐藏在获益之中。

醛固酮反应性盐皮质激素受体，在心脏和大血管中同样表达，与 AngⅡ相似，醛固酮也可直接在血管壁合成。醛固酮上调和增加 AT_1 受体的敏感性，因此介导和加重 AngⅡ诱导的心血管损害，在高钠饮食的情况下尤其如此。通过低剂量 AT_1 受体拮抗剂，或醛固酮受体拮抗剂抑制 RAAS，可以在受试动物不改变血压的情况下阻止纤维化的发展。在实验模型中，醛固酮拮抗药可以在无高血压的个体阻止其年龄相关性的胶原积聚。抑制 ACE 可以使局部 RAAS 的激活改善，因其可以阻断 AngⅡ或缓激肽介导的效应，并可使前者受益，血管紧张素转化酶抑制剂（ACEI）可有效降低血压，但在阻止血管纤维化和僵硬度增加上，没有 AT_1 受体拮抗剂或醛固酮受体拮抗剂有效。

（4）调节 TGF-β_1 药物：TGF-β_1 在慢性炎症状态下纤维化发展中起重要作用，成纤维细胞和平滑肌细胞对 TGF-β_1 的反应表现为，增加细胞外基质、上调蛋白聚糖、纤维粘连蛋白和胶原的合成及同时下调明胶酶（MMP-2、MMP-9）、上调其金属蛋白酶组织抑制物 -1（TIMP-1）。TGF-β_1 在介导 AngⅡ引起的细胞外基质的重构和血管纤维化中，起到实质性的作用。通过 NADPH 氧化酶生成的受体激活通道，介导 TGF-β_1 的激活，与包括 MAP 激酶，特别是 Smad 途径的几个信号转导途径相耦联，药物调节 TGF-β-Smad 途径，是有前景抗纤维化治疗的目标。

（5）他汀类药物：应用他汀类药物可以改善动脉的僵硬度，其对肌性动脉顺应性的影响要比主动脉和颈动脉明显，这种作用在治疗几周后即可检测出。他汀类的有效性，可以部分归因于降低循环低密度脂蛋白胆固醇，但是在没有高脂血症时，它们仍然可以改善动脉的僵硬度，这可能与它们增强 Akt 激酶和随后的激活 NOS 和血管再生、对内皮祖细胞的作用、抑制 GTP 结合蛋白 Rac1 和 RhoA 等有关，因为这些都与调节血管平滑肌细胞的生长、增殖及血管 NADPH 氧化酶活性有关。

（6）改善胰岛素抵抗的药物：与胰岛素抵抗和糖尿病相关的动脉僵硬度增加，可以通过作用于过氧化物酶体增生物激活受体（PPARγ）配体的药物来调节。PPARγ 是配体激活的核转录因子，它可以调节中间代谢。噻唑烷二酮类（如匹格列酮、罗格列酮、曲格列酮）可以激活 PPARγ，增加胰岛素的敏感性和改善血糖控制，这些药物广泛应用于 2 型糖尿病的治疗，PPAR 受体同样在血管组织中表达，并促进血管内的平衡。在大鼠中激活 PPARγ，可以阻止血管的重构和抑制 AngⅡ刺激引起的管壁炎症。在 2 型糖尿病患者中，匹格列酮治疗 3 个月，可以通过增加脂联素（adiponectin）水平和降低 C 反应蛋白的水平，降低主动脉的 PWV。PWV 和 C 反应蛋白的水平降低，发生在不考虑糖尿病控制改善的情况下，表明匹格列酮的血管效应和抗糖尿病的效应可能是部分独立的。

（7）与糖基化终产物（AGE）有关的药物：大多数的抗高血压药物，是直接作用于引起动脉僵硬的动态血管收缩部分，而新的治疗目标是引起血管壁僵硬的结构性因素，如以前认为不可逆转的胶原 AGE 交联。阻断 AGE 形成的药物（如氨基胍、吡哆胺、OPB-9195）、非酶性裂解已经存在的 AGE 交联的制剂、假 AGE 受体（RAGEs），或阻断 RAGE 的药物还正在研发中。

尽管氨基胍可以增加血管的扩张性，降低 PWV，降低糖尿病肾病的发生，但是临床试验证实，其大剂量应用时可导致肾小球肾炎。吡哆胺和 OPB-9195 还在临床前期的实验中，后者可以降低遗传性高血压大鼠的血压，及糖尿病大鼠球囊损伤血管引起的内膜肥厚。在动物模型中给予 AGE 交联分裂剂（alagebrium），可以降低动脉的僵硬度，减慢 PWV，增加心脏的输出量，改善左心室的舒张顺应性。在一个随机、安慰剂对照的试验中，93 例年龄＞50 岁动脉僵硬度增高（PP＞60mmHg 和 SBP＞140mmHg）的受试者，使用 ALT-711 与安慰剂相比，可明显地降低 PP 和 PWV，改善动脉的顺应性。这种制剂在合并单纯收缩期高血压和舒张性心力衰竭老年人中的作用还在研究中。可溶性的RAGE分子，有假AGE配体的作用，可以抑制载脂蛋白E基因敲除小鼠的动脉粥样硬化的发展，减少球囊损伤的糖尿病大鼠的血管平滑肌细胞的增殖。可溶性的RAGE分子还可减少MMPs、血管细胞黏附分子-1、巨噬细胞趋化因子、组织因子等血管炎症反应中关键因子的表达，及降低动脉僵硬度，这些制剂目前也正在进行临床前的实验。

3. **小结**　动脉僵硬越来越高的患病率及其带来的危害，需要我们更好地理解动脉僵硬潜在的分子、细胞、遗传学病因及其对机体病理生理学的影响。降低大血管的僵硬度，对于糖尿病患者和慢性肾脏疾病患者，以及老年人的生存率和患病率都可能产生重大的影响，并且可能提高这部分人群的生活质量。生活方式的改善，如减轻身体质量、运动锻炼、限制盐的摄入，以及一些药物尤其是针对动脉僵硬本质的一些药物（如ALT-711等），可能为动脉僵硬的改善带来曙光。

三、高血压与大动脉僵硬

目前普遍认为，高血压与动脉僵硬存在着相关联系，但对于究竟是高血压引起了动脉僵硬，还是动脉僵硬引起高血压，现在还存在着争议。近年来，随着循证医学的兴起，在临床心血管领域开展了一些大型多中心随机对照试验，对高血压和动脉僵硬也进行了相关的研究，找到了一些它们相关的证据。

1. **高血压加速大动脉僵硬进展**　高血压可引起大动脉功能和结构的改变，加速与年龄相关的大动脉僵硬度进展。如胸主动脉及其分支的僵硬度，可随动脉血压的增加而发生急性潜在可逆性的增加。对青年高血压患者，小动脉阻力的增加，引起中心弹性动脉跨壁压的增加，可使大动脉承压的弹力板被拉长和变硬；随时间延长，升高的血压引起血管重构、肥大、增生等结构改变，从而产生实质性的动脉僵硬度增加。青年型高血压在收缩/舒张亚型或单纯舒张亚型中突出表现为舒张压升高，而中老年人群单纯收缩型高血压则突出表现为收缩压升高、舒张压下降及脉压差（PP）增宽，PP也是动脉僵硬度增加的标志。中老年人群单纯收缩型高血压患者，动脉僵硬特征性的表现是，动脉壁弹力蛋白出现裂隙或断裂、胶原增殖、钙沉积及主动脉扩张（增宽、迂曲）。血压增高的同时管壁张力和搏动性应力增加，加速动脉管壁的老化、僵硬度增加，而动脉僵硬度增加又引起血压的增高，从而形成恶性循环。

Framingham心脏研究即表明，未治疗的高血压可以加速大动脉僵硬的进程，大动脉僵硬度的增加，可进一步使高血压加重，从而形成恶性循环。中老年高血压未控制患者与血压正常的同龄人相比，更可能出现与年龄相关的收缩压增高和舒张压下降。这些发现也被Benetos所证实，他们发现脉搏传导波速度（PWV）年进展率，在高血压治疗患者要比正常血压人群高，表明动脉僵硬度即使在高血压治疗的人群中也是进展的。另外，这些研究还表明，代表周围阻力的平均动脉压在随访的6年并未增加，但高血压控制较差患者的PWV，却是高血压得到良好控制患者的3倍。因此，Framingham和Benetos的研究表明，不完全治疗的高血压加速与年龄相关的大动脉僵硬。

2. **动脉僵硬度可能是高血压的预测因子**　传统的认识中，动脉僵硬是高血压的结果而不是原因，但是现在也有一些证据表明，高血压和动脉僵硬的关系可能是双向的。1999年Liao对中老年受试者（45～64岁）进行的社区动脉硬化危险性的研究（ARIC）中，用高分辨率B超检测受试者左颈总动脉，发现动脉僵硬度增加1个标准差，将来发生高血压的危险性可增加15%，且不依赖已确定的危险因素及血压水平。Dernellis等证实Liao的发现，并将年龄扩展到35～93岁。通过M型超声心动图测定主动脉僵硬度，应用多元回归分析技术计算主动脉收缩和舒张直径，并应用标准方程计算主动脉张力、扩张性和僵硬指数（β）。结果发现，从血压正常到高血压与年龄和性别相关，在4年的随访中，高血压发生率在青年女性（4%）和青年男性（11.5%）中最低，而在老年女性（26%）和老年男性（59%）中最高。使用多元线性回归模型，纠正包括收缩压、年龄、性别、体重指数、心率、总胆固醇、糖尿病、吸烟、饮酒、体育锻炼后，发现主动脉僵硬度，是正常血压个体将来发生高血压的一个预测因子，研究结果在青年和老年受试者及所有性别中都显著。

3. 弄清动脉僵硬与高血压关系还需更多证据 以上研究报告提出了以下一些值得关注的问题。

第一，动脉僵硬是否与高血压直接相关？它是一个真正的危险因素抑或只是一个危险性标志？一个真正的危险因素是指在疾病发展过程中被怀疑为病因的因素，而危险性标志则只是与疾病过程相伴随但不在因果途径中。现在多数评估动脉僵硬和高血压的研究只是一些横断面的研究，因此限制了对其因果关系的判断。Dernellis的纵向调查研究表明，动脉僵硬度的增加是在高血压发生之前，由此说明前者是后者的危险因素。然而在记录血压的同时进行超声心动图测量，并不能充分地排除因长时间站立、“血流动力学负荷”短暂增加等，前面所说的引起血管重构、肥厚、动脉僵硬度增加的因素。在没有详细的24小时（昼/夜）动态监护外周血压以排除平均动脉压和（或）脉压的短暂升高时，是不能得出僵硬度结论的。另外，证明一个暂时性的关联虽是必需的第一步，但对于建立因果关系却不一定是充足的。其他的证据必须要跟上来。将来的研究必须要检测其关联的强度、连贯性、剂量/响应关系的出现，及病因和结果之间较合理的致病途径。这些都需要使用多种技术如PWV、特性阻抗、脉搏波分析等评估中央动脉僵硬度。Dernellis的研究表明，青年人群动脉僵硬的进展发生在高血压之前，这是特别需要注意的，如果他们研究更具年龄分布的代表性，如年龄在18～49岁，而不仅是35～64岁，其发现也许会更加令人信服。

第二，是否有潜在的危险因素与动脉僵硬度增加和血压升高同时相关？心率增快，作为交感活性增加和副交感活性降低的标志，已经表明是在动脉僵硬度和高血压发展之前。另有证据表明，饮食中的盐可诱导与动脉壁肥厚相关动脉僵硬、血管内皮细胞的改变、血管紧张素Ⅱ受体上调，而此时血压并未发生改变。相似的，还有大量的动物和人体研究表明，盐依赖性的动脉僵硬和左心室肥厚的形成发展不依赖于血压的升高。Sesso等研究清楚表明，血浆C-反应蛋白（CRP）的增高与将来高血压的发生存在剂量依赖性，此发现提示，高血压可能是一种与肥胖和代谢综合征相关的炎症性疾病，炎症可能作为一个病因途径与诱发心血管疾病及肾脏疾病一样，诱发了动脉僵硬和高血压。在一个健康人群的横向研究中，纠正了肥胖和代谢因素后，主动脉和肱动脉PWV、PP仍与CRP增加相关联。此外，随着禁食后血清瘦素水平与动脉扩张性独立相关的发现，提示还可能有一些不依赖于代谢和炎症干扰的激素途径起到了作用。除了可能的炎症途径，HOORN研究小组还发现，动脉僵硬度在糖耐量受损的患者中已经增加，这发生在出现明显的2型糖尿病或高血压以前。除了环境因素，还可能有特殊的遗传倾向使之发生早发的动脉僵硬和高血压。白细胞端粒长度的缩短，生物衰老的高遗传性诱导剂，也都与宽PP和PWV的增加相关。

迄今为止，尚未鉴定出可解释动脉僵硬和将来发生高血压关联的最后共同通路。可能是多种嵌合而成的机制诱发了高血压，因此在这方面还有许多工作要去做。然而，越来越多的证据表明，NO在调控大动脉僵硬度及最终发展成高血压和冠心病的过程中发挥着重要的作用。内皮衍生物质在体内调节血管紧张度、细胞生长，影响自主神经系统、血管紧张素和醛同酮受体、细胞因子瀑布，最终取决于NO和活性氧簇之间的平衡，而这种平衡在决定内皮功能、动脉扩张和血压水平上是非常重要的。从临床的前景来看，大动脉僵硬和高血压的最终决定因子，可能是已知的危险因子、残余混淆的尚未知的危险因子、影响心脏和肾脏功能的血管改变所导致的有害正反馈效应。Demellis、Panaretou和Liao等的发现及早期的一些研究，提供了动脉僵硬和高血压双向相互影响的循证方面的证据。这些研究激发了进一步研究基因相互作用、直接表现型、环境因素等对诱发加速血管老化和高血压的热情。此外，在发展成高血压或心血管并发症之前，利用无创技术早期诊断动脉僵硬，从而使鉴别出的个体在这段危险时间段内，通过生活方式干预就可能起到很好的疗效。

（田国祥 魏万林）

参考文献

[1] Zieman SJ, Melenovsky V, Kass DA. Mechanisms, pathophysiology, and therapy of arterial stiffness. Arterioscler, Thromb, Vasc Biol, 2005, 25(5): 932-943.

[2] Luft FC.Molecular mechanisms of arterial stiffness: new insights.J Am Soc Hypertens, 2012, 6(6): 436-8.

[3] Saito M, Matsukawa M, Asada T, et al. Noninvasive assessment of arterial stiffness by pulse wave analysis. IEEE Trans Ultrason Ferroelectr Freq Control, 2012, 59(11): 2411-2419.

[4] Williams B.Evaluating interventions to reduce central aortic pressure, arterial stiffness and morbidity--mortality.J Hypertens, 2012, 30(Suppl): S13-18.

[5] Nichols WW, O' Rourke MF. McDonald' s Blood Flow in Arteries. 5th ed. London, UK: Arnold, 2005.

[6] Teede HJ, McGrath BP, DeSilva L, et al. Isoflavones reduce arterial stiffness: a placebo-controlled study in men and postmenopausal women. Arterioscler Thromb Vasc Biol, 2003, 23(6): 1066–1071.

[7] Green DJ, Bilsborough W, Naylor LH, et al. Comparison of forearm blood flow responses to incremental handgrip and cycle ergometer exercise: relative contribution of nitric oxide. J Physiol, 2005, 562(Pt 2): 617-628.

[8] Moteki M, Murano T, Kurosu T, et al.Relation between cardio-ankle vascular index(Cavi) and preheparin serum lipoprotein lipase mass——effect of age adjustment.Rinsho Byori, 2012, 60(8): 734-739.

[9] Franklin SS, Gustin W, Wong ND, et al. Hemodynamic patterns of age-related changes in blood pressure. The Framingham Heart Study.Circulation, 1997, 96(1): 308-315.

[10] Benetos A, Adamopouolos C, Bureau J-M, et al. Determinants of accelerated progression of arterial stiffness in normotensive subjects and in treated hypertensive subjects over a 6-year period.Circulation, 2002, 105(10): 1202-1207.

[11] Liao D, Amett DK, Tymhr HA. Arterial stiffness and the development of hypertension.The ARIC study. Hypertension, 1999, 34(2): 201-206.

[12] Dernellis J. Panaretou M.Aortic stiffness is an independent predictor of progression to hypertension in nonhypertensive subjects.Hypertension, 2005, 45(3): 426-431.

[13] Stefanadis C, Demellis J, Tsiamis E. et al. Assessment of aortic line of elasticity using polynomial regression analysis.Circulation, 2000, 101(15): 1819-1825.

[14] Palatini P, Julius S. Elevated heart rate: a major risk factor for cardiovascular disease.Clin Exp Hypertens, 2004, 26(7-8): 637-644.

[15] Bagrev AY, Lakatta EG. The dietary sodium-blood pressure plot"stiffens". Hypertension, 2004, 44(1): 22-24.

[16] De Wardener HE, MacGregor GA.Sodium and blood pressure.Curt Opin Cardiol, 2002, 17(4): 360-367.

[17] Sesso HD, Buring JE, Rifai N, et al.C-reactive protein and the risk of developing hypertension.JAMA, 2003, 290(22): 2945-2951.

[18] Hall JE, Kuo JJ, da Silva AA, el al.Obesity-associated hypertension and kidney disease.Cur Opin Nephrol Hypertem, 2003, 12(2): 195-200.

[19] Yasmin, McEniery CM, Wallace S, et al.C-reactive protein is associated with arterial stiffness in apparently healthy individuals. Arterioscler Thromb Vasc Biol, 24(5): 969-974.

[20] Sinhal A, Fareoqi IS, Cole TJ, et al.Influence of leptin on arterial distensibility.A novel link between obesity and cardiovascular disease?Circulation, 2002, 106(15): 1919-1924.

[21] Henry RMA, Kostense PJ, Spijkerman AMW, et al.Arterial stiffness increases with deteriorating glucose tolerance status: The HOORN Study.Circulation, 2003, 107(16): 2089-2095.

附：动脉功能无创检测临床意义评价中国专家共识

由中国医师协会心血管内科医师分会、中国老年学学会心脑血管病专业委员会、中国医师协会循证医学专业委员会组织的《心血管疾病防治指南和共识 2008》，由人民卫生出版社出版。书中列入了“动脉功能无创检测临床意义评价中国专家共识”。该共识的推出，规范了动脉功能无创检测的方法，使临床检测更趋于标准化，该共识中特别推荐了以欧姆龙为代表的四肢同步检测 PWV、ABI 的检测技术。以下为共识原文。

（一）动脉硬化病变无创检测的意义

心血管疾病严重危害着人类健康。对于多数心血管疾病而言，动脉硬化病变是其共同的病理生理基础。作为循环系统的重要组成部分，全身任何部位的动脉均可能发生动脉硬化（特别是动脉粥样硬化）病变，并可能导致相应区域的缺血性功能或结构损伤甚至组织坏死，例如冠心病、脑卒中、缺血性肾病、下肢动脉疾病等。因此，积极防治动脉硬化性疾病被视为心血管疾病防治的核心内容。

加强筛查与早期诊断动脉硬化病变是提高心血管病防治水平的关键环节。长期以来，动脉造影术曾经作为诊断动脉硬化病变的主要技术手段。然而，由于动脉造影属于有创性操作，对技术与设备条件要求较高，检查价格较为昂贵，且有可能发生操作相关性的不良反应（如造影剂过敏与造影剂肾病等），这些不足之处在很大程度上影响了其在临床上的广泛应用。更为重要的是，有创性动脉造影技术，只能发现已经发生明显管腔狭窄的动脉病变，对于此类疾病的早期诊断与筛查帮助很小，因此仅仅依靠动脉造影，难以有效提高动脉硬化性疾病的早期防治水平。

从病理生理学机制而论，动脉硬化病变包括动脉管壁病变与管腔病变。近年来大量证据显示，早在动脉管腔出现明显狭窄或闭塞性病变之前，动脉血管壁即已发生功能及（或）结构改变。从某种意义上讲，动脉管壁病变是管腔病变的前期病变与病理生理学基础，积极干预管壁病变，有助于延缓甚至避免管腔病变的发生。研究显示，在大动脉管壁结构发生改变之前，其血管功能多已出现不同程度异常。换言之，大动脉功能异常，可能是目前临床上所能探知的血管病变的最早期阶段。因此，早期筛查并积极干预大动脉功能异常，在心血管病的“上游防治”中具有独特意义。

近年来，随着一系列新型动脉硬化疾病检测技术的问世，使我们得以通过无创性手段检测动脉结构与功能异常。在临床上广泛推广应用这些检测技术，对于加强动脉疾病的早期筛查与检测、提高动脉硬化性疾病的防治水平具有重要意义。

（二）动脉血管的分类和功能

在人体的体循环系统中，动脉主要分为弹性贮器动脉、肌性分配动脉、小动脉和微动脉。弹性贮器动脉一般指大动脉，包括主动脉主干及其大分支，如颈总动脉等。这些血管富含弹性纤维，有明显的弹性（elasticity）和可扩张性（distensibility）。左心室射血时，主动脉压升高，一方面推动动脉内血液向前流动；另一方面使主动脉扩张，容积增大，心脏射出的一部分血液贮存在扩张的大动脉内。当主动脉瓣关闭心脏停止射血时，扩张的动脉壁弹性回缩，将贮存的血液继续推向外周。大动脉的这种功能既缓冲了收缩压，又维持了舒张压。心脏虽然间断射血，但外周血管内的血液是连续流动的。

肌性分配动脉血管主要指中动脉，如肱动脉、股动脉等，是弹性大动脉至小动脉的动脉管道。其管壁中膜主要由平滑肌组成，收缩性较强。动脉收缩时，流入某部位的血量减少；舒张时，流入的血量增多，故称分配血管。

小动脉和微动脉的管壁富含平滑肌。在神经和体液因素的调节下，通过平滑肌的收缩与舒张调节血管直径，改变血管阻力。由于小动脉和微动脉的直径小，血流速度快，因此其血流阻力大，约占体循环总外周阻力的47%左右，是形成外周阻力的主要部位，故称之为阻力血管。

（三）评价动脉结构和功能的方法

除了应用直观的影像学检查手段外，目前还可以通过记录脉搏波（波形和传导速度）检测动脉弹性功能，借以评价动脉的结构和功能。此外，各种生物标记物和内皮功能的检测，也有助于诊断动脉血管的结构和功能病变。

无创动脉功能检测的方法主要有三种：①测量动脉的脉搏波传导速度（pulse wave velocity，PWV）。②通过进行脉搏波波形分析（pulse contour analysis），计算反射波增强指数（augmentation index，AI）。③使用超声成像手段，直接检测某个特定动脉管壁的可扩张性和顺应性（compliance）。

动脉结构检测主要有两种方法：①使用超声成像、CT、磁共振成像等影像学手段，检测某个动脉的管壁内中膜厚度（intima-media thickness，IMT）和粥样斑块形成情况。②通过测量上臂与踝部血压，计算踝臂血压比值，即ankle-brachial index（ABI），评估下肢动脉血管的开放情况。

本文主要介绍上述血管结构与功能的检测方法。其他也常在临床研究中应用的一些检测方法，如内皮功能测定等，尚缺乏足够的前瞻性研究结果的支持。许多生物标记物如微量白蛋白尿、C反应蛋白等，也可以间接反映血管的早期病变，并已被广泛应用。本文不对这些检测项目进行详细介绍。

（四）动脉弹性功能的检测

动脉弹性取决于动脉壁的僵硬度（stiffness）或可扩张性和动脉腔径的大小。动脉的僵硬度主要取决于管壁中弹性蛋白和胶原蛋白的比例，但也受动脉壁钙质沉积和动脉血压的影响。大动脉近端（主动脉及其大分支）由于弹性蛋白丰富，弹性非常好。随着年龄的增长，动脉壁中弹性蛋白的比例下降，导致动脉硬化，动脉壁脂肪退行性变，导致动脉粥样硬化形成，最终使动脉僵硬度增加。此外，动脉内压越大，胶原纤维的作用就越大，动脉僵硬度越高。

1. 脉搏波传导速度（PWV）

（1）定义：心脏每次向大动脉射血约70ml，从心脏射出血液的冲击作为波动向末梢传出，这种波动叫脉搏波。脉搏波在动脉壁的传导速度即为PWV。其数值可通过测量脉搏波传导时间和两个记录部位的距离求得，计算公式为：PWV（mm/s）=L/t。传播时间（t）为两个波形的时间差，距离L是两个探头间的距离。目前多采用测定颈动脉－股动脉（catroid-femoral artery PWV，cfPWV）和肱－踝动脉（brachical-ankle artery PWV，baPWV）的脉搏波传导速度。

（2）临床意义：PWV是反映动脉僵硬度的早期敏感指标。健康成年人一般cfPWV＜900mm/s，baPWV＜1400mm/s。由于年龄、血压水平和情绪状态是影响PWV的重要因素，故此值仅供临床参考，目前国内尚缺乏针对不同年龄组健康人所制订的统一的正常值标准。cfPWV增大提示主动脉硬度增高，baPWV反映大动脉和中动脉系统的弹性状态，此值增大提示大动脉和外周动脉的硬度增加。许多研究显示，PWV是动脉硬化性心血管事件的独立危险因素，与患者整体心血管危险性密切相关。即便在仅存在部分危险因素（如高血压、糖尿病、吸烟等）而尚未出现明显靶器官损害者，这种相关性已存在。在针对有 PWV 增高和血压增高的患者，舌下含服硝酸甘油后观察 PWV 和血压的变化，有助于判断是功能性的张力增高还是器质性的动脉硬化。若含服硝酸甘油后，baPWV 改善明确，常提示是功能性的张力增高所致；否则则提示可能出现了病理性的结构改变。

PWV 检测有较广泛的临床应用价值。一般推荐在以下人群中应用此技术进行动脉功能异常的筛查：①年龄≥60 岁的老年人。②高血压、高胆固醇血症、糖尿病、吸烟或有 2 项以上其他致动脉粥样硬化的危险因素者（早发冠心病家族史、肥胖、持续精神紧张、缺乏运动）。③已确诊的冠心病、脑卒中与缺血性肾脏疾病者检测 PWV 可有助于评估其整体危险水平。

（3）测量方法：平面张力法是无创测量 PWV 的传统方法。该方法主要适用于浅表动脉，如颈动脉、股动脉和桡动脉等。选定测量部位后，测量两点间的体表距离输入计算机，将压力感受器置于测量部位搏动最明显处，启动脉搏波传导速度测定装置。需要注意以下几点：第一，传感器放置在动脉上的位置至关重要，因为操作者手的活动和受检者的活动可能产生假象。第二，向下按的力量要刚好能将动脉压平。第三，探头要尽量与血管轴线垂直。因此，要准确检测颈股脉搏波传导速度，需要适当的培训和一定的技巧。

随着近年来相关检测技术的不断改进，现已能够自动化测量 PWV。以欧姆龙科林动脉硬化检测仪 VP-1000 为代表的新型检测设备，具有操作简便，重复性好，精确性高等优点，与传统的平面张力法测定的 cfPWV 相关性良好。baPWV 的测得值略高于 cfPWV，主要因为周围肌性动脉的 PWV 显著高于主动脉。示波法 baPWV 作为筛查和判断预后的工具，用途更为广泛。

2. 反射波增强指数（AI）

（1）定义：血液从中心动脉流向外周的过程中，因遇到阻力形成反射波，该反射波在收缩晚期形成增强压（augmentation pressure）。通过对外周或颈动脉收缩晚期的波形进行分析，可以计算出能够反映动脉弹性的指标 AI。AI 通常指反射波高度（增强压）除以整个收缩期压力波高度（即脉搏压）。但也有学者认为，收缩晚期反射波所达到的压力除以收缩早期（即反射波发生前）压力更能反映动脉硬化情况。

（2）临床意义：AI 可以定量反映整个动脉系统的总体弹性，能够较敏感的显示因大小动脉弹性改变引起的压力波反射状况。AI 是记录血液从中心动脉流向外周的过程中形成的反射波，该反射波在收缩晚期形成增强压。由于 AI 所直接反映的是压力波反射情况，因此可明显受到身高、心率、舒张压，甚至年龄与性别等因素的影响。身材矮小或心率减慢，AI 均显著增加。在解释 AI 检查结果时，应注意考虑这些因素。也正因此，目前尚难以提供统一的正常值。今后应针对不同人口学特征的人群进行广泛研究，以获取可供参考的正常值范围。

有研究显示，AI 是心脑血管事件的发生和死亡的独立预测因子。AI 每增加 10%，受试者全因死亡率可增加 1.51 倍，心血管死亡率增加 1.48 倍。但目前尚无证据显示 AI 是否可以替代 PWV，或具有独立于 PWV 的预测价值。AI 检测方便，对药物的作用反应敏感，适合对比观察药物特别是降压药物的疗效。此外，通过检测脉搏波，可以使用转换方程根据肱动脉血压计算出中心动脉血压。与肱动脉血压相比，中心动脉血压更能预测心脑血管事件的发生。

（3）测量方法：目前常用的测量方法是用压力传感器，在很小的压力敏感区域范围内，从体表动脉（通常在桡动脉）处获得连续的高保真动脉压力波形，称为平面压力波测定（applanation tonometry），再加上测量血压。通过记录桡动脉脉搏压力波形，电脑软件可以计算出外周动脉的 AI。使用转换方程可以将桡动脉压力波形转换成中心动脉压力波形，计算出中心动脉的压力。

目前市售的欧姆龙科林中心动脉压检测仪 HEM9000AI，通过先进的多点压力传感技术，将多点压力传感探头固定在手腕桡动脉处，探头自动寻找最强的桡动脉搏动点，采集压力波信号，计算出 AI 值，比平面压力波测量法更有优势。由于也测量同一心动周期的血压，可以据此推算中心动脉压。

3．动脉的可扩张性和顺应性

（1）定义：使用超声成像技术，可以检测浅表动脉如颈动脉、股动脉和肱动脉的腔径从舒张期到收缩期的变化，此即扩张幅度（distention）。根据该扩张幅度可以计算出血管横截面积的变化，该变化除以脉搏压即为顺应性系数，再除以舒张末期横截面积则为可扩张性系数。

（2）临床意义：可扩张性和顺应性系数能够比较准确地反映所测量动脉的弹性，但因测量的只是一段血管的弹性，因此不能准确了解其他部位血管的情况。另外，此测量方法有一定的技术难度，因而测量结果的准确性可能在一定程度上受到测量者经验与技术水平的影响。初步研究显示，可扩张性和顺应性系数可以预测心脑血管事件的发生和死亡。因技术难度大，大样本研究较少，其临床意义仍需更进一步研究。其直观准确的特点，特别适合观察影响血管功能药物的疗效。

（3）测量方法：由于不同公司生产的检测设备操作方法有所不同，具体检测方法请参照相应设备的产品说明。

4．动脉弹性功能的其他检测方法 通过分析桡动脉脉搏波中的舒张压部分，可进行舒张期脉搏波分析，可以使用 Windkessel 公式计算出“大动脉弹性指数（C1）”和“小动脉弹性指数（C2）”。C1 是舒张期血流容积减少与压力下降之间的比值，又称容量顺应性。C2 是舒张期血流容积振荡变化与振荡压力变化之间的比值，又称振荡顺应性。但该方法测定动脉弹性的准确性还有待于进一步探讨。

脉压（即收缩压与舒张压的差值）也可反映血管硬化的程度。脉压增大与心血管危险之间关系密切。脉压增大表明大动脉弹性降低，僵硬度增加，间接反映大动脉功能。但肱动脉脉搏压增大往往是动脉弹性功能明显减退的晚期标记。脉压作为评估动脉弹性功能的指标不够敏感，准确性也欠佳。

动态的动脉硬化指数（AASI）是最近研发的一个建立在动态血压监测基础上的反映动脉硬化程度的新指标。其定义是用 1 减去舒张压与收缩压变化的回归斜率。AASI 与 PWV 相关性良好，可以独立预测心脑血管疾病尤其是脑卒中的发生。

（五）动脉结构的检测

1．动脉内中膜厚度（IMT）

（1）定义：动脉 IMT 是指采用高频 B 型超声探头测定的动脉腔－内膜界面与中膜－外膜界面之间的距离。虽然应用超声技术可检测身体多部位浅表动脉 IMT，但在临床上多经颈总动脉采样测量。

（2）临床意义：随着动脉超声检测技术不断发展，其在临床上的应用日益广泛。对身体浅表动脉进行超声检查，除了可以直接提供关于斑块形成与管腔狭窄的信息之外，还可以定量测量 IMT。越来越多的研究证据显示，颈总动脉 IMT 是心脑血管事件危险性的独立预测指标。颈动脉 IMT 每增加 0.1mm，患者发生心肌梗死的危险性可增加 11%。虽然在健康人群中随着年龄增长，IMT 呈现逐渐增加的趋势，但在有动脉粥样硬化性心血管危险因素的人群中，IMT 的增长速度明显加快。研究显示，增龄、男性性别、吸烟、高胆固醇血症、高血压以及糖代谢异常等危险因素的存在，均可显著增加 IMT 增厚的速度。另一方面，积极控制危险因素（例如应用他汀降低胆固醇水平或有效的降压治疗）则可能逆转 IMT。因此，目前此指标不仅被用于评估整体心血管危险水平，还被用于监测各种干预措施的疗效，并且近年来在一些大型心血管病临床试验中，也越来越多地采用 IMT 作为中间终点或替代终点。

虽然人群研究显示 IMT 具有重要临床意义，但其在具体患者中的临床应用价值尚且有限。这主要是由于 IMT 的检测值受许多因素（如种族、性别、年龄等）影响，故其正常值尚难以确定。同时，不同医疗机构检测 IMT 时所采用的采样部位甚至超声探头角度均有所不同。只有进一步规范技术方法并针对各组特定人群确定正常参考界值以后，才有可能为临床提供更有价值的信息。

（3）测定方法：如前所述，所有表浅大动脉的内中膜厚度均可测量，但经颈总动脉采样相对比较容易。颈动脉分叉处、颈内动脉甚至股动脉虽可测量，但较困难。此外，远侧壁通常成像清晰，可以较准确测量。与之相比，近侧壁成像则常欠清晰，测量较困难。多种因素可影响 IMT 测量的准确性，如超声波的分辨率、患者血管位置（深且弯曲），以及测量人员的操作技术等。

以颈总动脉为例，一般取颈总动脉分叉处近端远侧壁 1 ～ 1.5cm 处，测量 IMT，若该处存在斑块，则取病变近端 1 ～ 1.5cm 处进行测量，前文已述。目前国际上尚无统一的 IMT 正常界值，一些学术机构推荐以下正常参考值：20 ～ 29 岁＜0.5mm；30 ～ 39 岁＜0.6mm；40 ～ 49 岁＜0.7mm；50 ～ 59 岁＜0.8mm；60 岁以上＜0.9mm。动脉硬化斑块的判定标准：血管纵行扫描及横断面扫描时，均可见该位置存在突入管腔的回声结构，或突入管腔的血流异常缺损，或局部 IMT≥1.3mm。斑块进行分类包括：①纤维斑块。突入管腔内、边界清晰的均匀回声，或局部 IMT≥1.3mm。②复杂斑块。斑块钙化（强回声，常伴后方声影）、溃疡（带有明显壁龛的不规则表面）或斑块内出血（斑块内含无回声区）。

2．踝臂指数（ABI）

（1）定义：ABI 是指胫后动脉或足背动脉的收缩压与肱动脉收缩压的比值。

（2）临床意义：ABI 检测是诊断下肢动脉疾病的简便、可靠的无创性技术，可提供客观可靠的信息，因此应在临床上大力推广应用。与下肢动脉造影相比，ABI 诊断下肢动脉疾病具有很高的敏感性、特异性和准确性。ABI 的阳性预测率为 90%，阴性预测率为 99%，总的准确率为 98%。除用于诊断以外，ABI 检测还有助于对患者预后进行评估，从而为患者治疗策略的制订提供可靠依据。近年研究表明，检测 ABI 比测量踝部血压对于下肢动脉疾病具有更高的诊断价值。ABI＜0.90 以下为异常。通常认为，ABI 值在 0.41 ～ 0.90 时提示血流量轻到中度减少；ABI 值≤0.40 时常提示血流严重减少，此组患者发生静息痛、缺血性溃疡或坏疽的风险很高。当高度怀疑下肢动脉疾病但静息 ABI 值正常时，运动 ABI 和测量踝部的血压对确定诊断有帮助。ABI 异常增高（＞1.3）时，可能提示下肢动脉僵硬度明显增加，此时可测定趾收缩压和趾臂指数（TBI），通常 TBI＜0.7 即可诊断下肢动脉疾病。

随着对ABI研究的不断深入，此指标的意义已经不仅仅限于对下肢动脉疾病的诊断。越来越多的证据表明，ABI可作为心血管系统风险评估的重要指标，与心血管死亡率以及全因死亡率密切相关。因此，ABI检测应成为所有动脉粥样硬化疾病高危人群的常规筛查项目之一。

ABI检测的适用人群主要包括：①下肢动脉疾病的高危人群（主要包括年龄<50岁的糖尿病患者伴有一项其他动脉粥样硬化的危险因素者、年龄在50～69岁之间有吸烟或糖尿病史者、年龄在70岁以上者、与活动相关的肢体症状或缺血性静息痛者、下肢动脉搏动异常者以及已确诊的冠状动脉粥样硬化性心脏病、颈动脉和肾动脉疾病患者），应测量静息ABI。若ABI正常，应至少5年测量一次。当ABI的变化大于0.15时即认为出现了显著变化。②间歇性跛行患者应测量ABI，若静息ABI正常，应测量运动后ABI。③已诊断外周动脉疾病的患者，不管疾病严重程度如何，都应测量双侧ABI。④已接受下肢动脉血管成形术的患者，应定期测量静息ABI，必要时测量运动后的ABI。⑤临床怀疑下肢动脉疾病，但因为血管僵硬而ABI检查不可靠的患者（通常是糖尿病史多年或高龄）应检查TBI。TBI正常参考值≥0.6，0.6～0.4之间为轻-中度缺血，<0.4为重度缺血。⑥结合平板运动试验，在运动前后测量ABI值，以鉴别跛行和非动脉跛行（假性跛行）。

（3）检测方法：患者仰卧休息10分钟后，通过测量双上肢动脉和双侧胫后动脉和（或）足背动脉的收缩压，计算出ABI。使用特制听诊器或使用多普勒辅助听诊，可以听诊测量胫后动脉和足背动脉血压。在自然人群中，单纯使用听诊器测量踝部血压的成功率仅为80%左右。借助多普勒听诊，成功率可接近100%。但人工测量方法非常耗费人力，而且上、下肢血压测量之间有一定时间间隔。

欧姆龙科林动脉硬化检测仪VP-1000采用示波测量技术，可以快速同步测量四肢血压，计算出双侧ABI。

（六）总结

动脉硬化病变是多种心血管系统疾病的病理生理学基础。早期筛查与发现动脉硬化病变有助于将心血管疾病的防治阵线前移，并在疾病的早期阶段采取综合干预措施。现有的多种动脉硬化检测技术，已经能够非常准确地对血管的结构与功能进行综合评估，使我们可以在疾病的早期阶段发现高危人群。对于已经发生明显心血管疾病者，这些新技术手段则有助于我们更为深入细致地了解其动脉病变的严重程度。因此，应大力推广其在日常临床工作以及健康管理工作中的应用。

共识起草专家：

胡大一　王继光　郭艺芳

核心专家团（按姓氏拼音排序）：

安　毅　布艾加尔　陈韵岱　何　青　华　琦　黄从新　霍　勇　李　觉　李小鹰
刘梅林　陆宗良　马依彤　孙宁玲　田　慧　王　广　王　浩　王建安　吴　旸
向小平　杨新春　余振球　袁　洪　张福春　张维忠　赵玉生

第十九章　高血压与动脉硬化

高血压是一种最常见的慢性病，是动脉粥样硬化的危险因素，也是心脑血管病最主要的危险因素。

一、血压的定义与分类

（一）收缩压、舒张压和脉压作为心血管病的预测因子

舒张压曾被认为是比收缩压更重要的脑血管病和冠心病的预测因子。90 年代后，许多观察性研究证实，收缩压和舒张压均与脑卒中及冠心病危险独立相关，且这种关系是连续的、逐级递增的。收缩压也是重要的脑血管病和冠心病危险的预测因子，有研究提示，老年人收缩压升高危害更大。老年人收缩压随年龄的增长而上升，而舒张压在 60 岁后则缓慢下降。有研究提示，收缩压与脑卒中和冠心病发病均呈正相关。有些资料也显示，老年人脉压增大是比收缩压和舒张压更重要的心血管事件的预测因子，老年人基线脉压与总死亡、心血管性死亡、脑卒中和冠心病发病均呈显著正相关。有关随机试验也证明，降压治疗对单纯收缩期高血压患者是有益的。

鉴于已有的一系列大型随机对照试验，均支持对单纯收缩期高血压和舒张期高血压患者予以治疗，因此，在临床实践中，我们仍应当用收缩压和舒张压水平指导治疗。在降压疗效评估中，应注意对收缩压和舒张压疗效的全面评估。高血压分级和危险评估（表 19-1）目的在于，应用收缩压和舒张压对血压水平和总危险进行分层。现在的高血压分级和危险分层仍然是一种简单而实用的方法。

（二）按血压水平分类

血压水平与心血管病发生危险之间的关系是连续的，因此，对高血压的任何数字定义和分类均是人为规定的。高血压的任何数字定义，应根据治疗药物有效性和耐受性及危险性高低的不同而有所不同。

血压分为正常、正常高值及高血压。120 ～ 139/80 ～ 89mmHg（1mmHg=0.133kPa）定为正常高值，是因为我国流行病学研究表明，在此水平人群 10 年中，心血管发病危险较＜110/75mmHg 水平者增加 1 倍以上。血压 120 ～ 129/80 ～ 84mmHg 和 130 ～ 139/85 ～ 89mmHg 中年人群，10 年成为高血压患者的比例分别达 45% 和 64%。对血压正常高值人群应提倡改善生活方式，以预防高血压及心血管病的发生。

高血压的定义为：在未用抗高血压药情况下，收缩压≥140mmHg 和（或）舒张压≥90mmHg，按血压水平将高血压分为 1，2，3 级。收缩压≥140mmHg 和舒张压＜90mmHg 单列为单纯性收缩期高血压。患者既往有高血压史，目前正在用抗高血压药，血压虽然低于

140/90mmHg，亦应该诊断为高血压（表 19-1）。

表 19-1　血压水平的定义和分类

类别	收缩压（mmHg）	舒张压（mmHg）
正常血压	＜120	＜80
正常高值	120 ～ 139	80 ～ 89
高血压：	≥140	≥90
1 级高血压（轻度）	140 ～ 159	90 ～ 99
2 级高血压（中度）	160 ～ 179	100 ～ 109
3 级高血压（重度）	≥180	≥110
单纯收缩期高血压	≥140	＜90

若患者的收缩压与舒张压分属不同的级别时，则以较高的分级为准。单纯收缩期高血压也可按照收缩压水平分为 1、2、3 级。

（三）高血压的危险分层

高血压患者的治疗决策不仅根据血压水平，还要根据以下诸方面：①其他危险因素。②靶器官损害。③并存临床情况，如心、脑血管病及肾病或糖尿病等。④患者个人情况及经济条件等。为了便于危险分层，WHO/ISH 指南委员会根据“弗明汉心脏研究”观察对象 10 年心血管病死亡、非致死性脑卒中和非致死性心肌梗死的资料，计算出几项危险因素合并存在时，对以后心血管事件绝对危险的影响（表 19–2、表 19–3）。

表 19–2 列出了危险分层中常用的危险因素、靶器官损害、糖尿病和并存的临床情况。

表 19-2　影响预后的因素

心血管病的危险因素	靶器官的损害（TOD）	并存的临床情况（ACC）
收缩压和舒张压水平（1 ～ 3 级）	左心室肥厚	脑血管病
男性≥55 岁	心电图	缺血性脑卒中
女性＞65 岁	超声心动图：LVMI	脑出血
吸烟	或 X 线	短暂性脑缺血发作
血脂异常	动脉壁增厚	心脏疾病
TC≥5.7mmol/L	颈动脉超声 IMT≥0.9mm	心肌梗死史
（220mg/dl）	或动脉粥样硬化性斑块	心绞痛
或 LDL-C＞3.6mmol/L	的超声表现	冠状动脉血运重建
（140mg/dl）	血清肌酐轻度升高	充血性心力衰竭
或 HDL-C＜1.0mmol/L	男性 115 ～ 133mmol/L	肾脏疾病
（40mg/dl）	（1.3 ～ 1.5mg/dl）	糖尿病肾病
早发心血管病家族史	女性 107 ～ 124mmol/L	肾功能受损（血清肌酐）
一级亲属，发病年龄＜50 岁	（1.2 ～ 1.4mg/dl）	男性＞133mmol/L
腹型肥胖或肥胖	微量白蛋白尿	（1.5mg/dl）

续表

心血管病的危险因素	靶器官的损害（TOD）	并存的临床情况（ACC）
腹型肥胖 *WC 男性≥90cm	尿白蛋白 30 ～ 300mg/24h	女性＞124mmol/L
女性≥85cm	白蛋白 / 肌酐比：	（1.4mg/dl）
肥胖（BMI≥28kg/m²）	男性≥22mg/g	蛋白尿（＞300mg/24h）
缺乏体力活动	（2.5mg/mmol）	外周血管疾病
	女性≥31mg/g	视网膜病变：出血或渗出，视乳头水肿
	（3.5mg/mmol）	糖尿病
		空腹血糖≥7.0mmol/L
		（126mg/dl）
		餐后血糖≥11.1mmol/L
		（200mg/dl）

注：TC：总胆固醇；LDC–C：低密度脂蛋白胆固醇；HDL–C：高密度脂蛋白胆固醇；LVMI：左室质量指数；IMT：颈动脉内膜中层厚度；BMI：体重指数；WC：腰围

表 19-3　按危险分层，量化地估计预后

其他危险因素和病史	血压（mmHg）		
	1 级高血压 SBP 140 ～ 159 或 DBP 90 ～ 99	2 级高血压 SBP 160 ～ 179 或 DBP 100 ～ 109	3 级高血压 SBP≥180 或 DBP≥110
Ⅰ 无其他危险因素	低危	中危	高危
Ⅱ 1 ～ 2 个危险因素	中危	中危	很高危
Ⅲ ≥3 个危险因素、靶器官损害或糖尿病	高危	高危	很高危
Ⅳ 并存的临床情况	很高危	很高危	很高危

按危险度将患者分为以下 4 组。

1. **低危组**　男性年龄＜55 岁、女性年龄＜65 岁，高血压 1 级，无其他危险因素者，属低危组。典型情况下，10 年随访中患者发生主要心血管事件的危险＜15%。

2. **中危组**　高血压 2 级或 1 ～ 2 级同时有 1 ～ 2 个危险因素，患者应否给予药物治疗，开始药物治疗前应经多长时间的观察，医生需予十分缜密的判断。典型情况下，该组患者随后 10 年内发生主要心血管事件的危险 15% ～ 20%，若患者属高血压 1 级，兼有一种危险因素，10 年内发生心血管事件危险约 15%。

3. **高危组**　高血压水平属 1 级或 2 级，兼有 3 种或更多危险因素、兼患糖尿病或靶器官损害或高血压水平属 3 级但无其他危险因素患者属高危组。典型情况下，他们随后 10 年间发生主要心血管事件的危险 20% ～ 30%。

4. **很高危组**　高血压 3 级同时有 1 种以上危险因素或兼患糖尿病或靶器官损害，或

高血压 1 ～ 3 级并有临床相关疾病。典型情况下，随后 10 年间发生主要心血管事件的危险最高，达≥30%，应迅速开始最积极的治疗。

弗明汉心脏研究资料适用于美国和欧洲，不一定完全适合于我国。我国学者分析了中国多省市心血管病危险因素队列研究（CMCS）资料，认为 CMCS 队列人群 10 年冠心病发生危险和危险因素水平均明显低于弗明汉研究。但我国目前尚缺乏有关系统的研究资料，故指南暂仍使用弗明汉研究资料，待我国资料总结后予以更新。

我国学者也报道了《国人缺血性心血管病发病危险的评估方法和简易评估工具的开发研究》和《中国 35 ～ 64 岁人群心血管病危险因素与发病危险预测模型的前瞻性研究》[中华心血管病杂志，2000，31（12）：893-908]，可供参考。

（马丽媛　王　文）

二、高血压的危险因素

我国心脑血管病约导致每年 300 万居民死亡，占国民全部死亡原因的 40% 左右，是我国居民的头号杀手。引起心脑血管疾病的主要原因是高血压病，约占 2/3 的心脑血管疾病死亡与高血压有关。

国内外的临床和流行病学研究均已经证实某些因素能够显著增加个体罹患高血压的风险，这些因素被称为患病危险因素。不断上升的高血压患病危险因素水平是高血压病持续高发的根源。居民中普遍存在的高盐摄入、过量饮酒和超重肥胖等不健康生活方式，以及体力活动减少和饮食结构不合理，加上老龄化和城市化进程的加快，使我国居民面临持续上升的高血压发病危险。

高血压病是一种成因复杂的疾病，与生物、心理、社会环境因素和个人行为习惯密切相关。许多研究证实，一些因素能够明显增加患高血压病风险，这些风险因素被称为高血压的危险因素。其中部分危险因素如年龄、性别等是无法改变的，而多数危险因素是与个体的生活行为方式密切相关，可以通过治疗性生活方式干预等综合措施加以改善。目前比较明确的可改变的常见致高血压危险因素有超重肥胖、高盐摄入、过量饮酒、缺乏身体活动和长期精神紧张等。不可改变的主要危险因素包括年龄、性别、种族、遗传和家族史等。

正常血压的调节是一个复杂的过程，主要取决于心排出量和外周阻力。而心排出量本身又受各种因素的影响，如细胞外液容量、心率和心肌收缩性等；总外周阻力也受各种因素影响，如交感神经系统的 α 受体和 β 受体、血管紧张素、前列腺素、缓激肽等。此外，还有自身调节机制。因此，高血压发生主要是影响上述因素而产生，但如何影响上述因素的发病机制仍未完全阐明。

高血压发病常见的危险因素如下。

（一）超重肥胖

超重和肥胖是导致高血压发病的独立危险因素。研究表明，不论儿童或是成人，体重或体重指数均与血压呈显著正相关。在控制了年龄、性别、基础血压、心率、烟酒、地区等因素后，体重指数每增加 1 个单位，确诊高血压发病的相对危险增加约 10%，基线大于或等于 $24kg/m^2$ 者，高血压发病率为体重指数小于 24 者的 2 ～ 3 倍。

高血压对一个人的损害存在时间的累积作用，儿童、青少年还处于生命的早期，人生如在这一时期就患上高血压病，几十年的心脏和血管的伤害结果可想而知。下面一组数据是触目惊心的，调查研究显示：一个正常体重儿童，罹患高血压的可能性非常低，只有 0.3% 的儿童血压高于正常；而如果这个儿童体重超重，则有 6% 的比例血压增高，几乎增加了 20 倍；而肥胖儿童血压增高的比例高达 33%，是正常体重儿童的许多倍。在 20 ～ 30 岁之间的肥胖者，高血压的发生率要比同年龄而正常体重者高 1 倍。在 40 ～ 50 岁的肥胖者，高血压的发生机会要比非肥胖者多 50%。身体超重的程度与高血压的发生也有关系，体重越重，患高血压的危险性也就越大。一个中度肥胖的人，发生高血压的机会是身体超重者的 5 倍多，是轻度肥胖者的 2 倍多。体内脂肪每增加 10%，血压平均升高 6.5mmHg。我国人群血压水平和高血压患病率北方高于南方，与人群 BMI 差异相平行。可见体重越重，发生高血压的危险越大，而且年龄越小体重越重者，发生高血压的危险越大。而肥胖者控制体重减少 25%，则收缩压可降低 10%。以上均提示超重肥胖与高血压的发生密切相关。

肥胖导致高血压的发病机制比较复杂，主要有以下几方面的作用：① 肥胖者因“胰岛素抵抗性”而使胰岛素分泌过剩，促进水分的吸收，结果增加血管中的血容量和心输出量增加，这是导致高血压的重要原因。② 肥胖者存在神经内分泌调节紊乱，伴有高胰岛素血症或肾素与醛固酮关系异常引起体内水钠潴留。③ 肥胖者常多食，包括盐的摄入增加，这种多食和高胰岛素血症能刺激交感神经功能，使血管收缩，从而增大了血管的外周阻力，造成血压升高。④ 肥胖者常合并脂质代谢异常和糖代谢紊乱，容易导致动脉硬化，血管硬化导致血压进一步升高。

近年来提出了所谓代谢性高血压，发现至少部分高血压患者存在心血管代谢性危险因子，即代谢紊乱，且多见于肥胖患者，认为胰岛素抵抗是这一代谢紊乱的中心环节。张树华等发现，肥胖患者出现血管内皮功能障碍，而内皮功能障碍与高血压、动脉粥样硬化、心力衰竭等心血管疾病的发生发展密切相关。

可见，肥胖型高血压患者与易发心血管事件危险因素中的一系列机制有关，这些机制包括交感神经系统的兴奋、脂肪代谢紊乱、胰岛素抵抗及钠转运障碍等。因此，肥胖不仅使血压升高，也能显著增加除高血压影响之外的心血管事件危险性。

（二）高盐摄入

盐与高血压的关系早在 20 世纪初即被揭示，1908 年 Kempner 等人就观察到严格控制盐摄入可以有效降低血压。但起初并未引起足够重视，直到 40 年代，通过低钠饮食疗法治疗严重高血压取得明显效果，才引发了许多临床试验。研究结论显示中，等程度减盐（如从每日 10 ～ 12 g 减到 5 ～ 6 g），一个月后可使高血压患者的血压平均下降约 8 mmHg 水平，使正常血压人群血压水平下降 4 mmHg。这种作用在老年人或血压较高者更为明显。比较著名的有美国 NIH 开展的限盐和生活方式干预研究，即 DASH（Dietary Approaches to Stop Hypertension）试验，该研究将 412 例（41% 有 1 级高血压）受试者随机分为对照组和 DASH（指强调增加水果、蔬菜和低饱和脂肪饮食模式）饮食组，两组成员又被随机分为高钠组（约相当于 9 克食盐）、中钠组（约相当于 6 克食盐）和低钠组（约相当于 3 克食盐）3 个亚组饮食 30 天。结果显示，只要减少钠盐摄入均可降低血压，随着钠摄入越少，血压降低则越多。DASH 饮食结合低钠饮食组合能更有效地降低血压达 8.9/4.5mmHg。通过生活方式干预，每日减少钠盐摄入能降低收缩压达 8mmHg，相当于一剂高血压药物的治疗效果。

高盐摄入导致血压升高的机制比较复杂，最明显的作用机制是钠盐摄入导致血管内渗透压升高，血管内水分增加，水钠潴留导致血容量增加，结果使血管壁承受的压力增加。其次是钠离子进入细胞引起细胞（包括平滑肌细胞）水肿，使血管腔变窄；钠离子增多提高血管壁对儿茶酚胺类缩血管因子的敏感性；细胞内钠离子增加后会抑制钠 – 钙交换，使细胞钙排除减少，导致血管平滑肌内钙离子浓度上升而引起血管平滑肌收缩。不同机制持续作用的结果导致动脉壁增厚和血压升高。

过多的钠离子摄入，还会启动一系列的水和电解质的复杂调节机制，也就是这种调节机制的反应性差异，表现为不同机体的盐敏感性的显著差异，盐敏感者在摄取了较多的钠盐后血压即会呈现升高，摄取的盐量越大，血压就越高。而且，高盐饮食与收缩压升高关系更为密切，提示膳食高盐是导致动脉硬化的重要原因。这种盐敏感性带有明显的遗传特性。在我国居民中盐敏感的人所占比例高，高血压人群中有 37% ～ 58% 的人属盐敏感类型，其中约有一半的人还存在明显的剂量依赖的盐敏感特性。盐敏感性高血压是一种特殊类型的高血压，往往容易发生左室肥大和蛋白尿，也就是说盐敏感性高血压更容易出现心脏和肾脏的损害。

我国的高血压高发病率和居民的高盐饮食习惯正好相吻合，我国居民的口味还存在明显的地区差异，北方地区居民钠盐摄入明显高于南方，尤其是部分少数民族地区高盐摄入成传统饮食习惯。2002 年全国居民营养与健康状况调查显示，我国居民每人每日盐摄入量平均达到 12g 水平，其中农村 12.4g，城市 10.9g。北方居民食盐摄入量每人每天 12 ～ 18g，南方居民摄入量为 7 ～ 8g，这些结果均显示膳食钠摄入量与血压水平呈现显著相关性。北方居民血压水平高于南方，提示国民高盐饮食习惯是导致高血压、脑卒中高患病率的最主要原因之一。

与高血压发病密切相关的还有钠 / 钾比问题，钠摄入量过多，钠 / 钾比值增高。研究表明，尿中钠 / 钾比值与血压呈正相关。我国居民的饮食结构中普遍存在低钾摄入现象，结果使膳食摄入的钠 / 钾比高达 6.8 的高水平，相比较美国居民是 3.1，英国是 2.3 的水平。可见我国居民存在高钠低钾膳食特点，这也许是我国居民高血压患病率水平远高于西方国家的重要原因之一。因此，更值得倡导的是减少钠盐摄入的同时，增加食物钾盐的摄入能显著减少高血压的发生。因为钾离子对心血管具有一定的保护作用，可减少居民脑卒中风险。

近来有研究显示，每天钠摄入低于 1.5g 钠盐可有效地帮助高血压患者控制血压，但控制钠盐摄入的适宜量，目前仍缺乏非常科学的实验证据，并且，减少钠盐摄入是否适合所有人仍然存在一定争议。但膳食限钠补钾的研究结果都是正面的，是值得倡导的居民健康获益的生活方式。为此，世界卫生组织于 2007 年建议，将每人每日的钠盐摄入量从原先倡导的 6g 水平进一步减少到 5g 这样一个更低摄入量水平。2009 年 5 月 17 日的世界高血压日和我国 10 月 8 日的全国高血压日提出了一个共同的宣传主题“盐与高血压”，旨在唤醒居民的控盐意识，特别切合我国的高血压防治实际。

（三）过量饮酒

饮酒与高血压的关系比较复杂，一般认为少量饮酒并不会导致高血压。但有研究表明，过量饮酒是高血压的独立危险因素，并且与肥胖等因素有相加作用。许多临床研究均支持经常大量饮酒与高血压之间呈正相关关系，这种关系在横断面研究及前瞻性研究中均非常明确，而且独立于酒精的种类、教育、吸烟、盐摄入量及其他高血压传统危险因素。

人体一次饮酒后多数情况表现为，开始时由于酒精刺激使心率加快，心输出量增高和血压升高，半小时至 1 小时后由于血管扩张和尿量增加呈现血压下降，尤其是过量饮酒致酒精中毒时，因心功能的抑制使血压明显下降；一般在 5 ～ 6 小时后血压回升并逐渐升高。但动物实验的结果则不完全一致。

饮酒与高血压存在因果关系，但其作用机制还不是很清楚。可能与酒精引起交感神经兴奋，增加儿茶酚胺和皮质激素的水平，心输出量增加，及间接引起肾素等其他血管收缩物质的释放，增加血管加压素和醛固酮的作用；可能还存在胰岛素敏感性减低、镁离子的排出增加、压力反射作用降低等。饮酒与高血压的关系还存在遗传易感性和明显的个体差异有关。

反复持续中等量以上的饮酒容易导致血压升高。研究显示，酒精摄入量每日≥20g是高血压的独立危险因素。每天酒精摄入量超过78g的重度饮酒者的高血压患病率是不饮酒者的2倍。我国10组人群前瞻性研究同样显示，基线时饮酒量与高血压发病呈显著正相关，饮白酒每日增加100g，高血压发病的相对危险性增高19%～26%。饮酒量越大，持续时间越长，血压升高越明显。反之，减少饮酒可使收缩压和舒张压可分别下降3.3mmHg和2.0mmHg，血压正常者也可随减少饮酒而血压下降。饮酒量减少的百分数和血压下降呈现量效关系。戒酒（从饮5杯到0杯）结合限制热卡摄入（平均减体重9.6kg）有相加作用，可使收缩压和舒张压分别下降达14mmHg和7mmHg。

青少年时期就开始饮酒则危害更大，调查显示，小于25岁人群高血压的患病率饮酒者（12.3%）显著高于非饮酒者（3.3%），提示饮酒是引起青年群体高血压的重要原因。

按每周至少饮酒一次计算，我国中年男性人群饮酒率为30%～66%，女性为2%～7%。男性持续饮酒者比不饮酒者4年内高血压发生危险增加40%。

（四）长期精神紧张

国内外均有心理社会应激或内向（压抑）愤怒情绪造成血压升高或高血压患病率增加的研究报道。长期精神紧张、易激怒、烦恼的个性及环境的恶性刺激（如噪音），都容易导致高血压的发生。劳累、睡眠不足、焦虑、恐惧及抑郁等不良心理也可引起高血压。包括从事脑力劳动和精神高度紧张的工作环境也容易使人罹患高血压。而且，此类人群如患上高血压，则药物治疗效果往往欠佳。

易急躁、易发怒、易激动性格的人，体内的去甲肾上腺素、多巴胺和胰岛素分泌明显高于正常性格的人。这些物质能使神经系统兴奋、心跳加快、血管收缩、血压升高，时间久之就患上了高血压。长期精神紧张的人可伴随生理和心理等一系列活动过程的变化，这种发病机制可能是大脑皮质抑制过程失调，造成心血管运动中枢失去平衡，致皮质下血管舒缩中枢以发放缩血管冲动为主的兴奋，引起全身小动脉痉挛外周阻力增加，交感神经活性增加，去甲肾上腺素增多，心脏活动增强。因此，保持健康的心理状态、减少精神压力和抑郁等十分重要。

（五）缺乏体力活动

流行病学调查证明，静坐生活方式易发生高血压，运动与血压水平成反比关系。正常血压人群中，久坐和体力活动不足者与活跃的同龄对照者相比，发生高血压的危险性增加20%～50%。规律的运动对血压的影响与运动量有关。体力活动极少者改变生活方式，增加运动量到中等程度，血压下降最为显著。如一周平均运动5次，每次运动消耗了300卡路里的年轻人与很少运动者相比，可以降低17%发展为高血压的风险。而更强度的运动量只能提高体力耐受性，不能进一步降低血压。

经常参加体力活动可以调节自主神经，降低交感神经的兴奋性，有利于保持健康的个人情绪；而缺乏体力活动的人非常容易导致肥胖和血脂异常。因此，增加体力活动可预防高血压的发生。

（六）年龄

高血压患病率随年龄增长而增加。无论是男性还是女性，平均血压随年龄增长而增高，高血压患病率的风险成倍上升。尤其是收缩压，35 岁以上人群年龄每增加 10 岁，高血压患病率增加 10%；60 岁以上的人高血压的患病率超过 50%。

从青少年开始，男性平均血压水平高于女性，44 岁以前均表现为男性高于女性，45 ～ 59 岁两性相似，但 60 岁以后各年龄组的女性高于男性。幼年期或青年期血压偏高者，随年龄增大血压增高趋势更加明显。

人体随着年龄的增长血管弹性变差，血管阻力增加，随之血压升高。因此，健康人群在 40 岁以后高血压发病率明显增加，至老年期由于动脉粥样硬化等疾病导致血管弹性明显减退，血压随年龄进一步增加，至 70 ～ 80 岁时达到高峰。

（七）性别

在世界绝大多数地区的高血压患病率均是男性高于女性。无论男女，平均血压均随年龄增长而增高，如与男性 15 ～ 24 岁年龄组的风险相比，65 ～ 74 岁组人群患高血压风险高达 22 倍。对于女性而言，相同年龄组比较，风险更是达到 57 倍。就不同年龄段性别间的相对风险看，50 岁前男性风险高于女性；50 岁之后，女性高于男性。

（八）遗传家族史

高血压具有明显的家族遗传性，有 20% ～ 30% 的高血压患者具有高血压家族遗传史。一般来说，有高血压病家族史的患病风险是没有家族史者的 2 倍。如果双亲血压都正常，子女患高血压的几率只有 3%，如果双亲都有高血压，他们的子女发生高血压的几率高达 45%。单卵双生兄弟（姐妹）的高血压相关系数可达 55%。

随年龄增长，遗传效应则更加明显。检测双亲均患原发性高血压的正常血压子女的去甲肾上腺素、多巴胺浓度，明显高于无高血压家族史的相应对照组，表明原发性高血压可能存在有遗传性交感功能亢进。发病机制还可能与遗传性钙和钠离子转运障碍（Na^+ 摄入过多时，细胞不能将过多的 Na^+ 排出，血管壁平滑肌细胞内的 Na^+ 潴留，经 Na^+–Ca^{2+} 交换使细胞内 Ca^{2+} 增加，通过膜除极化，使兴奋性增高，最终促使血管收缩，外周阻力增高）、肾素 – 血管紧张素系统平衡失调及胰岛素抵抗等有关，后者高胰岛素血症导致血压升高可能与改变细胞 Na^+–K^+–ATP 酶的活性，增加细胞内 Na^+ 的含量，刺激交感神经的活性，增加肾脏对水钠的重吸收，提高血压的敏感性，刺激生长因子（尤其是血管平滑肌）以及增加内皮素分泌等因素有关。

高血压子女血压正常者有与父母相似的生理反应，如遇应激、竞赛时心率增快、血压升高明显高于无家族史者。另外，尿中儿茶酚胺代谢产物增多、钠负荷对体重增加和血压升高的反应也明显高于无家族史者。

高血压是一种多基因性的疾病，同一个家庭当中出现多个高血压患者，不仅仅是因为他们有相同的生活方式，更重要的是有遗传基因的存在。遗传性高血压患者有两种类型的基因遗传：一是高血压主基因，随年龄增长必定发生高血压；二是高血压副基因，这些人如无其他诱发高血压病的因素参与则不发病。可见，原发性高血压是一种由于某些先天性遗传基因，与某些致病性增压因素和生理减压因素相互作用，而引起的多因素疾病。为此，有高血压家族史的儿童，更要注意养成科学健康的生活方式，以避免发展成明天的高血压患者。

三、高血压的流行状况

高血压流行病学调查起始于 20 世纪 50 ～ 60 年代，当时，心肌梗死、脑卒中在美国中产阶级或是欧洲的一些行政管理人员群体中流行。面对持续上升的心血管疾病死亡率，美国国立心肺血液研究院（NHLBI）于1948年开始进行弗明汉心脏研究（Framingham Heart Study），该研究对该地区2.8万居民及其子代进行连续动态监测，旨在揭示导致冠心病的发病因素。就是基于弗明汉心脏研究结果，于1961首次提出了“危险因素”的概念。开展的大量人群高血压与心血管病关系流行病学和临床研究，证实了原发性高血压是引起心脑血管病的主要危险因素。此后，各国进行了大量的人群高血压防治普查和地区性筛查工作，基本掌握了高血压的流行状况，但高血压的流行趋势和防治现状仍然令人担忧。

在中国，1959年、1981、1991和2002年进行了4次全国高血压人群抽样调查，掌握了人群高血压患病率呈持续增高的趋势。心脑血管疾病已成为严重威胁国民生命和健康的主要疾病。目前，每年约有300万人死于心脑血管病，占国民全部死亡原因的40%左右，是中国居民的头号杀手。研究表明，居民心脑血管病发病危险的80%是与高血压、吸烟、高胆固醇血症有关。

高血压病除本身的直接危害外，更主要的是造成心、脑、肾等靶器官的损害，严重威胁居民的健康。2002年中国居民营养与健康状况调查显示，中国18岁及以上居民的高血压患病率为18.8%，与1991年相比，患病率上升了31%。呈现明显的持续快速上升态势。目前，每年新增高血压患者人数高达1000万人。

与高血压流行现状和发展趋势形成鲜明对比的是，1991年中国居民的高血压知晓率、治疗率和控制率处于极低水平，分别只有27%、12%和3%，即使到了2002年也只有30%、25%和6%。与国外先进国家的高血压防治水平相比有着明显的差距，仍低于美国20世纪80年代的水平（人群高血压患者知晓率为60%，服药率为40%，控制率达25%）。高血压的防治成为心脑血管病防治的重中之重。

（一）高血压的流行趋势

国际上，早年的高血压主要是在以美国为代表的发达国家首先形成流行趋势。以美国为例，在1960～1962年的调查显示，以160/95 mmHg为诊断切点，高血压患病率达16%。我国的高血压调查工作也开展得比较早，开展的全国第一次高血压普查工作是在1959年实施的，虽然当年的普查工作从技术上来说做得不是很规范，没有一个很好的抽样设计，也没有统一的高血压诊断标准，但第一次有了我国的高血压患病情况流行病学调查数据。调查结果显示，我国人群高血压患病率水平是5.11%（表19–4），远低于美国等发达国家的居民高血压患病率水平。

1959年的全国高血压普查工作启动于1958年，在全国13个省市进行，共普查了739 204人，结果显示，患病率最高的北京地区为7.44%，最低的河南地区为2.24%，全国调查数据完整的577086人，调查结果显示，平均患病率为5.11%。第一次全国高血压普查工作存在以下几个重要缺陷：突出的是各地调查高血压的诊断标准不统一，如40岁以下人的正常血压界定北京地区调查为140/90mmHg，上海为150/90mmHg，武汉为130/90mmHg。其次是测量血压的方法不一致，有的只测量一次，没有进行多次测量取稳定数值的平均数。这次调查资料缺乏统一标准，结果使各地调查的数据不一致，部分调查登记没有性别和年龄。全国男女患病率在有数据的资料显示，359 900例男性调查高血压患病率平均为5.02%，217 186例女性测量结果高血压患病率为5.24%，约21.93%的资料没有性别记录。1959年我国还是一个农业大国，80%以上的人口是农民，但本次调查由于历史原因，主要在工人队伍中进行，实际调查人群中工人和农民的调查人数比为1.28：1，与实际国家居民构成差异比较大，由此估计，尽管得出全国平均5.11%的较低患病率水平，我们还是可以认为该数值还存在明显的高估状态。因为实际调查结果显示，农民的患病率水平最低，为 3.27%，工人的高血压患病率为 5.12%，最高的是机关干部，达 7.04% 水平，可见不同职业人群高血压患病率存在比较大的差异。

表 19-4　1959 年全国第一次高血压普查结果统计表

地区	标准	男性			女性			合计		
		调查人数	患者数	患病率	调查人数	患者数	患病率	调查人数	患者数	患病率
北京	＜40 岁：140/90mmHg，＞40 岁收缩压每增加 3 岁，标准提高 5mmHg，舒张压为 90mmHg	11725	714	6.09	8378	782	9.34	20103	1496	7.44
上海	＜40 岁：150/90mmHg，40 ～ 60 岁：160/90mmHg，＞60 岁 170/90mmHg	75763	5322	7.03	51844	3557	6.86	127607	8879	6.96
武汉	＜40 岁：同时超过 130/90mmHg，40 ～ 60 岁：同时超过 140/90mmHg，＞60 岁同时超过 150/90mmHg	44119	2159	4.89	37779	2779	7.35	81898	4938	6.02
辽宁	舒张压 90mmHg	78751	3146	3.99	19215	699	3.63	97966	3845	3.92
四川	同时超过 140/90mmHg	10338	598	5.34	12096	553	4.57	22434	1151	5.13
新疆	140/90mmHg	3091	147	4.43	2541	132	5.19	5632	279	4.95
天津	140/90mmHg	13900	486	3.50	6551	373	5.61	20451	859	4.20
哈尔滨	＜14 岁：120/80mmHg，15 ～ 39 岁：130/90mmHg，40 ～ 59 岁：140/90mmHg,≥60 岁 150/90mmHg	24014	1783	7.42	12638	788	6.23	36652	2571	7.01
贵阳	舒张压 90mmHg（核算）	3229	222	6.88	2548	168	6.59	5777	390	6.75
山西	两种标准：1、140/90mmHg；2、＜40 岁：130/90mmHg，40 ～ 59 岁：140/90mmHg，≥60 岁：150/90mmHg	74331	3037	4.09	51718	1290	2.49	126049	4327	3.43
河南	未说明具体标准	20639	476	2.31	11878	253	2.13	32517	729	2.24
合计		359900	18090	5.02	217186	11374	5.24	577086	29464	5.11

注：山西太原地区调查 58 259 人因资料未分性别，江苏省南京市调查 103 859 人因无具体数字无法统计，两项合计 162 118 人未统计入表内；本表部分数据错误，为忠于原始统计数据，做了相应更改

50年来，世界各国的高血压患病情况都有一个明显的过程，但发达国家和发展中国家的流行趋势还是存在较大的差异。以中国这样的发展中国家情况来看，高血压患病呈现持续上升趋势，而以美国为代表的发达国家，由于采取了有效的干预措施，人群高血压患病率在20世纪80年代前后达高峰后呈现下降趋势。如美国1971～1974年调查显示，年龄校正的高血压患病率（血压≥140/90mmHg为高血压）高达36.3%的高水平，此后政府启动国民高血压教育计划，高血压患病率在高水平持续多年后出现明显下降，到了1988～1991年时，高血压患病率下降为20.4%的水平。而这个时期，居民对高血压防治的“三率”（知晓率、治疗率和控制率）出现明显的提升。应该归属于有效的人群防治效果。

我国的情况在近50年来，居民高血压患病率呈现持续上升趋势。前后开展的四次全国高血压流行病学调查结果显示，居民高血压调查患病率从1959年的5.11%水平，持续提升到2002年17.65%的高水平（图19-1）。

1959年的调查结果由于高血压诊断标准和抽样人群存在比较大的差异，可作为比较参考。但通过这次调查以后，全国形成了统一的高血压诊断标准。1979～1980年开展的全国第二次高血压普查采用了统一的SBP≥141mmHg和（或）DBP≥91mmHg标准，但未考虑2周内服药情况。1991年和2002年的二次普查采用了一致的SBP≥140mmHg和（或）DBP≥90mmHg，或近两周内服用降压药作为高血压诊断标准，与至今使用的《中国高血压防治指南》（2005年修订）标准一致。

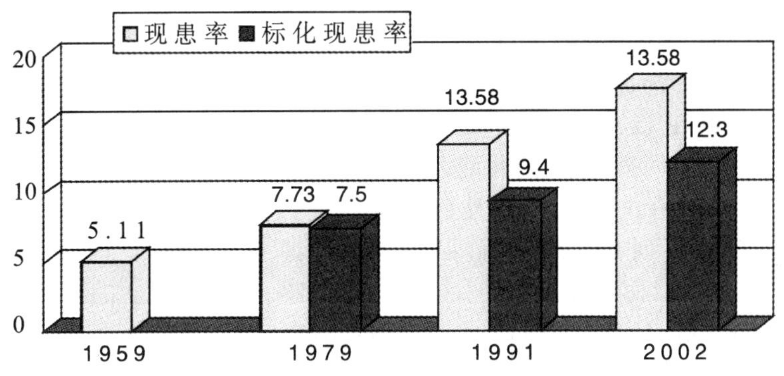

图19-1　四次全国调查15岁以上人群高血压患病率（%）

值得注意的是，图19–1显示的是我国高血压患病率40年来呈现近似直线型上升态势，考虑到时间因素，实际上40年高血压患病情况是呈现抛物线型的加速上升趋势（图19-2）。据2002年全国居民营养与健康状况调查资料显示，我国18岁以上成人高血压患病率为18.8%，按2000年人口资料估算，全国有高血压患者约1.6亿。我国卫生部心血管病防治研究中心专家依据2006年的全国抽样人口数据，不考虑可能发生的患病率水平提升和实际人口老龄化因素，估算我国高血压患者数高达2亿人，并且，将以每年增加1000万高血压患者人数持续增加。可见我国高血压的流行现状令人担忧，防治形式尤为严峻。

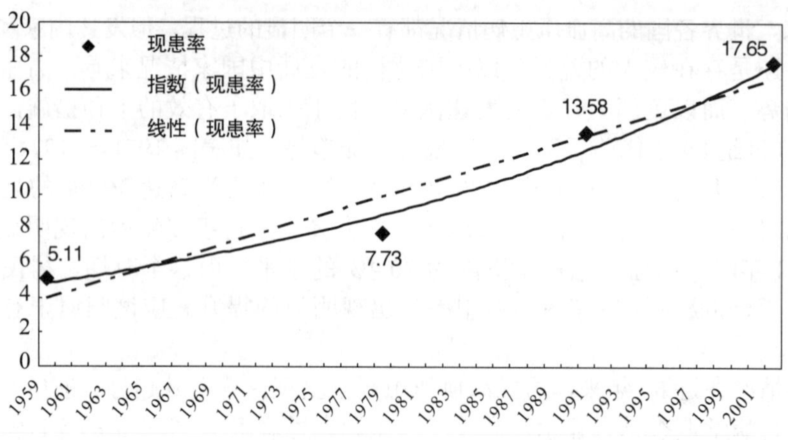

图 19-2　四次全国调查 15 岁以上人群高血压患病率（%）

（二）高血压流行的地域差异

高血压流行存在明显的地域间差异，全球调查显示，患病率比较低的是印度的乡村地区（男性患病率为 3.4%，女性患病率为 6.8%），最高的是波兰，男性患病率高达 68.9%，女性更是达到了 72.5% 的高患病率水平。

我国的调查也存在明显的南低北高的地域分布，高血压患病率北方高于南方（表 19-5），北方局部地区，人群高血压患病率高达 30%。研究认为，造成我国居民这种南北差异的一个重要原因是居民膳食，尤其是与钠盐的摄入量有直接的关系。据 2002 年全国居民营养与健康状况调查结果表明：食盐量越高，人群收缩压、舒张压水平越高。我国居民平均钠盐摄入约在 12g 水平，但北方地区人群平均每日摄盐量达 15 ～ 18g，南方地区居民平均为 7 ～ 12g，调查显示，南北地区居民钠盐摄入量高低与平均血压水平基本一致。如我国的西南山区彝族农民，因购买食盐较为困难，每天吃盐少，饮食习惯也相对比较清淡，高血压的患病率很低。研究显示，与每日食盐摄入量＜6g 者相比，每日食盐摄入量≥12g 者患高血压的风险增高 14%，每日食盐摄入量≥18g 者患高血压的风险增高 27%。

除了盐摄入差异造成南北居民高血压患病率的明显差异外，还认为与北方居民超重肥胖人群比例高，以及高纬度寒冷地区光照特点造成的维生素 D 缺乏等有关。

表 19-5 全国各省市自治区高血压患病率（1991）

省份	男			女			合计		
	调查人数	高血压率（%）	率 *（%）	调查人数	高血压率（%）	率 *（%）	调查人数	高血压率（%）	率 *（%）
安徽	20580	14.23	11.95	22222	13.61	10.87	42802	13.91	11.43
北京	6947	23.97	18.41	8415	21.51	15.39	15362	22.62	16.93
福建	16701	13.63	11.29	17153	12.98	9.81	33854	13.30	10.57
甘肃	18239	10.04	9.53	20364	8.66	9.95	38603	9.31	9.25
广东	19254	12.76	10.39	23667	10.90	8.13	42921	11.74	9.29
广西	14089	12.20	10.07	17263	11.74	8.49	31352	11.95	9.31
贵州	14759	10.47	9.57	15241	8.29	7.34	30000	9.36	8.49

续表

省份	男			女			合计		
	调查人数	高血压率（%）	率*（%）	调查人数	高血压率（%）	率*（%）	调查人数	高血压率（%）	率*（%）
海南	10597	8.44	7.63	11837	6.91	5.80	22434	7.63	6.75
河北	17706	21.43	18.04	21904	18.76	14.66	39610	19.95	16.39
河南	19799	14.49	13.43	20554	12.60	11.04	40353	13.53	12.27
黑龙江	15439	17.24	16.14	16199	13.08	12.72	31638	15.11	14.47
湖北	18520	12.80	12.16	19995	11.72	10.81	38515	12.24	11.51
湖南	20383	10.06	8.84	19945	9.48	8.48	40328	9.77	8.67
吉林	17996	19.49	18.32	20204	13.71	12.95	38200	16.43	15.70
江苏	20908	15.86	12.12	24919	13.48	9.14	45827	14.57	10.66
江西	14738	12.51	10.72	16101	12.65	9.98	30839	12.58	10.36
辽宁	15180	18.47	16.24	18187	14.58	12.21	33367	16.35	14.27
内蒙古	15544	19.94	18.11	18229	16.45	15.23	33773	18.05	16.73
宁夏	7326	12.67	12.26	7398	11.92	12.06	14724	12.29	12.20
青海	2990	12.64	12.94	3240	8.67	9.51	6230	10.58	11.27
山东	19551	16.17	14.38	20718	13.84	11.20	40269	14.97	12.82
上海	9862	15.88	11.59	11131	14.48	8.78	20993	15.14	10.20
山西	15637	12.50	10.97	17503	12.53	11.15	33140	12.52	11.06
陕西	14639	11.72	9.62	16702	12.68	9.97	31341	12.23	9.79
四川	24730	10.29	8.35	27650	10.18	8.16	52380	10.23	8.26
天津	9779	21.47	17.03	10768	20.69	15.14	20547	21.06	16.10
新疆	9963	15.35	13.60	10624	12.24	11.67	20587	13.74	12.66
西藏	4164	22.43	21.30	5345	19.53	17.81	9509	20.80	19.54
云南	18447	12.37	9.82	21751	11.81	8.93	40198	12.07	9.39
浙江	14883	12.83	9.78	15777	13.41	9.41	30660	13.12	9.60
合计	449350	14.38	12.15	501006	12.85	10.32	950356	13.58	11.26

注：*1990 年全国人口普查年龄构成校正的标化患病率

我国居民高血压流行趋势还有一个重要特点是城乡差异逐渐缩小，早年是城市居民高血压患病水平明显高于农村居民，但近 10 年来这种城乡差异正在消除，高血压患病率农村人群接近或是超过城市人群（图 19-3），但农村人群高血压防治的“三率”（知晓率、治疗率、控制率）水平极低，并且可及的卫生资源又明显不足，使高血压防治面临更为严峻的挑战。

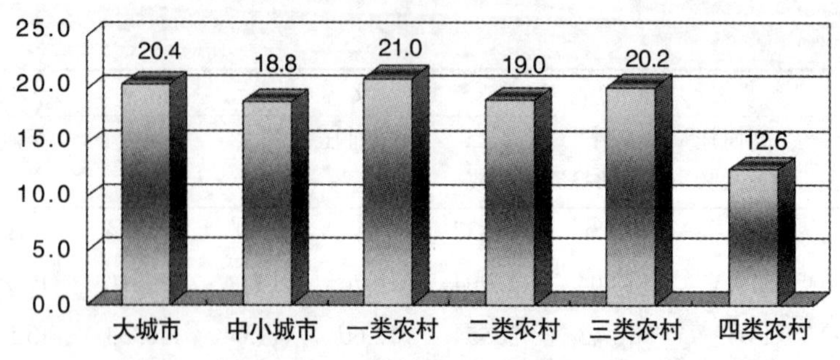

图 19-3　2002 年不同类型地区高血压患病率（%）

高血压患病的年龄差异：成年人的高血压患病情况与年龄直接相关，无论男女，随着年龄增长，高血压患病率持续升高，呈现明显的高血压患病率与年龄的正相关关系（表 19-6）。但男女之间还是存在明显的差异，女性更年期前患病率低于男性，更年期后则高于男性。

表 19-6　全国不同年龄组的高血压患病率【SBP≥140mmHg 和（或）DBP≥90mmHg】(1991 年）

年龄组（岁）	男			女			合计		
	调查人数	高血压	%	调查人数	高血压	%	调查人数	高血压	%
15 ～	35482	1065	3.00	35073	467	1.33	70555	1532	2.17
20 ～	53339	2585	4.85	58471	950	1.62	111810	3535	3.16
25 ～	57309	2907	5.07	65996	1264	1.92	123305	4171	3.38
30 ～	46768	3227	6.90	54473	1467	2.69	101241	4694	4.64
35 ～	52709	4609	8.74	60019	2925	4.87	112728	7534	6.68
40 ～	43764	5058	11.56	49547	4345	8.77	93311	9403	10.08
45 ～	32318	5014	15.51	36209	5438	15.02	68527	10452	15.25
50 ～	29260	6003	20.52	32863	7015	21.35	62123	13018	20.96
55 ～	29701	7837	26.39	32143	8537	26.56	61844	16374	26.48
60 ～	25321	8272	32.67	26427	8790	33.26	51748	17062	32.97
65 ～	18460	7067	38.28	19788	8087	40.87	38248	15154	39.62
70 ～	12939	5522	42.68	14369	6786	47.23	27308	12308	45.07
≥75	11559	5421	46.90	15063	8206	54.48	26622	13627	51.19
合计	448929	46587	14.39	500441	64277	12.84	949370	128864	13.57

在我国，高血压流行呈现明显的年轻化趋势，2002 年调查 15 ～ 59 岁劳动力人口，高血压患者数高达 1.1 亿（图 19-4），占高血压总人数的 2/3。近年来，无论是高血压发病还是导致高血压病的相关危险因素水平流行状况，在中青年中更加突出，中青年人群的高血压患病增长最快，但其相关疾病的知晓率、治疗率、控制率水平则更低，心理压力、膳食不合理和身体活动不足也相当突出。

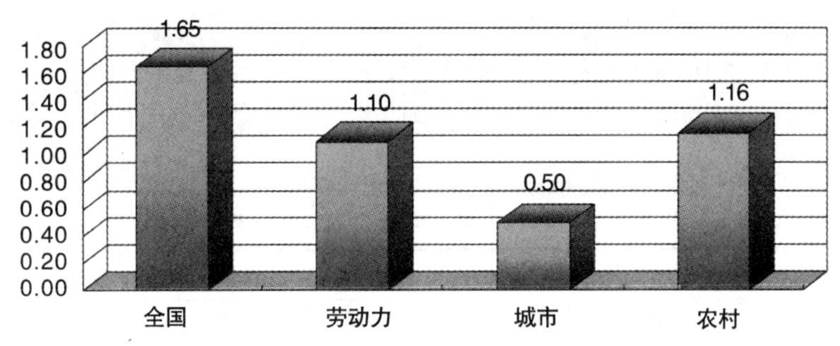

图 19-4　我国居民高血压患者人数（亿）

由此可见，高血压防治工作不但任务重，还面临资源相对匮乏的弱势群体防治和防治意识相对单薄的年轻职业人群的防治问题。为此，高血压防治要结合年轻人的特点加以全盘考虑，才能有效防控。

与成人不同的是，儿童时期血压水平升高主要归因于肥胖。我国学生体质调查项目于2004年对全国146 211名7～17岁学龄儿童的体质健康监测结果表明，儿童高血压与合并超重（超重＋肥胖）的等级相关系数为0.418。调查研究显示，一个正常体重儿童，罹患高血压的可能性非常低，只有0.3%的儿童血压高于正常；而如果这个儿童体重超重，就出现6%的比例儿童血压升高，几乎增加了20倍；更让人揪心的是“小胖子”的高血压问题，调查显示，肥胖儿童罹患高血压的可能性是33%，3个肥胖儿童中就有一人患高血压，是正常体重儿童高血压患病可能性的一百多倍，可见肥胖与高血压的密切关系。

（三）高血压的防控状况

高血压防控状况的重要指标是人群高血压防治“三率”水平，比较成功的案例是美国七八十年代开展的国民高血压防治教育计划，使高血压防治“三率”指标得到明显提升（表19–7），尤其是治疗率和控制率提升明显，结果使居民的高血压防范意识明显提升。自1971年以来，美国居民的高血压患病率呈现逐渐下降趋势，心脑血管疾病得到有效遏制。

表 19-7　居民高血压知晓率、治疗率和控制率情况调查

年度	知晓率	治疗率	控制率	备注
1976～1980	51	31	10	美国
1988～1991	73	55	29	美国
2000	71.8	61.4	35.1	美国
1991	26.3	12.1	2.8	中国
2002	30.2	24.7	6.1	中国

近年来，尽管我国已开始重视对高血压的人群防治工作，特别是在宣传教育方面做了大量的工作，但由于没有从全国层面开展人群防治行动，高血压人群防治“三率”水平提升比较慢，2002年的调查显示，我国人群高血压知晓率仅为30.2%，治疗率为24.7%，控制率为6.1%，与以往比较有所提高，但仍处于较差水平，而且地区差异十分明显（表19–8）。广大的农村地区居民的相应“三率”指标明显低于城市。同时期美国高血压的知晓率、治

疗率和控制率目前已经达到 71.8%、61.4% 和 35.1%。我国的高血压防治仍处于美国八十年代水平，结果是高血压的流行趋势仍呈现持续上升态势。可见我国仍与发达国家差距较大，有待于采取更加积极合理的对策，进一步加大健康教育和干预管理力度，使上述指标尽快得到提高。

表 19-8 2002 年我国人群高血压患病、知晓、治疗及控制率（%）

	大城市	中小城市	一类农村	二类农村	三类农村	四类农村	合计
患病率	20.4	18.8	21.0	19.0	20.2	12.6	18.8
知晓率	46.1	33.9	26.2	20.0	26.3	12.6	30.2
治疗率	39.9	28.2	19.9	14.7	21.5	9.3	24.7
控制率	11.1	7.8	4.3	2.5	4.2	2.1	6.1

高血压知晓率是治疗率和控制率的基础。美国自 1980 年起，通过成功地提高人群高血压的知晓率、治疗率和控制率，使 20 年后脑卒中病死率下降 60%，冠心病病死率下降 53%。2002 年中国居民营养与健康状况调查中，132 个调查点人群高血压知晓率和治疗率的相关分析结果表明，人群高血压知晓率与其治疗率呈明显正相关，知晓率是决定治疗率的主要因素。并且，应将提高人群高血压知晓率、治疗率和控制率作为预防控制心脑血管病的首要途径和关键措施。

2005 年以来，卫生部心血管病防治研究中心通过“全国高血压规范化管理”项目的推动，在全国推广和普及高血压防治技术，开展社区人群高血压规范化管理，改善社区居民的高血压控制状况，收到了很好的人群防治效果。到 2008 年 12 月底，规范化管理满 1 年者共有 29 411 人。经过规范化管理后患者的吸烟率、饮酒率较前分别下降了 7.1 个百分点、7.3 个百分点，收缩压 / 舒张压分别下降了 14.8/8.3 mmHg。管理人群高血压控制率上升至 74.7%，较基线明显增加，提示通过在基层医务人员中推广和普及规范化的高血压管理方案，可以显著提高社区高血压患者的血压控制率，明显改善高血压控制状况。

许多研究提示，危害国民健康的心脑血管病，防控的关键环节是高血压的控制。高血压是冠心病和脑卒中发病的重要危险因素，高血压致心脑血管病的相对危险高达 3 ～ 4 倍，收缩压每增加 20mmHg 和舒张压每增加 10mmHg，心肌梗死发病危险性增加 40%。我国 10 组人群研究表明，血压水平与脑卒中发病危险呈对数线性关系，基线收缩压每升高 10mmHg，脑卒中发生相对危险性增加 49%（缺血性脑卒中增加 47%，出血性脑卒中增加 54%）；舒张压每升高 5mmHg，脑卒中危险性增加 46%。我国居民发生脑卒中的危险性 40% ～ 50% 归因于高血压。因此，高血压防控工作必须提升到应有的高度。国内外的实践证明，开展以政府为主导，预防为主，防治结合的人群高血压防治工作，采取健康管理和高血压疾病管理相结合的防治策略，定能取得明显的人群防治成效。

（陈伟伟）

四、高血压的诊断与评估

高血压的评估包括三方面：①确定血压水平及其他心血管病危险因素。②判断高血压的原因（明确有无继发性高血压）。③寻找靶器官损害，以及相关临床的情况。

目的是利于高血压原因的鉴别诊断、心血管危险因素的评估，并指导诊断措施及预后判断。所需信息来自患者的家族史、病史、体格检查及实验室检查。

（一）家族史和临床病史

全面的病史采集极为重要，应包括以下几方面。

1. **家族史**　询问患者有无高血压、糖尿病、血脂异常、冠心病、脑卒中或肾脏病的家族史。

2. **病程**　患高血压的时间、血压水平、是否接受过抗高血压治疗及其疗效和不良反应。

3. **症状及既往史**　目前及既往有无冠心病、心力衰竭、脑血管病、外周血管病、糖尿病、痛风、血脂异常、支气管痉挛、睡眠呼吸暂停综合征、性功能异常和肾脏疾病等的症状或病史及其治疗情况。有无提示继发性高血压的症状。

4. **生活方式**　仔细了解膳食中的脂肪、盐、酒摄入量，吸烟支数、体力活动量；询问成年后体重增加情况。

5. **药物致高血压**　详细询问曾否服用可能升高血压的药物，如口服避孕药、非甾体类抗炎药、甘草等。

6. **心理社会因素**　详细了解可能影响高血压病程及疗效的个人心理、社会和环境因素，包括家庭情况、工作环境及文化程度。

（二）体格检查

仔细的体格检查有助于发现继发性高血压的线索及靶器官损害的情况。包括正确测量血压（必要时测下肢血压），测量体重指数（BMI），测量腰围及臀围，检查眼底，观察有无Cushing面容、神经纤维瘤性皮肤斑、甲状腺功能亢进性突眼征、下肢水肿，听诊颈动脉、胸主动脉、腹部动脉及股动脉有无杂音，甲状腺触诊，全面的心肺检查，检查腹部有无肾脏增大、肿块，四肢动脉搏动，神经系统检查。

（三）实验室检查及特殊检查

1. **常规检查**

（1）血生化，包括钾、空腹血糖、血清总胆固醇、甘油三酯、高密度脂蛋白胆固醇、低密度脂蛋白胆固醇和尿酸、肌酐。

（2）全血细胞计数，血红蛋白和血细胞比容。

（3）尿液分析（尿蛋白、糖和尿沉渣镜检）。

（4）心电图。

（5）糖尿病和慢性肾病患者应每年至少查一次尿蛋白。

2. **推荐检查项目**　超声心动图、颈动脉和股动脉超声、餐后血糖（当空腹血糖≥6.1mmol/L或110mg/dl时测量）、C反应蛋白（高敏感）、微量白蛋白尿（糖尿病患者必查项目）、尿蛋白定量（若纤维素试纸检查为阳性者检查此项目）、眼底检查和胸片、睡眠呼吸监测（睡眠呼吸暂停综合征）、脉搏波传导速度（PWV），踝臂血压指数（ABI）。

对疑似继发性高血压者，根据需要分别进行以下检查：血浆肾素活性、血及尿醛固酮、血及尿儿茶酚胺、动脉造影、肾和肾上腺超声、CT或MRI。

（四）血压测量

1. **常规血压测量**　血压测量是安全，无痛的，当操作准确时，能提供可靠的信息。准确的血压测量需要倾听、理解及记录科氏音的能力，还要有正确操作仪器的能力。没有使用正确的技术和使用了不精确的仪器是血压读数不准确的主要原因。

（1）血压计：手动血压测量仪（血压计）分为水银或无液血压计，刻度间隔为2mmHg。水银血压计测量血压时，应读取水银柱的顶点边缘值（弯液面）。它是现有的最精确的血压测量仪，被认为是血压测量中的金标准。它的准确性通过观察水银柱弯液面是否位于零点来进行校正。无液血压计包括一个金属真空管，该真空管在袖带压力升高时膨胀，然后读取表盘上的指针所指示的读数。无液血压计（通常是圆形表盘）易碎，在日常应用中容易被损坏，即使指针指向“零”也不一定准确。便携式无液血压计应该配备橡胶的表头以防止机械损害。一个“Y”形的连接体用来连接，还应该至少每 6 个月将它的压力采集系统与精确的水银血压计进行比较。如果无液血压计与水银血压计的读数差值≥3mmHg，那么就需要再次校正。

（2）自动血压测量仪：自动血压测量仪在使用前应该通过两种方法进行检查。首先，研究者必须通过使用“Y”形管连接，将自动血压测量仪与标准水银血压计进行比较。其次，应同时（或连续性的）对个体的自动和水银血压计读数进行比较。在多数临床实践中，电子血压计的使用是令人沮丧的，因为它们经常难于校正，对许多患者不能给出准确的读数，由于准备不充分，环境因素，袖带尺寸不合适以及体位不正确等，往往不能消除技术和人为的误差。

（3）获得准确可信读数的步骤：标准化的记录规范对正确解释和比较不同研究者的读数是必需的。

步骤一——环境与位置：①临床环境。环境应该私密和安静，有舒适的房间温度。为了最好地获取患者平时的血压值，必须控制可以导致血压变异或干扰听取科氏音能力的环境因素。②仪器位置。无液和水银血压计必须与测量者的眼睛处于同一水平（不必是心脏或上肢的同一水平），高于或低于眼睛同一水平观察血压计会降低精确性。桌子的高度应满足这样的要求，即包绕右上肢（或者已知可以产生较高血压读数的上肢）的血压计袖带中点，应该与被测量者的心脏处于同一水平。袖带和袖带中心动脉压缩点的流体静力学压力之间的差值，达到最小化是很重要的。如果位于上肢或下肢的袖带中心高于心脏水平，则每高于心脏水平 1cm，血压计的读数就要比真实值低 0.8mmHg；如果低于心脏水平，相同情况下读数会比真实值高。使用可调节的桌子、椅子、垫子或电话本抬高患者或其上肢以获得恰当的高度。③患者位置。房间应该摆放直背的椅子用以支撑后背，一张桌子来支撑上肢，一个给血压测量者的座位，以及可调节的桌面以便在读数期间支撑上肢。坐下时，腿不应该摇摆，最好配备一个脚凳。脚部和后背的支撑对避免由于肌肉等长收缩造成的读数升高非常重要；缺少后背和脚部支撑，例如当患者坐在检查台上时，会导致舒张压升高大约 5mmHg。

步骤二——准备和休息期：适当的准备和进行第一次测量前休息 5 分钟，会有助于避免由于对测量的期待和焦虑导致的读数升高。指示患者坐直，腿不要交叉，背靠椅子，双脚平放于地面，保持安静直至血压值读取完成。血压测量期间交谈或积极倾听都会使血压升高。重复测量几次以获得平均值。尽量减少导致血压变异的生物学因素，诸如疼痛，紧张，膀胱充盈，刚摄入食物不久等，以便得到患者平日血压的最佳值。记录近期的服药情况，非处方药或毒品、咖啡因和尼古丁均能影响血压读数。把袖带置于裸露的上肢，衣物会干扰袖带的放置，干扰压力和声音的传导。放置袖带前使患者衣袖宽松或移除上肢的多层衣物。

步骤三——正确的袖带（气囊）尺寸：使用对肢体来说过窄或过短的气囊是导致伪高值的常见错误。为了获得准确的读数，袖带气囊的宽度应该至少为臂围的40%。气囊的长度应该至少是宽度的2倍，至少可以环绕肢体的80%。在患者第一次就诊时通过测量患者上肢的周长确定并记录患者的臂围，在位于尺骨鹰嘴和肩峰之间的中间位置测量臂围。不要依靠生产厂家标注的袖带尺寸，除非使用40%/80%法则进行了验证。当上肢测量不可行时，可以利用气囊的宽度来测量上臂，查看其宽度是否能够达到上肢臂围的一半，从而估计袖带的正确尺寸。将每一位患者合适的袖带/气囊尺寸列成表格。

步骤四——袖带的放置：①上肢的选择。两上肢间的血压差值可能＞10mmHg。当不能测量双上肢的血压时，应选择测量右上肢。导致两上肢间血压差异的疾病更有可能在左上肢产生假性血压值降低。较高一侧的血压值可以更准确地反映动脉内的压力。上肢的选择应该醒目地记录下来；一旦选择了，每次就诊时就没必要测量双上肢的血压了。②袖带定位。选择好上肢后，在上肢的中点，于肱二头肌和肱三头肌内表面之间通过触诊定位患者的肱动脉。将袖带轻柔而贴身地缠绕于上肢，气囊中心位于要触诊的动脉的正上方，袖带的下缘位于肘前窝上2.5cm。气囊压力置于中心，避免由于袖带压力没有平均分配到动脉所产生的假性高值。给听诊器足够的空间可以避免听诊器探头接触袖带或软管时产生的外来声音掩盖了科氏音或使其失真。

步骤五——两步法确定最大充气水平：最佳技术会利用所需的最小压力来获得准确的收缩压值，减少患者的不适，避免收缩压读数值之上由于充气失败导致的误差。在一些人群中，在第一和第三科氏音之间有一个“听诊间隙”（声音的消失）。因此，收缩压和舒张压读数的准确性依赖于对最大充气水平（MIL）的认真估计。首先，确定桡动脉搏动的位置，记录心率和心律。心率不规律时，收缩压在每次心跳之间可能不同，需要额外的读数以得到最佳的收缩压估计值。快速给袖带充气的同时继续触摸脉搏。当袖带压力达到60mmHg时，开始以10mmHg增量充气，直到脉搏触不到。脉搏消失是触诊收缩压的第一估计指标。以每秒2mmHg的速度开始放气，记录脉搏重新出现时的血压。脉搏重新出现表示触诊的收缩压，通常在脉搏消失后的10mmHg之间。立刻解除所有压力。等待15～30秒。压力增加到触诊收缩压读值之上30mmHg以获得MIL。

步骤六——听诊器放置：听诊器听筒的位置指向耳道的前方，以便不阻碍声音的传导。确定肱动脉搏动最强点的位置，通常正好位于上肢内侧肘窝的正上方，最低音可以在此听到。钟形探头或低频探头最适合用来听诊低声调的科氏音。把听诊器轻轻压在袖带下使其整个边缘都轻柔接触于皮肤表面上可以使误差减到最小。听诊器压力过大可能使动脉闭塞，使血压声音失真。

步骤七——充气和放气：快速给袖带充气到步骤五提到的MIL。缓慢充气限制上肢的静脉血流，可能导致疼痛，使声音减弱或失真。如果立即听到了声音，则完全释放所有压力，重复步骤5来估计收缩压。放气必需缓慢，以便允许测量者听到收缩压和舒张压的发生点。放气速率是保证血压读值准确性最重要的因素（10mmHg/秒的放气速率，压力的准确性仅为10mmHg；如果错过一次心跳，准确性仅为20mmHg）。从袖带中释放空气，使水银柱以2mmHg/秒的速度下降，直到听到科氏音，然后继续以2mmHg/秒的速度放气。如果不能清晰听见声音，那么就快速释放所有压力，检查并重新放置耳塞和探头，重新测量。

步骤八——收缩压：科氏音被命名为K1～K5。记住收缩压读数（在科氏音第1时相，首次出现至少两次规律的“轻敲”声时，读取最接近的偶数值）。当读数位于2mmHg之间时，取两者中的高值。忘记收缩压读数是非常常见的错误，经常与正确读值相差 8 ～ 10mmHg，尤其是当脉压增宽时（收缩压和舒张压的差值）。静静反复练习记忆每次心跳时的收缩压值来提高记忆力和集中力，直到确认声音消失（K5，最后的规则的声音）。测量者必须学会排除人为因素和识别心律失常；与心跳不一致的单个声音没有意义。当存在心律失常时，需要额外的血压读值以获得最佳的收缩压估计值。

步骤九——舒张压：记住所听到的最后规则的科氏音的位点（K5，舒张压）。K5 的出现（脉搏声音消失）对测量者来说更为可靠。立刻记录收缩压和舒张压值以使记忆误差最小化。当 K5 缺失时，以 K4 出现（脉搏声音突然变小）作为舒张压。当该声音一直持续到非常低的舒张压水平时（或许持续到舒张压为零，即 K5 缺失），记住 K4 和 K5 开始时的读数：例如，162/72/0mmHg。如果舒张压在 90 mmHg 以上，再继续听诊 40 mmHg 以确认声音消失，从而避免由于测量者没有听到声音重现前的静默期（听诊间隙）产生不准确的高舒张压值。否则，继续听诊 10 ～ 20 mmHg 来确认声音消失。

步骤十——记录：立即记录血压值以避免回忆误差。同时记录测量时患者的体位、袖带尺寸以及使用的哪侧上肢。记录 K1/K5 时的读数。如果记录了 K4，写下 K1/K4/K5 三个数值。如果声音没有消失，把 K5 记为 0。

步骤十一——重复读数：确认所有空气已经排出袖带，等待 1 ～ 2 分钟，然后重复步骤 6 ～ 10。血压一般每分钟都在变化，尤其是在临床测量中。与单个血压值或每侧上肢的 1 个血压值相比，单侧上肢两次或更多次的血压平均值更为可信，可更好地反映患者平日的血压水平。告知患者，讨论结果并解释所需采取的措施。

步骤十二——额外的读数：首次病情检查期间在对侧上肢重复测量。根据患者的情况立位或卧位测量。在站立 1 ～ 3 分钟后测量血压的体位性改变。

（4）某些特殊情况

①科氏音第 5 时相缺失。当高心输出量和明显血管扩张时（多见于儿童，甲亢，发热期间，以及孕妇），K5 经常缺失。在这种情况下，直到水银柱降到零点时科氏音才消失，血压记录为 K5/K4/0。

②儿童。新生儿、婴儿和儿童血压测量原则相同。最重要的是选择臂围合适的袖带，如前文所述。儿童血压的正常值与年龄、性别和身高有关。

③老年人。在老年人中，肱动脉有时会变得非常厚和硬。当用手指触摸感觉动脉过厚时，采用间接技术测得的血压值可能会假性增高。发生这种情况时，间接袖带测量得出的血压值可能会过高地估计了动脉内的压力，因为需要更高的袖带压力来压迫如此硬的血管。袖带充气至收缩压以上后桡动脉仍然可以触及可警告这种误差的存在。通过前臂触诊重新检查压力。触诊收缩压偏差＞15 mmHg 的情况非常罕见。这种情况发生时，需要采取替代技术（动脉穿刺测量中心血压）。

④臂围超大。锥形或肌肉发达的上肢。如果患者的上臂围＞41cm 或其形状不能放置正常的袖带时，就不可能保证血压测量的准确性。在这种情况下，可能需要触诊桡动脉血压或听诊前臂血压来代替，使用合适尺寸的袖带，测量上臂和前臂。如果血压值相差＞15mmHg，使用袖带测量前臂收缩压可以更准确地提供患者血压的估计值。如果上臂围＞53cm，使用气囊宽度是前臂围 40% 的袖带在前臂测量血压。

2. 自我或家庭血压监测 自我监测（家庭测量）血压有几个好处。患者可以记录一天中不同时间的多个血压值，医生将这些数值和模式结合诊室血压一起参考，改进所做出的治疗决定。第二个好处是自我监测通常可避免压力反应（“白大衣”效应），有 15% ～ 20% 的 1 期和 2 期高血压患者在诊室中会出现血压升高反应。第三个好处是通过认真安排测量时间，患者可以发现血压控制不好的时间段。

（1）设备验证：任何仪器在被患者实际应用以前，都必须经过水银血压计或另一个经严格标准验证过的仪器进行独立验证，如美国医疗设备协会（AAMI）指南或国际标准（International Standard）。与水银血压计的临床校正应定期进行。

（2）血压自我监测中的问题：在家中或工作场所中可用到几种类型的血压监测仪，包括半自动电子血压计（主要采用示波法测量血压）和需要听诊的无液血压计。电子血压计更加方便和清晰，成为近年来家庭或自我血压监测的首选。有听诊器的无液血压计使用相对简单，通常是自我血压监测设备中最经济的类型。然而，对于缺乏手灵巧度的老年患者或听力较差的患者而言，电子血压计比非自动血压计更适合。在很少一部分患者中或者伴有心律失常的患者，示波仪就不是很准确。患者在誊写他们自己的血压值时通常很准确，但是可能会少报血压水平较高的数值，而且一般是在家中比较放松的时候监测血压，而不是在工作或其他紧张的情况下进行血压监测。家庭自测血压平均值为 135/85mmHg 可诊断高血压，此血压值相当于诊所血压的 140/90mmHg。但是研究已经证实，更低的家庭血压值（125/76mmHg）与动态血压监测定义的正常血压相当。

（3）临床试验：自我血压监测已经被应用于降压治疗的临床试验中。在这种情况下，使用自我血压监测的意义在于改善与诊所血压测量相比血压测量的准确性。有特殊意义的是，自我血压监测没有明显的“白大衣”效应，几乎没有临床试验的安慰剂效应（类似于 ABP 研究中观察到的现象）。总之，自我血压监测与由内科医生或护士在医疗机构中进行的血压测量相比，具有更高的准确性和可重复性。

（4）器官损害和结果：一些横断面研究已经表明，自我血压监测与诊所血压相比，与超声心动图确定的左室重量具有更好的相关性。自我血压监测具有减少患者“真实”平均血压评估偏移和误差的潜力；对某个患者来说，诊室血压不能反映血压的真实情况，尤其是使用少量诊室血压测量值时。另外，自我血压监测比诊所血压更能代表 24 小时血压。

（5）治疗决定的做出：因为自我血压监测更能代表个体的日常平均血压，所以对做出治疗决定是有帮助的。一旦降压治疗已经开始，自我血压监测就是一个评价治疗效果的有效方法，甚至可能要优于某些门诊随访。而且，降压治疗加药的时间与血压水平之间的关系可能更容易把握。最重要的是，血压自我监测可以改善患者治疗的依从性（即使是以前依从性差的患者）和提高血压控制率。必须注意的是，尽管自我血压监测在理论上有明显的益处，但是相对于诊室血压来说，家庭血压在心血管风险预测方面的资料仍然十分有限。

3. 动态血压监测　在过去的 30 年，无创性 ABP 设备已经用于高血压治疗和临床研究中。ABP 监测仪非常适用于患者的保健，该设备重量比较轻，使用比较简单而且准确。

（1）动态血压监测，靶器官和心血管终点：到目前为止，几乎所有已发表的横断面研究都表明，在预测靶器官受累方面，ABP 优于诊所血压。多数证据来自左室肥厚评估和高血压性心脏病。另外，ABP 在预测高血压性脑血管病，视网膜病变，肾功能异常，血管顺应性改变方面都要优于诊所血压。老年患者和严重高血压患者，具有非常高的血压变异性，这可能增加未来的心血管事件，危险性超过了日常平均血压水平。

（2）可用的设备：全自动程控记录器使用 2 ～ 4 节小型电池能记录 100 ～ 200 个血压（收缩压，舒张压，以及平均值）和脉搏测量值。所有通过示波技术测量血压的动态设备，几乎都是依靠肱动脉的搏动。一个专有的运算方法（每个生产商都不同）把袖带血压转化为标准的血压值。如果上肢在袖带充气和放气过程中静止不动的话，示波方法学在血压范围适中的患者中总是准确合理的。这些技术在测量收缩压和舒张压的极端值时不是很准确。某些系统使用听诊测量（从麦克风监测科氏音），但是这些设备容易有噪音和运动伪差，一般不常用。

（3）动态血压测量技术：必须建立标准的监测周期和测量频率，通常在 24 小时内测 50 ～ 100 个血压值。ABP 的前 2 ～ 3 次测量值应在诊所进行，同时使用血压计作为标准化比较。患者通常对 ABP 监测具有良好的耐受性。该技术已经改进，但是几个小的技术问题还是很常见。有 10% ～ 15% 的患者戴上记录仪后睡眠不好。经验表明，睡眠不好的患者血压值不会高很多，除非他们起床到处活动。少部分患者在袖带放置部位的远端可能产生红斑、瘀斑、瘀点或浅表静脉炎，这些软组织损伤一般很轻微并有自限性。

（4）说明：应该首先确定 24 小时平均血压。目前，多数都采用 24 小时血压 > 130/80mmHg 作为异常。在以往的分析中，经常使用 135/85mmHg 作为分界。其次，应该评估每日模式。大多数患者（80% ～ 85%）24 小时血压测量有可重现的昼夜血压模式。典型的是，清醒时血压最高（尤其是在工作期间），睡眠时血压最低。白天清醒血压和夜间睡眠血压应该确定。正常睡眠时的血压与诊所血压相比低很多，然而，清醒时的血压经常与诊室测得的血压值相同。10% 的患者没有观察到睡眠期间的血压下降（非杓型高血压），这表明有可能是特殊病因的高血压（如睡眠呼吸暂停、类固醇依赖型、盐敏感型、慢性肾病）。

患者使用半自动记录设备进行自我监测的费用相对低廉，而它提供的资料对高血压治疗是有帮助的。开展 ABP 监测可能需要医生、医院或心脏中心花费几千美元购买一两个高质量的记录仪以及用于资料分析和报告生成的软件。患者为 24 小时监测研究比自我监测花费要多，但 ABP 监测却更加有用，因为它可以帮助识别哪些人真正需要降压治疗，以及哪些人可能使用非药物疗法就可以使血压得到很好的控制。

（邓　卿　王　文）

五、高血压的非药物治疗

高血压病的非药物治疗法作为药物治疗的辅助疗法，可以提高药物疗效，改善生活质量。目前主张，所有高血压病患者都应接受非药物治疗措施，对有些轻度高血压的患者可能足以控制血压而不需加用药物，仍需要用药者也可起到减小药物剂量及减少不良反应的辅助作用。非药物手段可以说既是治疗措施，又是预防方法，可能是最终“防治”高血压病的手段。因此，除了服降压药外，患者需要学会自己进行饮食的调整，了解如何进行运动，如何进行体重的调整；认识心理治疗的重要性和方法；注重高血压的养身之道。因此，非药物治疗是治疗高血压病的“基石”，无论患者还是医生，在治疗高血压病中千万不能忘了这一“武器”，对轻中度患者首先提倡非药物治疗。高血压的非药物治疗方法包括以下几方面。

（一）限盐

盐摄入过多有可能导致高血压。据统计，凡属于高盐摄入国家的人，随着年龄的增长血压大多升高得较为明显。世界上有一些地区很少发生高血压病，如新几内亚、亚马孙河谷、乌干达农村和非洲的卡拉哈利沙漠等，其居民有一个共同的特点，就是吃盐少，习惯于低钠、高钾膳食。还有一个现象很能说明问题，东非萨木布鲁游牧部落的人也是低盐饮食，很少有人患高血压病，但当他们加入英国人的群体生活后，饮食中盐量增加，血压也就明显增高。

研究认为，高盐饮食除可以使血压增高外，还会直接损伤全身各处的血管，引起血管硬化，导致心肌梗死或肾脏功能衰退。低盐饮食会使血管对神经胺类物质敏感性下降，降低血管反应性；低盐也可使血容量下降，这都有利于血压下降。高血压患者在服用降压药、利尿药的同时，如能控制盐量摄入，常能收到事半功倍之效。因此，高血压患者的饮食宜清淡低盐。在高血压早期或轻度高血压患者，单纯限盐就可能使血压恢复正常，而对中、重度高血压患者，限制盐的摄入也是有益的，而且低盐治疗还可提高其他抗高血压药的降压效果，并可使降压药的用量减少。这样既减少了大量服用降压药可能出现的不良反应，而且也减少了医药费用。

如果在人群中长期采用低盐饮食，可使心血管病发生率下降，减少心血管病造成的负担。膳食钠平均减少 77 mmol/d 可使收缩压下降 1.9 mmHg、舒张压下降 1.1 mmHg；如果长期限制食盐摄入，可使高血压患者脑卒中死亡率下降 14%、冠心病死亡率下降 9%；使血压正常的患者分别下降 6%、4%。

我国人群食盐摄量高，经调查，我国居民平均每人每日摄盐量为 12 ～ 15.9g，北方人群食盐摄入量每人每天为 12 ～ 18g，南方为 7 ～ 8g。在一般人群中，单纯的限盐干预通常很难做到，使用代用盐可能是一个更好的途径。研究提示，与平常膳食比较（约 1.8g K^+/d 和约 3g Na^+/d），含钾丰富的膳食（约 4.7g K^+/d）即使钠摄入高（约 3g Na^+/d）也可使高血压患者收缩压下降 7.2 mmHg，舒张压下降 2.8 mmHg；对于非高血压患者则分别为 2.8 mmHg 、1.1 mmHg。国内研究提示，与膳食高盐（260mmol 或约 15g NaCl/d）相比，使用低盐、高钾代用盐（65% NaCl，25% KCl，10% $MgSO_4$）12 个月可使收缩压下降 5.4（2.3 ～ 8.5）mmHg。早期研究表明，钠钾摄入量可影响人群的血压水平，天津的研究以及 GenSalt 研究和中国代用盐研究均证实，加钾盐与普通盐相比可以改善血压水平，因此可以使用替代产品，如钠钾盐等。

INTERSALT 研究提示，每日摄盐量低于 3g 时血压可以显著下降，故应进一步减少盐的摄入。国外研究证明，对于成人而言每日摄盐量在 3.8g 是安全的。每日摄入多少食盐为最合理呢？由于多数研究结果表明，每日摄盐量在 5g 以下时才有明显的降低血压的效果，世界卫生组织建议每人每天 5g。这个量不仅指做菜时放入盐，还包括各种盐渍食品、酱油和食用碱中的盐，也包括饮料中所含的盐。此外，许多人认为，凡是咸味食物含盐量就高，不吃太咸的食物便行。其实，食盐中主要影响健康的是“钠”。它除了是食盐的主要成分外，也富含于一些不咸的食物或调味品中，如味精含谷氨酸钠，小苏打是碳酸氢钠，都能增加人体钠的含量。我们日常使用的酱油每 3ml 就含 1g 盐，一块 4cm 见方的腐乳含盐 5g，一小碟咸菜（如榨菜）含盐 4g，许多蔬菜如空心菜、豆芽、虾类、紫菜里也都含有一定的钠盐。中国人的早餐往往是稀饭馒头加咸菜或腐乳，若单进食一块 4cm 见方的腐乳，其摄盐量就已达到世界卫生组织规定的每日食盐摄入标准了。

高血压患者在任何时候都应养成低盐饮食的习惯，对于稳定病情是有益的。我国人群食盐特征与膳食结构有关，因此限盐措施应着重从以下几方面着手。

1. 膳食结构中除了烹调中的食盐以外，更多地来自含盐高的添加作料，如酱油、黄酱、辣酱、豆瓣酱、咸菜等，这些作料中的含盐量比较高。所以含盐多的食品应尽量少吃或不吃，尤其血压高者更应注意。

2. 多食用新鲜蔬菜。目前市场的新鲜蔬菜四季均有，不受时令限制，故应尽可能多食用新鲜蔬菜，减少咸肉、腊肉、咸鱼、咸菜和罐头等传统腌制品。

3．改变烹饪方法，利用酸、甜、辣、麻等其他作料，减少盐用量，以及烹饪时后放食盐，增加咸味感但不增加盐用量。我国膳食中约 80% 的钠来自烹调或含盐高的腌制品，因此限盐首先要减少烹调用盐及含盐高的调料。

4．推动使用低钠盐及在加工食品中减少食盐用量。

根据有关资料，推荐采用以下烹调方法，以减少烹调用盐：①一餐吃两个以上菜时，把盐集中在一个菜中。②把盐末直接撒在菜上，味蕾受到强烈刺激，会唤起食欲。③充分利用酸味作料增加食欲，如醋拌凉菜。其他具有天然酸味的柠檬、柚子、番茄等都可使用。④鱼、肉类最好用烤法熏制，其味、香、色都能唤起食欲。若再放入芹菜、辣椒、胡椒、葱、蒜、韭菜等芳香性蔬菜则效果更佳。⑤蘑菇、木耳、海带为主料的汤菜，味鲜色浓，并有补益功能，可加少许盐或不加盐。⑥充分利用营养丰富的剩余肉汤，含盐量少。⑦灵活运用蔗糖烹制糖醋风味菜。⑧各种盐渍小吃，如椒盐花生仁、咸肉、咸菜及咸鱼等尽可能不吃。

另外，钾和钙对钠有对抗作用，多补充含钾和钙的食物可以促使钠排出，有利于平稳血压。含钾丰富的食物有豆类、冬菇、黑枣、杏仁、核桃、花生、土豆、竹笋、瘦肉、鱼、禽肉、苋菜、油菜、西红柿及大葱等，水果如香蕉、西瓜、枣、桃、橘子等亦含有较多的钾。含钙丰富的蔬菜与食物有牛奶、豆制品、鱼、虾、红枣、核桃、花生、菠菜、油菜、土豆、红薯、蘑菇、木耳等。

（二）低脂饮食

血清总胆固醇和低密度脂蛋白胆固醇升高，是冠心病和缺血性脑卒中的危险因素，也是影响高血压发展及预后的重要因素之一，而过高的血脂又来源于饮食。有研究证明，减少脂肪摄入可使收缩压和舒张压分别下降 6mmHg 和 3mmHg，故高血压患者应严格控制高脂肪饮食，减少含脂肪高的猪肉，增加含蛋白质较高而脂肪较少的禽类及鱼类。

提倡低脂饮食，限制饱和脂肪酸含量高的食物（如动物脂肪、奶油、椰子油），多吃不饱和脂肪酸，如植物油等。此外，要限制摄入过量的胆固醇（＜300mg/ 日）。每 100 克含胆固醇 100mg 以下的食物有：猪瘦肉、胖头鱼、甲鱼、羊肉、去皮鸡肉、海参、鸡蛋清、酸牛奶、豆腐、青豆、绿豆等及各种新鲜蔬菜及水果；每 100 克含胆固醇 200mg 以上的食物有：鱼肉粉、墨鱼、鸡皮、蛋黄、动物内脏、河蟹、蚌肉、松花蛋、猪蹄、凤尾鱼、无鳞鱼干、肥肉、牛肉、可可、椰子等。适量的食用降脂饮食，可抑制人体对其他食品中脂类物质的吸收，如蒜头、小葱、蘑菇、香菇、海带等。

推荐：食用油，包括植物油（素油）＜25g/d。少吃肥肉和动物内脏，其他动物性食品也不应超过 50 ～ 100g/d。蛋类 1 个 / 日，鱼类 300 ～ 400 克 / 周。

（三）多吃蔬菜和水果

研究证明，增加蔬菜或水果可使收缩压和舒张压分别下降 3mmHg 和 1mmHg，素食者比肉食者有较低的血压，降压的作用基于水果、蔬菜、纤维素和低脂肪的综合作用多于单纯蛋白质的摄取。人类饮食应以素食为主，肉类的量应适当。

推荐：每日所食新鲜蔬菜量不少于 400 ～ 500g，水果 100 ～ 200g。

（四）戒酒或限酒

中度以上饮酒量与血压水平呈显著正相关。重度饮酒者的脑卒中死亡率比不经常饮酒者多 3 倍。重度饮酒者（指每日 5 杯酒，约 65g 酒精），或长期饮酒者的高血压患病率及平均血压值均升高，尤其是收缩压。在饮酒量每日 2 ～ 90g 的范围内，血压一直随着饮酒量的增加而升高。饮酒还可使脑卒中的危险性增加。而且喝酒易成瘾，且不易控制酒量。此外，在降压治疗服可乐定时，饮酒可抵抗药物的降压作用。

据专家估计，高血压患者中 5% ～ 10% 是由喝酒引起的，目前认为，喝酒所致的高血压是可逆的，只需戒酒或减饮酒量就可使血压降低或恢复正常。经常饮酒者与非饮酒者的高血压患者用同样的药物治疗后，饮酒者的血压常不易被控制；戒酒后，除血压下降外，患者对药物治疗的效果也大为改观；而重度饮酒者戒酒后大多数患者血压可降至正常，只要坚持戒酒，血压可稳定相当长一段时间，但如重新饮酒血压又可回升。

目前，尽管有报道小量饮酒可能减少冠心病发病的危险，但不提倡饮少量酒预防冠心病，高血压患者应戒酒。如饮酒，建议每日饮酒量应为少量，男性饮酒的酒精不超过 25g，即葡萄酒小于 100 ～ 150ml（相当于 2 ～ 3 两），或啤酒小于 250 ～ 500ml（0.5 ～ 1 斤），或白酒小于 25 ～ 50ml（0.5 ～ 1 两）；女性则减半量，孕妇不饮酒。不提倡饮高度烈性酒。

（五）加强规律运动

“生命在于运动”。运动是预防心血管病的重要手段。

体力活动具有自然、易行及费用小等优点，已成为控制高血压的有效措施之一，并作为所有人得到更长久更高质量健康的一个基本途径予以提倡。早在 1933 年，就有人注意到运动员或经常运动者，其静息状态血压低于不经常运动者，收缩压约低 3mmHg。以后证实，在中度和临界性高血压患者，体力活动可使动脉收缩压和舒张压分别降低 6 ～ 7mmHg；对于血压更高的患者，规律的体力活动是否也可以显著地降低血压尚不肯定。有报道，最初的动脉收缩压为 140 ～ 185mmHg 者在体力活动训练后动脉收缩压下降 4 ～ 21mmHg。另一方面，适宜的运动也有利于保持理想的体重和旺盛的精力，这些对于高血压的治疗均是有益的。体力活动能够独立地降低血压可能与其心排出量和（或）总外周阻力下降有关。

鉴于这些理由，高血压患者应该参加一些适合本人特点的运动。轻度高血压患者不影响患者的劳动力，仍可胜任日常工作，并可参加一些体力运动，如快走，跑步，骑自行车，游泳等。对中、重度高血压者须避免竞争性体育活动。中度高血压，如无心脏、脑、肾脏并发症，仍可以胜任一般工作，也就是不超过中等程度的体力活动，但应注意劳逸结合。对于重度高血压，心、脑、肾等重要脏器也有损害的患者，工作能力与体力活动均受到较大限制。为了不增加这些重要器官的负担，则不宜做大强度的体力活动。

高血压病患者的运动项目以节律缓慢而动作松弛的项目最适宜，如有氧、阻力、伸展及增强肌力等形式的锻炼。有研究表明，耐力性运动或有氧运动有中度降压作用。这种运动是指大肌群运动，如快走（4000 步 / 小时）、游泳、骑自行车等。另一种运动称为无氧运动训练，指力量训练，如举重、角斗，这种运动只涉及有限的肌肉运动，并不引起血液动力学的改变，降压效果不明显。步行、快走、慢跑，既不需要任何体育设施，又不需要指导老师，故是应用最广的锻炼项目。据观察，高血压病患者在平地上较长时间步行，可使舒张压下降。步行 2 ～ 3 千米，能调整大脑的兴奋与抑制过程，有减轻血管紧张素活性失调的作用。散步，即慢走，运动量小，几乎对所有高血压病患者均适用。快走，即疾走，运动量较散步大，慢跑的运动量又较快走大。高血压患者能否进行慢跑要慎重，不能一概而论。一般在步行 2 ～ 3 千米后无不良反应时，才允许做慢跑锻炼，慢跑的时间逐渐增加。无论何种运动，都应注意运动的时间、运动的频度和运动的强度。不主张短时间大运动量，因为运动量过大可使症状加重，引起头晕不适。激烈运动还可诱发心绞痛，甚至脑血管意外。具体运动形式可参照表 19-9。

表 19-9　不同体力活动形式消耗热量参考表

运动项目	30 分钟的能量消耗（千卡）
静坐、看电视、看书、聊天、写字、玩牌	30 ～ 40
轻家务活动：编织、缝纫、清洗餐桌、打扫房间、跟孩子玩（坐位）	40 ～ 70
散步（1600 米 / 小时）、跳舞（慢速）、体操、骑车（8.5 千米 / 小时）、跟孩子玩（站立位）	100
步行上学或上班、乒乓球、游泳（20 米 / 分钟）、骑车（10 千米 / 小时）	120
快步走 1000 ～ 2000 米 /10 千米	175
羽毛球、排球（中等）、太极拳、跟孩子玩（走、跑）	150
擦地板、快速跳舞、网球（中等强度）、骑车（15 千米 / 小时）	180
网球、爬山（5% 坡度）、一般慢跑、羽毛球比赛、滑冰（中等）	200
一般跑步、跳绳（中速）、仰卧起坐、游泳、骑车（19 ～ 22 千米 / 小时）、山地骑车	200 ～ 250
上楼、游泳（50 米 / 分钟）、骑车（22 ～ 26 千米 / 小时）、跑步（160 米 / 分钟）	300

运动的强度可通过运动时的心率来反映，运动时的适宜心率 =170－年龄。如一个 60 岁的人，运动中的心率保持在每分钟 110 次。就每个人而言，开始均应先以轻度运动量开始，然后逐渐增加运动量，由于大多数高血压患者是中老年人，多数过去没有经常运动的习惯，更应循序渐进，量力而行。

运动持续时间为一次运动所需要的时间。高血压患者的一次运动应在 30 ～ 45 分钟左右，初次参加者不应超过 5 ～ 20 分钟，以免发生肌肉损伤。

运动频数指每周参加运动的次数。高血压患者每周运动应不少于 3 次，两次运动间隔应不超过 2 天。

各项运动可结合进行。高血压患者切记不可用力过猛，要量力而行。用力过猛，会使血压突然升高，进而给身体带来严重损害。如高血压患者做俯卧撑运动，或低头弯腰搬重物等，因为过度用力，血压急剧升高，而且已经硬化的脑动脉承受不了血压的冲击，可能出现脑血管破裂出血，即颅内出血。另一方面，过度用力还会使心跳加快，心脏供血供氧量相对不足，而出现心肌缺血，发生心绞痛。

需要强调的是体育活动贵在坚持，要持之以恒，切忌间歇式锻炼，因间歇式锻炼会使身体不适，不利于血压的恢复。只有长期坚持锻炼才能达到降压目的。

每个参加运动的人特别是中老年人和高血压患者，在运动前最好了解一下自己的身体状况，以决定自己的运动种类、强度、频度和持续运动时间。

在运动中出现以下情况时应停止运动。

（1）心率不正常，比平常运动时明显加快、心律失常、心悸、心率快而后突然减慢等。

（2）运动中或运动后即刻出现胸部、上臂或咽喉部疼痛或沉重感。

（3）特别眩晕或轻度头痛、意识紊乱、出冷汗或晕厥。

（4）严重气短。

（5）身体任何一部分突然疼痛或麻木。

（6）一时性失明或失语。

下列患者不宜进行运动。

（1）心血管病急性期，如急性心肌梗死早期 / 不稳定性心绞痛等。

（2）严重心脑血管疾病未得到有效控制，如收缩压大于 180mmHg 以上等。

（3）合并其他心血管病疾病，如夹层动脉瘤、心功能不全、心肌炎、严重主动脉瓣狭窄等。

（4）糖尿病伴眼底出血和视网膜剥离、明显的蛋白尿、严重坏疽、空腹血糖大于 16.8mmol/L、酮症、酸中毒、经常出现低血糖症状等情况者。

（5）运动可诱发或加重的其他躯体疾病，如肺部疾病、肌肉骨关节疾病等。

（六）控制体重

肥胖指体重超过正常标准的上限，但肥胖与超重在程度上有所不同，轻度超重并不能算为肥胖。国际公认的计算肥胖的严格标准是体重指数。体重指数（BMI）= 体重（kg）÷ 身高（m^2），对于国人一般 BMI≥24 为超重，≥28 为肥胖。

超重和肥胖是高血压发病的危险因素，同时也是冠心病和脑卒中发病的独立危险因素。一些前瞻性研究已经证明，在一个时期内体重增加者，其血压增高也快。无论是单因素或多因素分析，均证明了体重指数偏高是血压升高的独立危险因素。近年我国几组儿童血压研究也证明，体重指数高也是儿童血压升高的独立危险因素。据统计，肥胖者高血压病的患病率是体重正常者的 2 ～ 6 倍，高血压患者合并肥胖者，发生心血管病的危险性更高。保持正常体重是防治高血压、冠心病和脑卒中的重要措施之一。对于高血压患者必须关注其是否超重，如超重应指导其进行减轻体重和控制体重的生活方式。

无论是高血压还是正常血压的肥胖者，减肥均可使血压下降，心率减慢，胆固醇和血糖水平下降。超重 10% 以上的高血压病患者体重下降，血压也随之下降。控制和减轻体重，是预防和治疗高血压病的重要措施，适用于所有的高血压患者，尤其是肥胖者，这是非药物治疗中效果最明显的方法之一；同时也是防治其他疾病和延长寿命的重要方面。减轻体重可通过降低交感神经的反应性，减少饮食钠的摄入，增加细胞膜的稳定性而使血浆容量和心输出量减少，心率减慢及血尿酸、血胆固醇和血糖下降，血压下降。有研究表明，如在人群中平均体重下降 5 ～ 10 公斤，收缩压可下降 5 ～ 20mmHg；服药的高血压患者，如体重降低 5%，可增加药物的降压效果和减少药物剂量。

减重的目标为 BMI＜24。初步目标为 3 ～ 6 个月体重应降低 5% ～ 10%。Framingham 研究证明，对于 BMI 相同的人而言，血压随内脏脂肪量的增加而增加。所以，腰围也应该保持在合适范围之内。按照中国肥胖专题工作组的建议，男性腰围应小于 90cm，女性小于 85cm。

减重方法应是限制热量摄入和增加体力活动消耗热量，而目前没有减肥特效药，因此最有效的措施就是节食和运动。两者科学地结合，持之以恒，一定能达到良好的效果。

1. 控制热量摄入　减轻体重首先应控制热量摄入。减重期间，超重者应比理想体重者所需的平衡膳食供热量减少约 10%，肥胖者应比理想体重者所需的平衡膳食供热量减少约 20%。

减轻体重的正确方法是有计划地逐步减少热量，原则上以原来热量摄入水平为基础，每次以减少原热量的 20% ～ 40% 为标准。热量的减少幅度必须由自己的身高、工作量及耐受程度来决定。中国营养学会推荐男性成人极轻劳动者每日能量供给应在 2400 ～ 2600 千卡。

若已有肥胖症的男性每天摄入2000千卡，女性每天摄入1800千卡为宜。

饮食热量主要由谷类供应，强调低脂肪，中等量蛋白质。蛋白质的质量差和高血压脑卒中发病率高有关，应以含蛋白质丰富而含脂肪较低的优质蛋白（动物蛋白和豆类蛋白）为主。

适宜减重，速度为每周降低0.5kg，为此每日膳食热量应比原来日常水平减少20%～30%。女性减重膳食热量每日1000～1200千卡，男性1200～1600千卡，或比原来习惯摄入的热量低300～500千卡。可以从每日减少主食100～150g开始，食量大者可以从每日减150～200 g开始，以后再根据体重和其他反应进行调整。

少食高糖高热量食品，如巧克力、糖果、糕点、过甜的饮料、冰激凌等。此外，应多食新鲜蔬菜、水果，以保证充足的维生素。蔬菜中含有大量纤维素，能帮助消化，防止便秘，有助减轻体重。减少主食量时，适当增加优质蛋白质的摄入，以增加热量消耗，提高减重效果。控制饮食要长期坚持，否则体重会很快恢复到原有水平，甚至更加肥胖。

（1）具体可参照下列方案

①食物多样，谷类为主（每日300克），多吃粗粮、杂粮。

②多吃水果（每日100～200g）、蔬菜（每日400～500g）。

③常吃奶类（每日250ml）、豆类或其制品（每日50g左右）。

④常吃鱼（每周300～400g），蛋（每日不超过1个），禽肉、瘦肉（每日50g）。

⑤避免过多的甜食及脂肪类食品，如糕点、糖果、饮料、油炸食品、黄油、奶酪等。

⑥减少食用植物油的用量（每日＜25g），不吃肥肉和荤油。

⑦三餐热量分配合理，早餐30%，午餐40%，晚餐30%。

（2）注意事项

①减重的速度为每周降低0.5～1kg为宜。

②初步减重不要超过原体重的15%。

③不要采用通过极度饥饿达到迅速减重的办法。

④减重期结束后，应恢复到理想体重者的平衡膳食，而不是自己减重前的膳食，以防止反弹。

BMI＜28kg/m^{2}者以控制饮食和增加体力活动等非药物治疗措施为主；BMI≥28kg/m^{2}者若非药物治疗措施效果不理想，可考虑在此基础上加用减肥药物辅助治疗。BMI≥24kg/m^{2}合并有食欲旺盛，餐前饥饿难忍，每餐进食量较多；高血糖、高血压或血脂异常；合并负重关节疼痛；肥胖引起的呼吸困难或阻塞性睡眠呼吸暂停综合征要考虑用药。BMI≥28kg/m^{2}不论是否有并发症，经过3～6个月单纯控制饮食和增加活动量处理，还不能减重5%，甚至体重仍有上升趋势者也要考虑用药。

（3）常用药物

①中枢作用减重药。西布曲明10mg口服，每日1次。

②非中枢作用减重药。奥利司他120mg口服，每日3次。

2. 加强体力运动、有氧运动 消耗热量也是减轻体重的重要方法。可根据自己的爱好和身体状况选择中等强度的项目，如散步、慢跑、打太极拳、保健操等，但有一条原则就是要循序渐进，长期坚持（具体见规律运动）。

（七）戒烟

资料显示，目前全世界有吸烟者12亿，全球每7秒钟就有1人死于与吸烟有关的疾病。

我国是世界上烟草生产和消费量最大的国家，人群吸烟率很高，在男性达到 60% ～ 70%，女性较低，但也达 7% 左右。估计吸烟者有 3.5 亿，每年约有 100 万人死于与吸烟相关的疾病。且我国烟民的数量正以每年 2.1% 的速度增长，如果按照目前的状况持续下去，到 2030 年，我国每年因吸烟导致死亡的人数将高达 200 万。

吸烟是一种不良习惯，对人体有百害而无一利。资料表明，吸烟者冠心病发病的相对危险比不吸烟者增高约 2 倍，缺血性脑卒中发病的相对危险增高约 1 倍，癌症死亡的危险增高 45%，总死亡的危险增高 21%。

吸烟不仅是心血管病的危险因素，也是呼吸系统疾病和癌症的危险因素。

综合大量资料证实，吸烟是冠心病的主要危险因素；心血管疾病的患病率，吸烟者是不吸烟者的 2.6 倍，其中高血压性心脏病是不吸烟者的 1.5 倍；有吸烟习惯的高血压病患者，由于对降压药物的敏感性减低，抗高血压治疗不易获得满意的疗效，以致不得不加大用药剂量；长期吸烟的高血压患者，其远期预后也较差，吸烟者的恶性高血压及蛛网膜下腔出血的发生率较高。

香烟中的化学成分较复杂，约有 1400 多种成分。吸烟时产生的烟雾里有 40 多种致癌物质，还有 10 多种促癌物质，其中对人体危害最大的是尼古丁、一氧化碳和多种其他金属化合物。尼古丁与心血管疾病特别是高血压病关系最密切，能直接刺激或通过交感神经系统，使心率加快，血管收缩，血压升高；促进肾上腺儿茶酚胺的释放。吸 1 支普通的香烟可以使心率增加 5 ～ 20 次 / 分钟，收缩压升高 10 ～ 25mmHg。连续吸 2 支香烟后，机体内的肾上腺素和去甲肾上腺素增加。长期大量的吸烟，也就是每日抽 30 ～ 40 支，可引起小动脉的持续收缩，钙盐、胆固醇等物质沉积在血管壁，日久天长，小动脉壁的平滑肌变性，血管内壁增厚，发生小动脉硬化。吸烟对血脂、糖代谢也有影响，使血胆固醇、低密度脂蛋白升高，高密度脂蛋白下降，进而导致动脉粥样硬化的进程加快，容易发生急进型恶性高血压、脑出血和冠心病、心肌梗死等。此外，烟雾中的有害物质尚可通过以下途径对高血压造成不良影响：对神经系统的麻痹作用使大脑皮质正常的生理功能失去平衡，自主神经系统发生紊乱；损伤血管内皮细胞、促进血管内皮细胞释放缩血管物质等。

除主动吸烟者外，在吸烟环境中被动吸烟者，也同样会受到尼古丁和烟碱的危害，而且其受害程度要大于主动吸烟者。然而，有些人明知吸烟有害健康却欲罢不能，天天烟不离手，不但浪费钱财，还损害了自己的身体。资料表明，在戒烟成功的 25.26% 的人中，80% 是由于罹患了与吸烟相关的疾病，不得不戒烟保命。因而对有吸烟嗜好者，尤其中青年患者，最好及时戒掉这一不良习惯。戒烟后，吸烟对人体不利的影响均可停止，甚至可以发生逆转，其预期寿命与不吸烟者无显著差别，否则后果不堪设想。

下面推荐采取“五日戒烟法”。

第一日准备阶段：了解吸烟的危害，下定决心戒烟。如果还没有认识到，应进一步接受教育。

第二日开始戒烟：选择戒烟的日子，举行断烟仪式；宣布戒烟的决定，取得家人、朋友的支持，此外还要记录吸烟行为分析与评价。

第三日、第四日对付戒断症状：戒断症状可有多种表现，如头晕、头疼、口干、咳嗽、多痰、肌肉刺痛、多汗、焦虑、腹泻、便秘、体重增加等，并产生强烈的吸烟渴求。对付戒断症状，除正确认识戒烟症状是戒烟过程中不可避免的暂时困难，还要尽量避免和吸烟的人在一起。可做一些体育锻炼。调整饮食结构，增加蔬菜、水果和纤维素的摄入，少吃高脂食品和甜食，避免刺激性食物，多喝水（每天 8 杯，2000ml 以上）和果汁。对重度吸烟者，建议使用尼古丁替代疗法缓解戒断症状，如使用尼古丁口香糖或贴片等药物。

第五日防止复吸：学习掌握一些社交场合保持不吸烟的技巧。如不断强化不吸烟的决心，练习礼貌地谢绝别人敬烟的技巧。含酒精和咖啡因的饮料会削弱不吸烟的决心，要尽量避免饮用。

（八）心理治疗

高血压病是一种心身疾病（心理生理疾病）。精神、心理因素与高血压发病有密切的关系。长期情绪紧张，心理负担重如恐惧、恼怒、狂躁、失意、怨恨、焦虑等都能使中枢神经处于兴奋状态，内分泌功能发生变化，并通过一系列升压机制使血压升高。因此，保持良好的健康心态稳定情绪的异常，缓解焦虑，控制易怒情绪是预防高血压病的重要因素。如果发现心理不健康的迹象时，应主动调节、尽快纠正。高血压病的心理疗法包括：保持乐观情绪，减轻心理负担，克服多疑心理，纠正不良性格，抵御不良社会因素，进行心理咨询，音乐疗法及自律训练或气功等。

1. **创造舒畅、和谐的家庭氛围** 家庭的和谐，夫妻和睦的温馨生活，对高血压的预防具有积极的作用。因此，应努力创造一个良好的生活环境，包括良好的婚姻生活，保持适度的性生活，使工作劳累一日后回到温暖舒适的家庭生活，使血压处于稳定水平。

2. **保持良好的心态投入工作** 各行各业各种工作虽然性质不同，但如果保持良好的心态愉快的心情投入工作，即使再苦再累，也可使机体处于稳定平衡正常状态，不致引起血压波动。相反若情绪不佳，即使再轻松的工作也会使人感到压力繁重，以致血压升高。此外，若从事精神高度紧张的工作时，应注意工作后的自我放松，做一些松弛训练，如气功、太极拳等进行工作后的自我调节，使机体放松，保持体内的平衡。

（王增武）

六、高血压药物治疗

常用抗高血压药有钙离子拮抗剂（CCB）、血管紧张素转化酶抑制药（ACEI）、血管紧张素Ⅱ受体阻滞药（ARB）、利尿药、β 受体阻滞药，还有 α 阿尔法受体阻滞药、直接血管扩张药及中枢性降压药等。

（一）联合药物治疗

全球高血压患者 10 亿，但人群高血压控制率很低，发达国家约 30%，发展中国家不足 10%。我国 2002 年调查高血压控制率为 6%。血压控制率低的原因是多方面的，其中与没有规范治疗尤其是联合用药不够有关。高血压要实现血压达标，大部分高血压患者需要联合治疗。联合治疗是提高高血压控制率的关键。近几年发布的中国高血压防治指南和国外的高血压指南，均强调联合治疗的重要性。本节重点介绍联合治疗的基本理论、特点、优势、组合方案、固定复方制剂。

（二）联合药物治疗的基本理论

早在 20 世纪 70 年代，有人就提出了 3 种药物联合方案（肼苯哒嗪、利血平、氢氯噻嗪），事实上我国的复方利血平（复方降压片）和复方利血平氨苯蝶啶片（降压 0 号）就是以利血平、氢氯噻嗪、肼苯哒嗪 3 种药物为基础的组合片剂，很早在国内上市，并广泛应用。联合治疗有两个基础，首先，考虑到血压升高受到多种生理系统的影响，并且大部分抗高血压药物的主要作用机制往往只与其中的一个生理系统有关，因此我们可以预先认为，要保持血压的稳定需要联合应用多种药物。其次，一般认为联合治疗血压达标效果会好一点，而大部分的单药疗法是不能把血压降到目标的。联合用药还有一个逐渐被认识的优点，即联合用药往往可以降低人群的差异性，尤其是那些药物之间的作用机制是互补的，因此增加了不同种类剂量反应的可预见性，血压控制的速度也得到了改善，由此降低了心血管的危险性。

过去的一些固定联合口服抗高血压药物疗法是有效的，目前很多还在继续应用。近年来，固定复方制剂一般由不同作用机制的两种药组成，可见有 ACEI/ 噻嗪类利尿药、ARB/ 噻嗪类利尿药、ACEI/ 二氢吡啶类钙离子拮抗剂、ARB/ 二氢吡啶类钙离子拮抗剂、噻嗪类利尿药 / 保钾利尿药。最新的资料显示，固定剂量的药物联合应用发展迅速，因为它们联合后的药效和耐受性无论对患者还是医生都更能接受。考虑到整体血压控制率相对比较差，同时为了提高用药的效果和安全性，改善患者用药的接受程度，固定的低剂量联合用药可认为是一线的疗法。利尿药或者钙离子拮抗剂与某种 ACEI 或者 ARB 药物联合应用是非常有效的两药物联合用法。对收缩期高血压患者的联合用药以避免心血管事件的研究（ACCOMPLISH）中，直接评价 ACEI/ 利尿药与 ACEI/ 钙离子拮抗剂哪种组合药物是较好的联合药物，结果表明，ACEI/ 钙离子拮抗剂组合降低心血管复合事件优于 ACEI/ 利尿药组合。中国高血压综合防治研究（CHIEF）初步资料分析表明，CCB 与 ARB 或 CCB 与利尿药联合治疗 3 年，均获得较高的血压控制率。

基于药物的药理学互补作用机制的联合用药法，可以改善血压控制的效果、速度、预见性和耐药性。固定的联合用药可以简化治疗，增加患者的依从性。大部分的固定药物联合包括利尿药或者钙离子拮抗剂与 ACEI，ARB 或者 β– 受体阻滞药的联合。为了维持血压控制的效果，优先考虑的就是联合应用抗高血压药物法。

治疗高血压当前面临的一个挑战是如何将血压降到一个理想水平，并长期维持这种低水平，以降低心血管事件的发生。近年大型临床上的对照试验，本质上都是一些药物联合应用试验，研究指出，要达到目前指南上规定的控制收缩压和舒张压状态，往往单一种药物是不可能的，在这些试验中大约 75% 的高血压患者是需要多种药物联合发挥作用。高血压伴糖尿病和肾功能不全的患者，他们设定的血压控制目标更低，通常需要联合 3 种以上的药物。对于单纯收缩期高血压患者，要使收缩压的水平低于 140mmHg，大约 2/3 的患者需要联合用药。超过 1/3 的患者需要两种以上的药物才行。中国十一五科技支撑计划《高血压综合防治研究》（CHIEF）随机治疗 13 500 例高血压患者，比较初始低剂量钙离子拮抗剂氨氯地平 + 替米沙坦与氨氯地平 + 利尿药复方阿米洛利联合治疗对心血管事件的影响，早期阶段资料分析，两种治疗方案的血压控制率均达到 80% 以上。研究期 2007 ～ 2011 年。

1．**联合用药的优势**　联合用药的目标是改善药物治疗的长期效果和耐受性，促使药物的尽快降压，增强不同种群人体药物反应的可预见性。

（1）改善疗效：如果联合用药中的药物可以加和降低血压作用，降压的目标就比较容易达到。高血压的影响因素比较多，个体的病理生理机制并不十分清楚。应用药理的互补机制联合用药可以增加患者对药物的反应范围。例如，肾素血管紧张素系统兴奋性低或者高的患者。尤其是两药物联合效果好的包括利尿药（或钙离子拮抗剂）和 ACEI，ARBs 或者 β 受体阻滞剂的药物联合。

（2）改善耐受性：相对于使用单一药物的高剂量用药，联合用药的两种药物剂量可减少，从而可以降低药物剂量依赖的不良反应，这样就改善了药物的耐受性。除了 ACEI 和 ARBs，其他所有的抗高血压药物不良反应都是剂量依赖的。试图努力增加药物的剂量，而不联合使用第二种药物，往往增加了药物的不良反应，这是导致单一药物疗法失败的常见原因。恰当的联合药物可能也会改善药物的耐受性，因为某种特定药物的不良反应可能因第二种药所有的药理学特性而被中和。例如，噻嗪类利尿药往往会导致低钾血症，如果与保钾利尿药、ACEI 或者 ARBs 同时使用，就会减轻低钾的情况。相反，联合应用药物可能会降低心脏的传导性能，如维拉帕米和 β 受体阻滞剂一般应该避免联合。

（3）尽快降压：预防心血管的并发症有必要及时地控制升高的血压。单一药物的剂量浓度降压所需的时间长，而且只是中等程度的降压。某些情况，如 ACEI 或 ARBs，个体自身的剂量效应曲线很平坦，也就是增加药物的浓度也是无效的。早期联合用药可以缩短单一药物成倍增加浓度疗法需要的时间，促进血压尽快地控制到目标水平。

（4）药效的可预见性：在不同的人种群中，利用药理学作用机制互补的联合用药可以增加药物反应的持久性。例如，利尿药在低肾素人群（如大部分的老年黑种美国人）中效果相对更强，而 ACEI 在高肾素人群（肥胖的年轻白人）中的效果更好。

2. 固定剂量的联合用药（复方制剂） 抗高血压药物的固定剂量复方制剂也有不利因素，如不容易调整剂量，难以判断可能产生的不良反应的原因。固定的药物联合具有显著的优势，如使用方便，一天 1 次，简化了药物的治疗方案，增加了患者的依从性；改善达标率。首次就使用联合药物可以降低患者的就诊次数和缩短降压达标的时间。传统的方法是，通过增加首选药物剂量未达到控制血压目标，或并发不良反应的需要而增加另一种降压药。低剂量的联合用药是传统方法的一种替代治疗策略。固定剂量的联合用药已逐渐成为高血压治疗的首选疗法。最近的研究进展，使现在许多固定剂量的药物联合可能成为高血压最初治疗的选择。为此，一些低剂量的药物联合已经被 FDA 和 SFDA 批准。固定剂量的联合用药对任何一种单一药物不可能控制血压到目标的严重高血压患者是最有用的。JNC7 推荐联合用药应该为收缩压超过目标 20mmHg，舒张压超过 10mmHg 患者的一线用药。2009 年基层版《中国高血压防治指南》积极推荐联合治疗，指出对血压≥160/100mmHg，或高危患者（伴糖尿病、心脑血管病、肾脏病等）超过血压目标 20mmHg 者，初始可用小剂量两种药联合治疗。

联合用药时许多理由需要考虑加入利尿药。考虑到安全性、费用和研究证实的降低临床事件的能力，低剂量的利尿药就成为一种优秀的治疗选择。未被认识到的容量扩张是单一药物疗法失败的常见原因，加入利尿药就不断地抵消这种倾向。利尿药与许多常用的首选降压药物联合，如 ACEI，ARBs 和钙离子拮抗剂，可以提供较强的降压效果。

3. 特定的联合用药

（1）噻嗪类利尿药和保钾利尿药：低钾血症是噻嗪类利尿药非常重要的一个与剂量相关的不良反应。联合噻嗪类利尿药和保钾利尿药（如螺内酯、氨苯蝶啶或阿米洛利）被认为是安全的。对于敏感个体，低血钾发生率比较高和可能出现心律失常，氢氯噻嗪每天的用量不超过 25mg。氢氯噻嗪的剂量从 25mg 增加到 50mg，它降压的程度增加很小。

（2）噻嗪类利尿药和 ACEI 或 ARBs：大量的证据支持抑制肾素血管紧张素系统（RAAS）对降低临床事件是有益的，尤其是伴有蛋白尿、肾功能不全，左室肥厚、收缩功能失调和已经确立的心血管疾病。ACEI 或者 ARB 与低剂量的利尿药联合应用是目前联合用药中最吸引人的方法。在这些联合用药中，它们的作用机制是互补的。利尿药降低了血容量，激活了 RAAS，这导致血管收缩和血压的下降。使用 ACEI 或者 ARBs，就可以避免 RAAS 的激活，联合应用这些药物的效果是加和的。ACEI 或 ARBs 联合应用噻嗪类利尿药也降低了噻嗪类利尿药引起的血钾下降的程度。

（3）β 受体阻滞药和噻嗪类利尿药：β 受体阻滞药是一种有效的抗高血压药物，对于心肌缺血的患者也是优选的治疗药物。它们是通过部分抑制肾素的释放，发挥中等的效果。因此，像 ACEI、ARBs，β 受体阻滞剂在同时使用噻嗪类利尿药时会减弱 RAAS 的激活。加入利尿药也会增加黑人和其他肾素低的人群的降压效果。近年来，有关 β- 受体阻滞药和噻嗪类利尿药单用或联合应用可能引起糖脂代谢紊乱的争议较多，故建议必要时慎重使用，小剂量的联合治疗对代谢影响较小。

（4）钙离子拮抗剂和 ACEI：CCBs 是强力的抗高血压药物之一，是高血压较高水平的患者药物治疗中必不可少的部分。当与 ACEI 联合，降压的效果会相加。（北欧心脏结局试验）ASCOT 被提前中止，就是因为 ACEI 和 CCB 联合用药相对于 β 受体阻滞剂和利尿药联合用药可以更好地降低心血管事件。联合 ACEI 可以显著的改善 CCBs 的耐药性，最初使用二氢吡不良反应。在非洛地平的一项研究中，联合这两种药物可以使水肿的发生率从 10.8% 下降到 4.1%。CCBs 产生水肿是因为动脉扩张而静脉不扩张，导致机体的相关部位毛细血管膜周围的压力梯度增加。联合 ACEI，通过其扩张静脉的作用，可降低液体渗出的压力梯度。

（5）钙离子拮抗剂和 ARB：在临床试验中证实，联合应用 CCBs 和 ARBs 可以提高药效，改善耐药性，被认为在治疗高血压中是非常有用的。ACCOMPLISH 试验证实，ACEI 与 CCB 的联合治疗，比 ACEI 与利尿药联合进一步降低老年收缩期高血压患者的心血管事件。ACEI-CCB 与 ARB-CCB 联合的药效差别不大，但后者咳嗽发生率减少。国人用 ACEI 治疗高血压，咳嗽发生率在 20% 左右。我国高血压干预效果研究（CHIEF）阶段数据分析表明，CCB+ARB 联合治疗或 CCB+ 利尿药联合，伴心血管危险的高血压患者可明显提高血压控制率（达到 80%），是适合国人高血压优化联合治疗的方案。

（6）钙离子拮抗剂和 β 受体阻滞剂：β 受体阻滞剂通过降低心输出量和降低肾素的释放而降低血压，而二氢吡啶类 CCB 可引起心率加快。这种互补的作用机制可产生加和的血压下降，但有时需要联合噻嗪类利尿药。低剂量联合非洛地平和美托洛尔缓释片可以有效地降低血压。

（7）ACEI 和 ARBs：ACEI 和 ARBs 通过不同的药理机制抑制 RAAS，与单一用药相比，他们的联合用药可以进一步降低血压。然而，目前研究的主要问题是，每种药物的联合剂量已经是次于最大的剂量。甚至在一些比较好的研究中，联合用药的加和效果弱，不如每种药物与利尿药或者 CCB 药物的联合。一般来说，这种联合对于难治性高血压作用不大。ACEI-ARB 联合用药的潜在指征是伴有蛋白尿的高血压和收缩功能紊乱引起的心力衰竭，并且相关的临床试验已经产生了有益的结果。但是，研究设计中并不清楚是否联合用药前使每种药物剂量达到最优。近期公布的 ONTARGET 试验表明，ACEI 与 ARB 联合治疗与单药比较，对心血管高危患者没有明显降低心血管事件，且增加了肾脏损害发生率。故目前不主张 ACEI 与 ARB 联合治疗用于某些心血管高危人群。

（8）钙离子拮抗剂和利尿药：二氢吡啶类 CCB 和噻嗪类利尿药联合，有很好的降压作用。但理论上，二者可能对肾素系统有轻度激活作用。我国九五攻关课题 FEVER 研究入选 9711 例高血压，在用氢氯噻嗪基础上，随机加非洛地平或安慰剂治疗 4 年，结果非洛地平与氢氯噻嗪联合治疗较对照组降低脑卒中风险 28%，降低心血管事件 32%。临床研究证据表明，二氢吡啶类 CCB 和噻嗪类利尿药联合治疗是适合中国高血压治疗的有效方案。

（三）抗高血压药分类介绍

1．**利尿药** 噻嗪类利尿药治疗收缩期和舒张期高血压，是非常有用的降低心血管发病率和死亡率的一线药物，并且费用低廉。低剂量的噻嗪类利尿药就可以达到很好的效果。在其他任何一种抗高血压药物中，加入利尿药就会相应地降低血压。低剂量的利尿药可导致血生化的轻微异常（低钾血症、高氯血症、高尿酸血症），但并不会增加短期内的死亡率。噻嗪类利尿药可以长期降低血管外液体容量、消除液体潴留，扩张周围血管。袢利尿药并不是高血压治疗的一线药物，临床上出现显著的水负荷过重的情况时就需考虑应用。袢利尿药是有力的钠利尿药，可以同时降低细胞外血容量和血压，尤其是可以降低肾衰竭和心力衰竭时肾小球的滤过率。

（1）噻嗪类利尿药：在 20 世纪 50 年代，噻嗪类利尿药最初用于降压，被认为是首选的有效药物，耐受性好，每天口服 1 次即可。对于一半以上的高血压患者，噻嗪类利尿药单独应用或者联合应用的效果都是可预见的、持久的。

1）作用机制：噻嗪类利尿药的抗高血压效果可以分为急性、亚急性和慢性阶段，分别对应的时期是 1 ～ 2 周、4 ～ 8 周和几个月。肾脏的调节机制在早期最显著，而血管的调节机制在晚期最明显。

早期的肾调节（钠水潴留）：噻嗪类利尿药通过抑制远曲小管的钠 / 氯重吸收发挥作用，因此增加了尿液的排出。在急性期，细胞外血容量呈现变异性和剂量依赖性，但是血浆容量在几天内将恢复正常。噻嗪类利尿药通过在远端小管保钠的作用，增加了钾和镁离子的排出。通过某一单独的作用机制，噻嗪类利尿药降低了尿钙的排出，这一点与袢利尿药不同，后者增加了尿钙排出。

慢性的血管调节（血流动力学）：早期的噻嗪类利尿药的血流动力学作用包括细胞外血容量、心脏前负荷和心脏输出量的降低。然而，细胞外血容量和心脏输出量会逐渐回到基线水平，降低了系统性的血管阻力。在亚急性期，心脏输出量和系统性的血管抵抗变化是同时存在的，但是这只是一个过渡的时期。噻嗪类利尿药伴随血管扩张的细胞机制还不是很清楚，但是很可能与血管平滑肌细胞离子转运的改变有关。

2）治疗高血压的研究结果

①早期试验。利尿药作为一种联合药物中的成分，20 世纪 60 年代就被美国退伍军人管理局（VA）研究协作组的研究证实降压的有效性。VA 在两项试验中（分别是舒张压＞105mmHg，90 ～ 104mmHg 的人群），均证实利尿药治疗可以降低高血压患者的心血管事件发生率和死亡率。一项 18 个临床试验和 48 220 例患者的汇总分析指出，利尿药不同于 β 受体阻滞剂的治疗效果，并且发现低剂量的利尿药比高剂量的利尿药在预防心血管事件中更有效。使用低剂量的利尿药可以降低心脏病发作的发生率 34%，冠心病 28%，心力衰竭 42%，各种病因的死亡率降低 10%，心血管死亡率降低 24%，所有这些在统计学上有显著性差异。高剂量的利尿药也会降低心脏病发作和心力衰竭的危险性。

②近期试验。在抗高血压降脂治疗预防心脏病发作试验（ALLHAT）中，随机选取 42 000 例 1 和 2 级高血压患者，研究应用氯噻酮，多沙唑嗪，赖诺普利或氨氯地平药物作为起始治疗。在 3 年内，研究证实氯噻酮在降低心力衰竭方面优于 α 受体阻滞药多沙唑嗪。

后来这次研究因为伦理的原因在早期就中止了。6年后一直到研究最终的终点，仍然保留氯噻酮，赖诺普利或者氨氯地平的3种研究结果表明，对主要研究结局（包括致命的心脏病和非致命的心肌梗死）是相似的。然而，分析次级终点显示，氯噻酮在预防心脏病发作中优于赖诺普利，可能与研究开始它在降压中的优势有关。氯噻酮在1年内预防心力衰竭方面也优于赖诺普利或者氨氯地平，但是长期来看，ACEI和利尿药比氨氯地平可以更大程度的降低心力衰竭发生危险性。

③单纯收缩期高血压试验。在大部分的高血压患者中，收缩期高血压比舒张期高血压可更好地预测不利的结局。在单纯的收缩期高血压患者（收缩压＞160mmHg，舒张压＜90mmHg）研究中，用了5年多的时间研究氯噻酮与安慰剂对心脏病发作和其他心血管事件发生率的效果。氯噻酮可以降低36%的心脏病发作，27%的心肌梗死，54%的心力衰竭，和近32%的心血管事件率，所有这些都具有统计学差异。在这个研究中，血压最终降到144/68mmHg，比基线171/77 mmHg降低了27/8 mmHg，比安慰剂降低了12/2 mmHg。

3）临床应用：高血压治疗中利尿药的临床应用见表19-10。噻嗪类利尿药是最常用的抗高血压利尿药。氢氯噻嗪是最常用的，但是氯噻酮、美托拉宗和许多其他的噻嗪类利尿药也具有类似的抗高血压的药效。使用剂量：所有的噻嗪类利尿药每天早晨口服1次。现在已经明确低剂量的噻嗪类利尿药比最初的大剂量更有效。在老年人中，推荐使用12.5mg起始剂量和25mg最大剂量的氢氯噻嗪。

表19-10　利尿药和临床应用

药物	每日总用量（次数）	备注说明
噻嗪类利尿药		
氯噻酮	12.5～25.0 qd	比氢氯噻嗪更加延长效果
氢氯噻嗪	12.5～25.0 qd	
吲达帕胺	1.25～2.5 qd	
美托拉宗	2.5～5.0 qd	肾小球滤过滤＜40ml有效
袢利尿药		
呋塞米	40～240（bid～tid）	作用时间缩短，为避免钠潴留需要剂量加倍
依地尼酸	25～100（bid～tid）	唯一的非氨苯磺胺利尿药，有耳毒性

4）效果：单一药物疗法vs.联合药物疗法。利尿药的降压效果在许多临床试验中已经得到证实。对于单一药物疗法，低剂量的利尿药可以控制大约50%的1级和2级高血压患者的血压水平。联合其他药物，利尿药控制血压的人数可达到70%。利尿药可以与ACEI、ARBs，中枢交感神经抑制药，肾素抑制药，β受体阻滞剂联合发挥加和的降压效果。与钙离子拮抗剂联合，也增加了降压效果，但并不完全是加和作用。

人群反应模式：对盐反应敏感的高血压人群，尤其是低肾素人群（如黑人、老年人和许多糖尿病患者），和心输出量相对比较高的患者（如肥胖）尤其对噻嗪类利尿药反应好。单纯收缩期高血压（ISH）也对噻嗪类利尿药具有较好的反应性。

①饮食调整。低钠饮食可以增加利尿药的效果，应该鼓励其作为一种辅助疗法。一般推荐高血压患者应该适当增加每日的钾摄入量，尽管我们不能肯定这种方法能克服噻嗪类利尿药促进钾排泄的程度。严格限制钠的摄入对降低噻嗪类利尿药排钾有轻度良好的效果。

②药物的相互作用。噻嗪类利尿药与其他类的抗高血压药物联合后，他们之间有益的相互作用使药效具有可预见性和加和作用。不利的药物相互作用包括噻嗪类利尿药的效果可被非甾体抗炎药降低，尤其是噻嗪类利尿药与β受体阻滞剂联合，增加了疲乏和昏睡的可能。噻嗪类利尿药也往往加重甾体类抗炎药或袢利尿药导致的低血钾情况，尽管这种情况可能对治疗心力衰竭、肾疾病和肾小管中毒引起的高血钾有利。因为噻嗪类利尿药可以降低钾的排泄，因此钾治疗的患者中要密切监测血钾的水平。

③不良反应。包括容量/体液不足和低钠血症，低钾血症碱中毒，糖脂代谢紊乱。一个长期的争论焦点是利尿药可导致的低钾血症和潜在相关的心律失常和突然的心脏死亡。尽管20世纪80年代初，一些研究指出，高血压个体使用利尿药导致的低钾血症有可能引起心律失常，但是很多其他研究，包括ALLHAT，并不能证实血清钾离子低下能增加心脏病死亡的危险性。如果低钾血症确实导致了心脏发作的危险性，这些患者大部分可能是伴有心肌缺血、心力衰竭和使用了地高辛。早期的试验指出，噻嗪类利尿药可以轻度地增加血脂的水平。在ALLHAT研究中，使用氯噻酮的人群相对于使用赖诺普利或氨氯地平的人群中，血清胆固醇的水平有轻微的升高。而目前推荐噻嗪类利尿药的剂量对血清脂类的影响可以忽略。在ALLHAT研究中，氯噻酮的使用对空腹血糖仅有很小的影响。到研究结束时，使用氯噻酮的人群中新患糖尿病的几率是11.6%，而赖诺普利大约是8.1%，氨氯地平大约是9.8%，并且与血钾水平无关。研究者指出，使用氯噻酮4～6年后并没有增加心血管疾病的几率，也没有促进动脉粥样硬化的发生。然而，典型的糖尿病患者大约20年后会患心血管疾病，因此噻嗪类利尿药引起的高血糖问题没有被完全解决。

（2）袢利尿药：袢利尿药在肾功能不全的应用。对肾小球滤过率下降患者，如原发性的肾脏疾病或者在心力衰竭的进展期肾血流下降时，袢利尿药可发挥持久的利尿效果。在这些情况下，肾脏和系统性的抗利尿机制减弱。袢利尿药也可有效地减少细胞外血容量和降低伴有水肿的高血压患者的血压。

（3）醛固酮拮抗药和保钾利尿药

1）醛固酮拮抗药：醛固酮拮抗药能有效对抗高血压，尤其是对于低肾素型和盐敏感性高血压。醛固酮拮抗药治疗心力衰竭患者时，ACE抑制药、地高辛和袢利尿药与之合用能有协同的效果；其他的保钾利尿药基本上是与氢氯噻嗪合用，作为治疗原发性高血压的既定用药成分。

醛固酮作为一种非选择性的拮抗药，螺内酯已经使用几个世纪了。作为高血压和心血管疾病的调节剂，选择性醛固酮拮抗药对醛固酮有灭活效应，临床上已经研发出选择性醛固酮拮抗药。

醛固酮能够通过增加细胞外液量和收缩血管等作用发挥升高血压的作用。醛固酮能够作用于肾远端小管上皮细胞上的盐皮质激素受体，具有促进钠离子的重吸收和促进钾离子排泄的作用。从治疗高血压方面来说，醛固酮拮抗药、噻嗪类利尿药、ACE抑制药以及血管紧张素Ⅱ受体拮抗药，能够减少高血压患者终末器官的损害。噻嗪类能够通过降低细胞外容量增加醛固酮水平，因此，将噻嗪类与醛固酮拮抗药合用是有科学依据的。

心力衰竭的时候，肾素血管紧张素系统被激活。研究发现，如果给心力衰竭患者标准的治疗，螺内酯和依普利酮能够降低心力衰竭患者的并发症和病死率。在动物模型研究中发现，醛固酮拮抗药能够减轻心脏和动脉纤维化，改善大动脉和内皮细胞功能。临床试验研究发现，螺内酯能够降低胶原质转归，维持心率的稳定，减轻室性心律失常，改善内皮细胞功能，扩张血管。醛固酮的这些效应对未来心血管疾病，肾病等的治疗有利。临床试验已经证明，醛固酮拮抗药与ACE抑制药或血管紧张素Ⅱ受体阻滞药合用时，能够减轻蛋白尿。也就是说，醛固酮本身能够促进肾脏的损坏，因此醛固酮拮抗药能够减轻肾脏损伤。

醛固酮拮抗药的适应证如下。

①原发性高血压。当与噻嗪类利尿药合用时，螺内酯对治疗高血压特别有效。醛固酮拮抗药与传统的噻嗪类利尿药一样，对低肾素型高血压患者有效，尤其对于黑人、老年人、伴随有糖尿病的患者来说，更有利。也对代谢综合征患者（肥胖、高血压、胰岛素抵抗、血脂异常等）的治疗有效。所以大部分高血压患者对醛固酮拮抗药敏感。依普利酮对轻度高血压及相关患者（如左心室肥大，糖尿病）的治疗来说是安全有效的。尤其对白人和黑人的高血压患者的治疗更有效，不管是单独使用还是与其他药物（如ACE抑制药、钙离子拮抗剂和β受体阻滞剂），合用均有很好的耐受性。

②顽固性高血压。醛固酮拮抗药与利尿药等不同的抗血压药物合用，仍然难将血压降至目标水平，但是它却在顽固性高血压的治疗中发挥了重要的作用。几项最近的研究发现，醛固酮拮抗药与抗高血压复合药合用时，还能够使顽固性高血压患者的血压下降，在这些研究中，螺内酯的剂量为每日25～50mg。

③醛固酮增多症。醛固酮拮抗药对醛固酮增多症均有效，如肾上腺增生、肾上腺腺瘤，用药量往往高于原发性高血压的药量。

④心力衰竭。在RALES做过一项对照实验，比较螺内酯和安慰剂对心力衰竭患者的差异性。结果发现，当与ACE抑制药、地高辛和袢利尿药合用时，螺内酯每日25mg能够降低病死率，缩短住院时间表19-11。

表19-11 醛固酮拮抗药治疗不同疾病的剂量

药物	用药频率	常规剂量（mg/d）		
		原发性高血压	醛固酮过多症	心力衰竭
螺内酯	qd～bid	25～100	50～200	25～50
依普利酮	qd～bid	50～100	-	-

⑤药物的相互作用。当醛固酮拮抗药与噻嗪类药物合用时，最有利的药物间相互作用，莫过于尿钠增多和保钾利尿效果。对于患有肾功能不全、糖尿病、低肾素性低醛固酮症患者来说，醛固酮拮抗药与ACE抑制药或ARBs合用均可产生高血钾症。

⑥主要不良反应。螺内酯能导致男性患者阳痿和男性出现女性型乳房，导致女性患者绝经前月经紊乱。在肾功能低下患者中，肾脏排钾降低了，易引起高钾血症。另一种造成高血钾病的情况就是肾小管酸中毒，常见于糖尿病患者中。

2）阿米洛利：阿米洛利是保钾利尿药，能够选择性阻滞上皮细胞的钠离子通道，在肾远端小管与相关保钾利尿药合用，能够直接减少醛固酮敏感性的钠－钾交换，从而促进尿钠的排泄。并且还具有扩血管效应。阿米洛利经常作为既定剂量混合药氢氯噻嗪的部分用药治疗原发性高血压。单独或者与其他药物合用，用于治疗糖皮质激素可抑制性醛固酮增多症（glucocorticoid-remediable aldosteronism，GRA），以及其他形式的醛甾酮过多症。当螺内酯因为导致性功能障碍而被限制使用的时候，阿米洛利可以替代它。阿米洛利的不良反应有胃肠道不适和肌痉挛。当用于尿钠排泄受限及慢性肾病患者的时候，易发生高血钾。

3）氨苯蝶啶：氨苯蝶啶为保钾利尿药，能够选择性阻滞上皮细胞的钠离子通道，但是没有阿米洛利的功效大。单独使用的时候影响血压。在临床上，胃肠道的不良反应限制了它的使用。氨苯蝶啶属于弱叶酸拮抗药，但是巨幼红细胞性白血病很少见。氨苯蝶啶不能够被肾脏完全吸收，在肾脏中易形成结晶而导致肾结石。它的使用还会增加尿酸和代谢产物，尤其是对痛风患者来说，需要小心使用。

2. **β受体阻滞剂** β受体阻滞剂（β肾上腺素受体阻滞药）对高血压尤其是对于伴有缺血性心脏病（IHD）、心力衰竭（HF）及心律失常患者治疗有效。β受体阻滞剂从以下方面表现出高度异质性：(原发性拟交感神经活性ISA）程度，膜完整活性，β_1选择性，α_1肾上腺素阻滞活性，各系统对它的水解性及排泄途径，效能及活性持续时间。对于接受了传统的心力衰竭治疗的顽固性左心室功能障碍患者来说，β受体阻滞剂能够降低其病死率，改善临床治疗效果。β受体阻滞剂安全有效，广泛应用于高血压及其他心血管疾病的治疗。

（1）β受体阻滞剂适应证

1）高血压：β受体阻滞剂是对高血压进行治疗的一线药物。推荐的基础来自于大量临床试验证明，它能够降低高血压的心血管发病率和死亡率，然而，这些仅在二级心血管防护中体现，而不是初级心血管防护中体现。由于β受体阻滞剂疗法在初级心血管防护中的相对缺乏，目前有的国家建议，其可以作为治疗高血压患者的常用药物，特别是对那些还伴有心血管疾病、心力衰竭，以及心律失常的高血压患者来说。目前，有人将β受体阻滞剂不能在初级预防中起作用归因于全球广泛使用的阿替洛尔。因为大部分临床学试验都会使用阿替洛尔，其半衰期仅6～9小时。

2）心绞痛：没有发现β受体阻滞剂的禁忌证时，β受体阻滞剂被用于心绞痛的初级治疗。对患有顽固性心绞痛患者的临床学试验研究发现，β受体阻滞剂与CCBs有相似的临床效果。所有的β受体阻滞剂对心绞痛有同样有效的缓解作用，原因可能是由于他们能够控制心率降低血压。对心绞痛患者来说，将硝酸盐类与β受体阻滞剂合用可能比单独使用更有效。对于仍然伴随心绞痛症状的患者来说，将β受体阻滞剂与CCBs合用可能比单独使用某一药物会有更好的临床学效果。

3）心律失常：β受体阻滞剂的抗心律失常作用仅仅被认为是一种经典效应，这样的分类对那些拟交感神经活性本身就没什么效应的因子来说，可能会过于简单化。β受体阻滞剂单独或者与其他抗心律失常药合用时，可以治疗各种各样的心律失常，如心肌局部缺血导致的快速心律失常、二尖瓣脱垂及间歇性心房颤动。β受体阻滞剂还对窦性心动过速患者有效，而无论这个患者是否还患有高血压。虽然β受体阻滞剂对心室期前收缩的抑制效果并不是很强，但是却能够降低突发的非节律性心律失常发生率，以及心肌梗死所致的死亡率。

4）心肌梗死：在2001年的AHA/ACC对心肌梗死的二级预防指南中，推荐对心肌梗死患者使用β受体阻滞剂。这样的推荐在JNC 7，以及2007年的ACC/AHA对IHD的高血压治疗中，得到了一再的重申。在挪威多中心研究中的BHAT试验中使用普萘洛尔发现，它能够显著降低死亡率和心肌再梗死率。但是，这些研究中的样本并不包含那些有症状性心力衰竭的患者，以及那些同时接受心力衰竭疗法的患者。在以后的实验中，如SAVE及AIRE实验中发现，β受体阻滞剂甚至能够在不依赖ACE抑制药的情况下降低CVD死亡率。β受体阻滞剂是唯一不含ISA的能够降低死亡率、急性心肌梗死存活者再梗死率的药物。作为唯一有α阻滞活性的β受体阻滞剂——拉贝洛尔，还没有有关其对心肌梗死后患者的研究。卡维地洛比拉贝洛尔的α阻滞活性低，但是在CAPRICORN实验中发现，其降低左心室功能障碍发生率和死亡率的效果优于拉贝洛尔。

5）心力衰竭：有两项荟萃分析对样本量大于 3000 例心力衰竭患者进行了研究，评估了各种各样的 β 受体阻滞剂（比索洛尔、布新洛尔、美托洛尔、卡维地洛、奈必洛尔）对心力衰竭的治疗效果。两项分析均证明了 β 受体阻滞剂能够降低心力衰竭患者的死亡率和住院率。很多大型试验也验证了 β 受体阻滞剂对心力衰竭患者的疗效，如 MERIT–HF、CIBIS– Ⅱ、COPERNICUS 等。在这些研究中，每天服用两次 β 受体阻滞剂缓释剂或短效药是有效的。对稳定性慢性心力衰竭，初始小剂量的 β 受体阻滞剂开始，根据耐受性，缓慢逐渐加量，一般 2 ～ 3 个月达到目标剂量。

（2）抗高血压机制和药代动力学差异：有关 β 受体阻滞剂能够降低血压的机制也是一致的。其机制如下：降低心率和心输出量；中枢神经系统的作用；抑制肾素的释放；减少静脉回流和血浆容量；降低周围血管的抵抗（ISA 药物及 α、β 受体阻滞剂）；减低血管紧张度；改善血管顺应性；压力感受器水平重置；作用于 β 受体，减少去甲肾上腺素的释放；减少茶酚胺类对运动、紧张等的压力应答。

β 受体阻滞剂虽然在结构上有不同，但是都有相同的疗效。芳（族）环的不同导致了药代动力学上的差异：胃肠道吸收率、首过肝代谢率、脂溶性、蛋白结合、中枢神经系统渗透率、心肌中的浓集、肝脏中的生物转化率、代谢物的药理活性、肾清除率。这些差别之间的联系，取决于患者的个体治疗差异性。与 ACE 抑制药和 ARBs 相反，β 受体阻滞剂是由于其原发的化学活性特征的不同导致了临床结果的不同。

β 受体阻滞剂的水溶性影响其代谢和排除途径，根据其水溶性，β 受体阻滞剂可以分为两大类。其代谢并不受疾病尤其是肾衰竭的影响。

脂溶物主要通过肝脏代谢，在不同的血浆浓度下半衰期很短。普萘洛尔和美托洛尔都属于脂溶性物质，几乎都经小肠吸收，大部分由肝脏代谢。生物利用度差别很大，半衰期相对较短。每日 1 次或者 2 次给药能够达到很好的疗效，原因就在于临床药理作用的短效性与血液中半衰期之间没有联系。

每种 β 受体阻滞剂的持续药效差别很大。很多 β 受体阻滞剂（尤其是阿替洛尔），不能够 24 小时维持药效或者对晨起时的高血压无效。对于脉率依赖性高血压患者来说，逐步增加剂量很有效。

卡维地洛、美托洛尔和普萘洛尔缓释剂每日服用 1 次均有疗效。也有晚上服用的普萘洛尔缓释剂。研究发现，美托洛尔和普萘洛尔合用时，比各自单独使用时的血浆水平曲线更平稳。舌下含服和鼻腔喷雾剂型由于能够迅速发挥对 β 受体阻滞作用，正广泛应用于临床试验。环戊噻嗪短效 β 受体阻滞剂可以用于需要短期治疗及术中高血压、室上性心动过速的患者。由于肝酯酶和血液对其迅速代谢，其半衰期很短（＜15 分钟）。

临床上对 β_1 受体阻滞药的受体选择性做了大量的研究，但是结果仍未明了。当用药剂量很低时，β_1 受体阻滞药能够选择性抑制心肌细胞上的 β_1 受体，但是却对支气管和血管平滑肌上的 β_2 受体影响较小。当剂量很高时，β_1 选择性阻滞药就能够阻止 β_2 受体。因此，β_1 选择性阻滞药对于哮喘患者和慢阻肺患者来说，至少比非选择性阻滞药安全。β 选择性阻滞药与非选择性阻滞药相比的第二个优势在于，低剂量的 β_1 选择性阻滞药可能不能够阻滞调节小动脉扩张的 β_2 受体。这一可能性仍未得到验证，β 受体阻滞剂能够治疗外周血管疾病。

（3）β 受体阻滞剂的一些特性

1）原发性拟交感神经活性或部分激动活性：某些 β 受体阻滞剂（吲哚洛尔、醋丁洛尔）实际上对 β_1 受体位点，β_2 受体位点的结合来说，仅具有部分激动性。

2）α、β 肾上腺素复合剂的阻滞活性：拉贝洛尔，甚至是更小药效的卡维地洛都属于阻滞 α 肾上腺素受体的 β 受体阻滞剂。与其他 β 受体阻滞剂一样，对治疗高血压及心绞痛有效。在临床上，额外的 α 肾上腺素阻滞功能证明了其相对的体位性不耐受特性，表现为直立性低血压的突然加剧。

3）膜稳定性活性：当高于临床用药剂量的时候，某些 β 受体阻滞剂表现出了局部麻醉膜稳定性的功能，具有潜在的抗心律失常活性。

4）NO 释放活性：奈必洛尔属于选择性 $β_1$ 受体阻滞药，它还具有加强 NO 活性的扩血管效应。是否应该将这些额外的作用获益于临床仍待研究（表 19-12）。

表 19-12　β 受体阻滞剂降低血压的药效学特点

药物	$β_1$ 阻滞药效价比（普萘洛尔 =1.0）	$β_1$ 选择相关性	固有的拟交感神经活性	膜稳定活性
阿替洛尔	1.0	++	0	0
倍他洛尔	1.0	++	0	+
比索洛尔 [a]	10.0	++	0	0
卡维地洛 [b]	10.0	0	0	++
拉贝洛尔 [c]	0.3	0	+	0
美托洛尔	1.0	++	0	0
普萘洛尔	1.0	0	0	+
索他洛尔	0.3	0	0	0
噻吗洛尔	0.6	0	0	0

注：+ 中效；++ 强效；0 无效

a 比索洛尔当与较少剂量的利尿药合用时，仍然可作为治疗高血压的一线药物；

b 卡维地洛具有扩张周围血管活性和阻滞 α 肾上腺素活性的作用；

c 拉贝洛尔还有阻滞 α 肾上腺素活性和直接扩张血管的作用，在高血压急症的时候可静注；

（4）临床使用：β 肾上腺受体阻滞药具有等量的抗血压效果；但是目前的一项 META 分析说明，阿替洛尔对心血管终点的保护作用比其他 β 受体阻滞剂小。目前，关于重度主动脉硬化患者服用 β 受体阻滞剂时收缩压升高的原因众说纷纭，估计是由于动脉硬化时的心搏出量的增高，导致了重度主动脉硬化。β 受体阻滞剂剂量的增高或者是 α、β 受体阻滞剂合用会导致水钠潴留，那时就必须使用利尿药。对于有冠状动脉疾病的患者来说，突然停用 β 受体阻滞剂，尤其是在高剂量的时候突然停药，会导致心动过速和心绞痛。因此高危患者均推荐使用阶梯减量法（表 19-13）。

表 19-13　β 肾上腺素受体阻滞药临床应用剂量

药物	剂量 mg（次 / 天）	注释	固定剂量复方剂
醋丁洛尔	200 ～ 800（qd）	$β_1$ 选择性，ISA	—
阿替洛尔	25 ～ 100（qd）	$β_1$ 选择性	复方氨酰心安
倍他洛尔	10 ～ 20（qd）	$β_1$ 选择性	—
比索洛尔	2.5 ～ 20.0（qd）	$β_1$ 选择性，合成药的初级疗法	比索洛尔 + 氢氯噻嗪
卡维地洛	3.125 ～ 25.0（qd ～ bid）	αβ 受体阻滞剂合用，直立性低血压	—
拉贝洛尔	100 ～ 400（bid）	αβ 受体阻滞剂合用，直立性低血压	—

续表

药物	剂量 mg（次 / 天）	注释	固定剂量复方剂
美托洛尔	25 ～ 200（qd ～ bid）	β_1 选择性，常效备用药	—
纳多洛尔	40 ～ 320（qd）	—	纳多洛尔和苄氟噻嗪
吲哚洛尔	5 ～ 12（bid）	原发性拟交感神经活性	—
普萘洛尔	10 ～ 240（qd ～ bid）	常备药	盐酸萘心安
噻吗洛尔	20 ～ 60（bid）		噻吗洛尔 + 氢氯噻嗪

注：ISA 原发性拟交感神经活性

（5）不同人群的反应：没有对 β 受体阻滞剂反应的预测物，但是当高血压患者心率快的时候，血压的改变就能够预测 β 受体阻滞剂反应（应答）。β 受体阻滞剂对运动功能亢奋（焦虑的躯体症状如震颤、出汗和心动过速）的患者有效。血浆肾素活性与 β 受体阻滞剂的应答之间有较弱的关系。小型研究发现，那些对 β 受体阻滞剂敏感的患者对 ACE 抑制药或者是 ARB 的应答也很好，但是对利尿药和钙离子拮抗剂的应答活性就较低。某些亚群，特别是那些低肾素型和食盐敏感性的高血压患者，如黑人中的高血压患者，却对单一疗法的 β 受体阻滞剂表现出较低的应答，但是当与利尿药合用的时候，血压对 β 受体阻滞剂应答在种族上的差异就消失了。老年人和糖尿病患者对 β 受体阻滞剂的应答不同。

（6）高血压急症：一般来讲，标准剂量的 β 受体阻滞剂静脉注射对血压的降低效应较小。但 α 和 β 受体阻滞剂拉贝洛尔效果很好，这是目前唯一使用的经静脉注射药，对高血压急症，以及术中或术后高血压管理是有效的药物。

（7）临床其他用途：口服 β 受体阻滞剂可以用来治疗心绞痛、肥厚型心肌病、高动力性循环、原发性震颤及外周头痛，在妊娠合并高血压时也可以谨慎使用。某些 β 受体阻滞剂能够降低心肌梗死存活者的死亡率，改善心力衰竭患者的临床结局。虽然 β 受体阻滞剂能够减少左室质量，但是在这方面的功效却没有其他抗高血压药物好。β 受体阻滞剂疗法可能会对术中高血压有效。虽然这些药物是否能够有效降低术中的风险仍是问题。但是，他们对心脏病患者经历心脏或非心脏手术时的对抗心肌缺血的有利作用，却是有理可循。

（8）与其他药物的合用：当同时给予利尿药的时候，β 受体阻滞剂的抗血压效应就能够得到大大的加强。6.25mg 氢氯噻嗪与 β 受体阻滞剂合用时能有本质上的降低血压效应，这一结果已经得到了 FDA 的审批，将氢氯噻嗪与比索洛尔合用作为初始治疗。当与肼屈嗪、米诺地尔、二氢吡啶 CCBs 合用时，对血管扩张性心动过速也有效。我国 SFDA 已批准小剂量尼群地平 / 阿替洛尔固定复方制剂上市。

（9）不良反应和禁忌证：大部分 β 受体阻滞剂在平常剂量的时候禁用于支气管痉挛性哮喘，失代偿性心力衰竭，心脏传导阻滞，以及病（态）窦（房结）综合征。对胰岛素依赖型糖尿病患者来说也应该谨慎使用。因为它可能会恶化糖耐量异常，掩盖低血糖症状，延长低血糖的恢复，增加低血糖的高血压应答强度。确诊的 IHD 患者不能够突然停用 β 受体阻滞剂。长效二氢吡啶和非二氢吡啶药是缓解心绞痛的药物。大部分 β 受体阻滞剂可以增加血浆甘油三酯水平，降低高密度脂蛋白胆固醇水平。β 受体阻滞剂与 ISA 或 α 受体阻滞药合用对血脂没有作用或作用很小。

地尔硫䓬或维拉帕米与 β 受体阻滞剂合用时会对窦房结和房室结起抑制作用，提高负性收缩力。H_2 受体拮抗剂与维拉帕米或 β 受体阻滞剂合用时也可能会抑制心肌梗死。β 受体阻滞剂与利血平合用会导致心动过缓或晕厥。与苯丙醇胺、麻黄碱、伪麻黄碱、肾上腺素合用时，由于有 α 受体导致的血管收缩效应，会使血压增高。

3. **α 受体阻滞药** 选择性 α 受体阻滞药（α 肾上腺素受体阻滞药），阻滞了去甲肾上腺素突触后的血管收缩效应而降低血压。在药代动力学上，选择性 α_1 受体阻滞药使动静脉扩张达到平衡，并且不增加心输出量、其降低直立位血压的效果强于降低仰卧位血压的效果。α_1 肾上腺素拮抗药能够降低良性前列腺增生患者的尿道综合征。α 受体阻滞药在降低心力衰竭的发生率的效果上没有利尿药的效果好。临床上有一些用于治疗高血压和前列腺病的 α 受体阻滞药。

（1）α 受体阻滞药的选择性：临床上，根据 α 受体阻滞药影响 α_1、α_2 亚型的能力可以将它们分为几类。大体来说，可分为 3 种亚型：非选择性（$\alpha_1+\alpha_2$）受体阻滞药（酚妥拉明、酚苄明），选择性突触前 α_2 肾上腺素受体阻滞药（育亨宾、α- 育亨宾），选择性的突触后 α_1 受体阻滞药（哌唑嗪、特拉唑嗪、多沙唑嗪）。

1）选择性 α_1 受体阻滞药：α_1 受体主要存在于血管平滑肌细胞后突触地位置，主要功能是调节去甲肾上腺素的收缩血管效应，哌唑嗪、特拉唑嗪及多沙唑嗪属于喹唑啉复合物，在对高血压的治疗中发现，它们属于突触后 α 受体阻滞药（表 19-14）。这些药物对 α_1 受体亚型（α_{1A}、α_{1B}、α_{1D}）具有高度的选择性，即使是在大剂量用药的时候，也不会抑制 α_2 肾上腺素受体、乙酰胆碱（毒蕈碱类）或 5- 羟色胺。

2）非选择性 α 受体阻滞药：就对受体的结合作用来说，非选择性 α 受体阻滞药可以分为竞争性（酚妥拉明）或是非竞争性（酚苄明）的拮抗药。由于 α_2 肾上腺素受体抑制中枢和外周神经系统去甲肾上腺素的释放，非选择性 α 受体阻滞药（具有 $\alpha_1+\alpha_2$ 拮抗作用的药物）选择性比 α_1 受体阻滞药更能够增加交感神经的输出和去甲肾上腺素的释放。使用选择性和非选择性阻滞药的时候，易发生 β 受体调节的心动过速和肾素的分泌。这就是为什么在治疗高血压时不使用非选择性 α 受体阻滞药的原理。

3）选择性 α_2 拮抗药：育亨宾选择性突触前 α_2 肾上腺素受体可以增加血压和心率，该药偶尔会用于自主功能不全的患者。

（2）α、β 受体阻滞剂：拉贝洛尔属于非选择性 β 受体阻滞剂，它表现出具有选择性拮抗 α_1 肾上腺素受体的效应，拮抗能力相当于酚妥拉明的 10%。卡维地洛也是一种具有选择性拮抗 α_1 肾上腺素受体的 β 受体阻滞剂，阻滞作用稍逊于拉贝洛尔。卡维地洛是临床上治疗心力衰竭和高血压的主要 β 受体阻滞剂。

表 19-14 选择性 α_1 受体阻滞药

药名	用药频率	开始剂量（mg）[a]	维持剂量
哌唑嗪（盐酸哌唑嗪）	bid ～ tid	1	5 ～ 10mg, bid
多沙唑嗪	qd ～ bid	1	4 ～ 16mg, qd
特拉唑嗪	qd ～ bid	1	5 ～ 20mg, qd

注：a 建议在开始的时候，睡前使用小剂量 α_1 受体阻滞药，以减少直立性低血压

（3）α 受体阻滞药的不同效应

1）血压方面的效应：高血压时，交感神经过度兴奋，以及伴随发生的突触后 α_1 肾上腺素受体的过度激活，是选择 α_1 受体阻滞药作为抗高血压药物的原理。当这些药物合用时，能够在不改变心输出量的同时降低血压，因为联合用药平衡了动静脉的扩张。α_1 受体阻滞

药选择性抑制的药代动力学效应在运动的时候也能发挥作用，它比β受体阻滞剂更能够有益于心脏。

2）前列腺慢性病：α_1 肾上腺素受体能够调节尿道括约肌。有关 α_1 受体阻滞药是否能够减轻尿道综合征尚未得到证明，但是其对前列腺和非前列腺组织的作用很重要。膀胱、尿道、输精管、中枢神经系统、神经节神经末梢上的 α_1 肾上腺素受体都能够影响α受体阻滞药治疗尿道综合征的效果。

3）心室肥大：刺激心脏 α_1 肾上腺素受体能够产生强大的心室肥厚效应，左心室肥厚的逆转与选择性 α_1 肾上腺素抑制药有关。在临床上，尚不能够证明 α_1 受体阻滞药能够导致心室肥大的发生。

4）心力衰竭：抗压降脂预防心脏病临床试验（ALLHAT），并未发现4个干预组之间（氨氯地平、氯噻酮、多沙唑嗪、赖诺普利）在主要终点（致命性充血性心力衰竭和非致命性心肌梗死）上有统计学差异。但是，多沙唑嗪由于如下原因被过早停用：①未能证明其在主要终点优于利尿药。②比氯噻酮在二级终点上的益处少（心血管病15%的发生率及2倍高的心力衰竭发病率）。在缬沙坦心力衰竭试验中发现，α受体阻滞药与硝酸盐类合用对已确诊的心力衰竭治疗有效。

5）脂类效应：虽然没有研究证明，选择性 α_1 肾上腺素受体能够降低血脂异常患者2%～3%的总胆固醇水平、3%～4%的低脂蛋白水平和甘油三酯的3%～4%，并增加高密度脂蛋白胆固醇水平。但是，这些效应却是以下几种机制的结果：低密度脂蛋白受体数目的增加、低密度脂蛋白复合物的增加、脂蛋白胆固醇活性的刺激，以及饮食中胆固醇吸收的减少。并且，多沙唑嗪的6–羟基和7–羟基代谢物抑制了低密度脂蛋白胆固醇的氧化作用。在ALLHAT试验中，虽然服用多沙唑嗪作为原始疗法的患者出现了更多的心脏病症状，尤其是心力衰竭，但还是发现了 α_1 受体阻滞药对脂类和葡萄糖的作用。

6）葡萄糖耐受性：选择性 α_1 受体阻滞药对伴随胰岛素抵抗、高血糖、非胰岛素依赖型糖尿病的高血压患者的另一个好处就是，它能够改善患者对胰岛素的敏感性。降低之前升高的血浆胰岛素水平，降低空腹血糖水平。这些“胰岛素敏感”效应属于中度水平，但是，α_1 受体阻滞药并不是治疗高血糖症状的特效药。

（4）选择性α受体阻滞药的治疗

1）高血压：无论是作为单一疗法还是作为复合物使用，选择性 α_1 受体阻滞药（表19-15）均是有效的抗压药。年龄、种族和性别并不影响血压对这些药物的应答。大约有一半的原发性高血压患者使用了 α_1 受体阻滞药单一疗法之后，舒张压达到＜90mmHg。在大量的安慰剂对照试验中，每日服用1次多沙唑嗪和特拉唑嗪，在用药后24小时，发现能够将标准姿势时的血压降低10/8mmHg，将仰卧位时的血压降低9/5mmHg。

2）联合疗法：在临床实践中，α_1 受体阻滞药作为二级高血压多中心治疗药的组分，其使用最宽泛。在降低糖尿病和慢性肾病患者的血压，使其达到目标血压（＜130/80mmHg）时，它们是很有效的辅助药。当这些药物与ACE抑制药、血管紧张素Ⅱ受体阻滞药、β受体阻滞剂、钙离子拮抗剂、利尿药和直接扩血管药合用时，药效会增强。在ASCOT试验中，药物的分配如下：氨氯地平5～10mg（n=9639），另加培哚普利4～8 mg以使血压达到＜140/90 mmHg，或者是阿替洛尔50～100mg（n=9618），再加苄氟噻嗪1.5～2.5mg。目前在美国并未应用，多沙唑嗪GITS试验，对11 702个样本试验中发现，可平均降低11.4/6.4mmHg；30%的随机样本在用了多沙唑嗪后达到了目标血压。由于

α 受体阻滞药的单一疗法也有效，因此，必须逐步滴加以达到可用的剂量范围值（哌唑嗪 10 ～ 20mg/d，特拉唑嗪 8 ～ 16mg/d）。

3）利尿药治疗：α_1 受体阻滞药仍然导致大部分患者水钠潴留，但是这一效应比直接的动脉扩张药弱。为了维持抗血压效应，这些药物经常需要和利尿药合用，但是这样容易造成更加剧烈的直立性血压降低。

4）嗜铬细胞瘤和高血压危象：妥拉明属于弱安定药，释放儿茶酚胺，经常作为急性重症高血压的特效药。酚苄明属于非选择性、非竞争性 α 受体阻滞药，仍然是嗜铬细胞瘤和不能手术的转移性嗜铬细胞瘤术前管理的重要口服药物。

5）前列腺慢性病：包括阿夫唑嗪和坦洛新（该药并不用于治疗高血压）在内的 α_1 受体阻滞药仍然被广泛用来治疗伴有前列腺良性增生，以及膀胱口堵塞的 LUTS 患者。

（5）不良反应：选择性 α 受体阻滞药有很好的耐受效应，也有下列不良反应：哮喘（2%），鼻塞（2%），眩晕（1%）。其中眩晕是由于 α_1 受体阻滞药降低了直立位时的脑血流量和脑血压，尤其是当 α_1 受体阻滞药与利尿药（更能够降低心脏前负荷）合用的时候。然而，在直立性高血压的时候仍然能够感到眩晕。重度高血压患者在首剂量的时候仍然能够出现明显的“首剂量效应”，特别是服用短效药如哌唑嗪的时候，这个效应更明显。由于随后出现的水钠潴留，首剂量效应能够部分或很快的消退。当与其他很多药物合用，首次小剂量使用（1mg 或更少），晕厥很少出现，其发生率＜1%。接受尿道膀胱功能改造的患者服用 α_1 受体阻滞药会出现尿失禁。在安慰剂对照试验中发现，出现血色素、白细胞、总蛋白、白蛋白水平降低是由于血液稀释，其次是液体的潴留。

4．中枢及周围交感神经阻滞药 中枢的 α_2 交感神经激动剂（甲基多巴、胍那苯、胍法辛）可以通过减少交感神经系统的冲动传出，降低周围的血管阻力和心率，从而起到降低血压的作用。可乐定是中枢 α_2 肾上腺素受体和 I1- 咪唑啉受体的激动剂；莫索尼定和利美尼定主要激动 I1- 咪唑啉受体，而对 α_2 肾上腺素受体的激动作用较弱。中枢交感神经阻滞药对于伴有焦虑的患者较为有效，但是主要的不良反应有嗜睡、口干、退药时反跳性的高血压和皮下给药时的皮肤过敏反应（可乐定）。周围交感神经阻滞药（利血平、胍乙啶、胍那决尔）减少了神经终末端去甲肾上腺素的释放，降低站立体位时周围动静脉反射性的收缩，容易引发直立性低血压；性功能障碍与药物之间的相互作用限制了它们的使用。

降低交感神经传递的药物是最早使用的降压药的成分。虽然它们大多都能够起到降低血压的作用，但是它们的不良反应限制了它们在临床上的广泛使用。在美国，这一类药物常被作为一种普通的备用药；神经阻滞药很少使用，在美国只有一些特殊的情况下才会使用。

（1）中枢交感神经阻滞药：中枢交感神经阻滞药通过影响脑干部交感神经的控制中枢，直接减少心脏和外周血管的交感神经的冲动，降低血压。这些药物对高血压伴有焦虑的患者较为有效，特别是有交感过度兴奋的临床表现的患者较为有效。中枢的交感神经阻滞药单独使用时效果不佳，部分的原因是它们会引起水钠潴留，所以该类药物常与噻嗪类利尿药联合使用。可乐定是这一类药物的代表药物。在一项退役老兵的研究中发现，可乐定在白人中的效果比在黑人中的效果要好，并且在老年黑人效果好于青年黑人。中枢的交感神经阻滞药一般不作为常用降压药推荐，可作为难治性高血压或特殊类型高血压的一种治疗选择（表 19-15）。

1）甲基多巴：甲基多巴的作用相对缓慢，最初被用于治疗妊娠引起的高血压上。甲基多巴同样也适用于对可乐定的停药引起的反跳性高血压严重或者不能忍受可乐定的不良反应的患者。通过静脉注射甲基多巴治疗高血压的极危重症，已经被其他更为有效的药物取代了。

已经发现甲基多巴可引起过敏性增高的反应，包括肝炎和 Coombs 试验阳性的溶血性贫血。但是 Coombs 试验阳性的患者如果没有出现溶血性贫血，并不需要停药。

少数患者还会因为服用甲基多巴出现明显的发热现象。甲基多巴和它的代谢产物会影响儿茶酚胺的检测。对于新的儿茶酚胺检测方法来说这不是一个问题。甲基多巴还会影响其他药物的疗效，它禁忌与单胺氧化酶抑制药同时使用，因为二者同时使用可引发高血压危象。

表 19-15　中枢交感神经系统阻滞药

药　物	用　法
甲基多巴	口服：125mg，250mg，500mg 片剂；口服和肠外混悬液（50mg/ml）；通常的口服剂量为每天 500 ～ 2000mg，分 2 ～ 4 次服用
可乐定	口服片剂：0.1mg,0.2mg,0.3mg，通常的剂量：0.2 ～ 0.6mg 分两次服用；皮下给药系统 1，2，3（分别含 2.5mg,5.0mg,7.5mg）；皮下贴 1 周使用一次
胍那苯	口服片剂：4mg, 8mg，常用剂量，8 ～ 32mg，每天分两次服用
胍法辛	口服片剂：1mg,2mg，常用剂量，睡前 1 ～ 2mg

2）可乐定：口服的可乐定起效快，30 ～ 60 分钟即可起效，它常用于处理高血压引起的急重症。另外，还有一种皮下的给药方法，可以在 7 天内持续给药，但是在撤药后，仍需要 1 ～ 2 天的时间达到最佳效果，即使血压在 8 ～ 24 小时内保持平稳，可乐定的药效才能够达到峰值。当这种皮下贴被埋在胸部或者上臂部的时候吸收最好。

如果给予高剂量的可乐定（通常≥0.1mg，虽然有时候稍低）后，忽然间的停药会引起交感神经冲动过多的传出，引起血压的反跳。这种反跳虽然在皮下给药的可乐定皮下贴中较少出现，但是也会发生。如果与 β 受体阻滞剂一块使用的话，这种反跳性的高血压会更加严重。有 20% 的可乐定皮下贴的使用者出现皮肤的过敏反应。

3）胍那苯：胍那苯在临床上使用较可乐定少，但是它的代谢和效果与可乐定相似。它的药效更为持久，忽然停药造成的反跳性高血压较少。在某些患者身上，它的药效不及可乐定，但是它也较不容易导致直立性低血压。

4）胍法辛：胍法辛与同类的其他药物不同，它的药效持续时间长（24 小时）可以让患者每日只服用一次胍法辛。通常建议患者晚上服药，这样可以控制早上的儿茶酚胺水平的波动，同时可以缓解它中度的镇静作用。与同类的其他药物一样，胍法辛与小剂量的利尿药联合使用时效果最佳，可以增强其降压的效果，又可以将它对中枢神经系统的影响降至最低。当每日的服用剂量大于 1mg 时，它的不良反应明显增多。

5）咪唑啉阻滞药：欧洲的患者能够使用到莫索尼定和利美尼定，但是美国却不行。另外，期望莫索尼定降低交感神经冲动传出，从而能够改善心力衰竭患者病情的愿望并未能在临床试验中获得证实。

6）不良反应：嗜睡和口干（40%）是最常见的不良反应，也是患者不能够坚持服用中枢交感神经阻滞药的最主要原因。其他的中枢镇静剂和酒精的使用也会加重其镇静的作用。口干通常令患者烦恼，唾液分泌的减少可能会增加牙周疾病的发生，增加口腔护理的需求。

这类患者有时候会需要唾液的替代物。

（2）周围交感神经阻滞药：周围交感神经阻滞药有一个共同的机制就是减少节后交感神经终末端的去甲肾上腺素。利血平还有其他周围交感神经阻滞药不具备的中枢神经系统机制，因此这些周围交感神经阻滞药的不良反应并不完全一致。利血平仍然是在世界范围内应用最为广泛的药物。然而，利血平、胍乙啶、胍那决尔与其他能够影响节后神经儿茶酚胺代谢的药物一同使用时可能会发生危险。在出现了其他更为有效安全的抗高血压药物以后，它们的使用已经减少了。胍乙啶、胍那决尔现在已经很少用了。

1）作用机制：这一类药物通过儿茶酚胺氢泵机制进入交感神经元，并取代储存颗粒中与结合蛋白结合的去甲肾上腺素，使儿茶酚胺氧化。这使得神经元内的去甲肾上腺素枯竭，降低由神经冲动控制的心脏、血管的基础水平。这种儿茶酚胺枯竭的状态引起反射性外周肾上腺素受体的上调，使个体对内源性和外源性的儿茶酚胺和拟交感神经作用的药物十分敏感。当个体发生体位变化的时候，机体能够立即以周围血管收缩的方式做出反应的能力受损，容易引发直立性低血压。另外，利血平还会消耗包括心脏在内的其他组织中的儿茶酚胺的储存，来减少 5- 羟色胺的水平。

2）药物的差别：利血平是一种长效、有效、廉价的降血压药物，并且使用剂量小（每日 0.05mg），特别是当它与利尿药合用时，它的效果更加显著。大部分不良反应与高剂量的药物有关。胍乙啶很难控制剂量，因为它的作用广泛，而且药效持久，直立性症状发生率高。这种药物的作用非常强烈，仅用 10mg 的胍乙啶就能够降低某些顽固的高血压。胍那决尔是一种短效药，较胍乙啶容易控制剂量，同时引起腹泻和直立性低血压的发生率较低。胍那决尔通过肾代谢，因此对于肾功能不全的患者需要调整药量。同时，这些药物也会引起与剂量相关的水钠潴留，而降低了它们降压的药效。因此，如果是长期使用这些药物，仍然需要加入利尿药。

3）不良反应：利血平可引起鼻塞，也可引发抑郁。它可以增加胃液的酸度，导致一些由于酸度过高引发的消化性疾病，影响肠道蠕动，造成溃疡性结肠炎和沉积性胆绞痛的恶化。三环类抗抑郁药物会影响神经元对胍的摄取，从而影响胍乙啶和胍那决尔的效果。如果这些药物与单胺氧化酶抑制药合用，会引发高血压危象，所以帕金森病患者禁止服用该类药物。在患有嗜铬细胞瘤的患者身上，周围交感神经系统阻滞药可能引发高血压危象。腹泻是胍乙啶的不良反应之一，胍那决尔引发的腹泻较少。逆行性射精是这些药物的另一个不良反应。

5. 肾素抑制药 肾素抑制药阻碍了肾素 – 血管紧张素 – 醛固酮系统（RAAS）的生理反应步骤。肾素抑制药是有效、长效的降压药物，患者对它的耐受力与其他的 RAAS 抑制药相似。临床试验需要进一步探讨这一类药物对心血管系统和肾脏系统的影响。

随着血管紧张素转化酶（ACE）抑制药、血管紧张素受体阻滞药（ARBs）的广泛使用，肾素 – 血管紧张素 – 醛固酮系统（RAAS）阻滞药在高血压的管理控制中发挥了重要的作用。最新的 RAAS 阻滞药是肾素抑制药这一类的药物。

（1）比较肾素 – 血管紧张素 – 醛固酮系统阻滞药的药物

1）RAAS 阻滞药的原理：RAAS 阻滞药有许多优点，包括较为满意的血液动力学作用，抑制与血管紧张素Ⅱ有关的毒性因子的产生，包括一些促炎性反应细胞因子，氧自由基和其他细胞纤维化的因子（如生长因子 β 和血纤维蛋白溶酶原活性抑制因子 1）。因此，一个合理的目标就是希望能够阻滞这个系统。在过去的几年里，人们关注的焦点从 RAAS

系统抑制药是否对各个人群均有效转化成了另一个新的问题：我们怎么样能够最好地阻滞RAAS？许多研究开始探讨ACE抑制药和ARB联合使用的效果、高剂量的ARBs的效果、最新的肾素抑制药的效果。

2）肾素抑制药的原理：当RAAS受ACE阻滞，肾内血管紧张素Ⅱ的下降将激活短距离的反馈回路，使肾素的合成并释放快速增加。这种反应，至少部分抵消了ACE抑制药或者ARB有益的效果。

早在50年以前人们就认识到，阻滞RAAS的重要环节是在肾素与基板[血管紧张肽原（AGT）]交互的过程中，因为这是这个系统中的生理限速阶段。对“生理限速阶段”概念的认识是很重要的，虽然对于这个反应中最低速度（Km酶反应速度）很难概念化，但当我们看到肾素级联反应中实际的AGT浓度及其产物的关系时，我们就不难理解这里面的关系。在这个循环中，血管紧张素Ⅰ的浓度几乎是血管紧张素Ⅱ浓度的两倍。因此，ACE将血管紧张素Ⅰ转化为血管紧张素Ⅱ的速度较快。相反，AGT与血管紧张素Ⅰ的浓度梯度大约为5000：1。很显然，如果想要有效地阻滞整个RAAS，一个理想的步骤就是阻滞这个循环中梯度最大的位置。肾素抑制药是唯一一类可以完全阻滞RAAS的药物。肾素抑制药的化学计量学原理认为，当给予足够的剂量时，就会有足够的肾素抑制药能够阻滞治疗之前就存在的和短距回馈途径产生的所有肾素。

（2）药理学：最早的肾素抑制药是通过静脉注射给药的，它们可以降低血管紧张素的水平，降低血压，并且不良反应较少。这些药物的药效弱，口服的生物利用率低、短效，合成的成本较高。这些因素使得这些药物的生产受到限制。阿利吉仑，一种辛酰胺，是最早的非肽、低分子、高效、转化后的肾素抑制药。这些通过分子合成而来的药物有较强的药效，对人体的肾素有特异性。

（3）药代学：阿利吉仑的生物利用率极低，仅为2%～3%。但是却非常有效，这是因为它对人肾素的拮抗作用很强。口服阿利吉仑后2～4小时，血清的药物浓度达到峰值，它的半衰期为24～36小时。每日使用阿利吉仑，会使阿利吉仑在体内储积。与食物一起服用会影响阿利吉仑的吸收，但是这种影响并没有临床意义。肾脏的代谢不是阿利吉仑代谢的主要途径，因此对于肾衰竭的患者并不需要调整用量。

（4）药物代谢及其药物的相互作用：在体外试验中发现CYP3A4同工酶与阿利吉仑的代谢有关，这也解释了这种药物与其他药物之间的相互关系。依贝沙坦会使阿利吉仑的最高血药浓度下降50%左右，当与阿托伐他汀一同使用的时候，阿利吉仑的最高血药浓度和曲线下面积会增强50%；阿利吉仑可以使速尿的曲线下面积和最高血药浓度下降30%和50%。

（5）药效

1）动物模型：阿利吉仑对人体肾素较高的特异性限制了在动物模型上的实验。在钠耗竭的有意识的狨猴原始模型上的一些研究发现，阿利吉仑能够有效地降低血压，药效超过24小时，对心率却无任何影响。当剂量加大时，血清中活性的肾素浓度加大，但是对血清肾素的活性抑制程度也加大，表明对肾素的抑制作用。虽然血清活性肾素的浓度加大了，但是血管紧张素Ⅰ和血管紧张素Ⅱ的浓度仍然十分低，表明了它对RAAS有效的抑制作用。

在经过双重基因改造的鼠类模型中，这些鼠既有人的肾素也有人的血管紧张素肽原基因，可以通过器官的损伤程度来判断灵长类肾素抑制药的作用。这些鼠，由于肾素水平的异常，在幼年就发生了严重的高血压和器官损伤。阿利吉仑可以降低蛋白尿的发生，同时也可以减少心脏和肾脏的组织损伤，延长了这些鼠类的生存期。所以，从这种模型上得到的数据显示，阿利吉仑可以保护心脏和肾脏免受高血压引起的损伤。

2）临床试验：在许多控制血压的试验中，阿利吉仑与其他的安慰剂或其他的药物，如 ACE 抑制药、ARB、噻嗪类利尿药和钙离子拮抗剂进行了对比。每个试验都显示，阿利吉仑是有效的药物，试验对象对其有较好的耐受，并且这种降压的效果在各个人群之中没有差异。后续的研究将探讨阿利吉仑在高血压伴有糖尿病的患者、伴有蛋白尿的患者和心血管疾病的患者和伴有肥胖的人群中的效果。目前＞300mg 剂量的包装，说明并未显示阿利吉仑的这些混合效果。

（6）耐受性：肾素抑制药与其他的药物一样，影响 RAAS，是目前抗高血压药物中患者耐受性最好的一种。到目前为止，阿利吉仑最常见的不良反应为与剂量相关的腹泻，一般在每日 600mg 左右才会出现。但是，较完全的 RAAS 阻滞药会影响肾功能或者造成高钾的蓄积，这种不良反应特别是在糖尿病患者、心力衰竭患者和肾功能不全的患者身上较容易发生。

6. 血管紧张素转换酶抑制剂

（1）要点：所有的血管紧张素转换酶（ACE）抑制药都会降低血管紧张素Ⅱ的产物，间接减少交感神经系统（SNS）的活动，并且增加缓激肽的水平。ACE 抑制药的特征性微小区别包括不同程度的组织连接和不同的消除途径。ACE 抑制药减慢了靶器官如肾病（尤其是伴有蛋白尿）和心力衰竭（HF）的损害进展过程，同时减少心肌梗死后和高危冠状动脉疾病患者的病死率。ACE 抑制药的不良反应包括咳嗽、血管性水肿、高血钾，以及一种由于肾脏低灌注压导致的可逆性肾功能不全。

血管紧张素Ⅱ（Ang Ⅱ）在高血压和终末器官中的关键性角色体现在有力的血管收缩，以及神经、营养、炎症影响。血管紧张素转换酶（ACE）抑制药的作用已经被广泛认可，且多种 ACE 抑制药被证实对多种心血管疾病和肾脏疾病有效。

（2）药理学

1）总体：十多种 ACE 抑制药现在在市场上有销售。虽然 ACE 抑制药因它们的吸收、蛋白、组织连接、半衰期，以及处置方式不同分成不同的类型，但所有同一个分类的药物能相似地在适当的剂量时降低血压。除了赖诺普利和卡托普利，ACE 抑制药是药物前体，这能在肝脏或小肠内水解为活性的二酸前促进它们的吸收。ACE 抑制药有结构上的异构，能通过巯基（卡托普利）、有膦（福辛普利），或有羧基（其他所有的 ACE 抑制药）而相区分。ACE 抑制药因为它的脂溶性能够部分地被特殊组织定位（连接），但是脂溶性 ACE 抑制药（如喹那普利和雷米普利）更强的组织水平是否能提供任何临床益处还不清楚。

2）各种类的作用：因为很少有物质能明确地把 ACE 抑制药的种类相区分，考虑花费就变得很重要了。因为没有“各种类的效果”的一致定义，所以不清楚从一种复合物到另一种是否合法，对于心血管疾病来说，ACE 抑制药相等的剂量并不是完全可行的，且用一种 ACE 抑制药去代替另一种也最好需要实证才能进行。

（3）作用机制

1）对神经激素的作用：ACE 是一种能催化血管紧张素Ⅰ（AngⅠ）向血管紧张素Ⅱ转化的多丝氨酸蛋白酶，同时能降解缓激肽（BK）和其他血管扩张肽。ACEⅠ和激肽酶Ⅱ是相同的；因此 ACE 抑制药也能增加 BK 的聚集。BK 的增加能激发从内皮细胞因子（一氧化氮）而来的产物，并且能引导血管舒张的结果。

2）血流动力学作用：ACE 抑制药能导致心脏前负荷（通过血管扩张作用）和后负荷（通过直接和间接动脉扩张作用）均衡性降低。因为 Ang Ⅱ能使 SNS 激活，ACE 抑制药倾向于能减少压力引导的儿茶酚胺和心率的增加。对于高血压来说，存在全身血管阻力（SVR）有适度降低，而并没有因动脉扩张药引起的心输出量增加。对于 HF 来说，较高的全身血管阻力的降低体现在心输出量部分正常地降低的症状上，而心肌氧耗没有增加。ACE 抑制药引起的交感活动可能确实能减慢 HF 患者的心率，因此会增加心脏舒张期充盈时间和促进收缩效能。

（4）对高血压的影响

1）对血压的作用：血压对 ACE 抑制药的反应与对其他大多数药物的反应有可比性，在高血压第 1 和第 2 期反应率是 40%～70%。基于试验，应用 24 小时动态血压监测比较谷－峰活性比值，多种 ACE 抑制药（福辛普利、赖诺普利、培哚普利、雷米普利和贝那普利）都一天只给药 1 次。

2）亚组和反应类型：血浆肾素活性本身与 BP 对 ACE 抑制药的反应是一种有限的关系。有些患者对单一的 ACE 抑制药反应率较低，包括低肾素、对盐敏感个体（如高龄老人、患有糖尿病或患有高血压的黑人）。老年高血压患者有低肾素水平是个例外，因为这与容量水平无关。老年人通常对 ACE 抑制药有反应，虽然他们的肾脏清除能力降低有时会导致更高的血浆浓度。患有高血压的黑人患者对 ACE 抑制药反应较低，但这个群体异构性很高且包含很多应答者。当 ACE 抑制药与利尿药相组合时对 BP 的种族差异会消失。

3）剂量：对于很多患者来说，如果使用了充足剂量的 ACE 抑制药，BP 能有效地降低（表 19-16），但 ACE 抑制药能使用的剂量范围还没有被仔细研究过。正如前面所讨论过的，在个体和小组之间有大量的变化。血压的剂量－反应曲线在低剂量时陡峭，之后变平坦，但并不像之前认为的那么平坦。剂量滴度能改善谷效应，延长峰值效应的持续时间，但对峰值效应本身的作用很小。治疗持续性也很重要；观察 BP 反应的效果需要几周或几个月。如果对 ACE 抑制药出现了部分应答，治疗将用一个适宜的剂量继续下去并持续一段时间。没有证据证实如果用 ACE 抑制药失败了能否用 ARB 来代替。在用来治疗高血压的对抗高血压复合物中，用 ACE 抑制药和 ARBs 治疗的新发病的糖尿病患者的几率是最低的。

表 19-16　血管紧张素转换酶抑制药剂量和治疗指导

药物	治疗高血压常用每日总剂量（mg）	治疗心力衰竭常用每日总剂量（mg）	评 论	固定剂量组合
贝那普利	20～40	20～40		贝那普利和氢氯噻嗪
卡托普利	75～300	12.5～150	总体适用	卡托普利和氢氯噻嗪
依那普利	5～40	5～40	通用和可	依那普利和氢氯噻嗪
福辛普利	10～40	10～40	在静脉用	福辛普利和氢氯噻嗪
赖诺普利	10～40	5～20	从肾脏和	赖诺普利和氢氯噻嗪
培哚普利	4～8	4～16	肝脏清除	可在高危血管病患者中使用
喹那普利	20～80	10～40	总体适用	喹那普利和氢氯噻嗪
雷米普利	5～20（1）	10		可在高危血管病患者中使用

4）与其他药物的联合作用

①利尿药和钙离子拮抗剂。ACE 抑制药对抗高血压的疗效能被与利尿药或钙离子拮抗剂合用加强。固定剂量的组合包括一种 ACE 抑制药和一种利尿药，这种运用是合理的，

因为钠少而激发肾素－血管紧张素系统（RAS）并因此使个体对 ACE 抑制药敏感。低至 6.25mg 的利尿药氢氯噻嗪（HCT）能唤起附加的反应。这说明即使是钠平衡的微小变化都足以支持 ACE 抑制药的疗效。ACE 抑制药与钙离子拮抗剂联合同样有效，能增加效能和减少水肿。

②其他组合。将 ACE 抑制药与 β 受体阻滞药相联合在开始是有效的，因为 β 受体阻滞药能降低由 ACE 抑制药导致的高肾素水平；然而，在实际应用中，当这些药物联合时只有微小的附加反应发生。外周的 α 受体拮抗剂与 ACE 抑制药组合能显著降低 BP，但是在最大剂量时将 ACE 抑制药与 ARB 联合不会比单用时有更显著的效果。

（5）对缺血性心脏病的影响：在 2007 年，AHA/ACC 对于缺血性心脏病（IHD）的个体高血压治疗建议从高危个体到那些患有不明冠状动脉疾病（CAD）和 HF 患者的所有症状均使用 ACE 抑制药。

1）临床试验：心脏预防评估（HOPE）研究，在大于 9500 个已被停止治疗（在治疗 4.5 年后）的高危患者中比较了雷米普利（10mg/d）和安慰剂的效果，有或没有利尿药时雷米普利组的 IHD 患者在终点的相对危险度有 22% 下降。在终点时个体的部分也有显著的减少：其中脑卒中减少 32%，CV 死亡减少 26%，心肌梗死（MI）减少 20%。一项欧洲试验在稳定性冠状动脉疾病患者中应用培哚普利以减少心脏病，包含了 12 218 名患有稳定性 CAD 的患者，将他们随机分为 ACE 抑制药组（用培哚普利 8mg/d）和安慰剂组。4 年后，用培哚普利组终点指标有 20% 的降低（CV 疾病，MI，或心脏骤停），且有 24% 的心肌梗死致命和非致命率。应用 ACE 抑制药进行预防试验，给患有稳定性 CAD 和左心室疾病的接受日常护理的患者提供普利（4mg/d），结果发现对 CV 疾病、MI 或冠状动脉心肌血运重建术的患者没有附加的疗效。然而在 PEACE，当有或没有 ACE 抑制药治疗时，得到非常有效的治疗（包括阿司匹林和斯达汀）下的患者，患病的几率很低。

2）临床应用：在 HOPE 研究中，低剂量的 ACE 抑制药（雷米普利 2.5mg/d）对于预防 CV 疾病疗效很低，而高剂量（雷米普利 10mg）是有效的。在 MI 后，患者肯定是最先被稳定血流动力学（如没有低血压）；开始应该使用低剂量口服的 ACE 抑制药，通常应用 24 小时，尤其当 MI 发生在前壁及与不良的左心室功能有关时，依据临床状态快速增加剂量。大多数良性的血流动力学效果和运用 ACE 抑制药的总体效果，都在 MI 后治疗的第一个月出现，但是似乎与心律失常相关死亡率的下降没有关系。

（6）对心力衰竭的影响：通过几个安慰剂对照试验或开放标签试验，促进 AHA/ACC 联合推荐 ACE 抑制药在 HF 所有阶段均可作为一线药物。ACE 抑制药能增加运动耐力，能从本质上减少 HF 的死亡风险和住院率。使用多种 ACE 抑制药如依那普利、卡托普利、雷米普利、喹那普利、赖诺普利等，能显著地减少 HF 的死亡率。

（7）对肾病的影响：Lewis 等研究小组和雷米普利在肾病中的效果研究组（REIN），在糖尿病患者和非糖尿病但有肾脏病变的患者中使用雷米普利，发现 ACE 抑制药能有效地减少尿蛋白和肾功能减退，以及 BP 的下降。ACE 抑制药被证实，在胰岛素或非胰岛素依赖型糖尿病肾病，有微量蛋白尿、有多蛋白尿的非糖尿病肾病的血压正常的 1 型糖尿病患者中都有效。非洲裔美国人肾病研究（AASK）证实，ACE 抑制药能减慢有高血压肾硬化疾病黑人的肾病恶化速度。

（8）对脑卒中的影响：培哚普利治疗脑卒中后研究（PROGRESS）指出，将培哚普利和吲达帕胺联合应用，能在正常和高血压患者中减少脑卒中的再发作次数；然而，在这个试验中，单独用培哚普利治疗对预防脑卒中或 CV 疾病效果不明显，尽管有血压的下降。

培哚普利治疗脑卒中的效果归功于它能降低血压及低剂量培哚普利（2 ～ 4mg）的使用。然而，HOPE 研究提供了重要证据证实，用更适当剂量的 ACE 抑制药（雷米普利，10mg/d）能在高危心脏病患者中大大降低脑卒中的风险。与上述结果相反，在抗高血压和降血脂治疗以预防心脏病试验（ALLHAT）中发现，以赖诺普利为基础的治疗（没有合并用利尿药或钙离子拮抗剂）在整个研究人群（15%）和黑人队列中（40%），有更高的脑卒中发生率。这些差别支持对脑卒中来说利尿药比 ACE 抑制药更好，部分与后者广泛的血压控制不良和对标准医学实践的完全复制研究设计的失败有关。AHA 针对脑卒中的一级预防中，建议在高危患者和患有糖尿病和高血压患者中使用雷米普利。

ACE 抑制药在抗高血压方面很有效，尤其对患有高血压的糖尿病患者（伴或不伴蛋白尿）伴中等效应的胰岛素抵抗和高脂血症，如果不是有时阳性，它们在孤立性收缩期高血压或收缩期为主的高血压也有效，因为它们能促进血管顺从性。在脑血管病患者中，尽管有 BP 下降，它们仍保持脑血管的功能处于正常。ACE 抑制药不是特殊的冠状动脉扩张药，但它们确实能减少心肌氧耗，因此能影响缺血性心脏病，它们在患有 CAD 的患者中非常有效。

（9）临床应用

1）肾病：ACE 抑制药能减少慢性肾病（CKD）的进展率，包括卡托普利，50mg，tid；依那普利，20mg/d；贝那普利，20mg/d；以及雷米普利，10mg/d。假定肾竭衰通过减少 ACE 抑制药的清除力来增加药理作用。要求剂量最大限度地减少蛋白尿可能比那些最佳地降低 BP 的要好。

2）不利的作用

①肾功能。对一系列肾功能不全患者应用 ACE 抑制药的情况观察发现，患者中有的仅有单个肾脏，有的患有严重肾动脉狭窄和双侧肾动脉狭窄。当有脱水、HF、微血管肾病等疾病叠加成大疾病时，这个现象会更普遍。通常的治疗效果是肾小球滤过压下降。当肾小球滤过压开始下降时，肾内产物 Ang Ⅱ增加，它通过传出神经小动脉收缩能支持肾小球滤过。Ang Ⅱ的突然移出，加上 ACE 抑制药的治疗，能使放松传出神经，因此把肾小球压力降得太低而不能支持滤过。停用 ACE 抑制药或谨慎的补充血容量通常能解决这个问题。

②高血钾。在易患肾小球滤过率减低或醛固酮增多症（有肾衰竭的糖尿病或 HF 患者）的患者中，使用 ACE 抑制药时通常会引起高血钾。当使用 ACE 抑制药时，使用排钾利尿药或用钾补充剂会增加高血钾的可能性；或者 ACE 抑制药能减少使用利尿药所导致的血浆钾离子减少。

③咳嗽。干燥、没有分泌物的咳嗽常在用 ACE 抑制药治疗的患者中出现。这是一种类效应，归因于 BK 代谢水平的增加和其他血管活性肽。因此，当使用 ACE 抑制药导致咳嗽而更换另一种 ACE 抑制药时咳嗽不会消失。通常情况下，当停用 ACE 抑制药 1 ～ 2 周后，咳嗽会消失。ARBs 可用于对 ACE 抑制药不耐受的患者中，因为这种药物不会产生咳嗽的不良反应。

④其他。当用 ACE 抑制药治疗时，血管神经性水肿是一种不能预见和潜在威胁生命的并发症，但幸运的是，此并发症在接受治疗的患者中不常见，发生率＜1%。它在黑人中出现的频率大约是白人的 3 倍。虽然血管性水肿可出现在开始使用 ACE 抑制药多年后，但它通常出现在刚开始用 ACE 抑制药治疗后。血管神经性水肿能导致嘴、舌、上呼吸道的严重肿胀，甚至会对生命造成威胁。ACE 抑制药在怀孕妇女中不能使用，因为无论是

在孕期的第二或第三阶段，它都能导致胎儿发育缺陷，但不会致畸。

7. 血管紧张素Ⅱ受体阻滞药 血管紧张素Ⅱ受体阻滞药（Angiotensin receptor blockers，ARBs）主要是通过选择性地阻滞 AT_1 受体来发挥作用；血管紧张素Ⅱ（AngⅡ）对未被阻滞的血管舒张因子 AT_2 受体有激动作用，但这种作用能否提高这些药物抗高血压和治疗效果的作用仍然未得到证实。ARBs 单独使用是有效的（尤其是年轻白人中应用），但是实际上此类药物与其他抗高血压药物（特别是噻嗪类利尿药、钙离子拮抗剂）联合使用时，在各种人群中均有效。ARBs 的正性作用疗效已在糖尿病肾病、心力衰竭、缺血性心脏病和脑卒中等疾病中得到证实，这种效应与血管紧张素转化酶（ACE）抑制药作用类似。ARBs 能减少心房纤颤、新发糖尿病的发生，并能逆转左心室肥厚。

血管紧张素Ⅱ受体阻滞药（ARBs）主要用于高血压的治疗，但也有临床实验证明，它也可应用于下列适应证，如心力衰竭、心肌梗死后、糖尿病肾病，以及脑卒中的预防等。这些药物能阻滞全部的肾素 - 血管紧张素系统的激动作用，而且早期有这样一种倾向，即发现 ARBs 药物有更好的耐受性，可以作为血管紧张素转化（ACE）抑制药的替代药物。但是，这两类在药理学和临床应用上存在不同。

（1）作用机制

1）药理学：ARBs 通过选择性地与血管紧张素 AT_1 受体结合而发挥阻滞作用。这些口服的非肽类药物可以是竞争性的受体阻滞药（如厄贝沙坦、缬沙坦），也可是不可逆的受体阻滞药（如坎地沙坦或氯沙坦的代谢物 Exp3174）。有些 ARBs 属于药物前体，它需要转化成有活性的代谢产物以后来发挥其临床作用，如氯沙坦和 Exp3174，虽然母体复合物也有一定的药理学活性，但它的作用较它的活性代谢物的作用弱得多，而且它的存在趋向于减弱整体的效力。然而，目前还没有证据证明，那些以母体形式存在的药物和前体药物之间存在临床意义的不同。ARBs 的生物利用性也各不相同，依普罗沙坦和坎地沙坦为 13% ～ 15%，厄贝沙坦的生物利用性则高达 60% ～ 80%。ARBs 一般每日应用 1 次，这些药物在药物代谢动力学方面存在微小的差异，但是其中任何一种药物只要剂量足够就可以达到良好的 24 小时控制血压的目的。现在还没有证据表明在给予足够剂量的情况下，具有不同药理学特性的任何一种 ARB 药物都会对结果的有效性产生实质性的影响。

2）受体亚型：AngⅡ受体共有 4 种亚型：AT_1、AT_2、AT_3、AT_4。到目前为止，仅对 AT_1 和 AT_2 受体有较好的认识。AT_1 受体能在绝大多数已知的 AngⅡ的生理效应（包括血液动力学效应和收缩作用）中起到调节作用，AT_2 受体最初是在胎儿的发育过程中发现的，它能调节细胞凋亡和组织的重构 / 愈合，通常情况下，AT_2 受体的表达非常低。概括说来，AT_2 受体与 AT_1 受体存在一些相反或者互相抵消的特性。组织培养的研究已发现，阻滞 AT_1 受体能减缓细胞生长，而阻滞 AT_2 受体（目前还没有临床试验药物）则能刺激细胞生长。如果阻滞 AT_1 受体的同时激活 AT_2 受体（假定有这样一种 ARB 药物），则会提高药物抗增殖的效果。这种可能性已在临床上得到很好的界定，总结见表 19-17。一些有害的刺激因子，如高血压或其他心血管的危险因子等能唤起血管 AT_2 受体的表达，进而发挥调节血管舒张和抑制细胞生长的作用。近来已有研究显示 AT_2 受体的兴奋能促进一氧化氮（NO）的产生，并有可能进一步影响组织激肽的释放。

表 19-17　血管紧张素Ⅱ受体和阻滞效果

血管 AT_1 受体	不断地表达
	促进血管收缩
	调节 AngⅡ促进动脉壁细胞的生长
血管 AT_2 受体	在受损伤后表达（高血压能刺激表达）
	调节血管舒张
	调节抗增殖的作用
	激活其他因子（如 NO、组织激肽）
选择性 AT_1 受体潜在的双向作用	直接阻滞血管收缩剂和 AT_1 受体上 AngⅡ促进细胞生长的作用
	提高 AngⅡ的转化水平
	未被阻滞的 AT_2 受体（如果能够表达），通过提高 AngⅡ活性、调节血管舒张和生长抑制
	净效应：AT_1 阻滞 +AT_2 的激活

3）对肾素－血管紧张素－醛固酮系统的影响：ARBs 主要通过抑制肾小球旁细胞 AngⅡ的负反馈作用来增加血浆中肾素浓度、提高肾素的活性，以及促进 AngⅠ和 AngⅡ浓度的转换。由于 AT_1 受体已被阻滞，AngⅡ的增加不能直接引起血管的收缩。肾上腺皮质球状带细胞 AT_1 受体的阻滞，将导致醛固酮水平下降，但这种影响非常小。

(2)适应证：到目前为止，几项关于 ARBs 的临床终点试验显示在排除了血压的影响外，ARBs 能产生较好的效果。

1）高血压

①终点研究中氯沙坦的应用（LIFE）。该研究是在左心室肥大的患者中开展的一项双盲的随机对照试验研究，4605 名患者接受氯沙坦治疗，4588 名患者接受阿替洛尔治疗。为了平衡血压的影响，参加试验的对象可以同时使用氢氯噻嗪和其他药物。在相同的肱动脉血压的影响下（表 19-18），氯沙坦（与阿替洛尔相比）将主要并发症（心血管、脑卒中和心肌梗死）的死亡率下降了 13%（P =0.021），脑卒中下降了 25%（P =0.001），新发糖尿病则下降了 25%（P =0.0001），左心室肥大能更好地逆转（P =0.001）。患有糖尿病的患者也取得了较好的治疗效果，至少与整个队列研究的效果一样（表 19-18）。单独比较两种药物对收缩期高血压患者的治疗效果，氯沙坦比阿替洛尔的效果好，主要并发症的死亡率降低了 25%，脑卒中降低了 40%。本研究中氯沙坦在黑人患者中的作用也未能显现出来，具体原因还不十分清楚。

表 19-18　LIFE 研究（氯沙坦与阿替洛尔的对比研究）[a]：调整后[b]的危险比（95% 可信区间）

	总体研究	糖尿病患者
主要并发症死亡率[c]	0.87（0.77 ～ 0.98） P =0.021	0.76（0.58 ～ 0.98） P =0.031
心血管疾病死亡率	0.89（0.73 ～ 1.07） P =0.206	0.63（0.41 ～ 0.95） P =0.028
脑卒中	0.75（0.63 ～ 0.88）	0.79（0.55 ～ 1.14）

续表

	总体研究	糖尿病患者
	P =0.001	P =0.204
心肌梗死	1.07（0.88 ～ 1.31）	0.83（0.55 ～ 1.25）
	P =0.491	P =0.373
新发糖尿病	0.75（0.63 ～ 0.88）	——
	P =0.001	

注：总体研究：氯沙坦（n =4，605），阿替洛尔（n =4，588）；糖尿病患者：氯沙坦（n =586），阿替洛尔（n=609）

a 选择的终点；

b 在基线上左心室肥大和 Framingham 危险因子得分的程度；

c 心血管疾病、脑卒中和心肌梗死的死亡率

②长期应用缬沙坦抗高血压的效果评价研究。研究者进行了一项在高血压高危人群中应用缬沙坦与氨氯地平的对比性研究，但由于设计的缺陷使该研究失败。因为影响了药物的使用剂量，氨氯地平组高血压患者血压发生了大幅下降，心肌梗死也有所降低。但是，当对这两组的血压进行很好的匹配后，除了缬沙坦组的心力衰竭和新发糖尿病减少以外，所有心脏病、心肌梗死、脑卒中的发生和死亡率在两组间基本相同。

2）糖尿病肾病：对 AngⅡ拮抗药氯沙坦减少非胰岛素依赖型糖尿病疾病终点的研究（RENAAL），做了一项双盲随机对照试验研究，实验人群为患有糖尿病肾病和白蛋白尿的高血压患者，这些患者有明显的蛋白尿（基线即白蛋白 / 肌酸酐 =1.867mg/g），本研究主要比较氯沙坦和常规治疗（利尿药或 β 受体阻滞药，ACE 抑制药不能应用）的效果。3.5 年后发现，氯沙坦将主要并发病的死亡率（双倍的纤溶酶肌酸酐，晚期肾疾病或死亡）降低了 16%（P =0.024）。另一项在 2 型糖尿病肾病（基线为尿中白蛋白 4g/d）患者中进行的研究（IDNT），历时 3 年，主要是为了比较厄贝沙坦（150 或 300mg/d）与常规治疗药物，以及与钙离子抑制药氨氯地平（10mg/d）的作用效果。三组在降低肱动脉血压的水平上基本一致，但是厄贝沙坦与常规治疗相比，使主要复合疾病的终点（与 RENAAL 研究一样）减少了 20%（P=0.02），与氨氯地平相比则减少了 23%（P=0.006）。

厄贝沙坦微量白蛋白尿 –2 的研究：该研究（IRMA 2）通过 2 年的试验得出，每天给予 300mg（而不是 150mg/ 天）厄贝沙坦能阻止有微量蛋白尿的 2 型糖尿病高血压患者向严重的糖尿病肾病转化，这种效果优于传统的治疗。尽管以上这三组研究都有明显的肾脏保护作用，但它们都没有设计或者有力地评价 ARBs 药物对其他心血管疾病死亡率的影响。

3）心力衰竭：到目前为止，心力衰竭方面的研究显示，ARBs 和 ACE 抑制药对心血管疾病的发病率和死亡率干预效果没有显著的差异。在对老年人应用氯沙坦的评价（ELITE）的研究中（Ⅰ和Ⅱ），氯沙坦并没有显示出与 ACE 抑制药在治疗心力衰竭上的不同。缬沙坦治疗心力衰竭的实验（ValHEFT），使心力衰竭成为缬沙坦治疗的适应证，概括来说，那些不能耐受 ACE 抑制药的患者接受缬沙坦的治疗后，取得了与使用 ACE 抑制药的患者同样的治疗效果。坎地沙坦对心力衰竭的治疗——死亡率和发病率的评估，（CHARM）的研究也使心力衰竭成为该药物的适应证，坎地沙坦与 ACE 抑制药有相同的治疗效果。

如果在已有的临床试验中所用的药物不是最大剂量，那么 ARBs 和 ACE 抑制药的联合应用，能否会在心力衰竭的治疗上产生其他的效果仍然不清楚。目前看来，这两种药物极有

可能互相替代，而这一结论也在坎地沙坦对急性心肌梗死治疗（VALIANT）的研究中得到证实，研究中因心肌梗死而出现左心室收缩功能障碍的患者分别接受缬沙坦、卡托普利，以及两种药物的联合应用，三组在主要并发症的死亡率上达到一致的结果。在舒张期心力衰竭（保留了收缩功能）患者中进行的一项 CHARM 研究，则显示应用坎地沙坦有减少心力衰竭者住院时间的趋势。

4）心房纤颤：LIFE 研究显示，氯沙坦与β受体阻滞剂相比，减少了 1/3 的新发心房纤颤发生率。此外，在一项对心房纤颤的患者（需要通过电转复或药理的作用才能将心率转变为窦性心律的患者）进行的研究表明，厄贝沙坦比安慰剂在预防心律失常的发生方面更为有效。

5）脑卒中：另外一项氯沙坦的终点研究（LIFE）证明，氯沙坦在脑卒中的治疗上有良好的效果，脑卒中发病率和死亡率——依普罗沙坦和尼群地平的二级预防效果（MOSES）实验研究显示，依普罗沙坦和二氢吡啶尼群地平能达到相同的降压效果，但前者比后者更能大幅度地降低有缺血性脑卒中史的高血压患者脑卒中的再发生率（以前的研究表明尼群地平能预防高血压者脑卒中的发生）。

（3）临床应用

1）控制血压的效果：ARBs 与其他主要的抗血压药物相比具有很好的抗高血压效果。这些 ARBs 药物的主要特性以及用药剂量的信息见表 19-19。

表 19-19　常见血管紧张素受体阻滞药

药　名	半衰期（小时）	常规剂量（mg）[a]	评　价
氯沙坦	2	50 ～ 100	活性代谢物（E-3174）、排尿酸药、
	6	80 ～ 320	适用于 2 型糖尿病肾病
缬沙坦	11 ～ 15	150 ～ 300	适用于充血性心力衰竭
厄贝沙坦	5 ～ 9	400 ～ 800	适用于 2 型糖尿病肾病
依普罗沙坦	24	40 ～ 80	可能对神经系统有抑制作用
替米沙坦	9 ～ 13	8 ～ 32	剂量依赖性生物活性为 42% ～
	13	20 ～ 40	58%，扩散容积为 500L
坎地沙坦			活性代谢产物
奥美沙坦酯			活性代谢产物

注：a ：虽然有时会因为剂量的终末效应使其效果减弱而需要补充剂量，但是 ARBs 一般每日应用一次

虽然在剂量 – 反应峰上人群异质性有很大差异，但 ARBs 的剂量 – 反应效应并不明显，这些药物的常规起始剂量和最大剂量在降血压的有效性上通常只有 4 ～ 8 mmHg 的不同。实际上，这一特性增加了这些药物使用的方便性，因为这些药物大部分是单次用药。不会产生药物剂量依赖的不良反应，因此可以鼓励患者放心服用较大剂量的药物。

2）反应的差异性：一些临床试验已经证实不同的药物在抗高血压效应上的不同，但是应注意的是这些不同可能会受选择的人群、饮食中食盐的摄取量或者选择的药物剂量的影响。ARBs 在年轻人和老年人、男性和女性之间的血压控制上效果一样。同 ACE 抑制药相比，单独使用 ARBs 在黑人患者中似乎具有较弱的效果。由于早期一些他索沙坦（一种有效的 ARB，因安全问题已经不再使用）的资料显示，要想使黑人患者达到与白人一样的血压水平，他们所需的剂量大约是白种人的 3 倍，表面上看来可能这只是一个剂量问

题。其实这是一个重要的问题，当这些药物被广泛地应用于心血管和糖尿病的各种病症时，应该确保这些药物对心血管和肾脏有潜在的保护作用，药物才能应用于各种人群。由于在血压控制方面 ARBs 与噻嗪类利尿药联合使用不存在种族间差异，所以常规治疗中两种药物的固定组合剂量使用越来越多。

3）与其他药物的联合应用：ARBs 与利尿药、ARBs 与钙离子拮抗剂的联合应用是非常有效的，因为 ACE 抑制药和 ARBs 的药理学特性不同，人们开始关注它们能否提供有效的联合应用的效果。前期的资料也已经显示，药物联合使用在减轻蛋白尿方面，比其中任意一种药物单独使用的效果都好。另外，ValHEFT 和附加的 CHARM 这两个研究也表明，在某种情况下（至少是在应用常规临床剂量的时候）药物的联合治疗比单一治疗更为有效。对于血压的控制比较复杂：早期有关氯沙坦的研究表明，其与 ACE 抑制药的联合应用，对加强降压效果作用甚微。赖诺普利与厄贝沙坦两种药物在临床常规剂量下具有类似的抗血压作用，当它们联合应用时，能达到比单独使用时更好的降压效果。替米沙坦和替米沙坦与雷米普利联合使用的全球性终点试验（ONTARGET）研究，是在既往或者目前有心血管疾病史的高危患者中进行的，该研究用于比较雷米普利与替米沙坦，以及雷米普利与两种药物联合应用时的临床结局的差异。研究结果表明，替米沙坦单用对心血管事件的影响与雷米普利相似；替米沙坦与雷米普利联合使用与单用雷米普利比较，并没有进一步降低心血管风险，且增加了肾脏损害等不良事件，故不推荐 ACEI 和 ARB 联合治疗常规应用于心血管高危患者。

（4）不良反应：ARBs 主要的属性之一就是它不出现与剂量有关的症状和代谢方面的不良反应。这种不良反应的发生率同安慰剂组并没有差别；实际上，临床试验中安慰剂组头痛的发生率通常比 ARBs 组高。对照组咳嗽发生率要比 ACE 抑制药组低得多，但是像 ACE 抑制药、ARBs 等药物在怀孕期间是禁止使用的，它们可能导致胎儿畸形。

8. 钙离子拮抗剂

（1）重点：钙离子拮抗剂（CCB）是有效的动脉扩张药，可作为有效的抗血压的单一疗法，或者与其他药合用。降低脑卒中的发生率非常有效。CCB 对任何形式、种族、年龄的抗血压效果都很强；对于很难控制钠盐摄入的患者来说，CCB 仍然具有很强的抗压效果。CCB 类药对心脏的作用差别很大；它们对心绞痛有效，但是抗心律失常效应很复杂。与 DHP CCB 不同的是，非 DHP CCB（维拉帕米和地尔硫䓬）倾向于降低心率。DHP CCB 单一疗法，可能不能够对心力衰竭患者或进行性肾病患者提供积极的心脏保护作用，但是与其他药物合用之后却有效；非 DHP CCB 能降低尿蛋白；CCB 的不良反应包括水肿、面红、头痛、心动过速，这与 CCB 的扩血管效应有关。

（2）细胞钙流量：细胞膜的钙离子流量影响大量的细胞调节过程。正常情况下，当细胞内高浓度时，细胞能够维持低的静息细胞内钙离子浓度进入细胞内之后，与钙离子黏合蛋白结合，刺激了第二信号系统和细胞应答，如神经兴奋性、心血管平滑肌的收缩，激素的释放。钙离子通道有很多亚型，其中 L 亚型与血压的控制关系最密切。因为 L 亚型通道含有激活结合域和拮抗结合域，能够在疾病状态下调节血压。

（3）钙离子拮抗剂亚型：根据钙离子拮抗剂结构和药理学结构可以将其分为三大亚型：苯烷基胺、苯并噻氮䓬类、1，4- 二氢吡啶类钙离子拮抗剂；这些分级的原型是：维拉帕米、地尔硫䓬、硝苯地平。药理学机制是通过 L 型钙离子通道阻止钙离子进入细胞内。CA 亚型在数量上和质量上均很特殊，因为他们与不同组织的钙离子通道对受体结合的敏感性和选择性差别很大。这种不同的选择功能也提示了这些药在临床上的使用，解释了为什么 CCB 的功能在如下方面出现不同的结果：局部循环基，窦房结及房室结功能，心肌梗死时的收缩性。因此，CCB 临床上的应用、禁忌证、药物间相互作用及副作用差别很大。

（4）功能：由于 L 型钙离子通道在可兴奋性及运输组织上的普遍存在，CCB 具有不同的生物活性。

1）扩血管效应：CCB 通过阻滞 L 型钙离子通道降低血管抵抗，直接导致了细胞内钙离子的降低。实验上，最大的血管扩张应答与肾素 - 血管紧张素系统负相关。在安静状态下，CCB 并不能够表现出明显的反应性调节交感神经活性的作用，但是剂量加大或者交感神经处于兴奋状态的时候，它所表现出来的交感神经激动作用就很明显（儿茶酚胺增高心率加快），特别是对于 DHP CCB 来说。CCB 是有效的血管扩张药，它扩张收缩状态下血管与扩张非收缩状态下血管的作用，高血压患者中血压较高者的血管减压应答效果更好。各种 CCB 药的降血压效果差别不大。

2）对肾脏的作用：CCB 能够通过增加肾血流量、扩张向心小动脉、增加肾小球滤过压促进尿钠的排泄。CCB 在药代动力学上的显著表现为：肾小球滤过分数的下降，以及肾小管对钠盐重吸收的降低。Non-DHP CCB 降低尿蛋白的机制是改善肾小球对白蛋白的选择通透性，而不是降低肾脏灌注压。

3）对心脏的作用：心脏的收缩几乎不受 CCB 的影响，但是 CCB 对收缩压紊乱的心力衰竭患者会有影响。CCB 不会降低血压正常者的运动能力，但是对压力所致收缩压增高的患者有较小影响。

4）二氢吡啶钙离子拮抗剂（DHP）：当长期使用 DHP CCB 的时候，DHP CCB 对静息心率几乎没有影响。早期或在高剂量使用时，可能会在用药过程中出现反射性心动过速，但是长期的研究发现，使用常规用量之前和常规用药中也会出现类似的心率效应。氨氯地平和非洛地平相对比较安全，但是对收缩压紊乱的患者来说并无疗效，它们与其他药物合用可以通过降低收缩压来控制心力衰竭患者的症状。有人认为，CCB 可能会对治疗舒张期功能障碍有效，机制是其直接扩张心肌的效应；当与 Non-DHP CCBs 合用时会有更强的降心率的作用。

5）非二氢吡啶钙离子拮抗剂：Non-DHP CCB 类药对心脏的作用各种各样。在对高血压的治疗中，Non-DHP CCB 对脉率无影响。但是在某些患者上，脉率可能会降低 10%（β 受体阻滞剂能够降低 15% ～ 30%）。在 CCB 类药中，虽然维拉帕米具有最强的负收缩效应，但是，维拉帕米的冠状动脉和系统性血管扩张效应却经常可以抵消其他任何负收缩效应。地尔硫䓬能够降低心房和房室传导率，维拉帕米主要是影响房室结的传导。所以二者均可以用于室上性心律失常，但是维拉帕米禁用于心室应答迅速的预激综合征，因为维拉帕米能够通过心室旁路加重传导。

（5）药代动力学：DHP CCB 药需要经历广泛的首过新陈代谢。大体来说，除了硝苯地平，CA 代谢产物没有活性；与其他 CCB 药不同的是，氨氯地平不需要经过肝脏的首过新陈代谢，因此它能够维持较长的疗效。很多 CCB 药被改装成了每天一剂的持续释放性药物。两种 Non-DHP CCB 药的药代动力学效应类似。长期使用维拉帕米和地尔硫䓬之后，药效会增强（表 19-20）。目前，维拉帕米和地尔硫䓬也有每天一剂的持续释放类型。

表 19-20 钙离子拮抗剂：剂量

药名	常规剂量（mg）	注 解
二氢吡啶类		
氨氯地平	2.5 ～ 10.0（qd）	长效作用
非洛地平	2.5 ～ 20.0（qd）	在服用葡萄柚的情况下血浆药物水平会增高
伊拉地平	2.5 ～ 5.0（qd ～ bid）	依靠剂量的增高来增加心率，与本药中的其他药类似
尼卡地平	30 ～ 60（bid）	
硝苯地平	10 ～ 60（qd ～ bid）	
尼群地平	10 ～ 30（qd ～ bid）	
尼莫地平	30 ～ 60（qd ～ tid）	用于蛛网膜下隙出血
尼索地平	10 ～ 40（qd）	
非二氢吡啶类		
地尔硫䓬	120 ～ 360（qd）	抑制细胞色素 CYP3A4
维拉帕米	40 ～ 80（tid）	

很多研究证明，CCB 药物之间浓度的一致性，这些说明药物与高龄、疾病对药效影响之间的关系很重要。停用 CCB 不会出现血压反弹，但是对那些患有缺血性心脏病的患者来说，迅速停用 CCB 会导致冠状动脉痉挛或心绞痛。

CCB 的药代动力学作用受很多因素的影响。对肾功能不全的患者来说，这些药物的药代动力学起了微妙的变化。当肝脏病变时，系统清除率会下降，这就很有必要调整药物的剂量。高龄会减慢这些药物的代谢，并伴随肾脏血流的减少，因此有时对老年人来说，需要降低 CCB 的剂量。葡萄柚能够降低维拉帕米的活性。

（6）在高血压中的应用

1）有效性：DHP CCB 和非 DHP CCB 单独或者与其他药物合用均能够有效降低血压。在欧洲单纯收缩期高血压临床试验（SYST–Eur）发现，它们对单纯收缩期高血压有效，尼群地平比安慰剂的对照组多降低收缩压 10mmHg，将各种心血管病的病死率大约降低了 30%。在积极治疗高血压临床试验（HOT）中发现，非洛地平能够安全有效地将血压降低到 140/90mmHg 水平。在抗血压降血脂预防心脏病试验（ALLHAT）中，氨氯地平能比赖诺普利多降低收缩压 3 ～ 4mmHg，比氯噻酮少降低收缩压 1 ～ 2mmHg。氨氯地平也能够比其他初始疗法降低舒张期血压效果好，虽然差别并不大。

CCB 在其剂量范围内是安全有效的（表 19-21）。作为单一疗法治疗高血压的频率大于 50%。它们对年轻和年老高血压患者的疗效更好，在治疗黑人高血压患者时，CCB 比肾素血管紧张素阻滞药的抗血压效果好。CCB 的抗压效应不受盐类或者非甾体类抗炎药的影响，这使得它们成为抗压药中的特殊药物，并且它们对环孢霉素 A 或皮质激素导致的高血压依然有效。

表 19-21　钙离子拮抗剂药物之间的相互作用

钙离子拮抗剂	相互作用的药物	结　果
帷拉帕米	地高辛	地高辛水平上升 50% ～ 90%
地尔硫䓬	地高辛	地高辛水平上升 40%
帷拉帕米	β 受体阻滞剂	加剧房室传导阻滞，高血压，心动过缓，心搏暂停
帷拉帕米，地尔硫䓬	环孢霉素 A	环孢霉素 A 水平增加了 30% ～ 40%
	西咪替丁	提高了帷拉帕米，地尔硫䓬降低代谢率的作用
帷拉帕米	利福平 / 苯妥英钠	通过减少酶降低了帷拉帕米的作用
二氢吡啶类	α 受体阻滞药	过度高血压
	普萘洛尔	普萘洛尔效果增强
	西咪替丁	增加了钙离子拮抗剂的血浆浓度
尼卡地平，氨氯地平	环孢霉素 A	环孢霉素 A 水平增高（尼卡地平 40% ～ 50%, 氨氯地平 10%）

2）药物复合制剂：CCB 与其他类别包括噻嗪类利尿药在内的抗压药合用后抗压效果会加强。将 DHP CCB 和非 DHP CCB 合用之后降压效果更强。如果 CCB 与 β 受体阻滞剂合用，最好使用 DHP CCB 类药以避免房室传导阻滞或损害心脏的收缩功能，这是与血管扩张药或帷拉帕米合用时值得关注的问题。

将 CCB 与 ACE 抑制药、ARBs 合用，制作了固定剂量的复合剂。其中，4 个固定复合剂是有效的、可及的，两个 ACE 抑制药与 DHP CA 合用（贝那普利、氨氯地平与非洛地平），两个 ACE 抑制药与非 –DHP CCB 合用（群多普利、帷拉帕米、依那普利与地尔硫䓬）。DHP CA 与 ARBs 合用也是有效的，可用的。

（7）钙离子拮抗剂的其他作用

1）脑卒中的预防及认知功能：在 SYST–Eur 及 SYST–China 的试验中，对患有 ISH 患者的研究发现，患者与脑卒中相关的发病率和病死率降低了 40%。在 ALLHAT 试验中研究发现，服用氨氯地平后患者脑卒中的预防效果等同于氯噻酮的效果，大于赖诺普利的效果。在 SYST–Eur 中发现，与年龄相关的认知功能减低作用延缓了，可能是由于对钙离子通道的直接抑制作用导致了血压降低的作用。

2）心绞痛与缺血性心脏病：CCB 对经典、不稳定性的痉挛性心绞痛是有效的，特别是对于那些对 β 受体阻滞剂不敏感的心绞痛患者。目前，一组代表世界卫生组织和国际高血压协会的研究人员进行系统综述之后发现，CCB 除了降血压效应，对冠心病的治疗没有任何的好处和坏处。ALLHAT 试验证明，服用了氨氯地平、氯噻酮或赖诺普利之后，冠心病的发生率和死亡率没有差别。相反，在 ASCOT 试验中却得到了相反的结果，由于服用氨氯地平的患者冠状动脉病变发生率低于服用阿替洛尔的患者，因此从伦理学方面考虑，终止了 ASCOT 试验。研究发现，当心肌梗死后服用维拉帕米 1 ～ 2 周，也能够降低心肌梗死再复发率和心肌梗死后死亡率。研究还发现，地尔硫䓬还能够降低非 Q 波心肌梗死患者的再复发率。

大体上，不能够在心肌梗死后立即服用 DHP CCB，因为它们强大的扩血管效应会迅速降低患者的血压，增加缺血心肌的氧供。从这方面来考虑的话，可以选择 CCB 类药的帷拉帕米治疗心肌梗死患者，特别是对于那些不能够耐受 β 受体阻滞剂的患者。

3）心律失常：在心律失常患者或传导功能障碍的患者来说，CCB 的使用很复杂。非 –DHP CCB 对任何类型的室上性心动过速均有效，但是对心脏传导阻滞的患者来说却是禁忌用药。

4）心力衰竭：在 PRAISE 试验中发现，氨氯地平对心力衰竭患者的治疗是相对安全的，但是却没有效果。在 ALLHAT 试验中发现，氨氯地平在预防心力衰竭的效果上，不管是在性别、年龄、种族等方面，均次于氯噻酮。

CCB 禁用于高危心力衰竭病患者。只有当心力衰竭患者还伴有很难控制的严重高血压时才能够考虑使用。

（8）对进行性肾病蛋白尿的影响

1）二氢吡啶钙离子拮抗剂：经过对肾病患者的临床学数据回顾发现，DHP CCB 作为单一疗法减慢肾病进程的作用没有 ACE 抑制药和 ARBs 好。非洲裔 – 美国人肾病研究中，比较了以氨氯地平为基础的复合剂与以雷米普利或美托洛尔为基础的复合剂治疗肾硬化患者的效果。结果发现，氨氯地平与雷米普利两组对比来看，尿蛋白：肌酐比＞0.22（相应的蛋白尿清除率＞300mg/d），或者是肾功能损害（基线肾小球滤过率＜40ml/min）的患者出现了更严重的蛋白尿和肾功能的降低。相反，在 ABCD 试验对肾功能正常、相对健康的糖尿病患者研究发现，在试验的第二阶段，ACE 抑制药与 DHP CA 尼索地平在保护肾脏抵抗蛋白尿方面的效果没有差别。因此，尚不能得出 DHP CCB 不能够用于治疗肾病患者的结论。

2）非二氢吡啶钙离子拮抗剂：有关非二氢吡啶钙离子拮抗剂的研究结果差别很大；某些小型研究发现，它们减少蛋白尿的效果和 ACE 抑制药差不多。在意大利的一项对糖尿病的大型研究中发现，贝那普利联合维拉帕米并不能够对蛋白的排泄率起促进作用。

3）雷诺现象、脑血管痉挛、偏头痛：服用 CCB、DHP、non–DHP 均会加重外周血管痉挛。

（9）有害作用

1）安全问题：对可及文献的回顾并不支持 CCB 对癌症或者出血风险的不利作用。在 ALLHAT 实验中发现，服用氯噻酮、氨氯地平或赖诺普利后，在偶发出血和癌症的不良反应等方面没有差别。

2）不良反应：总体来说，患者对 DHP CCB 有很好的耐受性，但是它却有剂量依赖性的不良反应（头痛、皮疹、心动过速、外周水肿），这与药物的血管扩张效应有关，可能会限制它的耐受性。CCB 所致的外周水肿并不单纯由于水钠潴留，而是由于动脉的扩张强于静脉的扩张，肢体末梢毛细血管的灌注压增加的缘故。这种现象属于剂量依赖表象，与持续的直立位或坐位相关。ACE 抑制药对水肿的治疗比利尿药更有效，可能是由于它们通过平衡动静脉的扩张，降低了组织流体静力压。CCB 不会导致电解质、碳水化合物和脂类代谢的失衡。

3）药物之间的相互作用：CCB 药物之间的相互作用并不常见。例如，帷拉帕米和地尔硫䓬是通过抑制它自己的 CYP3A4 调节的代谢过程，来降低环孢素的代谢，并且也是通过减低所需的服用剂量来维持疗效的。

9. 动脉直接扩张药

（1）要点：动脉直接扩张药作用的“假耐受性”（反应交感神经和肾素的活性，伴随水钠潴留），限制了作为单一疗法的动脉扩张药的疗效。很有必要使用“三联疗法”（血管扩张药 + 肾上腺素抑制药 + 利尿药）与动脉扩张药合用限制和抵消“假耐受作用”。虽然肼屈嗪 – 硝酸盐混合剂对心力衰竭的治疗有时有效，但孕妇和住院患者限制使用肼屈嗪；

顽固性高血压和肾衰竭患者限制使用米诺地尔。血管扩张药主要用于高危心脏病患者。用肼屈嗪的代谢物治疗孕妇高血压是由遗传学决定的。

从定义上来说，血管扩张药就是直接作用于血管平滑肌细胞的药物。肼屈嗪和米诺地尔的主要机制是，平衡细胞溶质钙的血管收缩效应和环磷鸟苷的扩血管效应。临床上这些药物的使用见表 19–22。

表 19-22　动脉扩血管药的临床使用

药　物	首剂量（mg/d）	维持剂量（mg）及频率	注　解
肼屈嗪	25	100 ～ 300（bid ～ tid）	主要用于孕期，经常与利尿药和肾上腺素抑制药合用作为三联用药。在治疗 ACE 抑制药不耐受型心力衰竭时作 ACEI 的替代品。可逆转的狼疮不良反应
米诺地尔	2.5 ～ 5	10 ～ 40（qd ～ bid）	仅仅用于重度顽固性高血压，必须与利尿药和肾上腺素抑制药或 ACE 抑制药合用。有多毛症等不良反应

（2）假耐受性

1）机制：动脉扩张药开始能够降低血压，但是随着时间的延长，这种降压效应就开始消退，这种现象就称之为“假耐受性”，因为它普遍表现出直接药效的丢失，而不是血压抵抗的主要应答机制：交感神经（SNS），肾素 - 血管紧张素 - 醛固酮系统（RAAS），以及肾脏水钠潴留。假耐受性应答的第一步可能是压力感受器调节的交感神经的激活，导致了心动过速，心输出量的增加，心肌氧供需求的增加。而随之而来的 RAAS 的激活及水钠潴留以一种反向作用的方式，通过增加心脏前负荷及每搏输出量增加了心输出量，但是静息心率会恢复正常。这些特征使得患有冠状动脉疾病（CAD）或可疑冠状动脉疾病的患者在使用血管扩张药单一疗法的时候危险性增加。

2)疗法：阻滞假耐受性的机制形成了抗肾上腺素药(β 受体阻滞剂或交感神经阻滞药)、利尿药及动脉扩张的“标准三联疗法”原理。动脉扩张药的很多不良反应也能够被抗肾上腺素药和利尿药克服。当动脉扩张药和抗肾上腺素及利尿药合用时就可以对难治型高血压的长期治疗有效。

（3）肼屈嗪：在 20 世纪早期（1950 年），肼屈嗪就被用来治疗高血压，它属于经典扩血管药物。虽然肼屈嗪能够降低血压，但是它的假耐受性和降低免疫功能的不良反应限制了它的使用。

1）药代动力学以及代谢作用：口服后，90% 的肼屈嗪能够被肠道吸收。其半衰期只有 4 小时，但是它的作用却能够持续 8 ～ 12 小时。口服剂量 75 ～ 100mg 与注射剂量 10 ～ 25mg 是等效的。肼屈嗪的大量代谢和尿液中少量未被吸收的肼屈嗪决定于个体自带的 N– 乙酰转移酶数量。服用肼屈嗪之后，“慢”乙酰化个体比“快”乙酰化个体的血浆浓度更高，更能够导致药毒性。

2）临床应用：肼屈嗪主要用作高血压急症的注射用药，尤其是孕期高血压。几分钟后就能改变血压，但是其最大效益是在用药后 15 ～ 75 分钟。常规注射剂量范围在 20 ～ 40mg，必要时每隔 2 ～ 4 小时重复给药。

肼屈嗪很少作为多元药物治疗的组分治疗原发性高血压，虽然半衰期很短，但是仍然需要每天 2 次给药。对于那些对利尿药、β 受体阻滞剂、钙离子拮抗剂、RAAS 阻滞药不敏感的患者来说，肼屈嗪经常作为第三选、第四选药。当β受体阻滞剂禁用时，其他抗肾上腺素药，如中心α激动剂就成为备选药，用来减低脉率。口服的剂量很难预测其是否能够达到预期目标，目前推荐首剂量10～25mg，每日2次口服，必要时隔周增加剂量，最高剂量不超过100～200mg，2次/天。

3）肼屈嗪-硝酸盐类复合剂：肼屈嗪和硝酸盐类合剂能够降低血压，最近发现它还能够治疗黑人心力衰竭。目前的固定复合剂组分是异山梨醇20mg+肼屈嗪75.5mg，每日3次每次1～2片。每日最高剂量限制在200～300 mg，因为过高剂量会导致狼疮症状。快乙酰化者肾毒性尚未预见，可以较高剂量的服用。有些患者会出现恶心、呕吐、还有些患者会出现外周神经病变。液体潴留不仅会导致水肿，而且会使肼屈嗪的血管减压效应出现假耐受性；利尿药及限制盐摄入能够克服假耐受性。肼屈嗪引出的狼疮肾经常合并关节痛，全身不适，体重下降，皮疹，脾肿大，心包积液。肼屈嗪引出的狼疮肾常常发生于用药开始后6～24个月，“慢”乙酰化个体多见，妇女多见。停药后症状在数周消失。与全身性红斑狼疮不同的是，肼屈嗪导致的狼疮肾伴随对抗单链DNA抗体，而不是对抗双链DNA抗体。组蛋白抗体也经常会出现。肼屈嗪导致的狼疮肾很少会发展为肾小球肾炎。

（4）米诺地尔：米诺地尔比肼屈嗪的扩血管作用大，但是二者的药代动力学功效是一样的。米诺地尔能够激活钾离子通道，限制钙离子进入细胞。虽然米诺地尔是强效血管扩张药，但是它的不良反应限制了其对顽固性高血压病的治疗。

1）药代动力学和新陈代谢：米诺地尔能够迅速有效地被胃肠道吸收。而对进行性肾衰的患者来说，其吸收就延迟了。它主要在肝脏代谢，半衰期在3～4小时，但是其活性可以持续12～72小时。

2）临床使用：不管患者的肾功能处于哪一级，高血压有多重，米诺地尔对肾功能不全的患者来说常常是有效的。在米诺地尔之前，双侧肾切除术是非可控性高血压和肾损坏患者的唯一选择。首剂量降低肾小球滤过率之后，继续米诺地尔治疗可以稳定和巩固肾功能。米诺地尔能够持续地控制血压，有急慢性肾硬化的患者通常会因此而终止透析。肾小球滤过率的降低主要是由于有效的血压控制，而不是米诺地尔的肾脏保护作用。

米诺地尔经常与肾上腺素抑制药和强效利尿药合用作为三联疗法，根据其激活肾袢活性的作用，调整肾上腺素抑制药和强效利尿药的剂量，进而控制米诺地尔导致的心动过速和水肿。将具有肾袢激活性的利尿药与噻嗪类利尿药合用可能会对顽固性水肿有效。米诺地尔的首次剂量为每日2.5～5mg，而后剂量逐步增加至10～40 mg，每日1～2次。某些进行性肾衰竭的患者可能必须达到每日40 mg才能够够达到治疗效果。

3）不良反应：液体的潴留与交感神经的兴奋在绝大程度上是一致的。临床上，患者服用米诺地尔之后，心电图会出现T波的改变和ST段下降，这些波形的改变是否代表心脏缺血或是左心室肥厚尚不清楚。有关服药后出现心包积液，心包堵塞也有报道。这些不良反应发生率仍然没法知晓，因为很多患者在服用米诺地尔之前，就已经因为心功能或肾功能紊乱而出现了液体的潴留。服用慢性米诺地尔疗法的患者也会出现肺动脉压升高的症状，与接受了β受体阻滞剂的患者出现的情况很不一样。大部分接受了米诺地尔疗法的患者会出现多毛症，多出现于面颊、颈部、肩膀、胳膊及腿上，这些不良反应限制了女患者的应用。产生多毛症的机制尚不清楚，但是肯定与毛囊血流量的增加有关。可用脱发剂治疗多毛，因为米诺地尔导致多毛症的患者在停用米诺地尔之后，症状会在几周之内消失。

（刘明波　王　文）

参考文献

[1] 中国高血压防治指南修订委员会．中国高血压防治指南(2005年修订版)．第1版．北京：人民卫生出版社，2006.

[2] 李立明．2002中国居民营养与健康状况调查报告之四——高血压．第1版．北京：人民卫生出版社，2008.

[3] 王陇德．2002中国居民营养与健康状况调查报告之一——综合报告．第1版．北京：人民卫生出版社，2005.

[4] Izzo JL, Sica DA, Black HR.Hypertension Primer. 4th ed. USA: Wolters Kluwer/Lippincott Williams & Wilkins, 2008.

[5] Chen CM, Zhao W, Yang Z, et al. The role of dietary factors in chronic disease control in China. Obes Rev, 2008, 9(Suppl 1): 100-103.

[6] 陶寿淇，黄震东，吕长清，等．中国南北城乡中年男女人群的定时夜尿钠钾与血压的关系．中华心血管病杂志，1986，14：4-7.

[7] Liu LS, Tao SC, Lai SH. Relationship between salt excretion and blood pressure in various regions of China. Bull World Health Organ, 1984, 62(2): 255-260.

[8] 张安玉，张一梅，齐秀英，等．长期食用含钾镁低钠盐对血压的作用．中国慢性病预防与控制，1995，3(5)：208-210，224.

[9] Dongfeng Gu, Treva Rice, Shiping Wang, et al. Heritability of blood pressure responses to dietary sodium and potassium intake in a chinese population. Hypertension, 2007, 50(1): 116-122.

[10] The China Salt Substitute Study Collaborative Group. Salt substitution: a low-cost strategy for blood pressure control among rural Chinese. A randomized, controlled trial. J Hypertens, 2007, 25(10): 2011-2018.

[11] Sacks FM, Svetkey LP, Vollmer WM, et al. Effects on blood pressure of reduced dietary sodium and the Dietary Approaches to Stop Hypertension(DASH) diet. DASH-Sodium Collaborative Research Group. N Engl J Med, 2001, 344(1): 3-10.

[12] WHO Expert Consultation on Salt as a Vehicle for Fortification. Luxembourg, 21-22 March 2007.

[13] Xin X, He J, Frontini MG, et al Effects of alcohol reduction on blood pressure: a meta-analysis of randomized controlled trials. Hypertension, 2001, 38(5): 1112-7.

[14] Kelley GA, Kelley KS. Progressive resistance exercise and resting blood pressure: A meta-analysis of randomized controlled trials. Hypertension, 2000, 35(5): 838-43.

[15] He J, Whelton PK, Appel LJ, et al. Long-term effects of weight loss and dietary sodium reduction on incidence of hypertension[J]. Hypertension, 2000, 35(2): 544-9.

[16] Fox CS, Massaro JM, Hoffmann U, et al. Abdominal visceral and subcutaneous adipose tissue compartments: association with metabolic risk factors in the Framingham Heart Study. Circulation, 2007, 116(1): 39-48.

[17] 中国肥胖问题工作组数据汇总分析协作组．中国成人体重指数和腰围对相关疾病危险因素异常的预测价值：适宜体重指数和腰围切点的研究．中华流行病学杂志，2002，23(1)：5-10.

[18] Wilson K, Gibson N, Willan A, et al. Effect of smoking cessation on mortality after myocardial infarction: meta-analysis of cohort studies. Arch Intern Med, 2000, 160(7): 939-944.

[19] 张树华，张俊玲，刘谨．彩超检测血管内皮功能与体质指数、腰臀比的关系．现代诊断与治疗．2005，16(5)：264-265.

第二十章　糖尿病与动脉硬化

心血管疾病是糖尿病（Diabetes mellitus）患者发生并发症和死亡的首位原因，而动脉硬化症是心血管疾病的根本基础。糖尿病是一种因体内胰岛素绝对或者相对不足所导致的一系列临床综合征。血管及代谢因素之间的相互作用与糖尿病血管、神经病变的发生有关。从人类对动脉硬化（atherosclerosis，AS）的认识到发病机制的研究已经历了 100 多年历史。由 AS 导致的心脑血管疾病已成为现代社会最主要的致死和致残的原因，针对 AS 病理发生机制以及预防和控制的研究，是目前心血管疾病研究领域的热点同时也是难点问题之一。动脉粥样硬化是由内皮功能受损，导致内皮细胞的通透性增强、黏附性增高，血管舒张能力减弱。然后，白细胞移行于内皮下，炎症细胞及炎症因子令血管局部的炎症反应长期存在。单核细胞分化为巨噬细胞，吞入脂质后变为泡沫细胞。巨噬细胞还与激活的内皮细胞一起分泌众多细胞因子、趋化因子和生长调节分子，扩大炎症反应，从而导致斑块的形成。最后，激活的巨噬细胞产生多种基质金属蛋白酶（MMPs）、降解胶原和纤维帽内其他细胞外基质蛋白，使得纤维帽变薄，易破裂（图 20-1）。

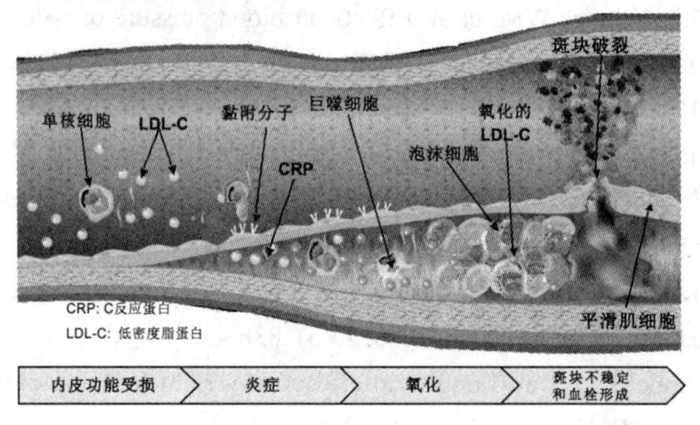

图 20-1　动脉粥样硬化的进程

绝大多数急性心血管事件都与血栓形成有关，在动脉粥样硬化发展过程中，随着动脉粥样硬化斑块加重，会出现血流动力学障碍。如果发生在冠状动脉，可能会引起劳力性心绞痛、急性冠状动脉综合征，表现为 ST 段抬高的透壁性心肌梗死，非 ST 段抬高的急性冠状动脉综合征，即不稳定性心绞痛，非 ST 段抬高的急性心肌梗死；如果发生在脑动脉，则发生缺血性脑卒中；如果发生在下肢动脉，就会引起下肢缺血坏死；可能会引起间歇性跛行；斑块一旦发生裂隙 / 破裂，内皮下胶原等激活血小板，血小板聚集，进而形成血栓，造成急性血栓性闭塞，心脑血管事件的发生是与在斑块破裂基础上血小板的激活、血栓形成密切相关的。

糖尿病已成为继肿瘤和心血管病之后第三位严重影响我国人民健康与生命的慢性疾

病。流行病学调查结果表明：在年龄≥20 岁的中国人群中，糖尿病发病率和糖尿病患病率分别为 9.7% 和 15.5%。以此推算，目前中国有 9240 万成年人患有糖尿病，1.482 亿成年人处于糖尿病前期，位列全球第一。糖尿病在呈不断上升趋势，2006 年广东省 10 家医院 8 753 例住院患者糖尿病调查结果表明，住院糖尿病患者占总住院患者的 15.1%，糖调节异常者占 4.9%。1994 年抽样调查显示，我国 25 ～ 64 岁成年人中，糖尿病患病率为 2.5%，而 2008 年调查显示，20 岁以上成年人中的糖尿病发病率占到 9.6%，近 20 年来增长了 10 倍。糖尿病成为威胁人民健康的主要问题，由于其导致的各种并发症，包括急性代谢紊乱、视力障碍、肾脏疾病、神经病变、外周血管疾病、心脏病、脑卒中、消化系统疾病、感染、抑郁等，从而影响了患者的生活质量，甚至威胁患者生命。糖尿病是十分普遍的慢性疾病，根据国际糖尿病联盟（International Diabetes Federation，IDF）2006 年的公报，全球每年约有 320 万人死于糖尿病的并发症，每 10 秒钟便有 1 人受害。估计到 2025 年糖尿病患者数会升至 3.8 亿以上，由于糖尿病导致的死亡人数会更多。

我国作为经济高速发展中的国家，糖尿病等慢性非感染性疾病是目前面临的一个重大的公共卫生问题，其防治需要得到全社会的关注，尤其应关注广大基层地区的防治工作，因为有关调查资料显示，糖尿病在我国基层地区发病率的上升速度远远超过了城市，低教育文化水平与糖尿病发病呈正相关。基层地区由于人口众多、经济发展水平相对滞后、信息传播不畅，造成群众对糖尿病的认识不足；另一方面，大多数基层医务人员专业知识和技能更新缓慢，缺少足够和及时的培训，不能准确和有效完成诊疗服务。

无数研究已经显示，心血管疾病和血糖的风险呈线性相关，远远低于诊断糖尿病的阈值水平，甚至低于糖耐量受损（IGT）和空腹血糖受损（IFG）的血糖水平。随着血糖的升高，心血管病的危险显著增加，同血糖正常者相比，糖尿病患者患冠心病危险和脑梗死危险增高 2 ～ 3 倍，周围血管疾病的危险甚至增加 3 ～ 5 倍（图 20-2）。

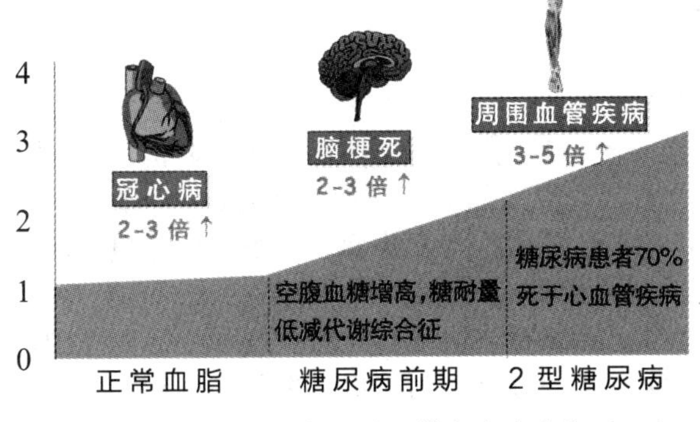

图 20-2　血糖与心脑血管疾病的关系

另外，流行病学研究如 AusDia（澳大利亚糖尿病、肥胖和生活方式研究）、Framinghan 研究和干预研究如 STOP-NIDDM 预防 2 型糖尿病研究、DREAM 罗格列酮和雷米普利预防 2 型糖尿病显示，糖尿病前期心血管的风险约是正常人的 2 倍。护士健康研究显示，进展为糖尿病者在随访期间其心血管事件的风险约是正常人的 3 倍。日本研究者评估了动脉硬化及其厚度对 2 型糖尿病患者神经病变的影响。研究入选 294 例 2 型糖尿病患者，从神经症状的出现、肌腱反射的消失、振动觉评分及心率变异 4 个方面对糖尿病神经病变的程度进行评估，符合其中 2 个异常，即被认为存在糖尿病神经病变。此外，研究者还检测了颈动脉内 – 中膜厚度（IMT）以评价动脉厚度，并测定踝臂脉搏波速度（PWV）

及肱动脉脉压（PP）以反映动脉硬化程度，结果显示，糖尿病神经病变的发生与年龄、糖尿病病程、HbA1c、收缩期血压、舒张期血压、PP、高血压、视网膜病变、尿白蛋白排泄率、肾病分期、PWV及IMT相关，尤其是PWV和PP，可以不依赖于传统的心血管疾病危险因素而影响糖尿病神经病变的发生。多元Logistic回归显示，PWV、视网膜病变、年龄、HbA1c是神经病变的独立危险因素。可见，反映血管壁性质的指标（如PWV、IMT及PP）与糖尿病神经病变明显相关，其中PWV和PP可以不依赖于传统的心血管疾病危险因素而影响糖尿病神经病变的发生。因此，全面干预动脉粥样硬化的进展可能会延缓糖尿病神经病变的发生。

2004年10月《儿科学杂志》（Journal of Pediatrics）报道，患有1型糖尿病的年轻人很早就出现动脉硬化症，强调该病的青少年须监测血压和脂质水平。美国加利福尼亚的研究人员测定了142例年龄在12～25岁的1型糖尿病患者和87例年龄匹配的非糖尿病对照受试者的颈动脉内膜中层厚度（IMT）、糖尿病受试者的餐前脂质和同型半胱氨酸水平、血压、BMI和血糖控制程度。结果发现，男女糖尿病患者的平均颈动脉IMT大于非糖尿病受试者（P=0.002），并与糖尿病的严重程度相关，与存在糖尿病并发症为特征。糖尿病同时伴有高血压、视网膜病变或微量白蛋白尿的患者，其颈动脉IMT显著大于没有这些并发症的患者。研究者指出，男性而不是女性糖尿病患者的颈动脉IMT与HDL胆固醇呈显著负相关，颈动脉IMT与LDL/HDL比值呈显著正相关。这项研究显示，动脉硬化症很早出现，并与脂质异常及糖尿病并发症相关。对于儿童和年轻糖尿病患者，医生须开始监测其脂质水平，并根据糖尿病的治疗标准考虑对儿童进行干预，以帮助他们以后避免心血管疾病危险。

一、糖尿病的诊断和分型

（一）糖尿病的诊断

糖尿病是一种由胰岛素分泌缺陷和（或）胰岛素作用障碍，引起的以血糖水平增高为主要特征的代谢病。长期慢性高血糖，可导致多个系统器官的功能障碍和衰竭，特别是眼、肾、神经、心脏和血管。随着对糖尿病流行病学、病因和发病机制认识的日渐深入和临床研究不断取得新的进展，糖尿病的分型经过多次修改，不断完善。2011年，ADA根据1997年和2003年、2009年糖尿病诊断和分型专家委员会的报告，对糖尿病的诊断和分型再次予以界定，并发表于同月《Diabetes Care》杂志。2011年10月，2010年版《中国2型糖尿病防治指南》在京正式发布。尽管如此，在实际临床工作中，患者起始的分类有时确实很困难，年轻糖尿病患者的分类尤为困难，由于病因和发病机制的复杂性，有的患者可有几种类型合并存在的可能性。因此，如果对诊断有任何不确定时，可先做一个临时性分类，用于指导治疗，然后依据对治疗的初始反应和病程进展情况再重新进行分类评估。某种程度上，对于临床医生和患者本身而言，与确定单一特殊分型相比，全面正确认识患者高血糖的发病机制并进行有效的治疗，更实际地解决临床问题应该更为重要。

中华医学会糖尿病学分会建议在我国人群中采用WHO（1999年）诊断标准（表20-1）。

表20-1　WHO（1999年）糖尿病诊断标准

1．糖尿病症状＋任意时间血浆葡萄糖水平≥11.1mmol/l（200mg/dl）或
2．空腹血浆葡萄糖（FPG）水平≥7.0mmol/l（126mg/dl）或
3．OGTT试验中，2小时PG水平≥11.1mmol/l（200ng/dl）

注：2005年和2010年的更新仍采用此标准

（二）糖化血红蛋白在糖尿病诊断中的价值

糖尿病的早期诊断将对患者生命质量发生巨大改变。与其他慢性疾病不同，只要改善生活方式使血糖水平始终控制在糖尿病前期范围内，2 型糖尿病实际上是可以预防的。2009 年美国糖尿病协会（ADA）修订了关于糖尿病诊断的临床实践建议，提出将糖化血红蛋白（HbA1c）作为快速、早期的检查方法能够减少未诊断的患者数量，更好地确定糖尿病前期患者。由于 HbA1c 检测无须空腹，可以鼓励更多的患者检查 2 型糖尿病，从而进一步减少患有这种慢性的潜在威胁生命的疾病但未被诊断的患者数量。HbA1c 检查可衡量近 3 个月期间平均血糖水平，先前只用它来评价糖尿病在某段时间内的控制情况。HbA1c 接近 5% 提示没有糖尿病。根据修订的循证指南，HbA1c 在 5.7% ～ 6.4% 之间提示糖尿病前期，HbA1c 水平为 6.5% 或更高提示糖尿病。对大多数糖尿病患者来说，糖尿病最佳的控制标准是 ADA 建议的 HbA1c 水平不超过 7%。人们希望达到该标准，有助于预防严重的糖尿病相关的并发症，包括肾病、神经病变、视网膜病变和牙周病。与测空腹血糖和口服糖耐量试验不同，HbA1c 检查之前无须空腹，单个标本即可定性，因此糖尿病筛查的依从性将会提高。

美国糖尿病协会（ADA）每年一月更新发布糖尿病的临床治疗推荐，2010 年的指南增加糖化血红蛋白（HbA1c≥6.5%）作为糖尿病的诊断标准，是本次修订的重要变化，使糖尿病的诊断标准增加到 4 个，即 HbA1c≥6.5%（正常参考值 4% ～ 6%），空腹血糖（FPG）≥7.0mmol/L，OGTT 试验中 2 小时血糖≥11.1mmol/L，高血糖的症状或高血糖危象伴随机血糖≥11.1mmol/L。推荐强调，要采用国家（美国）糖化血红蛋白标准化方案（the National Glycohemoglobin Standardization Program，NGSP）认可的检测方法，并使用 DCCT 参照的检测方法进行标化。如无高血糖症状和空腹血糖（FPG）≥7.0mmol/L，以及 OGTT 试验中 2 小时血糖≥11.1mmol/L 一样，需要重复检测 HbA1c 后确诊。这种改变与 2009 年国际专家委员会关于使用 HbA1c 用于诊断糖尿病的观点相一致。但这种变化目前对国内的糖尿病诊断不会产生显著的影响，国内大部分医院目前仍然应该使用血糖作为糖尿病的诊断标准。国内使用 HbA1c 作为诊断标准的主要障碍是全国糖基化血红蛋白检测方法的标准化问题，以及缺乏准确的检测方法（表 20-2）。

表 20-2　糖尿病及 IGT/IFG 的血糖诊断标准 血糖浓度 [mmol/L(mg/dl）]

全血	静脉	毛细血管	静脉血浆
糖尿病			
空腹	≥6.1（110）	≥6.1（110）	≥7.0（126）
或负荷后 2 小时	≥10.0（180）	≥11.1（200）	≥11.1(200）
或两者			
糖耐量受损（IGT）			
空腹（如行检测）	<6.1（110）	< 6.1（110）	< 7.0（126）
及负荷后 2 小时	≥6.7（120）	≥7.8（140）	≥7.8（140）

（三）美国糖尿病协会（ADA）将糖尿病分为四大类

1 型糖尿病、2 型糖尿病、其他特殊类型糖尿病及妊娠糖尿病。

1.1 **型糖尿病**　儿童和青少年主要是 1 型糖尿病，但近年来由于肥胖儿童增多，2 型糖尿病的发病率也在逐年增加。目前认为，1 型糖尿病其病因是在遗传易感性的基础上，在外界环境因素作用下（最常见的为病毒性感染），引发机体自身免疫功能紊乱，导致胰岛 β 细胞的损伤和破坏，最终使胰岛素分泌绝对不足，必须应用胰岛素治疗。

1 型糖尿病有以下特点。

（1）起病较急，常因感染或饮食不当诱发起病，可有家族史。

（2）典型者有多尿、多饮、多食和消瘦三多一少症状。

（3）不典型隐匿发病，患儿多表现为疲乏无力、遗尿、食欲可降低。

（4）有 20% ～ 40% 患儿以糖尿病酮症酸中毒急症就诊。

2. 2 型糖尿病 糖尿病群体中约 90% ～ 95% 为 2 型糖尿病。目前认为，2 型糖尿病是一种多基因、多环境因素共同作用的复杂病，其发病机制尚未明确。发病机制从胰岛素抵抗为主伴胰岛素相对缺乏，到胰岛素分泌不足为主伴或不伴胰岛素抵抗，提示 2 型糖尿病存在明显异质性。

2 型糖尿病有以下特点。

（1）起病隐匿，不易早期发现。由于病初可无任何症状且病情发展缓慢，确诊时患者的糖尿病可能已存在多年。

（2）多数 2 型糖尿病者在起病时，或病程早时胰岛 β 细胞功能无明显减损，血胰岛素水平可正常或者代偿性增加。

（3）多无自发酮症倾向，但感染等应激状态可诱发酮症酸中毒。

（4）肥胖（尤其是腹型肥胖）、增龄、缺乏体力活动是患病的主要危险因素；有高血压、血脂紊乱、有妊娠糖尿病（GDM）病史者，2 型糖尿病患病风险明显增加。

（5）有更高的血管并发症发生危险。

（6）控制体重、药物治疗控制血糖等可以改善胰岛素抵抗，但难以恢复正常状态。

2 型糖尿病具有更强的基因易感性，遗传因素在 2 型糖尿病的病因中较 1 型糖尿病更为重要。然而由于其复杂性，绝大多数 2 型糖尿病的遗传学病因尚未明确。

3. 其他特殊类型糖尿病

（1）免疫介导糖尿病：占糖尿病的 5% ～ 10%，其根本病因是细胞介导的针对胰岛 β 细胞的自身免疫性损伤。免疫介导性糖尿病可以表现为不同临床特点，胰岛 β 细胞破坏进展程度也有不同。

①儿童和青少年患者多起病急，有明显高血糖症状或以酮症酸中毒为首发表现，检查多见明显胰岛 β 细胞胰岛素分泌不足。

②成人患者多缓慢起病，症状隐匿，多无酮症，起病时尚残存一定的胰岛 β 细胞功能，病程中 β 细胞功能逐渐减退。

③还有部分患者发病时表现为中等程度高血糖，当存在感染及各种应激因素时，迅速发展至严重高血糖和（或）酮症酸中毒。

④有的患者易伴有其他自身免疫性疾病，包括 Graves 病，桥本甲状腺炎，肾上腺皮质功能减退，白癜风，吸收不良综合征，肝炎，重症肌无力，恶性贫血。

无论表现为哪种临床过程，最终会发生胰岛 β 细胞功能衰竭，需要依赖外源胰岛素以维持生命。此型糖尿病伴肥胖者少见，但并不排除某些肥胖糖尿病患者属此类型。

（2）特发性糖尿病：无明确病因，无自身免疫机制参与的证据，与 HLA 无关联。多发生于非洲或美洲黑种人及南亚印度人，具有明显家族遗传倾向。有明显但是一过性的胰岛 β 细胞功能减退甚至衰竭，临床上常伴酮症甚至酸中毒，但胰岛 β 细胞功能不一定呈进

行性减退，病程中胰岛 β 细胞功能可好转以致数年无须胰岛素治疗

（3）胰岛 β 细胞功能的遗传缺陷：由于单基因突变导致胰岛 β 细胞功能缺陷。这一类型患者通常起病年龄早（25 岁之前），称为青年发病的成年型糖尿病（MODY），其特征为胰岛素分泌不足，无或有很轻的胰岛素作用障碍。为常染色体显性遗传。现已鉴定出 MODY 的 6 种突变基因。线粒体基因突变可致糖尿病。最多见的是线粒体亮氨酸转运核糖核酸基因核苷酸顺序 3243A≥G 突变糖尿病。此外，已经发现有些基因突变影响到胰岛素原加工裂解为胰岛素的过程，导致胰岛素生成减少，为常染色体显性遗传。也发现少数家系有胰岛素基因点突变，产生变异胰岛素，其生物活性低下。

（4）胰岛素作用的遗传缺陷：由于胰岛素受体基因突变导致胰岛素作用障碍。其中，A 型胰岛素抵抗常伴有黑棘皮病、卵巢源性雄激素过多症及多囊卵巢。此外，具有严重胰岛素抵抗的脂肪萎缩性糖尿病患者中，未能找到胰岛素受体结构和功能变化的证据，推测存在胰岛素受体后信号传递通路缺陷。

（5）胰腺外分泌疾病：任何导致胰腺广泛破坏的因素都可能引发糖尿病，包括胰腺炎、创伤、感染、胰腺切除术后和胰腺肿瘤。胰腺纤维囊性病和血色病可破坏胰岛 β 细胞导致胰岛素分泌不足。纤维钙化性胰腺病，原属 WHO（1985 年）糖尿病分型中的营养不良相关糖尿病，现归于本类，本病以发作性腹痛并向背部放射、胰腺管明显钙化扩展伴结石为特点。

（6）内分泌疾病：许多内分泌腺肿瘤或增生（肢端肥大症、Cushing 综合征、胰升糖素瘤、嗜铬细胞瘤、生长抑素瘤、醛固酮瘤等）所致功能亢进常伴糖尿病，其致病机制并不相同。生长激素、糖皮质激素、胰升糖素、肾上腺素主要拮抗胰岛素作用，生长抑素及醛固酮则主要通过抑制胰岛 β 细胞分泌胰岛素。

（7）药物或化学制剂诱导糖尿病：许多药物可以引起胰岛 β 细胞胰岛素分泌缺陷。药物所致糖尿病不一定完全归咎于药物本身，尚可能涉及个体对糖尿病的遗传易感度。不同药物致病机制有所不同，某些药物如 Vacor（杀鼠剂）和戊脘脒可致胰岛 β 细胞永久性破坏；而另一些药物如烟酸和糖皮质激素则通过拮抗胰岛素作用；有报道 α- 干扰素诱发糖尿病，其机制可能是导致与胰岛细胞抗体有关的胰岛素分泌缺陷。

（8）感染：病毒感染致糖尿病的机制通常认为是造成胰腺破坏，亦可能是病毒抗原与胰岛细胞自身抗原有交叉反应性而激起针对胰岛的自身免疫反应。先天性风疹致糖尿病与 HLA 有关，并且具有 1 型糖尿病相关的多种免疫标志物。涉及糖尿病发病的病毒还有柯萨奇 B 病毒、巨细胞病毒、腺病毒和腮腺炎病毒等。

（9）免疫介导的罕见类型：这一类型中目前已经明确的有两种情况：①僵人（stiff man）综合征。为自身免疫性中枢神经系统疾病，以躯干、颈肩肌发作性痉挛伴肌痛为临床特征。患者体内存在较高的 GAD 抗体滴度，约 1/3 的患者可发生糖尿病。②患者存在针对胰岛素受体的抗体，此抗体与胰岛素受体结合阻断了胰岛素与受体的结合，导致糖尿病。有的抗胰岛素受体抗体为受体兴奋抗体，可引发低血糖症。某些患者有明显高胰岛素血症，重度胰岛素抵抗及黑棘皮病，常伴红斑性狼疮等自身免疫病，并存在相应的自身免疫抗体，以往称此类型为 β 型胰岛素抵抗。

（10）可伴糖尿病的遗传综合征：分型中列出了 10 个与糖尿病发生相关的遗传综合征，包括 Down 综合征、Klinefelter 综合征、Turner 综合征、Wolfram 综合征等。

（11）囊性纤维化相关糖尿病：美国糖尿病协会（ADA2010 年的指南在糖尿病治疗部分增加了“囊性纤维化相关糖尿病”。糖尿病是囊性纤维化病常见的伴发病，成年囊性纤

维化患者的糖尿病发病率为 40% ～ 50%。主要发生机制可能为胰岛细胞纤维变性导致胰岛素分泌缺陷，但遗传性的胰岛功能缺陷、胰岛素抵抗，以及炎症感染也可能参与。临床表现为营养状态更差，更严重的肺部炎症性疾病和更易死于呼吸衰竭。强调新近的证据显示，早期发现诊断糖尿病和积极使用胰岛素治疗可减少死亡率。这种糖尿病类型在我国的发病率不详，但提示内分泌科医师，这种临床表现是介于 1 型和 2 型糖尿病之间的糖尿病，胰岛素治疗可显著改善预后。

4. 妊娠糖尿病（GDM） 妊娠糖尿病是指妊娠期间初次发现的任何程度的糖尿病或糖耐量受损。

妊娠糖尿病不包括妊娠前已知的糖尿病患者。在糖尿病诊断之后妊娠者为糖尿病合并妊娠。在妊娠期间发现糖尿病者为妊娠糖尿病。妊娠期间高血糖的主要危害为，增加新生儿畸形、巨大儿（增加母、婴在分娩时发生合并症与创伤的危险）和新生儿低血糖发生的危险性。一般来讲，在糖尿病患者合并妊娠时血糖水平波动较大，血糖较难控制，绝大多数患者需要使用胰岛素控制血糖。相反，妊娠糖尿病患者的血糖波动相对较轻，血糖易于控制，多数患者可通过严格的饮食计划和运动使血糖得到满意控制，仅部分患者需要使用胰岛素控制血糖。

美国 ADA 关于 2010 年妊娠糖尿病的筛查和诊断，依然采用 2004 年制定的标准。但强调 ADA 正与美国产科组织讨论采用国际糖尿病与妊娠研究协会（the International Association of Diabetes and Pregnancy Study Groups，IADPSG）的标准，进行妊娠糖尿病的筛查和诊断。IADPSG 的诊断标准为，75g 口服葡萄糖耐量（OGTT）中初始血糖 5.1mmol/L，1 小时 10mmol/L，2 小时 8.5mmol/L，其中任意一点血糖值异常，即可诊断为妊娠糖尿病。主要依据来之高血糖和不良妊娠结局（HAPO，the Hyperglycemia and Adverse Pregnancy Outcomes）的研究结果，强调治疗轻度妊娠糖尿病也有助于减少母婴产科并发症的发生率。各国妊娠糖尿病的诊断标准各异，IADPSG 的标准可能结束这种现象。

二、糖尿病前期

糖尿病自然病程经过正常血糖和高血糖两个阶段，后一阶段又分为糖尿病前期（2011 年 ADA 改为糖尿病前期）和糖尿病两个时期。存在必须用胰岛素的渐进性过程。上述临床阶段反映任何类型糖尿病都要经过不需用胰岛素、为代谢控制而需用胰岛素及为生疗干预可使病程在阶段间逆转或停滞于某一阶段。取消了“糖尿病前期”的名称，代之于“糖尿病前期”包括以往的空腹血糖受损（IFG）FPG5.6 ～ 6.9mmol/L，葡萄糖耐量异常（IGT）OGTT 试验中 2 小时血糖 7.8 ～ 11.0mmol/L，相应增加了 HbA1c5.7% ～ 6.1% 的人群。这种变化更好地反映了血糖升高的自然病程，即中间高血糖状态并非一定发展为糖尿病，为临床预防糖尿病提供信心。

此阶段指个体由血糖调节正常发展为糖调节受损（IGR），血糖升高但尚未达到或超过诊断分割点的时期，表现为空腹血糖受损（IFG）或糖耐量受损（IGT）。糖尿病前期使患糖尿病的绝对风险增加了 3 ～ 10 倍，某些种族的危险性更高。达到糖尿病阶段则容易发生多种并发症，包括心血管疾病（心脏病、脑中风、外周血管病）和微血管疾病（视网膜病变、神经病变和微量白蛋白尿）。大部分糖尿病患者最终死于心血管疾病。流行病学研究显示，并发症的风险开始于从正常糖耐量到糖尿病的早期阶段。因此早期诊断、治疗

“糖尿病前期”将会减少或延缓糖尿病、心血管病和微血管病的进展。

美国现有大约2410万糖尿病患者，并以每年150万的速度递增。其中大约25%的患者并不知晓自己已经患有糖尿病。另有5700万“糖尿病前期”的患者，即IFG或IGT，其中一部分已经患有糖尿病微血管并发症。全世界“糖尿病前期”的人口大约有3.14亿，预计到2025年将增加到4.18亿。由于糖尿病的发病率和患病率迅速增加，糖尿病相关的疾病和死亡已经成为一个重要的公共卫生问题。全社会为糖尿病的花费巨大：美国每年为其支出1740亿，其中116亿直接来自糖尿病、糖尿病并发症和一般的治疗护理，58亿间接来自糖尿病相关疾病、残疾和早产儿死亡。

尽管已经明确糖尿病相关的并发症开始于“糖尿病前期”，但对于此类患者的诊断和治疗目前尚无指南可循。美国食品药品监督局（FDA）也没有批准任何治疗空腹血糖受损或糖耐量异常的药物。多数保险公司拒绝为生活方式预防糖尿病买单。医药界对于糖尿病前期的处理意见也不统一。尽管其中很多人已经患有糖尿病并发症，但对于血糖、体重、血压和血脂等危险因素尚未规定明确的治疗目标。

（一）糖尿病前期的定义

糖耐量受损（IGT）和空腹血糖受损（IFG）诊断标准中，划出了一个处于正常与糖尿病血糖水平间的时期，此时期中血糖水平已高于正常，但尚未达到糖尿病诊断水平。此期的判断亦以空腹血浆葡萄糖水平（FPG）及（或）OGTT-2小时血糖为准。FPG≥5.6mmol/L（100mg/dl）～<7.0mmol/L（126mg/dl）称为空腹血糖受损（IFG）；负荷后2小时血糖≥7.8mmol/L（140mg/dl）～<11.1mmol/L（200mg/dl）称糖耐量受损（IGT）。

目前糖尿病前期是指，患者存在IFG（空腹血糖5.6～6.9mmol/L）、IGT（餐后2小时血糖7.8～11mmol/L）或两者兼具。事实上血糖是一个连续型变量，所谓的正常血糖（空腹血糖<5.6mmol/L，餐后2小时血糖<7.8mmol/L）和高血糖（空腹血糖≥7.0mmol/L，餐后2小时血糖≥11.1mmol/L）是人为划分的结果。IGT发生糖尿病的风险要高于IFG。目前糖尿病的诊断标准为空腹血糖≥7.0mmol/L或餐后2小时血糖≥11.1mmol/L。然而，大规模的人群研究显示，正常血糖水平显著的低于糖尿病的诊断阈值。正常空腹血糖的高限一般认为是5.5mmol/L，最近发现，在低于此值时也可以发生代谢和血管异常。同样，餐后2小时血糖的正常上限是7.8mmol/L。这种处于正常血糖和糖尿病之间的异常状态，可能预示着糖尿病、心血管疾病和微血管疾病的发生。因此，空腹5.6～7.8mmol/L，餐后7.8～11.0mmol/L之间的血糖目前理解为“糖尿病前期”，在此阶段已经出现了某种程度的微血管和大血管病变。

糖尿病前期提示内在的发生糖尿病的风险。糖耐量异常向糖尿病转化，每年达6%～10%。既有IGT又有IFG，则6年累计糖尿病发生率可以高达65%（与基线时约5%的正常血糖者相比）。约有半数的糖耐量异常者，符合美国国家胆固醇教育计划所定义的代谢综合征。IFG向糖尿病转化，将增加心血管事件发病率约2倍。同样，DECODE研究显示，餐后2小时血糖升高而空腹血糖正常者其冠心病的风险更高。NECP定义了“多重心血管危险因素综合征”或称“代谢综合征”，用来描述这样一些糖尿病或心血管疾病高危的人群。Framinghan后代研究显示，代谢综合征患者发生冠心病和糖尿病的年龄调整风险比分别是2.54、6.92（男性）和1.5、6.5（女性）。因此IFG、IGT和代谢综合征可能各自代表了一部分心血管高危的人群。比如在San Antonio心脏研究中，IGT增加糖尿病的风险约5倍，代谢综合征也是如此。同时患有IGT和代谢综合征者，其发生糖尿病的风险高于其中之一。在胰岛素抵抗动脉粥样硬化研究中，Haffner 发现 IFG、IGT 和代谢综合征患者向糖尿病的转化率为每年 8% ～ 10%，如果三者兼具，则转化率大大超过 10%。

既往糖尿病前期概念，多用来预测未来糖尿病的风险，包括有多囊卵巢综合征和妊娠糖尿病病史的妇女、2 型糖尿病患者的后代和腹型肥胖患者。心血管病患者中糖尿病前期的患病率也较高。现在青少年 2 型糖尿病越来越普遍，但 10 岁以下的还比较少。

有糖尿病家族史、心血管疾病、超重或肥胖、静坐的生活方式、非白人后裔、既往诊断 IFG、IGT 或者代谢综合征、高血压、甘油三酯升高，高密度脂蛋白胆固醇降低或两者兼具、妊娠糖尿病史、生产超过 4kg 胎儿的妇女、多囊卵巢综合征、服用抗精神分裂症和躁狂抑郁综合征的药物等存在这些危险因素的患者，专家委员会建议，对于上述糖尿病高危人群实施筛查。

（二）糖尿病前期的诊断

1. **空腹血糖受损**（IFG） 空腹血糖在 5.6 ～ 6.9mmol/L 之间。空腹是指过夜禁食至少 8 小时。无剧烈活动、饮咖啡及其他可以影响碳水化合物代谢的因素。

2. **糖耐量受损**（IGT） 过夜禁食至少 8 小时，第二天早上空腹进食 75g 葡萄糖后 2 小时血糖在 7.8 ～ 11.0mmol/L 之间。口服葡萄糖耐量试验前要保证正常碳水化合物的摄入，试验中不能剧烈活动，不能抽烟。为诊断 IGT，只抽 2 小时血糖即足够。欧洲心脏病调查显示了检测 2 小时血糖的益处，即通过检测 2 小时血糖发现的糖代谢异常患者，比单纯检测空腹血糖者要多。IFG 的患者进行 2 小时葡萄糖耐量试验，有助于发现未诊断的糖尿病，了解其心血管风险。根据 NCEP 标准诊断的代谢综合征，可以看作是糖尿病前期的等危症，它对糖尿病的预测价值优于 IFG。

综上可见，糖尿病前期可能是一组病因各不相同的疾病状态。此种状态会增加糖尿病甚至心血管疾病的风险。代谢综合征、IFG、IGT 向糖尿病的转化率各不相同，受到初始血糖水平、种族和遗传、环境因素的影响。血糖水平越高，向糖尿病及糖尿病并发症进展的风险越大。

（三）糖尿病前期的风险

大部分糖尿病并发症（即使不是所有）都随着血糖的升高而恶化。DECODE 研究显示，入选超过 22 000 例患者 2 小时血糖在 5.3 ～ 11.1mmol/L 和全因死亡率呈线性相关。超过 11.1mmol/L 死亡率危险比加倍，接近糖尿病患者的水平。芬兰 10 年随访研究，对比了基线时正常和 IGT 患者、IGT 中进展和不进展为糖尿病的患者，发现不进展为糖尿病的患者其心血管死亡的风险增加了 130%，而进展为糖尿病的患者其心血管死亡的风险只增加了 70%。檀香山心脏研究随访了 23 年，发现负荷后高血糖和猝死有关。干预研究方面有糖尿病预防研究（DPP），发现 IGT 患者中糖尿病视网膜病变的患病率为 7.9%，在今后转化为糖尿病的 IGT 患者中为 12.6%。另外，在未加干预的 IGT 组，高血压的患病率从 29% 增加到 38%，血脂紊乱从 6% 增加到 16%，心血管事件大约增加了 50%（4 年相对风险约 0.47）。IGT 还与自主神经功能异常有关。最近的研究显示，IFG 者视网膜病变的患病率为 9% ～ 16%，高于 DPP 中所报道的 7.9% ～ 12.6%。血糖水平在前 10% 的患者视网膜病变的患病率显著增高。在 STOP–NIDDM 研究中，发现未加干预的安慰剂对照 IGT 者 3 年后高血压（超过 140/90mmHg）累计增长了 16%。也已发现伴有 IGT 较不伴有 IGT 者的微量白蛋白尿增加的更多。自发性外周神经病变患者中，约 40% 存在 IGT。这些研究显示，发现 IGT 时，患者已经处于危险之中，若放任自流，其糖尿病及大血管微血管并发症的发病率都将增加。

（四）糖尿病前期管理的目标和方式

糖尿病前期的管理包括针对血糖本身和心血管代谢危险因素。首选的治疗手段为强化生活方式干预，由于其非常安全，且降低血糖和心血管危险因素的效果非常确切。然而，在糖尿病前期仍不断进展时，可能需要针对血糖和心血管危险因素的药物治疗。在 2 型糖尿病患者中严格控制所有心血管和微血管的危险因素，比如血压、血脂、血糖、抗凝（阿司匹林）和戒烟已经被证明是非常有益处的。由于糖尿病前期的心血管风险增加，因此我们建议，糖尿病前期患者和糖尿病患者的血糖和血脂控制目标一致。这些措施，可以在生活方式干预之后或者同时进行，能够独立于血糖和微血管并发症的改善而减低心血管事件的风险。

心血管并发症在糖尿病前期就应该开始干预，同时不能只关注血糖。对于并发症的预防要“两条腿走路”：控制血糖以减少糖尿病和微血管并发症；控制心血管危险因素以减少心血管事件的发生。

三、餐后高血糖

从发病机制的角度分析，众多研究都证实在糖尿病前期，即 IGT 阶段，多种病理生理改变已经存在并且逐步进展，这些改变也是导致心血管疾病的重要环节。餐后高血糖导致早相胰岛素分泌受损，随着血糖水平的升高，胰岛素抵抗逐渐加重。此外，餐后高血糖还对血管内皮功能、炎症因子、NF-kB 的活性产生不利影响，最终导致脂代谢异常、凝血功能异常、纤溶活性降低、血管斑块不稳定等。这些改变也是心血管疾病，尤其是动脉粥样硬化发生的经典危险因素。因此说，早在 IGT 阶段，大血管病变就已经存在，二者平行进展。餐后血糖的快速升高，可以引发 PKC 活化，葡萄糖自氧化，终末期糖基化产物生成，氧化应激，羧基应激，这些机制导致血管应激，最终形成动脉粥样硬化。

FBG 与负荷后血糖是反映血糖水平的两个重要参数。FBG 主要反映 β 细胞基础胰岛素分泌功能的状况和肝脏胰岛素抵抗的程度，负荷后血糖主要反映餐后 β 细胞早相胰岛素分泌的功能和外周组织（肌肉与脂肪等）胰岛素抵抗的程度（表 20-3）。研究显示，与 FBG 相比，负荷后血糖对于心血管事件、心血管死亡和总死亡危险方面具有更好的预测价值。

表 20-3　FBG 与 OGTT 2 小时血糖的比较

	FBG 较优	2 小时血糖较优
诊断糖尿病的敏感性	°	+
诊断糖尿病的特异性	+	°
与心血管事件的联系	°	+
与全部原因死亡的联系	°	+
反映 B 细胞基础胰岛素分泌	+	°
反映 B 细胞餐后早相胰岛素分泌	°	+
反映外周组织胰岛素抵抗	°	+
反映肝脏胰岛素抵抗	+	°
已被证实干预可延缓或预防糖尿病	°	+

DECODE 研究旨在比较 FBG 与负荷后血糖对死亡的预测价值，共纳入 10 项以欧洲人群为基础的前瞻性队列研究，包括具有基线 FBG 和 OGTT 2 小时血糖数据的 22 514 例受试者，平均随访时间为 8.8 年。分别计算其全因死亡、心血管死亡、心脏性死亡，以及脑卒中死亡的风险比。多变量 COX 回归分析显示，在 OGTT 2 小时血糖数值的基础上附加 FBG 数值不能提供更多的预测信息（各种原因导致的死亡均 $P>0.1$），但在 FBG 的基础上辅以 OGTT 2 小时血糖，则可显著提高预测能力（全因死亡率 $P<0.001$，心血管死亡 $P<0.005$）。与 OGTT2 小时血糖正常者相比，因 OGTT 2 小时血糖升高而诊断糖尿病者全因死亡的风险比为 1.73（95%CI：1.45 ～ 2.06），心血管死亡为 1.40（95%CI：1.02 ～ 1.92），冠心病死亡为 1.56（95%CI：1.03 ～ 2.36），脑卒中死亡为 1.29（95%CI：0.66 ～ 2.54）。与 FBG 正常的相比，根据 FBG 确诊糖尿病者全因死亡、心血管死亡、心脏性死亡及脑卒中死亡的风险比依次为 1.21（95%CI：1.01 ～ 1.44）、1.20（95%CI：0.88 ～ 1.64）、1.09（95%CI：0.71 ～ 1.67）和 1.64（95%CI：0.88 ～ 3.07）。DECODE 研究表明，与 FBG 相比，OGTT 2 小时血糖能够更为可靠的预测全因死亡与心血管性死亡。

随后报道的以亚洲人群为基础的 DECODA 研究再次证实，OGTT 2 小时血糖对心血管死亡具有更高的预测价值。在该研究中，经 OGTT2 小时血糖校正后，FBG 不能预测心血管死亡（P=0.83）；而经 FBG 校正后，OGTT2 小时血糖仍可有效预测心血管死亡（$P<0.001$）。

GAMI 研究者为 168 例曾患心肌梗死但无糖尿病史的患者于出院前行 OGTT 试验，并随访 34 个月（中位数时间），主要观察指标为由心血管死亡、非致死性心肌梗死、非致死性脑卒中或严重心力衰竭所组成的复合终点。结果显示，糖耐量异常的患者中复合终点事件的发生率显著高于糖耐量正常者。糖耐量异常是心肌梗死后患者未来发生不良心血管事件的重要危险因素（图 20-3）。从图中看出糖耐量异常患者较糖耐量正常的患者，其复合终点事件发生率显著增高。

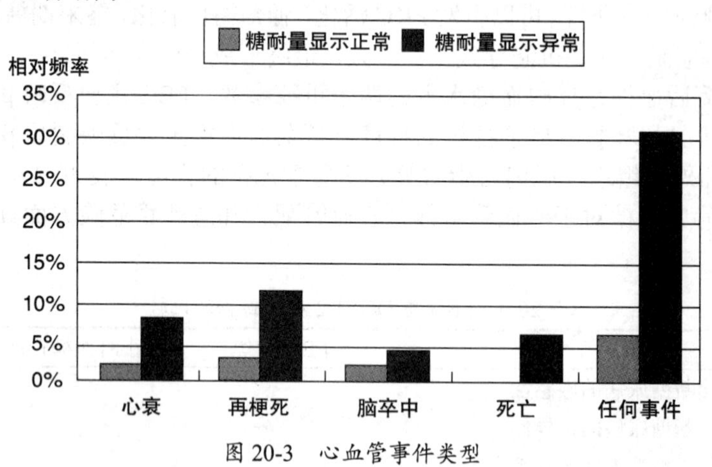

图 20-3 心血管事件类型

1．**餐后血糖与动脉硬化的关系** 动脉内膜中层厚度（intima–media thickening，IMT）目前被公认为是动脉粥样硬化的良好预测指标，冠心病患者的 IMT 显著高于非冠心病患者。RAID 研究分析了不同糖代谢情况对 IMT 的影响。结果表明：与健康对照组和糖耐量正常（NGT）人群相比，IGT 和 2 型糖尿病患者群的 IMT 显著增厚。也就是说，餐后高血糖对 IMT 这一动脉粥样硬化的良好预测指标有明显影响，可以促进 IMT 的增厚，使这类人群发生动脉粥样硬化的危险增加，从而增加其发生心血管事件的危险性。颈动脉 IMT 是反映动脉粥样硬化的一个指标，在 STOP-NIDDM 的一项亚组研究中，采用拜唐苹和安慰剂对比，并采用 B 超检测颈动脉中膜厚度（检测双侧并计算其平均值），随访了 3.9 年。结果显示，拜唐苹能够有效延缓 IGT 人群颈动脉内膜中层厚度（IMT）的进展，使每年颈动脉内膜中层厚度的增加下降约 50%。

2. 餐后高血糖与心血管疾病 餐后高血糖是糖尿病患者心血管疾病发生的独立危险因素。近年来，在口服糖耐量试验中，口服葡萄糖后 2 小时的血糖值与心血管疾病死亡的危险之间存在明确的线性关系，并且这一问题在很多研究中已得到证实。与此同时，在非胰岛素依赖性糖尿病实验显示的糖耐量受损人群中，对餐后高血糖的治疗可以减少新的心血管事件发生，这一结论在使用阿卡波糖治疗 2 型糖尿病的 meta 分析中得以证实。

然而，最近 HEART2D 研究显示，对于未来可能发生极高心血管事件的糖尿病患者，餐后高血糖治疗在减少其心血管事件方面无有益的影响。最近 ACCORD，ADVANCE，VADT 和 UKPDS 长期随访研究的结果分析，HEART2D 研究的阴性结果与这些研究一致。如果控制高血糖开始的太晚，如在 ACCORD，ADVANCE，VADT 试验中采取禁食的方法还是 HEART2D 中餐后控制的方法，治疗高血糖有益的影响在疾病的早期阶段可能丧失，如 UKPDS 试验中采取禁食的方法还是 STOP-NIDDM 试验中餐后控制的方法。研究可能从几个方面来评判，但这些研究的把握度是较低的，而这一点已经被低概率的事件所证实，否则患有心血管疾病的患者应该被很好治疗。另一重要的观点认为，这一研究没有达到 2.5mmol/L 餐后高血糖预期的差异，在研究结束时的平均差异仅为 0.8mmol/L。因此，即使该两组人群存在明显差异，该研究还是未达到预期目标的 1/3。

在日本 FunagataDM 研究的生存分析中，CVD 的危险因素是 IGT 而不是 IFG。最近，一项芬兰的研究证实，IGT 基线水平是心血管事件和心血管疾病死亡率的一种独立的风险预测因子。入选大约 12000 名无 DM 史的男性芝加哥心脏研究表明，无症状高血糖的白人男性患者 [餐后 1 小时血糖≥11.1mmol/L（200mg/dl）] 其心血管病死亡率风险比餐后血糖<8.9mmol/L（160mg/dl）的男性增加。关于糖耐量异常与 CVD 风险增加之间的关系最有说服力的证据是 DECODE 研究，10 多个欧洲的前瞻性队列研究，入选了 22000 受试对象，以 2 小时后负荷血糖确诊的 DM 患者死亡率比那些餐后 2 小时血糖不高的患者死亡率增加。而空腹血糖受损及正常者死亡率没有显著差异。多元分析显示，通过校正其他主要心血管病危险因素后，负荷后 2 小时高血糖能增加 CVD 和冠心病的死亡率，而仅仅空腹高血糖没有预测价值。负荷后 2 小时高血糖是一个独立于空腹血糖死亡预测因子。而空腹血糖升高患者死亡率增加，很大程度上与同时伴负荷后 2 小时血糖有关。IGT 患者导致心血管病死亡率增高，尤其是空腹血糖正常时。

Nakamura 等所报道的研究则发现，负荷后高血糖也是引起冠状动脉支架再狭窄的独立危险因素。共入选 40 例接受冠状动脉支架治疗且 FBG 正常的患者，根据 OGTT 试验情况将其分为两组，即正常血糖组和 IGT 组，于置入裸金属支架半年后进行冠状动脉造影检查。结果显示，与 OGTT 试验正常者相比，IGT 组患者的最小管腔直径明显缩小，其管腔狭窄程度及晚期管腔丢失明显增加。本研究提示，负荷后高血糖可以增加冠状动脉支架术后再狭窄的危险性。

由上述研究可见，高血糖是重要的心血管系统危险因素，可显著增加心血管疾病的发病率与死亡率。与 FBG 相比，负荷后血糖升高对患者预后的影响更为显著。因此，在临床实践中，血糖水平（特别是负荷后血糖）应被视为冠心病患者风险评估的必要指标。

四、糖尿病导致心血管疾病的机制

当糖尿病时，过度热量摄入或运动减少引起细胞内葡萄糖和游离脂肪酸增高，可致β细胞功能降低；糖尿病既可使肌肉、脂肪组织氧化应激导致胰岛素抵抗，又会引起内皮细胞的氧化应激，使内皮功能失调导致动脉粥样硬化、发生心血管疾病。上述3个氧化应激之间的相互影响而加重损害。因此，糖尿病与内皮功能损伤有关，内皮功能损伤是动脉粥样硬化的始动因素，氧化应激是胰岛素抵抗、糖尿病、心血管疾病发生的共同土壤。营养的过度摄入和身体锻炼的减少导致葡萄糖和FFA在细胞内的蓄积。它们的能量转移伴随着自由基的升高（氧化应激）。肌肉和脂肪细胞可以在这种状态下自我保护，产生胰岛素抵抗，降低葡萄糖和FFA在这些细胞内过量蓄积。同时，氧化应激导致β细胞和内皮的功能障碍。内皮功能障碍可导致心血管疾病，β细胞功能障碍代表了胰岛素分泌的改变。

DM患者处于高风险进展状态，但无症状且不了解自己的高风险状态，通常称为高危DM患者群。因此有必要分为3种不同情况：①总人群。②代谢异常人群。包括肥胖，高血压，或有糖尿病家族史。③患心血管流行病的糖尿病患者群。患有心血管疾病可视为高风险人群，没有必要进行单独糖尿病风险评估，但应进行口服葡萄糖耐量试验。首先是危险因素的确定，危险因素评估必须考虑以下主要危险因素，如吸烟、高血压、异常脂质血症及脂蛋白血症、高血糖，以及潜在的危险因素如超重、腹型肥胖、体力活动减少及心血管疾病家族史等。主要危险因素了解包括完整的病史、详细的体格检查及相应的实验室检查结果，如24小时动态血压监测，脂蛋白分析所显示的甘油三酯升高及低水平HDL，可清楚鉴别高LDL-C血症及动脉粥样硬化异常脂质血症（或糖尿病性异常脂质血症）。周期性的糖化血红蛋白监测可评价血糖控制情况。高血糖可增加心血管疾病的危险性，而其他一些危险因素如吸烟、高血压、临界性高LDL-C及动脉粥样硬化脂质异常，均预示危险性增加，是需要更多介入治疗的信号。有基因基础的危险因素，如心血管疾病家族史或糖尿病家庭史，常需要药物控制。另外，家族史阳性常可发现需控制危险因素的家庭成员。

（一）高血糖

临床研究表明，DM血糖升高程度与微血管并发症的危险性和严重程度相关。高血糖可以通过糖基化氧化、蛋白激酶C激活等过程对组织造成损害。对20个包括95 000余人在内的长达12.5年前瞻性研究的Meta分析发现，高血糖状态对心脏功能有损害，甚至未达到DM标准的高血糖也可增加心血管事件的危险性。与血糖4.2mmol/L的患者比较，空腹血糖为6.1mmol/L、餐后2小时血糖7.8mmol/L者的心血管事件相对危险性为1.33和1.58，平均HbAlc＞7%与平均HbAlc＜7%的2型糖尿病相比，在3.5年内心血管死亡的危险性前者比后者增加4.3倍。HbAlc是糖尿病患者心血管死亡的独立危险因素。英国前瞻性糖尿病研究（UKPDS）对3861例新诊断的2型DM长达10年的研究揭示，使用强化治疗（空腹血糖＜108mg/dl，平均HbAlc为7.0%）比传统治疗（空腹血糖＞270mg/dl，平均HbAlc为7.9%）者的微血管并发症显著降低，而心肌梗死无显著变化。但使用双胍类药物强化治疗者较使用磺脲类治疗者心肌梗死显著下降达39%，这可能与双胍类药物改善了CVD的危险因素如降低胰岛素抵抗、轻度降血脂、降低体重、促进纤维蛋白溶解等作用有关。急性心肌梗死DM与胰岛素-血糖输注（DIGAMI）的临床试验，比较了急性心肌梗死患者胰岛素强化治疗与传统治疗的结果，发现强化治疗组1年的死亡率从26%降至19%，3.4年后的死亡率从44%下降至33%。

（二）胰岛素抵抗、高胰岛素血症

2 型糖尿病患者为应付高血糖进入胰岛素抵抗细胞，胰腺需要分泌更多的胰岛素，从而形成高胰岛素血症。伴随着胰岛素抵抗的增加，导致状况更加恶化，此时需要增加胰岛素分泌保持血浆血糖在正常水平。第一阶段胰岛素分泌的降低可作为 β 细胞功能障碍的显著特征，最终产生临床的 IGT 现象，最后导致餐后高血糖。餐后高血糖导致氧化应激，这种状态的持续产生 β 细胞的消耗，导致显性糖尿病。由 IGT 和显性糖尿病产生的氧化应激促进了心血管疾病的发展。而且，这些组成胰岛素耐受的危险因素，也可以导致心血管疾病。

1988 年 Reaven 首先提出了“X 综合征”（胰岛素抵抗综合征）的概念，这是基于基因异常、胰岛素抵抗（IR）及其相关的高胰岛素血症、糖耐量异常、高甘油三酯、肥胖、高血压共同存在。IR 是心血管病（高血压、冠心病）的一个重要的独立危险因素，应结合空腹血糖、糖耐量试验、血浆胰岛素含量及胰岛素敏感指数（ISI）来考虑是否存在 IR。合并 IR（特别是高甘油三酯血症）的高脂血症患者在经过有效的调脂治疗后，不仅能明显降低 Tch、TG、LDL–C，也能降低血浆胰岛素水平，提高 ISI，取得满意效果。胰岛素抵抗是一个极其复杂的病理过程，涉及中枢和外周多种组织器官。其严重程度、抵抗状态或形成机制因个体或组织器官的不同而有差异，可表现为不同的血糖升高形式，如餐后或空腹血糖升高。胰岛素抵抗存在于包括肝脏、脂肪组织、肌肉等在内的所有利用葡萄糖、需要胰岛素调节的组织器官中。氧化应激目前被认为是胰岛素抵抗的重要原因之一，肥胖、炎症因子等均能介导氧化应激，进而导致胰岛素抵抗和心血管代谢疾病。

血糖正常者空腹胰岛素水平反映胰岛素抵抗的程度。胰岛素水平与胰岛素抵抗是 CVD 的独立预测因子。胰岛素抵抗作为 CVD 的危险因素是由于其可以引起代谢综合征，出现肥胖、高血压、血脂紊乱、微量白蛋白尿等表现。研究表明，患有代谢综合征者冠心病的危险性增加 3.3 倍，心血管死亡也显著增加。而胰岛素抵抗导致的颈动脉壁内膜 - 中层厚度增加及胰岛素增敏剂，可逆转此作用的研究，进一步证实了胰岛素抵抗与心血管疾病的关系。

（三）脂代谢紊乱

低 HDL–C 和高 TG、特别是同时存在高 LDL–C 血症时，是冠心病的决定性危险因子，其预测价值远远大于总胆固醇及 LDL–C。DM 与非 DM 患者相比，TG 高而 HDL 较低，总胆固醇及 LDL–C 变化较小。多种危险因子干预试验（MR2FIT）对 600000 男性 DM 患者长达 12 年的随访发现，虽然 DM 患者的高胆固醇血症的发生率并不比一般人群高，但 DM 患者中高胆固醇血症对 CVD 的影响却大得多，血总胆固醇与冠心病死亡率之间为平行的曲线关系。DM 患者降低 LDL–C 可使冠心病事件的危险性降低。斯堪的纳维亚辛伐他汀生存试验（4S）一亚组中 202 个糖尿病合并冠心病及中重度高胆固醇血症（平均 LDL 胆固醇 186mg/dl）患者，使用辛伐他汀后，LDL–C 降低了 36%，CVD 事件显著降低 55%。CARE 研究的亚组分析显示，使用普伐他汀将总胆固醇控制在 240mg/dl，可使 CVD 事件下降 25%。有关 TG 对糖尿病 CVD 影响的研究较少。美国 DM 协会已建议，对合并有任何其他一种 CVD 危险因子如高密度脂蛋白降低（＜35mg/dl）、高血压、吸烟、CVD 家族史、微量白蛋白尿等，均应将 LDL–C 控制在 100mg/dl 以下。TG＞200mg/dl 则应给予治疗。

DM 患者的 LDL–C 与动脉粥样硬化：严重的 LDL–C 升高，可在其他危险因素完全缺如的情况下导致严重的动脉粥样硬化及过早发生冠心病。大多数 DM 患者并不合并有血清 LDL–C 升高，但却具有足够高的 LDL-C 水平，导致动脉粥样硬化的发展。4S、LIPID 和 CARE 试验中，LDL–C 在高血糖患者中的作用变得明显，所有这些试验均证实，降低

LDL 可减少 DM 患者冠心病事件的再发。

（四）高血压

DM 中 75% 的 CVD 发生与高血压有关。高血压最佳治疗（HOT）试验显示，将钙离子拮抗剂非洛地平作为一线降压药使糖尿病患者舒张压从 90mmHg 降至 80mmHg，比控制在 90mmHg 更显著地减少了 CVD 事件。UKPDS 的结果证明，使用卡托普利或阿替洛尔严格控制血压（平均血压在 144/82mmHg）与非严格控制（平均血压在 154/87mmHg）比较，心肌梗死发生率下降 21%、脑卒中和微血管并发症分别显著下降 44% 和 37%。UKPDS 发现，卡托普利和阿替洛尔对微血管、大血管终点的影响无任何差异；而 DM 理想血压控制试验（ABCD）、福辛普利与氨氯地平心血管事件随机试验（FACET）则显示，ACEI 制剂较二氢吡啶类钙离子通道阻滞药更能显著降低 CVD 事件的发生率。欧洲收缩期高血压试验（Sys–Eur）证实，长效钙离子通道阻滞药尼群地平可使合并单纯收缩期高血压的老年 DM 患者心血管死亡率下降 70%，心脏事件下降 57%，所有心血管事件下降 62%，脑卒中下降 73%。鉴于高血压治疗对 DM 患者心血管的益处，应尽可能将 DM 患者的血压控制在 130/80mmHg 以下。

（五）肾脏损害

2 型 DM 患者中，10% ～ 20% 可以出现微量白蛋白尿，而以微量白蛋白尿为表现的 DM 早期肾病可以使 CVD 增加 2 倍。DM 肾病的出现意味着动脉血管的损害，其与许多心血管危险因子如收缩压升高、高空腹血糖、高甘油三酯等相关，是胰岛素抵抗的标志。微量白蛋白尿是心血管死亡最强的危险因子。

（六）吸烟

吸烟促进 DM 肾病的发生，使进展至终末期肾病的发生率增加至 2 倍。吸烟的 DM 患者的危险性则成倍增加，尤其是在合并有高胆固醇血症或收缩期高血压者。遗憾的是，许多糖尿病患者却继续吸烟，这些患者改善其他危险因素所获得的好处也因此而受限。

（七）其他因素

心脏自主神经功能障碍，血小板功能、凝血功能、纤溶功能障碍、血小板凝聚性增强，冠状动脉血流储备下降，高血糖可以抑制一氧化氮合成酶的功能，减少一氧化氮的产生，使血管对内皮依赖性扩血管物质反应受损。均可能是冠状动脉硬化斑块不稳定的主要驱动因子。

五、糖尿病与心血管疾病

随着社会的进步，人类致死性疾病谱也随之而改变。传染病已不再是主要的致死病因，非传染病的致死率虽然也相对较低，但 CVD 引起的死亡却显著增加。我国 1949 年传染病死亡率为 56.6/10 万，1995 年降至 0.34/10 万。而 CVD 的死亡率却由 1957 年的 86.2/10 万显著上升至 1997 年的 244.9/10 万。非传染病死因以高血压、冠心病、糖尿病为主。中国台湾地区 1998 年公布的对 1450 万名成人健康状况调查结果表明：每 7 人中就有 1 个肥胖者；每 8 人中有 1 名高血压或高脂血症者；每 25 人中有 1 名糖尿病患者。加之每 5 人中有 1 名高尿酸，被统称为五大“文明症”。目前，“三高”（高血压、高血脂、高血糖）正在严重地威胁人们的健康。DM 伴发高血压、高脂血症及其相互影响所造成的 DM 的心血管并发症，是 DM 患者死亡的主要病因。

目前，我国高血压病患者数已经超过 1 亿。脑卒中的发病率为冠心病的 4 ～ 8 倍，每年新发生的脑卒中约为 150 万，其中半数死亡，余者有不同程度致残。DM 的患病率也有显著增高趋势。1994 年，全国 19 个省市对 25 ～ 64 岁 213 515 人的横向调查，DM 的患病率为 2.51%，是 20 世纪 80 年代的 3 倍。由于人们生活条件的改善，以及老龄化的趋势，不健康饮食（高脂肪、高热量等）造成肥胖、高脂血症，以及高血压患者的增多，DM 的患病率正在而且还将继续增高。在发达国家中，2 型 DM 约占全部 DM 病例的 85%，而在发展中国家其比例甚至更高。一般认为，2 型 DM 发生 CVD 并发症者较多，可达 50%；而 1 型仅为 25%。流行病学资料显示，2 型糖尿病患者并发冠心病的人数较同年龄性别的非 DM 者明显升高，特别是女性可升高 4.5 倍。

临床及亚临床心血管疾病的前瞻性研究证实，DM 患者发生心源性猝死及隐匿性心肌梗死的几率增加。不仅如此，DM 患者较非 DM 患者发生急性缺血综合征、外周动脉疾病及进展性心血管疾病并发症几率高。这是因为，DM 患者常缺乏典型的心脏病体征而延误了心肌梗死的诊断，甚至漏诊。采取有效措施早期发现临床心血管疾病，可降低 DM 患者的发病率和死亡率。此外，亚临床动脉粥样硬化及早期心血管疾病临床表现的发现，有利于早期有效预防。

（一）糖尿病与冠心病

糖代谢异常（糖尿病前期与糖尿病）与心血管疾病之间存在着密切的内在联系，二者互为高危人群。高血糖是最重要的心血管系统危险因素之一，对患者预后具有显著的不良影响。

随着对空腹血糖和负荷后血糖病理生理和临床意义的认识深入，人们逐步认识到，在糖代谢异常的诊断中，空腹血糖的特异性好，而负荷后血糖的敏感性高，在预测心血管事件、心血管死亡、总死亡危险方面，负荷后血糖占优；空腹血糖主要反映 β 细胞基础胰岛素分泌功能的状况和肝脏胰岛素抵抗的程度，负荷后血糖主要反映餐后 β 细胞早相胰岛素分泌的功能和外周（肌肉、脂肪组织）胰岛素抵抗的程度。所以，如果仅测空腹血糖（FPG），会漏诊“2/3”的高血糖人群。2003 年 11 月，美国糖尿病学会（ADA）将正常 FPG 的诊断切点由 6.1mmol/L 下调到 5.6mmol/L。欧洲心脏调查（图 20–4）分别采用 FPG6.1mmol/L 和 5.6mmol/L 作为 FPG 诊断切点，对数据进行再分析。结果显示，采用 FPG 水平 6.1mmol/L 作为诊断切点，则漏诊 64% 的高血糖；如果采用 FPG 水平 5.6mmol/L 作为诊断切点，还漏诊 48% 的高血糖。这表明，即使 FPG 诊断切点作了调整，仍需做口服葡萄糖耐量试验（OGTT），以提高诊断高血糖的效率。

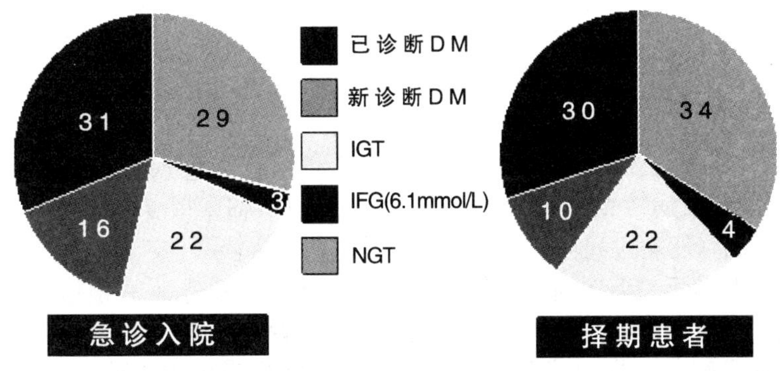

图 20-4　欧洲心脏调查中的血糖分布情况

2006年，中国医师协会循证医学专业委员会推出了《冠心病患者合并高血糖诊治中国专家共识》，“中国心脏调查”研究显示：①中国冠心病患者糖代谢异常患病比例（包括糖尿病前期和糖尿病）约为77%。②单纯检测空腹血糖，会漏诊80%以上的新诊断糖尿病前期和糖尿病患者。并提出空腹血<7.0mmol/L的冠心病患者都应接受OGTT检测。通过中国心脏调查，提示我国冠心病患者糖代谢异常的情况及危险性绝不亚于西方人群。现阶段临床工作中对糖尿病的诊断率还很不够，60%～80%的人处于糖尿病或血糖代谢紊乱的状态中而未被诊断，存在大量漏诊现象。冠心病患者是糖尿病的高危人群，应该常规接受OGTT检测。

糖尿病性心脏病（diabetic heart disease），是指糖尿病患者所并发或伴发的心脏病，是在糖、脂肪等代谢紊乱的基础上所发生的心脏大血管、微血管及神经病变。糖尿病性心脏病所包括的范围较广，有糖尿病性冠心病、糖尿病性心肌病、微血管病变和自主神经功能紊乱所致的心律及心功能失常等，其中以冠心病为多见。冠心病患者或仅存在心血管危险因素的人群中，高血糖的发生率显著高于一般人群。当冠心病患者并存糖代谢异常时，其不良心脑血管事件发生率进一步增高。因此，在冠心病患者中加强对糖代谢异常的筛查并予以合理干预，对于最大程度的改善患者预后具有重要意义。糖尿病一直被视为冠心病等危症；而诸多冠心病患者往往患有DM或表现为DM前状态。

目前中国的糖尿病患者数达4000万，且正以每年0.1%的速度增长，预计到2025年，糖尿病患者数将达到4650万，而糖尿病前期人数将达到5400万。糖代谢异常所造成的社会危害巨大，心脏病变是糖尿病最严重而突出的问题。糖尿病患者的死亡80%是由于心血管疾病，其中大部分是由冠心病引起的。

1. **糖尿病是冠心病的等危病** 冠心病与糖尿病的关系非常密切，多项研究表明，2/3的冠心病患者同时合并有糖代谢异常，这是因为冠心病与糖尿病的发病有着“共同土壤”即胰岛素抵抗。有资料表明，糖尿病合并冠心病可达33.6%～43.6%，在欧美的糖尿病患者75%死于心血管并发症，其中有2/3死于冠心病。而且糖尿病无痛性心梗发生率达40%以上。糖尿病患者较非糖尿病患者心血管疾病发病率与死亡率高2～3倍，其中冠心病发病率为42%～52%，死亡率较高。糖尿病因心肌梗死而致死者达75%～80%。无心肌梗死史的糖尿病患者，未来8～10年发生心肌梗死的危险高达20%，大约等同于已患心肌梗死患者再发心梗的危险。而患过心肌梗死的糖尿病患者未来再发心梗的危险超过40%。这些数字提示，糖代谢异常的患者预后不良，尤其是冠心病合并高血糖的高危患者。由此可见，糖尿病患有冠心病的严重性远高于非糖尿病患者，此已引起医学界的高度重视。1999年，美国心脏学会已明确提出“糖尿病是心血管疾病”的口号。2001年，美国国家胆固醇教育计划成人治疗指南Ⅲ（NCEP-ATPⅢ）中，糖尿病被列为冠心病的等危病，2004年的修订版仍支持将糖尿病患者列入高危范围。由于冠心病和糖尿病在很多患者中是同时存在的，糖尿病会使冠心病的预后明显变差。因此，及早防治该病具有重要意义。

2. **临床表现及发病特点** 糖尿病所致冠心病有以下临床特点。

（1）发病率高，发病时间提前，病情进展迅速，病情较严重，常发生无痛性心肌梗死，也容易发生心源性猝死。糖尿病所致的冠心病比非糖尿病者高3～4倍，主要表现为心绞痛、心肌梗死、心力衰竭和心律失常。女性糖尿病患者由于绝经期前冠心病发病率低的保护作用消失，使发病年龄提前明显。45岁以下糖尿病患者死于心脏病者比非糖尿病者高10～20倍。

（2）心律失常发生率高，静息时心动过速（心率>90次/分），常出现房性、室性心律失常。

（3）心绞痛不典型，无痛性心肌梗死发生率高，心肌梗死范围广。

（4）心力衰竭发生率高，猝死发生率也增加。

（5）冠状动脉多支病变发生率高，溶栓效果差。糖尿病心肌梗死的死亡率可高达40%左右，发生心肌梗死后5年存活率仅为35%左右。糖尿病患者冠状动脉病变范围较非糖尿病患者广泛，加之常同时合并心肌病变，故心肌缺血、缺氧程度均较非糖尿病患者严重，病变进展快、预后差，是糖尿病患者死亡的重要原因之一。

3. 糖尿病与冠心病相关的循证医学研究

（1）糖尿病是最重要的心血管危险因素之一，糖尿病患者发生致死性/非致死性心血管事件的危险性显著高于一般人群。为比较无心肌梗死病史的2型糖尿病患者，与伴或不伴2型糖尿病的心肌梗死患者发生心血管事件的危险性，Haffner等以芬兰人群为基础进行了研究（即East–West研究）。共入选1373例非糖尿病患者，以及1059例糖尿病患者，对其随访7年并比较两组患者致死性与非致死性心肌梗死的发生率。结果显示，在校正性别与年龄之后，先前无心肌梗死病史的糖尿病患者，与具有心肌梗死病史的非糖尿病患者冠心病死亡的危险性相同，进一步校正总胆固醇水平、高血压与吸烟三项重要心血管危险因素后，两组患者中致死性/非致死性心血管事件的发生率仍然相同。此后，研究者对Eest–West研究受试者继续进行了长达18年的随访，其结果与先前报道的7年随访结果高度一致（图20–5）。

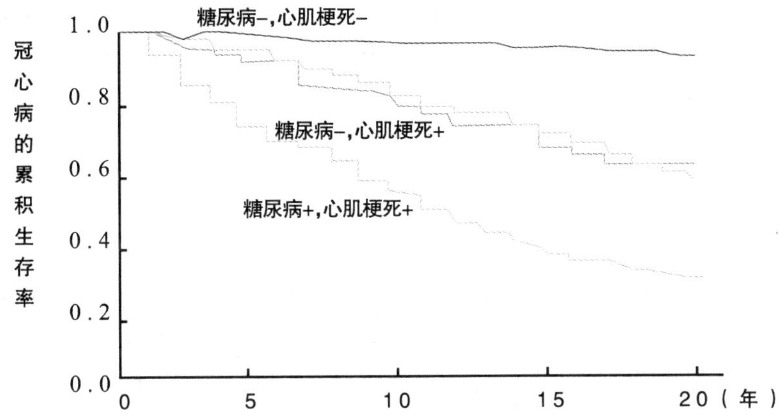

图20-5 无心肌梗死病史糖尿病患者与有心肌梗死病史非糖尿病患者的冠心病死亡危险性相同

欧洲心脏调查（the Euro Heart Survey）共纳入欧洲25个国家110家医疗中心的4 961例冠心病患者，其中2107例因急性心血管事件入院，2854例为稳定性冠心病。除1 524例已确诊糖尿病者外，其余患者均进行空腹血糖（FPG）检测，并对其中1920例进行口服葡萄糖耐量试验（OGTT）。结果表明，因急诊事件入院的患者中糖代谢异常的发生率高达71%，稳定性冠心病患者中也高达66%，亦即至少“2/3”的冠心病患者存在糖代谢异常。如果仅检测FPG，将会漏诊“2/3”的高血糖患者。因此，为有效提高冠心病患者中高血糖的检出率，应将OGTT作为常规检测项目之一。

多个研究对有2型DM史患者合并冠心病的危险程度进行了比较。在芬兰入选了51 735例年龄在25～74岁的男性及女性人群，在17年平均随访期间，共有9 201人死亡；对其他危险因素进行校正后，与无疾病男性相比，男性中单纯DM、单纯心肌梗死或二者兼有之，结合相对冠心病死亡率的危险比值分别为 2.1、4.0 和 6.4。而在女性中，相应的危险比值则为 4.9、4.0 和 9.4。总危险比值男性分别为 1.8、2.3 和 3.7，女性则为 3.2、1.7 和 4.4。DM 患者中，冠心病死亡率男性显著升高。因此，有糖尿病及心肌梗死病史的患者显著增加了心血管病和所有原因的死亡率。糖尿病患者冠心病危险性增加仅部分原因在于伴随了其他危险因素，包括高血压、肥胖、血脂异常和吸烟。糖尿病或高血糖本身及其继发情况对冠心病危险性及相对死亡率的增加非常重要。

值得注意的是，既往认为在冠心病急性发作时存在应激性高血糖。然而，2002 年发表的 GAMI 研究首次证实，急性心肌梗死患者中大约 2/3 同样存在高血糖。在 GAMI 研究（Glucose tolerance in Patients with Acute Myocardial Infarction）中，急性心肌梗死患者分别在出院时、出院 3 个月和 12 个月时接受 OGTT 检测。结果表明，高血糖人群的比例一直维持在“2/3”的规律（分别占总人数的 67%、66% 和 65%，图 20–6）。这说明，急性心肌梗死时诊断的高血糖，有相当比例是由于代谢紊乱引起的持续性高血糖，而不是由于应激状态引起的一过性高血糖。

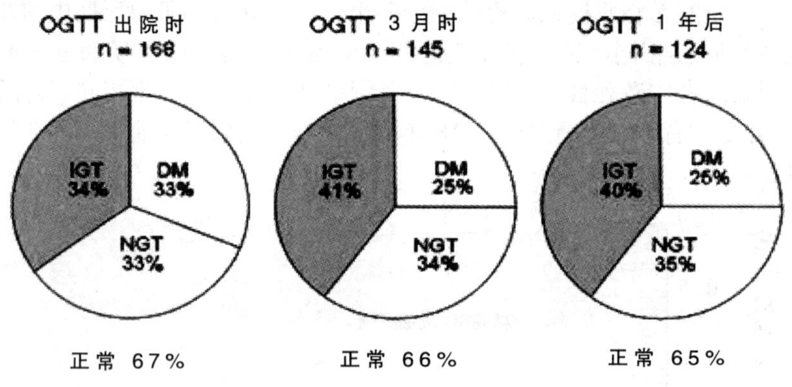

图 20-6 GAMI 研究中，高血糖人群的比例一直维持在 2/3

ACS 患者中 DM 常见。最近多国注册组织显示，ACS 患者中 DM 发病率为 19% ～ 23%。急性心肌梗死患者没有明确的 DM 病史时进行 OGTT 激发试验，与性别和年龄相匹配的健康对照组（其中 65% 血糖调节正常）相比，65% 表现葡萄糖调节异常（25% 为此前未诊断糖尿病，40% 为 IGT）。欧洲心脏调查组织调查了糖尿病和心脏关系，入选患者来自 25 个国家，因冠心病急症入院的患者通过 OGTT，发现了以前未能诊断的 DM 占 22%。因此，在 ACS 患者中糖尿病的总体比例似乎达 45%。并且，血糖浓度与 ACS 患者的预后关系密切。

NAVIGATOR（Nateglinide and Valsartan in impaired glucose tolerance outcomes research）研究也有相似发现。该研究在 43509 例冠心病及其高危人群中进行 OGTT 检测，结果显示约“2/3”（62.5%）的受试者合并糖代谢异常（图 20–7）；在 9125 例合并任一心血管疾病、6641 例合并急性冠状动脉综合征史、2830 例接受过冠状动脉血管重建治疗、496 例合并周围血管疾病史、496 例因周围血管疾病接受血管重建治疗或截肢、1 047 例合并脑卒中病史、31047 例仅合并心血管危险因素的患者中，存在糖代谢异常者分别占总人数的 65.8%、65.9%、68.7%、63.4%、63.4%、67.9%、61.6%，均大致符合“2/3”的规律。

在我国进行的大规模的“中国心脏调查”研究（the China Heart Survey）中，共选取北京、上海等 7 个城市 52 家三级甲等医院作为合作研究中心，对 3 513 名入选的冠心病患者进行调查，其中 1 234 例为急诊住院患者，2 279 例为择期住院患者，结果发现，冠心病患者合并糖尿病的占总数的 52.92%，糖尿病前期占 26.36%，共约有 80% 的冠心病患者合并高血糖。

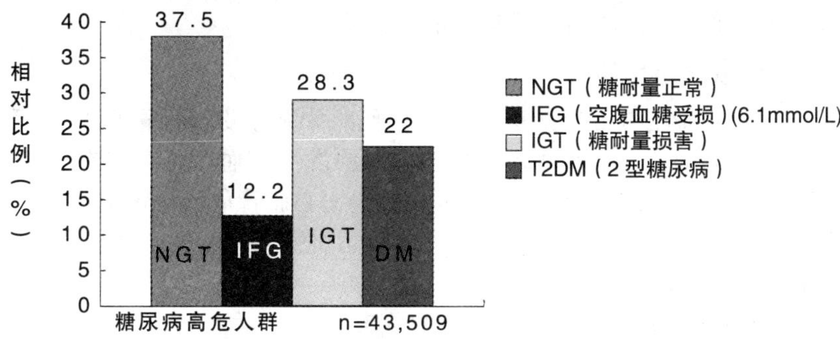

图 20-7　NAVIGATOR 研究中合并心血管疾病患者的糖代谢情况

除既往已明确高血糖诊断和本次入院 FBG 水平≥8.0mmol/L（两次）的患者外，共有 2 263 例患者接受了 OGTT 试验。分析这些患者的数据显示，如果单纯检测 FBG（以 5.6mmol/L 为切点），将漏诊 80% 的糖尿病患者和 70% 的 IFG 和（或）IGT 患者。

上述研究结果表明，在冠心病患者及其高危人群中，糖代谢异常的流行趋势非常严重，但多数患者未得到明确诊断。与欧美国家人群相比较，中国冠心病患者中高血糖（特别是负荷后高血糖）的发生率更高、而诊断率更低。单纯检测 FBG，将漏诊多数高血糖个体。调低 FBG 的正常界值（5.6mmol/L）并不能有效提高糖代谢异常的诊断率。因此，OGTT 应成为冠心病患者甚至仅存在心血管危险因素者的常规检测项目。

日渐增多的研究证据显示，糖尿病患者罹患心血管疾病的危险是无糖尿病者的 2 ～ 4 倍。无心肌梗死史的糖尿病患者未来 8 ～ 10 年发生心肌梗死的危险高达 20%，大约等同于已患心肌梗死患者再发心肌梗死的危险。而具有心肌梗死病史的糖尿病患者未来再发心肌梗死的危险超过 40%（图 20-8）。基于上述研究结论，2001 年更新的美国国家胆固醇教育计划成人治疗指南Ⅲ（NCEP-ATPⅢ）指出，糖尿病是冠心病的等危症，应被视为冠心病二级预防的重要人群。

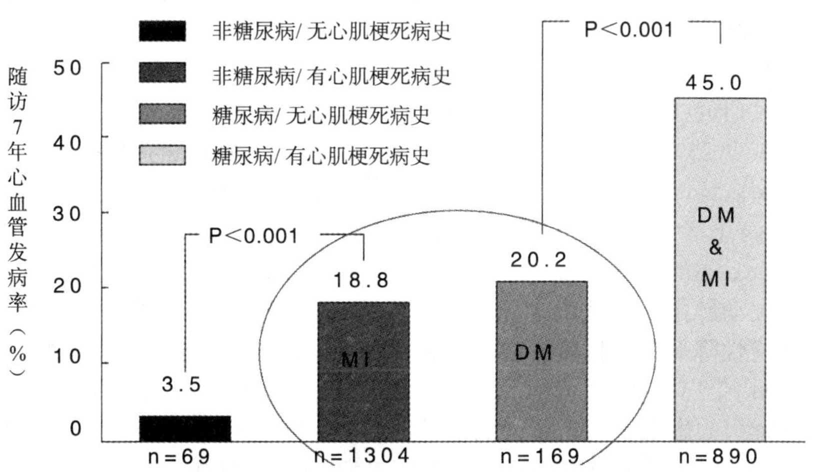

图 20-8　2 型 DM 患者和无症状的 DM 者有或无心肌梗死病史时因冠心病而死亡的几率

（引自 European Heart Journal 2007，28:88-36）

如前所述，高血糖是心血管系统最重要的危险因素之一，对患者预后具有显著的不利影响，因此应在冠心病患者及其高危人群中加强对糖代谢异常的筛查与干预。10余年来，先后揭晓的一系列大型临床试验，为冠心病患者的血糖管理策略注入了大量新观念，对于进一步改善心血管疾病防治现状具有重要意义。

（二）糖尿病与高血压

糖尿病和高血压常常合并存在，对心血管系统有极强的危害性。1型糖尿病多在并发肾病变后出现高血压，2型糖尿病往往合并原发性高血压，可以在2型糖尿病发病之前、同时或之后出现。对糖尿病合并高血压人群根据心血管危险性评估进行积极的干预和治疗，对预防糖尿病大血管和微血管并发症，预防心血管事件的发生和提高生存质量，延长患者寿命具有十分重要的意义。

1．高血压加重糖尿病心血管系统的危害

（1）高血压和糖尿病合并存在对心血管的危害有乘积效应：高血压可使糖尿病患者的心血管风险提高近2倍，因此二者并存的心血管危害的净效应是普通人群的4～8倍。同样地，糖尿病也可使高血压人群的心血管风险增加2倍。因此在人群中，当出现高血压和糖尿病并存时，动脉粥样硬化的机会大大增加，患心血管疾病的几率估计可高达50%，其中冠心病可高达25%，心血管疾病死亡的风险也显著升高。UKPDS研究中，高血压和血糖增高是糖尿病合并症的独立危险因素。有效控制血压，能使糖尿病患者死亡率减少32%，微血管合并症减少37%，心肌梗死减少21%，脑出血发病率减少44%。收缩压下降10mmHg，糖尿病合并症减少12%，糖尿病肾病等微血管合并症减少13%，心肌梗死减少11%。大量循证证据显示，餐后和负荷后高血糖是大血管病变的独立因素。也是引起肾小球硬化和蛋白尿的导火索。餐后高血糖可产生血管内皮细胞的长期急性损伤及增强氧化应激导致动脉功能受损，尿蛋白排泄增多。餐后高血糖还可刺激胰岛素持续分泌，有可能继而造成下一餐前低血糖发生的危险增加，由此引发的血糖波动与糖尿病预后及心、脑、肾的慢性并发症的发生密切相关。

根据我国1999年制订的高血压防治指南，糖尿病合并高血压的危害相当于高血压合并3个危险因素。凡合并糖尿病的高血压其危害分层均在“高危”之上，且糖尿病本身往往伴有多个危险因素，发生的眼、肾、心脑血管并发症与高血压有重叠。因此，二者并存的危险分层常常能达到“很高危”水平。

高血压也是糖尿病特征性微血管病变的主要危险因素，其作用可能更甚于高血糖，英国糖尿病前瞻性研究（UKPDS）的结果显示，降低血压可以减少微血管并发症风险37%，而降低血糖只减少25%。值得注意的是，这些证据提示，高血压与糖尿病特征性微血管病变的关系大于高血糖，而糖尿病与心血管疾病的关系大于高血压。

（2）糖尿病患者高血压的患病率明显高于非糖尿病患者群：在欧、美高达30%～80%；我国及日本的资料显示，比非糖尿病患者群高2～4倍。单纯收缩压增高多见于2型DM并发大动脉粥样硬化的老年患者，患病率比非DM者高2～3倍。其发病机制主要与血管顺应性降低及心排血量增高有关。患者舒张压可降低、正常或轻度偏高。1型DM早期（微量白蛋白尿期）已有血压升高的倾向，直至肾病晚期，约70%的患者有高血压。2型DM并发肾病的患病率尚无精确的统计，不仅与病程有关，更有遗传及种族的差异，黑人多于白人，我国2型DM并发肾病的患病率为10%～20%。

2．脉压对糖尿病的影响 脉压可以作为2型糖尿病患者脑血管死亡率的强力预测因子。虽然脉压与2型糖尿病患者心血管死亡率之间的相关性已经得到确证，但大多数相关的研究都只是根据单次血压测量的结果得出结论，且并没有区分不同亚组受试者的心血管死亡率。目前已经有充分的证据表明，糖尿病患者早期即会出现大动脉硬化。因此，糖尿病患者脉压的增高，很有可能反映了患者动脉硬化程度的增加而不是心室射血分数的变化，收缩压是心血管死亡率最强的预测因子，评估糖尿病患者危险性的最佳策略就是，先测量其收缩压升高的程度，然后根据患者的脉压范围调整对危险的评价结果。

3. **血压控制减缓糖尿病** UKPDS研究显示，严格控制血压使糖尿病相关性死亡率降低32%，使任何与糖尿病相关的终点事件减少24%，脑卒中减少44%。（IDNT厄贝沙坦糖尿病肾病试验）与糖尿病患者适宜的血压控制（ABCD）研究均显示，严格控制血压可以显著降低糖尿病患者心血管终点事件危险性。新近揭晓的丹麦Steno-2研究显示，与常规治疗组相比，在积极控制糖尿病患者血糖的同时加强降压、调脂及抗血小板治疗，可使其全因死亡率下降20%，心血管性死亡率降低13.0%。（SANDS终止糖尿病动脉粥样硬化病变）研究也证实，将糖尿病患者的血压及低密度脂蛋白胆固醇降至目标水平以下，可以逆转其动脉粥样硬化病变的进程，使患者更多获益。

（三）糖尿病与血脂代谢异常

糖尿病患者往往在疾病的亚临床期就已存在血脂异常，表现为血浆甘油三酯（TG）、极低密度脂蛋白（VLDL）水平升高、游离脂肪酸（FFA）水平升高，高密度脂蛋白-胆固醇（HDL-C）水平下降，持续性餐后高脂血症以及低密度脂蛋白-胆固醇（LDL-C）水平轻度升高，小而密的LDL（sLDL）和小而密的HDL均增加。大量研究说明，导致糖尿病患者冠心病危险性过高的原因是多方面的，不仅是血糖升高、血压升高，还包括糖尿病性血脂异常。所以必须重视对血脂异常等糖尿病危险因素进行控制。其中血脂异常的控制是减少冠心病至关重要的因素，因为血脂异常直接损害动脉内皮功能及促进动脉粥样硬化斑块的形成和发展。

英国糖尿病前瞻性研究（UKPDS）对3055例2型糖尿病患者（平均年龄52岁，无与动脉粥样硬化相关的其他疾病）平均随访7.5年，其中有335例伴发心肌梗死或心绞痛，发生率为11%。此研究结果显示，2型糖尿病患者LDL-C浓度升高、HDL-C浓度下降，以及TG、糖化血红蛋白、收缩压、空腹血糖浓度的升高均与冠状动脉疾病密切相关。而LDL-C水平是糖尿病患者发生冠心病的第一位预测因素。

Howard等对4549位受试者（包括2034例糖尿病患者）进行评估，观察到在LDL-C基线水平2.6mmol/L以上每升高0.26mmol/L（10mg/dl）的LDL-C，糖尿病患者发生心血管疾病的危险性就增加12%。HDL-C降低0.26mmol/L（10mg/dl）亦使患冠心病的危险性增加22%。Laakso等对313位糖尿病患者进行为期7年的随访，观察到低HDL2-C和高VLDL-C是糖尿病患者发生动脉粥样硬化心血管事件的强预测因素。Quebec心血管研究结果表明，与大颗粒的LDL相比，sLDL升高可使冠心病的危险性增加3.6倍。这三项研究表明，糖尿病患者LDL-C浓度和密度的变化均与冠心病的危险性密切相关。

1. **富含甘油三酯脂蛋白代谢紊乱** 富含甘油三酯脂蛋白（TRL）包括乳糜微粒、极低密度脂蛋白（VLDL）和中间密度脂蛋白（IDL）。TRL代谢紊乱在临床上主要表现为血浆TG水平升高，这是糖尿病患者最常见的血脂异常，主要是由于VLDL产生过多和清除障碍所致。

糖尿病患者无论是以胰岛素抵抗为主，还是以胰岛素抵抗分泌缺陷为主，均存在明显的胰岛素作用不足。胰岛素抵抗时，使激素敏感性脂酶的活性增强，加速了脂肪组织内脂质的溶解，大量游离脂肪酸释放进入循环血液，为肝脏合成 VLDL 提供原料同时，由于胰岛素抵抗，糖尿病患者高脂餐后胰岛素对脂肪细胞释放 FFA 的抑制作用减弱，小肠和肝脏生成的 TRL 平衡失调、导致肝脏来源的 VLDL 增加。脂蛋白脂酶（LPL）是水解甘油三酯的主要酶，该酶的合成、分泌及活性都依赖胰岛素作用。在糖尿病患者，由于胰岛素、ApoCⅡ的异常导致 LPL 激活障碍，减弱了 VLDL 颗粒的清除。

2. **HDL 颗粒数量和结构发生改变** 血浆 HDL–C 水平低下，是糖尿病患者常见的一种血脂异常。目前认为，这种异常与富含甘油三酯脂蛋白（TRL）代谢紊乱密切相关。循环血中 TRL 浓度增高时，在胆固醇酯转运蛋白（CETP）的作用下，HDL 中的胆固醇酯与 TRL 中的 TG 过度交换，导致 HDL–C 水平降低，同时造成 HDL 内甘油三酯含量增多，TG 丰富的 HDL 颗粒易被糖基化，使 HDL 参与胆固醇逆转运的功能下降。载脂蛋白（Apo）AI 是 HDL 的主要蛋白成分，被认为与冠心病的危险性呈负相关。有研究报道，糖尿病患者的肝酯酶水平升高，可使 ApoAI 从富含 TG 的 HDL 颗粒中丢失，导致糖尿病患者的血浆 ApoAI 水平下降。

3. **LDL 颗粒数量及结构变化** 糖尿病患者血浆 LDL–C 水平升高主要是由于 VLDL 产生过多，因而转化为 LDL 也增加。这种情况多见于体重增加或肥胖的糖尿病患者。另外，由于胰岛素不足，LDL 受体活性降低，导致 LDL 受体清除减少，也使血浆 LDL–C 水平升高。

糖尿病患者血脂异常不仅表现为量的异常，而且有质的改变，表现为 LDL 颗粒大小和结构明显异常。由于 LDL 结构改变，使其与 LDL 受体的亲和力降低，造成 LDL 经受体途径清除受阻。糖尿病患者体内 LDL 结构改变的主要原因是肝脂酶活性增加和血浆甘油三酯浓度增高所致。血浆甘油三酶浓度增加时，LDL 颗粒中甘油三酯含量增高，而同时存在的肝脂酶活性增强，可加速 LDL 颗粒中 TG 的分解，因而使 LDL 颗粒体积变小，形成较多的小而致密的 LDL 颗粒（sLDL）。sLDL 易于氧化、具有更强的致动脉粥样硬化作用。

（四）糖尿病并发心肌病变

有糖尿病的患者，临床诊断为冠心病，并有心功能不全，死后尸检发现冠状动脉无狭窄，或很轻微。主要病变在心肌内冠状动脉小分支和微血管。Zoneraich 等在糖尿病患者心脏的病理改变中，发现 72% 有微血管病变，多影响心肌内直径在 70 ～ 150μm 及 20 ～ 60μm 的中、小微血管，而在心肌内有较多的糖蛋白，冠状动脉壁内有较多脂肪和钙盐沉着，并有内皮细胞增生，心脏增大；与非糖尿病性冠心病的病理改变显著不同。尸检可无冠状动脉粥样硬化，但心肌内 20 ～ 150μm 大小的微血管内均有内皮细胞增生和血管周围灶性纤维化。而临床诊断或病理检查时往往对心肌病变及中、小和微血管病变重视不够。

（五）糖尿病与心房纤颤

房颤患者中糖尿病并非少见。ALFA 研究表明，慢性房颤患者合并 DM 的发生率为 13.1%，因而糖尿病中房颤的发生率超过了心力衰竭和高血压。这其中既有心脏因素也有非心脏因素影响房颤的发生。Manitoba 随访研究，估计 3983 名男性患者中，年龄是房颤发生较特别的因素，单变量分析显示，DM 与房颤显著相关，相关危险系数为 1.82。然而，多变量分析模式表明，二者相关没有统计学意义，揭示男性 DM 患房颤的危险增加是由于合并了缺血性心脏病、高血压或心力衰竭的缘故。Framingham 心脏研究结果，甚至在校正了年龄和其他危险因素后，无论男性或女性 DM 和房颤均相关（相关系数男性 1.4，女性 1.6）。尽管这种相关的机制仍待阐明，糖尿病似乎有利于房颤的发生。

（六）糖尿病与心源性猝死

尽管关于心肌梗死后糖尿病患者死亡超过总的死亡率无可厚非，但是糖尿病是否增加了心源性猝死却是争论不休，并且文献报道结果相互冲突。Framingham 研究表明，在所有年龄糖尿病伴随着心源性猝死的危险明显增加几乎 4 倍，同时与糖尿病相关的心源性猝死危险比率女性高于男性。Nurses'Health 研究表明，与高血压相比，糖尿病是很强的危险因子，增加了 3 倍的心源性猝死的危险。因而逻辑学上推论，实践证据一致支持糖尿病是心源性猝死的危险因子这个概念。

因此糖尿病患者心律失常高发，包括室颤和猝死，可能是以下几种继发因素相互作用的结果：①动脉粥样硬化。②糖尿病微血管病变促使心肌缺血的发生，使心律失常易于发生。③糖尿病自主神经病变致异常反射以及糖尿病心脏神经分布，影响了心脏电活动的不稳定。④糖尿病患者超声心动图显示心脏复极异常，出现反应异常钾电流的 QT 间期延长和 T 波改变。因此似乎可能如同冠心病危险因素一样，直接的代谢改变、离子通道异常及自主神经功能失调均可能促使糖尿病心脏异常，进而发生心源性猝死。

（七）糖尿病与大血管病变

在欧洲，2/3 的糖尿病患者死于动脉粥样硬化，远高于非糖尿病患者。WHO 糖尿病患者血管病多国研究发现，大血管疾病的患病率在 14 个国家中有显著不同。与非糖尿病患者相比，糖尿病者动脉粥样硬化增多，这在所有各种人群中类似，即使在动脉粥样硬化发病率低的人群中也一样。而微血管疾病的患病率与流行状况在各国之间却是相似的。

（八）糖尿病的心血管自主神经病变

DM 的心血管自主神经病变，也是常见的并发症之一。其临床特点为：①静息时心率偏快，大多超过 90 次 / 分。②心率易变。③糖尿病如合并急性心肌梗死多为无痛性。④死于急性心肌梗死的 DM 患者，尸检可发现心脏自主神经纤维数目减少，并常有分段的梭状或圆珠状增厚改变。⑤易发生猝死，由于各种应激因素，可出现严重的心律失常如室颤等。⑥糖尿病患者检查心率变异（HRV）多有异常改变。HRV 显示自主神经（交感与副交感神经）平衡异常。

（九）糖尿病肾病

1. **糖尿病肾病的发病率**　随着我国国民生活质量和生活方式的改变，2 型糖尿病患病率呈逐年上升的趋势，全国糖尿病发病率约 5%，患者已接近 6000 万人，仅次于印度居世界第二位。其中约 40% 糖尿病患者将会在 10 年内发生糖尿病肾病（DN），在不久的将来 DN 也会成为我国终末期肾衰竭的第一位病因。一旦出现 DN 的临床表现，病情会迅速进展，发展到死亡的自然病程很短。合并 DN 的糖尿病患者的心血管事件发生率可增加 20 ～ 30 倍，DN 引起的尿毒症是糖尿病患者的主要死亡原因。慢性肾衰竭是 DM 患者的一个主要临床表现，尤以 1 型 DM 更为常见。然而，由于 2 型 DM 发病率较高，故使之成为 ESRD 的主要原因之一。为了在肾病的早期即进行有效的治疗，必须对 DM 患者的肾脏功能进行准确监测。首先是尿白蛋白及蛋白测定。微量白蛋白尿是 DM 肾病的早期指征，大量白蛋白尿和（或）肾病性蛋白尿提示肾功能下降。大量蛋白尿需排除其他肾脏疾病并采取有效措施预防发展为 ESRD，包括使血压控制在 130/85mmHg 以下。尽管血清肌酐不是衡量肾小球滤过率（GFR）下降程度的敏感指标，但却提供了测定肾脏功能下降的方法；GFR 的直接测定是评价肾脏剩余功能的最可靠方法。

2. 糖尿病肾病分期 糖尿病肾病可分为4个阶段：微量白蛋白尿、大量蛋白尿、肾病综合征及慢性肾衰竭。微量白蛋白尿（尿白蛋白30～300mg/d）是糖尿病肾损害的首发临床症状，它不仅是进展性肾损害的预兆，而且是心血管疾病的一个高危因素。大量蛋白尿（尿蛋白＞300mg/d）常提示有显著的糖尿病肾病及随之而来的肾小球滤过率的下降。大多数有大量蛋白尿的糖尿病患者同时存在有高血压，有效控制高血压可延缓肾小球滤过率的下降。在某些发展成为肾病综合征的糖尿患者，常同时存在糖尿病性的异常脂质血症及肾病性异常脂质血症，其特点为较高的胆固醇水平。肾病综合征常预示进一步的肾功能不全，随之而发生的终末期肾功能不全必须通过血液透析或肾移植来维持生命。

3. 糖尿病肾病的发病机制 糖尿病肾病（DN）是糖尿病患者的主要致死性微血管并发症，是导致终末期肾病（ESRD）的主要原因之一。在欧美等发达国家DN是ESRD的首位原因（30%～40%），在中国为第二位，且有燎原之势。DN的机制并不明了，有非炎症机制与炎症机制两大类，前者包括代谢紊乱、高血压与相关的血液动力学异常，以及糖基化终末产物（AGEs）的作用，后者主要是炎症系统各成分的异常与相互作用。随着分子生物学与细胞生物学的进展，炎症是任何组织对创伤、感染、缺血、毒素及自身免疫等损伤因素反应而产生的各种分子与细胞的一系列相互作用过程。

（1）炎症反应在DN发病、进展中也起着非常重要的作用：代谢紊乱和糖基化终末产物（AGEs）是DN炎症机制的主要初始损伤因素，高血糖可直接刺激系膜细胞活化而产生MCP–1、活化氧及TGF–B，损伤内皮细胞，引起炎症细胞浸润。AGEs可直接作用于单核/巨噬细胞，使之与内皮细胞黏附，还可直接上调内皮细胞黏附因子的表达，促进炎症过程。AGEs还可直接与白细胞表面的受体结合使其活化，造成炎细胞浸润和细胞外基质沉积。此外肾脏的固有细胞（肾小球与血管内皮细胞、肾小球系膜细胞、足细胞、肾小管上皮细胞、成纤维细胞及其他间质细胞等）和其他分子（PAI–1、PGs、ATⅡ、TNF–α、CRP、IL–6等）均参与DN的炎症过程。研究显示，内皮细胞功能紊乱可能是糖尿病小鼠发生肾脏损伤的决定性因素。内皮源性舒血管因子NO主要调节内皮细胞通透性。内皮NO合成酶（eNOS，NOSⅢ）抑制或缺失将导致内皮间连接的开放，通透性增加。

（2）内皮功能紊乱促进DN的发生：产生大量蛋白尿，GFR下降50%，血肌酐明显增高，肾小动脉玻璃样变性，肾小球基底膜增厚，系膜基质增宽，局灶硬化。所以，eNOS缺陷导致的NO产生减少，在糖尿病肾病中扮演重要的角色。

4. 糖尿病肾病的治疗 糖尿病治疗应是全方位多因素的治疗，包括合理饮食、运动、戒烟、控制血糖、血压、血脂，才能够有效地减少糖尿病肾病等慢性并发症的发生和发展。糖尿病患者的肾脏保护应该是一个针对多个危险因素、目的明确、长期、严格的干预过程。随着对DN炎症机制的认识，人们试图通过抗炎治疗达到防治DN的目的，包括许多实验和临床探索。

（1）控制高血糖：DCCT等多个大样本、前瞻性的随机对照研究证实，强化血糖控制可延迟T1DN和T2DM患者微量白蛋白尿的发生，延缓微量白蛋白尿向大量蛋白尿发展。强化胰岛素治疗，在一级预防减少DN的发生率39%，在二级预防，减少DN的发生率54%。DN血糖控制的靶目标HbA1c＜7.0%，FBG70～130mg/d，PBG180mg/d，睡前90～150mg/d。如合并急性心肌梗死和脑卒中时，FBG和PBG可适当增加。以后应每3～6个月检测一次HbA1c水平。①DN患者的降糖治疗较为复杂，应强调个体化的治疗。根据患者的年龄、病史的长短、糖尿病的类型、饮食情况、心脑血管合并症的轻重、有无感染、肾功能损伤的轻重等选择口服降糖药物，口服＋胰岛素，速效胰岛素或预混胰岛素治疗，速效胰岛素类似物或中效胰岛素。②在降糖治疗过程中（特别是胰岛素强化治疗）要防止低血糖反应的发生。尤其是已有动脉粥样硬化的糖尿病患者，低血糖很容易诱发急性心肌梗死和脑卒中。③在肾功能不全时，大多数口服降糖药和胰岛素的清除能力下降，所以在慢性肾脏病（CKD）3、4 期和血液净化治疗的患者中许多口服降糖药属禁用，胰岛素的使用量也明显减少，甚至个别血液净化治疗的糖尿病患者不需要使用胰岛素，血糖可在正常范围。目前认为，瑞格列奈在肾功能不全时使用是较安全的。胰岛素的使用也应在严格血糖监测的基础上进行调整，严防低血糖的发生。

（2）严格控制血压和尿蛋白：①有效控制血压可以延缓肾功能的进展。T2DM 患者 40% ～ 50% 合并高血压，控制高血压后，GFR 降低速率为治疗前的 1/4。肾功能不全患者 GFR 下降率与平均动脉压呈负相关。UKPDS 研究提出，严格控制血压与严格控制血糖对于延缓糖尿病并发症的发展同样重要。② ACEI/ARB 药物广泛应用已明显降低蛋白尿，延缓 DN 的进展。Gall 等人研究的结果提示，在 NIDDM 患者中，蛋白尿和全因死亡率的危险之间存着一种关系，即随着蛋白尿的增加存活率降低。应用 ACEI 和 ARB 可很好的控制血压，降低蛋白尿。减少研究终点事件 16%，减少血清肌酐倍增发生率 25%，减少 ESRD 发生率 28%。尿蛋白平均减少 35%，能明显延缓Ⅲ期糖尿病肾病进展。长期应用 ACEI 或 ARB 可引起醛固酮水平上升。因此提出，ACEI 或 ARB 与醛固酮受体阻滞药联合应用。对于重症高血压常常采用多药联合。在应用 ACEI 和 ARB 的基础上合并使用 CCB、利尿药、β 受体阻滞剂和 α 受体阻滞药等。③调脂治疗。DN 常有 CHO、TG、LDL–C、ApoB 明显增高，HDL–C、ApoA1 降低，肾小球脂质沉积可呈泡沫细胞形成，变构脂肪酸引起肾内缩血管活性物质增多，改变血黏度和 RBC 的脆性，形成 ox–LDL，通过氧化应激和引起炎症反应导致系膜细胞和足细胞的损伤，加重蛋白尿和肾小球及肾小管间质纤维化进程。DN 的肾病综合征和肾功能不全加重高脂血症。高脂血症参与糖尿病胰岛素抵抗和 CVD 发生。他汀类药物有非降脂的肾脏保护作用。其保护作用可能来自对炎症因子和氧化应激的调解作用，主要药理作用是对甲羟戊酸途径的阻断，干扰 LDL 氧化，减少炎症过程。使用他汀类药物可见血中 C 反应蛋白（CRP）下降，且独立于低密度脂蛋白胆固醇（LDL–C）下降。他汀类药物亦可减轻血管内皮细胞及单核细胞黏附，降低血中细胞因子及黏附分子的表达。K/DOQI 指南建议：CKD1–4 期糖尿病患者 LDL–C 的靶目标为＜2.60mmol/L；LDL–C＞2.60mmol/L 时应使用他汀类药物治疗。对于 2 型糖尿病维持血液透析的患者，如果没有明确需治疗的心血管适应证，不应该用他汀类药物治疗。

（十）糖尿病眼病

糖尿病视网膜病变（DR）是糖尿病主要的微血管并发症之一，血糖控制不佳，血压和胆固醇水平的升高都是糖尿病眼病进展的重要危险因素。

糖尿病患者眼各部位均可出现糖尿病的损伤，如角膜异常，虹膜新生血管，视神经病变等，糖尿病患者青光眼和白内障的患病率高于相同年龄非糖尿病患者。糖尿病视网膜病变是糖尿病患者失明的主要原因，各型糖尿病的视网膜病变患病率随患病时间和年龄的增长而上升。99% 的 1 型糖尿病和 60% 的 2 型糖尿病，病程在 20 年以上的患者，几乎都有不同程度的视网膜病变。10 岁以下患糖尿病的儿童很少发生视网膜病变，青春期后糖尿病视网膜病变危险上升。

糖尿病视网膜病变依据眼底改变分为非增殖型（背景型）、增殖型和糖尿病性黄斑水肿。

非增殖型糖尿病视网膜病变是早期改变，又分为轻度、中度和重度；增殖性改变是一种进展型改变；黄斑水肿可以与上述两型同时存在。

ACCORD– 眼部研究（ACCORD– 眼部）是 ACCORD 项目中的一个亚组研究，评估三项 ACCORD 治疗策略在患有糖尿病型视网膜疾病（DR）的 2 型糖尿病患者的疾病进程中的作用。在 ACCORD– 血脂试验的研究中，ACCORD– 眼部亚组研究是用来调查非诺贝特 – 辛伐他汀合用对于糖尿病视网膜病变的治疗作用。ACCORD– 眼部研究是第一个随机的，对照干预的临床试验，可以看到在糖尿病视网膜病变的患者身上联合应用降血脂药物的特殊益处。所有 ACCORD 的患者都是在 2003 年 3 月 ACCORD– 眼部研究开始之后招募的。排除在基线水平进行激光和（或）玻璃体切割术后有增殖性糖尿病视网膜病变的患者。ACCORD 临床试验的一个亚组的前瞻性研究。在基线水平和 4 个月的随访后，糖尿病视网膜病变的进展，可通过由眼科医师或验光师进行的 2 项标准的眼部检查进行评估，同时还有 7 项标准立体视野的眼底成像。ACCORD– 眼部的研究，可以评估针对糖尿病视网膜病变进展的每一项危险因素的治疗效果。甘油三酯的单独升高，伴有或不伴有高密度脂蛋白胆固醇的升高，都是糖尿病视网膜病变进展的危险因素。所以，对于糖尿病视网膜病变的患者，降低甘油三酯和（或）增加高密度脂蛋白胆固醇都可以降低其视力损害的风险。除了可以降低心血管疾病的风险外，降低视力损伤风险的做法对患者来说，也是另外一种治疗高脂血症的促进因素。

视网膜病变是糖尿病最常见的并发症，虽然比较容易识别和治疗，但仍然是工作人群和老年人中失明的重要原因。视网膜病变是 3 种视网膜毛细血管病变类型的后果：闭塞、通透性增加及后期的血管形成。闭塞导致非灌注的区域与微血管瘤相关，出血、棉花样变和血管扩张及毛细血管渗漏液导致水肿和硬性渗出物。这种病变可能演变成两种危险：糖尿病黄斑病变和增生性视网膜病变。前者产生水肿和渗出液，对黄斑产生中央压力，尤其是在 2 型糖尿病患者中。后者，新血管的形成可能产生出血性贫血，并使纤维胶质扩散，最终导致视网膜脱离。

美国 ADA2010 年指南在“视网膜病变筛查和治疗”中，建议眼底照相可以作为视网膜病变的筛查方法。然而，尽管高质量眼底照相可检测出大多数有临床意义的糖尿病视网膜病变，但它仍不能替代最初的扩瞳后全面的眼科检查。视网膜检查应每年进行或在先前眼检结果正常的低危患者中每 2 ～ 3 年检查 1 次。

（十一）代谢综合征

1. 定义 代谢综合征（metabolic syndrome，MS）是指在个体中多种代谢异常情况集结存在的现象，这些异常包括：糖尿病或糖调节受损 [指 IFG 及（或）IGT]、高血压、血脂紊乱 [指高甘油三酯（TG）血症和（或）低高密度脂蛋白胆固醇（HDL–C）血症]、全身或腹部肥胖、高胰岛素血症伴胰岛素抵抗、微量白蛋白尿、高尿酸血症及高纤溶酶原激活抑制物（PAI–1）等。这些代谢异常大多为动脉硬化性心、脑及周围血管病（简称心血管疾病）的危险因素，故代谢综合征患者是心血管疾病的高危人群。必须注意的是，心血管疾病的危险因素并不仅是这些代谢异常，还有吸烟等其他行为危险因素。

2. 诊断 代谢综合征包括以下几种代谢异常：肥胖、高血压、低高密度脂蛋白胆固醇血症、高甘油三酯血症及空腹血糖异常。

2001 年美国 NCEP 的 ATPⅢ提出的标准如下。

（1）腰围增大，男性≥102cm，女性≥88cm。

（2）甘油三酯≥150mg/dl（1.7mmol/L）或因甘油三酯高而接受药物治疗。

（3）低 HDL-C，男性＜40mg/dl（0.9mmol/L），女性＜50mg/dl（1.1mmol/L）或因低而接受药物治疗。

（4）高血压，收缩压＞130mmHg 或舒张压≥85mmHg 或因高血压接受药物治疗。

（5）空腹血糖≥100mg/dl（5.6mmol/L）或因高血糖接受药物治疗。

它的诊断标准为具备以上五项之三项。2005 年 IDF 建议腰围阈值应按不同人种进行调节（欧洲人：男≥94cm，女≥80cm；非日本亚洲人：男≥90cm，女≥80cm；日本人：男≥90cm，女≥85cm）。建议诊断标准为以上腰围指标再加另外其他四项中的两条标准。

3. 发病机制　代谢综合征的核心是胰岛素抵抗（IR）。近年来，炎症病因学理论认为，胰岛素抵抗是固有免疫反应和慢性亚临床炎症过程。在代谢综合征中的慢性全身低度炎症状态不同于经典的炎症过程，在发展为明显的病理生理学改变和临床疾病之前，会有一个“围炎症状态”。“围炎症状态”可以被机体的功能障碍所“启动”，如果这种功能障碍持续足够长的时间，围炎症状态就会变成慢性炎症状态。这种慢性炎症不同于经典炎症的方面在于，病理状态并没有相应的生理状态来对应。都是在随着人类的发展而出现的疾病中出现，如糖尿病，肥胖，动脉粥样硬化等。慢性围炎症状态存在对于疾病的意义在于，它改变了机体稳态的设定点，如胰岛素敏感性，血压等。

代谢综合征或胰岛素抵抗有哪些主要的免疫细胞或炎症介质参与？组织主要依靠其常驻巨噬细胞来帮助维持稳态。组织中有 10% ～ 15% 的常驻巨噬细胞，这些巨噬细胞有的已经发挥了超越炎症细胞的功能。在应激状态下，巨噬细胞会分泌一些蛋白，帮助组织恢复稳态，或者招募更多的巨噬细胞继续作用。同时，组织来源的信号因子也可以控制巨噬细胞的活化阶段及招募的类型。当稳态受到破坏时，会根据破坏的不同程度而产生不同的反应。这个时候，就需要巨噬细胞发挥其作用，有的时候还会需要招募部分白细胞和血液中的蛋白来帮助维持稳态。在这个过程中，诸多的炎症因子都参与了协同作用，作用比较明确而重要的如 TNFα，IL-6 等，另有一些抗炎症因子如 IL-10，IL-1 等，还有一些炎症介质间接参与，如 MCP 等。

（十二）糖尿病与外周动脉病变

1. 流行病学　糖尿病周围动脉病变（Peripheral Arterial Disease，PAD）和足病（diabetic foot，DF）是糖尿病患者最严重的并发症之一，也是糖尿病患者尤其是老年患者最痛苦的并发症之一。PAD 在糖尿病患者群中患病率高，达 20% ～ 40%，且随着年龄的增长而增加；PAD 具有高致残率和死亡率的特点，对机体的影响表现为局部和全身，PAD 导致的下肢动脉狭窄、闭塞对机体的局部影响为下肢缺血最终导致下肢溃疡及截肢，其溃疡发生率为 1.4% 左右，下肢血运重建共 4.1% ～ 8.7%，截肢率为 1.6% ～ 4.1%，5 年死亡率高达 38.36%，总死亡率高达 3.76% ～ 8.14%；在发达国家，5% 的糖尿病患者就诊时有足溃疡，15% 的糖尿病患者一生中至少发生过一次足溃疡，住院患者中，1/5 是有足溃疡，而在发展中国家，尚缺乏 DF 的流行率数据。临床上对于 PAD 和 DF 的治疗目的是预防全身动脉粥样硬化疾病的进展，预防发生心血管事件，预防截肢或降低截肢平面，改善间歇性跛行患者的功能状态，提高患者生活质量，降低致残率和死亡率。由于 DF 是与局部神经异常和下肢远端外周血管病变相关的足部感染、溃疡和（或）深层组织破坏，是多种慢性并发症的结果，包括大血管病变，心血管、脑血管、下肢血管，同时 DF 患者大多合并微血管病变、神经病变和感染等。因此，为了降低其截肢率和死亡率，从糖尿病足的发病机制来看，糖尿病周围血管病变和足病的诊治必须强调多学科合作。通过多学科协作治疗，迄今国内外的研究结果显示，糖尿病患者截肢率下降了37%～70%。

2. **诊断** 周围动脉疾病（PAD）是重要的预测糖尿病患者足溃疡结局的因素。由于50%的糖尿病足溃疡患者存在PAD，因此接诊糖尿病足溃疡患者的临床医生应评估下肢的血管状态，尤其是寻找缺血的特征。应在所有糖尿病足溃疡的患者中排除PAD。对所有患者应进行PAD症状的病史回顾及触诊足部动脉搏动（包括胫后动脉和足背动脉）。

（1）为明确PAD，必须进行以下检查：①便携式多普勒评估双足动脉血流信号（足背动脉和胫后动脉）。②测定踝肱指数（ABI）。③如果ABI诊断存在不确定因素，测定趾肱动脉指数有特别诊断价值。

（2）出现以下情况时可能存在PAD：①患者有间歇性跛行或静息痛。②双足动脉不能触及。③单足或双足动脉测定正常的多普勒图像特征缺失或呈现单峰。④ABI＜0.95温暖环境下足肱指数＜0.7，强烈提示PAD。

3. **评估严重性** 一旦确定PAD的诊断，应评估周围血液灌注不足的严重程度。

（1）ABI＜0.6提示严重缺血且创面预后不良。

（2）ABI＞0.6的预测价值较低，对于这些患者应测定足趾压力和（或）经皮氧分压（$tcpO_2$）。

（3）无论采用哪种方法，根据灌注实验预测创面愈合均为抛物线。如果足趾压力＞55mmHg且$tcpO_2$＞50mmHg，糖尿病足溃疡通常可以愈合。如果足趾压力＜30mmHg且$tcpO_2$＜30mmHg，愈合十分困难。

4. **治疗**

（1）血运重建治疗：如果明确PAD影响创面愈合，必须考虑血管重建（血管腔内治疗或旁路手术）。大多数研究报告显示，血管重建术后的肢体保留率为80%～85%，而且12个月内溃疡愈合＞60%。

（2）全身治疗：对于感染缺血的糖尿病足溃疡“时间就是组织”。合并足感染的PAD患者大截肢的风险极高，应给予急诊治疗，最好在24小时内。PAD的治疗应作为全身治疗的一部分，包括治疗感染、经常清创、足部减压、控制血糖和治疗合并症。合并PAD的糖尿病患者足溃疡患者心血管并发症和死亡率明显增加。这些患者5年总死亡率约50%。所以患者均应接受严格的心血管危险干预，包括戒烟、治疗高血压和口服他汀、小剂量阿司匹林或氯吡格雷。

（3）截肢：以下情况考虑截肢，严重衰弱的患者或患者预期寿命短（＜6～12个月）；患者既往有严重功能受损，截肢不会加重其病情；以及大面积软组织坏死而不能对足进行功能保留的患者。

（十三）糖尿病脑血管病

脑血管病是指由各种脑血管疾病所引起的脑部病变。临床上根据脑血管病的病理演变过程分为出血性脑血管病，如脑出血，蛛网膜下隙出血等，以及缺血性脑血管病，如短暂性脑缺血发作，脑梗死（包括栓塞性脑梗死，血栓形成性脑梗死，腔隙性脑梗死）等。脑卒中是指一组以突然发病的、局灶性或弥漫性脑功能障碍为共同特征的脑血管疾病。

糖尿病脑血管病以脑动脉粥样硬化所致缺血性脑病最为常见，如短暂性脑缺血发作（transient ischemic attack，TIA）、腔隙性脑梗死、多发性脑梗死、脑血栓形成等。糖尿病血管病中的脑血栓形成多发生于大脑中动脉，而腔隙性脑梗死则多见于脑内深穿支的供血区，如壳核、内囊、丘脑及脑桥基底等。由于糖尿病高血压发生率甚高（20% ～ 60%），亦可发生出血性脑病。

我国糖尿病脑卒中的发病率较西方国家为高，而北方又普遍高于南方。2002 年我国脑血管病为城市居民第 2 位死因，在农村则居于首位。糖尿病者脑血管病发生率较非糖尿病者明显增高，女性尤甚。Framingham 研究结果，45 ～ 74 岁糖尿病脑梗死发生率较非糖尿病者男性高 2.5 倍，女性高 3.7 倍。而且，糖尿病者各年龄段缺血性脑卒中的发生率均高于非糖尿病者。

糖尿病脑血管病的危险因素包括高血糖、高血压、血脂异常、血液流变学异常、吸烟，以及慢性炎症状态等。其中高血压尤为重要，为糖尿病缺血性脑病的独立危险因素。在缺血性脑卒中患者中，77% 的血压未控制，因此降压治疗对降低脑卒中的发病率十分重要。这也为 UKPDS 及其他降压治疗的临床试验，如 HOPE、HOT、LIFE 等试验所证实。老年人心肌梗死亦为脑卒中的危险因素。国外研究 121 432 例 65 岁以上的急性心肌梗死住院患者，出院后发生脑卒中的危险性较无心肌梗死者高 2.5 倍。

糖尿病脑血管病的患病率高于非糖尿病患者群，其中脑出血的患病率低于非糖尿病患者群，而脑梗死的患病率为非糖尿病患者群的 4 倍。据 2001 年中华医学会糖尿病学分会对全国 30 个省市近 10 年住院糖尿病患者并发症的调查，糖尿病合并脑血管病者高达 12.2%。大量的病例对照和前瞻性流行病学研究表明，糖尿病是缺血性脑卒中的独立危险因素，与非糖尿病患者群相比，糖尿病患者脑卒中的死亡率、病残率、复发率较高，病情恢复慢。糖尿病脑血管病严重损伤患者生活质量差，显著增加医疗经费的支出，对个人、家庭和社会都是很大的负担。高血压、糖尿病与高脂血症在一定意义上都是全身性疾病，涉及神经、内分泌、代谢等诸多方面。三者都与心脑血管事件的发生发展密切相关。近年来，高血压与糖尿病的治疗都已经发展到对血压、血糖进行动态监测控制的水平。糖代谢异常是心脑血管疾病重要的危险因素，对糖代谢的关注，不仅仅局限于血糖的升高，还要关注血糖的波动情况，血糖的平均控制水平及餐后高血糖等特殊情况。血糖的波动会造成体内内环境的变化。餐后高血糖目前越来越受到重视，高血糖时，细胞外液渗透压增高，细胞内液向细胞外流动，导致细胞内失水。当脑细胞失水时，可引起脑功能障碍。有研究表明，高血糖在脑缺氧情况下产生糖化血红蛋白，使血红蛋白载氧能力下降，降低循环效率，同时高血糖使 ATP 再生破坏，钠泵功能障碍，引起细胞水肿使 ATP 再生破坏，从而影响脑循环。脑卒中治疗的一个重要问题是急性期的血压管理。有研究表明，脑卒中急性期不仅病侧，而且健侧脑循环自动调节亦发生障碍，此时大体循环的代偿调节起到相当的作用，特别是对缺血半暗带的供血改善十分重要，这可能就是脑卒中后 1 周内大多数患者血压增高的原因。此时如果强行降压可能是有害的。长期高血压、糖尿病和高龄患者的脑循环自动调节障碍更严重。因此，对于脑卒中合并高血压的患者，如何进行降压、目标水平如何、如何控制血压的波动成为重中之重。

脑部血管病变使大脑更易受损，进而引起阿尔茨海默病。这是一种脑部疾病，发病年龄较晚，可以引起痴呆。阿尔茨海默病在 65 岁以上人群中的发生率为 10%，而在 85 岁以上人群中则接近 50%；糖尿病的发病率也随年龄而增加，糖尿病特别是 2 型糖尿病患者发展为阿尔茨海默病的危险性较高，2 型糖尿病患者血糖控制不良引起脑部小血管严重病变，血流调节受损（由 MRI 证实），进而影响额叶、颞叶及深层大脑部位的血液供应，使认知功能下降，血供的改变可影响老年糖尿病患者的记忆力、决策能力及机体功能。

阿尔茨海默病（AD）以渐进性认知功能障碍为主要临床表现，患者记忆力明显减退，最终可能丧失行动和进食等基本生活能力。AD 严重威胁老年人的健康和生活质量，预防和延缓此疾病的发生、发展有重要意义。但遗憾的是，目前尚无确切的诊断依据，也无法将其治愈。AD 是一种年龄相关性疾病，其患病率在 65 岁以上人群中约为 10%，而 85 岁以上人群约为 50%；另一方面，2 型糖尿病的患病率亦随年龄的增长而增高。糖尿病与 AD 的关系已引起糖尿病学界的关注。一些初步而非常有意义的研究结果提示，糖尿病尤其 2 型糖尿病患者发生 AD 的几率较高，高胰岛素血症、高血糖、肥胖等，以及因此导致的脑内血管受损和血液动力学改变在致病原因方面可能起着重要作用。但是目前的认识层次还是比较浅的，在糖尿病病理生理改变及其合并症、并发症中，哪些因素对 AD 的发生和发展起了关键性作用，它们之间的相互关系怎样，其中哪些环节可以通过干预来改善患者的预后等等，这些问题的解决还有待于大量深入的研究和探索，目前一些相关研究已经在进行中。

（十四）糖尿病与肥胖

1. **肥胖是心血管事件的独立危险因素**　肥胖是代谢综合征的重要组分，与高血压、血脂异常、2 型糖尿病、睡眠呼吸暂停，互为因果。身体脂肪的分布似乎也是肥胖和心血管代谢影响的主要因素，甚至超过了脂肪总量的重要性。腹部肥胖，特别是内脏肥胖与胰岛素抵抗、2 型糖尿病、高血压、血脂异常、睡眠呼吸暂停，以及肥胖的并发症密切相关。和正常体重者相比，肥胖者更容易血压升高，体重增加和血压增高的程度呈正相关。肥胖人群中，有近 1/3 的人有心力衰竭的表现，且心衰发生率与病态肥胖的持续时间呈正相关关系。肥胖长达 20 和 25 年患者的心衰发生的概率分别为 66% 和 93%。

中国肥胖问题工作组对我国 1990 年以来 24 万成人的数据汇总分析的结果显示，BMI 达到或超过 24kg/m^2 者患高血压的危险是体质量正常者的 3 ～ 4 倍，患糖尿病的危险是体质量正常者的 2 ～ 3 倍，具有 2 项及 2 项以上危险因素（即危险因素聚集，主要 5 个危险因素包括高血压、空腹血糖升高、血清胆固醇及甘油三酯水平升高和血清高密度脂蛋白胆固醇减低）的危险是体质量正常者的 3 ～ 4 倍，BMI 超过 28kg/m^2 的肥胖者中 90% 以上有上述 2 种危险因素的聚集。Desai 等对巴西 431 例拟行心血管疾病风险评估的无症状男性进行研究，发现肥胖者白细胞计数较体重指数正常者高，这种关系依赖于代谢综合征的存在。此外，目前公认的慢性炎性反应在引发心血管疾病的机制中起重要作用，近年所发表的研究证实，肥胖者体内存在慢性炎性反应。美国国立卫生研究院所进行的一项检验 BMI 与任何原因死亡危险相关性的研究，入选了 527 265 例美国 50 ～ 71 岁成年人，在长达 10 年随访期间，有 61 317 例研究对象死亡（42 173 例男性和 19 144 例女性）。初期分析显示，在所有民族和种族组别以及所有年龄的男性和女性中，BMI 处于最高和最低范畴者的死亡危险均增高。当将分析限制在从不吸烟的健康人中，男性和女性的死亡危险与超重和肥胖相关。在从不吸烟者中进行的中年（50 岁）期 BMI 分析中，该相关性变成超重者的病死率增加 20% ～ 40%，肥胖者的死亡危险至少增加 2 ～ 3 倍。该研究提示，中年时体重过重与死亡危险增加相关。所以，肥胖是心血管疾病的独立危险因素。

2. **肥胖影响心血管疾病的机制**　肥胖对血液动力学、心血管系统结构和功能有很多不良影响。肥胖者体内血容量增加，心输出量亦增加，致心脏工作负荷增加。血压一定时，肥胖患者心输出量增加，但外周血管阻力减小。尽管交感神经兴奋，但是心率增加幅度很小，所以心输出量增加主要是每搏输出量增加。伴随心脏前负荷增加，血压升高，左心室壁肥厚，心脏扩大。即使不考虑血压和年龄因素，肥胖本身亦是左室壁肥厚以及其他结构异常的危险因素。由于血容量增加以及左室舒张期的过度充盈，肥胖亦可导致左房扩大。上述这些异常不仅增加了心衰的发生风险，左房扩大还增加了心房颤动及其并发症的发生风险。肥胖对心脏的收缩舒张功能亦有不良影响。心脏的舒张功能异常可见于各种类型的左室肥厚，同时有肥胖和高血压的患者舒张功能受损最为显著，尤其左心房扩大者。虽然肥胖者在早期心脏射血分数等评估收缩功能的参数仍正常，但收缩末期室内压和收缩末期容积等参数已出现下降。肥胖在冠心病的危险因素（如高血压、血脂异常及糖尿病等）发展形成过程中扮演着重要的角色，也是代谢综合征的主要成因，肥胖增加了心血管事件发生率。代谢综合征的发病机制主要为胰岛素抵抗，但是也有人认为，肥胖和脂肪组织的不正常分布及一些其他相关危险因素的共同作用造成机体的代谢综合征的某些成分异常及机体的损害。肥胖和早发（<46 岁）的非 ST 段抬高型心肌梗死密切相关。此外，心脏复极化延迟是与心脏猝死相伴随的心律失常的先驱表现。而QT间期延长和体重、肥胖程度显著正相关，潜在发生机制及临床意义尚不清楚。

3. **肥胖对心血管疾病影响的争论**　降低体重对心血管系统有诸多益处，包括随体重下降，血压及心脏前后负荷下降、反射性抑制了交感神经对心脏的正性肌力作用，有助于减少左心室肥厚，改善左室重塑，降低左室收缩末期压力，对改善心室的收缩舒张功能亦有益处。长期来看，治疗肥胖症的手术有助于减低心血管事件发生的风险。体重减轻后，冠心病患者的病死率降低。目前，降低体重对心血管疾病的预防和治疗有益的证据占绝大多数。但是亦有一些报道认为，肥胖的已发生心血管疾病的患者预后比非肥胖者要好。如 CRUSADE 研究的结果表明：大多数 NSTE-ACS 患者为超重或肥胖者，这些患者得到了更积极的治疗；除了极度肥胖者外，与低体重和正常体重患者比较，这些患者较少发生不良预后。推测可能与以下因素有关：①超重和肥胖本身是心血管疾病的危险因素，使心血管疾病发生率增加，但是，超重和肥胖的心脏病患者年龄较轻，预后好、病死率较低。②尽管肥胖看似为年龄较低时发生 ACS 的一个危险因素，但其也可能导致对 ACS 的更积极治疗，从而使临床预后得以改善。人们逐渐认识到，超重和肥胖是心血管疾病危险因素，所以社会、家庭和患者本人对心血管疾病的一级和二级预防比体重指数正常者更为重视，最终导致超重和肥胖的心脏病患者预后好、病死率低。③在 AMI 和心力衰竭等心脏病发作时，超重和肥胖的患者由于疾病消耗的代谢存储可能较高，降低了院内的病死率，若这种推理成立的话，这一发现增加了营养 / 代谢支持可能对 AMI 和心力衰竭住院患者的治疗有利的可能。遗憾的是，这些研究未涉及用药的种类、剂量，以及介入治疗、搭桥手术或者心梗的病史对研究结果的影响，且均针对根据 BMI 界定的肥胖而言，忽略了腰围、腹臀围比值对中心型肥胖的评定价值。有报道称“超声心动图显示心脏射血分数正常的肥胖者死亡率明显低于非肥胖者”，这是一项回顾性的研究，分析了超声心动图的诸多参数，但未涉及相关的临床数据（如心率、血压、流行病学情况，以及高血压、心衰、冠心病的用药情况、吸烟与否、肺功能等），以及患者年龄对结果的影响，使该研究结论有一定的局限性。有报道向心性肥胖是心肌梗死的重要危险因素，其重要性超出了 BMI。

综上所述，对于未发生心血管疾病的人群，建议适度减肥或者保持正常体重；对于已经发生了心血管疾病的患者，最好保持较理想体重，而不建议过度减肥。

六、糖尿病合并动脉硬化的治疗

对合并动脉粥样硬化性疾病患者的综合性药物干预治疗的益处包括：延长生存时间，提高生存质量，减少需接受血管成形术或冠状动脉搭桥术的患者比例，降低心肌梗死、脑卒中、终末期肾病的发生率。许多临床报告提示，对于糖尿病患者，即使没有出现动脉粥样硬化相应临床症状，亦应采取二级预防的治疗方案，吸烟对于糖尿病患者而言，仍是一个极其重要的危险因子，因此应强调戒烟。治疗脂代谢紊乱主要目的是降低 LDL–C（≤100mg/dl），故应进行最大限度的饮食治疗、降脂药物等。降压药物控制血压＜135/85mmHg 水平。高血糖的治疗分阶段并严格依赖于病程。预防微血管病变、神经病变及大血管病变的治疗目标应该是 HbA1c＜超过正常上限的 1%。减轻体重及增加体育运动是降低血糖的基础治疗手段。如果效果欠佳，可加用磺脲类降糖药或二甲双胍。UKPDS 发现，这两类药物均可以安全有效地降低血糖水平。另外，一类药物包括噻唑烷二酮，这类药物能通过降低胰岛素抵抗降低血糖水平，与胰岛素合用能改善血糖水平。阿卡波糖，它能部分阻止葡萄糖吸收。如果饮食治疗及口服降糖药不能有效控制血糖，应及时使用胰岛素。与控制血糖同样重要的是控制体重和体育锻炼。对于有动脉粥样硬化性血管疾病的患者，抗血小板聚集药物应常规应用。β 受体阻滞药能降低心肌梗死后的心血管疾病死亡率，对于有心肌缺血表现的糖尿病患者尤其重要，此类药物由于能掩盖低血糖症状，一直被视为糖尿病患者禁忌用药。虽然这一不良反应并不妨碍合并冠心病的糖尿病患者使用本药，但亦应注意到这一点。ACEI 广泛地用于心肌梗死后，除对心肌的重塑及纤维化有良性影响外，并能减少左室肥厚及心衰的发生。对于绝经后的糖尿病妇女能否进行激素替代治疗，目前很少报道认为有效。

虽然 1 型和 2 型糖尿病均可引起微血管和大血管功能受损的相关疾病发生，但引起疾病发生的原因不同。1 型糖尿病由于胰岛素产生不足，1 型糖尿病的治疗特别是强化胰岛素的治疗可以阻止或延缓血管损伤并发症的发生，甚至减少心血管事件的发生危险。2 型糖尿病由于胰岛素抵抗及 β 细胞功能异常所致。尽管目前没有治愈糖尿病的方法，但具有里程碑意义的 DCCT 和 UKPDS 研究及随后的 7 ～ 10 年随访研究表明，强化控制血糖对减少和预防糖尿病各种并发症的发生具有重要意义。但 2006 年调查发现，我国糖尿病患者血糖达标比例不足 1/4，血糖不达标的重要原因之一是缺少积极的治疗模式。近年的研究显示，对于新诊断的 2 型糖尿病患者，2 周的 CSⅡ治疗在降血糖同时血脂的改善也相当明显。随着快速血糖控制和脂质代谢的改善，胰岛 β 细胞功能也获得了显著的改善 . 停止 CSⅡ治疗后，经过随诊，发现在单纯饮食和运动治疗情况下，有接近一半（47.1%）的患者血糖控制稳定期（无须使用降糖药物）超过 1 年，42.3% 的患者血糖控制稳定期超过 2 年。

美国 ADA2010 指南中糖尿病治疗部分也有较大修改，主要综合回顾 DCCT–EDIC、UKPDS、ACCORD、ADVANCE、VADT 的结果，提出一般人群的血糖控制目标为 HbA1c＜7%，可以减少糖尿病微血管病变，进一步减少 HbA1c 可轻度减少蛋白尿的发生发展。但控制血糖对减少死亡率的作用不显著，虽然 DCCT–EDIC、UKPDS 后续研究，以及 ACCORD、ADVANCE、VADT 的亚组分析提示，控制血糖可能有助于减少心血管疾病（CVD）的发生。对于没有心血管疾病基础的糖尿病患者，严格控制血糖可能获得更多心血管益处，强调血糖控制目标应该个体化。2 型糖尿病治疗方案选择依然推荐 2006 年提出的方案，这取得了 2009 年更新的 ADA 和欧洲糖尿病研究协会（EASD）的专家共识。

美国糖尿病协会（ADA），2010年也对院内糖尿病重症患者的血糖控制目标治疗重点进行了更新。ADA和美国临床内分泌协会（ACCE）的专家分析了院内高血糖治疗的循证证据，吸取了SUGAR研究的结果，提出大部分院内重症患者（不分内外科），血糖控制目标为7.8～10mmol/L，而不是以往的7.8mmol/L，甚至接近正常的6.1mmol/L以下。非危重高血糖患者推荐餐前7.8mmol/L，随机血糖10mmol/L以下。修正血糖控制目标主要基于大部分临床研究结果，发现血糖控制到接近正常水平，并没有出现死亡率的下降，甚至增加死亡率，而低血糖的发生率明显升高。

（一）生活方式干预

生活方式干预是治疗的基础。应该用于每一个患者，并在每次诊治中加以强化。生活方式干预可以有效地延缓或预防糖尿病及微血管和大血管病变的发生。更重要的是，它可以减少糖尿病的危险因素和代谢综合征的组分，如肥胖、高血压、高血脂和高血糖。

根据DPP的研究结果，糖尿病前期的患者应该一直保持体重较原先减轻5%～10%。即使轻度的体重减轻也可以带来脂肪重量、血压、血糖、低密度脂蛋白胆固醇和甘油三酯的显著下降。这些下降可以带来显著的长期益处，如果能够一直保持则效果更佳。芬兰糖尿病预防研究长期随访发现，即使在试验已经结束后，对高危人群的生活方式干预，仍然可以持久的改善生活习惯和糖尿病的发生率。

生活方式干预措施建议：①推荐患者进行中到重度的体力活动，每天30～60分钟，每周5天。②饮食方面建议限制热量甚至碳水化合物的摄入、增加纤维素的摄取。③针对高血压的饮食建议包括限盐、限酒等。

生活方式干预不限年龄，但实施细则可根据情况具体调整。胰岛素抵抗可以引起肥胖、缺乏体力活动及慢性轻度炎症。体力活动和减少体重比药物预防2型糖尿病更有效。对肥胖患者，肥胖相关的外科治疗在缓解2型糖尿病方面疗效显著，并且胃分流术在大量体重减少前常可缓解糖尿病。这些疗法不能有效地应用于1型糖尿病。儿童和青少年糖尿病的高危人群，需要采用多种方法延缓向糖尿病的进展。年轻患者应强调主要采取生活方式干预，可以降低血糖和心血管风险。目前，针对儿童糖尿病前期的干预性研究非常少。由于热量摄入过多和运动减少，这一人群糖尿病和肥胖的发生率呈平行上升。因此，降低体重、增加运动在这一人群中同样重要。健康的生活方式需要家庭、学校和个人的共同配合。正在生长中的儿童，减肥需要非常谨慎，目标体重要与身高适合，目标体重指数要与年龄性别适合。儿童高血压和高血脂治疗指南已经发布。

具有充沛体力活动的生活方式可加强心血管系统的功能和体能感觉，改善胰岛素的敏感性、改善血压和血脂。经常性的运动可改善血糖的控制并减少降糖药物的用量。因此，运动治疗应成为所有糖尿病患者糖尿病管理方案中的一个必不可少的组成部分。所有患者均应在制定运动计划之前进行医学检查

健康的生活方式常常难以坚持，以下措施可有助于成功：患者的自我监测、制定循序渐进的目标、外界的不断激励、认知学手段、社会支持及不断强化。临床医师应该将保持体重降低作为长期的治疗目标。

（二）血糖控制

1. 糖尿病前期的血糖控制　目前，美国FDA没有批准任何一个用于成年和未成年人糖尿病预防的药物。

在糖尿病前期血糖水平高给药物治疗前，要仔细的进行风险以及收益的评估，高危患

者考虑药物治疗而不是低危的患者，除非有证据显示，经过生活方式干预后血糖仍不断恶化，针对血糖的治疗目标是维持正常血糖，避免向糖尿病进展以及微血管并发症的出现。在高危患者，可以考虑在生活方式干预的基础上加用药物。这些高危的患者包括：① IFG、IGT 和代谢综合征，三者有其二。②血糖不断升高、心血管疾病、非酒精性肝病、妊娠糖尿病史或多囊卵巢综合征。

随机对照的干预研究已经明确，二甲双胍和阿卡波糖可以减少糖尿病前期向糖尿病的转化。尽管比强化生活方式干预的效果要差，但是安全性甚高。噻唑烷二酮类药物减少糖尿病转化的证据则更多，在低危患者中，长期应用这些药物的安全性尚未确定，因此应该仅限于在高危患者或其他治疗手段无效的人群中使用。2 型糖尿病患者控制越好，意味着并发症越少，糖化血红蛋白（HbA1c）每下降 1%，死亡风险下降 21%，心脏事件风险下降 14%，微血管并发症风险下降 37%，外周血管疾病风险下降 43%。

2. 餐后高血糖的控制 对餐后高血糖的认识则促使人们关注胰岛素的正确应用，DECODE 研究发现，餐后高血糖不仅是 2 型糖尿病最先出现的症状，也是死亡率和心血管事件更好的预测因素；餐后血糖达标时，心血管疾病危险下降；餐后血糖对 HbA1c 影响很大。因此，当生活方式干预及药物治疗不能控制血糖达标时，应该开始胰岛素治疗（鼓励应用胰岛素类似物），同时仍应维持生活方式干预措施。

随病情进展，胰岛 β 细胞功能呈进行性下降，当降至正常的 15% 以下时，口服降糖药不再起效。因此，2 型糖尿病的治疗发生了改变，应尽早开始药物治疗，正确使用胰岛素，应积极治疗糖尿病前期综合征（IGT、IFG、代谢综合征），降低 HbA1c，减轻糖尿病并发症负担。2010 年《中国 2 型糖尿病治疗指南》，在生活干预的情况下 HbA1c＞7%，则启动药物治疗。美国糖尿病协会（ADA）也建议在 HbA1c＞6.5 ～ 7% 或平均血糖＞7.8mmol/L 的 2 型糖尿病开始治疗。

3. 口服降糖药（OAD） 降糖药物包括口服降糖药、胰岛素和胰岛素类似物。理想的糖尿病治疗方案应满足：①效价比高。②循证医学证据充分。③适用于各种经济条件的患者。

目前，批准使用的口服降糖药包括：①促胰岛素分泌药（磺脲类药物、格列奈类药物），刺激胰腺分泌胰岛素，增加体内胰岛素的水平。②非促胰岛素分泌药（α- 糖苷酶抑制药、双胍类药物和格列酮类药物）。双胍类药物主要抑制肝脏葡萄糖的产生，还可能有延缓肠道吸收葡萄糖和增强胰岛素敏感性的作用。α- 糖苷酶抑制药延缓和减少肠道对淀粉和果糖的吸收。格列酮类药物属胰岛素增敏药，可通过减少胰岛素抵抗而增强胰岛素的作用。

（1）磺脲类（SUs）：2 型糖尿病用药，磺脲类仍居一线。因此，磺脲类药物仍是非超重的 2 型糖尿病患者治疗的首选用药，在二甲双胍效果不理想时，磺脲类药物是第一选择。新诊断糖尿病、胰岛功能较好、ICA 或 GADA 阴性的糖尿病患者对磺脲药物反应好。与其他干预措施相比较，磺脲类仍是降糖能力最强的口服药物，可与双胍、噻唑烷二酮、胰岛素、α- 糖苷酶抑制药等联合应用，也应尽早联合用药，延迟“继发失效”。

磺脲类药物属于胰岛素促泌剂，通过与胰岛素 β 细胞上的受体（SUR1）结合关闭 ATP 敏感的 K^+ 通道，使钙通道开放来刺激胰岛素分泌，增加体内的胰岛素分泌水平而降低血糖。

磺脲类又分为旧 SUs（格列本脲、格列吡嗪、甲苯磺丁脲）和新 SUs（格列齐特或格列美脲）。

研究表明，良好的血糖控制能延缓2型糖尿病患者的心血管病变，而不同的抗糖尿病药物治疗有不同的心血管保护作用。近来的研究观察到，不同的磺脲类药物对心血管的保护作用有所不同，注意到新一代磺脲类药物如格列齐特缓释片的心血管保护作用较好。胰岛素抵抗是2型糖尿病的主要发病因素之一，但越来越多的证据表明，在发病过程中，β细胞功能逐渐丧失，最终导致血浆葡萄糖水平异常升高，引起糖耐量受损，发展为糖尿病。事实上，早在糖尿病前期就已出现胰岛素分泌缺陷，当诊断为2型糖尿病时，β细胞功能就已降低50%左右。

新型磺脲类药物除了有良好的控制血糖作用外，还对心血管有多种保护作用。

1）β细胞功能的保护作用：最近有人研究了基线以及随访5.2年后初期相胰岛素分泌反应以及胰岛素敏感性，结果发现，糖耐量状态的主要决定因素为β细胞功能。胰岛素敏感性会随着年龄及体重的增加而逐渐下降，但通过胰岛素代偿性分泌增加仍可保持正常糖耐量水平。一旦胰岛素分泌不能代偿性增加即可导致糖耐量受损，胰岛素分泌下降可导致糖尿病。β细胞功能持续下降可引起糖尿病病程的进展，糖化血红蛋白（HbAlc）水平逐年升高，UKPDS研究表明，随着时间的推移，进行性β细胞功能丧失是血糖控制不佳的主要原因，并且与治疗药物种类无关。UKPDS研究提示，保护β细胞功能和β细胞数量的重要性，格列酮类和肠促胰岛素可能有这方面作用。另外，具有抗氧化作用的降糖药也具有β细胞保护效能，体外研究表明，格列齐特通过发挥其抗氧化作用，可以增强β细胞功能，延长其寿命。格列酮类的抗氧化活性以及对胰岛K通道的选择性作用表现在拮抗凝血、抗动脉粥样硬化和保护血管内皮。这些有益作用并结合持续的降糖作用，能延缓微血管和大血管远期并发症的发生。

2）抗动脉粥样硬化作用：格列酮类抗氧化作用的临床益处不仅是β细胞的保护，而且有可能防治动脉粥样硬化和减少心血管事件的后果。氧化应激和糖化作用增加，是糖尿病血管并发症的重要病理生理基础，格列酮类除了能降低血糖外，还有清除自由基的作用。日本Katakami等对2型糖尿病患者随访3年，采用超声检查评估颈动脉中层内膜厚度（IMT），研究开始时，患者已经接受抗糖尿病药物治疗，包括格列本脲（n=59）、格列齐特（n=30）和格列本脲与二甲双胍联用（n=29），观察颈动脉IMT变化，结果显示：格列齐特治疗组颈动脉中膜厚度年增长量显著低于格列本脲治疗组（0.032mmvs.0.064mm），提示格列齐特片能够显著减轻2型糖尿病患者动脉粥样硬化的进展。

3）降低低密度脂蛋白氧化：糖尿病患者LDL氧化增加是由于自由基产生增加和抗氧化活性降低，是动脉粥样硬化的中间步骤。体外研究表明，格列酮类（格列齐特）在治疗浓度下能显著增加LDL暴露于氧化原至氧化开始的时间差，这个作用比同等分子的维生素C作用更为显著，而磺脲类其他药物均无此作用。结果显示，只有格列齐特能够显著增加LDL对氧化的抵抗性。

4）心肌梗死的保护作用：丹麦学者Johnson等进行了以人群为基础的病例对照和随访研究，对使用新、旧磺脲类（SUs）或其他降糖药物与治疗风险及心肌梗死病死率（CFR）之间的关系进行了分析。结果显示，使用旧SUs（格列本脲、格列吡嗪、甲苯磺丁脲）的患者发生心肌梗死的危险（校正后OR=2.07）高于使用新SUs（格列齐特或格列美脲）的患者（校正后OR=1.36），这提示新SUs（相对于旧SUs）可能与发生心肌梗死危险降低相关。随访30天计算死亡率发现使用格列齐特片者最低（9.5%，校正后OR=0.30）。由于格列齐特片组病例数少，没有达到统计学差异，但仍反映出较强的趋势。

（2）格列奈类：格列奈类也通过抑制胰岛素 β 细胞的受体（SUR1）上 ATP 敏感的 K^+ 通道，使钙通道开放来刺激胰岛素分泌，增加体内的胰岛素分泌水平而降低血糖。但格列奈类（瑞格列奈、那格列奈和米格列奈）与磺脲类的作用位点不同，具有快速结合、快速解离的特点，主要刺激胰岛素的早期分泌时相而降低餐后血糖，作用时间持续 2 ～ 4 小时，适用于餐后血糖增高的患者。

低血糖反应是磺脲类治疗最常见的不良反应，一次严重的医源性低血糖或由此诱发的心血管事件可能会抵消一生维持血糖在正常范围所带来的益处。VADT 研究显示，低血糖是心血管死亡的重要危险因素，再次为我们敲响了警钟。因此，相当数量的医生和患者出于对低血糖的顾虑而慎用此类药物导致血糖控制不能达标。要解除他们的顾虑，就必须要找出更好的方法来实现血糖达标，而且最大限度地减少低血糖的风险。在 2 型糖尿病患者中普遍存在胰岛素分泌模式的异常，由于 β 细胞功能的衰退，胰岛素第 I 时相的分泌减少，而第 Ⅱ 时相的分泌延长并且缓慢，从而造成了餐后血糖升高。正因为如此，2 型糖尿病患者的胰岛素分泌高峰和血糖高峰相互不匹配。所以，只有调节胰岛素分泌模式，解决两项高峰不匹配的问题，才能使单位胰岛素发挥最大的作用，同时有效避免低血糖的发生。那格列奈（唐力）调节胰岛素分泌模式，胰岛素分泌高峰和血糖高峰匹配应运而生，它是全新的胰岛素分泌模式调节剂，能恢复胰岛素生理性第 I 时相分泌，使胰岛素分泌高峰重新与血糖高峰相匹配，快速降低餐后血糖，减少低血糖发生率。它不仅能降低餐后血糖，对夜间和空腹血糖控制同样有效，服用那格列奈前后 24 小时内血糖变化情况、波动幅度能显著改善。众所周知，高胰岛素血症与动脉硬化相关，但那格列奈在促进胰岛素分泌，降低血糖的同时不会引起高胰岛素血症。那格列奈不仅单药治疗有效，与其他药物联合应用还能获得更大的价值，其与二甲双胍合用可使 70% 新患者的 HbA1c 达标。在德国进行的对 11474 名糖尿病患者 3 个月的研究表明，那格列奈与二甲双胍联合可以有效地降低 HbA1c 和 PPG 水平，而且患者的血压和体重都有了明显的下降，药物耐受性良好。

（3）糖苷酶抑制药：与西方人群不同，我国人饮食结构以碳水化合物为主，而糖苷酶抑制药（阿卡波糖）正是通过延缓碳水化合物在肠道的吸收来发挥作用，这使其更适用于我国人群。而且，在我国上市 10 余年来，临床应用已经积累了丰富的临床经验。

在 IGT 人群中开展的 STOP-NIDDM 研究结果显示，阿卡波糖使 2 型糖尿病发生相对风险下降 36%（P=0.0003）。次级终点分析显示，与安慰剂相比，阿卡波糖使心肌梗死发生相对风险下降 91%（P=0.02），使任一心血管事件相对风险下降 49%（P=0.03）。在 2 型糖尿病患者中进行的 MeRIA 荟萃分析也提示，阿卡波糖具有心血管保护效应，使心肌梗死发生相对风险下降 64%（P=0.006），使任何心血管事件发生风险减少 35%（P=0.012）。

ACE 研究的受试者为冠心病合并糖耐量异常（IGT）的人群，7500 例受试者将全部来自中国大陆和香港地区的 150 个心血管研究中心。除接受优化心血管疾病治疗外，受试者遵循“小剂量开始，逐渐加量”的给药方式，随机接受阿卡波糖（50mg tid）或安慰剂。主要复合心血管终点被定义为随机化后首次发生以下事件的时间：心血管死亡（包括猝死）、心脏停搏后复苏、非致死性心肌梗死、致死性或非致死性脑卒中，次级终点事件为新发生的糖尿病及全因死亡，预计可分析主要终点事件达 910 例以上。ACE 研究将探讨采用阿卡波糖早期干预血糖能否减少心血管事件的发生（心血管疾病一级预防），能否预防糖尿病的发生（糖尿病二级预防）。

（4）双胍类：二甲双胍是目前世界上主要使用的双胍类药物，上市已经 50 多年。由于其作用强，不引起低血糖，不增加体重等优点，成为 2 型糖尿病的主要用药。在 UKPDS 研究中，肥胖亚组使用二甲双胍后糖尿病微血管病变和大血管病变均有改善，可惜的是肥胖 2 型糖尿病强化组使用二甲双胍的人数只有 342 例，说服力不够强。DPP 研究显示，二甲双胍在预防 IGT 发展为糖尿病方面有作用。

二甲双胍是一种特殊的胰岛素增敏剂。有人认为二甲双胍的主要作用部位位于肝脏，也有人认为，二甲双胍主要作用于外周组织，还有一部分人认为，两个作用部位是混合的。而最可能是二甲双胍主要作用于肝脏，其次是外周组织。二甲双胍可以在某种程度上改善胰岛素敏感性。另外，其对体重的影响是中性的甚至是正性的。二甲双胍还可能对血脂谱有好的作用。有的研究报道称，二甲双胍还可能对血压相关的机制具有调节作用。因此二甲双胍具有多种细微作用，但集中到一起就具有了心脏保护效应。一些动物实验数据显示，二甲双胍具有减少氧化应激等方面的作用。参与其中的机制可能很多。其中最可能的潜在机制是 AMPK 水平的机制，这也是二甲双胍发挥作用的主要机制，这一机制可能会对某些调节机制产生影响。二甲双胍不是通过单一机制，而是通过多种机制共同作用促成了其心脏保护作用，使二甲双胍对细胞尤其是那些正在粥样硬化进程中的细胞发挥了保护作用。

（5）噻唑烷二酮类：现有罗格列酮和吡格列酮两种。能改善胰岛素抵抗、增强胰岛素敏感性，降糖作用较强，在持久控制血糖方面具有优势，主要不良反应是增加心衰的潜在危险、增加体重和增加骨折发生率。ADOPT 研究显示，罗格列酮在长期控制血糖方面优于二甲双胍和格列本脲。PROactive 研究显示，在心血管病变高危糖尿病患者群使用吡格列酮对预防大血管病变方面可能有作用。DREAM 和 ACT-NOW 研究显示，噻唑烷二酮类在预防 IGT 发展为糖尿病方面的效果优于其他药物。噻唑烷二酮类在降低心血管疾病风险上有三把利刃：它具有有益的血管效应、代谢效应（如降低胰岛素和游离脂肪酸）和抗炎效应（如降低 C 反应蛋白水平）。

（6）胰岛素类似物（GLP-1）与 DPP-4 抑制药：新型降糖药是在人胰岛素肽链序列基础上，经过修饰个别氨基酸，使胰岛素构型、构象和等电点发生变化，进而改变其皮下注射后起效、达峰及持续时间，使其作用更接近于人体胰岛素分泌模式。有多方面的降糖作用机制，降糖作用中等，GLP-1 类似物降低体重作用，一般不引起低血糖。尚无大型循证医学研究结果，由于上市时间较短，其长期不良反应有待观察。

二肽基肽酶 4（DPP-4）抑制药是治疗糖尿病的一条新途径，它可以通过抑制 DPP-4 酶，阻滞其对内源性 GLP-1 的破坏。重要的是 GLP-1 在血管和心脏水平具有潜在的直接作用。GLP-1 受体在胰岛 β 细胞上表达，在心肌细胞上也有较少量的表达，因此 GLP-1 可能对这些细胞产生直接的作用。尽管 GLP-1 的代谢产物也可能对这些细胞产生影响，但这是一个新的研究领域，尚未完全清楚。那么究竟会产生什么样的效应呢？可能会在心肌细胞中发挥改善葡萄糖代谢的作用。这类药物可能对血管组织具有潜在的直接效应，有研究数据显示，GLP-1 在有 DPP-4 抑制药存在的条件下的生物利用度增高，而这可能对血管舒张反应产生直接的影响。GLP-1 具有降低血压的作用，这同样可能产生心血管保护作用。这类药物可以改善肌细胞的收缩性，从而可能减少缺血损伤带来的不良结局事件。沙格列汀研究，是一个针对注册研究的开展的回顾性 meta 分析。另外还有一个针对所有 DPP-4 抑制药开展的 meta 分析研究显示，所有的 DPP-4 抑制药都具有良好的作用。但需要心血管临床试验证明，DPP-4 抑制药良好的作用能够最终减少心血管事件的证据，来了解这些药物的安全性，以及能够带来多大的潜在获益。

目前不能完全确定 DPP-4 带来的心脏保护效应有多大，并不意味着不能使用这类药物。良好的血糖控制对预防微血管并发症非常重要，糖尿病是一种血管疾病，但血管疾病不仅仅指大血管病变还包括微血管病变。微血管分布于身体各个部位，而这些微血管改变后会发生视网膜病变，肾脏病变，神经病变，这些并发症同样会给人们带来痛苦。同样，出现这些并发症的患者心血管病的风险也会增高，因此血糖的控制非常重要，而且血糖的控制越早越好。首先是尽早地诊断糖尿病，一旦诊断糖尿病（因为不存在轻度糖尿病之说，而只有糖尿病），就必须要给予合理的治疗，确保患者得到良好的血糖控制的同时避免发生导致依从性降低的不良反应事件。这就需要找到一种控制血糖，减少低血糖风险，可能的条件下不会导致体重增加，甚至使体重减轻的治疗方法，如果能够从一开始就能达到这个目标，糖尿病患者在治疗过程中就会更加合作，更容易对治疗措施有依从性。这样会进一步导致治疗效果更加持久。从这个角度来看，DPP-4 抑制药具有很大的优势。DPP-4 抑制药与二甲双胍联用是一种合理的搭配方式，这不仅仅是由于已有的研究数据支持这种联合方式，而且因为这种药物联合方式可以针对糖尿病的两条主要的发病途径——肝脏水平的胰岛素抵抗和胰岛 β 细胞功能障碍。不仅如此，GLP-1 和 DPP-4 抑制药还可以同时解决由胰岛素分泌受损导致的胰岛功能障碍和胰高血糖素过多分泌等问题，从而可以在改善胰岛 β 细胞功能的同时，对胰高血糖素的分泌进行更好的生理性调节。因此这类药物具有重要意义。建议在糖尿病发病之初就采取合理的措施是明显降低微血管并发症的最佳方法。不管治疗措施是否存在心血管方面的保护价值，如果能够从发病时就对患者进行合理的治疗，就可以减少大血管及微血管并发症的发生。

肠促胰岛素，将来可能用于糖尿病的预防，因为动物实验发现，它们可以保护或改善 β 细胞的质和量，临床试验显示，对胰岛素的分泌和 β 细胞的功能有一定的益处。鉴于 β 细胞功能异常是糖尿病前期向糖尿病转化的驱动力，因此具有保护 β 细胞功能作用的肠促胰岛素和噻唑烷二酮类药物，理论上都具有预防糖尿病的作用。

4. 胰岛素治疗 胰岛素是 1 型糖尿病患者维持生命和控制血糖所必需的药物。在 1 型糖尿病患者中进行的（DCCT 糖尿病控制与并发症）研究结果显示，良好的血糖控制可显著地降低糖尿病并发症的发生风险。2 型糖尿病患者虽然不需要胰岛素来维持生命，但多数患者在糖尿病的晚期，却需要使用胰岛素来控制血糖的水平以减少糖尿病急、慢性并发症的危险性。以往，人们担心在 2 型糖尿病患者中使用胰岛素，会加重动脉粥样硬化，但在 UKPDS 研究中，使用胰岛素或促胰岛素分泌药治疗的患者组与其他药物治疗组和主要以饮食控制的对照组相比，大血管病变发生的危险性并没有增加。多项国内外临床研究已证实，空腹血糖≥11.1mmol/L 的 2 型糖尿病患者，早期接受短期胰岛素强化治疗能显著改善 β 细胞功能，特别是第一时相分泌，并可诱导出长期无药缓解期。2 型糖尿病是一种进展性疾病，以进行性胰岛 β 细胞功能障碍为特征，患者在被确诊为 2 型糖尿病时，往往已丧失 50% 的 β 细胞功能。因此，胰岛素目前仍被当作使 2 型糖尿病患者防止胰岛分泌功能进一步丧失，最大限度保留 β 细胞功能，达到良好血糖控制的重要手段，在病情需要时尽早启动胰岛素治疗。2 型糖尿病患者早期接受胰岛素治疗有益于减少高血糖危害，有效缓解糖尿病病情。2007 年美国糖尿病学会（ADA）指南与 2006 年 ADA/ 欧洲糖尿病研究学会（EASD）共识，也推荐尽早启动胰岛素治疗，对血糖水平较高者，预计单药口服无法达标的患者，甚至建议将胰岛素作为一线用药，使血糖尽快降到目标范围。2 型糖尿病患者开始胰岛素治疗时，可以采用胰岛素替代治疗，也可以在继续应用口服药物的基础上加用胰岛素。2 型糖尿病患者是否需要终生接受胰岛素治疗，取决于β细胞功能恢复的程度。目前，通过皮下注射速效或长效的胰岛素，尚不能模拟体内胰岛素分泌的生理学曲线，尽管如此，通过适当的饮食控制、运动和调理及自我血糖水平监测，至少一日两次用各种长短效胰岛素混合注射或便携式胰岛素泵输注可以获得满意的血糖控制。对于无法逐渐减少每日胰岛素用量，或有较严重慢性并发症的糖尿病患者，出于病情本身的需要，应坚持进行胰岛素治疗。部分医生和糖尿病患者对于胰岛素的使用仍然存在疑虑，最大的担心莫过于低血糖，低血糖也是影响糖尿病患者血糖达标的主要原因。虽然 2 型糖尿病患者使用胰岛素强化治疗所致严重低血糖的发生率远远低于 1 型糖尿病患者，但是对于合并心血管疾病或存在心血管疾病高危因素的 2 型糖尿病患者，低血糖仍会增加患者死亡风险，对这类患者应尽量避免低血糖发生。目前，对于 2 型糖尿病患者强化治疗所致低血糖发生率的报道结果也不相同，这与胰岛素治疗方案的优化、医疗团队的合作、患者的知晓率均有很大关系。随着制药业的发展，现在有越来越多的胰岛素类似物应用于临床，这些类似物不但能够更好地模拟生理性胰岛素分泌模式，而且低血糖的风险也更低，也就是说目前我们已经能够比以往更好地控制血糖，又能有效降低发生低血糖的风险；同时使用胰岛素治疗的患者应加强糖尿病教育，增强自我管理，从而全面提高患者的生活质量，安全达标。

（1）早期强化降糖治疗：尽管 1 型和 2 型糖尿病两者的发生在生病机制上存在明显差别，针对 2 型糖尿病患者所做的大型临床实验发现，提高血糖控制能减少微血管并发症的发生，但并不能降低重要心血管事件的发生率。最近的一些实验也得出结论：对于 2 型糖尿病患者无论采用哪种治疗形式，积极的血糖管理都是唯一重要的。比如，在 ACCORD 的实验中，将受试对象随机给予强化治疗或标准化治疗，但最终由于强化治疗中患者死亡率的增加，实验不得不提早结束。经过 3、4 年的随访后，中期分析显示，强化治疗组（目标 HbA1c＜6.0%）的全因死亡病例多于标准治疗组（目标 HbA1c7.0% ～ 7.9%），因此于 2008 年 2 月终止了 ACCORD 试验的强化血糖控制策略 [风险比（HR），1.22 ；P=0.04]。在中止的这段时间内，标准治疗组的糖化血红蛋白水平降低到 7.5% 水平，强化治疗组降低到 6.4%。所有的参加者都转入到血糖标准治疗组，血压和血脂的临床试验继续进行，每一项大概都涉及半数的 ACCORD 人群。研究人员不能肯定到底是什么原因导致强化血糖控制目标组中较高的死亡率。近期的数据分析，不支持是否是独立于其他因素的血糖水平的快速下降，或较低的平均糖化血红蛋白水平，导致了强化血糖控制目标组较高死亡率的观点。除了治疗目标外，记录有严重低血糖的 90 天期间少有患者死亡。数据分析也证实，这些患者的死亡更多的是与不能很好地降低糖化血红蛋白有关，而不是其他原因（如低血糖，年龄，糖尿病病程，心血管事件的病史）。

已有多项研究为早期胰岛素强化治疗的临床获益提供了证据。为了探讨“强化血糖控制能否使心血管获益”，继 ACCORD 研究、VADT 研究无功而返之后，UKPDS 后续研究终于带来佳音。在对上述研究进行综合分析后，第 44 届 EASD 年会提出了一个重要的理念：血糖异常 + 时间 = 并发症，揭示出早期强化血糖控制的重要性。ADVANCE 研究是全球规模最大的 2 型糖尿病前瞻性随机对照临床研究，共入选 11140 例 2 型糖尿病患者，其中中国占 1/3，随访 5 年结果显示，与标准治理相比，强化治疗使大血管时间和微血管事件复合终点发生率进一步显著降低 10%。因此，强化血糖控制对 2 型糖尿病的微血管病变有明显的保护作用，而相当一部分患者，胰岛素的应用是强化血糖控制达标的必不可少的手段。

胰岛素较口服降糖药物治疗使更多的初诊 T2DM 患者血糖控制达标，而且重要的是，胰岛素强化治疗能更显著地改善β细胞功能，1年后缓解率更高。因此，对于血糖较高的初诊T2DM患者，其胰岛素抵抗和胰岛素分泌功能受损在很大程度上由高血糖毒性所致，而早期胰岛素强化治疗不仅能优化血糖，减轻高糖毒性，还有利于改善患者的胰岛β细胞功能及胰岛素敏感性。因此，糖尿病发病时血糖水平非常高（200mg/dl）的个体，对OAD治疗反应差，以及难以分型的消瘦糖尿病患者均能从早期胰岛素强化治疗中获益。研究表明，对于新诊断的T2DM患者，短期（2周）胰岛素强化治疗，可使近半数患者仅通过生活方式干预即可获得1年以上的血糖控制。因此，对新诊断T2DM，尤其是血糖明显升高（空腹血糖＞11.1mmmol/L），可首先考虑使用短效胰岛素强化治疗，从而尽早清除糖脂毒性，使β细胞得以充分“休息”，最大限度地挽救剩余β细胞功能。

（2）启用胰岛素治疗时机：各种指南均为阶梯治疗模式，即生活方式干预的基础上，经过两种或以上的口服降糖药物（DAD）联合治疗，血糖仍不能达标时才启用胰岛素治疗。

2011年中华医学会内分泌学会发表《成人2型糖尿病胰岛素应用中国专家共识(意见稿)》建议合并以下情况的T2DM患者启动胰岛素治疗：①急性并发症或严重慢性并发症。②应激情况（感染、外伤、中等大小以上手术等）。③严重合并症、肝肾功能不全。④妊娠期间。

下列情况适用于胰岛素单药治疗，亦可与OAD相结合：①新诊断T2DM，糖化血红蛋白（HbA1c）≥90%且糖尿病症状明显。②采用生活方式干预和两种或以上DAD治疗3个月后血糖仍不达标，（HbA1c）≥7%。③病程中出现无确切诱因的体重下降。

（3）胰岛素分类：胰岛素分三类，餐时胰岛素、基础胰岛素、预混胰岛素（表20–4）。

表20-4 胰岛素类型及药代动力学特点

	餐时胰岛素	基础胰岛素	预混胰岛素
组成	常规人胰岛素 速效胰岛素类似物 （赖脯胰岛素、门冬胰岛素等）	中效人胰岛素： （精蛋白锌胰岛素） 长效胰岛素 （甘精胰岛素，地特胰岛素等）	短效与中效的混合制剂，常见比例为30：70，25：75，50：50
作用	控制当餐餐后血糖	提供控制餐前和空腹血糖的基础胰岛素浓度，很少单用，餐与餐时胰岛素或DAD配合适用	短/速效成分用于控制当餐、餐后血糖，中效成分作为基础胰岛素，控制第二餐或者空腹血糖
优势	适用于T1DM，血糖波动大，围手术期，应激，进食不规律的患者	注射次数少，低血糖发生少，为DAD疗效不佳的初始胰岛素治疗方案	可控制全体血糖，是长期胰岛素治疗方案之一
缺点	注射次数多，对血糖一日餐次注射、对患者用药依从性、注射技术、血糖监测要求高	依赖一定数量的B细胞功能作为基础，否则餐后血糖波动难以控制	不能完全模拟生理胰岛素分泌模式，对午餐后血糖高峰控制差，常需阿卡波糖合用

（4）胰岛素泵治疗：胰岛素泵是由电脑芯片控制的胰岛素精细输液系统，通过参数设置可精细调节各个时段的基础率（精确到0.5小时），依据餐前的输注量，并能对输注量的输注模式和输注波形进行调节，能较完美地模拟生理胰岛素分泌模式。胰岛素泵需要使用速效胰岛素或人胰岛素，除可用于上述一日多次注射的各种情况外，还可很好地解决糖

尿病带来的一些问题，如黎明现象，黄昏现象，剧烈运动，长时间进餐，胃轻瘫等，免除患者多次注射之苦，是最强的胰岛素强化治疗方式。

（5）血糖控制目标：《中国 T2DM 防治指南（2010 版讨论稿）》建议：①空腹血糖控制范围，3.9～7.2mmmol/L。②空腹睡前血糖＜10.0mmmol/L。③糖化血红蛋白（HbA1c）＜7%。④睡前血糖水平不宜低于 6.0mmmol/L。⑤夜间三点血糖值不宜低于 5.0mmmol/L。

（6）初始剂量的确定：在保持相对恒定的饮食及运动量后，可根据患者体重、病情、生理需要等情况估计胰岛素的初始剂量。采用胰岛素泵治疗时应将总量减少 10%～20%。见表 20-5。

表 20-5　初始胰岛素治疗剂量表

病情	每日剂量 u/kg
T1DM	
新诊断	0.3～0.5
蜜月期	0.3～0.4
应激状态	0.6～1.0
T2DM	
轻中度病情	0.5～0.8
病情严重或应激状态	＞1.0

（7）胰岛素剂量分配：初始剂量确定后，应根据不同的胰岛素治疗方案进行剂量分配（表 20–6）。

表 20-6　胰岛素剂量分配表

治疗方案	剂量分配方式
每日多次注射	短效胰岛素＋中效胰岛素，可将全日量按 30%、20%、20%、30% 比例分配到早、午、晚餐前 15～30 分钟和睡前皮下注射。若用速效胰岛素类似物＋长效胰岛素类似物，则可按 20%、20%、20%、40% 比例分配到三餐前和睡前。
胰岛素泵治疗	基础和餐前大剂量各占胰岛素总量的 50%，餐前大剂量在三餐前平分，基础可根据血糖波动进行一段或多段设置。
每日二、三次预混胰岛素治疗	若采用人预混胰岛素治疗方案，按早餐前用量占总量 2/3，晚餐前占 1/3 比例进行分配。若采用速效类似物预混胰岛素治疗，早晚餐前可平分总量。
基础胰岛素联合 OAD	基础胰岛素多从每日 0.2u/kg 给予，再根据血糖调整胰岛素用量

（8）剂量调整：设定胰岛素初始剂量后，无论使用何种方案，均应依据血糖监测结果进一步调整剂量，也可依据不同的治疗方案来调整剂量（表 20–7）。

表 20-7　胰岛素剂量调整表

餐前或睡前血糖值	餐前或睡前胰岛素的剂量	其他处理
<2.8 mmol/L　50mg/dl	减 4 ～ 6U	立即进餐
2.8 ～ 3.9mmol/L　50 ～ 70 mg/dl	减 2 ～ 4U	
3.9 ～ 7.2 mmol/L　70 ～ 130 mg/dl	原剂量	
7.2 ～ 8.3mmol/L　130 ～ 150 mg/dl	加 2U	
8.3 ～ 11.1mmol/L　150 ～ 200 mg/dl	加 2U	
11.1 ～ 13.9mmol/L　200 ～ 250mg/dl	加 3U	
13.9 ～ 16.6 mmol/L　250 ～ 300 mg/dl	加 4 ～ 6U	
16.6 ～ 19.4 mmol/L　300 ～ 350 mg/dl	加 8 ～ 10U	
餐前活动量增加	减 1 ～ 2U	或加餐
餐前活动量减少	加 1 ～ 2U	

（9）维持治疗：糖尿病患者血糖得以控制时的胰岛素用量并不代表日后所需的维持量，这一剂量也应根据血糖控制情况不断调整。胰岛素剂量减至维持量，调整维持量。

（10）停用胰岛素治疗：当 T2DM 患者全天胰岛素用量<20U 仍能满意控制血糖时，可根据空腹 C 肽值考虑换用 DAD 或停用胰岛素。

（11）胰岛素泵的使用

1）胰岛素泵的发展历史：1960 年，由阿诺尔卡迪什（Arnoldkadish）博士发明的闭路式连续静脉输注胰岛素装置，被认为是胰岛素泵的雏形。但因其体积太大，仅用于酮症酸中毒和胰腺全切除术后糖尿病患者短期（约1周）的血糖控制。1978 年，皮卡普（Pickup）推出了携带式胰岛素泵，由胰岛素贮存器、马达、电池及胰岛素剂量选择和输入系统组成。贮存器置于腹壁皮下层，每隔数周更换 1 次。索卡勒（Sukalac）于 1979 年推出的开放式胰岛素泵，1 次可使用半年以上。90 年代，制造技术的进步，使胰岛素泵体积缩小、便于携带、操作简便、易学易用，剂量调节更加精确稳定，诸多优点使其在临床中得以广泛推广。

2）胰岛素泵的工作原理：胰岛素泵可通过微电子程控模拟生理性胰岛素分泌模式，对人体持续微量输注胰岛素，在目前的降糖治疗方案中，对平稳控制血糖更有效。国内外大量研究证实，与传统胰岛素强化治疗方案相比，胰岛素泵更能有效地减少血糖波动。胰岛素泵工作原理是：一方面，向患者体内 24 小时不间断地输入胰岛素，模拟基础胰岛素分泌，维持正常肝糖输出，控制空腹血糖；另一方面，进餐前追加输注胰岛素，模拟进餐后胰岛素分泌，控制餐后高血糖。

3）胰岛素泵治疗的优点：①改善血糖控制。胰岛素泵可根据患者血糖情况，随时调整基础及餐前胰岛素输注量，有效控制餐后高血糖和黎明现象，降低糖化血红蛋白（HbA1c）水平，减少或延缓并发症的发生。使用胰岛素泵，可使胰岛素输注量与需求量相匹配。根据胰岛素需求量设置多段基础率，并通过餐前大剂量输注随时补充所需胰岛素，减少胰岛素总使用量，从而减少患者的体重增加。②减少低血糖。使用胰岛素泵，通过夜间输注少量基础胰岛素的方式，可避免夜间低血糖的发生。同时，使用胰岛素泵治疗者餐前胰岛素用量减少，避免了多次注射造成的胰岛素体内蓄积，从而减少低血糖的发生。

4）胰岛素泵适应证：通过胰岛素治疗方可理想控制血糖者，均可采用胰岛素泵治疗。

以下人群使用胰岛素泵获益更多：①血糖波动较大，采用多次皮下注射胰岛素方案，仍无法平稳控制血糖者。②无感知低血糖者。③频发低血糖者。④严重黎明现象者。⑤作息时间不规律，不能按时就餐者。⑥要求提高生活质量者。⑦胃轻瘫或进食时间长者。⑧糖尿病患者的围手术期血糖控制。⑨应激性高血糖患者。⑩妊娠糖尿病或糖尿病合并妊娠者。

5）胰岛素泵剂量设定：初始胰岛素泵治疗时，临床胰岛素泵剂量的设定须个体化，如对于老年患者，应在夜间设定较低的基础率，以防发生夜间低血糖。可按以下公式估算胰岛素总量：1 型糖尿病，1 日总量（U）= 体重（kg）×（0.4 ～ 0.5）；2 型糖尿病，1 日总量（U）= 体重（kg）×（0.5 ～ 0.8）。

（三）控制血脂

1. 糖尿病对血管病变的影响　大血管疾病并发症是糖尿病患者的主要死因，近 80% 的糖尿病患者死于心血管疾病。糖尿病患者群的心血管病死亡率至少是普通人群的 2 ～ 3 倍。单纯糖尿病患者在 10 年内发生心肌梗死或冠状动脉死亡的危险性与陈旧性心肌梗死患者相当；且糖尿病患者发生急性心肌梗死的近期和远期预后较非糖尿病者差。为此，美国胆固醇教育计划（NCEP）成人治疗组第三次指南（ATPⅢ）中，明确将糖尿病视为冠心病等危症，并主张对糖尿病患者进行积极地降脂治疗。2008 年 Lancet 对 14 项糖尿病他汀治疗试验进行荟萃分析，汇集了 18 686 例糖尿病患者的资料，平均随访 4.3 年，糖尿病患者发生主要心血管事件 3247 例次。糖尿病者 LDL–C 每降低 1mmol/L，任何原因死亡减少 9%，心血管原因死亡减少 13%，主要血管事件减少 21%。糖尿病者心肌梗死或冠状动脉死亡减少 22%，冠状动脉重建术需求减少 25%，中风减少 21%。提示糖尿病患者无论是否合并心血管病，降低 LDL–C 的疗效类似。他汀治疗 1000 例糖尿病坚持 5 年，可预防 42 例发生主要心血管事件。

2. 他汀与糖尿病的动脉硬化　对于冠心病合并糖尿病的患者，临床医生已熟知降糖、ACEI、β 受体阻滞剂及抗血小板等药物的应用，但对他汀在此类患者中的重要地位仍缺乏足够的认识。他汀治疗脂代谢异常的收益与改善心血管预后密切相关。除了降脂作用，他汀还有许多效应，可能对减少冠心病合并糖尿病患者的大血管和微血管并发症起作用。这些效应包括稳定动脉粥样斑块、改善内皮功能、抵抗炎症因子、抑制血栓形成等。而且，有研究证实，他汀降脂治疗还具有逆转动脉硬化的作用。有试验证实，他汀能减慢微血管疾病的进展，包括糖尿病肾病。许多具有里程碑意义的大规模临床试验，已经建立起他汀在 CHD 一级和二级预防中的重要地位，其中受试对象包含了冠心病合并糖尿病患者。他汀降低 LDL–C 的疗效已得到证实，在高危患者尤其在冠心病合并糖尿病患者中已被推荐为一线治疗药物。

1994 年发表的北欧辛伐他汀生存研究（4S）结果，揭开了调脂药物预防动脉粥样硬化及血管事件漫长研究历程的崭新一页。4S 研究（n=4444）的受试者，为合并高胆固醇血症的 CHD 患者，结果显示，采用辛伐他汀 20 ～ 40mg/d 治疗（n=2221），可使所有冠状动脉事件死亡危险降低 42%，所有心血管病死亡危险降低 35%，所有原因死亡危险降低 30%。4S 研究包含了 202 例冠心病合并糖尿病的患者，对该研究进行回顾性分析时发现，辛伐他汀能够降低此类患者 CHD 死亡危险达 55%，较普通人群更为有效。非糖尿病冠心病患者，每 100 人中，辛伐他汀治疗 6 年可使预先估计有 29 次致死和非致死性心梗减少 9 次，而使糖尿病患者中 49 次致死和非致死心梗减少 24 次。

冠心病事件复发研究（CARE）将 4S 研究的发现延伸至具有正常胆固醇水平的 CHD

群体。普伐他汀（40mg/d）治疗组 LDL-C 降低 28%，致死性 CHD 事件与再发心肌梗死较对照组降低 24%，脑血管意外事件减少 31%，而非心血管事件总体死亡率和发生率两组间无显著性差异。CARE 研究的糖尿病亚组中，有 586 例患者（占整个研究人群的 14%），与非糖尿病研究人群相比，他们的基础 LDL-C 水平相似，但他们却更肥胖，高血压的发病率更高，年龄更大。该研究结果显示，用普伐他汀治疗的糖尿病受试者（n=282）与接受安慰剂的糖尿病受试者相比，主要冠状动脉事件减少 25%。

CARE 研究之后进行的系列研究，如 POST-CABG、LIPID、GISSI-P、GREACE 等研究，它们的受试者均为 CHD 患者，包括多少不等的冠心病合并糖尿病患者，试验结果均证实他汀治疗对部分人群安全有效。

CARDS 研究是他汀用于糖尿病患者心血管疾病一级预防的开山之作，2 型糖尿病患者发生 CHD 和脑卒中的风险升高 2 ～ 4 倍，强调了心血管事件一级预防的重要性。CARDS 研究是一项前瞻性、随机、安慰剂对照试验，以 2838 例至少合并 1 项危险因素的 2 型糖尿病患者为对象，研究 10mg/d 阿托伐他汀对这类人群冠状动脉事件的一级预防作用。由于阿托伐他汀治疗组所表现出来的巨大优势，该研究比预期时间提前两年终止。

2003 年发表的心脏保护研究（HPS），是迄今为止最大规模的他汀试验，证实在广泛的人群中，包括糖尿病患者群，辛伐他汀治疗在一级预防及二级预防中均能减少心血管疾病风险 [HPS 结果：辛伐他汀高剂量治疗可使患者 LDL-C 降低 37%（最低可至 70mg/dl）]。HPS 的受试者既包括了以往认定的二级预防的人群（冠心病患者），也有一级预防人群（尚未确诊冠心病，但属心血管病高危险者）；受试者的血浆总胆固醇的水平不高，凡 TC＞3.5mmol/L 即可考虑为受试者。HPS 受试者有 20536 例，其中，约 6000 名为糖尿病患者。治疗组服用辛伐他汀 40mg/d，随访时间 5 年。结果表明，辛伐他汀治疗使 LDL-C 平均降低 37%，治疗组冠状动脉事件降低 24%，脑卒中发生的危险性降低 27%，总死亡率降低 13%；不论受试者的基础 LDL-C 水平如何，即使受试者的基础 LDL-C 已低于 100mg/dl，通过辛伐他汀治疗，LDL-C 在降低后都能获得明显的临床益处。HPS 糖尿病亚组研究显示，辛伐他汀 40mg 可将 LDL-C 从 116mg/dl 降至 77mg/dl 以下，而使糖尿病患者发生心血管病的危险降低 25%。且无论糖尿病患者的血糖是否得到控制，无论是否伴有冠心病，基线胆固醇水平如何，均可从辛伐他汀 40mg 的治疗中获益。在糖尿病亚组中，10% 为 1 型糖尿病患者，这表明，1 型糖尿病患者也可能从他汀治疗中获益。

治疗新目标研究（TNT），是在 LDL-C 水平低于 130mg/dl 的心脏病、糖尿病患者中进行的一项持续 5 年的随机Ⅲ期试验。在所有心脏病和糖尿病患者进行的二级预防研究中，TNT 试验中患者的事件发生率最低。这项研究同时纳入了 753 位接受 10mg 阿托伐他汀治疗和 748 位接受 80mg 阿托伐他汀治疗的冠心病合并糖尿病患者。在中位随访时间为 4.9 年时，平均 LDL-C 水平在低剂量阿托伐他汀组是 95.6mg/dl，在高剂量组中为 76.7mg/dl。最终 TG 水平在两组中分别是 177.9mg/dl 和 145.1mg/dl。最终 HDL-C 水平分别是 44.9mg/dl 和 44.0mg/dl。高剂量的阿托伐他汀治疗将发生心血管事件的风险降低了 22%，脑卒中风险降低 23%（与低剂量阿托伐他汀治疗相比）。TNT 研究中，80mg 阿托伐他汀的优势并非体现在与安慰剂组的对比上，而是体现在与已经很积极的 10mg 阿托伐他汀治疗的基础上，这一点尤其可贵。从 4S 到 TNT 研究，均为他汀类药物干预动脉粥样硬化提供了令人信服的证据，大大改变了对动脉粥样硬化的预防策略。这些大规模临床试验被誉为在冠心病防治史上具有里程碑的意义，其共同的特点是：受试者中均包括冠心病合并糖尿病患者人群；试验所采用的降脂药物都是他汀类；TC、LDL-C 和 TG 都有降低，其中特别显著的是 LDL–C 有大幅度的降低；冠心病病死率和病残率明显降低，尤其是总体死亡率显著降低；非心血管病死亡率（如癌症、自杀等）并未增加。这些研究充分肯定了应用他汀类药物进行降脂治疗的临床益处，并明确了他汀类降脂药物长期应用有良好的安全性。对于冠心病合并糖尿病患者，积极降 LDL–C 治疗，是一项心血管疾病防治的基本措施，LDL–C 是其首要的脂质治疗目标，对于此类患者，不管基础 LDL–C 水平如何，都应给予他汀治疗。

3. **他汀的剂量与血脂控制水平** 相继公布的大规模临床试验，为调脂治疗指南提供了循证医学证据，但对于冠心病合并糖尿病具有极高危心血管疾病的患者人群，LDL–C 降多少，应达到什么水平，从而使患者获得最大益处而没有增加其他潜在危险，这些都是目前争论的焦点。

HPS 研究纳入了大量在基线时 LDL–C＜100mg/dl 的受试者，并给予他们 40mg 的辛伐他汀治疗。它清楚地表明，高危患者不管其基线 LDL–C 水平如何，都可以从降 LDL–C 药物治疗中受益；而且，并没有发现不良反应增加。普伐他汀 / 阿托伐他汀疗效评估及抗炎治疗研究（PROVE–ITTIMI–22）表明，对极高危患者，LDL–C＜70mg/dl 的目标是比较合适的。TNT 试验强调了积极降脂治疗的重要性，试验结果显示，与那些将 LDL–C 降到推荐目标水平的患者相比，LDL–C 水平显著低于推荐水平的患者发生心脏病事件和脑卒中的风险明显较低，且对高剂量他汀患者耐受性好，无不良反应增多。尤其对冠心病合并糖尿病患者这样的极高危人群，LDL–C 水平越低越好。2004 年更新的美国国家胆固醇教育计划（NCEP）指南指出，糖尿病患者 LDL–C 的控制目标是小于 100mg/dl，与确诊心脏病患者的目标相同。指南还建议对存在糖尿病和心血管疾病双重风险因子的患者，应将 LDL–C 水平降低到＜70mg/dl 作为治疗目标。由于这些水平很难达到，因此 NCEP 建议使用合适剂量的他汀类药物来达到至少使 LDL–C 下降 30% ～ 40%。目前，有人担忧积极降脂是否会使血脂水平降到“正常”以下呢？新生哺乳动物幼崽 LDL–C 为＜25 ～ 50mg/dl，人类新生儿为＜50mg/dl；临床观察研究发现，人类随年龄增长 LDL–C 水平急剧升高，而哺乳动物成年后变化不大。另外，生活在马来西亚、巴西的原始地区的成年人，由于劳动强度大，吃得少，即使年龄很大了，其 LDL–C 仍非常低，接近新生儿的水平，他们几乎无冠心病发生。可见，LDL–C 升高是不正常的病理性改变，而不是正常老龄化表现。

动脉粥样硬化进展会引起心血管事件的发生，并对未来心血管事件发生的风险具有预测价值，而逆转斑块与心血管事件减少相关。他汀通过降低 LDL–C 从而稳定 / 逆转斑块的作用，对预防心血管事件，以及延缓冠状动脉粥样硬化进展已经积累了一定证据。不同的他汀降低 LDL–C 和逆转斑块的效果是否存在差异，以及强化他汀治疗或不同他汀类药物逆转动脉粥样硬化斑块的疗效如何呢？

美国心脏病协会于 2011 年 11 月科学年会（AHA2011）上公布的血管腔内超声评估冠状动脉粥样硬化斑块：瑞舒伐他汀与阿托伐他汀疗效对比试验（SATURN），这是一项随机、双盲、平行分组、多中心Ⅲb 期临床试验，运用 IVUS 检测比较两种强效他汀 – 瑞舒伐他汀 40mg/d 或阿托伐他汀 80mg/d 头对头观察比较冠心病患者斑块负荷变化的随机研究。

SATURN 研究入选 215 个中心 1385 例冠状动脉造影证实的冠心病患者，随机分为瑞舒伐他汀组（40mg/d）或阿托伐他汀组（80mg/d）治疗 24 个月。主要终点是单支冠状动脉＞40mm 节段内以 IVUS 评估的斑块体积百分组比（PAV）的变化。其他观察指标包括斑块总体积（TAV）变化、血脂和生化检测，以及 24 个月治疗期间的安全性和耐受性。结果：瑞舒伐他汀组主要终点 PAV 的降低数值高于阿托伐他汀组，但未达统计学差异（–1.22% vs. –0.99%，P=0.17）；而在女性（P=0.01）、基线 LDL–C≥平均值（P=0.02）、基线 HDL-C≥平均值（P=0.02）和治疗后 HDL-C≥平均值（P=0.03）的亚组中，瑞舒伐他汀组 PAV 降幅均显著高于阿托伐他汀组。瑞舒伐他汀组次要终点 TAV 的降低显著高于阿托伐他汀组（-6.39mm^3 vs. -4.42mm^3，P=0.01）。瑞舒伐他汀组 TAV 逆转（71.3% vs. 64.7%，P=0.02）和 PAV 逆转的比例（68.5% vs. 63.2%，P=0.07）均高于阿托伐他汀组。

两组之间预设的血脂指标存在显著差异：①瑞舒伐他汀组治疗后 LDL-C 水平低于阿托伐他汀组（62.6mg/dl vs. 70.2mg/dl，P＜0.001）。②瑞舒伐他汀组达到 LDL-C＜70mg/dl 的患者比例高于阿托伐他汀组（72.1% vs. 56.1%，P＜0.001）③瑞舒伐他汀组治疗后 HDL-C 水平显著高于阿托伐他汀组（50.4mg/dl vs. 48.6mg/dl，P=0.01）。④瑞舒伐他汀组治疗后总胆固醇水平低于阿托伐他汀组（139.4 vs. 144.1mg/dl，P＜0.006）。

安全性比较两种强效他汀长期应用下不良事件发生率均极低，安全性、耐受性良好：①肝酶升高在阿托伐他汀组更常见，ALT 升高大于 3×ULN 的发生率，显著高于瑞舒伐他汀组（2.0% vs. 0.7%，P=0.04）。②阿托伐他汀组有 4 例患者肌酶升高超过 10×ULN，瑞舒伐他汀组仅 1 例。③治疗后 HbA1c 升高的百分比，阿托伐他汀组高于瑞舒伐他汀组（0.09% vs. 0.05%）。④蛋白尿在瑞舒伐他汀组较阿托伐他汀组更常见（3.8% vs. 1.7%，P=0.02）。⑤瑞舒伐他汀组和阿托伐他汀组对肾功能的影响相似（肌酐大于 ULN3.3%vs3.0%）。结论：两种强效他汀均显著逆转了动脉粥样硬化斑块，且安全性耐受性良好；有效地大幅降低了 LDL-C，能更显著逆转冠状动脉内的动脉粥样硬化斑块。SATURN 研究结果，不但为进一步探讨不同他汀类药物在动脉粥样硬化治疗上的差异提供了新的依据，而且为强效他汀逆转斑块增加了最新的强有力证据。再次支持了使用强效他汀以大幅降低 LDL-C 的策略，使斑块逆转更加明显。继 IDEAL 研究和 TNT 研究，共同肯定了大剂量阿托伐他汀强化治疗的安全性之后，SATUR 试验使我们再次认识到动脉粥样硬化疾病可逆，从而增强我们控制动脉粥样硬化病变的信心，鼓励患者长期持续用药。这些结果均显示，在 LDL-C 降低程度与动脉粥样硬化进程之间存在密切的联系，强化他汀治疗可进一步延缓动脉粥样硬化的进展，甚至可使斑块稳定或逆转。LDL-C 越低，临床获益越大。按照 ACC/ADA，CHD 患者或其他动脉粥样硬化疾病患者理想的 LDL-C 靶目标值应＜70mg/dl。要想获得最大的治疗获益，就应该选择强效和证据充分的他汀，并使用最大耐受剂量、长期坚持治疗。

他汀治疗试验的荟萃分析表明，冠心病合并糖尿病患者从他汀干预治疗中绝对收益最大。与普通的医学干预措施相比，积极治疗此类患者的脂代谢异常是经济而有效的。尽管有如此强烈的证据支持，但在大多数接受调脂治疗的患者中，剂量过低及依从性差均限制了调脂治疗的长期疗效，血脂水平仍然没有达到目前治疗脂代谢异常的目标，患者仍停留在极危险的处境中。因此，加强宣传教育，重视此类患者的强化调脂治疗，仍任重而道远。

4. 坚持以他汀为基础的积极降胆固醇治疗 指南就是疾病防治的规范，是在对关键问题进行严格审核，搜索循证资料，经过反复论证后得出的。随着临床资料的不断累积和更新，指南也需要与时俱进。美国国家心肺和血液研究所（NHLBI）正在组织讨论 3 项重要指南——《美国胆固醇教育计划成人治疗组报告 4》（ATPⅣ）、《高血压预防、诊断、评价与治疗联合委员会第 8 次报告》（JNC8）和《鉴别、评估和治疗成人超重及肥胖临床指南Ⅱ》（ObesityⅡ），以更好地防治血脂异常、高血压和肥胖。血脂控制的主要目标是将 LDL-C 降低至＜2.0mmol/L 或较基线水平降低 50%。不仅如此，随着对胆固醇特别是低密度脂蛋白胆固醇（LDL-C）的认识不断加深，作为首要降脂靶点，将 LDL-C 目标值不断降至更低，已被临床试验反复证明为防治冠心病（CHD）的有效措施。早发动脉粥样硬化事件家族史或合并代谢综合征时，患者心血管危险级别有所增加，相应地，LDL–C 的目标值也要求降得更低。

1971 年，在弗莱明发现青霉素的启发下，Endo 教授和 Kuroda 教授开始从真菌中寻找可以抑制胆固醇合成的物质。在两年的时间里，他们检测了 6000 种不同的真菌，最后于 1973 年成功分离出一种活性物质，今天我们知道这就是康白丁（compactin），为羟甲基戊二酰辅酶 A（HMG CoA）还原酶（细胞内胆固醇合成限速酶）强抑制药，也就是世界上第一种他汀。随即 Endo 教授等在动物实验及人体中证实了 compactin 的降胆固醇作用。1980 年，Mabuchi 教授用 compactin 治疗了 7 名杂合子型家族性高胆固醇血症患者，观察到血浆胆固醇显著下降（–22%），并且是 LDL–C 的明显下降（–29%）。这一结果不但发表在著名专业期刊《新英格兰医学杂志》上，而且登上了纽约《时代周刊》，compactin 也被誉为“治疗高胆固醇血症的‘青霉素’”。随后，《新英格兰医学杂志》、《Science》杂志等又相继发表了 Mabuchi 教授及其他学者的研究成果。10 余年后，他汀的大型临床试验，如 4S、WOSCOPS、CARE、CAPS 等纷纷传来捷报，他汀类药物真正走上了治疗血脂异常的舞台。他汀作为二级预防的基石——降低心血管疾病再发风险，应用他汀进行 CHD 二级预防同时具有早期疗效和长期益处。其疗效与致动脉粥样硬化的脂质和脂蛋白的减少程度成比例。各种形式的动脉粥样硬化疾病，如脑卒中和外周动脉疾病等的发病都有所减少。WOSCOPS 研究、JUPITER 研究、AFCAPS 研究、MEGA 研究等一系列试验显示他汀能延缓心血管疾病的进展，巩固了人们对他汀一级预防作用的认识。基线高风险并不是他汀发挥心血管疾病一级预防作用的必要条件，无论用药前血管病变的原因或程度如何，不管受试者年若几何，他汀都能相应地降低发生 CVD 的风险。在临床和公共卫生领域，都有足够的理由显示，应使用他汀来预防新发心血管疾病。

5. 指南对糖尿病血脂异常的建议　许多糖尿病防治指南中都包含有降脂治疗建议，其中美国糖尿病协会（ADA）所公布的指南对糖尿病患者血脂异常治疗的建议中明确指出，糖尿病患者血脂异常治疗的首要目标，应是降低 LDL–C。LDL–C 控制的基本目标是＜2.6mmol/L；对于 40 岁以上的糖尿病患者，不管其基线 LDL–C 水平如何，使用他汀类药物使 LDL–C 降低 30% ～ 40%；对于 40 岁以下的糖尿病患者，已经通过纠正不良生活习惯但血脂水平未达标，同时伴有其他心血管危险因素，可使用调脂药物；对于已经有冠心病的糖尿病患者，使用他汀类药物使 LDL–C 降低 30% ～ 40%，或使用大剂量他汀类药物使 LDL–C 降到 1.8mmol/L 以下。甘油三酯（TG）水平应控制在＜1.7mmol/L，男性 HDL–C＞1.15mmol/L，女性 HDL–C＞1.30mmol/L。

美国内科医师学会（ACP）对 2 型糖尿病患者的临床治疗指南中建议：2 型糖尿病患者，不论有无心血管疾病，均应接受降脂治疗（最好应用他汀类药物），开始他汀治疗的起始血脂水平以及治疗的目标水平应由医生和患者共同决定。

ATPⅢ也专就糖尿病的血脂异常治疗提出了建议，并认为，2 型糖尿病患者常合并有致动脉粥样硬化性血脂异常，应将降低 LDL–C 视为首要的治疗目标。在 ATPⅢ中，糖尿病被认为是冠心病等危症，所以对大多数患者 LDL–C 的治疗目标是≤2.6mmol/L（≤100mg/dl）。而且，当 LDL–C≥3.4mmol/L（≥130mg/dl）时，大多数糖尿病患者需要开始使用降低 LDL–C 的药物，同时进行治疗性生活方式改变，以使 LDL–C 达标。基于 2002 ～ 2004 年发表的大规模临床试验结果，ATPⅢ专家委员会讨论并发表新的报告，建议对已合并存在冠心病的糖尿病患者，应将其 LDL–C 降至＜1.8mmol/L（70mg/dl）。

2007 年公布的中国成人血脂异常防治指南，根据我国糖尿病患者的血脂异常及心血管病发病特点，建议将糖尿病心血管病患者（极高危）LDL–C 治疗目标控制在＜2.0mmol/L（80mg/dl），单纯糖尿病患者 LDL–C＜2.6mmol/L（100mg/dl）。

因此，目前糖尿病血脂异常治疗首选他汀类药物，这类药物不仅能有效降低胆固醇，而且对轻、中度 TG 升高亦有良好疗效，还可升高 HDL–C。糖尿病患者常规应用他汀类药物受益匪浅。目前上市的他汀类药物有多种，均可用于糖尿病血脂异常的治疗，各种他汀类药物的剂量可由临床医生依据患者的血脂水平而定，但所用剂量的强度应使 LDL–C 至少降低 30%。现有的大量证据表明，只有大幅度降低 LDL–C，才能使糖尿病患者发生冠心病的危险性明显降低，所以，糖尿病患者的降脂治疗以 LDL–C 降低达标为首要目标。他汀类是目前降低 LDL–C 最有效的药物。

（四）血压的控制

高血压、冠心病和糖尿病作为 21 世纪严重威胁人类健康的最常见的三种慢性终身性疾病，常常互为因果，形成恶性循环。三种疾病常常两两并存，甚或三位一体。高血压和糖尿病究竟孰先孰后，高血压是糖尿病前期的一种临床表现，又或是在高血压出现之前就已存在糖代谢异常。UKPDS 研究（英国前瞻性糖尿病研究）发现，对于合并高血压的 2 型糖尿病患者，与严格的血糖控制相比，严格的血压控制能更好地降低患者糖尿病相关死亡、脑卒中和微血管疾病危险。因此，有效的抗高血压治疗可降低 2 型糖尿病高血压患者终点事件发生率和死亡率。INVEST 研究结果亦显示，在血压控制程度相同的情况下（140/90mmHg），糖尿病患者一级终点事件发生率显著高于其他患者，提示糖尿病患者需要更严格的血压控制，仅将血压降至 140/90mmHg 是不够的。HOT 研究糖尿病亚组分析显示，与达到 DBP≤90mmHg 的糖尿病患者相比，DBP≤80mmHg 的患者心血管事件危险降低 51%（P=0.005），说明严格血压控制为高血压伴 2 型糖尿病患者带来的益处更大。基于已有的临床证据，高血压指南包括 2005《中国高血压防治指南》均推荐，伴有糖尿病的高血压患者目标血压为＜130/80mmHg。在伴糖尿病的高危患者中将收缩压从 130mmHg 降至更低，可能要比将无糖尿病的低危患者收缩压从 160mmHg 降低的获益更大。

强调靶器官保护与降压达标均至关重要，降压治疗应兼顾血压和代谢。大量研究显示不同类型降压药物在剂量相当的情况下降压效果是相似的，但在长期治疗过程中却存在着对糖代谢影响的差别。因此，在抗高血压治疗方案的选择中应充分平衡近期疗效与远期利益。

1. **控制目标和血压检测** 对血压的检测要求：在糖尿病筛查的同时测量血压，血压测量必须成为糖尿病日常门诊不可缺少的内容，必要时要进行不同体位的测量，以发现自主神经病变对血压的影响。①如果门诊发现收缩压≥130mmHg 或（和）舒张压≥80mmHg，应改天进行重复测量，以证实血压是否升高。②对于高血压（血压≥140/90mmHg）人群，有条件者应当进行血糖或餐后血糖的检测，对于还伴有其他危险因素如肥胖、糖尿病家族史、年龄≥40 岁者，必须进行血糖检测。③血压的测量和血糖的检测应当达到一定的频度，以及时发现两病合并存在。④凡糖尿病患者应当每 3 个月测量一次血压，对血压升高和接受降压治疗者，宜鼓励患者自测血压或增加血压检测频度，至少每周测量一次。

2. **糖尿病前期的血压控制目标** 目前在糖尿病前期中的研究非常有限，但是专家委员会建议，糖尿病前期患者的血压控制目标和糖尿病患者一致：即收缩压小于 140mmHg，舒张压小于 80mmHg。一线用药为血管紧张素转化酶抑制药或者血管紧张素受体拮抗剂，钙离子拮抗剂可以作为二线用药。利尿药和 β 受体阻滞剂可能对血糖有不利的影响，应小心应用。控制血压有助于减少糖尿病的血管并发症，减少糖尿病大血管和微血管并发症的发生；保护易受高血压损伤的靶器官；减少致死、致残率，提高患者的生活质量，延长寿命。

3. 糖尿病的血压控制目标　①一般控制目标为血压≤130/80mmHg。②在老年人应≤140/90mmHg。③若 24 小时尿白蛋白≥1g，血压应≤125/75mmHg。④药物治疗 24 小时内的谷峰比应≥50%。⑤糖尿病患者应当从血压≥130/80mmHg 时开始干预。⑥开始治疗后应密切监测血压控制情况，以确保控制达标。

4. 非药物治疗　非药物治疗是指对行为和生活方式的优化，应当成为糖尿病患者高血压治疗的基础和早期血压升高的干预措施。在血压处于 130 ～ 139/80 ～ 89mmHg 水平时，主张进行非药物干预，至多 3 个月，如无效则开始药物治疗。非药物干预如下。

（1）戒烟：日常门诊应当力荐所有患者戒烟，给予合理的咨询，必要时进行药物戒烟。

（2）减重：超重 10% 以上者至少减肥 5kg。

（3）节制饮酒：男性每天乙醇摄入应≤20 ～ 30g，女性≤10 ～ 20g。

（4）限制钠盐：每日氯化钠≤6g。

（5）优化饮食结构：多吃水果和蔬菜，减少脂肪摄入。没有明确的证据证明其他措施如补充微量营养素，添加钙、镁、纤维素或鱼油有效。

（6）加强体力活动：如快步行走或游泳，每周 5 次，每次 30 分钟。

（7）缓解心理压力：保持乐观心态。

5. 药物治疗原则

（1）主张小剂量单药治疗，如无效采取联合用药，一般不主张超常规加量。

（2）在控制达标的同时，兼顾靶器官保护和对并发症的益处。

（3）避免药物不良反应，如对靶器官、代谢的不良影响。

6. 联合用药　联合用药可以减少单药加大剂量带来的不良反应，利用协同作用增强疗效，相互之间抵消不良反应，对靶器官有综合保护作用，在二、三级预防中联合用药常常是必然趋势。目前被推荐的联合用药方案如下。

（1）血管紧张素转换酶抑制剂（ACEI）或血管紧张素Ⅱ受体阻滞药（ARB）与利尿药。

（2）钙通道阻滞药（CCB）与 β 受体阻滞剂。

（3）ACEI 与 CCB。

（4）利尿药与 β 受体阻滞剂。

（5）推荐开发生产合适的复合制剂，如小剂量 ACEI 加小剂量利尿药，国外此类制剂很多，临床疗效肯定。

（五）抗血小板治疗

在一级预防中，阿司匹林能够预防心脑血管事件，建议所有的糖尿病前期患者服用阿司匹林，除非有胃肠道、颅内出血的倾向。低剂量的阿司匹林能否降低 2 型糖尿病患者在动脉粥样硬化的一级预防中主要心血管事件发生的危险性？ JAPD 研究是从 2002 年 12 月至 2008 年 4 月间进行的随机、多中心、开放标记试验。163 家日本的研究所参与了本研究，入组患者年龄 30 ～ 85 岁，有 2539 例无心血管疾病的糖尿病患者（平均年龄为 65 岁，55% 为男性）入组。包括糖尿病病程、血糖控制情况、糖尿病治疗、高血压及高脂血症在内的两组基线特征基本相似，有 2 型糖尿病但无动脉粥样硬化病史，平均随访 4.37 年。

主要终点事件为包括致死性或非致死性缺血性心脏病、致死性或非致死性脑卒中和外周动脉病在内的动脉粥样硬化事件。次级终点事件为每一个主要终点事件和全因死亡率。随访期间共有 154 例动脉粥样硬化事件发生；阿司匹林组 68 例，非阿司匹林组 86 例 [危险比（ HR ） 0.80 ; 95% 可信区间（ CI ） 0.58 ～ 1.10]。致死性冠心病和致死性脑血管病事件的复合终点在阿司匹林组有 1 例（脑卒中），非阿司匹林组有 10 例（5 例致死性心肌梗死，5 例致死性脑卒中）（HR : 0.10 ; 95%CI : 0.01 ～ 0.79）。在随访期间，阿司匹林组有 34 例患者死亡，非阿司匹林组有 38 例患者死亡（HR : 0.90 ; 95%CI : 0.57 ～ 1.14）。两组间出血性脑卒中和（或）严重胃肠道出血无明显差异。该研究中，2 型糖尿病患者服用低剂量阿司匹林对心血管事件无预防作用。低剂量阿司匹林组致死性冠心病和脑血管事件的发生率较低，但是作为主要终点事件的所有动脉粥样硬化事件没有显著减少。这些研究结果稍低于期望值。这项研究表明，需要进一步的研究来观察使用阿司匹林在主要心血管事件一级预防中的作用，特别是对于糖尿病患者等特殊人群的作用。

对动脉疾病的高危患者来讲，抗血小板治疗（主要是阿司匹林），在心肌梗死、脑卒中的二级预防中的作用已经十分明确；而且无论患者有没有糖尿病，均可减少心血管事件 20% ～ 25%。然而，很多年轻和中年糖尿病患者，虽然有心血管事件发生的风险，但没有临床上明显的动脉疾病。因此，尚存在众多的糖尿病患者，其血管正常，是否应用阿司匹林来预防心脑血管事件还不确定，有待几年后对糖尿病患者进行的临床试验结果的公布。

目前，指南建议对所有大于 65 岁的糖尿病患者或者虽然小于 65 岁但同时有另外一项心血管事件高危因素（包括肥胖、高血压、血脂异常）的糖尿病患者，应给予阿司匹林进行心血管疾病的一级预防。对于已证实有冠状动脉内或者颈动脉内动脉粥样硬化斑块存在血管疾病的，或者外周循环踝臂指数降低的糖尿病患者，则应给以阿司匹林进行一级预防。

美国糖尿病协会（ADA）2010 年指南中，对糖尿病患者抗血小板治疗是本次临床推荐改变较大的部分。以往推荐糖尿病使用阿司匹林一级预防的人群范围非常广，只要年龄大于 40 岁的糖尿病患者没有禁忌证即可使用。美国糖尿病协会（ADA），美国心脏协会（AHA），美国心脏病学会（ACC）2009 年召集部分专家收集和分析了相关循证医学结果，认为在低危人群（如男性＜50 岁或女性＜60 岁且无其他主要危险因素者）使用阿司匹林进行一级预防尚缺乏足够证据。提出在心血管危险因素增加的 1 型及 2 型糖尿病患者（10 年危险性＞10%），可以采取阿司匹林一级预防治疗（剂量 75 ～ 162mg/d）。具体包括大多数男性＞50 岁或女性＞60 岁，并至少合并其他一项主要危险因素（CVD 家族史、高血压、吸烟、血脂异常或蛋白尿）。阿司匹林二级预防治疗糖尿病合并心血管疾病的适应证没有变化。

（六）干细胞治疗

2 型糖尿病（T2DM）伴随的血管并发症（尤其是心脑血管和周围动脉病变）已经成为糖尿病患者致死、致残的主要原因。近年来，国内外开展了一些干细胞治疗糖尿病血管并发症的基础与临床研究，发现干细胞在糖尿病血管并发症的发生机制中亦扮演着重要角色。

干细胞具有强大的增生能力和多向分化潜能，理论上干细胞在特定条件下可分化为特定的组织器官，是组织修复和再生的基础。骨髓来源的内皮祖细胞（EPC）、间充质干细胞、心脏干细胞及神经干细胞，均可在内外环境的刺激下动员、分化为成熟血管内皮细胞，在血管损伤部位形成新生血管并维持血管内皮的完整性和功能，从而减轻动脉硬化等病理损伤。以 EPC 为例：研究发现，糖尿病患者 EPC 数目和功能的下降导致其血管内皮的损伤及血管修复能力的下降，反映了糖尿病血管病变的严重程度，影响血管并发症的发生、发展。与此同时，循环 EPC 也是反映血管内皮功能异常的良好指标，其水平降低可以预测心血管疾病，较传统的内皮损伤标志物具有更高的灵敏度。进一步的研究发现，抗动脉硬化治疗，可以恢复循环 EPC 水平，其改善程度对患者的预后有较高的预测价值。

干细胞定向分化研究和自体骨髓干细胞移植，治疗糖尿病血管并发症已取得初步进展。如通过适宜离体培养条件诱导，可使骨髓干细胞、脂肪间充质干细胞、神经干细胞等转分化成具有修复能力的内皮细胞，这为糖尿病血管并发症的细胞替代疗法提供了丰富的供体来源。另外，对缺血下肢肌肉内局部注射自体骨髓干细胞，可使糖尿病足患者的临床症状改善，并出现新生的侧支血管。对心肌梗死患者给予冠状动脉内移植自体骨髓干细胞治疗，可抑制左心室重构、提高病变部位心肌的血流灌注、改善心脏功能。基因工程修饰后的 EPC，结合组织工程化血管治疗糖尿病血管疾病已在动物实验中得到证实。需要指出的是，由于糖尿病的影响，患者干细胞的生物学特性发生变化，限制了其在治疗领域方面的发展，如目前 EPC 治疗应用的最大限制是其在循环中的数量太少。尤其是对于具有心血管危险因素的糖尿病患者，他们是心血管疾病的高危人群，但自体 EPC 又有不同程度的减少和功能缺陷。基因工程修饰的干细胞移植是目前有效的解决方法。除此之外，一些已在循证医学得到证实的心血管保护药物（如吡格列酮、他汀类）被证实能够增加糖尿病患者的干细胞数目和功能，从而内源性地改善糖尿病患者的血管功能，延缓或阻止血管并发症的发生。

伴随着多余能量的储存、肥胖的发展，2 型糖尿病和心血管疾病的发病风险随之增加。肥胖的流行导致了研究调节脂肪组织形成机制的兴趣日益高涨。有研究者认为，脂肪组织中存在一种具有多向分化潜能的成人干细胞库，它在正常细胞生理代谢中发挥重要作用，并且能够被分离用于组织工程和再生医学领域。这些祖细胞具有前脂肪细胞的特征，能够从成年个体的脂肪组织中分离，并在体外培养诱导分化成脂肪组织。从人类脂肪细胞的碎片中能够分离出多能祖细胞的不同亚群。因此脂肪前体细胞是一种异质性细胞群体，包括成纤维细胞样多能干细胞，通常称为脂肪来源干细胞（ASCs）。阐明脂肪来源干细胞的基本生物学，对于认识人类的代谢性疾病具有重要意义。

综上所述，干细胞与糖尿病血管并发症的关系密切。糖尿病患者干细胞数目和功能的缺陷是引起血管并发症的重要原因之一，而干细胞移植是治疗血管并发症的有效手段。干细胞研究，为糖尿病血管并发症的病因学和治疗学领域提供了新的思路和策略，具有美好的发展前景。相信随着干细胞基础和临床研究的不断发展和深入，糖尿病血管并发症的预防和治疗必将会有一个更大的突破。

（张　灵　魏万林　柳　勇）

参考文献

[1] Yokoyama H, Yokota Y, Tada J, et al.Diabetic neuropathy is closely associated with arterial stiffening and thickness in Type 2 diabetes. Diabet Med, 2007 Dec, 24(12): 1329-35.

[2] Fox CS, Coady S, Sorlie PD, et al. Trends in cardiovascular complications of diabetes. JAMA, 2004, 292: 2495–2499.

[3] 李清朗 . 2 型糖尿病与心血管疾病 . 中国医刊 , 2001, 36(3): 5-6.

[4] Ryde L, Standl E, Bartnik M, et al. Guidelines on diabetes, pre-diabetes, and cardiovascular diseases: executive summary The Task force on diabetes and cardiovascular diseases of the european society of cardiology(ESC) and of the european association for the study of diabetes(EASD) .European Heart Journal, 2007, 28: 88-136.

[5] Mokdad AH, Ford ES, Bowman BA, et al. The continuing increase of diabetes in the US. DiabetesCare, 2001, 24: 412.

[6] Mokdad AH, Bowman BA, Ford ES, et al. The continuing epidemics of obesity and diabetes in the United States .JAMA, 2001, 286: 1195-1200.

[7] Stovring H, Andersen M, Beck-Nielsen H, et al. Rising prevalence of diabetes: evidence from a Danish pharmacoepidemiological database. Lancet, 2003, 362: 537-538.

[8] Fox CS, Pencina MJ, Meigs JB, et al. Trends in the incidence of type 2 diabetes mellitus from the 1970s to the 1990s: the Framingham Heart Study. Circulation, 2006, 113: 2914-2918.

[9] Smith SC. Multiple risk Factors for cardiovascular disease and diabetes mellitus. The American Journal of Medicine, 2007, 120(3A): S3-S11.

[10] Fox CS, Evans JC, Larson MG, et al. Temporal trends in coronary heart disease mortality and sudden cardiac death from 1950 to 1999: the Framingham Heart Study. Circulation, 2004, 110: 522-527.

[11] Coutinho K, Gerstein HC, Wang Y, et al .The relationship between glucose and incident cardiovascular events: a metaregression anal ysis of published data of 20 studies of 95, 783 individuals followed for 12. 4 years. Diabetes Care, 1999, 22(2): 233-40.

[12] Standl E, Balletshofer B, Dahl B, et al. Predictors of 10 year macrovascular and over all mortality in patients with NIDDM: the munich general practioner project. Diabetologia, 1996, 39(12): 1540-5.

[13] UK Prospective Diabetes Study(UKPDS): The effect of intensive blood glucose control with meformin on complications in overweith patients with type 2 diabetes(UKPDS 34). Lancet, 1998, 352(9131): 854-65.

[14] Malmberg K. Prospective randomised study of intensive insulin treatment on long term survival after acute myocardial infarction in patients with diabetes mellitus. DIGAMI(Diabetes Mellitus, Insulin Glucose Infusion in Acute Myocardial Infarction) Study Group. BMJ, 1997, 314(7093): 1512-5.

[15] Braun LT, FAHA R.Cardiovascular disease Strategies for risk Assessment and modification. Journal of Cardiovascular Nursing, 2006, 21(6s): S20-S42.

[16] Pyrorala K, Pedersen TR, Kjehshus J, et al. Cholesterol lowering with Simvastatin improves prognosis of diabetic patients with coronary heart disease: A subgroup analysis of the Scandinavian Simvastatin Survival Study(4S). Diabetes Care, 1997, 20(4): 614-20.

[17] Goldberg RB, Mellies MJ, Sacks FM, et al. Cardiovascular events and their reduction with pravastatin in diabetic and glucosetolerant myocardial infarction survivors with average cholesterol levels: subgroup analyses in the cholesterol and recurrent events(CARE)trial. The Care Investgations: Circulation, 1998, 98(23): 2513-19.

[18] Hansson L, Zanchetti A, Carruthers SG, et al. Effects of intensive blood pressure lowering and low dose aspirin in patients with hypertension: pricipal results of the Hypertensive Optimal Treatment(HOT) randomized trial.Lancet, 1998, 351(9118): 1755-62.

[19] Tatti P, Pahor M, Byington RB, et al. Outcome results of the Fosinopril Versus Amlodipine Cardiovascular Events Randomized Trial(FACET) in patients with hypertension and NIDDM. Diabetes Care, 1998, 21(4): 597-603.

[20] Halimi JM, Forhan A, Balkau B, et al. Is microalbuminuria an integrated risk marker for cardiovascular disease and insulin resistance in both men and women. J Cardiovasc Risk, 2001, 8(3): 139-246.

[21] Orth SR. Smoking a renal risk factor.Nephrin, 2000, 86(1) 12-26.

[22] American Diabetes Association: Aspirin Therapy in Diabetes. Diabetes Care, 1997, 20(11): 1772-3.

[23] Tominaga M. Impaired glucose tolerance is a risk factor for cardiovascular disease, but not impaired fasting glucose. The Funagata Diabetes Study. Diabetes Care, 1999, 22: 920-924.

[24] Shaw JE. Isolated post-challenge hyperglycaemia confirmed as a risk factor for mortality. Diabetologia, 1999, 42: 1050-1054.

[25] The DECODE Study Group. Gender difference in all-cause and cardiovascular mortality related to hyperglaemia and newly-diagnosed diabetes.Diabetologia, 2003, 46: 608-617.

[26] The DECODE Study Group Consequences of the new diagnostic criteria for diabetes in older men and women. DECODE Study(Diabetes Epidemiology: Collaborative Analysis of Diagnostic Criteria in Europe). Diabetes Care, 1999, 22: 1667-1671.

[27] Schultz CJ, Neil HA, Dalton RN, et al. Blood pressure dose not rise before the onset of microalbuminyria in children followed from diagnosis of type 1 diabetes. Oxford Regional Prospective Stive Study Group. Diabetes Care, 2001, 24(3): 555-60.

[28] Benjamin EJ, Levy D, Vaziri SM, D' Agostino RB, et al. Independent risk factors for atrial fibrillation in a population-based cohort. The Framingham Heart Study. JAMA, 1994;271: 840-844.

[29] Standl E, Schnell O. A look at the heart in diabetes mellitus: from ailing to falling. Diabetologia, 2000, 43(12): 1455-69.

[30] BartnikM, Rydén L, Ferrari R, et al. The prevalence of abnormal glucose regulation in patients with coronary artery disease across Europe: The Euro Heart Survey on diabetes and the heart. Eur Heart J, 2004, 25: 1880-1890.

[31] Bartnik M, Malmberg K, Hamsten A, et al. Abnormal glucose tolerance-a common risk factor in patients with acute myocardial infarction in comparison with population-based controls. J Intern Med, 2004, 256: 288-297.

[32] Hu DY, Pan CY, Yu JM, for the China Heart Survey Group. The relationship between coronary artery disease and abnormal glucose regulation in China: the China Heart Survey. Eur Heart J, 2006, 27: 2573-2579.

[33] HaffnerSM, LehtoS, RönnemaaT, et al. Mortality fromcoronary heart disease insubjects with type 2 diabetes an dinnon dia betic sub jects with an dwit hout priormy ocar dia lin farction. NEnglJMed, 1998, 339: 229-2.

[34] Juutilainen A, Lehto S, Rönnemaa T, et al. Type 2 diabetes as a "coronary heart disease equivalent": an 18-year prospective population-based study in Finnish subjects. Diabetes Care, 2005, 28: 2901-2907.

[35] The DECODE Study Group on behalf of the European Diabetes Epidemiology Group. Glucose tolerance and cardiovascular mortality: comparison of fasting and 2-hour diagnostic criteria. Arch Intern Med, 2001, 161: 397-405.

[36] The DECODE Study Group. Hyperglycaemia and mortality from all causes and from cardiovascular disease in five populations of Asian origin. Diabetologia, 2004, 47: 385-394.

[37] Bartnik M, Malmberg K, Norhammar A, et al. Newly detected abnormal glucose tolerance: an important predictor of long-term outcome after myocardial infarction. Eur Heart J, 2004, 25: 1990-1997.

[38] Nakamura N, Ueno Y, Tsuchiyamà Y, et al. Isolated post-challenge hyperglycemia in patients with normal fasting glucose concentration exaggerates neointimal hyperplasia after coronary stent implantation. Circ J, 2003, 67: 61-67.

[39] The Diabetes Control and Complications Trial Research Group. The Effect of Intensive Treatment of Diabetes on the Development and Progression of Long-Term Complications in Insulin-Dependent Diabetes Mellitus. N Engl J Med, 1993, 329: 977-986 .

[40] de Boer IH, Kestenbaum B, Rue TC, et al. on behalf of the Diabetes Control and Complications

Trial(DCCT)/Epidemiology of Diabetes Interventions and Complications(EDIC) Study Research Group. Insulin Therapy, Hyperglycemia, and Hypertension in Type 1 Diabetes Mellitus. Arch Intern Med, 2008, 168: 1867-1873.

[41] UK Prospective Diabetes Study Group. Intensive blood glucose control with sulphonylureas or insulin compared with conventional treatment and risk of complications in patients with type 2 diabetes(UKPDS 33). Lancet, 1998, 352: 837-853.

[42] The Action to Control Cardiovascular Risk in Diabetes Study Group. Effects of intensive glucose lowering in type 2 diabetes. N Engl J Med, 2008, 358: 2545-59.

[43] The ADVANCE Collaborative Group. Intensive Blood Glucose Control and Vascular Outcomes in Patients with Type 2 Diabetes. N Engl J Med, 2008, 358: 2560-2572.

[44] Duckworth W, Abraira C, Moritz T, et al. VADT Investigators. Glucose control and vascular complications in veterans with type 2 diabetes. N Engl J Med, 2009, 360: 129-139.

[45] Holman RR, Paul SK, Bethel MA, et al. 10-year follow-up of intensive glucose control in type 2 diabetes. N Engl J Med, 2008, 359: 1577-1589.

[46] Chiasson JL, Josse RG, Gomis R, et al. Acarbose treatment and risk of cardiovascular disease and hypertension in patients with impaired glucose tolerance. The STOP-NIDDM trial. JAMA, 2003, 290: 486-94.

[47] Hanefeld M, Chiasson JL, Koehler C, et al. Acarbose slows progression of intima-media thickness of the carotid arteries in subjects with impaired glucose tolerance. Stroke, 2004, 35: 1073-1078.

[48] DPP research group. Impact of intensive lifestyle and metformin therapy on cardiovascular disease risk factors in the diabetes prevention program. Diabetes Care, 2005, 28: 888-894.

[49] Hanefeld M, Cagatay M, Petrowitsch T, et al. Acarbose reduces the risk for myocardial infarction in type 2 diabetic patients: meta-analysis of seven long-term studies. Eur Heart J, 2004, 25: 10-16.

[50] UK Prospective Diabetes Study(UKPDS) Group. Effect of intensive blood-glucose control with metformin on complications in overweight patients with type 2 diabetes(UKPDS 34). Lancet, 1998, 352: 854-865.

[51] Berl T, Hunsicker LG, Lewis JB, et al. Irbesartan Diabetic Nephropathy Trial. Collaborative Study Group. Cardiovascular outcomes in the Irbesartan Diabetic Nephropathy Trial of patients with type 2 diabetes and overt nephropathy. Ann Intern Med, 2003, 138: 542-549.

[52] Estacio RO, Jeffers BW, Gifford N, et al. Effect of blood pressure control on diabetic microvascular complications in patients with hypertension and type 2 diabetes. Diabetes Care, 2000, 23(Suppl 2): B54-B64.

[53] Gade P, Lund-Andersen H, Parving HH, et al. Effect of a Multifactorial Intervention on Mortality in Type 2 Diabetes. N Engl J Med, 2008, 358: 580-591.

[54] Howard BV, Roman MJ, Devereaux RB, et al. Effect of Lower Targets for Blood Pressure and LDL Cholesterol on Atherosclerosis in Diabetes: The SANDS Randomized Trial. JAMA, 2008, 299: 1678-1689.

[55] Sniderman A D, Lamarche B, Tilley J. Hyper triglyceridemic hyper-apoB in type 2 diabetes. Diabetes Care, 2002, 25: 579.

[56] Taskinen M R. Diabetic dyslipidemia. Atherosclerosis(Suppl), 2002, 3(1): 47.

[57] Adiels M. Overproduction of VLDL1 driven by hyperglycemia is a dominant feature of diabetic dyslipidemia. Arterioscler Thromb Vasc Biol, 2005, 25: 1697-1703.

[58] Howard BV. Pathogenesis of diabetic dyslipidemia. Eur Heart J, 1998, 19(suppl H): H27-H30.

[59] The BIP Study Group. Secondary prevention by raising HDL2 cholesterol and reducing triglycerides in Patients with coronary artery disease: The Bezafibrate Infarction prevention(BIP) Study. Circulation, 2000, 102: 212- 271.

[60] Kornerup K, Nordestgaard BG, Feldt-Rasmussen B, et al. Transvascular low-density lipoprotein transport in patients with diabetes mellitus(Type 2): A Noninvasive In Vivo Isotope Technique. Arterioscler Thromb Vasc Biol, 2002, 22: 1168-74.

[61] Turner RC, Millns H. Risk factors for coronary artery disease in non-insulin dependent diabetes mellitus; United Kingdom prospective diabetes study(UKPDS: 23). BMJ, 1998, 316: 14-18.

[62] Howard BV, Robbins DC, Sievers ML, et al. LDL cholesterol as a strong predictor of coronary heart disease in diabetic individuals with insulin resistance and low LDL: The Strong Heart Study. Arterioscler Thromb Vasc Biol, 2000, 20: 830-5.

[63] Cholesterol Treatment Trialists’ (CTT) Collaborators. Efficacy of cholesterol-lowering therapy in 18 686 people with diabetes in 14 randomized trials of statins: a meta-analysis. Lancet, 2008, 371: 117-25.

[64] Colhoun HM, Betteridge DJ, Durrigton PN, et al. Primary prevention of cardiovascular disease with atorvastatin in type 2 diabetes in the collaborative atorvastatin diabetes study(CARDS): multicentre randomized placebo-controlled trial. Lancet, 2004, 364: 685-696.

[65] Mcinnes GT, Mehlsen J, NieminenMi, et al.Reduction in cardiovascular events with atorvastatin in 2532 Patients with type 2 diabetes: ASCOT-L I A. Diabetes Care, 2005, 28: 11512-11571.

[66] Knopp RH, EmdenMD, Smilde JG, et al. Efficacy and safety of atorvastatin in the prevention of cardiovascular end points in subjects with type 2 diabetes.The atorvastatin study for prevention of cardiovascular end points in Non-insulin Dependent Diabetes Mellitus(ASPEN).Diabetes Care, 2006, 29: 14782- 14851.

[67] MRC /BHF Heart Protection Study.Cholesterol lowering with simvastatin in 20 536 high2risk individuals: a randomised Placebo2 controlled trial. Lancet, 2002, 360: 72- 221.

[68] 4S Group 1994. Randomised trial of cholesterol lowering in 4444 patients with coronary heart disease: The Scandinavian Simvastatin Survival Study.Lancet, 1994, 344(8934): 13832-13891.

[69] Haffner S M, Alexander CM, Cook TJ, et al. Reduced Coronary Events in Simvastatin2 Treated patientsWith Coronary Heart Disease and Diabetes or impaired Fasting Glucose Levels Subgroup Analyses in the Scandinavian Simvastatin Survival Study. Arch InternMed, 1999, 159: 26612- 26671.

[70] 杜宝民，陈祚，等．中国冠心病二级预防研究 - 对合并糖尿病患者的干预结果分析．中华心血管病杂志，2005，33：1067-10701.

[71] American Diabetes Association Dyslipidemia management in adults with diabetes. Diabetes Care, 2004, 27: s68-s71.

[72] Vincenza Snow, Mark DA, Hornbake ER.Lipid Control in the Management of Type 2 Diabetes Mellitus: A Clinical Practice Guideline from the American College of Physicians.Ann Intern Med, 2004, 40(8): 644-649.

[73] Expert Panel on Detection, Evaluation, and Treatment of High Blood Cholesterol in Adults. Executive Summary of the Third Report of the National Cholesterol Education Program(NCEP) Expert Panel on Detection, Evaluation, and Treatment of High Blood Cholesterol in Adults(Adult Treatment Panel III) JAMA, 2001, 285: 2486-97.

[74] Grundy SM, Cleeman JI, Merz CN, et al. Implications of Recent Clinical Trials for the National Cholesterol Education Program Adult Treatment Panel Ⅲ Guidelines Circulation, 2004, 110: 227-239.

[75] 中国成人血脂异常防治指南制定联合委员会．《中国成人血脂异常防治指南》．中华心血管病杂志，2007，35(5): 390-420.

[76] Margarida B, Joao C. Efficacy of lip id lowering drug treatment for diabetec and non diabetic patients: meta-analysis of randomised controlled trials.BMJ, 2006, 332: 11152-11241.

第二十一章　自身免疫性疾病与动脉硬化

一、自身免疫性疾病概论

（一）自身免疫性疾病的概念及分类

自身免疫性疾病（autoimmune diseases，AID），是指机体对自身抗原发生免疫反应而导致自身组织损害所引起的疾病。免疫系统最基本的功能是认识自身和识别异体，达到保护自身和排斥异体的目的。机体免疫系统对自身成分发生免疫应答的现象称自身免疫（autoimmunity）。自身免疫既可以是生理性的，也可能是病理性的。一定限度的生理性自身免疫有利于机体清除衰老、损伤或突变的细胞，调节免疫应答，维护机体免疫自稳。但当自身免疫耐受性遭到破坏或丧失，以及免疫调节机制受损时，可引起过度而持久的自身免疫反应，以至于破坏自身正常组织结构并引起相应临床症状时，就产生自身免疫性疾病。

自身免疫性疾病目前尚无统一的分类标准。据其诱发原因，可以分为原发性和继发性自身免疫病两大类。自身免疫病约为 30 余种，大多为原发性，少数为继发性。也有根据临床症状和病程长短不同而分为急性和慢性自身免疫病两大类。

原发性自身免疫病与遗传因素关系密切，常呈慢性迁延，甚至为终身痼疾，预后多数不良。原发性自身免疫病，根据自身抗原分布的组织器官不同，可以分为器官特异性（organ specific）和非器官特异性（non-organ specific）即全身性（系统性）自身免疫性疾病两类。后者又称结缔组织病或胶原病。前者自身抗原为某一器官特定成分，病变严格局限在该器官；后者自身抗原为多组织多器官内共有成分，如细胞核成分或线粒体成分等，病变可以遍及全身各器官系统、血液有形成分。常见自身免疫病抗原、抗体和相关 HLA 见表 21-1。

继发性自身免疫病是由感染、肿瘤、药物或理化因子等引起免疫系统暂时的或持续的损害。与原发性免疫缺陷病相比，它具有高发病率，后天获得性（与遗传无关），无性别年龄差异，且预后相对良好，去除诱因后多能自然痊愈。

引起继发性免疫缺陷的原因有很多，常见的主要原因如下。

1. 营养不良　蛋白质、脂肪、维生素和矿物质摄入不足影响免疫细胞的成熟，降低机体对微生物的免疫应答。

2. 肿瘤　恶性肿瘤患者免疫功能低下，至少有 5 种情况：①免疫系统本身肿瘤，如何杰金病、淋巴肉瘤、各类急性白血病和慢性淋巴细胞白血病及骨髓瘤等，在肿瘤早期就可有免疫功能低下的现象，这不仅是肿瘤细胞“排挤”了免疫活性细胞，同时因抑制性细胞增加，血中出现抑制因子之故。②不少肿瘤细胞能分泌免疫抑制因子，尤其是肿瘤晚期分泌量增多。③多数晚期肿瘤患者血清中具有免疫抑制作用的 α 球蛋白增高。④抗肿瘤治疗导致免疫功能低下。⑤恶病质造成的严重营养不良。

3. **感染**　许多病毒、细菌、真菌、原虫等急、慢性感染常引起机体防御功能低下，使病情迁延及易并发其他病原体的感染，造成病情严重和疾病复杂化。近年来报告的获得性免疫缺陷综合征就是与病毒感染有关。先天性风疹综合征的患儿，伴有 T 细胞、B 细胞免疫缺陷，血中 IgG、IgA 明显降低。虽有抗风疹病毒抗体存在，但患儿仍继续排泄病毒，一旦风疹病毒被清除后，免疫功能才得到改善。

表 21-1　常见自身免疫病抗原抗体和相关 HLA

	疾病	靶抗原	自身抗体	相关 HLA
器官特异性自身免疫病	毒性甲状腺肿（grave's 病）	甲状腺细胞 TSH 受体	抗 TSH 受体或甲状腺刺激性免疫性球蛋白	DR3、B8
	重症肌无力	乙酰胆碱受体	抗乙酰胆碱受体	DR3、B8、A1
	胰岛素依赖性糖尿病	胰岛细胞	抗胰岛细胞抗体 抗胰岛素抗体	DR3、DR4
	自身免疫溶血性贫血	红细胞	抗红细胞抗体	B8
	特发性血小板减少性紫癜	血小板	抗血小板抗体	DR2、B8
	addison's 病	肾上腺细胞	抗肾上腺细胞抗体	DR3
	原发性胆汁性肝硬化	非特异细胞的线粒体	抗线粒体抗体	DR3、B8
非器官特异性自身免疫病	系统性红斑狼疮（SLE）	细胞核 组蛋白 DNA RNA	抗核抗体 抗组蛋白抗体 抗 DNA 抗体 抗 RNA 抗体 抗神经细胞抗体 抗淋巴细胞抗体	DR3
	类风湿关节炎	IgG Fc 段	抗免疫球蛋白抗体 抗 EB 病毒相关抗原的抗体	DR1、DR4
	Good Pasture's（肺肾综合征）	肺泡和肾小球基底膜	抗基底膜抗体	DR2、B7
	SjÖgren 干燥综合征	唾液腺和泪腺细胞	抗 RNA- 蛋白复合体抗体	DR3、B8、A1
	硬皮病	DNA 异构酶	抗局部 DNA 异构酶 抗着丝点抗体	DR5、B8
	天疱疮	皮肤黏膜鳞状上皮	抗皮肤和黏膜的细胞间质抗体	DR4

4. **药物、放射治疗等医源性因素**　长期服用降压药肼苯哒嗪者有 8% ～ 13% 引起红斑狼疮样综合征，停药后临床症状可逐渐消失。 抗生素类药物可以抑制免疫功能。氯霉素类能抑制初次和再次免疫的抗体生成，在体外能抑制 T 细胞对有丝分裂原的增生反应。四环素类能抑制脾细胞的抗体生成和白细胞趋化功能。氨基糖苷类抗生素，如链霉素、卡那霉素、新霉素等，对 T、B 淋巴细胞也有抑制作用。临床上长期应用广谱抗生素后常诱发白色念珠菌、各种低致病力病原体感染，除菌群失调外，还与免疫力低下有关。免疫抑制药、抗癌药物及放射治疗等均可引起不同类型的继发性免疫缺陷。在治疗肿瘤时使用的

化疗药物对成熟的和非成熟的淋巴细胞、粒细胞和单核细胞前体均有细胞毒性，故化疗患者常伴有免疫抑制，放射治疗也有同样不良反应。

5. **麻醉、创伤、烧伤及较大外科手术等均可引起继发免疫缺陷** 创伤及较大外科手术（如脾切除等）均可引起免疫功能一时性下降，易发生感染。全身麻醉药能抑制白细胞吞噬功能并使周围血白细胞减少（可能是抑制白细胞有丝分裂），以及抑制淋巴细胞对抗原的应答反应。较大手术后患者周围血淋巴细胞绝对减少，对特异性抗原和非特异性有丝分裂原的增生反应均降低，这可能与应激反应有关；此种状态可持续 7 ～ 10 天，在此期间患者对微生物的易感性增高。

（二）自身免疫病的发病机制

自身免疫性疾病的发病机制目前仍不十分清楚。一般认为与自身耐受有关。在某些情况下，自身耐受遭到破坏，机体免疫系统针对某些自身组织成分产生了免疫应答，就可能导致自身免疫性疾病的发生，会产生自身抗体或致敏的淋巴细胞。其机制与以下因素有关。

1. **遗传因素** 大量的临床资料表明，遗传因素在自身免疫性疾病的发病机制中起重要作用，自身免疫病常有在家族中群集发生的特征。如人类 SLE 在不同人群中发病率有很大的差别，5% ～ 12% 的嫡堂（表）和远堂（表）亲属中，就有一人或数人患病，双卵双生为 5% 的一致性，同卵双生为 50% 一致性。此外，很多其他自身免疫病如自身免疫性溶血性贫血、自身免疫性甲状腺炎等均具有家族史。

在遗传与自身免疫病发病关系中，MHC 特别引起人们的重视，尤其是 MHC Ⅱ类分子的异常表达。异常表达包括两种情况，其一异位表达，即在正常情况下不表达，病理情况下表达；另一种情况为，在正常情况下表达极微，病理情况下高水平表达。如正常情况下心肌细胞、胆管上皮细胞、唾液腺上皮细胞、胰岛细胞、肾上腺细胞、甲状腺上皮细胞、脑细胞等表面几乎不表达 MHC Ⅱ类分子；但在特发性心肌扩张病、原发性胆汁性肝硬化、桥本氏甲状腺炎、多发性硬化症等疾病中相应细胞表面 MHC-Ⅱ类分子呈高水平表达。许多学者认为，MHC-Ⅱ类分子的异常表达导致细胞表面抗原性质发生改变，可能是多种自身免疫病的发病机制之一。

除 MHC-Ⅱ类分子与自身免疫性疾病密切相关外，还有 MHCI 类分子，如强直性脊柱炎与 HLA-B27 关系密切，已有报道将 HLA-B27 基因转至大鼠，转基因大鼠即可诱发强直性脊柱炎；银屑病与 B17 有关；MHC-Ⅲ类分子也与自身免疫病有关。

2. **自身抗原因素**

（1）隐蔽抗原的释放：脑、晶状体、精子等组织成分，在正常情况下，由于解剖部位特殊或其他原因，从不与免疫细胞接触原。称为隐蔽抗原（sequestered antigen）。这些抗原在胚胎期未与免疫系统接触，故相应的免疫活性细胞未被消灭或抑制，由于外伤、手术、感染等原因，打破了隔绝屏障，隐蔽抗原释放入血液和淋巴系统，与相应抗原特异性淋巴细胞接触，引发自身免疫反应，即可导致自身免疫病。如眼外伤使晶状体蛋白或葡萄膜色素抗原释放而引起白内障或交感性眼炎；精子抗原释放而引起男性不育症等。

（2）自身抗原性质的改变：一些物理、化学、药物、微生物等因素，可通过多种方式改变自身组织、细胞的抗原性质，出现新的抗原决定簇。其机制包括：直接使组织抗原变性，溶酶体酶的破坏，影响基因表达或改变细胞代谢过程，引起自身成分合成的结构异常，半抗原与组织蛋白质载体结合而改变自身组织的抗原性。例如，冷热、强烈日照、电离辐射、外伤、烧伤、药物、感染均可导致自身抗原的改变，正常的机体免疫系统将这些改变后的自身抗原当作“异己”识别从而产生免疫应答。已发现，大面积烧伤或冻伤可诱发抗自身皮肤的抗体，心肌梗死或心脏大手术后，患者血清中出现抗心肌的自身抗体，变性的γ- 球蛋白因暴露新的抗原决定簇而获得抗原性，从而诱发自身抗体（类风湿因子）；具有某些半抗原决定簇的药物，如α- 甲基多巴可结合到红细胞的表面，诱发抗红细胞抗体而导致溶血，长期使用肼苯哒嗪或普鲁卡因酰胺可诱发系统性红斑狼疮样综合征，并能从患者血中检出抗核抗体。病原微生物的感染除有可能引起交叉抗原的作用外，也能改变组织细胞的自身抗原性。多种证据表明，病毒感染与自身免疫病密切相关，如慢性活动性肝炎患者血清中已发现多种自身抗体（ANA、RF 等），类风湿关节炎患者血清及关节囊滑膜中均可检出高滴度的 EB 病毒抗体，在滑膜液中检出 EB 病毒 DNA。在实验动物 NZB 和 NZB/WF1 小鼠中的自发性 SLE 样病中发现 C 型病毒感染，在肾小球中可检出病毒抗原 - 抗体复合物。病毒诱发自身免疫病的机制尚未完全清楚，可能的机制包括：①病毒直接结合到细胞表面或整合到宿主细胞的 DNA 中，改变了细胞表面的抗原结构，使改变了的自身细胞被免疫系统识别。②病毒可作为自身抗原的载体，有利于激活 Th 细胞而促进 B 细胞产生自身抗体，而且病毒又是 B 细胞多克隆激活剂，能直接刺激 B 细胞增殖分化为浆细胞，分泌自身抗体。③病毒感染细胞破坏时释放的亚细胞器，也可能刺激免疫系统产生自身抗体。④病毒感染直接损伤免疫调节功能，促进自身免疫的发生。⑤病毒感染时产生的抗病毒抗体，它的独特型决定簇（Id）可激发产生抗 Id 抗体，为自身抗体，有可能为外来病毒抗原的内在影响而诱发自身免疫过程。

（3）共同抗原的作用：某些外来抗原（如细菌、病毒）与机体组织成分有共同或相似的抗原决定簇，由它们激发的免疫应答所产生的抗体或效应性 T 淋巴细胞，既可针对外来抗原，又可针对与外来抗原有共同或相似抗原决定簇的自身组织，发生交叉免疫反应。如 A 型链球菌菌体多种抗原蛋白与人体肾小球基底膜和心肌内膜有共同抗原，当感染链球菌时可引发急性肾小球肾炎和风湿性心脏病。

3. 免疫系统发育或调节功能异常　自身免疫病常与免疫缺陷病合并发生，据统计，免疫功能正常的人群中，自身免疫病的发生率不足 0.01%，但在有免疫缺陷病的人群中高达 14%。此外，自身免疫病总是伴有免疫调节的紊乱，总的表现为 TS 细胞功能下降，Th 细胞活性增强，导致 B 细胞活性亢进，易产生多种自身抗体，或 T 细胞激活后产生多种淋巴因子，导致自身免疫病的发生。

（1）胸腺发育和功能异常：研究发现，自身免疫患者胸腺发育和结构异常，主要表现为胸腺增生或肿瘤，如重症肌无力、自身免疫性溶血性贫血等，手术切除胸腺可显示良好的疗效。但另一些实验结果表明，对已经发生 SLE 症候群的新西兰小鼠（NZB）发病早期显示胸腺上皮萎缩、胸腺早衰。有些小鼠系（如 MRL/1）自身免疫症候群只有在胸腺存在的情况下发生，如在动物出生时摘除胸腺，动物即不再发病。因此，胸腺异常与自身免疫病的关系尚无肯定的结论。

（2）免疫耐受性和旁路活化机制：对特异性抗原不产生免疫应答的状态称免疫耐受（immunne tolerance）。免疫耐受是机体免疫系统接触其一抗原后形成的特异性无应答状态。免疫耐受性与免疫应答一样需要抗原的诱导，经过一定潜伏期，具有特异性和记忆性。免疫耐受性的一般特性为：具有特异性，因抗原特异性 T 和（或）β 细胞被排斥、抑制或灭活所致；未成熟淋巴细胞比成熟淋巴细胞容易诱导免疫耐受；诱导与维持耐受性需耐受原的持续存在和反复刺激。在正常的情况下，机体免疫系统能识别“自己”和“非己”，体内针对自身免疫抗原的T/B细胞克隆，由于Th细胞发生免疫耐受，故它们处于不反应状态，若致病原因绕过耐受Th细胞，直接或间接激活这些静止状态的效应T/B细胞，即通过旁路机制导致自身免疫病的发生。

1）淋巴细胞旁路活化：Th旁路是指向机体输入与自身抗原稍有不同的新载体抗原决定簇，激活相应新的Th细胞，从而绕过耐受Th细胞，使由于缺乏Th细胞辅助信号而处于静止状态、针对自身抗原的T/B细胞克隆活化，引起自身免疫反应。当自身组织细胞因理化、生物因素（如药物、病毒）的影响修饰了自身抗原的载体部分，或由于共同抗原的侵入，都可诱发Th细胞旁路的活化，导致自身免疫病的产生。

2）多克隆激活剂的激活：EB病毒、细菌内毒素等激活剂，可绕过特异性Th细胞，直接非特异地激活多克隆T/B细胞产生自身抗体，引发自身免疫病。如在EB病毒感染（传染性单核细胞增多症）后，患者体内除少部分是特异性抗病毒抗体，其他则是抗平滑肌细胞、抗核蛋白、抗淋巴细胞和抗红细胞等自身抗体。

3）独特型旁路：若病源性致病因子（病毒、寄生虫、细菌等）所诱导产生的抗体与自身反应T、B细胞抗原受体上有“共同独特型”（public idiotype），则这些致病因子的抗体可激活独特型特异Th细胞（绕过耐受Th细胞），使之辅助相应“共同独特型”的自身反应淋巴细胞发生自身免疫反应。此外，有的致病因子本身亦可与独特型有交叉反应，从而它们可直接通过抗独特型Th细胞激活相应独特型的自身反应淋巴细胞。

（3）免疫调节机制紊乱：虽然机体经常受到各种内外因素的影响，但因体内存在一个精密的免疫调节网络，故正常情况下也不至于引起自身免疫病。如果这个调节网络功能发生紊乱，将不可避免地发生自身免疫病。

Ts细胞缺陷或功能障碍，可导致耐受终止，引起自身免疫，或反抑制性T细胞活性过强，使正常Th细胞对正常Ts细胞的抑制性调节不敏感而容易被激活。此外，Th1和Th2细胞功能失衡、MHC-Ⅱ类分子异常表达、细胞因子及其受体（如IL-2/IL-2R、IL-6、IFN）产生失调等原因使免疫调节机制发生紊乱，都会导致自身免疫病的发生。

研究表明，Th1和Th2细胞的功能失衡与自身免疫性疾病的发生有关。Th1细胞功能亢进促进某些器官特异性自身免疫病的发展，如Ⅰ型糖尿病和多发性硬化症。Th2功能过高，易活化B细胞产生自身抗体，介导SLE的发展。

（三）自身免疫性疾病的诊断标准

诊断某一疾病是否为自身免疫病，应符合以下3项条件：①患者血液中可以检出高滴度的自身抗体和（或）与自身组织成分起反应的致敏淋巴细胞。②患者组织器官的病理特征为免疫炎症，并且损伤范围与自身抗体或致敏淋巴细胞所针对的抗原分布相对应。③动物中可复制出相似的疾病模型，并能通过血清或淋巴细胞使疾病在同系动物中转移。除上述基本特征外，还常伴有以下特点：①病因不明，多为自发性或特发性。②病程一般较长，多为发作与缓解反复交替出现。有的成为终生痼疾。③有遗传倾向，但多非单一基因作用的结果。④患者以女性多见，发病率随年龄增长而升高。⑤应用肾上腺皮质激素等免疫抑制药治疗有效。⑥有重叠现象，一种自身免疫病常与其他自身免疫病同时存在。

自身免疫病的诊断，除个人史、家族史和临床表现外，主要检测血清中的抗体和针对特定抗原的致敏T淋巴细胞。前者用于一般实验室，后者操作困难，只用于研究性实验室。自身抗体检测的常用方法有：ELISA、放射免疫试验、间接免疫荧光试验。其他如补体结合试验，凝集、沉淀试验等有被淘汰趋势。聚合酶链式反应（PCR），核酸探针杂交和内切酶片段多肽性分析，已被广泛用于自身免疫病的研究。

（四）自身免疫性疾病与动脉硬化之间的关系

大量的研究表明，自身免疫性疾病患者心血管疾病及冠心病（coronary heart disease，CHD）的发病率远高于一般人群，绝大部分患者以动脉粥样硬化（atherosclerosis，As）为主，大多数患者在病程早期无临床症状，但冠状动脉常发生明显病变且危及生命，是自身免疫疾病患者的主要死亡原因之一。这一现象不能完全为高血脂、高血压、糖尿病、肥胖等一般人群的传统危险因素所解释。

自身免疫性疾病所致的动脉硬化是重要的临床问题。类风湿关节炎（rheumatoid arthritis，RA）是临床常见的一种全身性自身免疫性疾病。其以关节滑膜炎为特征、慢性多发性关节炎为主要临床表现。研究证明，它与心肌梗死（MI）和缺血性脑卒中风险增加有关，患风湿 10 年的患者 MI 和脑卒中复合终点发病率显著高于正常对照组，虽然改善病情的抗风湿药物（DMARDs）已被使用，但 RA 患者死亡率仍然是普通人群的 2 倍，且主要由早期 CHD 引起。CHD 事件发生率在年轻 RA 患者中增加幅度最为显著，但老年患者仍然伴高发 CHD 的风险。提示 As 可能先于风湿病的发病和诊断，早期动脉粥样硬化似乎是其重要的潜在机制。SLE 是原发性多系统自身免疫性疾病，女性发病率显著高于男性。SLE 患者发生 CHD 的危险性明显升高，其发生率是正常人群的 5 ～ 6 倍，每年约有 1.5% 的 SLE 患者死于 MI，其 As 风险在疾病发作期时比临床缓解期时更高。绝经期前 SLE 女性患者的心肌梗死发生率较正常者高 50 倍。如果不患狼疮，即使存在糖尿病、高胆固醇血症、吸烟和高血压等“传统危险因子”，也很少发生临床冠状动脉疾病，这高度提示 SLE 与动脉粥样硬化的进程加速有关，SLE 是动脉硬化的独立危险因素。

动脉粥样硬化是一种多因素的疾病，它可能涉及基因、环境、代谢等诸多因素，近来研究者发现，动脉硬化和冠心病等心血管疾病与多种微生物感染有关，如慢性牙周感染、巨细胞病毒、幽门螺杆菌、乙肝病毒感染、衣原体肺炎等。长期的慢性炎症如咽喉炎、支气管炎、尿道炎、阴道炎、前列腺炎等都可能导致 C 反应蛋白（C–reactive protein，CRP）增高，从而直接或间接地促进动脉粥样硬化。同样，炎症反应与自身免疫性疾病如 RA、SLE 等患者心血管疾病的发生也有密切关系。RA 患者关节以外的病变也有血管炎症的特点，关节外及血管本身的炎症均可加速 As 斑块的形成。慢性血管炎症同时加剧了斑块本身的不稳定性，特别是在易于受伤的肩部，斑块破裂的风险更大。

感染、炎症不仅在动脉粥样硬化的发生、演变和发展过程中起着重要作用，也在不同临床过程中与其各个阶段有关。如在一些患有冠状动脉、颈动脉或外周动脉硬化的患者中看到，炎症导致血管局部产生中性粒细胞和单核细胞，动脉粥样硬化出现活化的巨噬细胞，进而导致硬化的斑块破裂脱落，从而导致心脑血管的堵塞。

感染与炎症学说是动脉粥样硬化发生机制的重大进展，它揭示了炎症在动脉硬化发生发展中的重要作用。

自身免疫异常在 As 的形成中亦起着重要的作用。血管内皮损伤是动脉粥样硬化的早期改变，是 As 发生的始动环节。微生物的感染（细菌、病毒）、毒素及其沉积于血管和组织的免疫复合物（CIC）等均可引起血管内皮损伤，受损的血管内皮可以释放出多种细胞因子和炎症介质，如肿瘤坏死因子（tumor necrosis factor–α，TNF–α）、白细胞介素（interleukin，IL）、IL–1 等。黏附分子（adhesion molecular，AM）表达增加，血小板活化，引起单核 / 巨噬细胞在内皮受损局部募集，巨噬细胞产生许多物质如脂肪酶、活性氧或自由基，进一步使 LDL 分子氧化，在高脂血症情况下，巨噬细胞通过其表达清道夫受体识别并不断摄取氧化修饰的低密度脂蛋白（oxLDL），最终形成泡沫细胞，构成 AS 脂质条纹的基础。从而为纤维斑块及 As 的形成奠定了基础。

免疫反应和动脉粥样硬化可相互促进、相互发展，目前大多数的观点认为，动脉粥样硬化本身就是一种自身免疫性疾病，其特征是脂蛋白的代谢异常，导致机体产生前炎症介质和前氧化脂质以及发生免疫反应。它符合自身免疫病的诊断标准：①已确证 As 患者体内存在自身抗原，即热休克蛋白 -60（HSP-60）和 $β_2$ 糖蛋白（$β_2$GPI）。热休克蛋白 -60 可能是感染、炎症介导所生产的，$β_2$ 糖蛋白是由肝脏合成的一种正常糖蛋白，在动脉斑块内可以发现。②将 HSP-60 或 $β_2$GPI 主动免疫动物可诱导自身免疫性抗体并加速形成 As。用氧化型低密度脂蛋白（oxLDL）免疫可形成保护性自身抗体。③上述形成的抗 HSP-60 或抗 $β_2$GPI 和 oxLDL 经临床和动物实验研究证实有致 As 作用。④将含自身抗体的 T 细胞（非特异性或特异性抗 $β_2$GPI）被动转移给实验小鼠可导致小鼠 As 形成。⑤对 As 小鼠应用免疫调节剂可减轻症状。

感染、炎症与自身免疫的存在是动脉硬化的特征，是心血管疾病的主要原因。但炎症和免疫在动脉粥样硬化发生发展中究竟是“因”还是“果”，具体的作用机制仍不清楚。炎症与免疫反应的激活可导致不稳定的 As 斑块形成，是触发急性缺血心脑血管疾病发生的主要原因，因此早期识别不稳定的动脉粥样硬化斑块，寻找其敏感而特异的血清学标志物及炎症和免疫调节的靶点，及早将这一部分高危患者筛选出来，通过抗炎及免疫调节治疗，阻止或减少动脉粥样硬化急性心血管事件的发生是当今研究的热点和方向。

自身免疫性疾病致动脉硬化的机制目前尚不十分清楚。高血脂、高血压、年龄、吸烟、糖尿病、肥胖等传统因素均可导致患者动脉硬化风险性增加，是自身免疫性疾病致动脉硬化的重要危险因素，而炎症和自身免疫反应可以引起内皮细胞的损伤及内皮细胞机能障碍，引起一系列导致动脉硬化的代谢功能改变，如高同型半胱氨酸、胰岛素抵抗、氧化应激、高凝状态等。同时，内皮细胞损伤又可以导致持续的炎症及自身免疫反应，加速 As 的发生。炎症反应、内皮损伤及自身免疫应答等相互作用相互影响，共同参与了 As 病变进程。

对自身免疫性疾病的治疗除治疗原发病以外，还应包括心血管症状、注重传统因素及疾病相关因素的处理，针对动脉硬化中炎症因素的作用，应形成新的治疗原则。

由于自身免疫性疾病涉及的范围广，其发病机制十分复杂，其致动脉硬化的机制也不尽一致，本章主要论述非器官特异性自身免疫病即结缔组织病与动脉硬化之间的关系。

二、系统性红斑狼疮

系统性红斑狼疮（systemic lupus erythematosus，SLE）是一种典型的系统性自身免疫病，由于体内有大量致病性自身抗体和免疫复合物，造成组织损伤，常引起多个系统和脏器损害（皮肤黏膜、关节、浆膜、血液系统、肾脏、心脏及中枢神经系统）。本病女性发病率显著高于男性，约占 90%，常为育龄妇女。

心脏是 SLE 常累及的靶器官之一。可累及心脏的各个结构，包括心包、心肌、心内膜、瓣膜、传导系统及冠状动脉。约 30% 患者有心血管系统受累，其中以心包炎最常见，可为纤维素性心包炎或心包积液。

随着诊断水平的提高和治疗方法的进步，目前系统性红斑狼疮患者的 10 年生存率已经达到 90%。随着狼疮早期因病情活动所致的死亡率下降，患者的生存时间延长，心血管疾病已经代替肾衰竭和狼疮脑病成为狼疮患者的主要死亡原因之一。其中绝大部分患者以动脉粥样硬化（atherosclerosis，As）为主。

（一）病因

本病确切的病因尚不十分清楚，可能与遗传、环境和性激素等因素有关，在遗传易感因素的基础上，外界环境作用激发机体免疫功能紊乱及免疫调节障碍而引起

1. **遗传因素**　以下提示本病与遗传有关：①单卵双胎发病率为 40%，双卵为 3%。②患者家族中患 SLE 者可高达 0.4% ～ 5%，然而一般人群发病率则为 1 : 10 000；患者家族成员的免疫学指标异常率也比对照组高得多。③组织相容性复合物（MHC）抗原如单倍体型（haplotyet）-A1、B5、DR3、DR2 等与本病相关，中国人与 HLA-DR2 较为密切。近年来又发现一些补体成分，如 C2、C4、C1 遗传性基因缺陷也易致本病。

2. **性激素**　本病好发于青年女性，女性发病是男性的 5 ～ 9 倍。有人发现男性患者在疾病活动期血中睾酮水平常降低，而血清卵泡刺激素（FSH）、黄体生成素（LH）均较正常为高。妊娠和应用含雌激素避孕药可加重病情，若切除性腺则可使病情减轻，提示本病存在雌激素介导的免疫调节紊乱。

3. **环境因素**　病毒感染，尤其是慢病毒感染在本病发病的意义已引起普遍重视。狼疮患者可出现血清抗病毒抗体滴度增高（如麻疹、风疹、副流感及 EB 病毒等）。患者体内可发现病毒包涵体，核衣壳等。在遗传因素的基础上发生病毒感染，可使胸腺受损，免疫功能紊乱从而产生自身抗体，导致多种器官组织发生病变。一些药物也可引起本病，如异烟肼、对氨基水杨酸、普鲁卡因酰胺、青霉胺、肼苯达嗪、甲基多巴、巯甲丙脯酸、氯丙嗪、苯妥英钠、扑痫酮、三甲双酮等；由药物引起的 SLE 又称狼疮样综合征。本征部分患者狼疮细胞阳性，患者可有 ANA 阳性，停药后症状可以自行消失。研究认为，这类患者的遗传特性与 MHCⅡ类抗原 HLA-DR4 有关，此外，日光、紫外线也可能诱发 SLE，或使病情恶化。

（二）SLE 致动脉硬化的发病机制

SLE 致动脉硬化的机制尚不十分清楚，可能是遗传背景下多因素共同作用的结果。

1. **传统危险因素** SLE　疾病本身导致患者的传统心血管危险因素（高血脂、高血压、糖尿病、肥胖）明显升高，使患动脉硬化风险性增加，是自身免疫性疾病致动脉硬化的重要机制。

2. **用于 SLE 的抗炎药物可能具有致动脉粥样硬化作用**　糖皮质激素通过影响体内脂肪分布、血压和糖代谢，导致血脂障碍、高血压和糖耐量异常等，使患者的传统心血管危险因素（高血脂、高血压、糖尿病、肥胖）明显升高，促进了 As 的形成。临床上也观察到狼疮患者的病程越长、病情越重、应用激素和免疫抑制药的时间越长，动脉粥样硬化的发生率就越高。然而，糖皮质激素应用与动脉粥样硬化之间的关系，尚未得到其他研究的证实。多数学者认为，糖皮质激素可能存在致动脉粥样硬化和抗动脉硬化双重作用。尽管长期大剂量的使用糖皮质激素和发生库欣综合征时，动脉壁动脉硬化的病变是常见的表现，即动脉硬化的发生是确实的，但到目前为止，我们仍然无法找到一个确定的激素致动脉硬化的机制或证据。因为这些需要长期大剂量使用糖皮质激素的患者，其症状本来就比一般患者重，这些患者多为活动期或重症 SLE 患者，他们体内的炎症因子致动脉粥样硬化的风险比一般患者明显增高。因此，即使糖皮质激素本身具有致动脉粥样硬化效应，但是就

SLE 的治疗而言，无论是对治疗 SLE 还是对控制早发性动脉粥样硬化来说都是利大于弊的。

3. **炎症与自身免疫在 As 的发生发展中起着重要的作用** As 是一种炎症性疾病的观点已经得到了公认，SLE 患者长期的慢性炎症和自身免疫异常可以诱导血管内皮细胞凋亡，破坏内皮细胞的完整性，诱发 As。在 SLE 患者 As 斑块中可以检测到多种抗体，如热休克蛋白（heat-shock protein，HPS）抗体、抗 Ox-LDL 抗体、抗磷脂抗体、抗 β_2 糖蛋白（β_2GPI）抗体等，这些自身抗体的产生，以及免疫复合物的形成和清除功能障碍、补体的激活等多种因素都与 SLE 及动脉硬化相关。内皮细胞的损伤及内皮细胞机能障碍，引起一系列导致动脉硬化的代谢功能改变，高同型半胱氨酸、胰岛素抵抗、氧化应激、高凝状态等，加速 As 的发生。炎症反应、内皮损伤及自身免疫应答等相互作用相互影响，共同参与了 As 病变进程。

（三）临床表现

1. **SLE 的临床表现** SLE 是一个累及多个器官的慢性自身免疫性疾病，临床表现多式多样，大体可分为全身症状和脏器受损症状。早期可仅累及 1 ～ 2 个器官或系统，表现为轻度的关节炎、皮疹、隐匿性肾炎、血小板减少性紫癜等，因而表现不典型，容易误诊，以后可侵犯多个器官，而使临床表现复杂。大多数患者呈缓解与发作交替过程，因此即使在缓解期也需要一定的治疗和观察随访。

（1）全身症状：活动期患者大多数有全身症状。90% 的患者在病程中有各种热型的发热，尤以长期低、中度热为常见。此外，也可出现全身不适，乏力，体重减轻等症状。感染、日晒、药物、精神创伤、手术等均可诱发或加重。

（2）皮肤与黏膜：皮疹常见，约 40% 患者在鼻梁和双颧颊部可见蝶形分布的红斑，是 SLE 特征性的改变。其他皮肤损害尚有光敏感（40% 患者）、脱发、手足掌面和甲周红斑，身体皮肤暴露部位有斑丘疹、紫斑等，偶有皮下结节，网状青斑。出现各种皮肤损害者约占总患病数的 80%，毛发易断裂，可有斑秃。15% ～ 20% 患者有雷诺现象。口腔黏膜出现水疱、溃疡，约占 12%。少数患者病程中发生带状疱疹。在免疫抑制和（或）抗生素治疗后的口腔糜烂，应注意真菌感染。

（3）关节、肌肉：约 90% 的患者在病程中有关节肿痛，且往往是就诊的首发症状，最易受累的是手近端指间关节，膝、足、髁、腕关节均可累及。关节肿痛多呈对称性，通常不引起骨质破坏，X 线检查常无明显改变，仅少数患者有关节畸形。肌肉酸痛、无力是常见症状。40% 可有肌痛，5% 可有肌炎。

（4）肾脏损害：又称狼疮性肾炎（lupus nephritis，LN）表现为蛋白尿、血尿、管型尿，乃至肾功能衰竭。在自身免疫性疾病中 SLE 是第一位的肾损害原因。几乎所有患者的肾组织均有病理变化，但有临床表现者仅占 50% ～ 75%。LN 对 SLE 预后影响甚大，肾功能衰竭是 SLE 的主要死亡原因。世界卫生组织（WHO）将 LN 病程分型为，I 型：正常或微小病变型；Ⅱ型：系膜增生型；Ⅲ型：局灶节段增性型；IV 型：弥漫增生型；V 型：膜型；VI 型：肾小球硬化型。病理分型对于估计预后和指导治疗有积极的意义。通常 I 型和Ⅱ型的预后较好，IV、V、VI 型预后较差。但 LN 的病理分型是可以转换的，I 型和Ⅱ型者可能转变为较差的类型，IV 型和 V 型者经过免疫抑制药治疗后也可以有良好的预后。

（5）消化系统：约 30% 患者有食欲缺乏、恶心、呕吐、腹痛、腹泻或便秘等，其中以腹泻较为常见，可伴有蛋白丢失性肠炎，并引起低蛋白血症。少数活动期 SLE 患者可出现肠壁和肠系膜血管炎，临床表现为胰腺炎、肠穿孔、肠梗阻等急腹症症状，极易误诊。

当 SLE 有明显的全身病情活动，有胃肠道症状和腹部阳性体征（压痛、反跳痛），在除外感染、电解质紊乱、药物及合并其他急腹症等继发性因素后，应考虑本病。SLE 肠系膜血管炎尚缺乏有力的辅助检查手段，腹部 CT 可表现为小肠壁增厚水肿，肠袢扩张伴肠系膜血管强化等间接征象，肠镜检查有时可发现肠黏膜有斑片样充血样改变。约 1/3 患者可出现肝肿大，其中部分病例可能是慢性活动性肝炎，即所谓“狼疮样肝炎”；患者可出现血清转氨酶升高，治疗后可使其恢复正常，伴发黄疸甚少。

（6）神经系统：约半数以上的患者在病程中出现神经系统损害，又称神经精神狼疮。可累及神经系统的任何部位，但以中枢神经系统尤其脑为最多见。轻者仅有偏头痛、性格改变、记忆力减退或轻度认识障碍；重者可表现为脑血管意外、昏迷、癫痫持续状态等。凡有中枢神经系统症状者均表示病情活动，且病情严重，往往预后不良。脑脊液检查蛋白量常增加，白细胞数轻度增加，葡萄糖可减少，氯化物正常，颅内压升高。狼疮脑病应与脑部感染，特别是要与结核或真菌感染相鉴别。此外，少数患者可发生偏瘫，蛛网膜下腔出血，脊髓炎，颅神经和外周神经病变等。

（7）心血管系统：有 30% ～ 50% 的患者有心血管表现，其中心包炎最常见，表现为心包积液，但心包填塞少见。可有心肌炎、心律失常，多数情况下 SLE 的心肌损害不太严重，但重症者可伴有心功能不全，为预后不良指征。患者可有心前区疼痛或不适，超声心动图对诊断有很大的帮助。约 10% 的患者可发生周围血管病变，如血栓性静脉炎。

（8）肺部表现：肺和胸膜常受累，约占 50%，其中常见的有狼疮性肺炎和胸膜炎。狼疮肺炎可分为急性狼疮肺炎和慢性肺间质纤维化：①急性狼疮性肺炎。约占 SLE 的 10%，其中在 SLE 确诊前已有狼疮肺炎的也不在少数，急性狼疮肺炎临床表现为呼吸困难，咳嗽、胸痛，严重者可出现大咯血。体检两侧肺底常可闻及湿啰音，胸片显示肺底部弥漫性浸润，约半数病人伴两侧或单侧胸腔积液。肺炎一般持续约数周或数月不等，抗生素治疗无效，而糖皮质激素或免疫抑制药治疗有效。②慢性肺间质纤维化。在 SLE 患者中仅占 3% 左右，临床表现为呼吸困难、活动后气促、干咳、低氧血症，可出现杵状指，严重缺氧者可有发绀。检查见膈肌活动度减低、肺活量下降，肺底常闻及啰音。X 线胸片所见的持续性弥漫性浸润者应用糖皮质激素治疗，多可改善症状，但须排外继发感染。如肺间质纤维化为主的病变，则预后差；如伴有弥漫性血管病变，则可致肺水肿和肺泡出血。

SLE 的胸膜炎如合并胸腔积液其性质为渗出液。年轻人（尤其是女性）的渗出液浆膜腔积液，除需排除结核外应注意 SLE 的可能性。

（9）血液系统：SLE 对血液系统的影响主要为血细胞的减少和血中抗凝物质增高所致的出血倾向。

血细胞减少：①贫血很常见，发生率约 80%，常为正色素或低色素性正细胞贫血。贫血的原因甚复杂，可能包括狼疮肾炎、骨髓铁利用障碍、自身免疫性溶血和免疫抑制药的治疗等。自身免疫性溶血性贫血 Coomb 试验阳性。缺铁性低色贫血多与服阿司匹林或可的松引起隐匿性消化道出血有关。②白细胞减少不仅常见，且是病情活动的证据之一。约 60% 患者开始时白细胞持续低于 $4.5 \times 10^9/L$，粒细胞和淋巴细胞绝对值均减少。粒细胞减少可能因血中抗粒细胞抗体和免疫复合物在粒细胞表面沉积有关。血中存在抗淋巴细胞抗体导致淋巴细胞（T、B 细胞）减少。在治疗 SLE 过程中使用细胞毒药物也常引起白细胞的减少，需要鉴别。③约 30% 患者出现血小板减少，与血清中存在的抗血小板抗体、抗磷脂抗体，以及骨髓巨核细胞成熟障碍有关。血小板严重减少时可致出血，甚至危及生命。

部分患者在起病初期或疾病活动期伴有淋巴结肿大和（或）脾肿大。

狼疮抗凝物质多为IgG型，极少数为IgM型，系一种抗磷脂抗体，其特征为易致血栓症、反复发生流产和血小板减少。

（10）其他：部分患者在病变活动时出现淋巴结、腮腺肿大。眼部受累较普遍，如结膜炎和视网膜病变，眼底改变主要包括出血、视乳头水肿、视网膜渗出等，视神经病变严重者可在数日内致盲，如及时抗狼疮治疗，多数可逆转。其他改变，女性患者可有月经紊乱和闭经等，继发性干燥综合征，多见于具有抗SSA和（或）抗SSB抗体阳性者。

2. SLE动脉硬化的临床表现 自从30多年前Urowitz首先发现SLE患者并发冠状动脉粥样硬化性心脏病的现象以来，人们进行了大量的研究，证实了系统性红斑狼疮与动脉粥样硬化密切相关，SLE是动脉硬化的独立危险因子。研究数据显示，系统性红斑狼疮患者冠心病的发病率是6%～10%，是正常人的5～6倍，其中35～44岁的SLE患者发生冠心病的几率大约是年龄匹配的正常对照组的50倍。EL-Magadmi等研究发现，即使排除传统的Framingham危险因子影响，SLE患者所有相关的心血管病风险仍然很高。

Roman等对197名SLE患者与197名相匹配的对照组进行颈动脉超声检查，并对心血管疾病一些传统的危险因素进行了评估。结果发现，SLE患者的动脉硬化斑块明显高于对照组（37.1%比15.2%，$P<0.001$），SLE患者过早发生的动脉粥样硬化不能完全用心血管疾病的传统危险因素来解释。证明SLE是动脉粥样硬化的独立危险因子。

国内张春燕等，对111例绝经前妇女与40名健康女性进行颈动脉超声检查以检测颈动脉硬化斑块发生情况，并对高血压、血脂、吸烟、肥胖等传统心血管因素与颈动脉斑块之间的相关性进行研究，对所有入选对象要求均无临床心血管病史，结果发现111例SLE患者中16例存在颈动脉斑块（14.4%），而40名正常对照组中无一例存在颈动脉粥样斑块；与正常对照组相比，绝经前SLE女性患者颈动脉斑块的发生率明显升高（$P=0.007$）。而且SLE患者中高血压患病率，以及血清总胆醇及甘油三酯水平均明显高于正常对照组。说明高血压、肥胖、血脂异常等传统危险因素与SLE患者早发动脉硬化有一定的相关性，但又不能完全解释其发病率的增加，提示SLE是动脉硬化的独立危险因子，与传统危险因素互相作用，促使动脉硬化的发生。SLE的病程越长，发生颈动脉硬化的危险性就越大，SLE长期的慢性炎症和免疫损伤，是SLE早发动脉硬化的关键。

冠状动脉粥样硬化的主要临床表现为心绞痛、心肌梗死、心源性猝死。冠状动脉炎是SLE冠状动脉受累的一种表现。冠状动脉炎是由于细菌、病毒、支原体、梅毒等感染或免疫因素造成冠状动脉内皮损伤，使内皮细胞变性、坏死，内膜纤维组织增生和管腔局限性或广泛性狭窄，后期就可导致冠状动脉狭窄和缺血性心脏病。二者临床表现相同，鉴别困难，冠状动脉炎所致的心肌缺血一般多见于疾病活动的年轻患者，病程较短；而SLE患者动脉硬化所致的心肌缺血虽然比普通人群发生早，但一般还是出现在年龄偏大、病程较长、应用较长时间激素的患者。病理是鉴别诊断的金标准。

在狼疮的进展过程中，存在两个死亡危险高峰，“早期”死亡高峰是由于疾病活动、原发病严重及感染所致；而“晚期”高峰则与冠状动脉硬化有关。对死亡的狼疮患者尸检结果的分析发现，其中50%以上都存在显著的动脉粥样硬化，并且与急性死亡原因无关。据估计SLE患者30%的死亡率可能是由各种动脉粥样硬化并发症所致，甚至已超过了由狼疮本身活动所致的死亡率。

戴宇翔等对1970～2006年北京协和医院诊断为SLE合并冠心病11例患者进行回顾

性分析，结果显示，SLE 患者发生冠心病的年龄较小（53.9±8.1 岁），低于正常人群冠心病的发病年龄（65 ～ 74 岁），冠心病的传统危险因素较少（1.3±0.8）个 / 例，糖皮质激素使用前后各项血脂指标均有显著增高（$P<0.05$）。作者还发现 SLE 患者患心脏病时狼疮活动明显，且冠状动脉病变程度较重，表现为弥漫性狭窄、重度钙化，预后很差。因此对 SLE 患者应尽早采取措施，积极控制原发病，早期强化干预与冠心病相关的传统因素及其他相关的因素有关，从而延缓或阻止冠心病的进展过程。

（四）诊断

1. **SLE 的诊断标准**　目前普遍采用 1997 年美国风湿病学院（ACR）推荐的 SLE 分类标准。

（1）面部蝶形红斑：固定红斑，扁平或高起，在两颧突出部位。

（2）盘状红斑：片状高起于皮肤的红斑，黏附有角质脱屑和毛囊栓；陈旧性病变可发生萎缩性瘢痕。

（3）日光过敏：对日光有明显的反应，引起皮疹，从病史中得知或医生观察到。

（4）口腔溃疡：经医生观察到的口腔溃疡或鼻咽部溃疡，一般为无痛性。

（5）关节炎：非侵蚀性关节炎，累及 2 个或更多的外周关节，有压痛、肿胀或积液。

（6）浆膜炎：胸膜炎或心包炎。

（7）肾脏病变：尿蛋白＞0.5g/24h 或 +++，或管型（红细胞、血红蛋白、颗粒管型或混合管型）。

（8）神经系统病变：癫痫或精神症状，除外药物或已知的代谢紊乱。

（9）血液系统异常：溶血性贫血或白细胞减少（4000/mm^3 以下），淋巴细胞减少（1500/mm^3 以下），血小板减少（10 万 /mm^3 以下）。

（10）免疫学异常：抗 dsDNA 抗体阳性，或抗 Sm 抗体阳性或抗磷脂抗体（ALA）阳性（包括抗心磷脂抗体，或狼疮抗凝物，或至少持续 6 个月的梅毒血清试验假阳性三者中具备一项阳性）。

（11）抗核抗体阳性（荧光抗体法）。

以上 11 项中 4 项或以上阳性者确诊为 SLE。

中华医学会风湿病学会 1987 年制定了符合我国国情的 SLE 分类诊断标准。

（1）蝶形红斑或盘状红斑。

（2）日光过敏。

（3）口腔溃疡。

（4）非畸形性关节炎或关节痛。

（5）浆膜炎（胸膜炎或心包炎）。

（6）肾脏病史：蛋白尿和（或）管型尿和（或）血尿。

（7）神经系统损害（癫痫或精神、神经症状）。

（8）血液学异常：白细胞＜4×10^9/L 和血小板＜8×10^9/L 和（或）溶血性贫血。

（9）狼疮细胞和（或）抗 ds-DNA 抗体阳性。

（10）抗 SM 抗体阳性。

（11）免疫荧光抗核抗体阳性（IFANA）。

（12）狼疮带试验或肾活检阳性。

（13）C3 补体低于正常。

上述 13 项中符合 4 项或以上者可确诊 SLE 诊断。

2. **SLE 合并冠状动脉硬化的诊断** SLE 患者出现胸痛胸闷等典型的冠心病临床症状及体征，根据特征性的心电图及心肌酶的动态改变、超声心动图、心肌核素显像及冠状动脉造影（CAG）等检查可以确诊冠状动脉硬化，其中冠状动脉造影仍是冠心病确诊的金标准。患 SLE 的绝经前妇女、儿童，尤其伴雷诺现象者，出现胸痛时，不能轻易除外冠心病的诊断，以免误诊、漏诊。

（五）鉴别诊断

SLE 临床表现复杂，变化多端，活动期与缓解期交替出现，易与其他风湿性疾病，细菌或病毒感染性疾病，类狼疮综合征，血小板减少症，各种类型的肾脏病，以及神经系统疾病等相混淆；当合并冠状动脉硬化时，由于对本合并症认识不足，易于与其他心血管合并症如心包炎、瓣膜病变、心肌病变、心律失常等相混淆。

1. **类狼疮综合征** 一般有明确的服药史，服药后尽管出现发热、肌痛、关节痛及浆膜炎等，但很少出现系统性损害。面部皮疹、脱发及雷诺现象较系统性红斑狼疮患者少见，也很少累及肾脏和中枢神经系统。抗核抗体阳性，抗组蛋白抗体和抗单链 DNA 体阳性，而抗双链 DNA 抗体和抗 Sm 抗体阴性，补体正常。停药后症状逐渐消失，且有可逆性，这些特点可与系统性红斑狼疮相鉴别。

2. **类风湿关节炎** 类风湿关节炎以对称性腕、掌指及近端指间关节炎症、疼痛为主，常伴关节的畸形，晨僵时间长，类风湿因子滴度较高等，而 SLE 的关节炎多为非侵袭性，一般无关节的畸形。SLE 患者存在较多关节外表现，如面部皮损、口腔溃疡、肾脏损害等，同时特异性抗体如抗 Sm 抗体、抗 ds-DNA 抗体阳性和高滴度的 ANA 阳性。

3. **原发性血小板减少性紫癜** 部分 SLE 血液系统异常比较突出，贫血、白细胞减少、血小板减少，且伴发血管炎，酷似原发性血小板减少性紫癜，通过骨髓穿刺进行区分 SLE 患者巨核细胞不减少；原发血小板减少性紫癜巨核细胞减少，进行抗核抗体及其他免疫学检查，如免疫指标阳性支持 SLE，如阴性可以排除 SLE。

4. **肾病综合征与肾小球肾炎** 肾病综合征与肾小球肾炎是 SLE 最常见的临床表现之一。但部分 SLE 发病初期仅有肾炎表现，而无 SLE 其他特征，因而鉴别较难，甚至肾脏活组织检查也难以区别是否为单纯肾病综合征、肾小球肾炎抑或狼疮肾。需进行皮肤狼疮带试验或认真随访才有利于鉴别。

5. **皮肌炎或多发性肌炎** SLE 患者可出现全身的近端肌肉的疼痛无力等症，但疼痛程度较轻，肌酶谱多正常，肌电图无特异性改变。而皮肌炎或多发性肌炎患者不具有抗双链 DNA 抗体和抗 Sm 抗体，因此两者的鉴别并不难。

6. **混合性结缔组织病**（MCTD） 是一种以 SLE，硬皮病，多肌炎或皮肌炎及 RA 样症状重叠为特征的风湿病综合征，该病肾受累少，对糖皮质激素反应好，预后良好；血中有高效价的斑点型荧光抗核抗体和抗核糖核蛋白（n-RNP）抗体；而狼疮细胞及抗 DNA 抗体，抗 Sm 抗体阴性。

7. **结节性多动脉炎** SLE 本身也是一种血管炎，故需与其他血管炎相鉴别。结节性多动脉炎可以出现多系统受累，但主要累及中等大小血管，而 SLE 则为小动脉炎，且多见于年轻女性，有典型皮疹，抗核抗体、抗 Sm 抗体及狼疮细胞检查阳性，可资鉴别。

（六）实验室和其他检查

1. **SLE 的检查** 实验室检查除血及尿常规、血沉外，主要有免疫学检查及病理检查等。

（1）免疫学检查：①抗核抗体（ANA）是系统性红斑狼疮的标准筛选试验，它能反映抗各种核成分的抗体。其特异性不强。95% 以上系统性红斑狼疮患者出现抗核抗体阳性。抗核抗体的滴度与疾病活动性不一定完全平行。抗核抗体阳性还可见于其他自身免疫性疾病，如类风湿关节炎、硬皮病、慢性活动性肝炎等。②抗双链 DNA（ds-DNA）抗体对诊断的特异性较高，但阳性率较低，约为 65%，与疾病活动和肾脏损害密切相关，抗体效价随病情缓解而下降。③抗 Sm 抗体约在 30%SLE 中呈阳性，因其特异性高，此抗体一般仅出现于 SLE，又称为本病的特异性抗体。与病情活动无关。④其他系统性红斑狼疮患者还可出现抗核糖核蛋白抗体（RNP）、抗 SSA、抗 SSB、抗磷脂抗体及一些其他自身抗体等，这些抗体均有一定的阳性率，但非特异性抗体。有的患者血清类风湿因子呈阳性。

狼疮细胞（LE 细胞）在 SLE 的阳性率约 60%。它并非特异性标记，不仅出现在系统性红斑狼疮，也可见于其他自身免疫性疾病，如类风湿关节炎、系统性硬皮病、慢性活动性肝炎和结节性多动脉炎。目前，这一检查方法已很少应用，逐渐被抗核抗体检测等更敏感的试验所替代。

此外，C3、C4、（CH50 总补体）降低，有助于 SLE 的诊断，并提示狼疮活动，其阳性率约为 80%，特异性比较高。

（2）免疫病理学检查：肾活检对狼疮肾炎的诊断、治疗及估计预后均有价值。对肾穿刺之活体组织切片进行免疫荧光分析有重要意义。

皮肤狼疮带试验，即应用免疫荧光法在患者皮肤的真皮和表皮结合部位，见到免疫球蛋白和 IgG、IgM 和补体沉积，呈粒状、球状或线状排列成黄绿色荧光带。正常皮肤暴露部，阳性率约为 70%，在皮肤病损部阳性率可达 90% 以上，在非曝光部位出现阳性狼疮带试验者多系病情严重，或伴有肾炎、低补体血症及高 DNA 抗体水平者。

2. SLE 动脉硬化的检查　本病尚缺乏敏感而又特异的早期实验室诊断方法。部分患者有脂质代谢失常，主要表现为血总胆固醇增高、LDL 增高、HDL 胆固醇降低、甘油三酯增高、ApoA 降低、ApoB 增高，血糖、尿糖和糖耐量试验检查常有阳性发现。C 反应蛋白增高，是发生心血管意外的预测因子。当发生心肌梗死时，心肌酶谱会出现特征性的动态变化。血液流变学检查往往示呈血黏滞度增高血小板活性增高。

（1）心电图检查：是筛查冠状动脉粥样硬化和心肌缺血必不可少的手段，患者发生心绞痛、心肌梗死时均可迅速在心电图上出现特征性改变。

（2）放射性核素心脏检查、超声心动图检查及其负荷试验所示：其检查的特征性变化有助于诊断冠状动脉粥样硬化。

（3）颈总动脉血管彩超：颈动脉可以作为反映动脉粥样硬化的窗口，监测颈动脉粥样硬化情况可以预测将来发生心脑血管意外的可能性。采用颈总动脉血管彩超可以检测颈总动脉内膜中层厚度并发现颈动脉粥样斑块，直接反映动脉粥样硬化血管病变的进程，颈总动脉内膜厚度较高的患者发生心血管意外的风险也增加。

（4）影像技术：可以通过显示早期的内皮机能障碍、循环异常或粥样硬化斑块而检测出亚临床动脉粥样硬化，使用单光子发射电脑断层扫描（SPECT）、99mTc-SPECT 和同位素心肌灌注成像（DIMPI）技术，可以发现患者存在的冠状动脉灌注受损。多层螺旋 CT 和磁共振显像可望用于无创性诊断冠状动脉粥样硬化。

（5）冠状动脉造影：是目前确诊动脉粥样硬化的“金标准”，能较明确地揭示冠状动脉的解剖畸形及其阻塞性病变的位置、程度与范围。适用于临床上反复胸痛没能确诊而又不能排除冠心病、无痛性心肌缺血、无法解释的顽固性心律失常、心力衰竭等。

（七）治疗

1．系统性红斑狼疮的治疗

（1）一般治疗：急性活动期应卧床休息。慢性期或病情已稳定者可适当参加工作，精神和心理治疗很重要。患者应定期随访，避免诱发因素和刺激，避免皮肤直接暴露于阳光。

（2）药物治疗

1）非甾体类抗炎药：这类药物能抑制前列腺素合成，可作为发热、关节痛、肌痛的对症治疗。如消炎痛对 SLE 的发热、胸膜、心包病变有良好效果。选择性环氧化酶 -2（COX-2）（如塞来昔布，美洛昔康等）可以有效减少 NSAIDs 引起的胃肠道不良反应。

2）抗疟药：常用羟氯喹，主要用于皮疹，光敏感和对 NSAIDs 反应不佳的骨关节病变。羟氯喹长期服用因在体内积蓄，可引起视网膜退行性变。早期停药可复发，应定期检查眼底。有心脏病病史，特别是心动过缓或有传导阻滞者禁用抗疟药。

3）糖皮质激素：仍是目前治疗本病的主要药物，适用于活动期或病情较重者，或者主要脏器如心、脑、肺、肾、浆膜受累时，发生自身免疫性溶血或血小板减少及出血倾向时，也应用糖皮质激素。用法有两种，一是小剂量，如每日 0.5mg/kg，甚至再取其半量即可使病情缓解。二是大剂量，开始时即用大剂量泼尼松或泼尼松龙每日 1mg/kg，晨起顿服，若好转，继续服用 8 周，然后逐渐减至维持量。减量中出现病情反跳，则应用减量前的剂量再加 5mg 予以维持。如大剂量未见效，宜及早加用细胞毒药物。大剂量甲基强的松龙冲击治疗可应用于急性暴发性危重病，如狼疮肾炎急性肾衰竭、狼疮脑病、严重溶血性贫血等，每日 1000mg 静脉滴注，而后再用大剂量泼尼松维持。其不良反应如高血压，易感染等应予以重视。

4）免疫抑制药：主要用于激素减量后病情复发，或激素有效但需用量过大出现严重不良反应，以及狼疮肾炎，狼疮脑病等症难以单用激素控制的病例。常用的药物如环磷酰胺、甲氨蝶呤、硫唑嘌呤等。环磷酰胺主要用于狼疮肾，主要不良反应为骨髓抑制、性腺萎缩、胃肠道反应、脱发、肝损害、出血性膀胱炎、白细胞减少等；甲氨蝶呤主要用于对其他药物治疗效果不佳的关节炎患者，主要不良反应为骨髓抑制、肝损害、口腔溃疡等；而硫唑嘌呤效果相对较弱，主要用于中等严重的病例，不良反应较 CTX 少，主要不良反应为骨髓抑制、肝损害、胃肠道反应等。

一些新的免疫抑制药也开始应用于临床，并取得了较好的疗效，有待于继续观察：①霉酚酸酯（商品名赛可平或骁悉）是一种新型、选择性、非竞争性、可逆的次黄嘌呤单核苷酸脱氢酶抑制药，它选择性地抑制活化的淋巴细胞和肾小球膜细胞，降低自身抗体和免疫球蛋白水平，霉酚酸酯可有效控制系统性红斑狼疮的病情活动，尤其对于弥漫增殖性狼疮性肾炎有独特抗增殖、改善肾脏病理作用，临床上能减少尿蛋白、改善肾功能。常用剂量为每日 10 ～ 30mg/kg，即每日 1 ～ 2g，分 2 次口服。霉酚酸酯的肝肾毒性相对小，可作为肝肾功能损害患者首选的免疫抑制药物；对育龄期女性的卵巢功能影响较小。骨髓抑制尤其是白细胞减少并不少见，合并感染也需警惕。②来氟米特（LEF，商品名妥抒或爱若华）为异恶唑类免疫抑制药，抑制二氢乳清酸脱氢酶的活性，同时抑制酪氨酸磷酸化和抑制嘧啶核苷酸合成，从而抑制白细胞介素 -2（interleukin-2，IL-2）等的产生，阻断活化淋巴细胞的增生，减少抗体产生。早期仅用于治疗类风湿关节炎。目前研究证实，其对于系统性红斑狼疮皮肤黏膜、关节病变及轻中度的肾脏病变同样有效，因而是病情中度活动的系统性红斑狼疮的选择药物之一。用药方案为口服 10 ～ 20mg，每日 1 次。来氟米特长期用药安全可靠，患者多耐受良好。主要不良反应为肝功能异常，其他可有白细胞减少、血压升高、瘙痒性皮疹、可逆性脱发等，一般为轻至中度、严重不良反应少见。需遵医嘱用药前和用药后每 1 ～ 3 月检查血常规和肝功能。

5）生物制剂：一些新的生物制剂的应用也给 SLE 的治疗带来了可喜的疗效，也有待于进一步的临床验证：①抗 CD20 单抗（利妥昔单抗）。B 细胞功能障碍被认为是 SLE 发病机制中最重要的一环，CD20 是 B 细胞特异的表面标记物。利妥昔单抗是人鼠嵌合的抗 B 淋巴细胞 CD20 的单克隆抗体，在体内能有效清除异常增生的 B 淋巴细胞。近期使用利妥昔单抗治疗 SLE 的临床数据表明，其通过有效清除体内 B 细胞，能有效改善患者的临床症状和实验室指标，对难治性 SLE 如中枢神经系统、肾脏、血液系统受累及血管炎有效。②阿贝莫司。阿贝莫司是具有免疫调节功能的合成肽，是一种免疫调控物质，能特异性结合 B 细胞表面的抗双链 DNA 抗体，使特异性 B 淋巴细胞对免疫原无应答，不产生自身抗体，从而降低双链 DNA 抗体水平。能持久减少 SLE 患者体内双链 DNA 抗体，降低 SLE 肾脏和其他主要症状复发。③环孢菌素 A。其主要是阻止 T 细胞 ID2 的产生和 IL-2 受体的表达，从而抑制免疫应答。能有效改善 SLE 疾病的活动性症状，如关节痛、蛋白尿等。常见不良反应为多毛症、高血压及齿龈肥大、肾毒性等。

6）静脉注射大剂量丙种球蛋白：适用于某些病情严重而体质衰弱者或并发全身性严重感染者。能减少激素的使用量，对危重的难治性病例有效。

7）血浆交换疗法：通过去除患者血浆，达到去除血浆中所含免疫复合物、自身抗体等，后输入正常血浆。对于危重患者或经多种治疗无效的患者有迅速缓解病情的功效。此疗法必须同时使用免疫抑制药，以预防或改善血浆置换后体内抗体产生反跳。

2. 系统性红斑狼疮患者动脉硬化的治疗　SLE 合并动脉硬化的治疗与一般动脉硬化的治疗基本相同，主要有以下几点。

（1）积极控制狼疮活动。

（2）通过改善生活方式和药物治疗积极控制传统危险因子，如戒烟、戒酒，低脂肪膳食并控制饮食总热量，坚持适量的体力活动，合理安排工作及生活；治疗高脂血症、高血压和糖尿病。

（3）补充叶酸及 B 族维生素（B_6、B_{12}）等可以降低同型半胱氨酸，有助于动脉硬化的治疗。研究表明，抗疟药物羟氯喹有抗动脉粥样硬化作用，可能与其抑制免疫、抗炎、抑制血小板聚集和降低胆固醇、改善血脂代谢有关。

（4）他汀类药物治疗可以明显降低冠状动脉疾病发生的危险。他汀类药不仅可以降低血脂，还可以通过重塑细胞信号和炎症路径来防止动脉粥样硬化形成。他汀类药对于炎症性疾病的潜在作用的机制是：降低血清 C- 反应蛋白水平，直接抑制干扰素 -γ 诱导的Ⅱ类主要组织相容性复合物（MHC）的表达，进而抑制 T 细胞驱动的自身免疫反应。他汀类药还可以防止血管内皮功能障碍。如果患者 LDL-C＞3.4mmol/L 或经减重和调整饮食结构后 LDL-C 仍持续＞2.6mmol/L，应考虑应用他汀类药物治疗。

（5）服用阿司匹林可以降低罹患心肌梗死的风险，也可以降低冠状动脉疾病导致的死亡率。阿司匹林治疗可使 SLE 患者的心血管死亡率降低 70%。对既往有心肌梗死、心绞痛或脑中风病史，或高血压、高脂血症、糖尿病、吸烟的患者，如无禁忌均应加用阿司匹林。SLE 继发抗磷脂综合征可服用抗凝药华法林。

（6）合并冠状动脉炎时需加大糖皮质激素的用量。糖皮质激素治疗对于狼疮患者动脉粥样硬化的作用存在相当大的争议，因为该药本身具有直接的致动脉粥样硬化作用，但也可以通过控制疾病活动来间接预防早发性动脉硬化。

三、类风湿关节炎

类风湿关节炎（rheumatoid arthritis，RA）是一种原因不明的，累及周围关节为主的慢性全身性自身免疫性疾病。主要表现为对称性、慢性、进行性多关节炎。其特征性的变化是慢性持续性滑膜炎，能引起关节软骨和关节囊的破坏，最终导致关节强直畸形。本病好发于 30 岁以上的女性，女性发病率比男性高 3 ～ 5 倍，我国的患病率为 0.32% ～ 0.36%。大多数患者血浆中有类风湿因子（rheumatoidfactor，RF）及其免疫复合物存在。

类风湿关节炎是一种严重危害人类健康的疾病，尽管已广泛使用抗风湿药物，其致残率和死亡率仍然很高，对比非 RA 人群，RA 人群寿命平均缩短 10 年。目前发现，导致 RA 人群死亡的主要病因是心血管病变，据统计最高可占 50% 左右。RA 合并心血管疾病的主要病理基础是动脉的粥样硬化，由此引起一系列心、脑血管病变，包括充血性心力衰竭、缺血性心脏病、心肌梗死等。

（一）病因

本病病因不明，可能与遗传、感染等因素有关。

1. **遗传因素** 流行病学调查显示，类风湿关节炎的家庭发病率比健康人群家族中高 2 ～ 10 倍，双胞胎特别是单卵孪生的双胞胎类风湿发病率比一般人高，有的家庭中好几个人得病，充分说明了遗传因素在类风湿关节炎发病中的作用。类风湿关节炎在某些家族中发病率较高，研究结果证实，HLA–D4 和 HLA–DR4 在 RA 患者中 60% ～ 80% 阳性，而对照组仅占 20%，可能与患者基因易感性有关，因此遗传可能在发病中起重要作用。

2. **感染与感染基础上的自身免疫功能调节紊乱** 尽管至今尚无直接的证据证实本病由感染所致，但有许多间接的试验证明 RA 与感染有关。

（1）细菌因素：很多患者是在咽炎、扁桃腺炎等链球菌感染基础上发病，且有 50% ～ 90% 的患者血清抗“O”滴度明显升高。试验研究表明，A 组链球菌及菌壁有肽聚糖（peptidoglycan）可能为 RA 发病的一个持续的刺激原，A 组链球菌长期存在于体内成为持续的抗原，刺激机体产生抗体，发生免疫病理损伤而致病。支原体所制造的关节炎动物模型与人的 RA 相似，但不产生人的 RA 所特有的类风湿因子（RF）。在 RA 患者的关节液和滑膜组织中，从未发现过细菌或菌体抗原物质，提示细菌可能与 RA 的起病有关，但缺乏直接证据。

（2）病毒因素：RA 与病毒，特别是 EB 病毒的关系是国内外学者注意的问题之一。研究表明，EB 病毒感染所致的关节炎与 RA 不同，RA 患者对 EB 病毒比正常人有强烈的反应性。在 RA 患者血清和滑膜液中出现持续高滴度的抗 EB 病毒 – 胞膜抗原抗体，但到目前为止，在 RA 患者血清中一直未发现 EB 病毒核抗原或壳体抗原抗体。

此外，在病因学中尚有寒冷、潮湿、疲劳、营养不良、创伤、精神等因素，尤其寒冷和潮湿常为本病的重要诱发因素。

（二）RA 致动脉硬化的机制

RA 最可能的发病机制为免疫功能异常，也是其他结缔组织病的共同发病机理。感染原（细菌、病毒、支原体等）可以侵入关节腔，以病原体作为抗原刺激滑膜或局部引流淋巴结中的浆细胞，可以产生特异性免疫球蛋白 G 抗体。抗原抗体复合物形成后，抗体即转变为异体，再刺激浆细胞就会产生新的抗体，这就是类风湿因子。类风湿因子和免疫球蛋白结合成免疫复合物，这种物质能激活身体内的补体系统，使其释放出炎症介质如组胺，引起关节滑膜和关节腔内炎症，从而促发中性粒细胞、巨噬细胞和滑膜细胞的吞噬作用。这些吞噬免疫复合物的细胞称为类风湿细胞。为了消除这种免疫复合物，类风湿细胞自我破裂，释放出大量的酶，这些酶叫作溶酶体酶，其中就包括多种酸性水解酶，它们专门破坏滑膜、关节囊、软骨和软骨下骨的基质，造成关节的局部破坏。

RF 滑膜组织中有大量的 $CD4^{+}$T 浸润，其产生大量细胞因子如白介素Ⅱ（IL-2）、IL-6、IL-8、TNF-α 阿尔法、IL-1 等在 RA 的炎症中起着非常重要的作用。

RA 致动脉硬化的机制尚不十分清楚，可能是遗传背景下多因素共同作用的结果：

1. **传统危险因素**　已证实吸烟是 RA 发病中的重要危险因素，在 RA 致动脉硬化中起着重要的作用，而且还与 RA 的严重程度有关。高血压、高血脂、糖尿病、肥胖能很好地预测心血管疾病的发生，而且还与动脉硬化的亚临床有关。是类风湿关节炎致动脉硬化的重要机制。

2. **全身炎症反应可能在 RA 相关动脉硬化中起着重要的作用**　RA 最基本的病理改变为关节滑膜组织的炎症，关节以外的病变也有自身免疫性血管炎的特征，一些炎症因子如 IL-2、IL-6、IL-8、TNF-α 等可由关节滑膜及血管炎性组织中释放进入全身血液循环，使血液中炎症因子的水平升高，这些细胞因子可以调节机体的免疫反应，并作用于脂肪组织，骨骼肌，肝脏和血管内皮组织，引起一系列导致动脉硬化的代谢功能改变，如脂代谢紊乱、高同型半胱氨酸、胰岛素抵抗、氧化应激、高凝状态等，从而加速了 As 的发生。炎症反应、内皮损伤及自身免疫应答等相互作用相互影响，共同参与了 As 病变进程。目前有多项研究表明，早期使用传统的 DMARDs 药物在治疗 RA 的同时，能有效降低患者的心血管疾病发生（包括心肌梗死和缺血性心脏病等）。其机制可能与其长期抑制炎症反应有关。

（三）临床表现

1. **RA 的临床表现**　类风湿关节炎一般起病缓慢而隐匿，在出现明显关节症状前多先有几周到几个月的低热、疲倦无力、体重减轻和手足麻木、刺痛等前驱症状，以后逐渐出现典型的关节及关节外症状。少数患者也可以急性起病，在数天内出现多个关节症状。

（1）关节表现：可分为滑膜炎症状和关节结构破坏的表现，前者经过治疗后可能逆转，但后者一经出现很难逆转。晨僵为关节的第一个症状，常在关节疼痛前出现。关节僵硬开始活动时疼痛不适，关节活动增多则晨僵减轻或消失。关节晨僵早晨明显，午后减轻。这是因为睡眠时趾或指关节不活动，水肿液积聚于炎性关节内，当关节及肌肉活动时，促使水肿液及炎性产物被淋巴管及微静脉吸收入循环，晨僵消失。以后关节肿大日渐疼痛。最常见的部位为腕、掌指关节、近端指间关节，其次为趾、膝、踝、肘、肩关节等，髋关节受累少见，颈椎、颞颌关节、胸锁和肩锁等特殊关节也可受累。疼痛多呈对称性多关节、持续性，晨间关节僵硬，肌肉酸痛，适度活动后僵硬现象可减轻。僵硬程度和持续时间，常与疾病的活动程度一致，可作为对病变活动性的评估。最常见的关节畸形有腕和肘关节强直、掌指关节的半脱位、手指尺侧偏向畸形和天鹅颈样畸形等。由于关节的肿痛和运动的限制，关节附近肌肉的僵硬和萎缩也日益显著，并使畸形加重。

（2）关节外表现：是类风湿关节炎全身表现的一部分或是其并发症。是本病致死的原因。类风湿结节，是本病较特异的皮肤表现，出现在 20% ～ 30% 的患者；类风湿血管炎可见于任何系统，查体时见指甲下或指端出现小血管炎，少数引起局部组织的缺血性坏死，在眼部可造成巩膜炎，严重者因巩膜软化而影响视力；此外尚有间质性肺炎、胸膜炎、心包炎、神经炎、贫血、Felty 综合征、干燥综合征等多种关节外表现。

2. RA 动脉硬化的表现 与一般普通人群相比，RA 患者罹患冠状动脉硬化的危险性明显增高，患 RA10 年的患者，其心肌梗死的危险是没有 RA 者的 2 ～ 5 倍，而且发病年龄比一般人群更年轻。心血管疾病已成为 RA 首位的死亡原因。传统的心血管危险因素不能很好地解释这一现象，剔除传统的危险因素后（高血脂、吸烟、高血压、糖尿病、肥胖等）其心血管疾病的发病率仍为正常人群的 2 ～ 3 倍，因此，RA 是动脉硬化的独立危险因素。与 RA 密切相关的全身慢性炎症及细胞、体液介导的特异性自身免疫反应在动脉硬化的加速进展过程中起着重要的作用。类风湿关节炎患者活动能力下降，以及免疫抑制治疗（尤其是激素治疗），也是动脉粥样硬化的重要因素。

大量的研究已经证实，颈动脉内膜中层厚度（intima medial thickness，IMT）的增加对心肌梗死的发生有很强的预报价值。Jonsson 等对 39 名 RA 患者（女性 30 名，男 9 例，最大年龄不超过 65 岁）及年龄性别相匹配的志愿者，用 B 超检测颈动脉内膜中层厚度及半定量检测动脉斑块，同时检测患者的血脂等水平，结果发现，RA 患者颈动脉内膜中层厚度明显高于对照组。有斑块的患者其血脂水平明显高于无斑块者，提示 RA 患者存在动脉硬化明显高于一般人群，RA 加速的动脉粥样硬化可能与血脂水平的升高有明显相关。在另一组实验中，ChungCP 等对 154 名 RA 患者（其中 88 名早期患者和 66 名中晚期患者）和 85 名对照组患者用计算机 X 线断层摄影术检测冠状动脉粥样硬化钙化斑块。发现 42% 的中晚期患者存在 WHO 确定的代谢综合征，早期 RA 患者为 31%，而对照组仅为 11%，与对照组相比有显著统计学意义（$P<0.001$）；具有 WHO 确定的代谢综合征患者有较高冠状动脉钙化点，且与年龄和性别无关（OR=2.02，95%CI：1.03 ～ 3.97，P=0.04）。这一结果提示，RA 患者比对照组有较高代谢综合征患病率。对于 RA 患者，与炎症相关的代谢综合征可能有助于增加冠状动脉粥样硬化危险。

使用高分辨 B 超测定血流介导的血管舒张（flow-mediated vasodolation，FMD）是一种评价内皮功能的无创方法，Vaudo 等用该法测定了 32 例 RA 患者（年龄≤59 岁）及性别年龄相匹配的对照组的内皮功能，这些患者先前不伴有心血管疾病且无心血管疾病的危险因素，发现 FMD 明显小于对照组，而且与 CRP 呈负相关，提示 RA 患者在出现明显心血管疾病之前即已存在内皮功能障碍，而且可能与炎症有关。在另一项研究中，Hulimann 等对 11 例活动期 RA 患者给予 TNF-α 抗体 infliximab 治疗 12 周后，患者 FMD 显著改善，同时 ESR 与 CRP 明显降低，说明 TNF-α 可能介导 RA 患者的内皮功能障碍。

RA 动脉硬化主要表现为心绞痛，心肌梗死，少数可表现为心源性猝死。RA 患者冠状动脉炎发生率约为 20%，病变可累及冠状动脉主干、分支及小分支，但以小动静脉受累为主。一般出现在类风湿显著活动时，偶可见于关节炎发生之前。此时患者的基础病变多严重，且均伴有明显的血管炎症病损。因此一旦诊断明确，即要加大激素的用量，并合用免疫抑制药进行强化治疗。

SolomonDH 等对 25 385 位 1999 ～ 2003 年居住在不列颠哥伦比亚省 RA 成年患者（年龄≥18 岁）与同等数量的年龄性别匹配的正常人进行了对比。发现在 5 年的研究时间里，

375 位 RA 患者因心肌梗死住院，363 位因脑卒中住院，437 位死于心血管病变。RA 组和正常组总计有 1042 位至少出现以上的一种情况。与正常人相比，RA 患者心肌梗死和脑卒中率大约增加了 1 倍，心血管疾病的死亡率增加了 30%。研究人员还发现，之前有心血管疾病发作病史的 RA 患者再次发作的风险未见增加。可能那些心血管疾病首次发作之后的 RA 幸存者比未见心血管疾病发作的 RA 患者抗病能力更强，因此再次发作的可能性也相对减少。

Del Rincon 等在为期 8 年的时间内，对 236 例 RA 患者进行随访，发现其年龄性别校正的心脑血管事件（包括心血管死亡、心肌梗死、脑卒中等）的发生率为社区居住人群的 3.96 倍，在校正血脂、收缩压、吸烟、糖尿病、体重指数等传统心血管病危险因素后，发生率仍为社区人群的 3.17 倍。

国内李鸿斌等回顾性分析了北京协和医院自 1995 ～ 2005 年间入院的 RA 患者 568 例，均符合 1987 年美国风湿协会（ACR）RA 分类标准，排除合并有其他弥漫性结缔组织病。结果发现，568 例 RA 患者中合并心脑血管病（CCVD）共 92 例（占 16.2%），其中冠状动脉硬化性心脏病 49 例，占 CCVD 总数的 53.26%，其中稳定性心绞痛 24 例、急性冠状动脉综合征（ACS）6 例和陈旧性心肌梗死 7 例，脑血管疾病 21 例，占 CCVD 的 22.83%，包括脑梗死 12 例、短暂性脑缺血发作 6 例、脑出血 3 例。这一结果提示，RA 患者心脑血管病发生率很高，且动脉硬化在 RA 患者 CCVD 事件中占主要地位，在将年龄、性别、吸烟史、BMI、糖尿病和高血压等传统因素调整匹配后，CCVD 的风险仍为 2.3 ～ 3.1。以上这些研究表明，RA 加速了 CVD 及动脉硬化的发生，RA 是 CVD 和动脉硬化的独立危险因子。

（四）诊断

1. **类风湿关节炎的诊断**　典型病例的诊断一般不难，但在早期，尤以单关节炎开始的及 X 线改变尚不明显时，需随访观察方能确诊。目前通常采用美国风湿病协会 1987 年的诊断标准。

（1）晨僵持续至 1 小时（每天），病程至少 6 周。

（2）有 3 个或 3 个以上的关节肿胀，病程至少 6 周。

（3）手（腕、掌指、近指关节）关节炎中，至少有 1 个关节肿胀，病程至少 6 周；

（4）对称性关节肿胀，病程至少 6 周。

（5）类风湿结节。

（6）类风湿因子阳性（采用正常人群阳性率小于 5% 的检查方法）。

（7）X 线片示手和（或）腕关节有骨质疏松和关节间隙的狭窄。

上述 7 点中有 4 点符合者即可诊断为类风湿关节炎。

2. **类风湿关节炎动脉硬化的诊断**　RA 患者出现胸痛，胸闷等典型的冠心病的临床症状及体征，根据特征性的心电图及心肌酶的动态改变，超声心动图、心肌核素显像及冠状动脉造影（CAG）等检查，可以确诊冠状动脉硬化，其中冠状动脉造影仍是冠心病确诊的金标准。患 RA10 年以上的患者，尤其是伴风湿活动时或长期服用 DMARDs 药物突然停药时，出现胸痛、胸闷等症状时更应注意本病的可能。

（五）鉴别诊断

类风湿关节炎患者在临床上需要与其他关节炎相鉴别，常见的如风湿性关节炎、结核性关节炎、强直性脊柱炎、骨关节炎，以及与其他结缔组织病伴有的关节炎相鉴别。

1. **强直性脊椎炎** 70年代以前，本病被误认为是风湿性关节炎的一个亚型，现已确认本病是一个独立的风湿性疾病。强直性脊柱炎的特点有：①多见于青年男性。②以非对称性的下肢大关节炎为主，手关节极少发病。③与遗传基因有关，同一家族有较高发病率，HLA–B27阳性达90%～95%。④血清类风湿因子为阴性，类风湿结节少见。⑤骶髂关节及脊椎有典型的X表现。

2. **Reiter氏综合征** 又称Reiter氏病，多见于青年男子，发生于尿道炎、膀胱炎和（或）腹泻后的炎症性、非对称性寡关节炎，可伴有结膜炎、虹膜炎，或皮肤、黏膜损害等关节外表现。

3. **炎症性肠病关节炎** 指与溃疡性结肠炎、节段性回肠炎等炎症性肠病相关的脊柱关节炎，此疾病也与HLA–B27相关，临床特点为非对称性外周寡关节炎、中轴关节炎及附着点病，本病有自限性，一般不出现侵蚀性病变，若出现也很轻微。以膝、踝及腕关节最常受侵，但髂关节、肩及肘关节也可发病，往往同时伴发结节性红斑。血清类风湿因子阴性。肠炎并发强直性脊椎炎，病变主要在脊椎及骶髂关节，X线摄片与典型强直性脊椎炎没有区别。

4. **风湿性关节炎** 多见于儿童及青年，以急性发热及关节肿痛起病。主要侵犯大关节，如膝关节、踝关节、腕、肘、肩等关节，关节红肿热痛，呈游走性，一处关节炎症消退，另处关节起病。关节炎症消退后不留永久性损害，X线关节摄片骨质无异常，血清类风湿因子阴性，抗链球菌溶血素、抗链激酶及抗透明质酸酶阳性。

5. **结核性关节炎** 本病可伴有其他部位结核病变，如脊椎结核常有椎旁脓肿，2个以上关节同时发病者极少见。X线检查早期不易区别，若有骨质局限性破坏或有椎旁脓肿阴影，有助诊断。关节腔渗液做结核菌培养常阳性。抗结核治疗有效。血清类风湿因子阴性。结核菌素试验阳性。

6. **系统性红斑狼疮** 部分患者因手指关节肿痛为首发症状而被误诊为类风湿关节炎，然而本病的关节病变较类风湿性关节炎为轻，且关节外的系统性症状如面部有蝶形红斑、脱发等表现突出，并有心、肾、肺、脑等多脏器损害，雷诺现象常见，而皮下结节罕见，血清抗核体阳性，可找到狼疮细胞。

7. **痛风** 痛风的发病率有明显增多趋势，痛风早期易与类风湿关节炎相混淆。痛风多见于男性，好发部位第一跖趾关节，也可侵犯踝、膝、肘、腕及手指等关节。发作时多急骤起病，数小时内出现红、肿、热、痛，疼痛剧烈时不能触，急性发作时血尿酸水平高，尿酸结晶沉积于关节附近或皮下，形成痛风石。结节逐渐增大，致使局部畸形及骨质破坏，关节腔穿刺或结节活检，可见到针状尿酸结晶。

（六）实验室和其他检查

1. **一般都有轻度至中度贫血** 白细胞数大多正常，在活动期可略有增高，活动期患者血小板增多。多数病例的红细胞沉降率在活动性病变中常增高，可为疾病活动的指标。

2. **血清白蛋白降低，球蛋白增高** C反应蛋白是炎症过程中出现的急性期蛋白之一，它的增高说明本病的活动性，它和血沉一样被看作是预测冠心病的有效指标。

3. **类风湿因子及其他血清学检查** 类风湿因子包括IgG型RF、IgM型RF、IgA型RF，和IgE型RF等类型。目前临床多限于检测IgM–RF，目前国内应用比较广泛的是聚苯乙烯微粒乳胶凝集试验（LAT）和羊红细胞凝集试验（SCAT）。这两种方法对IgM–RF特异性较大，敏感性较高，重复性好，检测IgM–RF在成年RA患者中70%阳性。IgM–RF

高滴度阳性患者，病变活动重，病情进展快，不易缓解，预后较差，且有比较严重的关节外表现。类风湿因子阴性不能排除本病的可能，须结合临床。此外，RF 为自身抗体，也可见于多种自身免疫性疾病及一些与免疫有关的慢性感染，如系统性红斑狼疮、原发性干燥综合征、慢性肝炎、结节病，传染性单核细胞增多症、麻风、结核病、血吸虫病等。此外，正常人接种或输血后亦可出现暂时性 RF（+）。RA 患者亲属亦可发现 RF 阳性。甚至在 5% 的正常人也可出现低滴度的 RF，故 RF 阳性，不一定就是类风湿性关节炎，但结合临床仍为诊断 RA 的重要辅助方法。

4. 70% **患者血清中出现各种类型的免疫复合物**　尤其是活动期和 RF（+）患者。抗核抗体在类风湿关节炎的阳性率为 10% ～ 20%。在急性期和活动期，患者血清补体水平均有升高，只有在少数有血管炎者、重症患者伴关节外病变者可出现低补体血症。

5. **关节腔穿刺可得不透明草黄色渗出液**　其中中性粒细胞可达 1 万～ 5 万 / 立方毫米或更高，细菌培养阴性。其黏度差，含糖量低于血糖。

6. **X 线检查**　对本病的诊断、关节病变的分期、监测病变的演变均很重要，其中以手指及腕关节的 X 片最有价值。X 线片中可见到关节周围软组织的肿胀阴影，关节端的骨质疏松（I 期）；关节间隙因软骨的破坏而变得狭窄（Ⅱ期）；关节面出现虫凿样破坏性改变（Ⅲ期）；晚期可出现关节半脱位和关节破坏后的纤维性和骨性强直（IV 期）。

7. **类风湿结节的活检**　典型的病理改变有助于本病的诊断。

（七）治疗

1. **类风湿关节炎的治疗**　类风湿关节炎至今尚无特效疗法，治疗本病的目的是减轻或消除关节疼痛，防止和减少关节破坏，修复和改善已破坏的关节功能。早期诊断，早期治疗极为重要。在疾病的不同阶段采取不同的治疗方法。

（1）一般性治疗：对急性期、发热以及内脏受累者应卧床休息，至症状基本消失为止。待病情改善两周后应逐渐增加活动，以免过久的卧床导致关节废用，甚至促进关节强直。缓解期可进行物理治疗。红外线、超短波或短波透热疗法等也可增加局部血循环，促使炎症及肿胀消退，疼痛减轻，并以增强药物对局部的作用。

（2）药物治疗：治疗类风湿关节炎的常用药物分为四大类，即非甾体类抗炎药（NSAIDs）、改善病情的抗风湿药（DMARDs）、糖皮质激素和植物药及一些生物制剂。

1）非甾体类抗炎药（NSAIDs）：用于初发或轻症病例，其作用机制主要抑制环氧化酶使前列腺素生成受抑制而起作用，以达到消炎及止痛的效果。但不能阻止类风湿关节炎病变的自然过程。本类药物因体内代谢途径不同，彼此间可发生相互作用不主张联合应用，并应注意个体化。阿司匹林仍为治疗类风湿关节炎的首选药物。NSAIDs 目前主要分为：①特异性环氧化酶 -1（COX-1）抑制药如阿司匹林、吲哚美辛、对乙酰氨基酚等。②倾向性 COX-2 抑制药如美洛昔康、醋氯芬酸、尼美舒利、奈丁美酮。③特异性 COX-2 抑制药，如塞来昔布、罗非昔布、戊地昔布（valdecoxib）、帕拉昔布（parecoxib）。依他昔布（etoricoxib）正在三期临床试验中。疗效与非特异性 COX-2 抑制药相似，但大大减少了胃肠道的不良反应和溃疡的发生率。

NSAIDs 的主要不良反应：①胃肠道症状，如恶心、消化不良、腹痛，服 NSAIDs2 ～ 3 个月后胃肠溃疡的发生率增加 2 ～ 3 倍。②肾脏损害。③骨髓抑制，精神障碍等。

2）改善病情的慢作用抗风湿药（DMARDs）：该类药物较 NSAIDs 发挥作用慢，临床症状明显改善为 1 ～ 6 个月，故又称慢作用药。此类药物能控制 RA 病情进展，对早期（症状出现＜3 个月）及明确诊断为 RA 的患者应尽早采用此类药物。

①甲氨蝶呤（MTX）。为 RA 活动期的首选药物。本药抑制细胞内二氢叶酸还原酶及甲酰基转移酶的活性，抑制肿瘤坏死因子 α（TNF–α）、白细胞介素 –1（IL–1）、白细胞介素 –6（IL–6）等细胞因子而具有抗炎作用。每周剂量 5 ～ 20mg，以口服为主（1 日之内服完），也可肌内注射或静脉滴注，4 ～ 6 周起效，疗程至少半年，不良反应主要有肝损害、骨髓抑制、胃肠道症状、皮疹、肺纤维化、感染等，停药后多能恢复。

②柳氮磺胺吡啶。抗炎作用好，可减缓关节破坏的进度。常用量为 2 ～ 4g/ 日。不良反应主要有恶心、呕吐、厌食、肝损害、皮疹、骨髓抑制等。停药后多可恢复。对磺胺过敏者禁用。

③羟氯喹。通过降低磷脂酶 A 等多种酶的活性以减少前列腺素合成，抑制 DNA 和 RNA 多聚酶而妨碍 DNA 复制，影响炎症基因的表达，降低中性粒细胞的趋化和吞噬功能。多用于早期 RA 患者，剂量为 400mg/d，常见的不良反应为胃肠功能失调、皮疹、眼底视网膜损害，故应每 3 ～ 6 个月做一次眼底检查，以便早期发现眼底损害。

④来氟米特（leflunomde）。为异恶唑类免疫抑制药，是一种新型免疫抑制药，抑制二氢乳清酸脱氢酶的活性，同时抑制酪氨酸磷酸化和抑制嘧啶核苷酸合成，从而抑制白细胞介素 –2（interleukin–2，IL–2）等的产生，疗效与 MTX 相似，耐受性优于 MTX，能改善 RA 的临床症状，控制病情活动。用药方案为口服 10 ～ 20mg，每日 1 次。来氟米特长期用药安全可靠，患者多耐受良好。主要不良反应为肝功能异常，其他可有白细胞减少、血压升高、瘙痒性皮疹、可逆性脱发等，一般为轻至中度、严重不良反应少见。需遵医嘱用药前和用药后每 1 ～ 3 月检查血常规和肝功能。

⑤环磷酰胺（CTX）抑制细胞生长。本药不良反应较多，多用于难治性、持续活动的、系统症状较重的患者。静脉法：0.75 ～ 1.0g/m^2 体表面积，每月 1 次，症状控制后可延长其间歇期，或 200mg 隔日 1 次，口服，或 100mg，每日 1 次。不良反应为骨髓抑制、性腺抑制、胃肠道反应、肝损害、出血性膀胱炎等。

⑥硫唑嘌呤（AZA）。抑制细胞的合成和功能。推荐剂量每日口服 100mg，病情稳定后改为 50mg/ 日维持，不良反应亦为骨髓抑制、肝肾损害等。

⑦环孢素。是近来治疗本病的免疫抑制药。每日剂量为 3 ～ 5mg/kg 体重，一次口服，不良反应为血肌酐和血压升高，服药期间严密监测。

⑧青霉胺。应用青霉胺治疗，除使关节症状缓解外，可使血沉及 C 反应蛋白降低，类风湿因子转为阴性。

⑨雷公藤。具有消炎、抗菌、调节免疫、活血化瘀、杀虫等作用。经国内多年临床应用和实验研究有良好疗效。有非甾类抗炎作用，又有免疫抑制或细胞毒作用，可以改善症状，使血沉和 RF 效价降低，雷公藤总甙 60mg/ 日，1 ～ 4 周可出现临床效果。不良反应有女性月经不调及停经，男性精子数量减少，皮疹，白细胞和血小板减少，腹痛腹泻等。停药后可消除。

⑩金制剂。可能干扰细胞的生化反应。对关节疼痛及晨僵有明显疗效，也能使血沉及 C 反应蛋白好转，有效率可达 70% ～ 90%。

一些生物制剂如抗肿瘤坏死因子 –α（TNF–α）、他可莫司（FK506）等，国外已经开始用于类风湿关节炎的治疗。

3）糖皮质激素（GS）：本药适用于有关节外症状或关节炎明显而又不能被非甾体抗炎药所控制或慢作用抗风湿药尚未起效的患者。除有系统症状患者可以泼尼松每日30～40mg，症状控制后逐渐减量，以每日10mg维持，泼尼松量每日不宜超过10mg，并逐渐以非甾体抗炎药物代替。

4）外科治疗：对仅有1～2个关节受损较重、经水杨酸盐类治疗无效者可试用早期滑膜切除术。目前这种手术只适用于大的关节如膝、腕关节，而且手术不能改善RA本身的病情。滑膜切除术可以使病情得到一定缓解，但当滑膜再次增生时病情又趋复发。术后仍需内科药物治疗。

5）其他：尚有一些其他新的治疗方法，如造血干细胞移植，基因治疗等。确切疗效有待于进一步的临床观察。

RA的治疗目前多主张早期、规律、综合治疗，药物选择要符合安全、有效、经济和简便的原则。一经诊断，即开始DMARDs治疗，首选MTX，应尽早一种或一种以上的DMARDs与非甾体抗炎药联合应用。非甾体抗炎药仅早期在DMARDs尚未起效时减轻症状，但不能控制病情进展和骨破坏。羟氯喹、柳氮磺胺吡啶、氨甲蝶呤三药联合是国际标准疗法，无效或效果不佳可适当加用或换用来氟米特、生物制剂（单用或联合）。有系统症状时可加用激素，难治性、持久的RA可用环磷酰胺。生物制剂由于价格昂贵，多数处于临床试用阶段，目前尚未列入主要治疗药物之中，有待进一步观察。

2. RA患者动脉硬化的治疗　RA合并动脉硬化的治疗与一般动脉硬化的治疗基本相同，主要有以下几点。

（1）积极控制原发病，早期诊断，早期治疗极为重要。RA一经诊断，即开始DMARDs治疗，此类药物在治疗RA的同时，能有效降低患者的心血管疾病发生（包括心肌梗死和缺血性心脏病等）。新的抗炎药物如TNF-α抗体（英夫利昔单抗）有抑制炎症反应的作用，能明显降低疾病的活动，理论上能改善RA患者的血管功能，但是对脂类会有不良反应。这类药物是否可以用于RA患者冠心病的防治，有待于进一步的临床观察。值得注意的是，在使用DMARDs与非甾体抗炎药的过程中不应随便停药，以免增加心肌梗死的风险。

（2）通过改善生活方式和药物治疗积极控制传统危险因子，如戒烟、戒酒，低脂肪膳食并控制饮食总热量，坚持适量的体力活动，合理安排工作及生活；治疗高脂血症、高血压、和糖尿病。

（3）补充叶酸及B族维生素（B_6、B_{12}）等可以降低同型半胱氨酸，有助于动脉硬化的治疗。研究表明，抗疟药物羟氯喹有抗动脉粥样硬化作用，可能与其抑制免疫、抗炎、抑制血小板聚集和降低胆固醇、改善血脂代谢有关。

（4）他汀类药物治疗可以明显降低冠状动脉疾病发生的危险。他汀类可能特别有益，因为它们除了可以降低胆固醇外，还具有抗炎特性，从而防止动脉粥样硬化形成。如果患者LDL-C＞3.4mmol/L或经减重和调整饮食结构后LDL-C仍持续＞2.6mmol/L，应考虑应用他汀类药物治疗。

（5）服用阿司匹林可以降低罹患心肌梗死的风险，也可以降低冠状动脉疾病导致的死亡率。

（6）合并冠状动脉炎时宜应用糖皮质激素联合免疫抑制药。

Choi等在一项前瞻性研究中，对1240例RA患者随访18年，发现使用缓解病情的抗风湿药物MTX能降低总病死率60%，其中降低冠心病病死率70%，而非冠心病病死率无显著改变，从而进一步证实，全身炎症反应在RA患者动脉硬化发病机制中起着十分重要的作用，以及抗风湿治疗在预防冠心病中的重要性。

在心血管病变的发生发展中，很多治疗RA的药物（包括激素、NSAIDs、DMARDs和新型生物制剂）都可能存在双重作用，它们在对抗动脉硬化的同时也有致动脉硬化的作用，如何更好地合理应用，将是摆在我们面前的重要课题。

四、系统性血管炎

系统性血管炎（systemic vasculitis）是一组以血管的炎症与坏死为主要病理改变的自身免疫性疾病。其共同病理基础是大小不等的动脉、静脉、微血管壁或其周围有炎症性改变。临床表现因受累血管的类型、大小、部位及病理特点不同而表现不一，主要表现为乏力、皮肤损害、关节炎，常引起多系统性功能障碍和多脏器功能衰竭，但也可局限于某一脏器。

系统性血管炎的发病并不少见，在西方其发病率高于系统性红斑狼疮，与类风湿关节炎相似，在我国发病率也不低，特别是中老年男性易患，但尚缺乏流行病学资料。

各种血管炎的病因、发病机制、病理部位及临床表现均不同，但有重叠，因此曾有过多种分类方法。近年来较一致的认识是，首先将血管炎分为原发性和继发性。继发性是指血管炎继发于另一确诊的系统性疾病，即感染、肿瘤、弥漫性结缔组织病如SLE、干燥综合征、RA等，而原发性即不具有另一种疾病的系统性血管炎。本章所指的是原发性血管炎。关于系统性血管炎的分类，目前多采用ChapelHill会议关于血管炎的命名，主要根据侵犯的血管大小分类，归纳如下。

1. **大血管性血管炎** 巨细胞（颞）动脉炎，大动脉炎（Takayasu动脉炎）。

2. **中等血管性血管炎** 结节性多动脉炎（经典的结节性多动脉炎），川崎病（Kawasaki Disease）。

3. **小血管性血管炎** 韦格纳肉芽肿（Wegener′s granulomatosis），变应性肉芽肿性血管炎（Churg-Strauss综合征），显微镜下血管炎（显微镜下多动脉炎），过敏性紫癜（Henoch-Schonlein紫癜），冷球蛋白血症性血管炎，皮肤白细胞破碎性血管炎。

4. **累及各类血管的血管炎** 白塞病（Behcet′s disease）。

（一）病因及发病机制

本病的病因与发病机制尚不十分清楚，可能与感染、自身免疫和遗传等因素有关。

1. **感染** 感染的致病原如细菌、病毒、螺旋体、真菌及立克次体等均可引起血管壁的炎症反应。病原体可以在血管壁上大量繁殖直接损害血管，也可因其代谢产物而引发血管炎。在感染性血管炎的慢性病程中，免疫反应和非免疫反应均可能涉及。但更多的情况下以后者为主。例如，有的感染性血管炎，由于病原体在血管壁内大量增殖，在免疫反应启动前即已致血管坏死及炎症细胞聚集。在以免疫反应为主的血管炎中，血管损害并不是病原体对血管的直接损害引起的。病原体只是起到了间接的作用。如乙肝病毒感染时，可因病毒抗原与相对应抗体形成的免疫复合物在血管壁的沉积而引起全身的坏死性动脉炎。但大多数由免疫反应所致的血管炎都没有源于病原体抗原的证据。而实际上，很多证据表明，系统性血管炎是由许多自身免疫机制介导的。近年来，有人应用三甲氧苄氨嘧啶（TMP）及磺胺甲基异噁唑（SMZ）治疗韦格纳肉芽肿（WG），获得了长期生存，提示WG发病与微生物感染可能有关。

2. **免疫异常** 近 70% 血管炎患者体内发现存在着异常的免疫反应，可以是免疫复合物介导异常免疫，免疫复合物通过循环沉积在血管壁上或在血管壁上形成免疫复合物，由此激活补体和炎症介质系统；也可以是抗体直接介导，如抗内皮细胞抗体（川崎病）或抗基底膜的抗体（如肺出血肾炎综合征）直接导致血管受损；少数皮肤小血管炎突出表现为 T 细胞介导免疫异常。

近年来，抗中性粒细胞胞浆抗体（antineutrophil cytoplasmic antibodies，ANCA）的作用越来越被人们重视。ANCA 是出现于系统性血管炎中的一种自身抗体，可能作为免疫因素参与了血管炎的发病。ANCA 在系统性血管炎中最常见于 Wegener 肉芽肿、结节性多动脉炎、显微镜下多动脉炎，以及变应性肉芽肿性血管炎（Churg-Strauss 综合征）。ANCA 抗原为中性粒细胞胞浆中的多种成分，其中以其胞浆颗粒内成分丝氨酸蛋白（PR3）最为特异。抗 PR3 抗体可参与血管炎的发病，当中性粒细胞被细胞因子等因素致敏后，PR3 由细胞内转到细胞膜表面与 ANCA 相作用，引起炎症反应而损伤血管内皮细胞。然而，并不是所有的血管炎都出现 ANCA 和内皮细胞抗体，因此其他的免疫异常亦可能参与。

3. **遗传因素** 在有些疾病如大动脉炎、白塞病等可能存在遗传倾向，其机制有待于进一步探讨。

（二）病理

血管炎的基本病理改变是：①管壁细胞的浸润，包括中性粒细胞、淋巴细胞、吞噬细胞。除变应性肉芽肿性血管炎外，其他血管炎壁层的嗜酸性粒细胞很少见。②管壁的弹力层和平滑肌层受损形成动脉瘤，这种病变见于累及带肌层动脉的血管炎。③管壁纤维素样增生、坏死。不同血管炎的血管病变有重叠性，且非出现在所有同样大小的血管炎，即使是在某一受累的血管其病变常呈节段性，这些都影响了病理活检作为诊断及鉴别诊断的可靠性，但若结合免疫荧光检查可提高其诊断价值。

（三）系统性血管炎与动脉硬化

系统性血管炎作为一组以血管的炎症与坏死为主要病理改变的自身免疫性疾病，与其他全身性自身免疫性疾病如 SLE、RA 等一样，大大增加其心血管事件的风险，其中动脉粥样硬化的发生是其心血管疾病增加的根本原因。已经表明，传统的心血管疾病的危险因素不能完全解释其动脉粥样硬化的发生；系统性血管炎中各种原因所致的血管炎症，包括细胞与免疫复合物介导的炎症，以及疾病本身的免疫反应共同作用，损伤了内皮细胞，导致内皮功能障碍，加速了动脉粥样硬化的发生。

Sherer Y 等在一项研究中，对 32 例系统性坏死性血管炎患者与正常对照组及系统性红斑狼疮（SLE）进行抗 HSP-60 抗体，抗 HSP-65 抗体和抗 oxLDL 抗体测定。并用超声检测颈动脉内膜中层厚度（IMT）。结果发现，系统性坏死性血管炎患者与 SLE 患者 IMT 之间的差别无显著性。与对照组相比，系统性血管炎患者抗 HSP-60、抗 HSP-65IgG 抗体和抗 oxLDL 抗体水平无显著差别，但抗 HSP-60IgM 及抗 HSP-65IgM 抗体均显著降低。这一结果提示，系统性血管炎作为一组疾病，无论它是哪种类型，与系统性红斑狼疮相似，都存在有不同程度的早期动脉粥样硬化的变化。

在另一项研究中，Sangle SR 等对 54 例系统性血管炎患者（其中男性 20 例，年龄在 55 岁以下；女性 34 例，年龄在 60 岁以下）和 49 例健康对照组进行踝肱压力指数（亦称踝臂压力指数，ABPI）测定，患者按照 1990 年 ACR 标准和 1994 年 ChapelHill

会议，以及关于白塞病的研究共识进行了分类，其中 18 例韦格肉芽肿，8 例白塞病，7 例 Chur-Strauss 综合征，3 例过敏性紫癜，3 例结节性多动脉炎，3 例大动脉炎，3 例血管炎相关性 P-ANCA，3 例荨麻疹性血管炎，2 例皮肤白细胞增多性血管炎，1 例显微镜下多血管炎，1 例原发性中枢神经系统血管炎，1 例巨细胞动脉炎和 1 例继发干燥综合征的皮肤血管炎。并对动脉硬化的传统危险因素如血糖、血脂、C- 反应蛋白等进行了评估。结果发现，54 例系统性血管炎患者中，有 11 例 ABPI 异常（占血管炎患者的 20.4%），而对照组 49 人中仅 2 人异常（占对照组总数的 4%，与对照组相比 $P<0.03$），心血管事件在踝肱指数异常的血管炎患者中明显增多（45.5% vs. 11.6%，$P<0.01$），提示系统性血管炎患者 ABPI 指数异常增多增加了其心血管事件的风险。系统性血管炎患者有加速动脉粥样硬化的风险。

对系统性坏死性血管炎患者测定肱动脉血流介导的血管舒张（FMD），发现这些患者表现出明显的内皮功能障碍，积极抗炎治疗控制患者的风湿活动后，内皮功能得到恢复，高度提示，炎症反应在系统性血管炎患者早发动脉硬化中起着非常重要的作用。

（四）大动脉炎

大动脉炎（takayasu arteritis，TA） 是一种慢性进行性非特异性炎症，以大中动脉的狭窄或闭塞为主要表现，主要累及主动脉及其主要分支，肺动脉和冠状动脉亦可受累。临床表现为，全身炎性反应以及受累脏器缺血症状。少数患者因炎症破坏动脉壁的中层，而导致动脉扩张或动脉瘤，因病变部位的不同，临床表现也不同。累及主动脉弓及其分支称为主动脉弓综合征，累及锁骨下动脉而造成桡动脉无脉称为无脉征。本病好发于青年女性，发病年龄多在 20 ～ 30 岁，40 岁以后较少发病，男女比例各国报道不一，为 1：6 ～ 10，发病率约为 2.6/100 万人。

TA 基本病理改变为病变动脉全层慢性炎症反应及内膜中层弹性纤维和平滑肌广泛破坏，常引起心肌梗死、脑梗死及肾动脉狭窄等缺血性疾病，是该病最常见的死亡原因。多数学者认为，大动脉炎有早发动脉硬化的趋势。

1. **病因** TA 的病因和发病机制仍不明确。最初认为发病与梅毒、风湿热、巨细胞动脉炎有关，现认为与结核病、自身免疫病如 RA、SLE、多发性肌炎、硬皮病、结节性多动脉炎、克罗恩病有关。目前多数学者认为，本病属于结缔组织病范畴，其发病涉及遗传因素、自身免疫机制、内分泌失常等改变。

（1）自身免疫学说：多数学者认为，本病是一种自身免疫性疾病，可能由结核杆菌或链球菌、立克次体等在体内的感染，引起血管壁上的变态反应，诱发主动脉壁和（或）其主要分支动脉壁的抗原性，产生抗主动脉壁的自身抗体，发生抗原抗体反应引起主动脉和（或）主要分支管壁的炎症反应。其理论依据：①在本病的早期和活动期，常有四肢关节、肌肉痛，低热等类似风湿病的表现，临床发现患者多有血沉、C 反应蛋白增高、抗“O”及抗糖酶异常，α、γ 球蛋白及 IgG、IgM 的不同程度增高，服用肾上腺糖皮质激素有效。②本病患者血中有抗主动脉壁抗体，同时发现，主动脉壁抗原主要存在于动脉中层组织。③主动脉弓综合征与风湿热或类风湿主动脉炎相类似。④在急性期患者血中可发现 Coomb´s 抗体合并类风湿因子阳性。鉴于 Coomb´s 抗体多见于自身免疫性疾病，这种自身抗体出现提示，自身免疫机制紊乱在多发性大动脉炎的病因学研究中占有重要地位。

有报道，本病患者可同时有肺部或肺外结核病灶，特别是动脉周围及主动脉旁有结核病灶，48% 的患者有结核病史，86% 患者结核菌素试验阳性。在病理上有类似结核损害的朗格汉斯细胞肉芽肿。

（2）遗传因素：Numano 曾报道自 1970 年以来，在日本已发现 10 对近亲，如姐妹、母女等患有大动脉炎，特别是孪生姐妹患有此病，为单合子，在我国也发现有一对孪生姐妹患有本病，属显性遗传。因此，认为大动脉炎与先天遗传因素有关。对本病的患者中进行人类白细胞抗原（HLA）测定，可见 A9、A10、B5、B21、BW40、BW51、BW52 等位点检出频率高，特别是 Bw52 最高，其阳性者反映大动脉炎的炎症严重，需要激素剂量较大，并对激素有抗性。故认为这些 HLA 表型与本病有关联，从免疫遗传基础上提示，本病具有免疫学上的易感性。

（3）内分泌异常：本病多发于青年女性，故认为可能与内分泌因素有关。因为青年女性正处于分泌各类激素的高峰期，有试验证明，该病患者月经周期中雌激素分泌的双峰模式消失，卵泡期及黄体期雌激素总量明显高于正常女性，而雌激素能明显降低动脉壁糖原分解的活动力，使动脉壁受损。这可能与雌激素引起动脉平滑肌萎缩有关，导致血管炎症反应，使受累血管出现内膜的成纤维组织增厚，中膜增厚或变薄，纤维变性，纤维组织和弹性纤维断裂、重叠或消失。也有人认为，雌激素引起动脉中膜某些酶活性的降低，是动脉壁炎症性改变的机制。

大剂量雌激素可造成主动脉肌层萎缩、坏死和钙化，主要发生于主动脉及其分支，即承受动脉血流和搏动最大的机械应力部位，从而推测在内分泌不平衡最显著时期，雌激素过多和任何营养不良因素（如结核病）相结合，产生多发非特异性动脉炎，成为本病的致病因素。

2. 致动脉硬化的机制　本病属自身免疫性疾病，多发生于青年女性，多缺乏传统的心血管危险因素。其致冠心病的机制不清，可能为自身免疫与慢性炎症造成冠状动脉内腔的狭窄，内膜增厚，内皮功能障碍，继发动脉硬化和动脉壁钙化伴血栓形成，进一步引起血管腔的闭塞，造成心肌缺血、心肌梗死。

3. 病理改变　本病可累及主动脉、颈动脉、锁骨下动脉、肾动脉、腹腔动脉、肠系膜上动脉、肠系膜下动脉、肝动脉、脾动脉、冠状动脉及肺动脉。约 84% 的患者病变侵犯 2 ～ 3 支动脉。

病变以主动脉分支入口处较严重，有时可使冠状动脉开口处或其近端狭窄。左、右冠状动脉可同时受累，呈弥漫性冠状动脉炎。病理常为全层动脉炎，呈节段性分布。早期受累的动脉壁全层均有炎症反应，伴大量淋巴细胞、巨细胞浸润，以外膜最重，中层次之，同时中层也可见上皮样细胞和郎汉斯巨细胞。晚期动脉壁病变以纤维化为主，呈广泛不规则性增厚和僵硬，纤维组织收缩造成不同程度的动脉狭窄，内膜广泛增厚，继发动脉硬化和动脉壁钙化伴血栓形成进一步引起管腔闭塞。偶有动脉壁因弹性纤维和平滑肌破坏，中层组织坏死，不足以承受血流冲击，导致动脉壁膨胀形成动脉瘤。

电镜所见，动脉壁平滑肌细胞细长，多充满肌丝，细胞器很少，少数肌膜破坏，肌丝分解和消失，线粒体和内质网肿胀，空泡样变，以致细胞变空和解体。胞核不规则，染色质周边性凝集。成纤维细胞少见，胶原纤维丰富，有局部性溶解。网状纤维少，弹力纤维有分布均匀的低电子密度的基质和疏松纵向的丝状纤维。

4. 临床表现　本病多见于青年女性，男女比为 1∶2.4 ～ 8.5，发病年龄多在 16 ～ 40 岁。最常见于 20 ～ 30 岁的人群，部分患者从有症状到确诊，需要 2 ～ 11 年的时间。在局部症状出现前数周，少数患者可有全身不适、易疲劳、发热、食欲减退、恶心、出汗、体质下降、月经不调、肌肉酸痛、关节炎等全身症状，当局部症状或体征出现后，全身症状逐渐减轻或消失。多数患者无上述症状。

本病多累及中等和大动脉，临床表现与累及动脉的部位有关，临床根据病变部位的不同分为头臂动脉型（主动脉弓综合征型）、胸腹主动脉型、广泛型和肺动脉型共4型。

（1）头臂动脉型

1）症状：颈动脉和椎动脉狭窄和闭塞，可引起脑部不同程度的缺血，出现头昏、眩晕、头痛、记忆力减退；单侧或双侧视物有黑点，视力减退，视野缩小，甚至失明；嚼肌无力和咀嚼疼痛。少数患者因局部缺血产生鼻中隔穿孔，上腭及耳郭溃疡，牙齿脱落和面肌萎缩。脑缺血严重者可有反复晕厥，抽搐，失语，偏瘫或昏迷。尤以头部上仰时脑缺血症状更易发作。少数患者由于局部血压及氧分压低或颈动脉与周围组织发生粘连，故颈动脉窦较为敏感，易受外界压力的影响。当头部急剧改变位置或起立，可产生颈动脉窦性晕厥现象。上肢缺血可出现单侧或双侧上肢无力、发凉、酸痛、麻木，甚至肌肉萎缩。少数患者可发生锁骨下动脉窃血综合征（subclavian steal syndrome），由于一侧锁骨下动脉或无名动脉狭窄50%以上或闭塞时，可使同侧椎动脉的压力降低1.33kPa（10mmHg）以上，故对侧椎动脉的血流逆流入狭窄或闭塞侧的椎动脉和锁骨下动脉时，当患侧上肢活动时，其血流可增加50%～100%。于狭窄或闭塞部位的远端引起虹吸现象，加重脑部缺血，而发生一过性头晕或晕厥。

2）体征：颈动脉、桡动脉和肱动脉可出现搏动减弱或消失（无脉征），约半数患者于颈部或锁骨上部可听到Ⅱ级以上收缩期血管杂音，少数伴有震颤，但杂音响度与狭窄程度之间，并非完全成比例。轻度狭窄或完全闭塞的动脉，则杂音不明显，如有侧支循环形成，则血流经过扩大弯曲的侧支循环时，可以产生连续性血管杂音。

（2）胸腹主动脉型

1）症状：由于下肢缺血，出现下肢无力、酸痛、皮肤发凉和间歇性跛行等症状，特别是髂动脉受累时症状最明显。肾动脉受累出现高血压，可有头痛、头晕、心慌。合并肺动脉狭窄者，则出现心慌、气短，少数患者发生心绞痛或心肌梗死。

2）体征：高血压为本型的一项重要临床表现，尤以舒张压升高明显，主要是肾动脉狭窄引起的肾血管性高血压；狭窄越严重，血压越高。胸降主动脉的严重狭窄，使心排出血液大部分流向上肢从而可引起节段性高血压；主动脉瓣关闭不全所致的收缩期高血压等。在单纯肾血管性高血压中，其下肢收缩压较上肢高20～40mmHg。如单纯胸主动脉严重狭窄，血压上肢高于下肢，下肢血压低或测不出。如上述二种合并存在，则上下肢血压水平相差更大。部分患者背部脊柱两侧或胸骨旁可闻及收缩期血管杂音，其杂音部位有助于判定主动脉狭窄的部位及范围，大约80%患者于上腹部可闻及Ⅱ级以上高调收缩期血管杂音。如合并主动脉瓣关闭不全，于主动脉瓣区可闻及舒张期吹风样杂音。

（3）广泛型：具有上述两种类型的特征，属多发性病变，多数患者病情较重。

（4）肺动脉型：本病合并肺动脉受累并不少见，约占50%，上述3种类型均可合并肺动脉受累，而在各类型中伴有或不伴有肺动脉受累之间无明显差别，单纯肺动脉受累者罕见。肺动脉高压大多为一种晚期并发症，约占1/4，多为轻度或中度，重度则少见。临床上出现心悸、气短较多，但症状均轻，重者可出现心功能衰竭。肺动脉瓣区可闻及收缩期杂音和肺动脉瓣第二音亢进，肺动脉狭窄较重的一侧呼吸音减弱。

（5）冠状动脉受累的表现及动脉硬化的证据：临床冠心病95%～99%是由冠状动脉粥样硬化引起，所以称冠状动脉粥样硬化性心脏病。除冠状动脉粥样硬化外，尚有1%～5%

由炎症（包括风湿性、梅毒性、血管闭塞性）、痉挛、栓塞、结缔组织病等原因引起心肌缺血。而多发性大动脉炎是主动脉及其分支的慢性、进行性，甚至闭塞性的炎症，少数患者病变可累及冠状动脉引起狭窄或闭塞而产生心肌缺血的病理特征。1951 年 Frovig 首先报道这一现象。1977 年 Lupi 报道，在 107 例多发性大动脉炎中，16 例有冠状动脉狭窄，其中 8 例有心绞痛症状。起初症状常与神经系统症状（头痛、一过性脑缺血等）同时出现，也可同时出现心肌梗死症状。有些病例可出现心力衰竭，以左心衰竭较为常见。文献报道，大动脉炎累及冠状动脉的发生率为 9% ～ 10%。

大动脉炎累及冠状动脉多见于左右冠状动脉开口及近端，常为节段性病变，系主动脉根部炎症延伸所致，其他部位的弥漫或局灶性病变少见。因病变部位多位于冠状动脉开口，且狭窄可十分严重，造影中如操作不当有可能导致猝死。近年来，动脉硬化累及冠状动脉的报道明显增多。大多数患者以胸痛，胸闷等心肌缺血症状，或急性心肌梗死就诊；部分患者是以高血压、其他脏器缺血或心力衰竭等症状在检查时发现冠状动脉损伤；也有个别患者在手术探查时才发现冠状动脉开口受累，而临床上并无明显的心肌缺血症状。与一般冠心病比较，多发性大动脉炎所致冠状动脉闭塞临床表现较轻，白细胞、血沉、天门冬氨酸氨基转移酶等改变不明显。在不同血管部位闻及连续性或吹风样收缩期血管杂音为多发性大动脉炎所特有。因此，对于有外周血管病变的青年患者，如反复出现胸闷、胸痛，要考虑大动脉炎累及冠状动脉的可能。

阜外医院蒋雄京等对 1998 － 2001 年住院的连续 121 例大动脉炎患者中，因临床怀疑有冠状动脉受累，并经血管造影证实冠状动脉狭窄大于 50% 的病例进行跟踪随访。发现其中有 10 例累及冠状动脉，占同期住院大动脉炎患者的 8.26%。其中男性 1 例，女性 9 例。10 例患者均有外周动脉病变的证据并有心绞痛发作，其中 3 例患者有典型的心肌梗死病史。10 例患者共计有 14 处冠状动脉狭窄。最常见狭窄部位是冠状动脉开口，开口病变往往很严重，甚至出现闭塞。1 例左右冠状动脉开口均狭窄的患者行选择性冠状动脉造影时猝死，1 例患者经皮冠状动脉成形术后 2 年再发心肌梗死死亡。证明冠状动脉病变是该病常见的死亡原因。

谢敏等对 1990 － 2002 年住院的 52 例患者，根据临床表现、辅助检查、大血管造影及冠状动脉造影发现，7 例大动脉炎累及冠状动脉（其中女性 5 例，男性 2 例），占同期大动脉炎患者的 13.3%。其中 1 例患者无任何心肌缺血的症状，经冠状动脉造影证实冠状动脉左前降支开口 85% 狭窄。提示有部分患者可能因未表现心脏症状而未行冠状动脉造影而漏诊的可能。说明大动脉炎实际累及冠状动脉的发生率可能高于目前的分析结果。

近年来，大动脉炎与动脉硬化之间的关系引起了人们的重视，多项研究表明，大动脉炎增加了动脉粥样硬化的危险。Seyahi E 等对 30 例大动脉炎患者（35.4±8.0 岁）、45 例性别和年龄匹配的 SLE 患者（37.4±6.8 岁）和 50 例健康对照组（38.2±5.7 岁），通过 B 超检测动脉斑块，并测量两侧颈总动脉，颈动脉球，以及颈内外动脉 IMT。同时评估传统的动脉粥样硬化的危险因素。结果显示，大动脉炎动脉斑块数为 8/30（27%），系统性红斑狼疮为 8/45（18%）明显高于健康对照组（1/50，2%，P=0.005）。Logistic 回归分析显示，大动脉炎和系统性红斑狼疮的动脉斑块的存在仅与年龄显著相关（P 值分别 =0.04，0.02）。大动脉炎患者平均 IMT（0.95±0.31mm）显著高于 SLE 患者（0.58±0.10mm）及健康对照组（0.59±0.08mm，P＜0.001）。以上结果表明，大动脉炎患者有较高的动脉粥样硬化斑块，至少不低于 SLE 患者。

大动脉炎累及冠状动脉病变，与多发性动脉炎合并冠状动脉粥样硬化病变难于鉴别，病理是唯一区别依据。

6. **诊断**

（1）大动脉炎的诊断：典型临床表现者诊断并不困难。40 岁以下女性，具有下列表现一项以上者，应怀疑本病。

1）单侧或双侧肢体出现缺血症状，表现为动脉搏动减弱或消失，血压降低或测不出。

2）脑动脉缺血症状，表现为单侧或双侧颈动脉搏动减弱或消失，以及颈部血管杂音。

3）近期出现的高血压或顽固性高血压，伴有上腹部二级以上高调血管杂音。

4）不明原因低热，闻及背部脊柱两侧，或胸骨旁、脐旁等部位或肾区的血管杂音，脉搏有异常改变者。

5）无脉及有眼底病变者。

1990 年美国风湿病学会的分类标准如下。

1）发病年龄≤40 岁：出现症状或体征时年龄＜40 岁。

2）肢体间歇性运动障碍：活动时一个或更多肢体出现乏力、不适或症状加重，尤以上肢明显。

3）肱动脉搏动减弱：一侧或双侧肱动脉搏动减弱。

4）血压差＞10mmHg：双侧上肢收缩压差＞10mmHg。

5）锁骨下动脉或主动脉杂音：一侧或双侧锁骨下动脉或腹主动脉闻及杂音。

6）动脉造影异常：主动脉一级分支或上下肢近端的大动脉狭窄或闭塞，病变常为局限性或节段性，且不是由动脉硬化、纤维肌发育不良或类似原因引起。

符合上述 6 项中的 3 项者可诊断本病。此标准诊断的敏感性和特异性分别是 90.5% 和 97.8%。

（2）大动脉炎累及冠状动脉的诊断：对有外周动脉病变的青年患者，尤其是女性，如反复出现胸闷胸痛，要考虑大动脉炎累及冠状动脉的可能。心电图可为多数患者提供心绞痛或心肌梗死的证据，但正常者不能排除累及冠状动脉，必要时行冠状动脉造影以明确诊断。

7. **鉴别诊断** 大动脉炎主要与先天性主动脉狭窄、动脉粥样硬化、血栓闭塞性脉管炎、白塞病、结节性多动脉炎等疾病鉴别。

（1）先天性主动脉缩窄：多见于男性，血管杂音位置较高，限于心前区和（或）背部，腹部听不到杂音，全身无炎症活动表现，胸主动脉造影见特定部位狭窄，婴儿型位于主动脉峡部，成人型位于动脉导管相接处。病变处主动脉无炎性改变，镜下无肉芽肿和炎性细胞浸润。

（2）动脉粥样硬化：常在 50 岁后发病，无大动脉炎的临床表现，伴动脉硬化的其他临床表现，数字及血管造影有助于鉴别。血管造影显示常合并髂、股动脉及腹主动脉粥样硬化病变，但本病很少累及腹主动脉的主要分支，特别是肾主动脉受累少见，仅占肾血管性高血压的 5%。

（3）肾动脉纤维肌结构不良（FMD）：本病也多见于年轻女性，病变大多累及肾动脉远端及其分支，肾动脉造影显示其远端 2/3 及分支狭窄，以右肾动脉受累较多见，呈典型“串珠样”改变，无大动脉炎的表现。病理检查血管壁中层发育不良。

（4）血栓闭塞性脉管炎（Buerger 病）：好发于吸烟史的年轻男性，为周围慢性血管闭塞性炎症。主要累及四肢中小动脉和静脉，下肢较常见。表现为肢体缺血、剧痛、间歇性跛行，足背动脉搏动减弱或消失，游走性表浅动脉炎，重症可有肢端溃疡或坏死等，与大动脉炎鉴别一般并不困难，但本病形成血栓可波及腹主动脉及肾动脉，引起肾血管性高血压，则需结合临床全面分析，必要时行动脉造影加以鉴别。

（5）结节性多动脉炎：主要累及内脏中小动脉。与大动脉炎表现不同。有发热、血沉快及脉管炎的表现。

（6）胸廓出口综合征：可有桡动脉搏动减弱，随头颈及上肢活动其搏动有变化，并常伴有上肢静脉血流滞留现象及臂丛神经受压引起的神经病，颈部X线片显示颈肋骨畸形。

8. 实验室及其他检查

（1）血液检查

1）红细胞沉降率：是反映本病病变活动的一项重要指标。约43%的患者血沉快，可快至130mm/h。其中发病10年以内者，多数血沉增快，大于10年者，病情趋于稳定，血沉恢复正常。

2）C反应蛋白：其临床意义与血沉相同，阳性率与血沉相似，均为本病病变活动的指标之一。

3）抗链球菌溶血素“O”抗体：此抗体的增加仅说明患者近期曾有溶血性链球菌感染，本病约有半数患者出现阳性或可疑阳性反应。

4）抗结核菌素试验：我国的资料提示，约40%的患者有活动性结核，如发现活动性结核灶应抗结核治疗。对结核菌素强阳性反应的患者，在经过仔细检查后，仍不能除外结核感染者，应试验性抗结核治疗。

5）血象：少数患者在疾病活动期白细胞增高或血小板增高，也为炎症活动的一种反应。部分患者可出现红细胞计数和血红蛋白量降低。

6）血清蛋白电泳：常有α、γ球蛋白增高，白蛋白下降。

7）免疫学改变：血清抗主动脉抗体（94%）对本病的诊断有一定的价值。血清抗主动脉抗体的滴度≥1∶32为阳性，≤1∶16为阴性。大动脉炎患者阳性率可达91.5%，其中滴度≥1∶64者占65%，假阴性8.5%。此外可有类风湿因子阳性（4%）、抗核抗体阳性（6%）等，均无特异性。

（2）眼底检查：无脉病眼底为本病的一种特异性改变，发生率为8%～12%。可分为3期，第一期（血管扩张期），视神经乳头发红，动静脉扩张、瘀血，静脉管腔不均，毛细血管新生，小出血，小血管瘤，虹膜玻璃体正常。第二期（吻合期），瞳孔散大，反应消失，虹膜萎缩，视网膜动静脉吻合形成，周边血管消失。第三期（并发症期），表现为白内障、视网膜出血和剥离等。

（3）心电图检查：约半数患者心电图表现为左心室肥大或伴有劳损或高电压，当累及冠状动脉时可表现为冠状动脉供血不足或心肌梗死的改变。

（4）胸部X线检查

1）心脏改变：约1/3患者有不同程度的心脏扩大，多为轻度左室扩大。其原因主要是由于高血压引起后负荷增加。其次是主动脉瓣关闭不全或冠状动脉病变引起的心肌损害。

2）胸主动脉改变：常见升主动脉或弓降部膨隆、凸出和扩张，甚至瘤样扩张，可能因高血压或大动脉炎所致。降主动脉中下段变细及搏动减弱等，是胸降主动脉广泛狭窄的重要指征。

（5）放射性核素检查：用^{99m}Tc-DTPA肾照相及巯甲丙脯酸激发试验，当肾动脉发生狭窄时，由于肾缺血引起肾素系统活性增强，血管紧张素Ⅱ使肾小球输出小动脉收缩，肾小球滤过压增高和其代偿性来维持适当肾小球滤过率，服用巯甲丙脯酸 2.5mg，1 小时后复查 γ 照像，若有肾动脉狭窄存在，由于巯甲丙脯酸消除了血管紧张素Ⅱ输出小动脉的收缩作用，故肾小球滤过压与滤过率较服药前降低，以此来判断肾动脉狭窄。本法诊断阳性率 96.3%，特异性 82.7%，较单纯肾照相的敏感性（51.8%）明显增高，而特异性则无任何差别。

（6）分侧肾静脉肾素活性测定：在本病肾动脉型肾素 – 血管紧张素体系的升压作用已被公认，肾素活性测定也已被广泛应用。测定两侧静脉肾素活性比值（患侧肾素 / 对侧肾素）以及周围循环肾素的水平或对侧肾静脉肾素与周围血肾素的比值，不仅有助于证实血管病变对肾功能的影响程度借以明确手术指征，也对术后预后有较明确的估计。一般认为，周围血肾素活性高，两侧肾静脉肾素活性差别大于两倍，外科疗效良好；周围血肾素活性差大于两倍，外科疗效良好；周围血肾素活性正常或对侧肾静脉肾素与周围血肾素比值＜1.3，两侧肾静脉肾素活性差＞ 1.4 倍，术后血压亦都恢复正常或明显下降；两侧静脉肾素活性比值＜1.4，手术效果不佳。两侧肾静脉肾素活性比值对于鉴别肾血管性高血压与原发性高血压亦有价值，在后者比值≤1.4。

（7）超声血管检查：可探查主动脉及其主要分支狭窄或堵塞（颈动脉、锁骨下动脉或肾动脉）。但对远端分支探查较困难。

（8）血管造影

1）数字减影血管造影（DSA）：DSA 是应用计算机减影技术，探测注射造影剂前后所得影像差别，消除与血管图像无关的影像单独显示血管图像，目前已运用于各种血管造影。大动脉炎是肾血管性高血压的常见病因，故造影时应对头臂动脉，胸、腹主动脉，肾动脉，髂动脉及肺动脉进行全面检查。此法一般可代替肾动脉造影，适用于门诊患者，但对肾动脉分支病变显示不清，必要时仍需选择肾动脉造影。

2）动脉造影：可观察肾动脉狭窄的部位、范围、程度、远侧分支、侧支循环及胸、腹主动脉等情况。

3）冠状动脉造影：本病累及冠状动脉已受到人们广泛的重视，冠状动脉造影显示狭窄主要位于冠状动脉入口处或近端。肺动脉呈多发性狭窄。

（9）磁共振显像（MRI）：这一技术使机体组织显像发展到解剖学、组织生物化学和物理学特性变化相结合的高度，使许多早期病变的检测成为可能。多发性大动脉炎引起血管狭窄或阻塞，相应脏器缺血所致的代谢障碍，可通过 MRI 诊断。由于本病为动脉全层的非化脓性炎症及纤维化，MRI 可观察到动脉壁异常增厚，受累的胸腹主动脉狭窄。与常规血管造影相比，避免了动脉腔内操作，减轻了痛苦，是无损伤血管检测技术的一大发展。MRI 诊断多发性大动脉炎的敏感性仅为 38%。因此，目前此法尚不能完全取代动脉造影。

（10）主动脉活检　本病呈节段性改变、分布不均匀，阳性率 35%，组织学呈肉芽肿改变，主动脉壁活检阴性不能否定诊断。由于标本来源困难，且有一定痛苦及危险性，实用价值不大。

9. 治疗　本病若能早期发现，及时进行免疫抑制药治疗，可以缓解病情，延缓病情进展，减少并发症，提高长期生存率。

（1）急性期或活动期的治疗：以非手术治疗为主。

1）糖皮质激素类药物：病变活动期应给予激素治疗，可抑制炎症、改善症状，使病情趋于稳定。血沉为一可靠的监测指标。血沉大于 100mm/h，可给予泼尼松 40 ～ 60mg/d，应用 1 ～ 2 周后炎症症状可迅速改善。血沉大于 60 ～ 100mm/h 时，泼尼松可给予 30 ～ 40mg/d，血沉 20 ～ 60mm/h 可给予泼尼松 30mg/d。血沉小于 20mm/h 后，每周减量 5mg，逐渐减至 10 ～ 15mg 维持量，应维持一段时间。少数患者每日服用 5mg 达 15 ～ 20 年，病情稳定，未发现任何不良反应，说明长期小剂量服用激素对控制病变活动有帮助。有肾性高血压者宜密切监测其血压的升高。

有报道在使用糖皮质激素基础上，加用丙种球蛋白对缓解症状有时有显著作用。

2）血管扩张药物：在控制炎症发展基础上，还可辅以血管扩张药物，如妥拉苏林，每次 25mg，每日 3 次；地巴唑，每次 100mg，每日 3 次，口服以改善缺血症状。最近一些学者认为，上述药物只能提高正常血管的血流量，对已狭窄的血管扩张作用微弱，甚至反而加重远端缺血，因此推出真正扩血管药物 pentoxifylline（trental，乙酮可可碱），此药可提高红细胞的可变性，从而增加组织灌流功效。常用剂量为 400mg，分 3 ～ 4 次，其临床疗效有待进一步观察。

3）降低血液黏滞度药物：近年的研究认为，多发性大动脉炎患者存在高凝状态，为使用低分子右旋糖酐提供了理论依据，如加用活血化瘀的丹参，可使效果更为明显。此法对脑缺血患者疗效显著。常用剂量为 500ml 低分子右旋糖酐加丹参 8 ～ 10 支，每日 1 次，14 日为 1 个疗程。此外，蝮蛇抗栓酶因有降低纤维蛋白原，减少血小板凝聚的作用，也已应用于临床。

4）抗血小板聚集药物：双嘧达莫（每次 25mg，每日 3 次，口服），肠溶阿司匹林（每次 0.3 单位，每日 1 次，口服）等药物有抑制血小板聚集作用，可作为辅助药物。

5）抗炎和抗结核治疗：尽管病变原因不明，急性期短期抗炎治疗是必要的，抗炎有利于控制症状，如考虑结核感染，可行抗结核治疗。

6）免疫抑制药：免疫抑制药和糖皮质激素合用，能增强疗效。最常用的免疫抑制药为环磷酰胺、硫唑嘌呤和甲氨蝶呤等，一般均与激素合用，可减少激素用量，对激素治疗效果不好者更宜采用。

（2）稳定期的治疗：以非手术治疗为主。适应证：①病变较轻无明显血液动力学变化。②血管病变严重、阻塞范围广泛，全身情况较差不能耐受手术。③单纯上肢无脉症。治疗的主要目的：尽量改善脑、肾等主要脏器缺血症状，控制顽固性高血压。

在我国，多发性大动脉炎是肾血管性高血压的最常见原因。此类肾血管性高血压多属肾素依赖性，采用血管紧张素抑制药可使血压明显下降。

（3）手术治疗：管腔狭窄甚至闭塞，产生严重脑、肾、上下肢等不同部位缺血影响功能的患者，以及有严重顽固性高血压药物治疗无效者，应手术治疗。一般应在病变稳定后半年至 1 年、脏器功能尚未消失时手术。手术方式主要如下。

1）单侧或双侧颈动脉狭窄引起脑部严重缺血或视力明显障碍者，可行主动脉及颈动脉人工血管重建术、内膜血栓摘除术或颈部交感神经切除术。

2）胸或腹主动脉严重狭窄者，可行人工血管重建术。

3）自体肾移植术，适用于多发性大动脉炎肾动脉近端和腹主动脉的肾动脉开口上下有较多病变，无法进行肾动脉重建术者。

4）肾切除术，包括部分肾切除术和全肾切除术。后者适用于一侧肾正常，一侧肾脏病变严重者。病肾切除后可使血压迅速下降。

5）颈动脉窦反射亢进引起反复晕厥发作者，可行颈动脉体摘除及颈动脉窦神经切除术。

（4）大动脉炎动脉硬化及冠状动脉病变的治疗：大动脉炎合并动脉硬化治疗与一般自身免疫病动脉硬化病变基本相同。

冠状动脉受累者保守治疗预后往往很差，多死于心脏事件，故主张早期行血运重建。手术时机以大动脉炎非活动期为宜。手术方法包括经皮冠状动脉成形术（PTCA）和冠状动脉搭桥术（CABG）。如果冠状动脉病变严重，不及时治疗死亡风险高，即使处于病变活动期也要考虑尽早手术，但前提是必须辅以激素及免疫抑制治疗。PTCA 术主要用于冠状动脉为单支或局限病变的病例，也可应用于合并急性心肌梗死的大动脉炎患者的急救治疗，作为一种过渡措施为日后 CABG 术争取时间。此手术近期疗效好，但远期效果不肯定，不能排除再狭窄。而 CABG 术主要适用于冠状动脉起始部或多支病变。因大动脉炎累及冠状动脉大多为此种类型，故多适合 CABG。研究表明，CABG 可改善患者的心绞痛及左室射血功能，且疗效稳定。

大动脉炎累及冠状动脉的预防以控制大动脉炎即预防自身免疫反应为主，并辅以冠心病危险因素的控制和预防，以及抗凝药物和扩张血管药物的使用，以保证血运重建后血管的通畅。

（五）结节性多动脉炎

结节性多动脉炎（polyarteritis nodosa，PAN）是一种原因不明，主要累及中、小肌性动脉的坏死性血管炎性疾病，因该发展过程中炎性渗出及增殖，使受累动脉出现节段性结节而命名为结节性多动脉炎。结节性多动脉炎可累及人体的任何器官，以肾脏、心脏、神经及皮肤受累最为常见。随受累动脉的部位不同，临床表现多样，可仅局限于皮肤（皮肤型），也可波及多个器官或系统（系统型）。本病为一种少见病，在我国的发病率不详，在美国的发病率为 1.8/10 万。该病多见于男性，男女比为 2∶1，任何年龄段均可发病，但以 40 ～ 60 岁年龄段最为常见。

结节性多动脉炎以肾脏、心脏、神经和皮肤受累最常见，其中肾脏损害发生率达 75% ～ 85%。近年来发现，冠状动脉受损较其他动脉更为常见，发生率可高达 50%，心肌梗死发生率为 5% ～ 30%。

1. **病因**　病因不明，可能与免疫机制有关，药物及病毒感染均可引起发病。

（1）病毒：许多资料发现，病毒与结节性多动脉炎关系密切，30% ～ 50% 患者伴乙型肝炎病毒感染，此外巨细胞病毒、I 型人类 T 细胞病毒（Human T cell leukemia virus type-1 HTLV-1）、人类免疫缺陷病毒（HIV）及副病毒等与血管炎的关系均有报道。病毒感染可以直接对血管壁产生损伤。此外，病毒抗原与抗体形成免疫复合物在血管壁沉积，也可以导致坏死性动脉炎。

（2）药物：如磺胺药、砷剂、碘化物、青霉素及注射血清等，可能与本病有关。

（3）其他：如细菌、真菌及寄生虫等感染也可能与本病有关。此外，肿瘤抗原能诱发免疫复合物形成，也可导致血管炎。有报道毛细胞白血病患者伴发本病。高血压是结节性多动脉炎常见的临床表现。动物实验发现，动脉炎与高血压有关，而与引起高血压的原因无关，其病理改变与免疫因素诱发的动脉炎相似。故推测高血压损伤了小血管，受损的平滑肌细胞释放出自身抗原，从而诱发异常的自身免疫反应。

总之，本病的病因是多因素的，其发生发展是综合作用的结果。

2. **发病机制**　本病发病机制尚不十分清楚，目前多认为与免疫反应有关。抗原抗体复合物、病原因素直接侵入或抗血管内皮抗体、抗嗜中性粒细胞胞浆抗体等均可以导致血管内皮细胞损伤，致功能紊乱，释放出大量趋化因子和细胞因子，如白介素（IL-1）和肿瘤坏死因子（TNF）。这些因子反过来增强免疫细胞与内皮细胞的黏附，继而产生炎症反应加重了内皮细胞损伤，使受损的内皮细胞失去调节血管张力的作用，血管处于痉挛状态，最终导致血栓形成，动脉阻塞，继而发生缺血性改变。

3. 病理改变 主要侵犯中、小动脉，病变为全层坏死性血管炎，好发于动脉分叉处，常呈节段性为特征，间或可累及邻近静脉，各脏器均可受累，以肾、心、脑、胃肠道常见，较少累及肺及脾脏。急性期血管炎症损害的特点主要表现为，纤维素样坏死和多种细胞的浸润，可有动脉瘤和血栓形成。从急性坏死到完全愈合的各阶段病理变化常同时存在。

4. 临床表现

（1）结节性多动脉炎的临床表现

1）一般临床表现：结节性多动脉炎为系统性疾病，由于多种组织脏器均可受累，临床表现复杂多样，起病可急骤或隐匿。发病早期主要以不典型的全身症状为多见，也有开始即为某一系统或脏器损害为主要表现，如皮疹、高血压、肾小球肾炎、急性腹痛、周围神经病变及肌痛等。

2）全身症状：急性或隐匿起病，常伴发热，可呈持续性或间歇性，体温可高达 39° C 以上，也可表现为低热。其他全身症状为全身不适、乏力、头痛、食欲减退、体重减轻等。

3）系统症状：①皮肤病变。有 20% ～ 30% 患者出现皮肤损害。病变发生于皮下组织的中、小肌性动脉，表现为痛性红斑性皮下结节，沿血管成群分布，一般为数毫米至数厘米大小，呈玫瑰红、鲜红或近正常皮色，常有网状青斑、紫癜、溃疡，少数患者可出现远端指（趾）缺血性改变或雷诺现象，但坏疽不多见。如不伴有内脏动脉损害，称“皮肤型结节性多动脉炎”，预后较好。②肾脏病变。肾脏受累最多见，绝大多数患者均有不同程度的肾损害，临床上表现有蛋白尿、血尿，甚至各种管型，少数呈肾病综合征表现。肾内小动脉广泛受累时可引起严重肾功能损害。肾内动脉瘤破裂或因梗死时可出现剧烈肾绞痛和大量血尿。高血压较常见（可高达 60%），有时为临床唯一表现。高血压本身又加重了肾脏、心脏及脑血管损害，形成恶性循环。急性肾衰竭多为肾脏多发性梗死的结果，可致肾性恶性高血压。疾病的急性阶段可有少尿和尿闭，也可于数月或数年后发生。尿毒症常为本病主要死亡原因之一。如见肾小球肾炎应归属于显微镜下多血管炎（急性肾小球肾炎是微小血管炎的独特表现）。③消化系统表现。消化系统受累常见，约 50% 患者根据血管炎发生的部位和严重程度不同而出现不同的症状。腹痛最为常见，弥漫性腹痛应考虑到肠系膜动脉血栓的可能。若发生较大的肠系膜上动脉的急性损害可导致血管梗死、肠梗阻、肠套叠，肠壁血肿严重者可致肠穿孔或全腹膜炎；中、小动脉受累可出现胃肠道的炎症、溃疡、出血；发生在胆管、胰腺、肝脏损害时则出现胆囊、胰腺、肝脏的炎症和坏死，表现为腹部绞痛、恶心、呕吐、脂肪泻、肠道出血、腹膜炎、休克。部分病例合并乙型肝炎病毒感染呈慢性活动性肝炎表现。④心脏表现。心脏损害发生率约 36% ～ 65%，是引起死亡的主要原因之一。除肾性高血压可影响心脏外，主要因冠状动脉炎而致的梗死、缺血。冠状动脉瘤破裂可引起心包出血，甚至压塞。充血性心力衰竭也是心脏受累的主要表现。心包炎约占 4%，严重者可出现大量心包积液导致心包压塞。各种心律失常均可出现，主要为室上性心动过速。⑤神经系统表现。周围神经和中枢神经均可受累，以前者多见，约占 60%。表现为多发性单神经炎和（或）多神经炎、末梢神经炎。中枢神经受累者约占

40%，临床表现取决于脑组织血管炎的部位和病变范围，可表现为弥散性或局限性单侧脑或多部位及脑干的功能紊乱，出现抽搐、意识障碍、脑血管意外等。脊髓受累较少见。⑥关节肌肉表现。约半数患者有关节痛，少数有明显关节炎的改变。约 1/3 患者骨骼肌血管受累而产生恒定肌痛，以腓肠肌疼痛多见。可出现间歇性跛行。⑦其他部位表现。肺脏血管很少受累，其损害可呈弥漫性，有时先于其他器官受累。眼部症状约占 10%，包括各种临床表现，如中心视网膜动脉阻塞、视乳头水肿、脉络膜炎、虹膜炎、巩膜炎及结合膜炎等。睾丸和附睾受累发生率约 30%，卵巢也可受累，以疼痛为主要特征。

本病的病程视受累脏器，严重程度而异。重者发展迅速，甚至死亡。也有缓解和发作交替出现持续多年终于痊愈者。

北京协和医院回顾分析了 1990—2001 年住院确诊的 PAN 患者 16 例临床特点，其中男性 9 例，女性 7 例。16 例患者均有发热，10 例有四肢或双下肢肌痛，8 例有体重下降，4 例有关节疼痛，1 例男性查体发现左睾压痛。皮肤受累 11 例（占 69%）、神经系统受累 10 例（占 62%）、肾脏受累 9 例（占 56%）、消化系统受累 5 例（占 31%），无 1 例心、肺受累临床表现。可能与本病心脏受累时症状隐匿、不典型，胸痛不明显有关。

（2）PAN 冠状动脉受累的表现及动脉硬化的证据：PAN 的心脏受累主要表现为冠状动脉炎。由于 PAN 冠状动脉炎重度改变于心包膜下血管进入心肌不深处，故心肌梗死多范围较小，常为小面积梗死灶。一般临床症状隐匿、不典型，胸痛不明显，心电图亦少见典型图形。但心绞痛、心肌梗死、心力衰竭和各种心律失常均可出现。最常见的临床表现为心绞痛，其原因主要由于炎性病变引起血管内膜增厚，管腔狭窄，炎性浸润导致非粥样硬化性血栓形成，从而出现心肌缺血引发心绞痛。此外，PAN 也可能会导致冠状动脉痉挛，从而引发心绞痛或心肌梗死。此时冠状动脉造影结果正常。发生于心外膜的冠状动脉炎可导致心肌梗死并可引发猝死。由于本病临床表现不典型，故极易误诊漏诊，很多患者生前难以判定心肌梗死的存在。尸检时发现本病导致心肌梗死的发生率高达 6%。

早在 1985 年，Schrader 等对 Johns Hopkins 医院自 1935 年到 1976 年尸检符合结节性多动脉炎 36 例患者（其中男性 19 例，女性 17 例）行病理学检查，发现 18 例有活动性或愈合性的冠状动脉炎，8 例患者有动脉粥样硬化（占患者总数的 22.2%），4 例患者发生猝死。高度提示结节性动脉炎是动脉硬化的危险因素。新近的研究结果提示，PAN 或系统性血管炎有加速动脉硬化的趋势（参见系统性血管炎）。

5. 诊断 本病症状及体征明显时，诊断不难。由于症状错综复杂，易与多种内外科疾病相混淆，诊断本病有两个重要的依据：①皮肤和肌肉的组织活检。活检时应注意取得小动脉，神经活检时取得完整神经。如病理证实有中小动脉坏死性血管炎时，结合临床表现，可以诊断本病。如果其他部位不能提供诊断所需的材料，应提倡做睾丸活检（镜下损害在此处多见），对有肾炎者做肾脏活检，对严重肝功能异常者做肝脏活检是可取的。②血管造影。无特异性，仅提示系统性血管炎的存在。在无合适的器官组织活检时，血管造影不失为一个极有帮助的手段。

目前均采用 1990 年美国风湿病协会（ACR）的分类标准作为诊断标准。

（1）体重下降≥4kg（无节食或其他原因所致）。

（2）网状青斑（四肢和躯干）。

（3）睾丸疼痛和（或）压痛（并非感染、外伤或其他原因所致）。

（4）肌痛、乏力或下肢压痛。

（5）多发性单神经炎或多神经炎。

（6）舒张压≥90mmHg。

（7）血尿素氮＞40mg/dl（14.3mmol/L）或肌酐＞1.5mg/dl（133μmmol/L）（非肾前因素）。

（8）血清 HBV 标志（HBsAg 或抗体）阳性。

（9）动脉造影见动脉瘤或血管闭塞（除外动脉硬化，肌纤维发育不良或其他非炎症性原因）。

（10）中小动脉壁活检见有中性粒细胞和单核细胞浸润。

以上 10 条中至少有 3 条阳性者，可诊断结节性多动脉炎。其诊断的敏感性和特异性分别为 82.2% 和 86.6%。

在有不明原因发热、腹痛、肾衰竭或高血压时，或当疑似肾炎或心脏病患者伴有嗜酸粒细胞增多或不能解释的症状和关节痛、肌肉压痛、肌无力、皮下结节、皮肤紫癜、腹部或四肢疼痛，或迅速发展的高血压时，应考虑结节性多动脉炎的可能性。全身性疾病伴原因不明的对称或不对称地累及主要神经干，如桡神经、腓神经、坐骨神经的周围神经炎（通常为多发性，即多发性单神经炎）亦应排除结节性多动脉炎。

6. 鉴别诊断　本病临床表现复杂，变化多样，需与各种感染性疾病，如感染性心内膜炎，原发性腹膜炎，胆囊炎，胰腺炎，内脏穿孔，消化性溃疡、出血，肾小球肾炎，冠状动脉粥样硬化性心脏病，多发性神经炎，恶性肿瘤及结缔组织病继发的血管炎相鉴别。典型的结节性多动脉炎还应注意与显微镜下多血管炎、变应性肉芽肿性血管炎和冷球蛋白血症等相鉴别。

（1）显微镜下多血管炎：①以小血管（毛细血管、小静脉、小动脉）受累为主。②可出现急进性肾炎和肺毛细血管炎、肺出血。③周围神经受累较少，占 10% ～ 20%。④ p-ANCA 阳性率较高，占 50% ～ 80%。⑤与乙型肝炎病毒（HBV）感染无关。⑥治疗后复发率较高。⑦血管造影无异常，依靠病理诊断。

（2）变应性肉芽肿性血管炎（Churg-Strauss syndrome）：①病变可累及小、中肌性动脉，也可累及小动脉、小静脉。②肺血管受累多见。③血管内和血管外有肉芽肿形成。④外周血嗜酸性粒细胞增多，病变组织见有嗜酸性粒细胞浸润。⑤既往有支气管哮喘和（或）慢性呼吸道疾病的病史。⑥如有肾脏受累则以坏死性肾小球肾炎为特征。⑦ 2/3 患者 ANCA 阳性。

（3）继发性多动脉炎：系统性红斑狼疮、类风湿关节炎、干燥综合征等其他结缔组织病可合并多动脉炎，其血管炎的病理改变和临床表现与结节性动脉炎相似，但上述疾病均有各自的临床特点，容易鉴别。

（4）韦格纳肉芽肿：是一种中、小血管受累的坏死性血管炎，也可累及微小血管。病理表现可见有肉芽肿形成的特征性改变，而结节性多动脉炎一般无肉芽肿形成。本病主要累及上呼吸道、肺和肾脏，胞质型抗中性粒细胞胞质抗体（c-ANCA）是本病的特异性抗体，而结节性多动脉炎一般抗 c-ANCA 抗体阴性。

（5）大动脉炎：多见于青年女性，是青少年肾性高血压的原因之一。主要累及血管为弹力及肌性动脉如主动脉弓及其分支、冠状动脉、肾动脉及其他内脏大动脉。病理可见肉芽肿形成，偶见巨噬细胞，后期引起不同部位的狭窄或闭塞。

7. 实验室及其他检查

（1）一般检查：反应急性炎症的指标有轻度贫血、白细胞增多（80% 患者可达

20～40×10⁹/L），血沉（ESR）和C反应蛋白（CRP）升高，而且CRP的血清浓度与疾病活动性呈正相关；有时可见轻度嗜酸性粒细胞增多，血小板增多；肾脏损害者常有显微镜下血尿，蛋白尿和肾功能异常；类风湿因子（RF）可呈阳性，但滴度较低；部分患者循环免疫复合物阳性，补体水平下降；血清白蛋白降低，冷球蛋白阳性；约1/3患者乙型肝炎表面抗原（HBsAg）阳性，可有肝功能异常。

（2）抗中性粒细胞胞浆抗体（ANCA）：抗中性粒细胞胞浆抗体分为p-ANCA（细胞核浆染色的ANCA）及C-ANCA（细胞浆染色的ANCA）两种，本病中约20%的患者ANCA阳性，但以p-ANCA为主。

（3）影像学检查：①彩色多普勒。中等血管受累，可探及受累血管的狭窄、闭塞或动脉瘤形成，小血管受累者探测困难。②电子计算机体层扫描（CT）和磁共振（MRI）。较大血管受累者可查及血管呈灶性、节段性分布，受累血管壁水肿等。③静脉肾盂造影。可见肾梗死区有斑点状充盈不良影像。如有肾周出血，则显示肾脏边界不清和不规则块状影，腰大肌轮廓不清，肾盏变形和输尿管移位。④选择性内脏血管造影。可见到受累血管呈节段性狭窄、闭塞，及动脉瘤和出血征象。该项检查在肾功能严重受损者慎用。

8. 治疗

（1）结节性多动脉炎的治疗：结节性多动脉炎应根据病情轻重，疾病的阶段性及发展速度，个体差异及有无合并症来决定治疗方案。一般治疗包括去除感染灶，避免应用过敏性药物，发作期注意休息并积极治疗基础病等。目前，治疗本病最有效的方法仍是糖皮质激素与免疫抑制药联合使用。

1）糖皮质激素：是治疗本病的首选药物，及时用药可以有效地改善症状，缓解病情。如病情较轻，无严重不可逆的内脏损害，开始即可以激素单独治疗。一般口服泼尼松，初始剂量为每日1mg/kg体重，分次或顿服。3～4周后逐渐减至每日或隔日口服5～10mg，长期维持一段时间（一般不短于1年）。病情严重如肾损害较重者，可用甲基泼尼松龙每日1.0g静脉滴注3～5日，以后用泼尼松口服，服药期间要注意糖皮质激素的不良反应。

2）免疫抑制药：通常首选环磷酰胺（CTX）与糖皮质激素联合治疗。经用激素治疗1个月，效果不佳，或已出现如下危险因素中的任何一个就应同时加用免疫抑制药：①尿蛋白＞1g/d。②肾功能不全（Cr＞140μmol/L）。③心肌病。④胃肠道病变。⑤中枢神经系统病变。CTX剂量急性期用隔日200mg静脉滴注或按0.5～1mg/m^{2}体表面积静脉冲击治疗，每3～4周1次，连用6～8个月。根据病情，以后每2～3个月1次或口服CTX，每日2mg/kg体重，至病情稳定1～2年后停药。用药期间注意药物不良反应，定期检查血、尿常规和肝、肾功能。除环磷酰胺外也可应用硫唑嘌呤、甲氨蝶呤、苯丁酸氮芥、环孢素、霉酚酸酯、来氟米特等。服用中均应注意各类药物的不良反应。

3）乙型肝炎病毒感染患者用药：激素加用免疫抑制药容易引起肝炎病毒复制，故在合并乙肝时存在相对禁忌。可早期给予足够剂量的激素快速控制病情（如每日1mg/kg，连续治疗1周），然后快速撤减激素；同时进行血浆置换。并加用抗病毒药物，如干扰素α-2b、拉米夫丁等。尽量不用环磷酰胺，必要时可试用霉酚酸酯，每日1.5g，分两次口服。

4）血管扩张药、抗凝药：如出现血管闭塞性病变，可加用阿司匹林，每日50～100mg；双嘧达莫（潘生丁）25～50mg，每日3次；低分子肝素、丹参等。对高血压患者应积极控制血压。如出现血管狭窄，可考虑用扩张血管药物如钙离子拮抗剂。

5）免疫球蛋白和血浆置换：重症结节性多动脉炎患者可用大剂量免疫球蛋白冲击治疗，常用每日200～400mg/kg静脉注射，连续3～5日。必要时每3～4周重复治疗1次。

血浆置换能于短期内清除血液中大量免疫复合物，对重症患者有一定疗效. 需注意并发症如感染、凝血障碍和水及电解质紊乱。不论是采用血浆置换还是静脉注射大剂量免疫球蛋白，都应同时使用糖皮质激素和免疫抑制药。

（2）结节性多动脉炎冠状动脉受累的治疗：结节性多动脉炎患者发病年龄大多在 50 岁以上，故在积极治疗原发病的基础上应积极控制传统危险因素，如戒烟、戒酒，低脂肪膳食并控制饮食总热量，坚持适量的体力活动，合理安排工作及生活；治疗高脂血症和糖尿病，尤其要控制高血压。

由于自身免疫性血管炎有早发动脉硬化的趋势，故可试用他汀类药物治疗降低冠状动脉疾病发生的危险。服用阿司匹林可以降低罹患心肌梗死的风险，也可以降低冠状动脉疾病导致的死亡率。

结节性动脉炎冠状动脉受损时主要由于冠状动脉炎症、痉挛导致血栓形成或冠状动脉闭塞引起心绞痛、心肌梗死。在常规治疗心绞痛、心肌梗死的同时，须联用激素及免疫抑制药以使冠状动脉再通。研究认为，在早期应用激素治疗后，PAN 患者存活期延长，且冠状动脉炎的发生也明显减少。

不论是急性或慢性，本病如不治疗通常是致死的，常因心、肾或其他重要器官的衰竭、胃肠道并发症或动脉瘤破裂而死亡。治疗不当者，仅有 1/3 左右的患者能存活 1 年，88% 的患者在 5 年内死亡。有活动性冠状动脉炎者死亡率明显升高，死因未必一定在心脏。及时诊断、尽早用药，尤其是糖皮质激素及免疫抑制药的使用已使存活率大大提高。

（六）变应性肉芽肿血管炎

变应性肉芽肿性血管炎又名 Churg–Strauss 综合征（Churg–Strauss syndrome ，CSS），是一类原因不明，主要累及中、小动脉的系统性坏死性血管炎。患者常伴有哮喘或变应性鼻炎，以大量嗜酸粒细胞浸润，血管外肉芽肿形成为病理特征，主要累及肺、心、肾、皮肤和外周神经。本病较少见，缺乏流行病学资料，确切患病率不清。各种年龄均可发病，年龄 7 ～ 70 岁，平均 47 岁，发病高峰年龄为 30 ～ 40 岁，男性稍多于女性。

心脏是 CSS 的主要靶器官之一。早在 1951 年，Churg 和 Strauss 就报道多数患者死于难治性心力衰竭。近年来由于及时治疗，死于心脏受累者已大为减少，但仍有 50% 的死亡与心脏受累有关，冠状动脉受累引起的心肌梗死是其主要死亡原因。

1. **病因**　CSS 病因不明，目前多认为与免疫异常有关。

2. **发病机制**　尽管临床表现及病理特点均提示 CSS 可能是一种变态反应性疾病，但 Churg–Strauss 发现，患者有抗旋毛虫抗体阳性，但组织中未找到有寄生虫证据。甚至到目前为止，人们也未能找到某一种特异性的抗原，患者也常无家族过敏史，过敏试验阳性者很少。但在患者受累的血管壁和组织中有大量嗜酸性粒细胞浸润和高水平 IgE 及中毒性蛋白，如嗜酸性粒细胞源性神经毒素和主要碱基蛋白。提示变应性肉芽肿性血管炎，可能是对某种未知过敏源的一种过敏反应。这些抗原可刺激 T 细胞分泌 IL–3、IL–5 及粒 – 巨噬细胞集落因子（CM–CSF），造成嗜酸性粒细胞的产生及活性增加。

嗜酸性粒细胞组织浸润、脱颗粒，释放的阳离子蛋白和主要碱基蛋白具有细胞毒性，破坏血管内皮细胞，也可能与机体Ⅲ型变态反应和 IgE 介导和血管活性胺释放有关，从而引起全身性血管炎。

ANCA 在间接免疫荧光镜下可分为 2 型：p–ANCA 和 c–ANCA。在变应性肉芽肿血管炎中多为 p–ANCA，急性期绝大多数呈阳性，病情缓解时很快消失。推测 ANCA 在该病的发病中起一定作用。

3. **病理改变** 本病主要累及小动脉、小静脉，冠状动脉等中等血管也可受侵犯，大血管很少受累。病变多分布于肺、皮肤、外周神经、胃肠道、心脏及肾脏。一般常为多器官、多系统受累，也可仅局限于单个器官或单独组织内，称之为局限型 CSS，以肺脏和心脏多见。病理变化多样，典型的病理改变为嗜酸性粒细胞浸润、血管外肉芽肿形成及坏死性血管炎，3 种病理改变并不同时出现，某一病理改变只在病程的某一时期见到。3 种病理改变同时存在于同一标本极其罕见。

4. **临床表现**

（1）CSS 的临床表现

1）一般临床表现：本病可有发热、乏力、食欲缺乏、全身不适及体重减轻等全身症状。根据自然病程分为 3 期，国内分期和国外分期略有不同。国外典型 CSS 一般分为：前驱期、血管炎期和血管炎后期。前驱期常出现多种过敏性疾病的症状，以呼吸道表现为主，包括变应性鼻炎、鼻息肉病、哮喘和支气管炎，此期持续数年后进展至血管炎期。血管炎期初起时多伴有全身症状，如全身不适、消瘦、发热等。腿部肌肉痉挛性疼痛常是血管炎期重要的早期症状，尤其是腓肠肌，应引起重视。由于受累血管广泛分布，此期临床表现复杂。血管炎可急性发作，急剧恶化，威胁生命。血管炎后期临床表现类似于前驱期，治疗较好的患者已无活动性血管炎的表现。通常为严重的哮喘，还包括系统性血管炎引起的一系列继发性改变，如高血压、慢性心功能不全、外周神经损伤后遗症等。外周血嗜酸性粒细胞增多在变应性肉芽肿血管炎任何时期均可短暂出现，可反映疾病活动，但也可与病情无关。嗜酸性粒细胞浸润组织通常与外周血嗜酸性粒细胞增多有一定关系，但也不完全如此，主要发生在肺、胃肠道和心脏。偶尔哮喘、嗜酸性粒细胞增多和血管炎可以同时出现。

国内分期为，I 期：前驱期，为合并上呼吸道疾病的支气管哮喘期。以过敏性哮喘和过敏性鼻炎为主要表现，常伴发鼻窦炎、鼻息肉，这一期哮喘症状较轻，可持续数年。Ⅱ期：嗜酸性粒细胞浸润期，表现为一过性肺嗜酸细胞浸润而出现难治性哮喘，外周血嗜酸细胞计数＞1000/ml，病变可持续数年，缓解期和复发期可交替出现。Ⅲ期：血管炎期。CSS 属系统性疾病，可累及肺、神经系统、皮肤、肾脏及胃肠道。CSS 一旦由前驱期进展为本病发作，只需 12 周就出现血管炎的症状，甚至残留多发性神经炎等后遗症。因此早期诊断早期治疗非常重要。

2）呼吸系统表现：过敏性鼻炎往往是 CSS 初始症状，发病率约为 70%，伴发反复发作的鼻炎、副鼻窦炎和鼻息肉。主要症状为鼻塞，排出脓性或血性分泌物，息肉严重时阻碍呼吸，需手术切除。鼻黏膜活检常见肉芽肿伴嗜酸性粒细胞浸润，但血管炎较少见。

哮喘为 CSS 主要表现之一，发生率 82% ～ 100%，一般平均在哮喘发作后 8 年左右才进展到血管炎期，最长者可达 30 年。发病初期症状较轻，逐渐加重，一般药物不易控制。哮喘发作的严重程度与系统性血管炎的损害无明显一致性。据报道，58% 的患者于血管炎发作时哮喘反而缓解，但也有部分患者随血管炎加重。哮喘也是血管炎后期的主要症状之一，需长期用糖皮质激素控制。由于激素的使用，患者 CSS 临床表现往往不典型。只有当激素治疗不持续时，临床症状才会充分显现出来。近年来，白三烯受体拮抗药用于治疗哮喘且取得了良好的疗效。随着激素的减量，原来被掩盖的 CSS 症状就显露出来，因此出现了令人迷惑的使用白三烯受体拮抗药会导致 CSS 发病率上升的现象。

肺内浸润性病变也是 CSS 呼吸系统主要表现之一，占 72% ～ 93%。临床表现为发热、咳嗽、呼吸困难。部分患者可伴有胸腔积液。肺泡灌洗液及胸水中可见大量嗜酸性粒细胞。肺出血为本病少见的严重并发症之一，病情严重，表现为咯血、呼吸困难、低氧血症、24小时血红蛋白下降超过 15g/L、胸片示肺部广泛阴影。

3）肾脏表现：约 84% 的患者出现各种肾脏病变，本病肾脏损害相对较轻，可有血尿、蛋白尿等急性肾炎的表现，可自行消退，极少数严重者可发展为急性肾衰竭。

4）皮肤表现：多见，约占 70%。各种皮疹是 CSS 血管炎期的常见表现之一。常见的皮疹有红斑丘疹性皮疹、出血性皮疹、皮肤或皮下结节等。3 种皮损可以同时表现，也可以单独出现。其中皮肤和皮下结节有高度特异性，因为此处活检能显示 CSS 典型的组织病理学改变。

5）神经系统病变：66% ～ 98% 的患者出现视神经系统损害，常为血管炎期的早期表现之一。常见的病变为外周单神经炎或多发性单神经炎。表现为肌痛、肌力下降，深浅感觉减退。最常见的颅神经病变是缺血性视神经炎，颅神经麻痹极少见，脑出血或脑梗死已不常见，但后果严重，是本病的第二位死亡原因。引起脑出血或脑梗死的主要原因可能是高血压和颅内血管炎。

6）消化系统表现：本病可侵犯消化系统各器官，出现多种临床表现，约占 30%。大量嗜酸性粒细胞浸润胃肠道时可引起嗜酸性粒细胞性胃肠炎，症状以腹痛、腹泻及消化道出血常见。偶有胃肠道穿孔，是由于胃肠道黏膜严重受损所致。当侵犯浆膜时还可引起腹膜炎，表现为腹水，内含大量嗜酸性粒细胞，颇具特征性。此外还可出现回结肠多发性溃疡、肝大、胆囊炎等。

7）心脏病变：发生率高，约占 50%，是本病第一位死亡原因。引起心脏病变的主要原因是嗜酸性粒细胞浸润心肌，以及冠状动脉血管炎，主要病变为急性缩窄性心包炎、心力衰竭、心律失常和心肌梗死。二尖瓣脱垂在 CSS 中也较常见，最初的表现多为心电图异常、出现心包摩擦音或房性奔马律，如果不及时治疗常发生不可逆性改变，形成心肌梗死或难治性心力衰竭。心肌受累时可以表现为限制性心肌病，出现心内膜下纤维化，心肌也可出现嗜酸性粒细胞性心肌炎、血管炎或纤维化，心内膜活检可确定炎症或纤维化的程度。

8）其他：关节炎在本病发病率不高，主要见于血管炎期，任何部位关节均可累及，表现为游走性关节痛。关节炎是由滑膜肿胀和（或）渗出引起。肌痛在血管炎中常见，主要位于小腿部肌肉，呈痉挛性疼痛。腓肠肌痉挛性疼痛往往是 CSS 血管炎期的早期表现之一。此外，尚有眼部受累的表现，如嗜酸性粒细胞浸润角膜、巩膜和色素膜，引起这些部位的炎症、角膜溃疡及巩膜结节等。缺血性视神经病变可发展为散在性视网膜梗死，视网膜动脉炎继发血栓形成时，均可引起失明，但极少见。

李玲等回顾性分析了 1997 年 1 月至 2005 年 6 月北京协和医院及天津市第一中心医院收治的 26 例 CSS 患者的临床资料。其中男性 22 例，女性 4 例，年龄 17 ～ 70 岁，平均 43 岁。其中以皮疹为首发症状的 2 例，肢端麻木 1 例，腹痛 1 例，其余 22 例（占 84.6%）均以哮喘为首发症状。自哮喘至出现血管炎表现的时间为 2 个月至 30 年，平均 6 年。病程中出现皮肤损害 19 例（占 73.1%），过敏性鼻炎 6 例（占 23.1%），肺浸润 16 例（占 61.5%），多发单神经炎 15 例（占 57.7%），消化系统受累 12 例（占 46.2%），心血管系统损害 11 例（占 42.3%，其中心肌炎 2 例，心包积液 4 例，心律失常 5 例，心功能不全 6 例，肺动脉高压 3 例），肾脏损害 7 例（占 26.9%），关节肿痛 7 例（占 26.9%）。化验外周血嗜酸性粒细胞增多者 25 例（占 96.2%），病理检查血管外肉芽肿形成不多见（占 13.8%）。26 患者中 25 例应用激素和免疫抑制药治疗后好转，1 例猝死。显示本病早期诊断早期治疗疗效好。

（2）CSS 冠状动脉受累的表现及动脉硬化的证据：CSS 冠状动脉受累是本病的主要临床表现之一，是引起患者死亡的主要原因之一。主要原因为冠状动脉血管炎，以及血管内皮受损后的心肌血管内血栓形成。主要表现为心绞痛，严重者会发生心肌梗死。这部分患者的一个重要特点是年轻，无太多冠状动脉粥样硬化的高危因素。病理上可表现为孤立性嗜酸性粒细胞性冠状动脉周围炎，主要引起心肌壁内小冠状动脉炎性狭窄和闭塞而致心肌梗死，多为小灶性，属局限性 CSS，一般很少引起透壁性心肌梗死。冠状动脉造影显示冠状动脉存在多发性的狭窄和多发的动脉瘤。

临床上单纯以冠状动脉受累起病的 CSS 诊断十分困难，国外的报道均是依靠患者死亡后的尸检来确诊。

301 医院报道 1 例反复以心肌梗死为突出表现的 CSS。病例为 31 岁男性患者，5 年中反复发作心肌梗死 4 次，初发时行冠状动脉造影示左前降支阻塞 70%，并反复行 PTCA，病程中过敏性哮喘和过敏性鼻炎史，全身多次出现结节红斑、腓肠肌疼痛未引起重视，后根据外周血有嗜酸性粒细胞增高、IgE 升高、P–ANCA 阳性，皮下结节红斑处病理提示真皮及皮下组织内血管外有大量嗜酸性粒细胞浸润方得以确诊。经用激素及免疫抑制药治疗后未再复发。

中小血管炎是一种罕见的疾病，其特点是发生于较小血管的炎性改变，但也可能由全身炎症或心血管疾病的危险引起大动脉的炎症，糖皮质激素治疗也可能加剧这种改变。多种研究已证实，小血管炎有加速动脉硬化的趋势。研究表明，小血管炎患者肱动脉介导的血管舒张功能受损，从而证明了这种疾病早期存在大血管壁功能障碍。此外，免疫抑制药治疗可能逆转内皮功能损害，这表明炎症在其发病中的作用。Chironi 等对 50 例系统性坏死性血管炎患者（包括 26 例韦格纳肉芽肿，11 例变应性肉芽肿，8 例微小血管炎和 5 例结节性多动脉动脉炎）和 100 例年龄与性别相匹配的对照人群，用超声波探测颈动脉、股动脉和腹主动脉三处血管硬化斑块。所有受试者均同时检测伴随的心血管传统危险因素和炎症（CRP）反应。结果发现，患者颈动脉、主动脉和腹主动脉三处血管斑块显著多于对照组（分别为 $P<0.05$，$P<0.01$ 以及 $P<0.001$），剔除传统的心血管危险因素后患病组仍显著高于对照组（$P<0.05$）。在患者组，三处外周血管斑块的高频率出现与心血管传统高危因素相关（$P<0.05$）而与 CRP 不相关，并与疾病及治疗特征无关。提示小血管炎与亚临床动脉粥样硬化高度相关，特别是当小血管炎扩展到多支外周血管时尤为明显，这种联系不能完全用心血管危险因素和全身性炎症来解释。

5. 诊断与鉴别诊断 本病诊断重点是结合临床表现和病理检查综合分析，而不单纯依赖病理检查结果。20 世纪 80 年代前，由于过分强调 Churg 和 Strauss 描述的经典组织学改变对 CSS 的诊断作用，致使部分患者漏诊。李玲等对 26 例患者的病理检查显示，血管外肉芽肿形成仅占 13.8%，有的患者发现的更低。对于中年发病的患者，有持续数年的哮喘史，一旦出现多系统损害，即应考虑 CSS。其他有助于诊断本病的特征还有非空洞性肺浸润、皮肤结节样病变、充血性心力衰竭、外周血嗜酸性粒细胞增多，以及血清 IgE 浓度升高等。目前，国内外广泛采用美国风湿学会 1990 年确定变应性肉芽肿血管炎的诊断标准。

（1）哮喘。

（2）外周血嗜酸性粒细胞增多，分类计数大于白细胞总数的 10%。

（3）单发性或多发性单神经病变或多神经病变。

（4）非固定性肺内浸润。

（5）鼻窦病变。

（6）血管外嗜酸性粒细胞浸润。

凡具备上述 4 条或 4 条以上者可考虑本病的诊断。敏感性 85%，特异性 99.7%。

鉴别诊断。变应性肉芽肿血管炎主要应与其他系统性、坏死性血管炎，伴有外周血嗜酸性粒细胞增多的某些疾病，以及支气管哮喘或喘息性支气管炎相鉴别。

（1）结节性多动脉炎（PAN）：过去曾将变应性肉芽肿血管炎归于 PAN 中，两者均为系统性、坏死性血管炎，都有广泛组织和器官受累，病理表现也有相同之处。但 PAN 主要节段性地累及中小动脉呈炎性及坏死病变，无肉芽肿性损害，侵犯的组织器官多，早期临床表现多样，常有皮下结节，高血压，腹部症状，早期出现肾脏损害，而呼吸道常不受累。无哮喘及变态反应疾病表现，外周血嗜酸性粒细胞不增多，嗜酸性粒细胞浸润组织少见。PAN 与变应性肉芽肿血管炎受损靶器官也不一致，变应性肉芽肿血管炎常影响外周神经和心脏，虽然肾小球肾炎也较常见，但病情较轻，很少如 PAN 一样出现肾衰竭。PAN 很少侵犯肺和皮肤，而变应性肉芽肿血管炎常见。另外，PAN 常与乙型肝炎病毒感染有关。

（2）韦格纳肉芽肿：尽管韦格纳肉芽肿与变应性肉芽肿血管炎所侵犯的靶器官相似，但两者临床及病理表现有一定差异，可资鉴别。也可有两者重叠，此时鉴别困难。韦格纳肉芽肿与变应性肉芽肿血管炎均易侵犯呼吸系统，但韦格纳肉芽肿往往形成破坏性损害，诸如鼻黏膜形成溃疡、肺内结节并出现空洞等。变应性肉芽肿血管炎肺受累程度则较韦格纳肉芽肿轻，表现为变应性鼻炎、鼻息肉病、肺内一过性浸润等。两者 X 线表现也不相同。变应性肉芽肿血管炎患者皮肤病变常见，达 70%，而韦格纳肉芽肿仅 13%，变应性肉芽肿血管炎易侵犯心脏，韦格纳肉芽肿则少见，变应性肉芽肿血管炎患者极少有肾衰竭表现，但韦格纳肉芽肿常见，变应性肉芽肿血管炎预后也较韦格纳肉芽肿好，对糖皮质激素反应良好，韦格纳肉芽肿往往需要加用免疫抑制药。韦格纳肉芽肿病理改变呈血管坏死及肉芽肿形成，嗜酸性粒细胞很少见。胞质型抗中性粒细胞胞质抗体（c-ANCA）是本病的特异性抗体。

（3）高嗜酸性粒细胞综合征：高嗜酸性粒细胞综合征与变应性肉芽肿血管炎有许多相同之处，两者都为系统性疾病，伴有外周血嗜酸性粒细胞增高，以及嗜酸性粒细胞浸润组织，都可表现为 LÖffler 综合征、嗜酸性粒细胞性胃肠炎等继发改变。但高嗜酸性粒细胞综合征外周血嗜酸性粒细胞计数要比变应性肉芽肿血管炎高。严重者甚至可表现为嗜酸性粒细胞性白血病，常可伴有弥漫性中枢神经系统损害、肝脾及全身淋巴结肿大、血栓性栓塞，以及血小板减少症。病理改变主要为嗜酸性粒细胞团块状浸润，极少形成血管炎和肉芽肿。两者对糖皮质激素反应也不一样，高嗜酸性粒细胞综合征反应较差。

（4）慢性嗜酸性粒细胞性肺炎：本病女性好发，特点为外周血嗜酸性粒细胞增高，伴肺内持续性浸润，分布于肺边缘，与变应性肉芽肿血管炎一过性肺浸润有明显区别。慢性嗜酸性粒细胞性肺炎患者也常有特异性体质，部分患者表现为哮喘或变应性鼻炎。本病若反复发作，组织学变化可与变应性肉芽肿血管炎相似，表现为广泛的嗜酸性粒细胞浸润及小血管炎，甚至可见肉芽肿，此类患者往往对糖皮质激素反应良好。

6. 实验室及其他检查

（1）血液学检查：外周血嗜酸性粒细胞增多，为该病的重要特点之一。占外周血白细胞总数 10% ～ 50%，计数一般在 1.5×10^9/L 以上。比支气管哮喘者高，但较高嗜酸性粒细胞综合征低，前者很少超过 0.8×10^9/L，而后者可高达 100×10^9/L。血管炎期，哮喘与嗜酸性粒细胞增多明显相关。支气管肺泡灌洗液（BALF）中嗜酸性粒细胞的百分数明显升高，个别可达 33%。

血清中 IgE 浓度于血管炎期明显升高也是本病的特点之一，并可有 IgG 增高，和病情严重程度相关。随病情缓解而下降，血管炎反复发作者 IgE 可持续增高。

急性发作时，血沉一般中等程度升高，范围在 33 ～ 155mm/h。C 反应蛋白也往往升高。血清 γ 及 α 球蛋白升高，补体多正常或下降，低滴度类风湿因子阳性；约 2/3 患者 ANCA 阳性，且多为 p-ANCA，疾病缓解后很快消失。常有贫血，系轻至中度正细胞正色素性贫血。支气管肺泡灌洗中嗜酸粒细胞比例可达 33%。尿中可有蛋白和红细胞，可伴有脓尿或管型尿。尿素氮、肌酐可升高。

（2）肺 X 线检查：可见一过性片状或结节性肺浸润，或弥漫性间质性病变。少数可发现结节灶（往往不形成空洞），约 1/3 患者有胸腔积液，有时有肺门淋巴结肿大。

（3）病变组织活检：包括肺活检、神经肌肉活检、皮肤活检示血管炎及坏死性微小肉芽肿，常伴有嗜酸性粒细胞浸润。典型的病理改变为嗜酸性粒细胞浸润、血管外肉芽肿形成及坏死性血管炎，但三者有时并不同时出现，某一病理改变只在病程的某一时期见到。

（4）超声心动图检查：可协助判断心脏侵犯，最常见的改变为二尖瓣脱垂。In- 抗肌球蛋白闪烁图可协助判断心肌损害程度。内脏血管造影阳性率低，且特异性不高，似乎对 CSS 诊断帮助不大。

8. **治疗**

（1）CSS 的治疗：本病一旦确诊，应尽快治疗。如果患者病情严重，临床表现典型，伴有外周血嗜酸性粒细胞增高，即使缺乏病理检查，也要开始治疗。因早期治疗不但能使病情减轻，甚或可预防重要脏器损害，改善预后。本病对糖皮质激素反应良好，应为首选，用药后过敏症状及嗜酸性粒细胞迅速消退，血管炎很快缓解。大剂量氢化可的松（皮质醇）反应不佳时，尽早加用细胞毒药，如环磷酰胺或硫唑嘌呤。

1）对于病情较轻的患者，可以单用糖皮质激素治疗。常给予泼尼松 40 ～ 60mg/d，口服，数周后根据病情缓解情况逐渐减至维持量，维持至少 1 年。糖皮质激素的用药方式、剂量和疗程可依据患者具体情况来决定。停药后应长期随访。

2）对重症患者，可每天静脉滴注甲泼尼龙 0.5 ～ 1.0g，连续使用 3 ～ 5 天后改为口服泼尼松治疗。若单用糖皮质激素疗效不佳者可加用环磷酰胺、硫唑嘌呤或环孢素。疗程也不应少于 1 年。有用干扰素（300 万 U，每周 3 次皮下注射，共 12 个月）治疗该病成功的个案。也有使用肿瘤坏死因子 α 的拮抗药（TNF-alpha blockers：etanercept 和 remicade）成功治疗危重复发病例的个案。

3）近年来使用抗白三烯药物（包括白三烯合成抑制药和白三烯受体拮抗药）治疗哮喘取得良好效果，代表性药物为安可来（Zafirlukast；Accolate），是一种半胱酰白三烯受体拮抗药，不良反应少，耐受性好。随着临床的广泛应用，有人认为用该药后会出现 CSS，也有人认为可能与激素的减量有关。值得进一步探讨。

4）其他治疗，如及时处理血管炎后期的高血压，可减少心、脑血管并发症，降低 CSS 死亡率。积极控制血压，选择性 β_2 肾上腺能受体兴奋剂对哮喘有一定的疗效，但血管炎期禁用，因为有诱发心力衰竭的危险。严重的心肌纤维化常导致难治性心力衰竭，最好及早行换瓣手术。另外，对于急重症患者，血浆置换和血浆吸附治疗也可以试用。

（2）CSS 冠状动脉受累的治疗：CSS 冠状动脉受累时治疗上主要给予激素联合免疫抑

制药，PTCA 及冠状动脉支架植入疗效不明显。

本病存活期为 6 个月～ 15 年，平均 4 ～ 6 年，1 年生存率为 92%，5 年生存率为 62%。在糖皮质激素应用之前，变应性肉芽肿血管炎的患者，常死于充血性心力衰竭和心肌梗死，约半数患者只存活 3 个月。多器官受累，尤其是心血管系统、少见的中枢神经系统和肾脏的受累是该病预后差的危险因素。大剂量糖皮质激素的应用可使本病的预后明显改善。

（七）韦格纳肉芽肿

韦格纳肉芽肿（Wegener′s granulomatosis，WG）是一种坏死性肉芽肿性血管炎，属自身免疫性疾病。基本病变是坏死性肉芽肿和血管炎，病变累及小动脉、静脉及毛细血管，临床常表现为鼻和副鼻窦炎、肺病变和进行性肾衰竭。该病男性略多于女性，任何年龄均可发病，30 ～ 50 岁是本病的高发年龄，各种族均可发病，年发病率为 0.4/10 万人，根据美国 Gary S.Hoffma 的研究，97% 的患者是高加索人，2% 为黑人，1% 为其他种族。我国发病情况尚无统计资料。

新近的大量来自国外的临床及实验研究均表明，WG 增加了缺血性心脏病的发生，其心血管疾病危险性的增加主要是由于加速的动脉粥样硬化，而且不能完全由传统的危险因素来解释。本病心血管系统受累时，可出现心包炎、心肌炎及心内膜炎，冠状动脉受累时也可出现心绞痛、心肌梗死，但临床表现不典型，容易产生误诊、漏诊。

1. 病因和发病机制　WG 首先在 1936 年由病理学家 Wegener 报道。在 20 世纪 40 ～ 50 年代 WG 发病有所增高。本病病因不明，由于多数患者先有上呼吸道症状，继有肾小球肾炎，因此有人认为，上呼吸道感染后被分离的组织蛋白可成为致敏原，导致机体产生变态反应而发病。有报道用三甲氧苄氨嘧啶（TMP）及磺胺甲基异噁唑（SMZ）治疗可获得长期存活，提示本病与微生物感染有关。半数病例类风湿因子阳性，具有高丙种球蛋白血症及循环免疫复合物，毛细血管壁内有免疫球蛋白沉积，因此推测其发病可能与免疫复合物有关，并有细胞免疫介导的自身免疫性疾病。许多资料发现，活动期韦格肉芽肿患者具有抗白细胞自身抗体、抗 SSA 及抗 SSB 抗体，经免疫抑制药治疗，病情可缓解，此时血清抗嗜中性粒细胞胞浆抗体（ANCA）可消失，病情复发时再次出现，表明 ANCA 与本病发病机制有关。曾有少数病例最后发展为恶性淋巴瘤，因此本病是否系对恶性肿瘤的反应目前也不完全清楚。多数学者认为，本病是一种由感染、环境及细胞免疫介导等诸多因素共同作用所致的自身免疫性疾病。

2. 病理改变　本病病理特点为坏死性肉芽肿和血管炎。各系统和脏器均可受累，以上、下呼吸道、肾脏受累最多见，皮肤、心血管、消化、神经等均可累及，病变呈灶性坏死性炎性肉芽肿，主要侵犯小动脉、微动脉、小静脉、毛细血管及周围组织，血管壁有多形核细胞浸润，纤维蛋白样变性，肌层及弹力纤维破坏，管壁坏死、管腔中血栓形成。①呼吸道上部（鼻、鼻旁窦、鼻咽部、鼻中隔为主）或下部（气管、支气管及肺）都可有坏死性肉芽肿性病变。小血管管壁纤维素样坏死性血管炎，全层有单核细胞，上皮样细胞和多核巨细胞浸润，病变严重时可侵犯骨质引起鼻、鼻中隔、鼻旁破坏造成鞍状鼻畸形，50% 的患者肺部呈现空洞性病灶，肉芽肿也见于上颌骨、筛骨、眼眶等处。②肾脏病变呈局灶坏死及节段性肾小球肾炎的改变，膜性增殖性肾小球肾炎。免疫荧光和电镜检查显示肾小球有纤维蛋白样变性及血小板聚集。肾小球包膜及基底膜有损伤，但没有证明免疫复合物沉积。病变发展可形成新月体，或呈急进性肾小球肾炎，终至肾衰竭。肾小球处的血管炎无特异性。

3. 临床表现

（1）WG 的临床表现

1）一般临床表现：韦格纳肉芽肿临床表现多样，可累及多系统。典型的韦格纳肉芽肿有三联征：上呼吸道、肺和肾病变。

2）一般症状：起病缓慢，持续一段时间也可表现为快速进展性发病。病初症状包括发热、疲劳、抑郁、纳差、体重下降、关节痛、盗汗、尿色改变和虚弱。其中发热最常见。发热有时是由鼻窦的细菌感染引起。

3）上呼吸道症状：大部分患者以上呼吸道病变为首发症状。通常表现是持续地流涕，而且不断加重。流涕可来源于鼻窦的分泌，并导致上呼吸道的阻塞和疼痛。伴有鼻黏膜溃疡和结痂，鼻出血、唾液中带血丝，鼻窦炎可以是缓和的，严重的可出现鼻中隔穿孔，鼻骨破坏，出现鞍鼻。咽鼓管的阻塞能引发中耳炎，导致听力丧失。而后者常是患者的第一主诉。部分患者可因声门下狭窄出现声音嘶哑及呼吸喘鸣。

4）下呼吸道症状：肺部受累是 WG 基本特征之一，约 50% 的患者在起病时即有肺部表现，总计 80% 以上的患者将在整个病程中出现肺部病变。胸闷、气短、咳嗽、咯血及胸膜炎是最常见的症状。大量肺泡性出血较少见，但一旦出现，则可发生呼吸困难和呼吸衰竭。有约 1/3 的患者肺部影像学检查有肺内阴影，但缺乏临床症状。查体可有叩浊、呼吸音减低及湿啰音等体征。因为支气管内膜受累以及瘢痕形成，55% 以上的患者在肺功能检测时可出现阻塞性通气功能障碍，另有 30% ～ 40% 的患者可出现限制性通气功能障碍及弥散性功能障碍。

5）肾脏损害：几乎所有病例存在肾脏病变，一般在发病半年内出现蛋白尿，红、白细胞及管型尿。在病情急剧恶化时，多数伴有高血压和肾病综合征，终可导致肾衰竭，是 WG 的重要死因之一。无肾脏受累者称为局限型韦格纳肉芽肿，应警惕部分患者在起病时无肾脏病变，但随病情进展可逐渐发展至肾小球肾炎。

6）眼受累：眼受累的最高比例可至 50% 以上，其中约 15% 的患者为首发症状。WG 可累及眼的任何区域，可表现为眼球突出、视神经及眼肌损伤、结膜炎、角膜溃疡、表层巩膜炎、虹膜炎、视网膜血管炎、视力障碍等。

7）皮肤黏膜：多数患者有皮肤黏膜损伤（约占 60%），表现为下肢可触及的紫癜、多形红斑、斑疹、瘀点（斑）、丘疹、皮下结节、坏死性溃疡形成，以及浅表皮肤糜烂等。其中皮肤紫癜最为常见。

8）神经系统：很少有 WG 患者以神经系统病变为首发症状，但仍有约 1/3 的患者在病程中出现神经系统病变。患者以外周神经病变最常见，多发性单神经炎是主要的病变类型，临床表现为对称性的末梢神经病变。肌电图及神经传导检查有助于外周神经病变的诊断。

9）关节病变：关节病变在 WG 中较为常见，发病时约 30% 的患者有关节病变，全部病程中可有约 70% 的患者关节受累。多数表现为关节疼痛及肌痛，1/3 的患者可出现对称性、非对称性，以及游走性关节炎（可为单关节、寡关节或多关节的肿胀和疼痛）。

10）胃肠道及其他症状：胃肠道受累时可出现腹痛、腹泻及出血；尸检时可发现脾脏受损（包括坏死、血管炎及肉芽肿形成）。泌尿生殖系统（不包括肾脏），如膀胱炎、睾丸炎、附睾炎等受累较少见。

11）心脏受累：本病心脏受累少见（约 15% 左右），心包、心肌、心内膜和冠状动脉均可受累，出现心包炎、冠状动脉炎、心肌炎、二尖瓣或主动脉瓣的瓣膜炎，由此可能出现不同程度的心脏阻滞和心绞痛、心肌梗死。

张法明等回顾性分析了 23 例韦格氏肉芽肿的临床及病理特点，所有患者发病年龄为 20 ～ 57 岁，平均 37.2 岁，首发症状以上呼吸道为主（48%），也可首发于眼、耳、口腔、肾脏等脏器。病变可累及多个系统或器官，肺脏受累 87%，肾脏受累 87%。胞质型抗中性粒细胞质抗体（CANA）阳性率 100%，病理表现为坏死性肉芽肿性炎症、炎症细胞浸润的血管炎。本组 23 例中 19 例患者曾先后多次误诊，主要原因为对本病的认识不足。临床上遇有年轻的男性，有呼吸道症状伴持续高热，酷似慢性鼻炎、鼻窦炎、中耳炎、肺脓肿、肺炎或肺结核等表现，经抗生素治疗无效，胸片表现为病灶多样性变化，多发性分布及空洞形成，同时伴或不伴有肾或其他多个脏器损害者，应考虑 WG 的可能。

（2）WG 冠状动脉受累的表现及动脉硬化的证据：本病冠状动脉受累少见，但因冠状动脉炎引起的死亡病例有报道，冠状动脉炎主要侵犯心肌小动脉而产生小冠状动脉闭塞，可以有心绞痛、心肌梗死，临床表现很少出现心肌梗死的典型表现及心电图改变。以心肌梗死为首发症状的国内外报道非常少。国内报道 1 例 34 岁的男性突发心肌梗死，发病 72 小时内死亡，经尸检病理确诊为韦格纳肉芽肿。患者既往无明显上、下呼吸道感染及肾脏受累的病史，临床主要表现为突发的胸闷、气急、心慌，心电图显示心肌梗死，心律不齐，频发早搏，胸片示心脏向左右扩大，水肿，检查心肌酶谱升高。本病极易误诊，对于年轻患者出现急性心肌梗死，要考虑到本病的可能性，应进一步行相关检查以助诊断。

大量的实验及临床研究表明，WG 增加了缺血性心脏病的发生，其心血管疾病危险性的增加，主要是由于加速的动脉粥样硬化，而且不能完全由传统的危险因素来解释。de Leeuw K 等对 29 例非活动期 WG 患者（男性 19 名，平均年龄 53 岁）和 26 例对照组（男性 16 名，平均 53 岁）进行了研究。用超声测量颈动脉内膜中层厚度（IMT），并对所有传统心血管危险因子进行评估，并检测超敏 C 反应蛋白（hsCRP）等的变化。结果发现，与对照组相比，WG 患者平均 IMT 显著增加（$P<0.05$）。传统危险因素及内皮活化标志在患者组与对照组之间没有明显差异。hsCRP、基质蛋白酶和 TIMP-1 在 WG 患者中显著增加（$P<0.05$）。这一结果提示，WG 患者增加的 IMT 不能完全用传统的风险因素来解释。虽然内皮细胞活化指标在活动期患者与非活动期患者无明显增加，但 hsCRP 水平、基质蛋白酶和 TIMP-1 水平的增加提示，增强的炎症反应和过度的血管重建对 WG 患者加速动脉粥样硬化起了重要的作用。一些其他的非传统风险因素如炎症介质、晚期糖化终产物（AGES）的积聚等，也可能在 WG 的亚临床动脉粥样硬化中起着重要的作用。所有的危险因素，包括传统和非传统的因素共同作用，促进内皮细胞活化及内皮功能障碍，被看作是这一进程的第一步骤。

4. 诊断　韦格纳肉芽肿的诊断时间平均为 5 ～ 15 个月。国外资料报道，其中 40% 的诊断是在不到 3 个月的时间里得出的，10% 可长达 5 ～ 15 年才被诊断。为了达到最有效的治疗，WG 早期诊断至关重要。无症状患者可通过血清学检查 ANCA，以及鼻窦和肺脏的 CT 扫描有助于诊断。上呼吸道、支气管内膜及肾脏活检是诊断的重要依据，病理显示，肺及皮肤小血管有类纤维蛋白变性，血管壁有中性粒细胞浸润，可见巨噬细胞、多形核巨噬细胞肉芽，可破坏肺组织，形成空洞，肾病理为局灶性、节段性、新月体性坏死性肾小球肾炎，免疫荧光检测无或很少免疫球蛋白及补体沉积。当诊断困难时，可进行胸腔镜或开胸活检以提供诊断的病理依据。

目前，韦格纳肉芽肿的诊断标准采用 1990 年美国风湿病学会（ACR）分类标准。

（1）鼻或口腔炎症：痛性或无痛性口腔溃疡，脓性或血性鼻腔分泌物；

（2）胸片异常：胸片示结节、固定浸润病灶或空洞；

（3）尿沉渣异常：镜下血尿（RBC＞3 高倍视野）或出现红细胞管型；

（4）病理性肉芽肿性炎性改变：动脉壁、动脉周围或血管（动脉或微动脉）外区域有中性粒细胞浸润形成肉芽肿性炎变。

符合以上 2 条或 2 条以上时可诊断为 WG，诊断的敏感性和特异性分别为 88.2% 和 92.0%。

WG 在临床上常被误诊，为了能早期诊断，对有以下情况者应反复进行活组织检查：不明原因的发热伴有呼吸道症状；慢性鼻炎及鼻旁窦炎，经检查有黏膜糜烂或肉芽组织增生；眼、口腔黏膜有溃疡、坏死或肉芽肿；肺内有可变性结节状阴影或空洞；皮肤有紫癜、结节、坏死和溃疡等。

5. 鉴别诊断 WG 主要与以下几种疾病相鉴别。

（1）结节性多动脉炎：主要表现为节段性累及中小动脉，呈炎性及坏死病变，无肉芽肿性损害，侵犯的组织器官多，临床表现多样，常有皮下结节，高血压，腹部症状，早期出现肾脏损害，而呼吸道常不受累。

（2）显微镜下多血管炎（MPA）：1993 年以前将显微镜下多血管炎作为韦格纳肉芽肿的一个亚型，目前认为，显微镜下多血管炎为一独立的系统性血管炎，是一种主要累及小血管系统性坏死性血管炎，可侵犯肾脏、皮肤和肺等脏器的小动脉、微动脉、毛细血管和小静脉。常表现为坏死性肾小球肾炎和肺毛细血管炎。累及肾脏时出现蛋白尿、镜下血尿和红细胞管型。抗中性粒细胞胞浆抗体（ANCA）阳性是 MPA 的重要诊断依据，60% ～ 80% 为髓过氧化物酶（MPO）–ANCA 阳性。荧光检测法示，外周型（p–ANCA）阳性。胸部 X 线检查，在早期可发现无特征性肺部浸润影或小泡状浸润影，中晚期可出现肺间质纤维化。

（3）Churg–Strauss 综合征（CSS）：有重度哮喘；肺和肺外脏器有中小动脉、静脉炎及坏死性肉芽肿；周围血嗜酸性粒细胞增高。WG 与 CSS 均可累及上呼吸道，但前者常有上呼吸道溃疡，胸片示肺内有破坏性病变如结节、空洞形成，而在 CSS 则不多见。韦格纳肉芽肿病灶中很少有嗜酸性粒细胞浸润，周围血嗜酸性粒细胞增高不明显，也无哮喘发作。

（4）淋巴瘤样肉芽肿病：是多形细胞浸润性血管炎和血管中心性坏死性肉芽肿病，浸润细胞为小淋巴细胞、浆细胞、组织细胞及非典型淋巴细胞，病变主要累及肺、皮肤、神经系统及肾间质，但不侵犯上呼吸道。

（5）肺出血 – 肾炎综合征（Goodpasture syndrome）：是以肺出血和急进性肾小球肾炎为特征的综合征。抗肾小球基底膜抗体阳性，由此导致的弥漫性肺泡出血及肾小球肾炎综合征，以发热、咳嗽、咯血及肾炎为突出表现，但一般无其他血管炎征象。本病多缺乏上呼吸道病变，肾病理可见基底膜有免疫复合物沉积。

（6）复发性多软骨炎：复发性多软骨炎以软骨受累为主要表现，临床表现也可有鼻塌陷、听力障碍、气管狭窄，但该病一般均有耳郭受累，而无鼻窦受累，实验室检查 ANCA 阴性。活动期抗Ⅱ型胶原阳性。

6. 实验室及其他检查

（1）血液学检查：白细胞、嗜酸性粒细胞常增高，血沉增快，特别是当系统受累时更为明显。尿检出现蛋白、红细胞、白细胞提示肾脏受损，肾功能与肾受损的病变一致。慢性肾功能不全者常有小细胞性贫血。部分病例类风湿因子阳性，γ球蛋白及循环免疫复合物增高，血清补体正常或轻度增高，用间接免疫荧光法测定患者的血清抗中性粒细胞胞浆抗体，胞浆型（c-ANCA）在活动期的敏感性达 70% ～ 100%，特异性为 80%，可视为本病的特异性抗体，作为诊断本病和反映病情活动性的指标。

（2）X 线检查：胸片示两肺多发性病变，早期多为非特异性间质浸润，继而出现浸润性，结节性，甚或空洞性病灶，孤立性肿块等，类似肺炎、结核、肺癌等，少数患者可因肉芽肿阻塞气道形成肺不张，上呼吸道 X 线显示，鼻窦黏膜增厚，甚至鼻及鼻窦骨质破坏。

（3）病理检查：上呼吸道病变活检可见血管炎或坏死性肉芽肿，但活检阴性并不排除本病。反复检查可提高阳性率。肾活检在部分病例可见肾小球局灶性、节段性、坏死性肾小球肾炎，在活动性损害和坏死区常有纤维蛋白沉积。

7. 治疗

（1）WG 病的治疗　治疗可分为 3 期，即诱导缓解、维持缓解，以及控制复发。循证医学（EBM）证据显示，糖皮质激素加环磷酰胺（CTX）联合治疗有显著疗效，特别是肾脏受累及具有严重呼吸系统疾病的患者，应作为首选治疗方案。目前认为，未经治疗的韦格纳肉芽肿患者的预后很差，90% 以上的患者可在两年内死亡，死因通常是呼吸衰竭和（或）肾衰竭。

1）糖皮质激素：活动期用泼尼松每日 1.0 ～ 1.5mg/kg，用 4 ～ 6 周，病情缓解后减量并以小剂量维持。对严重病例如中枢神经系统血管炎、呼吸道病变伴低氧血症如肺泡出血、进行性肾衰竭，可采用冲击疗法：甲基泼尼松龙 1.0g/d，用 3 天，第四天改口服泼尼松每日 1.0 ～ 1.5mg/kg，然后根据病情逐渐减量。

2）免疫抑制药：① CTX。通常给予每日口服 CTX1 ～ 3mg/kg，也可用 CTX200mg，隔日 1 次。对病情平稳的患者可用 1mg/kg 维持。对严重病例给予 CTX1.0g 冲剂治疗，每 3 ～ 4 周 1 次，同时给予每日口服 CTX100mg。CTX 是治疗本病的基本药物，可使用一年或数年，撤药后患者能长期缓解。用药期间注意观察不良反应，如骨髓抑制，继发感染等。循证医学显示，CTX 能显著地改善 WG 患者的生存期，但不能完全控制肾脏等器官损害的进展。②硫唑嘌呤。硫唑嘌呤为嘌呤类似药，有抗炎和免疫抑制双重作用，有时可替代 CTX。一般用量为每日 2 ～ 2.5mg/kg，总量不超过 200mg/d，但需根据病情及个体差异而定，用药期间应监测不良反应。如 CTX 不能控制病情，可合并使用硫唑嘌呤或改用硫唑嘌呤。③甲氨蝶呤（MTX）。MTX 一般用量为 10 ～ 25mg，一周 1 次，口服、肌内注射或静脉注射疗效相同，如 CTX 不能控制可合并使用之。④环孢素 A（CsA）。作用机制为抑制 IL-2 合成，抑制 T 淋巴细胞的激活。优点为无骨髓抑制作用。但免疫抑制作用也较弱。常用剂量为每日 3 ～ 5mg/kg。⑤霉酚酸酯。初始用量 1.5g/d，分 3 次口服，维持 3 月，维持剂量 1.0g/d，分 2 ～ 3 次口服，维持 6 ～ 9 个月。⑥丙种球蛋白。静脉用丙种球蛋白（IVIG）与补体和细胞因子网络相互作用，提供独特型抗体作用于 T、B 细胞。大剂量丙球还具有广谱抗病毒、细菌和中和循环性抗体的作用。一般与激素及其他免疫抑制药合用，剂量为每日 300 ～ 400mg/kg，连用 5 ～ 7 天。

3）其他治疗：①复方新诺明片（trimethoprim/sulfamethoxazole，SMZ）。对于病变局限于上呼吸道，以及已用泼尼松和 CTX 控制病情者，可选用复方新诺明片进行抗感染治疗（2 ～ 6 片 / 日），认为有良好疗效，能预防复发，延长生存时间。在使用免疫抑制药和激素治疗时，应注意预防卡氏肺囊虫感染所致的肺炎，约 6% 的 WG 患者在免疫抑制治疗的过程出现卡氏肺囊虫肺炎，并可成为 WG 的死亡原因。②生物制剂。新近临床研究发现，TNF-α 受体阻滞剂（Infliximab，商品名 Remicade 和 Etanercept，商品名 Enbrel）与泼尼松和 CTX 联合治疗能增加疗效，减少后者的不良反应；对泼尼松和 CTX 治疗无效的患者也可试用 TNF-α 受体阻滞药，能收到理想的疗效，但最终疗效还需要更多的临床资料。③血浆置换。对活动期或危重病例，可用血浆置换治疗作为临时治疗。但需与激素及其他免疫抑制药合用。④急性期患者如出现肾衰竭则需要透析，55% ～ 90% 的患者能恢复足够的功能。

4）外科治疗：对于声门下狭窄、支气管狭窄等患者可以考虑外科治疗。

（2）WG 冠状动脉受累及动脉硬化的防治：基本同其他自身免疫性疾病，冠状动脉受累时要联用激素及免疫抑制药，研究认为，WG 患者传统性危险因素比健康对照组更多，传统性危险因素与本病的自身免疫性炎症互相作用，加速了动脉粥样硬化的发生。故在治疗原发病的同时，须注意传统危险因素的作用。

韦格纳肉芽肿通过用药尤其是糖皮质激素加 CTX 联合治疗和严密的随诊，能诱导和维持长期的缓解。近年来，韦格纳肉芽肿的早期诊断和及时治疗，提高了治疗效果。过去，未经治疗的韦格纳肉芽肿平均生存期是 5 个月，82% 的患者 1 年内死亡，90% 的患者 2 年内死亡。目前大部分患者在正确治疗下能维持长期缓解。影响预后的主要因素是难以控制的感染和不可逆的肾脏损害，年龄 57 岁以上，血肌酐升高是预后不良因素。此外，ANCA 的类型对治疗的反应和预后似乎无关，但有抗 PR3 抗体的患者若不治疗有可能病情进展更迅速。故早期诊断、早期治疗，力争在肾功能损害之前给予积极治疗，可明显改善预后。

（八）白塞病

白塞病（Behcet disease，BD，贝赫切特病），又称白塞综合征，是一种原因不明的系统性血管炎，以口腔溃疡、外阴溃疡、眼炎及皮肤损害为临床特征，是累及多个系统的慢性疾病。病情呈反复发作和缓解的交替过程。发病的性别报道不一致，国外报道男性多于女性，国内报道男女性比例约为 1 : 1。该病在地中海沿岸、中东及远东地区（中国、日本、朝鲜）发病率较高，我国也属于高发区，其发病率缺乏系统性的研究报告，推测为 1 ～ 4/ 万。发病年龄以 20 ～ 40 岁青壮年多见。

白塞病基本病理改变为血管炎，心血管系统受累约占 25%，是其重要的死亡原因，主要的死亡原因为瓣膜病、动脉瘤破裂、瓣膜置换术后的瓣周漏及假性动脉瘤的破裂，心肌梗死也是其常见的死亡原因，白塞病患者冠状动脉炎所致的冠心病发病率亦明显高于正常人群。

1．病因和发病机制 BD 的病因和发病机制至今仍不十分清楚，归纳起来主要有以下几种学说。

（1）感染学说：早期认为病毒感染和链球菌感染都可能为其发病原因，但经流行病学，组织培养、血清学、动物接种、免疫荧光及电镜等检查均未能得到进一步证实。可能与感染后的自身免疫反应有关。自 1964 年，在我国有认为发病与结核菌感染有关的病例报告，即在 Behcet 病初发损害之前，已患有结核病，如肺结核、淋巴结核等多种结核病灶，可以是陈旧性病灶，而以活动性病灶居多。OT 试验大都为强阳性，抗结核药物治疗，不但对原发病灶有明显效果并可改善 Behcet 病的有关损害，因而认为，是结核菌的一种过敏性表现。结核菌的 65-kDa 热休克蛋白也与本病发生有关。

（2）免疫机制学说：多年来的免疫学研究证实了自身抗体和免疫复合物的参与。近年又发现细胞免疫在 BD 发病中扮演了重要角色。BD 患者血清中含抗口腔黏膜自身抗体，阳性率达 72% ～ 80%。其他多种抗体也增高，如抗动脉壁抗体，组织损伤因子等，抗体的增减与病变严重程度有关。各种免疫球蛋白含量不同程度增高、补体增高，患者血清中可查出循环免疫复合物（CIC），T 淋巴细胞数量及功能异常等都说明 BD 可能是一种自身免疫性疾病，可能涉及Ⅲ型（免疫复合物）和Ⅳ（迟发型）变态反应。

（3）遗传因素学说：本病有地区性发病倾向，如多见于地中海沿岸国家；有血缘性家族性发病病例，可见于 2、3 或 4 代，且发病以男性为多。HLA–B5（+）是免疫遗传性的标志，其阳性率可达 67% ～ 88%，表明发病与 HLA–B5 有关，而与 HLA–D，特别是 HLA–DR 也有一定关系。Behcet 病易感性基因位于染色体 6 短臂上，在 HLA–B 与 TNF–beta 位点之间，这可能为以后研究基因治疗提供方向。Behcet 病无一定遗传方式，可能系常染色体隐性遗传。

（4）其他：除上述主要学说外，有少数学者还提出 BD 的发生与性激素的分泌，饮食与环境，以及锌等微量元素的缺乏有关。

BD 致冠心病的机制尚不十分清楚，BD 患者大多是年轻患病，受冠状动脉硬化的传统高危因素影响较小，冠状动脉炎是其全身广泛血管病变的一部分，可致其内膜损伤，纤维组织增生形成局部狭窄或闭塞、冠状动脉瘤和冠状动脉血栓形成，并由此导致阻塞，引起心肌缺血、心绞痛、心肌梗死。

2. 临床表现

（1）白塞病基本症状

1）复发性口腔溃疡：本症状见于 98% 的患者，是本病的首发症状，也被认为是诊断本病的必须症状。每年发作至少 3 次，在黏膜、舌缘、口唇内侧、软腭等部位出现多个红色小结，有明显痛感，逐渐发展为溃疡。一般在 7 ～ 14 天自行愈合，不留瘢痕。有少数患者因反复发作，而且数周不愈留有瘢痕。

2）复发性生殖器溃疡：溃疡形状与口腔溃疡相似，常见于女性患者的大小阴唇，其次为阴道。男性的阴囊、阴茎。也可出现在会阴或肛门附近。症状反复发作，一般发作间隔期较口腔溃疡长，为数月或 1 至数年，并留有瘢痕，约 80% 患者有此症状。

3）皮肤病损：皮肤出现结节性红斑、毛囊炎、疖肿等，还可有多形性红斑的表现。其中以下肢结节性红斑最为常见且具有特征性。

4）眼部病损：发病常较晚，发生率一般在 43% ～ 75%，多先发生于一侧而后累及对侧。眼球前后段组织均可最先发病，而一般是后段在先，即使是前段发病在先，但终将累及后段组织。最常见的为葡萄膜炎，也可出现视网膜炎、结膜炎、角膜炎、脉络膜炎，症状反复发作，严重者可以导致视力障碍，甚至失明。

（2）白塞病系统性症状

1）关节症状：主要表现为关节疼痛，少数有红肿。多侵犯膝、腕、肘、踝等大关节。大多呈非对称、无游走性，但易复发。为系统性病变中最常见的症状，约占 60%。寒冷引起疼痛加重，但一般可以耐受。尽管长期反复发作，但能自行缓解，进行骨、关节 X 线摄片，一般无明显异常，即使有破坏亦较轻微。滑膜活检亦只见其浅层有轻度病变，特殊的是少数病例一或两侧指、肘和膝等关节单发或多发性显著肿胀，活动受限但不发红。抽出液培养阴性，白细胞计数升高。一般抗炎药物难以奏效，偶有自行缓解者。个别有跟骨和趾关节破坏、指骨囊性改变和强直性脊柱炎病例。

2）消化系统症状：可发生非特异性消化道溃疡及消化道出血，表现上腹部饱胀不适、嗳气、中下腹胀满或阵发性绞痛，便血，便秘多于腹泻。消化道溃疡可见于食管至直肠的任何部位，以回肠和结肠最常发生，特别是在回肠远端和回盲部。回肠溃疡可能穿孔引起腹膜炎，回盲部溃疡能引起类似慢性阑尾炎的症状。儿童胃肠道损害发病率比成人高。严重者可出现肠出血、穿孔及瘘管形成。

3）呼吸系统症状：肺累及可表现为肺动静脉血栓形成或栓塞，肺动脉瘤，以及肺间质纤维化、肺动脉高压等，其中最常见的为肺血管栓塞，最为凶险的为动脉瘤破裂。临床症状无特异性，主要为咳嗽、咯血、胸痛、呼吸困难等。肺部 X 线检查出现阴影等为肺梗死的表现。

4）神经系统症状：中枢神经系统症状较周围神经的损害多见。主要表现为脑膜脑炎、脑干损害或器质性精神错乱。其早期症状有头痛、头晕、恶心、呕吐，以后有语言障碍、共济失调、颈强直、偏瘫等发生，严重时引起呼吸麻痹而死亡。神经系统发病一般较晚，极少有以中枢神经系统为首发症状者。神经系统病情发展也呈反复发作与缓解的慢性过程，其预后与损害部位和及时处理有关。

5）心血管系统症状：全身大小血管均可累及，可侵犯静脉、动脉和心内膜。血管损害有动脉栓塞，动脉瘤，静脉栓塞以及静脉曲张。静脉损害比动脉损害更常见。当病变累及心脏时称心脏白塞病（Cardio–Behcet′s Disease，CBD），可引起心脏扩大、心肌炎、心内膜炎、心包炎、传导阻滞、心律失常、心房室内血栓形成及瓣膜病变等。

6）泌尿系统症状：较少见，主要病变是肾小球肾炎或局灶性增生性肾小球肾炎，可表现为间歇性蛋白尿或显微镜血尿。偶有发展成淀粉样物质沉积及肾病综合征者。

7）发热：急性发病或慢性病程中的急性加重可出现发热、头痛、乏力、食欲缺乏和关节疼痛等，以低热多见，时有高热。热型不定，持续高热者少见。当发热伴有结节性红斑或关节、肺部症状时，易被误诊为风湿病或结核等。

（3）白塞病冠状动脉受累的表现及动脉硬化的证据：冠状动脉受累是白塞病心脏受累的一个重要表现，主要表现为心绞痛，严重者会出现心肌梗死，可能与冠状动脉炎有关，与动脉硬化的关系相对较弱。冠状动脉炎症可致冠状动脉瘤和冠状动脉血栓形成，并由此导致阻塞，引起心肌缺血、心绞痛、心肌梗死。其临床表现与一般冠心病的临床表现相同。

研究表明，BD 患者存在亚临床动脉硬化的证据，内皮细胞活化和损伤是白塞氏病的特征，而内皮损伤是动脉粥样硬化的一个关键事件。

在一项研究中，有人对 34 例无心血管事件的白塞病患者（其中男性 21 例，女性 13 例，平均年龄 34.6±8.5 岁）与年龄性别相匹配对照组（年龄相差 2 岁以内）通过高分辨率的 B 超测量，白塞病患者及健康对照组的颈动脉内膜中层厚度（IMT）。入选对象要求排除有糖尿病，高血压，或有心肌梗死或脑血管疾病证据的，以及长期（＞6 个月）服用糖皮质激素的患者。结果发现，BD 患者左右颈总动脉平均 IMT 显著大于健康对照组，BD 患者颈动脉粥样硬化斑块也明显高于健康对照组 [BD 患者的斑块为 17.6%（6/34），而健康对照组为 0%，$P<0.05$]。这些数据表明，BD 患者存在亚临床动脉粥样硬化形态学证据，BD 患者有加速的动脉硬化趋势。

该作者在另一项研究中，对 21 例 BD 患者（其中男 15 例，女性 6 例，平均年龄 35.8±8.6 岁）及年龄（相差 3 岁内）和性别相匹配的健康对照组用高分辨率 B 型超声波检查颈动脉 IMT，同时检测受试者的血清 VEGF 水平，结果发现，BD 患者平均 IMT 及 VEGF 均数显著大于或高于健康对照组。受试者平均 VEGF 水平与颈动脉 IMT 均数显著相关。血管内皮细胞生长因子（VEGF）是一个有效的促血管生长的因子，同时也是内皮功能障碍的标志。VEGF 能够引起 BD 的病理改变，在动脉粥样硬化的发展中也是一个重要的因素。以上数据表明，BD 患者存在血管内皮的损伤，与动脉硬化密切相关。VEGF 的增加是 BD 患者病程中炎性反应一个特征，但又不是亚临床动脉粥样硬化的直接决定因素。

然而，也有学者认为，相对于其他炎症性疾病，白塞病并没有更多地增加动脉粥样硬化的发生。对照研究中，心绞痛或心肌梗死并不增加，同样，超声检查动脉粥样硬化斑块的形成也没有明显增加。因此，对于白塞病与动脉硬化之间的关系，还需要更多的临床及实验研究来证实。

白塞综合征大大增加了患者的死亡率，尤其是年轻的男性，而女性和老年人则不太严重。白塞病主要的死亡原因是大血管疾病，尤其是出血性动脉瘤（PAA），几乎仅见于男性。最近由于对本病的认识和治疗，因出血性动脉瘤而死亡的病例大大减少。

3. 诊断　按 1989 年国际白塞病研究小组制定的国际标准。

（1）必要条件：反复发作口腔溃疡，指每年至少有 3 次肯定的口腔溃疡出现。

（2）以下 4 项次要条件中的任何 2 项相继或同时出现。

1）反复发作外阴溃疡：经医师确诊或患者本人确有把握的外阴溃疡或瘢痕。

2）眼病：包括前、后葡萄膜炎，视网膜血管炎，裂隙灯查到玻璃体有细胞出现。

3）皮肤病变：包括有结节性红斑或假毛囊炎，或脓性丘疹，未用过激素和青春期后出现痤疮样结节。

4）针刺试验阳性。

其他如有阳性家族史、关节炎、关节痛、动静脉栓塞、动脉瘤、中枢神经病变、消化道溃疡等应考虑是否与本病有关。

白塞病患者出现胸痛、胸闷等典型的冠心病临床症状及体征，根据特征性的心电图及心肌酶的动态改变，超声心动图、心肌核素显像及冠状动脉造影（CAG）等检查可以确诊冠状动脉硬化，其中冠状动脉造影仍是冠心病确诊的金标准。

4. 鉴别诊断　因本病的口腔溃疡、关节炎、血管炎可在多种风湿性疾病中出现，有时会造成鉴别诊断上的困难，在临床中，白塞病应与单纯性口腔溃疡、赖特综合征、强直性脊柱炎、炎症性肠病等相鉴别。

（1）单纯性口腔溃疡：是一种最常见的具有反复发作特征的口腔黏膜溃疡性损害，而白塞病是一种全身性疾病，不仅有口腔溃疡，而且有眼部病变、会阴溃疡和针刺反应等。

（2）赖特综合征：该病主要表现为无菌性尿道炎、结膜炎和关节炎，可有皮肤损害及会阴溃疡，但其会阴溃疡一般多表浅，不留瘢痕，皮肤呈脓溢性皮肤角化病，容易发生在足部，是赖特综合征的特异性表现，赖特综合征无针刺反应和静脉炎。

（3）强直性脊柱炎：本病基本病变是附着点炎。常常 HLA-B27 阳性，严重或晚期者出现脊柱强直，脊椎关节呈竹节样改变，可与白塞病区别。

（4）炎症性肠病：克罗恩病常有口腔溃疡、腹痛、回盲部病变、眼色素层炎及关节炎等，需与白塞病鉴别，克罗恩病主要表现为消化道节段性的溃疡或增生，病变呈铺路卵石样改变；溃疡性结肠炎表现为下消化道的溃疡，主要为乙状结肠的病变，可以由下向上发展至回肠，有人称之为“倒灌性回肠炎”。炎症性肠病的患者多有较严重的腹泻，大便为脓血样。X 线或结肠镜检查及其病理检查有助于诊断。

5. **实验室和其他检查** 本病无特异的血清学检查。可有血沉轻中度增快、C反应蛋白增高、轻度球蛋白升高。约40%的患者出现抗PPD阳性。针刺反应阳性是本病唯一的特异性较强的试验。

BD冠状动脉受累的检查：BD患者出现典型的心绞痛，心肌梗死时心电图、心肌酶谱、超声心动图等会出现特征性的变化。与一般动脉硬化检查无异。

冠状动脉造影：是确诊BD冠状动脉病变的"金标准"，冠状动脉造影时发现本病主要表现为冠状动脉呈瘤样扩张，也可表现为冠状动脉血管开口部位的狭窄，而且前降支最易受累。

6. **治疗** 白塞病的治疗一直是世界医学界在免疫性疾病方面的研究难题之一，目前尚无特效药物和疗法，治疗主要分为局部对症治疗，包括激素和免疫抑制药的全身治疗，以及外科手术治疗。

（1）一般治疗：由于本病是慢性、复发性疾病，发作与感染及精神紧张、刺激有关。因此要避免各种诱发因素，避免过度紧张，生活规律，适当休息和运动。

（2）局部对症治疗：局部用类糖皮质激素。口腔溃疡者局部涂抹油膏，可使早期溃疡停止进展或减轻其溃疡炎症。可用于口腔的由基质配制的0.1去炎松霜，2.5mg氢化可的松琥珀酸钠片和0.1mg的倍他米松戊酸盐片，后两种水化成浆剂涂敷。对眼炎，急性发作时可用可的松眼药水或眼膏局部使用。

局部用抗生素治疗。可用洗必太漱口液、呋喃西林漱口液、庆大霉素雾化吸入、1%利福平口腔溃疡膜等局部外用，外阴溃疡除用激素软膏外，也可配制一定浓度的抗生素液体温水坐浴。眼炎还可合用利福平眼液、卡那霉素眼液治疗。

局部溃疡还可以用紫外线照射及其他理疗，以控制溃疡恶化。

（3）全身药物治疗

1）糖皮质激素：对较严重的眼炎、中枢神经系统受累、严重血管炎，以及各种严重器质性病变需全身应用糖皮质激素治疗，开始用药时用量要足，有效后缓慢减药，停药后容易复发。与免疫抑制药合用疗效更佳。

2）免疫抑制药：主要用于严重的眼炎、血管炎，以及出现系统性症状的患者。①环孢素A。对治疗白塞病眼部病变疗效较好，国外已广泛使用。剂量为每日2～5mg/kg，对口腔溃疡、外生殖器溃疡、关节炎，以及中枢系统症状也有疗效。②秋水仙碱。具有抑制白细胞趋化性及活性作用，对关节病变和结节性红斑有效，对口腔、外阴溃疡也有一定疗效，对眼炎疗效稍差。剂量为0.5mg，每日3次，可服用3～6个月。③瘤可宁。对白塞病的眼部病变疗效较佳，对皮肤、黏膜、关节病变也同样有效。口服每日4～8mg，也可和激素合用。④硫唑嘌呤。对眼部病变同样有效，对皮肤黏膜病变疗效稍弱于瘤可宁。⑤环磷酰胺。治疗白塞病也有一定疗效，一般和小剂量激素合用，单独用药疗效稍差。

3）抗凝治疗：主要用于冠状动脉血栓形成，心腔内有血栓形成者，肺血管血栓形成或栓塞。常用肝素、链激酶、尿激酶、华法林等药物，对早期血栓疗效更佳。抗凝治疗对BD患者有一定的危险性，特别是已合并动脉瘤的患者，可出现动脉瘤破裂大出血，因此在应用抗凝剂前必须排除动脉瘤的可能。

4）其他内科治疗：目前国内外应用血浆置换，血液透析和输新鲜血，输丙种球蛋白等治疗白塞病，其中以血浆转换疗法较为肯定，其他方法也有一定疗效。治疗同时多须应用激素及免疫抑制药以防止反跳。

（4）外科治疗：主要适用于严重的瓣膜病变的主动脉瓣置换术、二尖瓣环成形术，以及心室内动脉瘤、肺动脉瘤的切除术。术前必须给予足量的糖皮质激素和免疫抑制药治疗，以控制症状。手术有瓣周漏、假性动脉瘤等严重并发症，为该病常见的死亡原因，应加以注意。

（5）白塞病冠心病的治疗：与一般冠心病的治疗基本相同，但应注意以下几点。

1）积极治疗原发病，控制全身的炎症反应仍是预防冠心病的关键。

2）尽管白塞病患者大多为年轻人发病，传统的冠心病高危因素相对要少，仍有必要积极改善生活方式，以及通过药物治疗积极控制传统危险因子，以减少冠心病的发生。

3）白塞病患者血栓形成更为常见，故抗凝治疗对预防冠心病的发生有着非常重要的意义，但须排除动脉瘤的可能，因为可能导致动脉瘤的破裂而危及患者的生命。

4）应用他汀类药物也可以明显降低白塞病冠状动脉疾病发生的危险。

（九）抗磷脂综合征

抗磷脂综合征（anti-phospholipid syndrome，APS）是一种非炎症性自身免疫性疾病。它是由抗磷脂抗体（antiphospholipid antibody，APL 抗体）引起的一组临床征象的总称，以反复动静脉血栓形成、习惯性流产和血小板减少等症状为主要表现。本病女性发病率明显多于男性，男女比约为 1∶9。本病临床表现复杂多变，累及多个系统，但血管栓塞是临床表现的根源。APS 不伴结缔组织病时，称原发性抗磷脂综合征（primary antiphospholipid syndrome，PAPS），当伴有系统性红斑狼疮或类风湿关节炎等结缔组织病时，称继发性抗磷脂综合征（secondary antiphospholipid syndrome，SAPS）。此外，还有一种少见的恶性抗磷脂综合征，表现为短期内进行性广泛血栓形成，造成多器官功能衰竭（MODS），甚至死亡。

抗磷脂综合征与动脉硬化有密切关系，抗磷脂综合征有加速动脉硬化的趋势，心绞痛心肌梗死是抗磷脂综合征并不少见的临床表现。抗磷脂综合征患者冠心病的发生率目前还缺少系统性的研究，推测为 4% ～ 20%。

1907 年，Wassemann 等在一项关于梅毒血清试验阳性患者进行的研究中，最早描述了抗磷脂抗体（APL 抗体）。他将患有先天性梅毒胎儿的肝脏提取物作为抗原，检测梅毒患者血清中的抗体。1941 年，Pangborn 证实了这种抗原是一种磷脂，并将其命名为心磷脂。随着 APL 抗体检测技术的广泛应用，人们发现，有许多梅毒血清反应阳性的患者没有梅毒的临床表现或流行病学特征，因此 1952 年，人们将这种现象称为“梅毒血清反应生物学假阳性”（Biological false positive serological test for syphilis，BFP-STS），并将 BFP-STS 分为两种类型，一种为“急性 BFP-STS”，主要见于一些与梅毒感染无关的感染性疾病中，患者的血清中可出现这种抗体。另一种为“慢性 BFP-STS”，BFP-STS 在血中持续存在数月或数年。在慢性 BFP-STS 的患者中，SLE 或其他结缔组织疾病的几率较高（5% ～ 19%），其中 SLE 尤为突出，高达 33% ～ 44%。1982 年美国风湿病学会，将梅毒血清试验假阳性列入 SLE 的分类标准，1997 年的新标准，将梅毒血清试验假阳性扩展为抗磷脂抗体阳性。

1957 年，Conley 和 Hertman 等发现了循环抗凝物质（Circulating anticoagulant），尽管后来人们发现一些非 SLE 患者也有这种抗凝物，Feinstein 和 Rapaport 等还是称之为狼疮抗凝因子（Lupus anticoagulant，LA）。人们对 LA 与 BFP-STS 之间的关系做了许多的研究，但在梅毒患者中未能发现 LA。Lechner 等人发现，LA 干扰了前凝血酶活性复合物与前凝血酶间的相互作用，LA 需要另一血浆因子同时存在才能达到最大抗凝作用。Laurell 和 Niilsson 等发现，BFP-STS 和 LA 的活性成分都在血清珠蛋白部分。表明 LA 是一种免疫球蛋白，是抗前凝血酶活性复合物中磷脂的抗体。Lecher 和 Shapero 等发现，LA 活性位于 IgG 或 IgM 部分或二者都有。在 60 年代，Bowie 等发现，在 LA 阳性的 SLE 患者中，BFP-STS、血栓形成和血小板减少的发生率较 LA 阴性者明显增高。

临床上发现 BFP-STS 或 LA 阳性的患者，常有血栓性疾病或反复流产的症状。但由于缺少更特异、更敏感检测 APL 的方法，使 APS 的研究一度进展缓慢。

1983—1985 年，Graham Hughes 等报道了许多 BFP-STSA 或 LA 阳性患者常有的 Budd-Chiari 综合征、脑卒中、血小板减少症、网状紫斑、肺动脉高压、反复流产、心瓣膜损伤、Addison' 病、腿部溃疡，以及多种其他动静脉血栓的症状，并进一步建立以心磷脂为包被抗原的 ELISA 法来检测 APL。曾一度称 APS 为“抗心磷脂抗体综合征（Anticardiolipin syndrome）”，经过一段时间对此病的再认识，Hughes 于 1987 年将其统一命名为“抗磷脂抗体综合征（APS）”，并为大家广泛接受（为了表彰他的贡献，故本病亦被称为 Hughes 综合征）。

1990 年，Mcneil 发现抗磷脂抗体的同辅因子（Co factor）β_2Glycoprotin I（β_2GP1），为 APS 的研究开创了新领域。随后的研究证明，APL 所直接针对的抗原为 β_2GP1 而不是磷脂，从而对 APS 的发病机制提出了一个磷脂 -β_2GP1-APL 三分子复合物致病机制的学说。

1. **病因和发病机制** 本病病因不明，可能与遗传、环境等因素有关。本病家族倾向并不明显，但患者亲属的抗心磷脂或者狼疮抗凝物检查常可阳性。

目前已明确，APS 的相关抗体为 APS 的主要致病因素。APS 的主要病理基础是，体内凝血及纤溶机制的异常造成的全身血管内血栓形成。APS 的相关抗体即 APL 抗体，是一组能与多种含有磷脂结构的抗原物质发生反应的抗体，其中包括狼疮抗凝物（lupus anticoagulant，LA）、抗心磷脂抗体（anticardiolipin antibody，ACL）、抗凝血酶原抗体（antiprothrombin，APT）、抗磷脂酸抗体（anti phosphatidic acid antibody）及抗磷脂酰丝氨酸抗体（anti phosphatidyl serine antibody）等。其中 ACL 抗体、LA 临床意义较突出。APL 抗体对血管内皮细胞和血小板功能均有影响。APL 抗体与血管内皮细胞的磷脂结合后，使内皮细胞功能受损，导致前列环素（prostacyclin）的合成及释放减少。前列环素有重要的抗血小板凝集和较强的扩血管作用，抗磷脂抗体与血小板磷脂结合可激活血小板，使其释放血栓素 A2（thromboxane，TXA2）。血栓素 A2 是一种血管收缩剂和凝集前物质。当 APL 阳性时，患者的血清中血栓素显著增高和前列环素水平降低，由于二者比例失衡，致使血管收缩、血流缓慢，抗血小板凝集功能减弱。此外，抗磷脂抗体可影响一些内皮细胞蛋白的功能，如抗凝血酶Ⅲ（antithrombinⅢ，ATⅢ）水平降低，及抗磷脂抗体与内皮细胞上的血栓环素（thrombomodulin）相互作用导致机体呈高凝状态。抗磷脂抗体还可与胎盘抗凝蛋白（placental anticoagulant protein1，PAP1）结合，使胎盘局部抗凝能力下降，导致胎盘血栓形成及自发流产。

APL 抗体与磷脂的结合需要 β_2- 糖蛋白 I（β_2GPI）的参与。β_2GPI 是由肝细胞分泌的血浆糖蛋白，参与乳糜微粒、高密度脂蛋白、低密度脂蛋白和极低密度脂蛋白等的组成，在脂肪的代谢和转运中起着一定作用，故称为载脂蛋白 H（apo H）。β_2GPI 分子由 326 个氨基酸组成多肽链，分子量为 50KD。研究表明，β_2GPI 是 APL 抗体的真实抗原，因此 β_2GPI 又称 APL 抗体的共辅因子。β_2GPI 通过与磷脂的结合，抑制依赖磷脂的凝血过程，因此具有抗凝活性，是天然的抗凝物质。APS 时 APL 抗体与 β_2GPI 结合，抑制其抗凝作用，促进高凝状态。抗 β_2GP1 抗体与血栓形成有关。抗 β_2GP1 抗体包括 IgG、IgM 及 IgA，其中 IgG 与血栓密切相关。抗 $β_2$GP1 抗体与 $β_2$GP1 结合，可促进 $β_2$GP1 与细胞膜表面磷脂稳定结合，从而干扰依赖磷脂的抗凝途径，主要是 Pc 抗凝途径，增加了血栓形成的危险性。抗 $β_2$GP1 抗体还能促使 $β_2$GP1 与血管内皮细胞、单核细胞及血小板相关受体结合，诱导血管内皮细胞、单核细胞表达组织因子（TF），而发挥其促凝作用。抗 $β_2$GP1 抗体同时也可激活血小板，诱导血栓素的产生增加，促进血栓形成。

2. **APS 致动脉硬化的机制**　APS 作为一种自身免疫性疾病，慢性炎症与自身免疫在其动脉硬化的过程中起着重要的作用。APS 通过其主要的炎症和免疫致病因子抗磷脂抗体（APL），诱导血管内皮细胞凋亡，破坏内皮细胞的完整性，诱发 AS。抗磷脂抗体是一组异质性自身抗体，$β_2$ 糖蛋白Ⅰ（$β_2$–GP Ⅰ）和氧化低密度脂蛋白（oxLDL）复合物，是导致动脉粥样硬化的自身抗原。$β_2$–GP Ⅰ与 oxLDL 结合后，被 APL 识别，通过 Fcγ 受体介导单核巨噬细胞摄入 $β_2$–GP I–oxLDL 复合物，并分泌单核细胞趋化蛋白 –1（MCP–1）和巨噬细胞集落刺激因子（M–CSF），诱导单核细胞向表型成熟的组织巨噬细胞和泡沫细胞转化，增加单核细胞清道夫受体的表达。APL 诱导血管内皮细胞的损伤，并增加黏附分子的表达。局部损伤的血管内皮、巨噬细胞和淋巴细胞高表达 CD40 和 CD40 配基（CD40–L），并分泌 IL–4、IFN–γ 和一些生长因子，如 PDGF、b–FGF 和 b–EGF，这些细胞因子趋化平滑肌由动脉中层向内皮下层迁移，最终增殖变性，加速动脉硬化的进程。

3. **临床表现**　临床上仅部分 APS 是原发性的，更多的是继发性的。狼疮与抗磷脂综合征关系密切，ACA 在狼疮患者中的发生率为 40% ～ 60%。狼疮的血管炎与抗磷脂综合征的血管栓塞皆可构成严重的并发症。当狼疮患者伴有抗磷脂综合征时，血管炎可与弥漫性凝血并存。狼疮性血管炎可通过损伤内皮细胞使磷脂暴露，起到对抗磷脂抗体的触发作用，使二者互相加重。APS 主要临床表现为血栓形成、习惯性流产、血小板减少和神经精神症状等。目前发现，APS 可继发于各种疾病，风湿性疾病如 SLE、RA 等；其他如病毒、支原体、螺旋体、原虫等感染；肿瘤如淋巴瘤、白血病及各种实体肿瘤；慢性肝病、高血压、冠心病、脑梗死等；药物如氯普吗嗪、干扰素 α 等。因此，APS 所引起的临床表现范围也逐渐扩大，但国内外的大多数文献证明，仍以上述 4 种表现与抗磷脂抗体的相关性最为突出。

在近 30% ～ 40% 的系统性红斑狼疮患者中，有抗磷脂抗体，50% 具有抗磷脂抗体的患者可不伴有系统性红斑狼疮，但伴有其他自身免疫性疾病。一些药物也可造成抗磷脂抗体阳性，尤其是氯丙嗪，在许多感染中可出现一过性抗磷脂抗体。体内持续存在抗磷脂抗体的患者中，约有 30% 发生过血栓。系统性红斑狼疮中出现抗磷脂综合征的发病率为 25%；在体内有抗磷脂抗体时抗磷脂综合征发病率为 40%，而无抗磷脂抗体时则为 15%。抗磷脂综合征出现与否和抗磷脂抗体浓度相关，也与抗磷脂抗体类型有关。抗磷脂综合征患者中，抗磷脂抗体阳性率很高。在风湿性疾病中出现 APS 时，称为继发性抗磷脂综合征，而在非风湿性疾病中出现 APS 时称为原发性 APS。

（1）一般临床表现

1）动静脉血栓形成：血栓形成是抗磷脂综合征的最突出表现。血栓可发生在动脉和静脉。由于受累血管的种类、部位不同及大小的不同，临床症状变化很大。可以表现为单一血管或多个血管受累，最常见部位为下肢深静脉血栓形成，表现为一侧下肢水肿和疼痛。此外，脑、肾、视网膜均可出现血栓。动脉血栓对患者危害最大。动脉循环阻塞后，可出现缺血性坏死，如心肌梗死、肠梗死等。肾小动脉及更小血管阻塞后可导致肾衰竭。研究发现，抗心磷脂抗体阳性的患者易发生冠状动脉血栓，股动脉和脑动脉血栓也为数不少，且许多人并未发现伴有结缔组织疾病。抗体的类型，特别是 IgG 型可能在血栓形成中起重要作用。抗体滴定度与血栓形成也有关，抗体滴定度越高，发生血栓的危险性也越大。也有人认为，与抗体滴定度的关系不明显。在抗心磷脂抗体阳性的系统性红斑狼疮患者组织病理中发现，非炎性阻塞性血管病变呈节段性，病变虽少，但却严重。心肌内动脉有纤维性血栓形成，并引起心肌梗死，毛细血管和小动脉被一些纤维性物质堵塞，这些病理改变很可能都是抗磷脂抗体作用的结果。

2）习惯性流产、早产、死胎：具有抗磷脂抗体的女性患者，在妊娠不同时期反复自发性流产、早产和胎死宫内。其死胎或流产的危险性随着 APL/LA 滴度的增高而增加。病理研究发现，在抗磷脂抗体阳性伴习惯性流产者的胎盘中，有胎盘血管血栓形成和阻塞，以致血管蜕膜段脱离胎盘造成胎盘血液灌注不良。这是导致胎盘和胎儿供血减少引起流产的主要原因。

3）血小板减少：常呈周期性和急性发作，且抗磷脂抗体滴度越高，发生血小板减少的危险性越大。由于血小板减少，可发生出血，甚至可发生于其他临床征象出现之前。血小板减少是抗磷脂综合征表现之一。有人报道，特发性血小板减少性紫癜的患者中 30% 抗磷脂抗体阳性，约有 50% 系统性红斑狼疮患者在整个疾病过程中，可能发生血小板减少。可能是抗磷脂抗体与血小板膜磷脂结合，激活血小板，使其凝集加速，从而导致血小板减少。

4）神经精神系统损伤：主要表现为短暂性脑缺血发作（transit ischemic attack，TIA）、脑血管意外，包括脑血栓、脑出血、精神行为异常、偏头痛、癫痫、舞蹈病和脊髓病变等。

5）其他：皮肤网状青斑，甲床溃疡，Dego 病（多系统血管炎、皮肤胶原坏死、表皮萎缩无炎症细胞浸润），Coomb's 试验阳性的溶血性贫血和由于动脉血栓形成而致肢端坏疽，以及静脉血栓所致的血栓性静脉炎或肢体慢性溃疡等。通常青斑比较固定，并随气温下降而加重。

（2）恶性磷脂综合征的临床表现

APS 的血栓性病变常呈间歇发作而难以预测。少数患者可在短期（数天至数周）内，出现进行性多个（3 个或 3 个以上）器官的血栓形成，累及脑、肝、肾或心等重要器官，造成功能衰竭和死亡，称为恶性血管阻塞综合征或恶性抗磷脂抗体综合征（catastrophic APS，CAPS），又称 Asherson 综合征。临床上 CAPS 的发病率低，不足 APS 的 1%，但死亡率可达 50%。本病 40% 发病原因不明，60% 的发病存在诱因，主要为感染，其次为创伤及外科手术、抗凝治疗、合并新生物、产科病症、狼疮暴发及药物性因素等。本病为突发的广泛小血管及微小血管血栓形成，而外周大血管血栓则相对少见。66% 有肺受损，多为 ARDS、肺泡内出血，多发性 PE，间质性肺血栓形成；78% 有肾受累，表现为恶性高血压、肾衰竭；50% 有心脏病变、HF、心瓣膜关闭不全、心内血栓形成；56% 有中枢神经系统病变，表现为嗜睡、木僵、失定向力、抽搐、癫痫状态、垂体坏死、脑梗死；38% 有消化系统症状如腹痛、肠缺血性坏死、出血、穿孔及脾梗死；34% 有肝受累；12% 有胰腺受累，表现为胰酶升高、血糖升高等；26% 肾上腺受累，表现为肾上腺功能减退，低血压、甚至休克、无力、腰腹痛、电解质紊乱；50% 皮肤受累，表现为网状青斑、肢端发紫、下肢溃疡、表浅坏疽。

（3）APS 动脉硬化的表现：APS 可伴有多种心脏表现，如假性感染性心内膜炎、心内血栓、肺动脉高压及左心功能不全等。目前，引起人们关注最多的是其早发动脉硬化及冠状动脉病变。以前并未把心肌梗死作为 APS 的重要症状，多认为是偶尔巧合，但 Hamsten 发现，心肌梗死的发生与抗心磷脂抗体有关。尸检证实，继发性 APS 系统性红斑狼疮死于心肌梗死者达 10%，45 岁以下发生心肌梗死的系统性红斑狼疮患者中，抗心磷脂抗体阳性率为 21%，且抗心磷脂抗体阳性者施行冠状动脉搭桥术后易再次发生血管闭塞。

资料显示，有 ACL 抗体的患者易发生冠状动脉血栓，APS 患者出现心肌梗死者越来越多，且较易发生再梗死。很多患者并未发现伴有结缔组织疾病，这些患者大多较年轻，很少有缺血性心脏病的传统危险因素。提示 APS 是冠心病的独立危险因素，抗心磷脂抗体对动脉硬化有促进作用，年轻人发生脑卒中或心肌梗死时应排除 APS 的可能。

北京协和医院总结了 1990 年 1 月至 2006 年 1 月收住的 APS 患者共 72 例，心脏受累者 48 例，二尖瓣受累发病率最高，心脏受累与血栓事件显著相关。72 例患者中有心肌梗死 8 例，发生率高达 16.7%，其中前壁 1 例，室间隔 1 例，下后壁 6 例。提示 APS 患者动脉硬化发生率高，APS 可能是动脉硬化的高危因素。

多项研究表明，APS 有早发动脉硬化的趋势，早发动脉硬化是 APS 的临床特征，APS 患者颈动脉斑块和冠状动脉钙化的发生率比正常人群增加 2 ～ 3 倍，APS 早发动脉硬化可能与炎症与免疫致病因子（APL 抗体）有关。APL 抗体阳性对心肌梗死后血栓事件的发生有较好的预测价值。

研究人员对患有 APS 的绝经前期妇女和年龄相匹配的 SLE 患者或类风湿关节炎（RA）患者和健康人进行了对照研究。每组有 33 个病例，分别评估她们的心血管危险因素，包括详细的脂类代谢检查，超声检查颈动脉和股动脉血管内膜 – 中膜厚度（IMT），并检查动脉粥样硬化斑块的形成情况。结果发现，APS 患者动脉硬化斑块显著高于 RA 患者和健康人（P=0.042 和 P=0.016），但是与 SLE 患者相比并没有统计学意义。各组的 IMT、传统心血管危险因素或脂类代谢参数均无显著差异。随着年龄的增长，发生动脉粥样硬化的几率每年增加 1.19 倍，低密度脂蛋白（LDL）每年增长 1.035 倍，APS 和 SLE 的发病率每年增加 4.35 倍。这些结果提示，患有 APS 和 SLE 的绝经前期妇女发生动脉粥样硬化的危险性较高，而且不能用传统的动脉粥样硬化危险因素来解释，这些传统因素包括年龄、脂类代谢参数和累积类固醇剂量等。

在另一项研究中，研究者对 20 个 PAPS 患者和 20 个性别年龄相匹配的对照组患者，进行颈动脉 IMT 和其他心血管疾病危险因子测定，结果发现，两组患者的抽烟、高血压和异常脂蛋白血症的患病情况相同，但患病组患者血浆同型半胱氨酸比对照组明显增高（P=0.037）；而且在颈动脉分叉处和内侧颈动脉的 IMT 值患病组比对照组均明显增高。这些区别在年龄大于 40 岁患者比年龄小于 30 岁的患者更明显，与对照组相比，年龄、性别没有差别。结果提示：患有 PAPS 的患者在他们 40 岁或年龄更大时，动脉粥样硬化很可能发生。

4. 诊断　APS 的诊断主要依靠临床表现和实验室检查。由于 APL 抗体可在多种疾病中出现，APS 可分为原发性与继发性两类，而且它不是一个特定的疾病，只是一个临床的综合表现，目前还无一个临床表现的明确范围，而且其所涉及的病种也有扩大的趋势，特别是目前实验方法在不断更新，故目前尚无一个非常严密的诊断标准。1999 年首次制定其诊断标准，一般称札幌（Sapporo）标准。2005 年，在悉尼举行的国际血栓止血学会（ISTH）提出了 APS 诊断标准的修改意见，以下称悉尼新标准，对 APS 的诊断提出了许多更详细的新规定。现分述如下。

（1）APS 分类标准（1999，Sapporo）

1）血管栓塞：①发生在任何组织或器官的一次或一次以上的动脉、静脉或小血管栓塞的临床事件。②除浅表静脉栓塞之外的由造影、多普勒超声或组织病理学证实的栓塞。

③经组织病理学证实有血管栓塞，但无明显的血管壁炎症。

2）病态妊娠：①发生 1 次或 1 次以上无法解释的形态正常胎儿于怀孕 10 周或超过 10 周时胎死宫内，胎儿形态正常是经过超声证实或直接的胎儿检查确证的。②发生 1 次或 1 次以上形态正常胎儿于怀孕 34 周或不足 34 周时因严重的先兆子痫或严重的胎盘功能不全而早产。③ 3 次或 3 次以上连续的在怀孕 10 周之内发生无法解释的自发流产，除外母亲在解剖和内分泌的异常及父母亲染色体方面的原因。

3）实验室标准：①至少间隔 6 周的 2 次或 2 次以上，发现血中存在中等或高滴度的 IgG 型和（或）IgM 型抗心磷脂抗体（ELISA 法检测出 β_2 糖蛋白 -1（β_2GP_1）依赖型抗心磷脂抗体）。②至少间隔 6 周的 2 次或 2 次以上发现血浆中存在狼疮抗凝物（检验根据“国际血栓与止血协会”指南进行）。

确诊 APS 至少需同时存在一条临床标准和一条实验室标准。

诊断原发性 APS 还必须除外其他自身免疫性疾病和感染、肿瘤等疾病引起的血栓。

（2）2005 年悉尼新标准

1）血管血栓形成：影像学或组织学证实的任何组织或器官的动脉、静脉或更小血管的血栓形成（组织病理学诊断为血栓时血管壁必须无明显的炎症）。

2）妊娠丢失：至少 1 次以上不能解释的孕 10 周或 10 周以上正常形态的胎儿（超声或直接胎儿检查）死亡；至少 1 次以上因先兆子痫、子痫或严重胎盘功能不全引起的早产（妊娠≤34 周，新生儿形态正常）；3 次或 3 次以上的孕 10 周前自发流产，除外母亲在解剖和内分泌的异常及父母亲染色体方面的原因。

3）实验室标准：①抗心磷脂抗体。2 次或 2 次以上血浆或血清中 IgG 和（或）IgM 型抗体阳性（＞40 单位），或滴度达到正常人群的 99% 以上（间隔至少 12 周，采用标准 ELISH 法）。②狼疮抗凝物。2 次或 2 次以上次阳性（间隔至少 12 周）。③抗 β_2GPI 抗体。2 次或 2 次以上血浆或血清中 IgM 或 IgG 型抗体阳性，或滴度达到正常人群的 99% 以上（间隔至少 12 周，采用标准 ELISH 法）。

确诊 APS 同时符合至少 1 条临床标准和至少 1 条实验室标准即可。

由于未发现原发性 APS 和继发性 APS 二者间抗磷脂抗体种类的区别，专家认为，此分类对临床意义不大，故新标准没有强调将 APS 分为原发性和继发性，而是更注意对疾病的诊断准确性。

年轻人发生脑卒中或心肌梗死时应考虑到本病动脉硬化的可能，应进行 APS 相关的实验室检查以排除本病。

5. 鉴别诊断 单从临床表现或实验室检查很难确诊 APS。应强调指出，APS 的确诊应有中至高滴度的抗心脂抗体（尤其是 IgG 型心脂抗体）、抗 β_2GPI 抗体或狼疮抗凝物阳性。当一个有中高滴度 aCL、抗 β_2GPI 抗体或 LA 阳性的患者，并有以下情况应考虑 APS 可能：①无法解释的动脉或静脉血栓。②发生在不常见部位的血栓（如肾或肾上腺）。③年轻人发生的血栓。④反复发生的血栓。⑤反复发作的血小板减少。⑥发生在妊娠中晚期的流产。感染导致的抗体阳性往往是短暂的，且 IgM 阳性多于 IgG 阳性。如果患者有狼疮或狼疮样症状、网状青斑、长期的血小板减少、APL 长期阳性可确诊。

反复发生流产的妇女有 5% ～ 15%、正常妊娠的妇女有 0.5% ～ 2% 的 APL 阳性。流产妇女中只有一小部分为抗磷脂综合征所致。流产的其他原因包括胚胎染色体异常、母体生殖器官解剖异常，以及母体的其他疾患，如内分泌、感染、自身免疫及药物引起的疾病。先天性蛋白 C、蛋白 S 和抗凝血酶Ⅲ缺陷症、凝血因子 V 突变也可导致流产。如流产发生在孕中期，APL 抗体在妊娠前后持续高滴度，胎盘显示血管改变或血栓形成考虑与 APL 相关。单次流产，且发生在妊娠 10 周以前，多考虑染色体异常、感染、母体激素水平、解剖结构异常有关。

发生动静脉血栓时需与多种其他易造成血栓的疾病相鉴别。如静脉血栓需与蛋白 C、蛋白 S 和抗凝血酶Ⅲ缺陷症、血栓性血小板减少性紫癜、纤溶异常、肾病综合征、阵发性夜间血红蛋白尿、白塞病及与口服避孕药相关的血栓等疾病相鉴别。动脉血栓需与高脂血症、糖尿病血管病变、血栓闭塞性脉管炎、血管炎、高血压等疾病相鉴别。灾难性 APS，需与结节性动脉炎、黏液瘤散发血栓形成、心房血栓、动脉粥样硬化性斑块相鉴别。

需要注意的是，APL 的出现并不一定发生血栓，约 12% 的正常人中可以出现 IgG 或 IgM 类 ACL 抗体阳性。梅毒和 AIDS、Lyme 病、传染性单核细胞增多症、结核等疾病分别有 93%，39%，20%，20% 的抗磷脂抗体阳性率，一些药物如酚噻嗪、普鲁卡因酰胺、氯丙嗪、肼苯达嗪、苯妥英钠、奎宁、普萘洛尔和口服避孕药也可以诱导出 APL；另外，有一些恶性肿瘤如黑色素瘤、肾母细胞瘤、肺癌，淋巴瘤和白血病等，亦可出现 ACL 或抗 β_2-GP1 抗体阳性。感染或肿瘤中的 ACL 抗体多数是 IgM 型，多不引起血栓。

6. 实验室和其他检查

（1）APL 的血清学检查：对可疑 APS 患者应同时进行抗磷脂抗体（目前主要测抗心脂抗体）和狼疮抗凝物检测。因为这两种检测中可以一个阳性而另一个阴性。

1）狼疮抗凝物（LA）：LA 是一种 IgG/IgM 型免疫球蛋白，作用于凝血酶原复合物（Xa、Ⅴa、Ca^{2+} 及磷脂）以及 Tenase 复合体（因子Ⅸ a、Ⅷ a、Ca^{2+} 及磷脂），在体外能延长磷脂依赖的凝血试验时间。它同凝血酶原复合物中的磷脂结合而抑制血凝，所以不仅狼疮患者中存在，也可在其他疾病中出现。凝血时间的延长还有其他原因：如凝血因子缺乏，抗凝血因子抑制药（如抗凝血酶原，抗Ⅷ因子）的缺乏等。检测 LA 是一种功能试验，有凝血酶原时间（PT）、激活的部分凝血活酶时间（APTT）、Russell 蛇毒时间（dRVVT）和白陶土凝血时间（KCT）。以 KCT 和 dRVVT 较敏感。口服抗凝剂或应用肝素时检测狼疮抗凝物试验不可靠。

2）ACL 抗体：抗心磷脂脂抗体（ACL 抗体）应分别测定 IgG、IgM、IgA 型。因为抗中至高滴度的 IgG 型 ACL 抗体对 APS 最为特异。必须指出的是，抗磷脂抗体中除已知抗心脂抗体外尚有抗磷脂酸（Anti–phosphatidic acid）和抗磷脂酰丝氨酸（Anti–phosphatidyl serine）抗体等。目前标准化的检测是用酶联免疫吸附（ELISA）法，ACL 抗体分为两类，一类是非 β2–GP1 依赖性抗体，多见于感染性疾病；另外一类是 β2–GP1 依赖性抗体，多见于自身免疫病。

3）抗 β2–GP1 抗体：抗 β2–GPI 抗体具有 LA 活性，用 ELISA 法检测，与血栓的相关性比 ACL 抗体强，假阳性低，诊断 PAPS 的敏感性与 ACL 抗体相仿。

4）其他：如血、尿常规、血沉、肾功能和肌酐清除率等生化检查。此外，抗核抗体、抗可溶性核抗原（ENA）抗体和其他自身抗体检查以排除别的结缔组织病。

（2）其他检查

1）超声检查：血管多普勒超声有助于外周动静脉血栓的诊断；M 型超声、切面超声则有助于心瓣膜结构和赘生物的检测；B 超还可监测妊娠中晚期胎盘功能和胎儿状况。

2）影像学检查：影像学检查对血栓评估最有意义，动静脉血管造影可显示阻塞部位，MRI 有助于明确血栓大小和梗死灶范围。

3）组织活检：皮肤、胎盘和其他组织活检表现为血管内栓塞形成，一般无淋巴细胞或白细胞浸润，同样肾活检也表现为肾小球和小动脉的微血栓形成。

（3）SPA 动脉硬化的检查：患者出现典型的心绞痛、心肌梗死时，心电图、心肌酶谱、超声心动图等会出现特征性的变化。与一般动脉硬化检查无异。

1）颈总动脉血管彩超：颈动脉可以作为反映动脉粥样硬化的窗口，监测颈动脉粥样硬化情况，可以预测将来发生心脑血管意外的可能性。采用颈总动脉血管彩超，可以检测颈总动脉内膜中层厚度并发现颈动脉粥样斑块，直接反映动脉粥样硬化血管病变的进程，颈总动脉内膜厚度较高的患者，发生心血管意外的风险也增加。是预测早期动脉硬化的良好指标。

影像技术可以通过显示早期的内皮功能障碍、循环异常或粥样硬化斑块而检测出亚临床动脉粥样硬化，使用单光子发射电脑断层扫描（SPECT）、^{99m}Tc-SPECT 和同位素心肌灌注成像（DIMPI）技术，可以发现患者存在的冠状动脉灌注受损。多层螺旋 CT 和磁共振显像可望用于无创性诊断冠状动脉粥样硬化。

2）冠状动脉造影：是目前确诊动脉粥样硬化的“金标准”，能较明确地揭示冠状动脉的解剖畸形及其阻塞性病变的位置、程度与范围。适用于临床上反复胸痛没能确诊而又不能排除冠心病、无痛性心肌缺血、无法解释的顽固性心律失常、心力衰竭等。

（4）抗磷脂抗体的阳性率及型别：由于检查方法不同，实验室条件不同，特别是所确定的正常值不同，以及病例选择的差异，抗磷脂抗体的阳性率各家报道差别较大。成人和儿童系统性红斑狼疮中抗磷脂抗体阳性率无显著差别。

抗磷脂抗体可以分为 IgG、IgA 和 IgM 型，其型别比例各家报道也有差异，但大多数学者证明 IgG 型抗体占突出地位，阳性率高，与临床相关性最强，特别是 ACL 抗体，IgG 型可能对出现血栓、血小板减少、习惯性流产的预测及特异性更强。有不同意见认为，IgM 型 ACL 抗体可能与某些临床表现更密切，如习惯性流产、死胎。

（5）抗磷脂抗体与疾病活动的关系：一般来说，抗磷脂抗体与疾病活动的相关性不明显，多数情况下抗磷脂抗体并不随疾病的变化而有明显改变，但确实在一些患者中发现，在疾病的活动期抗磷脂抗体阳性，而病情缓解后抗体滴定度下降或转阴。有人研究了系统性红斑狼疮中，IgG 型 ACL 抗体与疾病的活动性关系发现，根据 ACL 抗体的变化可把系统性红斑狼疮分为两组，A 组：IgG 型 ACL 抗体持续阳性组；B 组：系统性红斑狼疮活动阶段 ACL 抗体，当病情稳定后转阴。在 A 组，ACL 抗体阳性滴定度明显高于 B 组，A 组中血栓、自发性流产的发病率和狼疮抗凝物滴定度也明显高于 B 组，而肾损伤、抗 DNA 抗体则 B 组显著高于 A 组，有统计学差异。

（6）抗磷脂抗体与其他磷脂相关抗体的关系：由于磷脂抗原在结构上有相同点，因此，多种抗磷脂抗体之间会发生交叉反应。狼疮抗凝物质和抗心磷脂抗体是两个研究最多的抗体，但至今仍无直接证据表明，狼疮抗凝物质和抗心磷脂抗体在生物化学上是不同的物质。狼疮抗凝物大多是用凝血酶原时间、部分凝血活酶时间、凝血酶时间和凝血活酶稀释实验来测定。最近已证实，通过物理方法可将血浆中抗心磷脂抗体和狼疮抗凝物质两者的活性分开，尽管如此，狼疮抗凝物与抗心磷脂抗体很强的相关性仍然是非常突出的。在抗心磷脂抗体阳性的系统性红斑狼疮患者中 45%LA 阳性，在 LA 阳性的系统性红斑狼疮患者中 59% 为抗心磷脂抗体阳性。

（7）抗磷脂抗体与梅毒血清反应生物学假阳性的相关性：抗磷脂抗体与梅毒血清反应生物学假阳性的相关性很强，这是因为磷脂抗原与梅毒血清抗原都有磷脂成分之故，但抗原特异性不同，梅毒血清反应在系统性红斑狼疮中的阳性率明显低于抗磷脂抗体，而且与抗磷脂综合征的相关性也不如抗磷脂抗体明显。虽然梅毒患者的血清抗体也具有抗心磷脂抗体的特性，但对其他的磷脂抗原反应和亲和性却很低。只有 ACL 抗体导致血栓形成。

（8）药物引起的抗磷脂抗体：药物能够引起抗磷脂抗体阳性已有报道，特别是一些公认能引起狼疮样综合征的药物诱发抗磷脂抗体阳性的可能性更大。服用氯丙嗪 1 年，37% 为 LA 阳性，超过 1 年者，56%LA 阳性，47%ACL 抗体阳性，但随访 2 ～ 7 年（平均 5 年）后发现，仅个别病例出现血栓，与抗磷脂综合征无相关性。但是确切能够引起抗磷脂抗体的药物、种类，研究还不够深入，也不够广泛，有待于进一步探讨。

（9）伴有抗磷脂抗体的非风湿性疾病：随着对抗磷脂抗体研究的深入和广泛，逐渐发现，在风湿病范畴以外的一些疾病中也存在抗磷脂抗体。急性感染性疾病中，32% 患者抗心磷脂抗体阳性；疟疾、脑血管意外、肿瘤等也可出现抗磷脂抗体阳性，ACL 抗体可能与肾上腺功能减低或阿狄森病有关，ACL 抗体在这些疾病中起何作用，至今尚不清楚。

7. 治疗

（1）一般原则：对 APS，目前尚无令人满意的治疗方案。有些患者虽然抗磷脂抗体阳性，但并无其他临床表现，有些人经治疗产生抗磷脂抗体综合征的原发病后，病情缓解，而血中抗体持续存在。因此，对无临床症状的患者是否需要治疗及如何判断疗效均有争议。一般认为，无临床症状者不需要治疗，在出现高危因素的情况下，可使用低剂量血栓预防药物，手术期间短期使用肝素。治疗的根本仍以原发病为主，根据原发病情况决定治疗方案。但由于抗磷脂抗体的存在大大增加了血栓形成、流产、死胎或血小板减少的危险性，当临床上出现上述情况时则应给予治疗。治疗原则主要是对症处理、防止血栓和流产再发生。一般不需用激素或免疫抑制药治疗，除非对 SAPS，如 SLE 或伴有严重血小板减少（＜50×10^9/L），或溶血性贫血、恶性抗脂综合征等特殊情况。抗凝治疗主要应用于 APL 阳性伴发血栓或反复流产的患者。对无症状的抗体阳性患者不宜进行抗凝治疗（表 21–2）。

表 21–2　APS 伴中、高滴度 APL 患者的治疗方案

临床情况	治疗
无症状	不治疗，或 ASA 75mg/d
可疑血栓	ASA 75mg/d
反复静脉血栓	华法林，INR 2.0 ～ 3.0，无限期
动脉血栓	华法林 INR 3.0，无限期
初次妊娠	不治疗，或 ASA 75mg/d
单次流产，＜10 周	不治疗，或 ASA 75mg/d
反复流产，或 10 周以后流产，无血栓	妊娠全过程及产后 6 ～ 12 周小剂量肝素（5000IU，每日 2 次）
反复流产，或 10 周以后流产，血栓形成	妊娠全过程肝素治疗，产后用华法林
网状青斑	不治疗，或 ASA 75mg/d
血小板＞50×10^9/L	不治疗
血小板＜50×10^9/L	泼尼松 1 ～ 2mg/kg

注：ASA：阿司匹林；INR：国际标准化比率

（2）常用的抗凝药物

1）肝素及低分子量肝素：肝素是未分层的混合物，分子量在3000～57000之间，低分子量肝素（LMWH）是指，用化学和酶学方法将肝素裂解并提纯的一组分子量在4 000～6 000的葡胺糖。LMWH与肝素相比有以下特点：①半衰期长，肝素为1小时（0.4～2.5小时），而LMWH是它的2倍。②抗血栓的作用强，而抗凝作用弱。③对血小板作用小。④不易引起骨质疏松。肝素每支12 500IU（100mg），近年来肝素用量趋小剂量化，成人每日用量<15 000IU，临床上静脉或皮下注射使用。LMWH可以皮下注射，剂量为2500～3 000IU，一般每日1次；剂量较大时亦可每12小时1次。

监测肝素治疗的实验室指标，通常用APTT，使肝素剂量控制在正常对照的1.5～2.0倍为宜。肝素过量引起出血，可以用鱼精蛋白中和，1mg鱼精蛋白可中和100IU肝素，鱼精蛋白宜缓慢滴注。

2）华法林：本药半衰期是33小时，一般要服12～24小时才能起作用，要从小剂量开始，逐渐增加，初期给2.5～5mg/d，维持量因人而异，一般小于7.5～10mg/d，平均4～6mg/d。其抗凝机制是抑制维生素K依赖的凝血因子合成，因此由华法林过量引起的出血，可以用维生素K拮抗治疗。本药有致畸作用，孕妇禁忌。

华法林用药中用PT监测，用国际标准化比率（international normalized ratio，INR）评估。INR=患者PT/标准PT，如INR>3.0出血风险加大，INR>5出血风险极大。因为PT（INR）测定受LA干扰，故LA阳性者，应同时测定维生素K依赖性凝血因子的抑制水平来判断华法林的疗效。

3）抗血小板药：抗血小板药物能抑制血小板黏附、聚集和释放功能，防止和抑制血栓形成。可以选用：①阿司匹林（ASA）抑制TXA2的产生，用法75～325mg/d，或磺吡酮0.2g，3次/日。②双嘧达莫抑制Ca^{2+}活性，增高血小板内环磷酸腺苷（CAMP）的浓度，可与ASA合用，用法25～50mg，3次/日。③氯咖格雷通过ADP受体抑制血小板和纤维蛋白原连接，用法0.75g，1次/d。

4）羟基氯喹：羟基氯喹对晚期血栓的患者有保护作用，在APS使用羟基氯喹的优势是多方面的，它可以抑制SLE患者的狼疮活动，降低APLs的滴度，可以减少APL的生成，有抗血小板聚集作用。不良反应有头昏、肝功能损害，心脏传导系统抑制、眼底药物沉着等，但不良反应比氯喹轻，发生率低。用法0.2～0.4g/d。

（3）急性期治疗：急性期血栓可行取栓术，静脉血栓在72小时内手术，动脉血栓在8～12小时内行取栓术或血管旁路术。有手术禁忌者，可以溶栓，常用尿激酶、链激酶等，溶栓后用肝素或华法林抗凝治疗。但是有人认为，溶栓药物对APS无助，因为很快能发生再栓塞。

（4）慢性期治疗：在慢性期以口服抗凝治疗为主，长期抗凝治疗会降低血栓的复发率，但亦会增加出血机会，应特别注意。抗凝治疗应监测INR，对动脉血栓应控制在2.5～3.0，静脉血栓则宜在2.0～3.0。一般认为对经良好抗凝治疗仍有血栓发生的患者，可加用羟基氯喹。

3个回顾性研究显示INR值低于3.0时有血栓形成的危险，推荐使用INR3.5，但尚无前瞻性资料证实。通过对大样本的患者进行随访，在正规治疗的情况下，APS患者仍有29%再发血栓，而非APS患者只有14%，APS患者的4年病死率高达15%，因此合理治疗非常重要。对于反复发作血栓的APS患者，其最佳治疗方案尚未确定。对于未接受抗凝治疗的患者，建议立即开始肝素抗凝并随后长期使用华法林。对已经使用华法林但再发血栓事件患者的治疗仍是一个挑战，血栓事件复发时监测 INR 值有重要意义，INR 值低于目标治疗范围，表明抗凝不足而非华法林治疗失败，对这些患者的抗凝治疗同未使用华法林的新发血栓患者的抗凝治疗。对于已用华法林将 INR 控制在目标范围内但仍有栓塞复发的患者，可能的治疗选择包括：增加华法林抗凝强度，使目标 INR 值升高（目标 INR 在 2.5 ～ 3.5 或 3.0 ～ 4.0），将华法林换为治疗剂量的普通肝素或者低分子肝素，或者在使用华法林的基础上加用抗血小板药物。在积极抗栓的同时，可以使用免疫抑制治疗，包括糖皮质激素、环磷酰胺、利妥昔单抗等；对重症 APS 患者，也有建议使用血浆置换或静脉免疫球蛋白，也有采用造血干细胞移植取得成功的报道。

（5）APS 妇女及妊娠期治疗：APS 孕妇应按以下情况处理：①既往无流产史，或妊娠前 10 周发生的流产，通常以小剂量 ASA 治疗。②既往有妊娠 10 周后流产病史，在确认妊娠后，皮下注射肝素 5000IU，每日 2 次，直至分娩前停用。③既往有血栓史，在妊娠前就开始用肝素或低分子肝素抗凝治疗，在妊娠期不用华法林。④由于 APS 患者在产后前 3 个月发生血栓的风险极大，故产后应该继续抗凝治疗 6 ～ 12 周；如果可能，在产后 2 ～ 3 周内可以把肝素改用为华法林。

APS 妇女（未进行华法林治疗的）应避免口服避孕药和激素替代治疗。虽然已经对有静脉血栓危险的妇女单用孕激素治疗，但是其安全性尚不清楚。虽然在 APS 患者使用小剂量的肝素、ASA 治疗似乎可以改善 APS 妇女的妊娠结果，但有许多经治的孕妇出现胎儿发育迟缓、妊娠高血压及早产等并发症。

（6）血小板减少的治疗：对血小板 $>50\times10^9$ 的轻度血小板减少而不合并血栓的患者，可以观察；对有血栓，而血小板 $<100\times10^9$ 患者要谨慎抗凝治疗；血小板 $<50\times10^9$，禁止抗凝，可以用泼尼松（每日 1 ～ 2mg/kg），联合大剂量丙种球蛋白（400mg/kg）静脉注射，待血小板上升后抗凝治疗。

（7）其他治疗：免疫抑制药治疗包括糖皮质激素、环磷酰胺、利妥昔单抗等，但常常联合积极的抗栓治疗。对于严重的患者已有采用造血干细胞移植成功的报道。

（8）恶性抗磷脂抗体综合征（CAPS）的治疗：本病常常是骤然起病，并多累及多个脏器。虽然发病率低，但死亡率极高（可高达 50%）。许多患者可发现加速因子，包括感染、外科手术和药物。激素原因如妊娠、口服避孕药是最常见的原因。由于缺乏随机临床研究，目前治疗上尚无最佳的方案。主要为去除以感染、创伤和狼疮暴发为主的诱因，并给予至少 6 周的抗凝治疗（如皮下注射肝素）。特异性治疗首选以一般主张抗凝治疗的同时给予较大剂量激素，并联合使用血浆置换（PE）、静脉注射免疫球蛋白等综合治疗。

在一个小样本的研究中，联合抗凝治疗、激素、环磷酰胺、血浆置换和大剂量丙种球蛋白治疗可提高患者的生存率（70%）。广泛的静脉血栓还可以考虑溶栓治疗，一些报道还认为，合理使用血浆置换可以明显改善严重的血栓栓塞性血小板减少性紫癜的预后。

（9）APS 动脉硬化的治疗：对冠状动脉病变，无论是冠状动脉主支，还是心肌内小动脉血栓形成，除加强二级预防外，应同时采用抗凝治疗。

目前，对 APS 动脉粥样硬化尚无有效的干预手段，积极控制原发病仍是抗动脉硬化的关键，他汀类降脂药物能减少 APL 抗体引起的血管内皮活化。有报道，联合应用小剂量 ASA、他汀类降血脂药物和血管紧张素转换酶抑制药，可以明显降低血管内皮的活化和动脉粥样硬化的进程。另外，羟基氯喹对抗 APS 动脉硬化有明显作用，补充叶酸及 B 族维生素（B_6、B_{12}）等，可以降低同型半胱氨酸，有助于动脉硬化的治疗。

五、硬皮病

硬皮病（scleroderma）或称系统性硬化症（Systemic sclerosis，SSC）是一种临床上以局限性或弥漫性皮肤增厚和纤维化为特征，可影响内脏包括心、肺、肾和消化道等多系统的自身免疫性疾病。本病的确切发病率尚不清楚，世界各地、任何年龄均可发病，局限性者以儿童及中年发病较多，系统性者以 30 ～ 50 岁之间好发，男女比例为 1：3 ～ 1：5，育龄妇女为发病高峰人群。

依据受累范围、程度及病变累及的部位，可分为局限性和系统性两型。局限性硬皮病（localized scleroderma）主要表现为皮肤硬化；系统性硬皮病，又称为系统性硬化症（Systemic sclerosis，SSC），可累及皮肤、滑膜及内脏，特别是胃肠道、肺、肾、心、血管、骨骼肌系统等，引起相应脏器的功能不全。基本的病理变化是，结缔组织的纤维化、萎缩及血管闭塞性血管炎等。

既往认为，SSC 累及心脏时一般只出现心包积液、瓣膜病、心肌病变及传导系统等病变，很少出现冠心病的表现。近年来，它与动脉硬化之间的关系已经越来越受到人们的重视，众多的研究表明，SSC 不仅造成微血管的异常，对大血管的损害也十分明显，SSC 加速动脉粥样硬化的发生。

（一）病因与发病机制

硬皮病的病因不明，可能与遗传，免疫，环境，血管病变及胶原改变等综合因素相关。

1. **遗传与环境** 根据部分患者有明显家族史，在重症患者中 HLA–B8 发生率增加及患者亲属中有染色体异常，认为遗传类型的特征可能在 X 染色体的显性等位基因上。有报道在 SSC 的亲属中出现有同样病（SSC）或另一种结缔组织病（如系统性红斑狼疮、雷诺现象等）。SSC 亲属的血清出现 ANA（+）者约为 25%，而对照人群仅 5% ～ 8%。HLA 与本病的相关性由很多报道可以看出，HLA 与本病有一定相关性，但结果不完全一致。这可能受不同种族、不同临床类型患者的影响。总的来说，HLA DR1、DR3、DR5、C4A 等位基因和 HLA–DQA2 相关，并与 SSC（弥漫和局限型）相关。

目前已明确，某些化学物品和药品可以引起硬皮病样皮肤改变，尤其是近年先在西班牙出现的因服用掺假的菜籽油和后在美国出现的因服用污染 L– 色氨酸食品而出现硬皮样皮肤改变。另外，SSC 在煤矿、金矿和与硅石尘埃相接触的人群中发病率较高。这些都提示 SSC 的病因中，环境因素占有很重要的地位。

2. **免疫异常** 本病存在体液免疫和细胞免疫异常，在患者血清中可查到特异性抗 Scl–70 自身抗体。说明本病的发生与免疫紊乱密切相关。这是近年来最为重视的一种看法。在患者体内可测出多种自身抗体（如抗核抗体、抗 DNA 抗体、抗 ssRNA 抗体、抗硬皮病皮肤提取液的抗体等），这些自身抗体往往有助于临床诊断、疾病分型和预后的判测。患者体内 B 细胞数增多，体液免疫明显增强，B 细胞活性的提高，与辅助性 T 淋巴细胞功能的增强，导致自身抗体产生，这些抗体可直接或间接损伤内皮细胞，诱导成纤维细胞的增殖。T 辅助细胞功能增强，还可刺激淋巴细胞产生可溶性因子，与其他单核细胞或巨噬细胞释放的介质一起对成纤维细胞的趋化，核分裂和胶原合成起调节作用。在系统型患者循环免疫复合物测定阳性率高达 50% 以上，多数患者有高丙球蛋白血症；常和其他系统性或器官特异性自身免疫病重叠，最常见的有系统性红斑狼疮、多肌炎，但也包括类风湿关节炎，干燥综合征；器官特异性自身免疫病如桥本甲状腺炎和原发性胆汁性肝硬化。但是，也有不少硬皮病患者无任何免疫异常，故免疫改变与硬皮发病机制的关系，尚待进一步证实。目前多数人认为，本病可能是在一定遗传背景基础上，再加持久的慢性感染而导致的一种自身免疫性疾病。

3. 结缔组织代谢异常　硬皮病临床上最显著的特征是皮肤增厚和严重变硬。主要是由于胶原产生过多和细胞外基质成分包括葡氨基多糖和纤维蛋白沉积所致。透明质酸是葡氨基多糖的一种，在进展期未治疗组系统性和局限性硬皮病患者血透明质酸含量明显升高。Ⅰ、Ⅲ型胶原是皮肤等结缔组织中的主要结构胶原，是由成纤维细胞合成并分泌的。组织纤维化的发生、发展及转归，取决于细胞外基质（ECM）的合成和降解二者的“净效应”。ECM 对细胞和组织的形态结构、新陈代谢及生长分化有重要影响，在调节与免疫反应激活相关的细胞游走和各种基因的表达中起重要作用。导致本病皮肤和内脏纤维化的 ECM 沉积物中，胶原是其中最主要的成分，在皮肤中含量较高的胶原有Ⅰ、Ⅲ、V、Ⅶ型。研究表明，SSC 成纤维细胞合成Ⅰ、Ⅲ型胶原的量明显增加。而且 SSC 患者胶原蛋白降解明显减少，增加了胶原的沉积。

4. 血管异常　硬皮病患者的血管变化发生于胶原硬化之前。特别是在系统性硬皮病中表现突出。大多数硬皮病患者均表现有雷诺现象，不仅限于肢端，也发生于内脏血管；病理学显示，SSC 患者早期即有小动脉内皮细胞的破坏，引起小动脉内膜的增厚，造成管腔狭窄及闭塞，最后纤维化。在此病理基础上，对冷或情绪刺激引起的血管收缩就可导致动脉管腔的完全或部分的阻塞，表现出相应的缺血症状。故有人认为，本病是一种原发性血管病，但由于血管病变并非在所有患者中都能见到，故也有人认为，血管病变并非是本病唯一发病因素。

5. 细胞因子的作用　至今已发现越来越多的细胞因子在胶原成分的表达起着重要的调节作用，如转化生长因子 -β、表皮细胞生长因子、血小板衍生生长因子以及 IL-1、IL-4 等。

6. 性别　本病在女性中发病率高，尤其是育龄期妇女，因此性激素可能对本病起着一定的作用。

（二）硬皮病（SSC）致动脉硬化的机制

SSC 微血管病变特点是内皮细胞损伤和内膜平滑肌细胞的迁移，其如何引起大血管的病变乃至冠状动脉硬化机制还不清楚。炎症、内皮损伤与自身免疫是其动脉硬化发生的关键。血管内皮损伤是动脉硬化的始发因子，SSC 与动脉粥样硬化的致病机理有着惊人的相似。SSC 长期慢性的自身免疫性炎症也引起内皮细胞的损伤，引起内皮细胞的功能失调，最终可能导致动脉硬化的发生。已知血管紧张素转换酶插入 / 缺失多态性（ACE I / D），增加动脉粥样硬化的发生，尤其是 ACE D 等位基因增加血管损伤的危险。有研究认为，SSC 患者颈内膜中层厚度明显升高，且与 ACE D 等位基因明显相关，提示 SSC 有早发动脉硬化的趋势。此外，由于 SSC 患者心血管传统危险因素也起着十分重要的作用，临床与研究均表明，SSC 高血压的发病率比一般人群明显增多，与其造成的心肾损害有关。而且本病患者吸烟可加重血管的痉挛，似乎比其他免疫性疾病更易导致吸烟相关性心血管的损害。这些机制还有待进一步的探讨。

（三）硬皮病的分类

本病在临床上表现为一病谱较广的疾病，局限性硬皮病的病变主要局限在皮肤，内脏不受累，此为病谱的一端；系统性硬化症中的弥漫性硬皮病，除有雷诺征外，还伴有多系统疾患，此为病谱的另一端；在两极之间，还有一些中间类型，如局限性中的泛发性硬斑病，系统性中的肢端型硬皮病，CREST 综合征，中间尚有嗜酸性筋膜炎等。硬皮病的分类如下。

系统性硬化症（SSC）：肢端硬皮病（acrosclerosis）、弥漫型硬皮病、CREST 综合征。

局限性硬皮病（localized scleroderma）：硬斑病（morphea）、带状硬皮病（linear scleroderma）、点滴状硬皮病（guttate morphea）。

嗜酸性筋膜炎（eosinophilic faciitis）。

（四）临床表现

1. SSC 一般临床表现

（1）局限性硬皮病（localized scleroderma）：按皮损形态及分布又可分为：硬斑病，带状硬皮病及点滴状硬皮病。

1）硬斑病：在局限性硬皮病中以硬斑病最多见，约占 60%。一片或几片损害，可发生在任何部位，但以躯干为多见，其次为四肢和面颈部。初起为圆形、长圆形或不规则形水肿性斑片，呈淡红或紫红色。数周或数月后渐扩大，直径可达 1 ～ 10cm 或更大，中央部位颜色逐渐转淡呈淡黄或象牙色，周围常绕淡紫或淡红色晕，表面干燥平滑，呈蜡样光泽，触之有皮革样硬度，有时伴毛细血管扩张。局部不出汗，亦无毛发。损害可单个或多个。经过缓慢，数年后硬度减轻，渐出现白色或淡褐色萎缩性疤痕。另一种泛发性硬斑病，比较少见，特点为损害数目多，皮肤硬化面积大，分布广泛而无系统性损害。好发于胸腹及四肢近端，但很少累及面部。常可合并关节痛、神经痛、腹痛、偏头痛和精神障碍。少数患者可转为系统性硬皮病。

还有一种深部硬斑病，或称为泛发性皮下硬斑病，皮损累及真皮深层、脂膜及筋膜，甚至邻近浅部肌肉，其炎症和纤维化主要在皮下组织，表面呈深褐色凹陷。

2）带状硬皮病：本病主要发生在儿童和青年，女性比男性多 3 倍，损害常沿肢体或肋间呈带状分布，常为单条，有时可数条，邻近损害处可外缀或点滴状硬皮病损害，其形态特征与经过如硬斑病，但皮损有明显凹陷，皮肤及皮下组织，甚至肌肉和骨骼亦可累及萎缩，病损经过处附近关节可挛缩影响功能。

3）点滴状损害：多发生于颈、胸、肩、背等处，损害为绿豆至黄豆大集簇性或线状排列的发硬小斑点。表面光滑发亮，呈珍珠母或象牙色，周围有色素沉着，以后可变萎缩。此型比较少见。

（2）系统性硬化症（systemic scleroderma）：系统性硬化症有多种亚型，它们的临床表现和预后各不相同。 按受累范围、程度，进展速度及预后等，又可分为肢端硬皮病及弥漫性硬皮病。实际上同属一病，其主要不同点在于肢端型患者几乎均有雷诺现象，皮损开始于手、足、面部等远端部位，受累范围相对局限，进展速度较缓，预后较好。而弥漫性硬皮病病变常从胸部开始，向远端扩展，雷诺现象少见，内脏受累较多、较重、病变进展快预后差。有作者把钙质沉积、雷诺现象、肢端硬化和毛细血管扩张称为 CRST 综合征，同时有食管受累者称为 CREST 综合征，认为是系统性硬化症的亚型。

1）首发症状：SSC 发病常隐袭，有 70% ～ 90% 病例以雷诺现象为首发症状，可先于硬皮病的其他症状（手指肿胀、关节炎、内脏受累）1 ～ 2 年或与其他症状同时发生；多关节病同样也是突出的早期症状。胃肠道功能紊乱（胃烧灼感和吞咽困难）或呼吸系统症状等，偶尔也是本病的首发表现。部分病例起病前或活动期有不规则发热、乏力、食欲减退、体重下降等症状。

2)皮肤病变：典型的皮肤病变一般经过 3 个时期：①水肿期。皮肤紧张变厚，皱纹消失，肤色苍白或淡黄，皮温偏低，呈非凹陷性水肿。肢端型水肿常先从手、足和面部开始，向上肢、颈、肩等处蔓延。在弥漫型中，则往往由躯干部先发病，然后向周围扩展。②硬化期。皮肤变硬，表面有蜡样光泽，不能用手指捏起。根据受累皮肤部位不同，可产生手指伸屈受限、面部表情固定、张口及闭眼困难、胸部紧束感等症状。患处皮肤色素沉着，可杂有色素减退斑，毛发稀少，同时有皮肤瘙痒或感觉异常。③萎缩期。皮肤萎缩变薄如羊皮纸样，甚至皮下组织及肌肉亦发生萎缩及硬化，紧贴于骨骼，形成木板样硬片。指端及关节处易发生顽固性溃疡，并有患区少汗和毛发脱落现象。少数病例可出现毛细血管扩张。

上述皮肤损害在各种硬皮病中很为普遍，但需要指出的是，也有全无皮肤症状的硬化症存在。

3）骨关节和肌肉病变：多关节痛和肌肉疼痛常为早期症状，少数患者也可出现明显的关节炎。约 29% 可有侵蚀性关节病。由于皮肤增厚且与其下关节紧贴，致使关节挛缩和功能受限。由于腱鞘纤维化，当受累关节主动或被动运动时，特别在腕、踝、膝处，可觉察到皮革样摩擦感。长期慢性指（趾）缺血，可发生指端骨溶解。X 线表现关节间隙狭窄和关节面骨硬化。由于肠道吸收不良、废用及血流灌注减少，常有骨质疏松。

肌肉病变并不少见，由于失用性萎缩，肢体近端和远端肌肉可不知不觉地出现肌无力，有些病例亦可有原发性肌病，具有轻度近端肌无力伴血清酶升高，肌电图示多相电位增加，波幅和时限降低，无插入性应激性和纤维颤动，肌活检呈纤维化和肌纤维萎缩，炎症细胞浸润和肌纤维退行性不显著，症状时轻时重，对糖皮质激素治疗反应差。

4）内脏系统病变

①消化系统病变。消化道受累为硬皮病的常见表现，仅次于皮肤受累和雷诺现象。消化道的任何部位均可受累，其中食管受累最为常见（90%），肛门、直肠次之（50% ～ 70%），小肠和结肠较少（40% 和 10% ～ 50%）。口腔：口腔黏膜可发生硬化、萎缩，张口受限。舌系带变短，使舌不能伸出口外。牙周间隙增宽，齿龈退缩，牙齿脱落，牙槽突骨萎缩。食管：食管下端括约肌功能受损，表现为贲门关闭不全可引起反流性食管炎，有胸骨后灼热感，反酸等症状。下 2/3 食管蠕动减弱可引起吞咽困难、吞咽痛。组织病理示，食管平滑肌萎缩，黏膜下层和固有层纤维化，黏膜呈不同程度变薄和糜烂。食管的营养血管呈纤维化改变。1/3 硬皮病患者食管可发生 Barrett 化生，这些患者发生狭窄和腺癌等并发症的危险性增高。食管功能可用食管测压、卧位稀钡钡餐造影、食管镜等方法检查。胃：很少累及，表现为容易饱胀，偶有表现为功能性胃出口阻塞和急性胃扩张者，消化道的毛细血管扩张可引起上或下消化道出血。小肠：常可引起轻度腹痛、腹泻、体重下降和营养不良。营养不良是由于肠蠕动缓慢，微生物在肠液中过度增长所致，应用四环素等广谱抗生素常能奏效。偶可出现假性肠梗阻，表现为腹痛、腹胀和呕吐。与食管受累相似，纤维化和肌肉萎缩是产生这些症状的主要原因。肠壁黏膜肌层变性，空气进入肠壁黏膜下面之后，可发生肠壁囊样积气征。大肠：钡灌肠可发现 10% ～ 50% 的患者有大肠受累，但临床症状往往较轻。累及后可发生便秘，下腹胀满，偶有腹泻。由于肠壁肌肉萎缩，在横结肠、降结肠可有较大开口的特征性肠炎（憩室），如肛门括约肌受累，可出现直肠脱垂和大便失禁。CREST 综合征：CREST 综合征患者可发生胆汁性肝硬化。

②肺部病变。在硬皮病中肺脏受累普遍存在，且呈渐进性，可发生广泛性肺间质纤维化，临床表现为咳嗽和进行性呼吸困难，对治疗反应不佳。

肺间质纤维化和肺动脉血管病变常同时存在，但往往是其中一个病理过程占主导地位。在弥漫性硬皮病伴抗 Scl-70 阳性的患者中，肺间质纤维化常常较重；肺间质纤维化常以嗜酸性肺泡炎为先导。在肺泡炎期，高分辨 CT 可显示肺部呈毛玻璃样改变，支气管肺泡灌洗可发现灌洗液中细胞增多。X 线胸片示肺间质纹理增粗，严重时呈网状结节样改变，在基底部最为显著。肺功能检查示限制性通气障碍，肺活量减低，肺顺应性降低，气体弥散量减少。体检可闻及细小爆裂音，特别是在肺底部。闭塞、纤维化及炎性改变是肺部受累的原因，近年来报道，硬皮病合并肺癌特别是肺泡细胞癌的发生率增多。患者肺动脉高压常缓慢进展，除非到后期严重的不可逆病变出现，一般临床不易察觉。无创性的超声心动检查可发现早期肺动脉高压。尸检显示，有 29% ～ 47% 患者有中小肺动脉内膜增生和中膜黏液瘤样变化。心导管检查发现 33% 患者有肺动脉高压。

③心脏病变。心脏受累是 SSC 最常见的并发症之一，约 61% 的患者临床表现为不同程度的心脏受累，病理检查 80% 患者有片状心肌纤维化。心肌炎、心包炎或心内膜炎均有发生。临床表现为气急、胸闷、心绞痛及心律失常和晕厥，严重者可致左心或全心衰竭（亦可因肺部损害导致肺源性心脏病引起右心衰竭），甚至发生心源性猝死。临床检查可有室性奔马律，窦性心动过速，充血性心力衰竭，偶可闻及心包摩擦音，心电图有异常表现，超声心动图显示，约半数病例有心包肥厚或积液，但临床心肌炎和心包填塞不多见。

北京协和医院分析回顾了 1991 年至 2008 年在该院住院诊治的 246 例 SSC 患者，发现心脏受累 61 例，占 SSC 住院患者总数的 24.8%。SSC 心脏受累主要表现为肺动脉高压（41 例，占 67.2%）、心律失常（12 例，占 19.2%）、心包积液（9 例，占 14.7%）、瓣膜功能不全（14 例，占 22.9%）、冠心病（4 例，6.6%）、心功能不全（20 例，占 32.8）。61 例心脏受累的患者中 12 例在发现心脏受累后 2 年内死亡，高达 20%，心脏受累是影响患者预后的主要因素。

④肾脏病变。肾脏受累约占 75%，硬皮病的肾病变以叶间动脉、弓形动脉及小动脉为最显著，其中最主要的是小叶间动脉。血管内膜有成纤维细胞增殖、黏液样变、酸性黏多糖沉积及水肿。血管平滑肌细胞发生透明变性。血管外膜及周围间质均有纤维化。肾小球基膜不规则增厚及劈裂。

临床上可分为急性和慢性两种不同表现。急性者往往发生在早期弥漫性硬皮病患者，突然起病，迅速发展至恶性高血压和急进性肾衰竭，如不及时处理，常于数周内死于心力衰竭及尿毒症。虽然肾危象初期可无症状，但大部分患者感疲乏加重，出现气促、严重头痛、视力模糊、抽搐和神志不清等症状。实验室检查发现肌酐正常或增高、蛋白尿和（或）镜下血尿，可有微血管溶血性贫血和血小板减少。肾危象的预测因素有下列几点：系统性硬皮病；病程小于 4 年；疾病进展快；抗 RNA 多聚酶Ⅲ抗体阳性；服用大量激素或小剂量环孢素；血清肾素水平突然升高。

慢性患者常在起病后 2 ～ 3 年内发生，逐渐出现轻度蛋白尿或镜下血尿，高血压和氮质血症发展缓慢。

⑤其他系统病变。本病可累及各种神经，唯肾少见。临床表现为多发性神经根炎、脑膜脑炎、脑血管硬化等，通常以周围神经病变为多见。面部硬皮病者可有三叉神经痛。另外还有内分泌系统病变，如甲状腺纤维化，外分泌腺病变如伴发干燥综合征等。重症病例还有月经失调及闭经等。

5. SSC 动脉硬化的证据 冠心病并非 SSC 的并发症，SSC 患者中冠心病的发病率并不高于普通人群，冠心病主要临床表现为心绞痛、心肌梗死甚至猝死，由于 SSC 主要侵犯小血管，故临床表现很少出现心肌梗死的典型表现及心电图改变。以心肌梗死为主要表现的国内外报道非常少，因此容易误诊，故对本病应常规行心电图检查。

系统性硬化症（SSC）影响皮肤和内部器官，最终导致组织纤维化。这种疾病主要标志之一是微血管的病变，使受损血流流向四肢和重要器官。然而，近 10 年人们发现，SSC 也引起大血管病变，尤其是颈动脉，多数学者认为，SSC 有早发动脉硬化的趋势。

Bartoli 等把 53 例 SSC 患者（其中女性 47 例和男性 6 例，平均年龄为 60.4±10.68 岁），按照 ACE D 等位基因的位点不同分为 2 组，分别为 D 等位基因组（DD+DI，46 例）和 ACE Ⅱ型组（7 例），同时把 53 名健康对照组（其中女性 40 位和男性 13 位；平均年龄 56.3±10 岁）按相同的标准分成 2 组，分别检测其颈动脉内膜中层厚度 IMT 及踝肱指数（ABPI）。结果发现，SSC 患者的 IMT 显著高于对照组（$P<0.03$），而 ABPI 在患者组与对照组之间无显著差异（$P>0.3$）。患者组血管紧张素转换酶基因型 DD 和 ID 型者，IMT 显著高于Ⅱ型（$P<0.04$）。ABPI 在不同 ACE 基因的基因型之间无统计学意义。这个结果提示，SSC 增加了大血管疾病及动脉硬化的危险性，并且提示，ACE DD 和 ID 型比 ACEⅡ型 IMT 增加明显。表明 SSC 患者 ACE D 等位基因与大血管的病变有关。有人对 19 例连续硬皮病患者 [6 例弥漫性（dSSC）和 13 名局限性（ISSC）]，用 CT 扫描冠状动脉造影（CTA）术检查患者冠状动脉钙化点的频率。同时观察传统心血管因素和检测炎症标志物与 CT 表现之间的关系。结果发现，6 位（占总数 31.6%）患者发现有冠状动脉钙化，5 位局限型硬化患者钙化斑块造成冠状动脉管腔变狭窄。所有患者均无症状。异常 CTA 结果更可能是发生在年长者，且血清抗 Scl–70 抗体阴性。提示冠状动脉粥样硬化的情况，并不少见于硬皮病无症状患者。CTA 是一个方便和非侵入性研究冠状动脉粥样硬化的方法。在另一组研究中，对 17 例来自罗马、俄亥俄州的 SSC 患者和 17 例年龄、性别、种族匹配的健康对照个体，进行多层电脑断层扫描用冠状动脉钙化打点（CCS）来作为冠状动脉粥样硬化的标记。同时测量身体质量指数、血脂、高敏 C 反应蛋白水平、同型半胱氨酸、血清促炎高密度脂蛋白（piHDL）。结果发现，17 位 SSC 患者中有 9 位有冠状动脉钙化，而对照组 17 位中仅 3 位有钙化（$P=0.03$），5 位 SSC 患者（占患者总数的 29%）可检测到 piHDL（对照组为 0，$P=0.06$）。这一结果提示，SSC 患者亚临床冠状动脉粥样硬化患病率显著大于对照组，SSC 有早发动脉硬化的趋势。

（五）诊断

1980 年美国风湿病学会（ARA）提出的系统性硬化症（硬皮病）分类标准，在保证临床研究病例的一致性方面起到了很重要的作用，目前以此分类标准作为诊断标准。

美国风湿协会系统性硬化症分类标准如下。

1. **主要条件**　近端硬皮病：手指及掌指（跖趾）关节近端皮肤增厚、紧绷、肿胀。这种改变可累及整个肢体、面部、颈部和躯干（胸腹部）。

2. **次要条件**　① 指端硬化。上述皮肤改变仅限手指。②指尖凹陷性疤痕或指垫消失。由于缺血导致指尖凹陷性疤痕，或指垫消失。③双肺基底部纤维化。在立位胸片上，可见条状或结节状致密影，以双肺底为著，也可呈弥漫斑点或蜂窝状肺。要除外原发性肺病所引起的这种改变。

判定：凡具有主要条件或两个以上次要条件者，可诊断为 SSC。此外，雷诺现象，多发性关节炎或关节痛，食管蠕动异常，皮肤活检示胶原纤维肿胀和纤维化，血清有 ANA、抗 Scl–70 抗体和着丝点抗体均有助于诊断。

（六）鉴别诊断

1. 局限性硬皮病需与下列诸病相鉴别

（1）斑萎缩：早期损害为大小不一的圆形或不规则形淡红色斑片，以后逐渐萎缩，呈皮色或青白色，微凹或隆起，表面起皱，触之柔软。

（2）萎缩性硬化性苔藓：皮损为淡紫色发亮的扁平丘疹，大小不一，常聚集分布，但不互相融合，表面有毛囊角质栓，有时发生水疱，逐渐出现皮肤萎缩。

2. 系统性硬化症需与下列诸病相鉴别

（1）弥漫性 SSC 与肢端硬皮病的鉴别：前者近端皮肤增厚，后者皮肤病变限制于手指。雷诺现象出现后，前者很快发病，后者缓慢发展。前者有明显的内脏疾病，后者晚期出现内脏损伤。前者 ANA 阳性，ACA 一般阴性，而后者 ACA 大多阳性。前者预后差，10 年存活率 40% ～ 60%；后者预后较好，10 年存活率≥70%。

（2）硬肿病：起病突然，皮损多从头颈开始向肩背部发展，真皮深层肿胀和僵硬，但手足不受累，无雷诺现象，局部无色素沉着，亦无萎缩及毛发脱落表现，有自愈倾向。抗 SCL-70 及 ACA 阴性。

（3）混合结缔组织病：该病具有系统性红斑狼疮、硬皮病、皮肌炎或多发性肌炎等病的混合表现，包括雷诺现象、手指肿胀及食管运动功能减低，肺、心、肾等多系统损害。但本病为手指呈腊肠状肿胀，无指端溃疡及末节指（趾）骨吸收现象，无弥漫性皮肤硬化，抗 RNP 的抗体呈高滴度阳性，但抗着丝点抗体及抗 SCL-70 抗体阴性。

（4）类风湿关节炎：为对称性小关节肿胀、疼痛，晨僵时间长，可有关节畸形，无皮肤硬化，RF 呈高效价阳性，关节 X 线可见侵袭样改变。

（5）嗜酸性筋膜炎（eosinophilic fasciitis）：有四肢远端皮肤硬化，并可向四肢近端及躯干扩展，但无雷诺现象及内脏受累，受累组织及外周血嗜酸性粒细胞明显增高，ANA 阴性。

（6）皮肌炎：眼眶周围有水肿性淡紫红色斑片，并伴明显肌肉无力，疼痛和触痛。24 小时尿中肌酸量显著升高。

（七）实验室及其他检查

1. 一般检查 可有缺铁性贫血，系因消化道溃疡、吸收不良、肾脏受累等所致，一般情况下少见。血沉可正常或轻度增快。可有轻度血清白蛋白降低，球蛋白增高。血嗜酸性粒细胞增多，尿中蛋白阳性或有镜下血尿和管型尿。24 小时尿肌酸排出量可增高，尿 17 酮、17 羟皮质固醇定值偏低；不论那一类型硬化症，受累或未受累皮肤的感觉时值测定均较正常明显延长，可达 5 ～ 12 倍。

2. 免疫学检测 血清 ANA 阳性率达 90% 以上，核型为斑点型和核仁型。以 HEP-2 细胞作底片，在 CREST 综合征患者中，约 50% ～ 90% 抗着丝点抗体阳性，在弥漫性硬皮病中仅 10% 病例阳性。抗着丝点抗体阳性患者往往倾向于有皮肤毛细血管扩张和皮下钙质沉积，比该抗体阴性者的限制性肺部疾患少，且它的滴度不随时间和病程而变化，有助于硬皮病的诊断和分类。有 20% ～ 40% 系统性硬化症患者，血清抗 SCL-70 抗体阳性。约 30% 病例 RF 阳性，约 50% 病例有低滴度的冷球蛋白血症。

3. 病理及甲褶检查 硬变皮肤活检见网状真皮致密胶原纤维增多，表皮变薄，表皮突消失，皮肤附属器萎缩。真皮和皮下组织内（也可在广泛纤维化部位）可见 T 淋巴细胞大量聚集。甲褶毛细血管显微镜检查显示，毛细血管袢扩张与正常血管消失。

4. **血流图检查** 示肢端血流速度减慢，血流量减少，血管弹性较差。

（八）治疗

硬皮病的治疗尚无特效药物。皮肤受累范围和病变程度为诊断和评估预后的重要依据，而重要脏器累及的广泛性和严重程度决定它的预后。早期治疗的目的在于阻止新的皮肤和脏器受累，而晚期的目的在于改善已有的症状。

1. **一般治疗**

（1）糖皮质激素：总的来说糖皮质激素对本症效果不显著，不能阻止本病的进展。适用于弥漫型硬皮病患者，对炎性肌病、间质性肺部疾患的炎症期、心肌病变、心包积液有一定疗效；在早期水肿期，对关节痛、肌痛亦有疗效。剂量为泼尼松 30 ～ 40mg/d，连用数周，渐减至维持量 10 ～ 15mg/d。对晚期特别有氮质血症患者，糖皮质激素能促进肾血管闭塞性改变，故禁用。

（2）免疫抑制药：免疫抑制药对病情进展快伴有系统损害的患者，特别是硬皮病引发的间质性肺炎、心肌炎等有效。且有人认为，本病特别是早期病变时，患者已有显著的细胞免疫和体液免疫异常，故建议应用，剂量应个体化。常用的有环孢素 A、环磷酰胺、硫唑嘌呤、瘤可宁、甲氨蝶呤等，与糖皮质激素合并应用，常可提高疗效和减少糖皮质激素用量。有学者试用 γ- 干扰素治疗，认为可减少胶原合成，从而减少硬皮病皮肤的硬度，对本病皮肤症状的改善有显著疗效，但对内脏功能障碍改善较差。

（3）青霉胺（D–penicillamine）：结缔组织形成抑制药，为治疗本病最常用的药物。本药能络合铜离子，在原胶原转变成熟胶原的过程中，需要单胺氧化酶（MAO）参与聚合和交叉联结。青霉胺能将 MAO 中的铜离子络合，从而抑制新胶原成熟，并能激活胶原酶，使已形成的胶原纤维降解。青霉胺从每日 0.125g 开始，空腹服用。一般 2 ～ 4 周增加 0.125g/d，根据病情可酌用至 0.75 ～ 1g/d。用药 6 ～ 12 个月后，皮肤可能会变软，肾危象和进行性肺受累的频率可能会减低。应维持用药 1 ～ 3 年。服用本药约 47% 的患者会出现药物不良反应，29% 的患者因此而停药。主要的不良反应为胃肠道反应，其次为肾损害（血尿和蛋白尿）、白细胞和血小板减少等。

2. **对症治疗**

（1）雷诺现象：雷诺现象是由寒冷或情绪激动诱发的指（趾）端血管痉挛和缺血引起，因此 SSC 患者在日常生活中应注意肢体保暖，避免受凉、情绪紧张及激动，吸烟可加重血管的痉挛，故应劝导患者勿吸烟。应用钙通道阻断剂如硝苯地平、络活喜等均有效果，可使血管平滑肌松弛，起抗血管收缩作用，是治疗雷诺现象的主要药物。如症状较重，有坏死倾向，可加用 α 受体阻滞剂哌唑嗪，开始剂量 0.5mg，每日 3 ～ 4 次，可酌情逐渐增至 1 ～ 2mg，每日 3 ～ 4 次，口服。治疗指端溃疡可给予静脉注射前列腺素 E1，并可缓解雷诺现象。一种新的制剂，即用脂微粒包裹前列腺素已问市，据称可获较好疗效。治疗前应注意预防继发感染。丹参注射液 8 ～ 16ml 加入低分子右旋糖酐 500ml 内，静脉滴注，每日 1 次，10 次为 1 疗程，连续或间歇 2 ～ 3 个疗程后，能阻止红细胞及血小板的聚集，降低血液黏滞性，改善微循环。双密达莫（潘生丁）和小剂量阿司匹林均有抑制血小板聚集作用。手指坏疽部位可外用硝酸甘油贴膜。此外，5– 羟色胺受体拮抗剂酮色林（Ketanserin）40mg，每日 3 次，口服。或血清紧张素重新摄取抑制药氟西汀（Fluoxetine）对雷诺现象也有较好疗效。

（2）反流性食管炎：告知患者要少食多餐，餐后取立位或半卧位。可服用组胺受体阻断剂（西咪替丁或雷尼替丁等）或质子泵抑制药（洛赛克等）降低胃酸。如有吞咽困难，可用多潘立酮等增加胃肠动力药物。腹部胀满可间断服用广谱抗生素。

（3）肺动脉高压：是本病常见的死亡原因之一，血管扩张药治疗效果不显著，甚至偶可引起反常的肺动脉压和肺血管阻力的变化，补充吸入氧气和小心注意液体平衡是重要的对症治疗方法。

（4）硬皮病肾病：对硬皮病肾病患者的处理，早期诊断及时处理非常重要，积极治疗患者肾病变伴随的加速进展的高血压。早期控制血压增高，可预防肾危象出现。常用的药物为血管紧张素转换酶抑制剂如矢托普利、依那普利、贝那普利等，有报道α- 甲基多巴、可乐敏等可有效地控制高血压和进行性肾功能不全。如发生尿毒症，需进行血液透析和肾移植。

3．其他 近年来，国外采用口服内皮素受体拮抗剂和抗转换生长因子 β_1（TGFβ_1）治疗硬皮病所致的肺动脉高压已取得一定疗效。经 CD34$^+$ 细胞分选的外周造血干细胞移植治疗，国内外均已用于临床。

SSC 动脉硬化的治疗与其他自身免疫病的动脉硬化基本相同。积极治疗原发病，注意传统心血管危险因素的影响，尤其劝患者戒烟，积极防治高血压、高血脂。

（九）预后

系统性硬化症的自然病程差异很大，其预后主要与临床分型、脏器的受累程度、病程相关。多数患者最终将出现内脏病变，如果在疾病的早期即发生心、肺或肾损害，则预后不良。硬皮病患者出现肾损害症状为一恶兆。Cannon 等报道，硬皮病伴有肾损害者的 10 年内病死率为 60%，不伴有肾损害者的 10 年内病死率仅为 10%。CREST 综合征患者，可长期局限而不发展，预后良好。心脏受累也为其预后不佳的预测因子，一旦心脏受损，其 5 年病死率高达 70%。

六、干燥综合征

干燥综合征（Sjögren′s Syndrome，SS），是一种侵犯外分泌腺体尤以泪腺、唾液腺为主的慢性自身免疫性疾病，又称为自身免疫性外分泌腺体病。它可同时累及其他器官造成多种多样的临床表现。本病分为原发性和继发性两大类，前者指不具另一诊断明确的结缔组织病（CTD）的 SS，后者指发生于另一个诊断明确的 CTD 如类风湿关节炎、系统性硬化症、系统性红斑狼疮等的 SS。本文所涉及内容均指 PSS 而言（以下均简称 SS）。SS 属全球性疾病，在老年人群中患病率为 3% ～ 4%。女性明显多于男性，男女比约为 1 ∶ 9 ～ 20。发病年龄多在 40 ～ 50 岁。

在美国，SS 的发病率仅次于类风湿关节炎。多年来，本病在我国一直较陌生，直至 1980 年以后才引起注意，并对其进行观察、研究。国内经对万余人群的调查发现，该病患病率为 0.29% ～ 0.77%，说明在我国本病的患病率不低于类风湿关节炎 0.3% ～ 0.4% 的发病率。

SS 患者心脏受累少见，少数患者可有心肌病变、瓣膜病及心律失常等。SS 与动脉硬化之间的关系，目前国内外研究很少，研究提示，SS 有早发动脉硬化的趋势。

（一）病因与发病机制

本病确切病因尚不明确，可能与遗传、免疫、病毒感染等因素有关。

1．遗传因素

（1）家族史：尽管家族性 SS 的报告不多，但研究表明，SS 确实可在家族中出现。

例如在 SS 患者家族其他成员中，常发现有类似于 SS 异常表现，包括类风湿因子阳性，Schrimer′s 实验阳性，血清异常抗体和高 γ 球蛋白血症。

（2）组织相容性抗原：研究发现，原发性 SS 患者，HLAB-8、DR3 基因的出现率很高，且这种相关又因种族的不同而不同，如西欧人与 HLA-B8、DR3、DW52 相关，日本人与 HLA-DR53 相关，这说明干燥综合征有遗传倾向。原发性 SS 与继发性 SS 患者 HLA 基因型也并不相同，如合并类风湿性关节炎的 SS 患者 HLA-DR4 的出现频率很高。

2. **病毒感染**　目前有多种病毒被认为与 SS 有关，如 EB 病毒、巨细胞病毒、HIV 病毒。研究证实，EB 病毒能刺激 B 细胞增生及产生免疫球蛋白，一些实验研究也发现，在原发型 SS 患者的涎腺、泪腺、肾脏标本上检测出 EB 病毒及其 DNA 基因；巨细胞病毒亦能感染涎腺和其他组织；而部分患 AIDS 病患者可出现继发性 SS。

3. **自身免疫**　在 SS 患者体内可检测出多种自身抗体，如抗核抗体、类风湿因子、抗 RNP 抗体、抗 SSA 抗体、抗 SSB 抗体等以及高球蛋白血症，反映了 B 淋巴细胞本身的功能高度亢进和 T 淋巴细胞抑制功能低下。另外，本病 T 淋巴细胞亚群的变化即抑制性 T 细胞减少，反映了细胞免疫的异常。

机体和各种免疫反应是一个精细复杂的系统，调节免疫反应在适当的范围之内，需要多种因素的协调，其中主要是免疫细胞相互抑制和调节。例如，在 SS 患者的周围血中 CD5 分子标记的 B 细胞数高达 30% ～ 40%（正常人对照 15% ～ 25%）。此种标记的 B 细胞属分化不良或不完全成熟的细胞，可自发分泌 IgM-RF 和抗单链 DNA 抗体。在 SS 受累的唇腺及其他器官中，有相当显著的淋巴细胞浸润，其中的 T 淋巴细胞占优势，T 细胞又以具有活性标记的 $4B^{+}$、CD45、$RD^{+}T$ 细胞为主。$4B^{+}$ 细胞是一种被活化并具有辅助记忆功能的 T 细胞，这与正常腺体组织显然不同。对新西兰小鼠 SS 模型的研究，也有类似结果。但 SS 患者 B 淋巴细胞活性增强，可能不能完全以抑制性 T 淋巴细胞亚群减少来解释，还有其他因素，如存在抗淋巴细胞抗体等。

总之，SS 是一种全身免疫性疾病，它是在某些免疫基因背景基础上，由外界因素作用所致。

（二）临床表现

本病起病多隐匿，大多数患者很难说出明确起病时间，临床表现多样，病情轻重差异较大。

1. **局部表现**

（1）口干燥症：口干是因唾液减少所致，常见以下症状：①有 70% ～ 80% 患者诉有口干，但不一定都是首症或主诉，严重者因口腔黏膜、牙齿和舌发黏以致在讲话时需频频饮水，进固体食物时必须伴水或流食送下，有时夜间需起床饮水等。②猖獗性龋齿。约 50% 的患者出现多个难以控制发展的龋齿，表现为牙齿逐渐变黑，继而小片脱落，最终只留残根，是本病的特征之一。③唾液腺炎。腮腺或颌下腺间歇性肿痛，累及单侧或双侧，有时伴发热，大部分患者在 10 天左右可以自行消退，少数患者有持续性肿大，很少继发感染。对腮腺持续性肿大者应警惕有恶性淋巴瘤的可能。④舌受累后出现舌面干、裂，舌乳头萎缩而光滑，有舌痛，口腔黏膜可出现溃疡或继发感染。

（2）干燥性角结膜炎：即眼干燥征，是因泪腺分泌功能下降，黏蛋白减少而出现眼干涩、异物感、泪少等症状，严重者哭时无泪。部分患者有眼睑缘反复化脓性感染、结膜炎、角膜炎等。

（3）其他外分泌腺体受累：鼻、硬腭、气管、下呼吸道、消化道、阴道等的外分泌腺体均可受累而出现相应的症状。

2. **系统表现**　除口眼干燥表现外还可出现全身症状，如乏力、低热、关节肌肉酸痛等。有约 70% 的 SS 患者出现外分泌腺体外的系统损害。主要有以下表现。

（1）皮肤黏膜表现：皮肤病变的病理基础为局部血管炎。主要表现为：①紫癜样皮疹。为特征性的表现之一，多见于下肢，为米粒大小边界清楚的红丘疹，压之不褪色，分批出现。每批持续时间约为 10 天，可自行消退而遗有褐色色素沉着。这种皮疹往往因高球蛋白血症引起。可见于至少 1/3 患者。②结节红斑样皮疹。较为少见，容易由此误诊为其他疾病。③雷诺现象。不多见，多不严重，不引起指端溃疡、组织萎缩等改变。

（2）骨骼肌肉表现：关节痛较为常见，约占 70%。仅小部分表现有关节肿胀但多不严重且呈一过性。关节结构的破坏非本病的特点。肌炎见于约 5% 的患者。

（3）肾脏：干燥综合征肾损害的发病率在自身免疫疾病的肾损害中占第二位，仅次于系统性红斑狼疮。有 30% ～ 50% 的患者有肾脏损害，损害部位以远端肾小管最多见且最突出，近端肾小管和肾小球受损较少。远端肾小管的主要功能为排泌氢离子以保持人体内酸碱平衡，当尿内氢离子浓度减少以致尿 pH 值持续≥6 而血氢离子因此而积蓄增多使血 pH 值下降（＜7.33），剩余减少（＜3）。这种改变是远端肾小管受损后出现的 I 型肾小管性酸中毒（renal tubular，I 型 RAT）的特点。SS 中 31% 出现有临床症状的 RAT，另有更多的为无症状的只是通过氯化铵负荷试验测得的亚临床 I 型 RTA。SS 合并 I 型 RTA 的临床特点为周期性的低血钾性肌肉麻痹，严重者可出现肾钙化、肾结石及软骨病等。表现为多饮、多尿的肾性尿崩，亦常出现于肾小管酸中毒患者。部分患者出现较明显的肾小球损害，临床表现为大量蛋白尿、低白蛋白血症，甚至肾功能不全。

（4）呼吸系统表现：上、下呼吸道黏膜的淋巴细胞浸润和其外分泌腺体的萎缩是造成 SS 呼吸道损害的病理基础。呼吸系统损害主要表现为肺功能异常，约占 70%。SS 患者呼吸道症状轻重不一，大部分患者无临床症状而仅表现为肺功能、肺 X 线检查的异常。较轻的患者可因气管干燥征而出现干咳症状，重者可出现干咳、呼吸困难、气短、缺氧，甚至发热等。病变肺部的主要病理改变为肺间质性改变，部分出现弥漫性肺间质纤维化，少数人可因呼吸衰竭致死亡。早期肺间质病变在肺部 X 线片上并不明显，只有高分辨肺 CT 方能发现。另有小部分患者出现肺动脉高压。有肺纤维化及重度肺动脉高压者预后不佳。

（5）消化系统：胃肠道可以因其黏膜层的外分泌腺体病变而出现萎缩性胃炎、胃酸减少、慢性腹泻、消化不良等非特异性症状。部分患者可出现吞咽困难，为继发于食管功能不良所致。肝脏损害约见于 20% 的患者，临床上可无相关症状或出现肝功能损害等不同表现。肝脏病理改变呈多样，以肝内小胆管壁及其周围淋巴细胞浸润，界板破坏等慢性活动性肝炎的改变较为突出。胰腺累及时常表现为亚临床的急性或慢性胰腺炎。有些患者虽无胰腺炎的表现，但可有血清淀粉酶增高，胰功肽（BT–PABA）试验或胰酶泌素异常等胰腺外分泌功能低下的现象。

（6）神经系统表现：SS 可出现各种不同神经系统受损的表现。以周围神经损害为多见，且受累部位多，表现多样，因此 SS 周围神经系统的损伤也是多水平、多灶性的。其中单纯的感觉神经病是 SS 特征性的神经病并发症，是由于感觉神经被侧根和三叉神经节的损伤以累及感觉神经纤维为主，多表现为下肢麻木、疼痛、末梢型感觉障碍、腱反射低下、腕管综合征等。中枢神经受累约占 5%。主要表现为癫痫样发作，精神症状及意识障碍，类似多发性硬化的症状如脑、视神经、脊髓病等多水平损害以及局灶性症状，如偏瘫、偏盲、共济失调、颅神经病变等。不论是中枢还是周围神经损害均与血管炎有关。

（7）血液和淋巴系统表现：本病可出现贫血、白细胞减少和（或）血小板减少，血小板低下严重者可出现出血现象。白细胞和血小板低下的原因之一是因为有相应的白细胞或血小板抗体的出现。淋巴系统病变是本病的重要表现。除泪腺和唾液腺外，其他组织也可有淋巴细胞的浸润。部分患者可发展为淋巴瘤，其常见的是淋巴结外低度恶性的B型细胞非霍奇金淋巴瘤（NHL）。腮腺持续性增大，淋巴结肿大，单克隆γ-球蛋白升高者可能是SS向淋巴瘤转变的征象。据统计，本病淋巴瘤的发生率约为正常人群的44倍。国内已有PSS患者出现血管免疫母细胞性淋巴结病（伴巨球蛋白血症）、非霍奇金淋巴瘤、多发性骨髓瘤等报道。

（8）心血管系统表现：SS患者很少出现心脏相关症状，但心脏彩超结果提示SS患者亚临床性心脏受累不少见，心包积液是其最常见的表现，其次为左心室舒张功能减低和肺动脉高压，心包积液与CRP水平有关；左心功能不全与年龄明显相关，可能为心脏老化的表现，而非SS心脏受累的直接表现。

3. **SS动脉硬化的证据**　协和医院回顾性分析了2004—2007年确诊的396例SS住院患者，排除了各种先天性心脏病、风湿性心脏病、冠状动脉硬化性心脏病、原发性高血压、2型糖尿病221例及资料不全的51例患者后，最终共选出124例患者(男性5例，女性119例，平均年龄47.4岁)，将124例患者分为原发性和继发性SS，这两组平均年龄、男女比例及初治病例数无显著差异。结果发现，原发性与继发性SS最常见的临床表现均为肺间质纤维化，心血管系统表现仅有1例出现心包填塞，1例出现左心功能不全，均为继发组患者（占1.8%），心脏超声最常见的为心包积液（占20.2 %），但仅1例为大量心包积液，其他均为少量积液，其次分别为左心室舒张功能减退（13.7%）、肺动脉高压（12.9%）、左心房增大（7.3%）、主动脉增宽（5.6%）、二尖瓣关闭不全（4.8%）、三尖瓣关闭不全（3.2%）、左心室增大（2.4%）、左心室收缩功能减低（0.8%）等，提示SS患者很少出现心脏相关临床症状，但心脏彩超提示亚临床性心脏受累并不少见，应引起注意。

由于SS患者多发生于年轻人，受传统心血管危险因素的影响较少，且由于这类患者很少服用激素，缺乏长期服用激素导致的心血管事件的影响，所以SS不像其他自身免疫性疾病（如类风湿关节炎和系统性红斑狼疮等）那样存在突出的动脉硬化危险。但新近的一些研究表明，SS增加了心血管事件的发生，其中自身免疫与炎症所致的动脉硬化在SS所致心血管事件中起着关键的作用。Rachapalli等对25例PSS患者与年龄性别相匹配的对照组进行踝臂指数测定。并对传统危险因素如吸烟、高血压、高血糖、高血脂和动脉粥样硬化的家族病史进行评估，结果发现，与正常对照组相比，PSS患者ABI异常率增多，且病程长的患者比病程短的患者ABI显著减少，提示SS增加了动脉硬化的危险性，SS的病程越长，动脉硬化的危险越大。在另一项研究中，对37例未经治疗的临床和血清学上证实的青年女性SS患者，与35例年龄相当的健康女性志愿者进行颈动脉和股动脉内膜中层厚度（IMT）比较。结果发现，SS患者颈动脉和股动脉平均IMT明显高于健康对照组，患者中IMT异常者也明显多于健康对照组。颈动脉IMT高的患者白细胞减少和抗SSA抗体增加明显；白细胞的数量与SS患者IMT的水平明显负相关。多元分析显示出，抗SSA抗体是颈动脉厚度的独立预测因子，而白细胞减少症是颈动脉和股动脉增厚的预报因子。这一结果提示，大约一半的SS患者具有明显的亚临床症状动脉硬化。SS以一些典型的结缔组织疾病，如抗SSA抗体的出现及白细胞减少症为特征，提示自身免疫功能的紊乱在早发动脉硬化的过程中起着关键的作用。

（三）诊断

在临床工作中诊断SS，尤其是早期SS则有赖于口干燥症及干燥性角结膜炎的检测、抗SSA和抗SSB抗体、唇腺的灶性淋巴细胞浸润。尤其后两项的检查特异性强，主观因素较少。自1986年以来，风湿病专家们提出了近十套不同的SS诊断（分类）标准，但无一套标准得到广泛验证和使用。1993年出现的欧盟标准（订于1992年）被临床研究和教科书广泛地使用。目前国内外大多使用2002年SS国际分类标准（表21-3）。

表21-3 干燥综合征国际分类（诊断）标准（2002年修订版）

分类	症状及体征
Ⅰ	口腔症状：以下3项中有1项或1项以上 （1）每日感到口干持续3个月以上； （2）成年后腮腺反复或持续肿大； （3）吞咽干性食物时需用水帮助。
Ⅱ	眼部症状：以下3项中有1项或1项以上 （1）每日感到不能忍受的眼干持续3个月以上； （2）有反复的砂子进眼或砂磨感觉； （3）每日需用人工泪液3次或3次以上。
Ⅲ	眼部体征：下述检查任1项或1项以上阳性 （1）滤纸试验阳性（Schirmer test）（≤5mm/5min）； （2）角膜染色（+）（≥ 4 Van Bijsterveld计分法）。
Ⅳ	组织学检查：下唇腺病理示淋巴细胞灶≥1
Ⅴ	唾液腺受损：下述检查任1项或1项以上阳性 （1）唾液流率（+）（≤1.5 ml/15min）（不刺激法）； （2）腮腺造影（+）； （3）唾液腺同位素检查（+）。
Ⅵ	自身抗体：抗SSA或抗SSB（+）（双扩散法）

上述标准的具体分类如下。

1. **原发性干燥综合征** 无任何潜在疾病的情况下，有下述2条则可诊断。

（1）符合上述标准中4条或4条以上，但必须含有条目IV（组织学检查）和条目VI（自身抗体）至少有一条阳性。

（2）标准中Ⅲ、IV、Ⅴ、VI 4条中任3条阳性。

2. **继发性干燥综合征** 患者有潜在的疾病（如任一结缔组织病，符合表1条目I和Ⅱ中任1条，同时符合条目Ⅲ、IV、Ⅴ中任2条。

3. **诊断1或2必须除外** 颈头面部放疗史，丙肝病毒感染，AIDS，淋巴瘤，结节病，GVH病，抗乙酰胆碱药的应用（如阿托品、莨菪碱、溴丙胺太林、颠茄等）。

此标准敏感度89.5%，特异度95.2%。

（四）鉴别诊断

干燥综合征是一种主要累及外分泌腺体的慢性炎症性自身免疫性疾病。临床上有多个系统受累，属于弥漫性结缔组织疾病。由于临床表现多样化，常累及多个系统，故可误诊为其他病，在临床上主要与以下疾病相鉴别。

1. **系统性红斑狼疮** 虽然该病与SS的共同之处是两者均为自身免疫性风湿病，两者均有抗核抗体、抗RNP抗体、抗SSA抗体和抗SSB抗体阳性，前者多为年轻女性，面部红斑、脱发、口腔溃疡多见，肾脏受累明显，抗dsDNA抗体、抗Sm抗体阳性可资鉴别。

应注意 60% 的患者两病重叠。

2. **类风湿关节炎**　两病的共同特点是均可出现类风湿因子阳性，但类风湿关节炎晨僵时间长，逐渐发展可有关节畸形及关节功能障碍。X 线可见虫蚀样骨破坏及关节腔变窄，干燥综合征病变一般无关节畸形及骨质破坏，X 线下无改变，不遗有功能障碍。

3. **肾小管酸中毒**　对于不明原因的肾小管酸中毒，应高度警惕 SS 继发的可能。

4. **伴有口眼干燥症状的其他疾病**　如淋巴瘤、淀粉样变、结节病、糖尿病、慢性胰腺炎、肝硬化、结核、沙眼、淋病、HIV 感染、乙型肝炎、丙型肝炎等疾病，均可引起泪腺及唾液腺浸润，引起口眼干燥症状，但这类患者有相应疾病的临床表现，抗 SSA 抗体及抗 SSB 抗体阴性。

（五）实验室及其他检查

1. **眼部检查**

（1）滤纸试验：滤纸试验（Schirmer test），≤5mm/5min 为阳性。用滤纸测定泪流量，用 5mm×35mm 的滤纸一片，距一端 5mm 处折成直角，放入眼结膜囊内，5 分钟后取下滤纸，自折叠处测量潮湿程度，少于 10mm 为低于正常；80% 以上本病患者呈阳性，但由于此试验受气温、湿度和患者脱水等因素的影响，有时可有假阳性结果，可让患者先嗅氨气引起反射性泪液分泌后再做检查。

（2）角膜染色：角膜染色（+），即双眼各自的染点＞10 个。

（3）泪膜破碎时间：泪膜破碎时间（+），泪膜破碎时间即≤10 秒（正常人＞10 秒）。

2. **口腔检查**

（1）唾液流率：唾液流率（+），即 15 分钟内收集到自然流出的唾液≤115ml（正常人＞115ml）。

（2）腮腺造影：于腮腺导管内注入造影剂，可见各级导管有不同程度的狭窄和扩张，反映腮腺有病变，给予酸性刺激后摄片，可了解腮腺的功能状况。

（3）涎腺核素检查：涎腺核素检查（+），本病涎腺吸收、浓聚、排出核素功能差。

（4）唇腺活检组织学检查：唇腺活检组织学检查（+），在 4mm^2 组织内有 50 个淋巴细胞聚集则称为 1 个灶，凡示有淋巴细胞灶≥1 者为（+）。

3. **尿液检查**　多次尿 pH 值＞6 则有必要进一步检查肾小管酸中毒相关指标。

4. **血象**　周围血液检测可以发现血小板计数低下，或偶有溶血性贫血。

5. **血清免疫学检查**　本病有多种自身抗体，其中抗 SSA、抗 SSB 的阳性率分别为 70% 和 40%，抗 SSA 及抗 SSB 对本病的诊断有重要意义，前者在本病的敏感性高，后者特异性较强，尤其在有系统性损害的患者，两者阳性率更高。SSA、SSB 亦可见于 SLE、RA、SSC 等多种结缔组织病，但阳性率不如本病高，因此有这两种抗体出现时，应首先考虑到本病的可能。这两种抗体的出现与疾病的活动无关。此外尚有 45.7% 的患者有抗核抗体滴度升高（＞1∶20），约 5% ～ 10% 并分别出现抗 RNP 抗体和抗着丝点抗体。43% 的患者类风湿因子阳性，约 20% 的患者出现抗心磷脂抗体。

6. **高球蛋白血症**　是本病的另一特点，多呈多克隆性，仅少数可以出现巨球蛋白血症，这往往提示了恶性淋巴瘤的可能。高球蛋白血症可导致患者乏力，血沉增快，血清絮状，浊度试验的异常，以致往往被误诊为慢性肝炎。

7. **其他**　如 X 线或 CT 检查，肝肾功能测定则可以发现有相应系统损害的患者。

（六）治疗

目前本病尚无根治方法，主要为替代和对症治疗。治疗目的是预防因长期口、眼干燥造成局部损伤，密切观察病情变化，防治本病的系统损害。

1. **干燥性角膜炎的治疗** 用 0.5% 羟甲基纤维素（人工泪液）滴眼，以减轻角膜的损伤。局部使用 0.2% ～ 2% 的氢化可的松滴眼液滴眼，亦可缓解眼部症状，但停药后常迅速复发，长期应用可导致感染和青光眼。利尿剂、某些抗高血压药及抗抑郁药对泪腺及唾液腺有抑制作用，应慎用。

2. **口腔干燥的治疗** 减轻口干症状颇为困难，应停止吸烟、饮酒以及避免服用引起口干的药物如含胆碱能作用的药物阿托品等，应经常用液体湿润口腔。必须注意口腔清洁，以预防龋齿及其他口腔感染。

3. **关节症状** 处理和类风湿关节炎相同。全身应用肾上腺皮质激素时，少数患者的腮腺亦可缩小，但对增加唾液分泌无效。

4. **其他部位干燥症状的治疗** 皮肤干燥一般不需处理。鼻腔干燥可用生理盐水滴鼻，忌用油性润滑剂，以免吸入引起类脂性肺炎。阴道干燥妨碍性生活者可使用润滑剂。

5. **低钾性周期性麻痹的治疗** 以静脉补钾为主，根据血钾，每日静脉可输入氯化钾 6 ～ 9g，平稳后可改口服钾盐片。有的需终身服用，以防低血钾再次发生。大部分患者在血钾纠正后可较正常的生活和工作。

6. **全身治疗** 对合并有神经系统、间质性肺炎、肾损害、肝损害，血细胞低下及其他严重病变时可使用皮质激素。常用泼尼松，首剂每日 30 ～ 40mg，症状缓解后递减剂量，适时地撤减激素。对于病情进展迅速者，应合用免疫抑制药硫唑嘌呤、环磷酰胺等。环磷酰胺治疗量每日为 2 ～ 4mg/kg。治疗期间应观察白细胞变化情况，白细胞 $<4\times10^9$/L 应停药观察。有关节痛的患者可服用非甾体类抗炎药如布洛芬、消炎痛等。出现有恶性淋巴瘤者应积极及时地开展淋巴瘤的联合化学疗法。

7. **关于 SS 治疗的一些新进展**

（1）毒蕈碱胆碱能受体激动药：当使用唾液或泪替代治疗效果不满意时，可考虑使用此类药物。目前常用的药物有匹罗卡品（pilocarpine）和西维美林（cevimeline），匹罗卡品为乙酰胆碱类似物，通过对胆碱酯能受体的激活刺激腺体分泌。这些制剂刺激唾液腺上的 M_1 和 M_3 受体，导致分泌功能的提高。匹罗卡品每日 10 ～ 20mg 或更大剂量对口干燥症有改善。西维美林为乙酰胆碱的奎宁衍生物，与匹罗卡品相比，对 M_3 受体的选择性高 10 倍，半衰期长 10 倍，不良反应也相对少，15 ～ 30mg 对口干、眼干有效。两者不良反应有出汗、频繁排尿、肠激惹。对消化道溃疡、哮喘和闭角性青光眼患者禁用。

（2）羟氯奎：可以降低 SS 患者 IgG 水平，降低 ANA 和 RF 效价，改善唾液腺功能，对关节痛、肌痛、贫血等有明显改善，剂量为 200 ～ 400mg/d。

（3）生物制剂：目前有大量研究报道应用生物制剂成功治疗 SS，其疗效及安全性有待进一步观察、评价。

1）抗肿瘤坏死因子（TNF）制剂：用寡核苷酸探针与原位杂交技术检测到 SS 患者颌下腺中含有多种促炎细胞因子，而 TNF-α 早期就出现于损伤部位，腮腺组织表达丰富，提示它可能在 SS 的炎症启动中发挥作用。常用药物为英夫利昔单抗（infliximab），多项研究认为，它对严重的难治性腺外症状有效，但也有相反的报道，需进一步更大规模的临床验证。

2）干扰素：干扰素可能改善 SS 唾液分泌，同时降低淋巴细胞的浸润，用于治疗 SS

取得了一定的疗效。Cummins 等报道了 497 例 SS 患者的三阶段联合试验结果，用于扰素 -α150u 和安慰剂每日 3 次进行对照，8 例中 7 例患者干燥症状明显改善。

3）Rituximab（抗 CD20 单克隆抗体）：最先用于 B 细胞淋巴瘤的治疗，目前已广泛用于自身免疫性疾病中，Rituximab 剂量为 375mg/m^2，每周 1 次，12 周后患者主观症状显著缓解，唾液腺有残余功能的患者唾液流率明显增加。不良反应为血清样反应，同时使用较大剂量的糖皮质激素可减少这种不良反应的发生。

本病病程缓慢，预后取决于病变累及范围和伴随的内脏损害程度，对仅有唾液腺和泪腺病变者预后良好，肝脏病变进展缓慢，出现黄疸者预后不良，肺间质病变有进展者预后也差，对假性淋巴瘤的病例需密切观察其转归，发生恶性淋巴瘤者预后差。

七、血清阴性脊柱关节病

血清阴性脊柱关节病（Seronegative spondyloarthropathies），或称脊柱关节病（Spondyloarthropathies，SpA），包括一组特点相似、相互关联的多系统炎性疾病，主要累及脊柱关节、外周关节和关节周围组织，并可伴有各种特征性关节外表现。本组疾病以强直性脊柱炎为原型，还包括反应性关节炎（Res）、Reiter 综合征、银屑病关节炎（PsA）、炎性肠病性关节炎（IBDA）、幼年性关节脊柱关节病（JSpA），以及未分化脊柱关节病（uSPA）等。

脊柱关节病的共同特征是：①血清类风湿因子阴性。②无类风湿皮下结节。③伴或不伴脊柱炎的骶髂关节炎。④非对称性周围关节炎。⑤附着点炎（enthesopathy）。⑥不同程度的家族聚集倾向。⑦与 HLA-B27 明显相关，尤其是强直性脊柱炎和 Reiter 综合征。⑧临床表现常相互重叠。

SpA 的临床表现多样，除关节病变外，也可累及胃肠道、皮肤和眼睛等器官。近年来 SPA 心血管并发症越来越受到人们的重视，大量资料显示，29% ～ 82% 的患者存在不同程度的心血管系统异常。SpA 由于并发心血管疾病，其病死率增加 20% ～ 40%。SpA 的心脏病变主要为升主动脉炎、主动脉瓣膜病变和传导障碍，心包炎、心肌病和二尖瓣膜病变不常见。

SPA 动脉硬化的证据。目前已有越来越多的证据表明，脊柱关节病增加了心血管风险，传统的风险因素只能解释其部分机制。慢性炎症在心血管的发病中可能起着重要的作用。作为自身免疫性疾病的 SpA 与动脉硬化存在明显相关性，SpA 是动脉硬化的危险因子。炎症与自身免疫在其动脉硬化的发生、发展过程中起着非常重要的作用，炎症与自身免疫反应造成内皮的损伤，释放大量炎性介质，促使动脉硬化的发生。动脉粥样硬化的改变使心血管疾病的死亡率明显增加。

Sari 等对 54 例强直性脊柱炎患者（37±11 岁，其中男性 29 名，女性 25 名）和 31 例健康对照组（35±9 岁，其中男 16 名，女 15 名）进行颈总动脉内膜中层厚度（IMT）和血管介导的肱动脉内径扩张值（FMD）测量，同时对患者血脂、肌酐、血糖及 C 反应蛋白等指标也进行了评估。结果发现，在强直性脊柱炎组和对照组的平均 IMT 并没有显示出统计显著性差异，但其 FMD 值较正常组显著下降（14.1±6.7 比 17.6±8；P=0.03），说明 AS 患者存在内皮功能失调，而内皮功能失调是早期动脉硬化的重要特征，而且随着病程延长及病情严重程度的加重，患者的 IMT 值明显增加，更加容易并发动脉硬化。

AS 增加心血管发病率和死亡率。对 AS 进行微血管功能评估，发现 AS 患者存在明显的内皮功能受损及毛细血管招募。经过抗肿瘤坏死因子 TN 治疗后，内皮依赖性血管舒张功能和毛细血管招募得到明显改善。提示 AS 患者有早发动脉硬化趋势，早期治疗有助于内皮功能的恢复。

在一项超过 3 万例大样本的临床病例对照研究中，对类风湿关节炎（RA）、银屑关节炎（PsA）和 AS 患者并发心血管疾病的发病率与正常群体进行比较，发现三组患者并发缺血性心脏病、动脉粥样硬化、外周血管病和充血性心力衰竭的发生率，均明显高于正常对照组。与正常对照组相比，PsA 与 AS 发生动脉硬化的机会是正常对照组的 1.4 和 1.5 倍，病例组的心血管危险因素如糖尿病、高脂血症和高血压也明显高于正常对照组，这种现象说明，AS 与其他自身免疫性疾病如 RA 或 SLE 等一样具有动脉粥样硬化的危险性，慢性炎症可单独或与其他传统因素一起共同作用促进其心血管疾病的发生、发展。

（一）强直性脊柱炎

强直性脊柱炎（ankylosing spondylitis，AS）是一种主要侵犯骶髂关节、脊柱和髋关节的慢性进行性炎症性疾病，并可伴发关节外表现。严重者可发生脊柱畸形和关节强直。AS 脊柱关节病的原型或称原发性 AS，其他脊柱关节病并发的骶髂关节炎为继发性 AS。本章主要指前者。

AS 的患病率各国报道不一，日本为 0.05% ～ 0.2%，AS 在我国的发病率约为 0.26%。本病多见于男性，男女比约为 5 : 1，女性患者发病较缓慢而病情相对较轻。发病年龄通常在 13 ～ 31 岁，30 岁以后及 8 岁以前发病者少见。

1. **病因与发病机制** 本病病因不明，可能与下列因素有关。

（1）基因：AS 比类风湿关节炎有更强的家族遗传倾向，其家族集合度约为 40。AS 患者 HLA-B27 抗原为阳性者，在其一级亲属中，HLA-B27 抗原为阳性率高达 11% ～ 25%。

（2）感染因素：有人认为，生殖泌尿系感染是引起本病的重要因素，男性患者多为前列腺精囊炎引起，其感染可能通过淋巴或静脉先到骶髂关节，再到脊柱，还可扩散到大循环而产生全身症状及周围关节、肌腱等病变。

（3）其他因素：包括外伤、甲状旁腺疾病、铅中毒、内分泌及代谢缺陷等，都可以是本病的致病因素，但证据尚不足，有待深入证实。

发病机制不明，可能与 HLA-B27 分子有关序列和细菌通过某种机制出现相互作用相关。分子模拟学说认为，本病由于病原体如某些肠道革兰阴性菌和 B27 分子存在共同的抗原决定簇，免疫系统在抗击外来抗原时不能识别自我而导致自身免疫病。受体学说认为，B27 分子有结合外源性多肽的作用，从而增加机体患病的易感性而致病。

2. **AS 病理** AS 的病理性标志和早期表现之一为骶髂关节炎。脊柱受累到晚期的典型表现为竹状脊柱。外周关节的滑膜炎在组织上与类风湿关节炎相似。二者都以增殖性肉芽组织为特点的滑膜炎开始。此时镜检可见滑膜增厚、绒毛形成、浆细胞和淋巴细胞浸润，这些炎细胞多聚集在小血管周围，呈巢状。和类风湿关节炎不同之处在于，附近骨质中也可发生与滑膜病变无联系的慢性炎性病灶。肌腱末端病为本病的特征之一。因为主动脉根部病灶性中层坏死可引起主动脉环状扩张，以及主动脉瓣膜尖缩短变厚，从而导致主动脉瓣关闭不全。

3. **临床表现** 本病发病隐袭，临床表现概括为关节表现和关节外表现。

（1）关节症状：AS 起病隐袭，进展缓慢。常见于 13 ～ 31 岁青年人，男性多见，30 岁以后及 8 岁以前发病者少见。16 岁以前发病者幼年型 AS。45 岁以后发病者称晚起病 AS，临床表现常不典型。

早期症状为腰骶部疼痛不适、晨僵，半夜痛醒，翻身困难，晨起或久坐后起立时腰部发僵明显，但活动后减轻。开始时疼痛为单侧间歇性，数月数年后发展为双侧持续性，随着病情进展，整个脊柱可自下而上发生强直、活动受限或脊柱畸形。女性患者周围关节受侵犯较常见，进展较缓慢，脊柱畸形较轻。

约半数 AS 患者以下肢大关节如膝、髋、踝炎症为首发症状，常为非对称性、反复发作与缓解，较少表现为持续性破坏性，为区别于类风湿关节炎的特点。有人统计，周围关节受累率，髋和肩为 40%，膝 15%，踝 10%，足和腕各 5%，极少累及手。髋关节受累主要表现为局部疼痛，活动受限，屈曲挛缩及关节强直，其中大多为双侧，且 94% 髋部症状出现在发病后头 5 年内，若头 5 年未累及髋关节，则以后受累的可能性不大。发病年龄小，及以外周关节起病者易发生髋关节病变。

（2）关节外症状：AS 的关节外病变，大多出现在脊柱炎后，偶有在骨骼肌肉症状之前数月或数年发生关节外症状者。AS 可侵犯全身多个系统，并伴发多种疾病。少数重症者可有低热、乏力、食欲减退、消瘦等全身症状。

1）心脏病变：以主动脉瓣病变较为常见，据尸检发现，约 25%AS 病例有主动脉根部病变，心脏受累在临床上可无症状，亦可有明显表现。临床有不同程度主动脉瓣关闭不全者约占 1%；约 8% 发生心脏传导阻滞，可与主动脉瓣关闭不全同时存在或单独发生，严重者因完全性房室传导阻滞而发生阿 - 斯综合征。当病变累及冠状动脉口及发生动脉粥样硬化时可出现心绞痛、心肌梗死或心源性猝死。少数发生主动脉瘤、心包炎和心肌炎。合并心脏病的 AS 患者，一般年龄较大，病史较长，脊柱炎及外周关节病变较多，全身症状较明显，预后也较差。

2）眼部病变：AS 最常见的关节外表现是急性虹膜睫状体炎或虹膜炎，25% ～ 30% 的患者可在病程中体现。典型的发作方式为单侧急性发作，主要症状包括眼痛、畏光、流泪和视物模糊。眼炎多出现在关节炎之前，也有病例出现在首发症状 20 年以后才出现。眼部并发症可能是暂时的或者是非常顽固和复发性的，但很少导致失明，它与脊柱炎的严重程度无关，有周围关节病者常见，少数可先于脊柱炎发生。眼部疾病常为自限性，有时需用皮质激素治疗。

3）肺部病变：肺实质病变是晚期少见的关节外表现，以缓慢进展的肺上段纤维化为特点，患者可出现咳痰、气喘，甚至咯血，并可能伴有反复发作的肺炎或胸膜炎。有时伴有空洞形成而被认为是结核，也可因并发真菌感染而使病情加重。

4）神经系统病变：由于脊柱强直及骨质疏松，容易发生脊柱骨折、脱位，而引起脊髓压迫症；后期可侵犯马尾，发生马尾综合征，可引起阳痿、夜间尿失禁、膀胱和直肠感觉迟钝、踝反射消失。

5）IgA 肾病和淀粉样变：继发性淀粉样病变较少，如果出现蛋白尿和氮质血症进行性加重，应考虑到淀粉样变累及肾脏。IgA 肾病可引起血尿。

（3）体征：常见体征为骶髂关节压痛，脊柱前屈、后伸、侧弯和转动受限，胸廓活动度减低，枕墙距＞0 等。

骶髂关节和椎旁肌肉压痛为本病早期的阳性体征。随病情进展可见腰椎前凸变平，脊柱各个方向活动受限，胸廓扩展范围缩小，及颈椎后突。以下几种方法可用于检查骶髂关节压痛或脊柱病变进展情况：①枕墙试验。患者直立，足跟、臀、背贴墙，收颏，眼平视，测量枕骨结节与墙之间的水平距离，正常为 0。后枕部应贴近墙壁而无间隙。②胸廓活动度检查。在第 4 肋间隙水平测量深吸气和深呼气时胸廓扩展范围，两者之差的正常值不小于 2.5cm，而有肋骨和脊椎广泛受累者则使胸廓扩张减弱。③ Schober 试验。用于腰椎活动度检查测量双髂后上棘连线中点上垂直距离向上 10cm，向下 5cm 分别做出标记，然后嘱患者弯腰（保持双膝直立位）测量脊柱最大前屈度，正常移动增加距离在 5cm 以上，若增加少于 4cm 则为脊柱受累。④骨盆按压。患者侧卧，从另一侧按压骨盆可引起骶髂关节疼痛。⑤ Patrick 试验（下肢 4 字试验）。患者仰卧，一侧膝屈曲并将足跟放置到对侧伸直的膝上。检查者用一只手下压屈曲的膝（此时髋关节在屈曲、外展和外旋位），并用另一只手压对侧骨盆，可引出对侧骶髂关节疼痛则视为阳性。有膝或髋关节病变者也不能完成 4 字试验。

4. 实验室和其他检查

（1）实验室检查：无特异性标记性指标。血白细胞计数正常或升高，淋巴细胞比例稍加，少数患者有轻度贫血（正细胞低色素性），血沉可增快，但与疾病活动性相关性不大，而 C 反应蛋白则较有意义。血清白蛋白减少，α_1 和 γ 球蛋白增加，血清免疫球蛋白 IgG、IgA 和 IgM 可增加，血清补体 C3 和 C4 常增加。约 50% 患者碱性磷酸酶升高，血清肌酸磷酸激酶也常升高。血清类风湿因子阴性。尽管 90% 以上 AS 患者 HLA–B27 阳性，但无特异性，因为正常人也有 HLA–B27 阳性者。HLA–B27 阴性者只要临床表现和影像学检查符合诊断标准，也不能排除 AS 的可能。

（2）影像学检查：放射学骶髂关节炎是诊断的关键。AS 最早的变化发生在骶髂关节。该处的 X 线片显示软骨下骨缘模糊，骨质糜烂，关节间隙模糊，骨密度增高及关节融合。通常按 X 线片骶髂关节炎的病变程度分为 5 级：0 级为正常，Ⅰ级可疑，Ⅱ级有轻度骶髂关节炎，Ⅲ级有中度骶髂关节炎，Ⅳ级为关节融合强直。对于临床或疑病例，而 X 线片尚未显示明确的或Ⅱ级以上的双侧骶髂关节炎改变者，应该采用计算机断层（CT）检查。该技术的优点还在于假阳性少。但是，由于骶髂关节解剖学的上部为韧带，因其附着引起影像学上的关节间隙不规则和增宽，给判断带来困难。另外，类似于关节间隙狭窄和糜烂的骶髂关节髂骨部分的软骨下老化是一种自然现象，不应该视为异常。磁共振成像技术（MRI）对了解软骨病变优于 CT，但在判断骶髂关节炎时易出现假阳性结果，又因价格昂贵，目前不宜作为常规检查项目。

脊柱的 X 线片表现有椎体骨质疏松和方形变，椎小关节模糊，椎旁韧带钙化，以及骨桥形成。晚期广泛而严重的骨化性骨桥表现称为"竹节样脊柱"。耻骨联合、坐骨结节和肌腱附着点（如跟骨）的骨质糜烂，伴邻近骨质的反应性硬化及绒毛状改变，可出现新骨形成。

5. 诊断 有多种不同的标准。一般用 1984 年修订的纽约标准：①下腰背痛的病程至少持续 3 个月，疼痛随活动改善，但休息不减轻。②腰椎在前后和侧屈方向活动受限。③胸廓扩展范围小于同年龄和同性别的正常值。④双侧骶髂关节炎Ⅱ–Ⅳ级，或单侧骶髂关节炎Ⅲ–Ⅳ级。如果患者具备④并分别附加①～③条中的任何 1 条可确诊为 AS。

对一些暂时不符合 AS 诊断标准的患者，如其表现符合欧洲脊柱关节病研究组制订的脊柱关节病初步诊断标准，也可列入此类进行诊断和治疗，以免延误病情。该诊断标准为：炎症性脊柱痛或非对称性以下肢关节为主的滑膜炎，并附加以下项目中的任何一项：①阳性家族史。②银屑病。③炎性肠病。④关节炎前 1 个月内的尿道炎、宫颈炎或急性腹泻。⑤双侧臀部交替疼痛。⑥肌腱末端病。⑦骶髂关节炎。

6. 鉴别诊断 强直性脊柱炎的病因不明，诊断本病时必须排除以腰痛为主要表现或有骶髂关节炎的其他疾病。在人群中腰痛是极其常见的症状，且引起腰痛最常见的原因不是炎症性而是机械性的。此外还应与以下疾病相鉴别。

（1）腰骶关节劳损：慢性腰骶关节劳损为持续性、弥漫性腰痛，以腰骶部最重，脊椎活动不受限，X线无特殊改变。急性腰骶关节劳损，疼痛因活动而加重，休息后可缓解。

（2）骨关节炎：常发生于老年人，特征为骨骼及软骨变性、肥厚，滑膜增厚，受损关节以负重的脊柱和膝关节等较常见。累及脊椎者常以慢性腰背痛为主要症状，与AS易混淆；但本病不发生关节强直及肌肉萎缩，无全身症状，X线表现为骨赘生成和椎间隙变窄。

（3）结核性脊椎炎：临床症状如脊椎疼痛、压痛、僵硬、肌肉萎缩、驼背畸形、发热、血沉快等与AS相似，但X线检查可资鉴别。结核性脊柱炎时，脊椎边缘模糊不清，椎间隙变窄，前楔形变，无韧带钙化，有时有脊椎旁结核脓疡阴影存在，骶髂关节为单侧受累。

（4）类风湿关节炎：AS多见于男性，而RA女性多见，AS无一例外有骶髂关节受累，而RA通常先侵犯手足小关节，且呈双侧对称性，骶髂关节一般不受累，如侵犯脊柱，多只侵犯颈椎，且无椎旁韧带钙化，有类风湿皮下结节，血清RF常阳性，HLA–B27抗原常阴性。

（5）肠病性关节病：溃疡性结肠炎、局限性肠炎或肠源性脂肪代谢障碍（Whipple病）都可发生脊柱炎，且肠病性关节病受累关节和X线改变与AS相似而不易区别，因此需要寻找肠道症状和体征，以资鉴别。溃疡性结肠炎的结肠黏膜溃疡，水肿及血性腹泻；局限性肠炎的腹痛、营养障碍及瘘管形成；Whipple病的脂肪泻，急剧消瘦等，都有助于原发性疾病的诊断。肠病性关节病HLA–B27阳性率低，Crohn病患者肠灌注液IgG增高，而AS患者肠灌液中IgG基本正常。

（6）Reiter综合征和银屑病关节炎：两病均可发生脊柱炎和骶髂关节炎，但脊柱炎一般发生较晚，较轻，椎旁组织钙化少，韧带骨赘以非边缘型为主（纤维环外纤维组织钙化），在相邻两椎体间形成部分骨桥，与AS的竹节样脊柱不同；骶髂关节炎一般为单侧性或双侧非对称损害，银屑病关节炎则有皮肤银屑病损害等可鉴别。

7. 治疗

（1）一般治疗：AS尚无根治方法。治疗的目的主要是缓解症状，减轻炎症，强化锻炼，保持良好姿势，减缓病情进展。应告知患者适当锻炼，注意立、坐、卧正确姿势，坚持脊柱、胸廓、髋关节活动。宜睡硬板床、低枕，避免过度负重和剧烈运动。

（2）药物治疗

1）非甾体类抗炎药（NSAIDs）：主要用于减轻疼痛和晨僵，对此类药物反应良好是本病的特点，阿司匹林对此病疗效差，吲哚美辛即消炎痛为首选药物，剂量为每次25mg，口服，每日3次，或睡前用栓剂50mg或100mg塞肛，可获得明显疗效。

2）改变病情的抗风湿药（DMARD）：柳氮磺胺吡啶（sulfasalazine，SSZ）是5–氨基水杨酸（5–ASA）和磺胺吡啶（SP）的偶氮复合物，可改善AS的关节疼痛、肿胀和发僵，尤其适用于改善AS外周关节炎，并对本病并发的前葡萄膜炎有预防复发和减轻病变的作用。有效剂量由0.25g每日3次开始，每周增加0.25g，直至每次1.0g，每日2～3次。甲氨蝶呤适用于经柳氮磺药物和非甾体类抗炎药治疗无效者，一般认为本药仅对外周关节病、腰背痛、发僵及虹膜炎等有改善，对中轴关节的放射线病变无改善。

3）肾上腺皮质激素（CS）：一般情况下不用肾上腺皮质激素治疗AS，但在急性虹膜炎或外周关节炎用NSAIDs治疗无效时，可用CS局部注射或口服。

4）沙利度胺：一些男性难治性 AS 患者应用沙利度胺（thalidomide，反应停）后，临床症状、ESR 及 CRP 均明显改善，初始剂量为 50mg/d，每 10 天递增 50mg，至 200mg/d 维持。用量不足疗效不佳，停药后症状易迅速复发。本品的不良反应有嗜睡、口渴、白细胞下降、肝酶增高、镜下血尿及指端麻刺感等。因此，对选用此药治疗者应做严密观察，用药初期应每周查血尿常规，每 2 ～ 4 周查肝功能。对长期用药者应定期做神经系统检查，以便及时发现可能出现的外周神经炎。

5）生物制剂：一些生物制剂已开始用于本病，如用 infliximab 和 etanercept 等药物治疗活动性或对抗炎药治疗无效的 AS，远期疗效还有待于进一步的观察。

（3）手术治疗：主要用于髋关节僵直和脊柱畸形的晚期患者的矫形。

（二）其他血清阴性脊柱关节病

1. **Reiter 综合征（赖特综合征）和反应性关节炎** Reiter 综合征是以关节炎、尿道炎和结膜炎三联征为临床表现的一类特殊类型的反应性关节炎，表现为突发性急性关节炎并且伴有独特的关节外皮肤黏膜症状。目前，Reiter 综合征已和反应性关节炎，定义为发生于尿道、宫颈炎和腹泻后的炎症性、非对称性寡关节炎，可伴有结膜炎、虹膜炎或皮肤、黏膜损害等关节外表现。本病与 HLA-B27 相关，国外统计发病率在 0.06% ～ 1% 不等。

本病有两种形式：性传播和痢疾型，前者主要见于 20 ～ 40 岁年轻男性，大多数情况下是生殖器被沙眼衣原体感染。赖特综合征在女性、儿童和老年人中少见，他们通常在肠道细菌感染后获得，属痢疾型，其主要菌属为志贺菌属、沙门菌属、耶尔森菌属及弯曲杆菌属。

赖特综合征多见于男性，常有不洁性交或腹泻病史，典型患者具有关节炎、尿道炎、结膜炎三联征。患者大多急性发病，关节炎呈多发性、不对称性，轻重不等，以下肢居多，最常见的是膝、踝、跖趾关节，指、趾小关节也可累及，呈红、肿、热、痛。受累关节附近的肌肉会出现萎缩，关节炎持续 1 ～ 3 个月自行消退，多有复发。反复发作和严重的关节炎，可出现关节变形。反应性关节炎心脏累及较少，以传导阻滞为多见，其他为心包炎、主动脉瓣关闭不全等。

2. **银屑病关节炎** 为发生于骨关节系统炎症性疾病的银屑病，其临床特点包括，银屑病患者发生的寡关节炎、远端指间关节炎、非对称性或对称性多关节炎，以及中轴或脊柱关节炎等。本病病程迁延，易复发，晚期形成关节强直，导致残废。由于本病和 Reiter 综合征、强直性脊椎炎均与 HLA-B27 有关，且类风湿因子阴性，临床表现又有相似之处，因此被归入血清阴性脊椎关节病。

3. **炎症性肠病关节炎** 是指与溃疡性结肠炎、节段性回肠炎等炎症性肠病相关的脊柱关节炎。此类疾病亦与 HLA-B27 相关，除有胃肠道症状外，还有关节炎、皮肤黏膜病变及炎症性眼病等表现。 任何年龄均可发病，以青壮年为多。周围关节炎多数于炎性肠病后起病，为急性单关节炎，少数表现为游走性关节肿痛，为非对称性。以膝、踝等大关节受累为主，其次为肘、腕或指关节等。与肠道病变严重程度相关，不遗留畸形、腹痛 、腹泻、便血，出现肠梗阻、肠穿孔及腹部包块等。常伴有发热、贫血、结节性红斑、口腔黏膜溃疡、虹膜睫状体炎及血管炎等。

4. **未分化脊柱关节病**（undifferentiated spondylo arthropathy，uSpA） 又称为未定型脊柱关节病，是由 Burns 于 1982 年最先提出。指一组具有脊柱关节病的某些临床和（或）放射学特征，而又表现不典型，且尚未达到已确定的任何一种脊柱关节病诊断标准的疾病。未分化脊柱关节病常见以下几种情况：①有脊柱关节病的一些表现，如炎症性腰痛、

HLA-B27 阳性的附着点病（肌腱末端炎、腱鞘炎，跟腱炎，跟骨或跗骨骨膜炎）、下肢寡关节炎、指（趾）炎、眼炎、皮肤黏膜损害、血沉增快等，可单独或部分联合存在。但无明确的放射学骶髂关节炎，也无银屑病或炎症性肠病表现或肠道、泌尿生殖系感染的病史。②存在放射学骶髂关节炎而无腰痛或其他脊柱关节病表现者，或只有单侧骶髂关节炎。③未能满足强直性脊柱炎（AS）诊断标准的“早期强直性脊柱炎”或“可能强直性脊柱炎”患者，以后将发展为典型的脊柱关节病。

本病起病多隐匿，男女均可受累，但以男性多发，占 62% ～ 88%。发病年龄在 16 ～ 23 岁之间。由于女性病变较轻，受累关节少，其平均发病年龄较男性高。主要临床表现有：①炎性腰背痛。②以下肢关节为主的周围关节炎，常见于膝、髋、踝关节。可累及一个或多个关节，后者常为不对称多关节炎。③肌腱末端病，如附着点炎，足跟痛。④骶髂关节炎、脊柱炎。其他中轴关节炎，如椎间关节炎、头颈关节炎和肋椎关节炎等。⑤特征性系统表现，如结膜炎或虹膜炎、皮肤黏膜病变。皮肤黏膜病变常见的有溢脓性皮肤角化病、龟头炎、口腔溃疡，偶见坏疽性脓皮病。⑥其他临床表现。还可有泌尿生殖系统病变、炎症性肠病、心脏受损等多种表现。50 岁以后发病的 HLA-B27 阳性患者，少数可有下肢凹陷性水肿。口干、眼干症状，可能为非特异性炎症累及唾液腺引起的继发性干燥综合征。

血清阴性脊柱关节病的诊断标准同上述脊柱关节病的诊断标准。

血清阴性脊柱关节病的治疗可参照强直性脊柱炎，其中甲氨蝶呤对银屑病及银屑病关节炎疗效较好，对 Reiter 综合征和反应性关节炎在急性期还可考虑给予抗生素治疗，多应用四环素、氧氟沙星、大环内酯类抗生素。未分化脊柱关节病症状轻微者无须特殊治疗，或只需非甾体抗炎药治疗，病情严重者可参照强直性脊柱炎的治疗。

（晏　楠　白云飞）

参考文献

[1] Urowits MB, Bookman AA, Koehler BE, et al.The bimodal mortality pattern of systemic lupus erthematosus. Am J Med, 1976, 60: 221-225.

[2] Haque S, Mirjafari H, Bruce IN.Atherosclerosis in rheumatoid arthritis and systemic lupus erythematosus[J]. Curr Opin Lipidol, 2008, 19(4): 338-343.

[3] EL-Magadmi M, Bodill H, Ahmad Y, et al .Systemic lupus erythematosus: a independent risk factor for endothelial dysfunction in women. Circulation, 2004, 110: 339-404.

[4] Roman MJ, Shanker BA, Davis A, et al.Prevalence and correlates of accelerated atherosclerosis in systemic lupus erythematosus. N Engl J Med, 2003, 349: 2399-2406.

[5] 张春燕，吕良敬，鲍春德，等．系统性红斑狼疮与早发动脉粥样硬化及其相关危险因素．中华风湿病学杂志，2007，11(8)：458-461．

[6] 戴宇翔，张抒杨，杜臻雁．系统性红斑狼疮合并冠心病的临床特点．中华内科杂志，2007，46(7)：541-543．

[7] 顾越英．系统性红斑狼疮诊治指南 (草案)．中华风湿病学杂志，2003，7(8)：508-513．

[8] 陈顺乐，许以华，施守义等．系统性红斑狼疮诊断标准的研究．中华内科学杂志，1987，26(9)：533.

[9] Myllykangas HR, Aho K, Kautiainten H, et al .Shortening of life and causes of excess mortality in a population based series of subjects with rheumatoid arthritis. Clin Exp Rheumatol, 1995, 13: 149-153.

[10] Jonsson SW, BackmanC, Johnson O, et al. Increased prevalence of atherosclerosis in patients with medium term rheumatoid arthritis. Rheumatology, 2001, 28(12): 2597-2602.

[11] Chung CP, Oeser A, Solus JF, et al. Prevalence of the metabolic syndrome is increased in rheumatoid arthritis and is associated with coronary atherosclerosis. Atherosclerosis, 2008, 196(2): 756-763.

[12] Vaudo G, Marchesi S, Gerli R, et al. Endothelial dysfunction in young patients with rheumatoid arthritis and low disease activity. Ann Rheum Dis, 2004, 63: 31-35.

[13] Hurlimann D, Forster A, Noll G, et al. Anti-tumor necrosis factor-alpha treatment improves endothelial function in patients with rheumatoid arthritis. Circulation, 2002, 106: 2184-2187.

[14] Solomon DH, Goodson NJ, Katz JN, et al. Patterns of cardiovascular risk in rheumatoid arthritis. Ann Rheum Dis, 2006, 65(12): 1608-1612.

[15] Del Rincon ID, Williams K, Stern MP, et al. High incidence of cardiovascular events in a rheumatoid arthrishis coort not explained by traditional cardiac risk factors. Arthritis Rheu, 2001, 44: 2737-2745.

[16] 陶建瓴，张奉春．结节性多动脉炎 16 例临床分析．中华风湿病学杂志，2003，7(6)：366-368.

[17] 赵丽娟．结节性多动脉炎． 中华风湿病学杂志，2004，8(7)：436-437.

[18] Schrader ML, Hochman JS, Healy BB, et al. The heart in polyarteritis nodosa: a clinicopathologic study. Am Heart J, 1985, 109(6): 1353-1359.

[19] Lightfoot RW, Michel BA, Bloch DA, et al. The American College of Rheumatology 1990 criteria for the classification of polyarteritis nodosa .Arthritis Rheum, 1990, 33: 1088-1093.

[20] 李鸿斌，白莉，吴庆军，等．类风湿关节炎患者合并心脑血管的危险性分析．中华医学杂志，2006，86(25)：1769-1773.

[21] Fisher LM, Schlienger RG, Matter C, et al. Effect of rheumatoid arthritis or systemic lupus erythematosus on the risk of first-time acute myocardial infarction. Am J Cardiol, 2004, 93(2): 198-200.

[22] Choi HK, Hernan MA, Seeger JD, et al. Methotrexate and mortality in patients with rheumatoid arthritis: a prospective study. Lancet, 2003, 359: 1173-1177.

[23] 孟晓梅，赵岩，方理刚，等．抗磷脂综合征的心脏病变．中华内科杂志，2007，46(4)：284-286.

[24] Vlachoyiannopoulos PG, Kanellopoulos PG, Ioannidis JP, et al .Atherosclerosis in premenopausal women with antiphospholipid syndrome and systemic lupus erythematosus: a controlled study. Rheumatology, 2003, 42(5): 645-651.

[25] AmesPR, MargaritaA, SokollKB, et al. Premature atherosclerosis in primary antiphospholipid syndrome: preliminary data. Ann Rheum Dis, 2005, 64(2): 315-317.

[26] Wilson W A, Gharavi AE, Koike T, et al. International consensus statement on preliminary classification criteria of definite antiphoepholipid syndrome: report of an internation workshop. Arthritis Rheum, 1999, 42(7): 1309-1311.

[27] Miyakis S, Lockahin M D, Atsumi T, et al. International consensus statement on update of the classification criteria for definite antiphospholipid(APS). Thromb Haemost, 2006, 4(2): 295-306.

[28] Sherer Y, Pagnoux C, Chironi G, et al. Carotid artery intima-media thickness, heat shock proteins and oxidized LDL autoantibodies in systemic necrotizing vasculitis. Rheumatol Int, 2008, 28(11): 1099-1103.

[29] Sangle SR, Davies RJ, Mora M, et al. Ankle-brachial pressure index: a simple tool for assessing cardiovascular risk in patients with systemic vasculitis.Rheumatology, 2008, 47: 1058-1060.

[30] Raza K, Thambyrajah J, Townend JN, et al. Suppression of inflammation in primary systemic vasculitis restores vascular endothelial function: lesson for atherosclerotic disease? Circulation, 2000, 102: 1470-1472.

[31] 林松柏，谢洪智 . 系统性硬化症心脏受累 61 例临床分析．中华心血管杂志，2009，37(6)：525-527.

[32] Bartoli F, Angotti C, Fatini C, et al. Angiotensin-converting enzyme I/D polymorphism and macrovascular disease in systemic sclerosis. Rheumatology, 2007, 46: 772-775.

[33] Mok MY, Chiu SSH, LO Y, et al. Coronary atherosclerosis using computed tomography coronary angiography in patients with systemic sclerosis. Scand J Rheumatol, 2009, 38(5): 381-385.

[34] Vandana K, Cris M, Grace SP, et al. A pilot study of subclinical coronary atherosclerosis in systemic sclerosis: coronary artery calcification in cases and controls.Arthritis Rheum, 2008, 59(4): 591-597.

[35] Masi AT. Preliminary criteria for the classification of systemic sclerosis(scleroderma). Arthritis Rheum, 1980, 23(4): 581-590.

[36] 中华医学会风湿学会分会．系统性硬化病诊治指南（草案）．中华风湿病学杂志，2006，8(6)：377-379．

[37] Ozturk MA, Oktar SO, Unverdi S, et al. Morphologic evidence of subclinical atherosclerosis obtained by carotid ultrasonography in patients with Behcet's disease. Rheumatol Int, 2006, 26(10): 867-872.

[38] Ozturk MA, Unverdi S, Oktar SO, et al. Vascular endothelial growth factor and carotid intima-media thickness in patients with Behcet's disease. Clin Rheumatol, 2008, 27(8): 961-966.

[39] 张法明，吴克林，张心中．韦格纳肉芽肿病 23 例临床分析．中华风湿病学杂志，2005，9(6)：349-350．

[40] 姚庆端，郑建平，张金升，等．心脏韦格纳肉芽肿病 1 例．中华医学杂志，1998，78(11)：875．

[41] Faurschou M, Mellemkjaer L, Sorensen IJ, et al. Increased morbidity from ischemic heart disease in patients with Wegener's granulomatosis. Arthritis and rheumatism, 2009, 60(4): 1187-1192.

[42] De Leeuw K, Sanders JS, Stegman C, et al. Accelerated atherosclerosis in patients with Wegener's granulomatosis. Ann Rheum Dis, 2005, 64(5): 753-759.

[43] Karina DL, Cees K, Marc B, et al. Accelerated atherosclerosis in patients with systemic autoimmune diseases. Ann N Y Acad Sci, 2005, 1051: 362-371.

[44] Leavitt RY, Fauci AS, Bloch DA, et al. The American College of Rheumatology 1990 criteria for the classification of Wegener's granulomatosis. Arthritis Rheum, 1990, 33: 1101-1107.

[45] 李玲，史群，齐文成．变应性肉芽肿性血管炎 26 例临床分析．中国实用内科杂志，2006，26(19)：1539-1540．

[46] 尉世同，刘湘源，高岚．以反复心肌梗死为突出表现的 Chhurg-Strauss 综合征一例．中华风湿病学杂志，2002，6(5)：383．

[47] Jennette JC, Falk RJ. Small-vessel vasculitis. N Engl J Med 1997, 33(7): 1512-1523.

[48] Lhote F, Cohen P, Guillevin L. Polyarteritis nodosa, microscopic polyangiitis and Churg-Strauss syndrome. Lupus, 1998, 7(4): 238-258.

[49] Raza K, Thambyrajah J, Townend J N. et al. Suppression of inflammation in primary systemic vasculitis restores vascular endothelial function: lessons for atherosclerotic disease? Circulation, 2000, 102: 1470-1472.

[50] Booth A D, Jayne D R, Kharbanda R K. et al. Infliximab improves endothelial dysfunction in systemic vasculitis: a model of vascular inflammation. Circulation, 2004, 109: 1718-1723.

[51] Chironi G, Pagnoux C, Simon A, et al. Increased prevalence of subclinical atherosclerosis in patients with small vessel vasculitis. Heart, 2007, 93(1): 96-99.

[52] Masi AT, Hunder GG, Lie JT, et al. The American College of Rheumatology 1990 criteria for the classification of Churg Strauss syndrome(allergic granulcomatosis and angiitis). Arthritis Rheum, 1990, 33: 1094.

[53] YaziciH, EsenF. Mortality in Behcet's syndrome. Clin Exp Rheumatol, 2008, 26(5Suppl 51): S138-140.

[54] International Study Group for Behcet's Disease.Criteria for diagnosis of Behcet's disease. Lancet, 1990, 335: 1078-1080.

[55] 叶益聪，曾勇，朱文玲，等. 干燥综合征的心血管损害. 中华心血管杂志，2008，36(4)：327-331.

[56] Theander E, Manthorpe R, Jacobsson LT. Mortality and causes of death in primary Sjögren's Syndrome: a prospective cohort study. Arheritis Rheum, 2004, 50: 1262-1269.

[57] Rachapalli SM, Kiely PD, Bourke BE, et al. Prevalence of abnormal ankle brachial index in patients with primary Sjögren's syndrome. Clin Rheum, 2009, 28(5): 587-590.

[58] Vaudo G, Bocci EB, Shoenfeld Y, et al.Precocious intima-media thickening in patients with primary Sjögren's syndrome. Arthritis Rheum, 2005, 52(12): 3890-3897.

[59] Vitai C, Bombardieri S, Jonson R, et al. Classication criteria for Sjögren's Syndrome: a revised version of the European criteria proposed by the American-European Consensus Croup. Ann Rheum Dis, 2002, 61: 554-558.

[60] Heeneman S, Daemen MJ. Cardiovascular risks in spondylo arthritides. Curr Opin Rheumatol, 2007, 19(4): 358-62.

[61] Sari I, Okan T, Akar S, et al. Impaired endothelial function in patients with ankylosing spondylitis. Rheumatology, 2006, 45(3): 283-286.

[62] Eijk IC, Peters MJL, Serne EH, et al. Microvascular function is impaired in ankylosing spondylitis and improves after TNF(alpha) blockade. Ann Rheum dis, 2009, 68(3): 362-366.

[63] Han C, Robinson DW Jr, Hackett MV, et al. Cardiovascular disease and risk factors in patients with rheumatoid arthritis, psoriatic arthritis, ankylosing spondylitis. J Rheumatol, 2006, 33: 2167-2127.

[64] 中华医学会风湿病学分会. 强直性脊柱炎诊治指南（草案）. 中华风湿病学杂志，2003，7(10)：641-644.

[65] Calin A. Ankylosing spondylitis. Clin Rheum Dis, 1985, 11(1): 41-60.

[66] Dougados M, Van DLI, Juhl INR, et al. The European spondylarthropathy study group preliminary criteria for the classification of spondylarthropathy. Arthritis Rheum, 1991, 34(10): 1218 - 1227.

第二十二章　症状性颅内动脉狭窄

症状性颅内动脉狭窄（symptomatic intracranial arterial stenosis，SICAS）是指各种原因导致的颅内动脉狭窄，并在狭窄动脉供血区域引起缺血性脑卒中或短暂脑缺血发作。颅内动脉狭窄是缺血性脑血管病最常见病因之一。

一、症状性颅内动脉狭窄概述

（一）流行病学

颅内动脉狭窄在亚洲有比较高的发生率，国内报道，我国短暂性脑缺血发作（transient ischemic attack，TIA）患者颅内动脉狭窄发生率为 51%，其中 54% 位于前循环，39% 位于后循环，明显高于欧美缺血性脑卒中患者。国内研究，对脑梗死 /TIA 患者行全脑血管造影，包括主动脉弓、锁骨下动脉及全脑，发现颅内动脉狭窄好发部位在颅内大脑中动脉、颈内动脉颅内段、颅外动脉、颈内动脉和椎动脉起始部；中年（41 ～ 60 岁）和老年（>60 岁）患者近半数同时合并颅内 / 外动脉狭窄。

（二）危险因素

目前普遍认为，种族、性别、年龄、糖尿病、高血压、脂代谢紊乱、吸烟是颅内动脉狭窄的明确危险因素。研究表明，代谢综合征也是颅内动脉狭窄的危险因素，并且动脉狭窄严重程度与脂代谢紊乱、糖尿病和代谢综合征相关。一些研究发现，颅内不同部位的动脉发生粥样硬化的危险因素可能有所不同。例如，基底动脉狭窄与糖尿病和年龄相关，MCA 狭窄多见于黑人。

（三）高脑卒中复发风险

颅内外动脉狭窄患者面临着脑卒中复发高危风险。一项香港前瞻性研究，连续性纳入 705 例发病 7 天内的缺血性脑卒中患者，有 345 例（49%）患者存在颅内外动脉粥样硬化性病变，在长达 3.5 年随访过程中，每 100 例症状性颅内外动脉粥样硬化性狭窄患者 3 年内复发脑血管事件 47 例。颅内动脉狭窄是血管事件和死亡的独立危险因素；狭窄动脉数量是血管事件和死亡的独立预测因子，狭窄的动脉数量越多，血管事件发生率越高；而颅内动脉狭窄越严重，脑卒中复发风险越大，血管狭窄程度大于 70% 将明显增加脑卒中复发的风险。

二、颅内动脉狭窄引起缺血性脑卒中的病理生理机制

颅内动脉狭窄引发缺血性脑卒中的机制有多种假设，主要集中在动脉狭窄造成远端低灌注、斑块破裂造成的原位血栓形成、栓子脱落造成动脉到动脉栓塞、斑块部位穿支动脉闭塞以及联合机制。研究表明，低灌注和栓塞往往是相互关联、相互协同的，由于动脉狭窄程度较高时，造成远端的血流不足，同时也使脱落的微小栓子更容易积聚在灌注压力最低的动脉远端，形成缺血性脑卒中的潜在危险。

三、颅内动脉狭窄的评估和诊断

颅内动脉狭窄的评估内容主要评估血管病变的形态学、侧支循环和血流动力学。评估手段包括经颅彩色多普勒超声、MRI/MRA、CT/CTA/CTP 和 DSA 等。目前，MRA 和 CTA 是临床上常用的、可以独立和准确地对颅内动脉狭窄及其侧支循环做出评估的检查方法，可以评估动脉壁组织的改变和钙化情况。在以 DSA 为金标准对照时，CTA 对颅内动脉狭窄 / 闭塞的诊断敏感度和特异度可以分别达到 97.1% 和 99.5%。TCD 是一种廉价方便、易重复性操作的筛查工具，准确性与操作者技术水平相关。有创的 DSA 检查作为金标准，尤其对于 Wills 环以外的血管评估更为重要。

四、颅内动脉狭窄治疗中的热点问题

在对此类患者进行治疗时，医生除了给予降血压、控制血糖、调血脂、戒烟和生活方式改善等方面的治疗外，经常面临着这样的问题：抗血小板还是抗凝？单药还是联合抗血小板药物治疗？强化内科治疗和颅内动脉支架植入术，哪个临床效果更好？

（一）抗血小板和抗凝治疗的选择

WASID（The Warfarin vs Aspirin for Symptomatic Intracranial Disease，WASID）研究，是一项多中心的前瞻性、随机、双盲试验，对于颅内动脉粥样硬化狭窄的缺血性脑卒中患者的抗栓治疗，可以称之为是里程碑式的研究。该研究的目的，是比较抗凝和抗血小板治疗在预防血管事件上的疗效和临床安全性，北美 59 家大学医院，共有 569 例症状性颅内动脉粥样硬化性狭窄患者参加了此项试验。

WASID 试验的入选标准：主要颅内动脉（颈动脉、大脑中动脉、椎动脉或基底动脉）狭窄造影证实达 50% ～ 99%，之前 90 天内有一过性 TIA 或非致残性脑卒中，改良 Rankin 量表评分 3 分；入选者年龄≥40 岁。排除标准：颅外颈动脉狭窄 50% ～ 99%，颅内动脉非动脉粥样硬化性狭窄，心源性栓塞（如房颤），有阿司匹林或华法林禁忌证，随机分组后有肝素适应证，合并其他疾病导致生存时间低于 5 年。569 例患者被随机分配到阿司匹林组（n=280）和华法林组（n=289），阿司匹林剂量为 650mg，bid，华法林 INR 值控制在 2 ～ 3 之间。患者自缺血性脑血管病事件到入组的中位时间为 17 天，平均随访时间为 1.8 年，两组间基线资料比较无统计学差异。主要终点指标是缺血性脑卒中、出血性脑卒中和非脑卒中性血管性死亡的复合事件；评判安全性的指标是严重出血并发症、血管性和非血管性死亡。

试验结果显示，在症状性颅内动脉狭窄的患者中，阿司匹林疗效与华法林相当，而且不良事件（严重出血和死亡）发生率远低于华法林。因此，就这个试验而言，阿司匹林抗血小板治疗综合疗效优于华法林抗凝治疗，似乎应当使用抗血小板治疗，而非抗凝治疗。但是，值得注意的是，在此试验中阿司匹林的剂量为650mg，bid，远远超出了一般使用阿司匹林的常规剂量，其安全性需要慎重考虑，能否在临床上广泛使用，还需要更多的临床试验数据支持。然而，在WASID研究整体人群中，在随访1.8年内的缺血性脑卒中复发率高达18.6%（106/569），其中73%（77/106）发生在狭窄动脉对应区域。显然单用阿司匹林对症状性颅内动脉狭窄预防脑卒中，还没有达到良好的临床效果。

（二）单抗和双抗治疗的选择

由WASID试验联想到双联抗血小板治疗是不是会有更好的效果？而CARESS（the Clopidogrel and Aspirin for Reduction of Emboli in Symptomatic Carotid Stenosis试验和CLAIR（The Clopidogrel plus Aspirin for Infarction Reduction in Acute Stroke or Transient Ischaemic Attack Patients with Large Artery Stenosis and Microembolic Signals）试验提供了一些思路。

CARESS试验，将颅内外大动脉狭窄伴微栓子信号（MES）阳性患者随机分为氯吡格雷组和安慰剂组，氯吡格雷组在第一天给予300mg负荷剂量，接下来每天给予75mg，总共治疗7天，研究期间，所有患者都接受阿司匹林每日75～160mg治疗。试验结果显示，氯吡格雷联合阿司匹林治疗7天，显著降低MES阳性率达37.3%，双联抗血小板治疗组无脑卒中复发，且未发现大出血/致命性出血；阿司匹林单药治疗组亦无发生出血事件，但有4例脑卒中复发。

CLAIR研究，是一项在中国、新加坡、马来西亚和泰国人群中进行的前瞻性、国际多中心、随机、平行对照、结局盲法评价的研究，纳入颅内动脉或颈动脉狭窄并经颅多普勒监测，发现MES的急性缺血性脑卒中或TIA患者，随机给予氯吡格雷联合阿司匹林治疗或者安慰剂联合阿司匹林治疗。CLAIR研究结果证实在以颅内大动脉狭窄为主的急性缺血性脑卒中或TIA患者中，氯吡格雷联合阿司匹林治疗较单用阿司匹林显著减少MES，联合治疗较单药治疗有降低脑卒中复发的趋势。CLAIR研究为，亚洲脑卒中人群二级预防中早期短程应用双联抗血小板治疗提供了新的证据，对脑卒中二级预防策略的选择，具有重要的指导意义。该试验结果显示，氯吡格雷联合阿司匹林治疗第七天，MES阳性率进一步显著降低达54.4%；之后相关的荟萃分析结果也显示，氯吡格雷和阿司匹林联合用药较阿司匹林单用更有效减少微栓子信号，减少脑卒中发生。

急性缺血性脑卒中/TIA双抗和单抗治疗比较的RCT系统综述和荟萃分析也得出了类似的结果。此研究的目的是，比较双抗或单抗治疗急性缺血性脑卒中/TIA患者的安全性和有效性。纳入来自12个已结束RCTs的3766例患者，分析的主要指标为复发脑卒中，其结果显示，对急性缺血性脑卒中/TIA患者予以双抗治疗，似乎可安全并更有效的减少脑卒中复发和复合血管事件，但是这样的结果还需要前瞻性研究的验证。

（三）支架治疗与强化内科治疗的选择

北京天坛医院姜卫剑教授等，进行一项前瞻性、TIA或缺血性脑卒中发病90天内、症状性颅内动脉狭窄（≥70%）患者中置入Wingspan支架的队列研究，共纳入100例患者，均置入Wingspan支架，平均随访约1.8年。主要终点事件为30天内任何脑卒中或死亡，和30天后的同侧缺血性脑卒中。并将本研究结果与WASID研究数据进行对比。主要治疗步骤：①术前阿司匹林300mg+氯吡格雷75mg，至少3天。②Wingspan支架置入术。

③术后阿司匹林 300mg+ 氯吡格雷 75mg 治疗 1 个月。④阿司匹林 100 ～ 300mg 或氯吡格雷 75mg/d 维持治疗。

Wingspan 支架队列研究的主要终点事件的 1 年发生率，较 WASID 研究中显著降低（7.3%VS.18%），其中 30 天脑卒中或死亡率为 5%。虽然 Wingspan 支架队列研究的事件发生率低于 WASID 研究，但这两个研究队列的比较并不合理，试验对象不是同一研究人群，Wingspan 支架队列研究的抗血小板治疗更积极。

然而这个试验结果提出了这样一个问题：支架治疗较药物治疗获益更多吗？

2011 年，国际上最新公布的 SAMMPRIS（Stenting and Aggressive Medical Management for Intracranial Arterial Stenosis）研究结果。该研究是迄今首个前瞻性、随机、由美国国立神经疾病与脑卒中研究院（NINDS）牵头，比较积极药物治疗和联用支架成形术，对症状性颅内动脉严重狭窄预防脑卒中复发的研究，其研究结果发表在权威的新英格兰杂志上。

SAMMPRIS 研究人群，包含颅内大动脉严重狭窄 70% ～ 99% 导致的发病 30 天内的非致残性缺血性脑卒中患者，随机分为两组，分别接受强化内科治疗或联合 Wingspan 支架置入术。该试验中强化内科治疗方案包括：①阿司匹林 325mg/d 联合氯吡格雷 75mg/d 前 90 天。②降血压，收缩压＜140mmHg，糖尿病患者应＜130mmHg。③调血脂（低密度脂蛋白胆固醇＜70mg/dl 或 1.81mmol/L）。④控制血糖。⑤积极改善生活方式等。

美国共有 50 家中心参与研究，计划纳入 764 例患者，然而在入组了 451 例的中期报告发现，支架组 30 天内脑卒中或死亡率高达 14.7%，显著高于药物治疗组 5.8% 的比例，导致研究被提前终止。Wingspan 支架组的年终点事件率为 20%，而积极药物治疗组仅 12%（P=0.009），两组之间有统计学显著性差异。因此，SAMMPRIS 研究结论证实，积极药物治疗对症状性颅内动脉严重狭窄患者的获益较支架组更有优势。

SAMMPRIS 试验结果发表后，引发了热议，其主要热点包括以下几点。

1．**并非所有颅内动脉狭窄患者都有较高风险**　存在血流动力学障碍的患者复发率可高达 61%，而没有血流动力学障碍的患者比例为 38%。是否应该区分脑卒中高危人群，选择更适于接受颅内支架置入术的患者进行治疗。

2．**介入医生的技术和经验**　该试验在 29 个月的研究期内，50 家中心仅完成了 200 余例支架置入治疗，平均每家中心 1 年还不足 2 例，这样少的手术例数使得对介入医生的技术和经验产生质疑。

3．**两组设计不匹配**　支架置入组较多应用了氯吡格雷 600 mg 作为术前用药，在这部分患者中，氯吡格雷使用与术后出血并发症的发生是否存在联系？目前缺乏相关数据分析。

4．**长期和短期疗效的关系**　30 天内不良事件发生率差异显著，但 30 天至 1 年时两者的对比无差异；术后 1 年随访数据不足样本量的一半，且并无更长期随访数据。

5．**该试验仅采用了单一支架**　SAMMPRIS 研究中仅采用一种支架系统，即 Wingspan 自膨式支架释放系统，其他类型支架较 Wingspan 支架是否更安全和有效，目前不得而知。

就目前的试验证据而言，针对症状性颅内动脉狭窄积极内科治疗和血管内介入治疗究竟孰优孰劣，下结论还为时过早。但是，这些重要的临床试验结果提示了新的思考和新的争论，将对今后的研究起到积极的推动作用。

目前，根据我国《2011 中国缺血性脑血管病血管内介入诊疗指南》，推荐如下。

1．症状性颅内动脉狭窄患者宜首先采用药物优化的治疗（Ⅰ级推荐，A 级证据），具体见《中国缺血性脑卒中和短暂性脑缺血发作二级预防指南 2010》。药物治疗无效后可考虑在有条件的机构进行球囊成形和（或）支架置入术治疗（Ⅲ级推荐，C 级证据）。

2．无症状性颅内动脉粥样硬化性狭窄目前尚不推荐球囊成形和（或）支架置入术治疗（Ⅰ级推荐，A级证据）。

综上所述，颅内动脉狭窄是中国缺血性脑卒中重要病因之一；颅内动脉狭窄的患者处在脑卒中的高危状态，需要积极认真对待；颅内动脉狭窄应综合防治，就现有的证据和指南来看，应该首选积极内科治疗；对于内科治疗效果不佳的情况下，可以在有条件的医院进行球囊成形术和（或）支架植入术。

（毕　齐　吴　昊）

参考文献

[1] Gorelick PB, Wong KS, Bae HJ, et al. Large artery intracranial occlusive disease: a large worldwide burden but a relatively neglected frontier. Stroke, 2008, 39(8): 2396-2399.

[2] 董强，黄家星，黄一宁，等．症状性动脉粥样硬化性颅内动脉狭窄中国专家共识．中国神经精神疾病杂志，2012,38(3)：129-145．

[3] Huang YN, Gao S, Li SW, et al. Vascular lesions in Chinese patients with transient ischemic attacks. Neurolo, 1997, 48(2): 524-525.

[4] 李斗，王默力，李慎茂，等．缺血性脑血管病患者脑动脉狭窄的分布特征及其危险因素分析．中华医学杂志，2008，88(17):1158-1162．

[5] Turan TN, Makki AA, Tsappidi S, et al. Risk factors associated with severity and location of intracranial arterial stenosis[J]. Stroke, 2010, 41(8): 1636-1640.

[6] Ovbiagele B, Saver JL, Lynn MJ, et al. Impact of metabolic syndrome on prognosis of symptomatic intracranial atherostenosis. Neurology, 2006, 66(9): 1344-1349.

[7] Gorelick PB, Caplan LR, Hier DB, et al. Racial differences in the distribution of anterior circulation occlusive disease. Neurology, 1984, 34(1): 54-59.

[8] Yasaka M, Yamaguchi T, Shichiri M. Distribution of atherosclerosis and risk factors in atherothrombotic occlusion. Stroke, 1993, 24(2): 206-211.

[9] Wong KS, Li H. Long-term mortality and recurrent stroke risk among Chinese stroke patients with predominant intracranial atherosclerosis. Stroke, 2003, 34(10): 2361-2366.

[10] Wong KS, Li H, Chan YL, et al. Use of transcranial Doppler ultrasound to predict outcome in patients with intracranial large-artery occlusive disease. Stroke, 2000, 31(11): 2641-2647.

[11] Kasner SE, Chimowitz MI, Lynn MJ, et al. Predictors of ischemic stroke in the territory of a symptomatic intracranial arterial stenosis. Circulation, 2006, 113(4): 555-563.

[12] 缪中荣．症状性颅内动脉狭窄研究热点透视．医学与哲学(临床决策论坛版)，2010(07)：17-18．

[13] Lee DK, Kim JS, Kwon SU, et al. Lesion patterns and stroke mechanism in atherosclerotic middle cerebral artery disease: early diffusion-weighted imaging study. Stroke, 2005, 36(12): 2583-2588.

[14] Schreiber S, Serdaroglu M, Schreiber F, et al. Simultaneous occurrence and interaction of hypoperfusion and embolism in a patient with severe middle cerebral artery stenosis. Stroke, 2009, 40(7): e478-e480.

[15] Gonzalez NR, Liebeskind DS, Dusick JR, et al. Intracranial arterial stenoses: current viewpoints, novel approaches, and surgical perspectives. Neurosurg Rev, 2013, 36(2): 175-184, 184-185.

[16] Nguyen-Huynh MN, Wintermark M, English J, et al. How accurate is CT angiography in evaluating intracranial atherosclerotic disease?. Stroke, 2008, 39(4): 1184-1188.

[17] Homburg PJ, Plas GJ, Rozie S, et al. Prevalence and calcification of intracranial arterial stenotic lesions as

assessed with multidetector computed tomography angiography. Stroke, 2011, 42(5): 1244-1250.

[18] 中国缺血性脑血管病血管内介入诊疗指南．中华神经科杂志，2011，44(12)：863-869.

[19] Chimowitz MI, Lynn MJ, Howlett-Smith H, et al. Comparison of warfarin and aspirin for symptomatic intracranial arterial stenosis. N Engl J Med, 2005, 352(13): 1305-1316.

[20] Markus HS, Droste DW, Kaps M, et al. Dual antiplatelet therapy with clopidogrel and aspirin in symptomatic carotid stenosis evaluated using doppler embolic signal detection: the Clopidogrel and Aspirin for Reduction of Emboli in Symptomatic Carotid Stenosis(CARESS) trial. Circulation, 2005, 111(17): 2233-2240.

[21] Wong KS, Chen C, Fu J, et al. Clopidogrel plus aspirin versus aspirin alone for reducing embolisation in patients with acute symptomatic cerebral or carotid artery stenosis(CLAIR study): a randomised, open-label, blinded-endpoint trial. Lancet Neurol, 2010, 9(5): 489-497.

[22] Geeganage CM, Diener HC, Algra A, et al. Dual or mono antiplatelet therapy for patients with acute ischemic stroke or transient ischemic attack: systematic review and meta-analysis of randomized controlled trials. Stroke, 2012, 43(4): 1058-1066.

[23] Jiang WJ, Yu W, Du B, et al. Outcome of patients with ＞/=70% symptomatic intracranial stenosis after Wingspan stenting. Stroke, 2011, 42(7): 1971-1975.

[24] Chimowitz MI, Lynn MJ, Derdeyn CP, et al. Stenting versus aggressive medical therapy for intracranial arterial stenosis. N Engl J Med, 2011, 365(11): 993-1003.

第二十三章　动脉粥样硬化性疾病与心理障碍

本书的前几章已经系统阐述了动脉粥样硬化相关性疾病，现有研究发现，包括高血压、冠心病、脑血管疾病、糖尿病在内的多种动脉粥样硬化性疾病及其危险因素均与心理疾病的发病密切相关。本章将针对临床上常见的与动脉粥样硬化性疾病共病的焦虑和抑郁问题作以下探讨。

一、动脉粥样硬化性疾病与心理障碍共病

在过去的 40 多年，大于 60 个研究证实抑郁和心血管疾病之间存在联系。这些研究大多数在 20 世纪 90 年代后，通过大量的荟萃分析证实，抑郁、焦虑等心理障碍和包括心血管疾病在内的动脉粥样硬化性疾病的发病率及死亡率相关。

（一）动脉粥样硬化性疾病常见的心理问题

1. **焦虑**　焦虑障碍是常见的情感障碍，是指无明确对象的内心紧张不安，预感到将要发生某些危险事件的不愉快心境或体验，并伴有兴趣丧失、无愉快感、精力减退或疲乏感。患者不但有焦虑症状，而且存在着大量的躯体症状及自主神经症状，其发病率有不断增高的趋势。但在临床上，非精神科医师对此大多认识不足，往往特别关注躯体症状，而忽视了患者心理状况对疾病的影响，忽视了生物－心理－社会在疾病中发生、发展及转归中的相互关系。

焦虑在临床上分为慢性焦虑（又称广泛性焦虑）和急性焦虑（又称为惊恐发作）。慢性焦虑患者往往由于胸痛、胸闷、气短等症状就诊于心内科，容易被误诊为冠心病、心绞痛。急性焦虑发作则表现为突然出现的心悸、胸闷、呼吸困难伴出大汗等表现，同时伴有强烈的惊恐感、濒死感，有的患者夜间发作，除上述症状外还有被迫坐起、要求吸氧等类似急性左心衰竭的症状，发作时都有心动过速，常就诊于医院急诊科，症状重，很容易被误诊为急性左心衰竭。据国外文献报道，就诊于急诊科的胸痛患者超过 50% 是非心源性的，其中 16% ～ 25% 是惊恐发作，惊恐发作在心内科患者也高达 31% ～ 56%。对于此类患者单纯抗心绞痛、抗心衰治疗往往效果不佳，若同时给予抗焦虑及心理行为治疗可以收到比较好的疗效。

2. **抑郁**　抑郁是指以显著而持久的情绪低落、活动能力减退、思维与认知功能迟缓为临床主要特征的精神疾病，严重威胁患者的心身健康，其发生与心理和社会因素有密切关系。冠心病患者出现抑郁症状的主要表现有情绪低落、消极悲观、自责失望、思想迟钝、反应缓慢，对任何事兴趣下降。躯体可表现有睡眠障碍、食欲下降、体重减轻，严重者可出现自杀。国内外研究均表明，难治性心衰常常伴发抑郁状态。Koening 等在 404 例

冠心病心力衰竭伴有抑郁症状的患者中，发现重性抑郁（magic depression disorder，MDD）157 例，平均随访 20.2 周，有 47.8% 患者随着抑郁症状减轻，心力衰竭症状有明显好转，在心力衰竭伴轻度抑郁的 247 例患者中，平均随访 13.3 周，有 60% 患者随着抑郁的缓解，心力衰竭症状也获得显著改善。国内苏便苓等应用抑郁自评量表（SDS）评价 169 例慢性充血性心力衰竭患者中，103 例有较明显的抑郁表现，占 60.9%。

关于抑郁症，有多种分类方法，对于动脉粥样硬化性疾病并发的抑郁症，常依据症状的多少分为轻度和重度。轻度抑郁患者有包括情绪低落或快感缺乏在内的至少 2 种以上、5 种以下症状，引起社会、工作或其他重要方面的部分功能损害，症状持续两周以上；重度抑郁通常具有包括情绪低落或快感缺失在内的 5 种以上症状，造成社会、工作或其他方面的严重功能损害。

（二）抑郁好发于动脉粥样硬化性疾病

尽管在各个研究的样本量、抑郁的评价标准不同，但所取得的结果相对一致。心肌梗死后抑郁的发病率是普通人群的 3 倍。如果对住院的心梗患者做常规评价的话，有 15% ～ 20% 的心梗患者会符合 Diagnostic and Statistical Manual of Mental Disorders 诊断抑郁症的标准，而抑郁症状的比例会更高。最近有证据显示，年轻妇女在急性心肌梗死后容易患抑郁症。而因不稳定心绞痛、冠状动脉介入手术、心脏搭桥及心脏瓣膜手术住院的患者并发抑郁的比例与急性心肌梗死相似，而充血性心力衰竭发病比例更高。对于院外患者的抑郁发病率研究数据较少，但现有调查显示，重症抑郁和较重的抑郁症状的发病比例在社区的冠心病患者中，与那些无冠心病的患者相比要多。

国外资料显示，心脏病患者重症抑郁的发病率为 9.3%，而无躯体疾病者发病率为 4.8%；其他慢性疾病的抑郁症发病率为 7.9% ～ 17%（来自美国国家健康调查）。研究发现，抑郁症与慢性疾病之间伴随，而共病患者更容易寻求急诊或救护车的帮助，住院次数和住院时间都较多，康复时间也更长。

事实上，很多研究证实，抑郁程度与心脏事件之间有线性关系，抑郁越严重心脏事件的发病就越早，病情就越严重。当然，也有争论说这样的联系主要取决于心脏病本身的严重性，但现有研究在矫正了其他变量后依然提示二者之间关系的存在。样本量的不同、入组标准不同、选取变量不同、终点设定不同、随访时间不同等，使各研究结果存在差异，但共同的趋势仍可发现，在患者发生心肌梗死后的 1 ～ 2 年，如并发抑郁会使再发心脏事件的风险加倍。

其机制在于二者之间存在生物学和行为学联系。冠心病并发抑郁的患者与无抑郁的患者相比，其预测心脏事件或反应动脉硬化的生物学标志物会升高，心率变异性减低，下丘脑 – 垂体 – 肾上腺轴（hypothalamic–pituitary–adrenal axis，HPA 轴）功能失调，血小板活性改变，血管功能变化及某些生物学标志物如 C– 反应蛋白、白介素 –6、细胞间黏附因子 –1（intercellular adhesion molecule–1）及纤维蛋白原等，后者可导致炎性机制和凝血机制改变。

抑郁与其他精神心理问题相关，如焦虑，后者同样会导致心脏事件的发生。前瞻性研究显示，“恐慌（panic）”和“担忧（worry）”这两种焦虑常见的表现与冠心病有关。Kubzansky 等于 1975 年对 1 组 1759 名男性队列（基线调查无冠心病）随访观察 20 年，结果在此期间共发生 323 例冠心病事件（113 例非致死性心肌梗死、86 例致死性冠心病及 124 例心绞痛），表明“担忧”与冠心病事件明显相关，且存在剂量 – 反应关系。

Bettina 等在一项对稳定型冠心病门诊患者 100 例的调查中发现，门诊冠心病单独既往有抑郁发作占 24%，原发性失眠占 15%，反复发作的重症抑郁占 31%，酒精滥用占 19%，创伤后应激障碍占 29%，现患广泛性焦虑者占 24%，原发性失眠占 13%。说明抑郁和焦虑（特别是广泛性焦虑和创伤后应激）在稳定型冠心病患者中发生率高，同时其他心理障碍在这些患者也有较高的发生率。

高血压是心血管疾病中的常见病、多发病，目前已有多个随访资料表明焦虑、抑郁与随后的高血压发病率之间相关，焦虑和抑郁是高血压发生的独立预测因子。研究显示，高血压病和心律失常并发焦虑和抑郁障碍高达 30% ～ 50%。国外研究发现，在原发性高血压患者中抑郁的发生率为 20% ～ 40%，且不受年龄和性别的影响。国外有研究用一般生活质量量表评价情感障碍症状，发现抑郁和焦虑症状与高血压发生率增高相关的结论。同时有研究发现，抑郁症状与高血压发生显著相关，高分值的抑郁症状使产生高血压的危险性增加一倍，抑郁症可能是原发性高血压的重要危险因素。

与其他慢性病相比，心力衰竭患者生存质量包括躯体功能和社会功能都明显下降。并且，由于反复就诊或住院，心力衰竭患者的住院医疗负担也逐渐增高，因此，心力衰竭患者比其他心脏病患者具有更严重的抑郁焦虑倾向。国外研究显示，心力衰竭并发抑郁障碍的发病率在门诊患者中为 11% ～ 25%，住院患者中为 35% ～ 70%。很多临床研究也已证明，抑郁障碍是充血性心力衰竭的独立危险因素，充血性心力衰竭并发抑郁障碍的患者死亡率和再次住院率均增高，预后不良。

（三）抑郁增加动脉粥样硬化性疾病医疗费用

早在 2000 年，国外有研究发现，并发抑郁的糖尿病患者初级卫生保健、急诊及总医疗费用较无抑郁患者分别增加 51%，75%，86%。而近来研究发现，冠心病并发抑郁会导致心血管疾病医疗支出增加。美国 WISE（Women's Ischemia Syndrome Evaluation）研究入选 868 名女性，根据不同的诊断标准判定在这一群体中合并抑郁的占总数 17% ～ 45%，并发抑郁的患者年心血管疾病的支出较非抑郁者高 1500 ～ 3300 美元，5 年间医疗费用支出增加 15% ～ 53%。Katon 等报道，与那些对抗抑郁药依从性不好的患者相比，对抗抑郁治疗依从性好的患者，对共病的躯体疾病治疗的依从性较高，并且能显著降低躯体疾病的治疗费用，其中依从性好的冠心病 / 血脂异常患者较依从性不好的患者降低 17%，而冠心病 / 血脂异常 / 糖尿病者则降低 14%；这些患者的总住院费用也显著降低，前者降低 6.4%，后者降低 19.8%。这些研究从另一侧面提示，冠心病并发心理状态异常将会增加医疗支出，再次肯定了对疑似缺血性心脏病患者评估心理状态的重要性。近年国内学者也逐渐重视这一问题，贺建华等研究发现，有抑郁症状的冠心病患者，在未经抗抑郁治疗的情况下，其住院时间比无抑郁症状的冠心病患者多 4 天，在扣除了支架、血管缝合器、出院带药等费用的影响后，一次的住院费用较无抑郁症状的冠心病患者高出近 3400 元人民币。经多因素分析显示，抑郁、焦虑症状是影响冠心病住院费用的独立因素，抑郁、焦虑症状越严重，患者的住院费用可能越高。推测可能与抑郁焦虑患者对治疗的依从性差、主诉繁多、反复要求各种检查有关。

研究显示，急性心肌梗死后抑郁的及时诊断率不到 10%，而有效干预及治疗措施的实施更是少之又少，其原因在于心脏科医师对疾病诊断的认识不足，而且情绪抑郁与心肌梗死所致的躯体虚弱等症状之间存在着某种程度的相似性与难以分辨性。

2005 年 1 ～ 2 月，在北京 10 家二、三级医院的心血管专科门诊对连续就诊的患者进行调查，在 3260 例患者中，焦虑发生率为 42.5%。抑郁发生率为 7.1%，在心血管科最常见的冠心病和高血压人群中，抑郁发生率分别为 9.2% 和 4.9%，焦虑发生率分别为 45.8% 和 47.2%。复旦大学公共卫生学院流行病学教研室在 2004 年 4 月至 2005 年 2 月期间进行的一项名为《中国城市伴精神科患者抑郁、焦虑及抑郁合并焦虑症状患病率研究》表明，心血管患者伴发抑郁 / 焦虑率高，分别为 22.8% 和 70.9%；且女性发病率高于男性；心血管医生对抑郁 / 焦虑患者诊断率低，分别为 3.7% 和 24%；对抑郁 / 焦虑患者治疗率更低，均为 2.4%。

二、冠心病与心理障碍

早在一百多年前医生即有猜想，精神心理情绪等因素可能在心脏病发生发展上起重要作用，这是对心身机制联系的模糊认识。随着医学的发展，大量的证据表明，包括抑郁和焦虑在内的精神心理问题对人的心脏确有不良影响。

（一）流行病学特征

在急性心肌梗死和冠状动脉旁路移植术之后，重性抑郁的发病率大约为 15%，如果包括中等程度抑郁在内，发病率大概为 40%。近来，EUROASPIREⅢ的研究调查了 8 580 名因冠心病住院的患者，通过 HAD（the Hospital Anxiety and Depression）诊断抑郁发现，在男性患者中发病率为 8.2% ～ 25.7%，女性 10.3% ～ 62.5%，这一结果与澳大利亚和新西兰一项长达 6 年的普伐他汀对缺血性疾病（Long-term Intervention with Provastatin in Ischaemic Disease LIPID）长期干预试验得到的结果是一致的，采用 BDI-Ⅱ（Beck Depression Invention）调查问卷发现，27% 的男性和 35% 的女性并发抑郁。2006 年的一项系统回顾提示，患有抑郁症的个体发生冠心病的风险较无抑郁症者提高 1.6 倍。在 White hallⅡ研究中，对 5936 名健康人群连续追踪观察 6 年发现，患有抑郁症者发生冠心病的风险为 1.93。在 Nurses Health 研究中，在 1976 年共注册 121 700 名 30 ～ 55 岁的来自美国 11 个州的女性，其中 78 282 名女性诊断抑郁症。在 6 年的随访当中，4654 名女性死亡，其中 979 名死于心血管疾病，抑郁可以增加全因死亡率，且其年龄调整的相对风险为 1.76%（95%CI：1.64 ～ 1.89）。在病例对照 INTERHEART 研究中，共纳入来自 52 个国家的 11 119 名心肌梗死患者，发现压力状态和抑郁是冠心病的重要危险因素，其冠心患者群归因危险度（population attribution risk，PAR）为 32.5%，与吸烟同样重要，是比糖尿病和高血压（PAR，17.9%）更为重要的危险因素。一项关于健康和生活质量的系统回顾发现，高达 20% 的冠心病患者符合重性抑郁的诊断标准。有 47% 的患者出现抑郁症状，而且这种症状持续时间很长。在 Carney 的综述中提出，至少 2/5 的急性冠状动脉综合征患者有临床抑郁表现。但在普通人群中仅有 4% ～ 7%，如果采用 DSM 作为诊断标准，在冠心病患者中的发病率似乎低一些，15% ～ 20%，但是轻度抑郁和抑郁症状者也达 30% ～ 50%。

冠心病和抑郁共病会导致其他的一些负面影响，如重返工作状态的可能性减少，运动耐量降低，治疗依从性差，失能，生活质量差，认知功能减低，过度依赖他人。而且冠心病和抑郁共病的个体显然为冠心病高风险人群，但是共病患者接受冠心病治疗反而减少。

（二）冠心病伴发抑郁对患者的影响

1. 生活质量下降 对于预后差的冠心病和急性冠状动脉综合征患者，共病抑郁生活质量明显下降，独立于其他传统的影响生活质量的预测因子。例如，有抑郁病史的急性冠状动脉综合征患者，其自述心绞痛症状是无抑郁者的 2 倍，自述体力活动受限及与健康相关的生活质量下降是无抑郁者的 3 倍。在 Heart and soul study 中发现，伴有抑郁的患者所自述的与心功能减低有关的生活质量下降并未被传统的心功能指标如射血分数和心肌缺血证实。

2. **医疗成本增加**　冠心病与抑郁共病可以明显增加患者呼叫救护车、住急诊室，病床使用时间延长和失能的几率。对于并发抑郁的心肌缺血女性患者，其 5 年用于心血管疾病的费用比无并发抑郁者高 15% ～ 53%；对于心肌梗死后的并发抑郁的患者，其后 1 年用于门诊、急诊和再入院的费用（不包括心理疾病支出的费用）比无并发抑郁者高 41%。

3. **预后差**　在急性冠状动脉综合征患者中，抑郁除了增加医疗成本，增加死亡率，流行病学资料同样提示，抑郁是冠心病再发的预测因子。抑郁症状是独立的冠心病预测因子，但是重性抑郁相对于抑郁情绪有更强的预测作用。前瞻性观察研究发现，在急性冠状动脉综合征患者中并发抑郁症状的全因死亡风险比 1.80（95% CI：1.46 ～ 2.51），而心肌梗死再发风险比 1.80（95%CI：1.33 ～ 2.85）。

（三）冠心病与抑郁共病存在的发病机制

有许多行为学和生物学机制可以解释抑郁和冠心病之间的关系。

1. **血小板活化**　多个病例对照研究发现，在冠心病患者中存在血小板高反应性。在 Laghriss-Thode 的研究中，在重性抑郁并发冠心病患者的血小板因子 -4（platelet factor 4，PF4）和 β- 血小板球蛋白（β-thromboglobulin，β-TG，一种血小板聚集的标记物）水平高于无抑郁的冠心病患者。在三项有关急性冠状动脉综合征后患者的研究（ASSENT-2，PRONTO，SADHART）同样发现，PF4，β-TG，血小板 / 内皮细胞黏附因子 -1 在冠心病和重性抑郁共病的患者中，高于无并发重性抑郁的心肌梗死或不稳定心绞痛患者。血小板聚集力增加，可能也是抑郁症并发心血管疾病患者病死率增加的因素，有证据表明，焦虑抑郁患者的凝血功能明显异常。还可看到血小板对 5- 羟色胺摄取减少，以及 5- 羟色胺受体表达增强，已经知道抑郁症患者血小板钙离子内流增加，使刺激血小板的腺嘌呤环化酶活性减低，并且最近发现，抑郁症患者血小板上的咪唑啉受体上调，促使血小板活性与血管收缩的标志物 PF4、β- 葡萄糖苷酸睾酮（β-testosterone glucuronide，β-TG）、血栓烷素 B2（TXB2）等释放显著增加，促使血小板聚集，血栓形成，阻塞冠状动脉、促发急性冠状动脉综合征。焦虑、抑郁情绪可使交感神经系统活动亢进，引起血中去甲肾上腺素浓度升高，可使血小板反复被激活，释放多种促凝物质及血栓烷素 A2，促使冠状动脉收缩，血栓形成，加重心肌缺血，诱发心肌梗死和猝死。

2. **炎症与抑郁**　在冠心病和近期急性冠状动脉综合征存活的患者中可见升高的炎症反应生物标记物，包括 C- 反应蛋白（CRP），可溶性细胞黏附分子 -1（sICAM1），可溶性血管细胞黏附分子 -1，肿瘤坏死因子 α（TNF-α）。这些炎症反应生物标记物明显增加心血管事件的风险。伴有冠心病的抑郁患者中 CRP 值明显高于无抑郁者。在 Cardiovascular Heart Study 中入组 65 岁以上无冠心病的患者发现高 CRP 水平者抑郁症状明显增加。同样，近期的 ATTICA 研究也提示，在 853 名参与者中抑郁症状与 CRP 呈正相关；同样 sICAM1 也与抑郁有关，脑组织中血管内皮细胞表达 sICAM1 与抑郁的发展相关。另外，心理应激增加了外周血粒细胞、淋巴细胞和单核细胞的 sICAM1 的表达。很多研究提示，抑郁与冠心病共病时炎症因子增加，抗炎因子减少，这同样增加了心血管事件再发的风险。

冠心病心力衰竭患者存在免疫系统的慢性激活，且炎症在心衰的发病机制中起一定作用，有研究显示，心衰血清高敏C反应蛋白（hs-CRP）浓度高于健康对照组，并具有独立的预后判断价值。CRP主要由白细胞介素-6（IL-6）诱导产生，在炎症过程中CRP通过补体系统增强炎症反应，从而导致心肌细胞凋亡增加，心肌损伤，功能异常。同时Miller等报告，单纯抑郁症患者体内的CRP和IL-6水平较对照组高。心力衰竭与抑郁通过细胞因子相互作用。分子生物学研究证明，外周细胞因子的升高，会导致脑内细胞因子的合成和释放。心力衰竭时外周细胞因子水平增高，可导致脑内IL-1、肿瘤坏死因子-α（TNF-α）表达增加，同时它们的特异性受体也增加。

3. **自主神经功能与抑郁** 自主神经功能紊乱表现为交感神经活性增强，迷走神经功能减低，许多研究提示，抑郁个体相对于非抑郁个体，心率变异性（HRV）减低；HRV是一种心脏自主神经调节的非创伤性指标，应用ENRICHD试验数据，Carney和他的同事发现，在心肌梗死后抑郁患者存在低频HRV（the very low frequency，HRV）。同样，过度激活的交感兴奋是急性冠状动脉综合征患者心血管事件再发的重要因素。焦虑障碍与额叶、颞叶功能下降有关，焦虑时机体存在自主神经的不稳定，可引起冠状动脉的动力异常、冠状动脉痉挛而使心肌缺血加重，导致心肌收缩力下降，加重心脏负担。另外，焦虑可使交感神经张力增高、血压升高、心率增快，使心肌氧耗增加，加重心肌缺血；血压增高使心脏后负荷增加，进一步加重心力衰竭。HRV的下降，表明自主神经的控制能力降低，在焦虑与惊恐发作时，往往表现为高度的迷走张力与HRV的下降，表明焦虑时存在自主神经的不稳定。Tucker等指出，惊恐发作时，HRV降低，心电极不稳定，易发生严重心律失常，是发生心源性猝死的危险因素。Tucker对17例惊恐发作，并有HRV降低的患者，应用帕罗西汀——一种新型抗焦虑药物，20mg/d，服用4周，使HRV均有上升，惊恐发作减少50%以上；因此，抗焦虑治疗使HRV上升，可以增加自主神经的稳定性，减少严重心律失常与心源性猝死的发生。

4. **睡眠结构破坏** 抑郁患者总的睡眠时间减少，睡眠潜伏期延长，早醒，睡眠连续性破坏、失眠，这些都会进一步加重抑郁情绪，使REM潜伏期减少。对重性抑郁和正常人群的研究发现，从睡眠开始到出现REM的时间，重性抑郁与正常人群不同。抑郁患者相对于正常人群慢波睡眠减少，而且抗抑郁药物应用显然可以逆转这些睡眠指标，增加总的慢波睡眠时间。而对于急性冠状动脉综合征患者REM提示交感活性增强，可以激活血栓的形成过程，增加血流动力学对血管壁的压力导致斑块破裂，改变心脏电生理性质。

5. **昼夜节律改变** 内源性昼夜节律调节是激素、心理和生理共同作用的结果。这与体温调节、中枢体温及褪黑素均有关系。有研究提示，在抑郁状态中，平均体温增加，体温广度（最高体温减去最低体温）减少，抗抑郁药物对于抑郁患者的中枢体温调节包括减少夜间最低体温，增加体温广度，冠心病患者存在昼夜节律，而抑郁患者昼夜节律被破坏可以解释一定程度上的冠心病风险性。

6. **焦虑可以引起离散度**（QTd） Piccirillo等报道，焦虑障碍可使Q-T间期离散度（QTd）增加，其机制是焦虑患者自主神经的不稳定性，引起心脏复极不稳定。这是增加心源性猝死危险性的重要因素之一。QTd是最长间期与最短间期的差距，正常成人的QTd为40ms，＞60ms者使心脏死亡率增加20.4倍，猝死者的QTd均大于90ms；QTd随心室肌复极不同步的延长而增加，随之发生恶性心律失常而引起猝死。

7. **行为因素** 抑郁可以影响急性冠状动脉综合征后患者的行为学因素，包括对药物和二级预防措施的依从性。

（四）对冠心病患者抑郁的筛查

在冠心病患者中筛查抑郁是非常重要的。对于冠心病患者识别抑郁同时提供良好的医疗是非常必要的。而对于无症状的有明显心血管危险因素的患者（如糖尿病）也应该给予筛查。

在很多自评量表工具中，包括 Patient Health Questionaire（PHQ–2，PHQ–9），Cardiac Depression Scale（CDS），the BDI–I 和 –Ⅱ，Hospital Anxiety and Depression Scale。BDI 在心脏病患者中是应用较多的工具，而 CDS 是由 DLH（the Expert Working Group）专门为心脏病患者设计的，它的简化版仅有 5 个问题。PHQ–9 在心脏病患者中的应用也非常广泛，主要应用于卫生保健中心，而其他一些简单的工具如 Kesser Pschological Distress Scale（K10），作为一种筛查一般情绪困扰的工具，往往会过度诊断抑郁。K10 现主要应用于澳大利亚的心理健康计划，但尚无证据说明它可以应用于冠心病患者中。

为了进一步认识简单筛查量表对于心血管病的重要性。2008 年美国 AHA（American Heart Association）提出应用 PHQ–2（图 23-1）。PHQ–2 是 PHQ–9 的简写，仅为 PHQ–9 的前两个问题。AHA 推荐在经过 PHQ–2 筛查后可以应用 PHQ–9，推荐指出，对于阳性患者应该转诊至专业机构诊断和治疗抑郁症。

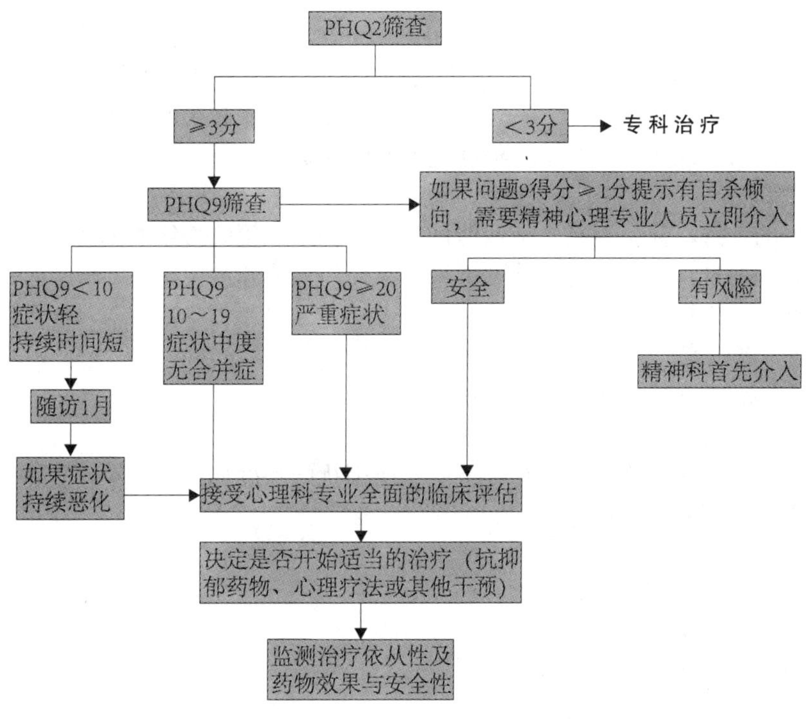

图 23-1　PHQ-2 筛查流程

上图参考 AHA 冠心病患者抑郁筛查流程图。

PHQ–2 和 PHQ–9 尤其具有特异性和敏感性，PHQ–2 和 PHQ–9 可以预测心血管疾病。在 Heart and Soul Study 中，对于 PHQ–2 阳性答案可以预测 55% 心血管事件，但尚需进一步研究，用来评价 PHQ–2 和 PHQ–9 在不同临床疾患，年龄种族、城市农村人群中的有效性。AHA 的推荐中含蓄地指出，在 CHD 患者中筛查抑郁可以指导正确的治疗、转诊，但也有研究认为，抑郁筛查对其治疗和获益没有影响。

National Heart Foundation of Australian 推荐 PHQ–2 和简明 CDS 作为简单的筛查工具，可以用于冠心病患者的常规筛查。常规筛查可以在首诊时和随访过程中进行。随访过程中筛查应该在心血管事件之后 2 ～ 3 个月，每年进行 1 次，也应该在主要心血管危险因素的患者中进行。

其他指南还包括 American Academy of Family Practitioner，European Professional Cardiology Societies 和 the British Health Care System。但目前仍缺乏大规模关于抑郁筛查的 RCT 研究。

影响在冠心病患者中筛查抑郁的因素有：时间少，缺乏转诊专家，缺少培训或认为无用。在心血管专家和初级卫生工作者认为，这其中最主要的问题是时间短，缺少转诊的心理健康机构，缺乏证据支持筛查。同样，也缺乏相关观察研究或 RCT 研究来评估急性冠状动脉综合征后患者筛查和治疗抑郁的费效比。2005 年，一项关于在初级卫生保健中心进行的关于严重抑郁筛查（非 ACS 患者）的 RCT 荟萃分析指出，这种筛查策略并没有增加抑郁的检出率和治疗率，对生存质量，抑郁症状，其他疾病，包括费效比也似乎没有影响。2008 年 Cochrane 更新的研究，同样为令人失望的结果，故迫切需要循证医学支持的指南推出。

AHA 推荐，PHQ2 筛查≥3 分可以行 PHQ9 筛查，也可以直接接受精神心理科专业全面的评估，因为考虑到我国社区卫生医疗及综合医院门诊的具体情况，建议行 PHQ2 筛查≥3 分，再行相对复杂的 PHQ9 评分，确定有中重度抑郁症状的可进一步由精神心理专科医师做专业评估，这样可以在一定程度上节省医疗资源。

1. PHQ2 问卷

（1）过去的一月，你是否经常被情绪低落、沮丧或无望的情绪所困扰？

（2）过去的一月，你是否经常感到做事没有任何兴趣和愉悦感？

评分标准：从来没有　　0 分
偶尔有　　1 分
超过一半的时间有　　2 分
几乎每天都有　　3 分

2. PHQ9 问卷：过去 2 周，你被以下问题所困扰的频度如何？

（1）做事缺乏兴趣或愉悦感。

（2）感觉情绪低落、沮丧或无望。

（3）入睡困难，易醒或睡眠过多。

（4）感觉疲乏或无力。

（5）没有胃口或暴饮暴食。

（6）对自己评价低，觉得自己是失败者或者让自己或家人失望。

（7）注意力不集中，如在读报或看电视时。

（8）行动或讲话异乎寻常的缓慢，或过于焦躁或难以平静。

（9）觉得自己最好死去，或思考过以何种方式伤害自己。

评分标准：没有　　0 分
少于一半时间　　1 分
超过一半时间　　2 分

几乎每天都有 3分

应用PHQ9量表筛查抑郁状态，我国学者有相关资料并做了一些临床研究，发现PHQ9在综合医院普通门诊、内科门诊、神经内科门诊患者中应用有良好的信度与效度。PHQ9在我国社区青年人群中也有良好的信度与效度，适宜于基层社区推广，而在我国农村社区老年人群中，也显示出良好的稳定性和可靠性。

（五）CHD患者抑郁的治疗

1. **联合治疗** 尽管有不同的个体治疗策略，在冠心病和抑郁共病的患者中还是推荐collaborative-care和stepped-care治疗策略。Collaborate-care的核心精神为健康团队采取合作的方式共同管理患者。例如，这种治疗方式可以改善冠状动脉旁路移植术后患者的抑郁状态，但是对其器质性疾病的治疗和再住院率没有改善。对共病控制欠佳的糖尿病和冠心病患者，Collaborate-care治疗可以改善抑郁状态，降低糖化血红蛋白、低密度脂蛋白水平和收缩压。在COPES（Coronary Psychosocial Evaluation Studies）研究中，应用stepped-care治疗策略治疗急性冠状动脉综合征合并持续抑郁，发现抑郁症状减轻，在干预组中仅有3名患者（4%）罹患严重心血管事件，而常规治疗组为10名患者（13%），而且6个月随访过程结束后发现，stepped-care治疗组可以降低43%的医疗费用。

2. **药物治疗** 理想的药物需符合以下要求：①有效的消除焦虑或抑郁，不引起镇静作用。②不影响认知和记忆功能。③产生松弛作用，但不引起共济失调。④耐受性好，不影响心、肝、肾的功能，适宜长期应用，不成瘾。⑤价格相对便宜。

在临床上，焦虑与抑郁这两种情感障碍可同时存在，在国际疾病分类第10版（ICD-10）与美国诊断统计手册第4版（DSM-IV）中，都有“混合性焦虑和抑郁”（Mixed Anxiety and Depression Disorder，MADD）这一诊断，与单一的焦虑或抑郁比较，尚有以下的特点：①躯体化症状显著。②更易变成慢性。③预后比单一焦虑或抑郁差。④更可能自杀。由于临床上焦虑和抑郁两种情感障碍常有不同程度的合并出现，因此，所有理想的药物应同时具有抗焦虑和抗抑郁作用。

临床上常用的药物如下。

（1）苯二氮䓬类药物：常用的有安定，罗拉，舒乐安定，佳静安定，氯硝安定，多美康。此类药物的优点是：①抗焦虑作用迅速可靠。②产生松弛作用。③价格相对便宜。缺点是①有成瘾性。②缺少抗抑郁作用。

（2）三环类药物：常用的有阿米替林，多虑平，氯丙咪嗪，马普替林。此类药物的优点是：①抗抑郁和抗焦虑均有效。②不影响认知和记忆功能。③耐受性较好，不成瘾。④价格相对便宜。缺点是该类药物可抑制肝脏细胞色素Cyp同工酶，抑制的结果是使通过该酶代谢和清除的药物血浆浓度增高，如Ic类抗心律失常药物（普鲁帕酮），单胺氧化酶抑制剂（MAOI）等不宜与三环类药物同用；阻滞去甲肾上腺素再摄取的结果是使其血浆浓度升高，其结果可能出现心动过速、心律失常、高血压和心肌氧耗量的增加。因此在三环类药物的说明书中都有心血管疾病患者慎用的说法。

（3）选择性5-羟色胺（5-HT）再摄取抑制药（SSRIs）：常用的有氟西汀，帕罗西汀，舍曲林，氟伏沙明和西酞普兰。此类药物的优点是：①由于对5-HT再摄取的抑制有高度选择性，对肝脏细胞色素Cyp同工酶的抑制不明显，不增加心血管事件的危险性，心血管疾病患者可以安全地使用。②抗抑郁和抗焦虑均有确实疗效，包括重度抑郁和焦虑患者。③耐受性好，不影响肝肾功能，不成瘾。但缺点是：起效慢，一般2周开始有效，不少患者不能接受；部分患者感到服后乏力、恶心、头晕而放弃；价格偏高。

目前，有关评价药物治疗并发抑郁的冠心病的试验有：氟西汀，舍曲林（Sertraline Antidepressant Heart Attack Randomized Trial，SADHART；Enhancing Recovery in Coronary Heart Disease Patients，ENRICHD），西肽普兰（Cardiac Randomized Evaluation of Antidepressant and Psychotherapy Efficacy Trial，CREATE），米氮平（Myocardial Infarction and Depression Intervention Trial，MIND–IT）。

在 SADHART 试验中，针对急性冠状动脉综合征 6 个月后的抑郁患者，氟西汀组相对于安慰剂组抑郁评分明显改善，大多数患者都在同时处方阿司匹林、他汀类药物和 β 受体阻滞剂，致死性心血管事件比氟西汀组减少，但无统计学意义。

ENRICHD 评价认知行为疗法（Cognitive behaviour therapy，CBT）在合并抑郁或低社会支持系统的新近急性心肌梗死患者中的应用。74% 的参与者诊断抑郁，CBT 可以改善抑郁，但并不减少冠心病事件。而那些对于 CBT 无应答的抑郁患者，转诊给予抗抑郁药物治疗，发现舍曲林可以明显改善抑郁状态，而且治疗组减少 43% 的死亡率和再发心肌梗死。

在加拿大的 CREAT 研究中，MIND–IT 研究中，仅有少量心肌梗死事件报道，不足以分析心血管获益。

三环类抗抑郁药物因为其心血管损害，故不推荐应用于并发冠心病的抑郁患者。

3. **心理治疗** 在试验中也应用不同的心理治疗。例如，CBT 应用于 ENRICHD 研究，interpersonal psychotherapy 在 CRIATE 研究中。Problem–solving therapy 在 COPES 试验中，这些心理学治疗方法可以改善抑郁状态，但对冠心病无影响。

Cochrane 荟萃分析同样提示，对冠心病患者行心理干预可以中等程度改善抑郁状态，但无证据提示可以减少冠心病患者总死亡率、再血管化和非致死性心肌梗死的风险。

4. **治疗的依从性** 冠心病并发抑郁患者，无论其对药物还是生活方式治疗的依从性差，不合并抑郁患者的治疗依从性 3 倍于并发抑郁患者。

5. **转诊** 经过筛查诊断抑郁后可以立即启动治疗或转诊至心理精神机构。有一项研究调查了澳大利亚的心脏科医生，其中 43% 的医生认为没有必要治疗抑郁。由此可见，在专科医生中提高抑郁的检出率是非常重要的。

三、高血压与心理障碍

高血压是心血管疾病中的常见病、多发病，目前已有多个随访资料表明，焦虑、抑郁和随后的高血压发病率之间相关，焦虑和抑郁是高血压发生的独立预测因子。同时各种类型的心理障碍也与心血管疾病和不健康的生活方式有关。研究显示，高血压病和心律失常并发焦虑和抑郁障碍高达 30% ～ 50%。国外研究发现，在原发性高血压患者中抑郁的发生率达 20% ～ 40%，且不受年龄和性别的影响。国外有研究用一般生活质量量表评价情感障碍症状，发现抑郁和焦虑症状与高血压发生率增高相关的结论。同时有研究发现，抑郁症状与高血压发生显著相关，高分值的抑郁症状使产生高血压的危险性增加 1 倍，抑郁症可能是原发性高血压的重要危险因素。但是也有不同的研究结果，横断面研究与纵向研究结果不尽相同。一些研究报道其为正相关，德国的 Buchholz 等发现，具有焦虑和愤怒人格的人容易发生高血压，并往往表现盐敏感性；对盐敏感者 16 例在给予一定量的情绪应激后，可表现为明显的焦虑、情绪激惹和愤怒。这 16 例患者均伴有明显的收缩压与舒张压上升，而对照组在给予同样的情绪应激后，不出现显著的焦虑和愤怒，血压上升不明显。美国的 Picot 等观察黑人女性护理员中，她们的心情与白天动态血压改变的联系，发现焦虑和愤怒与血压的上升密切相关，小怒时舒张压上升，大怒时收缩压与舒张压均上升。俄罗斯的 Mazur 等，对 178 例原发性高血压患者进行 24 小时动态血压监测的结果发现：夜间睡眠不佳的患者，其夜间血压下降不显著；白天血压的上升与焦虑状态密切相关；在有焦虑的患者中，头晕、头痛、胸闷等躯体症状明显，且运动耐量下降。而另一些研究报道无相关性，甚至为负相关。其原因在于不同类型的心理障碍有不同的病理生理机制，而且易于认知和躯体化症状与心血管危险因素的相关性不同。人群流行病学资料提示，关于高血压的认定，可以通过血压数值的升高和降压药物的应用两方面来判定。Hamer 认为，心理障碍的程度决定于对高血压的认识而非高血压本身。Gutenberg Health Study 研究分析了抑郁及患者对高血压的认识与高血压之间的关系，发现“控制的高血压”与抑郁的增加有关。

（一）高血压与抑郁共病的机制

1. **不健康生活方式**　流行病学研究表明，原发性高血压的发生与高盐饮食、超重、肥胖、缺少运动、吸烟、酗酒、赌博等不良生活习惯行为有关。长期的紧张情绪变化可引起自主神经系统功能失调。表现为交感神经兴奋性增强，心率加快，血压上升，血糖增高，血凝增快，血中肾上腺素、去甲肾上腺素和血脂增高，其结果是血管收缩，导致原发性高血压。这些不良因素，又直接或间接地受到心理和环境因素的影响。

2. **心理社会因素**　原发性高血压与个体的心理生理素质、行为习惯及生活方式有关。研究表明，O 型性格是引起原发性高血压的危险因素，A 型性格者其交感神经活性增加明显大于 B 型者。A 型性格内容包括：①过分争先和雄心壮志。②过高的工作要求，且常对工作成就不满足。③情绪易波动。④有闯劲，其表现为好斗、敏捷和强烈的进取心。⑤过分竞争性和好胜性。⑥时间紧迫感和匆忙感。⑦变动不定的敌意。⑧习惯艰苦紧张的工作，即便休息也难以松弛下来。⑨不耐烦，情绪急躁。⑩常常同时进行多种思维与动作，语言与动作的节奏快。而 B 型性格以性情温和、言语与动作较慢，以及缺少竞争性为特征。研究还证明，A 型性格的原发性高血压患者血中儿茶酚胺水平高于 B 型性格的原发性高血压患者，更高于正常对照组。而血中儿茶酚胺可以直接激活血小板，使血管内皮受损，促进原发性高血压的进一步发展。

3. **自主神经功能失调**　患者存在焦虑时，机体存在自主神经的不稳定，可使交感神经张力增高、血压升高、心率增快。在焦虑与惊恐发作时，往往表现为高度的迷走张力与 HRV 的下降，表明焦虑时存在自主神经的不稳定。日本的 Saito 等研究白大衣高血压（WCH）与焦虑的关系，发现紧张引起交感张力增加，使医师测压结果明显高于家中自测血压。Saito 报道 WCH 组 48 例，正常血压对照组 12 例的分析结果，9Am 测血清皮质素：WCH 组为平均 21.5±0.5μg/mol，对照组为平均 14.3±0.9μg/mol，休息 2 小时后，两组皮质素的差异不大。9Am 时血压升高情况：WCH 组上升 22±2/12±1mmHg（1mmHg=0.1333kPa），而对照组上升 4±3/1±3mmHg。Yu 等报道，心情紧张、焦虑、愤怒、敌意等情绪与淋巴细胞 β 肾上腺受体密度（Bmax）密切相关，Log Bmax 与焦虑、愤怒等情绪呈负相关；心情紧张和焦虑增加时，Bmax 下调明显，表现为心率增快，血压上升，对 39 例原发性高血压患者的测定结果证实了上述改变显著，而对照组则无明显变化。

4. **心理障碍引起下丘脑功能失调** 焦虑、抑郁等不良的心理问题作用于人体时，经中枢神经系统接受、整合，产生紧张、恐惧、忧郁愤怒等情绪，并将这种信息传至下丘脑，引起一系列自主神经 / 内分泌反应。其方式主要有：①下丘脑功能失调，血管收缩运动神经活动亢进，交感神经兴奋，肾上腺髓质内分泌增加，心脏排血量增加，全身细小动脉痉挛，管腔变小，血流阻力增加，出现血压增高。②下丘脑功能失调，垂体 – 肾上腺皮质轴活动增加，类固醇激素增多，导致水钠潴留，血压升高。③下丘脑功能失调，垂体加压素分泌增多，导致肾脏缺血，通过肾素 – 血管紧张素 – 醛固酮系统引起水钠潴留，小动脉收缩，血压升高。如果心理社会应激、情绪应激强烈而持久存在，就会使神经、体液、内分泌等系统血压调节机制遭受破坏，最终形成持久性的血压升高。

（二）不同的降压药物与焦虑抑郁的关系

1. **β 受体阻滞药与抑郁、焦虑** 在一些病例报告研究和综述中提到，脂溶性 β 受体阻滞药与抑郁有关。Hallas 发现，在应用 β 受体阻滞药的患者当中，处方新型抗焦虑药物的几率大于应用利尿药的患者。但是，这些试验没有考虑到苯二氮草类和其他睡眠药物的应用问题，这些混杂因素的影响使 β 受体阻滞药与高血压之间的关系很难判定。在 HUNT2 研究中，观察了 5800 名应用普萘洛尔的患者极少有发生抑郁的。而且也有报道长期使用未见发生。大多数研究 β 受体阻滞药与抑郁的关系为阴性结果，最近 KO 的荟萃分析指出，β 受体阻滞药无论为脂溶性还是水溶性均与抑郁无关。

与焦虑的关系：β 受体阻滞药可以用于治疗焦虑，而且增强 SSRI 在急性焦虑症和强迫症当中的应用效果。但是在 HUNT2 研究中，也未发现应用 β 受体阻滞药与焦虑之间有负性相关。这可能因为 HADS–A 主要关注于焦虑的认知功能而非躯体症状，躯体症状易受 β 受体阻滞药的影响。综合上述研究，β 受体阻滞药在治疗高血压中考虑其精神方面的不良反应时还是一个安全的选择。

2. **钙拮抗剂与抑郁** 钙拮抗剂在某些研究中也提到与抑郁有关，但是因为这些试验的设计和众多的混杂因素其结果很难判定。

3. **ACEI 与抑郁** ACEI 与抑郁的关系也不一致。卡托普利和赖诺普利，在一些病例报告中和小型研究中，可以治疗重性抑郁，在 HUNT2 研究中，仅轻微减少抑郁症状，但无统计学差异。

4. **多种药物联合降压治疗与抑郁的风险** 随着年龄增加，冠心病及其他共病会导致药物使用的药量和数量增加，而多种药物联合治疗，年龄增加和共病状态是重要的药物不良反应和药物相互作用危险因素。处方一种以上的药物，会增加心理和行为方面的不良反应。在 HUNT2 研究中，多种药物联合增加抑郁风险。

5. **降压药物的依从性与抑郁** 高血压的治疗除与行为因素有关以外，尚需长期的坚持用药，但是并发抑郁状态后，影响患者对降压药使用的依从性，以及对行为方式治疗的依从性。

四、心律失常与心理障碍

心律失常的启动需要有易感的心肌底物和始动因素，如缺血性室性心动过速（VT）。经历过心肌梗死的心肌瘢痕组织和周围存活的心肌组织就是一种易感的心肌底物，当有一个室性期前收缩刺激时就可以激发室性心动过速，情绪因素可以作为这种心肌底物和诱发因素之间的联系。

（一）有关情绪和心律失常的研究

Hemingway 和他的同事在 2001 年发表了一篇很有价值的有关心理社会因素和室性心律失常的研究。

1. **愤怒**　在所有情绪因素中，愤怒可以明显引起室性心律失常。Lampert 应用病例交叉研究 277 例植入 ICD 的患者，评估情绪在室性心动过速中的作用。患者在指导下记录自己在 ICD 除颤和之后控制过程中的情绪状态，相比于稳定状态，愤怒在室速发作之前 15 分钟出现非常频繁，而其他情绪因素如焦虑、担心、悲伤和稳定状态相比无明显差异。Burg 报道了同样人群的进一步研究，应用了定量分析发现其中 17 名在事件发生之前至少有中度愤怒情绪的患者，应用 Speilberger Trait Anger 量表评分均有较高的分值，再次提示，这种稳定的人格特征会是情绪诱发心律失常的危险因素。在 ICD 患者中因情绪诱发的 VT 事件更倾向于暂停和多形性 [50]。

2. **抑郁**　与愤怒不同，抑郁和抑郁情绪更多情况是研究其与心律失常的长期关系，主要关注抑郁与冠心病患者预后之间的关系，也有研究抑郁和终点时间如 SCD（Sudden Cardiac Death）之间的关系。SCD 经常是由于 VT 和 VF（ventricular fibrillation）引起，但是在既往无冠心病的患者中，因为心搏骤停而引起的 SCD 逐渐增加。

Empana 报道的病例对照研究，评估了来自美国华盛顿州的一个健康组织招募者的资料，2228 名 40 ～ 79 岁门诊心搏骤停的患者在急诊室或救护车中抢救，发现相对于无抑郁者，轻度抑郁发生心搏骤停的风险为 1.30（OR：1.30，95%CI：1.04 ～ 1.63），而严重抑郁 1.77（OR：1.77，95%CI：1.28 ～ 2.45），在排除服用抗抑郁药物的患者之后，抑郁本身与心搏骤停之间相关。Lwukinen 基于人口的队列研究，分析了 915 名 70 岁以上生活在芬兰北部地区的老年人，包括高血压、糖尿病、充血性心力衰竭在内的多因素分析发现，基线调查问卷的抑郁症状与 SCD 风险增加有关（HR：2.74，95%CI：1.37 ～ 5.50），剔除抗抑郁药物后并没有改变这一结果。在包含 63 000 名无已知冠心病的女性中，the Nurse Health Study 多变量分析（包括高血压、糖尿病、高胆固醇血症），通过 Mental Health Interventory 评估＜53 分，或者应用抗抑郁药物与 SCD 有关（HR：2.33，95%CI：1.47 ～ 3.70）。但是，还尚未清楚这种相关性是否与抗抑郁药物有关。与上述人群研究不同，Irvine 在多中心的 Canadian Amiodarone Mycardial Infarction Arrhythmia Trial 试验中，入组 671 名急性心肌梗死患者，心电监护提示频发室性早搏，应用胺碘酮和安慰剂对照研究，调整了心肌梗死和充血性心力衰竭的因素后，发现安慰剂组 BDI≥10 分与 2 年的 SCD 相关（RR2.45，95%CI 1.14 ～ 5.35），在胺碘酮组无相关性。但是，在这一模型中加入了呼吸困难和乏力之后，抑郁症状与 SCD 的相关性减弱 30%，不再有统计学意义（RR：1.73，95%CI：0.75 ～ 0.98），躯体症状会混淆抑郁与 SCD 的相关性。在 Triggers of Ventricular Arrhythmias Study 中，645 名植入 ICD 的患者，通过 CES-D（the center for Epidemioloic Studies-Depression）评分的抑郁症状，在其他多变量分析（左室射血分数、心衰指数、先前 ICD 放电次数）中抑郁与 VT/VF 引发的 ICD 放电次数有关。在 AF-CHF 研究中（the Atrial Fibrillation-Congestive Heart Failure），试验的 974 名患者患有房颤、心力衰竭，具有高死亡风险，抑郁同样是与心律失常性死亡相关。

3. **焦虑**　对 1012 名新近植入 ICD 的患者发现，那些应用 the State-Trial Anxiety Inventory 评分有焦虑状态的患者，在 1 年的随访中发生室性心律失常的风险增加（HR：

1.91，95% CI：1.33 ～ 2.75），调整其他危险因素，包括冠心病、糖尿病和β受体阻滞剂应用等，Lampert 研究表明，心理应激和室性心律失常的关系，发现利用侵入性程序刺激诱发 VT，在心理应激状态下，VT 容易诱发而且很难终止。

恐惧性焦虑是一种由特定刺激引发的焦虑，在人群中发病率 5% ～ 12%，Kawachi 用 CCI（Crown–Crisp index）研究恐惧性焦虑与死亡率之间的关系。随访观察了 33 999 名男性，在 2 年随访中发现，CCI 评分≥3 分者与心源性死亡相关，多变量模型分析发现，这种心源性死亡率的增加主要因为心源性猝死增加（RR：6.08，95%CI：2.35 ～ 15.73）。在 NHS 中，72 359 名心脏病史的女性，12 年随访当中，CCI≥4 分者，SCD 风险增加（HR：1.59，95%CI：0.97 ～ 2.60），在调整其他混杂因素（高血压、糖尿病、高脂血症）之后，这种心脏增加 SCD 的风险仍保留（*P*=0.06）。

焦虑与抑郁经常为共病状态，针对这一问题，Very Anxious Group Under Scrutiny Study 观察了 940 名通过心导管检查诊断为冠心病的患者，这一研究非常独特的以室性心律失常作为研究终点，通过医疗报告判定持续性或非持续性室性心动过速或室颤，通过 BDI 和 CCI 评价焦虑与抑郁，在 3 年的随访当中，97 名（10.3%）患者发生室性心律失常，BDI 评分≥10 分与其他因素（左室射血分数和心律失常病史相比），与 VT 相关（OR：1.4，95%CI：1.1 ～ 1.9）。在同时有 BDI 和 CCI 评分中，抑郁症状（OR：1.3，95%CI：0.99 ～ 1.7）和恐惧性焦虑（OR：1.3，95%CI：0.98 ～ 1.8）各自独立增加心律失常的风险，而混合因素则更为强烈预测 VT（OR：1.6，95%CI：1.2 ～ 2.1）。The Vary Anxious Group Under Scrutiny Study 认为，焦虑和抑郁通过共病途径增加心律失常风险，这可以解释其增加冠心病风险的原因。

4. 心房颤动 与 VT 和 ICD 关系研究不同，现在仅有很少研究关于情绪因素和 AF 之间的关系，而且结果不一致。Lampert 观察了 75 名阵发性和持续性 AF 的患者，在其 AF 发作前多为负性情绪，而很少有高兴的情绪。一来自台湾的人群基础和人群队列研究，包括 3888 名诊断急性焦虑症（Panic Disorder，PD）和 38 880 名对照人群。在 7 年的随访中发现，PD 组 AF 风险为 1.2%，对照组为 0.9%。多因素分析包括年龄、性别、高血压、CHF、瓣膜性心脏病、慢性阻塞性肺疾病，均能增加 PD 组的 AF 风险（HR：1.73，95%：CI 1.27 ～ 2.37）。

然而，一项前瞻性队列分析 30 746 名女性，无已知心脏病，通过 5- 条目问卷筛查情绪问题，其与 AF 风险无相关性。这可能与情绪对 AF 影响的年龄差异有关。在 Framingham offspring 基线水平下，压力、愤怒、敌意在男性可预测 10 年冠心病风险，女性则无。

（二）焦虑抑郁与心律失常相互作用的机制

情绪因素导致心律失常研究比较多的原因为心脏自主神经功能，如交感神经功能活化和副交感神经功能减退。Grippo 研究了大鼠抑郁模型，在给予应激之后心率增加，心率变异性减低，室性心律失常增加。这种作用强于乌头碱注射。Garney 发现，急性心肌梗死后的抑郁患者，24 小时心电监护提示，心率变异性减低。一项分析了 311 名抑郁和 367 名非抑郁的心肌梗死患者的 ENRICHD（the Enhancing Recovery in Coronary Heart Disease）中发现，心率变异性减低介导抑郁和死亡之间的关系。

情绪因素导致心律失常的另一个原因为影响心脏复极的稳定性。Experimental anger-recall 可以引起 ICD 患者 T 波改变，随之可以引起 ICD 患者的 VT/VF 事件。这一工作提示，愤怒引起室性心律失常的短期机制为复极不稳定。有研究抑郁与复极化关系。Carney 对比了 20 例有抑郁和 20 例无抑郁的急性心肌梗死后患者，发现其 QT variability index 一项室性心律失常的指标（QT variability index），明显高于非抑郁者，但是可能有性别差异。在急性冠状动脉综合征的抑郁女性 QT 延长，而男性没有。QTd 是最长间期与最短间期的差距，正常成人的 QTd 为 2040ms，＞60ms 者使心脏死亡率增加 20.4 倍，猝死者的 QTd 均大于 90ms；QTd 随心室肌复极不同步的延长而增加，随之发生恶性心律失常而引起猝死。在焦虑与惊恐发作时，往往表现为高度的迷走张力与 HRV 的下降，表明焦虑时存在自主神经的不稳定。Tucker 等指出，惊恐发作时，HRV 降低，心电极不稳定，易发生严重心律失常，是发生心源性猝死的危险因素。

大脑中的特定区域与心律失常前的情绪有关。Lane 和 Jenning 提出了“brain heart laterality hypothesis”，指出：情绪在大脑半球的偏侧优势和自主神经输入的大脑皮质、心脏复极化的不稳定性及 SCD 有关，通过 H2（15）O 正电子发射断层和 ECGs 在心理和机体应激下评价脑和心脏活性可以证实。Critchley 提出，心脏病患者右侧皮质优势和心电复极有关。

我们在大规模人群中观察情绪因素和心血管疾病之间的关系，例如，在应激性心肌病或 Takotsubo syndrome 中，始作俑者为儿茶酚胺风暴，而其中抑郁可以增加发展成应激性心肌病的可能性。在应激性心肌病当中，抑郁非常常见，且抑郁共病急性焦虑时去甲肾上腺素分泌增加。

关于急性情绪和 AF 之间的关系与自主神经激活之间的关系尚不清楚，不同于 VT/VF，副交感神经激活在发展为 AF 中可能扮演重要角色，特别是年轻人和那种特发性房颤。心率变异性增加是一种副交感心律调节的标志物，与 AF 复率后再发的高风险有关。还须进一步工作阐明，情绪因素与房性和室性心律失常之间的关系。

总之，焦虑、抑郁可以激活神经内分泌机制，激活交感神经活性，通过肾上腺素分泌，激活 β 受体，使浦肯野纤维细胞的自律性增加，复极离散度增加，心室异位激动的阈值下降，最终导致室性心律失常的发生。可以分泌持续而过量的儿茶酚胺，可诱发冠状动脉痉挛，加重心肌缺血。同时抑郁时体内去甲肾上腺激素、5- 羟色胺水平的异常除与抑郁症有关外，还会影响血压、心功能及血管功能。脑脊液中 5- 羟色胺（5-HT）代谢产物 5- 羟基吲哚酸（5-HIAA）浓度降低，部分脑桥细胞核中 5-HT、5-HIAA 含量下降，使作用于心脏的神经冲动传导受到影响，且室颤阈降低。

（三）治疗急性心肌梗死后的抑郁

目前，很多有关治疗急性心肌梗死抑郁的试验提示，尚无证据证实治疗抑郁可以改善心血管事件的发生和预防心律失常。同样在 Cardiac Arrhythmia Suppression Trial 中抗心律失常治疗，可以导致心肌梗死后患者因室性早搏引起的死亡率增加，而治疗抑郁也不能改变心律失常。AF-CHF 试验是一个纳入 1376 名患者的多中心、随机对照研究，对比对于心力衰竭并发房颤的患者节律控制和频率控制的随机对照研究，尽管主要试验中两组之间的心血管死亡率有变化，但是对其中 233 名有高焦虑评分患者的亚组分析提示，节律控制相对于频率控制有很好的心血管获益（HR：0.54；95%CI：0.32 ～ 0.93，P=0.022）。

心理压力和负性情绪都是非常重要的心律失常危险因素，但是仍有很多问题没有解决，需要进一步的研究。

五、糖尿病与心理障碍

（一）流行病学资料

1. 发病率 从很多年以前人们就开始关注糖尿病与心理障碍之间的关系。糖尿病和抑郁同为严重的慢性疾病，两者共病可以明显影响生活质量，增加功能障碍，进而影响生存时间。患有糖尿病的人发生抑郁的几率明显增加，而抑郁又增加糖尿病的发病率。流行病学数据显示，至少 1/3 的糖尿病患者同时患有抑郁，这种共病状态下疾病的预后明显差于其中一种疾病单独存在。

2012 年，Roy 综述了有关糖尿病抑郁之间的流行病学数据，发现抑郁在糖尿病患者群中的发病率至少两倍于非糖尿病患者群。而且与 1 型糖尿病和 2 型糖尿病之间的关系尚不清楚。在 12 个非对照研究中，抑郁在糖尿病患者群中的发病率为 17.8% ～ 39%，远高于对照研究中的发病率 3.2% ～ 6.5%。但与之相反的是欧洲和加拿大的一些研究中的发病率比较低。2009 年，Holt 报道的抑郁发病率在伴有和不伴有糖尿病的人群中分别为 5.0% 和 3.8%。ICKs 则发现在共病研究女性当中，糖尿病和抑郁之间没有显著相关。Paddisson 对糖尿病患者筛查其基线资料后随访 12 个月，发现其对焦虑和抑郁的发生没有影响。

而且，研究发现糖尿病与抑郁共病的发病率与人口和文化背景有关，这些研究得到的数据没有考虑到文化背景的因素。例如，Katon 报道抑郁与糖尿病的共病率在美国黑人为 13%，亚裔美国人为 15.3%，美国白人 15.5%，西班牙人 21.8%。但是，Lin 等研究确认，美国白人与非白人之间的发病率在轻度抑郁共病糖尿病（7.8% 和 10.8%）和重性抑郁并发糖尿病（11.7% 和 11.8%）之间差别不显著。

2. 糖尿病患者群患抑郁症的危险因素 尽管抑郁与糖尿病的共病率数据各个研究略有差异，但总的趋势在糖尿病患者群中抑郁发病率增加，这与糖尿病患者群具备多种易患抑郁的危险因素有关。除女性、年龄，独居，缺少社会支持系统，低社会经济状况等这些在普通人群中的抑郁易患因素外，在糖尿病患者群中还包括：糖尿病合并症的出现，持续控制不好的糖化血红蛋白，2 型糖尿病中胰岛素的应用。

3. 发病率的性别差异 几乎所有的研究男性和女性在 1 型糖尿病和 2 型糖尿病中的抑郁发病率均不一样，不同的研究结果分别为：1 型糖尿病男 / 女：25.5%/37.1%；2 型糖尿病男 / 女：12.8%/23.8%；5.2%/12.3%；4.8%/5.4%；10.6%/17.0%；17.8%/23.0%；1 型糖尿病和 2 型糖尿病男 / 女：11.8%/20.2%；44.0%/52.0%。

4. 发病率的年龄差异 大多数试验认为，年龄是重要的抑郁发病危险因素，但是抑郁在老年人群中发病率比较低。在美国很多以社区为基础的人群研究中发现，在年轻的糖尿病患者当中，抑郁的发病率明显增加。Collins 发现，在老年 1 型糖尿病个体当中抑郁的发病率很低，可能年龄还是一个保护性因素。总之，年龄与共病的关系还需要进一步研究证实。

抑郁同时是糖尿病的危险因素。尽管尚无研究证实抑郁可以引发 1 型糖尿病，但很多临床试验都支持抑郁的患者更容易发展成为 2 型糖尿病，认为行为因素导致的抑郁，最终会发展成为糖尿病。这些与抑郁有关的行为因素为肥胖、胰岛素抵抗，直至糖尿病，且抑郁症状与 BMI 指数增高呈正相关。最近一项 meta 分析结果提示，抑郁可以增加 2 型糖尿病的发生率 24%。这些患者因为不停地求助医疗手段解决血糖问题，反而增加了抑郁的发生率。O'Coner 的新近研究提示，2 年内新诊断糖尿病的患者，46% 诊断抑郁，患者在这一过程中越密切的联系医疗机构，抑郁的诊断率越高。所以，抑郁与糖尿病之间是一种相互影响的双向性关系。

5. 抑郁与血糖控制之间的关系　Roy综述了9项关于抑郁和血糖控制之间的关系发现，抑郁与2型糖尿病患者血糖控制不佳之间相关。在长期研究中发现抑郁评分，糖尿病压力评分均与糖化血红蛋白直接相关，高的空腹胰岛素水平，餐后2小时血糖和胰岛素抵抗都与高的抑郁评分（HAD–D）直接相关，而且发现抑郁的2型糖尿病患者空腹血糖水平明显增高。但也有相反的报道，抑郁与2型糖尿病患者的糖化血红蛋白之间没有关系。只有一项研究是针对1型糖尿病患者的，发现抑郁病史与糖化血红蛋白之间明显相关。

（二）糖尿病患者与抑郁共病的筛查

因为糖尿病和抑郁共病的发生率高，在糖尿病患者中利用有效的工具筛查抑郁也就显得尤为重要。在不同的试验中采取不同的方法筛查，诊断抑郁，但是因为糖尿病和抑郁的很多症状有交叉，如乏力，睡眠障碍，体力减退，食欲改变等，导致筛查和诊断的灵敏性和特异性差异。在美国和欧洲的一些初级卫生保健中心，采用PHQ–9，BDI–Ⅱ，HADS（Hospital Anxiety and Depression Scale）作为抑郁的初筛工具，但是仍有很多问题存在：①这些抑郁筛查工具是应用于研究还是应用于临床。②很多量表翻译之后是否能达到当地文化背景。③如何看待量表当中抑郁和糖尿病症状的重叠。④如何评判不同研究当中量表的敏感性和特异性。为此，Roy在2012年meta分析发现，在发表的相关抑郁和糖尿病的研究当中，CES–D和BDI是应用较多的量表。然而，英国推荐BDI和HADS应用于初级卫生机构，但是在临床实践中却较少应用，可能是因为费用问题。近来研究提示，HADS和CES–D在2型糖尿病中有很好的临床预测价值，尤其是后者在区分躯体症状与抑郁症状的交叉中。但是，其他的一些相关量表也在应用，包括：PAID（the Problem Area in diabetes），Zung–SDS（Zung Self–Rating Depression Scale），WHO–5（World Health Organization–5）等，而究竟哪一种是更为合适的筛查工具，还有待于进一步研究。

（三）治疗

早期识别和治疗糖尿病患者的抑郁状态能够帮助患者避免与健康相关的负性事件发生。糖尿病患者出现抑郁更容易增加死亡率、心血管事件、再住院率、糖尿病相关并发症、功能障碍，增加医疗负担，降低生活质量。研究发现，抑郁可以增高血糖和糖尿病并发症，包括糖尿病心脏问题、大血管及微血管病变、糖尿病眼底病变、糖尿病肾脏病变，以及性功能障碍。同时抑郁患者对糖尿病自我管理的依从性降低。研究同时表明，无论1型糖尿病还是2型糖尿病并发抑郁患者的心理治疗，包括CBT（cognitive–behaviour therapy）、访谈、精神动力学心理治疗、个体化治疗，都能够有效地降低糖化血红蛋白水平，平均为0.54%，这是有其临床意义的，能够提高患者的生活质量。

主要的干预方式如下。

1. 心理治疗　心理治疗中应用较多的为认知行为疗法（CBT）。这是目前国际上应用最广泛、最重要的心理学治疗方法之一，是A.T.Beck在20世纪60年代发展出的一种有结构、短程、现在取向的心理学治疗方法。它是根据认知过程影响情感的行为和理论，通过认知和行为技术来改变患者不良的行为和认知。对糖尿病并发抑郁有效。可改善患者自我管理的能力，提高药物治疗的依从性，改善糖尿病和抑郁相关的行为方式，达到综合管理的目的。但是，有一项研究却提示，糖尿病患者在CBT治疗期间减少了对监测血糖的依从性，研究者将其解释为患者在CBT治疗期间将注意力从关注血糖转到关注抑郁问题上。

心理治疗的另外一种常用的方法为动机谈话（Motivational Interviewing，MI），这是 1983 年 William R.Miller 教授在治疗酗酒患者的过程中首先提出并不断完善的，是一种针对患者行为的改变，进行尊重的和有成效的谈话。经过数十年的应用和不断的修正。Miller 在 2010 年将其定义为：MI 是一种合作式的，有目的的咨询方式，它通过激发和暴露个体对行为改变的自我争辩，使个体对某个目标行为改变的个体动机和承诺得以强化。关于 MI 在血糖控制方面的研究相对比较多，但结果不尽一致。2009 年开始的 MILD-Project，2013 年研究结果提示，在 MI 干预组 34.5% 的 HbA1C 达标，对照组为 34.0%，HbA1C ＞ 8.5% 的患者干预组从 16.5% 降至 8%，而对照组从 11.9% 降至 9.8%。显示严格的 MI 参与的糖尿病管理并没有较对照组带来更大的获益。2013 年公布的 Prevention Study，这是一项研究真实世界中 MI 在减少糖尿病和冠心病风险的研究。首先入选来自荷兰阿姆斯特丹年龄在 30 ～ 50 岁无糖尿病和已知冠心病的腹型肥胖人群（男性腰围≥102cm，女性腰围≥88cm），筛查其血压、总胆固醇、HDL、甘油三酯、空腹血糖、HbA1C，以及身高、体重、腰围、臀围，通过 AKIC（Atherosclerosis Risk In Communities）评估 9 年发展成糖尿病的风险，通过 SCORE（Systematic Coronary Risk Evaluation）评估其 10 年冠心病风险。入选人群，对照组基线 9 年糖尿病风险为 18.8%，10 年冠心病风险为 3.8%，干预组分别为 19.0%，4.0%，分别给予 MI 和 PST（problem solving treatment），6 个月时随访，对照组糖尿病风险为 18.0%，冠心病风险为 3.7%，而干预组为 18.8%，4.0%，12 个月后对照组糖尿病风险为 18.0%，冠心病风险为 3.7%，而干预组分别为 18.5% 和 4.0%。通过这一来自真实的证据显示，MI 参与的强化干预，似乎并没有有效的预防糖尿病和冠心病风险。

2. **药物治疗** 在药物治疗当中，SSRIs 类药物因为其安全性和有效性成为经常被处方的药物。而且经常推荐在糖尿病患者当中应用，这一类药物除了抗抑郁作用外，还具有降低血糖和减轻体重的作用。例如，氟西汀就可以增加血糖的控制。安非它酮，一种去甲肾上腺素 / 多巴胺再摄取抑制药，对于治疗抑郁与 SSRIs 同样有效，在糖尿病患者当中应用，对于减轻抑郁症状，降低体重，控制血糖同样有效。其他类型的药物可引起不良反应而不推荐用于糖尿病伴有抑郁的患者，如单胺氧化酶抑制药可以引起体重增加，三环类抗抑郁药物在糖尿病或无并发糖尿病的患者当中导致高血糖。

3. **联合治疗** 在抑郁并发糖尿病的患者中大多采用联合治疗。包括 collaborative-care 和 stepped-care 治疗策略，均能有效降低血糖，改善患者抑郁症状，减少心血管事件和糖尿病并发症的发生。

动脉粥样硬化性疾病有其共同的发病机制，并与心理障碍共同存在，在治疗躯体疾病的同时关注心理障碍，有效筛查，及时治疗、转诊，将对动脉粥样硬化性疾病的治疗收到事半功倍的效果。

（任延平　刘梅颜　魏万林）

参考文献

[1] Koenig HG. Depression outcome in inpatients with congestive heart failure. Arch Intern Med, 2006, 166: 991-6.

[2] 苏便芩，李拥军，刘振红．心理干预对慢性充血性心力衰竭患者伴抑郁患者心脏功能的影响．中国康复医学杂志，2006，21：354.

[3] Thombs BD, Bass EB, Ford DE, et al. Prevalence of depression in survivors of acute myocardial infarction. J Gen Intern Med, 2006, 21: 30-8.

[4] Cooney MT, Kotseva K, Dudina A, et al. Determinants of risk factor control in subjects with coronary heart disease: a report from the EUROASPIRE III investigators. Eur J Prev Cardiol, 2012.

[5] Stewart RA, North FM, West TM, et al. Depression and cardiovascular morbidity and mortality: cause or consequence? Eur Heart J, 2003, 24: 2027-37.

[6] Nicholson A, Kuper H.Hemingway H. Depression as an aetiologic and prognostic factor in coronary heart disease: a meta-analysis of 6362 events among 146 538 participants in 54 observational studies. Eur Heart J, 2006, 27: 2763-74.

[7] Nabi H, Shipley MJ, Vahtera J, et al. Effects of depressive symptoms and coronary heart disease and their interactive associations on mortality in middle-aged adults: the Whitehall II cohort study. Heart, 2010, 96: 1645-50.

[8] Pan A, Lucas M, Sun Q, et al. Increased mortality risk in women with depression and diabetes mellitus. Arch Gen Psychiatry, 2011, 68: 42-50.

[9] Yusuf S, Hawken S, Ounpuu S, et al. Effect of potentially modifiable risk factors associated with myocardial infarction in 52 countries(the INTERHEART study): case-control study. Lancet, 2004, 364: 937-52.

[10] Sorensenf C, Friis-Hasche E, Haghfelt T, et al. Postmyocardial infarction mortality in relation to depression: a systematic critical review. Psychother Psychosom, 2005, 74: 69-80.

[11] Carney RM, Freedland KE. Depression in patients with coronary heart disease. Am J Med, 2008, 121: S20-7.

[12] Eaton WW, Kalaydjian A, Scharfstein DO, Mezuk B. et al. Prevalence and incidence of depressive disorder: the Baltimore ECA follow-up, 1981-2004. Acta Psychiatr Scand, 2007, 116: 182-8.

[13] Frasure-Smith N, Lesperance F. Recent evidence linking coronary heart disease and depression. Can J Psychiatry, 2006, 51: 730-7.

[14] Rumsfeld JS, Magid DJ, Plomondon ME, et al. History of depression, angina, and quality of life after acute coronary syndromes. Am Heart J, 2003, 145: 493-9.

[15] Rutledge T, Vaccarino V, Johnson BD, et al. Depression and cardiovascular health care costs among women with suspected myocardial ischemia: prospective results from the WISE(Women' s Ischemia Syndrome Evaluation) Study. J Am Coll Cardiol, 2009, 53: 176-83.

[16] Frasure-Smith N, Lesperance F, Gravel G, et al. Depression and health-care costs during the first year following myocardial infarction. J Psychosom Res, 2000, 48: 471-8.

[17] van Melle JP, de Jonge P, Kuyper AM, et al. Prediction of depressive disorder following myocardial infarction data from the Myocardial INfarction and Depression-Intervention Trial(MIND-IT). Int J Cardiol, 2006, 109: 88-94.

[18] Serebruany VL, Glassman AH, Malinin AI, et al. Enhanced platelet/endothelial activation in depressed patients with acute coronary syndromes: evidence from recent clinical trials. Blood Coagul Fibrinolysis, 2003, 14: 563-7.

[19] Biasucci LM. CDC/AHA Workshop on Markers of Inflammation and Cardiovascular Disease: Application to Clinical and Public Health Practice: clinical use of inflammatory markers in patients with cardiovascular diseases: a background paper. Circulation, 2004, 110: e560-7.

[20] Kronfol ZHouse JD. Lymphocyte mitogenesis, immunoglobulin and complement levels in depressed patients and normal controls. Acta Psychiatr Scand, 1989, 80: 142-7.

[21] Taylor JA, Carr DL, Myers CW, et al. Mechanisms underlying very-low-frequency RR-interval oscillations

in humans. Circulation, 1998, 98: 547-55.

[22] Benca RM, Obermeyer WH, Thisted RA, et al. Sleep and psychiatric disorders. A meta-analysis. Arch Gen Psychiatry, 1992, 49: 651-68; discussion 669-70.

[23] Egede LE.Ellis C. Diabetes and depression: global perspectives. Diabetes Res Clin Pract, 2010, 87: 302-12.

[24] Thombs BD, de Jonge P, Coyne JC, et al. Depression screening and patient outcomes in cardiovascular care: a systematic review. Jama, 2008, 300: 2161-71.

[25] Kessler RC, Andrews G, Colpe LJ, et al. Short screening scales to monitor population prevalences and trends in non-specific psychological distress. Psychol Med, 2002, 32: 959-76.

[26] Lichtman JH, Bigger JT, Jr, Blumenthal JA, et al. Depression and coronary heart disease: recommendations for screening, referral, and treatment: a science advisory from the American Heart Association Prevention Committee of the Council on Cardiovascular Nursing, Council on Clinical Cardiology, Council on Epidemiology and Prevention, and Interdisciplinary Council on Quality of Care and Outcomes Research: endorsed by the American Psychiatric Association. Circulation, 2008, 118: 1768-75.

[27] AAFP guideline for the detection and management of post-myocardial infarction depression. Ann Fam Med, 2009, 7: 71-9.

[28] Graham I, Atar D, Borch-Johnsen K, et al. European guidelines on cardiovascular disease prevention in clinical practice: executive summary: Fourth Joint Task Force of the European Society of Cardiology and Other Societies on Cardiovascular Disease Prevention in Clinical Practice(Constituted by representatives of nine societies and by invited experts). Eur Heart J, 2007, 28: 2375-414.

[29] Gilbody S, House AO, Sheldon TA. Screening and case finding instruments for depression. Cochrane Database Syst Rev, 2005, CD002792.

[30] Gilbody S, Sheldon THouse A. Screening and case-finding instruments for depression: a meta-analysis. Cmaj, 2008, 178: 997-1003.

[31] Rollman BL, Belnap BH, LeMenager MS, et al. Telephone-delivered collaborative care for treating post-CABG depression: a randomized controlled trial. Jama, 2009, 302: 2095-103.

[32] Katon WJ, Lin EH, Von Korff M, et al. Collaborative care for patients with depression and chronic illnesses. N Engl J Med, 2010, 363: 2611-20.

[33] Strik JJ, Honig A, Lousberg R, et al. Efficacy and safety of fluoxetine in the treatment of patients with major depression after first myocardial infarction: findings from a double-blind, placebo-controlled trial. Psychosom Med, 2000, 62: 783-9.

[34] Glassman AH, O' Connor CM, Califf RM, et al. Sertraline treatment of major depression in patients with acute MI or unstable angina. Jama, 2002, 288: 701-9.

[35] Berkman LF, Blumenthal J, Burg M, et al. Effects of treating depression and low perceived social support on clinical events after myocardial infarction: the Enhancing Recovery in Coronary Heart Disease Patients(ENRICHD) Randomized Trial. Jama, 2003, 289: 3106-16.

[36] Lesperance F, Frasure-Smith N, Koszycki D, et al. Effects of citalopram and interpersonal psychotherapy on depression in patients with coronary artery disease: the Canadian Cardiac Randomized Evaluation of Antidepressant and Psychotherapy Efficacy(CREATE) trial. Jama, 2007, 297: 367-79.

[37] Honig A, Kuyper AM, Schene AH, et al. Treatment of post-myocardial infarction depressive disorder: a randomized, placebo-controlled trial with mirtazapine. Psychosom Med, 2007, 69: 606-13.

[38] Davidson KW, Rieckmann N, Clemow L, et al. Enhanced depression care for patients with acute coronary syndrome and persistent depressive symptoms: coronary psychosocial evaluation studies randomized controlled trial. Arch Intern Med, 2010, 170: 600-8.

[39] Whalley B, Rees K, Davies P, et al. Psychological interventions for coronary heart disease. Cochrane

Database Syst Rev, 2011, CD002902.
[40] Hamer M, Batty GD, Stamatakis E, et al. Hypertension awareness and psychological distress. Hypertension, 2010, 56: 547-50.
[41] Johansen A, Holmen J, Stewart R, et al. Anxiety and depression symptoms in arterial hypertension: the influence of antihypertensive treatment. the HUNT study, Norway. Eur J Epidemiol, 2012, 27: 63-72.
[42] Pollack MH. Comorbid anxiety and depression. J Clin Psychiatry, 2005, 66 Suppl 8: 22-9.
[43] Stoudemire A, Brown JT, Harris RT, et al. Propranolol and depression: a reevaluation based on a pilot clinical trial. Psychiatr Med, 1984, 2: 211-8.
[44] Ko DT, Hebert PR, Coffey CS, et al. Beta-blocker therapy and symptoms of depression, fatigue, and sexual dysfunction. Jama, 2002, 288: 351-7.
[45] Schwaber EA, Social anxiety disorder. N Engl J Med, 2006, 355: 2702.
[46] Zamorski MA.Albucher RC. What to do when SSRIs fail: eight strategies for optimizing treatment of panic disorder. Am Fam Physician, 2002; 66: 1477-84.
[47] Keller S, Frishman WH. Neuropsychiatric effects of cardiovascular drug therapy. Cardiol Rev, 2003, 11: 73-93.
[48] Hemingway H, Malik M, Marmot M. Social and psychosocial influences on sudden cardiac death, ventricular arrhythmia and cardiac autonomic function. Eur Heart J, 2001, 22: 1082-101.
[49] Lampert R, Joska T, Burg MM, et al. Emotional and physical precipitants of ventricular arrhythmia. Circulation, 2002, 106: 1800-5.
[50] Stopper M, Joska T, Burg MM, et al. Electrophysiologic characteristics of anger-triggered arrhythmias. Heart Rhythm, 2007, 4: 268-73.
[51] Rea T D, Eisenberg M S, Sinibaldi G. White RD. Incidence of EMS-treated out-of-hospital cardiac arrest in the United States. Resuscitation, 2004, 63: 17-24.
[52] Empana JP, Jouven X, Lemaitre RN, et al. Clinical depression and risk of out-of-hospital cardiac arrest. Arch Intern Med, 2006, 166: 195-200.
[53] Luukinen H, Laippala P.Huikuri HV. Depressive symptoms and the risk of sudden cardiac death among the elderly. Eur Heart J, 2003, 24: 2021-6.
[54] Whang W, Kubzansky LD, Kawachi I, et al. Depression and risk of sudden cardiac death and coronary heart disease in women: results from the Nurses’ Health Study. J Am Coll Cardiol, 2009, 53: 950-8.
[55] Irvine J, Basinski A, Baker B, et al. Depression and risk of sudden cardiac death after acute myocardial infarction: testing for the confounding effects of fatigue. Psychosom Med, 1999, 61: 729-37.
[56] Whang W, Albert C.M., Sears S.F, Jr, et al. Depression as a predictor for appropriate shocks among patients with implantable cardioverter-defibrillators: results from the Triggers of Ventricular Arrhythmias(TOVA) study. J Am Coll Cardiol, 2005, 45: 1090-5.
[57] Frasure-Smith N, Lesperance F, Habra M, et al. Elevated depression symptoms predict long-term cardiovascular mortality in patients with atrial fibrillation and heart failure. Circulation, 2009, 120: 134-40, 3p following 140.
[58] Habibovic M, Pedersen SS, van den Broek K C, et al. Anxiety and risk of ventricular arrhythmias or mortality in patients with an implantable cardioverter defibrillator. Psychosom Med, 2013, 75: 36-41.
[59] Lampert R, Jain D, Burg MM, et al. Destabilizing effects of mental stress on ventricular arrhythmias in patients with implantable cardioverter-defibrillators. Circulation, 2000, 101: 158-64.
[60] Kawachi I, Colditz GA, Ascherio A, et al. Prospective study of phobic anxiety and risk of coronary heart disease in men. Circulation, 1994, 89: 1992-7.
[61] Albert CM, Chae CU, Rexrode KM, et al. Phobic anxiety and risk of coronary heart disease and sudden

cardiac death among women. Circulation, 2005, 111: 480-7.

[62] Watkins LL, Blumenthal JA, Davidson JR, et al. Phobic anxiety, depression, and risk of ventricular arrhythmias in patients with coronary heart disease. Psychosom Med, 2006, 68: 651-6.

[63] Cheng YF, Leu HB, Su CC, et al. Association between panic disorder and risk of atrial fibrillation: a nationwide study. Psychosom Med. 2013, 75: 30-5.

[64] Eaker ED, Sullivan LM, Kelly-Hayes M, et al. Tension and anxiety and the prediction of the 10-year incidence of coronary heart disease, atrial fibrillation, and total mortality: the Framingham Offspring Study. Psychosom Med, 2005, 67: 692-6.

[65] Grippo AJ, Santos CM, Johnson RF, et al. Increased susceptibility to ventricular arrhythmias in a rodent model of experimental depression. Am J Physiol Heart Circ Physiol, 2004, 286: H619-26.

[66] Carney RM, Blumenthal JA, Freedland KE, et al. Low heart rate variability and the effect of depression on post-myocardial infarction mortality. Arch Intern Med, 2005, 165: 1486-91.

[67] Carney RM, Freedland KE, Stein PK, et al. Effects of depression on QT interval variability after myocardial infarction. Psychosom Med, 2003, 65: 177-80.

[68] Critchley HD, Taggart P, Sutton PM, et al. Mental stress and sudden cardiac death: asymmetric midbrain activity as a linking mechanism. Brain. 2005, 128: 75-85.

[69] Abraham J, Mudd JO, Kapur NK, et al. Stress cardiomyopathy after intravenous administration of catecholamines and beta-receptor agonists. J Am Coll Cardiol, 2009, 53: 1320-5.

[70] Thomas SA, Friedmann E, Wimbush F, et al. Psychological factors and survival in the cardiac arrhythmia suppression trial(CAST): a reexamination. Am J Crit Care, 1997, 6: 116-26.

[71] Roy D, Talajic M, Nattel S, et al. Rhythm control versus rate control for atrial fibrillation and heart failure. N Engl J Med, 2008, 358: 2667-77.

[72] O' Connor PJ, Crain AL, Rush WA, et al. Does diabetes double the risk of depression? Ann Fam Med, 2009, 7: 328-35.

[73] Lloyd CE, Pambianco G, Orchard TJ. Does diabetes-related distress explain the presence of depressive symptoms and/or poor self-care in individuals with Type 1 diabetes? Diabet Med, 2010, 27: 234-7.

[74] Roy T, Lloyd CE. Epidemiology of depression and diabetes: a systematic review. J Affect Disord, 2012, 142 Suppl: S8-21.

[75] Katon W, Fan MY, Unutzer J, et al. Depression and diabetes: a potentially lethal combination. J Gen Intern Med, 2008, 23: 1571-5.

[76] Collins MM, Corcoran P Perry IJ. Anxiety and depression symptoms in patients with diabetes. Diabet Med, 2009, 26: 153-61.

[77] Pouwer F, Kupper N.Adriaanse M.C. Does emotional stress cause type 2 diabetes mellitus? A review from the European Depression in Diabetes(EDID) Research Consortium. Discov Med, 2010, 9: 112-8.

[78] Fisher L, Skaff MM, Mullan JT, et al. A longitudinal study of affective and anxiety disorders, depressive affect and diabetes distress in adults with Type 2 diabetes. Diabet Med, 2008, 25: 1096-101.

[79] Gendelman N, Snell-Bergeon JK, McFann K, et al. Prevalence and correlates of depression in individuals with and without type 1 diabetes. Diabetes Care, 2009, 32: 575-9.

[80] Roy T, Lloyd CE, Pouwer F, Holt RI.Sartorius N. Screening tools used for measuring depression among people with Type 1 and Type 2 diabetes: a systematic review. Diabet Med, 2012, 29: 164-75.

[81] McHale M, Hendrikz J, Dann F, et al. Screening for depression in patients with diabetes mellitus. Psychosom Med, 2008, 70: 869-74.

[82] Alam R, Sturt J, Lall R.Winkley K. An updated meta-analysis to assess the effectiveness of psychological

interventions delivered by psychological specialists and generalist clinicians on glycaemic control and on psychological status. Patient Educ Couns, 2009, 75: 25-36.

[83] Cuijpers P, van Straten A, Andersson G, et al. Psychotherapy for depression in adults: a meta-analysis of comparative outcome studies. J Consult Clin Psychol, 2008, 76: 909-22.

[84] Lustman PJ, Griffith LS, Freedland KE, et al. Cognitive behavior therapy for depression in type 2 diabetes mellitus. A randomized, controlled trial. Ann Intern Med, 1998, 129: 613-21.

[85] Miller WR. Motivational interviewing: research, practice, and puzzles. Addict Behav, 1996, 21: 835-42.

[86] Jansink R, Braspenning J, van der Weijden T, et al. Nurse-led motivational interviewing to change the lifestyle of patients with type 2 diabetes(MILD-project): protocol for a cluster, randomized, controlled trial on implementing lifestyle recommendations. BMC Health Serv Res, 2009, 9: 19.

[87] Jansink R, Braspenning J, Keizer E, et al. No identifiable Hb1Ac or lifestyle change after a comprehensive diabetes programme including motivational interviewing: A cluster randomised trial. Scand J Prim Health Care, 2013, 31: 119-27.

[88] Lakerveld J, Bot S.D, Chinapaw MJ, et al. Motivational interviewing and problem solving treatment to reduce type 2 diabetes and cardiovascular disease risk in real life: a randomized controlled trial. Int J Behav Nutr Phys Act, 2013, 10: 47.

[89] Conroy RM, Pyorala K, Fitzgerald AP, et al. Estimation of ten-year risk of fatal cardiovascular disease in Europe: the SCORE project. Eur Heart J, 2003, 24: 987-1003.

[90] Graham I, Atar D, Borch-Johnsen K, et al. European guidelines on cardiovascular disease prevention in clinical practice: full text. Fourth Joint Task Force of the European Society of Cardiology and other societies on cardiovascular disease prevention in clinical practice(constituted by representatives of nine societies and by invited experts). Eur J Cardiovasc Prev Rehabil, 2007, 14(Suppl 2): S1-113.

[91] Goodnick PJ, Henry J H, Buki VM. Treatment of depression in patients with diabetes mellitus. J Clin Psychiatry, 1995, 56: 128-36.

[92] Goodnick PJ. Use of antidepressants in treatment of comorbid diabetes mellitus and depression as well as in diabetic neuropathy. Ann Clin Psychiatry, 2001, 13: 31-41.

[93] Lustman PJ, Williams MM, Sayuk GS, et al. Factors influencing glycemic control in type 2 diabetes during acute- and maintenance-phase treatment of major depressive disorder with bupropion. Diabetes Care, 2007, 30: 459-66.

[94] Bogner HR, Morales KH, Post EP, et al. Diabetes, depression, and death: a randomized controlled trial of a depression treatment program for older adults based in primary care(PROSPECT). Diabetes Care, 2007, 30: 3005-10.

[95] Williams JW, Jr, Katon W, Lin EH, et al. The effectiveness of depression care management on diabetes-related outcomes in older patients. Ann Intern Med, 2004, 140: 1015-24.

[96] Katon WJ, Von Korff M, Lin EH, et al. The Pathways Study: a randomized trial of collaborative care in patients with diabetes and depression. Arch Gen Psychiatry, 2004, 61: 1042-9.

第二十四章　动脉粥样硬化性疾病中医治疗

一、概　述

动脉粥样硬化是动脉硬化病变中的一种类型，是一种缓慢进展型疾病。动脉粥样硬化常见于40岁以上的中老年患者，多有家族遗传史，男性发病率高于女性，城市居民发病率高于农村居民，嗜食肥甘厚腻、长期酗酒、吸烟史也为本病的易患因素。自20世纪30年代初，本病就受到了医学界重视，其后在欧美等国家发病率逐年增高，成为流行病学的一种常见疾病，在一些国家和地区，因动脉粥样硬化引起的卒中和心肌梗死甚至已成为首位的疾病死亡原因。因此，治疗和预防动脉粥样硬化对提高人们的健康水平和降低心脑血管疾病的死亡率将有很大的意义。经过长期的研究发现，传统中医药对动脉粥样硬化的防治具有独特的理论基础和显著的临床效果，因此传统中医药将在这方面发挥很大的作用。

中医学中虽没有“动脉粥样硬化”的病名，但从病因病理和症状表现方面属于“脉痹、胸痹、中风、眩晕”等疾病范畴，关于这些疾病的相关文献在中医学中论述很多，具有悠久的历史。我国古代经典医学文献《黄帝内经》中就提到“痹”的概念，如“风寒湿三气杂至，合而为痹也”“痹在于脉则血凝而不流”，其中也提到“脉痹”的概念，“…以夏遇此者为脉痹……脉痹不已，复感于邪，内舍于心……”，这些对于血脉的描述与现在的动脉粥样硬化十分相似。由于动脉粥样硬化是全身性疾病，根据动脉硬化的病位不同，临床上常见冠状动脉粥样硬化、脑动脉硬化、颈动脉硬化、肾动脉硬化及四肢的动脉硬化，在中医学中，冠状动脉粥样硬化、脑动脉硬化、颈动脉硬化归属于“胸痹心痛、中风、眩晕”等范畴，而周围动脉硬化闭塞症与“脱疽、痹症”一致，肠系膜动脉粥样硬化多表现为“腹胀”的征候，肾动脉硬化血栓形成及栓塞症多归属“癃闭”范畴，血栓性视网膜中央动脉痹阻症归属“暴盲”。

动脉粥样硬化在临床上常表现出各种各样的症状，但有时也可能没有任何主观表现。在传统中医药学的文献中，我们发现许多描述与动脉硬化的表现十分相似，如《素问·脏气法时论篇第二十二》谓:“心病者，胸中痛，胁支满，胁下痛，膺背肩胛间痛，两臂内痛。”《灵枢·厥病第二十四》:“真心痛，手足青至节，心痛甚;旦发夕死，夕发旦死。”这两段所描写的症状属于“胸痹”、“心痛”的范畴，与冠状动脉粥样硬化性心脏病心绞痛及心肌梗死时的临床表现十分相似。又如《内经》中“暴厥”“薄厥”“大厥”“煎厥”等描述的神志异常，以及“偏枯、偏风、卒中”等描述的肢体偏瘫，都与现代医学“脑卒中、脑出血”等症状一致。《金匮要略》首创“中风”之名，并对其病因、病机、证候进行了系统论述，如《金匮要略·中风历节病脉》所云“寸口脉浮而紧，紧则为寒，浮则为虚，寒虚相搏，邪在皮肤。浮者血虚，络脉空虚，贼邪不泻，或左或右，邪气反缓，正气即急，正气引邪，喎僻不遂。邪在于络，肌肤不仁；邪在于经，即重不胜；邪入于府，即不识人；邪入于藏，舌即难言，口吐涎”，与现代的脑梗死、脑血栓等“脑卒中”症状相似，并提出“侯氏黑散、风引汤”等方剂，为后世提供参考。

对于动脉硬化的病因，中医学也有其独特的认识。对于“脉痹”的病因病机，记载始见于《黄帝内经》，认为其属五体痹之一，是因正气不足，风寒湿热之邪乘虚侵袭血脉而致血液凝涩、脉道闭阻而引起的以肢体疼痛、皮肤不仁、肤色变黯或苍白、脉搏微弱或无脉等为主要特征的一类病征。脉痹常表现为肢体疼痛并遇寒加重，或局部冷痛青紫等症状。

中医学以辨证为核心，以整体观念为指导，强调全面、整体、系统的分析病因病机和给予治疗，并且治疗以治本为目的。近年来，随着中药药理学研究的发展，发现许多中药具有广泛的药理作用，可作用于人体的多个靶点，从不同的环节上抑制发病机制或纠正病理变化。例如，丹参、泽泻及蒲黄等中药，经过现代的药理研究发现，它们既有降脂作用，又能抗动脉粥样硬化，还能对动脉粥样硬化引起的心、脑血管疾病，通过活血化瘀、降低血液黏稠度、防止动脉血栓形成等而起到治疗作用。因此，既能消除动脉硬化发生的原因，又能保护血管内皮细胞结构的完整与功能的健全，阻止动脉硬化的继续发展，还能治疗动脉粥样硬化引起的疾病。现代药理对其他中药有效成分，如大黄素、水蛭素、川芎嗪素等的研究发现，其对动脉粥样硬化形成的关键环节——血管平滑肌细胞增殖有抑制作用，并且现在研究已经深入到分子和基因水平。由此可见，中医药对治疗和预防动脉粥样硬化已经取得良好的效果，我们应该继续深入的探讨中医药的治疗作用，以利于中医药发挥出更大的作用。本文试从中医学角度，结合现代研究进展，对动脉硬化的中医病因病机作一初步探讨，为临床辨证论治提供一些思路。

二、中医对动脉硬化疾病病因病机的认识

传统中医学认为，动脉硬化的发生发展主要与心、肝、脾、肾诸脏的盛衰相关，在阴阳失调，气血不足及诸脏功能失调的基础上，由外邪侵袭，饮食不节，年老体衰等引起。形成痰饮、湿浊、血瘀、气滞、寒凝等阻于血脉，发于人体不同部位，在饱餐、情绪激动、劳累过度、外邪入侵等诱因的作用下，或致经脉失荣，或致气机不畅，则发为胸闷憋气，或心慌胸痛，或头晕头痛，或四肢麻木等症状。此病总属本虚标实之证，大多先实后虚，亦有先虚后实者。在临床上多以虚实夹杂多见。

（一）病因

1. **饮食不节**　脾胃乃后天之本，五脏与脾胃紧密相关，并以脾胃为根本，故有“内伤脾胃，百病由生”之说。《素问·经脉别论》所云“食气入胃，浊气归心，淫精于脉”，意即过食膏粱厚味或酗酒或饮食不节等将损伤脾胃，则脾胃运化失常，从而导致生湿、生痰、蕴热，继之湿热、痰瘀郁结阻滞气机或阻于脉络，导致脉道壅滞、气机不畅；或浊阴不化，脂液浸淫脉道，血行不利，瘀阻于内。血脉瘀阻，瘀阻于心脉，则成心痛；痰浊上蒙清窍，则发为中风、眩晕等。现代研究发现，血脂异常与动脉硬化密切相关，而血脂又与饮食有密不可分的关系，故饮食不节是产生动脉粥样硬化的主要因素之一。

2. **年老体衰**　动脉粥样硬化常见于中老年患者。《黄帝内经》云：“年过四十而阴气自半，起居衰矣。”中医学认为，年过半百，则脏腑阴阳俱损，尤以脾肾两脏为著。“肾为先天之本”“脾为后天之本”，脾肾阳衰，则心阳无以鼓动，不能化精生血，而阴血消损不补，

以致营卫不足，脉道不充，筋脉失荣，血行不畅，心脉瘀阻，则见胸闷、乏力、气短，或头晕，或四肢麻木等虚证。若水谷不化生精微而反成痰浊水湿，瘀阻于脉络，导致脉道愈加不利，血虚与血瘀并存，虚实夹杂，可表现为不同的证候。

3. **七情内伤，情志失调** 中医学认为，人的情志活动与内脏有着密切的关系，情志活动是以五脏精气为物质基础的。七情皆由心而发，直接伤及脏腑，影响脏腑气机。例如“思则气结”，即指思虑过度，劳神伤脾，可使脾气郁结，运化失常，日久影响气血化生，导致气阴两虚；又如“怒则气上”，因怒为肝之志，肝气主升，过怒则导致肝气上逆，血随上行，则头痛头晕，胸胁胀痛，甚者导致中风的发作。肝主情志，若七情失调，则肝气郁滞，失于疏泄，久之因气滞而致血瘀，甚者气郁化火，灼伤津液而化为痰浊；肝郁横逆犯脾，或过思伤脾，脾脏受抑，升降受阻，运化呆滞，聚湿成痰。无论气滞、血瘀或痰浊，均可使气机失调，血行失畅，脉道壅滞，从而发展成各种病症。

4. **劳逸失度** 适当的劳动能使百脉通利，邪浊不侵，正如《华佗神医秘传》所说“动摇则谷气得消，血脉流通，痰不得生”，但“劳则伤气”，过度劳力则耗气伤体，气津耗损则导致阴虚；过度劳神则耗伤心血；房劳过度则耗伤肾精；过逸则心身失调，气血凝滞，终至脉络失养或阻滞，而诱发本病。

5. **外邪侵袭** 外邪主要指风、寒、暑、湿、燥、火六淫致病因素。早在《黄帝内经》中就提到，“风寒湿三气杂至，合而为痹也。其风气胜者为行痹，寒气胜者为痛痹，湿气胜者为着痹”，若气候反常或长期生活于寒冷、潮湿、燥热环境之中，则易致六淫侵袭而病，其中风寒湿之邪尤为常见，尤以寒热季节交替之季，平人当自行调节适应。若素体阳虚体弱，则外邪更易侵袭，故《灵枢·百病始生》谓“夫百病之始生也，皆生于风雨寒暑，清湿喜怒”，“风雨寒热，不得虚，邪不能独伤人”。

6. **内生毒邪** 湿、痰浊、血瘀既是病理产物，又可引起新的病理变化，是导致动脉粥样硬化的直接因素，被称作内生的“毒邪”，其产生是脏腑功能失调、气血津液失常的结果。现代一般把动脉粥样硬化的无明显靶器官损害期归为“痰浊、血瘀”范畴，实际是指“痰浊、血瘀”所引起的临床表现。明朝王伦《名医杂著》所言“痰者，病名也，人之一身，气血清顺则津液流通，何痰之有，惟乎气血浊逆，则津液不清，熏蒸成聚而变为痰焉”，即说明痰与气血津液有着密切的关系。动脉粥样硬化的产生与脾密切相关，而中医学认为，“脾为生痰之源”，脾失运化而水液停聚，变生痰饮。动脉粥样硬化患者往往形体肥胖，属中医痰湿型体质。此种体质每以痰湿浊瘀的壅盛、积滞为其主要病理特征。而且肥胖之人“形盛气衰”，脏气不足，可影响气血津液的运行，产生痰饮、瘀血。其临床往往表现为头脑昏沉、胸痞胀闷、喘息不畅、心悸气短、恶心欲吐、肢体沉重、全身乏力，苔见滑腻，脉多弦滑，这些多是痰浊的临床表现。痰为无形之邪，可流窜脏腑经络，变生各种症状。所以动脉粥样硬化病变常侵及全身多个脏器，临床表现多样，应“杂病、怪病多生于痰”之说。《说文解字》所论“瘀，积血也”，血瘀即气血失常的结果。气血运行失常，可导致多种病变，如《素问·调经论》所说“血气不和，百病乃变化而生”，动脉粥样硬化患者往往有胸痛、头痛、腰痛、四肢痛等症状，舌表现为舌质暗、舌下脉络怒张等均为血瘀的临床表现，这种表现在中后期靶器官损害者更为突出。此期的患者往往年龄较大，气血亏虚，气虚则无力推动血行，血虚则血行不畅，所谓“气虚则血瘀”“血虚则血瘀”，正如王清任《医林改错·论抽风不是风》所言“元气既虚，必不能达于血管，血管无气，必停留为瘀”，可见年龄衰老本身就容易形成血瘀证。痰瘀又可互相影响，痰阻脉道，血行不畅，留而为瘀，血瘀而不行，阻遏气机，又可影响水液代谢，产生痰浊，如此反复循环，致痰瘀互结，病更不易除。

现代有学者研究认为，湿、痰、血瘀等内生毒邪是形成动脉斑块的病理基础，其形成可从络病体系进行辨证，早期为毒损络脉，逐渐可发展为毒滞络脉，进一步发展可能进一步犯脑攻心，导致心脑血管疾病，其中火热邪气在整个病程中均有重要作用。总之，动脉粥样硬化为一本虚标实的证候，各阶段有所偏重，如果把握住本虚和标实的根本，临证中就能抓住主体，从而指导辨证遣方用药。

（二）病机

中医学认为，动脉粥样硬化的形成和发展是一个复杂的过程，多表现为虚实夹杂的病变，或由实转虚，或由虚生实，多是本虚标实的证候。本虚主要表现为肝脾肾诸脏的气虚、阴虚，或气阴两虚、阴阳两虚，而标实多表现为痰浊、瘀血和毒损（内毒、外毒）、气滞、寒凝、热蕴等；其病机关键是痰瘀互结，气机不畅，血脉瘀阻。

1. 肝脾肾三脏虚损、功能失调是动脉硬化发生的根本

（1）脾虚不运：脾主运化和脾主升清降浊是脾对机体的物质代谢和能量代谢作用的概括，在这种作用下，脾胃成为化生水谷精微的主要脏腑，而血由水谷精微化生，《景岳全书》云："血者水谷之精气也，源源而来，而实生化于脾。"所以脾胃为气血生化之源。《内经》所云"饮食自倍，肠胃乃伤"，即指嗜食肥甘厚味或饮酒过度，可致脾之运化失常，造成过盛水谷化为脂浊入脉而形成痰浊；或者素体脾虚，不能运化水谷而聚湿成痰，痰入脉中，血行不利，成为瘀血，以上都可影响机体血脂代谢，形成高脂血症，成为动脉硬化及冠心病的主要危险因素之一。因此，在临床防治上可"以脾论治内清外柔"，从脾入手，以补脾、运脾、健脾、温脾、醒脾为主，配合活血化瘀、通络、理气等方法组方用药来治疗动脉硬化症。

（2）肾气虚衰：《素问·上古天真论》指出，"丈夫……五八，肾气衰，发堕齿槁。六八，阳气衰竭于上，面焦，发鬓颁白。七八，肝气衰，筋不能动，天癸竭，精少，肾脏衰，形体皆极。八八，则齿发去"。这说明人到老年脏腑功能逐渐衰退，气血虚弱，阴阳失调，髓海空虚，尤以肝肾阴精渐亏。肾主元气，而元气为一身诸气之根本，《医林改错》"元气既虚，必不能达于脉管，血管无气，必停留而瘀"，肾气虚无力驱邪外出，气血运行不畅，形成瘀血，导致动脉硬化性斑块的缓慢进展，这与现代医学记述的此年龄段出现脑动脉硬化是相符的。正常生理状态下，心肾相交，水火相济。病理状态下，肾脏阴阳的虚衰和失调，造成心脏阴阳的虚衰和失调。肾精亏虚，心脏及其营养心脏的"正经及支别脉络"失于肾脏的温养濡润而发生"心痛"，即所谓"不荣则痛"。肾阳虚衰，脾阳亦衰，脾肾阳虚，阴寒内盛，痰浊易生；肾阴不足，肝失所养，多致肝阳上亢，肝郁不达而气滞血瘀。痰浊、血瘀、气滞和寒凝等阻塞心脉，亦发生心痛，即所谓"不通则痛"。不荣或不通均是冠心病的重要病机，但都以肾脏阴阳的虚衰和失调为基础。现代研究认为，炎症与动脉硬化的关系密切，而肾"藏精""主骨髓"，肾气充足，则能动员内皮祖细胞入血，起到修复血管炎症的作用，所以补肾中药的抗动脉硬化机制可能与其具有抗氧化、阻断或减轻动脉内皮细胞损伤等作用有关。

（3）肝气虚衰：《血证·脏腑病机论》记载"木之性主于疏泻，食气入胃，全赖肝木之气以疏泄之，而水谷乃化"。可见后天脾胃需在肝气正常，疏泄有序的基础上，才能升降协调其自身气机。故肝气衰弱，则肝条达舒畅无力，气机易郁滞失疏，气滞而血瘀；同时肝气横逆侵犯脾胃，脾胃升降功能受限制，水津湿气不布，聚而化痰。足厥阴肝经布于胸胁，若痰瘀交阻，阻滞足厥阴肝经，则表现为"心病者，胸中痛，胁支满，胁下痛，膺背肩胛间痛，两臂内痛”（《素问·脏气法时论》）。《灵枢·天年》曰，“五十岁，肝气始衰，肝叶始薄”，中医学认为，肝气衰弱的年龄与现代医学的动脉粥样硬化性疾病的发病年龄大致相同，故治疗上从温阳暖肝，鼓舞气血生长入手，可振奋肝脏气机，恢复其功能。现代医学研究血浆高密度脂蛋白水平与动脉硬化的发生呈负相关，因为高密度脂蛋白具有胆固醇逆转运的作用。而高密度脂蛋白主要在肝脏和小肠合成，其降解也主要在肝脏，所以中医肝气虚衰是否能影响高密度脂蛋白的代谢，有待于进一步研究。

2. 痰湿瘀毒是动脉粥样硬化的关键病理因素

（1）痰浊内生：《景岳全书·痰瘀》中叙述，“痰即人之津液，无非水谷之所化，此痰亦既化之物，而非不化之属也，但化得其正，则形体强，营卫充，而痰涎本皆血气；若化失其正，则脏腑病，津液败，而血气即成痰涎”。摄入脂质含量过高的食物或是脂质代谢异常，可形成中医所谓的痰浊，滞于血脉之中，留而不去，凝聚成块，这一过程类同于西医动脉粥样硬化形成的脂质浸润学说。血脂异常是痰浊证的基础，血清 TC、TG、LDL 含量升高可以作为痰浊证微观辨证指标。中医学还认为痰的产生与脾、肾密切相关。《景岳全书·痰饮》记载，“五脏之病，虽俱能生痰，然无不由乎脾肾。盖脾主湿，湿动则为痰。肾主水，水泛亦为痰。故痰之化，无不在脾，而痰之本，无不在肾”。因此，动脉硬化的中医防治应当高度重视“化痰”治法，而“化痰”之时还应重视调理脾肾。《景岳全书》记载“故治痰者，必当温脾强肾”。

（2）湿热内蕴：《临证指南医案》指出，“初病湿热在经，久则瘀热入络”，湿性黏滞，易阻碍气机，血行失畅，滞而为瘀。热为阳邪，其性耗散，煎液成痰，熬血成瘀，或热伤血络，血不归经，离经之血成瘀。可见，无论是外感湿热证，还是内伤杂病湿热证，湿热蕴化日久，入营动血，瘀血内生，均可影响经络血脉的结构完整与功能流畅，从而导致动脉硬化相关性疾病的发生。因此湿热内蕴亦可能是动脉硬化的一个易患因素，湿热化瘀则可能是动脉硬化发生、发展的重要病理环节。

（3）毒邪致病：《金匮要略·心典》记载：“毒，邪气蕴结不解之谓。”中医学者结合西医动脉硬化研究新进展——炎症学说，提出了毒邪致病和从毒论治的观点。毒邪有内外之分。各种致病微生物可认为是中医外毒的一部分，在人体的动脉硬化病变斑块中，已经检测到肺炎衣原体和巨细胞病毒的存在，其他病原体如幽门螺杆菌亦与动脉硬化的发生有一定关系。炎症介质、毒性氧自由基、凝血及纤溶产物、微小血栓、血脂、突变细胞、致癌因子等的过度释放，均可看成是中医的内生毒邪。毒邪致病特点有骤发性、酷烈性、从化性、火热性、善变性、趋内性、趋本性、兼夹性、顽固性。其中的火热性是指毒邪致病，证多属火属热，邪变为毒，多从火化。现代医家将毒邪多理解为热毒，主要原因是现代人吸烟、饮酒、多食肥甘厚味皆化生痰浊，痰郁久化热毒；心理压力大易致肝气郁滞，气郁化火，久而蕴毒。因此，动脉硬化的中医药防治，可以在符合辨证论治前提下，采用具有抗动脉硬化药理作用的清热解毒类中药（如马齿苋、黄芩、黄连、穿心莲等），以降低血脂，拮抗内皮素、抑制平滑肌细胞增殖和血小板聚集，从而防治动脉硬化性疾病。

3. 气血瘀阻，肾虚阳亢，虚实夹杂是动脉硬化的关键病机

（1）气血瘀阻：《素问·举痛论》记载“百病生于气”，气为血帅，气行则血行。气虚血行无力，血液瘀阻于心脉，心失所养，发为冠心病。从体质学角度讲，气虚血瘀倾向是现代人群一个突出的体质病理学特征。有研究认为：气虚血瘀证的病理变化主要表现在内皮功能障碍，而动脉硬化的反应－损伤假说也认为，某种类型的“损伤”可发生于动脉壁上特殊解剖部位的内皮细胞，这种假说的关键正是在于内皮损伤环节。用益气活血的补阳还五汤治疗动脉硬化相关疾病，能够取得较好临床效果的事实也提示动脉硬化人群存在气虚血瘀证候基础，可见，气虚血瘀与动脉硬化的发生发展有着内在的重要联系。

（2）肾虚阳亢：《素问·海论》说“脑为髓之海，其输在其盖，下开风府”，又说“髓海有余，则轻动多力，自过其度，髓海不足则脑转耳鸣，腰酸、眩冒，目无所见”，上述经文深刻阐述了脑动脉硬化的病因病机。因肾主骨生髓，通于脑，所以脑髓这个藏精而不泻之府同肾就有着非常密切的关系，肾的功能强弱能影响脑髓的功能，因此提示，用补肾益精的方法可以治疗脑动脉硬化。另外，从脑动脉硬化症的患者看，发生眩晕、耳鸣、高血压、肢体麻木等症状主要在40岁以后，这时的人体肾气逐渐衰弱，由于致病因素的作用，导致肾阴肝阴不足，致阴虚阳亢或气郁化火，肝火上炎。脑动脉硬化的晚期出现肢体废用，言语不利，精神失常等症状又与中医所说的“风痱”相似，如明·方贤说，“风痱者，身子疼痛，四肢不收，知乱不甚，言微有知可治，甚则不能言，不可治”，可见脑动脉硬化在古代已有深刻的认识，《证治汇解》记载“平人手指麻木，不时眩晕乃中风先兆，须预防之”，提示必须及早治疗，以防病情进一步发展。

以上记述表明动脉硬化形成过程中本为气虚和肾虚，血瘀和阳亢为标实，虚实夹杂，治疗时应既顾及本虚之体，也要祛除标实之邪，以达到标本兼顾之意。

三、辨证分型与论治原则

由于动脉硬化性疾病表现多样，病变的脏腑不同则病理也不同，因而辨证分型也有较大的差别，所以对于动脉硬化症的证型目前还没有统一的临床诊断标准，本文不再对此讲述，而是将在不同动脉硬化性疾病中具体介绍辨证分型。

根据大多数人认为的本虚标实的病机，目前常用的治法有补益肝肾法、活血化瘀法、益气健脾法、调肝理气法、清热解毒法、祛痰化瘀法等几种方法，几种方法均有一定的临床和实验疗效。目前，对中医药抗动脉硬化的研究也较多，尤其对活血化瘀法和活血化瘀的中药有较深入的研究。

自1976年Ross提出动脉硬化的发病机制为“损伤－反应”的假说以来，血管内皮细胞损伤在动脉硬化的形成与发展中的地位日趋受到关注。高血脂等各种相关因子作用于内皮细胞后，致其功能障碍，血管活性物质、细胞因子、黏附分子等分泌和表达失衡，引发动脉硬化早期事件，进而细胞形态发生改变，构成早期动脉硬化内皮损伤的一系列特点。许多研究表明，活血化瘀中药对血管内皮细胞功能具有明显的保护作用，可从不同环节干预动脉硬化的始动因素。

内皮细胞功能障碍时，表现为内皮源性舒张因子（EDRF）减少或活性降低，而内皮素（ET）等收缩因子释放增加。EDRF的主要成分是NO和前列环素（PGI），其中，NO具有重要的生理功能，如调节血管张力、心肌收缩力，抑制血小板凝集及黏附，维持内皮细胞的完整性、通透性及调控血管细胞的增生等作用；并可抑制多种血液成分如血小板、淋巴细胞、中性粒细胞和单核细胞黏附于血管内皮细胞。ET存在于正常人和动物血浆中，能引起强烈的血管收缩，促进平滑肌细胞增生及血小板聚集；还能促进血小板、炎细胞的积聚，为血栓形成、炎症发生的重要细胞因子。正常情况下，EDRF/NO与ET处于动态平衡。成之福等观察复方丹参注射液静脉滴注治疗，对冠心病患者血浆NO与ET-1水平的影响，发现冠心病患者血浆NO水平显著低于正常对照组，而血浆ET-1水平显著高于正常对照组；复方丹参组治疗后与治疗前比较，NO水平显著升高，而血浆ET-1水平显著降低。何翠瑶等采用氧化低密度脂蛋白致血管内皮细胞损伤，观察三七的主要活性成分即三七皂苷对血管内皮细胞的保护作用，结果显示，各剂量三七皂苷均可使损伤的血管内皮细胞形态趋于正常；与正常对照组比较，损伤组细胞培养上清液中NO含量显著降低，ET含量显著升高。

循环中白细胞的趋边滚动，黏附至血管内皮细胞，并进一步游走到内皮下间隙，是动脉粥样硬化形成的主要起始阶段。该阶段受多种因素调控，其中有表达在血管内皮细胞上的黏附分子及细胞因子参与，尤其IL-6与其关系密切，它可以刺激肝细胞产生C反应蛋白（CRP），其对血管内皮有直接的致炎作用。刘雅等观察兔食饵性动脉硬化形成过程中血清中IL-6和CRP水平的变化和三七总皂苷对这些炎症因子的影响。结果显示，动脉硬化模型组IL-6和CRP水平明显高于正常对照组，三七总皂苷组各时相点IL-6和CRP水平显著低于模型组，提示兔食饵性动脉硬化形成过程中有炎症免疫因子的参与，三七总皂苷可以通过抗炎和免疫调节的途径发挥抗动脉硬化的作用。

虽然以上的中医治疗方法对动脉硬化性疾病在标本兼治方面取得了一定的成绩，但与现代医学在稳定斑块、抗炎、扩张狭窄的动脉、再开通闭塞血管等的疗法所取得的干预效果比较，无疑是略逊一筹。从临床的治疗效果和患者的远期效果来看，中医治疗动脉硬化的优势并不在靶向干预上，而是在于整体观念、辨证论治上，进行日常的“治未病”式的干预疗法，调节气血阴阳和脏腑功能，从而延缓动脉硬化的进程。

四、药茶在防治动脉硬化性疾病中的运用

药茶是中医养生和治疗疾病的重要部分，由于动脉硬化性疾病为长期慢性的全身性疾病，所以根据不同证型的偏重可以长期饮用药茶，既能起到渐消缓治的作用，又可以达到减少药物毒性，长期服用的目的。

1. 生白术30g，荷叶15g，山楂15g，生谷麦芽各20g。适用于脾虚清阳不升证，症见乏力、易疲倦、头晕、便秘、舌质淡、苔薄白等。

2. 西洋参10g，炒杏仁10g，炒薏苡仁30g，金莲花10g。适用于气虚痰阻证，症见乏力、面色晦暗、头晕、舌质淡、苔厚或苔腻等。

3. 西洋参10g，玫瑰花15g，红花15g。适用于气虚血瘀证，症见头晕、气短、乏力、心悸、心前区隐痛、胁肋胀痛、下肢疼痛、舌淡红、苔薄白等。

4. 生白术30g，枳实15g，玫瑰花20g，石菖蒲15g，郁金15g。适用于气虚痰瘀互结，症见胸闷、乏力、纳呆、脘胀、头晕、舌质暗、苔白厚或白腻。

5. 青陈皮各6g，玫瑰花15g，小麦30g，甘草6g。适用于气滞血瘀证，症见胸闷、胁胀、易急躁、汗出等更年期综合征的症状。

6. 炮姜10g，桂枝10g，鸡血藤20g，怀牛膝15g。适用于阳虚寒凝证，症见畏寒怕冷、下肢发凉、尿清长等。

五、颈动脉粥样硬化性疾病的中药治疗

颈动脉粥样硬化是全身动脉硬化的一部分，中医学中无与之类似的病名，根据其病理特点，有学者提出，本病属于中医“瘀血”“痰浊”的范畴；从发病部位讲，颈动脉粥样硬化与中医“脉痹”有一定的相似性。病变初期一般无明显症状，随病变进一步发展，可出现头晕、头痛、记忆力减退、晕厥等症状，根据这些证候多属于中医“眩晕、头痛、健忘、厥证、脉痹”等范畴。颈动脉粥样硬化是导致心脑血管疾病发生的主要原因，通过观察颈动脉粥样硬化程度，可客观地估计以动脉硬化为病理基础的心脑血管疾病的发病危险性及治疗效果。近年来，随着超声技术的发展，采用彩色多普勒超声技术检测颈动脉硬化越来越受到重视，其无创定量的检测可早期发现颈动脉的局部斑块，并有利于脑动脉硬化和冠状动脉硬化的及早发现及干预。

（一）病因病机

颈动脉粥样硬化属本虚标实之证，病机以肾元亏虚为中心，心肝脾功能失调为基础，以痰瘀阻滞脉络为标实。本病属“本虚标实，虚实夹杂”，其病位虽在颈项血脉，而其根在脏腑。本虚可累及心、脾、肝、肾四脏，但以肾虚为病之根本；痰湿、瘀浊痹阻于脉为病之标。正虚邪实相互影响，致使病变不断发展。

1. **主脏在肾，涉及肝脾，疏运失司** 年老体衰，肝肾亏虚，肾气亏耗，脾胃渐衰。由于本病好发于老年，因此，探讨本病病机不能离开老年人的基本生理病理特点。《内经》云：“年四十阴气自半，起居衰矣。”《素问·上古天真论篇》曰：“女子……七七任脉虚，太冲脉衰少，天癸竭……。丈夫……五八肾气衰，发堕齿槁；……八八，天癸竭，精少，肾藏衰，形体皆极，则齿发去。”年老体衰，肾精最易亏损。赵献可在《医贯》中云：“肾虚不能制水，则水不归源，如水逆行，洪水泛滥而为痰。”肾阴不足，虚火内生，灼津炼液，而成痰浊。同时肝肾“乙癸同源”，肝阴不足，阴不制阳，易致肝阳上亢；肾水不足，水不涵木也致肝阳亢盛。肝阳亢盛，肝肾阴亏日久，必炼液为痰，凝血为瘀，脉络枯涩从而发病。从肾论治高脂血症、动脉硬化症，以及各种老年性疾病是中医的共识之一。年老肾虚是本病痰浊、瘀血痹阻于脉的基础。

中年以后，不仅肾脏渐弱，且脾胃功能亦日益下降，运化力弱，不能化水谷为精微，反而酿生痰浊。《医源·百病提纲论》云：“内湿起于肺脾肾，脾为重，肾尤重。肺为通调水津之源，脾为散输水津之源，肾又为通调输散之枢纽。”张景岳谓：“痰之化无不在脾，痰之本无不在肾。”肾为胃之关，肾从阳则开，从阴则合，开合不利，则关门聚水，水湿聚而成痰。若七情内伤、情志失调、饮食不节或吸烟酗酒均可伤脾胃，直接影响脏腑气机的正常运行，脾气虚弱，健运失司则水谷不化，聚湿生痰而为病；加之现代人饮食肥甘油腻酒类及冷冻食品较多，脾胃运化不及聚而为湿，生冷之品易伤脾阳，过量饮食造成脾阳受损。脾失健运，湿邪内生若复加饮食不慎，更易伤脾，化湿生痰，痰浊蓄积，痹阻脉络，成为本病的重要原因。脾胃失于健运，痰湿内聚，气血运行涩滞而痹阻于脉，颈、脑脉痹则眩晕、头痛，甚者可见痴呆、晕厥、中风。

肝主疏泄，一主疏泄全身气机，以利气血津液运行，气机不畅可导致血瘀；二主疏土畅脾，以利脾精的运化，若肝气郁结犯脾，使脾运失司，可聚湿生痰，且因气郁生热，炼津灼液为痰；三主疏利胆汁，以助运化，利于痰浊的排出；若肝失疏泄，胆汁疏利不畅，甚或凝练成石，阻塞胆道，均可降低化浊消脂功能，从而加速颈动脉硬化的发生。

2. 痰浊阻滞，血瘀络痹，痰瘀互结　血瘀成因颇多，气之于血，具有温煦、推动、化生和统摄的作用，气虚则无力推动血液运行则血瘀脉中。

本病好发于高脂血症、心脑血管病的患者，属于中医痰瘀为患的范畴。“痰浊”是人体水液代谢障碍所形成的病理产物，朱丹溪认为“痰之为物，随气升降，无处不到”。明代王纶在《明医杂著》中所言“痰者病名也，人之一身，气血清顺则津液流通，何痰之有？唯气血浊逆，则津液不清，熏蒸成聚而变为痰焉”。现代中医界关于血中“痰浊”病理实质的研究认为，“痰浊”多反映现代医学的高脂血症和高凝状态，而高血脂和高凝状态正是动脉粥样硬化最主要的危险因素。颈部血管的特殊解剖学特点，也成为痰浊易于停留的好发部位。《医林改错》云:“元气既虚，必不能达于血管，血管无气必停留而为瘀。”痰凝、湿阻日久均可阻碍气机而导致瘀血的产生。痰湿阻滞经络，则血液运行迟缓涩滞，或痰浊留聚血脉致血液污秽而为瘀血。《金匮要略·惊悸吐衄下血胸满瘀血病脉证治》中“血不利则为水”“有水聚则成痰”之论，强调指出痰瘀之间相互依存、转化，痰能致瘀，瘀能生痰，因此临床多出现痰瘀同病的病机特点。在颈动脉硬化患者，一般多为先生痰，后生瘀，然后痰瘀互结。痰瘀互结，损伤脉络，阻于脉道，脉道狭窄，最终导致动脉粥样硬化。近年来有关“瘀”的本质的研究认为，“瘀”实质上包括粥样硬化斑块、血栓形成、高血凝及高脂血症等病理解剖及病理生理的有形变化。

痰瘀互结，留于颈脉，不仅是形成颈动脉硬化的主要病理因素，也可因此产生种种变证。是导致许多疾病的根源。脉络不畅，气血运行受阻，甚或气血逆乱，即会产生相应的病证。如脑络不畅，气血内虚，脑失濡养，或兼有肝血不足，血虚生风，扰动清阳，可出现眩晕、头昏、头痛等；如痰瘀阻塞脑络，或兼有肝阳上亢，气血逆乱上冲，蒙蔽神窍，横窜经络，则会产生中风、眩晕头痛时作等；脑络闭塞、髓海空虚，则可出现神志痴呆证；如心阳不振，复加痰瘀所阻，胸中阳气不展，则见胸痹心痛，心悸气喘。痰湿瘀浊痹阻于脉是贯穿于本病的基本病理改变。

（二）中药治疗原则及方法

针对颈动脉粥样硬化本虚标实的病机特点，即以脾肾亏虚为主，痰瘀同病为标，治疗上应遵“治病必求于本，虚则补之，实则泻之”的大法，当以“健脾补肾，痰瘀并治”为颈动脉粥样硬化的治疗原则，根据不同的病理阶段，侧重于活血化瘀，或逐渐转变为从痰论治、痰瘀同治，同时可适当加用降脂药物，将起到调节脂类代谢、缩小颈动脉的粥样硬化斑块的作用。

1. 辨证论治

（1）肾精亏虚证

[主症]眩晕，头脑空虚，腰膝酸软无力。

[次症]神疲乏力，畏寒肢冷，双下肢水肿，不耐劳累，健忘、思维迟钝、五心烦热，遗精，耳鸣，舌质红，脉弦细等。

[治法]补肾填精。

[方剂]右归丸、金匮肾气丸加血肉有情之品。药用：生地黄 12g，山药 12g，牡丹皮 12g，菟丝子 12g，当归 12g，山茱萸肉 10g，枸杞子 15g，桂枝 6g，制附片（先煎）6g，紫河车 10g，龟板胶 10g，鹿角胶 10g，制何首乌 15g。

[加减]头晕兼头痛者，加川芎 10g，肉苁蓉 10g，淫羊藿 10g；心悸气短者，加党参 10g，黄芪 10g，大枣 10g；下肢浮肿者，加防己 10g，茯苓皮 15g，赤小豆 15g，冬瓜皮

30g；健忘者，可加石菖蒲 10g，远志 10g，龙眼肉 10g，益智仁 10g，五味子 10g；耳鸣甚者，重用磁石（先煎）30g，石菖蒲 10g，蝉蜕 10g；遗精频繁者，加金樱子 10g，煅牡蛎（先煎）30g，芡实 10g，莲须 10g 等。

王长垠等观察补肾中药（熟地黄、山茱萸、山药、龟板、制何首乌、淫羊藿、肉苁蓉、当归、赤芍）对颈动脉粥样硬化患者颈动脉粥样硬化程度和血流动力学的影响。将 125 例颈动脉粥样硬化患者随机分为治疗组和对照组，对照组口服舒降之和肠溶阿司匹林，治疗组口服补肾汤，治疗 3 个月后观察两组患者颈动脉粥样硬化程度和血流动力学变化。结果两组治疗后颈动脉平均斑块数量、颈动脉管腔直径、平均斑块面积以及颈动脉收缩期血流速度（SPV）、舒张期末血流速度（EDV）明显降低（$P<0.01$），血流量较治疗前显著升高（$P<0.01$），治疗组治疗后颈动脉平均斑块数量、平均斑块面积，以及 SPV、EDV 明显低于对照组，血流量显著高于对照组（$P<0.01$）。所以，认为补肾中药可调节颈总动脉血流动力学，提高颈动脉血流量，抑制颈动脉粥样硬化。

（2）气虚血瘀证

[主症] 头晕、动则加剧、劳累即发，甚则晕倒。

[次症] 面色无华或暗色，唇甲色淡或青紫，失眠心悸，舌淡黯，脉细弱。

[治法] 益气养血，活血通络。

[方剂] 归脾汤（《正体类要》）加活血之品。药用：党参 12g，白术 12g，黄芪 12g，当归 12g，酸枣仁 30g，茯苓 15g，远志 10g，龙眼肉 10g，木香 6g，甘草 6g，川芎 10g，鸡血藤 30g。

[加减] 若脾失健运，大便溏者，当归宜少用，并酌加怀山药 12g，六神曲 12g；血虚重症者，可加阿胶 6g（烊化），紫河车粉 6g。

陈文实等探讨益气活血汤（黄芪 30g，党参 16g，当归 12g，川芎 10g，生地黄 16g，丹参 12g，红花 12g，桃仁 20g，葛根 12g，甘草 6g）在治疗颈动脉硬化斑块中的临床疗效。方法：将颈动脉硬化斑块形成的 58 例患者随机均分为两组，对照组给予常规降压、降血糖及抗血小板治疗，治疗组在此基础上给予益气活血汤口服 8 周，记录颈动脉管腔直径、内 – 中膜厚度、斑块大小及血液流变学改变。结果，治疗组治疗后血液流变学均有明显改善（$P<0.01$）；颈动脉内 – 中膜明显变薄，颈动脉硬化斑块缩小或消失，与对照组差异均有统计学意义（$P<0.01$），表明益气活血汤治疗颈动脉硬化斑块疗效显著。

（3）肝阳上亢证

[主症] 头晕目眩、头痛且胀，常因情绪激动而诱发或增剧。

[次症] 面色潮红，口苦，失眠多梦，舌质红，苔薄黄，脉弦。

[治法] 平肝潜阳、熄风清脑。

[方剂] 天麻钩藤饮（《中医内科杂病证治新义》）合镇肝熄风汤（《医学衷中参西录》）加减。药用：天麻 10g，钩藤 12g，生石决明（先煎）30g，夏枯草 20g，生龙骨（先煎）30g，生牡蛎（先煎）30g，杜仲 10g，夜交藤 30g，牛膝 15g，黄芩 10g，栀子 10g，牡丹皮 10g，菊花 12g。

[加减] 阳化风动者，加羚羊角粉 0.6g 冲服；肝肾阴虚者，加生地黄 12g，女贞子 10g，枸杞子 12g，制何首乌 15g 等；若眩晕急剧，泛泛欲吐，四肢麻木，甚则手足震颤、筋惕肉闰者，宜加桑叶 12g，菊花 15g，生白芍 12g，龟板 12g，牡蛎 30g，磁石 30g 以清脑熄风；便秘者，加决明子 12g，大黄 6g 等。

（4）痰浊阻滞证

[主症] 头晕目眩，头昏如蒙。舌淡红，苔薄白而腻、舌胖质淡、边有齿痕、苔厚或腻，或滑腻，脉滑，或弦滑。

[次症] 形体肥胖，伴恶心呕吐、口黏多痰、胸闷、不思饮食、四肢无力，身倦多寐，或兼见耳鸣。

[治法] 健脾祛痰，补肾利湿。

[方剂] 温胆汤（《备急千金要方》）加减。药用：党参、白术、竹茹、枳实、法半夏、陈皮、川牛膝各 12g，生白芍 15g，甘草 10g，茯苓、生薏苡仁、生牡蛎、泽泻各 30g，山茱萸 10g，生姜 1 片，大枣 4 枚。

[加减] 若见痰多色白，加胆南星 10g，白附子 10g；若痰多黏稠，呈微黄色，加全瓜蒌 12g，知母 12g，川贝母 10g；平时痰湿较盛者，配用香砂六君子丸、枳术丸。

刘仁人观察六君子汤加味治疗痰湿型颈动脉硬化的临床疗效，对 35 例痰湿型颈动脉硬化患者予六君子汤加味治疗 24 周，观察治疗前后颈动脉内膜中层厚度（IMT）及斑块面积、血脂、血液流变学和临床证候积分的变化。结果治疗后，患者的颈动脉斑块明显缩小，TG、VLDL、全血黏度、血小板聚集指数及临床证候积分明显降低（$P<0.05$，$P<0.01$）。表明六君子汤加味治疗痰湿型颈动脉硬化疗效确切。

（5）肝郁脾虚，风痰上扰证

[主症] 头晕头痛，情绪易于波动。

[次症] 肢体麻木，心烦失眠，纳差，便溏，舌红苔薄白而腻，脉弦细而滑。

[治法] 清肝解郁，祛痰和胃。

[方剂] 加味逍遥丸、香砂六君子汤（《古今名医方论》）合半夏白术天麻汤（《医学心悟》）加减。

药用：桑叶 10g，菊花 10g，薄荷 10g，天麻 10g，陈皮 10g，法半夏 10g，白蔻仁 6g，焦山楂 12g，建神曲 10g，谷精草 30g，生白芍 15g，决明子 15g，炒白术 12g。

[加减] 若兼见头痛者，加蔓荆子 12g，全蝎 6g，葛根 15g，白芷 12g；若兼见心烦失眠者，酌加酸枣仁 30g，淡豆豉 10g，栀子 10g，珍珠母 30g。

（6）痰瘀阻络证

[主症] 头晕目眩，头目不清，四肢麻木。

[次症] 精神疲倦，肢体麻木或震颤、健忘，思维行动迟钝，舌暗淡或有紫斑，脉弦细或沉细而滑。

[治法] 祛痰活瘀，健脑益智。

[方剂] 通窍活血汤（《医林改错》）、半夏白术天麻汤（《医学心悟》）加减。药用：天麻 10g，白术 10g，茯苓 12g，半夏 6g，陈皮 10g，甘草 6g，山茱萸 15g，肉苁蓉 10g，枸杞子 10g，远志 10g，石菖蒲 10g，益智仁 10g，胆南星 10g，当归 10g，地龙 12g，川芎 12g，丹参 20g，水蛭 8g。

[加减] 若兼见头晕头痛者，酌加葛根 15g，荷叶 30g，蔓荆子 10g，以改善微循环。

王志强等以颈动脉粥样硬化斑块为研究对象，通过化痰通络汤的干预，观察其能否有效干预颈动脉粥样硬化斑块的发生、发展及降低脑血管疾病发生，从而达到有效防治脑血管疾病的目的。将符合入选标准的 100 例患者随机分为化痰通络汤治疗组和常规治疗对照组，对照组采用临床常规治疗，化痰通络汤治疗组在常规治疗的基础上加用化痰通络汤（由石菖蒲、郁金、茯苓、半夏、赤芍、泽泻、太子参、夏枯草、决明子、僵蚕、水蛭、生山楂、甘草等组成）治疗 6 个月，然后用彩色多普勒超声复查颈动脉斑块情况，记录斑块性质、大小和数目，并接受血糖和血脂检查，同时记录不良事件的发生情况。结果发现，经 3 个月治疗后，化痰通络汤治疗组与常规治疗对照组患者斑块性质和数目等变化，均无显著组间差异（$P>0.05$）。治疗 6 个月后，化痰通络汤对患者的斑块消退、斑块体积减小的治疗效果显著优于常规治疗，组间比较差异显著（$P<0.01$）；化痰通络汤组病情恶化患者数少于常规组，差异显著（$P<0.05$）。治疗 6 个月至 1 年时，与常规治疗组相比，化痰通络汤治疗组患者脑血管疾病事件发生率和再住院患者数显著少于常规治疗组（$P<0.05$）。因此，在常规治疗基础上加用化痰通络汤可有效干预颈动脉粥样硬化斑块的发生、发展和降低脑血管事件的发生。

2. 中成药

（1）肾精亏虚证

①软脉灵口服液

【组成】熟地黄、五味子、枸杞子、怀牛膝、茯苓、制何首乌、白芍、柏子仁、远志、黄芪（炙）、陈皮、淫羊藿、当归、川芎、丹参、人参。

【功效】滋补肝肾，益气活血。

【适应证】用于肝肾阴虚，气虚血瘀引起早期脑动脉硬化，心肌炎，卒中后遗症。

【剂型规格】口服液。

【用法用量】口服，每次 15ml，每日 2 次。连续服用 40 天为 1 个疗程。

②降脂灵片

【组成】制何首乌、枸杞子、黄精、山楂、决明子。

【功效】补肝益肾，养血，明目，降脂。

【适应证】用于肝肾阴虚，头晕，目昏，须发早白，高脂血症。

【剂量规格】片剂。

【用法用量】口服，每次 5 片，每日 3 次。

（2）气虚血瘀证

①养血清脑颗粒

【组成】当归、熟地黄、白芍、珍珠母、决明子、夏枯草、川芎、细辛。

【功效】养血平肝，活血通络。

【适应证】用于血虚肝亢所致各种头痛，创伤性脑神经外伤综合征，眩晕眼花，心烦易怒，失眠多梦等。

【剂型规格】颗粒剂，每袋 4g。

【用法用量】口服，每次 1 袋，每日 3 次，首次加倍。3 日为 1 个小疗程，1 个月为大疗程。

【使用注意】偶见用药后恶心，一般不影响继续用药，可自行消失。本品有轻度降压作用，低血压慎用。孕妇忌服。

②绞股蓝总苷胶囊

【组成】绞股蓝总苷。

【功效】养心健脾，益气活血，除痰化瘀，降血脂。

【适应证】适用于心脾两虚，痰停血瘀引起，心悸气短，胸闷肢麻，眩晕头痛，健忘耳鸣，自汗乏力或脘腹胀满，及高脂血症。

【剂型规格】胶囊剂，片剂。

【用法用量】胶囊剂：口服，每次 1 粒，每日 3 次，或遵医嘱。片剂：口服，每次 2 ～ 3 片，每日 3 次，或遵医嘱。

③通脉降脂片

【组成】笔管草、川芎、荷叶、三七、花椒。

【功效】活血通脉，降脂化浊。

【适应证】用于血脉瘀阻所致高脂血症，防治动脉粥样硬化。

【剂型规格】片剂，每片重 0.21g。

【用法用量】口服，每次 4 片，每日 3 次。

【使用注意】个别患者在服药中有轻度腹泻表现。

④山楂精降脂片

【组成】山楂提取物。

【功效】行气散瘀，消滞降脂。

【适应证】用于血脉不畅所致高脂血症，亦可作为冠心病和高血压的辅助治疗。

【剂型规格】片剂。

【用法用量】口服，每次 2 片，每日 3 次，或遵医嘱。

（3）肝阳上亢证

①复方羚角降压片

【组成】羚羊角、夏枯草、黄芩、槲寄生。

【功效】清肝熄风降压。

【适应证】用于肝阳上亢，风气内动、高血压及中风先兆者。

【剂型规格】片剂。

【用法用量】口服，每次 4 片，每日 2 ～ 3 次。

②清脑降压片

【组成】黄芩、夏枯草、槐米、磁石、牛膝、当归、生地黄、丹参、水蛭、钩藤、决明子、地龙、珍珠母。

【功效】平肝潜阳，活血通络，清脑降压。

【适应证】用于肝阳上亢，血压偏高，或血瘀内阻所致头昏头晕，失眠健忘。

【剂型规格】片剂。

【用法用量】口服，每次 4 ～ 6 片，每日 3 次。

③全天麻胶囊

【组成】天麻。

【功效】平肝，熄风，止痉。

【适应证】用于头晕头痛，肢体麻木，癫痫抽搐。

【剂型规格】胶囊剂，每粒装 0.5g。

【用法用量】口服，每次 2 ～ 6 粒，每日 3 次。

【临床新用】本品用于三叉神经痛、坐骨神经痛、眩晕、神经衰弱、颅脑外伤综合征、癫痫、高血压、高血脂等。

④镇脑宁胶囊

【组成】川芎、藁本、细辛、白芷、水牛角浓缩粉、丹参、猪脑粉等。

【功效】息风通络，安脑止痛。

【适应证】用于风气内动，脑络不通，伴有恶心、呕吐、视物不清，肢体麻木、头昏、耳鸣等症，以及高血压，动脉硬化，血管神经性头痛。

【剂型规格】胶囊剂，每粒装 0.3g。

【用法用量】口服，每次 4 ～ 5 粒，每日 3 次。

⑤天麻钩藤颗粒

【组成】天麻、钩藤、石决明、栀子、黄芩、牛膝、杜仲（盐制）、益母草、桑寄生、首乌藤、茯苓。

【功效】平肝熄风，清热安神。

【适应证】用于肝阳上亢，高血压等所引起的头痛，耳鸣，眼花，震颤，失眠。

【剂型规格】颗粒剂，每袋装 10g。

【用法用量】开水冲服，每次 10g，每日 3 次，或遵医嘱。

⑥松龄血脉康胶囊

【组成】松针、珍珠层粉、葛根。

【功效】平肝潜阳，镇心安神。

【适应证】用于高血压病见有头痛眩晕、急躁易怒、心悸失眠等属肝阳上亢见证者。

【剂型规格】胶囊剂，每粒 0.5g。

【用法用量】口服，每次 3 粒，每日 3 次或遵医嘱。

（4）痰浊阻滞证

①二陈丸

【组成】陈皮、半夏（制）、茯苓、甘草，另取生姜捣汁为丸。

【功效】燥湿化痰，理气和中。

【适应证】湿痰咳嗽。症见咳嗽，痰多白黏，胸脘痞闷，恶心呕吐，舌苔白腻，脉滑。

【剂型规格】浓缩丸，合剂。

【用法用量】浓缩丸：口服，每次 12 ～ 16 丸，每日 3 次。合剂：口服，每次 10 ～ 15ml，每日 3 次，用时摇匀。

【使用注意】阴虚、燥热、咳嗽痰少、痰黏不易咳出者不宜服用。

【临床新用】临床用于治疗慢性气管炎，肺气肿，咳嗽痰多并伴有食欲缺乏等胃肠症状者；慢性胃肠炎兼有咳嗽痰多呕吐者；耳源性眩晕见有痰湿症状者。

②眩晕宁颗粒

【组成】泽泻、白术、茯苓、陈皮、半夏（制）、女贞子、墨旱莲、菊花、牛膝、甘草。

【功效】健脾利湿，益肝补肾。

【适应证】用于痰湿中阻，肝肾不足引起的头昏、头晕。

【剂型规格】颗粒剂，每袋装 8g；片剂。

【用法用量】颗粒剂：开水冲服，每次 8g，每日 3 ～ 4 次。片剂：口服，每次 4 ～ 6 片，每日 3 ～ 4 次。

③胃苓丸

【组成】苍术、白术、茯苓、猪苓、泽泻、厚朴、陈皮、肉桂、甘草。

【功效】健脾祛湿，和胃止泻。

【适应证】由湿浊中阻，消化不良引起的呕吐腹泻，胸腹胀满，小便不利，大便溏泻及水肿等症。

【剂型规格】水丸，每 8 粒重 1g。

【用法用量】口服，每次 6g，每日 1 ～ 2 次。

【临床新用】本品可用于急慢性胃肠炎、慢性肾炎水肿而属脾胃不和，湿邪阻滞者。

（5）肝郁脾虚，风痰上扰证

①脑立清

【组成】生赭石、怀牛膝、清半夏、冰片、珍珠母、磁石、酒曲、炒酒曲、薄荷脑、猪胆汁。

【功效】清肝热，平肝阳，降血压。

【适应证】用于肝热阳亢引起的眩晕耳鸣，头痛脑胀，心烦难寐，痰黏作呕。

【剂型规格】水丸，每 10 粒重 1.1g。胶囊剂，每粒装 0.33g。片剂。

【用法用量】口服：水丸每次 10 粒，每日 2 次；胶囊剂每次 3 粒，每日 2 次；片剂每次 5 片，每日 2 次。

【使用注意】孕妇及体弱虚寒者忌服。

②山绿茶降压片

【组成】山绿茶经加工制成。

【功效】清热解毒、平肝潜阳。

【适应证】用于眩晕耳鸣，头痛头胀，心烦易怒，少寐多梦及高血压、高血脂见有上述证候者。

【剂型规格】片剂，每片重 0.2g。

【用法用量】口服，每次 2 ～ 4 片，每日 3 次。

③血脂康胶囊

【组成】红曲。

【功效】除湿祛痰，活血化瘀，健脾消食。

【适应证】用于脾虚痰瘀阻滞，症见气短、乏力、头晕、头痛、胸闷、腹胀、食少纳呆等；也可用于由高脂血症及动脉粥样硬化引起的心脑血管疾病的辅助治疗。

【剂型规格】胶囊剂，每粒装 0.3g。

【用量用法】口服，每次 2 粒，每日 2 次，早晚饭后服用；轻、中度患者每日 2 粒，晚饭后服用或遵医嘱。

④降脂宁颗粒

【组成】山楂、决明子、荷叶、制何首乌。

【功效】降血脂，软化血管。

【适应证】用于增强冠状动脉血液循环，抗心律不齐及高脂血症。

【剂型规格】颗粒剂，每袋 10g。

【用法用量】口服，每次 1 袋，每日 3 次。

（6）痰瘀阻络证

①人参再造丸

【组成】地龙、全蝎、天麻、僵蚕、细辛、防风、白芷、麻黄、萆薢、威灵仙、羌活、葛根、桑寄生、骨碎补、乳香、没药、血竭、豹骨、白豆蔻、乌药、青皮、沉香、香附、草豆蔻、藿香、母丁香、制附子、肉桂、片姜黄、大黄、黄连、黄芪、人参、蕲蛇、檀香、茯苓、白术、甘草、当归、赤芍、川芎、玄参、熟地黄、三七、制何首乌、龟板、天竺黄、水牛角、麝香、冰片、朱砂、琥珀、橘红、六神曲、胆南星。

【功效】祛风化痰，活血通络。

【适应证】中风口眼歪斜，半身不遂，手足麻木，疼痛，拘挛，言语不清等。

【剂型规格】大蜜丸，每丸重 9g。浓缩丸，每 4 丸相当于原生药 1.5g。

【用法用量】蜜丸：温黄酒或温开水送服，每次 1 丸，每日 2 ～ 3 次。浓缩丸：每次 4 丸，每日 2 次。

【使用注意】孕妇忌服。

②大活络丸

【组成】地龙肉、全蝎、天麻、僵蚕、细辛、防风、白芷、麻黄、威灵仙、羌活、骨碎补、乳香、没药、血竭、蕲蛇、豹骨、豆蔻、乌药、青皮、沉香、香附、草豆蔻、藿香、丁香、附子、竹节香附、大黄、黄连、人参、茯苓、白术、甘草、当归、赤芍、川芎、熟地黄、何首乌、龟板、牛黄、天竺黄、水牛角、麝香、冰片、朱砂、乌梢蛇、黄芩、玄参、木香、肉桂、松香、葛根、安息香等。

【功效】祛风止痛，除湿豁痰，舒筋活络。

【适应证】中风痰厥引起的瘫痪，足痿麻痹，筋脉拘急，腰腿疼痛及跌扑损伤，行走不便。

【剂型规格】大蜜丸，每丸重 3.6g。

【用法用量】温黄酒或温开水送服，每次 2 丸，每日 2 次。

【使用注意】孕妇忌服。

③华佗再造丸

【组成】川芎、吴茱萸、冰片等。

【功效】活血化瘀，化痰通络，行气止痛。

【适应证】用于瘀血或痰湿闭阻经络之中风瘫痪，拘挛麻木，口眼歪斜，言语不清。

【剂型规格】浓缩水蜜丸。

【用法用量】口服，每次 4 ～ 8g，每日 2 ～ 3 次，重症每次 8 ～ 16g，或遵医嘱。

【使用注意】孕妇忌服。

【临床新用】临床可用于急性脑血管病偏瘫、失语，冠心病心绞痛等。

④通脉颗粒

【组成】丹参、川芎、葛根。

【功效】活血通脉。

【适应证】用于血脉瘀阻引起缺血性心脑疾病，动脉硬化，脑血栓，脑缺血，心绞痛。

【剂型规格】颗粒剂，每袋装 10g。

【用法用量】开水冲服，每次 10g，每日 2 ～ 3 次。

⑤脑得生丸

【组成】三七、川芎、红花、葛根、山楂（去核）。

【功效】活血化瘀，疏通经络。

【适应证】用于瘀血内阻脑脉不通，脑动脉硬化，缺血性脑中风及脑出血后遗症等。

【剂型规格】大蜜丸，每丸重 9g。片剂。

【用法用量】口服：蜜丸每次 9g，片剂每次 6 片，每日 3 次。

【使用注意】重症患者请遵医嘱服用。外感头痛、孕妇、出血性脑血管病急性期患者忌服。

⑥脑安胶囊

【组成】川芎、当归、红花、人参、冰片。

【功效】活血化瘀，益气通络。

【适应证】脑血栓形成急性期，恢复期属气虚血瘀证候者，症见急性发病，半身不遂，口舌歪斜，舌强语塞，偏身麻木，气短乏力，口角流涎，手足肿胀等。

【剂型规格】胶囊剂，每粒装 0.4g。

【用法用量】口服，每次 2 粒，每日 2 次。疗程 4 周，或遵医嘱。

【使用注意】出血性中风慎用。

（三）其他疗法

针灸对颈动脉粥样硬化的影响主要反映在对斑块、血液流变学、血脂等指标的作用上，通过辨证循经取穴可起到调整脏腑功能，使气血灌注周身，津液流通，已胶结之痰浊瘀血及日久坚凝之斑块软化、消散的作用。

1. **体针** 取穴人迎、内关、风池、丰隆、足三里。人迎用毫针直刺，沿着颈动脉壁进针 1 ～ 1. 5 寸，施捻转补法；内关直刺进针 1 寸，用提插捻转相结合泻法，施术 1 分钟；风池直刺进针 1 ～ 1. 5 寸，施捻转补法，施术 1 分钟；丰隆直刺进针 1. 5 寸，用捻转泻法，施术 1 分钟；足三里直刺进针 1. 5 寸，用提插捻转补法，得气后，将艾卷置于针柄上，点燃，留针 30 分钟。

2. **头皮针** 取穴百会、语言记忆区、运动区、上焦、中焦和下焦。采用规格为 0.30mm×50mm 的无菌针灸针，以百会穴为定位针，平刺百会穴，针尖向后脑，沿头皮平刺，针刺角度小于 10°，进针 13mm。百会穴旁开 0.2 寸为下焦，下焦旁开 1 寸为中焦，中焦旁开 1 寸为上焦。平耳尖后 1.5 寸为语言记忆区，百会向前 1.5 寸为运动区，左病取右穴，右病取左穴，捻转角度大于 180°，频率大于 90 次 / 分钟。

（四）转归及预后

动脉粥样硬化过程其实是一种过度的炎症性纤维增殖性反应，是动脉壁对慢性炎症修复和对损伤的增生性反应，纤维蛋白原等急性炎症指标升高与不稳定性斑块密切相关，是斑块破裂的临床标志物。现代已有多项研究证实，颈动脉粥样硬化与心脑血管疾病的发生有很大的相关性，超声检测 IMT 并推算斑块积分，可反映脑梗死患者颈动脉粥样硬化程度，以及血管狭窄程度。大量研究表明，颈动脉粥样硬化可间接反映冠状动脉病变的程度和范围，预测主要心血管事件的发生，心血管病的发生是各种危险因素叠加的作用。颈动脉粥样硬化斑块与脑梗死也有密切相关，是脑梗死的危险因素，颈动脉粥样硬化性斑块脱落形成微小栓子，引起无症状性脑梗死和多发性腔隙性脑梗死，进而影响认知功能。还有研究表明，颈动脉粥样硬化影响患者的即刻回忆、计算力、复述、书写、视空间觉功能，影响患者的认知能力。在老年人中，超声检出颈动脉粥样硬化病变的患者，其日后发生心肌梗死或脑梗死的危险性增高。芦萍等检测 48 例老年患者中，颈动脉粥样硬化者和斑块形成的检出率分别为 79% 和 60%，随着年龄的增加，颈动脉粥样硬化的检出率明显增高，病变程度也趋于加重，故认为在所有危险因素中，患者年龄与颈动脉粥样硬化有最强的独立相关性。

西医目前主要有调脂、抗血小板、抗氧化及钙拮抗剂等治疗，但临床效果并不理想，而中医药治疗的优势在于一定程度上稳定斑块，减少心脑血管事件的发生，中医药应充分发挥复方全面调节机体功能和多途径、多环节、多靶点干预的优势。重视以心脑血管事件和临床终点事件作为关键的评价指标，充分发挥中医药对颈动脉粥样硬化性疾病的预防和治疗作用。

（五）调摄

颈动脉粥样硬化与年龄、性别、吸烟、饮酒、肥胖、血压、代谢等综合因素有密切的关系，因此从生活方面的饮食、起居、运动进行调摄，防止肥胖、高血压和代谢综合征的发生，将对防止此病的发生起到关键作用。

1. **戒烟限酒**　吸烟、饮酒等不良嗜好是已知多种疾病的危险因素。“酒为湿热之最”“过饮……生痰动火”。过量或长期嗜酒，必助阳热、酿痰涎，痰湿与火热交相蕴蒸，若痰热上蒙清窍，则发为头痛、眩晕、耳鸣、耳聋等症，扰乱神明则发为中风、癫狂等症。而吸烟，即使少量也会给身体带来不容忽视的危害。烟为浊物，其性燥热，热灼燥结，致使产生痰热瘀浊，成为动脉硬化发生的基础。

2. **调畅情志**　精神情志的过度兴奋或抑制，可导致人体阴阳失调，气血不和，脏腑功能紊乱而发病。当今社会，人们所面临的压力空前增大，精神高度紧张，焦虑躁动，成为疾病发生的重要因素之一。许多研究显示，情志改变是动脉硬化形成的危险因素之一。因此保持恬淡虚无的情绪，不仅可使阴阳调和，气血调畅，更重要的是避免脏腑功能改变。

3. **饮食**　辛辣炙脔和肥甘厚味之品，易滋生痰热，危害多端。《素问·奇病论》强调：“肥者令人内热，甘者令人中满，故其气上溢，转为消渴。”《素问·通评虚实论》云：“消瘅仆击，偏枯痿厥，气满发逆，甘肥贵人，则高粱之疾也。”过食肥甘厚腻、辛辣炙煿之品，酿湿生热，湿热郁久，痰热内盛，成为中风、肥胖、失眠、眩晕等疾病的病因。所以饮食应提倡平衡饮食，以力求营养均衡，并非过分强调素食。有研究证实，如果过分强调吃素，也会由于营养不均衡而增加人患心血管病的风险。德国研究人员的调查结果显示，虽然素食者体内胆固醇水平较低，但大部分人都表现出维生素 B_{12} 及锌、铁等微量元素缺乏的症状，使得血液中一种被称为“半胱氨酸”的成分增高，而这种物质会大大增加心血管病的风险。调查还发现，不食肉类可能会导致血液中高密度脂蛋白水平降低，对心血管健康不利。

4. **减轻体重**　体形肥胖者，“肥人多湿”“胖人多痰”，加之饮食失节、嗜食烟酒等助火之品，日久化热，痰热胶结，二者互相依附、互为因果，从而形成一种新的复合致病因素——痰热。《名医指掌·痰证》云：“痰即有形之火，火即无形之痰。未有有痰而无火，未有有火而无痰者也……痰胜，则泛滥洋溢，以生诸病。火胜，则煎熬攻击，以生诸病。痰随火而升降，火领痰而横行。火者，助痰为虐之贼也。”痰因于热而弥结，热依于痰而难以消散，以致热与痰互相依附，成为本病的基本病理变化。所以在临床诊疗过程中，可以将肥胖、体重的变化作为本病症的简明测评指标，以进行早期治疗干预，做到未病先防。

5. **适量运动**　美国在对 7735 名中年男性长达数十年的观察研究中发现，体育锻炼可防治高血压、动脉硬化与脑血管病的发生。因此，提倡多参加体育锻炼。老年人应经常散步，参加娱乐活动等。但应量力而行，循序渐进。散步时应自然放松，逐步加快。对健康老人来说，开始进行健身走的时间不少于半小时，如果自我感觉良好，无呼吸困难，可逐步延长散步时间。

（六）单味中药研究

1. **绞股蓝**

【性味】性微寒，味苦、微甘。

【功效】消炎解毒，止咳祛痰。

【现代研究】

（1）主要成分：绞股蓝（Gynostemmapentaphyllum，GP）的主要有效成分为绞股蓝总皂苷（GPS），现已发现80余种，其中绞股蓝皂苷Ⅲ、Ⅳ、Ⅷ、Ⅻ分别为人参皂苷（Gin）Rb1、Rb2、Rd、F2，还得到了人参皂苷Rb3、k等。另外，多糖也是绞股蓝中含量比较多的化学成分，还有黄酮类化合物，甾醇，各种氨基酸和微量元素。但生长在江西、陕西秦岭以南的绞股蓝，其化学成分主要为黄酮，黄酮中主要为芦丁和槲皮素。

（2）主要药理作用

1）降血脂作用：王树桂等观察复方绞股蓝胶囊对实验性高脂血症小鼠的降血脂作用和机理，结果显示，大、小剂量复方绞股蓝胶囊均能提高高血脂小鼠的SOD活性和降低MDA含量，降低高血脂小鼠体重，对血清总胆固醇（TC）、甘油三酯（TG）、低密度脂蛋白胆固醇（LDL–C）的含量有明显降低作用，及对高密度脂蛋白胆固醇（HDL–C）有升高作用，说明复方绞股蓝胶囊有调节高血脂小鼠脂质紊乱的作用。黄雪萍以辛伐他汀为对照，观察GP对高脂血症的疗效和安全性，结果显示，GP调脂疗效确切，在降低血清TC、TG、LDL–C方面有明确疗效，接近辛伐他汀，且不良反应少见，值得临床推广应用。

2）抗心肌缺血及再灌注损伤的保护作用：GP能降低心肌的MDA含量，保护心肌SOD及心肌磷酸激酶（CPK）活性，同时抑制再灌注引起的CPK活性增强和血清乳酸脱氢酶（LDH）的释放，从而保护了因缺血再灌注引起心肌损伤。韩晓燕等采用离心法制备大鼠心、脑组织微粒体酶，以比色法测定Na^+-K^+-ATP酶活力，通过酶动力学研究方法分析GP对心、脑微粒体Na^+-K^+-ATP酶活性的抑制作用。结果发现，GP以浓度依赖方式通过抑制心、脑Na^+-K^+-ATP酶活性而发挥其强心作用和中枢抑制作用。郑国豪等将16只大鼠随机分为4组：假手术组（Sham组），缺血再灌注组（I/R组），绞股蓝组（GP组），丹参对照组（SM组）。采用链霉亲和素–生物素–酶复合物（SABC）免疫组化检测心肌肿瘤坏死因子（TNF-α）的表达。结果I/R组TNF–α表达明显升高（$P<0.01$），GP组TNF–α表达较I/R组明显下降（$P<0.01$），表明GP对大鼠心肌缺血再灌注损伤的保护作用与抑制TNF–α表达有密切关系。

3）抗动脉粥样硬化：史晓等研究绞股蓝总苷对颈动脉粥样硬化的干预作用，同时应用超声颈动脉成像技术，选用IMT及斑块面积指标，结合血脂变化，观察绞股蓝对消退和稳定颈动脉粥样硬化斑块，调节血脂的治疗作用。以40个临床病例治疗前后比较，显示绞股蓝能明显降低颈动脉IMT和减轻颈动脉粥样硬化斑块面积，降低血清中TC、LDL–C含量，升高HDL–C水平。谭华炳等研究绞股蓝对高胆固醇饲料饲养兔动脉粥样硬化的影响，结果示绞股蓝干预组和辛伐它汀组的动脉粥样硬化面积和程度，以及甘油三酯、胆固醇和低密度脂蛋白、C反应蛋白，均显著低于对照组，而且绞股蓝组和辛伐它汀组比较无显著差异，表明清热解毒中药绞股蓝，对高胆固醇饲料饲养兔动脉硬化与辛伐他汀有相似的干顶作用，干顶作用与调节血脂代谢、抑制炎症反应有关。

4）降血糖作用：绞股蓝总皂苷（GP），体外对淀粉酶有一定的抑制作用，而淀粉酶可促进消化道内的淀粉水解为单糖，使单糖的吸收增加，血糖升高；对四氧嘧啶致糖尿病大鼠灌胃后血糖水平有显著降低，提示在体内外都有一定的降血糖作用。魏守蓉等研究表明，GPS对糖尿病大鼠体内外实验都显示出稳定的降糖活性，且与一般降糖药不同的是对正常血糖无影响，其降糖机制可能与其刺激胰岛素的释放或促胰岛炎恢复、抑制α淀粉酶、延缓碳水化合物在小肠的吸收有关。

5）抗氧化、抗衰老作用：刘青青等研究绞股蓝提取液对自然衰老小鼠血液中超氧化物歧化酶（SOD）活性和抑制羟自由基（OH^-）能力的影响，结果表明，绞股蓝提取液明显提高老龄小鼠血液中SOD活性，增强了老龄小鼠血液中抑制OH^-能力，从而恢复老年机体自由基代谢的平衡。杨阳等报道，服用GPS片的力竭运动大鼠全血血清丙二醛（MDA）含量明显升高，谷胱甘肽过氧化物酶（GSH–PX）、超氧化物歧化酶（SOD）活性显著下降，证实GPS有较好的抗衰老功效。

6）免疫调节作用：已有的研究表明，GPS可明显增强非特异性免疫功能。段氏等研究发现给小鼠不同剂量的GPS灌胃，可通过增强巨噬细胞的吞噬功能而显著提高正常机体非特异性免疫能力，且存在一定剂量效应。张海燕等研究发现GPS可以增强正常小鼠淋巴细胞的增殖，提高免疫器官指数，提高小鼠血清溶血素含量，说明其对增强细胞免疫和体液免疫有促进作用。周俐等用绞股蓝总苷作为免疫增强剂治疗免疫低下小鼠模型，观察非特异性免疫功能的变化。结果显示模型小鼠血清指数明显下降，对照组及绞股蓝高、中剂量组非特异性免疫功能指标明显增强，作用强度相似。

7）对肝脏的保护作用：绞股蓝在肝脏疾病中的应用也得到了广泛的推广。肝纤维化是多种慢性肝病发展至肝硬化的必由之路，在肝脏的纤维化发生机理中，自由基起着重要的作用。自由基清除剂能有效预防肝纤维化的形成，GPS是一种高效的自由基清除剂。孙晓娜等，研究GPS胶囊和甘利欣胶囊治疗脂肪肝的临床疗效，并对治疗前后的血脂及转氨酶进行比较，发现GPS组降血脂作用显著，而转氨酶无明显变化；GPS联合甘利欣组降脂降酶作用显著（$P<0.01$），表明两者联合应用，是治疗脂肪性肝炎的有效手段。陈几香报道，绞股蓝总皂苷对大白鼠急性肝损伤具有降酶作用，能促进肝细胞再生，再生度为40%。万丽等研究发现，白蛋白攻击注射可显著升高肝纤维化大鼠血清中谷丙转氨酶、总胆红素、总胆汁酸水平，减少白蛋白攻击所致的胶原纤维形成，改善大鼠肝纤维化所致的病理损伤。

8）抗肿瘤作用：杨明辉研究发现，GPS作用于人肝细胞（Huh–7）24小时后，64%的Huh–7细胞发生凋亡，而纤维细胞凋亡率较低，细胞凋亡抑制基因bcl–2表达随GPS浓度增加而逐渐减少，而bc1–XL和Bax蛋白则相反。结果表明，GPS能诱导人肝细胞瘤细胞凋亡，其分子机制与上调促凋亡蛋白Bax和下调抑凋亡蛋白Bc1–2的表达有关。刘侠对Lewis肺癌荷瘤小鼠进行GPS给药，结果发现，其脾淋巴细胞数目与外周血及脾自然杀伤细胞（NK）均明显升高，说明GPS的抗肿瘤作用与其能增强机体的免疫功能有关。

2. 银杏叶

【性味归经】性平，味甘、苦、涩，归心、肺经。

【功效】具有敛肺平喘，活血化瘀，止痛的功能。用于肺虚咳喘；冠心病，心绞痛，高脂血症的治疗。

【现代研究】

（1）主要成分：银杏叶的成分包括黄酮类、萜类内酯、聚异戊烯醇类、有机酸、烷基酚和烷基酚酸、甾体化合物、氨基酸和微量元素在内的100多种化学成分。黄酮类除槲皮素、山奈素、异鼠李素等苷类以外，还包括20多种其他的黄酮类成分。萜烯类包括银杏内酯A、B、C和白果内酯。

（2）主要药理作用

1）降低血脂、预防动脉粥样硬化：研究显示，银杏叶提取物可显著降低血清甘油三酯（TG）和低密度脂蛋白胆固醇含量。大白鼠腹腔注射银杏叶提取物总黄酮后40天，血清TG含量明显降低。高书荣等观察银杏叶片对老年颈动脉粥样硬化斑块的疗效，选择老年对颈动脉粥样硬化斑块合并脑梗死68例，该观察证实，较长时间口服银杏叶片，有助于缩小或稳定颈动脉粥样硬化斑块，减轻颈动脉粥样硬化的进展，从而降低脑梗死的发病率。宋盛青等观察天保宁（主要成分为银杏叶提取物，每粒装0.2g，每片含总黄酮醇苷9.6mg）颈动脉粥样硬化患者颈动脉超声相关指标的影响，将经颈动脉超声证实有颈动脉粥样硬化的患者，随机分为治疗组和对照组。对照组单用西药基础治疗，治疗组在对照组治疗的基础上加用天保宁胶囊口服，两组患者均连续治疗6个月。结果示治疗组颈动脉内膜－中层厚度、斑块总积分、双侧颈总动脉收缩期峰值血流速度均明显减少，与治疗前及对照组治疗后比较，差异有统计学意义；但双侧颈总动脉舒张末期最小血流速度和阻力指数，与治疗前及对照组治疗后比较，差异无统计学意义。而对照组治疗前后颈动脉内膜－中层厚度、斑块总积分、双侧颈总动脉收缩期峰值血流速度，和双侧颈总动脉舒张末期最小血流速度和阻力指数均无明显改善。

2）抗氧化、清除自由基：缺氧、老化、动脉粥样硬化、神经退行性疾病甚至肿瘤的发生发展，均与氧自由基毒性有关。黄酮类化合物是天然抗氧化剂家族的重要成员之一，银杏叶提取物中的黄酮类化合物能清除超氧阴离子、羟自由基、一氧化氮、脂质过氧化自由基等，从而抑制氧自由基反应和脂质过氧化反应，抑制丙二醛等毒性物质的生成；还可参与调节自由基反应酶的活性，减缓氧自由基和脂质过氧化损伤。

3）拮抗血小板活化因子（PAF）、改善血液流变性、扩张血管：PAF是由血小板和多种炎症组织分泌产生的内源性磷脂，是迄今发现的最有效的血小板聚集诱导剂。PAF的生物效应是通过PAF作用于细胞膜上的PAF受体而产生的，银杏内酯作为PAF受体的特异性拮抗剂具有广泛的药理作用。银杏叶提取物能拮抗PAF引起的血小板异常聚集和血栓形成，从而降低血浆黏度和全血黏度；银杏内酯是花生四烯酸诱导的血小板聚集和血栓素A2形成的弱抑制剂，可预防PAF诱导的血小板聚集和血栓素增加。

4）保护心脑血管：动物实验显示，银杏叶总黄酮可明显降低心肌梗死兔ECG中ST段异常抬高的幅度及病理性Q波，并显著抑制心肌组织磷酸肌酸激酶的释放；预先用银杏叶总黄酮可使心肌梗死范围明显缩小，对心肌缺血性损伤有保护作用。深低温停循环间断灌注银杏叶提取物脑保护液，能保证脑组织氧供，减少停循环及恢复循环后颈内静脉血乳酸含量，减少脑组织含水量，减轻长时间深低温停循环造成的脑组织损伤。

（七）名医论点

何世英：中国近、当代名老中医，中医临床家，中医理论教育家，中医脑病学科创始人，中国新医药学理论奠基人之一。

天津市名老中医何世英主任医师，认为眩晕一证，无论现代医学分为的真性眩晕即耳源性眩晕，还是假性眩晕（其他疾病引起的眩晕），中医辨证均宜先分虚实。实证易治，虚证难医。临床所见真性眩晕以实证居多，为肝阳上扰、痰火上逆，或虚实夹杂等。假性眩晕属实者，或为肝风内动，或为痰湿中阻，或为瘀血停着。属虚者，或为气血虚损，或为肾精不足等。①肝阳上扰多因情志不舒，肝阴暗耗，肝阳上亢而致眩晕。平肝定眩乃治疗大法，煅磁石与生石决明为首选之药，二药常用量均为30克。白蒺藜、菊花、龙胆草皆为必用之药，白蒺藜、菊花量用15克，龙胆草是实证耳源性眩晕唯一的引经药，肝热明显时用 10 克，肝热不明显只用 5 克。伴轻度血压高加活血药茺蔚子与引热下行之怀牛膝，呕吐严重加竹茹、旋覆花、陈皮、清半夏，耳鸣加蝉蜕，纳差加陈皮、积壳、建曲。②痰火上逆多由痰浊夹火，上蒙清阳而发眩晕。何老每以小陷胸汤加味，屡获奇效。③肝风内动多因肝为风木之脏，主动主升。若风阳升动，上扰清空，则为眩晕。正如《类证治裁》所载："风依于木，木郁则化风，为眩、为晕、为舌麻、为耳鸣、为痉、为痹、为卒中，皆肝风震动也。"治疗以平肝熄风为法，以天麻钩藤饮为主方，加白蒺藜及重镇药煅磁石、紫石英等。白蒺藜清肝明目定眩，既可用于虚证，又可用于实证，是治疗肝风眩晕的要药。头眩而血压高者必用茺蔚子、地龙。④痰湿中阻多因脾虚痰饮内停，上蒙清窍而致眩晕。治疗以化湿消痰为法，以半夏天麻白术汤或温胆汤为主方。何老言不可见痰湿概用半夏。痰稀，涎沫多者用半夏效佳，如痰稠色黄不易咳出，则不宜，若用亦须小量且加天花粉以佐之，否则痰愈稠更不易出。⑤瘀血停着，外伤跌仆，或久病气滞血瘀，血流不畅，脑海供血不足，亦常引起眩晕。治疗以活血化瘀为法，以血府逐瘀汤加减。方中柴胡、桔梗、入胆入肺，非血分药，亦非理气药，故去之。酌加虫类活血药，首选穿山甲，次取土鳖虫，无效时方用水蛭。水蛭活血破瘀，力专而效捷，一般用 10 克即可。⑥气血虚损多因思虑烦劳，内伤心脾，血虚不能上奉于脑而发眩晕。此即《灵枢・口问》篇"上气不足，脑为之不满，耳为之苦鸣，头为之苦倾，目为之眩"之谓。临证时应辨别是气虚为主，或血虚为主。不同情况，制方遣药，亦当有别。以气虚为主者，治疗以益气健脾为法，以补中益气汤为主方，重用黄芪至少 30 克。以血虚为主者，当滋阴养血以定眩。⑦肾精不足多因肾精亏虚，不能上充脑髓而致眩晕。正如《内经》所言"髓海不足，则脑转耳鸣，胫酸眩冒，目无所见，懈怠安卧"。其特点是病久体虚，眩晕不重，耳鸣缠绵，精神萎靡，腰膝酸软，视物昏花，少寐多梦。临床所见肾虚眩晕者，或年高，或久病，往往阴阳俱虚，故宜阴阳双补，又肝肾同源，故补肾同时，亦应养肝。

（八）有效方剂的临床研究

1. **脑心通胶囊**　刘向敏观察脑心通胶囊对颈动脉粥样硬化的临床疗效。将 98 例颈动脉粥样硬化患者，随机分为治疗组和对照组，对照组予常规治疗，治疗组在常规治疗的基础上加用脑心通胶囊每次 3 粒，每日 3 次，两组疗程均为 6 个月。两组患者治疗前后以彩色多普勒超声检查颈动脉内膜中层厚度（IMT），以及斑块情况，包括斑块最大厚度（Tmax）、横切面最大面积（Smax）及斑块个数和斑块体积等，并检查血糖和血脂，同时记录不良事件的发生情况。结果，治疗组治疗前后比较，IMT、Tmax 变薄，Smax 缩小，斑块体积变小（$P<0.05$），对照组治疗前后差异无统计学意义（$P>0.05$），治疗后两组间比较差异有统计学意义（$P<0.05$ 或 $P<0.01$），两组治疗后斑块个数均无明显变化（$P>0.05$）。随访 1 年，治疗组脑血管不良事件较对照组明显减少（$P<0.05$）。所以，认为脑心通胶囊可以明显减轻颈动脉粥样硬化病变，减少脑血管疾病发生，有效防治脑血管疾病。

2. **软脉消斑汤**　彭志国等为评估软脉消斑汤减缓颈动脉粥样硬化病变进程的作用，用彩色多普勒超声技术检测出 45 例颈动脉粥样硬化患者，随机分为治疗组（30 例）和对照组（15 例），治疗组采用软脉消斑汤（附子、姜黄、蒲黄、泽泻、生地黄等）口服，对照组采用血府逐瘀汤口服，疗程均为 24 周。结果两组患者颈动脉增厚与斑块均有消退，血液流变学状态及血脂代谢明显改善，治疗组中医证候疗效明显优于对照组（$P<0.01$）。得出结论，软脉消斑汤可减轻颈动脉粥样硬化，同时改善症状和血液流变学状态，调控血脂。

3. **通心络** 梁萍等观察有颈动脉粥样硬化斑块的脑供血不足患者用通心络治疗后脑血流量（CBF）和斑块的改善情况。对50例有颈动脉粥样硬化斑块的脑供血不足患者服用通心络胶囊，每次4粒，每日3次，疗程为6个月，治疗前后采用彩色多普勒观察颈动脉斑块及CBF的变化，并与30例同年龄组的健康体检者进行比较。结果示通心络治疗后，CBF明显增加，差异有统计学意义（$P<0.01$）；在软斑块转为硬斑块和软斑块体积缩小和数目减少等方面比治疗前效果好，但差异无统计学意义（$P>0.05$）。所以，认为通心络能有效增加颈动脉粥样硬化患者局部CBF和缓解临床症状，对斑块质地有一定改善作用。

六、脑动脉粥样硬化性疾病的中医治疗

脑动脉粥样硬化性疾病是全身动脉硬化的一部分，是指脑动脉管壁变性所引起的慢性进行性脑机能障碍、精神障碍和局灶性损害等慢性脑病症候群，是引起脑血管意外的主要病因。中医无脑动脉硬化症的病名，但根据本病临证多以眩晕、头痛、失眠健忘、肢体麻木、活动无力、言语不清、思维迟钝等特征及其发展演变规律，归属于“眩晕、头痛、不寐、健忘”等范畴，与“中风、痴呆”有因果关系。

（一）病因病机

中医学认为，脑动脉硬化主要与肾虚、脾虚、血瘀、肝风、痰浊有关，可概括为“虚”“痰”“瘀”。

就“虚”而言，既非单纯的虚，往往是“虚中夹实，虚实并存”。“虚”往往是发病的基础，是所有患者的共同表现。正如张景岳所云“无虚不作眩”。虚的本质要责之于肾、脾、肝诸脏的阴阳虚损。肾为先天之本，藏精生髓，或先天不足，或老年肾亏，或久病伤肾，或房劳过度，导致肾精亏耗，不能生髓，而脑为髓之海，髓海失养，上下俱虚，为本病发病根本；肾阳虚衰，不能化气行水，致水湿停于脉道，瘀阻血脉；脾虚运化失司，清阳不展，水湿内停，凝聚为痰；久病不愈，耗伤气血，或失血之后，虚而不复，或素体脾胃虚弱，血虚则脑失所养；肝肾阴虚，水不涵木，肝阳上亢；或因长期忧郁恼怒，气郁化火，使肝阴暗耗，阴虚阳亢，出现眩晕等症状。

“痰”往往是本虚状态下一种病理产物，且常与脾肾两脏相关，正如《景岳全书·痰饮》所云“五脏之病，虽俱能生痰，然无不由乎脾肾。盖脾主湿，湿动则为痰。肾主水，水泛亦为痰。故痰之化，无不在脾，而痰之本，无不在肾”，故脾肾两虚是化生痰湿、痰热的根本。如果平素嗜酒肥甘，饥饱劳倦，伤于脾胃，健运失司，以致水谷不化精微，聚湿生痰，痰湿中阻，则清阳不升，浊阴不降，引起头晕、头目不清等症状；痰湿郁而化热，痰火上逆，扰动清窍，则引起眩晕的症状。故本病常以诸脏虚损为根本，化生痰湿，上扰清窍，或在外邪的侵犯下，内阻于血脉而发病。

“瘀”是本病发病的直接因素，也是在各种因素下的病理产物。即便现代医学，无论是临床的舌、脉症或实验室检查的血流变学、甲皱微循环、血管内皮病理均可支持有瘀血的存在，有人单从活血化瘀法治疗脑动脉硬化症也取得了满意疗效，可以认为瘀血贯穿其始终。

在脑动脉硬化的发病过程中，“虚”“痰”“瘀”三者是相互联系又或相互依存，其证候或由实转虚，或由虚生实，但以虚实夹杂多见。故本病是以脾、肾、肝各脏的虚损，痰浊、瘀血等病理产物的产生，以及衰老、饮食习惯、七情内伤等因素影响下而发病。

（二）治疗原则

脑动脉硬化症一般都归之于肝肾亏虚、脾虚痰湿、气滞血瘀、痰热互结等，即属本虚（肝、肾、脾不足）、标实（痰湿、痰热、气滞血瘀）之病证。根据本虚标实的病机，治疗原则是滋肾养肝健脾、祛痰化瘀。因为本病的关键是肝肾不足，脾运不健，因此，治疗中以滋肾养肝运脾为主，体现了治病求本的指导思想。脑动脉硬化症的发生乃积渐而成，因肝肾不足，脾运失调，导致痰浊内生，日久导致痰阻血瘀，痰形乃结，痰阻脉络，脑窍失养，灵机失运，所以治疗时又应注意化痰开窍、祛瘀安神。

因肝肾不足，肝木失涵，肝阳易亢，故本病的治疗，常佐以平肝之品，又因痰瘀痹阻，易滞气机，宜加用行气之药。

本病是引起脑血管意外的主要原因，如果患者存在引起动脉硬化的危险因素，应该进行一级预防，防止疾病进一步发展和转化。由于本病多为虚实夹杂，治疗上应标本兼治，一般根据其虚实标本之主次，病情之轻重，病位之不同，以及常见证候及表现特点而辨证施治。

（三）辨证论治

1. 气虚血瘀证

【主症】头晕目眩，耳鸣耳聋，视物昏瞀，神疲乏力，舌暗，舌脉怒张或迂曲，脉涩或弱。

【次症】气短，少气或懒言，潮热，自汗，肌肤甲错，肢体麻木，唇龈暗红，舌胖大，舌脉青紫或紫红。

【治法】益气升阳，活血化瘀。

【方剂】补中益气汤（《内外伤辨惑论》）和通窍活血汤（《医林改错》）加减。药用：黄芪 15g，炒白术 15g，党参 15g，升麻 6g，柴胡 12g，橘皮 12g，桃仁 15g，红花 15g，当归 15g，赤芍 15g，川芎 15g，甘草 10g。

【加减】兼口渴咽干属于阴虚证候者，加麦冬 15g；兼心悸心烦属于热蕴证候者，加黄连 6g，生龙骨 30g；头痛甚属于瘀重者，加丹参 15g，红景天 12g，葛根 15g。

2. 气血两虚型

【主症】头晕头痛，动则加重，行走无力，肢体麻木。

【次症】腰膝酸软，唇甲不华，少寐，舌质淡，脉弦细。

【治法】益气补血，安神通络。

【方剂】归脾汤（《正体类要》）加减。药用：白术 15g，当归 20g，白茯苓 15g，黄芪 15g，远志 15g，龙眼肉 15g，炒酸枣仁 30g，人参 9g，木香 6g，炙甘草 6g。

【加减】若少食便溏者，加薏苡仁 30g，砂仁 10g，神曲 15g，增加健脾和胃之力；血虚甚者，加阿胶 10g；肢体麻木甚者，加鸡血藤 20g。

3. 肾精不足型

【主症】头晕耳鸣，神疲乏力，伴有失眠多梦，肢软无力。

【次症】健忘，自汗盗汗；偏阴虚者五心烦热，口干舌燥，舌质红，脉弦细数；偏于阳虚者四肢不温，形寒怕冷，少腹拘急，小便不利，舌质淡，脉沉细无力。

【治法】补肾益智，填精益髓；偏阴者，补肾滋阴；偏阳虚者，补肾助阳。

【方剂】六味地黄丸（《小儿药证直决》）或肾气丸（《金匮要略》）加减。药用：熟地黄 20g，山药 20g，菟丝子 20g，龟板 15g，桑寄生 30g，五味子 15g，茯苓 20g，泽泻 15g。

【加减】若伴五心烦热属于阴虚证者，可加知母 20g，黄柏 5g，牡丹皮 20g，菊花

15g；若偏阳虚者，用肉桂 3g，炮附子 6g。

4. 肝阳上亢型

【主症】头晕目胀，耳鸣，因疲劳或恼怒而头晕、头痛加剧，急躁易怒。

【次症】腰膝酸软，口苦，五心烦热，盗汗，目干涩或视物模糊，舌淡红，苔黄，脉弦细。

【治法】平肝潜阳，滋养肝肾。

【方剂】天麻钩藤汤加减（《中医内科杂病证治新义》）。药用：天麻 20g，钩藤 20g（后下），决明子 20g，栀子 9g，黄芩 9g，牛膝 12g，杜仲 9g，生地黄 20g，益母草 9g，桑寄生 20g，丹参 15g，夜交藤 20g，菊花 20g，枸杞子 12g。

【加减】若有眩晕急剧，泛泛欲呕，手足麻木，甚则震颤，表现动风之势者，可加龙骨 20g，牡蛎 20g，珍珠母 20g 以镇肝熄风；肝火上炎者，加夏枯草 20g，野菊花 20g。

5. 痰浊阻滞型

【主症】头晕耳鸣，目胀，头重如蒙，胸闷痞闷，肢体沉重。

【次症】恶心，乏力，口干口苦，形体肥胖，纳呆，失眠，舌质淡，边有齿痕，舌苔白腻或黄腻，脉濡滑。

【治法】健脾化痰，息风通络。

【方剂】半夏白术天麻汤加减（《医学心悟》）。药用：半夏 10g，白术 15g，天麻 10g，陈皮 10g，甘草 6g，川芎 10g，熟地黄 15g，茯苓 15g，何首乌 15g。

【加减】若头晕较甚伴呕吐者，加竹茹 10g，瓜蒌 15g，宽胸止吐；若脘闷不食，加白蔻仁 6g，砂仁 6g 后下；若耳鸣、失眠甚者，加郁金 15g，石菖蒲 15g，葱白 10g，以通阳开窍；若头目胀痛、心烦口苦、渴不欲饮、苔黄腻、脉弦滑者，宜温胆汤加以黄芩、黄连等苦寒燥湿之品，以化痰泄热。

6. 痰瘀互结证

【主症】头部刺痛或胀痛，头痛日久，头晕。

【次症】记忆力减退，失眠，语言障碍，肢体麻木，心烦，震颤，精神萎靡，舌暗苔厚腻，舌下络脉怒张，舌瘀点或斑，脉滑。

【治法】活血化瘀，理气化痰。

【方剂】血府逐瘀汤（《医林改错》）合二陈汤（《太平惠民和剂局方》）加减。药用：桃仁 12g，红花 12g，赤芍 12g，川芎 10g，生地 12g，桔梗 12g，柴胡 12g，枳壳 12g，半夏 9g，陈皮 12g，茯苓 20g，甘草 3g。

【加减】兼心悸心烦属于热邪内蕴者，加黄连 9g；若属于阴虚者，当慎用温燥行气之品，上方去川芎、桔梗、柴胡、枳壳，加用玫瑰花 15g，合欢花 15g 等行气而不伤阴之品；若头痛日久者，加升麻 6g，薄荷 9g，五味子 9g 以通窍止痛。

（四）中成药

1. 气虚血瘀证

（1）脑心通胶囊

【组成】黄芪、水蛭、丹参、桃仁、红花、川芎、地龙、牛膝、全蝎、乳香等。

【功效】益气活血，化瘀通络。

【适应证】用于气虚血滞，脉络瘀阻引起的中风中经络，半身不遂，肢体麻木、口眼歪斜，舌强言謇，及胸痹心痛，胸闷、心悸、气短；脑梗死、冠心病，心绞痛属上述证候者。

【剂型规格】胶囊剂，每粒重 0.4g。

【用法用量】口服，每次 4 粒，每日 3 次。

（2）诺迪康胶囊

【组成】圣地红景天。

【功效】益气活血，通脉止痛。

【适应证】用于气虚血瘀所致胸痹，表现为胸闷，刺痛或隐痛，心悸气短，神疲乏力，少气懒言，头晕目眩等症。

现代药理研究：本品对大鼠实验性心肌缺血有治疗作用，亦可改善心血管功能，降低心肌耗氧量，调节血液流变性，抑制血小板聚集及血栓形成，亦有一定降血脂作用。

【剂型规格】胶囊剂。每粒重 0.28g。

【用法用量】口服，每次 1 ～ 2 粒，每日 3 次。

（3）补阳还五颗粒

【组成】生黄芪、当归尾、赤芍、地龙、川芎、红花、桃仁。

【功效】补气活血，祛瘀通络。

【适应证】适用于正气亏虚，血运不利，以致脉络瘀阻，筋脉肌肉失养所致的半身不遂之证。

【剂型规格】颗粒剂（冲剂）配胶囊。

【用法用量】每服颗粒剂（冲剂）1 袋，用热开水冲服，配胶囊 1 粒，日服 3 次。

2. 气血两虚型

（1）八珍丸

【组成】人参、白术、茯苓、甘草、熟地黄、当归、白芍、川芎。

【功效】调补气血。

【适应证】用于气虚血亏。症见气短懒言，面色苍白或萎黄，形体消瘦，四肢倦怠，心悸怔忡，头目眩晕，以及妇女气血两虚月经不调等症。

【剂型规格】大蜜丸：每丸重 9g；水蜜丸。煎膏剂，每瓶装 250g；口服液：每支装 10ml，每瓶装 100ml，500ml；颗粒剂：每袋装 8g（含糖型），3.5g（无糖型）；袋泡茶：每袋装 2.4g。

【用法用量】蜜丸：口服，大蜜丸每次 1 丸，水蜜丸每次 8 丸，每日 2 次。煎膏剂：口服，每次 15g，每日 2 次。口服液：口服，每次 10ml，每日 2 次。颗粒：开水冲服，每次 1 袋，每日 2 次。袋泡茶：开水泡服，每次 2 袋，每日 2 次。

【临床新用】常用于贫血、低血糖性晕厥、视神经萎缩、疮疡久溃不愈，以及妇女月经不调、痛经、功能性子宫出血、习惯性流产、产后体倦发热、重症肌无力等属气血两虚者。

（2）人参归脾丸

【组成】人参、黄芪、桂圆肉、当归、白术、甘草、木香、茯苓、远志、酸枣仁等。

【功效】益气补血，健脾养心。

【适应证】思虑过度，劳伤心脾。症见心悸怔忡、健忘失眠、食少便溏、身体疲倦、面色萎黄、舌质淡、苔薄白、脉细弱，以及妇女月经超前，量多色淡，或淋漓不止者。

【剂型规格】蜜丸，每丸重 9 克。

【用法用量】每服 1 丸，日服 2 次，温开水送服。

按本品重在调补心脾气血不足，且兼有养心安神之功。药中少佐理气之品，以使补气不壅滞，补血不滋腻，故双补气血之效尤佳。

（3）枕中健脑液

【组成】龟板、黄芪、远志等。

【功效】补气养血，健脑益智，宁心安神。

【适应证】用于早期脑动脉硬化兼气血两虚型及肝肾不足型。

【剂型规格】口服液，每支 10ml。

【用法用量】每次 10m1，早晚各 1 次。

3. 肾精不足型

（1）六味地黄丸

【组成】熟地黄、山茱萸、山药、泽泻、牡丹皮、茯苓。

【功效】滋补肝肾。

【适应证】用于肝肾阴虚。症见身体消瘦，腰酸腿软，头晕目眩，耳鸣，遗精盗汗，舌燥咽痛，口渴等。

【剂型规格】大蜜丸，每丸重 9g。水丸，每袋装 5g。煎膏剂。胶囊剂，每粒装 0.3g。浓缩丸。口服液，每支装 10ml。颗粒剂，每袋装 5g。

【用法用量】蜜丸：口服，水蜜丸每次 6g，小蜜丸每次 9g，大蜜丸每次 1 丸，每日 2 次。水丸：口服，每次 5g，每日 2 次。煎膏剂：温开水冲服，每次 10 ～ 15g，每日 2 次。片剂：口服，每次 8 片，每日 2 次。胶囊：口服，每次 8 粒，每日 2 次。浓缩丸：口服，每次 8 丸，每日 3 次。颗粒：开水冲服，每次 5g，每日 2 次。口服液：口服，每次 10ml，每日 2 次，儿童酌减或遵医嘱。

【临床新用】属于肝肾阴虚诸证的各科疾病：内科病，如慢性高血压、神经衰弱，病理性室性早搏；泌尿生殖系统疾病，如慢性肾炎、肾病综合征、乳糜尿、石淋、肾结石、输尿管结石、血尿、血淋、慢性尿路感染；内分泌系统病，如糖尿病、甲状腺功能亢进；小儿发育不良、眼病，如瞳孔散大症、耳聋、鼻干燥症、变态反应性鼻炎、口腔病等。

（2）杞菊地黄丸

【组成】枸杞子、菊花、熟地黄、山茱萸（制）、牡丹皮、山药、茯苓、泽泻。

【功效】滋肾养肝。

【适应证】肝肾阴亏，眩晕耳鸣，羞明畏光，迎风流泪，视物昏花。

【剂型规格】大蜜丸，每丸重 9g。浓缩丸，每 8 丸相当于原生药 3g。口服液，每支装 10ml。胶囊，每粒装 0.3g。片剂。

【用法用量】蜜丸：口服，水蜜丸每次 6g，小蜜丸每次 9g，大蜜丸每次 1 丸，每日 2 次。浓缩丸：口服，每次 8 丸，每日 3 次。口服液：口服，每次 10ml，每日 2 次。胶囊：口服，每次 5 ～ 6 粒，每日 3 次。片剂：口服，每次 3 ～ 4 片，每日 3 次。

【临床新用】临床用于治疗神经衰弱，球后视神经炎，视神经萎缩，中心性视网膜炎，慢性青光眼等。

（3）归芍地黄丸

【组成】当归、白芍（酒炒）、熟地黄、山茱萸（制）、牡丹皮、山药、茯苓、泽泻。

【功效】滋肝肾、补精血，清虚热。

【适应证】用于肝肾两亏，阴虚血少，头晕目眩，耳鸣咽干，午后潮热，腰腿酸软，脚跟疼痛。

【剂型规格】大蜜丸，每丸重 9g。

【用法用量】口服，水蜜丸每次 6g，小蜜丸每次 9g，大蜜丸每次 1 丸，每日 2 ～ 3 次。

【临床新用】临床用于肺结核、甲状腺功能亢进、糖尿病、神经衰弱、妇女月经不调，产后病后虚弱，贫血，吐血失血后血少体衰等属于肝肾两亏，阴虚血少者。

（4）大补阴丸

【组成】熟地黄、龟板（制）、黄柏（盐炙）、知母（盐炙）、猪脊髓。

【功效】滋肾水，降虚火。

【适应证】用于肾阴不足，相火偏亢。症见骨蒸潮热，盗汗遗精，腰酸脚弱，眩晕耳鸣，或五心烦热，或咳嗽咯血等症。

【剂型规格】大蜜丸，每丸重 9g。水蜜丸。

【用法用量】蜜丸：口服，每次 6g，每日 2 ～ 3 次。水蜜丸：口服，每次 6 ～ 9g，每日 2 ～ 3 次。

【临床新用】可治疗肺结核、肾结核、骨结核、甲状腺功能亢进、糖尿病、神经衰弱、妇女更年期综合征、肾盂肾炎、附睾炎。

（5）左归丸

【组成】熟地黄、枸杞子、怀牛膝、山茱萸、山药、鹿角胶、龟板胶、菟丝子。

【功效】补肝肾，益精血。

【适应证】用于肝肾虚弱，精血不足。症见形体消瘦，腰膝酸软，目暗耳鸣，骨蒸盗汗，遗精等症。

【剂型规格】大蜜丸，每丸重 9g；小蜜丸，每 100 粒重 30g。

【用法用量】口服，大蜜丸每次 1 丸，小蜜丸每次 30 粒，每日 2 次。

【临床新用】临床用于治疗贫血、佝偻病、耳源性眩晕、腰肌劳损等。

（6）精乌胶囊

【组成】何首乌、黄精、女贞子、墨旱莲。

【功效】补肝肾，益精血，壮筋骨。

【适应证】用于脑动脉硬化症见肝肾不足证者。

【剂型规格】胶囊剂，每粒装 45g。

【用法用量】口服，每次 2 粒，每日 2 ～ 3 次，2 周为 1 个疗程。

4. 肝阳上亢型

（1）镇肝熄风胶囊

【组成】怀牛膝、代赭石、龙骨、牡蛎、龟版、玄参、天冬、白芍、川楝子、茵陈、生麦芽。

【功效】镇肝熄风，育阴潜阳。

【适应证】适用于肝肾阴虚，肝阳上亢，气血逆乱导致的卒中后遗症。

【剂型规格】胶囊剂。

【用法用量】口服，每服 3 ～ 4 粒，日服 3 次。温开水送服。

（2）心脑静片

【组成】莲子心、珍珠母、槐米、黄柏、木香、黄芩、夏枯草、钩藤、龙胆、淡竹叶、铁丝威灵仙、天南星（制）、甘草、牛黄、朱砂、冰片。

【功效】清心镇惊，安神益脑，疏通经络，防治中风。

【适应证】用于高血压、肝阳上亢引起的头晕目眩，烦躁不宁，风痰壅盛，言语不清，手足不遂等症。

【剂型规格】片剂，每片重 0.4g。

【用法用量】口服，每次 4 片，每日 1～3 次。

【使用注意】孕妇忌服。

5. 痰浊阻滞型

（1）血脂康胶囊

【组成】红曲。

【功效】除湿祛痰，活血化瘀，健脾消食。

【适应证】用于脾虚痰瘀阻滞，症见气短、乏力、头晕、头痛、胸闷、腹胀、食少纳呆等；也可用于由高脂血症及动脉粥样硬化引起的心脑血管疾病的辅助治疗。

【剂型规格】胶囊剂，每粒装 0.3g。

【用法用量】口服，每次 2 粒，每日 2 次，早晚饭后服用；轻、中度患者每日 2 粒，晚饭后服用或遵医嘱。

（2）牛黄清心丸

【组成】山药、白术、人参、甘草、干姜、大枣、当归、川芎、白芍、麦冬、生阿胶、肉桂、黄芩、六神曲、大豆黄卷、防风、柴胡、白蔹、蒲黄、桔梗、苦杏仁、茯苓、牛黄、羚羊角、水牛角粉、朱砂、麝香、冰片、雄黄。

【功效】清热豁痰、定惊开窍，息风通络，补益气血。

【适应证】适用于中风痰热内盛者。

【剂型规格】大蜜丸，每丸重 3g。

【用法用量】口服，每次 1 丸，每日 1 次。

6. 痰瘀互结证

（1）绞股蓝总苷胶囊

【组成】绞股蓝总苷。

【功效】养心健脾，益气活血，除痰化瘀，降血脂。

【适应证】适用于心脾两虚，痰停血瘀引起，心悸气短，胸闷肢麻，眩晕头痛，健忘耳鸣，自汗乏力或脘腹胀满等，以及高脂血症，各型脑动脉硬化症。

【剂型规格】胶囊剂，片剂。

【用法用量】胶囊剂：口服，每次 1 粒，每日 3 次，或遵医嘱。片剂：口服，每次 2～3 片，每日 3 次，或遵医嘱。

（2）脑血栓片

【组成】红花、桃仁、赤芍、丹参、当归、川芎、水蛭、土鳖虫、黄羊角、牛黄等。

【功效】具有活血化瘀，平肝熄风，通络醒脑之功。

【适应证】适用于肝阳上亢兼有血行不畅导致的卒中后遗症。

【剂型规格】片剂，每片重 0.3 克。

【用法用量】口服，每服 4 片，日服 2 次。

（3）消栓再造丸

【组成】三七、血竭、安息香、苏合香、川芎、人参、沉香、天麻、金钱白花蛇。

【功效】活血化瘀，祛风通络，补气养血之功。

【适应证】肢体偏瘫，半身不遂，口眼歪斜，言语障碍，胸中郁闷，血脂增高等症。

【剂型规格】蜜丸，每丸重 9 克。

【用法用量】口服，每服 1 ～ 2 丸，日服 2 次。

（4）乐脉颗粒剂

【组成】丹参、川芎、红花、山楂等。

【功效】活血化瘀，疏通经络之功。

【剂型规格】颗粒剂，每包 3 克。

【用法用量】口服，每服 1 ～ 2 包，日服 3 次。温开水送服。

（5）脉血康胶囊

【组成】水蛭素。

【功效】活血化瘀，疏通经络之功。

【剂型规格】胶囊剂，每粒重 0.2g。

【用法用量】口服，每日 3 次，每次 3 ～ 4 粒。

7. 其他中医药

（1）月见草油胶丸

【适应证】脑动脉硬化症血脂增高者。

【用法用量】口服，每次 1.5 ～ 2g，每日 2 次。

（2）川芎嗪注射液

【适应证】有抗血小板聚集、扩张小动脉、改善微循环和脑血流的作用。用于闭塞性血管疾病、脑血栓形成、脉管炎、冠心病、心绞痛等。脑动脉硬化症见有血瘀兼气滞表现者。

【用法用量】针剂 80 ～ 100mg 加入生理盐水或 5% 葡萄糖注射液 250 ～ 500ml 中，静脉滴注，每日 1 次，14 天为 1 个疗程。

（3）安宫牛黄丸

【适应证】脑动脉硬化症见心肝火旺，神窍闭塞者。

【用法用量】口服，每次 1 粒，每日 1 ～ 2 次，只可暂用，不宜久服。

（4）杜仲天麻丸

【适应证】用于脑动脉硬化症见肝肾不足症、血压偏高者。

【用法用量】口服，每次 6g，每日 2 ～ 3 次。

（5）银杏叶片（百路达、舒血宁、银可络、天保宁、银杏天保、达纳康）

【适应证】用于脑动脉硬化症见瘀血证者。

【用法用量】口服，每次1～2粒，每日 3 次。

（五）其他疗法

1. 针灸

（1）针灸：取穴足三里、三阴交、合谷、神门、百会、太冲、内关。可治疗眩晕或防止眩晕发作。每次选 4 ～ 5 个穴位，隔日 1 次，或每周 3 次，根据病情可采用平补平泻法，或补法，或加艾灸。若幻听、幻觉，加翳风、听宫、听会；抑郁悲伤，加足临泣、大敦；情绪激动，加行间、合谷；头昏痛，加太阳、攒竹、印堂、风池；健忘，加心俞、肾俞、太溪、照海；不寐，加神门、三阴交、心俞；眩晕，加肝俞、太溪、脾俞、肾俞。每次留针 20 分钟，10 天为 1 个疗程。

（2）耳针：取内分泌、皮质下、神门、交感、心、肝、肾、脑、枕、内耳等，每次任选 2 穴，捻转法中、强刺激，留针 15 ～ 30 分钟，每天 1 次，或埋针 5 ～ 10 天为 1 疗程。

（3）头针：取穴双侧晕听区。每日针刺 1 次，5 ～ 10 日为 1 个疗程。

2. 推拿按摩 实证按百会、风池，拿振肩井，擦大椎、涌泉，每穴约1～2分钟。虚证按百会、太阳，掌振肩井，按足三里、三阴交，每穴约1～2分钟。其次，不分虚证实证，均可做保健按摩，加洗面、揉叩头皮、浴眼、揉腹、练腿、搓脚心、擦涌泉等，以疏导气血，预防复发。

3. 养生功 对本病有较好的功效。可以使用的功法很多，以习练入静功法为原则，若能持之以恒，均可收效。练功时要情绪稳定，环境安静，不宜过饥过饱，应衣着宽松方便进行。

4. 食疗

（1）气虚食疗：人参粥《圣济总录》：人参1两（锉如粟，以水4升，煮至2升，去滓下米），粟米5合，薤白（切）1合，鸡子（去黄）1枚。上药先用参汁煮粟米粥，将熟，下鸡子清、薤白，候熟食之，如食不尽，可作2次。主治中偏风，冒闷烦躁，食饮不得。

（2）血虚食疗：龙眼枣仁饮《食物与治疗》：龙眼肉、炒枣仁各10克、芡实12克，水煎服。也可服《金匮要略》当归生姜羊肉汤：当归30克、羊肉500克、生姜30克，煨至羊肉熟烂为止，连汤带肉食之。又可用乌鸡汤《饮膳正要》：雄乌鸡若干切块，陈皮3克、高良姜3克、花椒6克、草果2个，加葱、姜煨熟，连汤带肉食之。

（3）肾虚食疗：枸杞子粥《本草纲目》：以枸杞子30克，粳米煮成粥，食时加红糖、蜂蜜。该粥能滋补肝肾。也可用《饮食辨录》金樱子粥：以金樱子30克、粳米50克，先煮金樱子取水，用此水煮米做粥。每晚睡前作夜宵食之。本粥能补肾益精，尤适用于肾虚遗精而致眩晕者。

（4）血瘀食疗：桃仁粥《圣惠方》：以桃仁（去皮尖）、生地黄各10克同煎，取汁去渣，入粳米100克煮粥，粥熟即可食之。

（六）调摄与护理

脑动脉硬化是动脉硬化的一部分，关于动脉粥样硬化，《现代临床·医学辞典》指出，动脉硬化可分三种类型：动脉粥样硬化、动脉中层硬化和小动脉硬化。而动脉粥样硬化是"动脉硬化中最重要的一个类型"。因此，日本人中谷矩章教授说："通常提到动脉硬化时，多半指动脉粥样硬化而言。""上工治未病"，指的是无病时要防其生病，已得病时要防其变化，这个原则对本病尤其重要，因为脑动脉硬化是普遍存在的，约有90%的人程度不等地存在着，只是并非每个人都表现出脑动脉硬化症状而已；脑动脉硬化症的进一步发展，可发生中风、震颤麻痹、脑萎缩、痴呆等，因此"治疗动脉粥样硬化的基本任务，在于防止粥样硬化斑块的发展和促使其消退"，要"消除致粥样硬化因素的继续作用，打断导致动脉粥样硬化进展的病理锁链，是促使病变静止，进而逐渐消退的前提"。为此要做到饮食适量，勿过饥过饱，谨和五味不偏嗜，低盐、低糖、低脂肪、高蛋白质，忌烟、慎酒，适量饮茶；调摄情志、精神内守，保持心情舒畅，避免大怒、大喜、大悲等精神刺激；适当运动，劳逸结合。此外，尚需注意原发病的治疗，如控制血糖、调节血脂、降低血压等。

1. 未病先防

（1）情志预防：文献中早就提出"过思则心火烁脑，头眩、眼花、耳鸣之象立见"；《类证治裁·眩晕》也说："良由肝胆乃风木之脏，相火内寄，其性主动主升；或由身心过动，或由情志郁勃，或由地气上腾，或由冬藏不密，或由高年肾液已衰，水不涵木，以致目昏耳鸣，震眩不定。"《三元延寿参赞书》也指出："少怒则形佚，悁悁忿恨则损寿。"因此，以乐观豁达的态度对待人生，以开朗豪放的情怀处理世事，从而保持和顺畅快，而身处逆境或身受病困仍能保持乐观愉快的心情，心平气和地应付面临的各种困难更为重要。因此，加强修养，安神定志，调和喜怒，遇事乐观，心情愉快，避免情志波动、忧思过度、喜怒过度，是预防本病的第一要素。

（2）起居预防：本病多以脾肝肾三脏虚损为病理基础，故在日常起居中注意预防。首先要作息有序，就是生活要规律化、科学化，即“须巧立制度起床，不欲起晚，不欲多睡”，起床后，根据身体条件做些保健操、摩面、揉眼、叩齿咽津等。其次要注意避免风邪。《诸病源候论·风头眩》说：“风头眩者，由血气虚，风邪入脑，而引目系故也。”因此，慎起居，谨调摄，加强营养，适当锻炼，可提高卫外功能，避免风邪入侵，预防眩晕的发生。再者，节欲保精也重要，即节制性欲，保养精气，固摄阴精。《医家四要·眩晕》指出：“是证实出房劳过度，精气走泄，脑髓空虚所致。”故避免房劳所伤，不可忽视，亦不可恣情纵欲、耗伤肾精。

（3）饮食预防：《丹溪心法·头眩》谓“无痰不作眩”，《证治汇补·眩晕》谓“眩晕生于血虚也”，故肥胖之体，食宜清淡，以免生痰致眩，正如《医学准绳六要》指出“屏除一切膏粱厚味，酒肉肥甘、生痰动火之物”，提倡饮食清淡、营养丰富，进食易于消化之品，如蛋、豆、乳，并注意饮食不要过量，少食盐，忌辛辣刺激及肥厚之物。气血虚弱之体或肾精亏损者，宜食可滋补益气养血之品，可多吃红枣、黑芝麻、胡桃肉、甲鱼、山药等。

（4）养生功预防：可采用强壮功。采取盘膝坐式，手心向上，两目微闭，平视前方。舌抵上腭，口唇轻闭，全身放松，思想入静，意守丹田。在呼吸过程中默念“松”“静”。每次练习半小时左右，早晚各练 1 次。此外，太极拳、八段锦等多种强身练功法均可采用。

2. 既病防变　动脉硬化是脑血管意外的病理基础，故治疗时应注意疾病的变化，尤其一些病例初期症状不显者，更不可大意，应积极治疗，调摄精神和起居，防止疾病进一步发展。对于已经发展成脑血管疾病的患者，除了积极的药物治疗，应结合针灸、推拿等多种疗法，并从饮食、起居、情绪方面调整，防止并发症的出现和再次脑血管意外的发生。

3. 病后防复

（1）调畅情志防复发：清静养神，保持心神恬静，适度感受外界事物，减少或摒除各种不良情志刺激。因此，清静不仅可以养神，亦可安形，可使气血平和，阴平阳秘。

（2）生活起居防复发：劳动是人类赖以生存并改造自然的必要活动，安逸则是恢复或增强体质生理机能的休息过程，但形体过劳或过逸都会损伤身心健康。劳逸适度的主体是劳，就是以动养形，以形养神。《黄帝内经》主张“形劳而不倦”，如果过劳则伤气耗血。《医家四要·眩晕》：“经劳动则火气亡炎，所以卒然头昏目暗。”这里的“劳”包括劳动、体育活动及房劳等，所以劳逸适度，生活规律可防眩晕发作及复发。

（七）转归预后

脑动脉硬化的预后与病情轻重有关。一般来讲，病情较轻，治疗护理得当，多预后良好；反之，病重经久不愈，发作频繁，持续时间较久，虽经治疗，但仍出现视物模糊、手足麻木等证候，或见其他神经系统病变者，应考虑脑炎或其他占位性病变可能。若眩晕伴头痛明显者，或有肢体麻木，或一过性肢体无力等症状，多为中风之先兆，治疗时应注意防变。若肝肾亏虚甚者，阳浮于上而化风，风动气机上逆，夹痰夹火，蒙蔽清窍而出现中风、厥病等危险证候，应积极抢救，否则预后不良。正如《证治汇解》云：“有平人手指麻木，不识眩晕乃中风先兆，须预防之。”故治疗过程中要预防疾病的转化。在治疗过程中遵循本虚标实这一重要环节，轻者治其本为主，急者治其标为主，标本兼顾的原则。

（八）有效方剂的临床研究

1. **鳖甲煎丸** 王贵娟观察鳖甲煎丸对高脂饲料喂养的大鼠血清甘油三酯（TG）、总胆固醇（TC）、低密度脂蛋白胆固醇（LDL–C）、高密度脂蛋白胆固醇（HDL–C）、丙二醛（MDA）含量及超氧化物歧化酶（SOD）活性、血清一氧化氮（NO）和内皮素（ET）的影响，结果：与模型组比较，鳖甲煎丸组大鼠血清 TG、TC、LDL、MDA 含量明显降低，而 SOD 活性增高，HDL–C 升高，血清 NO 明显升高、ET 明显降低。而且鳖甲煎丸在一定程度上减轻了大鼠动脉粥样硬化程度。所以认为，鳖甲煎丸可通过降血脂、抗过氧化、保护血管内皮细胞等方面抗动脉粥样硬化。

2. **首乌黄精汤** 张孟列用首乌黄精汤 [药物组成：何首乌 15g，黄精 15g，天麻 10g，钩藤（后下）15g，丹参 15g，川芎 10g，制南星（先煎）10g，石菖蒲 10g，远志 10g] 治疗脑动脉硬化引起的头晕。加减：有阳动化风之势者，加龙骨、牡蛎；肝火过盛者，加龙胆草、菊花；阴虚内热者，加知母、黄柏；呕吐较剧者，加竹茹、生姜；耳鸣重听者，加郁金。每日 1 剂，水煎，分早晚服。结果，治疗组痊愈 30 例，有效 14 例，无效 2 例，总有效率达 95.7%；对照组痊愈 16 例，有效 19 例，无效 11 例，总有效率达 76.1%。两组总有效率经 χ^2 检验比较有显著差异（$P<0.05$）。

3. **除痰化瘀清脑汤** 张学真观察自拟的除痰化瘀清脑汤 [药物组成：制半夏 12g，橘红 12g，茯苓 15g，天麻 12g，当归 12g，赤芍 15g，川芎 12g，泽泻 15g，山楂 12g，枸杞子 12g，何首乌 12g，葛根 30g] 治疗脑动脉硬化症眩晕的患者，气虚者加黄芪、党参；肢体麻木者，加桂枝、地龙、黄芪；肝阳上亢者，加钩藤、石决明、夏枯草、生龙牡；失眠多梦者，加酸枣仁；肾精亏虚、耳鸣、腰膝酸软者，加熟地黄、肉苁蓉、牛膝；心前区疼痛者，加三七参、红花、枳壳；头痛者，重用川芎；大便干燥者，加大黄。每日 1 剂，水煎，早晚分服。21 日为 1 个疗程，连服 3 个疗程后进行疗效统计，结果 60 例患者中，12 例痊愈，43 例好转，无效 5 例，有效率 91.7%。

（九）名老中医经验

1. **季汉源** 江苏省如东县人民医院，南通市中医学会常务理事。

季老根据动脉粥样硬化不同时期的临床表现，通过现代医学有关检测方法确诊的病例，抓住痰、瘀、虚几个环节，进行辨证施治。

（1）痰浊中阻型：形体多胖，头昏而蒙，胸脘痞闷，四肢沉重，苔多滑腻，脉多弦滑，血压部分增高，血脂普遍增高，眼底检查提示动脉硬化Ⅰ–Ⅲ度。治以化痰利浊，方用半夏白术天麻汤加丹参、炙僵蚕、泽泻、山楂，另服指迷茯苓丸。

（2）痰郁化热型：头胀眩晕，急躁易怒，苔黄腻，脉多弦滑或弦劲有力，血压多数增高，血脂偏高。治以清肝豁痰，方用温胆汤加决明子、丹参、地龙、黑木耳，若恶心加黄连。

（3）痰瘀互阻型：多见头昏而重，反复晕眩，四肢麻木，步态不稳，脉多沉弦，苔腻有紫斑，舌下青筋怒张，治以化痰祛瘀，方用涤痰汤加僵蚕、地龙、赤芍、川芎、姜竹沥。

（4）肝肾阴虚型：眩晕目花，耳鸣腰酸，四肢麻木，筋惕肉瞤，治宜滋肾柔肝，方用六味地黄汤加丹参、何首乌、地龙、钩藤、胆南星、九节菖蒲、黑木耳。

（5）阴阳两虚型：多见头昏眩晕，思维力减退、反应迟钝，形寒、肢凉，脉沉细，舌红有裂纹。治宜调补阴阳，方用地黄饮子去附、桂，加葛根、丹参、黑木耳、九节菖蒲、鸡血藤。

2. **邹云翔** 江苏省中医院主任医师，教授，博士生导师，全国闻名老中医。

邹老认为，脑动脉硬化症是老年人的多发病之一。患者常有头痛、失眠，性情急躁，为肾水内泛，风阳上行。中医称肝阳，亦名肝风。水不涵木，肝肾两亏，手指发麻，就是快要中风的预兆。如果脉象发现两侧评大，硬化到了晚期，就有可能形成脑出血而成中风瘫痪。

谢利恒的《中国医学大辞典》说，凡肝风、肝阳等症，其病机皆在于脑，故无有不兼眩晕者，治以疏肝清脑泄热为主。如羚羊角、石决明、桑叶、滁菊、钩藤、刺蒺藜、天麻、珍珠母、瓦楞子、牡蛎、龟板、阿胶之属。切忌误作发散，治以辛燥劫阴，酿成他疾。邹老认为：肝阳发作，未到危急程度，羚羊角可以不用。石决明、牡蛎的用量大些，可酌加何首乌、枸杞子，柔肝熄风，滋肾壮水。久服之，控制高血压发展，则是可能的。

3. **史方奇**　重庆市中医院内科主任医师。

史老根据“气化论”的解释，认为动脉硬化、高脂血症的发生，是出于水谷精微在人体的生化运转发生了障碍，使气化不利所致。水谷精微进入人体，经“气化”作用先生成气血精津等物质，再转化成人体生理活动所需的能量，若“气化”功能失常，水谷精微不能充分化生成气血精津供人体利用，以保证生理活动的需要，致营养人体的精微物质反变为痰浊等病理产物阻遏脉内。水停为饮，谷反为滞，遂发生高脂血症；由于痰浊阻遏脉道，气血运行受阻，脉管得不到气血的充分濡养，脉管管壁受损，导致了动脉粥样硬化的病理改变。

对胆固醇增高及动脉粥样硬化的临床治疗，主要是给予降脂药物，控制高脂饮食及适当的体力活动。但有些病员在减少脂肪，蛋白质和碳水化合物的摄入后，感到心悸心累，气短乏力，身体消瘦，并逐渐加重，血脂不见下降，有时反而上升。根据“气化论”的观点，史老认为：“血脂增高的原因，是由于气化不利，水谷精微不能正常化生代谢，停滞血内所致，若靠限制食物来达到降脂目的，是达不到满意的效果的。气化功能不足，食物再少，很可能饮食不能利用而使痰湿变遏，血中脂质增多。机体可由利用不足再加上摄入不足的双重损伤而更加亏虚。”所以，治疗此类患者时，史老在应用药物以促进脾肾“气化”的同时，还注意饮食调养，告诉患者，只要在不过量的情况下，适当地摄入鸡、鸭、肉、蛋等食品，对身体非但无害，反可增强体力、促进康复，患者经过药物治疗和适当补充营养后，精神、体力增加，头昏、脉搏细弱等症状减轻，而且血压正常，胆固醇下降。

4. **周仲成**　南京中医药大学教授、主任医师、博士生导师，全国名老中医。

周老根据脑动脉粥样硬化的临床表现，认为本病主要属于中医“眩晕、头痛、健忘、不寐、耳鸣、耳聋”等病证范畴，并与振掉、呆病、中风有因果联系。究其发病根由，多因人到中年，阴气自半，髓海不充，肾元亏虚，精气虚弱，肾阴不足，虚火灼津，肾气虚弱，气不化律，则清从浊化，或水不涵木，内风暗动，肝失疏泄，木不疏土，而致脂浊内聚，阻遏脾运、津液脂膏布化失调，变生痰浊，遏塞脉道，痰借血体，血借痰凝，滞而为瘀，痰瘀互结，着于血脉，胶结凝聚，形成粥样斑块，斑块既成，阻于脉络，精明失用，而致眩晕、头痛、健忘、不寐、耳鸣、耳聋、麻木、振掉、呆病、中风等症。

由于本病的病证表现为肝肾亏虚，痰瘀阻络，本虚标实，故治疗既应平补肝肾，以调节阴阳平衡，稳定机体内环境，延缓衰老进程，防止动脉粥样硬化的形成，同时还需通过消痰化瘀，清除病理产物，阻止或逆转其实质性病理改变。临床应辨清本虚与标实两者的轻重，注意滋肾与养肝，化痰与消瘀之间的主次关系，针对患者的个体差异，病机的变化特点做相应处理，参以必要的外治方法，这样才有可能更好地发挥中医治疗的优势。其创“脑络通胶囊”（制何首乌、桑寄生、海藻、僵蚕、鬼箭羽等），可使15.8%的动脉粥样硬化斑块消除，47.4%的斑块减退，29.8%的病变不发展，总有效率达93%，明显优于对照组的52.7%。

5. **李辅仁** 北京医院主任医师。

李老在临床中将脑动脉硬化所致之椎－基底动脉供血不足分为以下两型。

（1）肝肾阴虚、肝阳上亢型：症见眩晕、头痛、耳鸣、健忘、视物昏渺，腰膝酸软、失眠、烦躁易怒、行走不稳、肢体麻木，甚者突然倒仆，旋即苏醒。舌红少苔或黄苔欠润，脉沉弦或弦细。治法：滋补肝肾、平肝熄风。方药：天麻10g，钩藤10g，牛膝10g，枸杞子10g，菊花10g，山茱萸10g，生地黄15g，茯苓15g，女贞子15g，牡丹皮10g，川芎15g，赤芍15g，白芍15g，泽泻10g，方中只有川芎一味独具特色，李老不仅选用川芎，而且用量有时可达20g。李老言：川芎辛香窜烈，善走头面，为血中气药，阴虚阳亢之人确应慎用。本病病位在头，选大量川芎正是取其走窜头目、行气活血之功，况与牛膝及其他平肝药物相伍，升清降浊，并无助火升阳之弊。而且，在大队滋补肝肾、平肝潜阳药物中，加入一味川芎，可防滋腻碍胃，阻塞气机。根据患者具体情况加减，阳亢明显者，加珍珠母、知母；咳唾痰多，苔腻脉滑者，减生地黄，加橘红、半夏；兼瘀血阻滞者，加丹参、红花或当归；失眠多梦者，加酸枣仁、远志；记忆力减退、思维迟钝者，加石菖蒲、远志；如视物昏渺者，加决明子、木贼草；大便干结者，加瓜蒌、石斛；夜尿频多者，加菟丝子、益智仁；血压忽高忽低者，加葛根、丹参。

（2）气血不足、清阳不升型：症见头晕乏力、耳鸣、耳聋、心悸气短、视物昏渺、健忘不寐、腰膝酸软、手足麻木、纳少腹胀，甚者可见眼前黑蒙、猝然昏倒。舌质淡白、苔白或腻，脉沉无力。治法：补气养血、升清降浊。方药：黄芪20g，白术15g，升麻5g，熟地黄15g，川芎15g，木香5g，枸杞子10g，当归15g，天麻10g，陈皮10g，厚朴10g，甘草10g。李老认为此方特点在于一味天麻。天麻甘平柔润，入肝经，有平肝熄风定惊之功，为治疗虚风眩晕头痛、惊痫抽搐麻木之良药。天麻不仅可以助熟地黄、当归等养血柔肝，助川芎、当归等通经除痹，而且可以镇静安神、熄风定惊，直达病所，尽快起效。加减：如胸闷气短，痰多苔腻者，减熟地黄，陈皮改橘红，加半夏；如腰膝酸软，困倦嗜卧者，黄芪加量，另加狗脊；如食少呕恶，脘腹痞满者，减熟地黄，加景苏梗、焦三仙；如心悸汗出，心中烦乱者，加浮小麦、珍珠母；如失眠梦多、早醒、不易再睡者，加首乌藤、远志；如血压偏低，头晕昏沉者，加葛根；如夜尿频多，小便不畅者，加泽泻、益智仁；如眼前黑蒙猝然晕倒者，升麻加大其量，另加少量羚羊角粉。

七、周围血管粥样硬化性疾病的中医治疗

（一）概述

周围血管粥样硬化性疾病是全身动脉硬化的一部分，是一种慢性的肢体动脉疾病。最常见的症状是间歇性跛行，肢体疼痛等，严重者也可出现局部溃疡、坏疽等，根据该病临床特征及其不同发展阶段，中医多归属于“脉痹、坏疽、痿证、脱疽”等范畴。早在春秋战国时代，中医学对周围血管疾病就有了较多的记载。如《灵枢·痈疽篇》曰：“发于足趾，名曰脱痈。其状赤黑，死不治。不赤黑不死，不衰急斩之，不则死矣。”对脱疽后期腐烂、坏死、发黑的症状、特点，以及预后判断、治疗等的描述颇为准确。包括现代医学的闭塞

性动脉硬化症、糖尿病肢体动脉闭塞症，其是全身动脉硬化在肢体的局部表现，是动脉硬化进一步发展的结果，多见于腹主动脉及下肢大、中型动脉硬化狭窄和继发性血栓形成的闭塞，使肢体发生缺血。发病原因，与脂类代谢紊乱有密切关系，动脉壁功能障碍也是其中的因素。

（二）病因病机

周围血管粥样硬化性疾病的病因可分为外因和内因。外因即为外部的致病因素，包括六淫外伤、饮食失宜、劳倦等；内因指自身内因即发病原因，包括七情内伤、正气虚弱等。

1. **六淫外伤**　中医学对血液运行的认识，早在《内经》中即有明确记载，“夫脉者，血之府也”“营在脉中，卫在脉外，营周不休，五十而复大会，阴阳相贯，如环无端”。血液之能否在脉管中正常运行，取决于血与脉的状况，如心气充沛，脉管通利，血流黏稠得度，则血液能在脉管中循行无阻，通达全身，如脉管为“邪”所侵，邪气与血气相搏，或侵入血管，则易形成血栓，产生疾病。所以中医学认为，“邪”的入侵留滞是导致血管闭塞、血流障碍的主要成因，正如《灵枢·刺节真邪》中曰：“有一脉生数十病者，或痛、或痈、或热、或寒、或痒、或痹、或不仁，变化无穷，此皆邪气之所生也。”《素问·缪刺论》曰：“邪客于皮毛，入舍于孙络，留而不去，闭塞不通，不得入于经，流溢于大络，而生奇病。”《素问·举痛论》记载：“经脉流行不止，环周不休，寒气入经而稽迟，泣而不行，客于脉外则血少，客于脉中则气不通，故猝然而痛。”“寒气客于背俞之脉则脉泣，脉泣则血虚，血虚则痛。”因此，周围血管粥样硬化性疾病是以“邪”为主因，邪客于脉中与血液相溶，使血流黏稠，则可使血液循行不畅或迟缓，甚则成瘀脉道阻塞，血循离经，导致缺血，这与现代医学的观点，不无共同之处，而“邪”在此可包括风、寒、湿、热、痰等。

邪气可说是无时无处不在，且常常多邪结合致病，又因病邪性质不一，故证候复杂多样，陈无择在《三因极一病证方论》中说：“风燥、寒凝、暑烁、湿滞，皆能闭诸络，郁而生涎，不待饮水流入四肢。”病之初期，邪气盛阻遏脉道，气血受阻，凝滞不行，筋脉失养，则患肢出现间歇性疲劳或疼痛，麻木，感觉减退，肤温低，肤色苍白；病到中期，邪气滞留加重，瘀血由生，邪气与瘀血相兼，血循愈艰，乃至脉道渐闭，患肢失荣，疼痛加重。若热毒壅盛，与瘀相结，则肢体红肿灼痛，甚或肉腐化脓；若痰湿阻滞，则患肢沉重肿胀，坏疽创面黏滞不洁，迁延难愈，病到后期，正气受损，瘀滞加重，积于脉管内壁，渐次阻遏脉道，血道壅涩，血脉凝泣，症状迁延难愈，甚则使人致残。总之，周围血管粥样硬化性疾病是以邪为主因，由邪致瘀，由瘀致损伤（正气受损）三者构成病证。临床上三者的动态变化致疾病呈急性或亚急性进展，或病情迁延或病情缓解，成为指导用药组方的一个原则。

2. **饮食失宜**　与其余部位的动脉硬化一样，周围血管粥样硬化性疾病的发生多与饮食不当等因素有关。平素喜烟酒，过食肥腻厚味饮食，伤及脾胃，运化失职，则痰湿内扰，气机不畅，气血失调，脉道瘀阻而发病。

3. **年老体衰，正气虚弱**　年老体衰，或久病重病而致正气虚弱，正虚寒袭，肾阳虚衰，阳虚寒盛，或中老年人脏腑功能渐衰，气血津液不足，血虚而脉道不充，气虚鼓动无力，瘀滞脉道，以致脉痹而发。《外科正宗》认为，其发病主要是“……此因平昔厚味，膏粱熏蒸脏腑，丹石补药消灼肾水，房劳过度，气竭精伤”致使经络阻塞，气血凝滞而发病。总之，本病与饮食不节，膏粱厚味，损伤脾胃，湿浊内生，经脉痹阻，气血不达四肢而发“脉痹”，或因肝肾亏虚，气竭精伤，肾水消灼，筋脉骨枯，而成“脱疽”之症。

此外，素体气虚或脾胃虚弱等脏腑功能紊乱，也是产生周围血管动脉硬化的常见病因。素体气虚，血运无力；肝气不顺，疏泄失常；中气不足，统摄失常，运化失职；肺气不足，水谷精微不得以输布全身。多个脏腑功能的异常，均是产生动脉硬化的因素。

然而，“瘀”是本病发病的最直接因素，是在各种因素下的病理产物，也是各种症状的产生因素。

（三）治疗原则

周围血管粥样硬化性疾病的发生是邪正相争的过程，无论是内因所致还是外因引发，病机特点是血瘀。《素问·阴阳应象大论》说“血实宜决之”，《素问·至真要大论》曰“疏其气血，令其条达，而致和平”，因此活血化瘀就成为周围血管粥样硬化性疾病治疗的基本原则。但因此病病因多端，涉及诸如寒、湿、热之有余，或气、血、阴、阳之不足，虽然血瘀是其中最为重要的机制，但又毕竟是多种病因所致的病理产物和病理机转。虽然疼痛是其带有一定共性的最常见症状，但又有气滞致瘀而痛，寒凝致瘀而痛，热灼致瘀而痛，湿滞致瘀而痛，阳气虚血少致瘀而痛，与阴虚血瘀而痛之不同，临证当仔细辨析。在应用活血化瘀这一总治则时，还必须结合寒热虚实的不同，灵活应用理气活血化瘀，散寒活血化瘀，清热活血化瘀，祛湿活血化瘀，养血活血化瘀，养阴活血化瘀，解毒活血化瘀，平潜活血化瘀，止血活血化瘀等一些常用的治则，结合患者的具体情况，审证求因，分清血瘀的寒热、虚实、轻重与血气的关系，辨证论治。如脱疽（动脉硬化闭塞症），在发病初期寒凝经脉、气滞血瘀引起肢寒、怕冷、足部皮色苍白、疼痛。发展到寒化为热、热盛肉腐时，就会出现溃脓坏死。因此，在治疗时，要分辨疾病在不同的发生、发展阶段，具有不同的证候及临床表现，掌握其病证与病机，综合分析局部与全身情况，采用内治与外治配合的方法。

常用有内治疗法和外治疗法。内治法包括活血化瘀、清热利湿解毒、温经散寒解毒、温肾健脾、利水渗湿、软坚散结、镇痉通络、补血养血法等，参以外治疗法，包括应用药物、手术或配合一定的器械等，直接作用于患者体表患部或其他部位，以达到治疗的目的。

（四）辨证论治

1. 寒瘀闭阻血脉

【主症】患肢沉重、酸痛、麻木感，小腿有抽痛感，活动后疼痛加剧，趺阳脉（足背动脉）搏动减弱或消失，局部皮肤苍白，触之发凉，喜暖怕寒，遇冷加剧。

【次症】本病早期症见患肢怕冷、麻木、间歇性跛行，小腿痛胀和肌肉萎缩，病情进行多较缓慢。舌质紫黯或有瘀点、瘀斑，苔腻，脉沉细。

【治法】温经活血通脉。

【方剂】阳和汤（《外科证治全生集》）合桃红四物汤（《医垒元戎》）。药用：桃仁 10g，红花 10g，当归 15g，川芎 15g，白芍 15g，生地黄 12g，熟地黄 12g，鹿角胶（烊化）10g，桂枝 10g，炙麻黄 6g，姜炭 10g，白芥子 10g，甘草 6g。

【加减】阴寒较甚者可加附片；血瘀较甚者，可加乳香、没药、莪术；体质较弱或病程较久，而见消瘦乏力，舌质淡嫩，脉细无力者，可加黄芪、党参、白术、鸡血藤、丹参等益气养血。

2. 痰湿瘀闭血脉

【主症】肢体疼痛、麻木或肢体功能障碍，肤色青紫或苍白，舌质紫黯，苔白厚腻，脉细涩或弦滑。

【次症】体质肥胖，手足不温，发生偏瘫、截瘫或单瘫。

【治法】祛痰，化瘀，通脉。

【方剂】四圣散合（《医方类聚》）双合汤（《回春》）。药用：桃仁 10g，红花 10g，当归 15g，川芎 15g，赤芍 15g，生地黄 12g，陈皮 9g，半夏 9g，茯苓 15g，甘草 6g，白芥子 9g，竹茹 10g。

【加减】偏痰者，加苍术、白术、桃仁、红花，少加附子以引经；偏瘀者，加羌活、红花、苏木。

3. 热毒蕴滞血脉型

【主症】病变部位肿胀，皮肤暗红而肿，足背动脉搏动消失，渐变为紫黑色，呈浸润性蔓延，灼热疼痛，彻底不眠，昼轻夜重。

【次症】高热、畏寒、口渴、食欲不振、便秘、尿赤，舌质红，苔黄，脉洪数或细数。

【治法】清热，化瘀，通脉。

【方剂】五味消毒饮（《医宗金鉴》）或黄连解毒汤（《外台秘要》）合活血化瘀方。药用：金银花 30g，野菊花 30g，蒲公英 30g，紫花地丁 30g，紫背天葵 20g，黄连 15g，黄芩 15g，黄柏 15g，栀子 15g，牡丹皮 12g，赤芍 15g，延胡索 10g，当归 12g，桃仁 12g，红花 10g。

【加减】血瘀较明显者，加乳香、桃仁、穿山甲、皂角刺、王不留等活血消瘀的药物，亦可选用仙方活命饮。早期以清热解毒为主者，辅以活血化瘀；后期热象不著时，则以活血化瘀为主，配合清热解毒，促进痈肿消散，防止复发。

4. 气虚血瘀阻脉

【主症】患肢皮肤黯红、紫红或青紫，下垂时更甚，抬高则见苍白，趺阳脉搏动消失，患肢持久性静止痛，尤以夜间为甚，神倦乏力，心悸气短。

【次症】纳差食少，心胸刺痛，或头痛、倦怠，趾甲干燥肥厚或半身不遂，舌质淡、黯，脉缓而弱。

【治法】益气活血通脉。

【方剂】补阳还五汤（《医林改错》）合桃红四物汤（《医垒元戎》）。药用：黄芪 30g，桃仁 10g，红花 10g，当归 15g，赤芍 15g，生地黄 12g，川芎 15g，地龙 15g。

【加减】气虚征象显著者，酌加党参、白术、黄精、五味子等补益正气；心胸刺痛者，加郁金、三七、苏木活血定痛；肢体疼痛、偏瘫者，加桑寄生、鸡血藤、秦艽、威灵仙等养血活血，疏经通脉。

（五）中成药

1. 寒瘀闭阻血脉

（1）阳和解凝膏

【组成】鲜牛蒡草、鲜白凤仙花梗、生川乌、生草乌、桂枝、大黄、当归、生附子、地龙、僵蚕、赤芍、白芷、白蔹、白及、川芎、续断、防风、荆芥、五灵脂、木香、香橼、陈皮、肉桂、乳香、没药、苏合香、麝香。

【功效】温阳化湿，消肿散结。

【适应证】适用于寒湿郁结引起的阴疽流注、瘰疬痰核、疔毒恶疮、坚硬肿痛等症。

【剂型规格】黑膏药，每张净重 1.5g，3g，6g，9g。

【用法用量】外用，加温软化，贴于患处。

【使用注意】阴虚阳实之证不宜贴用。贴后个别患者出现皮肤潮红，药疹，停药后可消失。

【临床新用】用于多发性脓肿，淋巴结核未溃及胸壁结核硬结期。

（2）独活寄生合剂

【组成】独活、桑寄生、秦艽、防风、细辛、当归、白芍、川芎、熟地黄、杜仲（盐炙）、川牛膝、党参、茯苓、甘草、桂枝。

【功效】益肝肾，补气血，祛风湿，止痹痛。

【适应证】用于肝肾两亏引起的风寒湿痹，腰膝冷痛，屈伸不利。

【剂型规格】剂型：合剂。大蜜丸，每丸重 9g。

【用法用量】合剂，口服，每次 15 ～ 20ml，每日 3 次，用时摇匀。蜜丸，口服，每次 1 丸，每日 2 次。

2. 痰湿瘀闭血脉

（1）脉管复康片

【组成】丹参、鸡血藤、郁金、乳香、没药。

【功效】活血化瘀，通经活络。

【适应证】用于瘀血阻滞，脉管不通引起的脉管炎、硬皮病、动脉硬化性下肢血管闭塞症；对冠心病、脑血栓后遗症也有一定疗效。

【剂型规格】片剂，每片重 0.3g。

【用法用量】口服，每次 8 片，每日 3 次。

【使用注意】经期减量，孕妇及肺结核患者遵医嘱服用。

（2）二妙丸（苍柏祛湿丸）

【组成】苍术（炒）、黄柏。

【功效】清热燥湿，消肿止痛。

【适应证】湿热下注引起的足膝红肿热痛，或下肢痿软无力、下肢丹毒、白带、阴囊湿痒。

【剂型规格】水丸，每 100 粒重 6g。

【用法用量】口服，每次 6 ～ 9g，每日 2 次。

（3）三妙丸

【组成】苍术（炒）、黄柏（炒）、牛膝。

【功效】燥湿清热。

【适应证】湿热下注之足膝红肿热痛，下肢沉重，小便黄少。

【剂型规格】水丸。

【用法用量】口服，每次 6 ～ 9g，每日 2 ～ 3 次。

【使用注意】孕妇慎服。

【临床新用】风湿性关节炎，阴囊湿疹，盆腔炎，阴道炎，产后恶露不尽等，证属湿热下注者，皆可用此药治疗。

3. 热毒蕴滞血脉型

（1）西黄丸

【组成】乳香、没药、牛黄、麝香、黄米面。

【功效】清热解毒，散痈，化结。

【适应证】用于疔毒恶疮，痈疽发背，乳痈，瘰疬、痰核流注，肺痈，肠痈等症。

【剂型规格】糊丸，每 20 粒重 1g。胶囊剂，每粒装 0.25g。

【用法用量】糊丸：温黄酒或温开水送服，每次 3g，每日 2 次。胶囊：口服，每次 4～8 粒，每日 2 次。

【使用注意】孕妇忌服。忌食辛辣厚味。

【临床新用】治疗乳癖、乳疬、乳岩、瘰疬、疔毒恶疮、痰核流注、走黄陷证等。

（2）脉络宁注射液

【组成】金银花、玄参、牛膝、石斛。

【功效】清热养阴，活血化瘀。

【适应证】用于瘀热型血栓闭塞性脉管炎，静脉血栓形成，动脉硬化性闭塞症，以及脑血栓形成及后遗症等。

【剂型规格】注射剂，每支装 10ml。

【用法用量】静脉滴注，每次 10～20ml，每日 1 次，用 5% 葡萄糖注射液或氯化钠注射液 250～500ml 稀释后使用，10～14 天为 1 个疗程，重症患者可连续使用 2～3 个疗程。

（3）通脉宝膏

【组成】金银花、蒲公英、野菊花、苦地丁、天葵子、黄芩、当归、赤芍、延胡索、鸡血藤、牛膝、玄参、天花粉、石斛、黄芪、白术、甘草。

【功效】清热解毒，益气滋阴，活血通络。

【适应证】用于热毒炽盛，热盛伤阴之血栓闭塞性脉管炎及血栓性静脉炎。

【剂型规格】煎膏剂。

【用法用量】口服，每次 25～50g，每日 2 次或遵医嘱。

【使用注意】虚寒型患者慎用。忌食无鳞鱼、螃蟹、烟、酒、猪油等。

（4）通塞脉片

【组成】金银花、玄参、当归、牛膝、石斛、党参、黄芪、甘草。

【功效】清热养阴，活血通络，补气养血。

【适应证】用于热毒内陷之脱疽证。症见患肢暗红，微肿灼热，溃烂腐臭，疼痛剧烈，或见发热口渴，舌红，苔黄，脉数。

【剂型规格】片剂，每片重 0.35g。

【用法用量】口服，每次 5～6 片，每日 3 次。

【使用注意】属脉管炎阴寒证者慎用。

（5）连翘败毒丸

【组成】连翘、金银花、紫花地丁、天花粉、甘草、白芷、防风、薄荷、荆芥穗、麻黄、柴胡、羌活、当归、赤芍、苦参、黄芩、黄柏、黄连、大黄。

【功效】清热解毒，散风消肿。

【适应证】用于风热湿毒之疮疡初起。症见红肿热痛，疮疖溃烂，灼热流脓，以及风湿疙瘩，丹毒疱疹，痛痒不止，憎寒壮热等症。

【剂型规格】水丸，每 100 粒重 6g。片剂。煎膏剂，每瓶装 30g，60g，120g。

【用法用量】水丸：口服，每次 6g，每日 2 次。片剂：口服，每次 4 片，每日 2 次。煎膏剂：口服，一次 15g，每日 2 次。

【使用注意】孕妇忌服。忌食辛辣厚味。

【临床新用】疖、蜂窝织炎、急性淋巴结炎、丹毒、天疱疮、脓疱疮，以及渗出性皮肤病等，属风热火毒蕴结之阳证者，均可应用。

（6）湿热痹颗粒

【组成】苍术、忍冬藤、地龙、连翘、黄柏、薏苡仁、防风、川牛膝、粉萆薢、桑枝、防己、威灵仙。

【功效】祛风除湿，清热消肿，通络定痛。

【适应证】用于湿热痹证，症见肌肉或关节红肿热痛，有沉重感，步履艰难，发热口渴不欲饮，小便淡黄。

【剂型规格】颗粒剂，每袋装 3g（无糖型），5g（减糖型）。片剂，每片重 0.25g。

【用法用量】颗粒剂：开水冲服，每次 1 袋，每日 3 次。片剂：口服，每次 6 片，每日 3 次。

4. 气虚血瘀阻脉

（1）血府逐瘀丸

【组成】当归、川芎、生地黄、赤芍、桃仁、红花、牛膝、柴胡、枳壳、桔梗、甘草。

【功效】活血化瘀，行气止痛。

【适应证】用于瘀血内阻之胸痛。症见胸痛或头痛，内热瞀闷，失眠，多梦，心悸怔忡，急躁善怒，舌暗红或有瘀斑，脉涩或弦紧等。

【剂型规格】蜜丸：每丸重 9g。胶囊：每粒装 0.4g。口服液，每支装 10ml。

【用法用量】蜜丸：空腹，用红糖水送服，每次 1 ～ 2 丸，每日 2 次。胶囊：口服，每次 6 粒，每日 2 次。口服液：口服，每次 10ml，每日 3 次。或遵医嘱。

【使用注意】忌食辛冷，孕妇忌服。

【临床新用】可治疗头痛、颈椎病、精神分裂症、心律失常、痛经、崩漏、不孕症、宫外孕等证属气滞血瘀者。

（2）消栓口服液

【组成】黄芪、当归、赤芍、地龙、川芎、桃仁、红花。

【功效】补气，活血，通络。

【适应证】用于中风引起的半身不遂，口眼歪斜，语言謇涩，口角流涎，下肢痿废，小便频数。

【剂型规格】口服液，每支 10ml。

【用法用量】口服，每次 10 ～ 20ml，每日 2 ～ 3 次。

【使用注意】对于阴虚阳亢、风火上扰、痰浊蒙蔽者禁用。脑血管意外要在 2 周以后才能使用，以防脑溢血急性期应用血管扩张剂导致病情加重。

（3）健步强身丸

【组成】知母、黄柏、龟板（醋淬）、熟地黄、白芍、当归、黄芪（蜜炙）、人参、白术（麸炒）、茯苓、枸杞子、菟丝子、锁阳、补骨脂（盐炙）、杜仲炭、续断、附子（制）、羌活、独活、秦艽、防风、木瓜、牛膝、豹骨（油制）。

【功效】益气养血，补肾壮骨。宣痹止痛。

【适应证】 用于气血不足，肝肾阴虚，风湿阻络引起的筋骨痿软，腰腿酸痛，足膝无力，行步艰难。

【剂型规格】蜜丸，水蜜丸每 100 粒重 10g，大蜜丸每丸重 9g。

【用法用量】淡盐汤或温开水送服，水蜜丸每次 6g，大蜜丸每次 1 丸，每日 2 次。

【使用注意】孕妇忌服。

（六）外治疗法

外治疗法是应用药物、手术或配合一定的器械等，直接作用于患者体表患部或其他部位，以达到治疗目的的一种方法。常用的方法有药物疗法、手术疗法、足浴疗法和引流法等。

1．药物疗法

（1）油膏：用油基质与药粉混合、调制而成的半固体外用剂，涂于患处。常用的几种油膏如下。

1）全蝎膏：功用去腐生肌、活血止痛。适用于血栓闭塞性脉管炎、动脉硬化闭塞症发生肢体坏疽、溃烂有坏死组织，剧烈疼痛者。

2）回阳玉龙膏：功用温经活血、散寒化痰。适用于阴寒证，如动脉狭窄、闭塞及痉挛性疾病的初期等。

3）金黄膏：具有清热解毒、消肿止痛作用。适用于红肿热痛、未溃破的阳热证候，如急性炎症初起或慢性迁延性炎症，如急性血栓性浅静脉炎。

4）生肌玉红膏：有活血祛腐、解毒止痛、润肤生肌、收口的作用。适用于一切溃疡而腐肉已尽、疮口不敛者。

5）青黛膏：功能收湿止痒、清热解毒。适用于湿疹焮肿、痒痛之症，如下肢静脉曲张并发湿疹。

（2）掺药：即将各种不同的药物研成粉末，用时掺于油膏或膏药上或直接掺布于病变部位，有以下几种。

1）消散药：具有消散和渗透的作用。适用于周围血管病初期，如阴毒内消散和阳毒内消散。消散药主要适用于疼痛和肿胀部位。若已溃破者不宜使用。

2）提脓祛腐药：具有使溃疡脓液得排、腐肉得脱、新肉早日生长的作用。适用于溃疡初期，脓栓未落、腐肉未脱者，如丹药。但对升丹过敏者禁用。

3）生肌收口药：具有解毒、收涩、收敛，促使新肉生长的作用。适用于溃疡腐肉已脱，脓水将尽时期，如八宝丹、收肌散。但对腐肉未尽时不能用。

（3）酊剂：将适当药物浸泡于酒精溶液内，最后去渣取液即为酊剂。适用于周围血管病未破溃者。红灵酒，有活血消肿止痛功能，用于动脉狭窄、闭塞或痉挛性疾病，属寒凝血瘀证候者。

（4）草药：将鲜蒲公英、野菊花、紫花地丁草、七叶一枝花、马齿苋等捣烂，加食盐少许敷于患处，适用于周围血管疾病红肿未破者；蛇床子、地肤子、羊蹄根捣汁或煎汤做冷湿敷，适用于并发湿疹瘙痒者。

2．中医外科手术疗法

（1）切开法：运用手术进行脓肿切开的一种手术方法，使脓液排出，从而达到毒随脓走，肿消痛止。适用于糖尿病性足病、动脉硬化闭塞症或血栓闭塞性脉管炎引起的肢体坏疽，肿疡脓成之后。

（2）结扎法：利用弦线的张力进行结扎，使患部经络闭塞、气血不通，结扎远端的病变组织失去濡养而致坏死、脱落。对较大的脉络出血而致的活动性出血，通过结扎其断端可以止血。适用于需要截除的血栓闭塞性脉管炎的患趾（指）或静脉曲张受外伤破裂出血。

（3）外出血止血法：适用于因外伤撞破或因溃疡腐蚀或因手术不慎损破血络者。方法：及时加压包扎，掺布止血药，抬高患肢，结扎血管。

3. **足浴**

（1）根据不同证型将各证型的内服方药，另加透骨草、葛根各30g，煎30～45分钟后，将下肢放置药浴器中，药液超出发病部位，浸泡时间60～90分钟，每日2次。见效速者数小时内即可缓解症状，慢者2～3日内即可见效。疼痛迅速缓解，肤色由紫黯转淡。1周后，多数患者即可跛行减轻或消失。4周后，患者可行走自如。水温视病情而定。

（2）透骨草、伸筋草各15g，川乌、草乌各10g，水蛭、地龙、全虫各10g，川桂枝、苏木各10g，木通30g，丹参30g，当归20g，红花、桃仁各10g。倒入容器，保持水温40℃～50℃，自小腿中下1/3浸浴药液中，每日2次，每次20～30分钟。每剂可洗足2天，30天为1个疗程。

4. **引流法**　以药线引流和导管引流为主，适用于动脉闭塞性疾病截肢术后、脓肿切开或自行破溃后，以使脓液畅流，腐脱新生，防止毒邪扩散，促使溃疡早日愈合。

（七）调摄

1. **调护**　周围血管粥样硬化疾病作为动脉硬化性疾病的一种局部表现，其饮食起居的调摄与动脉硬化的调摄具有相同之处，预防动脉硬化，可以有效的预防周围血管粥样硬化，具体请参见各章节，但周围血管粥样硬化引起的疾病多在下肢发病，其表现又有特异于动脉硬化之处，因此在调护上应注意以下几点。

（1）穿合适的鞋袜：指导患者应穿吸水性好的袜子，最好是纯棉羊毛质地为好。袜口上祛除皮筋，防止造成血液循环障碍，鞋子要柔软、舒适、宽松、透气，穿鞋之前，应先检查鞋内有无潜伏之物，如泥沙等可使足部皮肤损伤的东西。

（2）温水泡足：每日用39℃～40℃温水泡脚，洗脚后用柔软、吸水性强的毛巾彻底擦干，特别是趾间。脚易干裂者，用适量润肤霜涂于患者双足，并轻轻按摩，使之充分吸收以达皮肤柔软，防止干裂。

（3）保护足部避免损伤：足部注意保暖，避免冻伤；定期修剪趾甲防止损伤甲沟；保持足部和足趾间干燥，避免真菌生长，不能抓破皮肤，防止感染。

（4）足部运动和足部按摩加强下肢血液循环：平卧，抬高患肢45°，维持2分钟，足下垂2分钟，平放2～5分钟，反复5～10次。足部及足趾向上、下、内、外运动10～20次，早晚各10分钟。

2. **药膳**　根据不同的证型，可以选用以下药膳。

（1）脉络寒凝证

1）狗脊炖狗肉：金毛狗脊、金樱子、枸杞子各15g，狗肉500g，调料适量。先将狗肉洗净，切块，二金布包，三者同入锅中，加清水适量，文火炖至烂熟后，去药包，食盐、味精调味服食。2日1剂。

2）红烧鹿肉：鹿肉500g，调料适量。将鹿肉洗净，切块，水飞。锅中放素油适量烧热后，下葱，姜爆香，而后下鹿肉爆炒，调入辣椒、花椒、大料、酱油、料酒等，炒至鹿肉熟后，下淀粉、味精、食盐等即成。每周2剂。

3）当归四逆羊肉汤：当归20g，桂枝30g，白芍15g，细辛、通草各5g，羊肉500g，调料适量。将诸药布包，羊肉洗净，切块，加清水适量煮至羊肉烂熟后，去药包，用食盐、味精、葱、姜等调味服食。每日1剂。

（2）脉络热毒证

1）荞麦绿豆粥：荞麦面、大米、绿豆各 50g，白糖适量。将大米、绿豆淘净，放入锅中，加清水适量，浸泡 5 ～ 10 分钟后，煮为稀粥，待熟时，调入荞麦面、白糖等，煮至粥熟即成。每日 1 剂。

2）绿豆莲藕汤：绿豆 200g，莲藕 500g，红糖适量。将二者洗净，藕去皮切块，同入锅中，加清水适量煮至烂熟后，红糖调味服食。每日 1 剂。

（3）脉络血瘀证

1）三七粥：三七 10g，大米 100g，白糖适量。将三七择净。放入锅中，加清水适量，浸泡 5 ～ 10 分钟后，水煎取汁，加大米煮粥，待粥熟时调入白糖，再煮一两沸服食。或将三七 1 ～ 2g 研为细末，调入粥中服食。每日 1 剂。

2）当归墨鱼：当归 15g，墨鱼 30g，调味品适量。将当归布包，墨鱼泡软，洗净，去骨，切片，两者均放锅中，加清水适量煮沸后，下调味品，文火煮至墨鱼熟后，去药包，味精调味服食。每日 1 剂。

3）蒲黄面饼：蒲黄 10g，小麦面 100g。将蒲黄择净，与小麦面混匀，加清水适量调为稀糊状备用；锅中放植物油适量烧热后，将蒲黄面糊置于油锅中煎为面饼服食。

（八）转归及预后

周围血管粥样硬化疾病是外周动脉症状性阻塞的最常见原因之一，其病理生理基础与冠心病一致，危险因素也相似，包括吸烟、糖尿病、高血压、高血脂、高龄、肥胖及外周面管病家族史。在年龄大于 65 岁的人群中外周动脉病的估测患病率大约为 20%，但因为周围血管粥样硬化病程进展隐匿，可以长期没有临床症状或症状不典型，因此这类患者的外周动脉病症状要么被忽视，要么误诊为其他病因（如退变、关节炎），晚期表现为肢体血压的变化和临床症状，甚至在下肢动脉病变患者中，仅 10% ～ 30% 有间歇跛行症状。

周围血管粥样硬化疾病常见并发症，包括间歇性跛行、肢体坏疽、主动脉夹层破裂、严重高血压、肾功能不全，以及与之相关的心肌梗死、脑卒中和心血管死亡。需要注意，动脉粥样硬化是系统性疾病，冠状动脉和周围血管共病率高达 15%，无论其症状是否典型，与普通人群相比，周围血管粥样硬化患者发生心肌梗死和缺血性脑卒中的风险明显增加。在高血压防治指南中，外周动脉病被视为冠心病的等危证，属于心血管病的高危人群，必须进行及时、有效的干预，最大限度地降低心脑血管病和死亡风险。

（九）单方验方的现代研究

孙建华等报道，临床运用四妙勇安汤配合活络效灵丹治疗闭塞性脉管炎 17 例，基本方药：丹参 50 ～ 100g，当归 30 ～ 120g，乳香、没药各 10 ～ 15g，金银花 30 ～ 120g，玄参 20 ～ 60g，川牛膝 15 ～ 30g，甘草 15 ～ 60g。其中对于患肢红肿热明显者重用金银花、玄参。结果治愈 11 例，显效 2 例，无效 4 例，有效率为 77%。

章士美用四妙勇安汤（当归 60g，玄参、金银花各 30g，甘草 10g）清热解毒、活血化瘀，配合局部外用 654-2 液加庆大霉素湿敷治疗糖尿病足 12 例。症见肢体远端麻木，间歇性跛行，烧灼或针刺样疼痛，足背动脉搏动消失，坏疽黑色、流脓。治疗 2 个月至半年后，除一例切除右拇趾外，其余患者的坏疽均消失。

（十）名医经验

1. **蔡炳勤** 广东省中医院教授，全国名老中医。

蔡教授以益气通阳法治疗脱疽，现代医学中的血栓闭塞性脉管炎、闭塞性动脉硬化症等都属于“脱疽”的范畴。据中医异病同治之则，蔡教授认为，“脱疽”多为虚实夹杂，病情复杂。素体亏虚，复感寒湿之邪，致经脉瘀阻，阳气不达四末，肢端筋脉失养，四肢不温，肢端缺血失去濡养，发为脱疽。寒湿瘀邪，郁久化热，热盛肉腐，导致皮损、肉腐、筋露、骨死，节节脱落等，其病机特点可概括为“因虚致瘀，瘀久发热，热腐致溃，因溃而损”。

虽然两者都属于脱疽范畴，共有瘀的特点，但血栓闭塞性脉管炎多发于年轻人，属“虚瘀证”，而动脉硬化闭塞症多发于中老年人，患者多有血脂高、血压高等，属“痰瘀证”。针对其病因病机，蔡教授主张补虚固本，辨证论治。可用益气通阳法治疗，并根据兼夹证候随症加减。例如，血栓闭塞性脉管炎患者，早期可出现肢端凉、麻、冷、痛，肤色苍白，间歇性跛行，趺阳脉搏动减弱或消失，伴有畏寒、怕冷，喜热饮，喜穿衣等气虚、阳虚全身表现，舌暗淡或见瘀斑、苔白腻或白润，脉沉弦涩或沉细。辨证多为气虚无力推动血行是本，兼有脾肾阳虚证候，治宜益气通阳为主，配合活血止痛。常选用黄芪、肉桂、桂枝、麻黄、炮姜、附子、熟地黄、桃仁、赤芍、当归、细辛、白芍、延胡索等。病程日久，多见气血两虚型，治宜气血双补。蔡教授同时非常强调中医整体观念，认为目前抗生素的使用，局部清创手术、换药等处理，基本已达到中医祛腐生肌的效果。若配合中药内服之时必需据患者的全身症状进行整体辨证。有一动脉硬化闭塞症患者，其足部感染，溃烂渗液，但其久患强直性脊柱炎，长期服用激素治疗，平素畏寒怕冷，身体肿胖，喜热饮等症状，蔡教授认为久服激素患者多为脾肾阳虚之象，需综合辨证，以附子、干姜、熟地黄、五爪龙等组方，以益气通阳为主法，结合抗感染药物静脉应用、局部清洁换药等处理，患者足部症状逐渐改善，继而组织好坏分界清楚，不久坏死组织脱落，创面愈合，病情痊愈。

2. **张恒龙** 山东省中医药大学第二附属医院济南市中医院职务中国中西医结合周围血管病专业委员会委员。

在长期的周围血管疾病临床实践中，张老始终坚持和发扬辨证论治这一临床诊治疾病的重要原则，注重辨证与辨病相结合，对包括血栓闭塞性脉管炎、动脉硬化性闭塞症及下肢深静脉血栓形成在内的各种周围血管疾病，坚持辨证论治，辨别疾病的寒、热、虚、实，同病异治，异病同治，根据患者的具体病进行治疗。张老经过多年的临床实践，创用桃红四物汤配合尿激酶溶栓治疗慢性期深静脉血栓形成，收到了明显的治疗效果。他总结动脉硬化性闭塞证的临床治疗经验，早期主张益气活血，温经通脉，应用补阳还五汤加减治疗；坏疽期应用四妙勇安汤加板蓝根，可以控制坏疽感染；当肢体创口愈合、肉芽组织生长迟缓时加黄芪，则可以促进创口愈合。他发表的《补阳还五汤加减治疗早期动脉硬化性闭塞证 49 例》中指出，动脉硬化性闭塞证为气虚血瘀证，应重视辨证论治益气活血化瘀疗法，以鼓舞正气消除瘀血，疏通血脉，在改善患者全身情况和患肢血液循环的基础上，根据局部辨证应用多种外治疗法进行处理。在糖尿病坏疽的处理上，主张应首先区分是感染还是血管闭塞所致，感染所致者应控制血糖，应用抗生素控制感染，并早期切开引流。血管闭塞者应采用溶栓、抗凝、降纤并配合中药辨证论治。他的辨证论治采取整体治疗与局部处理相结合的治疗方法，能够有效地控制肢体坏疽感染，促进创口愈合，降低截肢率。这个临床治疗特点，在他所著的《周围血管疾病》一书中，以及在以后辨证治疗动脉硬化性闭塞证、糖尿病坏疽等其他肢体动脉闭塞性疾病中均有充分的体现。

3. 尚德俊　山东中医药大学附属医院教授。

尚德俊教授根据我国中医学同病异治、异病同治理论和血瘀证学说，从以病串证，到以证带病，探索中西医结合治疗周围血管疾病，从中医中药治疗血栓闭塞性脉管炎为开端，发展到中西医结合治疗研究周围血管疾病，总结周围血管疾病治疗法则，辨证论治规律，提出中西医结合辨证论治整体疗法。

尚教授指出，周围血管疾病属血瘀证疾病，由于气血瘀滞导致肢体缺血、瘀血，故常出现肢体疼痛、肢端发绀，或皮肤瘀点、瘀斑；瘀血留滞脉络，常有肢体青筋肿胀（下肢静脉血瘀症）；由于湿热下注和瘀阻脉络，肢体出现痛性红斑结节或硬条索状物；以及舌质、脉象变化，微循环障碍和血液流变学异常等，都可出现血瘀证的典型表现。

尚教授通过长期临床实践，总结了周围血管疾病的 8 个常用治疗法则：①气滞血瘀、经脉瘀阻是周围血管疾病的常见病理变化，活血化瘀法是治疗该类疾病的主要治法。②周围血管疾病多有急性血管炎症，以及寒凝血瘀郁久化热，常表现有不同程度的热证，清热解毒法也是主要的常用治法。③慢性闭塞性动脉疾病主要是寒凝血瘀，肢体血液循环障碍，表现为阴寒证，可用温经散寒法，常与活血化瘀法等配合应用。④周围血管疾病患者出现脾肾阳虚证，表现为肢体冰凉，腰膝酸软，全身畏寒怕冷等，可用温肾健脾法。⑤肢体静脉血液回流受阻，充血瘀滞，以及坏疽继发感染和淋巴系统受累，均可发生肢体肿胀，水湿壅盛，常用利水渗湿法。⑥周围血管疾病有因痰瘀阻络，痰结痹阻而致者，瘀结凝滞，气血不得宣通，可以应用软坚散结法，并与活血化瘀法配合应用。⑦由于气血瘀滞，肢体动脉痉挛、闭塞，引起血液循环障碍，常有肢体胀痛、剧痛和肌肉抽痛等，可应用镇痉通络法。⑧在周围血管疾病中，补气养血法主要用于平素体虚，或疾病恢复阶段气血耗伤；患肢肌肉萎缩，皮肤干燥，趾（指）甲生长缓慢；肢体慢性溃疡久不愈合，以及虚实夹杂证候者。针对肢体动脉缺血性疾病的特点，提出控制病情进展，控制感染坏死，改善肢体血液循环等总的治疗原则。

（冯　玲　王淑丽）

参考文献

[1] 屈静，从络病理论探讨颈动脉粥样硬化斑块形成的进展．山东中医杂志，2005，24(12)：758-760．

[2] 朱明，陆曙．动脉粥样硬化中医病机探析．陕西中医，2007，28(12)：1655-1657．

[3] 于艳丽，宋鲁成．中医“毒邪”在动脉粥样硬化中的地位和作用．河北中医，2009，31(2)：211-222．

[4] 成之福，王毅华，王家安，等．复方丹参注射液对冠心病患者一氧化氮、内皮素 -1 的影响．中国医院药学杂志，2006，26(10)：1275．

[5] 何翠瑶，李晓辉，李淑惠，等．三七皂苷对氧化低密度脂蛋白损伤血管内皮细胞保护作用的研究．中国药房，2008，19(6)：401-404．

[6] 刘雅，李晓辉．三七总皂苷对动脉粥样硬化形成中炎症免疫因子的影响．中草药，2005，36(5)：728-730．

[7] 王远航，李微．活血化瘀中药在动脉粥样硬化形成中对血管内皮细胞功能的影响．中国中医急症，2009，18(3)：431-432．

[8] 杨宝元，张洁，史俊玲，等．冠状动脉粥样硬化形成与中医气虚血瘀病机相关性研究．中西医结合心脑血管病杂志，2009，7(4)：385-387．

[9] 王育杰．常见病中成药疗法(第2版).北京：人民卫生出版社，2009.
[10] 江武．通痹散穴位贴敷治疗冠心病50例临床观察．光明中医，2007，22(12)：80-81.
[11] 赵捷．震颤法治疗冠心病心绞痛30例临床观察．甘肃中医，2005，18(5)：24-251.
[12] 薛新萍，冯杰，吴克．指压至阳穴治疗心绞痛26例．中国现代药物应用，2007，10(1)：561.
[13] 罗陆一，邢洁，古宏晖，等．超声波刺激虚里穴位治疗冠心病心绞痛的临床研究．中国现代医生，2008，46(10)：541 .
[14] 王进．疏肝通瘀汤治疗冠心病稳定性心绞痛临床观察．中成药，2005，27(1)：120-121.
[15] 董德保．祛瘀化痰汤治疗冠心病心绞痛52例．湖北中医杂志，2004，26(4)：431 .
[16] 吕红敏．冠心通脉散加减治疗冠心病心绞痛35例．中国中西医结合杂志，2003，23(1)：69-701.
[17] 陈云玺．补气通脉汤治疗冠心病心绞痛50例．河南中医，2003，23(1)：34-351.
[18] 李秋怡，干国平，刘焱文.川芎的化学成分及药理研究进展.时珍国医国药，2006，17(7)：1298-1299.
[19] 梁日欣，廖福龙，韩东.川芎嗪预处理对麻醉家兔心肌缺血再灌注损伤的保护作用.中药药理与临床，2000，16(2)：11.
[20] 左保华，周志泳，杨金杰．川芎嗪对再灌注心律失常的预防作用[J]．九江医学，1995，10(4)：196.
[21] 岑得意，陈志武，宋必卫，等．川芎嗪对大鼠脑梗死的保护作用[J]．中国药理学通报，1999，15(5)：464.
[22] 蔡英年．川芎嗪对缺氧大鼠和雪貂肺血管的舒张作用．中国应用生理学杂志，1990，6(1)：19.
[23] 朱上林．川芎嗪对肝缺血再灌注损伤防护作用的实验研究．中华消化杂志，1995，15(3)：139.
[24] 徐理纳，徐德成，张向嘉，等．阿魏酸钠抗血小板聚集作用的机理研究 - 对TXA-2/PGI-2平衡的影响．中国医学科学院学报，1984，6(6)：414.
[25] 朱陵群，黄启福，魏民，等．川芎嗪抗实验性膜性肾炎脂质过氧化损伤的研究．中国病理生理杂志，1991，7(3)：229.
[26] 王良兴．川芎嗪对组胺和乙酰胆碱所致豚鼠气管条收缩作用的影响．温州医学院学报，1995，25(3)：158.
[27] 鲍建才．三七的化学成分研究进展．中成药，2006，28(2)：246-253.
[28] 崔金涛．三七对心血管疾病的防治作用．中国医院药学杂志，1999，12(1)：61 - 62.
[29] 费震宇，王文健，陈响中．三七用于冠心病治疗的药理研究．时珍国医国药，1997，8(1)：11 - 12.
[30] 刘晓青．三七药物在临床中的应用．临床合理用药，2009，2(4)：88-89.
[31] 林红．思密达和云南白药联用治疗新生儿上消化道出血临床观察．儿科药学杂志，2004，10(6)：45-46.
[32] 刘建辉，冀凤云，王婷，等．三七总皂甙对实验性脑缺血脑血流及血脑屏障的影响作用．中风与神经病杂志，2002，19(3)：164.
[33] 陈礼波，李晓辉，张海港，等．三七总皂苷对兔腹主动脉粥样硬化防治作用的超声学评价．现代生物医学进展，2008，8(6)：1054-1056.
[34] 王卓，朱宝长，徐楠楠，等．丹参提取物对高脂血症地鼠糖脂代谢的影响．时珍国医国药，2009，20(5)：1067-1070.
[35] 许涛，喻莉，郑智，等．丹参对实验性动脉粥样硬化形成的预防.临床心血管杂志，2005，21(1)：54.
[36] 梁勇，羊裔明，袁淑兰．丹参酮药理作用研究进展.中草药，2000，31(4)：304.
[37] 姜开余，顾振纶，阮长耿．丹参素对CDI1B、P-selectin、ICAM-1、VCAM-1、E-selectin表达的影响．中国药理通报，2000，16(6)：682-685.
[38] Lehner R, Enomoto T, Mc Gregor JA, et al.Correlation of Survivin mRNA detection with Histologic Diagnosis in Normal Endometrium and Endometrial Carcinoma. Acta Obstet Gyneco Scand, 2002, 81(2):

162-167.
[39] 范瑞强．实用皮肤病验方精选．广州：广东科技出版社，1994：271.
[40] 任鲜梅，尚艳娥，田英霞，等．丹参注射液治疗新生儿缺氧缺血性脑病疗效探讨．中华实用医学，2001，10(3)：51.
[41] 胡振玉，郑志汉，沙建平，等．复方丹参与川芎素防治化疗药物性肝损害临床分析．中华实用医学，2001，10(3)：20-21.
[42] 黄镜娟．红花的研究进展．淮海医药，2006，(2)：72.
[43] 万春平．红花的研究进展．时珍国医国药，2007，18(11)：2854-2855.
[44] 陈铎葆．红花总黄素对实验性心肌缺血模型冠状动脉流量及血流动力学的影响．时珍国医国药，2005，16(9)：828.
[45] 刘发．红花黄素对高血压大鼠的降压作用及对肾素血管紧张素的影响．药学学报，2002，27(10)：785-787.
[46] 金鸣．红花黄色素抗氧化作用的研究．中国中药杂志，2004，29(5)：447.
[47] 朱海波，王振华，田京伟，等．羟基红花黄色素对实验性脑缺血的保护作用．药学学报，2005，40(12)：1144.
[48] 何红涛．汪慰寒治疗冠心病心绞痛经验．辽宁中医杂志，2006，33(1)：15.
[49] 蔡沛源．合欢汤治疗冠心病临床研究．中国中西医结合杂志，1996，16(4)：204-20.
[50] 左玉芹，茹东风．中药治疗冠心病稳定型心绞痛临床研究．辽宁中医杂志，2007，34(3)：319-320.
[51] 邓建华．大黄蟅虫丸治疗不稳定性心绞痛临床观察．中国中西医结合急救杂志，2003，10(1)：61.
[52] 杜军．大黄蟅虫丸配合西药治疗不稳定型心绞痛血瘀证 50 例临床观察．湖南中医药导报，2001，7(5)：216.
[53] 焦宏，杜会博，陈彦静，等．桂枝汤对动脉粥样硬化大鼠血管活性物质的影响．河北北方学院学报，2009，26(2)：4-6.
[54] 张斌霞．颈动脉粥样硬化的病机探析．辽宁中医药大学学报，2009，11(10)：15-16.
[55] 曾一飞，李新吾，黄保民，等．补肾中药抗衰老作用的实验研究．湖南中医学院学报，1993，13(4)：40.
[56] 张愍．冠心病痰浊辨证分型与血清脂蛋白动态平衡关系的研究．中西医结合杂志，1995，15(1)：9.
[57] 陈可冀，史载祥．实用瘀证学．北京：人民卫生出版社，1999：6.
[58] 王长垠，殷春萍，刘红霞，等．补肾法对颈动脉粥样硬化患者颈动脉血流动力学的影响．辽宁中医杂志，2009，36(12)：2091-2092.
[59] 陈文实，张锋，李仁柱．益气活血汤治疗颈动脉硬化斑块疗效观察．蚌埠医学院学报，2009，34(8)：677-679.
[60] 刘仁人．六君子汤加味治疗痰湿型颈动脉硬化的临床观察．上海中医药杂志，2008，42(4)：28-29.
[61] 王志强，张学平，张伟，等．化痰通络汤治疗颈动脉内膜粥样硬化斑块临床研究．光明中医，2010年，25(1)：28-30.
[62] 王占奎，王伟志，傅立新，等．针灸对颈动脉粥样硬化患者颈动脉形态学和动力学的影响．上海针灸杂志，2005，24(6)：8-11.
[63] 李丽，龚剑秋，丁光宏，等．头排针治疗脑梗死过程中颈动脉血液动力学能量变化研究．针刺研究，2009，34(5)：335-339.
[64] 刘彦珠，姜红茹，张侠．中医治疗颈动脉粥样硬化的临床观察．中国医药学报，1997，12(6)：15.
[65] 施仲伟，沈戈，沈蓓蓓，等．老年患者颈动脉粥样硬化与发生心脑血管事件的关系．中华医学杂志，1999，79(5)：352.
[66] 芦萍，穆庆霞．老年患者颈动脉粥样硬化的发生率及危险因素探讨．江苏医药，1999，25(1)：24.
[67] 李群峰．绞股蓝的化学成分与药理作用研究进展．光明中医，2009，24(12)：2396-2398.

[68] 王树桂，潘莹．复方绞股蓝胶囊对高脂血症小鼠血脂的影响．广西中医药，2005，28(3)：54 -55.

[69] 黄雪萍．绞股蓝总苷与辛伐他汀治疗原发性高脂血症的疗效比较．中国药业，2006，15(6)：46.

[70] 巫世红，胡丰，杨晨，等．绞股蓝的药理作用研究近况．广西中医学院学报，2008，11(1)：86-88.

[71] 韩晓燕，卫洪波，张富程．绞股蓝总苷对大鼠心、脑 Na^+、K^+ − ATP 酶的抑制作用及其动力学分析．中草药，2006，37(10)：1542–1544.

[72] 郑国豪，郑奇斌．绞股蓝总皂甙对大鼠心肌缺血再灌注损伤肿瘤坏死因子表达的影响．咸宁学院学报，2007，21(1)：79- 81.

[73] 张永全，唐芳芳．中医治疗颈动脉粥样硬化的研究进展．辽宁中医药大学学报，2008，10(9)：170-172.

[74] 史晓，朱亮，祁丽丽．绞股蓝总苷对颈动脉粥样硬化的干预作用研究．中国基层医药，2006，13(7)：1207.

[75] 谭华炳．绞股蓝预防兔动脉粥样硬化的研究．中国老年学杂志，2007，6(27)：519-521.

[76] 魏守蓉，薛存宽，何学斌，等．绞股蓝多糖降血糖作用的实验研究．中国老年学杂志，2005，25(4)：418-420.

[77] 刘青青，吴景东．绞股蓝提取液对自然衰老影响的实验研究．辽宁中医药大学学报，2008，10(6)：203-205.

[78] 杨阳，张洪．绞股蓝总皂苷对力竭运动后大鼠自由基代谢的影响．中国运动医学杂志，2001，20(3)：319.

[79] 段炳南，陈庆林．绞股蓝总皂甙对小鼠腹腔巨噬细胞内酶活性及吞噬功能的影响．江西医学院学报，2007，47(3)：38 -39.

[80] 张海燕，郭强，温伟业．绞股蓝总皂苷对小鼠免疫功能的影响．中国兽医学杂志，2006(2)：13-15.

[81] 周俐，叶开和，任先达．绞股蓝总苷对免疫低下小鼠非特异性免疫功能的影响．中国基层医药，2006，13(6)：979.

[82] 孙晓娜，赵长普，孙俊波，等．绞股蓝胶囊甘利欣胶囊治疗脂肪肝．医药论坛杂志，2005，26(20)：16 -17.

[83] 陈几香，张建国，张莉，等．绞股蓝总皂苷保肝作用实验研究．中国药业，2007，16(13)：7.

[84] 万丽，万兴旺，胡晋红．绞股蓝总皂苷对免疫性肝纤维大鼠肝功能和肝纤维化的影像．第二军医大学学报，2003，24(12)：1319.

[85] 杨明辉，郭晓兰，袁国华，等．绞股蓝总皂苷对肝细胞凋亡的诱导作用．世界科学技术，2006，8(4)：53 -56.

[86] 刘侠，汪平君，许伏新．绞股蓝总皂苷抑制小鼠 Lewis 肺癌生长与提高免疫力研究．安徽中医学院学报，2001，20(1)：43 -44.

[87] 王琛，李昌煜．银杏叶提取物药理作用研究新进展．中国现代中药，2009，11(3)：10-13.

[88] 付庆林，张志远，张新中．银杏叶提取物的药理作用与临床应用．山东医药，2009，49(41)：115-116.

[89] 耿秀芳．银杏叶总黄酮降血脂作用．潍坊医学院学报，1992，14(1)：41.

[90] 高书荣，李文彦，沈均．银杏叶片治疗老年颈动脉粥样硬化斑块的临床观察．中国老年学杂志，2006，3(26)：323-324.

[91] 宋盛青，吴彦强，邓智武．银杏叶制剂对颈动脉粥样硬化患者颈动脉超声相关指标的影响．中药药理与临床，2008，24(3)：106-108.

[92] Yan FL, Zheng Y, Zhao FD. Effects of ginkgo biloba extract EGb761 on expression of RAGE and LRP21 in cerebral microvascular endothelial cells under chronic hypoxia and hypoglycemia .Acta Neuropathol, 2008, 116(5): 529-535.

[93] 韩书芝，平芬，李贤．银杏叶提取物对肺源性心脏病患者血小板功能的干预作用．河北医药，2007，29(1)：49-51．
[94] 高治平．银杏叶提取物抗大鼠心肌缺血再灌注损伤的实验研究．中西医结合心脑血管病杂志，2006，4(12)：1062-1064．
[95] Mozet C, Martin R, Welt K, et al. Cardioprotective effect of EGb 761 on myocardial ultrastructure of young and old rat heart and antioxidant status during acute hypoxia. Aging Clin Exp Res, 2009, 21(1): 14-21.
[96] 吴汉磊，秦太昌，李志英，等．银杏叶提取物脑保护液对兔脑的实验研究．中西医结合心脑血管病杂志，2008，6(5)：560-562．
[97] 胡胜利．何世英老中医治疗眩晕的经验．陕西中医，1987，8(8)：341-342．
[98] 刘向敏．脑心通胶囊治疗颈动脉粥样硬化的疗效观察．中西医结合心脑血管病杂志，2009，7(5)：627-628．
[99] 彭志国，王燕蓓，徐比萍．软脉消斑汤治疗颈动脉粥样硬化 30 例．陕西中医 2009，30(6)：666-668．
[100] 梁萍，胡长林，张茂惠．通心络治疗颈动脉粥样硬化彩色多普勒的临床分析．重庆医学，2009，38(14)：1786-1784．
[101] 王贵娟，司秋菊，张艳慧．鳖甲煎丸抗动脉粥样硬化作用研究．中药药理与临床，2009，25(1)：7-8．
[102] 张孟列．首乌黄精汤治疗脑动脉硬化头晕 46 例．江西中医药，2004，3(255)：23．
[103] 张学真．痰瘀同治法治疗脑动脉硬化之眩晕 60 例．河南中医学院学报，2004，19(112)：28．
[104] 孙建华．活络效灵丹合四妙勇安汤治疗血栓闭塞性脉管炎 17 例．山东中医杂志，1991,(5)：24．
[105] 章士美．中西医结合治疗糖尿病足 12 例报告．江苏中医，1995,(5)：22．
[106] 王建春，刘明，林鸿国．蔡炳勤教授补虚立法治疗周围血管疾病经验．陕西中医，2009，30(3)：319-318．
[107] 陈柏楠，秦红松．尚德俊中西医结合治疗周围血管疾病经验．北京中医药大学学报，2006，29(11)：78-81．

第二十五章　脑心同治

心脑血管疾病是中老年人的常见病、多发病，也是一类危害人类健康的严重疾病。据研究资料表明，心脑血管疾病的死亡率仅排在恶性肿瘤之后列第二位。随着人民生活水平的提高，我国正在逐步进入老龄化社会，心脑血管疾病的发病率已经呈现显著升高的趋势，因此，心脑血管疾病的治疗和预防成为医疗卫生工作的重点之一。

人类随着年龄的增长，生理老化现象的主要特征之一是动脉硬化，动脉粥样硬化又是动脉硬化中最常见的类型，为冠心病和脑卒中的主要病因。

动脉粥样硬化是多种因素作用于不同环节所引起，主要因素包括年龄、性别、高脂血症、高血压、吸烟、糖尿病等。同时，职业、饮食、肥胖、性格、微量元素摄入、遗传等也与动脉粥样硬化发生有关。

动脉粥样硬化病变可累及主动脉、冠状动脉、脑动脉、肾动脉、肠系膜动脉、四肢动脉等，其中冠状动脉和脑动脉的粥样硬化所引发的疾病是对生命威胁最大的。冠状动脉是提供心脏自体血液循环的动脉，它所需的血液供应量很大，约占整个心脏排血量的 5%。脑在神经系统中居重要地位，是调节人体各器官功能的枢纽，因此脑的血液供应非常丰富。虽然脑的重量仅占人体重量的 2% ～ 3%，但它的血液供应量却占全身供血量的 20%，所以心和脑这两大重要器官对血液的供应量是非常敏感的。一旦两大器官发生血液供应障碍，便会引发严重的心脑血管疾病。

现代医学认为，动脉粥样硬化是心血管疾病（以冠心病为主）和脑血管疾病（以脑卒中为主）的病因，也是两类疾病的共同病理变化基础。预防和治疗动脉粥样硬化便成为治疗心脑血管疾病的根本和基础，如在临床中预防和治疗高脂血症、高血压、糖尿病等，同时采取减肥、戒烟、调整饮食结构等措施，可以认为是对动脉粥样硬化的预防和治疗，又对冠心病和脑卒中两大类疾病同时起到了根本上的治疗和预防作用，这正是我们提出脑心同治概念的现代医学理论依据。

一、中医对脑心同治的认识

（一）中医对心与脑生理关系的认识

1．**心主神明**　藏象学说认为，在以五脏为中心的人体活动中，神志活动由“心”主宰。《素问·灵兰秘典论》云：“心者，君主之官，神明出焉。”指出心具有主神志的功能。所谓神，即人的精神意识和思维活动，它不仅是人体生理功能的一个重要组成部分，也在一定条件下能够影响整个人体各方面生理功能的协调平衡。《灵枢·本神》云：“所以任物者谓之心。”指出人能够接受外来信息并作出相应反应。故《灵枢·邪客》云：“心者，五脏六腑之大主也，精神之所舍也。”说明心在五脏整体系统中居统治地位，是人体的调控中枢。《素问·五脏生成篇》云：“诸血者，皆属于心。”意指心除主神明外，尚且具有主血脉的功能。“心藏脉，脉舍神。”“血者，神气也。”心在人体活动中主神志和主血脉，而且两者生理功能密切相关，正因为心具有主血脉的功能，才有了主神志的功能。因此，心主血脉的功能出现异常，也会带来主神志的功能改变。

2. **脑为元神之府**　“脑为元神之府”，语出《本草纲目·二十四卷》“辛夷”条下。李时珍最早明确提出脑与神志活动具有密切关系，其功不可没。脑居颅内，为髓之海。《灵枢·海论篇》谓：“脑为髓之海，其输上在于其盖，下在风府。”从其解剖位置上看，上至于天灵盖，下至于风府穴，藏于颅腔内。脑的生理功能主要与人体某些运动及头部某些器官功能有关。清·汪昂在《本草备案》中有“人之记性皆在脑中”的记载。王清任在前人的基础上对脑的功能有了深层次的认识。《医林改错》中记载：“灵机记性在脑者，因饮食生气血，长肌肉，精计之清者，化而为髓，有脊髓上行入脑，名曰脑髓，两耳通于脑，所听之声归脑；两目系如线长于脑，所见之物归脑；鼻通于脑，所闻香臭归于脑；小儿周岁脑渐生，舌能言一二字。”从而把忆、听、视、嗅、言等均归为脑的生理功能。近代学者还提出：“脑为奇恒之府，其功能为藏髓，主领肢体。”以上均表明，传统中医学对脑的生理功能已有了科学的认识。

3. **心脑共主神明**　近代中医学家结合医学发展，总结前人经验，提出心脑共主神明。何廉臣认为：“盖以脑为元神之府，心为藏神之脏，心主神明，所得乎脑而虚灵不昧，开智识而省人事，具众理而应万机。”张锡纯则提出“人之神明，原在心与脑两处，神明之功用，原心与脑相辅相成”，认为神明有“元神”“识神”之分，“脑中为元神，心中为识神”，亦有体用之别，“神明之体藏于脑，神明之用发于心”。“神志活动的产生是由脑而达于心，由心而发露于外”。“盖脑中元神体也，心中识神用也。人欲用其神明，则自脑达心，不用其神明，则仍由心归脑”。“元神在脑，识神在心，心脑息息相通”，神明往来于心脑之路，脑为统帅，心气上入于脑，心脑神明贯通，主宰人体生命活动，产生意识思维并支配其相应行为。因心脑共为神明之府，又有血脉相通，故“一处神明伤，则两处俱伤”。脑之神明伤，可累及于心，心之神明伤，可累及于脑。以上论述明确地阐述了心与脑的生理功能存在着密不可分的关系。

（二）中医对心与脑异病同治的认识

中医学认为，本虚标实、久病入络是心脑异病同治的病理基础。心脑血管疾病具有反复发作，经久难愈，入络入血等临床特点，其病程较长，临床表现复杂多样，多为慢性迁延性疾病，均属络脉病变。此两类疾病病因病机较为复杂，但综合而看，不外乎本虚标实。心肾阳气亏虚为本，痰浊、瘀血阻滞为标。肾之阳气为一身阳气之根本，具有温煦、鼓动心阳的作用，而心之阳气则为血液运行之动力，能够推动、温煦血液在脉中正常运行。若患者年老久病，肾元亏虚，肾阳不足，无力温养心之阳气，心阳心气不振，血脉失于温养，鼓动无力，必将影响血运，最终致络脉瘀阻，如王清任所言“元气既虚，必不能达于血管，血管无气，血液在血管中运行势必迟缓乃至瘀阻”，形成络病。瘀血阻滞，气机不畅，津液运化输布失常，进而内声痰浊，痰瘀久留，互结而阻于络脉，使病情更加复杂。心肾阳虚，痰浊瘀血阻滞心络，痹遏胸阳，心失所养，发为胸痹、心悸，出现冠心病心绞痛、心律失常等临床表现。肾阳亏虚，脑失温养；痰浊中阻，清阳不升，浊阴不降；兼之瘀血阻络，脑络不畅，清窍失养，则出现眩晕、耳鸣等脑供血不足的症状。故久病入络为心脑血管疾病的最终病理转归，而因虚致实，痰瘀互结，络脉瘀阻则是该两类疾病共同的发病机制，其实质是虚、瘀、痰并存，其中络虚是心脑血管疾病产生的始动因素，并由此导致络病经久难愈，渐成痼疾。病久入络，不仅是一种常见的病理现象，更是疾病的一种演变规律，包含有具体的病邪、病性、病位等内容，蕴藏着丰富的内涵，它表明多种病症发展到一定阶段均存在络脉病变，此即是多种疾病的基础病变和发展总趋势之一，也是许多疑难疾病在“入络”阶段异病同治的病理基础，由此为脑心同治提供了可能。

二、脑心同治的中医病理基础

随着人民生活水平的提高，我国正在逐步进入老龄化社会，心脑血管疾病的发病率已经呈现显著提高的趋势，据专家预测，21世纪我国可能出现心脑血管疾病大流行。中老年人中，冠心病是第一位致死原因，脑卒中是第一位致残原因，心脑血管疾病是人类健康的大敌，对其防治是当前医疗卫生工作的重点之一。冠心病主要以心悸、胸痛、胸闷、呼吸困难等临床表现为主，脑卒中以痴呆、偏瘫、失认、失语、眩晕等临床表现为主，二者临床表现不同，在中医分属不同的疾病范畴，笔者认为，中医治疗方面，二者虽为异病，其治则一，即“脑心同治”。

（一）动脉粥样硬化是心脑血管疾病共同的病理基础

随着年龄的增长，生理老化现象的主要特征之一是动脉硬化，动脉粥样硬化是其最常见类型，动脉粥样硬化是引发脑卒中和冠心病的共同原因，为心脑同治的共同病理基础。

年龄、性别、高血脂、高血压、吸烟、糖尿病、职业、饮食、肥胖、性格、微量元素的摄入、遗传等多种危险因素，作用于不同的环节引起动脉粥样硬化，动脉粥样硬化病变可累及主动脉、冠状动脉、肾动脉、脑动脉、肠系膜动脉、四肢动脉等，在动脉粥样硬化的基础上，造成冠状动脉血管狭窄、血栓形成，血管痉挛等病理变化影响心肌供血，引起冠心病；造成脑血管痉挛、狭窄、血栓形成，影响脑的供血，从而造成缺血性脑血管病；动脉粥样硬化造成脑血管局部溃疡动脉瘤形成，在各种诱因的作用下，引起脑动脉破裂出血引起出血性脑血管病。动脉粥样硬化是心脑血管疾病的主要病因，现代医学在临床中针对动脉粥样硬化的各种危险因素，减肥、戒烟、限酒、调整饮食结构、治疗高血压、调脂治疗、控制糖尿病等措施是防治心脑血管疾病的共同措施。心、脑血管疾病虽然在临床表现各不相同，但二者具有动脉粥样硬化这一共同病理基础，因此异病应同治，脑心应同治。

（二）正虚痰瘀是心脑血管病的共同主要病理因素

心脑血管疾病多发生在40岁以后的中老年人，随着年龄的增长，人体发生生长壮老已的变化，衰老伴随正虚，是老年性疾病的共同病理生理变化，正如《素问·阴阳应象大论》所云“年过四十而引起自半也，起居衰矣”。

痰瘀是疾病的发展过程中，体内因气血、阴阳、脏腑功能失调而致的病理产物，又是各种疾病的致病因素。中医学认为“百病皆生于痰”“瘀血为百病母胎”。痰瘀是心脑血管疾病的共同病理基础。

随着现代医学的发展，血瘀证的研究最早最深入，血瘀的实质逐渐得到揭示，血瘀是一个与血液循环有关的病理过程：①微循环障碍，微循环中血液流动缓慢瘀滞，血细胞聚集，血管缩窄或者闭塞。②血液流变异常，血液呈浓、黏、凝、聚状态，国内外研究已经证明，血液流变学和血液动力学，在心脑血管疾病的病因学研究和防治方面，均占有重要的地位。如高血压动脉硬化、心肌梗死、脑血管意外、血栓病等，在发病之前及发病的各个阶段，都有血液流变学和血液动力学的改变，因此瘀阻心脉发为心血管病；瘀阻脑络发为脑血管病，可以认为血瘀是心脑血官疾病共同的病理基础，在此不再赘述。

随着对痰证认识的深入，痰浊在心脑血管疾病的作用也得到肯定。徐氏认为，心脑血管疾病从病机的总体上分析，可有十余种，但主要有虚、瘀、风、火、寒、气滞气逆等，论虚又有阴阳气血之别。其基本病机为气虚血瘀，临床证候以痰为主症者居多。如高血压动脉硬化、中风（脑梗死、脑出血）、冠心病、心绞痛、心肌梗死、心律失常、心力衰竭、老年痴呆、震颤麻痹等各不相同的心脑血管疾病，虽有各自的病机特点，但痰浊致病是其共同点。衷氏从急性心肌梗死发病后的临床特点分析，急性期以痰浊血瘀痹阻心脉，心阳痹阻不通，瘀血化毒，痰浊瘀毒为其主要病理因素。潘桂娟在《痰浊与衰老》中提出，老年人群中的心脑血管病患者，有较长的高脂血症和动脉硬化病程，而高脂血症和动脉硬化的发生以痰浊为首要因素。孙景波等认为，痰浊阻碍脑脉，使气血滋养脑髓受阻并破坏脑髓至清至纯的状态，使脑髓“杂者钝”而形成老年性痴呆症。刘云等认为，缺血性中风在整个发病及发展过程中多有痰湿壅盛。从临床表现看，高脂血症以痰浊为多。沈氏认为，痰浊为有形之物窜流经脉，其性黏涩，既可以滞着于动脉血管壁上面形成肿块（相当于粥样硬化斑块），又可以影响血液的正常运行，导致血液凝滞不利，心脉为之痹阻。且痰浊为患，易损伤人体正气，破坏机体防御机制，若作用于动脉管壁，可引起其结构和功能的改变，导致动脉粥样硬化的形成。赵氏认为，临床常见的老年病如动脉粥样硬化、冠心病、原发性高血压病、中风、老年性痴呆等均与痰浊有关。从现代医学的细胞水平看，随着年龄的增长，毛细血管基底膜增厚，外膜纤维胶原化，孔径缩小，增加了周围血液供应的阻力，改变了细胞周围的环境，加速了细胞衰老、死亡的进程，最终导致衰老和功能减退。痰浊导致血流缓慢，血管硬化，血液流量减少，是血管病的主要原因之一。总之，不管理论研究、实验观察，还是临床验证，都说明了痰浊在心脑血管疾病的发生、发展等各个环节均为重要致病因素。

综上所述，正虚痰瘀是心脑血管病的共同病理因素，治疗针对正虚痰瘀的病理变化，可达到脑心同治。

总而言之，在心脑血管疾病的防治中，心、脑生理关系密切，动脉粥样硬化是心脑血管疾病的共同病理基础，正虚痰瘀是心脑血管性疾病的共同病理因素，中医针对正虚痰瘀的病理变化治疗，而异病同治，可起到脑心同治的临床效果。

三、动脉粥样硬化与心脑血管疾病

（一）概述

1．**正常动脉血管**　动脉是给全身各器官和组织供给动脉血液的重要血管。根据动脉管腔大小、组成中膜平滑肌细胞层的多少分为弹性动脉（大动脉）、肌性动脉（中小动脉）和微动脉。正常动脉血管壁分为内膜、中膜和外膜三层。内膜层由单层内皮细胞（endothelial cell）、内皮下组织和内弹力板组成；中膜层由平滑肌细胞（SMC）组成；外膜层包含外弹力板和血管、神经等（图 25-1）。

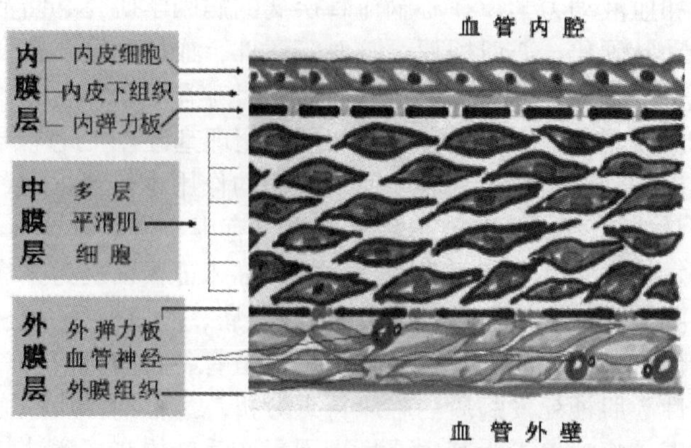

图 25-1　正常大中动脉血管壁内中外三层的结构示意图

大中动脉的内膜层有单层内皮细胞层、内皮下组织、内弹力板组成。中层有多层平滑肌细胞组成，因此血管弹性好，具有强大的收缩舒张功能。外膜层有外弹力板、营养血管和神经、外膜组织。

正常动脉血管的中层变化很大，弹性动脉如大动脉升主动脉、胸主动脉、腹主动脉、颈动脉、左右锁骨下动脉、左右髂动脉等，中层由 40 ～ 70 层平滑肌细胞和少量弹力膜组成，弹力膜主要由交织成网状组织的弹性蛋白构成，维持体循环的动力并维持整个舒张期的动脉压力。肌性动脉如中小动脉的脑动脉、冠状动脉、左右肱动脉、左右椎动脉和左右股动脉等，主要由多层平滑肌细胞构成，间有少量弹性纤维和胶原纤维。中动脉中层由 10 ～ 40 层平滑肌细胞，小动脉中层由 3 ～ 4 层平滑肌细胞构成，较薄，与内膜层的厚度比为 1 ～ 1.5:1；微动脉中层由单层平滑肌细胞组成、很薄，与内膜的比小于 1:1，称为阻力动脉，对调节血压有重要作用。

2. **动脉粥样硬化**　正常动脉血管的内膜层随年龄增长而增厚，血管弹性减弱，称为老年性动脉硬化；而动脉粥样硬化是指内膜层随年龄增长而增厚的同时，内膜下脂质沉积使血管腔变窄和血流受阻的一种慢性病理性过程。

来自越南战争死亡的和各种意外死亡的尸体解剖，病例资料的研究表明：一组 2876 例（Strong JP，Malcom GT，McMahan CA，et al．Prevalence and extent of atherosclerosis in adolescents and young adults．Implications for prevention from the pathobiological determinants of atherosclerosis in youth study．JAMA，1999，281：727）和另一组 760 例（McGill HC，McMahon A，Zieske AW，et al．Association of coronary heart disease risk factors with microscopic qualities of atherosclerosis in youth. Circulation，2 000，102：374.）尸解资料 15 ～ 34 岁的男性和女性，尸体解剖资料表明，动脉粥样硬化随着年龄的增长而增长。15 ～ 19 岁冠状动脉粥样斑块男性发生率为 2%，女性为 0；而 30 ～ 34 岁男性为 20%，女性为 8%。其致动脉粥样硬化的危险因素中，高密度脂蛋白减低有重要的价值，本组动脉粥样硬化病变的患者常伴有低 HDL-C（＜35mg/dl，或＜0.91mmol/L）。

早期内皮功能障碍的另一个重要表现是，动脉扩张性减低或收缩舒张功能障碍，这表明内皮的调节血管舒张和收缩功能受到损害，临床可以通过外周血管弹性功能测定，来了解血管收缩舒张功能状态。

动脉粥样硬化如图 25-2 所示：在第一个 10 年或学龄儿童时期，就可在主动脉壁上看到粥样硬化的脂质条纹；在第二个 10 年即青少年时期，可以在冠状动脉发现病理变化；在第三个 10 年即青壮年时期，可在脑动脉发现粥样斑块；第四个 10 年即男性 40 岁以后，进入动脉粥样硬化高发期。图示动脉血管管腔的粥样斑块随年龄的增长而逐渐增大，如果粥样斑块不稳定或破裂则会形成急性冠状动脉缺血，称为急性冠状动脉综合征；或者粥样斑块严重堵塞血管腔，狭窄＞70% 时，稳定的斑块也会在临床上出现心绞痛，称为稳定性心绞痛。

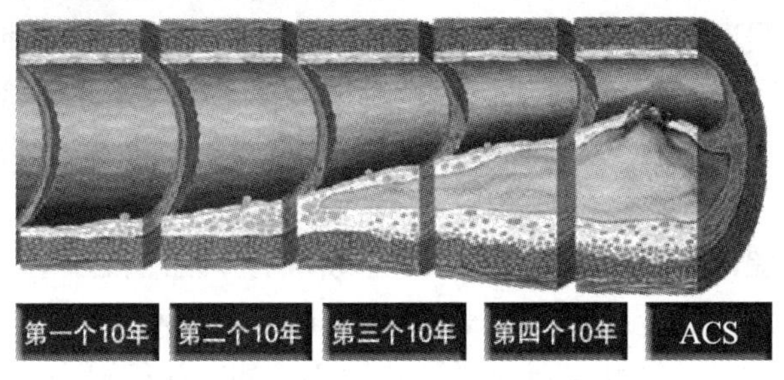

图 25-2　动脉粥样硬化增龄性变化示意图

图中第一个 10 年，是说学龄儿童时期，个别高危人群就可以在主动脉的内膜发现粥样脂质条纹，说明动脉粥样硬化的预防要从儿童时期开始。

图中第二个 10 年，是说青少年可以在冠状动脉内发现脂质条纹和粥样斑块，男性约占 2%。提示动脉粥样硬化的发生与性别有重要关系。40 岁以前的男性明显高于女性，但 65 岁以后的女性又明显多于男性。

图中第三个 10 年，是说青壮年有 10% ～ 20% 的人群，除了在主动脉和冠状动脉可以发现脂质条纹外，在脑动脉也可以发现脂质条纹或脂质斑块，提示个别早发的动脉粥样硬化在这个年龄中，心脑血管疾病就开始增多。

图中第四个 10 年，是说成年人动脉粥样硬化的发生率和动脉粥样斑块的严重性明显增加，尤其男性进入心脑血管疾病的发生高峰期。

图中 ACS 代表急性冠状动脉综合征，不论狭窄病变＞50%（占 60% ～ 70%）或＜50%（占 30% ～ 40%），只要是斑块不稳定或斑块破裂就可以形成急性心肌缺血，临床表现为不稳定心绞痛、急性心肌梗死和心脏性猝死。

3. **动脉粥样硬化与动脉粥样硬化性心血管病**　动脉粥样斑块导致冠状动脉管腔逐渐变小，当冠状动脉狭窄≥50% 以上时，临床上方有可能在各种体力负荷和精神刺激诱发下，出现心肌缺血的表现，如临床上做的运动负荷试验诊断冠心病；如果冠状动脉管腔狭窄≥70%，一般临床上会出现心绞痛症状；如果粥样斑块发生破裂，形成血栓，则发生急性冠状动脉综合征（ACS）。

但是 ACS 患者的动脉粥样硬化斑块不一定表现为严重狭窄，相反 ACS 的不稳定斑块破裂，绝大多数发生在管腔狭窄＜50% 的患者，因为这些患者，管腔狭窄轻微，平时没有任何心肌缺血的症状，因此也没有进行过规范的稳定斑块的药物治疗，其斑块的不稳定性和破裂更容易发生。从病理机制讲，不稳定斑块或斑块破裂后则发生血栓形成，血流部分或完全的减少，导致急性的心肌缺血及心绞痛症状（一般＜20 分钟为不稳定性心绞痛；如血栓时管腔完全闭塞则出现心肌梗死，为 ST 段抬高型急性心肌梗死；反之冠状动脉小分支血管部分成全部闭塞是缓慢形成的，则临床上没有 ST 段抬高，仅有持续性胸痛（＞30

分钟）和酶学改变，则诊断为非 ST 段抬高型心肌梗死。当然二者的诊断更依赖于西医学中严谨的诊断标准。如果突然严重心肌缺血发生后，在 5 ～ 30 分钟内导致严重的瞬时外向钾电流（Ito）大量增加，使心外膜与心内膜之间，产生明显的离子流差异，心电图上表现为 J 点抬高和 J 波形成，发生 2 位相折反，产生室速室颤、心脏骤停，如不能迅速恢复为窦性心律，则患者猝死。心脏性猝死，占心脏性总死亡的 64%；绝大多数患者（75% 左右）心脏性猝死发生在院外，因此，心脏性猝死的防治重点是预防，预防动脉粥样硬化和冠心病，用各种调理生活方式和干预措施（药物或非药物），促使动脉粥样斑块稳定，使急性不稳定性斑块变为稳定性斑块，使纤维帽破裂后尽快地在破裂口处形成新的稳定性纤维帽，这就是动脉粥样硬化和冠心病治疗的基本原则，也是动脉粥样斑块动态平衡的基本规律。

（二）动脉粥样硬化与心、脑、肾、血管动脉粥样硬化性疾病

动脉粥样硬化是心脏、脑、肾脏和周围血管动脉粥样硬化性疾病共同的病理基础。心脏的冠状动脉粥样硬化导致冠状动脉粥样硬化性心脏病，简称冠心病。冠心病是冠状动脉粥样斑块导致冠状动脉管腔狭窄，产生冠状动脉供血不全，诱发心绞痛，称为冠心病心绞痛。一般而言，冠状动脉管腔狭窄的程度超过 50%，临床上通过运动负荷试验，才能诱发出心绞痛和心电图 ST–T 的变化，此种情况称为隐性冠心病。当管腔狭窄超过 70% 时，患者会出现自发心绞痛，这就是临床上常见的，典型的稳定性心绞痛。而斑块破裂时则称为急性冠状动脉综合征，包括 ST 段抬高急性心肌梗死、非 ST 段抬高急性心肌梗死、不稳定型心绞痛和心脏性猝死 4 个临床类型。但是，急性冠状动脉综合征的共同病理基础是动脉粥样斑块在慢性炎症的作用下成为不稳定斑块。而不稳定斑块不论其管腔狭窄的程度大小，多数情况下狭窄程度小于 50%，均可发生斑块破裂、血栓形成、导致管腔部分或者全部闭塞、产生上述 4 种急性冠状动脉综合征的临床表现。

供给脑部血液的动脉，主要是颈内动脉和椎动脉两个系统在颅内形成基底动脉环，供给脑干和脑皮质的血液。脑动脉粥样硬化，不仅使脑动脉的弹性减低，同时也使管腔变狭窄，产生一过性脑供血不全，严重者可发生脑血管闭塞，或者发生脑出血。不论血管闭塞或者出血，临床上均表现为突发的脑血管意外，称为脑卒中。因此，脑卒中的病理基础也是动脉粥样硬化。

同理，凡供给各器官血液的动脉发生粥样硬化时，可使该动脉管腔变狭窄或者斑块破裂，管腔闭塞，出现该器官的供血不足，产生器官功能障碍，功能不全。肾脏的肾动脉粥样硬化，可表现为急性或慢性的肾脏功能不全，称动脉粥样硬化性肾病。四肢动脉粥样硬化可以表现为无脉症或者下肢跛行。主动脉粥样硬化可以发生主动脉夹层，如果夹层破裂可导致猝死。重要的是动脉粥样硬化是高血压病、糖尿病和代谢综合征的最常见的合并症，同样也是高血压、糖尿病等发生的病理基础，尤其是老年性高血压都以动脉粥样硬化为基础。

（三）心脑血管疾病防治的重点是防治动脉粥样硬化

防治心、脑、肾、高血压和周围血管等动脉粥样硬化性心脑血管疾病，其共同防治原则是防治动脉粥样硬化。而动脉粥样硬化是一个从幼儿就开始的，随年龄增加而逐渐加重的慢性进行性的病理过程。因此，动脉粥样硬化的防治要从幼儿做起，提倡心态平衡、合理饮食、控制体重、适当运动等良好健康的生活方式。在 40 岁以后，要把粥样硬化的防治重点抓起来，除了良好的生活方式以外，必要时给以抗凝、调脂和抗动脉硬化的药物治疗。

我们把预防治疗动脉粥样硬化冠心病的这些措施归纳为两大类：第一大类是治疗性改变生活方式，包括合理饮食、控制体重、戒烟和减轻精神压力。第二大类是药物干预，包括没有动脉硬化的人，如 40 岁以上的成年人就开始服用阿司匹林和他汀类药物，称为一级预防；已有动脉硬化临床表现的人，如超声心动图发现颈动脉或四肢动脉有动脉硬化表现（超声彩色多普勒显示动脉血管中内膜增厚或局部有粥样斑块形成），或临床听诊主动脉硬化明显，或有高血压、高血脂、糖尿病的患者，其药物干预称为二级预防。同样，没有冠心病的称为一级冠心病预防，已有冠心病的称为二级预防。所有的预防治疗措施和方法，为了便于记忆和临床应用，归纳为 A、B、C、D、E 和中医中药。如表 25–1。

表 25-1　动脉粥样硬化和冠心病的一、二级预防的 A、B、C、D、E 和中医中药

A	Aspirine	阿司匹林 75 ～ 150mg/ 天
	ACEI ARB	血管紧张素Ⅱ转换酶抑制药，如雅施达 4mg/d 血管紧张素Ⅱ受体阻滞药，如安博维 150mg，代文或科素亚
B	β-blocker	β 受体阻滞剂，如倍他乐克 12.5 ～ 50mg/d，每日 1 ～ 3 次
	Blood pressure	控制血压、血压控制在＜140/90mmHg，理想是 115/75mmHg
C	Cholesterol	控制胆固醇和 LDL，按 ATP Ⅲ，LDL 降至＜130，100，70mg/dl
	Cigarette	戒烟
D	Diabetes	控制糖尿病
	Diet	合理饮食
E	Exercise	运动
	Education	教育
中	中医	中医特别重视人与社会，人与环境、气候、季节的相互作用，注意人体各脏腑之间的相互制约，相互促进的整体观点，这就是阴阳五行，辨证施治
	中药	包括中成药，具有上述 A、B、C、D 等多种作用机制

（四）动脉粥样硬化防治的迫切性和艰巨性

1. **动脉粥样硬化性心血管疾病正在我国迅速增加**　在世界范围内动脉粥样硬化性心脑血管疾病的发病数正在增加，美国死于心脑血管疾病的患者占全年总死亡人数的 42% 以上，因此心脑血管疾病是人类的头号杀手。

同样，动脉粥样硬化是高血压、糖尿病和周围血管疾病等慢性病的共同病理基础。全国初步调查资料显示，我国高血压和高血脂的患者多达 1.6 亿以上，以冠心病为代表的心血管病正在成为致死和致残的第一原因，糖尿病和肥胖在我国正在迅速增加，因此心脑血管疾病的防治任务十分艰巨。

2. **动脉粥样硬化是心脏性猝死防治的基础和重点**　在导致心血管疾病死亡中心脏性猝死是重中之重。心脏性猝死是指由于心脏原因导致的、从出现症状到死亡小于 1 个小时的、骤然的和不可预测的自然死亡。由于心脏性猝死的不可预测性和骤然发生不到 1 小时就死亡的特点，致使 70% ～ 90% 以上的心脏性猝死患者没有机会到医院救治，因此心脏性猝死的重点是预防。

导致心脏性猝死的最基础的疾病，50% 左右为急性心肌缺血、急性冠状动脉综合

征；20% 左右是陈旧性心肌梗死及其导致的心功能不全；20% 左右是其他心血管疾病，特别是心肌病导致的心功能不全；只有 10% 左右的心脏性猝死没有器质性心血管疾病，如长 QT 综合征，Brugada 综合征等，目前将这一类疾病统称为离子通道病。因此心脏性猝死防治的重点是以冠心病为主（约占死亡例数的 70%）的动脉粥样硬化性心脑血管疾病。见图 25-3。

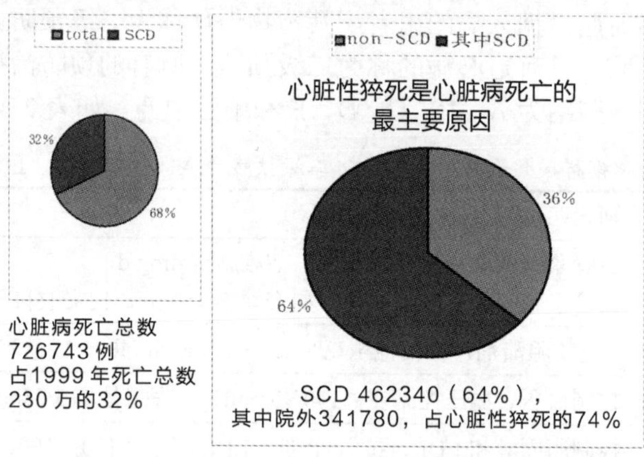

图 25-3　心脏性猝死和心脏病死亡占总死亡数的比例图

图为 2002 年发表的来自美国的资料（State-specific mortality from sudden cardiac death--United States, 1999. MMWR Morb Mortal Wkly Rep. 2002，51:123-126）。1999 年全年死亡总人数是 230 万，心脏性死亡 72.7 万，占全年总死亡数的 32%；加上脑血管死亡数的 9.9%，心脑血管疾病的死亡数占全年总死亡数的 42%，因此说心脑血管疾病是人类死亡的头号杀手。心脏病患者死亡中 64% 是心脏性猝死，就是说一大半心脏病患者突然发病，在 1 小时内就死亡了，其中 74% 是在院外死亡的。因此，对心脏性猝死要以预防为主，因为绝大多数患者来不及到医院就死了。心脏性猝死预防治疗的重点是积极预防和治疗动脉粥样硬化和动脉粥样硬化性心脑血管疾病，其中冠心病的急性冠状动脉综合征，占心脏性猝死病原因的 50% 以上，陈旧型心梗导致的心衰占心脏性猝死的 20%，这样冠心病总共占心脏猝死的 70% 左右。所以，防治心脏性猝死的重点是积极预防动脉硬化和有效地防治冠心病。

3．**我国动脉粥样硬化心血管疾病防治的严峻性和艰巨性**　我国是经济高速发展的第三世界国家，我国的今天正像美国 20 世纪 50 ～ 60 年代，动脉粥样硬化性心脑血管病成为严重的慢性流行病。据我国现有的资料显示：成人高血压的患病率高达 18.8%，患者超过 1.6 亿以上；我国成年人的代谢综合征，大约有两亿多人超重和 6 000 万肥胖患者；冠心病的发病率正逐年增高，根据不同地区的统计高达 5% ～ 9%；吸烟仍然严重，全国约有近 3 亿人吸烟；人口老龄化加快，已超过 1.3 亿。以冠心病和脑卒中为主要表现的具有致残、致死严重后果的心血管疾病的发病率急剧上升，并逐渐呈年轻化趋势。因此，我国动脉粥样硬化防治的形势是十分严峻和艰巨的。

四、动脉粥样硬化发病机制三大学说的历史和现状

（一）动脉粥样硬化脂质代谢障碍学说的历史和现状

1．**概况**　脂代谢障碍或称为血脂紊乱（dyslipidemia）学说的形成和发展经过漫长的 100 余年，直至 1994 年 4S 大型调脂试验正式公布，才达到了世界范围内的统一认识。最早已有人发现，胆固醇升高与冠心病的发生具有相关性，但是进一步的观察发现，冠心患者有 1/3 左右胆固醇很高，1/3 左右胆固醇偏低，1/3 左右胆固醇在正常范围内，因此分歧很大。20 世纪 60 ～ 80 年代的研究证明，胆固醇高低的重要性不如低密度胆固醇（LDL-C）升高

更有价值，这就是脂蛋白代谢障碍的起源。直到今天，仍然公认 LDL 胆固醇的升高是动脉粥样硬化和冠心病发生的最重要因素之一。近 10 年来的研究表明，高密度脂蛋白（HDL）胆固醇的降低和 LDL 胆固醇的升高具有同样重要的致病作用，因此目前更重视 LDL 与 HDL 的比值。正常 LDL/HDL 的比值为 2 ～ 3，比值大于 3 认为是脂代谢紊乱，需要积极调脂治疗。从 1994 年 4S 调脂试验到今天，有近 100 余项与调脂有关的临床试验，均证明不仅脂代谢紊乱的患者需要调脂治疗，就是脂代谢正常的高危患者也需要调脂治疗。因为他汀类的调脂药同时具有保护内皮、抗炎症、抗凝血、稳定斑块和消退斑块的治疗作用，故将 21 世纪称为他汀时代的世纪。

血清胆固醇水平的高低与冠心病的发生率有直接的相关性。来自 Framingham 研究的 52 096 例患者的远期随访资料显示，总胆固醇水平从≤204mg/dl、205 ～ 234mg/dl、235 ～ 264mg/dl、265 ～ 294mg/dl 和≥295mg/dl，每 1 000 人的冠心病发生率由 10 人依次、逐渐增加至 130 人，提示血清胆固醇水平每增加 1%，冠心病危险性增加 2% 左右。相反，降低胆固醇水平，可以明显地减少冠心病的发生率和死亡率，MRFIT 试验入选 36 万余例血脂紊乱的患者，调脂治疗并远期随访表明，血胆固醇每降低 1%，冠心病危险性减少 2%。

随着临床试验的增加，从二级预防到一级预防，调脂治疗都有降低冠心病发生率和死亡率的明显效果。而且血清 LDL 水平正常的患者，进一步降低 LDL 水平，仍可进一步降低事件发生率，并且存在 LDL 降低越明显，事件发生越少的趋势。这样就出现一个问题，是否 LDL 降得越低越好？我认为，LDL 降得越低越好的提法是不妥的，不符合辩证统一和动态平衡的规律，人体没有胆固醇，细胞就会死亡，因此把胆固醇降到零，肯定是不能的和危险的。那么，LDL 降到什么水平最好呢？我想能降到每个人青少年或儿童时期的水平，就是最理想的。因此 ATPⅢ的降低 LDL 的靶目标为极高危人群≤70mg/dl，高危人群≤100mg/dl，中危人群≤130mg/dl，低危人群 160mg/dl。但是，目前还没有资料证明将胆固醇降到 70mg/dl 以下，是否会进一步降低死亡率。一般认为，婴幼儿的 LDL 水平大致在 50 ～ 100mg/dl。

2. 脂质代谢紊乱学说的基本内容　脂代谢障碍学说认为，血中总胆固醇或 LDL 的增加，或者 HDL 降低，导致 HDL-C/LDL-C 的比值增加，是导致动脉粥样硬化的最基本的致病原因。血中 LDL 在慢性炎症损害了内皮功能的基础上，从血管内进入到内皮下，氧化修饰成为 ox-LDL；同时 LDL 和各种炎症因素（各种危险因素）促使内皮功能损伤的同时，使炎症细胞、单核细胞在内皮表面聚集，产生黏附分子和各种细胞因子，进一步损害内皮功能，形成恶性循环。而 HDL 具有抗动脉粥样硬化和保护内皮功能的作用，它与 LDL 形成一对阴阳动态平衡的对立因素。LDL 进入内皮下形成 ox-LDL，被进入内皮下的巨噬细胞吞噬，形成动脉粥样硬化的泡沫细胞，而 HDL-C 对这种致动脉粥样硬化的作用有抑制作用。这种 LDL 致动脉粥样硬化和 HDL 保护内皮抗炎症、抗动脉粥样硬化的对立统一，是决定动脉粥样硬化发生发展和粥样斑块稳定性的因素之一，二者是对立的又是统一的，如图 25-4。

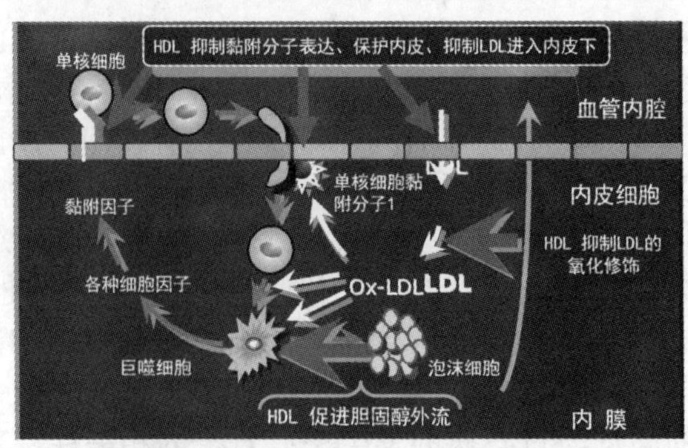

图 25-4 动脉粥样硬化形成示意图

3. 动物实验模型 证明脂代谢紊乱学说的实验依据是：给动物喂高胆固醇饮食 4 周至 3 个月就可以形成明显动脉粥样斑块和冠心病的实验模型。常用的实验动物是小鼠、兔子和荷兰猪。

同样已有不少临床实验证明：严格控制冠心病患者的高脂饮食习惯，可以明显地降低冠心病的死亡率。说明脂质代谢紊乱，即高低密度脂蛋白、高胆固醇脂、高甘油三酯和低高密度脂蛋白是动脉粥样硬化和冠心病的重要危险因素。

4. 现状和对现代治疗的指导意义 脂代谢紊乱的现状是发生率高、治疗率和控制率低。例如，我国初步调查成人 18% 左右有高胆固醇血症，约 1.6 亿人，与高血压的发病率近似。但是血脂治疗的人数不到 30%，完全控制的人数不到 15%，因此血脂紊乱的防治形势是严峻和艰巨的。

调脂治疗的现代要求是：按 2004 年 ATPⅢ的建议，凡有冠心病和冠心病等危症者均属高危患者，LDL 要求降低至 100mg/dl（2.6mmol/dl）；而极高危的患者指冠心病和冠心病等危症合并急性冠状动脉综合征或者两个以上危险因素的患者，建议 LDL 降至 70mg/dl（1.8mmol/dl）；中危患者，即有 2 个以上危险因素的患者，LDL 降至 130mg/dl（3.4mmol/dl）；反之，HDL 增高时（大于 60mg/dl）具有保护性负性作用，可以从危险因素的积分中减去 1 项。

在调脂治疗中，除了按上述 ATPⅢ建议达标以外，同时要注意 LDL 降低率大于 30% 至 40%；更要注意低密度 LDL 与高密度 HDL 的动态平衡，即 LDL/HDL 小于 3，或者脂代谢障碍治疗后达到 LDL/HDL 新的动态平衡。

在实际应用中，我们只需要测定总胆固醇（TC），甘油三酯（TG），和高密度胆固醇（HDL–C），而低密度胆固醇脂可以通过计算求得。计算公式为（Friedewald 公式）。

LDL–C（mmol/L）=TC – HDL–C – TG/2.2

LDL–C（mg/dl）=TC – HDL–C – TG/5

（二）动脉粥样硬化内皮损伤学说的历史和现状

1. 内皮损伤学说的历史和背景 内皮损伤学说是 1993 年世界著名的病理学家，被称为动脉粥样硬化 – 冠心病之父的 Russal Ross 创建的。Ross 认为，脂质障碍只是形成动脉粥样硬化的一个条件，不是动脉粥样硬化根本机制。胆固醇和低密度胆固醇升高以后，仍然在血管内流动，进不到内皮下形成动脉粥样斑块。要形成动脉粥样斑块，必须有内皮功能障碍，使 LDL 进入内皮下氧化修饰为 ox–LDL；同时也只有内皮功能障碍，才能使流动在血管内的单核细胞进入到内皮下变成巨噬细胞（Macrophegers）。具有吞噬功能的巨噬细胞，为了保护内皮功能吞噬了具有明显毒性和炎症作用的 ox–LDL，变成为动脉粥样硬化的泡沫细胞（Form Cell）。因此内皮损害学说认为，内皮损伤才是动脉粥样硬化发生的根本机制。

正常的内皮细胞是梭形的扁平细胞，互相重叠排列在血管内膜的内层，形成一层分隔血液与内皮下组织的内皮细胞层。正常的内皮细胞功能：一是屏障作用，使血液和内皮下的成分有条件的互相通透，大分子 LDL 脂蛋白胆固醇，不能透过有正常屏障功能的内皮细胞膜进入内皮下，因此也不会进行氧化修饰，形成 ox–LDL 和泡沫细胞。反之，当内皮细胞功能障碍时，就是在各种炎症因素作用下，扁平的互相重叠排列的内皮细胞变成为团块状，内皮细胞之间形成了小的缝隙，这样 LDL 就可以通过小的缝隙进入内皮下，进行氧化修饰，形成 ox–LDL；同样，单核细胞也可以通过小的缝隙进入内皮下，变成巨噬细胞，并吞噬 ox–LDL 形成泡沫细胞。二是分泌功能，分泌扩血管的一氧化氮（NO）和收缩血管的内皮素（ET），促凝和抗凝物质。三是调节血管收缩功能，调节血压，维持血液循环功能，尤其微血管循环功能（图 25-5）。

内皮细胞的三大功能

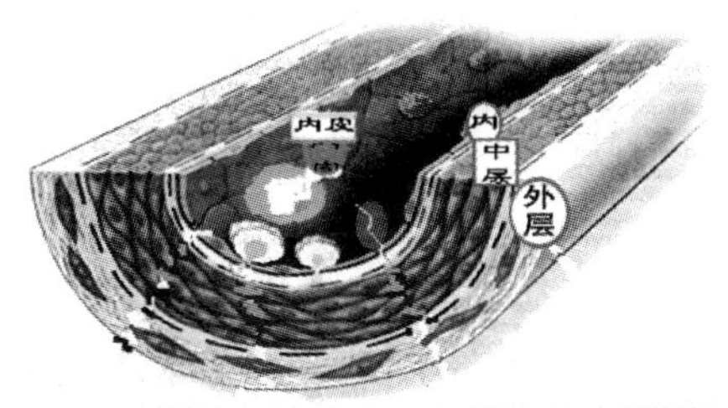

屏障功能：血管内与内皮下组织之间的屏障作用；
分泌功能：分泌 NO-ET，促凝 - 抗斑等；
调节功能：调节血管的收缩和舒张，调节血压

（a）正常内皮细胞的保护功能

平滑肌细胞迁移　泡沫细胞形成　T 细胞激活　血小板黏附和聚积　淋巴细胞激活并进入内皮下

（b）内皮功能障碍

图 25-5　正常内皮细胞的保护功能和内皮功能障碍

2. 内皮损伤学说的基本内容　内皮损伤学说的基本内容是，在各种炎症或各种危险因素的作用下，内皮功能受到了损伤，出现内皮的通透性增加，内皮分泌一氧化氮（NO）减少，而分泌内皮素（ET）增加，内皮的舒张功能障碍，血管弹性差，血管壁处于收缩状态。损伤的内皮细胞可以使 LDL 和单核细胞进入内皮下，变成 ox–LDL 和巨噬细胞。ox–LDL 产生单核细胞黏附分子，使血管内皮细胞壁聚集大量的单核细胞和血小板，进一步促进单核细胞进入内皮下，加强炎症作用和血液凝聚。这样反复恶性循环，促使泡沫细胞越来越多，粥样斑块越来越大。而粥样斑块内形成坏死组织也进一步加剧上述炎症的恶性循环（图 25-6）。

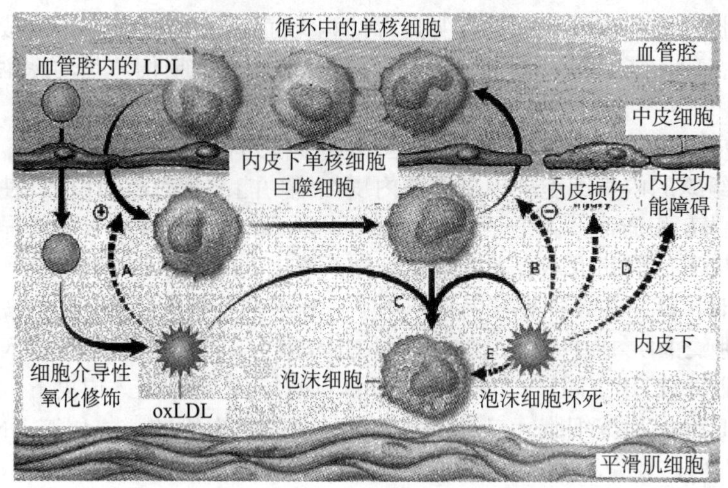

图 25-6　内皮细胞功能障碍和动脉粥样硬化的早期改变

图示内皮细胞损伤后，中间出现小的缝隙（如箭头所示），使 LDL 和单核细胞进入内皮下，变为 ox-LDL 和巨噬细胞。ox-LDL 可以促进单核细胞进入内皮下，并形成巨噬细胞（A）；但在 HDL 的作用下也可以对这种作用起抑制作用（B）；巨噬细胞吞噬 ox-LDL 变为泡沫细胞（C）；ox-LDL 具有很强的毒性作用，它进一步加重内皮损伤和炎症（D）；泡沫细胞脂质过多时，出现泡沫细胞坏死（E）

3．**内皮损伤学说的动态平衡**　各种致炎症因素和抗炎症因素，也是内皮细胞的损伤破坏因素和保护因素。这两种因素始终处于阴阳动态平衡中，而且阴中有阳，阳中有阴，互相依存，互相制约，当破坏因素增加则产生内皮功能损伤，反之保护因素增加则可使损伤的内皮得以修复，出现新的动态平衡。这种阴阳动态平衡的观点，近代分子生物学的研究得到了进一步的认识。世界著名心脏病学家 Eric J.Topol，在他的著名的《心血管疾病教科书》的第一章“动脉粥样硬化”中，结合大量的临床和基础研究资料，指出动脉粥样硬化始终在内皮损伤和保护内皮的动态平衡中，并以此理论指导临床防治动脉粥样硬化和冠心病，称为动脉粥样硬化动态平衡理论在治疗上的应用（Dynamic Balance of Atherosclerosis：Therapeutic Implications）。根据这个观点，我们积极从改变生活方式入手进行保护内皮、抗动脉粥样硬化的预防治疗，也可以用以他汀类药物为主的干预治疗保护内皮，使已经损害的内皮细胞得以修复。同样，急性冠状动脉综合征时内皮功能障碍和炎症因素使纤维帽破裂血栓形成。此时，如果我们能够积极地进行血管再通，并且给予有效的足量的抗凝、抗血小板聚集、他汀类药物保护内皮细胞等治疗措施，其破损的内皮细胞可以迅速恢复，形成新的平滑肌细胞丰富的纤维帽，患者转危为安，由不稳定性斑块变为稳定性斑块。反之，急性内皮损伤、斑块破裂、血栓形成，如得不到有效的治疗或者炎症破坏因素过强，则不稳定斑块不能修复，致病情继续加重（图 25–7）。

4．**动物实验模型**　根据内皮损伤学说进行的动物实验，是用球囊插入动物的颈动脉、髂动脉、主动脉和冠状动脉等血管内，将球囊扩张后反复抽拉，刺激血管内膜，使血管内膜损伤，发生动脉粥样硬化。我们在带领博士研究生进行动物实验时，为了加强对血管内膜的损伤，有时在球囊的外壁涂以消毒的滑石粉，进行上述内皮损伤刺激，其动脉粥样硬化形成的效果更好。

5．**影响内皮功能和动态平衡的各种危险因素**　众所周知，包括冠心病、脑卒中、主动脉和周围动脉血管疾病是一个增龄性的慢性炎症性疾病，其发病机制和影响因素（高危因素）如表 25-2 所列的促进动脉粥样硬化内皮功能障碍的危险因素和保护修复内皮功能的保护因素和干预措施，它们相互作用达到平衡，使动脉粥样斑块稳定，相互作用不平衡就使动脉粥样斑块不稳定。这种从稳定平衡到不稳定不平衡，再从不稳定不平衡到稳定平衡的动态变化，被当代著名心脏病学家 Topol 称为动脉粥样硬化的动态平衡（Dynamic Balance of Atherosclerosis），详见表 25-2。

6. **现状和对现代治疗的指导意义**　根据内皮损伤学说，现在认为，所有前面所述的五大类危险因素，均是损伤内皮功能的因素。也就是说，各种危险因素导致内皮功能损伤，内皮功能损伤后才使 LDL 和单核细胞进入内皮下形成泡沫细胞。因此，根据内皮损伤学说进行防治的具体措施，是预防和治疗各种危险因素，包括降压治疗、调脂治疗、降糖治疗和戒烟；治疗性改变生活方式包括合理饮食、控制体重、多运动和心态平衡；调节交感和副交感神经功能失调，用 β 受体阻断药和 ACEI 或 ARB 等药物；加强抗凝和抗血小板治疗如阿司匹林、氯吡格雷和低分子肝素。

基础试验研究和临床应用研究都证明，中医中药预防和治疗内皮损伤有肯定的效果，例如，脑心通胶囊使动脉粥样硬化患者的心绞痛好转率达 90% 以上，基础试验证明（实验来源：卫培峰，陕西中医学院），脑心通胶囊具有保护血管内皮细胞功能的作用，使保护内皮细胞功能的 NO、PGI_2 升高，损害内皮细胞功能的 ET、TXB2 降低，详见图 25-7。

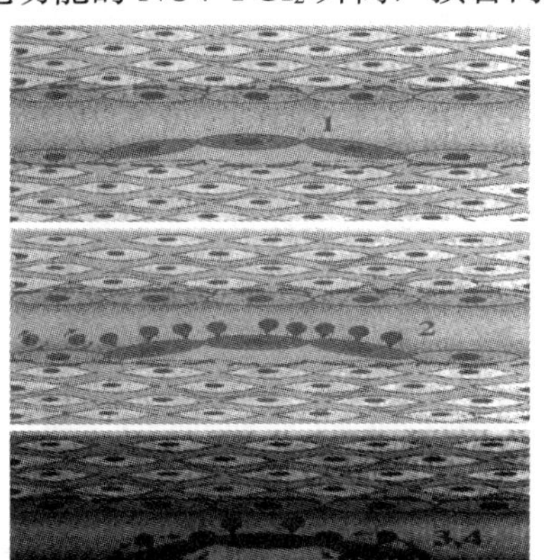

（1）在各种慢性炎症和危险因素的作用下，氧化修饰的低密度脂蛋白（ox-LDL）致使内皮损伤，内皮功能障碍

（2）损伤的内皮细胞激活，使单核细胞、血小板在血管内膜表面聚集和黏附

（3）炎症性单核细胞迁移进入内皮下

（4）炎症细胞 - 单核细胞和巨噬细胞激活，刺激平滑肌细胞、产生基质金属蛋白酶（MMP）

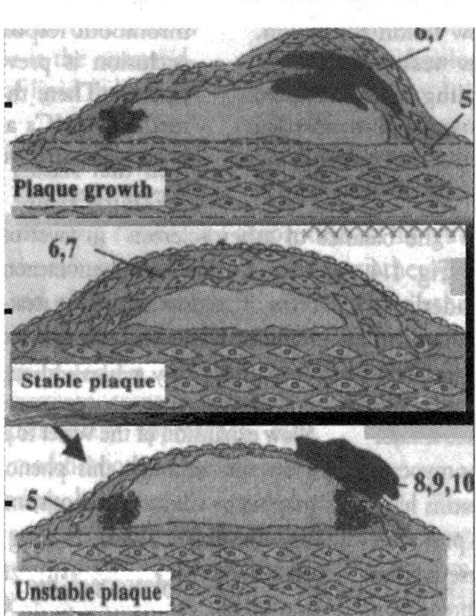

纤维幅破裂或损伤后的动态平衡和结局

（5）平滑肌细胞迁移进入内皮下组织，形成新的粥样斑块的纤维帽。斑块增大

（6）平滑肌细胞迁移进入内皮下组织和粥样斑块的纤维帽

（6）～（7）内皮细胞迁移并且在各种保护因素的作用下形成纤维帽

（8）～（9）纤维帽在各种促炎症因素下破裂或损害，表面血小板聚集，形成血栓。导致急性冠状动脉事件。纤维帽破裂或损伤后，血栓形成，在各种保护因素的作用下，在血栓的表面形成新的纤维帽，使急性冠状动脉事件，得到新的平衡

图 25-7　动脉粥样硬化发生发展和转归的动态平衡及其临床应用

（引自 Topol Textbook of Cardiovascular Medicine, 2[ed], Atherosclerosis, 2003, 5-37）

图中（1）内皮细胞在各种致炎症因素作用下内皮细胞损伤；（2）LDL 进入内皮下变为 ox-LDL；（3）ox-LDL 刺激和产生单核细胞趋化因子，使单核细胞黏附并进入内皮下，形成巨噬细胞；（4）巨噬细胞吞噬 ox-LDL 形成泡沫细胞，上述每一个动脉粥样硬化发生发展过程都有促进和保护的相互作用和动态平衡。当致炎症作用强时，斑块纤维帽破裂；（5）斑块破裂后在积极治疗下保护因素增加，在破损和血栓的表面形成新的纤维帽；（6）～（7）保护因素占优势时，纤维帽较厚，平滑肌细胞较多，炎症细胞很少，称为稳定性斑块；（8）～（9）反之如果治疗不及时或者治疗效果不好，则破裂斑块和血栓得不到控制，临床上出现严重症状和不良预后

表 25-2　影响动脉粥样硬化内皮功能和动态平衡的各种因素

促进内皮功能障碍的危险因素	保护和修复内皮功能的保护因素和干预措施
增龄性因素，年龄＞40 岁	＜40 岁
性别因素，男性＞女性	雌性素
冠心病的家族史（+）	冠心病的家族史（－）
抽烟	戒烟
血清胆固醇或 LDL 胆固醇增加	降 TC 或 LDL 和升 HDL 的药物
血清 HDL 胆固醇减少	他汀类药物的应用
高血压	降压药物，ACEI/ARB 的应用
高血糖或糖尿病	降糖治疗
肥胖	控制体重
少运动	运动
高脂饮食	合理饮食
血清半胱氨酸增加	

（摘自 Charles E Rackley，UpToDate（14.1），February 2006.）

（三）动脉粥样硬化慢性炎症学说的历史和现状

1. **慢性炎症学说历史和背景**　慢性炎症学说的创建人也是 Ross 教授。经过大量的有关动脉粥样硬化实验研究之后，内皮损伤学说的创建人 Ross 教授，于 1999 年在新英格兰杂志上发表了具有划时代意义的“动脉粥样硬化是一个慢性炎症性疾病”的伟大论著。Ross 教授为什么自己修改他 1993 年提出的内皮损伤学说呢？因为大量实验证明，正常的内皮细胞之所以会出现功能障碍，是因为各种慢性促炎症因素导致的机体内的慢性炎症过程，由于慢性炎症过程使内皮细胞损害，由扁平而互相重叠的具有屏障作用的内皮膜，变成团块状具有缝隙的内皮膜功能障碍，致使 LDL 和炎症细胞进入内皮下，形成泡沫细胞和动脉粥样硬化。

根据慢性炎症学说，各种促炎症的因素就是致动脉粥样硬化和冠心病的各种危险因素，促炎症的因素基本和促内皮功能障碍的因素是一样的，如前所述的高血压、血脂紊乱、糖尿病、抽烟、年龄、性别、遗传因素，不良生活方式如高脂饮食、少运动、超重、肥胖和

精神压力过大等。因此，慢性炎症学说防治动脉粥样硬化的具体措施，也就是积极地防治上述各种危险因素（表 25-3）。

2. 慢性炎症学说的基本内容　慢性炎症的作用，内皮细胞在慢性炎症各种因素作用下，由扁平的互相重叠的内皮细胞变为团块状的细胞，细胞间出现缝隙，通透性增加，这样大分子的 LDL 可以进入内皮下，氧化修饰成毒性很强的 ox–LDL。同样，各种炎症因素形成恶性循环样的致炎症作用，使粥样硬化加重和粥样斑块纤维帽破裂，临床上产生动脉粥样硬化性心脑血管疾病和急性冠状动脉综合征。

各种炎症因素也就是动脉粥样硬化和心脑血管疾病的各种危险因素，而临床上能证明慢性炎症存在的最主要的生化标志是高敏 CRP（high sensitivity CRP）。图 25–8 表示这种 CRP 的产生于心脏、血管、肾上腺和各种黏附组织的细胞因子如细胞激酶、白介素，刺激肝细胞和组织坏死因子等，在肝脏形成 CRP，CRP 血中的浓度高低与慢性炎症强弱有直接关系。同样，临床上用他汀类药物和改变生活方式等进行干预后，随着 CRP 的下降，临床病情恢复，致死率明显减少。

表 25-3　动脉粥样硬化危险因素和防治的关系表

第一类 该类危险因素已有大量的临床试验，证明控制后可以减少死亡率和致残率	第二类 该类危险因素属遗传因素为主的增龄性变化，目前尚无具体的防治措施	第三类 该类危险因素又称为治疗性生活方式的改变，具有十分重要的防治作用	第四类 以各种病毒和肺炎衣原体感染为主的慢性感染性促炎症因素，促炎症和内皮功能损伤的因素	第五类 该类是重要的正在探讨研究的危险因素，对内皮功能和炎症的形成具有重要作用
高血压	年龄 （男＞40 岁） （女＞45 岁）	高脂饮食	各种病毒性感染	交感和副交感神经功能紊乱
糖尿病	性别（男性高危于女性）	超重和肥胖	肺炎衣原体感染	促凝与抗凝功能紊乱
低高密度脂蛋白胆固醇	家族史	少动	幽门螺杆菌感染	高半胱氨酸血症
吸烟				

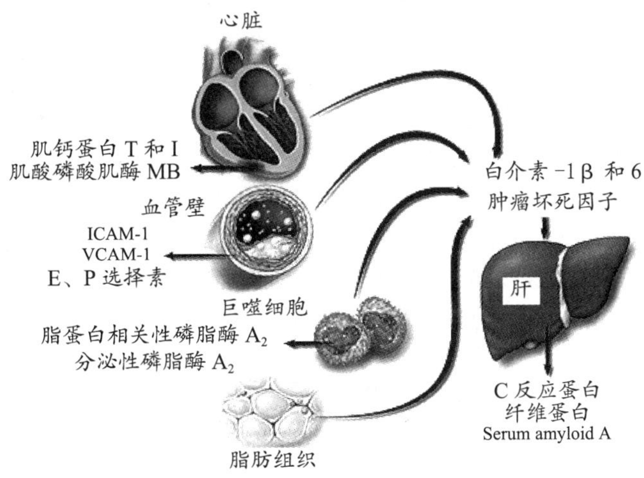

图 25-8　各种炎症因素和 CRP 的产生过程

3. **慢性炎症学说动物实验模型** 在慢性炎症学说实验研究的动物实验中，最有代表意义的是我们曾经参与的，由我校名誉教授、美国犹他大学 LDS 医院的 Muhlestin 和 Anderson 主持进行的动物实验。该实验将 30 只兔子分为两组：10 只兔子进行正常饮食喂养和注射生理盐水，另外 20 只兔子进行高胆固醇饮食喂养 4 周后，再将高胆固醇饮食的 20 只兔子再分成两组，一组给鼻腔内注射肺炎衣原体，并加阿奇霉素抗感染治疗；另一组 10 只兔子只注射肺炎衣原体不给抗感染治疗。随访 3 个月后，肺炎衣原体感染组的内膜粥样斑块明显增厚，肺炎衣原体 + 抗感染组粥样斑块很轻微，而注射生理盐水未感染的 10 只正常对照组基本上没有动脉粥样硬化病变。如图 25–9 所示。

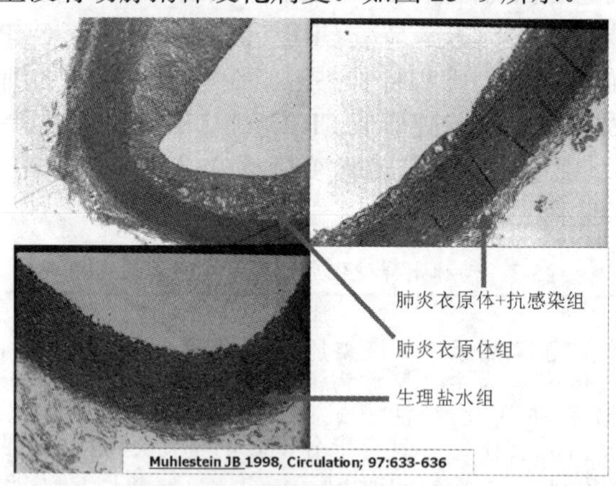

图 25-9 肺炎衣原体致动脉粥样硬化的兔动物模型

上图示生理盐水对照组内膜大致正常；肺炎衣原体感染加阿奇霉素治疗组的内膜只有轻微的增生；但肺炎衣原体感染未给阿奇霉素组，动脉内膜明显增厚，粥样斑块形成。

（四）现状和对现代治疗的指导意义

根据慢性炎症学说，高血压、血脂紊乱、糖尿病、抽烟、肥胖、少运动、精神压力过大和各种病毒性感染等慢性促炎症因素，也就是各种危险因素导致了内皮功能损伤，使 LDL 和炎症细胞进入内皮下，形成泡沫细胞和动脉粥样硬化。因此，要积极地预防和治疗各种促炎症的危险因素，防治动脉粥样硬化和冠心病。目前应用的方法是：抗凝抗血小板治疗、调脂治疗、降压治疗、降糖治疗和控制体重、合理饮食、多运动等生活方式的改变。所有这些预防和治疗措施，都应该从幼儿和青少年期开始，如有上述危险因素者更应积极地进行治疗。因为动脉粥样硬化是一个从幼儿就开始逐渐发生发展的慢性炎症性病理过程，只有尽早地开始防治，以预防为主，并积极治疗各种危险因素，才能有效地防治和控制动脉粥样硬化的发生和发展，有效地防治冠心病、脑卒中、高血压、慢性肾功能不全和全身动脉粥样硬化，有效地预防心脏性猝死，降低人类的总死亡率和致残率。

有人问是否可以用抗生素预防动脉粥样硬化？在近十年的反复动物实验研究和临床试验观察均证明，抗生素干预没有明显的效果，因此目前认为，抗生素预防治疗是没有作用的。

结论：动脉粥样硬化是一个增龄性、以内皮功能障碍为主的慢性炎症性疾病。致慢性炎症的因素和内皮损伤的因素就是各种危险因素，其致病和致死的相互关系，可以归纳总结为表 25-4 和简图 25–10。

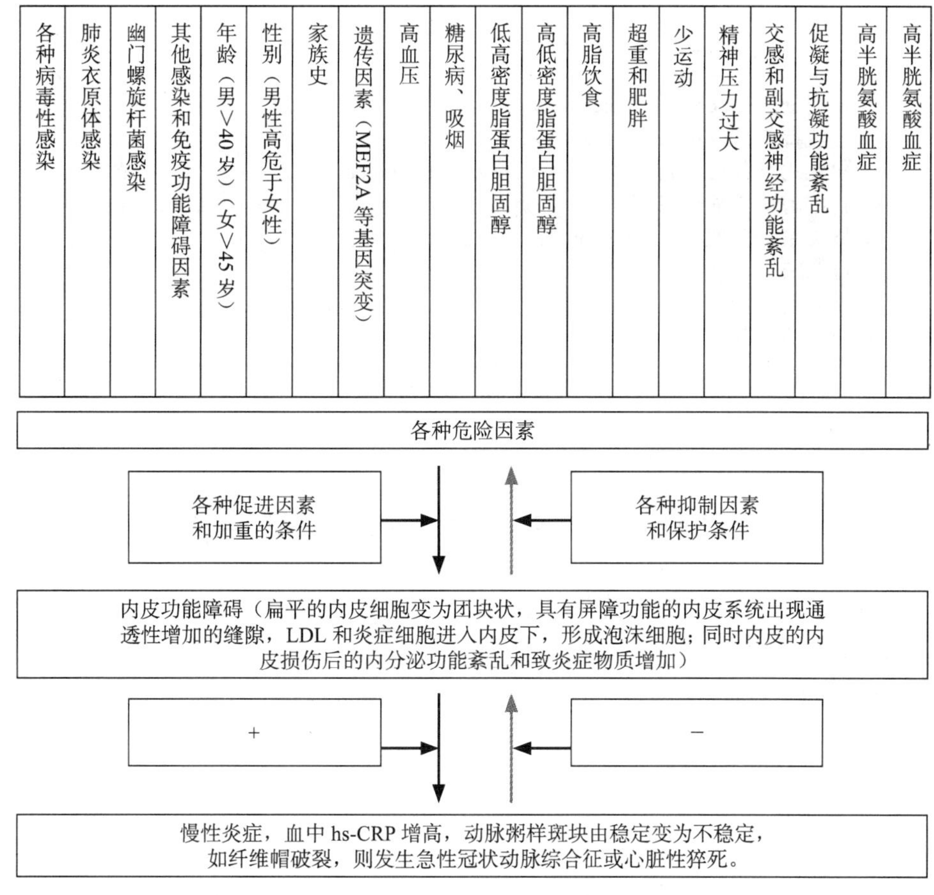

图 25-10 动脉粥样硬化危险因素与发病机制关系示意图

表 25-4 动脉粥样硬化的发病机制

动脉粥样硬化的病理组织学（Patho-Histology）
1. 脂质条纹（Fatty streak）
2. 纤维斑块（Fibrous plaque）
3. 粥样斑块病变（Advanced lesions）
动脉粥样硬化的发病机制（Pathogenesis）
1. 内皮细胞功能障碍（Endothelial dysfunction）
2. 脂质代谢障碍（Dyslipidemia）
3. 炎症（Inflammation）
4. 血清高敏 CRP（Serum hs-CRP）
5. 细胞因子（Cytokines）
6. 白细胞激活（Leukocyte activation）
7. 拖样受体 4（Toll-like receptor4）
8. 粥样斑块出血（Plaque hemorrhage）
9. 粥样斑块破裂（Plaque rupture）
10. 组织因子（Tissue factor）
11. 血管紧张素Ⅱ（AngiotensinⅡ）

续表

12. 内皮素 1（Endothelin-1）
13. 黏附分子（Adhesion molecules）
14. 血流特点（Flow characteristics）
15. 抗氧化修饰 LDL 抗体（Anti-oxidized LDL antibodies）
16. 巨细胞病毒等各种病毒感染（Cytomegalo virus infection and Virus Infection）
17. 肺炎衣原体感染（C.pneumoniae infection）
18. 幽门螺旋杆菌（H.pylori）
19. 抗细菌微生物治疗的作用（Effect of antimicrobial therapy）
20. 疫苗的作用（Effect of vaccination）

【Charles E Rackley，UpToDate（14.1）February 2006】

五、动脉粥样硬化疾病的诊断和防治要点

（一）动脉粥样硬化的诊断方法和要点

1. 动脉粥样硬化共同特点

（1）进行性的增龄性变化：一般而言，临床出现症状多在男性 40 岁、女性 45 岁以后，但是动脉粥样硬化的发生在幼儿青少年时期就一直在不同程度地进行。

（2）年龄性别的因素十分重要：男性随年龄增长动脉粥样硬化加重，而女性在 40 岁以前，一般比较轻微，因为雌激素的抗动脉粥样硬化作用，但女性 65 岁以后患病数急骤增高。

（3）动脉粥样硬化的危险因素：包括高龄、男性、高血压、糖尿病、肥胖、抽烟、高 LDL 和低 HDL、家族史等危险因素。

（4）动脉粥样硬化的临床表现：可累及冠状动脉，表现为心绞痛、心肌梗死；累及脑动脉，出现脑供血不足的症状和体征；累及到肾动脉，可以出现肾供血不全和肾功能不全；累及外周动脉，可出现上下肢动脉缺血；累及小动脉则发生高血压。

（5）动脉粥样硬化的防治原则：积极防治各种危险因素，并且治疗相应的动脉血管狭窄或闭塞，如外科搭桥和内科介入治疗。

2. 动脉粥样硬化的病史和体征　动脉粥样硬化的诊断目前尚没有特异性方法，主要根据病史、体征和测定血管弹性等方法进行诊断。

（1）病史：首先，认真细致的询问各种危险因素：①年龄。40 岁以上的中老年人多见，60 岁以后进展较快，但青壮年亦可患病。②性别。男性多见，男女比例约为 2∶1，女性则常见于绝经期之后。③职业。从事体力活动少、脑力活动紧张、经常有紧迫感的工作较易患本病。④饮食。常进食高热量、高脂肪、高胆固醇、高糖和盐的患者易患本病，西方的饮食方式如肯德基、三明治和大量的肉类是致病的重要因素。⑤血脂。血胆固醇、甘油三酯、低密度脂蛋白或载脂蛋白 B 增高，高密度脂蛋白或载脂蛋白 A 降低，均易得病。⑥血压。冠状动脉粥样硬化患者 60% ～ 70% 有高血压，高血压患者的冠状动脉粥样硬化患病率较血压正常者高 4 倍，而且收缩压和舒张压的增高都重要。⑦糖尿病。糖尿病患者本病发病率较无糖尿病者高 2 倍，本病患者糖耐量减退者颇常见。⑧吸烟。吸烟增加动脉粥样硬化的发病率和病死率达 2 ～ 6 倍，且与每日吸烟支数呈正比。⑨肥胖。超标准体重

和肥胖者易患本病，体重迅速增加者尤其如此。⑩遗传。家族中有在较年轻时患本病者，其近亲得病的机会可 5 倍于无这种情况的家族。常染色体显性遗传所致的家族性高脂血症常常是这些家族成员易患本病的因素。⑪ 其他。微量元素铬、锰、锌、钡、硒的摄入量减少，铅、镉、钴的摄入量增加；A 型性格、工作与情绪紧张、休息不足者；存在缺氧、抗原抗体复合物、维生素 C 缺乏、动脉壁内酶的活性降低等能增加血管通透性的因素等。

其次，认真询问各器官动脉粥样硬化导致缺血的症状。例如，心肌缺血导致心绞痛，脑缺血导致头昏、头晕和一过性晕厥，上肢缺血导致上肢无力和无脉搏，下肢缺血导致下肢无力、疼痛和下肢动脉减弱或消失，主动脉夹层形成则出现剧烈的胸痛和腹痛，肾动脉缺血和肾动脉硬化可出现夜尿增多和肾功能不全等。

（2）体征

1）动脉粥样硬化的一般表现：脑力与体力衰退，触诊体表动脉如颞动脉、桡动脉、肱动脉等可发现它们变宽、变长、迂曲和变硬，主要体征是外周血管可以触摸到动脉硬化的表现，或由于动脉狭窄可以听到局部杂音，或者用 X 线、超声、CT、MRI 等影像学方法获得的证据。

2）各种危险因素的体征：脂代谢障碍的体征是超重或肥胖，特别是腰围男性大于 90cm，女性大于 85cm，提示可能有代谢综合征；面部黄色疣、两耳下慢性腮腺肿大、肝脏可能有脂肪肝的表现。高血压的体征是收缩压≥140mmHg，或舒张压≥90mmHg，听诊主动脉第二心音亢进和金属音。糖尿病的表现如消瘦、酮味等。交感神经功能亢进或自主神经功能不平衡的一些表现，如多汗、皮肤潮红、情绪激动、多语、容易生气、心跳偏快等。

3）物理查体时特别注意如下体征：①主动脉粥样硬化。大多数无特异性症状。叩诊时可发现胸骨柄后主动脉浊音区增宽；主动脉瓣区第二心音亢进而且带金属音调，并有收缩期杂音。收缩期血压升高，脉压增宽，桡动脉触诊可类似促脉。②脑动脉硬化。颈动脉触诊可摸到血管变硬、迂曲、弹性减弱，听诊时如有狭窄可听到血管杂音。另外，从眼底动脉可以看到动脉硬化的特点是动脉变细，反光增强，动、静脉交叉或压迫。（3）肾动脉硬化。除肾功能减退外，如伴有肾动脉狭窄，可以在腹部脐左上方听到血管杂音。④桡动脉和肱动脉硬化。触诊血管变硬，弹性减低，变宽、变长、迂曲和变硬，中医称脉弦、紧、沉细，严重者脉搏变弱或消失。听诊如有明显狭窄可听到血管杂音。⑤股动脉和腘动脉硬化。触诊时同样有上述的硬化特征，听诊时在股动脉可听到血管杂音或枪击音等。⑥上述各种动脉硬化所致的各个器官的急性或慢性缺血体征。例如，心绞痛发作时患者静息憋气，痛苦表情、两手捂胸或正在行走中立即停步休息等；而急性心肌梗死，则会出现剧烈疼痛的表情；下肢动脉闭塞，出现跛行、肢体苍白等。⑦上述各器官发生严重并发症的体征。如心源性休克的体征等。但是有的患者可能没有特异性体征。

3. 辅助检查

（1）实验室检查

1）血脂代谢紊乱：主要表现为血总胆固醇增高、LDL 胆固醇增高、载脂蛋白 B 增高、血甘油三酯增高、血 β 脂蛋白增高、HDL 胆固醇降低、载脂蛋白 A 降低、脂蛋白电泳图形异常，90% 以上的患者表现为Ⅱ或Ⅳ型高脂蛋白血症。

2）血液凝固性和黏稠度的变化：流变学检查常示血黏稠度增高，血小板活性可增高，凝血酶原时间和凝血时间正常偏高或增高，抗凝系统功能减低，凝血系统功能亢进。

3）以 CRP 为主的慢性炎症的指标增加：CRP 是目前反应机体存在非感染性慢性炎症的重要指标。大量研究和循证医学证明，CRP 增高，代表慢性炎症，CRP 与脂代谢障碍有协同作用致动脉粥样硬化和冠心病；反之，他汀类调脂药既可减少 LDL，增加 HDL，又可保护内皮和抗炎症，使 CRP 减低，减少冠心病的病死率和使不稳定斑块变为稳定性斑块，甚至可使斑块缩小和消退。其他的慢性炎症指标还有血白细胞增高，IL-6、IL-10、TNF 等炎症因子增高。更重要的致炎症的感染因子如肺炎衣原体，有的实验室可以测定肺炎衣原体抗体，对诊断有一定帮助。

4）动脉粥样硬化器官损害的器官功能指标测定：例如，肾功能减退的尿蛋白、血肌酐清除率、尿素氮等，心肌缺血和损伤的心肌酶、肌钙蛋白，心衰和脑功能不全时的心钠素和脑钠素等。

（2）X 线检查：X 线检查对诊断主动脉粥样硬化十分重要。表现为主动脉面积增宽，主动脉结突出，主动脉弓增宽，严重者可合并主动脉瓣关闭不全、升主动脉增宽，甚至有主动脉瘤的表现。同样，高血压和冠心病等动脉硬化性心血管病可以导致左心室增大，呈靴形心脏。在 X 线检查时，可以看到主动脉和冠状动脉钙化的阴影。因此，X 线检查是诊断动脉硬化的常规检查之一。

（3）CT 检查：对诊断冠状动脉疾病、颈动脉粥样硬化、脑动脉粥样硬化（脑腔梗）、肾动脉硬化和狭窄、主动脉夹层和主动脉瘤、四肢动脉硬化等都具有重要的意义。因此在有条件的医院和患者诊断需要时，应进行 CT 检查。尤其新的多层螺旋 CT 可以清楚地看到血管和血管壁的动脉硬化的影像，其中 64 层螺旋 CT 可以清楚地观察冠状动脉硬化和管腔狭窄的情况，成为无创性心血管检查的重要手段。

（4）MRI 检查：磁共振是当今影像学的最主要进展之一，它减少了 X 线对患者的损害，大大提高了影像的立体诊断效果。它与 CT 相辅相成，对提高动脉粥样硬化性心脑血管疾病的诊断具有十分重要的意义。尤其对动脉夹层、脑血管疾病、冠状血管疾病的诊断价值更为重要。

（5）数字减影和血管造影：选择性冠状动脉造影是诊断冠心病最可靠和最常用的一种重要手段。冠状动脉造影可以清楚地显示冠状动脉的左主干、左前降支、左旋支、右冠状动脉的血管形态学变化和血流速度变化，因此既是冠心病诊断的最重要的依据，也是制定冠心病治疗方案（选择药物治疗、介入治疗和外科手术）的可靠证据。

同样，脑血管尤其是颈动脉和椎动脉造影，升主动脉和降主动脉、腹主动脉造影是诊断脑血管病和主动脉疾病的重要依据。肾动脉造影是诊断有无肾动脉狭窄和肾脏血管和血流的重要手段。四肢动脉包括锁骨下动脉、肱动脉、股动脉、腘动脉等，血管造影既可明确动脉有无狭窄或闭塞，更可以直接进行溶栓治疗和球囊扩张治疗。

总之，计算机数字减影动脉造影可显示冠状动脉、脑动脉、肾动脉、肠系膜动脉和四肢动脉粥样硬化所造成的管腔狭窄或动脉瘤病变，以及病变的所在部位、范围和程度，有助于确定药物治疗、介入治疗和外科治疗的选择。

（6）超声心动图、多普勒超声检查：超声检查是常规而又十分重要的心血管疾病诊断的一种检查方法。近年来，由于彩色多普勒超声的问世，大大提高了超声心动图诊断血管疾病的可靠性和准确性。彩色多普勒检查可以比较准确地诊断颈动脉、椎动脉、升主动脉、主动脉弓、降主动脉、腹主动脉、肾动脉、左右髂动脉、股动脉、腘动脉等血管壁的动脉硬化情况和血流速度、管腔狭窄程度等变化，同时对判断动脉粥样硬化的稳定性有一定的参考价值。因此，上述动脉血管动脉疾病的诊断，应常规进行超声心动图、彩色多普勒检查。

超声心动图对冠心病、冠状动脉的诊断也有十分重要的价值，可以了解左心室功能和左心腔的大小，更可以了解有无室壁节段运动障碍。彩色多普勒超声也可以协助了解主要冠状动脉的情况。

（7）放射性核素检查：放射性核素检查有助于了解心、脑、肾组织的供血情况，也是诊断心、脑、肾动脉粥样硬化和血流情况的方法之一。

（8）心电图检查：心电图检查是诊断动脉粥样硬化的常规检查之一，目的是了解有无冠状动脉供血不足，以利于诊断冠心病和冠心病等危症。心电图检查的方法包括常规十二导联心电图、24 小时动态心电图和心电图运动试验，以发现和诊断一过性的心肌缺血和冠心病。

4. 诊断和鉴别诊断　本病发展到相当程度，尤其有器官明显病变时，诊断并不困难，但早期诊断很不容易。病程长的患者如检查发现血脂增高，彩色多普勒检查或动脉造影发现血管狭窄性病变，有利于诊断本病。

主动脉粥样硬化引起的主动脉变化和主动脉夹层，须与梅毒性主动脉炎、主动脉夹层，及纵隔肿瘤相鉴别；冠状动脉粥样硬化引起的心绞痛和心肌梗死，须与其他冠状动脉病变引起者相鉴别；心肌纤维化须与其他心脏病特别是心肌病相鉴别；脑动脉粥样硬化所引起的脑血管意外，须与其他原因引起的脑血管意外相鉴别；肾动脉粥样硬化所引起的高血压，须与其他原因的高血压相鉴别；肾动脉血栓形成须与肾结石相鉴别；四肢动脉粥样硬化所产生的症状，须与其他病因的动脉病变所引起者相鉴别。

5. 冠心病和冠心病等危症　2004 年，美国 ATPⅢ胆固醇教育计划成人防治方案，提出了冠心病和冠心病等危症的概念。

冠心病包括：心肌梗死；不稳定性或稳定性心绞痛；PTCA/CABG 史；或有临床显著缺血证据。

冠心病等危症包括：非冠状动脉粥样硬化疾病 [周围动脉病（PAD）、腹主动脉瘤、颈动脉病包括 TIA 和脑卒中]；糖尿病；2+ 危险因子；10 年危险＞20%。

目的是在全面防治动脉粥样硬化性心脑血管疾病的同时，重点防治高危人群，提出把高危人群的 LDL 目标由过去的 100mg/dl 改为 70mg/dl，就是说对高危人群要强化调脂治疗，进一步减少病死率和心脑血管时间发生率。危险分层如表 25-5。

表 25-5　ATPIII 的危险分层

危险分层
极高危 (Very high risk）
存在确立的心血管病，加①多种重要危险因子，尤其是糖尿病。②严重和控制不良的危险因子，尤其是继续吸烟。③代谢综合征的多种危险因子（尤其是 TG 200mg/dl+HDL-C 130mg/d，LHDL-C＜40mg/dl）。④急性冠状动脉综合征
高危 (High risk）
冠心病：心肌梗死、不稳定性或稳定性心绞痛、PTCA/CABG 史，或有临床显著缺血证据
冠心病等危症：非冠状动脉粥样硬化疾病［周围动脉病（PAD）、腹主动脉瘤、颈动脉病包括 TIA 和脑卒中］，糖尿病，2+ 危险和 10 年危险＞ 20%
中度高危 (Moderately high risk）
+ 危险因子（10 年危险 10% ～ 20%）
中度危险 (Moderate risk）
+ 危险因子（10 年危险＜10%）
低度危险 (Low risk）
危险因子＜1

（二）冠状动脉粥样硬化的诊断和防治要点

1. 冠状动脉粥样硬化的诊断和鉴别诊断要点

（1）冠心病是常见病和多发病：冠状动脉粥样硬化性心脏病（冠心病）是动脉粥样硬化性心脑血管疾病中最重要和最常见的一种，冠心病占人类总死亡数的32%，脑血管病占10%左右，我国脑血管病的发生率更高，所以心脑血管疾病占人类总死亡数的42%，被称为人类头号杀手。因此，对冠心病的诊断必须引起所有基层医生和大医院的各个科室的医生的重视，以免发生漏诊和误诊。

（2）冠心病的早期诊断十分重要：冠心病早期仅有冠状动脉和全身动脉硬化的轻微表现，没有明显的冠状动脉缺血的症状和体征，因此早期冠状动脉硬化在临床上还没有办法诊断。尸体解剖病理资料提示，20～30岁的青年人有22%左右已经有主动脉和冠状动脉硬化的轻微表现，有脂质条纹和轻微粥样斑块。心脏出现供血不足和临床症状时，其管腔狭窄的程度，一般的均超过50%，达70%左右。因此，临床诊断必须要认真细致的筛选和发现心肌缺血的早期依据，早期诊断、早期治疗。

（3）冠心病的诊断要点

1）动脉粥样硬化的体征和各种高危因素：动脉硬化体征越明显，高危因素越多，冠心病的可能性也越大，其中年龄是十分重要的一个因素，一般而言，20岁以下不要轻易诊断冠心病，40岁以上的男性患者一定要考虑到冠心病的可能性，60岁以上的老年人冠心病的几率比较高。

2）冠心病心肌缺血的主要症状：是心绞痛，目前对心绞痛的定义是胸部的不适感（Chest Uncomfortable），这种胸部不适感的特点是一过性的、发作性的、以胸部不适、胸闷、气憋、咽部不适、上腹部不适感等，有时少数患者也可表现为压迫性疼痛，因此诊断心绞痛的要点是一过性发作的胸部不适，包括胸闷、气短、气憋等各种不适感。尤其对发生清晨起床后出现的一过性胸闷不适，要给予高度重视，因为此时是交感神经兴奋、心绞痛多发时期。

3）冠心病心肌缺血的主要依据是心电图心肌缺血：包括静息12导联心电图、运动心电图和24小时动态心电图。心电图诊断心肌缺血的要点是：第一，相邻两个有定位诊断的导联ST–T改变；第二，ST段压低≥0.1mV，呈缺血性压低，或者一过性ST的抬高；第三，上述改变呈一过性，一般不超过20分钟；第四，心电图改变与临床症状具有相关性，或者心电图具有动态变化的改变。相反，多导联普遍性T波倒置或普遍性ST段轻微改变诊断价值较小。尤其女患者不典型心电图变化较多，诊断冠心病时要慎重。

4）冠心病心肌缺血的其他依据包括：核素心肌显像有心肌缺血的证据，CT或磁共振有冠状动脉狭窄的依据（如多层螺旋CT，EBT），或超声心动图有明显的心功能和心室壁节段运动障碍的依据。

5）冠心病诊断的最可靠证据是冠状动脉造影：冠状动脉造影不仅可以看清楚有无冠状动脉硬化、狭窄，更可以清楚地了解病变的部位、狭窄程度和有无侧支循环等，并且对治疗决策具有决定性意义。

6）冠心病的诊断要同时注意相关的并发症，如并发心功能不全、左心室肥厚、颈动脉狭窄、肾动脉狭窄、高血压和周围血管疾病。

7）冠心病的鉴别诊断：主要是心绞痛的鉴别诊断，包括需要除外胸部肌肉和骨头病变，如病毒性感染导致的胸痛和肋软骨炎，反流性食管炎、胃炎、胸膜炎、急性心包炎、主动脉夹层和神经官能性疾病。

2. 冠状动脉粥样硬化的防治要点　冠状动脉粥样硬化的防治可以包括如下两个方面。

（1）冠状动脉粥样硬化危险因素的一级预防治疗

1）积极控制高血压，包括应用利尿药，ACEI/ARB，钙离子拮抗剂，β 受体阻断药和 α 受体阻断药。血压控制的靶目标是 115/75mmHg、至少要小于 140/90mmHg。

2）积极控制血脂，降低 LDL，TC，TG 和积极升高 HDL，使 LDL 和 HDL 的比值小于 3。常用的药物是他汀类的调脂药，必要时配合贝他类调脂药和烟酸类药物。他汀类调脂药不仅有调脂作用，更主要的是有抗炎症和保护内皮的作用，可对动脉硬化的患者或 40 岁以上的正常成人进行预防治疗。

3）血糖增高的人积极控制血糖。

4）戒烟。

5）积极控制体重，凡超重或腰围大于 90cm（男性）和 85cm（女性）的人都应积极控制体重，方法是严格限制饮食量、多运动和增加体育锻炼。

6）合理饮食，包括多吃素食、杂粮、纤维素性蔬菜、水果、植物油，少吃肉食和动物油，控制饮食量和热量，每天主食量为 250 ～ 400g。

7）运动，每天参加体育活动或步行的时间不少于半小时至 2 小时，每天走路最好大于 1 万步（约 8 千米）。

8）心态平衡，控制精神压力，生活规律。

9）男性患者在 40 岁以后进入重点预防时期，女性患者在 50 岁绝经以后，进入重点预防。

10）凡有家族史的患者或者已有动脉硬化、高血压、肥胖、冠心病、糖尿病的患者，应强调全面预防治疗的重要性。

（2）冠心病的治疗和二级预防

1）凡已有冠心病的患者积极进行上述治疗措施，进行二级预防。

2）凡诊断为冠心病的患者，药物治疗 3 个月如症状不能消失者，均应进行冠状动脉造影。如果冠状动脉造影有 70% 以上的狭窄均应进行介入治疗，植入支架；如狭窄小于 50%，进行药物治疗；狭窄介于 50% ～ 70% 的患者，根据临床情况而定；凡左主干病变、多支病变和心功能不全的患者则应进行外科搭桥术。

3）冠心病稳定性心绞痛的治疗，包括抗凝、抗血小板药物阿司匹林 0.1g，qd，他汀类药如舒降之或立普妥 20 ～ 40mg，qd，ACEI/ARB5 ～ 10mg，qd，β 受体阻断药，长效硝酸盐制药 10 ～ 30mg，qd，必要时加用钙离子拮抗剂、血管扩张药。

4）急性冠状动脉综合征，包括 STEMI、NSTEMI 和不稳定心绞痛的治疗原则：加强抗凝抗小板治疗，一般推荐三联疗法即阿司匹林 300 ～ 600mg 每日 1 次，口服，氯吡格雷 150 ～ 300mg 和低分子肝素 5 000u，每日 2 次，口服；尽早应用大剂量他汀类强化治疗；积极应用 ACEI/ARB 和 β 受体阻断药。其他药物治疗详见第五章。急性冠状动脉综合征在有条件的单位推荐尽早进行冠状动脉造影和介入治疗，没有条件的单位应转患者至有条件单位治疗。

5）冠心病的恢复期治疗，包括恢复期适当的运动和活动，严格饮食和生活方式控制，积极的长期药物二级预防治疗。

6）治疗冠心病时应积极的预防冠心病的并发症，包括慢性心功能不全，室壁瘤形成，PCI 术后再狭窄的发生和其他的并发症。

（三）脑动脉粥样硬化的诊断和防治要点

1．脑动脉粥样硬化的诊断和鉴别诊断要点

（1）脑动脉粥样硬化临床表现：脑动脉粥样硬化发生后没有出现症状之前，一般均没有任何表现，出现的症状主要是由脑缺血引起。脑缺血可引起眩晕、头痛与昏厥等症状。脑动脉闭塞、血栓形成或破裂出血时引起脑血管意外，有头痛、眩晕、呕吐、意识突然丧失、肢体瘫痪、偏盲或失语等表现。脑萎缩时引起痴呆，可有精神变态，行动失常，智力及记忆力减退，以致性格完全变化等症状。

（2）脑部血管造影：脑部血管的供血主要来自颈动脉和椎动脉，因此通过多普勒超声心动图探测颈动脉和椎动脉的动脉硬化程度和管腔狭窄程度，如有明显粥样斑块形成或有≥50% 以上的狭窄时，则应推荐患者尽早进行血管造影，明确血管狭窄程度，症状严重者应在积极进行药物治疗的同时，进行血管内支架植入术。

（3）脑血管病的诊断和分类：依据神经功能缺失症状持续的时间，将不足 24 小时者称为短暂性脑缺血发作（TIA），超过 24 小时者称为脑卒中；依据病情严重程度分为小脑卒中（minor stroke）、大脑卒中（major stroke）和静息性脑卒中（silent stroke）；依据病理性质可分为缺血性脑卒中（ischemic stroke）和出血性脑卒中（hemorrhagic stroke）；前者又称为脑梗死，包括脑血栓形成和脑栓塞，后者包括脑出血和蛛网膜下隙出血。

（4）脑血管病鉴别诊断的重点

1）区别缺血性脑卒中和出血性脑卒中，因为二者的治疗不同，因此鉴别诊断有重要价值。

2）区别脑血管性疾病和颅内占位性疾病，因为某些硬膜下血肿、颅内肿瘤、脑脓肿等也可呈脑卒中样发病，出现偏瘫等局限性神经功能缺失症状，有时颅内高压征象，特别是视乳头水肿并不明显，可与脑梗死混淆，CT/MRI 检查不难鉴别。

3）诊断和鉴别诊断的方法除了病史、体征以外，CT、MRI 是十分重要的依据。此外，脑脊液常规检查和脑血管造影也有帮助价值。

4）对于突然发病、迅速昏迷且局灶体征不明显者，应注意与引起昏迷的全身性中毒（酒精、药物、一氧化碳）及代谢性疾病（糖尿病、低血糖、肝性脑病、尿毒症）等进行鉴别。

2. 脑动脉粥样硬化的防治要点

（1）积极预防和治疗危险因素：包括高血压、糖尿病、高血脂、抽烟、心脏病（瓣膜病、心房纤颤、冠心病、心肌梗死）等，并且提倡治疗性生活方式的改变包括合理饮食、增加运动、限制体重和减轻精神压力等。

（2）脑血栓形成的急性期防治主要包括：①时间就是大脑，积极进行超急期治疗，在有条件的单位应溶栓治疗。②灌注损伤后的综合保护治疗。③整体化观念，同时考虑心脏和其他器官功能的相互影响，如脑心综合征、多脏器衰竭等进行相应的治疗。④坚持个体化治疗原则，如在 6 小时内应进行溶栓治疗，常用尿激酶计量 25 万～ 100 万单位，加入 5% 的葡萄糖溶液和生理盐水中静脉滴注，30 分钟至 2 小时滴完。但是，要严格注意适应性选择，凡年龄大于 70 岁伴有意识障碍和昏迷者或者血压小于 120mmHg，应进行 CT/MRI 检查，除外脑出血方可进行溶栓治疗。

（3）脑出血的治疗原则：尽早控制出血量，减轻脑水肿，降低颅内压。凡出血量较少应积极进行内科保守治疗，包括安静卧床休息、严密进行体温、脉搏、呼吸和血压的监测，监测水电解质平衡和营养，积极控制脑水肿（20% 的甘露醇 125 ～ 250ml，每日 2 ～ 4 次，利尿药呋塞米

40mg，每日 2 ～ 4 次，10% 复方甘油溶液 500ml，每日 1 次，地塞米松 5 ～ 10mg/d）。积极控制血压，脑出血后血压升高用 ACEI/ARB、倍他乐克等降压药，收缩压控制在 180 ～ 105mmHg 以内。积极防治感染等合并症。

如出血量较大，颅内压增高明显者则应积极采取以下外科治疗：①开颅血肿清除术。②钻孔扩大骨窗血肿清除术。③锥孔穿刺血肿吸除术。④立体定向血肿引流术。⑤脑室引流术用于脑室出血。

（四）肾动脉粥样硬化的诊断和防治要点

1. 肾动脉粥样硬化的诊断和鉴别诊断

（1）肾动脉粥样硬化的诊断要点：肾动脉粥样硬化是全身动脉血管粥样硬化的表现之一。其诊断要点是：①具有全身动脉粥样硬化的依据，特别是主动脉硬化。②具有肾功能减退，同时可以除外慢性肾炎、肾盂肾炎等常见肾脏疾病的高龄患者，年龄一般在 45 岁以上，尤其在 65 岁以上的老年患者。③肾功能不全的临床和实验室表现，如水肿、夜尿增多、蛋白尿（0.5g/d）、尿素氮和肌酐水平增高。④一部分患者伴有肾动脉狭窄，可以在腹部脐左上方听到血管杂音。

（2）肾动脉粥样硬化的主要类型有两种：慢性肾功能不全型，肾动脉粥样硬化狭窄型。一般认为老年人慢性肾功能不全时，如能除外慢性肾炎和肾盂肾炎等常见原因，或者找不到确切的致病原因时，则应考虑诊断为动脉硬化性肾功能不全。肾动脉狭窄是老年人动脉粥样硬化很常见的表现之一，尤其顽固型高血压的患者当药物治疗效果不好时，应考虑有肾动脉狭窄的可能。文献报道，顽固性高血压有 20% ～ 25% 的患者合并有肾动脉狭窄，这一类患者只有同时进行肾动脉狭窄的介入治疗后，药物治疗方可能有效。肾动脉粥样硬化的诊断目的是进行积极的防治，其中肾动脉狭窄的治疗最为重要，用支架植入治疗肾动脉狭窄后，对降低顽固性高血压、治疗慢性肾功能不全和改善全身症状有重要的价值。

（3）常用的诊断方法有：①实验室检查，有肾功能不全的依据。②超声检查，可能发现两侧肾脏大小不等，血管彩色多普勒超声可以发生狭窄肾动脉血流异常。③核医学检查，可见双侧肾图核素分布不一致，动脉狭窄的肾脏，血流少、核素明显减少。④ CT 或螺旋 CT 和磁共振（MR），对肾动脉管壁的粥样硬化斑块和管腔狭窄程度可以做出比较精确的诊断。⑤血浆肾素活性测定，大约 75% 肾动脉狭窄的患者，清晨外周血肾素活性增高。

2. 肾动脉粥样硬化的防治要点

（1）肾动脉粥样硬化的防治与全身动脉粥样硬化的防治完全一样，首先要积极预防动脉粥样硬化，控制高危因素，特别是高血压、高血脂、糖尿病和吸烟等危险因素。

（2）肾功能不全者，积极治疗肾功能不全，以 ACEI/ARB 和他汀类的药物为主，配合以改善肾功能的药物。

（3）肾动脉狭窄者，尤其是单侧肾动脉狭窄者应积极进行球囊扩张或支架植入术等介入治疗，如不能进行介入治疗时应考虑外科手术治疗。

（4）肾动脉粥样硬化伴高血压者应积极控制血压，改善肾功能。

（5）肾动脉粥样硬化并存全身其他器官动脉粥样硬化疾病时，如合并冠心病、脑动脉硬化、主动脉硬化等合并症，应积极治疗。

（五）外周动脉粥样硬化的诊断和防治要点

主动脉粥样硬化还可形成主动脉夹层，以发生在肾动脉开口以下的腹主动脉处为最多见，其次是主动脉弓和降主动脉。

主动脉夹层是主动脉粥样斑块破损后，血液进入主动脉壁层，并沿主动脉壁进行撕裂，并向下延伸，形成主动脉假腔；而主动脉瘤是局限性瘤样膨出。近年来发病患病数增加，对所有胸、背痛或腹痛的患者要有主动脉夹层的鉴别诊断。

1. 外周动脉粥样硬化的诊断和鉴别

周围动脉粥样硬化包括上肢动脉粥样硬化、下肢动脉粥样硬化和肠系膜动脉粥样硬化。

上肢动脉粥样硬化的表现是上肢无力，如血管明显狭窄或闭塞时，同侧脉搏减弱或消失，对侧脉搏有力、血压正常或偏高。

下肢动脉粥样硬化的表现是下肢无力，走路时间长或走路快时出现下肢跛行，严重者出现下肢疼痛、皮肤苍白、腘动脉或足背动脉减弱或消失，提示该血管部位以上有严重的狭窄或完全闭塞。

四肢动脉粥样硬化以下肢较为多见，尤其是腿部动脉，由于血供障碍而引起下肢发凉、麻木和间歇性跛行，即行走时发生腓肠肌麻木、疼痛以致痉挛，休息后消失，再走时又出现；严重者可有持续性疼痛，下肢动脉尤其是足背动脉搏动减弱或消失。动脉管腔如完全闭塞时可产生坏疽。

肠系膜动脉粥样硬化可能引起消化不良、肠道张力减低、便秘与腹痛等症状。血栓形成时，有剧烈腹痛、腹胀和发热。肠壁坏死时，可引起便血、麻痹性肠梗阻及休克等症状。

2. 外周动脉粥样硬化的诊断方法 详细询问病史和上述体征；彩色多普勒外周血管血流测定，病侧血管血流速度明显减慢，血流量减少；彩色多普勒可以进一步观察到外周血管壁的粥样斑块形态大小和管腔狭窄程度；CT 和磁共振（MR）对血管影像也有重要的诊断价值。

3. 外周动脉粥样硬化的防治要点

（1）预防动脉硬化，积极控制各种高危因素和进行一级预防。

（2）外周动脉硬化出现严重供血不全症状，甚至完全闭塞的症状体征时，经血管造影证实，并有介入治疗的指征时，应积极进行介入治疗。

（3）急性血栓闭塞性外周血管病，可以在外周静脉注射溶栓药物，经微循环进入外周动脉能起到溶栓的作用。但更可靠的办法是在导管下直接在动脉近端注射溶栓药物，持续 12 小时至 3 天，有 50% ～ 70% 的患者可以血管完全再通或部分再通。

六、缺血性中风（卒中）的中医药治疗

中风病（卒中）是当今社会严重危害人类生命和健康的常见病、多发病，其发病率、致残率高。也是中老年人致死的主要原因之一。因此，提高本病的诊断与治疗水平已成为临床工作者的主要任务之一。缺血性中风在中风发病中占绝大多数，现代医学的飞速发展，各种医疗检查设备的不断普及，对缺血性中风的病因及发病机制等的深入研究，取得了可喜成果。但是，对本病的治疗尚无令人满意的方法。在中医理论指导下，探索有效治疗法，成为中风病研究的热点之一。本文就近年来中医在中风病的病因病机、辨证论治及其他治疗方法等方面研究作一综述，旨在探索中医药防治该病的方向，提高中医药防治水平。

（一）病因病机

现代医家皆宗“内风”之说，主张病位在脑及脑之脉络，多由机体阴阳失调，气血逆乱，痰浊瘀血阻脑络所致。

古典中医文献中仅有中风之名，并无缺血性中风之名，只是随着近代科学技术的发展，才有缺血性中风之名。唐宋以前，医家对中风的认识多以“内虚邪中”立论，主要以外风学说为主。认为中风系人体气血亏损，卫表不固，络脉空虚，外风入侵，导致突然出现口眼歪斜、半身不遂等症。随着临床实践的不断发展，人们对中风的认识不断深化，唐宋以后，多以内风学说为主，尤其至金元时代，刘河间提出“心火暴甚”，李东垣力主“正气自虚”，朱丹溪则认为“湿痰生热”。明代医家王履从病因学角度提出“真中风”“类中风”的概念，认为因火、气、痰所致的属“类中风”，进一步指出：“中风者，非外来风邪，乃本气病也，凡人年逾四旬气衰之际，或因忧喜愤怒伤其气者，多有此疾，壮岁之时无有也，若肥盛则间有之。”强调中风为人体自身病变所致。张景岳则提出“中风非风”的著名论点，认为其病由“阴亏于前，而阳损于后；阴陷于下，而阳泛于上”，以致阴阳相失，精气不交，所以突发昏愦，猝然仆倒。清·王清任指出，中风身不遂，偏身麻木，“乃气虚血瘀”使然。目前，我们认为中风之发生，在本为阴阳偏胜，气血逆乱；在标为痰浊、瘀血阻络，浊毒内生，损伤脑络，形成本虚标实，上盛下虚的证候。在中风发作之前，病情有较长时间的病理演变过程。若病情进一步进展，不惟阴阳偏盛偏衰，脏腑气血功能也受到影响，痰瘀等病理产物由此而生，病机即由虚致实，虚实错杂并存。

1. **病因**

（1）内伤积损：烦劳过度，耗气伤阴，易使阳气暴张，致风阳上旋，气血上逆，壅阻清窍；纵欲过度，房事不节，亦能引动心火，耗伤肾水，水不制火，阳亢风动。《扁鹊心书》指出：“此病皆因房事、六欲、七情所伤。真气虚，为风邪所乘，客于五脏之输则为中风偏枯等证。”《太平御览》也强调：“酒色过度，忽中此风，言语蹇涩，半身不遂。”

（2）五志过极：《素问·生气通天论》云：“大怒则形气绝，而血菀于上，使人薄厥。”说明暴怒伤肝，肝阳骤亢，气血上逆冲击于脑络，可引起本病。

（3）饮食不节：嗜食肥甘厚味、饮酒过度，致使脾失健运，聚湿生痰，痰湿生热，热极生风，终致风火痰热内盛，上蒙清窍，发为中风。《素问·通评虚实论》云：“仆击、偏枯、痿厥，气满发逆，甘肥贵人，则膏粱之疾也。”

（4）瘀血：明代楼英《医学纲目》云：“中风皆因脉道不利，气血闭塞也。”说明中风是瘀血阻滞络脉，导致气血逆乱，运行不畅，瘀血内生，瘀血阻滞，血脉不畅，气血循行受阻，从而发为中风。

（5）痰湿：痰浊为津液不归正化的病理产物，属有形之邪，痰浊为患，内而脏腑，外则经络，皆影响气血的正常运行，上蒙清窍。《兰室秘藏》有“中风为百病之长，乃气血闭而不行，此最重痰”的论述。①风。在人体正气不足，卫外不固，脉络空虚时，风邪乘虚而入，导致脏腑失调，逐步形成中风发病的病理基础，产生各种中风病。内风是中风发病的内因，包括：肝风，若疏泄太过，造成肝阳上亢、肝风内动；脾风，损伤脾胃，致脾失健运，聚湿生痰，痰郁化热，痰热上蔽神明，阻塞脑府脉络；虚风，过于劳累则阳气张扬亢盛，气血亏损，以致真气耗散，阴气亏虚，虚风内生，气血上逆，神明不用，昏愦仆倒成中风。②火。情志过极，肝气郁滞，郁久化热，热盛成火；或心火过旺，上扰神明，发为缺血性中风。③毒。内生瘀血、痰浊上犯于脑，交阻于脑络，致营卫失和而壅滞，则毒邪内生，毒邪损伤脑络，络脉破损，致脑神失养、神机失守，发为缺血性中风。

（6）脏腑功能失调：缺血性中风好发于老年人，此因中年之后元气渐衰，五脏不荣，肾气亏损，髓海空虚，虚火上扰，脑气不相续，脑络失养，遂致脑络中血液凝涩不畅，发为中风。

2. 病机

（1）气血逆乱：正气渐损，风火痰瘀诸邪逐渐形成，蓄势为患，一遇诱因，则顿生阴阳气血逆乱，升降失调，血与气并走于上，肝风狂越，直冲巅顶，表现为中风中脏腑证，若逆乱较重，升降停息，气不复返则暴死。

（2）痰瘀阻络：痰和瘀俱是脏腑功能失调产生的病理产物，它们往往相兼患。一旦有瘀血痰浊生成必然导致津血互化互渗的功能受阻，造成痰瘀互结于脉络，痰瘀交结，痰瘀阻络壅窍发为中风发病。《医贯·郁病论》则指出："气郁而湿滞，湿滞而成热，热郁而成痰，痰滞而血不行……相因为病者也。"

（3）浊毒伤络：痰瘀互结，阻遏气机，郁而化热生火，痰瘀火热，蕴积不除，毒邪乃生，食气伤津，耗精损阴毒，损伤脑络，络脉拘挛瘀闭，气血渗灌失常，致脑神失养，神机失守，发为中风发病。如王肯堂《证治准绳》所云："盖髓海真气之所聚，卒不受邪，受邪则死不可治。"

（4）腑气不通：中焦气机不通，阳明胃腑传化物失司，胃气不降，浊气不能排出，浊毒内蕴，上扰清窍则神明不精；或阻滞气机使脏腑气血升降失常，或从阳化热，痰火上扰易与风邪裹邪游窜上扰络脉，而致中风神昏之症。

3. 病位 缺血性脑中风病位在脑之脉络，脑中精、气、神功能受损所引起的气血逆乱为其发病关键。明清以前的医家多泛言，中风为脏腑经络失调，而未详言其病位，直至近代中西医汇通派才指出病位在脑。如张锡纯言："脏腑之气化皆上升太过，而血之注于脑者，亦因之太过，致充塞其血管而累及神经，其甚者，致令神经失其所司，至昏厥不省人事。"因此，中风病病位在脑，邪犯脑之脉络，导致神明失用。

由于患者脏腑功能失调，或气血素需，加之劳倦内伤，忧思恼怒，饮酒饱食、用力过度，而致瘀血阻滞，痰浊内蕴，痰瘀交阻，郁而化热，浊毒炙盛，或阳化风动，血随气逆，导致脑脉痹阻，引起昏仆，发为中风。其病位在脑及脑之脉络。与心、肝、脾、肾密切相关。其病因而论有正虚（阴虚、血虚、气虚）、火（肝火、心火）、风（肝风、外风）、痰（风痰、湿痰）、气（气逆）、血（血瘀）、毒（浊毒）。此七端多在一定条件下相互影响，相互作用。病变多为本虚标实，上盛下虚；在本多为正气亏虚、肝肾阴虚、气血衰少；在标多为风火相煽，痰湿壅盛，瘀血阻滞，热毒炙盛，败坏脑络，气血逆乱；基本病机为气血逆乱，上犯于脑。

（二）证候学研究

近 20 年来，对中风病证候的研究引起了广泛重视，现代医家对中风病证候的研究从单纯的经验论逐步走进依据医学群体调查，利用统计学手段对大样本病例进行科学验证的阶段。

中风病诊断标准的研究：应用多元回归分析方法对"中风病中医诊断、疗效评定标准"中的风火上扰清窍证进行证候规范化研究，结果提示，神志朦胧或昏蒙、颜面潮红、烦躁不宁及舌红或红绛同时出现时，即可诊断为风火上扰清窍证。

中风病证候危险因素的研究：采用临床流行病学研究方法，调查中风病等内科疾病患者 1524 例。在对相关数据统计学分析后，提示有 10 余项危险因素暴露，包括高血压、冠心病、荤食等 3 项，优势比（OR）＞10；吸烟、饮白酒、暴怒、口味咸等 4 项，3＜OR＜10；其他如口味甜、糖尿病、平素易怒或抑郁等，1.9＜OR＜3。其中高血压病暴露率达 62.8%，OR=130，系该病为首要危险因素，中风病与收缩压、舒张压均呈正相关。

中风病证候的症状学研究：在中风病大规模现场流行病学资料（3909 例）进行调查，分析了克朗巴赫系数 α 和分半信度后，分别求出每一变量卡方值、概率值、优势比（OR）、95% 可信区间。在变量的相关性及多重共线性分析下，结合文献的系统分析及临床经验，对有显著性意义的危险因素进行回归分析、聚类分析及主成分分析。统计发现，中风病发病时，最常见症状有半身不遂、二便失调、口舌歪斜、头晕、言语謇涩、偏身麻木、步履不正、口燥咽干、口角流涎、神疲乏力、恶心呕吐、失语、头昏沉、猝然头痛、手麻、少气懒言、卒然舌麻、心烦易怒、反应迟钝、头痛不移、口苦、颜面麻木、昏迷、肢体瘫软。通过聚类分析，找到中风病各证的共同症状因子中主要症状及次要症状，再对其他症状进行聚类分析，得出痰证、血瘀证、阴虚证、气虚证、风火证共同症状因子之外各证的主要症状和次要症状。

中风病症候演变规律的研究：通过中风病文献分析，参考国内统一制定的证候诊断标准，对 298 例中风病例进行线性回归分析，筛选出证候因子 121 个，设立回归方程，进行统计学处理。结果提示，证候出现率从高到低依次是：风证（86.1%）、火热证（61.43%）、痰湿证（49.52%）、血瘀证（47.41%）、肝阳上亢证（38.57%）。对首次中风患者不同时期中医证候得分、频率进行了分析，按照 1986 年修订的中风病中医诊断、疗效评定标准和 1993 年通过的“中风病辨证诊断标准”统一表格，共检出证候 205 个，按出现证候频率从高到低排列依次为痰证、瘀证、火证、气虚证、风证和阴虚阳亢证。在对 254 例患中风病非急性期肾虚血瘀证患者的资料研究中，通过统计分析提示，肾虚血瘀证占 50.4%，气虚血瘀证占 31.5%，说明中风病非急性期以肾虚血瘀证和气虚血瘀证为主，二者之间肾虚血瘀证占大多数，是最常见的一种证型类型。气虚血瘀证以 60 岁以下所占比例较高，肾虚血瘀证以 60 岁以上所占比例较高，并且随着年龄增大，肾虚血瘀所占比例随之增加。

中风证候与理化指标关系的研究：中经络与中脏腑患者的血流变学各项指标均明显高于正常人。中经络与中脏腑患者组间比较，提示体外血栓干重、红细胞比容及血沉 3 项指标有增高。发现中脏腑组病变侧 δ、θ 频带功率值显著增高；中经络组风痰上扰型和肝阳上亢型 δ、θ 频带功率值增高为甚；气虚血瘀型 δ 频带功率值无明显变化，θ 频带功率值显著增高。随着中风病各证型病变由重到轻，脑电活动绘图检查病变侧慢波频带功率值也由高到低而改变。

对中风病证候的现代研究，由于量化评分标准不同，最后的辨证诊断结果亦不一致。之所以出现对同一个问题的研究结果不一致的现象，究其原因是多方面的，值得进一步研究。

（三）急性期治疗

中风病的临床治疗研究备受中医界关注，近年来，在辨证论治、专方专药治疗、中药静脉制剂治疗、治法选择、新药研发、制剂改革等方面取得了一定成果，促进了中医药治疗缺血性中风的发展。

1．辨证论治　辨证论治是中医治疗学的精华，体现了中医个体化诊疗的精神。

（1）将缺血性中风分为 5 型论治

1）肝阳上亢型：治以平肝泻火，息风通络。方用天麻钩藤饮：天麻 10g，钩藤（后下）15g，石决明（先煎）30g，怀牛膝 10g，桑寄生 10g，赤芍 10g，茯苓 15g，夜交藤 12g，珍珠母（先煎）30g，玄参 10g，牡丹皮 10g，栀子 10g，黄芩 10g，夏枯草 15g。风火夹痰者，加胆南星10g，天竺黄10g清热化痰；手足口角蠕动抽动，甚至肢体强痉抽搐者，加全蝎6g，僵蚕10g，蜈蚣2条，炮穿山甲10g，地龙10g，熄风止痉；大便秘结者，加生大黄6g，瓜蒌10g，枳实10g，以通便泻腑；烦躁夜寐不安者，加远志10g，酸枣仁10g，以养心安神。

2）风痰阻络型：治以祛风除痰通络。方用半夏白术天麻汤：天麻10g，法半夏10g，白术10g，茯苓15g，胆南星6g，陈皮10g，郁金10g，丹参15g，水蛭6g。口眼歪斜甚者，加全蝎6g，白附子10g；痰多质稠者，加黄芩10g，川贝母10g，竹茹10g；半身不遂较重者，加伸筋草15g，鸡血藤15g，桑枝10g，独活10g。

3）阳明腑实型：治以通腑泄下，清肠泻浊。方用大承气汤：生大黄10g，枳实10g，玄明粉（后下）10g，厚朴10g，当归20g，川芎6g，丹参20g。腑气不通而燥结不甚者，改大黄6g，去芒硝加全瓜蒌10g，莱菔子10g，草决明10g，火麻仁10g，杏仁10g，肉苁蓉10g等轻泻药物；舌红少苔或无苔，潮热盗汗等阴虚证明显者，改大黄6g，去芒硝加增液汤（生地10g，玄参10g，麦冬10g）；大渴，脉数者，加生石膏30g，知母10g。

4）气虚血瘀型：治以益气活血，化瘀通络。方用补阳还五汤：生黄芪60g，地龙10g，桃仁10g，川芎6g，红花10g，丹参20g，当归10g，水蛭6g。对阳亢或阳热之证或高血压患者，在使用适量黄芪的同时，酌情配伍怀牛膝10g，黄芩10g，钩藤（后下）15g，代赭石（先煎）30g，石决明（先煎）30g，牡蛎（先煎）30g等清热息风；潜阳镇逆，引血下行之药以辅佐之者，可加远志10g，酸枣仁10g，养心安神。

5）肝肾阴虚型：治以滋养肝肾，养血活络。方用地黄饮子：熟地黄15g，山药20g，山茱萸10g，麦冬10g，五味子8g，远志10g，石菖蒲10g，桂枝6g，桑寄生12g，怀牛膝15g，肉苁蓉12g，巴戟天12g。阴虚阳亢者，加龟板20g，鳖甲20g，珍珠母30g，女贞子10g，黄精10g等；阴液不足而手足麻木者，加鸡血藤15g，阿胶（烊化）15g；久病入络还应及时配伍虫类通络药物，如全蝎6g，僵蚕10g，蜈蚣2条，水蛭6g，炮穿山甲10g等。

（2）将缺血性中风分为4型论治

1）气虚血瘀型：治宜益气活血，化瘀通络。方用补阳还五汤：黄芪60～90g，当归尾、赤芍各10g，川芎、桃仁各7g，红花5g，地龙15g，鸡血藤20g。上肢偏废者，加桑枝、桂枝以通络；下肢软弱无力甚者，加川续断、牛膝、桑寄生以补肾壮筋；言语不利者，加石菖蒲、远志以祛痰利窍；口眼歪斜者，加白附子、胆南星以祛风化痰；肢体麻木者加乌梢蛇、桑枝以通经活络；大便秘结者，加火麻仁、肉苁蓉以润肠通便。

2）风痰阻络型：治宜祛风化痰，宣窍通络。方用星蒌二陈汤加减：瓜蒌、胆南星、菖蒲、远志、郁金、川芎、竺黄、当归、白附子、法半夏、白芥子各10g，全蝎7g，天麻15g，木香5g。

3）肝肾阴虚型：治宜滋补肝肾，强筋健骨。方以左归丸加减：生地黄、枸杞子、淮山、龟板、白芍、桑枝、杜仲、鸡血藤各15g，山茱萸、牛膝各10g，蜈蚣2条。如舌质紫暗、脉涩有瘀血者，加丹参、桃仁以活血祛瘀；如患侧僵硬、拘挛，伴头痛，眩晕，耳鸣，面赤，舌质红，脉弦硬有力者，改用天麻钩藤饮加减。

4）肾精亏损型：治宜补肾填精，养筋舒络。方用地黄饮子：熟地黄、枸杞、杜仲、丹参、桑寄生各15g，山茱萸、苁蓉、巴戟、地龙、淫羊藿、当归、附片各10g加减。兼气虚者，加黄芪、党参；伴语言謇涩者，加石菖蒲、远志、郁金。

（3）将缺血性中风分期论治

1）风邪中络。治宜养血祛风、通利经络，方以大秦芜汤化裁。

2）痰浊上泛。治宜豁痰熄风、开窍醒神，方以半夏白术天麻汤化裁；或鼻饲或灌服苏合香丸。

3）肝阳上亢。治以平肝潜阳、息风通络，方以天麻勾藤饮化裁。

4）阴虚风动。治宜滋阴潜阳、镇肝息风、辛凉开窍。方以镇肝息风汤化裁；昏仆者鼻饲或灌服至宝丹或安宫牛黄丸。

5）气虚血瘀。治以益气活血，化痰通络。方以补阳还五汤化裁。

6）肾虚精亏。治宜滋阴潜阳、熄风开窍。方以地黄饮子或大定风珠化裁。重者益气回阳、救阴固脱。方以参附汤或生脉散治疗。

（4）将缺血性中风分为6型论治：气虚血瘀型，用补阳还五汤加减治疗；风痰上扰型，用大秦艽汤、牵正散等加减治疗；痰热腑实型，主要用牛黄丸、承气汤等；阴虚风动型，方用大定风珠、地黄丸等；痰浊上泛型，用半夏白术天麻汤加减；元气亏虚型，用地黄饮子加减。

（5）将缺血性中风分为10型论治：①清心开窍法，用于中风中脏腑，阳闭用安宫牛黄丸或至宝丹，继用羚羊角汤加减；阴闭用苏合香丸，再用导痰汤加减。②回阳固脱法，正气大亏，阳气暴脱，急用参附汤或独参汤鼻饲；阴血大亏，虚阳浮越，用地黄饮子。③搜风通络法，用三化汤加减。④平肝潜阳法，用天麻钩藤饮加减。⑤养血祛风法，用大秦艽汤、补阳还五汤之类随证加减。⑥涤痰宣窍法，用涤痰汤、解言汤或地黄饮子加减。⑦祛风缓急法，用牵正散加减。⑧益气和营法，用神效黄芪汤、桂枝汤等。⑨活血祛瘀法，用身痛逐瘀汤、蠲痹汤等。⑩利湿通络法，用四妙丸合二陈汤加减。

（6）将缺血性中风按虚实进行辨证论治：分为虚证与实证，虚证则扶正，实证则祛邪，并做到虚实兼顾。

1）实证：①腑气不通。治宜泻热通腑。方以承气通腑汤。②热壅络阻。方以凉隔散加减。③肝阳暴张。方以至宝丹或安宫牛黄丸，羚羊角汤加减。④痰湿壅盛。治宜豁痰熄风，辛温开窍。方以急用苏合香丸。⑤气滞经络。宜行气活络。方以五磨饮加减。

2）虚证：①脉络空虚，风邪人中。方以大秦艽汤加减。②肝肾阴虚，风阳上扰。方以镇肝熄风汤加减。③气虚痰阻。治宜益气化痰通络。方以二陈汤加党参、胆南星。④气虚血瘀。治宜补气活血，通经活络。方以补阳还五汤加味。⑤气血两虚。治宜益气补血。方以八珍汤加味。⑥阳浮阴竭。方以大剂量参附汤合生脉饮。⑦精血亏损。治宜滋补肝肾。方以左归丸加味。

（7）将缺血性中风分为8型论治：①肝阳暴亢型：治宜平肝泻火通络，处方：夏枯草30g，生石决明（先煎）30g，羚羊角粉（冲服）0.6g，桑叶10g，生地黄30g。②风痰瘀阻型：治宜活血化瘀、化痰通络，处方：钩藤12g，天麻3g，僵蚕6g，地龙6g，丹参30g。③痰热腑实型：治宜通腑化痰，处方：人工牛黄（冲服）1g，酒大黄（后下）5g，胆南星9g，天竺黄25g，生石决明（先煎）30g。④气虚血瘀型：治宜益气活血，处方：生黄芪30g，桂枝8g，炒白芍18g，地龙6g，桃仁9g。⑤阴虚风动型：治宜育阴熄风，处方：炙龟板15g，生地黄30g，炒白芍18g，麦冬12g，白蒺藜15g。⑥风火上扰清窍型：治宜清热息风，开窍醒神，处方：夏枯草30g，生石决明（先煎）30g，羚羊角粉（冲服）0.6g，桑叶10g，生地黄30g。⑦痰热内闭清窍型：治宜清热豁痰开窍，处方：人工牛黄（冲服）1g，酒大黄（后下）5g，胆南星 9g，天竺黄 25g，生石决明（先煎）30g。⑧元气败脱、神明散乱型：治宜益气回阳救逆，处方：人参 10g，制附子（先煎）10g，生龙骨（先煎）30g，生牡蛎（先煎）30g。

2. 专方专药治疗

用专方专药治疗缺血性中风，体现了辨病与辨证相结合的思想，引起人们极大兴趣。以下介绍几则专方专药。

（1）化痰通络汤：法半夏、生白术、天麻、胆南星、丹参、香附、酒制大黄和化痰通腑汤，生大黄、芒硝、全瓜蒌、胆南星。

（2）温胆汤化裁：陈皮、制半夏、茯苓、枳实、竹茹、石菖蒲、胆南星、水蛭、黄连、白术、山楂、甘草。

（3）调气熄风汤：枳实 24g，石菖蒲 20g，郁金 15g，水蛭粉（冲服）3g，大黄（后入）6g。

（4）化痰活血复原汤：半夏 10g，白术 10g，天麻 10g，胆南星 10g，丹参 20g，水蛭 10g，酒大黄 10g，香附 10g，菖蒲 10g，郁金 10g，地龙 10g。加减：若兼痰热腑实者，将酒大黄改为生大黄（后下）10g，加芒硝冲 10g，厚朴 10g，瓜蒌 30g；兼气虚者，加生黄芪 30g，当归 10g；肝阳偏亢者，加钩藤 30g，菊花 10g，牡丹皮 10g，珍珠母 30g。

（5）化瘀消栓汤：黄芪 45～60g，葛根、丹参各 30g，川芎、赤芍、红花、九节菖蒲各 15g，天麻、陈皮、僵蚕各 10g，连翘 20g。高血压者，加夏枯草、珍珠母；高血脂者，加决明子、生山楂；肢体麻木者，加鸡血藤、桑枝；头晕头痛者，加菊花、桑叶；大便干者，加大黄、枳实；痰热甚者，加黄芩、栀子、胆南星等。

（6）活血 1 号汤：其主要成分为川芎、水蛭、土鳖虫 3 味中药，以 2∶1∶1 比例组成。

（7）加味补阳还五汤：黄芪 40～90g，赤芍 10～15g，川芎 15～30g，当归 15g，地龙 10～30g。肝阳上亢血压偏高者，加石决明 20g，生龙牡各 20～30g，珍珠母 20～30g，钩藤 15～30g；痰涎较盛者，加半夏 15g，泽泻 30g，胆南星 10g，天竺黄 12g；口眼歪斜者，加炒僵蚕 12～20g，蜈蚣 3 条，全蝎 12g；夜不能眠者，加炒枣仁 15g，远志 10g，夜交藤 30g，15 天为 1 个疗程。

（8）天麻首乌汤：天麻 15g，何首乌 20g，当归 10g，肉苁蓉 15g，桑寄生 10g，地黄 20g，地龙 10g，丹参 30g，牛膝 10g，白芷 10g，胆南星 10g。

（9）二陈汤合血府逐瘀汤：半夏 9g，陈皮 12g，茯苓 12g，炙甘草 6g，当归 9g，川芎 12g，赤芍 12g，桃仁 12g，红花 9g，牛膝 9g，柴胡 15g，桔梗 6g，枳壳 9g，生地黄 12g。

（10）龙牡熄风汤加味：生龙骨 30g，生牡蛎 30g，淮牛膝 30g，地龙 10g，天麻 10g，钩藤 15～30g。如阴虚风动，加用熟地黄、玄参、何首乌、白芍、龟板、杞子等；兼有痰湿或痰热者，加用胆南星、半夏、白芥子、竹茹、川贝母、黄芩、石菖蒲等；头痛甚者，加用羚羊角粉、石决明、夏枯草等；大便秘结者，加用生大黄、川厚朴、枳实、全瓜蒌；肢体不利者，加用鸡血藤、络石藤；口角歪斜者，加用牵正散。

3. 中药静脉制剂治疗 新药研发和剂型改革是缺血性中风治疗中的热点，尤其是中药静脉制剂的发展，为缺血性中风急性期的治疗提供了可能。下列为临床常用的中药静脉制剂：丹红注射液、丹参注射液、灯盏花注射液、脉络宁注射液、复方丹参注射液、脑明注射液、参麦注射液、川芎嗪注射液、黄芪注射液、刺五加注射液、清开灵注射液、红花注射液、疏血通注射液、三七皂苷注射液、舒血宁注射液、金钠多注射液、醒脑静注射液、丹参总酚酸注射液。

（四）后遗症治疗

1. 中风后癫痫　中风后癫痫分为中风早期癫痫及迟发癫痫，中风是成年人癫痫的常见原因之一，特别是 60 岁以上新发癫痫患者的主要病因。

（1）用自拟加味定痫丸治疗中风后遗症继发痫病 87 例，取得比较满意的疗效，自拟加味定痫丸组成：黄芪 50g，丹参 30g，天麻、全蝎、胆南星、制半夏、僵蚕各 10g，蜈蚣 2 条。辨证加减：抽搐频发者，加珍珠粉 2 个冲服；心脾两虚加白术、茯神各 10g；痰火扰神加鲜竹沥 20 毫升冲服；风痰闭窍加白芥子 10g；肝肾两虚加山茱萸肉 20g。

（2）用新加黄龙汤为基础方：生甘草 6g，人参（另煎）、生大黄（后下）各 10g，芒硝 5g，玄参、麦冬、生地黄、当归各 15g。实证，加枳实 15g，川厚朴 10g。虚证，去大黄、芒硝，加沉香 6g，山药 15g。

2. 中风后呃逆　中风后即出现顽固性呃逆，常提示病情较重，预后较差。若不及时控制，除影响患者睡眠和情绪外，还将影响颅内压、呼吸，甚或诱发上消化道出血等严重并发症。有效治疗顽固性呃逆，将为原发病的治疗及改善预后提供有利条件。

（1）治疗中风后顽固性呃逆用化痰降逆止呃汤：代赭石（先煎）30g，丁香、柿蒂、法半夏、竹茹各 10g，陈皮 6g。伴腹满便秘者，加用小承气汤；发热者，加石膏、淡竹叶；胃寒者，加高良姜、吴茱萸；胃有虚热者，加沙参、麦冬。

（2）治疗中风合并呃逆用镇肝降逆汤：代赭石（先煎）30g，丁香 6g，钩藤（后下）、柿蒂、旋覆花（包煎）、半夏、川楝子、枳壳各 10g。随症加减：痰涎壅盛者，加鲜竹沥水 20ml，以增强化痰之功；身热咳嗽者，加鱼腥草 20g，桑白皮 10g，以清热解毒，泻肺化痰；口气臭秽或大便秘结者，加生大黄（后下）10g 以通腑气；呃逆数日不愈者，加太子参 30g 以益气养阴。每日 1 剂，水煎 300ml，分 3 次服。不能服药者予鼻饲。

（3）治疗中风后呃逆用自拟滋降饮：沙参、麦冬、生地黄、玉竹、石斛各 15g，木香 10g，丁香 6g，代赭石 20g，柿蒂 12g。加减：若大便干，加火麻仁、郁李仁；若痰多，黏而难咳，加川贝母、竹沥；若肝阳偏亢，加龙骨、牡蛎。每日 1 剂，水煎服，分早晚两次温服。

（4）治疗中风后顽固性呃逆用自拟止呃汤：丁香 5g，柿蒂、旋覆花、茯苓、太子参、陈皮、莱菔子、姜半夏、竹茹、甘草各 10g，代赭石 30g，砂仁、木香各 6g。胃火上逆，口臭烦渴，喜冷饮者，加竹叶 15g，石膏（先煎）20g；胃火炽盛伤阴，口干舌燥唇裂，大便闭结，烦躁不安，舌质红，花剥苔，无苔或地图舌者，加玄参、生地黄、麦冬各 15g；潮热、谵语、大便秘结甚者，加大黄、芒硝（冲入药汁）、枳实、厚朴各 10g；呕血、黑粪者，加云南白药、三七粉各 1g，白及粉、血余炭各 2g，冲服。因情志不畅时加重或诱发者，加香橼、枳壳、香附各 10g。

（5）治疗中风后呃逆用自拟沉香抑呃汤：沉香 6g，丁香 9g，厚朴、陈皮、半夏、川楝子各 10g，生龙牡、代赭石各 30g。

（6）用电针治疗：取迎香穴（双侧）。常规消毒后，用 28 号 0.5 寸针以轻缓手法进针，进针 0.2 寸，针刺朝向鼻侧，捻转泻法 1 分钟，使患者产生酸麻胀痛、流泪等针感，留针 10 分钟。

（7）穴位注射：选用双内关穴、双足三里穴。常规皮肤消毒后，每穴注入黄芪注射液或氯丙嗪 1 ～ 2ml，隔日 1 次，10 天为 1 个疗程。

3. 中风后视觉障碍　中风后视觉障碍是脑血管病，尤其是后视路、大脑枕叶部位病变的主要症状。临床主要表现为偏盲、复视、视力减退，甚至失明。

（1）头针：视区、上星、印堂、完骨、丝竹空、攒竹、养老、光明、翳明。针刺视区时针体与头皮呈 15°夹角，快速进针至皮下，然后顺帽状腱膜下进针 1.5 寸左右，快速捻转 200 转 / 分钟后连接电针仪，采用连续快波；针刺丝竹空时，斜向外眼角方向进针 1.5 寸；针刺攒竹时向睛明穴方向透刺，均使眼部产生酸胀感。针刺其余穴均得气即可，共留针 30 分钟。出针后，取 2ml 注射器抽取维生素 B_{12}1ml 刺入翳明穴，针尖向着同侧眼球方向，得气后回抽无血后注入药液，出针按压针孔。每日 1 次，15 次为 1 个疗程。

（2）体针：主穴为光明、风池、三阴交。阴虚阳亢者，加太冲透涌泉；阴阳俱损者，加气海、关元。操作光明穴直刺 0.5 ～ 1 寸，施提插捻转补法，令局部有胀感，施术 1 ～ 2 分钟；针双侧风池穴，针尖向对侧内眼角方向，直刺 1 ～ 1.5 寸，施小幅度高频率捻转补法，令局部有胀感，施术 1 ～ 2 分钟；三阴交直刺 1 ～ 1.5 寸，施提插补法，令下肢有麻胀感。太冲向涌泉方向透刺 1 ～ 1.5 寸，令足心有痛感；气海、关元直刺 1 ～ 1.5 寸，施呼吸补法，然后加温针灸。每日针刺 1 次，留针 20 ～ 30 分钟，15 日为 1 个疗程。

（3）辨证治疗中风后双眼复视，风痰痹阻脉络者，方用化痰通络汤加减：半夏 12g，茯苓 20g，白术、天麻、天竺黄、香附各 10g，胆南星、大黄各 8g。肝阳上亢者，加牛膝 15g，黄芩、栀子、菊花各 10g。气虚血瘀者，方用补阳还五汤加减：黄芪 20g，当归、赤芍、桃仁各 10g，川芎、桂枝各 12g，牛膝 15g，蜈蚣 2 条。

4. 中风后便秘 便秘是中风病的常见伴随症状之一，且对中风的转归具有较大的影响。

（1）治疗急性痰热腑实证中风便秘，用调胃承气汤加味：生大黄，芒硝，全瓜蒌，胆南星，黄芩，石菖蒲，生甘草。辨证加减：少阳枢机不利，加柴胡；风动不已，躁动不安者，加羚羊角、石决明、磁石；瘀血明显者，加丹参、桃仁、红花；阴液损伤明显者，减少胆南星、全瓜蒌、芒硝、生大黄之量，加麦冬、玄参、墨旱莲等。

（2）用通腑泻下法治疗中风急性期便秘，将便秘分为实秘和虚秘两种证侯：①实秘（热秘），方选大承气汤加减：生大黄（后下）15g，芒硝（冲服）、厚朴、瓜蒌仁、枳壳各 10g，黄芩 6g。②虚秘（阴虚便秘），治当养阴通腑。方选增液承气汤加减：生大黄（后下）、芒硝（冲服）、玄参、玉竹、麦冬各 10g，生地黄 12g。每日 1 剂。

（3）治疗中风后便秘用自拟养血润肠合剂：当归、生地黄各 20g，麦冬 15g，厚朴 6g，枳实 9g，大黄（后入）5g，玄参、火麻仁各 30g，杏仁 10g。肠道实热，见有大便干结，腹部胀满，面红目赤，口臭舌黄燥脉滑实等症，加大大黄用量（后入）15g。脾肾阳虚，见有大便秘结，面色萎黄，气短乏力，畏寒肢冷，舌淡苔白润，脉沉迟者，加附子（先煎）15g、干姜 6g。

（4）电针：取双天枢、双足三里、中脘穴。用 30 号 3 寸不锈钢毫针直刺双侧天枢，进针 1.0 ～ 1.5 寸，在针柄上连接电针仪，以低频、疏密波、输出电流强度以患者能耐受为度治疗。用 30 号 2 寸不锈钢毫针刺双足三里、中脘。留针 20 ～ 30 分钟，每日治疗 1 次，3 次为 1 个疗程。

（5）耳穴压豆：穴位为大肠、小肠、肺、三焦，根据临床症状的不同亦可适当选用内分泌、交感、脾、胃、腹、肝等穴位。预先选好直径约 1 ～ 1.5mm 的黑色王不留行，用 75% 的酒精浸泡后取出晒干藏于瓶中。用酒精棉球消毒耳郭皮肤，待干后，左手固定耳郭，右手用镊子夹取粘有王不留行的胶布，对准穴位贴敷好，然后用拇指及食指不断柔和地按压所贴穴位，使之有酸、胀、痛、热感，此时为得气。嘱咐患者用手指按摩药粒，每天数次，每次按压时间 1 ～ 2 分钟，可根据耐受程度加大刺激量。

5. 中风后尿潴留 尿潴留是中风常见并发症，中风后尿潴留自愈率低，形成机制较复杂。现代医学除导尿外，对此缺乏有效的治疗方法，而经常导尿易诱发感染，给患者造成很大痛苦。中医针灸可缓解症状。

（1）电针：取八髎配穴，用28号1.5寸毫针垂直刺入八髎（第一到第四骶后孔内），行提插法使针感向前传至外阴部为佳，得气后分别连接电针治疗，电流量以局部肌肉跳动且患者能耐受为度。每日2次，每次留针30分钟，14天为1个疗程。

（2）头皮针：取顶中线、顶斜1线、顶旁线、顶斜2线，以28号不锈钢针，沿头皮15°角斜刺进帽状腱膜下，进针深度30mm，采用提插手法，每穴行针时间30秒。每日2次，每次留针30分钟，14天为1个疗程。

（3）体针：取秩边、透水道、三阴交、中极、关元、气海穴。用30号的5寸芒针，取秩边穴入针，向水道方向透刺，针感直抵小腹及会阴部，施弹搓手法1分钟，不留针；先远端取三阴交穴，用1.5寸针，施提插补法；再取3寸毫针直刺关元、气海、中极，行捻转补法，使之小腹酸胀感，得气后关元、气海、中极加温灸。每日1次，7次为1个疗程。

尿潴留取穴：中极、三阴交、曲骨、关元。提插补法每日1次，7次为1个疗程。

6. 中风后尿失禁 尿失禁是由病变发生后排尿抑制通路受到障碍而致，患者感觉有尿意，但其意识不能控制排尿而使尿液自行流出。尿失禁是造成压疮、泌尿系感染的主要原因，给患者带来很大的心理负担。

（1）电针：主穴取中极、石门。配穴：四神聪、太冲、太溪、申脉、三阴交、阴陵泉。针刺方法，中极、石门两穴，根据患者的胖瘦取1.5～3.0寸毫针，皮肤常规消毒，直刺得气后连接G6805治疗仪，选用连续波，频率60次/分钟，电流强度以能耐受为度，每次通电30分钟，配穴四神聪、太冲、太溪、足三里、三阴交、申脉，常规平补平泻，10分钟行针1次，留针30分钟。每日1次，10次为1个疗程。

（2）腕踝针：取双侧下1区穴，取1.5寸毫针，常规消毒，针尖朝上，与皮肤呈30度角快速刺入皮下，针体贴近皮肤表面，沿皮下浅表层刺入约1.3寸，以针下无阻力，无酸麻胀痛等得气感为度，针柄以胶布固定，留针12小时，不做提插捻转。每日1次，10次为1个疗程。

（3）头针：取穴，由前顶穴平行旁开1.5寸向后斜刺至后顶穴。针法，进针深度达帽状腱膜层，快速捻转持续5分钟，使患者有胀沉感，留针40分钟，缓慢拔针。每日针刺1次，10天为1个疗程。

7. 中风后吞咽困难 中风后吞咽困难，是因为梗死损害了双侧或单侧皮质脑干束或舌咽神经及迷走神经核（即真假延髓麻痹或球麻痹）所致的口、咽、喉食管的神经功能紊乱，从而表现为双唇不完全闭合，面颊肌张力降低，舌各方向活动范围缩小，吞咽延迟或不能启动，其中吞咽启动延迟吞咽时间延长、喉头上抬不良发生频率较高。由此可导致患者营养不良、吸入性肺炎和窒息，甚至直接导致死亡。因此，如何尽快恢复中风后吞咽功能，是目前一个重要课题。

（1）用辨证论治治疗中风后吞咽困难：①风痰阻络型，症见吞咽困难，饮水呛咳，痰涎壅盛，舌强语謇，伴头晕目眩，舌苔白腻或黄腻，脉弦滑。治宜熄风化痰开窍，自拟化痰熄风愈涎汤加减：制马前子4g，胆南星6g，石菖蒲15g，郁金18g，白术、天竺黄、陈皮、半夏、天麻各12g，茯苓30g。②痰热腑实型，症见吞咽困难，饮水呛咳，舌强语謇，口黏痰多，腹胀便秘，午后面红烦热，舌红，苔黄腻，脉弦滑数。治宜化痰通腑泄热，自拟蒌星愈涎汤加减：制马前子 4g，胆南星 6g，川厚朴、半夏、天竺黄各 12g，郁金 18g，全瓜蒌 30g，生大黄（后下）8 ～ 15g，芒硝（冲）20g，石菖蒲、枳实各 15g。大便正常后去芒硝、生大黄。③气虚血瘀型，症见吞咽困难，饮水呛咳，舌强语謇，气短乏力，面色萎黄，心悸自汗，舌淡暗，苔薄白或白腻，脉细涩或细弱。治宜补气活血通络，补气活血愈涎汤加减：制马前子 4g，胆南星 6g，天竺黄、半夏、川芎、当归、桃仁各 12g，郁金 18g，石菖蒲 15g，黄芪 30 ～ 120g，红花 9g，赤芍 20g，地龙 30g。④肝阳暴亢型，症见吞咽困难，饮水呛咳，口舌歪斜，舌强语謇，眩晕头痛，面红目赤，心烦易怒，口苦咽干，便秘尿黄，舌红或绛，苔黄或燥，脉弦有力。治宜平肝潜阳，息风通络，自拟平肝熄风愈涎汤加减：制马前子 4g，胆南星 6g，郁金 18g，石菖蒲 15g，半夏、天竺黄、天麻各 12g，钩藤、石决明、怀牛膝、白芍、生龙骨、生牡蛎各 30g。⑤阴虚风动型，症见吞咽困难，饮水呛咳，舌强语謇，心烦失眠，眩晕耳鸣，手足拘挛或蠕动，舌红少苔，脉弦细。治宜滋阴熄风，自拟滋阴熄风愈涎汤加减：制马前子 4g，胆南星 6g，郁金 18g，生地黄 20g，石菖蒲、天冬、寸冬各 15g，生龙骨、生牡蛎、白芍、怀牛膝、云参、代赭石各 30g，天竺黄、当归 12g。

（2）用菖蒲化痰汤治疗中风假性球麻痹：每天服用菖蒲化痰汤。基本方：石菖蒲、远志、桔梗、僵蚕、姜竹茹、蜈蚣、全蝎、苏木、象贝母。痰涎壅盛者，加鲜竹沥、胆南星；发热者，加金银花、蒲公英；大便秘结者，加生大黄、郁李仁；大小便滑脱失禁者，加赤石脂、诃子肉；口干、舌红，津液耗伤者，加天花粉、大生地黄、麦冬；气虚者，加党参、黄芪、淮山药。

（3）用熄风化痰开窍法治疗中风之饮水反呛：药用胆南星 10g，石菖蒲 15g，天竺黄 10g，远志 10g，半夏 10g，桔梗 6g，鲜竹沥水 40ml。先将前 6 味水煎取汁约 100ml，留渣加水再煎取汁约 150ml，两汁混匀，加入鲜竹沥水，分多次温服，日 1 剂。滴水难以下咽者，可给予鼻饲法用药。

（4）电针

1）取穴：鱼腰、内关、合谷、足三里、上巨虚、太冲。鱼腰穴用泻法，中强度刺激，以患者能耐受为度。余穴平补平泻。得气后接电针仪，选择断续波。鱼腰穴留针 1 小时，余各穴留针 20 分钟，每日 1 次，5 次为 1 个疗程。

2）取穴：风池、人迎、合谷、丰隆、三阴交（均双侧），哑门。用 1.5 ～ 2 寸毫针快速刺入哑门、风池穴 1.5 寸，采用小幅度快速捻针法，得气后行针 2 分钟，起针；用 1.5 寸毫针快速刺入人迎、三阴交穴得气后两穴均接用 G6805–A 治疗机，使用连续波。合谷、丰隆则在得气后采用常规提插捻转法。以上穴位均留针 30 分钟，日 1 次，10 次为 1 个疗程。

（5）舌针：选心穴、脾穴、肾穴。选用 28 号 1 ～ 1.5 寸毫针快速进针，进针 1 ～ 2 分钟，拇指向右大弧度捻转 12 次，最好出现舌体抽动，不留针。每日 1 次，10 次为 1 个疗程。

（6）体针：穴取外金津、玉液、廉泉、风池、内关、通里，手法以平补平泻为主，以上治疗每日 1 次，12 次为 1 个疗程。

金津、玉液、内关、合谷、足三里、上巨虚、太冲。以平补平泻为主，以上治疗每日 1 次，10 次为 1 个疗程。

8. 中风失语症 中风失语症是中风常见伴随症状之一。运动性失语是中风失语症的一种类型，以口语表达障碍为主要表现。

（1）舌底刺络放血：主穴，金津、玉液。配穴，肩髃、曲池、合谷、髀关、足三里、三阴交。取 5 号注射长针头，点刺金津、玉液，以出血为度。每周 3 次，配穴以不锈钢毫针针刺，每穴用平补平泻法施术 2 分钟后留针 30 分钟。每周 3 次，15 次为 1 个疗程。

（2）体针

主穴：哑门、廉泉、通里。配穴：肩髃、曲池、合谷、髀关、足三里、三阴交。每穴用平补平泻法施术 2 分钟后留针 30 分钟。每天 1 次，15 次为 1 个疗程。

主穴：廉泉、哑门、风池。配穴：内关、照海。用平补平泻法，每日 1 次，15 次为 1 个疗程。

主穴：金津、玉液。配穴：风池、廉泉、翳风、丰隆。用平补平泻法，每日 1 次，15 次为 1 个疗程。

主穴：中矩、聚泉、金津、玉液、通里（双）。用平补平泻法，每日 1 次，15 次为 1 个疗程。

主穴：哑门、廉泉、风池（双）、通里（双）。用平补平泻法，每日 1 次，15 次为 1 个疗程。

（3）头针：病灶侧头皮质言语一、二、三区的方法治疗，配合体针，留针 20 分钟。

（4）治疗中风失语用自拟复语汤：石菖蒲 20g，葛根 30g，蒲黄 12g，黄芪 50g，当归、赤芍、红花、桃仁、川芎、郁金、地龙各 15g。每日 1 剂，一般服用 15 ～ 20 剂。痰浊壅盛者，加胆南星、瓜蒌、橘红；便秘者，加大黄、槟榔、麻子仁；肝火上扰者，加龙胆草、菊花、钩藤；高血压者，加珍珠母、磁石、牛膝；肢体麻木者，加姜黄、鸡血藤、桑枝；气虚加党参、黄精；血虚者，加白芍、熟地黄；阴虚者，加生地黄、玄参。

（5）治疗中风言语障碍用解语丹：白附子、石菖蒲、运志各 12g，天麻、羌活、胆南星、木香各 10g，全蝎 6g。加减：血瘀者，加桃仁、红花各 10g；痰涎壅盛者，加半夏、陈皮、竹茹各 10g；阴虚阳亢者，加枸杞子 10g，生地黄 15g，生石决明 30g。水煎服，每日 1 剂，每日 2 次，4 周为 1 个疗程。

（6）治疗脑梗死后失语用启语汤：天麻、全蝎各 10g，川芎 9g，水蛭、木蝴蝶各 6g，胆南星、半夏各 12g，白术、石菖蒲各 15g。每日 1 剂，分 2 次温服。

（7）治疗中风失语用苏丹解语汤：苏合香 0.6g，麝香、冰片各 0.1g，丹参 30g，水蛭粉 2.5g，蜈蚣 2 条，沉香、丁香各 3g，地龙 15g，制半夏、制胆南星各 9g，石菖蒲、茯苓、白术各 12g，白檀香、荜茇、诃子各 6g。

9. 中风后足内翻　中风后痉挛性足内翻是临床上常见的症状。随着病程的延长，软瘫逐步转为硬瘫，患侧肌张力由低转为亢进。如偏瘫已成痉挛性，而活动恢复不全者，治疗很困难。

取穴太白、束骨、丘墟、照海、肩髃、肩髎、内关、申脉、公孙、筑宾、交信、跗阳、阳陵泉、阴陵泉、昆仑、解溪、足三里、三阴交、阳陵泉、丰隆、解溪、太冲，采用平补平泻法，以局部酸胀为度，留针 30 分钟，留针期间行针 1 次，每次行针 2 ～ 3 分钟，每日针刺 1 次。针刺上述穴位，平补平泻，每日 1 次，每次 30 分钟，10 次为 1 个疗程。

七、出血性中风的中医药治疗

中风是危害人类生命健康的常见疾病，而出血性中风尤以其发病急、进展快、症状多端等特点对人类生命健康构成严重威胁。出血性中风相当于现代医学所述之“脑出血”。据统计，我国脑卒中发病率 170/10 万人，死亡率 11.3%，而脑出血占全部脑卒中的 20% ～ 30%，病后死亡率为 35% ～ 50%。因此，探析出血性中风的病因、病机，积极预防其发生，并能在其发生后，迅速、准确、有效地予以治疗，是脑病临床工作者面临的主要任务。

近代以前，中医学并无“出血中风”病名，出血中风与缺血中风同属中医中风病混杂论述。出血中风是近代中医学者在西医学传入我国后，对中医学中风病的进一步深化认识、中西医汇通基础上所提出的。中华人民共和国国家标准《中医临床诊疗术语·疾病部分》（GB/T16751-1997），定名为出血性中风。

（一）病因病机

1. 病因 出血性中风的病因，一般认为发病有内外因。内因是脏腑的虚损，即肝、脾、肾诸脏的失调；外因为七情过度、气候失常、饮食失调等原因。外因可直接影响人体脏腑功能诱发中风，导致肝肾阴虚，肝阳上亢，风火相煽，气血并逆，挟痰挟风，脉络痹阻，清窍蒙蔽所致。前贤亦将其概括为风、火、气、血、痰、毒、虚七端。

2. 病机

（1）风阳痰火内动：风阳痰火是各种致病因素作用于人体引起脏腑功能失调形成的病理状态，同时又是诱发出血性中风始动因素。由于人年过40而阴气自半，肝肾阴虚，筋脉失濡而内风时起，阴不制阳，阳亢于上，风阳上扰清窍；肥甘厚味伤脾碍胃，酿湿成痰。痰生热，热生火，痰火上蒙清窍，下壅肠腑，从而风动、阳亢、痰壅、火盛。风阳痰火夹气血上冲，脑脉破裂，血溢脉外，压迫脑髓之变，发为出血性中风。

（2）血溢脉外，阻滞脑窍：正伤积损日久，在诱因作用下，导致气血逆乱，上冲犯脑，脑脉破裂，血溢脉外，即《内经》所谓“阳气者，大怒则形气绝，而血菀于上，使人薄厥”。此溢于脉外之血，即瘀血，压迫损伤脑髓，成为出血性中风。

（3）水瘀交织，损伤脑髓：瘀血凝滞积聚脉外，血流壅阻，压迫脉道，一方面压迫脑髓，使脑髓肿胀，清气不能上承，七窍闭塞，蒙蔽心神而发为神昏，停于脉外则肢体不利，阻于舌则言謇不主事。另一方面，津血同源，瘀血阻滞，气血运行受阻，气机失常，不能正常输布津液，影响水液流畅，脉外渗透增强，致水蓄脉外，挤压脉道，使脉内血行不畅更甚，即而水停血瘀，水瘀交挟为患。唐容川《血证论》亦云，“瘀血既久，化为痰水”“血病不离水，水病不离血”。

（4）热毒炎张，损伤脑络：水瘀交挟，壅塞于脑，内不得散，外不得泄，损害脑之阴阳气血的平衡，蕴蓄毒邪，此即“无邪不有毒，热从毒化，变从毒起，瘀从毒结”，水瘀毒邪互结，进一步损伤脑络。痰瘀压迫损害脑髓酿生毒邪，热毒损伤脑络。热毒之邪，既可以损伤阴血，肝肾更伤，又可以耗散元气，导致阴竭阳亡，产生厥脱之变；痰瘀热毒炽盛，弥漫三焦，则气机升降愈加壅滞，可加重病情，病可及心、肾、胃等脏，亦可是脑内再出血、血肿扩大的诱因；阻塞气道，肺失肃降，则见痰多息涌，声如拽锯；阳明瘀热重则大便不通，发热如潮，神识昏蒙，甚则燔灼血络，导致粪黑如漆的继发性下焦蓄血证，也可并见吐血及胸痛、心悸等。

（5）中焦壅盛，腑气不通：发病前多存在风阳痰火之诱因，阳热易耗伤阴津，使肠道失濡，致脾气不升，胃气不降，运化传导失司，糟粕难以排出，聚积肠道，腑气不通；素体肝肾阴亏，肠燥津亏，腑气不通，与肝风痰火相搏上冲巅顶，血气随之上冲致络破血溢而发病。而且发病后由于水瘀毒邪互结于脑，无有出路，随气机下降，正如叶天士所说“邪毒复瘀到胃”，阻滞中焦，影响胃肠吸收转化功能，致胃肠液亏，气滞不运，腑气不通，助热化火，夹肝风上扰形成恶性循环。

出血中风病机多为本虚标实。本虚是脏腑功能失调及阴阳气血不足；标实是指痰浊、血瘀、风动、火盛、热毒等邪实之象。风、火、痰、瘀、毒等实邪经各种诱因引发而盛于虚衰之体，脏腑气机升降骤然逆乱，气火上冲，迫血上涌，则血随气逆，冲激于脑，致使脑脉破裂，血溢脉外所形成的瘀血瘀阻脑髓，脑髓受阻，病情错综复杂，病势凶险。亦如《医经溯洄集·中风辨》曰："中风者，非外来风邪，乃本气自病也，凡人年逾四旬气衰之际，或忧喜忿怒伤其气者，多有此疾。"

对出血性中风病因病机的认识，一般认为出血性中风急性期多因风、火、痰浊、血瘀阻闭脑窍，或元气虚脱所致；恢复期则以痰、瘀、虚为主，病位在脑窍，与肝、心、肾有关。急性期以实证为主，恢复期常常虚实夹杂。

（二）急性期治疗

1. 辨证论治　分五型论治。

（1）肝阳亢盛，风火上扰证：多见平素头晕头痛，耳鸣目眩，少寝多梦，突然发生口眼歪斜，舌强语謇，或手足重滞，半身不遂，神昏不醒，质红，苔腻，脉弦滑数。治以平肝熄风，清热泻火，方用天麻钩藤饮加减。

（2）痰热腑实，风痰上扰证：面赤耳热，气粗口臭，躁扰不宁，大便不通，并见口眼歪斜，舌强语謇或神昏，舌质红，苔黄厚腻，脉弦滑而数。治以化痰通腑，方用星蒌承气汤。

（3）痰热内闭清窍证：突然神昏不醒，并见面赤身热，口中痰涎盛，或见抽搐不止。治以清热化痰，醒神开窍，用安宫牛黄丸加羚羊角汤化裁。

（4）脉络空虚，风邪入中证：口眼歪斜，语言不利，口角流涎，并见肌肤不仁，手足麻木。苔薄白，脉浮数。治以祛风、养血、通络，方用大秦艽汤。

（5）元气败脱，心神散乱证：突然昏仆，不省人事，目合口张，鼻鼾息微，手撒肢冷，汗多，大小便自遗，脉细微欲绝。治以益气固阳，救阴固脱，用大剂参附汤合生脉散化裁。

出血性中风分为中经络和中脏腑，中经络中医辨证属肝肾阴虚、肝阳上亢者，平素可有头晕、头痛、耳鸣目眩，突然发生口眼歪斜、舌强语謇、半身不遂，舌红苔黄，脉弦细数。治以滋阴潜阳，息风通络。方用镇肝熄风汤加减：牛膝、代赭石各30g，生龙骨、生牡蛎、龟板、白芍、玄参、天冬、钩藤、天麻各15g，水蛭9g。痰湿中阻者，体质肥胖，平素痰湿内蕴，突然发生面舌瘫、半身不遂、头晕目眩，舌质暗淡，苔白腻，脉弦滑。治以健脾化痰，平肝熄风。方用半夏白术天麻汤加减：半夏、白术、石菖蒲各15g，天麻、陈皮、云茯苓、胆南星、竹茹、川芎各12g，瓜蒌20g。

中脏腑，阳闭者表现为突然昏倒，不省人事，牙关紧闭，两手握固，面赤身热，躁扰不宁，苔黄腻，脉弦滑数。治宜辛凉开窍，清肝熄风。先灌服或鼻饲安宫牛黄丸，每次1丸，2次/日；并用羚羊角汤加减：羚羊角粉3g，菊花、夏枯草、牡丹皮、黄芩、赤芍各15g，龟板、石决明、生地黄、牛膝各20g，水蛭6g。阴闭者表现为突然昏仆，不省人事，口噤不开，两手握固，面白唇暗，四肢不温，静卧不烦，苔白腻，脉沉滑缓。治宜辛温开窍，豁痰熄风。先灌服或鼻饲苏合香丸，每次1丸，2次/日；并用涤痰汤加减：半夏、橘红、竹茹、云茯苓、枳实、胆南星、石菖蒲、钩藤各15g，牛膝20g，水蛭6g。脱证者表现为突然昏仆，不省人事，手撒肢冷，目合口开，汗多，肢体软瘫，脉细弱。治宜益气回阳，救阴固脱。灌服或鼻饲参附汤合生脉散：人参、制附子、麦冬、五味子各15g，黄芪30g，神清后加当归、川芎、红花各15g，水蛭9g。

2. 辨证施治分5型论治

（1）肝阳暴亢型：予以天麻钩藤饮加减。天麻10g，石决明20g，钩藤、怀牛膝、杜仲、桑寄生各 15g。痰多加川贝母、天竺黄各 10g。

（2）风痰阻络型：予以大秦艽汤加减。秦艽、生地黄、川芎、茯苓、白芍各 15g，白术、羌活、白僵蚕、胆南星各 10g，全蝎 4.5g。

（3）痰热腑实型：予以星蒌承气汤加减。生大黄（后下）10g，胆南星、枳实、丹参、地骨皮各 10g，全瓜蒌 15g。

（4）阴虚风动型：予以镇肝熄风汤加减。生龙骨、生牡蛎各 30g，菊花、地龙、炙远志、玄参各 10g，钩藤、白芍、龟板、怀牛膝、石决明、鸡血藤各 15g，红花 5g。

（5）痰火闭窍型：予以羚羊角汤加减灌服或鼻饲。菊花、蝉蜕、牡丹皮、天竺黄、石菖蒲、胆南星各 10g，夏枯草、白芍、石决明、生地黄各 15g。

3．辨证分 8 型治疗

（1）肝阳偏亢型：以半身不遂，舌强语謇，眩晕头痛，面红目赤，心烦易怒，口苦咽干为主症，舌质红，苔黄或燥，脉弦有力，治以平肝潜阳、镇肝熄风。方用镇肝熄风汤加减，若见神志昏昧者，加石菖蒲 6g，郁金 10g。

（2）痰热腑实型：以半身不遂，舌强语謇，痰多昏睡，腹胀便秘为主症，舌红，苔腻，脉弦滑，治以活血涤痰、开窍熄风，方用羚羊角钩藤汤加减：若见呕吐可加代赭石 15g，竹茹 10g 以降逆止呕；面赤目热者加生石膏 15g 以清热泻火。

（3）风痰阻络型：以半身不遂，舌强语謇，肢体麻木为主症，舌苔腻，脉弦滑，治以活血祛风、通经活络，方用牵正散加减。

（4）气虚血瘀型：以半身不遂，舌强语謇，肢体轻瘫，手足肿胀为主症，苔厚白或白腻，舌质暗淡，脉细涩，治以益气活血、祛风通络，方用补阳还五汤加减。

（5）阴虚风动型：以半身不遂，舌强语謇，眩晕头痛，手足蠕动或拘挛为主症，舌红或暗，苔少或光剥，脉细弦或数，治以滋阴潜阳熄风，方用大定风珠加减。

（6）风火闭窍型：以突然昏仆，不省人事，口噤项强，双眼斜视为主症，舌红或绛，苔黄燥或焦黄，脉弦数，治以清肝、熄风、开窍，方用羚羊角汤加减。

（7）痰火闭窍型：以突然昏仆，不语，肢体强直，身热为主症，舌质红，苔黄腻，脉滑数有力，治以清火豁痰、开窍祛风，方用羚羊角钩藤汤加减。

（8）痰湿蒙神型：以突然神昏，肢瘫不收，痰涎壅盛，舌质淡，脉沉滑或缓，治以辛温开窍、豁痰祛风，方用涤痰汤加减。

4．辨证分为 3 型论治

（1）痰火闭窍型：症见神昏、昏愦、偏瘫、惊厥、谵语、烦躁、痰盛气粗，舌红，苔黄干腻，脉弦滑数。痰火闭窍型和风火闭窍型同属阳闭，故先灌服或用鼻饲法服安宫牛黄丸以辛凉开窍，并用攻邪开闭方加减，以平肝熄风，化痰开窍。药物组成：牛黄 0.5g，麝香 0.5g，胆南星 6g，水牛角 1g，羚羊角 2g，石菖蒲 12g，川贝母 10g，全蝎 10g，蝉蜕 10g，僵蚕 20g，钩藤 30g，天竺黄 12g，水煎服，牛黄、麝香冲服，羚羊角先煎。

（2）风火闭窍型：症见意识恍惚、昏蒙，半身不遂，患者平日多有头痛、头晕、麻木症状，情志相激病势突变，肢体强痉拘急，便秘，舌质红，苔薄黄而干，脉弦数或兼滑。痰火闭窍型和风火闭窍型同属阳闭，故先灌服或用鼻饲法服安宫牛黄丸以辛凉开窍，并用攻邪开闭方加减，以平肝熄风，化痰开窍。药物组成：牛黄 0.5g，麝香 0.5g，胆南星 6g，水牛角 1g，羚羊角 2g，石菖蒲 12g，川贝母 10g，全蝎 10g，蝉蜕 10g，僵蚕 20g，钩藤 30g，天竺黄 12g，水煎服，牛黄、麝香冲服，羚羊角先煎。

（3）痰湿蒙窍型：23 例，症见昏愦不语，牙关紧闭，口角流涎，唇色发绀，喉中痰鸣，肢体松懈瘫软不温，舌质暗淡，苔白腻，脉沉滑而迟。属阴闭，故先灌服或鼻饲苏合香丸以辛温开窍，继以涤痰汤加减，药物组成：半夏 10g，陈皮 10g，茯苓 15g，竹茹 15g，枳实 15g，石菖蒲 15g，郁金 12g，地龙 15g，胆南星 10g，钩藤 15g，丹参 30g。临证时，在一般辨证用药的基础上，加三七 3 ～ 6g，水蛭 6 ～ 10g，花蕊石 15g，丹参 15 ～ 18g 等，再加入适量川牛膝以引热、引血、引水下行。

5. **专方治疗**　近年来，对急性脑出血进行中医药治疗的较多，许多医者都形成了自己的一套诊治方案，组创了许多治疗该病的专方、验方，现介绍如下。

（1）用大黄牡丹汤加减，药物组成：大黄 10g，牡丹皮 12g，桃仁 6g，冬瓜子 30g，芒硝 9g（分冲）。痰盛者加竹茹 12g，姜半夏 12g；腹胀者加厚朴 12g；气虚者去芒硝，加人参 10g；如服药后便溏且大便次数＞3 次 / 日者，去芒硝。治疗急性出血性中风。

（2）用自拟丹七中风汤：丹参 30g，三七粉（兑）3g，大黄 10g，泽泻 15g，川牛膝 10g，胆南星 10g，天竺黄 10g，夏枯草 30g。高热烦躁者，加水牛角、羚羊角、栀子、石膏、黄芩；神昏久不苏醒者，加羚羊角、石菖蒲、远志、郁金；呕血便血者，三七粉改为 12g（每日 4 次分服），大黄改为大黄炭；呃逆者，加柿蒂、代赭石；痰多合并肺部感染者，加瓜蒌壳、黄芩、鱼腥草、杏仁、竹沥；合并肾功能异常者，加生牡蛎、杜仲、墨旱莲、茯苓。治疗急性脑出血。

（3）用中风汤：水蛭、三七、赤芍、丹参、川芎、当归、益母草、牛膝、麦芽、蒲黄。肝肾阴虚、肝阳暴亢者，加龟板、牡蛎、天麻、钩藤、女贞子、墨旱莲；风痰阻络者，加制半夏、白术、天麻、地龙；痰热腑实者，加胆南星、瓜蒌壳、大黄、芒硝；气虚血瘀者，加黄芪、地龙；痰火闭窍者，加黄芩、栀子、郁金、石菖蒲、远志、牡丹皮；痰湿蒙窍者，加牡蛎、浙贝母、郁金、石菖蒲、远志、制半夏。治疗脑出血。

（4）自拟醒脑化痰通腑饮：胆南星 10g，全瓜蒌 30g，大黄（后下）15g，芒硝（冲化）12g，羚羊角粉（冲）2g，天竺黄 10g，石决明 30g，钩藤 20g，石菖蒲 10g，生石膏 20g，黄芩 10g，牡丹皮 12g，金银花 15g，连翘 12g，用药 1 ～ 2 日大便畅通后去大黄、芒硝。治疗中风急性期脑水肿。

（5）用通脑灵合剂：由生大黄、制大黄各 15g，水蛭 10g，桃仁 20g，胆南星、郁金各 12g 等组成，治疗急性出血性中风。

（6）用补阳还五汤加味：黄芪 60g，赤芍 9g，川芍 9g，桃仁 9g，红花 9g，当归 9g，地龙 9g。意识不清者，加石菖蒲、郁金；口角歪斜者，加僵蚕、白附子、全蝎；纳差者，加神曲、麦芽；大便干、口苦，加大黄、栀子等。治疗急性脑出血。

（7）用自拟方：三七 9g，川大黄 6g，桃仁 12g，川芎 15g，黄芩 10g，生蒲黄 15g，益母草 12g，莪术 10g，白茯苓 20g，葶苈子 8g，人参 9g，黄芪 30g 碾成细末，备用。治疗高血压性脑出血。

（8）用自拟益气活血汤治疗：基本方为，黄芪 120g，赤芍 15g，川芎 l0g，当归 15g，地龙 15g，丹参 30g，水蛭 l0g，大黄 10g。治疗出血性中风，

6. **静脉制剂**　目前，临床上使用中药液体制剂静脉滴注越来越多，而且使用效果也非常好。常用的中药静脉制剂有：丹红注射液、脉络宁注射液、丹参注射液、生脉注射液、血塞通注射液、刺五加注射液、路脑通注射液、凉血逐瘀注射液、还元注射液、清开灵注射液、复方丹参注射液、醒脑静注射液等。

7. **针灸**　针灸治疗脑出血急性期可以有效降低死亡率和致残率，是治疗此病不可缺

少的手段之一。

（1）取穴：双侧内关、外关、人中、三阴交、双侧涌泉。配极泉、尺泽、合谷、委中、八邪。随症加减，吞咽困难、失语加翳风、廉泉、金津、玉液放血；上肢拘急去极泉、尺泽，加曲池、外关；握力差加曲池、外关。用毫针，均用提插泻法，以肢体或手指抽动3次为度。

（2）取穴：百会、太阳、风池、肩髃、曲池、合谷、足三里、悬钟、解溪、太冲；中脏腑配合点刺水沟、十二井；针四神聪、劳宫；语言謇涩加廉泉、通里；痰浊壅盛加中脘、丰隆、公孙、列缺；便秘加支沟、照海。

（3）取穴：主穴，水沟、睛明、太冲（透涌泉）。副穴，后溪（透劳宫）、三阴交（透悬钟）。配穴，意识障碍加百会，失语加廉泉或哑门，上肢瘫加肩髃、曲池、内关，下肢瘫加环跳、阳陵泉、昆仑。针刺方法：水沟强刺激，向上斜刺0.5寸，大幅度捻转；睛明向上透皮刺，取健侧，快进慢出，刺3次，不留针；刺双侧太冲（透涌泉），用提插泻法，持续各5分钟。舒张压高于12.6kPa时，灸双侧涌泉5分钟。后溪透劳宫，进针得气后均匀提插捻转。三阴交透悬钟，重插轻提，缓慢进针。百会透前顶，平刺，泻法。失语者，危险期刺廉泉，稳定期刺哑门。肢体瘫者根据具体情况，可选刺肩髃（透极泉）、曲池（透少海）、内关（透外关）、环跳（透风市）、阳陵泉（透阴陵泉）、昆仑（透太溪）。各配穴均匀提插捻转5～10分钟后，留针15分钟。配穴多在意识清楚后酌情选用。

（4）闭证取穴：十二井穴（三棱针点刺放血）、水沟、合谷、太冲，配哑门、廉泉、通里、丰隆、下关、颊车等穴。用提插泻法。

（5）脱证取穴：神阙、关元（灸）、水沟。提插补法、灸法。

（6）中经络取穴：上肢瘫取极泉、肩髃、曲池、手三里、外关、合谷；下肢瘫取环跳、阳陵泉、足三里、委中、悬钟、三阴交、丘墟、太冲；失语取哑门、廉泉、通里等。用平补平泻法。

（7）头针：头针治疗急性脑出血，具体操作方法：取03mm×50mm毫针，自百会至曲鬓穴区，分段沿皮刺入4针，斜刺入皮下约1寸。手法：快速进、出针，快速小捻转。捻针200r/分钟。间断手法：捻针3分钟，间隔10分钟，3次，30分钟后出针。每天1次，30天为1个疗程。

（8）眼针：眼针治疗高血压性脑出血早期，取穴：取眼针双侧上、下焦区。肝阳暴亢加肝区；风痰瘀血加肝区、脾区、心区；气虚血瘀加心区；阴虚风动加肝区、肾区。同时进行观眼视病，加取脉络形状、颜色最明显那一经区。针刺方法，分眶内刺法和沿皮横刺法。眶内刺法，在眶内紧靠眼眶眼区中心刺入，直刺，针尖向眼眶方向刺入；沿皮横刺，应用于眶外，在选好的经区，找准经区界限，向应刺的方向沿皮刺入，可刺入真皮达皮下组织中，不可再深。两种方法均应一手持针，另一手按住眼睑，把眼睑紧压在手指下面，右手拇、食二指持针迅速准确刺入。在眶外的穴位均距离眼眶2mm。刺入后得气为度，不行提插、捻转手法，如不得气可刮针柄。

8. **外治法** 中医学认为通腑开窍，泻热涤痰是治疗中风急症的重要环节，通腑醒神液（番泻叶、虎杖、人工牛黄、瓜蒌仁）直肠滴注液做直肠滴注治疗急性脑出血神昏患者。

用泻浊汤灌肠治疗出血性中风，泻浊汤（由大黄、泽泻、水蛭、黄芪等组成）100ml/瓶，每毫升相当于生药4g。确诊后立即给予泻浊汤100ml加入温开水200m1高位灌肠，每日2次。

9. **其他治法** 微创术合并中药治疗。近年来，颅内血肿微创清除术已经成为治疗高血压脑出血的重要手段，同时配合中药能大大降低死亡率和致残率。

（1）血肿抽吸方法结合中医药辨病辨证治疗脑出血：①痰浊腑实证。治宜通腑泻浊。药用：生大黄 30g，芒硝 15g，轻煎后取药液 300ml，灌肠。②颅脑水瘀证（高颅压证）。治宜活血利水。用自拟活血利水通络汤。药用：鸡血藤、伸筋草各 30g，牛膝、当归、赤芍、川芎、茯苓各 15g，桃仁、陈皮、制半夏各 10g，红花 5g。③恢复期。治宜益气活血，逐瘀通络。补阳还五汤加减。药用：黄芪 30 ～ 120g，赤芍 20g，川芎、当归、地龙、木瓜各 15g，桃仁、桑枝各 10g，红花、全蝎各 5g，蜈蚣 1 条。

（2）在微创颅内血肿清除术基础上口服中药桃红四物汤加减：水蛭粉（分冲）3g，桃仁 10g，红花 10g，赤芍 12g，川芎 12g，羚羊角粉（分冲）0.6g，钩藤 15g，胆南星 15g，生地黄 15g，牡丹皮 10g，茯苓 30g，生蒲黄 10g，益母草 15g，三七粉（分冲）3g，生大黄（后下）10g。

（3）在侧脑室持续引流术基础上，口服或鼻饲化瘀止血通窍汤：黄芩 15g，生大黄（后下）10g，仙鹤草 15g，没药 10g，乳香 10g，茜草 10g，全蝎 10g，三七 15g，泽兰 10g，泽泻 10g。随症加味：火热盛加水牛角（先煎）20g，栀子 15g，知母 15g；阴虚风动加天麻 15g，钩藤（后下）15g，生地 15g，白芍 15g；瘀甚加桃仁 15g，红花 15g，丹参 15g，水蛭 10g；痰盛加瓜蒌 15g，川贝母 10g，竹沥水 10g；气虚加黄芪 15g，白术 15g，党参 15g。治疗急性脑出血。

（4）其他：钻颅碎吸引流术 24 小时后，口服或鼻饲水蛭粉 1.5g 治疗高血压脑出血。

八、中医诊治高血压病

（一）中医对高血压病的认识

根据高血压病的主要症状为眩晕、头痛，可归属中医学的风眩或头痛范畴。症状以头昏目眩为主者诊为风眩，见有头痛、头胀、项强不和为主者诊为头痛。

中医学认为，发生本病的主要原因常与情志失调，饮食不节，内伤虚损等因素有关。长期精神紧张或恼怒忧思致肝失条达，肝气郁滞，郁久化热，风阳上浮，而致目赤面红；年老肾亏或劳伤过度，肾精亏损。肝失所养，肝阴不足，阴不敛阳，肝阳亢盛，上扰清窍而致头晕，头痛；恣食肥甘，高盐饮食，或吸烟酗酒，损伤脾胃，脾失健运，水液代谢失调，湿浊壅遏，痰浊内蕴，痰生热，热生风，风痰上扰清窍也可致头晕头痛。综上所述，高血压病所引起的眩晕，头痛，其病因虽然不一，但是肝肾阴阳失调，心、脑、肾等脏器受损为其发病关键，病理因素有风、火、痰、瘀。其病性多为上实下虚，虚实夹杂。肝肾不足为下虚，肝阳上亢、风火、风痰上扰为上实。早期多以实证为主或虚实夹杂，晚期常以虚证为主或虚实夹杂。

（二）中医治疗方法

1．分证论治

（1）肝火亢盛，络脉瘀阻

[证候] 头痛或头晕，目眩，面红，目赤，烦躁，口苦，大便干结，小便黄赤，舌红，苔薄黄，脉弦数。

[治法] 泻肝清火通络。

[方药] 龙胆泻肝汤加减。龙胆草、黄芩、栀子、白木通、车前草、当归、赤芍、牡丹皮、

丹参、牛膝等。大便秘结者，加酒大黄、枳实以泻火通便；头痛、眩晕重者，加决明子、天麻、钩藤、珍珠母以平肝潜阳；口干舌燥者，加麦冬、玄参、石斛以养阴清热；津液未伤、苔黄厚腻者，去生地黄、当归以防其滋腻碍湿，加花粉、郁金、天竺黄以清热化痰。

（2）阴虚阳亢，络脉瘀阻

[证候] 眩晕，头痛，腰膝酸软，耳鸣，五心烦热，口苦咽干，舌红苔薄黄，脉细数。

[治法] 滋阴平肝通络。

[方药] 天麻钩藤饮加减。天麻、钩藤、决明子、生地黄、玄参、怀牛膝、杜仲、丹参、赤芍、牡丹皮、益母草、桑寄生、首乌藤、茯苓等。肝肾阴虚甚者，加白芍、天冬、麦冬以滋补肝肾之阴，去桑寄生、杜仲以防偏燥伤阴；眩晕甚者，加枸杞子、菊花、代赭石以补肾平肝熄风；大便秘结者，加瓜蒌仁、麻仁、柏子仁以润肠通便。

（3）痰湿壅盛，络脉瘀阻

[证候] 眩晕，头痛，呕恶痰涎，胸闷短气，纳少，舌暗淡，苔白腻，脉弦滑。

[治法] 化痰祛湿通络。

[方药] 半夏白术天麻汤加减。半夏、天麻、白术、茯苓、橘红、红花、川芎、泽泻、川牛膝。若眩晕较甚者，加白蒺藜、钩藤以平肝熄风；头痛甚者，加僵蚕、全蝎以祛风止痛通络；痰多者，加石菖蒲、远志以祛痰浊；痰多黏稠者，加浙贝母、天竺黄、胆南星以清热化痰。

（4）阴阳两虚，脉络瘀阻

[证候] 眩晕，头痛，耳鸣，心悸，腰膝酸软，少寐多梦，舌暗淡或暗红，脉沉细无力或细数而弱。

[治法] 滋阴补阳通络。

[方药] 二仙汤加减。仙茅、淫羊藿（仙灵脾）、当归、黄柏、知母、巴戟肉、怀牛膝。形寒肢冷肾阳虚甚者，去知母，黄柏，加肉桂、杜仲、鹿角胶以温壮肾阳；手足心热，口燥咽干，舌红少苔，肾阴亏损者，加天冬、枸杞子、女贞子、龟板以滋补肾阴；畏寒肢冷，身浮肿，面色晄白，舌淡红，苔白滑，脉沉细等阳虚水泛者，去知母，黄柏，加白术、茯苓、泽泻、猪苓等以健脾利湿利水。

2. 中成药

（1）复方羚羊角降压片

[药物组成] 羚羊角、夏枯草、黄芩、桑寄生等。

[功能] 平肝泄热。

[主治] 用于肝火上炎所致头晕、头痛、耳鸣的高血压病。

[用法用量] 口服每次 4 片，每日 2 ～ 3 次。

（2）脑立清丸

[药物组成] 磁石、赭石、珍珠母、清半夏、酒曲、牛膝、薄荷脑、冰片、猪胆汁等。

[功能] 平肝潜阳，醒脑安神。

[主治] 用于肝阳上亢引起的头晕、目眩、耳鸣、口苦、心烦难寐的高血压病。

[用法用量] 口服每次 10 粒，每日 2 次。

（3）牛黄降压胶囊

[药物组成] 羚羊角、珍珠、水牛角浓缩粉、牛黄、冰片、草决明、党参、黄芪、白芍、川芎、黄芩、甘松、薄荷、郁金等。

[功能] 清心化痰，镇静降压。

[主治] 用于肝阳上亢、头目眩晕、痰火壅盛的高血压病。

[用法用量] 口服每次 2 ～ 4 粒，每日 1 次。

（4）知柏地黄丸

[药物组成] 知母、黄柏、熟地黄、山茱萸、山药、牡丹皮、茯苓、泽泻等。

[功能] 滋阴降火。

[主治] 用于潮热盗汗、耳鸣遗精、手足心热、心烦失眠、阴虚火旺的高血压病。

[用法用量] 口服每次 8 丸，每日 3 次。

（5）肾气丸

[药物组成] 生地黄、山药、山茱萸、泽泻、茯苓、牡丹皮、桂枝、附子等。

[功能] 温补肾阳。

[主治] 畏寒肢冷，腰痛膝软，尿频数，头晕乏力，肾阳不足的高血压病。

[用法用量] 口服每次 8 丸，每日 3 次。

（6）步长脑心通

[药物组成] 黄芪、丹参、当归、川芎、赤芍、红花、乳香、没药、桂枝、全蝎、地龙、水蛭等。

[功能] 益气活血，化瘀通络。

[主治] 心悸，心痛，气短，头晕，乏力，半身不遂，气阳不足血脉瘀阻之高血压病、冠心病、脑梗死。

[用法用量] 口服每次 2 ～ 4 粒，每日 3 次。

（三）非药物疗法

1. **调摄**　高血压病的临床特点不仅是体循环动脉压升高，也常伴有血脂、血糖、血尿酸和钙的代谢障碍，现在认为高血压病是一临床综合征，故对高血压病的防治应注重药物和非药物疗法并重。非药物疗法中对调摄很有讲究，注意饮食调理少食肥甘厚味之品，可适当增加鱼类、蔬菜、豆类等含有丰富维生素、钙、钾类等食品。以饮食清淡，低盐，忌烟禁酒，控制体重，适量运动；工作生活有规律，注意劳逸结合和精神调摄，防止七情内伤，保持心情舒畅和良好的睡眠，避免大便干燥。这些养生保健措施可以起到药物无法起到的效果，使血压维持在正常的水平。

2. **针灸治疗**　针灸疗法也是非药物疗法之一，是针灸治疗高血压病的一种治疗方法，它对患者有全面调整心血管的功能和脂质代谢，改善血黏稠度，改善血液动力学，调节神经递质等作用而取得降压的效果。据报道，有 25 个单位针灸治疗 2492 例患者统计有效率为 71% ～ 98%。针灸疗法也要注意分证论治。

（1）肝火亢盛，络脉瘀阻

[治法] 泻肝清火通络，以足厥阴肝经和足少阳胆经腧穴为主。

[处方] 悬颅、颌厌、风池、太冲、血墟、阿是穴。

[刺灸方法] 针用泻法。

（2）阴虚阳亢，络脉瘀阻

[治法] 滋阴平肝通络。以足少阴肾经和背部的腧穴为主。

[处方] 百会、肝俞、肾俞、三阴交、太冲透涌泉穴。

[方法] 针用补法。

（3）痰湿壅盛，络脉瘀阻

[治法] 化痰祛湿通络，以足阳明胃经穴和局部腧穴为主。

[处方] 中脘、丰隆、百会、印堂、阿是穴。

[刺灸方法] 针用平补平泻法。

（4）阴阳两虚，络脉瘀阻

[治法] 滋阴补阳通络，取足少阴肾经腧穴和任脉腧穴为主。

[处方] 肾俞、神门、太溪、太冲、照海、关元、复溜。

[刺灸方法] 针用补法。

另外，耳针、皮肤针也可以取得降压的疗效。

（四）诊治进展

1. **探讨“络病学说”** 探讨其与高血压病机制的相关性，从而为高血压病的防治寻求更有效的途径和方法。高血压病起病隐匿，病程较长，正合叶天士“久病入络”，王清任“久病入络为瘀”之论。推究高血压病的发病机制，其与络病的虚（络中的阴血虚，气阳虚），实（络中血瘀、痰浊内壅）在实质上有其一致性。说明高血压病在病位上与络脉相关联。目前认为，微循环自身调节失衡，小动脉、小静脉的张力增高是高血压病发生的重要原因。络病的病理基础根本在于相关内皮的损伤，以及血管与血络成分之间的相互作用失调。这些因素，也是导致高血压病病理改变的基础，在病理改变上高血压常伴有局部瘀血、出血、组织水肿、微动脉瘤等。患者常见有口唇暗红，舌质紫暗，舌下络脉青紫迂曲，眼底血管异常等末梢循环障碍的体征，这些正是络脉分布及络病的表现。说明了高血压病在其发生发展的机制中和络病有着内在联系。笔者多年来在临床中注意到“久病入络”“血瘀化风为害”，从“络病”论治高血压病，在分证论治中，注意配用各类活血通络药调畅气血。即“气通血活，何患不除”。心脑同治的步长脑心通，在方药组成中应用了较多活血通络药足以为证。

2. **中医中药应用于高血压病的治疗** 尤其对眩晕，头痛等症状可明显改善。值得注意的是，有的患者用中药治疗症状有所改善，但血压未能降到理想水平，这样血压长时间不予控制，可导致动脉硬化加重，而且对心、脑、肾等靶器官的损害可继续发展。当病情急剧加重，血压持续不降或骤升，必须配用西药降压药物以防气升血逆导致脑脉痹阻或上溢脑脉之外而发生中风。有的单用西药治疗，血压虽然降至正常，但头晕，下肢沉重，症状未减轻反而加重，这时可加用中药调治。另外配用中药治疗有时还可取得减少西药降压药的剂量，从而减少西药的不良反应。但是，中药缺少应急的降压制剂，因此，治疗高血压病中西医结合尤为重要。

3. **现代药理药效证实** 目前，具有降压的中草药有 130 多种。常用的有：天麻、钩藤、罗布麻、决明子、黄芩、黄连、大黄、牛黄、杜仲、寄生、牛膝、枸杞、山茱萸、仙茅、仙灵脾、冬虫夏草、当归、红花、川芎、益母草、茯苓、泽泻、莱菔子、石菖蒲等。这些药物的药性和功效不同，故当辨证精确选用，方可取得症状改善和降压的疗效。

4. **中西药合用时当注意两者的配伍禁忌** 含鞣质较多的中药，如大黄、牛黄解毒片、黄连上清丸，不宜与含生物碱的复方降压片合用，两者同服可生成难溶解鞣酸盐沉淀物，不易吸收而降低疗效。中成药酒一般不宜和具有血管扩张作用的降压药如呱乙啶、苯甲胺复方降压片及噻嗪类药物联用，因药酒中乙醇可扩张血管，两者合用可导致体位性低血压的发生，利血平和甘草合用会影响降压的功效。

九、血脂异常的中医药治疗

血脂异常，作为动脉粥样硬化和冠心病发病的重要危险因素，已日益引起广大学者的高度重视。中医药治疗本病，历史悠久，经验丰富，具有疗效好、不良反应少、降脂作用持久的特点。近年来，中医药在防治 HLP 方面进行了大量研究，并取得了一定进展。

（一）病名研究

血脂异常是现代医学的病名，中医学无血脂异常这一病名，但根据其临床常见头晕、头痛、胸闷、心悸、肢体麻木、疲倦乏力等症状，多归入“眩晕、头痛、胸痹、心悸、中风”等病症的范畴。现代中医学者从病机病名角度则认为，本病属“痰浊、血瘀”范畴。也有把血脂异常称为“污血、浊脂”。但本人认为，这些病名还远未反映其病变的本质，为统一起见，还是应用现代医学的名称，如血脂异常、高脂血症、血脂失调症及异常脂蛋白血症的病名为妥。

（二）病因病机研究

1. **外因说** ①嗜食肥甘、膏粱厚味。②好坐少动，缺少体育锻炼。

2. **内因说** ①脾肾运化输布失调，肝胆疏泄调畅失司。②中年肾气渐衰，脏腑精气渐减，肝肾阴亏火旺，热灼津液为痰。③肾阳不足，蒸化无力，或脾气虚弱，或痰浊内盛，困遏脾土均致脾阳不健，输运失常，水谷精微变为脂浊。

目前，诸医家对血脂异常的病因病机认识基本一致，认为本病的形成与饮食不节，嗜食肥甘膏粱厚味；多逸少劳，久坐少动；情志失调，气机不畅；先天体质禀赋及年老体衰有关。上述因素造成脏腑功能失调，脾肾运化输布失调，肝胆疏泄调畅失司，饮食不归正化，津液输化失常，膏脂的摄入、生成过多，输布、转化、利用、排泄不及，导致过多膏脂积聚脉中，湿、痰、瘀血胶结脉中，形成血脂异常。本病的发生与肝、脾、肾三脏功能失调密切相关，湿、痰、瘀为主要病理产物，主要涉及气、血、痰、瘀 4 个方面，只是各自所强调的脏腑不同。

（三）治法研究

1. **健脾化湿法** 脾的运化功能是影响脂质代谢的关键，脾主健运，为“后天之本”，膏脂的生成与转化皆有赖于脾的运化。正如《内经》所说“肝之积，曰肥气”。古代也称之为肥气病，系指体内肥脂之气过多的蓄积。若脾失健运，水谷不能化生津液，反为水湿，湿聚脂积，气血瘀阻经脉，则形成血脂异常。用健脾化湿药，可化精微为气血，化水湿为津液，升清降浊，清浊分明，各归其所，防浊脂混于血中，以达到血脉通、气血充、脏腑畅，脂质代谢完善，痰浊自然消失，从而达到治疗的目的。

2. **益气健脾活血法** 脾胃运化功能是影响脂质代谢的关键，气血痰湿瘀阻血脉是血脂异常的病理特点，治疗当以脾胃入手，宜益气健脾、活血通络。选用补阳还五汤加水蛭取得一定效果

3. **疏肝理气法** 肝主疏泄，调畅一身气机，气机调畅则各脏腑功能协调平衡，血液生化、运行有序。肝主藏血，贮存和调节一身血量，维持机体血液循环的恒定。心主血，脾生血，精髓化血的功能也有赖于肝生理功能的正常。因此，肝主一身气血运行及血液生成，其功能正常与否直接影响着血液的质量和循行，是血脂异常发生的关键。因此疏肝调整气血，恢复气血正常运行是治疗血脂异常的中心原则。运用柴胡、青皮、枳壳、姜黄、山楂亦取

得一定效果。

4. **补肾活血法** 血脂异常多发于中老年人，多应脏腑功能失调，尤以肾的气化失司，水湿蓄积，气机不畅，痰湿瘀血诸物，停留于体内；肾阳亏耗，导致脾阳不足，则水谷不化精微，生湿生痰，疏泄不利，气滞血瘀。用补肾降脂药，具有提高机体的代谢功能，降低血脂，改善血液循环。如用绞股蓝 30g，何首乌 10g，海藻 30g，黄精 15g，山楂 15g，焦大黄（另冲）3g，三七（另冲）3g 加减，亦取得一定效果。

5. **活血化瘀法** 瘀血痰浊停止在血脉中，使气机不畅，肥脂湿邪内蕴与瘀血相搏，有形之物，阻于体内。《内经》记载："疏其血气，令其调达。"活血化瘀药具有疏通血脉、祛除瘀血作用，能激活血管内皮因子，促进血液循环，加快血脂转运，氧化消耗在肝细胞及皮下过剩的脂肪，降低血脂，降低血液黏稠度，促进代谢平衡，达到清除脂肪的治疗目的。如用抵挡汤治疗血脂异常亦取得一定效果。

6. **化痰祛瘀法** 有认为血脂异常为痰瘀互结，血脉瘀滞所致，自拟莪黄降脂汤活血通络，祛痰化浊治疗。方中莪术、姜黄、丹参、柴胡理气活血祛瘀；石菖蒲、山楂、茵陈、泽泻祛湿化浊健脾；黄精滋阴，并有促进脂质代谢作用；天竺黄、川贝母除痰化浊。

7. **通腑降浊法** 脾胃为气机升降之枢纽，如果脾胃升清降浊功能失司，肠道失于通畅，不利于脂浊的排泄，脂浊进入血液引起血脂升高。应用大黄、何首乌、虎杖、决明子、枳实等药物，通过增加肠蠕动，促进肠内脂质的排泄，抑制外源性脂质的吸收而降低血脂。同时，此类药物还通过抑制胰脂酶活性，减少机体对脂质的吸收，从而降低血脂水平。

（四）从脏腑、病理因素论治

1. **从脾论治** 血脂异常以饮食不节损伤脾胃，运化失司，水液聚而为湿，为痰，阻塞脉络为多见。脾气虚则运行无力，进而血脉瘀滞，治疗本病应从脾论治，并分痰湿内阻型、气虚血瘀型，痰湿内阻用七味白术散，气虚血瘀用补阳还五汤。

2. **从肝论治** 中医学有"土得木而达"之说，故治以调肝导浊法，药用柴胡、何首乌、决明子、泽泻、大黄、茺蔚子、姜黄、牡丹皮，以滋养阴血，疏肝行气，活血化瘀，扶正祛邪，相辅相成。

3. **从肾论治** 肾虚与血脂异常的发病有一定关系，开拓了从肾治疗本病的思路。用固本降脂药（地黄、何首乌、肉苁蓉、山茱萸、菟丝子、五味子等）有一定疗效。

4. **从痰瘀论治** 痰瘀为血脂异常的病理基础，以导痰汤为基本方随证化裁，治疗血脂异常有一定疗效。

（五）辨证分型论治

中医药治疗高脂血症的特点是辨证论治。由于本病的病因不同，临床表现各异，因此辨证有虚实之分，证型之别。目前对血脂异常的辨证分型较多，尚未统一，多数医家对血脂异常的辨证分型是根据自己的临床经验提出的，但在临床治疗中均取得了较好的疗效。诸多医家对血脂异常的辨证分型虽不统一，但归结起来，不外乎从肝、从脾、从肾、从痰、从瘀论治，不外乎虚实两端。常见证型有气滞血瘀、痰瘀阻滞、脾虚痰阻、肝肾阴虚、脾肾阳虚。

1. **气滞血瘀型** 治以理气活血，方用：当归、川芎、赤芍、丹参、牛膝、益母草、香附、郁金、茵陈、红花、生地黄、金银花、泽泻加减。

2. **痰瘀阻滞型** 化痰祛瘀，方用：苍术、法半夏、茯苓，陈皮，柴胡，丹参，生蒲黄，生山楂加减。

3. 脾虚痰阻型　健脾化痰，方用：苍术、白术、茯苓、薏苡仁、半夏、太子参、陈皮、泽泻加减。

4. 肝肾阴虚型　滋补肝肾，方用：生地黄、麦冬、花粉、何首乌、牛膝、山茱萸、枸杞子、牡丹皮、丹参、当归、菊花、钩藤、泽泻加减。

5. 脾肾阳虚型　温肾健脾，方用：党参、黄芪、菟丝子、何首乌、茯苓、杜仲、吴茱萸、白豆蔻、当归、丹参、薏苡仁、泽泻加减。

（六）单味中药治疗

近年来的临床、实验、药理研究证实，多种中药具有一定的降脂疗效。

山楂：本品酸、甘、微温，归脾、胃、肝经。能消食化积、行气散瘀。所含有机酸和脂肪酶可促进消化和脂肪分解；黄酮类成分具有降压、增加冠状动脉流量等作用。

泽泻：本品甘、淡、寒，归肾、膀胱经。功能利水渗湿、泄热。所含三萜类化合物，可影响脂类代谢，分解和减少 TC 的原料，为广谱降脂药，具有降低血清 TC 和 TG 及升高 HDL 作用。

何首乌：甘、苦、涩，微温，归肝、心、肾经，能补肝肾，益精血，通便，解毒。

大黄：苦、寒，归脾胃、大肠、肝、心包经。能攻积导滞，泻火凉血，活血祛瘀，利胆退黄。

决明子：甘、苦、咸、微寒，归肝、大肠经。能清热明目，通便。

何首乌、大黄、决明子均含蒽醌类成分，能影响脂类代谢，具有降脂作用。

三七：本品甘、微苦，温，归肝、胃经。能散瘀止血，消肿止痛。据报道其所含三七总皂甙（PNS）能显著抑制实验性动脉粥样硬化（AS）兔主动脉内膜形成。

姜黄：总姜黄素的姜黄醇提取物是一味安全有效的以降甘油三酯为主的降脂药。

在对 120 首降脂方剂进行统计后发现，使用频率最多的前 10 种药依次是：山楂、泽泻、丹参、大黄、决明子、何首乌、甘草、茯苓、柴胡、芍药。

（七）作用机制研究

调脂中药颇多，其作用机制概括起来，有以下几个方面。

1. 抑制外源性脂质的吸收　如何首乌、大黄、决明子等含大黄素并具有通下作用的药物，能增加肠蠕动，抑制脂肪和胆固醇在肠道的吸收。而绿豆、扁豆、蒲黄、藻类等，因含植物固醇，可抑制肠腔内固醇的水解和肠壁内游离固醇的再脂化，并与胆固醇竞争脂化酶，从而减少胆固醇的吸收。另外，一些药物可以通过不能利用的多糖类和胆盐结合形成复合物，阻碍微粒的吸收而减少胆固醇的吸收。如甜柑橙粒胶、番茄果胶等。

2. 抑制 TC、TG **内源性合成**　如泽泻能影响脂肪的分解，减少乙酰辅酶 A 的合成，从而影响 TC 的合成，大黄、丹参具有抑制 TC 内源合成作用，姜黄可抑制脂肪酸的合成，绞股蓝可减少游离脂肪酸的生成量。

3. 影响脂类体内代谢　如泽泻有阻止类脂质在血清内滞留或渗透到动脉内壁的能力，促进血浆中 TC 的运输和清除；山楂能加强对 TC 的清除；灵芝能影响脂质中间转化而起到降脂作用；丹参可促进脂肪在肝脏内氧化加强等。中药可直接或间接地改变血浆脂蛋白构成，影响脂类在体内运转。山楂能降低 LDL 和 VLDL 水平，提高 HDL 水平，尤其是 HDL2 水平，还可有效地提高 LCAT 酶活性。日本研究柴胡甙能提高 HDL 而降低 LDL 水平，人参也可有类似作用。随着科学技术的进步，近年来对脂质代谢紊乱发病机制的研究，已从脂蛋白深入到其亚组分及 Apo 水平，如调脂汤能降低 LDL、ApoB，升高 HDL、HDL2、

ApoAI 水平。

4. 促进体内 TC 的排泄 胆固醇 90% 在肝内转变成胆汁酸排出肠道，茵陈、柴胡等有利胆作用的中药可促进胆汁酸排泄，减少胆汁酸的重吸收而有助于降血脂。人参皂甙、甘草甜素能使 TC 代谢和排泄增加、血中 TC 下降。近来研究表明，不饱和脂肪酸有促进 TC 向胆汁酸转化和抑制胆汁酸肝肠循环作用。这类药物主要有月见草、花粉等。

（八）针灸治疗

中国医学中的针灸疗法治疗血脂异常，以其操作简便、疗效确切、不良反应少而更具独特优势，并逐渐被广大患者所接受。目前，针灸降脂的方法有多种，如毫针疗法、针灸并用疗法、单独艾灸疗法等，多用活血化瘀、疏肝利胆、温补肾阳、通腑顺气等法，但一定要抓住脾胃之关键，立足于脾胃二经，达到补脾、健脾、温脾、运脾等目的。单纯针刺治疗常取穴神门、内关、间使、支正、足三里、阳陵泉、太冲、肝俞、胃俞等，每次针刺 20 ～ 30 分钟，每日 1 次。

对于针灸降血脂的机制，也有一些研究，认为针灸可能通过调节内分泌系统和多种酶的功能，或由体表通过神经、体液等途径，传入相应的脏器而发挥作用；可调节胃肠道功能，促进胆汁的分泌和排出，重新建立平衡。

（九）小结

近年来的研究表明，中医药治疗血脂异常具有疗效肯定、不良反应少、药物食品化等优点，但也存在一些问题有待解决。目前中医对单味降脂中药、多味中药组方降脂作用研究较多，但大多停留在临床病例观察和疗效对比方面，探讨其作用机制的深入研究较少，研究远期效果的资料较少。对血脂异常的辨证论治及理、法、方、药等系统理论的研究仍滞后于临床。

十、中医中药抗炎症保护内皮作用的研究进展

中医学是一个伟大的宝库，近年来，我国临床科学研究又证明了中成药脑心通具有抗炎症和保护内皮功能的作用，为临床上脑心通治疗冠心病、脑卒中等动脉粥样硬化型心脑血管疾病，提供了实验依据。

根据陕西中医学院的研究资料证明，脑心通具有明显的抗炎症、保护内皮的作用。该实验证明用脑心通后，血中有保护内皮功能抗炎症作用的氧化氮的浓度明显增高，较对照组高 2 倍以上（分别为 8.3 vs 17.8μmol/L）；而破坏内皮致炎症作用的内皮素（ET）脑心通组明显降低（分别为 121.6 vs 92.1pg/ml）；同样促炎症的 TXB2 明显降低，而保护内皮抗炎症的 PGI_2 明显升高。该实验提示，中成药脑心通具有保护内皮抗炎症的作用，这也是该药治疗冠心病脑卒中效果肯定的理论依据。

1. 动脉粥样硬化性心脑血管疾病防治的动态平衡观点 来源于中华医学的阴阳五行、气虚血瘀的理论。近代医学通过大量的实验研究，均证明动脉粥样硬化始终处于促炎、损害内皮与抗炎、保护内皮二者之间的动态变化中。正如世界著名心血管病学家 Topol 指出的“要用动脉粥样硬化动态平衡来指导临床预防和治疗”。当各种危险因素特别是炎症因素（如 CRP）增加时，动脉粥样硬化性冠心病和脑卒中将会加快发生和发展。反之，抗动脉硬化因素增加时，则心血管疾病的发生发展变慢变缓，甚至可以逆转。炎症因素加剧，

使动脉粥样硬化稳定性斑块变为不稳定性斑块，斑块的纤维帽破裂和血栓形成，出现临床心血管疾病的急性事件；反之，积极的抗炎症、保护内皮治疗，例如，抗凝、抗血小板聚集、抗交感神经不平衡（应用β受体阻滞剂和 ACEI–ARB）和积极的调脂治疗（以他汀药为主）则可以使斑块由不稳定逆转为稳定性斑块，甚至可以使斑块缩小。

2. 整体性、全面性和个体化原则 动脉粥样硬化性疾病的防治要强调整体性、全面性和个体化原则。例如，首先判断各种危险因素中哪些危险因素最容易控制，哪些危险因素是主要的致病因素，目前冠心病的主要病理机制是什么？根据这些确定治疗方案，表 25-2 中四类心血管保护性药物的累积效果，可进一步降低绝对风险。如果同时使用 4 种心血管保护性药物治疗，累计减少相对风险 60% ～ 70%，而绝对风险从 20% 降低至 5.9%。心血管事件包括心血管原因死亡、非致命性心肌梗死、非致命性脑卒中。

同时，要全面考虑除冠心病以外是否并存有其他系统的疾病，如糖尿病、高血压、肾功能不全、周围血管疾病、肝功能、肺功能和心功能不全等并发症。在使用药物和介入干预措施时，也要全面考虑，药物的作用和不良反应，介入治疗的成功获益和可能的风险等两个方面。只有全面考虑，才能做出正确的判断和达到最好的治疗预防效果。最后要强调的是，当住院治疗的冠心病患者得到满意效果时，要强调出院后继续积极的药物治疗和定期的门诊随访，因为动脉粥样硬化、冠心病是一个慢性的进行性炎症性疾病，如果出院后药物治疗不够，那么冠状动脉支架植入后仍会发生再狭窄，仍会在其他部位出现新的冠状动脉病变。

（赵步长）

参考文献

[1] Eric J. Topol: Textbook of Cardiovascular Medicine. Atherosclerosis. Phyladephia-London, 2nd edition 2003, 5-11.

[2] Braunwald Heart Disease. A Textbook of Cardiovascular Medicine. Philadelphia / London, 6th edition, W.B Saunders Company, 2001, 877-897.

[3] Rackley CE. Pathogenesis of atherosclerosis. Up To Date(14.1)February 2006.

[4] 陈灏珠．动脉粥样硬化和动脉粥样硬化性心脏病．叶任高主编．内科学，第六版，北京：人民卫生出版社，2004，271-312.

[5] Liu MW, Parks JM, Cox DA, Booyse FM. Vascular biology of mechanical intervention. In Stack RS, Roubin GS, O'heill WW. Interventional Cardiovascular Medicine Principles and practice. New York, London Churchill livingstone, 2nd edition. 2004, 9-31.

[6] Falk E, Andersen HR. Pathology of atherosclerotic plaque: stable, Unstable, and infarction. In Stack RS, Roubin GS, O' heill WW. Interventional Cardiovascular Medicine Principles and practice. New York, London Churchill livingstone, 2nd edition. 2004, 32-48.

[7] Whellan DJ, Molloy MB, Quillian R, et al. Coronary artery disease: The basis for secondary prevention. In Stack RS, Roubin GS, O'heill WW. Interventional Cardiovascular Medicine Princis and practice. New York, London Churchill livingstone, 2nd edition. 2004, 97-117.

[8] McCullough PA. Epidemiology of coronary heart disease. In Stack RS, Roubin GS, O'heill WW. Interventional Cardiovascular Medicine Principles and practice. New York, London Churchill livingstone, 2nd edition. 2004, 138-159.

[9] Lundman, P, Eriksson, MJ, Stuhlinger M, et al. Mild-to-moderate hypertriglyceridemia in young

men is associated with endothelial dysfunction and increased plasma concentrations of asymmetric dimethylarginine. J Am Coll Cardiol, 2001, 38: 111.

[10] Halcox, JP, Schenke, WH, Zalos G, et al. Prognostic value of coronary vascular endothelial dysfunction. Circulation, 2002, 106: 653.

[11] Faxon, DP, Fuster, V, Libby P, et al. Atherosclerotic vascular disease conference: Writing Group III: pathophysiology. Circulation, 2004, 109: 2617.

[12] 胡大一，马长生．心脏病学实践 2005——新进展与临床案例．北京：人民卫生出版社，2005，1-260.

[13] 胡大一，马长生．心脏病学实践 2004——规范化治疗．北京：人民卫生出版社，2004，76-773.

[14] 郭蓉娟，杨云龙，吴燕，等．中风病风火上扰清窍证的证候规范初探．北京中医药大学学报，1997，20(4)：60-62.

[15] 张伯礼，宋其云，崔秀琼，等．天津地区中医中风病危险因素及证候调查研究．天津中医，2000，17(1)：35-37.

[16] 王忠．中医中风病证候的多元统计分析．中国中西医结合杂志，2003，23(2)：106-108.

[17] 王顺道，任占利，杜梦华，等．中风病急性期中医证候多元分析．中国中医急症，1999，8(1)：36.

[18] 张汉梁，黄坚红，黄应杰．中风病不同病程中医证候特征与脑病理改变关系的研究．中医研究，2000，13(6)：17.

[19] 王进．中风病(非急性期)辨证规律探讨．山西中医，1998，14(4)：43.

[20] 郑伟，谭琦．中风 115 例辨证分型与血液流变学关系的研究．中国中医急症，1995，4(3)：113-114.

[21] 裴君．中风辨证分型与脑电地形图关系探讨．浙江中西医结合杂志，2001，11(2)：105-106.

[22] 葛亚莉．浅谈出血性中风的病因病机及治疗．现代中医药，2004，12(5)：73.

[23] 郑全章．中医药为主治疗出血性中风疗效观察．现代中西医结合杂志，2003，12(11)：1150-1151.

[24] 凌玲．中医辨证治疗急性脑出血 103 例．陕西中医，2004，(25)10：874-875.

[25] 史爱菊．中医辨证论治脑出血脑水肿 324 例临床观察．山西中医学院学报，2004，(5)4：29-30.

[26] 唐园园，苏剑．中西医结合治疗高血压脑出血 113 例．山东中医杂志，2003，(22)2：103-104.

[27] 雷光旭．大黄牡丹汤治疗急性出血性中风临床观察．中医药临床杂志，2005，17(4)：316-317.

[28] 杨晓恒，杨志立，等．丹七中风汤治疗急性脑出血 126 例疗效观察．中国中医急症，2004，13(2)：76-77.

[29] 钱美珍，王冬菊．中风汤治疗脑出血 148 例．中国中医急症，2005，14(2)：178.

[30] 顾平．通脑灵合剂治疗急性出血性中风的临床观察与护理对策．新疆中医药，2002，(20)6：55-56.

[31] 王冉．通下活血汤治疗急性出血性中风的临床研究．辽宁中医杂志，2002，(29)12：738.

[32] 魏霞，战慧荣．降通熄风液配合常规西药治疗急性脑出血 60 例临床观察．中国中西医结合急救杂志，2001，(8)2：102-104.

[33] 刘太平．自拟方治疗高血压性脑出血 120 例疗效观察．河南中医药学刊，2001，(16)6：30-31.

[34] 陈改花．益气活血汤治疗出血性中风 53 例临床观察．山西中医学院学报，2005，(6)4：33.

[35] 行清椿，张书文．清降调督透刺治疗脑出血 75 例临床观察．中国针灸，1998，(12)：719-722.

[36] 王俊，聂孟荣，田英．针刺对脑出血性脑卒中促醒作用的临床观察．贵阳中医学院学报，2001，23(2)：34-35.

[37] 靳淼，侯文静．针刺治疗高血压性脑出血早期 96 例．山东中医杂志，2002，21(6)：347.

[38] 李菁，肖建华，东贵荣．脑出血急性期针刺治疗的临床研究．中国中西医结合杂志，1999，19(4)：203-205.

[39] 王鹏琴．眼针治疗出血性中风 138 例．辽宁中医杂志，1998，25(4)：180.

[40] 李莹莹．泻浊汤灌肠治疗出血性中风 90 例护理观察．现代中医药，2002，(5)：14.

[41] 王立新，刘茂才，陆兵勋，等．通腑醒神液直肠滴注对急性脑出血意识状态的影响．中国中医急症，

2004，13(2)：72-74.
[42] 李冠甲．高血压脑出血中医药佐钻颅血肿抽吸与单纯药物治疗疗效比较分析．河南中医，2003，23(10)：17-18.
[43] 靳建宏．微创术并中药治疗高血压脑出血临床观察．中国中医急症，2004，13(9)：565-566.
[44] 姚东坡，蔡佩浩，王静予．微创引流结合口服中药治疗自发性脑室内出血 102 例．江苏中医药，2004，25(6)：27-28.
[45] 李富增，刘斌，申峻岭．钻颅碎吸引流术配合水蛭粉治疗高血压 脑出血疗效观察．中国中医急症，2004，13(9)：567-568.
[46] 陈文垲，陈嘉媛．高脂血症的中医防治．第 1 版，北京：中国古籍出版社，1988，10-15.
[47] 牛满山．高脂血症临床治疗进展．北京：中国中医药出版社，1991，81.
[48] 施建明，安冬青，辛效毅．高脂血症的中医药研究概况．新疆中医药，1998，16(2)：48.
[49] 王良．复方中药治疗高脂血症用药规律探讨．湖北中医杂志，1999，21(6)：260-261.
[50] 王宇辉，周超凡．中药降脂研究进展．中国中药杂志，1999，24(3)：184.
[51] 黄长明．中医药治疗高脂血症．实用临床医学，2002，3(3)：131-132.
[52] 陈医，等．降脂中药实验临床研究进展．医学综述，2002，8(6)：370.